U0879178

中国肿瘤医师临床实践指南丛书

妇科肿瘤学

主　　编　孙建衡　蔡树模　高永良

副主编　盛修贵　白　萍　吴小华

北京大学医学出版社

FUKE ZHONGLIUXUE

图书在版编目（CIP）数据

妇科肿瘤学/孙建衡，蔡树模，高永良主编．—北京：北京大学医学出版社，2011.8

（中国肿瘤医师临床实践指南丛书）

ISBN 978-7-5659-0213-0

Ⅰ.妇…　Ⅱ.①孙…②蔡…③高…　Ⅲ.妇科学：肿瘤学　Ⅳ.①R737.3

中国版本图书馆 CIP 数据核字（2011）第 134920 号

妇科肿瘤学

主　　编：孙建衡　蔡树模　高永良

出版发行：北京大学医学出版社（电话：010-82802230）

地　　址：（100191）北京市海淀区学院路 38 号　北京大学医学部院内

网　　址：http://www.pumpress.com.cn

E - mail：booksale@bjmu.edu.cn

印　　刷：北京画中画印刷有限公司

经　　销：新华书店

责任编辑：苗　旺　**责任校对：**金彤文　**责任印制：**张京生

开　　本：889mm×1194mm　1/16　**印张：**68.25　**字数：**1771 千字

版　　次：2011 年 11 月第 1 版　2011 年 11 月第 1 次印刷

书　　号：ISBN 978-7-5659-0213-0

定　　价：210.00 元

第一主编简介

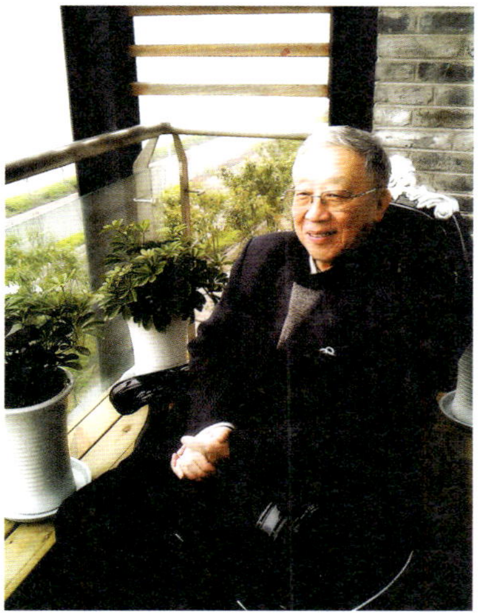

孙建衡，1960年毕业于上海第一医学院医疗系。其后一直工作于中国医学科学院肿瘤医院，经肿瘤专科全面培养后，专业于妇科肿瘤临床医疗、科研、教学已逾50年。曾担任中国医学科学院、协和医科大学肿瘤医院妇瘤科主任、教授、主任医师、博士生导师，享受国家特殊津贴。2000年后担任中国抗癌协会妇科专业委员会主任委员，受聘多家涉及妇科肿瘤杂志资深编委、常委、顾问。自1966年开始发表论文至今已有百篇，涉及了临床研究、临床应用、述评、综述、新技术、新方法、论坛、历史回顾、科普、译文等多个领域。在20世纪60年代即参与临床科研，发表单纯^{60}钴旋转及钟摆照射治疗晚期子宫颈癌的探讨；70年代在国内首先以计算机计算了腔内放疗剂量，绘制了北京型容器盆腔剂量分布图，完善了北京型容器的临床使用，并形成子宫颈癌腔内放疗的北京剂量体系；80年代，热心于以腔内后装放疗取代传统腔内放疗的临床研究，在保持了良好治疗效果的同时，解决了工作人员的辐射受量，提出以二个参照点（F点、A点）来评估子宫内膜癌腔内放疗剂量分布的合理性，将Ⅰ、Ⅱ期内膜癌单纯放疗疗效提高了15个百分点；90年代在国内带动了妇科肿瘤由电机控制后装机转向由电脑控制的现代后装机的换代工作，设计S-系列妇科后装治疗标准程序，简化了治疗过程并易于后装治疗的普及，至今，国内^{192}铱源后装治疗中仍沿用此程序和其治疗思维并首先在国内开展了妇科肿瘤的组织间后装放疗，此时，参加国家重点课题HPV与子宫颈癌关系及有关分子生物学的研究，曾负责了子宫颈癌高发区现场工作，带队在山西襄垣进行了子宫颈癌临床、基础的多学科研究；21世纪初，又参与^{252}锎中子后装治疗标准化工作，设计SL（n）标准程序。长期关心妇科肿瘤的规范化治疗，从20世纪80年代卫生部强调规范化治疗以来，一直参加、负责妇科恶性肿瘤诊治规范、指南、纲要的编写。并以严格的科学态度和治学理念呼吁重视新技术、新方法的合理使用，及时总结、发现问题，解决问题，不断前进。尤为关心妇科肿瘤队伍的建设和培养。强调以多学科、多手段来培养专业医师及以此认识和处理妇科肿瘤问题。已出版的个人编写及主编妇科恶性肿瘤专著有《后装放射治疗》、《妇科恶性肿瘤的放射肿瘤学》、《妇科恶性肿瘤的近距离放射治疗》、《妇科恶性肿瘤继续教育教程》等，参加编写的有关妇科肿瘤专著10余部。近年来又特别重视妇科肿瘤发展的沿革，指出了解过去，才能很好认识今天，看清发展方向，在所负责的工作中，均留下反映工作过程资料，以为参考。敬业、勤奋、开拓作为座右铭一直体现在长期从事的妇科肿瘤的防治工作中。2005年获中国抗癌协会授予的有贡献的妇科肿瘤专家称号，2008年中国医学科学院肿瘤医院建院50周年时获突出贡献奖。

中国肿瘤医师临床实践指南丛书编委会

编者名单

主　编　孙建衡　蔡树模　高永良

副主编　盛修贵　白　萍　吴小华

编　者（按姓氏拼音为序）

白　萍　　中国医学科学院协和医科大学肿瘤医院
布　洁　　中国人民武装警察部队总医院
蔡红兵　　武汉大学中南医院
蔡树模　　复旦大学附属肿瘤医院
陈惠祯　　武汉大学中南医院
戴景蕊　　中国医学科学院协和医科大学肿瘤医院
高国兰　　航空总医院
高永良　　浙江省肿瘤医院
高雨农　　北京大学肿瘤医院
郭红燕　　北京大学第三医院
郭丽娜　　中国医学科学院协和医科大学协和医院
郝玉芝　　中国医学科学院协和医科大学肿瘤医院
华克勤　　复旦大学附属妇产科医院
黄　啸　　复旦大学附属肿瘤医院
孔为民　　首都医科大学附属妇产医院
郎景和　　中国医学科学院协和医科大学协和医院
李爱玲　　中国医学科学院协和医科大学肿瘤医院
李广太　　煤炭总医院
李红霞　　北京世纪坛医院
李　华　　北京大学第三医院
李　力　　广西省肿瘤医院
李联昆　　辽宁省肿瘤医院
李隆玉　　江西省妇幼保健院
李淑敏　　中国医学科学院协和医科大学肿瘤医院
李子庭　　复旦大学附属肿瘤医院
廖革望　　湖南省肿瘤医院
刘继红　　中山大学肿瘤防治中心
刘　琳　　中国医学科学院协和医科大学肿瘤医院
刘树范　　中国医学科学院协和医科大学肿瘤医院
刘芝华　　中国医学科学院协和医科大学肿瘤医院肿瘤研究所

楼洪坤	浙江省肿瘤医院
马绍康	中国医学科学院协和医科大学肿瘤医院
欧阳汉	中国医学科学院协和医科大学肿瘤医院
沈丹华	北京大学人民医院
盛修贵	山东省肿瘤医院
孙建衡	中国医学科学院协和医科大学肿瘤医院
孙晓光	中国医学科学院协和医科大学协和医院
孙亚洲	中国医学科学院协和医科大学肿瘤医院肿瘤研究所
王华英	复旦大学附属肿瘤医院
王建东	首都医科大学附属妇产医院
王建六	北京大学人民医院
王淑珍	首都医科大学附属朝阳医院
魏丽惠	北京大学人民医院
吴　宁	中国医学科学院协和医科大学肿瘤医院
吴小华	复旦大学附属肿瘤医院
向　阳	中国医学科学院协和医科大学协和医院
俞　华	浙江省肿瘤医院
藏荣余	复旦大学附属肿瘤医院
曾四元	江西省妇幼保健院
张　蓉	中国医学科学院协和医科大学肿瘤医院
张　新	辽宁省肿瘤医院
张志毅	复旦大学附属肿瘤医院
张智慧	中国医学科学院协和医科大学肿瘤医院
章文华	中国医学科学院协和医科大学肿瘤医院
周　琦	重庆肿瘤医院
朱笕青	浙江省肿瘤医院
邹小农	全国肿瘤防治研究办公室

序言

徐光炜

进入21世纪后，癌症的死亡率已跃居国内各种死因之首，尤其以40～65岁的中年组为甚。究其原因，恐与人口老龄化、抽烟恶习、工业化的进程及城市化的发展有关。世界上发达的工业化国家其癌症年发病率超过300/10万，其因盖出于此。据世界卫生组织统计，发展中国家的癌症发病率仅为150/10万，但随着经济的发展，癌症也将会相应地增长。我国癌症的发病，近年恐已近200/10万，而上海市则已达300/10万水平。传统的生活贫困地区的常见肿瘤如食管癌、胃癌、肝癌等的发病率仍居高不下，而富裕国家的肺癌、乳腺癌、结肠癌等多发肿瘤却已快速增长，大有后来居上之势，致使我国的肿瘤防治面临两方面的压力，今后二三十年内癌症的发病及死亡恐有增无减，前途颇为堪忧。

当然，控制癌症的策略重在预防，应坚持不懈地贯彻预防为主之原则。但在现实生活中，每日需要处理的是大量现患的癌症病人。鉴于癌症的防治研究近年来取得快速的发展，对癌症本质的认识逐渐加深，新的诊断技术及治疗方法也层出不穷，知识更新甚快，颇有紧于追赶的日新月异之感；再则，我国幅地广阔，人口众多，各地区间、不同医院间差别颇大，由于对疾病的认知不一，诊治方法又各个不同，导致治疗效果也就有较大差距。

因此，加强癌症防治知识的继续教育，规范各种癌症的诊治方法实乃当务之急。国外虽有NCCN等各种指南，但因国情不同，人种有异，仅可供参考。有鉴于此，经多次酝酿，决定由中国抗癌协会组织出版系列性的以各种常见癌症或诊疗方法为主的继续教育教材，以提高专业及非专业临床医师对各相关专业领域的基本知识和诊疗水平，计划每4～5年再版一次以更新其内容。与此相对应的还将同时出版各种癌症的诊疗指南，具体规范各种癌症的诊疗工作，主要介绍适应我国国情的诊疗方案，也将介绍国外的新进展及国内经济欠发达地区应努力做到的最基本要求。考虑到诊疗工作知识更新的快速，此指南将1～2年再版一次，以适应临床工作之需。

由于此一系列专业书籍分别由各专业委员会集中国内从事该方面工作的著名专家分工负责撰写，因此专业水平应属一流，但鉴于各种癌症及主题各个不同，文风也各异，更由于初次组织如此众多的专家撰写，错误、不足或考虑不周之处在所难免，盼读者诸君能予以谅解，并欢迎批评指正，以便再版时能有所改进。盼本系列读物之问世，将有助于提高我国癌症的诊疗水平。

徐光炜

中国抗癌协会第4、5届理事长

2007年3月26日

前言

孙建衡

组织本书写作有三个目的，首先是介绍妇科肿瘤学的特点。20 世纪 60 年代末始，妇科肿瘤已从传统的妇科学中分离出来，形成独立分支，其标志为妇科肿瘤临床专科设置和学术组织相继成立，有专业特点的妇科肿瘤医师的出现，但我们对此并不很熟悉，介绍妇科肿瘤学的特点有助于学科的发展和专科医师水平的提高；其次，尽管我国妇科肿瘤事业底子薄弱，但 60 年来仍取得不少的成绩，本书旨在反映 60 年来我们在妇科肿瘤防治方面的成绩和经验，介绍当前一些科技新热点，这无疑会对今后的事业发展有所借鉴；最后，给后来人留下一些资料，了解先辈们的工作，激励他们在我国当前科技发展大好环境下，继续努力奋斗，发展妇科肿瘤事业。

正因为有上述考虑，形成了本书的特点：不是一家之言，特别对一些临床肿瘤的问题，是多人的手笔。这也许会使本书某些章节出现某些认识和做法的分歧。但是，这正反映了目前的一些学术观点和经验的不同，却也会使我们尚不十分熟悉妇科肿瘤学的医师们了解在他们视野之外，尚有许多百花齐放，争奇斗艳的精彩之处，值得他们学习借鉴。书中的一些观点虽只代表了写作者个人的看法，但我认为无论对临床实践或临床科研都具有较高的参考价值。阅读此书可以丰富我们的知识面，特别是对需有多学科知识的妇科肿瘤大夫来说更是如此。

这几年来与不少同道交流学术问题时谈到，与整个科学发展一样医学也是一个持续发展的过程，没有过去的医学成就就没有今天继续发展的基础和成就。不深刻地了解过去，就不能很好地理解今天的问题，会片面地把当前的某些观点当成“真理”而轻率地接受，甚至以之否定过去。这对做好工作是有害的。只有了解过去，并且通过自己认真的实践，才会有所发现，有所发展，不断前进。应该牢记，今天我们所做的工作是继承先辈们的工作延续下来的，是前人给我们打下的基础。了解过去，对丰富和发展今天关系甚大。在这方面，由于资料的缺乏等原因，我们做的还远不够，甚至留有疑问。若本书有机会得以再版，希望加以改善。

最后，我想强调一下，肿瘤仍是目前重要的课题，是威胁人类的严重疾病。就治疗而言，效果并不理想，特别对中晚期疾病。所以，不能停留在老方法，必须有所改进，有所创新。新技术、新方法一定要经过严格的、科学的验证，弄清其利弊、找出适应证。若盲目推广使用，对新技术、新方法的正确评价及患者均不利，也会搞乱学术思想，这点应切实重视。

本书一些重要章节是由一些年老学者及颇有造诣的知名专家撰写或把关的，他们对本书的编写十分热心，并协助组稿，使人感动，在此特别对他们致谢！

孔为民、王建东、王淑珍博士，除了完成对本书有关章节的写作外，在繁忙的临床工作中还协助了校正及初审工作，在此也表示谢意！

前言

孙建衡

还要感谢的是美国北卡罗来纳大学妇产科肿瘤部的周春晓博士，他为本书提供过很好的建议和信息。

笔者从事妇科肿瘤工作已逾50个年头，特别近些年，每完成一项工作，总会想起已故的前辈专家吴桓兴教授、曾绵才教授、刘炽明教授，是他们培养了我，给我指出方向，创造条件，遗憾的是他们一些想法我并未能满意地做好，本书也是作为纪念和回报他们之作。

由于一些原因，原来的某些想法未能在本书中完全体现，想包括的内容也未能完全收入，但总的说来，还是一本较为全面的、有价值的参考书。由于本人的水平有限，本书定会有不少缺点，敬请读者多加批评指教。

孙建衡

2011年8月1日

目录 Contents

目录
Contents

目录 Contents

目录 Contents

目录 Contents

目录 Contents

目录 Contents

第一篇

概论

第一篇 总论

第 1 章 妇科肿瘤学的发展和方向

第一节 妇科肿瘤学发展简述

妇科肿瘤学已成为一个独立的医学分支。实际上，它指的是妇科恶性肿瘤，因为它的发生、发展和临床处理有其特殊性，与良性肿瘤不同，已跳出传统妇科学的范畴。故本书定名为妇科肿瘤学。

从医学的发展史来看，新的医学分支或称之为“学科”的出现是一个逐渐的过程，它与医学本身的发展和整体的科学技术的发展息息相关，也反映了客观的需要。人们往往渴求了解一个不易说清的新学科出现的具体年代和代表人物，以填补某些可能存在的缺憾。妇科肿瘤学也是逐渐形成的，谈起这一过程，笔者总愿意从 1898 年及 Wertheim 和 Curie 谈起。

我们把 1898 年奥地利医师 Wertheim 实施的子宫广泛切除＋盆腔淋巴结切除术看做是妇科恶性肿瘤标准治疗的开始。因为手术包括了肿瘤原发灶、浸润灶及区域性淋巴结的切除。直至今天，也被认为是合乎治疗恶性肿瘤的原则。可以把 Wertheim 术看作是治疗妇科恶性肿瘤的新开端的代表。

也是在 1898 年 Curie 夫妇发现了镭，并很快用于子宫颈癌的治疗，取得了良好的疗效。在 Wertheim 所处的时代，医学水平所限，这样的肿瘤手术死亡率、并发症高，而生存率不高，镭疗很快被广泛接受。妇科医师们，将治疗恶性肿瘤的重点转向了放射治疗，他们与从事妇科放疗的专科医师共同为妇科肿瘤放射治疗的发展作出了很大的贡献，并打下了多学科治疗妇科肿瘤的基础。而手术则停滞近 30 年，直至 20 世纪 40 年代前后由于麻醉、输血和抗生素的临床使用，促进了外科手术发展，此时美国子宫颈癌的放疗并不理想。Meigs 医生重新考虑了 Wertheim 术，认为是合乎治疗肿瘤逻辑，在新的条件下发展了 Wertheim 术，至 50 年代被称为 Wertheim-Meigs 手术，对早期子宫颈癌达到了与放疗相似的水平，手术得到复兴。此前的一段时间，妇科肿瘤的放疗得到快速的发展。至 20 世纪 30 年代末在欧洲已形成斯德哥尔摩、巴黎、曼彻斯特三大腔内镭疗学派，加之体外放疗与腔内镭疗的配合，子宫颈癌的放疗日趋成熟，疗效得到进一步提高。此时已认识到镭本身的缺点和对从事镭疗人员的放射损害，从 20 世纪后半期随着原子能、工业自动化、电子工业的发展及计算机在医学领域的使用，镭被其他同位素取代，传统的腔内放疗被腔内后装放射源取代，而计算机在治疗中解决了剂量的即时运算、治疗计划设置、治疗过程的控制。

20 世纪 50 年初，氮芥被临床医师观察到治疗卵巢癌的效果，开始了化疗药物治疗妇科恶性肿瘤。此后化疗新药不断出现，联合化疗及较为满意的辅助药物临床使用，促进了妇科肿瘤化疗的发展。化疗对滋养细胞肿瘤根治效果，及对生殖细胞肿瘤和卵巢上皮癌治疗作用，已成为了治疗妇科恶性肿瘤不可或缺的手段。

在妇科肿瘤发展的同时，其他部位的肿瘤治疗也在发展，包含了肿瘤外科、放射肿瘤、肿瘤化疗的肿瘤学已形成一个医学分支。妇科肿瘤自然也是肿瘤学的一部分，但是它又具有自己独特的特点。此时，任何一种业已存在的学科也无法包括如此广泛内容又具有特殊性的妇科恶性肿瘤。正如Griffiths所说，在20世纪70年代妇科肿瘤作为一个独立的分科而被承认，作为妇科肿瘤医师要具备手术、放疗、化疗和病理的知识，妇科恶性肿瘤的处理，应由妇科肿瘤医师处理，其时，在美国仅有202位取得资格的妇科肿瘤医师。此时在国际上，妇科肿瘤学术组织也陆续出现，更促进了学科的发展。在我国，虽然多学科、多手段的妇瘤科在50年代末已经存在，但由于历史的原因，直至1990年中国抗癌协会在原有的子宫颈癌专业委员会（1986年组成）的基础上，成立了妇科肿瘤专业委员会，2004年中华医学会妇科肿瘤学会成立，我国妇科肿瘤进入了新时期。

第二节　现代妇科肿瘤学的概念

妇科肿瘤学实际上是沿两条道路发展而来（图1-1）。其一来自传统的妇科学的肿瘤部分。20世纪初妇科学脱离了外科学，肿瘤是妇科学内很重要的部分；其二来自肿瘤学，其中有肿瘤外科、放射肿瘤、肿瘤化疗。这两条途径的任何一条都构成不了妇科肿瘤学。若只强调妇科途径，传统的治疗方法是手术，只能在手术方面发展，不能很好地、全面地选择有利病人的治疗方法，不能了解其他治疗方法的特点、治疗中的变化、解决疗后出现的变化和问题；若只强调肿瘤学途径，没有扎实的妇科基本功，不会妇科检查、分期，也不能很好地判断肿瘤情况，制定合理的治疗方案，难以合理地处理妇科并发症，而且往往忽视患者的生理功能和疗后生活质量，也不能很好地随诊。无论具有何种治疗专长，参与处理妇科恶性肿瘤患者的医师都需有相同的基本知识面和临床技能基本功，否则不能成为一名合格的肿瘤临床医师，甚至连参与会诊和学术讨论也困难。

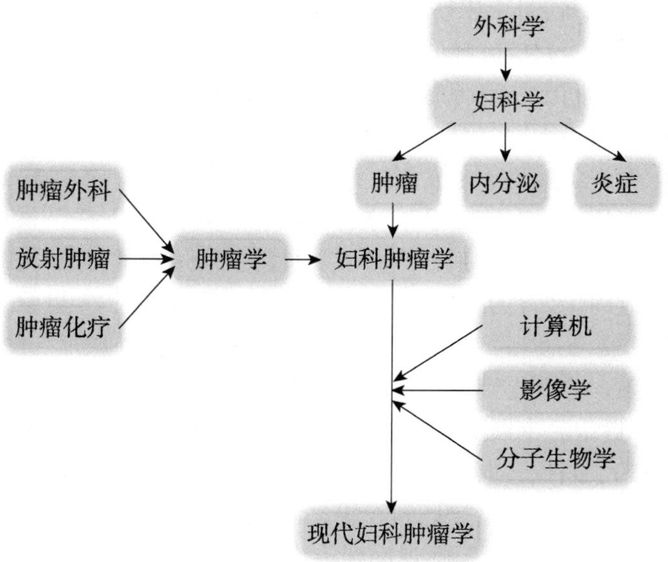

图1-1　现代妇科肿瘤学的发展

妇科肿瘤学来自妇科学和肿瘤学有关部分，但它也有其独立的特点。我们将在以后的章节中予以详细介绍。这里仅列举一、二：以手术而言，我们强调无菌术，也强调“无瘤术”；

妇科恶性肿瘤手术往往超出了传统妇科手术的范围。以放射治疗而言，它强调腔内治疗与体外照射的合理配合；与普通肿瘤不同，直至目前它的根治性治疗计划的设置不是靠影像学表现，而仍以盆腔检查为主；以化疗而言，滋养细胞肿瘤是目前少有的可以化疗根治的肿瘤；化疗与减瘤术的综合治疗晚期卵巢癌又是妇科肿瘤的特征性治疗手段。病理仍是诊断肿瘤的金标准，也是临床医师选择治疗及判断预后的重要参考依据，历来被视为从事肿瘤的临床医师不可或缺的必备知识。

从上面所述，可见妇科肿瘤历来是以多学科、多手段来处理肿瘤问题的，在妇科肿瘤学早期，强调医师应具有的手术、放疗、化疗和病理的知识。在目前看来这四方面的知识已经不够了。

从 20 世纪 90 年代后，医学发展迅速，特别是影像学和分子生物学的发展，妇瘤科医师需要有影像学和分子生物学的知识。虽然目前除胸部、骨的影像学检查阳性表现可用于分期之外，CT、MRI、PET 等的表现，都没被 FIGO 认作是对多数妇科肿瘤分期的条件，但他们已是诊治中的重要参考依据。肿瘤分子生物学发展迅速，已不仅限于肿瘤标志物检查，而且从分子生物学方向入手来选择治疗，判断预后。生物治疗以及当前肿瘤新热点的靶向治疗，没有分子生物学的知识，作为妇科肿瘤专科的临床医师，已难以适应肿瘤发展的需要。而且，计算机已进入了医学的各个领域，现代的妇科肿瘤学伴随作相关学科和科技的发展，也进入了新的阶段。图1 -1 显示妇科肿瘤学的发展过程。

还要强调的是，具有多学科知识的妇科肿瘤医师临床思维是不同于非肿瘤专科医师的。如他们对某种治疗方法和技术价值的考虑是以长期生存率，特别是长期无瘤生存率和并发症来做标准的，当然也包括疗后生活质量，而不是以我是否能实施和具有某种新技术和设备来判断。此外，对治疗方案的选择不以个人专长作依据。

第三节　我国妇科肿瘤事业的发展

经我们调研，早在 20 世纪 20 年代中后期，北京协和医院已开始以镭治疗子宫颈癌，上海则开始于 1929 年。新中国成立前，协和医院已有负责妇科肿瘤及镭疗的教授。此时，国内镭疗除上海镭锭医院外，基本上在妇科内实施。刘泰福及曾绵才教授分别于 1956 年及 1958 年发表子宫颈癌镭疗 5 年生存率的报告。子宫颈癌根治手术始于 50 年代前期，1956 年江西杨学志教授首先发表“子宫颈癌广泛性根治摘除手术”。50 年代初，杨大望教授将 Papanicolaou 细胞学诊断技术及其宫颈涂片分级法引进到我国，并于 1957 年在人民卫生出版社出版《阴道细胞学》一书，为我国子宫颈癌的普查及早期癌的发现发挥了重要作用。1957 年北京首先开始了子宫颈癌的普查，继之天津、上海、甘肃、江苏、陕西等地也相继展开。

1958 年在我国肿瘤发展史上有重要意义的中国医学科学院肿瘤医院成立，当时即建立了具有多种治疗手段的妇瘤科。妇瘤科的建制是林巧稚教授直接规划，原协和医院妇产科负责肿瘤及镭疗部分的曾绵才教授为主要负责人。在当时肿瘤外科前辈金显宅教授及放射治疗前辈、肿瘤医院院长吴桓兴教授的指导下和医院放射治疗科的协助下，建立起具有手术、放疗、化疗的多种手段的科室。在上海，1954 年上海镭锭医院归属上海医学院，成为上海医学院附属肿瘤医院（即现复旦大学附属肿瘤医院），后于 1960 年建立了妇瘤科。其建制与中国医学科学院肿瘤医院妇瘤科相同，也是一个具有多种治疗手段的科室。这两所医院的妇瘤科为我国早期妇科肿瘤培养了大批的骨干。在 20 世纪 70 年代末，随着改革开放的东风，我国妇科肿瘤的发展进入新阶段并取得显著的成就。

一、子宫颈癌的普查、普治及高发区现场研究

(一) 子宫颈癌的普查、普治

20 世纪 70 年代后，我国多个地区开展了子宫颈癌的普查，得到一些地区的患病率资料及流行病学特点，如分布不均匀，山区高于平原、农村高于城市，并有子宫颈癌高发区存在。发病因素多集中于婚产、宫颈糜烂等。普查、普治使一些地区和人群中患病率下降，上海纺织女工患病率由 195.3/10 万降至 14.83/10 万。江西靖安县由 1104.3/10 万降至 583.42/10 万。普查、普治带来的另一成绩是病死率的下降。根据全国肿瘤防治办公室资料，1973—1975 年，全国子宫颈癌病死率为 9.98/10 万，1990—1992 年降至 3.25/10 万。北京由 6.93/10 万降至 1.34/10 万，上海由 4.67/10 万降至 1.46/10 万。一些子宫颈癌死亡较高的省份，如山西、内蒙古、陕西、湖北也均有下降。进入 21 世纪从全国肿瘤防治办公室公布的死亡排名顺序看，子宫颈癌已从 1973—1975 年的第 2 位变为 2004—2005 年的第 7 位。卵巢癌及子宫内膜癌均位于前 10 名之后（表 1-1）。

表 1-1　死亡排序（女性恶性肿瘤）

	1973—1975	1990—1992	2004—2005
卵巢癌	—	10+	10+
子宫内膜癌	—	10+	10+
子宫颈癌	2	6	7

从肿瘤登记得到的发病率的材料看，东部一些地区，特别是在东部发展地区，如北京、上海、杭州等地，子宫颈癌的发病率已居于女性恶性肿瘤前 10 名之外，而且几种主要妇科恶性肿瘤，如子宫颈癌、子宫内膜癌、卵巢癌的发病位置是相互接近的，但仍有属第 1 位的地区，多在一些经济较差地区。下面为 2006 年肿瘤登记的资料*：

北京　卵巢（8.8/10 万）位于乳房、肺、结肠、胃、肝、直肠之后属第 7 位，宫体（7.1/10 万）属第 8 位。

上海　卵巢（10.7/10 万）属第 7 位。

杭州　宫体（7.2/10 万）属第 10 位。

广州　宫体（7.1/10 万）、卵巢（6.3/10 万）、宫颈（5.7/10 万）属 8～10 位。

阳城　宫颈（93.7/10 万）属第 1 位，卵巢、宫体未属前 10 位内。

* 位于 10 位后未列入

从北京市总工会女工四病保险资料可见在此地区的工薪阶层，子宫颈癌、子宫内膜癌、卵巢癌在 2006—2008 年连续 3 年赔付是基本一致和稳定的（表 1-2）。

表 1-2　北京总工会四病赔付情况

年度	乳腺癌	卵巢癌	子宫颈癌	子宫内膜癌	CINⅢ
2006	62%	9%	9%	9%	11%
2007	64.52%	8.24%	8.24%	7.89%	10.57%
2008	63.79%	8.09%	7.54%	10.11%	7.17%

（二）子宫颈癌高发区现场的防治研究

在高发区现场开展研究是我国肿瘤防治研究的特色。

1974 年，江西妇幼保健院杨学志等人在子宫颈癌高发区江西省靖安县建立了防治研究基地，其后成立了靖安县子宫颈癌防治研究所。1978 年子宫颈癌协作组，在靖安进行系列合作研究。根据配对研究结果，认为性因素（如初次性交年龄，男、女性伙伴数）、包皮垢、宫颈糜烂为发病有关因素，检查的 HSV－2 感染在该地区子宫颈癌病人中，阳性率达 95%。20 世纪 80 年代后期，中国医学科学院肿瘤医院经调查，发现山西省襄垣县为山西省子宫颈癌高死亡区，确认该县为子宫颈癌高发区。1988 年一支多学科的队伍在山西省襄垣县进行每 2 年一次的普查，结合国家“八五”、“九五”攻关重点课题，进行了子宫颈癌及其癌前病变与 HPV（人乳头瘤病毒）关系的研究，发现该地区 HPV 感染率为 1109.1/10 万，子宫颈癌患病率为 879.3/10 万。HPV DNA 阳性率在子宫颈癌前病变及癌中为 25%～69.7%，其中 HPV16 占 66.2%，HPV18 占 8.8%。20 世纪 90 年代中、后期山西省襄垣县子宫颈癌高发区已形成国际协作进行普查、普治，开展有关流行病学及病因学的有关研究。目前有关 HPV 疫苗对预防子宫颈癌的作用也在现场观察中。

二、临床治疗方面

（一）放射治疗方面

1. 子宫颈癌 1960 年以前我国子宫颈癌的镭疗基本是沿袭欧洲三大学派的方法，如北京协和医院采用的是巴黎镭容器（Colpostat），治疗方法则是沿袭曼彻斯特方法（每次治疗 40～48 小时，采用 A、B 点作剂量参照点）；上海则沿袭的是斯德哥尔摩方法，采用排管式镭容器，分次镭疗，每次 24 小时。体外照射则系 180～220KV X 线。此时期 5 年生存率在上海医学院院肿瘤医院为Ⅰ期 67%，Ⅱ期 45%，Ⅲ期 28%，Ⅳ期 0%。在北京协和医院Ⅰ期则为 75%，Ⅱ期 25%，Ⅲ期 0。1958 年中国医学科学院肿瘤医院成立。原上海镭锭医院院长吴桓兴任院长，与妇瘤科刘炽明等医师，致力于北京型镭容器的研究及临床使用，建立我国治疗子宫颈癌的原则和方法，使治疗水平大幅提高。其后孙建衡、祝庆林在国内首次用计算机计算北京型容器剂量及绘制剂量分布图的工作，完善北京型容器的临床使用，形成我国腔内放疗的独立体系。以中国医学科学院肿瘤医院为例，子宫颈癌的总的 5 年生存率已达 65.7%。20 世纪 70 年代后，开始了腔内后装治疗子宫颈癌的工作，国内开始研发后装机。1976 年北京妇产医院引进加拿大 Brachytron 高剂量率后装机，其后天津中心妇产医院引进单管道 Buchler 后装机，1982 年中国医学科学院肿瘤医院引进三管道 Buchler 机，保持阴道容器类似北京型阴道容器。后装治疗广泛开展，并逐渐取代传统腔内放疗。进入 90 年代又经历了后装机换代、后装机国产化。以往的电机控制的后装机，被由电脑控制的有治疗计划系统及治疗控制系统的多功能、高强度^{192}铱（Ir）后装机取代。20 世纪末国产^{252}锎（Cf）中子后装机问世，并开始于重庆大坪医院使用。至今已有近 20 台的中子后装机在临床使用，亦有较高的长期生存率临床报告发表。20 世纪 90 年代后，随着妇科后装机换代及电脑化，孙建衡等在以往对北京型剂量研究及近十年后装机的治疗经验基础上，先后设计妇科肿瘤腔内后装放疗 WD－18（^{192}Ir）S 系列及^{252}Cf SL（n）系列的标准程序，简化了后装治疗治疗过程，便于普及，得到广泛运用。

2. 子宫内膜癌 20 世纪 80 年代中后期中国医学科学院肿瘤医院妇瘤科开始关注子宫内膜癌放疗问题，分析了以往治疗存在的问题（如按子宫颈癌模式治疗，剂量概念模糊，治疗存在盲目性等），并报道了单纯放疗的结果。总的 5 年生存率为 48.9%，治疗效果不够理想，在开始后装治疗时，对其放疗进行改进，孙教授等提出以 A、F 两个参照点来评估子宫内膜癌腔内治疗剂量的合理性，使子宫内膜癌Ⅰ、Ⅱ期单纯放疗的治疗效果，5 年生存率由 50％提高到 65.4％。

3. 阴道癌 近 20 余年来，我国逐渐有阴道癌大病例数的临床报告。上海、北京、浙江均以放射治疗作为本病治疗的主要手段。上海刘淑香报道 5 年生存率为 54.83％，丁亚琴等报道为 69.8％，北京孙建衡等报告为 51.75％，杭州楼寒梅等报告为 40％。后装治疗仍保持类似结果，如北京孔为民报道的 5 年生存率为 58.8％。

由电脑控制的、微型源、高剂量率^{192}Ir 后装机，也使某些妇科肿瘤得以实施组织间放疗。进入 21 世纪后，放疗新技术发展很快，X 刀、γ 刀、三维适形照射（3 - dimensional conformal radiation，3 - DCRT）、调强放疗（intensity modulated radiation therapy，IMRT）均在妇科有所使用，开阔了妇科放疗新视野。使局部肿瘤量、淋巴结剂量、复发肿瘤剂量得以提高。

（二）手术方面

1. 子宫颈癌手术 我国开始子宫颈癌根治性手术应是新中国成立后的事。有资料见证的是上海第一人民医院林元英于 1951 年始作子宫广泛切除术及淋巴切除，而首先发表论文的是江西杨学志（1956 年）。1958 年金显宅、刘炽明在中国医学科学院肿瘤医院行脏器切除术（exenteration），张志毅则发表了 18 例妇科恶性肿瘤盆腔脏器清扫的经验。关于阴式子宫颈癌手术切除，张其本在他所著《子宫颈癌手术学》中，提到 1955 年始做此手术，但首次发表论文是上海第二医学院附属仁济医院妇产科（1960 年）。

1958 年后有关手术的著作陆续问世。较早的有苏应宽、江森、高学良主编《妇科手术学》（1958 年），杨学志、刘淑香、张其本的《子宫颈癌根治手术》（1958 及 1962 年），柯应夔、林元英的《子宫颈癌广泛性切除术》（1962 年）等，这些专著的出版，促进了子宫颈癌手术的发展和提高。

20 世纪 90 年代后，子宫广泛切除及盆腔淋巴切除普及很快，很多基层医院也可实施此种手术。进入 21 世纪腹腔镜下子宫广泛切除及淋巴切除（包括腹腔镜下淋巴切除＋阴式子宫广泛切除）发展亦颇快。对年轻、想保有生育功能的女性也开展了子宫颈广泛切除术。亦有医师将淋巴清扫范围扩大到主动脉旁淋巴结。

2. 子宫内膜癌手术 以往多以全子宫附件切除为基本手术治疗方式，如上海翁仲颖报道 1958—1973 年间，对Ⅰ期患者均全宫附件切除。四川陈毅男报道 1955—1978 年间施行全宫附件手术占 58.4％，次广泛切除占 10.1％。广泛子宫切除手术及淋巴清扫术为数不多。20 世纪后期，手术范围扩大，特别是 1988 年 FIGO 手术分期出现后，手术范围扩大，包括了广泛子宫切除手术及盆腔及主动脉旁淋巴清扫术。90 年代后，中国医学科学院肿瘤医院采用了淋巴取样术，有适应证的施行系统淋巴切除，以避免过度手术问题。

3. 外阴癌手术 以往外阴癌均以手术为基本治疗手段。如上海张志毅报道 1957—1973 年间，除晚期外，均实施手术治疗，手术方式多为外阴广泛切除＋腹股沟淋巴清扫，少数病人亦行盆腔淋巴清扫。北京俞高志报道行淋巴清扫者 33 例，仅 7 例作盆腔淋巴切除。70 年代前手术强调整块性、广泛性，此后重视个别对待，手术和放疗综合治疗。并有将腹股沟部弧形切口，改作两个腹股沟切口，膜股沟与外阴组织分别切除，并注意保留皮下组织厚度，缩短伤口愈合时间，避免植皮，减少了发症。80 年代后外阴癌手术有逐渐缩小趋势，重视病人生活质量，如江西罗兵等提出根据病变的情况采取不同的外阴部分切除及病变侧外阴广泛切除加区域淋巴清扫。但亦有对外阴大病灶行广泛切除者，如四川彭芝兰报道对外阴大病灶病例施行外阴广泛切除及淋巴清扫，对外阴行肌皮瓣转移外阴再造，缩短住院时间。江森等对外阴癌侵犯尿道者施行外阴癌根治术＋全尿道切除＋膀胱直肠吻合（肛门排尿）＋乙状结肠肛门括约肌内肛门后造口排便（改良的 Gersung-Cowsley 手术），这些手术对疗后生活质量有利。外阴手术治疗效果与国际持平，如上海张志毅、北京白萍报道 5 年生存率Ⅰ期 100%，Ⅱ期 84.2%～94%，Ⅲ期 65.2%～83.8%。

4. **卵巢癌** 是妇科主要肿瘤之一，发病与子宫内膜癌相近，1990 年以前，可能因临床上所见多系晚期，无特殊有效治疗，报道并不多。卵巢癌首选治疗方法为手术。20 世纪 70 年代以前多系全子宫附件切除，以后全宫附件、大网膜、阑尾切除成为常规手术方法，90 年代以后，又重视腹膜后淋巴结切除。新化疗药物的出现，特别是顺铂、泰素（紫杉醇）等化疗药物用于临床后，卵巢癌治疗以手术及化疗综合治疗取得明显的进步，单纯手术只局限早期病例。卵巢癌的减瘤术，在 20 世纪 60 年代已用于临床，减瘤术后的联合化疗成为晚期卵巢癌的主要治疗方式。90 年代亦开展再探术，取得临床经验。

5. **阴道癌** 阴道癌手术治疗，国内杂志报道不多，少数上 1/3 病例按子宫颈癌手术原则进行治疗。阴道黑色素瘤有行全宫、全阴道切除及淋巴结清扫，阴道成形或乙状结肠代阴道的经验，相信随着综合治疗的经验积累，阴道癌手术治疗会被注意。

（三）化疗

化疗相当长的时期，是被当作姑息治疗方法。作为根治方法，我国在绒癌的治疗方面作了出色工作，走在世界前列。1958 年始，宋鸿钊考虑到绒癌的特点，开始研究绒癌的化疗，先后找到大剂量 6-巯基嘌呤（6-MP）、5-氟尿嘧啶（5-Fu）、更生霉素（KSM）、溶癌呤（AT1438）、抗癌新芥（AT581）和消瘤芥（AT1258）等对绒癌有很好疗效，并从单药治疗，多药多途径直至联合用药的方案进行研究和完善，使绒癌的死亡率由 1949—1958 年的 90.2%降至 21.4%，其中Ⅰ、Ⅱ期均无死亡。此项研究改变了绒癌传统的以手术为主的治疗方法，绒癌成为化疗能治愈的肿瘤，此外对绒癌转移、分期、难治性绒癌、耐药等都进行了深入系统的研究。

（四）综合治疗

综合治疗是当今肿瘤治疗发展的方向。妇科肿瘤综合治疗开展得较早，也是妇科肿瘤治疗的特点，近年来又获得长足的发展。

1. **卵巢恶性肿瘤的手术与化疗的综合治疗已成为卵巢癌的基本治疗方法** 20 世纪 80 年代后，以顺铂为主的联合化疗与手术的配合（包括减瘤术）在我国普遍展开。联合化疗取代单药化疗，全身及腹腔用药、介入治疗、新辅助化疗等均用于临床，不同程度地提高了疗效。二线化疗药物也在增加，如拓扑替康、健择（吉西他滨）、VP16、泰素等，给耐药、复发癌提供用药选择。卵巢生殖细胞癌手术与化疗的综合治疗，取得明显进步，采用 VAC、PVB、BEP 治疗恶性生殖细胞瘤明显改变此类肿瘤的预后，使早期达到 94.3%，晚期达 73.3%，复发后达 51.6%的长期生存率，复发率降至 44.4%。

2. **子宫内膜癌放疗与手术综合治疗** 翁仲颖在总结 1958—1973 年的子宫内膜癌时，已建议除Ⅰ期外均应以放疗与手术综合治疗。他的一组术前镭疗病例中，生存率达 91.4%，明显高于其他方法。孙建衡对Ⅰ、Ⅱ期子宫内膜癌的治疗方法进行了研究，得出术前全量腔内放疗＋全宫附件切除，以手术探查结果决定术后是否体外照射的方法，Ⅰ期达到 96.5%，Ⅱ期达到 90.9%的 5 年生存率，而且复发率、转移率、并发症均低。

3. **外阴癌** 20 世纪 60 年代后期，逐渐开始外阴癌的手术、放疗综合治疗，其重点为晚期外阴癌及腹股沟照射。对外阴癌放疗主要为术前、术后照射。用于缩小肿瘤，保留尿道、肛门以及术后对切缘的放疗，淋巴区的治疗包括腹股沟及盆腔。章文华等报告对晚期外阴癌的放疗、手术、综合治疗 5 年生存率达 60.8%。

4. **子宫颈癌** 20 世纪 90 年代后，我国已开始关注放、化疗综合治疗，以期能提高子宫颈癌的生存率，此工作正在进行中。放化疗同期治疗是当前的热点，此外，子宫颈癌新辅助化疗及早期高危病人术前、后放疗也在临床中使用颇广。

5. **绒癌** 化疗虽已为根治绒癌有效方法，但对团块状转移灶、耐药等病例，仍是难点之一。化疗与手术、放疗的综合治疗亦成为关注的方法。

（五）生物治疗与导向治疗

以增加机体免疫力和预防及逆转细胞癌化的生物反应调节剂在临床已运用多年，如干扰素、白介素、造血生长因子、肿瘤疫苗等，虽其独立抗肿瘤作用在妇科肿瘤并不突出，但在治疗中的辅助作用不容忽视。以基因研究为基础的导向治疗，在妇瘤也做了不少工作，从较早的 p53 基因治疗到目前抗血管内皮因子抗体用于卵巢癌较多，主要为晚期、耐药，与化疗联合用药。目前不仅关注其疗效，也注意到其并发症。

三、临床诊断

（一）细胞病理学

20 世纪 50 年代初，杨大望引进巴氏细胞学，主要用于临床发现早期癌和子宫颈癌普查。1978 年她主持了以巴氏分级为基础的宫颈细胞分级对我国普查、早期癌的发现起了颇大作用。宫颈细胞学也扩大到腹水、子宫内膜细胞学检查。20 世纪 80 年代末，TBS（The Bethesda System）出现，刘淑范等对其术语解释和液基细胞学在我国的运用和推广做了大量工作。目前我国多数单位用液基细胞学取代了巴氏细胞学。细胞学也从以往的涂片检查发展到目前的穿刺，妇科肿瘤细胞学检查也成为当今细胞病理学的一部分。

（二）肿瘤标志物

肿瘤标志物一直被肿瘤临床所关注，希望能有更多的肿瘤标志物以作为诊断、监测肿瘤的依据。目前很多与分子生物学有关研究，也都在探索、寻找肿瘤标志物。妇科肿瘤目前采用的有价值的标志物有 hCG、ATP、CA125、CEA、SCC、CA19－9 等。近年也有用多种标志物、多种基因联合检查来提高检查的特异性及敏感度的，但临床尚有颇多问题需进一步研究。

四、病因研究

20 世纪 80 年代前病因研究多限于对有关子宫颈癌发病有关因素的调查，如婚产、初次性交年龄、性伴侣数、包皮垢、性病史及子宫颈局部病变（如子宫颈糜烂）等。江西、北京做过疱疹病毒－2 及人巨细胞病毒（HCMV）的研究。80 年代后随着 Zur Hausen 提出的 HPV 系子宫颈癌病因研究的深入，我国也将重点转向了 HPV。HPV 与子宫颈癌的发生及与子宫颈癌前病变的关系和疫苗的制备研究被列入国家“八五”、“九五”、“十五”重点课题。弄清了 HPV16、HPV18 为我国主要的致子宫颈癌及其癌前病变的类型。目前 HPV 的四价及二价疫苗已在多个地区试用中。

20 世纪 80 年代后，一些分子水平的技术用于我国妇科各种肿瘤的癌基因和抑癌基因表达，探讨它们与肿瘤发病、进展、预后关系，并找出一些与治疗有关的新靶点，解释临床存在的问题和为新药研究提供了依据。这些研究也提示了癌变发生的复杂过程，而且是多基因改变。采用基因芯片、蛋白质组研究，用于监测众多基因的表达，能够比较不同状态基因表达的变化，将癌变过程的研究更深入了一步。

五、其他

（一）规范化治疗

为提高肿瘤的治疗水平，从 20 世纪 80 年代始，强调规范化治疗。1990 年出版了由卫生部医政司及全国肿瘤防治办公室委托组织的国内有关专家编写的子宫颈癌诊治规范《中国常见恶性肿瘤诊治规范第七分册》。1999 年出版抗癌协会组织的《新编常见恶性肿瘤诊治规范》，其中妇科肿瘤部分，包括外阴癌、子宫颈癌、子宫内膜癌、恶性滋养细胞肿瘤、卵巢恶性肿瘤。2005 年出版的《临床诊治指南肿瘤分册》的妇科肿瘤部分和 2009 年出版的《妇科恶性肿瘤诊疗纲要》，均为规范化治疗提供了依据。

（二）学术专著

20 世纪 80 年代后妇科肿瘤学术界颇为活跃，继宋鸿钊主编的《滋养细胞肿瘤的诊断与治疗》后，多种包括有多学科内容的专著不断出版，如连丽娟主编的《林巧稚妇科肿瘤学》，曹泽毅主编的《妇科肿瘤学》，张惜阴主编的《临床妇科肿瘤学》，陈惠祯主编的《现代妇科肿瘤学》等。此外，有关手术的专著有张志毅主编的《妇科肿瘤手术学》，陈惠祯主编的《妇科肿瘤手术图解》。涉及放射治疗的有孙建衡主编的《妇科恶性肿瘤放射治疗学》及《妇科恶性肿瘤的近距离放射治疗》等。这些专著都为从事妇科肿瘤的同道提供了工作中的参考。

第四节　今后的方向

一、走具有我们特色的道路

新中国成立 60 年来我国妇科肿瘤取得重大发展，肿瘤三级预防取得显著的成就，成绩的取得一方面来自国内外妇科肿瘤学的发展和我们自己的努力，另一方面也来自基础研究及相关学科的成就。我国的肿瘤三级预防措施是可行的。一级预防是病因的预防，由于大多数肿瘤病因难以确定，但研究共识是肿瘤为多基因、多因素、多阶段的发生十分复杂的疾病。此前的一级预防多为消除有关因素，而并非真正意义的病因预防。即使对子宫颈癌病因找出了，疫苗问世了，也并不能说一切都解决了，尚有许多问题有待解决。而且像我们这样的发展中的大国，费用就是一个大问题。HPV 是子宫颈癌的发病因素，目前已知 HPV 感染相当普遍，为何仅部分感染者发生宫颈癌，必有其他因素存在。我们多年抗癌经验也证明，没有疫苗，我国子宫颈癌的发生率、死亡率具有明显的下降，特别在经济发达的东部地区。预防也有多途径。我国地域辽阔，各地区风俗、习惯、经济发展不同，肿瘤分布也有区别，不同地区应有不同的策略。消除一些发病高危因素，对预防肿瘤发生能有帮助。有的高危因素了解了，也难以干预，如部分子宫内膜癌发生与内源性雌激素有关，如何干预？而且，像卵巢癌目前很难得知发病的有关因素，病因预防就谈不到了，所以二级预防措施非常重要又切实。二级预防为早期发现、早期诊断、早期治疗，简称“三早”。我国子宫颈癌的普查、筛查、癌前病变的治疗取得很多经验和成效，但对其他妇科恶性肿瘤存在一定困难和问题，如子宫内膜癌和卵巢癌，不能和子宫颈癌同一而语。对像卵巢癌早期诊断也困难的肿瘤，三级预防尤显重要。三级预防主要目标是提高治疗率、治愈率、生活质量。我国肿瘤三级预防的方向，仍是我们今后应走的道路。

我国肿瘤事业的另一特点是肿瘤专科医院多，目前除个别省、自治区外，均有省级肿瘤医院，很多地区也成立了肿瘤医院或肿瘤科。尽管各单位建制可能有所不同，但妇科肿瘤均为重要的部分，加之多年基层群防、群治的工作经验，群众，特别在高发地区，对癌的认知程度较强，在以往基础上，进一步协调各种防治妇科肿瘤的力量，会在目前条件下，做更多的工作，如可通过做好肿瘤登记、普查、机会性筛查（即日常医疗服务与目标疾病的筛查相结合，opportunistic screening）等方式进一步摸清我国各种妇科肿瘤的发病率、死亡率，找出适合我国整体及不同地区的妇科肿瘤防治重点和方法。

二、妇科肿瘤学发展之路

妇科肿瘤学的发展，如医学其他学科一样，与基础研究和相关学科的进展有关。从目前临床肿瘤学发展而言，有多学科、单病种发展趋向。肿瘤强调综合治疗，需多学科知识；单病种能集中医务人员的智力、技术于某种肿瘤。这种发展趋向会与传统的概念相矛盾。解决这方面问题，不是一朝一夕所能做到的。对妇科肿瘤而言，多学科有基础，在上文中已谈过这方面的问题。单病种则强调不多，妇科肿瘤涉及的范围是女性生殖器官肿瘤，涉及部位不多，而几个主要部位肿瘤，子宫、卵巢治疗原则类似（如全子宫附件切除为基本术式）。其他肿瘤发病不多。事实上，在一些大肿瘤医院和中心，从事妇瘤临床的资深医师已有按病种分工的做法。

目前从事妇科肿瘤的工作者，由于培养、成长及工作背景不同，观点并不相同，尚需要沟通。特别是妇科肿瘤作为一个新医学分支，毕竟年轻，尚需要时间让大家理解它的必要性和特殊性。广大的妇科肿瘤的工作者面对现实，与时俱进，望眼未来，会对妇科肿瘤学发展作出贡献。

三、规范化、个体化

近二十余年来一直强调规范化治疗，其目的就是提高医疗质量，提高治愈率，减少死亡率，改善生存质量。后经多次修订、补充并完善“规范”的含义。我们的“规范”要求内容是成熟的，能够普及到基层医院。强调规范化治疗无疑对避免临床治疗的混乱起了积极的作用，但也存在一定的问题。从“规范”到“指南”有一个过程，但不是所有临床妇瘤工作者了解得很清楚。“规范”、“指南”让大家有章可循，但对内容认识上有些分歧。而且即使接受之后必然会碰到个体化的问题。肿瘤患者个体情况，身体、心理素质难能相同。肿瘤大小、类型、病理及分化程度也能有所区别。我们在临床也常常碰到，即使上述找不出明显差异，但对治疗有不同的反应，预后也不同。这些年我们明白了有更深层、微观因素的存在，如肿瘤的不同阶段、受体、基因等也在影响治疗，治疗中也必须考虑个体因素，即个别对待。哪怕看起来是临床简单问题也存在个体化。如子宫颈锥形切除是诊治癌前病变的公认方法，是小手术。但不考虑其病变范围、宫颈大小、病理类型、级别、颈管情况、年龄等因素，也会留下缺憾，如可不需切除而被手术了，病变切不净，复发和并发症等。前面提到，规范化使我们有章可循，而个体化是规范化的体现和深化。所以在强调了规范化治疗多年的今天，重视个体化治疗已成为临床面临的关键问题。

四、综合治疗

肿瘤的综合治疗是当前的共识，综合治疗不是几种治疗手段的叠加，不是“拼盘”。它被认同的含义为：根据病人的机体状况，肿瘤的病理类型、侵犯范围（病期）和发展趋向，有计划、合理地应用现有的治疗手段，以期较大地提高治愈率，改善生活质量。这个含义是多年临床治疗所走过的道路的总结。以传统的单一治疗手段（手术、放疗、化疗）治疗肿瘤患者，要想较大提高生存率实属不易，各种治疗方法均有其缺点，并可能于治疗之后，影响生活质量。综合治疗必然是应走之路，目的明确。方法是有计划和合理的，它不是“补漏”，如不适当的手术后想以辅加其他手段来改变后果。

综合治疗的模式仍在争论和探讨。在妇科肿瘤，综合治疗开展很久，如子宫内膜癌的放疗与手术，卵巢癌手术与化疗的综合治疗，近年的子宫颈癌的放化疗同步治疗，都有很好的效果。但是综合治疗也有适应证，如早期的肿瘤单一手段即可治愈的，何必再加其他治疗。有的基本治疗模式有了，如卵巢癌的手术和化疗，但具体方案仍有问题，如化疗手术前还是手术后、手术范围、化疗疗程、药物选择、给药途径等均存在问题与争论；子宫颈癌的放化疗同步治疗被有的医院确定为常规治疗的方式，但国内外均有不同的声音。所以综合治疗还要深入地研究。应指出，综合治疗要避免盲目性，否则会造成过度治疗，达不到综合治疗的目的，也会造成患者沉重的经济负担。当然，随着医学的发展，综合治疗也会有新的内容补充其中。

下面多个章节内都会谈到有关综合治疗的内容和存在的问题。但应看到，虽然综合治疗成绩不少，经验颇多，但问题也不小。把综合治疗作为“拼盘”、“补漏”治疗为数不少。甚至有学者指出，“我国综合治疗多停留在吆喝阶段，没有实际的进展”。综合治疗需要有多学科、多手段的知识，但参入治疗的医师往往限于自己的专业，受传统按治疗手段分科影响，彼此不理解，有“门户”之限，做不到有计划和合理，无疑影响了综合治疗的发展。有的学者也谈到了深层次问题，认为应“打破以治疗手段分科的体制，建立以病种分科的新体制”。如何解决这个问题也是现实的需要，要打破传统不是易事，尽管目前在肿瘤临床已有这种趋向。

五、循证医学

临床医学是实践学科，是在经验基础上发展起来的。至今有一些临床问题需经验加以解决，如子宫颈癌放疗之后往往尚需一个较长的时间才能确定肿瘤是否控制，所以按计划放疗完成之后，肿瘤是否控制是要靠经验。但是经验也存在局限性，个人因素颇大。我们在编写和贯彻“规范”、“指南”有不同看法和意见，个人经验不同是原因之一。好的临床论文，也是对以往经验的科学总结。要得到承认，要符合循证医学的原则。按循证医学要求一篇好的总结，应是有良好设计的多中心、前瞻性、随机的大样本有统计学分析得出的结果。它才是具有说服力的。对临床来说这并非易事。我们很多好的临床研究工作和临床经验未被承认，往往因达不到循证医学要求。实际上它们与循证医学并无矛盾，但如何将二者很好地结合是我们努力的方向。

还要指出的是，我国做了大量的临床工作，应及时科学地加以总结。评定一项临床技术方法的价值，是以治疗患者的长期生存率和并发症来做标准的，但是近年来这方面报道不多，常用近期反应率来衡量。反应率不能代表长期的生存率，特别是对有良好治疗效果的肿瘤。反应率并不能反映出一项技术或方法的真正价值，设备及技术的先进性并不代表会取得成功的治疗。

六、实验室研究与临床相结合

20 世纪 80 年代后，我国妇科肿瘤实验室研究有很大发展，特别是北京、上海、广州、杭州、武汉等地肿瘤医院、肿瘤研究所、重点医科大学的妇科及有关硕士点、博士点都做了大量工作，涉及的范围也很广。有与肿瘤发生、发展有关的，有与诊断及预后有关的，有与治疗有关的，等等。当今任何与临床有关的新措施，都要先经过实验室阶段。实验室研究应与临床密切相结合，研究出简便、快捷，能为临床诊断、治疗、监测提供帮助的成果。

七、加强防癌宣传

妇科肿瘤仍为威胁我国妇女生命的重要疾病，预防肿瘤，减少发病率仍有不少的途径。应在全民中进行抗癌宣传，普及肿瘤知识。在妇女中广泛宣传卫生知识，克服不良的卫生习惯及生活习惯，定期作妇科检查，可降低妇科恶性肿瘤的发生率。

第五节　妇科肿瘤专科医师的培养

妇科肿瘤专科医师的培养是一件重要大事。我国尚无培养和认定制度，也无培养妇科肿瘤专科医师的既定模式。大学里的妇科肿瘤是在妇产科学里讲授。1958 年中国医学科学院肿瘤医院成立，当时老一代的领导及专家认识到肿瘤临床医师需有多学科知识和妇科肿瘤的特殊性，建立了具有多种治疗手段的妇科肿瘤科并开始有计划地培养肿瘤大夫。但不久受“文革”影响而中断。目前从事妇科肿瘤治疗仍大部是妇科医师，他们多没有受过多学科的肿瘤医师系统培养，与肿瘤专科医院的医师有认知上的区别，在一些问题上看法不一。在短期之内，也不易解决，这是现实。如何解决目前的专科医师培养问题，今后培养道路如何？

前辈学者、外科裘法祖教授曾说：一名医学毕业生预备做肿瘤科医生，除学习你们本身必须具备的化疗、放疗、免疫、生物治疗知识外，至少还要到 3 个学科轮转，第一是影像学科，第二是病理学科，第三是肿瘤外科；一名肿瘤科医生，在毕业后定专科之前也要轮转 3 个学科，第一是影像学科，第二是病理学科，第三是肿瘤外科。前面已谈到，20 世纪 80 年代前国内外对妇科肿瘤医师的要求是：要具有手术方面的知识、放射治疗的知识、化疗和病理的知识。今天看来这 4 方面的知识显得不够了，还需有影像学及分子生物学的知识。妇瘤专科医师需要有较为广泛的知识，这是在大学无法完成的。妇瘤专科医师的培养主要是：由医院有计划的医师培养及继续教育方式进行。

肿瘤医院由住院医师（包括研究生）开始系统培训。应有计划去有关科室轮转（如腹部肿瘤外科、泌尿肿瘤外科、病理科、影像科、肿瘤内科、放射治疗科等），然后固定于妇科肿瘤科。成为妇科肿瘤科医师后，应在科室各部分工作，在临床实践中不断学习提高，妇科基础差的应去妇产科进修。达到一定水平后（如副主任医师）应固定发展方向。对按治疗手段分科的医院，凡是没有妇科基本功的均应去妇科肿瘤科培养，不然不会妇科检查、不会分期、不会随诊（如疗后放射改变）。无多种治疗手段的妇科肿瘤科，应与其他科（如放疗科）对妇科肿瘤病人协作治疗，共同处理，共同提高。

综合医院妇产科培养妇科肿瘤医师由住院医师到主治医师需要更长的时间（如以往认为妇产科主治医师要 5 年，妇科肿瘤主治医师则要 7 年），最好到有条件的肿瘤医院妇科肿瘤科进修。要特别强调的是，凡是从事妇科肿瘤治疗的医师，都要有妇科的基本功，如放射科医师要了解妇科放疗的特点，不要把治疗其他部位肿瘤放疗的方法搬到妇科肿瘤的放疗（如不做妇科体查，直接用影像学资料做治疗计划，随诊时也只做影像学检查）。在国外（如美国）妇产科住院医师完成 4 年工作后，才有申请妇科肿瘤医师培训的资格，在经 4 年的培训（要有 1 年的妇科肿瘤实验研究，或用 1 年时间取得相关学科的硕士学位），完成后还要通过妇科肿瘤医师资格委员会的答辩和技能测试，才能获得资格证书。所以，得到承认十分不易。全美每年能得到肿瘤医师培训的不过 40～45 人，有的名牌医院每年也不过招收 1～2 名。经过严格培养的妇科肿瘤医师，都是这一领域的佼佼者。

在我国，继续教育对一些已从事妇科肿瘤临床工作的医师和骨干显得更为重要，他（她）们应争取机会到肿瘤专科进修，或参加有多年肿瘤临床经验和学识的专家参加的培训班或学术会议。科室领导要多为培养年轻肿瘤医师创造机会，切忌门户之见。

在培养过程中也要强调医学人文教育，人文学者提醒我们要注意功利主义的膨胀，将我们传统的人文理念边缘化。这也是我们培养后继专科医师不能忽视的。

还要强调，我们说的“多学科”不是说你会是具有多种治疗手段的专家，而是说你有你的专长，但你也必须具备上述有关学科与妇科肿瘤有关的知识。

一个高素质的临床医师，要有知识、经验和技能，要与时俱进，不断地充实自己，才能符合时代的要求。

（孙建衡）

参考文献

1. 董志伟，谷铣之. 临床肿瘤学. 北京：人民卫生出版社，2002，3-7，243-284.
2. 孙建衡，蔡树模，高永良，等. 肿瘤防治 50 年. 北京：军事医学科学出版社，2004，1-15.
3. 屠规益，徐震纲，刘绍严. 从肿瘤外科学到头颈肿瘤学. 中华肿瘤杂志，2009，31：877-879.
4. 孙建衡，蔡树模，高永良. 妇科肿瘤学的一些问题及妇科肿瘤医师的培养. 中华肿瘤杂志，2009，31：946-948.
5. Griffiths CT，Fuller AF. Gynecology Oncology. Boston：Martiaus Nijhoff Publishers，1983，Ⅸ-Ⅻ.

第 2 章 循证医学

第一节 循证医学的产生及其意义

一、循证医学的概念和产生

循证医学（evidence-based medicine，EBM），也称有据医学、求证医学或实证医学，循证医学创始人之一 David Sackett 于 2000 年对循证医学的定义为：慎重、准确和明智地应用当前所能获得的最好的研究证据，同时结合临床医师个人专业技能和多年临床经验，并考虑病人的价值和愿望，将三者完美地结合起来，制定每一个病人最佳的诊治措施。

早期狭义的循证医学主要指循证临床实践，广义的循证医学还包括循证宏观医疗卫生决策，即任何关于群体医疗卫生服务的循证实践。临床实践是针对个体病人的，宏观政策是针对群体的医疗卫生服务活动。典型的个体决策如一个病人应该用哪种治疗方案，典型的群体决策如医疗卫生政策和管理方案。循证医学必须通过宏观决策者和临床医生的日常实践活动来实现。实施循证医学，将有利于推广低廉有效、物有所值的措施，阻止新的无效措施进入医学实践，淘汰现行无效的措施，从而充分利用有限的卫生资源，不断改善医疗卫生服务的质量和效率，提高人民健康水平。

所以，循证医学是关于如何遵循科学证据进行医学实践的学问。更确切地说，循证医学是基于现有最好的证据，兼顾经济效益和价值取向，进行医学实践的科学。

循证医学的研究方法主要是大样本、多中心、前瞻性、盲法、随机对照试验（randomized controlled trial，RCT），并尽可能长时间地追踪观察；另一条途径是对临床研究资料进行二次分析如系统评价（system review，SR）和荟萃分析（meta-analysis）。

循证医学的基本思想，可追溯至 18 世纪的中国清朝乾隆年间，当时的学者发展了一种研究历史的方法称之为考证，又称为实证研究，即对所能得到的各种史料按照一定的标准进行严格的评价，用以证明其真伪。1769 年 Morgagni 用尸体解剖方法研究疾病可为西方医学求证之肇始。19 世纪中期法国大革命之后的拿破仑时代，“唯结果论”的兴盛催生了循证医学的萌芽。“唯结果论”主张某一行为的正确与否应该用其结果来衡量。一批医生如 Pierre Louis 等首先自觉地将这一思想应用于临床实践，他们拒绝盲目地遵循官方所公布的治疗方案，要求注重临床实际效果，强调经过大量临床实践观察证实有效的治疗手段才是正确的，即有确凿证据证实为有效的医疗手段才是好的、可取的。拿破仑本人更是唯结果论的提倡者和拥护者，他对病人推行医院式管理，由此产生了医院。也由于医院的产生，使所有病人能够一起接受治疗，临床试验研究得以开展，从而产生了有说服力的临床证据。在临床证据面前，拿破仑又不惜武力强制实行某种治疗手段。例如，在发现了阿尔卑斯山区单纯性甲状腺肿和克汀病的高发病率与地理环境有关后，拿破仑派遣军队强制当地居民迁移，使得此类疾病得到了有效控制。

现代循证医学产生于20世纪80年代，以英国 Archie Cochrane 为代表的一些流行病学家经过大量调查，发现只有低于20%的临床诊治措施被证明是有效的，从而疾呼临床实践需要证据。他们的工作使得大规模的RCT在80年代蓬勃开展起来，进而为90年代循证医学的发展及其地位的确立奠定了基础。第一个循证医学经典研究来源于妇产科，1987年，世界循证医学之父 Archie Cochrane 的系统评价表明，先兆早产的母亲使用氢化可的松可使早产儿死亡率下降30%～50%。推广后不仅避免了欧洲成千上万的早产儿死亡，同时降低了不必要的卫生资源消耗（该项评价结果的森林图成为 Cochrane 协作网的标志图标）。此系统评价第一次以不争的事实展示了循证医学在指导临床决策中的巨大作用，它使健康服务可以做到既保证疗效又提高效率——这就是循证医学的终极目标。另一典型例子是1989年公布的心律失常抑制试验（cardiac arrhythmia suppression trial，CAST）结果表明长期用于急性心肌梗死（acute myocardia infarction，AMI）临床的Ⅰ类抗心律失常药英卡胺等虽然可抑制室速，但使患者猝死率和总死亡率增加。又如硝苯地平等第一代钙通道拮抗剂可以扩张动脉血管、降低血压、减低心脏后负荷，长期以来被用于心肌梗死治疗，但RCT研究表明此类药物增加心肌梗死发生率和死亡率。

这些具有里程碑意义的研究结论使得广大临床医生不得不接受循证医学，而现代流行病学和信息技术及互联网的发展更为循证医学提供了方法学支持。同时，循证医学的理论体系不断发展、成熟，它在遵循临床证据的基础上，不再排斥基础科学研究和医生的临床经验——循证医学不是对以往的经验医学模式的全盘否定，而是对经验医学的一场“变革”。终于自90年代起开始了医学发展史上的新纪元——循证医学时代。由于 Cochrane 对循证医学的重要贡献，Cochrane 成为循证医学的代名词。

1992年 Cochrane 提出，应该按照人类共同关心的大病种、大疗法收集全世界范围内质量可靠的随机对照临床试验，进行等级评价、综合分析，不断更新评价这些大病种疗法是否真正有效，为临床实践提供可靠的依据。这一见解立刻得到广泛响应。1992年由 Iainchalners 博士领导成立了以 Cochrane 命名的英国 Cochrane 中心——循证医学中心。1993年召开了第一届年会，正式成立了国际 Cochrane 协作网。1997年我国在华西医科大学建立中国 Cochrane 中心，至今全球已发展到13个国家和15个中心，有64个国家的5000多个成员参与这项跨国学术研究。现在 EBM 已成为全球医学研究的热点，并正向纵深发展，延伸到医学各部门和临床各科，循证外科学、循证内科学、循证妇产科学、循证肿瘤学等相继产生。

循证医学和传统医学的明显区别是，后者关注的是“疾病”，而前者关注的是“病人”，其中“人”是中心；在治疗效果的判定上，传统医学依据的是动物试验或仪器检查结果（即替代指标或中间指标，surrogate outcome），而循证医学依据的是在人体上进行的临床多中心大样本随机对照试验（RCT）和患者的病死率、生活自理能力、生命质量等最终结局指标（即终点指标，end point）；在医疗决策的选择上，传统医学中医生的个人专业技能和经验居主宰地位，往往将专家意见与科研结论等而论之甚至凌驾其上，病人只能被动地接受，而在循证医学中病人可主动利用最新医学信息，医生也有义务寻找经系列严格评价的世界公认的证据，并将当前的有效诊疗方法及其费用和副作用告诉病人，供病人根据自己的意愿和支付能力进行选择。但是，循证医学是建立在传统医学之上的新兴学科，它没有也不可能排斥医生个人的专业技能和经验，它只是将个人的经验放在循证医学的海洋中验证，它所强调的正是个人经验与现有科研证据的完美结合。

二、循证医学的重要性和意义

从一个崭新视角去审视过去的临床实践，循证医学概念的确立是医学史上一次跨越式的进步，它向传统医学、经验医学做出了巨大挑战。这是由于：(1) 传统医学解决临床问题的局限性造成某些疗法虽有充分证据证明有效，却长期未被采用，如心肌梗死的溶栓疗法在 20 世纪 70 年代已有多篇文献证实有效，却在 80 年代末才被广泛应用；另一些疗法根本无效甚至有害，却长期应用，如 20 世纪 80 年代应用大剂量维生素 D 治疗佝偻病，虽然可控制症状，但由于缺乏大量临床对照及远期毒副作用观察，导致一些病例钙沉积于心、肺、肾等脏器造成不可逆性后遗症。所以，RCT 及荟萃分析的许多研究结果，对改变世界临床实践及指导临床研究课题的方向具有重要的临床指导意义。(2) 信息技术的迅速发展，互联网知识的普及，最新知识、最新技术和最新药物的不断涌现，促使我们对过去的临床实践进一步反省和质疑——我们的决定是否正确？我们的治疗方案是否最合理？(3) 临床指南的制定需要更多地依靠研究证据。(4) 全世界各类医学书刊、学术论文、经验交流等使医生们在浩瀚的医学书海中无所适从，而且许多医学文献存在缺陷和错误。(5) 病人和家属在获得医疗信息知识上与医生处于同一平台，对医疗质量、医疗服务和医疗费用的考虑相应提高，要求得到既有效又经济的医疗服务需要以证据为基础来选择治疗措施；卫生经济学也对合理价格/效益的依据提出更高要求。(6) 不同地区的医疗实践存在巨大差异。(7) 医学科研质量正在逐步提高，例如没有 RCT 验证疗效，新的药物不可能进入临床。这是因为随机分组使多种已知和未知的影响因素在两组达到平衡，此时的疗效不同就是治疗措施的不同所致，而其他非随机研究方法虽可控制已知的影响预后的因素，但却不能控制未知因素，这就很难区别疗效的差异是治疗措施的作用还是未知影响因素的作用。(8) 医学进展日新月异，新技术、新药物研制很快渗透到医学领域，医生的知识更新迫在眉睫。

所以，在这种情况下只有循证医学才能系统评价医疗诊治证据的准确性，才能把人们期待的医学疗法挖掘出来，才能从病人的实际出发，采取利大于弊（do more good than harm）的治疗措施，即从病人的角度，以病人为中心，充分考虑病人的愿望，有助于避免医疗纠纷。循证医学还有助于培养当代医生养成终身学习的习惯，提高医生的教育水平、理论水平和实践水平，通过不同的临床学习方法，自己进行系统综述，为他人提供最佳证据。还可以查寻他人进行循证医学研究的结果，充分利用信息资源，减少临床试验成果应用于临床实践的时间。一句话，循证医学可使临床决策更具合理性和科学性。

恶性肿瘤发病率正逐年增加，长期以来，肿瘤的综合治疗中对某一种疗效的评价，往往根据实验室或仪器检查的指标是否有所改善来判断，而不是以病人生存与否、治疗后是否利大于弊来判断。目前医生的个人经验或由学科带头人、医学权威对病人做出的诊疗决定和医疗行为仍是一种经验科学，这种评价体系是经验医学的典型代表，至今仍然是中外医院医疗行为的最基本的模式。尽管由于新的抗肿瘤药物和医疗新技术不断出现，肿瘤的治愈率明显提高，但肿瘤的综合治疗仍需通过循证医学获得的最佳证据来分析肿瘤病因学、遗传学、流行病学特点，并根据病人实际情况进行辨证临床分析，从而提高疗效。

例如，Cochrane 协作网（CC）系统评价资料库 2002 年公布了关于晚期卵巢癌化疗的循证医学证据：汇总 49 个 RCT 中的 8763 例卵巢癌妇女进行生存风险率（HR）分析，非铂类单药化疗的对铂类联合用药的 HR＝0.93，95％可信限（CI）0.83～1.05；非铂类的方案与该方案加上卡铂比较 HR＝0.88，95％CI 为 0.79～0.98；单用铂类与铂类联合用药相比，HR＝0.91，95％CI 为 0.79～1.05；顺铂与卡铂相比较的 HR＝1.02，95％CI 为 0.93～

1.12。关于年龄、分期、分级、组织学类型、手术切除、残瘤大小的分析只在顺铂对卡铂组比较，未发现有统计学意义。通过上述证据，Cochrane 协作网指出，以铂类为基础的化疗优于非铂类方案，并且有证据表明铂类联合用药比单药能延长患者的生存期。但是，顺铂与卡铂相比，疗效无统计学意义。这项结果深刻影响了对晚期卵巢癌治疗的决策。2003 年 Cochrane 协作网又对 11 个非随机系统实验和 1 个非随机阶段性实验及 2 个随机实验进行系统评价：623 例接受他莫西芬治疗的复发性卵巢癌患者中有 60 例对治疗有效，而不同报道的有效率变化很大，为 0～56%。8 个实验的 411 例中，有 131 例（31.9%）出现 4 周以上的病情稳定，说明他莫西芬治疗对一部分复发性卵巢癌的患者是有效的，但是仍需进一步 RCT 去评定有效期、生存期、症状缓解情况和对生存质量的影响。

又如，晚期子宫内膜癌术后首选化疗还是放疗？循证医学的研究为我们找到了答案。2006 年 GOG122 临床随机研究的结果显示，396 例全面手术分期的Ⅲ～Ⅳ期子宫内膜癌患者，化疗组（202 例，AP 方案）5 年无进展生存率（PFS）和 2 年总生存率（OS）均优于全腹放疗组，分别为 50%对 38%，55%对 42%，($P<0.01$)；化疗组的死亡风险降低 30%。2008 年日本妇科肿瘤学组（JGOG）随机对照研究 120 例高危子宫内膜癌患者（Ⅰc，>70 岁；G3，Ⅱ期，深肌层侵犯，细胞学阳性，Ⅲa），也发现化疗组的 OS 和 PFS 均高于放疗组，二者分别为 90% 对 74%和 80%对 66%。据此，目前循证医学的证据认为晚期患者辅助化疗比辅助全腹放疗的 5 年生存率高。故 2007 年版 NCCN（美国国家综合癌症治疗中心网）子宫内膜癌的诊疗指南将化疗作为Ⅲa 期或以上患者的首选治疗。

因此，循证妇科肿瘤学要求医生必须认识到最新的研究证据在指导妇科肿瘤临床诊断治疗中的重要地位。妇科肿瘤的诊治是多学科知识的综合运用，是循证渐进的临床科学。妇科肿瘤医生应该充分利用现代信息技术，从病人的利益出发，给予患者有证据证实有效的治疗措施，而不墨守主观认为有效而实际无效的治疗措施。

循证医学已在发达国家迅速发展并广泛应用，相关文献汗牛充栋、目不暇接，但我国妇科肿瘤领域的应用刚刚起步。截至 2005 年 10 月，在我国数十种医学杂志上发表的提及循证医学的近 3000 篇文章中，涉及妇科肿瘤的极少，仅限于复发性卵巢癌治疗准则、化疗药物在子宫颈癌治疗中的作用等，而其中经严格评价的、真正能用于临床实践的证据更凤毛麟角，远远不能满足我国妇科肿瘤工作的需要。所以，如何尽快地将循证医学运用到妇科肿瘤的临床实践中，是妇科肿瘤工作者的一项重要任务。

第二节 循证医学存在的问题

一、循证医学的局限性

如前所述，循证医学源于“唯结果论”，而“唯结果论”本身就是有争议的问题，它只注重事物的结果，忽略原因及发展过程。循证医学一经诞生，便备遭臧否、褒贬不一。

循证医学要求某种医疗手段应该经过真实可信的临床试验研究，以证实其是否有效，其合理性是一个不争的事实。相反的意见则认为：循证医学阻碍科学创新，与科学发展背道而驰，限制把最新的科学发现试验性地用于临床；循证医学并不是什么新东西，只是一种新的提法，临床医生长期以来一直在运用这种哲学思维，不断地发现问题、提出问题、分析问题，并利用医学文献指导临床实践来解决问题的；它只是一群年轻、自信、有较高数学水平的学院派医生，利用把临床流行病学术语和统计学小技巧结合在一起的手段，轻视有经验的临床医生的实际技能；他们把循证医学的教条奉为顶礼膜拜的圣经，用近乎传教式的热情声称，在几项大规模、昂贵的临床试验结果通过专家委员会评审并发表之前，医务人员不应该采取任何行动。

对循证医学的批评还包括：(1) 许多重要的临床疗效（如疼痛）、复杂结果（如生活质量）和某些指标（如公正）等无法客观地衡量，这样的证据缺乏说服力。(2) 医生没有统一的行为规范，他们可能受利益驱动和政治因素影响；而且很多人缺乏纯熟的循证医学技能，无法挥洒 RCT 和系统评价这把“双刃剑”，因此，很难保证每个结果都能全面、真实、客观地反映必然性。(3) 循证医学的证据是临床试验结果，而临床试验要以病人为对象，必然容易触犯伦理，遭到禁止和攻击，如 RCT 会引起大量伦理道德问题，包括受试者的选择、受试者的知情同意、随机化、停止试验的方式以及完成试验后对受试者的继续治疗等，而对照组以安慰剂处理又有违赫尔辛基宣言要求的治疗必须是“现行最好”治疗；所以医生对患者道义上的责任与要求患者参加随机对照试验的建议是不相符合的，因为二者之间存在利益冲突。(4) 循证医学是用主观选定的、随心所欲总结的、漂洗过的、带有偏移的不能确定真实性和可靠性的结论来取代原始研究的发现；这项工作由那些在临床方面缺乏能力、经验和技能的所谓委员会或一些知名的专家取代临床专家作出评估与决断，而且使用的方法很含糊，阻碍了对原始资料的批判性评估。(5) 循证医学是“菜谱医学（cook book medicine)”，以为所有决策都只需依靠证据，排除临床经验。(6) 循证医学不假思索地把群体研究的结果应用到个体，与个体化治疗相矛盾，如 RCT 研究常常需要大量病例，而样本越大、研究合并的亚组越多，得出的结果就越笼统，对具体病例的适用性就越差。(7) 多中心临床研究中，不同中心的技术水平、病例分布、材料收集、实验实施和标准执行情况等的差异影响实验的可比性。(8) 对于某一临床问题，常常没有 RCT 或“金标准”可供参考。

虽然这些批评难免失之偏颇，但循证医学自身也有其不足和局限性并且在临床实施中有很多困难：

1. 证据的评价往往存在一定的偏倚。其内在偏倚包括：(1) 文献发表偏倚：由于经济目的（RCT 研究中病人多、耗时长、投资大，上百万甚至达亿的资金往往靠公司企业资助完成，而后者是很难接受对自己不利的阴性结果的；这样在一些看似“中立”的实验结果中往往隐藏的一些受“经济利益”驱动的虚假信息，所以国外 RCT 质量评估中，把在文章中是否提到经费来源作为一条重要的临床试验质量评估指标）、研究结果（阳性结果远较阴性结果的研究容易发表）、经费来源（大的协作中心或权威机构的研究容易发表）、课题组成员身份（有无权威人士）、研究者的投稿倾向等因素均可能导致研究成果优先发表或者不能（或及时）发表和传播。(2) 文献查询偏倚：由于语言偏倚、文献数据库偏倚、重复发表偏倚、数据提供偏倚等导致未能全面准确地获得已发表的相关文献。(3) 文献筛选偏倚：由于文献筛选不当，错误地剔除了某些有用的文献，如选择标准只考虑了阳性结果。虽然文献偏倚可以通过绘制漏斗形图来识别，观察漏斗形图的对称性可直观地反映是否存在显著的文献偏倚。(4) 外部偏倚：从认识过程来看，证据和事实都是不断发展的，循证医学目前得出的结论也不是绝对正确的终极的最佳证据。不能因研究证据的客观、发展的绝对性而忽视其在认识程度、层次以及时间上的相对性。有时由于人类疾病及各种客观因素的复杂多样，许多案例的临床试验或系统评价目前仍难以得出结论，需要根据提出的问题重新设计相关课题或更大型的试验才能验证。

2. 每一临床试验都有明确和严格的病人入选和排除标准，试验结果仅适用于一定范畴的特定疾病人群，并且大多数临床试验选择的是病情相对稳定和程度偏轻的病人，因而不可将某一试验的结果不加限定地在同一类病人中推广应用，否则即使平均益处比害处多，也并不意味着某些患者受到的损害就比较少。在入选的试验疾病人群中也有不同临床情况（如不同病因、不同严重程度、合并用药等）的不同亚组，他们在同一干预手段获益或有害的程度不同。例如，溶栓药物与安慰剂对比，前壁心肌梗死病人死亡率下降幅度大于下壁心肌梗死者，而非 Q 波心肌梗死亚组未见获益。

3. 即使精确设计的 RCT 试验也存在观察和随访时间不够而难以评价远期疗效，常常不是安慰剂对照，纳入人群的限制，效益容易被低估，治疗组常选自病人中危险性较低的人群，除死亡及重大心脑血管事件外其他临床观察终点外的效益未列入评价（如减少致残、防止疾病进展、改善生活质量以及依从性、价/效比、医学伦理的影响等），研究结论随研究的人群、年龄、国家、地域、观察终点、观察方法的不同而有所差异等缺陷。

4. 大规模临床试验耗资费时，临床上大量实际问题缺乏证据，即"灰区"，一些可能有效的疗法目前可能尚无可靠的 RCT 证据作为依据；但没有有效的证据不等于有无效的证据，临床医生不可能等到有了这种有效证据，不可能等所有临床试验完成后才决定病人的治疗方案。

5. 证据与临床实践的差距。临床医师不能按照试验的纳入排除标准拒绝医治病人；试验结果的统计学"差异有显著性"，不等于临床意义很大；试验常用的率及一些相对值，当它们离开绝对值、相对危险及 95%可信区间（CI）往往不具临床价值；国外试验结果不能机械地套用到国人。

6. 循证不能排除经验。临床试验仅在宏观上明确疾病防治对策，但在医疗实践中诊治每一个具体病人仍需医务人员个体化地估价治疗手段对病人的获益/风险比，确定治疗方案，并在长期医疗实践中不断积累经验。

7. 因临床环境限制，不能及时采用证据。目前可供应用的循证医学证据资源远不能满足临床工作的需要。

8. 循证医学的确切效用往往滞后出现，难以令人信服其真正的作用。

9. 循证医学所检索的证据结论可能不一致甚至相反，常使临床医师在选择证据时无所适从。

10. 临床医生直接利用系统综述的结果时，存在一定风险：(1) 综述作者提供的信息不完整；(2) 综述作者提供了虚假信息；(3) 综述作者提供了真实、完整的信息，但由于综述作者理解错误而导致了错误的结论。

11. 临床医生尚缺乏必要的循证医学知识和技能。循证医学依赖于医学知识和技术的标准化。提供循证医学证据的团队需要具备临床实践、临床流行病学方法学、生物统计学、卫生经济学、社会医学和计算机技能等知识背景。具备这些知识的临床医生，才能够分辨试验的设计是否合理，受试对象的入选和排除标准是否恰当，试验的样本量是否达到统计学要求，统计学意义和可信区间解释是否合理，不同的 RCT 是否同质等；才能够辨别出哪些证据是高质量的、有价值的、可以利用的，哪些是不完善的、有问题的、需要摒弃的；才能够决定该证据是否可以应用到目前病人的治疗中去。

12. 检索和获得证据非常困难。由于医学问题的重要性、复杂性、多样性以及人类不断探索研究的积累进步和局限性，使得医学证据的数量大、种类多、分布广，而且部分证据模糊不清或不完整。从粗略的层面和实用的角度看，临床实践中遇到的需要检索证据的问题又太多、更新知识非常困难。例如临床上经常需要下列证据：诊断方法的准确性，预后标志物的可靠性，干预措施有效性和安全性的比较等。研究表明：平均 1 个住院患者可能遇到 5 个问题，平均每3个门诊患者可能遇到1个问题，每个医生每周可能遇到60个有待回答的问题，而实际可掌握的证据不到1/3。问题总是多于答案，证据总是落后于需要，这个临床探索认识过程永远不会完结。而且，应用循证医学需要有寻找和评价证据的专门技巧，从设置适当问题、找寻证据、评价证据，到使用证据需数小时，这可能使部分工作繁重、无时间针对病人情况进行阅读文献的临床医生知难而退。

13. 循证医学中的统计分析不可能完全取代或代表个案分析，临床个案分析在临床医疗中的重要性不能被忽略。

二、价值医学与循证医学

在过去20年中，循证医学最直接地影响到了临床医疗模式的转变，但循证医学忽略了患者对医疗保健的需求和期待，因为通常循证医学的终点指标是一些确定性的生物学指标如死亡、心肌梗死等，也容易忽略人的社会属性。在对处于某种疾病状态的患者，如治疗脑卒中偏瘫、心力衰竭或植物人的同时，忽略了与患者相关的心理和群体的痛苦，忽略了生活质量对患者的影响。又如对待晚期癌症患者，运用化疗、放疗等方法延长其寿命的同时大大增加了患者的身心痛苦和经济负担。

循证医学虽然强调“慎重、准确和明智地应用当前所能获得的最好的研究证据，同时结合临床医师个人专业技能和多年临床经验，并考虑病人的价值和愿望，将三者完美地结合起来，制定每一个病人最佳的诊治措施”，但是在其方法学和具体的实践过程中，在具体的可实施、可操作的方法上尚有待进一步完善。

在此背景下，美国的Gary Brown在2002年提出了一个新的临床实践医学的理念——价值医学（value-based medicine）。它是一种建立在循证医学最佳证据基础之上，将患者所期望的生命价值与治疗费用有机结合的实践医学。具体而言，价值医学建立在循证医学最佳证据的基础上，将基于生物医学的最佳证据与患者生活质量及治疗的经济花费最大程度地结合起来，通过运用成本-效用分析等方法定量评价一项治疗方法带来的生活质量的提高或者有效寿命的延长，是对生命质量中“质”的具体量化。它能为整个社会提供一种评价治疗方案的工具，帮助我们判断哪些治疗方案是最佳的，是合理可行的，哪些是没有价值的甚至是有害的。既为每位患者提供高质量的医疗服务，又可最大限度地减轻社会的经济负担。

价值医学的产生顺应了现代医学模式，一定程度上实现了生物-心理-社会医学三种因素的有机整合，体现了以人为本的文化思想和新的健康概念，代表了现代医学发展的趋势，将会对今后的医疗改革和临床医学的发展起重要的推动作用。

价值医学建立在循证医学的基础上又突出了其自身的特点，即两者既有区别又有联系（表2-1），循证医学是有意识地、明确地、审慎地利用现有的最好证据制定关于患者的诊治方案，主要侧重于获得和严格评价最佳证据，强调了一种技术、设备本身的评价，而忽略了患者的个人价值和愿望，适用于宏观卫生决策。价值医学则是吸纳了循证医学证据的同时又发展了自己的特点和优势，结合了患者对生活质量的期望的同时考虑了社会经济因素及患者的承受能力，利用成本效用等分析方法对不同治疗措施进行评价。价值医学强调了个体化，重视人的主观意愿。不仅适用于宏观卫生决策，而且适用于微观个体的临床决策。价值医学以患者为中心的生活质量变量引入了治疗的评估，这正是循证医学所忽视的。此外，价值医学允许对任何不同健康状态下的生活质量进行比较，也可以衡量相同领域不同治疗方案的价值。一句话，价值医学就是要强调医疗对公众健康的价值。

表 2-1 循证医学和价值医学的比较

		循证医学	价值医学
不同点	核心	最佳证据 临床结局	证据的效用 效用值及成本（效用值：所需花费与质量校正生命年的比值）
	对证据的侧重	强调最佳证据的评价和获得 强调一般规律，强调集中趋势结论	强调证据的应用 强调统计结果的临床应用
	对个人意愿的尊重	易忽视个体差异和意愿 偏重成本-效果分析和成本-效益分析（均不考虑患者的个人价值和愿望）	强调个体化，重视人的主观意愿 强调成本-效用分析（密切整合了患者的个人价值和愿望）
	评价目的	强调对一种技术、设备本身的评价 重视宏观卫生决策	强调对一种技术、设备应用后果的评价 更强调微观个人临床决策
相同点	均以证据为基础；强调应用和实践；均强调最佳证据；均否定单纯以经验为基础的临床模式；均重视卫生经济学的评价；均为临床决策提供依据		

三、循证医学展望

循证医学在医学知识积累和医学实践之间建立了更加紧密的联系，为临床开辟了极具吸引力和挑战性的新天地，使我们在控制医学不确定性的征途上又向前跨出了一大步。但是，事物都是一分为二的，武器的批判代替不了批判的武器，批判的武器更终结不了武器的批判。由于循证实践的复杂性和多样性，它在减小了医学不确定性的同时，又带来了新的不确定性。这种新的不确定性来源于对医学文献真实性判断的能力，对医学文献质量评价和甄别的能力以及评价方法本身。

首先，我们广义地理解医学证据总体的含义：它能够作为决策依据的所有信息和知识的集合。循证医学的特性是利用现有证据。它的主要作用是解读信息或学习，保证我们"接踵"于最新最佳的研究证据。虽然它可以通过全面地搜集、严格地选评和科学地综合，解读那些原本"杂乱无章"的医学证据，或得出比较明确的结论或提出新的研究方向，但它毕竟基于现有证据，而不直接生产证据，所以循证医学并不是临床医学的一个新分支，而只是一种临床新范式，是医学的一个组成部分，而且是医学的"上层建筑"，所以循证医学的作用是有限的。

其次，认识到病人价值取向和意愿的重要性、病人对参与决策的意愿有差异以及医生与病人在决策中角色有别，说明我们在如何实现证据与医疗决策最佳结合的认知方面尚有很大差距。全面理解各种诊疗方案的利弊对专家尚且是一种挑战，何况一线医生。我们对如何肯定病人是否希望参与决策、了解病人多大程度上希望了解治疗的利弊还停留在表面。对此过程的复杂性和对诊治时间的有限性考虑得越多，就越有可能让病人失望，越难以满意地解决问题。

再者，循证医学本身的局限性如所用信息证据的真实性、完整性和偏倚，评价方法固有的缺陷和不确定性，证据与临床实践的差距，社会功利主义对循证医学实施的影响等使循证医学在为临床医学带来挑战的同时也为自己带来了新的挑战。

因此，我们在高度重视循证理念实践价值的同时也要充分认识并评估其局限性，要以"批判理性主义（critical rationalism）"精神去审视所有证据。在"言必称循证"的炙热喧嚣时代，在以标新立异为引领时尚潮流的今天，保持这种冷静和理性的思考尤其必要，因为在逼近真理的道路上即使一小步的超越也会跨向谬误。把循证医学公式化、教条化和倾向化的结果必然导致它的滥用，使循证医学变成束缚医学和禁锢自身的枷锁。要清醒认识到循证医学作为一种方法和标准、作为一种思维和行为方式，决不能代替传统的基础训练和学习；循证医学只是对传统医学的扬弃和修正而绝不是否定和决裂。在某种意义上说，循证医学是放大了的经验医学，而经验医学也只是缩小了的循证医学。同时，也要认识到虽然循证医学并没有彻底解决传统医学的固有矛盾，虽然运用循证医学又产生了新的不确定性，但这些不确定性是在较小范围、较低层次而且更加容易控制的不确定性，循证医学的实践过程可能并不十全十美，但其与时俱进的基本原则和理念却显示了旺盛的生命力，其缺陷有待于在今后的临床实践中不断完善并使之趋于成熟。而且，无论人们如何认识和褒贬、见仁见智，循证医学推动了医学的科学化进程这一点是毫无疑义的。循证医学必将继续发展，必将在复杂万变的医学发展中找定属于自己的位置。而建立在循证医学基础上的价值医学的出现，为循证医学的进一步发展和转归作出了最好的指引和诠释。

第三节　循证医学的基本原理和方法

循证医学实施的主要步骤包括：①明确提出需要解决的问题；②寻找可以回答上述问题的最佳证据；③评价证据的正确性、有用性、重要性和实用性；④应用证据；⑤应用效果评估。其中，寻找、评价和正确使用证据是循证医学的“三要素”，其核心是科学评价现有证据（文献）。

一、确定问题

明确地提出需要回答的问题是十分重要的。可将诊断、治疗、预防、预后、病因、护理质量、医源性伤害或卫生经济学等方面的情况转换为一个需要回答的问题。常见的问题有：（1）病因，如何确定某疾病的发病原因；（2）临床表现，如何正确获得和解决从病史及体检中得到的临床发现；（3）鉴别诊断，当考虑到病人临床病变的可能原因时，如何根据病变发生的可能性、严重性和可治疗性进行鉴别诊断和处理排序；（4）诊断试验，为肯定或排除某一诊断，在考虑到诊断试验精确性、正确性、可接受性、安全性及费用等基础上，如何选择诊断试验并解释其结果；（5）预后，如何估计病人可能产生的临床过程和可能发生的并发症；（6）治疗，如何选择对病人有益而无害或利大于弊的治疗手段，要从效果及费用来决定是否值得采用；（7）预防，如何通过识别和改变危险因素来减少疾病发生的机会，如何通过筛查以早期诊断该病；（8）自我提高，如何保持知识更新、提高医疗技能，进行更好、更有效的临床实践。

在临床实践中，应尽可能将确定的问题具体化，如激素替代治疗（HRT）是否有益于切除卵巢的妇科肿瘤患者？子宫全切术是否影响患者体内激素调节？子宫肌瘤介入治疗是否影响患者卵巢功能？新辅助化疗是否改善患者预后？

二、寻求证据

在提出问题的基础上，通过各种方式寻找现有的最佳证据。常用的寻求证据手段包括电子互联网检索、图书馆文献检索、会议交流资料、专家通信等等。可根据所提问题的性质和目的，决定所需文献的范围和种类，进行系统的文献检索。

（一）证据分级

循证医学强调证据必须来源于临床试验及对临床试验的系统评价。不同的研究机构的证据可靠性的评估分级标准不同，但其基本要点均是以统计学的基本原则来确定的。一些学者在美国肿瘤临床协会提出的临床证据可靠性分级基础上将循证医学证据分为 5 个等级，可供参考。

Ⅰ级：研究证据来自对所有设计良好的前瞻性 RCT 的综合分析结果（如 Meta 分析）及得到明确结论的大样本多中心临床试验。证据的可靠性最高，可作为“金标准”。

Ⅱ级：研究结论至少来自一个严格设计和实施的前瞻性 RCT 分析结果。此级证据也有较高的可靠性，建议采用。

Ⅲ级：证据来自设计良好的前瞻性试验研究，如非随机的、单组对照的、前后队列（cohort）、时间序列或配对病例对照研究（case-control study）系列。证据有一定的可靠性，可以采用。

Ⅳ级：研究结论来自设计良好的试验研究（非前瞻性、非随机性），如比较和相关描述及病历研究。证据的可靠性较差，可供参考。

Ⅴ级：个案报道、临床总结（非前瞻性、非 RCT）和专家意见，可靠性最差，仅供参考。

总的来说，前瞻性 RCT 是最有价值的循证医学证据资料，如 2002 年 7 月 9 日美国妇女健康启动工程（WHI）发布的关于使用联合激素替代疗法（HRT）的利弊报告就是一项大规模、多中心、前瞻性随机对照临床试验。

（二）证据来源

包括数据库、杂志、指南、专著和“灰色文献”（研究生论文、内部报告、未列入数据库的杂志和制药工业资料、通过私人查询获得的未发表资料或已发表的研究报告的原始资料等）。

1. 原始研究证据

（1）Medline—Index Medicus Online　美国国立医学图书馆建立的 MEDLARS 系统中最大和使用率最高的医学文摘型数据库，收录了 1966 年以来 70 多个国家和地区出版的近 4000 种生物医学及其相关学科期刊的文献题录，内容涉及卫生教育和卫生服务管理、临床医学、病理学、解剖学、生理学、微生物学和寄生虫学、毒理学、药理学、精神病学和心理学、牙医学、环境医学、职业病学、营养卫生学、护理学、兽医学等各个学科。网址是 http://www.ncbi.nlm.nih.gov/PubMed/。

（2）Medical Matrix　由美国医学信息学会主办的免费进入的临床医学数据库，较适合临床医师使用。收集的内容全面，对每一内容均有简要评论，并对链接网址按 1～5 个星分级，便于事先决定是否进入其网页阅读。分类目录搜索是它的主要特色。第一次使用时需注册（免费），网址是 http://www.medmatrix.org/index.asp。

（3）Medscape　收集了最多免费的临床医学全文，可免费查阅 2.5 万多篇世界著名医学杂志的文章，免费进入 MEDLINE、AIDSLINE 和 TOXLINE 数据库，免费检索全球 3900 多种医学杂志的 950 万篇文章摘要；可直接查阅 Merriam-Webster's 医学词典中 5.5 万条目的内容；可利用因特网上最大的药物数据库，查询 20 万种药物的剂量、毒副作用、注意事项等内容；还可以定制个人独特的 Medscape 界面。网址是 http://www.medscape.com/。

（4）Embase 数据库　是欧洲一个收录了约 3500 余种杂志的生物医学文献数据库，并以收录药物研究文献而著名。网址 http://www.healthgate.com/embase/search-embase-pre.shtml。

（5）中国生物医学文献数据库（CBM） 中国医学科学院医学信息研究所研制的生物医学文献检索数据库，收录了1980年以来的1000多种中国生物医学期刊以及会议论文、汇编的文献题录。

（6）中国循证医学/Cochrane中心数据库（CEBM/CCD） 是以中文发表的临床干预性随机对照试验和诊断试验数据库，网址为 http://www.chinacochrane.org。

（7）国立研究注册（The National Research Register，NRR） 英国国立卫生服务部资助的在研或新近完成的临床试验数据库。网址为 http://www.update-software.com/National/nrr-frame.html。

（8）中国知网（CNKI）数据库 覆盖了理工、农业、医药卫生、文史哲、经济政治与法律、教育与社会科学、电子技术与信息科学。网址是 www.cnki.net。其中中国医院知识仓库（CHKD）涵盖了医药卫生各个领域，收录了我国1994年至今的700多种医药类期刊和2300多种非医药期刊及280多种报纸的文献、医学博硕士论文、重要会议论文以及部分工具书、教材等，并切合个人业务提高、科研立项、进修学习需要对资料遴选、分类和整合，新增设了“循证医学”栏目。

2. 二次研究证据

（1）数据库

1）Cochrane图书馆（CL） 由国际Cochrane协作网建制。目的是产出、保存、传播和更新医学各领域的系统评价（SR），为临床治疗和医疗卫生决策提供可靠依据。网址为 http://www.cochrane.org。CL的内容包括系统评价数据库（CDSR）、临床对照试验注册数据库（CCTR）、疗效评价文摘数据库（DARE）、卫生技术评价数据库（HTAD）、NHS卫生经济评价数据库（NHS-NEED）、Cochrane系统评价方法学数据库（CRMD）。

2）循证医学评价（EBMR） 由Ovid公司制作的付费数据库。该数据库集CL中的CSRD和DARE及最佳证明（best evidence，BE）三个数据库为一体，并与Medline收录的杂志全文相链接，可以同时获得二次和原始证据。

3）评价与传播中心数据库（CRDD） 包括DARE、NEED和HTAD三个数据库，由NHS和卫生技术评估国际网络机构（INAHTA）制作，可在线查询，网址为 http://nhscrd.york.ac.uk/。

4）临床证据（CE） 由英国医学杂志（BMJ）出版，主要针对临床具体问题提供实用的证据或明确有无证据。网址为 http://www.ovid.com/products/clinicalevidence.cfm。

5）美国国立卫生研究院卫生技术评估与导向发布数据库（NIHCS&TAS） 是关于卫生技术评估的数据库。网址为 http://odp.od.nih.gov/consensus/。

（2）期刊（Journal）

1）循证医学杂志（EBM） 由BMJ和美国内科医生学院（ACP）联合主办，提供全科、外科、儿科和妇产科方面的研究证据，网址为 http://www.acponline.org/journals/ebm/ebmmenu.htm。

2）美国医师学会杂志俱乐部（ACP Journal Club） 通过筛选已出版的研究报道和文献综述的详细文摘，使读者掌握治疗、预防、诊断、病因、预后和卫生经济学等方面的重要进展。网址为 http://www.acponline.org/journals/acpjc/jcmenu.htm。

3）Bandolier 由NHS主办。主要提供干预疗效方面的最佳证据，网址为 http://

www. jr2. ox. ac. uk/Bandolier/。

4）循证护理杂志（EBN） 由英国皇家护士学院和 BMJ 联合主办，提供和护理相关的最好研究和最新证据，网址为 http://www. bmjpg. com/template. cfm?name=specjou _ nu。

5）循证卫生保健杂志（Evidence Based Health Care） 由英国出版，提供健康保健金融、组织和管理方面的最佳证据，网址为 http://www. harcourt-inernational. com/journals/ebhc。

（3）指南（Guidelines）

1）国立指南库（NGC） 由美国卫生健康研究与质量机构（AHRQ）、美国医学会（AMA）和美国卫生健康计划协会（AAHP）联合制作，网址为 http://www. guidelines. gov/index. asp。

2）指南（Guidelines） 由英国牛津的医学科学研究院（IHS）制作，网址是 http://www. ihs. ox. ac. uk/guidelines/。

（三）检索证据

1. 计算机检索 将所提出的临床问题分解为几个独立的词汇，参考拟检索的数据库词典，选择与已分解的独立词汇最相适应的词汇进行转化，可采用 And、Or 或 Not 对词汇实施最佳组合后进行检索，并根据需要限定检索项目。通过初次检索结果，可以了解本次检索的范围是否合适或过宽、过窄，并对检索策略的敏感性与特异性做出评价和调整，进行必要的再检索。

2. 人工检索 是国际 Cochrane 协作网为最大限度收集已发表的临床试验研究而组织的一项医学杂志、会议论文集等的检索工作。由美国新英格兰 Cochrane 中心（NECC）具体协调执行。为避免重复，需将准备检索的杂志向 NECC 登记注册，国内由中国循证医学中心统一向 NECC 注册并报告检索结果。要按照 Cochrane 协作网工作手册和临床流行病学的纳入标准（including criteria）及排除标准（excluding criteria）最大限度地注册、检索有可能刊登随机对照试验的医学杂志、会议论文集、内部刊物等，应至少有两人交叉检查核对，逐期、逐篇查阅所有含随机、半随机、双盲、单盲、安慰剂等字样的 RCT 和 CCT 报告及合格的诊断试验文章、摘要、专栏及信件等。

3. 其他检索 阅读循证医学相关期刊、专著及专业杂志和书籍，随时掌握最新信息和证据。

三、评价证据

循证医学强调将最佳的研究成果或证据运用于指导医疗实践。但在用于医学实践之前，需根据自己的专业知识、流行病学和统计学知识等对证据的可靠性、科学性、实用性和有效性进行严格评价（critical appraisal），判断这些证据是否为最佳证据，即对一个研究证据的质量作科学的鉴别，分析它的真实性和可靠程度。如果真实可靠，还要进一步评价其是否有重要临床价值；如果既真实又有重要的临床价值，还要看这些证据是否适用于具体的临床诊疗实践以解决临床实际问题。

证据质量的评价方法主要依据其是否或可能存在偏倚（bias）。偏倚越小，其证据的价值越大，反之亦然。然而从根本上来说，任何证据都带有一定的偏倚，这些偏倚可能来自各个方面，从实验设计、病例选择以至论文的发表都可能存在偏倚，但多数情况下偏倚主要是来自作者。

常见的实验偏倚有：①选择性偏倚，在选择和分配研究对象时，因随机方法不完善造成组间基线不可比，可夸大或缩小干预措施的疗效；采用真正的随机方法并对随机分配方案进行完善的隐藏可避免这类偏倚的影响；②实施偏倚，在干预措施的实施过程中，指除比较的措施外，向试验组和对照组研究对象提供的其他措施不一样；避免的措施是标化治疗方案和对研究对象及实施研究措施者采用盲法；③随访偏倚，指在试验的随访过程中，试验组或对照组因退出、失访、违背治疗方案的人数或情况不一样造成的系统差异；尽量获得失访者的信息和对失访的人员采用恰当的统计学方法处理如意向分析法可减少其影响；④测量偏倚，测量试验组和对照组结果的方法不一致所造成的系统差异，特别是主观判断研究结果时；所以采用统一、标化测量方法和对研究对象及结果测量者实施盲法可避免其影响。

（一）真实性（validity）的评价

循证医学要求采用最佳的医学证据，而真实性或真实度是最佳医学证据的基本要求。

1. 内在真实度的评价 内在的真实指单个研究结果接近真值的程度，即受各种偏倚因素如选择、实施、失访和测量偏倚的影响情况；它是对一个研究结果所提供的证据进行严格评价所获得的真实性的结论，表明该证据的真实程度，真实度越高就越有价值。

（1）研究设计因素 ①是否有明确的问题；②病例和试验手段的选择是否合理；③对病例和对照是否设定了参考标准；④制定方法是否合理和强有力；⑤是否有方法学的比较和最终结局的比较，是否遵循盲法原则；⑥是否去除了混杂的变量因素；⑦是否有可以重复的方法学描述等。

凡病因学、危险因素、疾病预防和治疗研究所获得的证据，其真实度最佳者当属设计完善的RCT，其次为前瞻性队列研究（cohort study）设计或源于队列研究的巢式病例-对照研究设计（net case-control study）；而前瞻性非随机对照临床试验所获得的证据则不如前者。回顾性研究或观察结果的总结分析，若采用病例-对照研究设计，只要病例和对照选择准确、配对合理、观察和分析的影响因素或危险因素明确、统计方法正确，则其证据真实性虽不及前瞻性研究，但却优于无对照的系列病例总结报告和单纯的病例报告或专家评述所提供的证据。诊断性试验证据的真实性分析，需注重设计中有无公认的诊断金标准，是否与金标准同步实施，是否进行了盲法判断以及提供的诊断性指标是否正确与全面等。

（2）研究对象的因素 ①诊断标准，必需确定适当的、明确的纳入标准及排除标准，使被纳入的研究对象不能主观随意分配；②样本量，要注意样本量大小及其假阳性（Ⅰ类错误，α）或假阴性（Ⅱ类错误，β）的概率（*P* 值）、计算其把握度（power＝1－β）；样本量大，受机遇因素影响就小，犯Ⅰ类错误Ⅱ类错误的概率就很小，证据强度就高而可信；③混杂因素，指除了研究对象所患疾病等因素之外并存的能影响同一后果的其他因素，例如雌激素增高的子宫内膜癌患者同时患有高血压、肥胖和糖尿病等混杂因素。

（3）资料收集与整理的因素 必须按设计方案的要求和对已实施的观测结果进行如实地收集和整理科研资料，绝不能人为取舍或“创造”，要注意：①组间基线状况与可比性（comparability），试验观测指标在中间期和终末期的数据要与基线状况相比较，以了解其间数量和数据的差异；②研究对象对研究措施的依从性（compliance），在规定的观测期和试验终结果，是否全部研究对象均完成了所规定的检查或治疗，若低于80%的依从者，将必然会影响结果的真实性。

（4）观测结果的因素 临床试验终点指标的观察，除了痊愈、残废及死亡等硬指标外，用于观测干预效应的实验室和影像学（放射线、超声、心电图及血象、骨髓象及病理学图像）方法以及测试指标和结果的正确与否对证据的真实性是非常重要的。应注意实验方法、试剂的标准及同一性、测试结果的精确性和重复性、测试指标对观测结果的敏感度

(sensitivity) 和特异度 (specificity); 采用盲法 (blind) 判断实验结果是避免测量偏倚 (同一份资料不同观测者或同一观测者在不同时间观测时可以出现不同的结论) 的常用而有效的重要方法，为判断其是否存在或发生的概率能否被接受，可做观测间的一致率和 Kappa 检验。

(5) 统计分析的因素 必须明确所采用的统计学方法是否正确合理，因为研究结果数据的性质不同则采用的统计学处理也不同：①定量资料，满足正态分布和方差齐性条件者，可采用 t-检验、U 检验、方差分析、直线相关与回归等；不满足参数检验条件或经变量变换后仍不能满足参数条件以及数据分布类型不明确者，应用非参数统计方法；②定性资料，采用卡方检验、Fisher 精确法、秩和检验等；③等级资料，应作秩和检验、Ridit 分析、等级相关等；④配对资料，应作配对的 t-检验或卡方检验，而不宜应用成组资料的卡方检验或一般的 t-检验；⑤对各种检验结果均应作相应的 95%可信区间分析，以判断真实度的可信范围；⑥对于复杂的、受多种因素影响的临床后果的资料，除了作单因素分析外，还应作相应的多因素统计学分析处理。

2. 外在真实度的评价 研究证据外在的真实度，指一种研究的证据具有普遍的代表性，研究结果是否可以应用于研究对象以外的其他人群。因为临床试验不同于基础医学研究，其复杂和困难程度相当大，表现在患者的数量和来源、患者的病情、社会和经济状况、医学研究人员的素质和研究工作的条件等等的影响，所以临床研究的规模必有所限制，同一疾病的同一或类似的多个研究所获得的研究结果，也必有所差异。为了将多个不同的临床研究所采用的同一种疗法治疗同一种疾病的结果及证据归纳在一起进行分析评价，以求得它们外在真实性，于是产生了另一种严格评价方法——系统评价。

此外，在临床实践中证明了对有关疾病的特效疗法或药物，无论在何时何地都能显现良好者，亦称之为外在真实度良好。例如奎宁制剂治疗疟疾、青霉素治疗钩端螺旋体病、早期无转移子宫颈癌的根治术等等。

(1) 系统评价 将各个单一的研究证据，在经过严格评价确定了具有良好的内在真实性的基础上进行综合评价，是一种全新的高质量的文献综合评价方法，所获得的证据具有良好的外在真实性和普遍的指导意义。它以某一具体临床问题为基础，系统、全面地收集所有相关的研究结果，采用临床流行病学评价文献的原则和方法，对每一单个的研究逐一严格评价，应用明确的可重复性强的评价指标筛选出符合质量标准的文献，进行定性分析 (原始文献的研究结果被总结但未经统计学合并时) 或定量合成分析 (应用统计学方法对几个主要研究的结果进行定量统计合并) 并对评价结果予以客观地解释，从而得出综合可靠的结论；而且随着新的研究的出现进行及时更新，以随时提供最新信息和证据指导临床决策。系统评价的科学性体现在可用一些系统的方法 (如 Pooled 分析可对不同研究结果的原始数据进行汇总分析、Meta 分析可对具有相同目的的多个独立研究结果进行汇后分析) 来尽可能地减少单个研究可能存在的偏倚和随机误差。最常用的定量分析方法是 Meta 分析法、定性分析法是文献的批判性评估 (a critical review of the literature)，后者采用评分表来评价方案设计和方案分析的质量，获得分数最高的研究方案其结论就最可信。

1) 系统评价与传统文献综述的区别 前者采用了科学的方法控制偏倚和随机误差，而传统的文献综述缺乏明确表述的系统评价方法，因此偏倚和随机误差发生的可能性大，不能作为临床工作的依据。系统评价的目的是解决某一具体临床问题，其范围小但有深度。需要进行系统评价的临床问题需要非常明确，通常包括 4 个基本组成部分：特异的人群 (如绝经后妇女)、具体的疾病或临床状态 (如性激素水平降低)、诊疗手段 (如长期 HRT) 和一个或多个特异性结果（如心血管疾病、卒中、乳腺癌、肺栓塞等）。上述 4 个部分连接起来，待解决的临床问题就是：绝经后妇女长期接受 HRT 能否增加心血管疾病、卒中、乳腺癌、肺栓塞的风险？但传统的文献综述往往就一个主题的多个环节进行论述，其范围大但不注重深度，故它有助于了解某一类临床问题的概况，但不能作为临床工作的依据。

2）系统评价的意义　高质量的系统评价结果具有极其重要的学术价值。在当今信息爆炸时代，医学知识呈指数增加，几乎每 10 年就要增加 1 倍。从业医师预期每年要从大约 2 万种生物医学出版物中的超过 600 万篇文章中获得必要的信息。现代医学已经发现 3 万余种疾病，不同疾病的并发症更是难以计数。目前已有约 1.5 万种治疗药物，并且还在以每年增加 250 种药物的速度上升。因此，对已有研究成果进行总结的系统评价能够确切地反映出某一临床问题的当前研究水平并为之提供答案，使临床医生能够在有限的时间里了解、学习、把握并解决临床问题。系统评价对于医学研究人员也具有重要意义。对已有研究数据进行系统评价，可以印证假设、估计样本量以及帮助研究者制定研究计划。如果没有系统评价，研究者就有可能错过最有价值的研究方向或者重复别人已经研究过的问题。系统评价还可帮助卫生行政管理者制定临床政策和优化资源配置。

3）系统评价的原则　①结果是否真实？系统评价是否按照随机对照试验进行，其“方法学”部分有无检索和评价临床研究质量的方法，是否漏掉了重要的相关文献或未能囊括多语种的及未发表文献，不同危险研究的结果是否一致，是否对其进行了同质性检验？②结果是否重要？重要性取决于系统评价的疗效大小和疗效的精确性；进行结果合成时，应根据研究的质量和样本含量的大小对不同研究给予不同权重值，采用恰当的指标如比值比（OR）、相对危险度（RR）、均数的差（MD）、防止一例事件发生需要治疗同类患者的例数（NNT）、随机效应模型及固定效应模型等合成结果，并计算相应的可信区间（CI）。③评价结果是否可用于我的病人？系统评价报告的结果是所有研究对象的“平均效应”，能否用于我的病人还要考虑系统评价中的干预措施在我的医院是否可行，我的病人与系统评价中的研究对象在性别、年龄、并发症、疾病严重程度、病程、依从性、文化背景、社会因素、生物学及临床特征等方面的差异，该措施的费用及利弊如何，病人价值观、期望及对疗效和不良反应态度如何。

4）系统评价的优点　①目的及过程非常明确，且具有良好的重复性；②有明确规定的方法，可减少由于进入和排除进入本研究时所造成的偏倚；③应用了适当而可靠的方法；④读者可以快速地获得大量信息，从而缩短了从研究成果到有效应用的时间；⑤可以确定研究结果普遍应用的范围，以及各个研究结果是否具有一致性；⑥发现研究结果异质性的原因，并有可能针对特殊的亚人群提出新的研究假说。

5）系统评价的局限性　①所得结论真实性的局限性；②仍然具有一定的偏倚。系统评价包括前瞻性和回顾性系统评价，后者受临床研究质量的制约，易受系统偏倚及随机误差的影响。

6）系统评价的质量评价标准　①研究的问题是否明确；②是否有允许进入和排除进入本研究的严格标准；③文献的搜寻是否完全；④对不同的文献是否给予不同的权重；⑤使用的统计学方法是否正确合理；⑥对结果是否做了合理的解释。

7）系统评价的基本步骤和方法　①确立题目、制定系统评价计划书，题目主要来源于临床实践中某些干预措施的利弊仅凭单一研究结果难以确定，或在临床应用过程中存在较大差异和争议的问题；题目确立后要制订系统评价计划书，内容包括系统评价题目、目的、背景资料、检索文献的方法及策略、选择合格文献的标准、评价文献质量的方法、收集和分析数据的方法等。②检索文献，要系统、全面地收集所有相关的文献资料，除发表的原著之外，还应收集其他尚未发表的内部资料以及多语种的相关资料，以避免发表偏倚和语言偏倚。③选择文献，选择标准应根据确立的研究问题及构成研究问题的四要素（研究对象、干预措施、主要研究结果和研究的设计方案）而制定，可行初筛、阅读全文和与作者联系获得有关信息。④评价文献质量，应用循证医学评价文献质量的原则和方法，分析评价其内在真实性、外在真实性和影响结果解释的因素，可采用清单或一栏表（checklist，即有许多条目，但不给予评分）和量表评分（scale，即有许多条目，每个条目均给予评分，但可给予相同或根据重要性给予不同的权重）；为了避免选择文献和评价文献质量者的偏倚，可以多人或盲法选择和评价，也可专业与非专业人员相结合共同选择和评价；此外，应进行预试验，以摸索经验，标化和统一选择、评价方法。⑤收集数据，包括一般资料（如评价的题目、评价者的姓名、原始文献编号和来源、评价的日期等）、研究特征（如研究的合格性、研究对象的特征和研究地点、文献的设计方案和质量、研究措施的具体内容和实施方法、有关偏倚防止措施、主要的试验结果等）、结果测量（如随访时间、失访和退出情况、分类资料应收集每组总人数及事件发生率、连续资料应收集每组研究人数、均数和标准差或标准误）等，所有的数据资料均要输入系统评价管理软件（review manager，Revman）进行文献结果的分析和报告。⑥分析资料和报告结果，定性分析是定量分析前必不可少的步骤；定性分析是采用描述的方法，将临床研究的特征按研究对象、干预措施、研究结果、研究质量和设计方法等进行总结并列表，以便浏览纳入研究的情况、研究方法的严格性和不同研究间的差异以及计划合成和结果解释；定量分析包括同质性检验（指对不同原始研究之间结果的变异程度进行检验，若检验结果有显著性差异，应解释其可能的原因并考虑进行结果合成是否恰当）、Meta-分析和敏感性分析（指改变某些影响结果的重要因素如纳入标准、研究质量的差异、失访情况、统计方法和效应量的选择等，以观察同质性和合成结果是否发生变化，从而判断结果的稳定性和强度）。⑦解释系统评价的结果（讨论和结论），基于研究结果进行解释，内容包括系统评价的论证强度（取决于纳入研究的设计方案和每个研究的质量、合成结果的效应值大小和方向、是否存在重要的方法学局限、是否存在剂量-效应关系等）、推广应用性（干预措施是否适用于我的病人）、卫生经济分析（干预措施的利弊和费用）、对医疗和研究的意义等。⑧更新系统评价，指在系统评价发表以后，定期收集新的原始研究，按前述步骤重新进行分析、评价，以及时更新和补充新的信息，使系统评价更臻完善。

（2）Meta 分析　亦称荟萃分析、汇后分析。Meta 分析方法最早见于 1955 年 Beecher 发表的“安慰剂的功效”一文，1971 年 Light 和 Smith 提出可以从不同研究结果汇总原始数据进行综合分析。1976 年 Glass 首次将这种类型的分析称为 Meta-analysis，并将 Meta 一词定义为进一步的综合，认为 Meta 分析是为达到统一研究目的，对收集到的多个研究进行的综合统计分析，是数据收集和相关信息处理的一系列统计原则和过程，而不是一个简单的方法。Finney 则把对不同来源科学技术信息的定量化汇总分析，统称为 Meta 分析。因此，Meta 分析是汇总多个研究的结果并分析评价其合并效应量的一系列过程，包括提出研究问题、制定纳入和排除标准、检索相关研究、汇总基本信息、综合分析并报告结果等等。

1）Meta 分析的目的和意义　①增大了所研究结果的统计功效，改进和提高由于样本量小对统计效能的影响，增加统计把握度，提高统计功效；②避免单个小样本所致的偶然性，发现某些单个研究未阐明的问题，从而帮助解决专家间对同一问题研究结果的分歧；③增加对治疗作用大小估计的正确性；④相对于一般的文献及综述报告或多或少地带有主观评价，Meta 分析可定量综合评价效应大小，对某些研究结果不一致或矛盾的情况作出较客观的判断和较可靠的结论；⑤可处理大量文献而不受研究样本的限制；⑥估计成本-效果分析中的结果；⑦确定进一步研究的问题，还可能得出新的临床见解。

2）Meta分析的局限性 作为一种文献资料的定量再分析方法，因受原始文献资料结果的制约和影响，难免存在一些缺陷，主要表现在发表偏倚、权重偏倚、缺乏同质性、资料分析的主观性和结果的应用问题等，而且一些局限性很难或几乎无法用统计学方法所能解决：①方法自身的缺陷：Meta分析的主体在于被动观察和接受已经形成的研究结果，被综合的多项研究在方法上很难做到一致，其背后可能存在数据不齐，数据是否真实，干扰因素控制不好等问题；②出版偏倚和发表性偏倚，纳入的相关文献不全；③无法控制原始研究报告的质量，可能无法获得所有的相关原始数据，故难以保证原始试验的真实性；④文献检索偏倚和筛选偏倚。

近年来Meta-分析的数量明显增多，方法日趋复杂，但并不表示其结论绝对真实、可靠。1987年Sack从与Meta-分析质量有关的6个方面（研究设计、不同研究＋＋＋－＋的可合成性、偏倚的控制、统计分析方法、敏感性分析、应用性）对86篇随机对照试验的Meta-分析进行评价，结果发现仅28％的Meta-分析合格。因此，在应用Meta-分析的结论指导临床实践前，必须对其方法和每一个步骤进行严格评价以确定其结论是否真实、可信。

3）Meta分析的质量评估 Meta分析是对原有研究结果的再分析，其研究质量既取决于各个独立研究质量，也取决于其研究方法本身（包括研究设计、资料收集、统计分析等）质量。因此，应从下列方面进行质量评估：①各个独立研究质量的评估，设计是否合理，主要特征（研究对象、处理因素、效应指标）定义是否准确，描述是否清楚，统计分析是否正确，偏倚是否得到控制；②敏感度分析，常用分层分析法，是评价在一定假设条件（如研究设计类型、病人年龄、性别、职业、暴露用药剂量、剂型、途径、疗程、文献发表刊物、年代、研究中偏倚控制情况等）下所获得的结果稳定性的方法，如果某因素变化导致合并结论发生大的改变，则说明结论对该因素的敏感度高而结论的稳定性较差；③本身的质量评估，包括有无研究设计、是否说明文献检索的方法、纳入与排除标准是否明确、是否列入了所有纳入和排除的文献、对排除的文献是否说明理由、合并结果是否进行了均匀性检验、是否采用了正确的统计学方法、是否进行了敏感度分析、若合并后效应有统计学意义则是否考虑到发表偏倚、是否作出了推荐性结论和指明尚需进一步开展研究等。

4）Meta分析的统计方法 基本思想是将按照研究计划收集的计量资料检验的统计量t值、u值、F值、相关系数r以及计数资料计算的统计指标如OR值、χ^2值等进行综合加权，估计合并的平均统计量，得出较为客观可靠的结论。不论定性还是定量Meta分析，在实施过程中均有相同分析步骤，即提出问题、检索与题目相关的所有文献、筛选出符合纳入标准所有相关研究并进行严格评价、收集必要的数据信息、单个研究汇总描述、制定效应量综合分析与评价的计划书、异质性检验、估计合并效应量、敏感性分析等。具体步骤包括：①对多个独立研究的统计量进行一致性检验，若一致则可将多个统计量加权合并，若不一致则剔除某些特大或特小或方向相反的统计量后再综合；②对具有一致性的统计量进行加权合并，综合估计平均统计量；③对综合估计的统计量进行统计检验和统计判断；④计算统计指标的95％可信区间并辅以图示。

5）计数资料（分类变量）的Meta分析 计数资料可用列联表表示，最简单的是四格表，用以表示临床试验研究结果、队列研究结果和病例-对照研究结果。综合四格表资料的Meta分析方法有：①固定效应模型适用于各个独立试验无差异、随机具有相同的效应者，常用 Mantel-Haenszel 法（利用分层分析的原理将每一层作为一个独立研究，计算综合的比值比 OR 并检验）、Peto 法（是对 Mantel-Haenszel 法的修改）和 Fleiss 法（由率 P_c 直接计算 OR 法）等；②随机效应模型，可用 Dersimonian-Laird 法（D－L 法），该法允许各独立试验之间存在差异。

6）计量资料（数值变量）的 Meta 分析：①合并检验法，常用 Fisher's 法、Winner's 法及 Stouffer's 法等；②效应大小的测量，效应指数法。

（二）临床意义的严格评价

任何临床研究的证据即使经过严格评价具有良好的内在真实性，但其临床价值如何，还需要对其临床意义进行严格的评价。因此，需要有一系列考测客观效果的指标，而且这些指标的临床意义需根据不同疾病的现实状况并结合专业实际加以评定。常用的效果指标有：

1. 事件发生率（event rate） 例如痊愈率、有效率、残废率、病死率、发病率、患病率、药物不良反应率等等。这些事件在不同的组别则分别表示为：①试验组事件发生率（EER）；②对照组事件发生率（CER）；③预期事件发生率（PEER），指如果患者在不接受任何有效治疗的情况下，预期事件发生的概率。

2. 绝对危险降低率（ARR） 即试验组的事件发生率与对照组事件发生率的绝对差值。例如：试验组的病死率＝5％，而对照组为 10％，则绝对危险降低率 ARR＝｜CER－EER｜＝10％－5％＝5％。

3. 相对危险降低率（RRR） 指 ARR 被 CER 去除所得商数值的％，即：RRR＝ARR/CER＝（CER－EER)/CER。如上例 RRR＝0.05/0.10＝50％。

4. 绝对危险增高率（ARI） 常用于表示试验组与对照组发生药物不良反应或严重事件发生率的绝对差值。即：ARI＝EER－CER（％）。

5. 相对危险增高率（RRI） 指 ARI 被 EER 去除所获商值的百分率，即：RRI＝(EER－CER)/EER。

6. 相对危险度（RR） 用于观测某种危险因素暴露组的事件发生率（如发病率或死亡率）和对照组相同事件发生率的比值比，说明暴露组与未暴露组相比发生的机会（即危险度）增加或减少的百分比。即：相对危险度＝暴露组的事件发生率/未暴露组的事件发生率｛RR＝［a/(a＋b)］/［c/(c＋d)］｝。

表 2－2 危险因子与疾病的联系

暴露史	患病	未患病	合计
有	a	b	a＋b
无	c	d	c＋d
合计	a＋c	b＋d	a＋b＋c＋d＝n

如 RR≠1，说明研究因子与危险度有联系；RR＞1 时，表示存在正联系；RR＜1 时，表示存在负联系。当用于前瞻性的对照研究，通常 RR≥2 方有临床意义。例如：RR＝2，说明暴露组的发病率是未暴露组的 2 倍，即危险度增加了 100％；而 RR＝0.25 则表示危险度降低了 75％，提示研究因子是一种保护因子。

7. 比值比（比数比，优势比，OR） 是表示某种事件发生机会大小的一种指标，用于回顾性病例-对照研究或系统评价中表示暴露组与非暴露事件发生比值的相对比，其意义与 RR 相近。但在以医院病例为基础的病例对照研究一般可计算 OR，而不能计算 RR。在一定条件下，OR 近似于 RR。OR＝ad/bc。

8. **可信区间（CI）** 为了有助于判断上述指标的真实范围，应用有关统计学方法，计算相应的95％可信区间，其分布范围是越窄，其精度越高，可靠性和代表性越好。

9. 一例不良反应的发生，需要治疗的总例数（NNT）。

10. **治疗多少例患者才发生一例副效（NNH）** 用 ARI 的倒数表示：NNH＝1/ARI。

11. **诊断性试验的评价** 评价新的诊断性试验首先必须确定金标准（gold standard），然后将新的诊断试验结果与金标准进行同步盲法比较。所谓金标准是指在目前被临床医师公认的诊断疾病的最可靠的、灵敏度和特异度都最高的方法，如活检、尸检、手术发现、病理检查、微生物培养、影像学及其他特殊检查以及长期随访的结果等。诊断价值的评估包括诊断灵敏度和诊断特异性的各项指标。除诊断敏感度、特异性、阳性预测值和阴性预测值外，还包括用 ROC 曲线确定界限值（cut off value），并用 ROC 曲线下面积比较不同试验的优劣。Irwig 和 Moore 推荐用似然比（1ikelihood ratio，LR）进行评估，Butstone 则提出用诊断所需数目（NND）进行评估。但随着检测范围的扩大，患病率会下降，阳性预测值降低，阴性预测值增高，准确度也有轻度增加，而敏感度、特异度和似然比则稳定不变。

表 2－3 诊断性试验比较

按所定诊断标准	按“金标准”诊断		
	有病	无病	合计
阳性（＋）	真阳性 a	假阳性 b	a＋b
阴性（－）	假阴性 c	真阴性 d	c＋d
合计	a＋c	b＋d	a＋b＋c＋d＝n

（1）敏感度（sensitivity） 即真阳性率，指实际有病而按该诊断标准被正确地判为有病的百分率。真阳性例数越多，敏感度越高，漏诊率就越低。敏感度 Sen＝a/(a＋c)。

（2）特异度（specificity） 即真阴性率，指实际无病而按该诊断标准被正确地判为无病的百分率。真阴性例数越多，特异度越高，误诊率越低。特异度 Spe＝d/(b＋d)。

（3）假阳性率（误诊率，第一类错误，α） 即实际无病，但根据该诊断标准被判为有病的百分率。误诊率＝b/(b＋d)。

（4）假阴性率（漏诊率，第二类错误，β） 即实际有病，但根据该诊断标准被判为无病的百分率。漏诊率＝c/(a＋c)。

（5）患病率（prevalence） 指诊断性试验检测的全部病例中真正“有病”患者所占的比例。患病率 Prev＝（a＋c)/(a＋b＋c＋d)。

（6）似然比（LR） 似然比可同时反映敏感度和特异度，而且不受患病率的影响，是评价诊断试验更稳定的指标。似然比越大，诊断的价值也越大。它也可作为评价症状与体征的指标。可依据试验结果的阳性或阴性，计算患病的概率，便于在诊断性试验检测后，更准确地对患者作出诊断。似然比可分为阳性似然比和阴性似然比两种。似然比 LR＝真阳性率/假阳性率＝灵敏度/误诊率。

阳性似然比（PLR）：PLR 表示诊断试验真阳性率与假阳性率的比值。此比值越大说明主观判断与客观存在符合的程度越高。PLR＝敏感度/(1－特异度)。

阴性似然比（NLR）：NLR 表示诊断试验假阴性率与真阴性率的比值。此值越小说明主观错判的可能性越小。NLR＝（1－敏感度)/特异度。

当确定某项检查或某项体征的阳性似然比后，可根据患者的病史、体征作出验前概率（pre-test probability）的估计，再根据检测结果，应用似然比，计算该病例患病的验后概率（post-test probability）：

验前比数（pre-test odds）＝验前概率/(1－验后概率)

验后比数（post-test odds）＝验前比数×似然比

验后概率＝验后比数/(1＋验后比数)

验前概率是估计的该病例的患病概率，如验前概率与该试验的患病率相同，则验后概率与阳性预测值相等。否则，不能认为验后概率等于阳性预测值。

（7）准确度（accuracy） 亦称诊断符合率，指一个诊断试验判定的结果与金标准诊断的结果相比时二者相同的百分率（观察值与真实值的符合程度），即真阳性和真阴性在总检查例数中的比例。可用于比较两个医生诊断同一组病人或同一医生两次诊断同一组病人的结果。

准确度 Acc＝（a＋d)/(a＋b＋c＋d)

阳性符合率＝a/(a＋b＋c)

阴性符合率＝d/(b＋c＋d)

（8）诊断指数（r） 又称正确指数或尤登指数（Youden's index，YI），表示诊断方法的真实度（validity），可用于比较两个诊断方法。该值在 0－1 之间变动，该值越大表示诊断试验的真实性越好。r＝1－（假阳性率 α＋假阴性率 β）＝（灵敏度＋特异度）－1。

（9）预测值（predictive value） 又称预告值、预期值或诊断价值，指某一诊断方法获得的阳性或阴性结果中，真正有病或无病的概率（亦称可信度）。预测值属于不稳定指标，受诊断方法的敏感性（度）和特异性（度）的影响，特异性越高则阳性预测值也越高，而敏感性越高则阴性预测值也越高。一个诊断试验的阳性预测值说明被试人如为阳性时他有该病的可能性有多大；阴性预测值说明阴性时他没有该病的可能性有多大。

阳性预测值（PPV）：阳性预测值是指某诊断试验全部阳性者中真正病人（真阳性）所占的比例。阳性预测值 PPV＝a/(a＋b)。

阴性预测值（NPV）：阴性预测值是指某诊断试验全部阴性者中，非病人（真阴性）所占的比例。阴性预测值 NPV＝d/(b＋d)。

预测值与敏感性和特异性的不同之处在于它伴随患病率（疾病流行率）的增高或减低而变化。用不同的方法得出的患病率，其计算出的预测值也不相同。如患病率高，则其阳性预测值高，而阴性预测值低；反之如患病率低，则阳性预测值低，而阴性预测值高。为此，可用 Bayes' 定理计算，此时阳性预测值和阴性预测值的计算公式为：

阳性预测值＝(敏感度×患病率)/[敏感度×患病率＋(1－特异度)×(1－患病率)]

阴性预测值＝[特异度×(1－患病率)]/[敏感度×(1－患病率)＋患病率×(1－敏感度)]

例如：某项筛查卵巢癌的试验其敏感度和特异度均为 95%，当卵巢癌的流行率（患病率）为 2%时，根据 Bayes 理论计算出的阴性预测值为 99%，而阳性预测值为 28%。这意味着如病人有 1 个阳性结果，那么她有 28%的可能患卵巢癌。说明即使流行率高达 2%，对大多数人来说也没有必要进行这项试验。如一组人群中其流行率为 0.2%，则其阳性预测值仅为 1%，即每 100 例阳性结果者有 1 例将患卵巢癌。很明显，在流行率很低的疾病，筛查试验是有问题的。

（10）诊断试验所需数目（NND） 诊断试验所需数目是指需进行多少例试验才可以诊断 1 例病人。NND＝1/[敏感度－(1－特异性)]。

（11）受试者工作曲线（ROC curve） ROC 曲线用于诊断性试验中正常临界点的正确选择，对临床试验室工作尤为重要。它反映一个特定的检查方法对区别特定的患病组和非患病组样本的检测性能。ROC 曲线以不同诊断水平的真阳性率对假阳性率的函数关系表示。该试验的敏感度（真阳性率）为纵坐标，1－特异度（假阳性率）为横坐标，按照连续分组测定的数据，分别计算敏感度和特异度，将给出的各点连成曲线，即为 ROC 曲线。距左上角最近的一点，即为正常值的最佳临界值。用该点数值区分正常与异常，其敏感度及特异度都比较高，而误诊及漏诊例数之和最小。ROC 曲线只靠一两次的试验结果不可能找到正确的临界点，一般要求至少有 5 组连续分组测定的数据用于制图。ROC 曲线还来比较两种或两种以上试验的诊断价值。ROC 曲线也可用真阳性率对真阴性率作出，此时曲线翻转到右侧，最佳临界点在右上角而不是在左上角。

（三）临床适用性的严格评价

经过证据真实性和临床重要性的严格评价之后，如不合格则根本没有临床应用价值，如果合格也不一定可以马上照搬到临床去应用，还要进一步考虑医生和患者的情况以及他们所处的外部客观条件。因为病人病情特点、社会经济状况、医疗环境条件以及医生的技能水平等都可能有不同的差异，所以还需要经过医生的努力、病人的合作以及具备了一定的外部条件设施后最佳证据才能适用。例如，卵巢癌以手术为主的综合治疗已证明是改善卵巢癌患者预后的有效治疗手段，但若患者不愿意接受手术或无经济条件接受治疗，或者经治医生尚不具备成熟的手术和化疗经验，则此时此地再好的证据也无临床适用性。

四、应用证据

循证医学的目的不仅在于确定证据的真实性和重要性，而是为了将其与自己的临床专业知识结合起来用以指导临床诊治实践和决策。

对于不同的问题存在着不同的几种证据状况：①有较全面的研究，且大部分证据的结论比较一致，随机或随意选择几篇证据文献进行综合所得结论具有代表性，这类证据或已被纳入常规实践，已不是问题，或有待归纳综合，尽快推广；②有较多的研究，但良莠不齐，结论不一，可通过循证处理和归纳得出一定的结论，或推广应用，或深入研究；③有一定的研究，但是缺乏针对性或设计不佳，只得参考这类证据，结合经验和有关知识来处理，有待进一步研究；④缺乏研究，只有通过经验和有关知识的类推处理，有待研究。实际情况比上述的几种状况要复杂得多，但笼统地说，循证实践应特别重视第 2 种情况和第 1 种情况中未及时归纳推广的部分。

（一）诊断性试验

在临床实践中应用具有真实性、重要性的诊断性试验时应考虑下列问题：

1. **试验的可行性、准确性和精确性以及成本-效果比如何？** 首先需考虑所在的医疗机构有无具备实施该诊断试验的技术和设备条件，若有要考虑其准确性和精确性如何。应注意到在不同的病人中应用同一诊断性试验其价值是不同的，在晚期病例中诊断试验的似然比较高，而在早期轻型病例中则往往较低，故应使用多层次的似然比以减少诊断试验的偏差。另外，初级医疗机构向上级医疗机构转诊时，常因假阳性病例的增多而致诊断试验特异性降低。所以，在应用诊断试验证据时，要考虑上述因素的影响并估计由此产生的似然比或验后概率的变化是否足以改变诊断结果和临床决策，同时需考虑应用后的成本/效果比。

2. **能否合理估计患者的验前概率？** 可根据患者的临床表现等重要资料来估计所在医疗机构某一疾病的验前概率（患病率）。在缺乏这些资料的情况下，若所处的诊治条件和病人特征类似于诊断试验报告中的情况，则可应用文献的验前概率；若诊断条件和病人特征与文献报道不同，可以报告的验前概率为基点并根据实际情况在一定的范围内变动，观察验后概率的变化，以确定该试验的实用价值。

3. *获得的验后概率是否达到了一定阈值并能否影响对患者的诊断和治疗决策？* 验后概率阈值包括试验阈值和治疗阈值，前者指诊断试验为阴性或似然比远小于 1.0，故验后概率很低，可据此排除诊断；后者指诊断试验为阳性或似然比高，故验后概率很高，据此可肯定诊断并选择最佳治疗方案。在上述两种情况下，验后概率均达到了一定阈值，可停止进一步的检查。但若验后概率介于试验阈值与治疗阈值之间时，则需进一步检查以肯定或否定待查的疾病；若单个试验不能确定上述阈值时，可采用联合试验方法，计算总的验后概率以帮助临床决策。

4. *是否考虑了患者的意愿？* 选择诊断性试验时还必须考虑可能带给病人的痛苦、危险，必须征求病人及其亲属的知情同意后方可进行。

（二）治疗性研究

在应用真实、重要的治疗研究证据时需考虑治疗方案的效果、安全性及对患者的可能影响，同时还要考虑患者的期望。

1. *是否适合我的患者？* 应分析我所医治的患者同研究证据文献中的研究对象在性别、年龄、临床特点、并发症、疾病严重程度、社会因素、生物学特征等方面的差异，并结合临床专业知识及生物学知识综合判断该治疗研究的外延性。一般而言，大样本试验或系统综述的结论对指导具体病人治疗价值更大。若肯定我所医治的患者确实不同于文献中的研究对象、该证据对治疗决策毫无帮助时，应予舍弃。

2. *治疗措施用于患者时效果如何？* 治疗性试验研究证据的结果是作用于病人的平均治疗效果，在考虑单个具体的病人的效果时可采用测量治疗措施是否有效的指标 NNT（number needed to treat），即用某种治疗措施观察一定时间，需治疗多少例病人才能防止 1 例出现某种结局。可将文献报告的 NNT 转变为适合我的病人的 NNT，首先确定病人发生某种结局的绝对易感性即期望事件率（PEER），乘以文献报告的 RRR 值得到 ARR，然后转换为 NNT。

3. *治疗措施的效果、安全性以及患者的期望如何？* 进行治疗决策前必须考虑病人的价值观和喜好，向患者和家属讲明治疗方案的效果及安全性，以取得患者的合作和依从，从而得到最佳的治疗效果。

（三）不良反应的研究

应用疾病治疗中有关不良反应的研究证据，应考虑：

1. *文献研究的结果是否适合于患者？* 主要考虑我的病人是否确实不同于文献中的研究对象，是否存在本质的差别以致文献结果对临床决策毫无帮助。

2. *估计治疗的不良反应对患者的影响* 参照研究证据来确定我的患者发生不良反应的可能性与文献报告的患者发生不良反应可能性的比值（F），用文献报告的 NNH 即需要治疗多少例病人才会发生 1 例不良反应的结果除以 F，即得到我的病人发生不良反应的 NNH。

3. *考虑病人的期望* 因为不同的患者在权衡治疗副作用的效应时意见不同，所以在进行治疗决策时可根据患者喜好、关心和希望解决的问题适当改变 F 值，调整 NNH 并与 NNT 进行比较。如果 NNH＜NNT，则要考虑改变治疗措施。

4. *尽可能选择不良反应更小的方案* 即使调整后的 NNH＞NNT、不良反应也不是很严重，但若有不良反应更小的治疗措施备选的话，也应考虑更换其他备选治疗措施来尽可能减少或避免不良反应。

五、后效评价

后效评价是对所做的工作、对应用的效果进行再评价。应充分估计在实施上述1～4步时的效力和效果，严密观察应用证据后的临床效果，严格评价证据的有效性、科学性和实用价值，并考虑患者的期望，进行临床经济学评估，分析其成本（cost）与效果（effectivness）、效用（utility）及效益（benefit）比，找出证据应用中可能存在的问题，以便在下一次实施中加以改进。

因此，循证医学是一个不断实践、不断更新和不断完善的过程，也是一个临床医生不断学习、不断认识和不断提高的过程。这种由实践到认识、又由认识到实践的循环往复过程，使人们的认识由浅入深、由低级向高级发展。同时，使临床医生能在获得最佳证据的同时，掌握提出问题、分析问题和解决问题的能力，培养终身学习的习惯，以更好地为病人服务。

（李广太）

参考文献

1. 王家良．临床流行病学．北京：人民卫生出版社，2000：99-109.
2. 吴一龙，杨学宁．循证医学与临床研究．循证医学，2001，1：1-4.
3. 王家良．循证医学．北京：人民卫生出版社，2001：15-42.
4. 王建华．流行病学．第5版．北京：人民卫生出版社，2001：167-173.
5. 董碧蓉．循证医学与临床决策．中国循证医学，2002，2：108-111.
6. 王拥军．循证医学-是工具还是圣经？国外医学脑血管疾病分册，2003，11：38-40.
7. 刘鸣．十年纷争，十年发展——正确理解循证医学的临床实践．国外医学脑血管疾病分册，2003，11：29-33.
8. 鲍遇海．循证医学为什么遭到抵触？中国脑血管病杂志，2004，1：148-151.
9. 王一尘．客观分析循证医学的研究结果．上海第二医科大学学报，2004，24：784-787.
10. 沈铿．价值医学与妇科肿瘤临床决策．中华妇产科杂志，2010，45：817-819.
11. Engel GL. The need for a new medical model：a challenge for biomedicine. Science，1977，196：129-136.
12. Dickersin K，Manheimer E. The Cochrane collaboration：evaluation of care and services using systematic reviews of the results of randomized controlled trials. Clin Obstet Gynecol，1998，41：315-331.
13. Dolan MS. Interpretation of the literature. Clin Obstet Gynecol，1998，41：307-314.
14. Thacker SB，Stroup DF，Peterson HB. Meta-analysis for the practicing obstetrician-gynecologist. Clin Obstet Gynecol，1998，41：275-281.
15. Sackett.DL，Straus SE，Richardson WS，et al. Evidence-based medicine. How to practice and teach EBM. second edition. Edinburgh：Churchill Livingstone，2000：1-60.
16. Craig JC，Irwig LM，Stockler MR. Evidence-based medicine：useful tools for decision making. Med J Auxt，2001，174：248-253.
17. Lefebvre G，Allaire C，Jeffrey J，et al. SOGC clinical guidelines. Hysterectomy. J Obstet Gynaecol Can，2002，24：37-61；quiz 74-76.
18. Biagi JJ，Eisenhauer EA. Systemic treatment policies in ovarian cancer：the next 10 years. Int J Gynecol Cancer，2003，13 Suppl 2：231-240.
19. Delaney G，Jacob S，Barton M. Estimation of an optimal radiotherapy utilization rate for gynecologic

carcinoma：part I-malignancies of the cervix，ovary，vagina and vulva. Cancer，2004，101：671-681.

20. Tsay MY，Yang YH. Bibliometric analysis of the literature of randomized controlled trials. J Med Libr Assoc，2005，93：450-458.
21. Edwards BK，Brown ML，Wingo PA，et al. Annual report to the nation on the status of cancer，1975-2002，featuring population-based trends in cancer treatment. J Natl Cancer Inst，2005，97：1407-1427.
22. Buechler EJ. Pap tests and HPV infection. Advances in screening and interpretation. Postgrad Med，2005，118：37-40，43-46.
23. Vourlekis B，Ell K，Padgett D. Evidence-based assessment in case management to improve abnormal cancer screen follow-up. Health Soc Work，2005，30：98-106.
24. Kew FM，Roberts AP，Cruickshank DJ. The role of routine follow-up after gynecological malignancy. Int J Gynecol Cancer，2005，15：413-419.
25. Haie-Meder C，Fervers B，Fondrinier E，et al. SOR guidelines for concomitant chemoradiotherapy for patients with uterine cervical cancers：evidence update bulletin 2004. Ann Oncol，2005，16：1100-1108.
26. Willis BH，Barton P，Pearmain P，et al. Cervical screening programmes：can automation help? Evidence from systematic reviews，an economic analysis and a simulation modelling exercise applied to the UK. Health Technol Assess，2005，9：1-207.
27. Randall ME，Filiaci VL，Muss H，et al. Randomized phase Ⅲ trial of whole-abdominal irradiation versus doxorubicin and cisplatin chemotherapy in advanced endometrial carcinoma：a Gynecologic Oncology Group study. J Clin Oncol，2006，24：36-44.
28. McMeekin DS，Filiaci VL，Thigpen JT，et al. The relationship between histology and outcome in advanced and recurrent endo-metrial cancer patients participating in first-line chemotherapy trials：a Gynecologic Oncology Groups tudy. Gynecol Oncol，2007，106：16-22.
29. Brown GC，Brown MM，Brown HC，et al. The goal of value-based medicine analyses：comparability. The case for neovascular macular degeneration. Trans Am Ophthalmol Soc，2007，105：160-169.

第 3 章　医学伦理学的一些问题

第一节　医学伦理学概论

一、医学伦理学的基本概念

（一）伦理学的含义

伦理学是关于道德的科学，又称道德学、道德哲学。伦理学以道德现象为研究对象，不仅包括道德意识现象（如个人的道德情感等），而且包括道德活动现象（如道德行为等）以及道德规范现象等。伦理学将道德现象从人类活动中区分开来，探讨道德的本质、起源和发展，道德水平同物质生活水平之间的关系，道德的最高原则和道德评价的标准，道德规范体系，道德的教育和修养，人生的意义、人的价值和生活态度等问题。其中最重要的是道德与经济利益和物质生活的关系、个人利益与整体利益的关系问题。

（二）医学伦理学的内涵和外延

任何一个国家或民族在其医学发展的背后都有一种人文力量作为支撑，其核心要素就是医学人文精神。医学人文学是一个探讨医学源流、医学价值、医学规范以及与医学有关的其他社会文化现象的学科群，包括医学史学、医学哲学、医学伦理学、卫生法学、卫生经济学、医学社会学等。其中，医学伦理是医学人文精神的核心。

医学伦理学是运用一般伦理学原则解决医疗卫生实践和医学发展过程中的医学道德问题和医学道德现象的学科，它是医学的一个重要组成部分，又是伦理学的一个分支。医学伦理学是运用伦理学的理论、方法研究医学领域中人与人、人与社会、人与自然关系的道德问题的一门学问。它以生命为中心，探讨医疗实践中遇到的道德问题。它不仅关注医疗工作者应该遵守的规范，而且还面对整个社会的人群，从生殖、生育、医疗卫生保健、公共卫生政策、人与周围的环境关系，直到临终、死亡等所引发的种种伦理问题。因此，医学伦理学不仅要研究医务人员的职业道德，而且还要研究整个医学领域中有关伦理道德方面的一切问题。

二、医学伦理学的研究对象

医学伦理学是以医学领域中的道德现象和道德关系作为自己的研究对象。

（一）医德现象

医德现象是指医学领域中人们道德关系的具体体现。它包括医德的意识现象、活动现象和规范现象。医德意识现象是指在医德活动中形成并影响医德活动的各种具体善恶价值的思想观点和理论体系。医德活动现象是指在医德意识支配下围绕善恶所进行的，可以用善恶标准评价的医学团体和医务人员个体行为的实际表现。医德规范现象是指在一定社会条件下评价和指导医务人员的行为准则。

（二）医德关系

医德关系是指由经济关系所决定、派生在医学领域内人与人、人与社会、人与自然之间的关系。具体地说，医学伦理学主要研究以下四种医德关系：

1. **医务人员与病人（包括病人的家属）的关系** 在医疗活动中，医务人员与患者之间的关系是最大量的、首要的关系。因此，医患关系是医学伦理学的核心问题和主要研究对象。

2. **医务人员相互之间的关系** 它包括医生与医生、医生与护士、护士与护士、医护与医技人员、医技人员与医技人员以及医护医技人员与行政管理人员、后勤人员等之间的关系。因此，医学伦理学把医务人员相互之间的关系作为重要的研究对象。

3. **医务人员与社会之间的关系** 医疗和预防活动不仅关系着患者及家属的利益，而且关系着社会的利益。因此，医务人员与社会的关系，就必然成为医学伦理学的研究对象。

4. **医务人员与医学科学发展之间的关系** 随着生物医学的迅速发展和临床应用，在医学中出现了许多道德难题。因此，医务人员与医学科学发展之间的关系，也成为医学伦理学的一个研究对象。

三、医学伦理学的研究内容

医学伦理学的研究内容主要由四部分组成：

1. **医德的基本理论** 包括医德的产生、发展规律；医德的本质、特点及其社会作用；医德的演变及其理论基础；医德与医学科学、医学模式转变、卫生事业发展的关系等。

2. **医德的规范体系** 包括医德的基本原则和具体原则、医德规范和医德范畴，它们共同构成了医德的规范体系。其中医德规范又包括基本的医德规范、不同领域（医疗、教学、科研、预防、管理）的医德规范、不同科室的具体医德规范等。

3. **医德的基本实践** 包括医德教育、医德评价、医德修养等。

4. **医德难题** 指在实现新的道德观念和实施新技术中产生的难以解决的伦理问题。

医学伦理学以上四部分内容既相互独立，又互相贯通，构成独特的学科体系。

四、医学伦理学的原则、意义及发展史

（一）医学伦理的基本原则

医学伦理的基本原则是指涉及人的生命和健康的行为应该遵守的主要的、基本的道德原则，不同国家和地区以及在不同时期因受不同的经济发展、传统文化和价值观念影响而有不同的叙述。1998 年比彻姆、查尔瑞斯在《生物医学伦理学原则》一书中提出了不伤害、有利、公正和自主性四原则，为世人所普遍接受并遵循。章海山、张建如根据生命伦理学的研究成果和生命伦理实践，提出功利主义、人道主义、不伤害与有利、公正、自主和保密等原则，比较适合现阶段我国国情。

1. **功利主义原则** 功利主义原则是指导人们道德生活的一条重要伦理原则，也是解决医疗、卫生保健和其他生命科学研究和实践中的道德问题的重要指导原则。以患者或相关的其他人的利益作为衡量行为对错的最高标准，医务人员要维护、促进患者以及其他有关人员的生命和身心健康，并尽量减少费用。

2. **人道主义原则** 医疗卫生事业本质上是一种人道主义事业。由于患者比常人在身体和心理上更加脆弱，更需要关心、爱护和尊重，更难以承受打击和伤害，人道主义要求广大

医务人员不但要维护、促进患者的生命和健康，还要关心、爱护和尊重患者。

3. **不伤害与有利原则** 不伤害原则要求医务人员在错综复杂的情况下选择不给患者带来伤害或者伤害最小的治疗方式。有利原则要求医务人员行为不仅要有利于患者的康复，而且要有利于医学事业和医学科学的发展。医疗机构重视医疗实践活动的社会价值，在医疗过程中既要想方设法将患者医治好，又要考虑到治疗患者的代价以及恢复健康的社会意义。

4. **公正原则** 公正原则体现在患者对医务人员的服务要求上，要求医务人员公正地对待不同性别、阶层、具有不同身体状况的患者；体现在医疗资源的分配上，要求在国家或者社会范围内公正地分配医疗资源，以及在特定事件的范围内公正地分配医疗资源。

5. **自主性原则** 要求医务工作者尊重患者的自主性。一是要求医护人员在诊疗过程中为患者提供适量、正确、患者能够理解的相关信息，如果对患者缺乏必要的信息公开，那么自主性难以实现；二是患者必须具有一定的自主能力，对于丧失或缺乏自主能力的患者，其自主性通常由家属或监护人代替。

6. **保密原则** 指医务人员保守患者的秘密，不向他人泄露患者的秘密和隐私。“秘密和隐私”包括患者要求保守或患者虽没有要求，但根据常识医生应该保守患者疾病的性质、诊疗方案和结果以及患者向医师提供、透露的个人生理、心理、行为和生活等方面的信息。泄露患者的秘密和隐私可能对患者及相关人造成身心伤害。医疗保密是维持患者对医师的信任、保证在诊疗中患者主动配合医生的需要。

医学伦理学各原则之间既相互联系，又有冲突之处，共同组成生命伦理的规范体系。公正原则、人道主义原则、自主原则和保密原则是对功利主义原则的深化、具体化，而功利主义原则又是对公正原则、人道主义原则、自主原则和保密原则的指导和确证。不伤害原则、有利原则、尊重生命原则是对人道主义原则的深化，人道主义原则是对不伤害原则、有利原则、尊重生命原则的指导。在诊疗实践中，生命伦理原则之间常常是有冲突的。功利主义原则强调的是民众的总的利益，而人道主义原则强调的主要是患者的生命、健康和尊严。自主原则强调尊重患者的意愿，但患者的意愿有时会和其他人的利益甚至患者自己的利益发生冲突，从而导致功利主义原则和自主原则发生冲突的情况。保密原则与功利主义原则之间的冲突则更加普遍，因为保密原则主要维护的是患者的利益，而对患者利益的维护可能损害患者家属、单位或其他人的利益。当人道主义原则和其他原则发生冲突时，应该在社会主义功利主义原则指导下，根据不同的具体情况做出选择。人道主义原则强调特定患者的生命、健康和尊严，而公正原则强调医疗资源的公正分配，而一些维持和促进特定患者的生命和健康，可能会破坏医疗资源的公正分配。人道主义原则强调的是患者的生命、健康和尊严，自主原则则要求尊重患者的意志，由于知识的缺乏或受错误观念支配，患者的意愿有时并不和自己的生命和健康相一致。由于自主原则要求的是尊重患者的意愿，主要目的在于维护特定患者的利益，而公正原则要求的是医疗资源的公正分配，目的在于维持患者之间的利益平衡。因此，自主原则与公正原则之间的冲突是十分常见的。虽然自主原则与保密原则都在于维护特定的患者的利益，但这两个原则之间的冲突也是十分常见的。

（二）医学伦理学的意义

医学是技术性与伦理性的高度统一。医学工作的基本任务是治病救人、救死扶伤。医务工作者赖以工作的基础是医学科学技术，但由于其工作对象是有思想、有感情的人类，并且其职业活动直接牵涉到人的生命和健康，乃健康所系，性命所托。患者不仅需要医务人员精良的技术，而且需要亲切的语言、和蔼的态度、良好的沟通、高度的责任感和高尚的道德情操。因而医学从诞生之时起就不是单纯的科学技术，它在本质上是技术性与伦理性的高度统一。伦理性是医学内在的、固有的本质属性。

就学科的内在意义而言，医学伦理学无疑是通向医学内部技术性与人文性的桥梁。伦理学本身就是人文学科，医学伦理学讨论的医患关系，患者权利如知情同意权、隐私和保密不受到伤害等问题，与医疗技术的应用密切相关，而辅助生殖技术、基因组研究、器官移植等本身就是技术问题。医学伦理学的意义并不只在于它沟通两个学科的桥梁作用，医学伦理学还是一个防止技术迷失的平衡器，其强调的原则，对改善当下社会的医德医风状况具有强大的推动力，它本身就是行业的标准。

（三）医学伦理学发展史

医学伦理思想的萌芽最早可追溯至公元前 15 世纪或更早。学科的发展至今先后呈现出三种理论形态并各具特点，分为医德学，近、现代医学伦理学和生命伦理学，它反映了医学伦理学发展的不同阶段。

1. 医德学是医学伦理学的初始阶段，亦称传统意义上的医学伦理学 我国古代和西方中世纪以前的医学伦理学都属于医德学。医德学主要是指“医生道德学”，是以个体医业为主体、医患关系为重点的医疗职业道德。医德学包括范围广泛的职业戒条，反映了对医生美德和义务的要求，但还没有形成真正的理论体系，因此尚不能称得起一门学科。但是，它所形成的优良医德传统被后世所继承，并为近代医学伦理学的诞生和发展奠定了基础，如中国古代医家的济世救人和仁爱为怀的精神、廉洁正直和不为名利的道德品质、普同一等和尊重同道的待人态度、认真求实和精勤不倦的作风等；再如古希腊的希波克拉底不仅使希腊医学摆脱了宗教迷信的束缚，走上了科学道路，而且提出了医生应具备的美德，《希波克拉底誓言》成为西方医学道德的规范，尤其是提出的不伤害原则、为病人利益原则和保密原则至今有其现实意义。

2. 近、现代医学伦理学是以 1803 年英国的托为斯·帕茨瓦尔的《医学伦理学》出版为标志 此时，医学已发展成为一种集体和社会事业，它研究的医患关系是以医生为主体的人群和以病人为中心的群体之间的关系，同时也研究医学团体与社会的关系。因此，近、现代医学伦理学除了美德和义务的理论和内容以外，还增加了公益论。

3. 生命伦理学是近、现代医学伦理学的进一步发展和完善，20 世纪 60 年代形成于美国，它的出现与医学高技术的发展带来的医学道德难题有关 它的理论基础除了美德论、义务论和公益论以外，尚有价值论和功利论；它研究的内容是由医疗职业扩大到整个卫生保健领域，由维护人的生命扩大到人类生命之外的生命，因此使医学伦理学进入了一个崭新阶段。

第二节 医学关系伦理的核心——知情同意权

医患关系是医务人员与病人在医疗过程中产生的特定医治关系，是医疗人际关系中的关键。著名医史学家西格里斯曾经说过：“每一个医学行动始终涉及两类当事人：医师和病员，或者更广泛地说，医学团体的社会，医学无非是这两群人之间多方面的关系”。

近年来，日趋紧张的医患关系不仅正在严重冲击着医疗服务市场，而且已成为社会不和谐的因素。当前和谐医患关系越来越受到重视，医护人员同时承担着管理者、沟通者、照顾者、代言者、保护者及教育者等多重角色。因此，医护工作者不仅要有良好的政治素质、心理素质，而且要有高深的专业素质、广博的人文素质。知情、同意、自由、不伤害、最优化，这是国际社会认同的医学道德的最基本原则。

在医疗实践中，医患双方尤其认识到患者知情同意权的重要性。尊重患者的知情权，加强医疗沟通，认真履行医疗告知义务，是提高医疗质量，改善医患关系，减少医疗纠纷的重要环节，也是医学关系伦理的核心内容。

一、知情同意权的产生和发展

传统的医疗模式一向以父权主义为主导，认为医生犹如父母，病患犹如被保护的婴幼儿，医生被假定为病患生命健康权利的最佳代表。这种医疗模式下，医生具有绝对的权威性，患者没有任何异议的权利，医患之间是一种命令与服从的关系，这种医疗模式也被称为“主动一被动型医疗模式”。其确立的医学伦理基础是“希波克拉底誓言”所宣称的“医生乃是仁慈的、权威的、以病人最大福利为己任的专家，其职业准则是尽其最大良知与能力去追求病人的最大利益。”父权主义医疗模式漠视了病人的自主决定权和人格尊严的保护，在实践中也往往是事与愿违。

18 世纪末 19 世纪初，美国认可了患者有权在治疗中了解和选择有关措施，并提出医生在实行手术治疗前必须取得患者知情同意。20 世纪开始，很多国家都接受了这一原则。在人类经历了两次惨烈的世界性战争以后，1945 年联合国宪章前言中提出：为避免后世再遭人类两度惨不堪言的战祸，应重申基本人权、人格尊严与价值。1946 年，在审判纳粹通过的《纽伦堡法典》中，“知情同意”被作为患者的权利确定下来。之后，对这一原则和权利的要求从临床治疗领域扩张到医学科学研究中进行人体试验的范围。第十八届世界医学会通过的“赫尔辛基宣言”指出：在通过人们进行的无论哪项科学研究中，每个可能的被实验者，对于参加这项研究的目标、方法、预期好处、潜在的危险以及他或她可能承担的不舒适与困难等，都必须充分地被告知。他或她也应该了解他们有权不参加这个研究，而且任何时候都可以撤销他或她的承诺，如仍需要他或她继续参加这项实验的话，医药工作者就应该得到他们慷慨签订的承诺，更可取的是书面形式的承诺。1948 年世界人权宣言中也提到：对于人人固有尊严及平等不移权利的承认，确是世界自由、正义与和平的基础。于是人性尊严、人格权利逐渐被现代社会所重视，为现代国家所保护，成为现代民众所追求的目标，患者的知情同意权也逐渐被确立。

二、知情同意权的内容和特征

（一）知情同意权的内容

知情同意权基本内容是：临床医师在为病人作出诊断和治疗方案后，必须向病人提供包括诊断结论、治疗决策、病情预后及诊治费用等方面真实、充分的信息，尤其是诊疗方案的性质、作用、依据、损伤、风险、不可预测的意外及其他可供选择的诊疗方案及其利弊等信息，使病人或家属经深思熟虑自主做出选择，并以相应方式表达其接受或拒绝此种诊疗方案的意愿和承诺，在得到患者明确承诺后，才可最终确定和实施由其确认的诊治方案。

知情权包括知道的权利和理解的权利。知道的权利是指患者对与其治疗相关的信息有要求医师充分说明的权利。医师原则上必须将与治疗有关的信息毫不隐瞒地向患者说明，这是患者理解这些信息的基础。理解的权利是指医师必须以患者可理解的语言和方式对信息作出必要的解释，以帮助患者对信息达到适当的理解。这是患者作出有效同意的前提。患者能否对治疗方案作出有效的同意，取决于对信息的正确理解。

患者对信息的理解受到两方面的限制：（1）客观方面的限制：医师说明的信息不充分、片面，以歪曲的形式或者在不适当的情况下提供信息，都会影响患者对信息的理解；（2）主观方面的限制：患者的智力水平和文化水平也会影响到他对信息的理解。因此，在医疗实践中，必须避免医师的以下行为：（1）不充分的、简单化的说明；（2）不实的说明；（3）过于专业的患者难以理解的说明；（4）不适时的说明。

（二）知情同意权的特征

1. 知情同意权包括知情权和同意权，知情权的实现和正确行使是同意权得以恰当行使的前提。

2. 病患的知情同意权作为一项权利要顺利得到实现和正确行使，必须要有医方说明、告知和解释义务的忠诚履行。

3. 知情同意权是病患一项独立的权利，对该权利的侵犯可构成独立的侵权行为。

4. 知情同意权是一种别样的人格权——自我决定权，其客体不是健康利益，而是一种自我决定的人格利益和人性尊严。

5. 侵犯知情同意权的侵权责任是独立于医疗过程中因医方过失而造成的对患者生命、健康、身体权利侵犯的侵权责任。即使是医学上毫无瑕疵的治疗也不能因此而推卸未充分履行告知义务的责任。

综上所述，知情同意权是病患充分了解自己病情诊断以及可供选择的治疗方案信息并作出接受治疗与否以及选择何种治疗方案的人格权利。

三、知情权的内涵

“知情权”的内涵在医疗行为领域实际包括患者的“知情权”和“选择权”。这一权利本是为了弥补患者的“弱势”而赋予患者更充分了解病情、自主选择诊疗方案的权利——建立在“医患双方地位不平等”的前提之下。如前所述，这一前提并不真实。虽然“知情权”无可争议的必然存在，但这已不是此问题的关键。关键在于“选择权”，紧随其后就是“免责权”。“选择权”本来旨在保障患者对涉及个人生命及健康的医疗行为享有更为自主的权利，但实际上由于医学知识的专业性，患者是否享有“选择权”对诊疗效果并没有太大的意义（“非典”时期的强制医疗可以从一方面证明这一点）。相反，患者主张的“选择权”却往往成为医院主张免责以规避医疗风险的一种理由。医院除了将繁杂的医疗信息和病情“摊开”给患者“欣赏”外，还附带把大大小小的医疗方案“选择权”“塞”给患者，这就形成了“负自卫医学现象”。用“知情权”换取“免责权”成为医院最后的利益所在，无怪乎“知情权”从确认到实施一路畅通，甚至发展得有些极致。医患双方实际上是在“医疗风险”这个老树桩上艰苦“拉锯”着，医患关系更是日复一日如履薄冰。

由“选择权”和“免责权”引发的医患矛盾对整个医学事业的发展也产生着影响。医学与其他科学一样是在不断试错中发展前进的，医院为了规避风险责任往往从积极治疗转向保守治疗，如此一来医学事业的发展必然趋于缓慢。假设法律不强调“知情权”，在风险不确定的医疗交易市场，无论是规避或不规避风险的患者都会选择就医。不规避风险的患者自然取得自己预计以内的风险结果；其他规避风险的患者，一部分人确实得到了救治，另一部分人没有得到救治——无论怎样医学知识还是会有增量的反应。就整个社会而言，这与目前因强调“知情权”带来的负面效果比较，哪一种情况更可取是不言而喻的。

“知情权”带来的争议及医院对此采取的“自卫医学”现象带来一个值得考量的问题：在数千年的传统之下，是什么让医院做出有悖于传统的选择？从近几年法制改革来看，本来医院在医疗行为中所承受的责任与风险并不太大，但为了解决医疗事故的处理问题，医院的责任逐渐被加大。然而，医疗事故的处理和医患关系问题不仅没有被缓解，反而造成医院不堪重负不得不另辟蹊径。医院与患者同样是平等的民事主体，但每当法律有改革或完善之处，每当一项患者权利被彰显之时，医院的责任与负担却相应增加。这种相对性本不是绝对的，却因为惯性思维，在患者和社会视角下早已成为绝对。目前状况不得不让人反思：患者合法权益的保护并不必然等于医院责任的加重。同时，要想在社会各领域真正实现民主自由，也许应该首先认识到各领域的环境特殊性以及权利与环境的共生关系，避免从词面上盲目推及。

四、知情同意的伦理学意义

（一）知情同意是自主原则的体现

人的生命健康权是受法律严格保护的。个人身体所蕴含的生命和健康，只有自己有处置权，其他任何人无权处置。随着人类社会的不断进步、物质和文化生活的不断提高、法律法规的不断健全、人权意识的不断增强，人们迫切需求自己的事情自己做主。对于手术患者来说这种愿望更强烈，知情同意是患者对自己“生命的权利神圣不可侵犯”的一种捍卫。

（二）知情同意有利于建立合作的关系

良好的医患关系是医疗工作开展的重要前提：医疗过程中的检查、诊断和治疗需要医患的双方合作才能顺利进行。知情同意是建立良好医患关系的基础，患者把自己的病情和感受告诉医师，医师把经过分析与病情有关的情况告诉患者，这样就形成了友谊、平等、相互尊重、和谐的医患关系。

（三）知情同意可以减少民事和刑事法律责任

医方充分的告知义务，让患者享有知情同意的权利，不仅是对患者人权的尊重，同时也是医务人员的一种自我保护的手段。可以减少医疗纠纷，避免民事和刑事责任。

五、知情权的重要性

（一）知情是患者的正当权利

世界医学会《医师专业独立与自由宣言》中强调“医师应该关心和尊重病人，应提供有关的医疗资料供病人参考。在病人接受检查、治疗或人体实验之前，应给予充分的说明，在其完全了解并同意才可施行。病人有权利接受或拒绝治疗，医师应尊重病人的选择或决定”。美国医院学会的病人权利典章中强调：“病人有权利从医师处获知有关自己的诊断、治疗以及预后的情形，并且使用病人可以了解的字句。”“病人有权利在任何处置和/或治疗前，获知有关的详情，在未经病人同意时，不可以妄予治疗，除非在紧急情况中。”现在的医务人员，都应该知道患者就医时享有监督自己医疗过程的权利，“享有获得实情、知情同意、提出医疗意见并得到答复以及要求解释医疗费用等监督自己医疗过程的权利。病人要求了解自己病情的严重程度、治疗措施和预后的情况，医务人员在不影响治疗效果和不引起病人心理刺激的前提下，应该对病人讲实话”。

卫生部1988年颁布的《中华人民共和国医务人员医德规范及实施办法（试行）》中规定“尊重病人的人格与权利”，患者对自己医疗过程的了解和知情，是人格尊严和身体健康权利的体现。对于患者知情权利的尊重不仅是道德的要求，也是法律的规定，民法通则第98条规定，“公民享有生命健康权”；这种权利应当是明白的、知情的；民法通则第106条还规定：“公民、法人违反合同或者不履行其他义务的应当承担民事责任。公民、法人由于过错——侵害他人财产、人身——应当承担民事责任。”患者从进入医院就医起，医疗合同事实上已经成立，这种合同理所当然是双方认可、患者知情的。执业医师法中指出：医师要

“遵守法律、法规，遵守技术操作规范”，“遵守职业道德，履行医师职责，尽职尽责为患者服务”。法律规定医生必须遵守职业道德。

患者作为一种特殊的消费者，也应受到《中华人民共和国消费者权益保护法》的保护，消费者权益保护法中规定“消费者在使用商品和服务时享有人身财产安全不受损害的权利。”“消费者有知悉其购买、使用的商品或者接受服务的真实情况的权利。”“消费者享有获得有关消费和消费者权益保护方面的知识的权利。”尽管在医疗消费的问题上还存在一些不同的认识，但是在一些医疗案件中消费者权益保护法已经被法院判案使用，有的省份在法规中已经规定就医的患者是消费者。因此前来就医的患者，对于自己的医疗过程无论从道德上还是从法律意义上都有正当的、不容忽视的知情权利。

（二）知情有利于医患间的相互理解

医生的诊断和治疗工作需要对患者情况充分的知情。新的医学模式要求医生不仅要关心对疾病本身的治疗，还要重视对患者进行心理和精神方面的治疗。事实证明，环境的、心理的因素是某些疾病发生的重要因素，医生不了解这些则很难担负起救死扶伤的神圣职责。了解自己的病人，做到充分的知情，才可能对患者的疾病有正确认识，对患者心理真正地理解，为取得良好的治疗效果创造前提条件。医生和医务人员一般是受过较高层次教育的知识分子，不仅应该是知识的使用者，还应该是知识的传播者，是精神文明建设的重要力量。在治疗疾病的过程中，医生有进行健康教育的责任，这也是患者知情的需要。社会的进步、知识的普及、人们文化层次的提高，患者也具有了一些医学基础知识。

知情同意是理智的选择过程。而患者知情权利的实现，是作出理智决定的基础，真正知情才有真正的同意。真正同意的意义，在患者方面不仅是可以积极配合治疗，还可以调动其积极的心理因素。科学证明，积极的心理因素是有助于调动机体的功能从而提高疗效的。患者对自己医疗过程的知情，是患者知情权利的体现，也应该成为医生治疗疾病的重要组成部分。

医生的职责是为患者治病，每一个患者都希望自己的疾病能够全部消除，只是人类征服自然的能力是有限的，有的疾病在现阶段还不能完全治愈，医疗的效果也是有层次性的。不同的医院，由于医疗设备、医疗人员技术的差异，治疗疾病的能力也是不同的，这一点很有必要让患者有所认识。知情不光是知病情，还要知道疾病治疗中可能出现的情况，给我们以工作的监督。医疗上出现意外是难免的，患者充分的知情，可以加深对医务人员工作的理解，有利于在意外面前采取较为客观态度，使矛盾得以化解。

（三）医患矛盾多有知情的缺陷

没有矛盾就没有世界。矛盾的发生是难免的。小的矛盾无法计数，多数也能较好化解；大的矛盾则可能发展为医疗纠纷，甚至走上法庭去解决。

（四）努力维护患者的知情权

医生对患者疾病的知情一般较为容易，因为讳疾忌医的毕竟是极个别的现象。患者的知情权的维护，却是需要社会各方面的共同努力。由于医务人员在医患关系中的主导作用，患者的知情是需要医务人员实施的。医疗过程中患者是接受治疗的一方，传统的“求医问药”观念，使患者自己将自己摆在了被动的地位。如果医务人员缺乏对患者知情权利的理性认识，甚至将患者有所知情当作一种负担，是不可能自觉维护患者的知情权利的。

从医患矛盾、医患纠纷上升的趋势看来，加强医务人员的法律，尤其是医学伦理学意识是刻不容缓的任务。尊重和维护患者知情权利是医生的责任，也是医疗卫生机构的责任。忽视法律和医学伦理学教育对于增强医务人员的全面素质是不利的，医务人员缺乏应知的法律和医学伦理知识，不仅是对患者权利存在的无知，对自己的权利也未必十分明确。患者知情权利的维护，是对公民健康权利的保障，也是减少和化解医患间矛盾的基础工作，应该引起全社会的关注。

第三节 临床试验中的伦理

一、临床试验的概念

医学科学的发展和进步离不开医学临床试验，临床试验是以病人为研究主体的宏观医学科学研究，主要目的是改进预防、诊断和治疗的方法以及了解疾病的病因与发病机制，更好地为增进人类身心健康服务。

二、临床试验中的伦理问题

由于是通过以人为对象的临床实验来完成，因此带有一定的实验性，在实施大多数诊断、治疗、干预的同时，不可避免地包含对人体的某些伤害和潜在的危险。然而人类并非一般意义的生物，它还具有社会属性。尽管现代科学技术亦能提供与人体器官功能相似的动物模型，毕竟人和动物尚存在极大差异，最终应用于病人前必须经历人体试验阶段。其主要目的是对新药的安全性和有效性进行客观评价，使更多的病人今后真正受益，其中必须考虑到医学伦理学问题。

由于研究对象的特殊性使得医学临床试验不同于其他学科的科研，其伦理道德标准相对于其他研究领域显得更为重要。医学试验伦理道德是协调医学试验过程中人与人、人与社会各种关系所应遵循的行为规范，为医学科学提供了正确的价值取向。特别是在科学技术快速发展强大的今天，科学技术的负面效应日趋明显，更应尊重伦理的基本价值，运用伦理规范来兴利防弊，防止和减少负面效应，促使科学技术健康顺利地发展。医学试验伦理一方面可以使医学科技运用得到明确道德理性指导，使新知识创造得更多、传播得更广，最大限度地减少出于邪恶目的利用科技成果的可能性；另一方面，作为道德理性的医学试验伦理又可以弥补单纯的科技理性的不足，增强医学科研工作者对医学试验成果的道德责任感。医学研究者的医疗行为和研究活动必须以医学伦理的评价和价值判断为指导，以伦理判断的合理性来保证医学判断的正确性，使医学试验活动和伦理道德相互促进、协调发展。在医学试验中既要树立正确的医学试验伦理观，也要兼顾医学试验的客观性和真实性。

（一）临床试验中应遵循的伦理学原则

1. *以医学为目的、以实事求是为原则* 医学试验的目的是为了维护和增进人类健康并造福人类，在直接或间接地为人的生命和健康利益服务的临床医学试验中，以医学为目的是基本原则，实事求是是根本原则。要从对病人负责、对人类健康负责这个高度出发，在医学试验中严格按科学规律办事，审慎地进行观察、实验、统计，也包括署名。维护试验的严肃性、科学性和真实性，使医学试验真正为人类的健康服务。

2. *自主与知情同意原则* 知情同意意味着生物医学研究过程中，患者或受试者对干预措施的建议或者研究计划的个人自主决定权。与临床医疗不同的是，临床医学试验并不是运用公认的医学科学方法和技术解决患者的某个健康问题，常常是为了验证某项假说是否正确、某项新的诊断治疗方法是否安全有效。临床研究并不着眼于解决个体患者的某个健康问题，而是期望研究的成果可以拓展为可普遍化的科学知识。因此，研究活动并不一定直接有利于作为受试者的患者，而可能对其他患者有利。在实施有一定风险的临床干预措施之前，研究对象必须对研究目的、意义、方法、预期利益、潜在的伤害充分知情，自愿同意参加研究工作，并在知情同意书上签字。自主与知情同意对临床医学试验工作者而言，既是一项伦理要求，也是一项法律要求，是临床医学试验应遵循的核心原则。在医疗干预过程按照公认的医学标准被适当地实施的情况下，知情同意通常也可以保护医生免于责任和过失。

3. **有利和不伤害原则** 在临床医学试验中应用的科学技术和诊疗手段，往往是利弊相伴的，有可能或不可避免地会给受试者造成机体或精神上某种程度的伤害。在试验设计或临床试验过程中，研究者应时刻把受试者的健康放在首位，尽量以最小的伤害去获取患者的最大利益，这也是临床医学试验最终的目的和意义所在。

4. **平等与公正原则** 对于所选择的受试者，只要符合标准，都应看做是和研究者平等的主体，对他们给予应有的尊重和关心，而不能把他们仅仅看成是试验的客体或材料。研究者和受试者不是隶属的权力关系，而是一种平等合作的伙伴关系。研究者不能利用自己在医疗上的主动地位随意操纵、支配对方，均应随机分组，同等对待。

5. **保密原则** 医学科学是为人类健康服务的事业。它的每一进展、成果、发现都是为人类谋利益的，因此，临床医学试验的结果，没有绝对的保密。但是，医学活动常受到社会、政治、经济因素的制约，医学试验成果在一定时期和一定范围内存在着保密问题。医学研究资料的保密是为了保护国家、集体和个人的利益。临床医学试验活动中的保密主要指为受试者保守医疗秘密，保证不公开受试者的资料。在临床医学试验中，为排除患者的心理因素和人为因素的影响，使获得的结果能客观真实，研究者对某些对照组病人，所采用的保护措施也应对受试者进行保密。临床医学试验中研究者还要为医院或其他卫生机构保密。对研究中可能出现的失误及医疗差错等情况要保守秘密，以免引起思想上的混乱。临床医学试验中的保密原则并不是对病人的不真诚，相反是对病人的高度负责，保护受试者的权益。

（二）药物临床试验中的伦理问题

1. **药物临床试验的概念** 药物临床试验是指任何在人体（病人或健康志愿者）进行药物的系统性研究，以证实或揭示试验药物的作用、不良反应和/或试验药物的吸收、分布、代谢和排泄，目的是确定试验药物的疗效与安全性。该步骤是新药投入实际临床应用之前一个至关重要的中心环节。

2. **药物试验中的伦理问题** 随着科技的发展，人们对疾病机理的研究日益透彻，众多新药陆续投入临床试验，2006 年国家食品药品监督管理局公布的数字显示，全国每年有 800 多种新药被批进行临床试验，而受试者人数达 50 万；加之“以人为本”观念的强化、从历史上重大不良反应事件中吸取的教训，使得受试者的安全、伦理问题日益受到重视。

任何问题都存在其两面性，两者虽是相互矛盾，但又统一于一个整体，药物临床试验也是如此，作为医学工作者，既要在临床实践中摸索和研究出更优化的治疗方案，又不可忽视其带来的伦理问题，如何统一矛盾的两面性，如何正确处理两者之间的关系引导药物临床试验的健康发展，以求在促进人类健康事业发展的同时最大程度地保障受试者的安全，是当今医学界和社会学界面临的重大问题。

（1）试验目的中的伦理问题 一般来说，临床试验的目的一是观察其安全性，二是评价其有效性。但这些目的，都必须有充分的科学依据，建立在大量的临床前资料的基础上。如果临床前提供的资料不能充分支持该试验目的，则违背了医学伦理标准。实验设计是为了完成所选定的研究课题而制定的研究工作方案和具体实施方案，必须遵循科学性和伦理性的原则，不能因其他原因而忽视试验的科学性和伦理性。

（2）病例选择中的伦理问题　①年龄：受试者年龄的筛选也有相应的伦理问题。不能只顾收集病例完成任务，而忽视受试者的利益，一定要注意入选受试者的合适的年龄范围。②特定受试人群：如孕妇、准备妊娠、哺乳期妇女等，一般是要排除的（除非是保胎、催乳等类药物的临床试验）。如果必须纳入孕妇、准备妊娠、哺乳期妇女，则必须要考虑是否对胎儿造成影响，要考查胎儿的健康发育情况等。③清洗或洗脱期：为了明确试验药物的疗效，对受试者常需要有一个清洗期，这就可能对受试者在清洗阶段造成损害。因此，必须要站在受试者的角度，设定合理的清洗期和相应的保护措施（如有必要），将需服药的人选患者在清洗期的可能损害降到最小。④某些病种，因其有明显不同的疾病阶段或有引起病情加剧的特殊指征，当疾病阶段变化或特殊指征出现时，就要采用不同的治疗方案。从保护受试者角度看，对于该类情况，需明确界定所研究药物的人群适宜范围。⑤退出和脱落：在临床试验中，总会有无效的病例存在。从试验的信度上来讲，我们希望整个过程中无一例脱落。但从受试者权益看，必须允许受试者可随时退出。另一方面，由于药物疗效原因，试验过程中，致使疾病发生了变化或病情加重，如不换用现有有效治疗方案，患者势必丧失了治疗的时机，给受试者带来痛苦和健康损害。对该类试验，必须有明确的退出标准，即疾病达到什么程度，研究者必须主动让受试者退出试验。

（3）试验方法中的伦理问题　①盲法：在盲法试验中，受试者没有选择药物的权利。特别是对不同剂型或同剂型而不同用法的两组药物，为了要达到双盲的目的，需采用毫无疗效的模拟药物。②对照药的选择：从伦理学角度看，最好不要选择安慰剂作对照。但是，在技术设计上不得不用安慰剂作对照时，一定要很慎重，必须要有对受试者的保护措施和退出标准，必须让受试者知情同意。③拆方试验：对于某些需要进行拆方试验的临床研究。但一定要注意，所拆成的两部分是否具有独立性。④每个临床试验，均规定了一定的试验疗程。疗程结束后，须停药。但是刚刚有效的病例，不能再继续服药会影响患者持续采用该疗法治疗。因此，必须告诉受试者这一点，让受试者知情。而且疗程结束后，对未愈者要转用其他有效疗法，做好试验与治疗的衔接工作，尽量避免病人病情的反复或加重。⑤合并用药：医疗工作中常合并用药，使患者在最短时间内痊愈。临床试验为了观察疗效却只能用（或限定条件合用）试验药。所以，临床试验中，合并用药的规定一定要注意是否符合临床实际，是否有损于受试者治疗的权益。决不能将临床上原本就需多种药物联合治疗的疾病，在临床试验中规定为只用试验药。筛选病例要考虑受试者的健康利益不受损害。如不可避免时，则必须如实告知，让受试者根据自己的价值观自主选择。

（4）检测指标中的伦理问题　在临床试验的检测指标中，对患者来说是与疗效相关性不大的有创性的检测，完全没有必要做，但这又是临床试验所必须的，这就存在着伦理问题。研究者必须站在受试者的角度，尽可能地减少不必要的创伤。

（5）药物本身引起的伦理问题　有些试验药物中含有某些毒性成分，尽管其前期资料未发现明显不良反应，但试验过程中也要很重视。要详细了解有毒药物的不良反应或毒性反应的具体表现，详细制订出现不良情况时的处理程序，尽最大可能保护受试者的安全。

（三）药物临床试验伦理学准则

当前的医学实践中，大多数的诊断、治疗或预防所采取的方法都包含着风险，尤其是在进行临床医学试验时，其风险更大。自 1949 年《纽伦堡法典》颁布，受试者在临床试验中的权利越来越受到保护。1964 年进而颁布制定了“赫尔辛基宣言”，前后进行过 6 次修改和调整，对涉及人的生物医学研究做了指导性、法则性的规定：以人体为对象进行生物医学试验不仅需遵循普遍接受的科学原则，而且应在充分的理论基础、动物实验结果和对科学文献全面了解的基础上进行，把受试者的健康置于一切之上；必须事先评估实验的危险度和各种不良事件的发生可能性；必须考虑到不会使受试者致残或死亡，把对受试者的不良影响降到最小；必须给予受试者（包括对照组）现有最佳诊疗方法；医生不可因病人拒绝参加研究而对病人产生偏见；受试者的自我保护权、隐私权必须得到充分尊重；在受试者充分了解实验的情况下，医生必须取得受试者的书面知情同意书等。

三、趋势与展望

医学人体受试者研究面临的种种形势表明，最困难的将不是技术方面，而是伦理问题。而伦理问题难于处理是因为：一是由于未来人体试验涉及人类安危越来越尖锐和突出；二是随着人权意识的增长，人们自我保护的意识将会越来越强烈；生物医学人体受试研究面临新的困难和困惑。如何利用和转化这对矛盾成为医学工作者值得思考的问题：知情同意原则将会成为临床试验成功与否的前提，并越来越受重视；随机、双盲、对照与知情同意的矛盾如何协调？受试者作为社会医学进步的贡献者，应该得到相应的回报，但回报的额度和其贡献的大小如何衡量，特别是中国经济实力相对薄弱，试验经费有限，受试者的报酬问题更是值得考虑。药物的使用和医疗技术的发展挽救了无数生命，但是发展的道路也是曲折的，经历过诸多的失败和教训，很多都是由于药物的基础研究和不良反应监测不够所造成的，如己烯雌酚导致少女阴道癌。

医学的发展是以促进整个人类的健康水平为目的，研究过程中受试者的安全受到一定的威胁，有悖于医学伦理，临床试验与伦理学的矛盾普遍存在于试验的各个方面，但矛盾又是促进事物发展的原动力，只有把握矛盾的主要方面才能促进事物向人们预想的方向发展，在促进医学事业发展的同时把受试者的伤害控制在最小范围内，推进科技的和谐发展，最终有利于人类的健康和幸福。

第四节　恶性肿瘤临床治疗中的伦理

近年来，随着医学伦理学的发展，医护人员的责任和患者的权利越来越受到人们的重视。恶性肿瘤的治疗因其特殊性，经常遇到伦理问题和道德冲突，亟待我们分析解决。

一、恶性肿瘤治疗中的伦理学问题

（一）是否告知患者实情

医护人员不愿意告诉患者实情的原因国外有研究将其归结为以下几个方面：害怕被患者家属责备；害怕患者本身并不想知道实情并担心你会告诉他；害怕患者情绪激烈或采取极端行动；害怕患者失去生活的信心；害怕在告知患者实情时流露出自己的悲观情绪；害怕不知道如何回答患者的问题以及个人对疾病和死亡的恐惧。在中国的文化背景下，人们的观点是个人的事情就是整个家庭的事情，家庭对个人负有责任和决策权。个人自主的观念并不深。而医护人员既要尊重患者的自主权又要尊重家属的自主权，这就形成了矛盾。告诉患者实情又害怕家属责备成了医护人员的主要顾虑。还有一些患者怀疑自己的诊断，希望医师给他一个确切的答案，而他迫切得到的是否定答案，这时医护人员直接告知往往引起患者激烈的情绪反应，陷入极度的悲哀或愤怒，甚至产生轻生的念头。此外，所有的医护人员都知道恶性肿瘤的治疗过程很痛苦而且预后差，所以不愿意告诉患者也不愿意流露出自己的悲观情绪。基于以上的种种顾虑，医护人员总是用模糊的字眼来回答患者。对这个问题避而不答或者所谓“善意的欺骗”的做法过分强调了行善或有利的原则而忽视了伦理学原则的其他方面。对恶性肿瘤患者隐瞒病情给工作带来了很多不便，患者经常用试探的语气向护士询问，而护士又害怕说出实情，不信任无疑影响了正常的医患沟通。同时，不能据实告诉患者进行的治疗和护理的目的和内容，这使得患者无法正确配合治疗和护理，很多工作不能顺利进行。近年来大量研究表明大部分患者都想知道自己的诊断、预后、治疗及可能的副作用。而患者对医护人员的不满意来自于医护人员不能给予他们准确的信息，恶性肿瘤患者希望医护人员尊重他们的意见甚于家庭成员。几乎所有的患者都反对家庭成员影响他们获得关于自己疾病的信息。由此可见，患者越来越重视自己的自主权利，他们开始要求控制自己生命的权利，开始要求知道更多的信息，这对于他们调整情绪、参与决策和积极配合治疗是有益的。

（二）恶性肿瘤诊治过程中的认知冲突

在实际工作中，科学判断和评价病情的不可治愈性及治疗的无价值性是重要的。由于医患双方在医学知识、利益考虑、道德观念等方面不同，因此在对疾病诊治的认识、理解及决定上造成了医患双方的冲突。在多数情况下，医务人员会对恶性肿瘤患者的病情状况进行全面评估，作出非常慎重和负责的诊断，同时尽力借助现代高科技医疗手段在一定时间内维持或延长某些患者的生命，但当其生命已毫无质量可言时，继续治疗只能增加患者痛苦及加重家庭的经济负担。然而，患者以及患者家属往往对病情估计不足，不能正确面对现实，往往强调医生就是救死扶伤的，理应洞悉一切，有所作为，放弃治疗就意味着推卸责任。由于缺乏相应的法律法规，医务人员很自然地进行自我保护，进而导致医患双方的矛盾激化。

（三）医务人员道德观念的冲突

医务人员以治病救人为天职，如做出放弃治疗时，内心一定充满了道德观念的冲突。一方面我们深知生命是神圣的，不可侵犯，只要有一丝希望就不能放弃抢救，况且医学上的成功总是建立在失败的基础上，只有不断追求，医学才会发展，也许在不远的将来，有新技术、新方法问世，恶性肿瘤就可能不再是绝症，在这种情况下，放弃治疗就等于见死不救，这有悖于传统的医德标准。另一方面，患者病情已无治愈的希望，延长没有质量的生命只能导致患者精神与肉体遭受更大的痛苦，放弃治疗放弃的只是人为延长无价值的痛苦的生命，在一定意义上维护了患者尊严死的权利，满足了他们善终的愿望，这样做并没有放弃医师的医德责任心和对患者的关怀。

（四）患方不同权利的冲突

患方指的是患者及其家属或代理人，由于他们各自的文化背景、道德标准、价值观念考虑各不相同，故在治疗的决定权上存在着广泛的权利冲突。伦理学主张，只要不妨碍他人，不妨碍社会，每个人的生活方式包括宗教信仰等理应得到尊重。因此，对于晚期恶性肿瘤患者，考虑是否放弃治疗，首先必须以患者本人的意志为依据，医务人员须忠实地执行患者本人的意志；在患者确实已丧失了意识，或者只有某种程度的意识，下列几种人可以代表患者表达意志，依次为：配偶、子女、信任的亲朋好友、律师等，矛盾的解决还在于承认现代医学的局限性及病情不可逆的事实，尊重患者的意志，与医务人员共同协商，取得共识。

（五）医患双方的权利冲突

医生决策权包括：疾病认定权、自主确定医疗决策权、医疗干涉权等；患者自主权包括：疾病认识权、知情同意权、治疗决策选择权、保护隐私权等。随着当前医疗体制中知情同意原则的确立，越来越多的患者为了维护自己的权利，更多地要求了解自己的病情并参与治疗方案的选择，这使得医务人员的决策权力受到了前所未有的挑战。此外，随着医疗制度的改革和医疗保险制度的建立，一些指令性的政策也在左右医生的决策，医学的权威性已受到多方面的质疑。

二、医患沟通在解决医学伦理学问题中的重要性

在现有的医疗条件下，许多恶性肿瘤无法医治，如选择放弃治疗对于患者及家属来说，过于残酷无情，甚至认为医生缺乏起码的职业道德，这些医学与伦理的问题是必然存在的，解决的方法只有首先从医生这方面做起，在正确判断疾病的同时，进行良好的医患沟通。

（一）医务人员要做出全面、客观和科学的判断

首先，医务人员有责任作出正确判断。医务人员在做出治疗的判断时，无疑会受到周围许多因素的影响，比如从经济方面考虑，医生应以客观的态度进行病情的分析，做出科学的结论。其次，医务人员要有能力做出正确的判断，即医务人员对于恶性肿瘤患者，应该经过肿瘤、伦理学方面等专家的详细讨论后，明确疾病的发展情况、预期的后果、实施治疗的时间及内容，制订完善的治疗计划。

（二）医务人员要尊重患方的权利

由于患者拥有生存权、知情权等多种权利，所以当患者生命维持靠技术去控制和干预，已失去生命本身意义的时候，他有权利选择是否放弃治疗。一方面，在患方仍要求进一步治疗，以求延长自身生命的情况下，医务人员就应尽到自己救死扶伤的职责，在患者家属的配合下，想尽一切办法延长患者的生命，尽量减少患者痛苦。

（三）劝慰患者及家属理性地面对现实

医务人员应该通过良好的医患沟通，让恶性肿瘤患者或家属明确：死亡是所有人都不能避免的必然过程，尤其当诊断为晚期恶性肿瘤，而现在医疗条件无能为力的情况下，死亡已成为必然，此时放弃治疗是对自然规律和客观现实的尊重；而且对于晚期恶性肿瘤的放弃治疗并不是完全意义上的放弃，强调放弃治疗并不等于放弃患者，放弃的是依赖外界力量对生命的无意义的人为延续，放弃一些无谓的医疗卫生资源的浪费，不会放弃以减轻患者痛苦为目的的支持对症治疗。

三、妇科恶性肿瘤治疗中的伦理学问题

对于威胁患者生命的恶性肿瘤，切除所有病变组织及可能转移的周围组织为手术治疗的理想目的。但妇科恶性肿瘤的切除往往对患者的生育带来影响，对于强烈要求生育的妇女，存在着生育权与生存权的矛盾。同时高新技术在诊断治疗中的应用，带来了病与患者的分离、医患关系的物化和对患者的冷漠；新技术、新疗法的应用，提高了医疗费用，当患者无法承担时，其医疗权和生存权将受到威胁。此外，妇科恶性肿瘤患者是否应确知自己的病情，晚期患者放弃治疗是否符合伦理学原则，患者因疾病失去生育功能并影响正常性生活时为患者保守医疗秘密对患者配偶是否公平等，都是妇科恶性肿瘤治疗中需要进一步进行伦理分析的问题。

（一）知情同意原则的重要性

我们认为，医学伦理学的首要原则为知情同意，从这一原则出发，患者有了解自身疾病及接受何种治疗的权利。传统医学道德认为不应将患者的真实情况告诉患者，以避免患者对

治疗失去信心，出现焦虑、抑郁等不良反应而影响治疗。但现在主张，医生有责任告知真情，隐瞒病情可能造成医患之间的不信任。当然医生要讲究告知方式，应根据具体情况，选择最佳时机，根据患者的承受能力及人格特征，最大限度调动患者的能动性，使其积极配合治疗，树立恢复健康的信心。同时不应剥夺患者考虑及选择治疗的权利。

（二）保密原则的重要性

医学伦理学要求保守患者的隐私，这在妇科肿瘤的治疗中尤为重要。医者不仅要提高自己的伦理学认识，同时也应提高患者及家属的伦理学意识，这样，才能解除患者的顾虑，使之尽可能保持良好心态，积极配合治疗。

（三）有利原则的重要性

对于妇科恶性肿瘤患者及其家属，应给予尽可能详细的病情解说及医学资料，并对治疗效果作出尽可能客观的评价。对有生育要求或有多种治疗选择的患者，要尽量从患者的实际情况出发，给出客观的病情分析及疗效评价，不受物质利益的驱使，选择最有利于患者的治疗方案。

（四）放弃治疗的内在含义

妇科恶性肿瘤患者是否可以放弃无效治疗的问题，是临床存在的客观现象，但这一行为本身必须符合伦理原则，必须是合法的。这就要求必须由具有权威性的医疗组讨论，确认治疗是无效的。要向家属详细说明患者的病情性质、现状、预后和代价等信息，由患者或家属独立地作出是否放弃治疗的决定。医务人员必须在得到患者或患者家属明确的具有法律意义的决定后，才能采取进一步的行动，并要有详细的病情记录及相关决定的文字契约。即使放弃治疗，医生仍有责任尽量减少患者的痛苦。同时，医务工作者也应明确，放弃治疗是相对的，只是为了减少患者的痛苦，减少不必要的资源浪费，对疾病的进一步研究始终不能放弃。医学的终极目标是治疗患者，而绝不是放弃。

医学伦理学告诉我们，对一个患者的治疗价值应该有正确的价值判断定义：减轻疼痛，提高生活质量；改变症状，提高局控率；延长生命，从而维持家庭的完整性，这些都是治疗的价值。生命始终会终止的，只是长短的问题，作为亲属尽心尽力后，当患者离开时，内心没有内疚感，避免了道德悲剧的发生，这也是治疗的价值。

（高国兰）

参考文献

1. 杜治政. 放弃治疗. 医学与哲学，1997，18：386.
2. 章海山，张建如. 伦理学引论. 北京：高等教育出版社，1999：260-267.
3. 刘理礼，刘建平. 临床试验中使用安慰剂的伦理问题. 中国医学伦理学，2000：14-21.
4. 赵西巨. 知情同意原则下医疗过失损害赔偿责任的几个问题. 法律与医学杂志，2004，1：265.
5. ［德］克雷斯蒂安·冯·巴尔. 欧洲比较侵权行为法（下卷）. 焦美华译. 北京：法律出版社，2004：103.
6. 李本富，李曦. 医学伦理学十五讲. 北京：北京大学出版社，2007：38-40.
7. World Medical Association. Declaration of Helsinki：recommenddations guiding physicians in biomedical research in human subjects. Helsinki：World Medical Association，1964（amended Tokyo 1975，Venice 1983，Hong Kong 1989，Somerset West 1996，Edinburgh 2000）.
8. Buckman R. Breaking bad news：why is it still so difficult? Br Med J（Clin Res Ed），1984，288

(6430)：1597-1599.

9. Espinosa E，Gonzalez Baron M，Zamora P，et al. Doctors also suffer when giving bad news to cancer patients. Support Care Cancer，1996，4：61-63.

10. Prendergast TJ. With holding or withdraw alot life sustaining therapy. Hosp Pract（Minneap），2000，35：91-92，95-100，102.

第二篇

临床总论

第 4 章 肿瘤三级预防、机会性筛查和人群筛查、高发现场研究、肿瘤登记及死因调查

第一节 肿瘤三级预防

肿瘤三级预防是世界卫生组织在20世纪提出的概念。一级预防，即病因预防，是针对肿瘤病因的人群预防，包括为降低或消除人群对肿瘤致病因素（包括环境致癌因素和生活方式如营养和身体活动方面）的暴露，避免或减少肿瘤的发生所采取的预防策略和措施。二级预防，即三早预防：早期发现，早期诊断，早期治疗，是通过重视个体的健康查体，或对群体系统开展肿瘤筛查，使处于能被有效治愈的患者及时得到检查和诊断。三级预防是临床预防或康复预防，即通过治疗癌症和康复过程，减少癌症的复发或转移，减少残疾和后遗症，提高生活质量，延长患者的生存期。肿瘤一级预防和二级预防针对的主要是正常或无症状的人群和个体，侧重于公共卫生的策略和措施。三级预防的对象是肿瘤患者，主要是临床肿瘤的工作。

一、常见妇科肿瘤的流行特点与病因学预防

全球范围内，发病率较高的妇科肿瘤主要有子宫颈癌、子宫内膜癌和卵巢癌。每年新发生的子宫颈癌约有53万例，占恶性肿瘤的8.8%；子宫内膜癌有28.7万例，占4.8%；卵巢癌有22.5万例，占3.7%。每年死于子宫颈癌的人数为27.5万，占恶性肿瘤死亡数的8.2%；死于子宫内膜癌的为7.4万，占2.2%；死于卵巢癌的为14万，占4.2%。

（一）子宫颈癌的流行特点与病因学预防

1. *流行特点* 子宫颈癌是发展中国家妇女首位的恶性肿瘤。按世界标化率计，2008年全球的子宫颈癌发病率为15.3/10万，发展中国家为17.8/10万，发达国家为9.0/10万。我国每年新发生的子宫颈癌病例有7.5万，占恶性肿瘤新病例的6.3%，发病率为9.6/10万，低于全球平均水平和发展中国家，略高于发达国家。全球子宫颈癌死亡率为7.8/10万，发展中国家为9.8/10万，发达国家为3.2/10万。我国每年死于子宫颈癌的人数约有3.4万，占恶性肿瘤死亡的4.6%，死亡率为4.2/10万，高于发达国家，低于发展中国家和全球的死亡率（表4-1）。

表 4-1　2008 年全球及各地区宫颈癌发病率与死亡率

地区	发病			死亡		
	病例数（例）	标化率（1/10 万）	构成（%）	病例数（例）	标化率（1/10 万）	构成（%）
全球	529 828	15.3	8.8	275 128	7.8	8.2
发达国家	76 507	9.0	3.0	33 159	3.2	2.7
发展中国家	453 321	17.8	13.1	241 969	9.8	11.4
非洲区	75 827	30.7	23.8	50 571	21.7	22.3
美洲区	80 711	15.3	6.5	36 125	6.5	6.4
东地中海区	18 304	9.0	8.5	11 124	5.7	7.7
欧洲区	60 951	10.0	3.8	28 288	3.9	3.4
东南亚区	188 192	24.4	20.7	102 665	13.7	18.2
西太平洋区	105 577	9.9	6.0	46 217	4.1	4.5
中国	75 434	9.6	6.3	33 914	4.2	4.6

2. 病因与预防

（1）人乳头瘤病毒（human papillomavirus，HPV）感染　国际上很多研究表明 HPV 感染增加子宫颈癌发病的风险，HPV 阳性者发展为子宫颈癌的危险度比阴性者高百倍，95%以上子宫颈癌病例可以检测出被 HPV 感染。事实上几乎所有的子宫颈癌都与 HPV 感染有关，已经发现致病的 HPV 亚型主要是 16 型和 18 型等 10 余种。

多数 HPV 感染并不是持续的，多数持续性感染 HPV 不会引起子宫颈癌。因此，HPV 感染是子宫颈癌发生的必要原因而非充分完全的和充分的原因。营养状况可能会影响感染的易感性。

（2）性行为及生育因素　多个性伴侣、初次性交年龄过早或早婚早育与子宫颈癌的发生有明显的相关。在修女、处女中很少发生子宫颈癌。性卫生不良、早育、多产也会增加子宫颈癌的发生率。

（3）吸烟　吸烟增加子宫颈癌的危险。吸烟者发生子宫颈癌的危险是不吸烟者的 2 倍；在女性吸烟者的子宫颈黏液中可检测到烟草的副产物。吸烟对子宫颈癌的作用独立于病毒感染之外。

（4）药物　妊娠时使用已烯雌酚（一种合成雌激素，现已禁用）是其女儿发生阴道和宫颈透明细胞腺癌的原因之一。

（5）膳食与营养因素　有限证据表明，胡萝卜对子宫颈癌有预防作用，叶酸可降低 HPV 感染的持续，能单独使高危型 HPV 感染女性发生癌前病变的危险性降低，摄入蔬菜和水果可以预防持续感染。

（二）子宫内膜癌的流行特点与病因学预防

1. 流行特点　子宫内膜癌在发达国家比较高发。按世界标化率计，全球子宫内膜癌的发病率为 8.2/10 万，发展中国家为 5.9/10 万，发达国家为 12.9/10 万。全球子宫内膜癌的死亡率为 2.0/10 万，发展中国家为 1.7/10 万，发达国家为 2.4/10 万。

我国每年新发生的子宫内膜癌病例有 8.6 万，占恶性肿瘤新病例的 7.2%，发病率为 11.1/10 万，高于全球平均水平和发展中国家，低于发达国家。我国每年死于子宫内膜癌的人数有 1.9 万，占恶性肿瘤死亡的 2.6%，死亡率为 2.4/10 万，低于发达国家、发展中国家和全球的死亡率（表 4－2）。

表 4－2 2008 年全球及各地区子宫内膜癌发病率与死亡率

地区	发病			死亡		
	病例数（例）	标化率（1/10 万）	构成（%）	病例数（例）	标化率（1/10 万）	构成（%）
全球	287 107	8.2	4.8	74 005	2.0	2.2
发达国家	142 196	12.9	5.5	32 844	2.4	2.7
发展中国家	144 911	5.9	4.2	41 161	1.7	1.9
非洲区	5866	2.6	1.8	1899	0.9	0.8
美洲区	59 281	10.5	4.8	14 123	2.2	2.5
东地中海区	4689	2.5	2.2	1454	0.8	1.0
欧洲区	92 308	12.1	5.8	23 688	2.5	2.9
东南亚区	19 209	2.6	2.1	8087	1.1	1.4
西太平洋区	105 668	10.0	6.0	24 728	2.2	2.4
中国	86 066	11.1	7.2	19 126	2.4	2.6

2. 病因与预防

（1）肥胖 有充分的研究证据显示身体肥胖可增加子宫内膜癌发病风险。如果身体质量指数（BMI，body mass index）每增加 5 kg/m^2 可使子宫内膜癌的危险性增加 52%，或使年轻成人子宫内膜癌的危险性增加 31%。身体肥胖可直接影响许多循环激素，如胰岛素、胰岛素样生长因子和雌激素，形成一种促进致癌作用和抑制凋亡的环境，可刺激炎症反应，后者在癌症的启动和促进阶段发挥一定作用。

（2）激素 性类固醇水平升高与子宫内膜癌的危险性有很强的相关性。绝经后使用孕酮与雌激素联合治疗可以降低因激素治疗而升高的子宫内膜癌的风险。

（3）身体活动 增加身体活动很可能降低患子宫内膜癌的风险。持续适度的身体活动可提高代谢率和增加最大氧摄取，这种长期规律的身体活动可以增加身体的代谢率和能力，降低血压和胰岛素抗性。身体活动可影响绝经后期女性血清雌二醇、雌酮和雄激素水平，直接或间接通过减少身体脂肪储备而影响雌激素代谢，从而降低子宫内膜癌的危险性。

（4）膳食因素 研究发现的较多摄入红肉和较低的摄入新鲜的非淀粉类蔬菜可增加子宫内膜癌的危险因素被世界卫生组织专家归类为有限的提示性证据。关于对其他膳食因素的研究，如谷物及其产品、水果、豆类等，其证据亦属有限证据。非淀粉类蔬菜中，有可能产生预防作用的是多种植物性的食物成分，包括膳食纤维、类胡萝卜素、叶酸、硒、硫代葡萄糖苷、硫糖苷水解物、吲哚、香豆素、抗坏血酸、叶绿素、类黄酮、烯丙基硫醚、植物雌激素，其中一些成分是抗氧化剂。抗氧化剂可以消除自由基和活性分子，抵御氧化性损伤。

（三）卵巢癌的流行特点与病因学预防

1. 流行特点 卵巢癌在高收入国家中的发生率比较高，而亚洲大多数国家的卵巢癌的发生率相对较低。全球卵巢癌的发病率为 6.3/10 万，发展中国家为 5.0/10 万，发达国家为 9.4/10 万。我国每年新发生的卵巢癌病例约有 2.9 万，占恶性肿瘤新病例数的 2.4%，发病率为 7.6/10 万，高于全球和发展中国家，低于发达国家。全球卵巢癌的死亡率为3.8/10 万，发展中国家为3.1/10万，发达国家为5.1/10万。我国每年死于卵巢癌的人数有1.1万，占恶性肿瘤死亡人数的1.6%，死亡率为1.5/10万，低于发达国家、发展中国家和全球的死亡率（表4-3）。

表4-3　2008年全球及各地区卵巢癌发病率与死亡率

地区	发病			死亡		
	病例数（例）	标化率（1/10万）	构成（%）	病例数（例）	标化率（1/10万）	构成（%）
全球	225 484	6.3	3.7	140 153	3.8	4.2
发达国家	100 254	9.4	3.9	64 466	5.1	5.3
发展中国家	125 230	5.0	3.6	75 687	3.1	3.6
非洲区	10 400	4.0	3.3	7815	3.2	3.4
美洲区	40 876	7.2	3.3	26 909	4.4	4.7
东地中海区	9813	4.7	4.6	7185	3.7	5.0
欧洲区	70 336	9.6	4.4	44 309	5.3	5.4
东南亚区	47 659	6.2	5.2	32 937	4.4	5.8
西太平洋区	46 309	4.4	2.6	20 962	1.9	2.1
中国	28 739	7.6	2.4	11 419	1.5	1.6

2. 病因与预防

（1）生育因素　卵巢癌的危险性受女性一生中月经周期的影响。不生育也可增加卵巢癌的危险性。反之，生育可减少卵巢癌的危险。虽然女性生殖细胞癌发生率的高峰在15～35岁，但在绝经前发生的卵巢癌病例仅有10%～15%。

哺乳可推迟生育后月经出现和排卵的时间，对卵巢癌可能具有预防作用的机制。与母乳喂养有关的月经周期数的减少对预防卵巢癌发生的证据属于提示性的有限证据。

（2）口服避孕药　口服避孕药对卵巢癌有保护作用。

（3）非淀粉类蔬菜　队列研究表明，增加非淀粉类蔬菜的摄入量可降低卵巢癌的危险性。队列研究的Meta分析显示，非淀粉类蔬菜可显著降低卵巢癌的危险，有明显的剂量-反应关系。

（4）成年获得性身高　成年身高与卵巢癌的关系有多项研究的证据并被国际专家组评价为很可能增加卵巢癌危险的证据。成年身高不可能直接改变卵巢癌的危险性，但可作为从孕前期到线性生长过程中遗传、环境、激素以及可能影响生长的应用因素的标志物。引起成年身高增加的因素及其结果可能影响卵巢癌危险性的合理机制包括早期营养状况、激素轮廓改变和性成熟速度，这些均有可能会增加卵巢癌发生的危险性。

第二节　机会性筛查与人群筛查

通过提高公共的和专业的对癌症前期征兆或表现的认知，及早诊断出尚未发展到晚期病程的肿瘤患者，从而能够采用简便经济而有效治疗方案获得良好疗效的过程称为肿瘤的早诊(early diagnosis)。早诊包括两个部分，一是教育，即帮助人们认识癌症的早期征兆，力争做到“三早”（早发现、早诊断、早治疗）；二是筛查，又可分为机会性筛查和人群筛查。

一、机会性筛查

机会性筛查（opportunistic screening）是一种在常规卫生服务中非计划性的筛查。这种筛查可以是患者因各种原因就医或体检时进行的疾病筛查，也可以是医务人员在提供咨询时向病人推荐，由病人自己提出而进行的进一步临床检查。机会性筛查的特点是无需额外组织，只增加少量检查费用，受检人群的顺应较好，适宜癌症的早发现。在许多国家疾病预防实践中，机会性筛查显示了其优越性，可以节省医疗资源，尤其对于医疗条件和财力有限的地区，机会性筛查是提高筛查效率和覆盖率的一种简便易行的方法。在我国一些地区开展的癌症机会性筛查，提高了癌症及癌前病变的早期发现率和治愈率，取得较好的社会和经济效益。

二、人群筛查

人群筛查简称筛查（screening），指在假定无症状人群中有组织有计划地开展的筛查试验，其目的是及时发现早期的癌症病人和可以治愈的癌前病变。适宜开展筛查的癌症应满足下列条件：（1）发病率或死亡率较高的常见癌症；（2）有明确的可以监测的临床前期（无症状期），临床前期治疗对于阻止病程的发展有积极作用；（3）具备进一步的有效且能够负担的诊疗手段，可以降低发病率和死亡率；（4）筛查试验简单、安全、灵敏、特异，费用低廉并易被受检者接受。

世界卫生组织认为适宜进行人群筛查的肿瘤中包括了子宫颈癌，特别是在发病率较高的发展中国家高危妇女中进行的筛查被认为是能有效降低子宫颈癌死亡率的一项重要措施。近数十年来在我国的子宫颈癌高发现场也进行了很多现场研究，建立了我国的子宫颈癌筛查和早诊早治技术与方法。

（一）传统巴氏细胞学涂片

巴氏涂片源于 1941 年 Papanmicolaou（巴氏）的发明，被广泛应用于子宫颈癌的临床筛查实践中。很多国家的资料显示，自采用巴氏涂片技术进行人群筛查以来，浸润性子宫颈癌的发病率降低了 70%～90%。但是建立高标准的细胞学检查所需费用可观，培养合格的细胞学技术人员需要长期严格的培养条件。因此，在发展中国家使用和推广巴氏涂片技术进行筛查尚有所局限。

（二）液基细胞学和细胞学自动阅片系统

薄层液基细胞学技术是 1996 年美国 FDA 批准的一项改善的制片技术，目前主要有 ThinPrep 和 AutoCyte Prep 两种，其基本原理类似。此项技术于 1998 年引入国内，用于高发现场的人群筛查。

（三）HPV DNA 检测

由于确立了 HPV 感染是子宫颈癌发生的必要条件，HPV 检测技术的发展推动了子宫颈癌筛查的进展。HPV 检测方法有细胞学法、斑点印迹法、滤膜原位杂交法、原位杂交法、Southern 杂交法、多聚合酶链反应法和杂交捕获法（表 4－4）。

杂交捕获试验是行之有效的子宫颈癌筛查新技术，其原理是利用化学发光对抗体捕获的信号加以放大后进行检测。第一代产品可检测 9 种高危型 HPV，包括 16、18、31、33、35、45、51、52 和 56 型。第二代产品在第一代产品基础上增加了检测 39、58、59 和 68 型 HPV 的功能，共能检测 13 种高危型 HPV。

表 4-4 HPV 检测方法比较

方法	敏感性	特异性	说明
细胞学	低	低	简易、较便宜、不敏感，特异性差
斑点印迹	中	中	有放射性
滤膜原位杂交	低	低	较少使用
原位杂交	高	中	蜡块组织内检测 HPV
核酸印迹原位杂交	高	高	标准、复杂，不宜大规模临床使用
杂交捕获	高	高	无放射性、简易，比 dot blot 便宜
多聚合酶链反应	很高	低	假阳性较高

（四）肉眼检查

肉眼检查是指用化学溶液涂抹子宫颈使其染色后，用普通光源照明肉眼观察子宫颈上皮，直接对病变进行的诊断。目前采用的有用 3%～5% 冰醋酸染色的方法（visual inspection with acetic acid，VIA）。

（五）阴道镜检查

阴道镜是一种内窥镜，可放大 10～40 倍，在强光源下用双目镜直接观察子宫颈上皮及血管的细微形态变化，检查子宫颈癌及其癌前病变。阴道镜有光学镜和电子镜两种，是早期诊断子宫颈癌及癌前病变的重要辅助方法之一。阴道镜与 HPV 检查或细胞学联合使用可减少假阴性的发生，提高 CIN 和子宫颈癌的早诊率。

第三节　肿瘤高发现场研究

世界卫生组织认为，各国应制定适合本国实际的癌症防治策略。社会经济发展程度较低的国家的防治策略应包括建立肿瘤及其他慢性病预防控制的基础体系和设施，控制吸烟，提倡健康饮食；加强教育，提高公众对恶性肿瘤早期征兆的认知度，争取早诊早治；规范化肿瘤治疗，促进公众平等享受公共卫生资源；建立姑息治疗，缓解疼痛，提高肿瘤患者的生活质量。在中等发达国家中则应该控制肿瘤相关危险因素的流行，提倡健康膳食，增加运动，减少酒精消费；通过教育培训，提高公众对常见恶性肿瘤早期征兆的认知；推广和实施子宫颈癌的早期筛查，扩大人群覆盖率；规范肿瘤的治疗，采用可治愈且低成本策略，避免增加病人不必要的经济负担；医疗机构通过放疗、化疗和使用低成本药物或其他干预手段，缓解患者疼痛，提高生活质量。对于经济发达的国家应采取更高的策略与目标，即，提高公众对常见恶性肿瘤早期病兆的认知程度；推广子宫颈癌、乳腺癌的早期筛查；规范姑息治疗方案，缓解疼痛，使公众便利地享受公共卫生服务；建立监测体系，掌握疾病谱的变化并及时调整公共卫生服务的目标和内容。

我国在各级政府领导下，肿瘤防治工作以高发现场为基地、肿瘤专业机构为技术支撑开展了大量工作，子宫颈癌的防治亦取得可喜进展。

一、肿瘤高发现场防治基地的建设与发展

自明确主要恶性肿瘤具有区域差异分布特征以来，我国建立了一批肿瘤防治现场，逐步形成我国特有的肿瘤防治研究基地，恶性肿瘤的人群防治开始起步。对包括子宫颈癌在内的

6 种常见恶性肿瘤在现场进行了长期的考察调研，从而对肿瘤防治现场的战略意义、作用与功能、应承担的任务、必要条件与要求等有统一明确的认识，促进了肿瘤防治研究事业的发展，探索出一条适合我国国情的以二级预防为重点的综合防治道路，取得一批世界领先的成果。通过现场、实验室和临床相结合的防治研究，逐步确立“预防为主、防治结合、重在三早（早期发现、早期诊断、早期治疗）、力攻三关（病因、早诊、综治），突出高发现场优势和中西医结合特色”的肿瘤防治研究战略。

二、肿瘤高发现场的防治效果

近年来，在卫生部《中国癌症预防与控制规划纲要（2004—2020 年）》精神指导下，我国在包括子宫颈癌在内一些肿瘤的高发现场开展以二级预防，即早诊、早治为主要目标的防治工作，建立示范基地，取得了成效。尤其是子宫颈癌的防治工作进展较快，死亡率呈明显下降。江西靖安县和河北赤城县子宫颈癌的死亡率也出现下降趋势（表 4-5）。

表 4-5 全国城乡及两个农村县三个时期的子宫颈癌死亡率与构成

地区	1973—1975 年			1990—1992 年			2004—2005 年		
	死亡率	标化死亡率（1982）	构成	死亡率	标化死亡率（1982）	构成	死亡率	标化死亡率（1982）	构成
全国	11.35	11.10	17.91	3.89	3.25	4.86	2.86	1.89	2.86
全国城市	11.27	11.00	16.29	3.27	2.45	3.93	2.83	1.67	2.53
全国农村	11.38	11.20	18.57	4.11	3.60	5.21	2.88	2.01	3.07
河北赤城县	21.46	23.15	38.38	7.90	6.77	14.55	6.05	4.44	8.12
江西靖安县	39.29	33.24	45.39	7.50	6.51	13.73	4.50	2.67	7.51

第四节 肿瘤登记

一、肿瘤登记报告的意义

肿瘤登记报告是一项按一定的组织系统经常性地搜集、贮存、整理、统计分析和评价肿瘤发病、死亡和生存资料的统计制度。建立和完善肿瘤登记制度是肿瘤防治的一项基础建设，属于疾病发生和死亡统计的一个组成部分，是癌症防治的基础工作。

肿瘤登记主要分为以医院为基础和以人群为基础的肿瘤登记两类。前者收集和保存本医院或某些医疗机构中诊治的肿瘤病例的有关资料，目的在于评价和改善诊疗工作和医疗服务质量。后者收集和整理本地区全部新发生的肿瘤病例的相关资料，目的是掌握人群肿瘤发生的整体水平、分布特征和变化情况。在某肿瘤较高发的地区，或为某项专项研究目的，也有对某种或某些部位肿瘤进行专门登记。国际上比较重视人群为基础的肿瘤登记。

二、肿瘤登记的技术方法和指标

（一）资料收集的方法

肿瘤登记处收集资料的主要目的是对人群或地区肿瘤发病水平及分布情况进行统计分

析。收集资料分为病例的资料（分子）和人群或地区的人口统计资料（分母）两部分，其中，病例信息的收集一般需要严密的设计、反复收集和确认才能完成。

1. 人口资料的收集 肿瘤登记需要的人口资料、人口总数可从当地统计部门、卫生部门、公安部门等直接获取，性别、年龄别人口数可用当地最近的人口普查数据进行推算。

2. 病例资料的收集

（1）肿瘤新病例资料的收集 病例指某一时间范围登记地区新发生的恶性肿瘤病例。通常必须建立一个病例报告系统，制定登记报告实施细则和报告程序，明确规定实施报告的单位、病例发生的时间、病种范围、内容以及如何报告。

（2）报告的单位 肿瘤登记中报告的单位一般包括：①登记地区所有具备肿瘤诊治能力的医疗机构（报告新诊治的肿瘤病例）；②死因登记部门（报告死亡医学证明书中肿瘤死亡病例）；③新农合；④其他，如开展专题研究和筛查项目的研究机构（报告发现的肿瘤病例）。

（3）登记报告项目和内容 登记报告项目主要包括病例的基本情况（如住址、姓名、联系方式、职业、单位等）、诊断依据和病理学类型等信息资料。

（4）报告的病种 肿瘤登记变更的病种包括全部恶性肿瘤、脑部及中枢神经系统的所有肿瘤。

（二）资料的审核与评价

常用的审核方法与质量控制指标

（1）检查肿瘤新病例资料的完整性 病例报告完整：尽可能包括登记的人群范围内全部病例，应达到90%以上。报告项目齐全：病例的性别、年龄/出生日期、发病（诊断日期）、肿瘤原发部位编码、组织学（形态学）编码、行为学（动态）编码和诊断依据。缺失信息少：报告病例中性别不详的比例须小于3%，年龄不详的小于3%，其他指标如医学证明书的比例（DCO%）、死亡/发病比（M/I ratio）等等。

（2）评价肿瘤新病例登记资料的准确性 准确性评价指标包括：登记报告卡中病例的信息须有较好的一致性，经组织学确诊的比例须合理，仅依据《死亡医学证明书》补报的病例、原发肿瘤部位不明的比例与当地肿瘤诊疗水平和资料收集情况相符。

（3）综合审核 综合审核须遵循以下原则：肿瘤死亡数与发病数之比合理；病例统计情况与当地实际情况相符；在无特殊情况时，年度间发病率和死亡不应有过大波动。

（三）统计分析指标

1. 发病频度指标

（1）发病（死亡）率（incidence and mortality rates） 肿瘤发病率表示某地某人群发生肿瘤的强度。死亡率表示在某时某地某人群死于所有原因或某种疾病的频率。一般以年为时间单位，分子是人群在该时段发生的肿瘤病例数或死亡数，人口为分母，相除得到发病率（分子是新病例总数）或死亡率（分子是死亡总数），以十万人口计。

（2）年龄别发病（死亡）率（age specific rate） 年龄别发病（死亡）率是一年或数年内某年龄组的平均发病（死亡）率，可根据各年龄别组平均人数和新病例（死亡）数计算。

（3）年龄调整（标化）率（age-standardized rate，ASR，age-adjusted rate） 在比较和分析不同人群、不同地区之间的发病水平时，为消除年龄结构的差异的影响，要对发病和死亡率进行年龄调整（也称年龄标化）。进行年龄调整后的率简称调整率或标化率。可以采用标准人口结构，如用我国人口普查的年龄结构或世界人口的年龄结构为标准计算调整率，简称中调率或世调率。

(4) 构成比 (relative frequency) 构成比是指按分类统计的某个部位（或各部位）肿瘤在全部肿瘤病例中所占比例，用百分数（%）表示，简称构成比。

(5) 累积率 (cumulative rate) 累积发病（死亡）率是指某病在某一年龄内的累积发病（死亡）率，即从出生到某一年龄时（74 岁或 64 岁）每岁发病（死亡）率的总和，是从出生到某个年龄时发生（或死于）肿瘤概率的粗略估计。一般用百分率表示。在累积率小于 10%时，其值与累积危险度非常接近。因此肿瘤统计的累积率可作为累积危险度 (cumulative risk) 的近似值。

(6) 调整截缩率 (truncated age standardized rate) 国际上在进行肿瘤流行病学研究时，有学者认为高龄病例的诊断较难确定，影响这一部分的发病统计的准确度。因此，提出截缩率（TASR）概念，即截取 35 岁（第 8 年龄组）至 64 岁（第 13 年龄组）6 个年龄组的年龄别专率（年龄组率）与世界标准人口构成计算得到的率。

表 4-6 常见的肿瘤统计指标及计算方法一

指标	计算公式	说明	意义与用途
发病（死亡）率（C）	$C=\frac{R}{N}\times 100\ 000$	R=某年某地肿瘤新病例数或死亡总数 N=同期同地的年中人口总数	描述人群中肿瘤的发生与死亡强度。用肿瘤和人口的总数统计，也称粗率
年龄别发病（死亡）率	$a_i=\frac{r_i}{n_i}\times 100\ 000$	r_i=第 i 年龄组病例（或死亡）数 n_i=第 i 年龄组人口数	描述人群各年龄组肿瘤的发生与死亡强度，用于不同年龄组发病和死亡强度的比较，是计算调整率的基础数据
构成比（）	$P=\frac{n}{N}\times 100\%$	n=某种肿瘤病例数 N=全部肿瘤病例数	描述某肿瘤在肿瘤总数中的比例
调整率或标化率（ASR）	$\sum_x a_x w_x$	a_i=第 i 年龄组的肿瘤发病率 w_i=第 i 年龄组标准人口数	描述用于不同人群间发病率或死亡率的比较
累积率	Cum. rate= $\sum_{i=1}^{A} a_i t_i$	a_i = 年龄组肿瘤发病（死亡）率 t_i=年龄组距	描述某人群在一定年龄段内累积的发病（死亡）率
调整截缩率（TASR）	TASR= $\frac{\sum_{i=8}^{13} a_i w_i}{\sum_{i=8}^{13} w_i}$	a_i=各年龄组肿瘤发病（死亡）率 w_i = 年龄组世界标准人口构成	

2. 相关因素分析指标

(1) 相对危险度 (relative risk, RR) 相对危险度（RR）是反映暴露与发病（死亡）关联强度最有用的指标，用于估计暴露与疾病关联程度。RR 也叫危险比 (risk ratio) 或率比 (rate ratio)，表示暴露人群与未暴露人群疾病的发病（死亡）率比值。RR 与 1 相差越大，表明暴露的效应越大，暴露与结局关联的强度也越大。

(2) 特异危险度 (attributable risk, AR) AR 表示某暴露因素对人群（或暴露组）的绝对影响，反映暴露人群与非暴露人群的发病率的绝对差异。

(3) 比数比 (odds ratio, OR) 比数比又称优势比、比值比、交叉乘积比，反映疾病与研究因素间的关联强度。

若病例组某因素的频数较高，则 OR＞1，表示该因素增加该疾病的危险度，OR＜1，表示该因素对该疾病的发生有保护作用。当研究因素与疾病之间联系较强时，OR 与 1 差值的绝对值则比较高。

（4）95％可信区（95％ confidence intervals） 在统计检验中显著性指标中，*P* 值的大小由组间差异和样本量两个因素所决定。可信区是表明关联的 *P* 值是否具有统计学显著性的信息。在 0 假设下，即设相对危险度 1.0，如果 95％可信区将 1.0 包括在内，则其对应 *P* 值大于 0.05。反之，如果 95％可信区不包括 1.0，该关联具有统计学的显著性。在科研报告中，95％可信区通常与 RR、OR 等一起使用。

表 4－7 常见的肿瘤统计指标及计算方法二

指标	计算公式	说明	意义与用途
相对危险度	$RR=\frac{R_c}{R_o}$	R_c＝暴露者某疾病的发病率 R_o＝未暴露者某疾病的发病率	估计暴露与疾病关联程度
特异危险度	AR＝(Ie)－(Io)	Ie＝暴露者的发病率 Io＝未暴露者的发病率	反映暴露人群与非暴露人群的发病率的绝对差异
比数比	$OR=\frac{a/b}{c/d}$	a＝有某因素的病例数 b＝无某因素的病例数 c＝有某因素的对照数 d＝无某因素的对照数	反映疾病与研究因素间的关联强度

（四）肿瘤分类与编码

国际疾病分类肿瘤学专辑（ICD－O） 国际疾病分类肿瘤学专辑，即 ICD－O，是一个既有解剖部位又有形态学编码系统的双重分类。解剖部位编码描述肿瘤的原发部位，并使用与 ICD－10 相同的三位数和四位数类目（C00－C80）。形态学编码描述肿瘤的细胞类型和它的生物学活性，换言之，即肿瘤本身的特性。

在 ICD－O 确定了解剖部位、形态学、动态或行为学及组织学等级和分化程度编码规则。妇科肿瘤的解剖部位及其分类编码详见表 4－8。

表 4－8 女性生殖器官各亚部位编码

ICD－10 编码	部位	ICD－10 编码	部位
C51.0	大阴唇	C54.0	子宫峡
	大阴唇，未特指		子宫下段
	前庭大腺	C54.1	子宫内膜
	大阴唇皮肤		子宫内膜腺体
C51.1	小阴唇		子宫内膜基质
	小阴唇	C54.2	子宫肌层
C51.2	阴蒂	C54.3	子宫底
C51.8	外阴交搭跨越的损害	C54.8	子宫体交搭跨越的损害

续表

ICD-10 编码	部位	ICD-10 编码	部位
C51.9	外阴，未特指	C54.9	子宫体
	女性外生殖器	C55.9	子宫
	阴唇系带		子宫，未特指
	阴唇，未特指	C56.9	卵巢
	阴阜，未特指	C57.0	输卵管
	阴部	C57.1	阔韧带
	外阴皮肤		卵巢系膜
C52.9	阴道，未特指		卵巢冠区
	阴道穹隆	C57.2	圆韧带
	加特纳管（卵巢冠纵管）	C57.3	子宫旁组织
	处女膜		子宫韧带
C53.0	子宫内膜		子宫骶骨韧带
	内口	C57.4	子宫附件
	宫颈管	C57.7	女性生殖器官的其他特指部位
	宫颈内膜		沃尔夫体（中肾体）
	宫颈内膜腺		沃尔夫管（中肾管）
	纳博特腺	C57.8	女性生殖器官交搭跨越的损害
C53.1	外宫颈		输卵管-卵巢
	外口		子宫-卵巢
C53.8	宫颈交搭跨越的损害	C57.9	女性生殖道，未特指
	宫颈残端		女性泌尿生殖道，未特指
	宫颈鳞状柱状上皮交界处		尿道阴道膈
C53.9	宫颈，未特指		膀胱宫颈组织
			膀胱阴道隔
		C58.9	胎盘，未特指
			胎膜

表 4-9　肿瘤的第五位数动态编码

编码	描述
0	良性
1	良性或恶性未肯定
	交界恶性
	潜在低度恶性
	潜在恶性未肯定
2	原位，非侵袭性
	上皮内的
	非浸润性
	非侵袭性
3	恶性，原发部位
6*	恶性，转移性
	恶性，继发部位
9*	恶性，原发部位或转移部位未肯定

* 癌症登记处未使用

表 4-10　对组织学等级和分化程度的第六位数编码

编码	描述
1	Ⅰ级　高分化
2	Ⅱ级　中分化
	已中等分化
	中分化
3	Ⅲ级　低分化
4	Ⅵ级　未分化
	间变
9	分级或分化程度未确定、未指出或不适用的

第五节　死因调查

居民病伤死亡原因统计（简称死因统计）是居民健康状况研究的一个重要内容。由于死亡界限明确，是生命的终结，因而死因统计更具有特殊重要的意义。死因统计研究人群死亡水平、死因构成、变动规律及发展趋势等。这些资料从死亡角度反映居民健康水平，反映各种疾病对人群生命危险的严重情况。死因统计资料可通过人群死因报告系统和疾病监测体系收集，也可通过对人群死因调查获得。我国卫生部在全国范围内开展过三次以癌症为重点的全死因回顾调查，即 1973—1975 年第一次调查，1990—1992 年第二次调查和 2004—2005 年第三次调查。其中，后两次为抽样调查。三次全国死因调查基本摸清了我国城乡居民死亡率水平及其主要死亡原因，尤其是癌症死亡的流行规律及分布特征。调查结果表明，我国城乡地区癌症死亡呈快速增长趋势，成为威胁我国居民的主要死亡原因。

在全国第三次死因调查数据中，宫颈、部位不明的子宫、子宫体、卵巢的恶性肿瘤死亡率超过 1/10 万，提示这些部位恶性肿瘤的发病率较高（表 4-11）。在近 30 年中，我国子宫颈癌的死亡率有很明显的下降趋势，反映我国子宫颈癌的防治取得实质性进展（表 4-12）。

表 4-11　第三次全国死因调查地区妇科肿瘤死亡情况

部位	ICD-10	死亡率（1/10 万）	标化率（1982 年）（1/10 万）	构成（%）
宫颈	C53	2.86	1.89	2.86
子宫，部位不明	C55	2.71	1.80	2.72
子宫体	C54	1.62	1.08	1.62
卵巢	C56	1.44	0.97	1.45
外阴	C51	0.04	0.02	0.04
阴道	C52	0.02	0.01	0.02
其他的女性生殖器	C57	0.08	0.05	0.08
胎盘	C58	0.01	0.01	0.01
女性全部		99.95	63.69	100.00

表 4－12　全国三次调查子宫颈癌死亡率的变化

	1973—1975 年	1990—1992 年	2004—2005 年	1973—1990 年变化%	1990—2004 年变化%
死亡率	5.55	1.89	1.40	－74.77	－25.93
标化死亡率	5.70	1.64	0.94	－83.51	－42.68

（邹小农）

参考文献

1. 董景五. 国际疾病分类肿瘤学专辑. 第 3 版. 北京：人民卫生出版社，2003：63-65，66-67.
2. 董志伟. 中国癌症研究进展（7）. 北京：北京大学医学出版社，2004：212-240.
3. 陈君石. 食物、营养、身体活动和癌症预防. 北京：中国协和医科大学出版社. 2008：331-341.
4. 中华人民共和国卫生部. 全国第三次死因回顾抽样调查报告. 北京：人民卫生出版社，2008：22-23，25，41.
5. 中国疾病预防控制中心. 癌症的预防与早期发现. 北京：人民卫生出版社，2009：155-156.
6. P Boyle，D M Parkin. Statistical methods for registries // O M Jensen，D M Parkin，R MacLennan，C S Muir，R G Skeet. Cancer registry：principles and methods. Lyon：IACR Scientific Publication No. 95，1991：126-138，147，150.
7. WHO/IARC. Cancer incidence and mortality worldwide in 2008. http://globocan. iarc. fr.

第 5 章 肿瘤标志物及其在妇科肿瘤临床的运用

第一节 概述

一、肿瘤标志物的定义

肿瘤标志物（tumor marker）是 1978 年 Herberman 在美国 NCI 召开的“人类肿瘤免疫诊断”会上提出的，随后开始被公开引用。肿瘤标志物是指肿瘤组织和细胞由于癌基因及其产物的异常表达所产生的抗原和生物活性物质，在正常组织或良性疾病几乎不产生或产生甚微。它反映了肿瘤的发生和发展过程以及癌基因的活化程度，可在肿瘤病人的组织、体液和排泄物中检出，是检测肿瘤的敏感标志。作为理想的肿瘤标志物需要具备以下特点：（1）特异性强；（2）灵敏度高；（3）表达量与肿瘤组织多寡成正比；（4）血清中的含量与肿瘤组织多寡成比例。目前尚没有发现一种肿瘤标志物能够完全达到上述要求，但是有些肿瘤标志物仍有一定的临床应用价值。

绝大多数体液中的肿瘤标志物既存在于肿瘤患者中，也存在于正常人和非肿瘤患者中，只是在肿瘤患者中的浓度高于正常人和非肿瘤患者。大多数肿瘤标志物在某一组织类型的多个肿瘤中呈阳性，但阳性率高低不一，往往把阳性率较高的一种肿瘤或一类肿瘤作为这一标志物的应用对象。除少数肿瘤外，某一特定肿瘤常有多个肿瘤标志物可以呈阳性。即使一个特定的肿瘤，在不同的时期、不同病理类型、不同的预后，呈现阳性的肿瘤标志物可能不同，或相同的肿瘤标志物阳性率不同，增加了肿瘤标志物临床应用的复杂性。

二、肿瘤标志物的分类

目前肿瘤标志物没有统一的分类。一般根据其来源可分为细胞肿瘤标志物和体液肿瘤标志物两种。细胞肿瘤标志物主要是指肿瘤组织或肿瘤细胞膜上表达的标志物，如生长因子、癌基因以及癌基因表达的产物等。体液肿瘤标志物是由肿瘤组织分泌到外周血和尿等体液物质中的标志物，其浓度高于正常生理水平，如肿瘤相关抗原：CEA、AFP 和 CA 系列抗原等。这种分类较为简单。也有学者将其分以下四类：（1）蛋白质类肿瘤标志物；（2）酶类肿瘤标志物；（3）癌基因与抑癌基因类肿瘤标志物；（4）其他类的肿瘤标志物，如淋巴因子等。还有学者将肿瘤标志物分为五大类：（1）胚胎、胎盘性抗原，如 CEA、AFP 等；（2）癌相关抗原，如 CA125、CA19－9 等；（3）癌相关同工酶，如乳酸脱氢酶（LDH）、神经原特异性烯醇酶（NSE）等；（4）激素类，如人绒毛膜促性腺激素（hCG）、雌激素（E2）、睾酮（T）等；（5）肿瘤相关物质，如铁蛋白、免疫抑制酸性蛋白。

三、肿瘤标志物的临床意义

现有的肿瘤标志物临床应用的价值在于：（1）肿瘤高危人群的筛查：主要是用快速的试

验，将表面健康的人区分为可能患病者和可能无病者。筛查不具有诊断意义，阳性者必须进一步检查确诊。由于肿瘤标志物的敏感性和特异性都不是很高，从而使肿瘤标志物用于普查时受到限制。（2）原发肿瘤的诊断和鉴别诊断：虽然肿瘤标志物特异性和敏感性都不是很高，但它是发现早期无症状肿瘤患者的重要线索，作为肿瘤的辅助诊断工具，广泛应用于临床。有些肿瘤标志物如 AFP、β－hCG 等还有助于肿瘤的确诊。肿瘤标志物还能提供有用的信息帮助区分良、恶性肿瘤。大多数肿瘤标志物与疾病分期有关，且其浓度与肿瘤大小或分期之间通常存在着关联。（3）肿瘤治疗疗效的观察：大部分肿瘤标志物的值和肿瘤治疗效果相关。有效的治疗后，肿瘤标志物会明显下降，其下降的程度一般能反映治疗效果的程度。（4）复发和转移的监测：肿瘤在有效的治疗后，肿瘤标志物会下降到正常水平，如果标志物再次升高，提示肿瘤有复发和转移的可能。（5）预后的判断：有些肿瘤标志物与肿瘤的预后相关，标志物可以帮助判断肿瘤的预后。（6）有些肿瘤标志物还可以用于治疗，包括基因治疗和免疫治疗等。

四、肿瘤标志物临床应用中存在的问题

尽管肿瘤标志物在肿瘤检测中的作用日益广泛和成熟，但因为这些肿瘤标志存在着非特异性，从而使得肿瘤标志物在临床作为辅助肿瘤诊断、监测疗效及判断复发的标志时，还存在诸多问题。

临界值是肿瘤标志物临床评价的生命线。而我国还未建立类似临界值，只能参考国外资料或数据。此外，在对肿瘤标志物进行评价时，一般要按照临床流行病学原理和方法来确定肿瘤标志物的临界值及临床诊断价值，并与公认的最准确的诊断方法金标准进行比较，得出该肿瘤标志物的灵敏度、特异性、阳性预测值和阴性预测值、准确性等，才能确定此项肿瘤标志物的诊断价值。而实际工作中，临床医生没有很好的理解肿瘤标志物的临床价值和各种实验的特点。把各类肿瘤标志物及其检测技术不加评价地用于普通正常人群的筛查，既降低了实验效能，又增加了患者的经济负担。

肿瘤标志物的检测方法有多种，不同测定系统之间的校准不统一，来自于实验的整个过程和用于实验的试剂、仪器的实验室间变异较大。这些元素导致了无法保证肿瘤标志物检测结果的可比性和溯源性。

第二节 肿瘤标志物在妇科肿瘤的应用

一、CA125 抗原

1981 年 Bast 等以卵巢浆液性囊腺癌细胞株 OVCA433 作为抗原所产生的单克隆抗体 OC125，可以识别卵巢上皮癌的肿瘤抗原，这种抗原称为 CA125。CA125 抗原是一种细胞表面糖蛋白，分子量在 500 000 道尔顿以上。CA125 组织分布广泛，可在下列组织中检出：（1）间皮细胞组织，包括胸膜、腹膜和心包膜；（2）苗勒管上皮，包括输卵管、子宫内膜及子宫颈内膜；（3）自间皮细胞及苗勒管衍生物所发生的肿瘤，包括卵巢上皮癌、输卵管癌、子宫内膜癌、子宫颈癌以及间皮细胞瘤等；（4）其他苗勒管衍生物的良性肿瘤、子宫内膜异位症、腹膜炎性反应及腹腔结核等。妇女在月经周期以及妊娠期时，CA125 的值也会有波动。但是妇科良性疾患的血清 CA125 值较低，而卵巢上皮癌的 CA125 值则很高。Bast 等建立了一种检测血清中 CA125 抗原的放射免疫测定方法，检测了 101 例卵巢患者和 888 例健

康人血清，结果82%的卵巢癌患者血清CA125大于35U/ml，而仅有1%的正常人血清CA125值大于35U/ml。因而，以35U/ml作为正常血清CA125水平的标准，其敏感性为82%。连丽娟等检测了正常妇女、良性妇科疾病以及卵巢癌病人血清的CA125值，以35 U/ml作为CA125正常值标准，其敏感度和特异度分别为93.5%和75.2%。同样以35 U/ml作为CA125正常值标准，Hoffmann等对287例卵巢上皮癌患者血清进行CA125检测，结果敏感性为93%。以上结果说明，CA125是卵巢上皮癌敏感的肿瘤标志物。CA125在血清和组织中的检测结果有时并不符合，如CA125在组织中的检测结果为阴性，而血清测定结果却为阳性。这可能是因为原发肿瘤组织内不存在或仅存在少量CA125抗原，但由于肿瘤广泛种植腹膜，使腹膜产生大量CA125从而使血清CA125阳性。另一方面，在某些肿瘤组织中可以检测到CA125抗原的存在，而血清检测却为阴性。这可能是由于肿瘤组织中虽然有CA125抗原的存在，但其量很少，因而血液循环中的量更少而不易测出。

CA125在卵巢癌高危人群筛查中的应用价值还有争论。临床研究证明，Ⅰ期卵巢上皮癌的5年生存率可达到85%以上，但是临床上70%～80%的卵巢癌患者就诊时已属Ⅲ期或Ⅳ期，而晚期卵巢上皮癌的5年生存率仅在20%～30%之间。因此从理论上讲，卵巢癌高危人群的筛查，提高早期卵巢癌的诊断率，对于改善卵巢癌病人的预后有重要意义。Menon等对22 000名绝经后妇女进行了CA125的检测，并同时行B超检查，结果两者联合检测对卵巢癌诊断的敏感性达到79%，但对早期卵巢癌的敏感性只有50%。Jones等也得到了相似的结论。Woolas和van Haaften-Day等同时测定CA125、OVX1和M-CSF三个肿瘤标志物，其中任何一个升高均算作阳性，结果对早期卵巢癌的诊断敏感性高达98%，但其特异性却大大下降。Crump认为，在众多的卵巢上皮癌肿瘤标志物中，CA125的应用价值最具有潜力。但Jacobs等报道了一个大样本的随机对照研究结果，21 935名年龄大于45岁的绝经后妇女被随机分为两组，一组用CA125联合超声检查的方法进行筛查，并对筛查到的卵巢癌病人进行及时的正规治疗，另一组作为对照，不进行CA125和超声检查，仅仅严密随诊。7年后，两组的死亡率却没有差别。因而，该作者认为，用CA125和超声方法筛查卵巢癌高危人群是否有价值尚需要更进一步的研究。

目前尚缺乏对卵巢癌的早期诊断既有较高的敏感性同时又有较高的特异性的肿瘤标志物。有学者报道，CA125联合盆腔B超检查，有助于提高卵巢癌诊断的特异性。Gadducci等报道，CA125联合D-二聚体检测56例卵巢上皮癌和65例卵巢良性疾病，结果敏感性为73%，特异性100%。Woolas等联合CA125、OVX1、LASA、CA15-3和CA72-4共5种卵巢上皮癌肿瘤标志物对卵巢癌和卵巢良性疾病的病人进行检测，达到了敏感性和特异性分别为90.6%和93%的理想结果。因此CA125与其他卵巢上皮癌肿瘤标志物联合检测，可以提高敏感性和特异性。

CA125在卵巢癌病情监测中也发挥着重要的作用。卵巢癌在化疗过程中仅依靠一般的临床检查很难评价其疗效。Vergote等在化疗期间连续测定血清中CA125的值，发现92%的患者的CA125水平与化疗的疗效有关。化疗无效的患者在临床进展前的1～8个月（平均3个月）CA125水平开始升高；化疗有效的患者于第一个疗程治疗4周后，CA125水平下降30%～95%（平均65%），化疗三个月后CA125水平降至正常。这表明CA125的测定有助于早期判定卵巢癌的化疗疗效，以便决定化疗是否继续进行。

CA125水平还是监测卵巢上皮癌治疗后有无复发的有效标志物。Rustin等研究发现，卵巢上皮癌病人在出现临床复发之前，约有70%患者的CA125水平升高，而且这一升高一般要比临床发现复发提前4个月。由于肿瘤的大小和肿瘤的数量与卵巢上皮癌的预后有关，所以如果能及时发现肿瘤的复发，将有利于改善病人的预后。对于卵巢癌的病情监测，临床普遍以 35U/ml 作为 CA125 的正常值。Noloff 等报道，CA125 预示肿瘤临床复发的特异性和敏感性分别为 88%和 94%。不少作者根据二次剖腹探查手术的结果来评估血清 CA125 的阳性预测值和阴性预测值，发现血清 CA125 大于 35U/ml 者几乎所有病例的腹腔内都有病灶，阳性预测值为 100%。而血清 CA125 小于 35U/ml 的病人，阳性预测值却不高，仅有 33%～50%。Gallion 曾对临床完全缓解而血清 CA125 小于 35U/ml 的患者进行二次剖腹探查手术，发现 CA125 值虽然已经正常，但其绝对值的多少，对体内是否存在癌灶的预测仍有价值。CA125 小于 7U/ml 时，仅 21%的患者体内可见肉眼癌灶，而 CA125 在 20～35U/ml 时，92%的患者体内存在肉眼或镜下癌灶。所以，该作者认为对临床完全缓解的患者，评估其体内是否有癌灶时，应将 CA125 的界限划在 20U/ml，从而可以提高其阳性预测值。

血清 CA125 的表达量与卵巢上皮癌预后的关系尚存在争议。有许多学者对 CA125 与卵巢上皮癌的预后关系进行了研究。大多数作者认为，CA125 水平高低并不是卵巢上皮癌独立的预后因素。亦有作者报道，在卵巢Ⅰ期上皮癌中，CA125 水平是重要的预后因素。该研究对 201 名Ⅰ期卵巢上皮癌患者的分析发现，CA125 水平高于 65U/ml 的患者，其死亡风险是 CA125 水平低于 65U/ml 患者的 6.37 倍。Fayers 等分析了 248 例卵巢上皮癌患者第三次化疗之前的 CA125 水平，并以 70U/ml 作为 CA125 值的分界线，将病人分为两组。结果发现，CA125 值高于 70U/ml 的一组中，57%的患者在 12 个月内出现病情进展或死亡，而在 CA125 值低于 70U/ml 的一组中，80%的患者均无病存活。该作者认为，CA125 值高于 70U/ml 的一组病人中，仍有 43%的患者能存活 12 个月，说明 CA125 作为单独一种肿瘤标志物很难准确预测病人的预后。CA125 与其他肿瘤标志物联合检测来预测卵巢上皮癌的预后正在研究之中。

CA125 的单抗还可应用于卵巢癌的免疫治疗。应用 CA125 的单克隆抗体 OC125 进行卵巢癌免疫治疗的报道较少。Ma 等利用 DL-乳酸-己醇酸结合的鼠单抗制成的生物降解免疫微球，用于诱导体液和细胞免疫反应。该单抗可以识别人卵巢癌抗原 CA125。结果显示，免疫微球导致了 T 细胞的应答反应。Schultes 等研究也发现 CA125 的单抗能产生介导肿瘤细胞杀伤作用的 Fc 片断。这些研究结果提示，CA125 的单抗为卵巢癌的免疫治疗提供了可能性。

子宫内膜癌的患者中，有一部分可以有 CA125 升高，但其敏感性和特异性都比较低，临床中较少应用。

二、癌胚抗原（carcinoembryonic antigen，CEA）

CEA 是 1965 年 Gold 和 Freeman 等首先从大肠癌中发现的，它是分子量为 180KD 的糖蛋白。CEA 是一个广谱性的肿瘤标志物，它在多种肿瘤中表达，特别多见于消化道肿瘤，在多种妇科肿瘤患者的肿瘤组织及血清中也检测到了 CEA。在妇科恶性肿瘤中，子宫颈癌、子宫内膜癌、卵巢上皮癌及非上皮性癌，血清阳性率分别为 41.7%、37.6%、39.5%及 30.3%。已有的研究表明，血清中 CEA 浓度与肿瘤分期、肿瘤范围、肿瘤组织中的 CEA 浓度及抗原代谢有关。由于 CEA 特异性不强，灵敏度不高，因而限制了它在临床中的应用。

三、CA19-9

CA19-9 属于肿瘤相关糖链抗原，是涎酸 Lea 末端半乳糖上连接唾液酸而成的糖神经节脂，血清中主要以黏蛋白的形式出现，相对分子量 500 万以上。CA19-9 在肝胆癌、胰腺癌、胃癌和结肠癌病人中均有升高。但急性胰腺炎、胆囊炎、肝炎和肝硬化中少数患者CA19－9也有不同程度的升高。在妇科肿瘤中，CA19－9在卵巢上皮性癌增高为37%～53%。卵巢黏液性囊腺癌血清CA19－9增高达76%，卵巢浆液性囊腺癌为29%。此外，子宫内膜癌血清CA19－9增高为27%，子宫颈癌为14%，卵巢良性肿瘤为20%，CA19－9和CA125联合检测，可以提高卵巢黏液性癌及透明细胞癌的诊断敏感性。

四、甲胎蛋白（alpha-fetal protein，AFP）

AFP是单链多肽，相对分子量为70 000道尔顿，糖含量为3%。主要由胚胎肝脏和卵黄囊合成，胎儿胃肠道也有少量合成，妊娠3周后合成减少，出生后含量很低。胚胎中可检测到AFP，随着胚胎的发育成熟，血清内AFP相应减少。至出生后数日或数周即不能测出，所以正常人血清中检测不到AFP。卵巢卵黄囊瘤患者大多有AFP的升高，Kawai等报道阳性率为100%，未成熟畸胎瘤为61.9%，这对于鉴别卵巢肿瘤的类型很有价值。若血清检测阳性，AFP亦可作为患者治疗后随访的一个重要指标，若AFP值持续不降低，往往预示病变持续存在，若AFP值降至正常后复又升高，往往预示肿瘤复发。凡卵巢肿瘤患者，尤其是年轻患者在术前均应检测AFP以期发现生殖细胞肿瘤。

五、人绒毛膜促性腺激素（human chorionic gonadotropin，hCG）

hCG是一种糖蛋白激素，相关分子组成了hCG分子家族。hCG分子家族在分子水平的结构上具有多型性的特点。通过对hCG分子家族的测定，可以诊断妊娠以及妊娠有关的疾病，特别是对于滋养细胞肿瘤。

hCG绝大多数是由合体滋养细胞分泌的，细胞滋养细胞也可以产生，但是量很少。国内外关于hCG的测定方法很多，最初为生物测定，由于特异性和试验稳定性较差现在几乎被淘汰。近年来主要为免疫测定，包括放射免疫的测定法、免疫放射测定法和非放射性核素测定法。

有人研究表明，每产生1 IU hCG需要10^5个滋养细胞工作一天。滋养细胞疾病患者的血清中，hCG的含量可以反映体内生长活跃的滋养细胞的含量。葡萄胎排出后60～90天，血清hCG仍未降到正常范围，或持续不下降甚至上升者，提示可能已发生恶变。正常分娩和流产后血清hCG常在1～3周内转成正常，个别长达4～8周才消失。如超过这一时限，hCG仍维持在高水平，则高度怀疑为绒癌。如果合并子宫增大、阴道不规则出血及出现阴道、肺或其他部位转移时，则可以明确诊断。hCG含量的变化也可以指导化疗、监测病情变化和评价治疗的疗效。hCG还可以用于侵蚀性葡萄胎或绒癌治疗后的随诊，监测是否有复发。

六、鳞状细胞癌抗原（squamaus cell carcinoma antigen，SCC）

SCC是鳞状上皮癌相关抗原TA－4的亚单位，是一种分子量为48 000道尔顿的糖蛋白。1977年由Kato等从宫颈的鳞状上皮细胞中分离出来。SCC存在于子宫、子宫颈、头颈等鳞状上皮细胞的胞浆中，SCC在高、中分化的子宫颈鳞癌中敏感，对低分化鳞癌和子宫颈腺癌敏感性差。SCC的量有随着子宫颈鳞癌患者病情加重、病理分级的增高而增加的趋势。治疗前SCC升高是早期子宫颈癌的独立预后因素。一部分子宫内膜腺鳞癌患者也可以有SCC的升高。

七、组织多肽性抗原（tissue polypeptide antigen，TPA）

TPA是1957年瑞典Bjorklun从肿瘤组织中分离出来的一种不含糖和脂的蛋白质，分子量范围在 17～40KD 之间。目前认为 TPA 是一个增殖分化的标志，在消化道肿瘤、乳腺癌、泌尿系统肿瘤和呼吸道肿瘤中均有升高。Panza 等检测了 81 例卵巢癌，171 例正常人和 105 例非卵巢癌的其他肿瘤患者血清中的 TPA，其诊断卵巢癌的敏感性为 78.6%，特异性 96.5%。吴令英等动态观察了 19 例卵巢癌治疗后的 TPA 和 CA125 变化结果，发现 TPA 和 CA125 二者与病情转归是一致的，提示 TPA 在卵巢癌的病情监测中有较好的应用前景。

八、乳酸脱氢酶（lactic dehydrogenase，LDH）

LDH 是卵巢癌专有性不强的肿瘤标志物。许多学者认为，正常组织癌变后，糖的无氧酵解增强，促糖酵解的关键酶活性升高。Yuce 等研究发现，卵巢癌中 LDH 的含量明显高于卵巢良性疾病，而且 LDH 的含量与卵巢癌的分期和组织分化有关，因而认为 LDH 可以预测卵巢癌的预后。

九、乳腺癌易感基因（breast cancer susceptibility，BRCA1）

90 年代初，通过遗传连锁分析发现早发性家族遗传性乳腺癌的发生与染色体 17q21 的一个基因突变有关，并将其命名为乳腺癌易感基因 BRCA1。人 BRCA1 基因组 DNA 全长约 100kb，约 5.6kb 的编码序列，其蛋白的分子量约 220kD。研究发现，约 80%～90%的遗传性卵巢癌患者携带 BRCA1 的胚系突变，而在散发性卵巢癌患者中仅有约 10%～20%为 BRCA1 突变携带者，但无论在遗传性还是散发性卵巢癌中，约有 90%患者其癌组织的 BRCA1 mRNA 及蛋白表达下降。因此，认为 BRCA1 是一种抑癌基因，其表达的下降与遗传性及散发性卵巢癌的发生发展均有关。

作为一种抑癌基因，BRCA1 有抑制肿瘤生长的作用。体外实验证明，BRCA1 mRNA 或蛋白表达下降，则细胞增殖明显增加，而将 BRCA1 基因直接导入这些细胞，细胞生长则受到抑制。另外，BRCA1 蛋白的过度表达，可导致肿瘤细胞凋亡，这也是 BRCA1 作为肿瘤抑制基因的直接生物学证据。其次，BRCA1 具有转录调节因子的作用，参与 p21、c-myc 等基因的转录。BRCA1 还参与细胞周期调节，介导细胞凋亡等过程，在正常细胞的生命活动中亦发挥重要作用。

在对 BRCA1 与卵巢癌相关的基础研究中发现，在遗传性卵巢癌中 BRCA1 突变率高，存在突变热点，其中检测较多的包括 185delAG 和 5382insC，二者在犹太人群中突变频率各约 1%～2%，在犹太人群的卵巢癌患者中突变频率为 41.5%。BRCA1 基因的杂合型缺失（LOH）研究显示，其在遗传性卵巢癌的发生率可达 90%，在散发性卵巢癌的发生率在 30%～60%之间。Werness 等对 1 例携带 BRCA1 突变的高危妇女行预防性卵巢切除，结果发现为卵巢原位癌，并进行癌上皮和正常间质细胞的 BRCA1 及 p53 的 LOH 检测，发现二者均为阳性，提示 LOH 也可能为 BRCA1 失活的机制之一，并可能发生于卵巢癌的早期。

BRCA1 可应用于卵巢癌高危人群的筛查和早诊。携带 BRCA1 突变基因的妇女，一生中患卵巢癌的危险性达 65%，因此，有必要进行 BRCA1 突变筛检。BRCA1 在遗传性乳腺癌、卵巢癌患者中的突变率最高约 50%～100%，在卵巢癌和/或乳腺癌患者的 1～3 级亲属中突变携带率约 10%～30%，在普通人群中不到 0.1%。因此，BRCA1 突变检测的对象主要是卵巢癌乳腺癌患者的 1～3 级亲属，以期达到预防和早期发现卵巢癌的目的。Piver 等对 324 名接受预防性双卵巢切除的妇女行回顾性研究发现，在切除双卵巢后 10 年内有 6 例妇女（1.8%）发生了原发性腹膜癌。预防性手术的适宜年龄尚未确定，但需考虑家族性遗传性乳腺癌、卵巢癌的平均发病年龄为 40 岁这一因素。化学治疗是卵巢癌的主要治疗方式之一，但尚未证实药物能降低有遗传癌变倾向者发生癌症的危险性。

BRCA1 与卵巢癌的临床指标及预后的关系还在研究之中。Barakat 等对 BRCA1 杂合型个体预防性卵巢切除，对切除卵巢进行组织病理学、免疫组化（BRCA1、p53、Her－2 的表达、Ki－67 表达、TUNEL 表达）定量分析，结果显示临床上 BRCA1 杂合型正常的卵巢在组织学、分子标志、细胞增殖方面没有癌前病变的证据。Casey 等的研究分析有遗传性乳腺癌、卵巢癌家族史的 BRCA1 携带者与非携带者预防性切除卵巢的组织形态学变化的差别，发现前者并不存在卵巢组织异型性、交界性肿瘤等改变，二者之间唯一有显著性差异的是突变携带者的卵巢表面微乳头存在率更高。原发性卵巢癌 BRCA1 突变的携带者与非携带者在初诊年龄上未见显著差异。Otis 通过对各类型卵巢上皮癌 BRCA1 的 LOH 检测，发现浆液性乳头状囊腺癌中发生率高（5/6），透明细胞癌及交界性肿瘤发病率低（1/8、1/7），提示不同细胞类型及生物学行为的卵巢上皮癌的癌变机制可能不同。Peyrat 等对 84 例有家族史的乳腺癌和/或卵巢癌患者行 BRCA1 系统测序，发现携带 BRCA1 突变患者的肿瘤病理级别为 G3，多数无淋巴结转移。目前，BRCA1 突变状况尚不能作为判断卵巢癌预后的独立因素。有关 BRCA1 对临床疾病发展的影响需要进一步研究。

BRCA1 还可用作卵巢癌的基因治疗，其原理主要是将携带 BRCA1 基因的反转录病毒输入患者体内，诱导 BRCA1 蛋白在患者体内的表达，从而发挥其抑癌基因的作用。BRCA1 应用于卵巢癌基因治疗的第一代产品是以反转录病毒为载体的 LXSN－BRCA1sv，因被补体中和不能在腹腔中稳定存在而停止于二期临床实验。第二代产品 MFG－BRCA1，仍以反转录病毒为载体，但具有补体抵抗性，且包含 BRCA1cDNA 的全长序列，并已通过 FDA 认证。临床前期实验表明比 LXSN－BRCA1sv 更稳定、更有效，显示出较好的临床应用前景。

十、C－erbB2

C－erbB2 是 EGFR 家族中的一员，能够形成分子量为 185 000 道尔顿的蛋白。Slaman 等首次报道了 C－erbB2 癌基因活化与卵巢癌的发生有关。进一步的研究发现，26%～32% 的卵巢癌有 C－erbB2 的扩增和过度表达。有作者报道，C－erbB2 在卵巢癌的发生和发展过程中起主要作用，是卵巢细胞恶性变的标志，从而提示 C－erbB2 表达的检测有助于卵巢癌的早期诊断。Meden 等研究发现，C－erbB2 高表达的卵巢癌患者，其复发和转移时间明显短于 C－erbB2 低表达或不表达的卵巢癌患者。Berckuk 等也研究发现，C－erbB2 高表达患者的 5 年生存率显著低于阴性表达者，说明 C－erbB2 表达可成为评估卵巢癌预后的标志。Xu 等研究发现，C－erbB2 的过度表达还可以使肿瘤对化疗产生耐药。由于 C－erbB2 表达于细胞表面，因而使得它成为理想的抗体治疗的靶分子。目前，C－erbB2 单抗已经在转移性乳腺癌的治疗中发挥着重要的作用，相信它也会成为卵巢癌生物治疗的效应分子和理想的导向载体。

十一、nm23 基因

nm23 基因是 Steeg 等对转移能力不同的肿瘤细胞株进行克隆差异杂交分析时发现的一个具有抑制肿瘤细胞转移作用的基因，因而命名为 nm（non metastatic）。Qian 等研究发现，nm23 蛋白在卵巢上皮癌中的表达率为 38.6%，有盆腔淋巴结转移的患者其 nm23 的表达明显降低，只有 18.2%，而且有 nm23 蛋白表达的患者的生存期显著长于无 nm23 表达的患者。

十二、MDR1 基因

MDR1 基因又称为多药耐药基因（multidrug resistance gene），是第一个被确定的多药耐药基因，它编码相对分子量为 170KD 的 P－糖蛋白（P－gp）。以往的研究表明，P－gp 在卵巢癌组织中的阳性表达率为 15％～40％，接受化疗或复发者的阳性表达率增加。但 P－gp 表达与肿瘤的病理类型和预后的关系尚存在争议。Zquierdo 等通过研究发现，P－gp 不能介导铂类和烷化剂等药物的耐受，其表达与晚期卵巢癌患者的化疗反应和预后不相关。也有学者认为，在判断临床用药时检测 MDR1 耐药相关基因的表达可得到一定的耐药信息，对临床化疗方案的制订将有较大的指导价值。

十三、Kallikrein（KLK）基因家族

KLK 基因是属于丝氨酸蛋白酶家族的一组蛋白分解酶。最早的研究认为，KLK 基因家族只包括 3 个基因，即 KLK－1、KLK－2 和 KLK－3。最近 2～3 年的时间，又陆续发现了许多 KLK 基因家族成员。目前认为 KLK 基因家族包括 KLK－1 至 KLK－14 共 14 个基因成员。许多组织中可检测到 KLK 基因的表达，如肾、胰腺、前列腺、脑和生殖器官等。Diamandis 等首次报道了卵巢癌患者中 KLK－6 和 CA125 的测定结果，发现 KLK－6 和 CA125 的变化具有相关性，认为 KLK－6 可能会成为卵巢癌的一种新的肿瘤标志物。在前列腺癌、乳腺癌、内膜癌和卵巢癌组中发现了 KLK－4 的表达，而且其表达水平与病情有关，是潜在的监测病情的肿瘤标志物。Yousef 等研究发现了 KLK－9 基因，并认为 KLK－9 有可能会成为卵巢上皮癌有前景的能预测预后的肿瘤标志物。KLK－5 和 KLK－11 也被认为与卵巢癌有关，有望成为新的卵巢癌肿瘤标志物。

十四、其他

还有许多被认为有可能会成为卵巢癌肿瘤标志物的基因正在研究之中，如 mmp－2 和 CR 等，但包括 CA125 在内的各种与妇科恶性肿瘤有关的肿瘤标志物中，尚没有一种达到 Cantarow 提出的关于早期诊断的要求：（1）存在于血清中；（2）在病灶局限的病人中能检查出；（3）对卵巢癌是特异的。由于卵巢癌的发生和发展过程中有多种癌基因的变化，它们各自出现的时间不同，意义也不同，因而临床上倾向于几种肿瘤标志物的联合检测，如联合 CA125 和 CA19－9 检测，联合 CA125、OVX1 和 M－CSF 检测，以期达到对卵巢癌的早期诊断，提高诊断的特异性和敏感性，与其他疾病的正确鉴别诊断和对预后的准确判断等等。另一方面，许多学者正致力于寻找新的肿瘤标志物的研究，如对卵巢癌肿瘤抗原新基因的研究，希望能发现卵巢癌的特异的肿瘤标志物，从而解决卵巢癌诊断和治疗过程中的棘手问题。随着各种技术的不断发展，卵巢癌肿瘤标志物的研究必将越来越深入，最终达到卵巢癌早期诊断和病情监测的理想目的，为改善卵巢癌病人的不良预后提供可能性。

第三节　肿瘤标志物的检测技术

尽管可以用于肿瘤标志物的检测技术很多，但真正用于临床检测的技术只有数种，主要有以下几方面：

生物化学技术：利用该技术可以测定肿瘤细胞产生并分泌到体液中的肿瘤标志物，这种没有损伤性，并可以进行定量测定。由于肿瘤标志物的含量与肿瘤活动度有关，所以它对于

肿瘤患者的监测是有意义的。

免疫组织化学技术：该技术可以从形态学上阐明细胞分化、增殖和功能变化的情况，有助于确定肿瘤组织类型分部，进行肿瘤定位、分期、预后和临床特征的分析。

肿瘤免疫显像技术：具体来说就是主要利用放射性标记的肿瘤标志物（抗体），确定肿瘤积蓄的细胞、组织和器官，进行肿瘤定位，从而有利于进一步实行治疗。

基因诊断技术：随着人类基因组计划研究完成，应用新的生物学技术，通过分析基因结构和功能的改变，进行肿瘤发病机制等的研究也是肿瘤标志物的重要研究内容。基因诊断技术具有其特有的高灵敏性和高特异性，可以直接查明基因水平的变化，已经开始应用于肿瘤诊断和病因学的研究。

酶联免疫吸附试验（ELISA）：其检测浓度可达 ng/ml，不需要特殊仪器装置，简便，容易掌握，一般实验室即可操作，价格便宜，检测项目最多。但其操作步骤和影响因素较多，易造成假阴性和假阳性。所以，每次检测均需设定阳性和阴性对照进行排除。

PCR 及相关技术：1985 年美国 Cetus 公司 Kary Mullis 博士首创出 PCR 技术，这是一种极为简便和快速的体外扩增 DNA 的方法，能在很短时间内，通过变性、退火和延伸，使数量仅几个拷贝的基因放大上百万倍，极大地提高了 DNA 扩增率，PCR 已成生物学普遍应用的技术。PCR 具有诸多特点，如简便、快速、灵敏度高，不足之处为由于过分敏感，容易污染，需特别注意使用专用器具、专用场所等。

核糖核酸印迹（northern blot）、脱氧核糖核酸印迹（southern blot）、原位杂交（FISH）等技术也用于一些肿瘤标志物的检测。

20 世纪 90 年代后期，随着计算机信息化的飞快发展和人类基因组测序的完成，后基因组学、蛋白组学研究不断取得进展，芯片技术、纳米技术也不断发展，开发准确、快速、自动化、大量分析和鉴定新基因及其功能技术成为后基因组时代的首要任务，基因芯片技术、组织芯片技术和蛋白质芯片技术用于肿瘤标志物的监测越来越成为可能。一些重要技术进一步完善，还出现了一些新技术。如双向电泳（2－DE）、生物芯片、表面增强激光解吸电离飞行时间质谱（SELDI－TOF－MS）等，目前，这些技术均在筛选和发现新的肿瘤标志物方面发挥着巨大的作用。肿瘤分子生物标志的研究正在起步，方法学正向着灵敏、特异、重复性好、适合推广的方向改进，这对于肿瘤的诊断、治疗和预防将起重要的促进作用。

综上所述，伴随着肿瘤蛋白质组学基础研究的快速进展，新的肿瘤标志物不断出现，肿瘤标志物检测技术也正飞速地发展和日益完善，正朝着更敏感、更特异、更准确、更快速、少样品、广谱性分析、高通量、自动化的方向推进，相信通过基础和临床科学家的共同努力，一定会提供肿瘤早期诊断和有效治疗措施。

（王建东）

参考文献

1. 连利娟. 卵巢肿瘤标志物及其对病情监测的意义. 实用肿瘤杂志，1993，8：195-197.
2. 吴令英，孙建衡，王希霞，等. 组织多肽抗原在卵巢癌诊断及监测中的应用. 中华妇产科杂志，1998，33：92-93.
3. 王建东，章文华，吴令英，等. 卵巢上皮癌相关肿瘤抗原新基因的研究. 中国优生与遗传杂志，2010，18：12-15.
4. 王建东，章文华，吴令英，等. BARD1 剪切变异体在卵巢癌组织的表达及临床意义. 中国优生与遗传杂志，2010，18：32-33.
5. Andre TB，Cecelia HB，Jacqueline ML，et al. Soluble epidermal growth factor receptor（SEG-FR）and cancer antigen 125（CA125）as screening and diagnostic test for epithelial ovarian cancer. Cancer Epidemiology，Biomarkers and Prevention，2005，14：306-309.
6. Borras G，Molina R，Xereavins J，et al. Tumor antigens CA19-9，CA125，and CEA in carcinoma of the uterine cervix. Gynecol Oncology，1995，57：205-211.
7. Filella X，Friese S，Roth HJ，et al. Technical pertormance of the Elecsys（R）CA72-4 test：development and field study. Anticancer Res，2000，20：5229-5232.
8. Kim YT，Yoon BS，Kim JW，Kim SH，et al. Pretreatment levels of serum squamous cell carcinoma antigen and urine polyamines in women with squamous cell carcinoma of the cervix. International Gynaecology and Obstetrics，2005，91：47-52.
9. Kyo S，Kanaga T，Takakura M，et al. Human telomerase reverse transcriptase as a critical，determinant of telomerase activity in normal and malignant endometrial tissues. International Journal of cancer，1999，80：60-63.
10. Carico E，Bucci B，Atlante M，et al. E-cadherin and α-catenin expression during tumor progression of cervical carcinoma. Gynecologic Oncology，2001，80：156-161.
11. Ma J，Samue J，Kwon GS，et al. Expression of the macrophage colony-stimulating factor and its receptors in gynecologic malignancies. Cancer Immunol Immunother，1998，47：13-20.
12. Moss EL，Hollingworth J，Reynolds TM. The role of CA125 in clinical practice. Clinical Pathology，2005，308-312.
13. Russell PA，Pharoah PD，Foy KD，et al. Frequent loss of BRCA1 mRNA and protein expression in sporadic ovarian cancers. Int J Cancer，2000，87：317-321.
14. Moslehi R，Chu W，Karlan B，et al. BRCA1 and BRCA2 mutation analysis of 208 ashkenazi Jewish women with ovarian cancer. Am J Hum Genet，2000，66：1259-1272.
15. Werness BA，Parvatiyar P，Ramus SJ，et al. Ovarian carcinoma in situ with germline BRCA1 mutation and loss of heterozygosity at BRCA1 and TP53. J Natl Cancer Inst，2000，92：1088-1091.
16. Gronlund B，Hogdall C，Hilden J，et al. Should CA-125 response criteria be preferred to response evaluation criteria in solid tumors（RE-CIST）for prognostication during second-line chemotherapy of ovarian carcinoma. Clinical oncology，2004，22：4051-4058.
17. Brarakat RR，Federici MG，Saigo PE，et al. Absence of premalignant histologic，molecular，or cell biologic alterations in prophylactic oophorectomy specimens from BRCA1 heterozygotes. Cancer，2000，89：383-390.
18. Casey MJ，Bewtra C，Hoehne LL，et al. Histology of prophylactically removed ovaries from BRCA1 and BRCA2 mutation carriers compared with noncarriers in hereditary breast ovarian cancer syndrome kindreds. Gynecol Oncol，2000，78：278-287.
19. Otis CN，Kress PA，Quezado MM，et al. Loss of heterozygosity in p53，BRCA1 and estrogen receptor genes and correlation to expression of p53 protein in ovarian epithelial tumors of different cell types and biological behavior. Hum Pathol，2000，31：233-238.
20. Ginath S，Menczer J，Friedmann Y，et al. Expression of heparanase，Mdm2，and erbB2 in ovarian cancer. Int J Oncol，2004，18：1133-1144.
21. Wang SC，Zhang L，Hortobagyi GN，et al. Targeting HER2：recent developments and future directions for breast cancer patients. Semin Oncol，2001，(6 Suppl 18)：21-29.
22. Yuce K，Baykal C，Genc C，et al. Diagnostic and prognostic value of serum and peritoneal fluid lactate dehydrogenase in epithelial ovarian cancer. Eur J Gynaecol Oncol，2001，22：228-232.
23. Yousef GM，Magklara A，Chang A，et al. Cloning of a new member of the human kallikrein gene

family, KLK14, which is down-regulated in different malignancies. Cancer Res, 2001, 61: 3425-3431.

24. Diamandis EP, Yousef GM, Soosaipillai AR, et al. Human kallikrein 6 (zyme/protease M/neurosin): a new serum biomarker of ovarian carcinoma. Clin Biochem, 2000, 33: 579-583.
25. Dong Y, Kaushal A, Bui L, et al. Human kallikrein 4 (KLK4) is highly expressed in serous ovarian carcinomas. Clin Cancer Res, 2004, 7: 2363-2371.
26. Yousef GM, Kyriakopoulou LG, Scorilas A, et al. Quantitative expression of the human kallikrein gene 9 (KLK9) in ovarian cancer: a new independent and favorable prognostic marker. Cancer Res, 2001, 61: 7811-7818.
27. Diamandis EP, Okui A, Mitsui S, et al. Human kallikrein 11: a new biomarker of prostate and ovarian carcinoma. Cancer Res, 2002, 62: 295-300.
28. Kim H, Scorilas A, Katsaros D, et al. Human kallikrein gene 5 (KLK5) expression is an indicator of poor prognosis in ovarian cancer. Br J Cancer, 2001, 84: 643-650.
29. Wu X, Li H, Kang L, et al. Activated matrix metalloproteinase-2-a potential marker of prognosis for epithelial ovarian cancer. Gynecol Oncol, 2002, 84: 126-134.
30. Herrera CA, Xu L, Bucana CD, et al. Expression of metastasis-related genes in human epithelial ovarian tumors. Int J Oncol, 2002, 20: 5-13.
31. Umemoto M, Yokoyama Y, Sato S, et al. Carbonyl reductase as a significant predictor of survival and lymph node metastasis in epithelial ovarian cancer. Br J Cancer, 2001, 85: 1032-1036.
32. Christine H, Holschneider M, Berek J, et al. Ovarian cancer: epidemiology, biology, and prognostic factors. Seminars in Surgical Oncology, 2000, 19: 3-10.
33. Yoshikawa K, Ogawa T, Baer R, et al. Abnormal expression of BRCA1 and BRCA1-interactive DNA-repair proteins in breast carcinomas. Int J Cancer, 2000, 88: 28-36.
34. Russo A, Zannz I, Tubiolo C, et al. Hereditary common cancers: molecular and clinical genetics. Anticancer Res, 2000, 20: 4841-4852.
35. Zheng L, Li S, Boyer TG, et al. Lessons learned from BRCA1 and BRCA2. Oncogene, 2000, 19: 6159-6175.
36. Joukov V, Chen J, Fox EA, et al. Functional communication between endogenous BRCA1 and its partner, BARD1, during Xenopus laevis development. Proc Natl Acad Sci USA, 2004, 98: 12078-12083.
37. Kleiman FE, Manley JL. The BARD1-CSTF-60 interaction links mRNA 3'end formation to DNA damage and tumor suppression. Cell, 2004, 104: 743-753.
38. Brzovic PS, Rajagopal P, Hoyt DW, et al. Structure of a BRCA1-BARD1 heterodimeric RING-RING complex. Nat Struct Biol, 2001, 8: 833-837.
39. Hashizume R, Fukuda M, Maeda I, et al. The RING heterodimer BRCA1-BARD1 is an ubiquitin ligase inactivated by a breast cancer-derived mutation. J Biol Chem, 2004, 276: 14537-14540.
40. Wang Jun, Luo Feng, Lu Jean J, et al. VEGF expression and enhanced production by gonadotropins in ovarian epithelial tumors. Int J Cancer, 2002, 97: 163-167.
41. Lee SH, Zhang W, Choi JJ, et al. Overexpression of the thymosin beta-10 gene in human ovarian cancer cells disrupts F-actin stress fiber and leads to apoptosis. Oncogene, 2001, 20: 6700-6706.
42. Hermsen MA, Meijer GA, Beller U, et al. Comparative genomic hybridization of microdissected familial ovarian carcinoma: two deleted regions on chromosome 15q not previously identified in sporadic ovarian carcinoma. Lab Invest, 2001, 81: 1363-1370.
43. Parrott JA, Nilsson E, Mosher R, et al. Stromal-epithelial interactions in the progression of ovarian cancer: influence and source of tumor stromal cells. Mol Cell Endocrinol, 2004, 175: 29-39.
44. Bingham C, Roberts D, Hamilton TC, et al. The role of molecular biology in understanding ovarian

cancer initiation and progression. Int J Gynecol Cancer, 2004, 11: 7-11.

45. Ahluwalia A, Yan P, Hurteau JA, et al. DNA methylation and ovarian cancer: analysis of CpG island hypermethylation in human ovarian cancer using differential methylation hybridization. Gynecol Oncol, 2003, 82: 261-268.
46. Fukushi Y, Sato S, Yokoyama Y, et al. Detection of numerical aberration in chromosome 17 and C-erbB2 gene amplification in epithelial ovarian cancer using recently established dual color FISH. Eur J Gynaecol Oncol, 2001, 22: 23-25.
47. Shridhar V, Lee J, Pandita A, et al. Genetic analysis of early- versus late-stage ovarian tumors. Cancer Res, 2004, 61: 5895-5904.

第 6 章　影像学诊断

第一节　影像学诊断与妇科肿瘤

在第 1 章中已指出，现代妇科肿瘤学与当代影像学的发展有颇大关联。肿瘤医师的培养应有影像学的内容。影像学在妇科肿瘤的筛查、诊断、治疗方案的制定，疗后随诊，复发的诊治都具有重要的意义。本章将对 B 超、CT、MRI、PET 及第 7 章核素在妇科肿瘤的使用及经验加以介绍。应当说，作者都是参与这些新技术的第一批肿瘤临床使用成长起来的专家。他们从各自专业的角度，介绍了有关的知识和经验，也指出了所存在的问题。妇科肿瘤医师应很好理解。

B 超检查应成为妇瘤临床常规检查，因其经济、方便、无害和能全面了解盆腔情况而可在妇科体检及肿瘤的筛查中使用。尤其是对卵巢肿瘤、宫体肿瘤的早期发现具有意义。

CT、MRI、PET 对肿瘤的诊断意义重大，尤其是对以往临床难以发现的肿瘤病灶，目前常依赖它们。在非妇科肿瘤中的放射治疗，依它们来制定治疗计划。当前的精细的放射治疗，是以影像学为基础的。但是在妇科肿瘤的根治性放射治疗中，目前虽仍以妇科盆腔检查为制定放疗计划的基本依据，但影像学的表现仍是重要的参考。本章中的影像学诊断方法，目前都未能很好地反映盆腔病变的范围，特别是宫旁浸润。当然尚存有假阴性与假阳性的问题。

对妇科肿瘤的分期，也一直在探求以现代影像学的表现作为分期的依据。事实上，子宫颈癌临床分期中，早已把肺、骨 X 线发现作为临床分期的条件。但其他影像学检查却一直未被承认作为分期的条件，包括动静脉造影、淋巴造影、B 超、CT、MRI 等，只把它们作为制定治疗计划的参考。妇科肿瘤的分期存在着临床分期和手术分期，但都存在缺点，临床分期与实际病变存有差异，即使手术分期也不能做到全面和准确，而且总不应为了分期将不适合手术治疗的病例手术。所以，不论妇瘤临床医师还是影像学医师都将目光转向现代影像学。2009 年 FIGO 修改的子宫颈癌的分期中虽仍未把一些影像学检查作为分期的依据，但鼓励影像学检查，而且建议将 CT、MRI 检查用于评估肿瘤体积和宫旁浸润的单位将资料送交 FIGO 国际年报办公室。对滋养细胞肿瘤，影像学是分期的必须的条件，包括肺 X 线检查、脑 CAT（计算机轴向断层扫描）、肝扫描。对卵巢癌 FIGO 分期（1985）则讲得比较模糊，只说对分期有所帮助。

妇科肿瘤分期有两大体系，即 FIGO 及 UICC 的 TNM 分期。目前情况，对淋巴转移影像学诊断有优势，但仍有假阳性、假阴性存在。对两个体系而言，“T”均存在问题，“T”的内容两个体系是一样的。对子宫颈癌而言，FIGO 目前采用的是临床分期，其中无“N”的内容，滋养细胞肿瘤又不存在“N”问题。

影像学参入分期有两个方向：一为影像学的发现作为分期的条件，如子宫颈癌出现肾盂积水，肺、骨转移时可作为Ⅲ、Ⅳ期的条件；另一为影像学表现成为另外的一个分期体系。

目前而言，两个方面都不成熟，尚需进行细致地研究。其中关键之一是技术的进一步发展，另一则为经验不断累积。后者必须影像学与临床相结合。病理诊断是“金标准”，影像学的表现一定要有临床，特别是手术发现和病理诊断作依据。我们影像学及细胞学前辈们，将自己的发现与手术标本和病理诊断对照，发展自己的专业，这是临床学科发展必由之路。影像学医师也要有临床专科一定的知识，如放射治疗后的影像学表现上是一大难题，有些疗后改变，影像学表现不出，有些则是不了解放疗后改变，可能会误导临床，如子宫颈癌放疗后子宫颈消失，把子宫体下段误为子宫颈而认为肿瘤复发。

影像学的发展使之成为临床肿瘤的重要部分，它的发展影响临床肿瘤的发展，临床肿瘤对影像学的发展寄予很大的希望。PET 及分子影像学的出现和发展，预示着影像学在肿瘤诊治中将起到更为重要的作用，其发展前景广阔。我们期待着新的影像学技术能为妇科肿瘤临床解决更多、更深入地问题。

（孙建衡）

参考文献

1. Pettersson F. Annual report on the results of treatment in Gynecological Cancer. Vol 19. Stockholm: FIGO, 1985: 27-28.
2. Pecorelli S. Annual report on the results of treatment in Gynecological Cancer. Vol 24. Milan: FIGO, 2001: 7-9.
3. Pecorelli S, Zigliani L, Odicino F. Revised FIFO staging for carcinoma of the cervix. Int J gynec and Obstet, 2009, 105: 107-108.

第二节　超声诊断

超声检查在妇科肿瘤诊断中的应用已经十分广泛，由于超声检查具有操作简便、价格低、无放射性、诊断准确率高等优势，在妇科肿瘤影像诊断中有不可替代的优势。

一、检查方法

（一）仪器的选择

一般常规选用经腹超声诊断仪，探头频率 3.5～5.0MHz。经阴道专用腔内探头频率，一般为 5～7.5M，探头直接放入阴道内，紧贴穹隆及子宫颈，从而使盆腔器官处于声束近区，故盆腔器官的声像图分辨率高，对子宫内膜和卵巢的观察更为清晰，在检查过程中，不需充盈膀胱，且不受肥胖的限制，目前超声检查也是妇产科重要的检查手段。

（二）检查技术

1. 经腹检查　为了避免肠道内气体的影响，一般于检查前饮水使膀胱适度充盈，以能显示子宫底部时为宜。检查时的体位取平卧位，经下腹部扫查，作纵向、横向和多种角度的扫查。可以观察肿瘤的大小、囊实性等特点，以及有无腹水、实质性脏器转移及腹膜后淋巴结情况。

2. 经阴道超声检查　无需充盈膀胱，或膀胱少量充盈以利于检查时子宫的定位。检查时取膀胱截石位或用枕头垫高臀部，以显示盆腔前方结构。先将消毒的胶料套或避孕套内放入适量的耦合剂后，套入阴道探头前端，将探头放入阴道内直至子宫颈表面或阴道穹隆部，可作纵向、横向及多方向扫查。经阴道超声检查对肿瘤分期应用不大，同时，对未婚妇女、月经期、阴道畸形、炎症时不应使用本法。

二、超声检查内容

1. ***判别肿块的形态轮廓*** 圆形或不规则形，边界清楚或模糊，有无包膜。

2. ***测量子宫及肿块的大小***

3. ***确定肿块的内部结构*** 确定肿块为囊性、实性还是混合性肿块，如为囊性肿块，内部有无间隔、厚薄不均或有局限性增厚区，结合囊壁的特征，则可区别有无恶变之可能；实性肿块回声是否均匀，或伴有钙化；肿块后方回声有无增强或声影。

4. ***了解肿块的位置以及与子宫的毗邻关系*** 附件区肿块首先应确定与子宫的关系，再判别肿块是单侧或还是双侧，有无融合连续性，以鉴别肿块来自子宫或附件。

5. ***判断肿块对周邻和远隔脏器的影响*** 对较大肿块可用手推动，以观察肿块与周围组织的关系，如有无粘连或浸润固定。卵巢及子宫颈部肿块常可压迫输尿管引起同侧输尿管扩张积水和肾盂积水，因此应观察肾脏和输尿管的情况。还需观察腹部大血管周围有无肿大的淋巴结以及有无远处脏器转移。

6. ***有无腹腔积液征象及腹膜情况*** 妇科恶性肿瘤常可出现腹水，必须仔细探测有无盆腔积液及积液的量。妇科恶性肿瘤腹膜转移性常可使肠壁粘连，固定于腹后壁，并常伴有腹膜增厚，甚至形成“腹膜饼”。

7. ***彩色多普勒超声的应用*** 彩色多普勒可提供生理和病理状态下的血供特点和有关血流动力学的信息，更有助于对病变性质的判断。多数妇科恶性肿瘤血管丰富、走行紊乱。血流频谱测定多呈高速低阻状态，阻力指数多小于0.5。而良性肿瘤者则周边和内部血流稀少，阻力指数大于0.5。

三、各种妇科肿瘤的超声应用及超声表现

（一）子宫肿瘤

1. ***子宫颈癌*** 经腹超声成像分辨率较低，对子宫颈癌诊断及分期的价值极为有限，但有助于观察有无肾盂积水、宫腔积液及腹膜后淋巴结肿大。经阴道超声成像有助于观察子宫颈肿瘤大小、形态，也可以根据宫旁组织是否对称，子宫颈轮廓是否光整，子宫颈是否偏侧移位以评估有无宫旁侵犯，但可漏诊浸润深度小于5mm的肿瘤，易将宫旁炎症误诊为宫旁受浸润。

超声表现：子宫颈癌可表现为子宫颈增大，子宫颈回声不均匀，部分可见中等回声肿物，肿瘤阻塞子宫颈内口可以起宫腔积液。肿瘤侵犯膀胱时可表现为膀胱后壁连续性中断，输尿管扩张及肾积水。经腹超声还可以观察肾盂积水情况及腹膜后淋巴结肿大（彩图6-1）。

2. ***子宫内膜癌*** 经腹超声对子宫结构的分辨率低，能观察到子宫内膜厚度，但评价肿瘤侵犯肌层程度准确率低。经腹超声检查也可以观察盆腔内其他器官结构及淋巴结的情况。经阴道超声不受肠道气体的影响，也不必充盈膀胱，子宫内膜显示较为清晰，可以观察肌层的浸润，但所观察的范围小，对腹部淋巴结及其他器官结构的改变受限。

超声表现：早期，子宫大小正常，子宫内膜与肌层界限清晰，仅表现为内膜增厚，随着肿瘤组织生长，正常子宫内膜线消失，子宫内膜弥漫或不均匀增厚；呈高回声或回声不均匀；有时可见宽基底肿物；肿瘤周边或内部可见彩色血流，频谱可表现为低阻力型；肿瘤阻塞子宫颈管时宫腔内可出现积液或积血所致的无回声区。子宫内膜连接带完整者，可见完整晕环，提示肌层无受侵或表浅浸润；晕环中断或消失者，内膜与肌层界面不规则，肌层回声

不均匀，提示肿瘤侵及肌层。绝经后宫腔内少量积液应警惕子宫恶性肿瘤可能。晚期肿瘤侵犯盆腔其他脏器，可探及子宫旁混合性肿块，与子宫分界不清（彩图 6－2）。

3. **子宫平滑肌肉瘤** 子宫平滑肌肉瘤为罕见子宫恶性肿瘤，多为单发，可有假包膜或呈浸润性生长，与周围正常肌组织分界不清。

超声表现：子宫明显增大，形态不规则，回声明显不均匀，当肿瘤发现出血坏死时可出现不规则无回声区，晚期可出现盆腔积液或累及盆腔其他脏器形成混合性肿块。

（二）卵巢肿瘤

1. **上皮间质性肿瘤** 卵巢上皮间质肿瘤在卵巢肿瘤中占 67%～75%，在卵巢原发恶性肿瘤中占 85%以上，其中以浆液性和黏液性居多，按病理形态和生物学行为可以分为良性、交界性和恶性。

（1）卵巢癌 在卵巢恶性肿瘤中最常见，以浆液性囊腺癌及黏液性囊腺癌常见，子宫内膜样癌、透明细胞癌及移行细胞癌少见。

超声表现：肿瘤呈椭圆形或分叶状；内部为囊实性或囊性为主；囊壁不均匀增厚，有分隔时，隔膜较厚且不均，可见乳头状光团突入囊内或侵犯壁外；部分浆液性囊腺癌肿瘤可伴有砂粒样钙化；彩色多普勒显示肿瘤实性部分及分隔可见较丰富血流信号，阻力指数多小于 0.5。晚期可向子宫和肠管浸润，或腹膜广泛性转移，引起腹水，形成粘连性肠管固定于腹后壁，腹膜增厚形成“腹膜饼”，种植于肝脏表面可压迫肝脏表面呈弧形或波浪状（彩图 6－3，彩图 6－4）。

（2）交界性上皮及间质肿瘤 是低度恶性或潜在恶性的肿瘤，发病年龄较早，生长较慢，多为交界性黏液性囊腺瘤及交界性浆液性囊腺瘤。

超声表现：肿瘤大多数边界清楚，以囊性为主，囊内实性成分或乳头状结节较良性肿瘤稍多，略不规则，与恶性鉴别较困难（彩图 6－5）。

2. **性索间质肿瘤**

（1）颗粒细胞瘤 颗粒细胞瘤多伴有临床症状，表现为停经后阴道不规则出血或育龄期闭经。肿瘤可呈不均质实性、多房囊实性或单房囊实性。

超声表现：肿瘤的囊壁及间隔较厚，实性部分回声低，可呈不均匀回声，囊性区后方回声增强，实性部分及间隔可见较丰富血流信号（彩图 6－6）。

（2）卵泡膜细胞瘤及卵泡膜纤维瘤 卵泡膜细胞瘤可以分泌雌激素，可合并子宫内膜增生、息肉或内膜癌及子宫肌瘤。

超声表现：边界清晰的实性低回声肿块，肿瘤可为均匀低回声，伴有玻璃样变性时常伴有明显声衰减，当合并坏死时可表现为囊实性肿块，但实性区域回声均匀（图 6－7，6－8）。

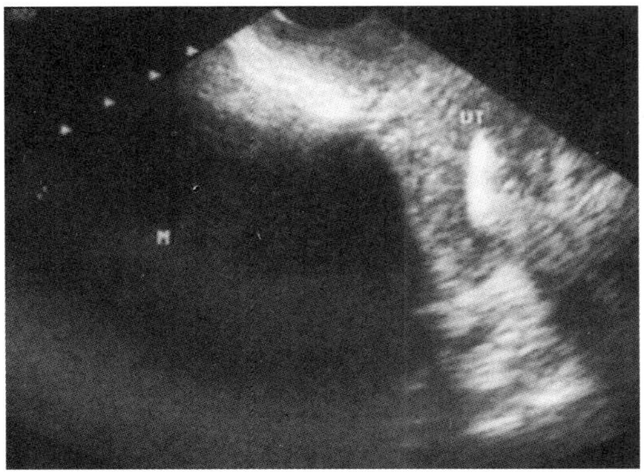

图 6－7 子宫上方肿物，前方呈高回声，后方伴有声影。

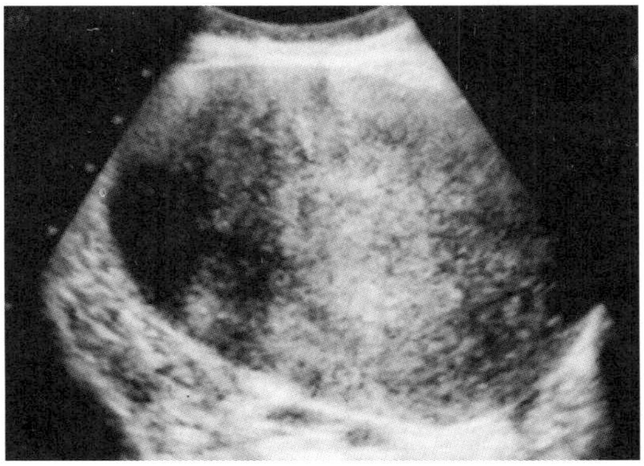

图 6－8 盆腔低回声肿物，边界清晰，呈实性，内部回声略不均匀。

3. **生殖细胞肿瘤**

畸胎瘤　卵巢畸胎瘤是最常见的卵巢肿瘤之一，由可含有单个或多个胚层组织，肿瘤可发生于任何年龄，但80%～90%患者为生育年龄的年轻妇女。畸胎瘤声像图表现错综复杂，主要取决于瘤内的结构成分。

超声表现：除卵巢囊肿的特征外，还可以表现为多种不同征象：脂液分层征，肿瘤内有一高回声水平分界线，线上方为脂质成分的（图 6-9）；面团征，毛发-脂质裹成的团块附于囊肿壁的一侧；囊中囊征，肿瘤的无回声区内可见到小（子）囊；壁立结节征，囊壁内隆起的结节高回声其后可伴有声影；杂乱结构征，囊内成分复杂，含有牙齿、骨组织、钙化及油脂样物质（图 6-10）。

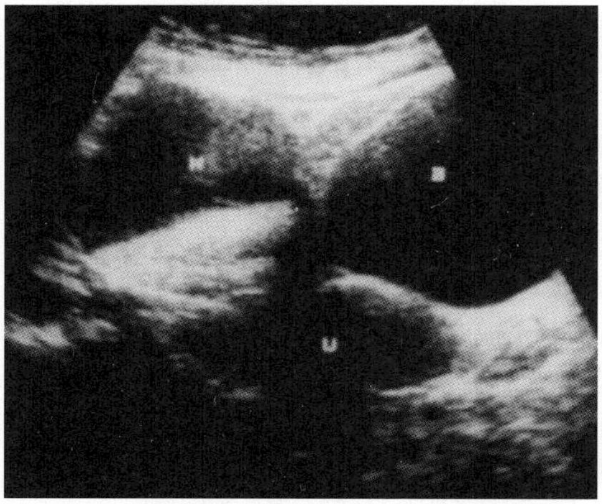

图 6-9　子宫前上方见囊性肿物，边界清晰，内部呈“脂液分层征”。

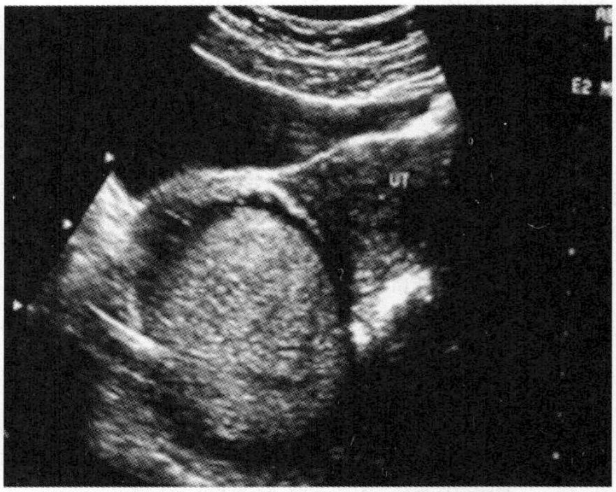

图 6-10　子宫右侧见囊性肿物，边界清晰，内部呈“面团征”。

4. **转移瘤**　最常见的原发肿瘤为消化道、乳腺和生殖道的恶性肿瘤，侵及双侧卵巢的占70%～90%。卵巢转移瘤与原发恶性肿瘤表现非常相似，术前与卵巢原发肿瘤鉴别困难。超声表现为圆形或不规则形，多数呈实性或实性为主的囊实性，少数呈囊性，囊性部分多不规则，可伴有腹水。应仔细询问病史，以鉴别卵巢原发肿瘤。

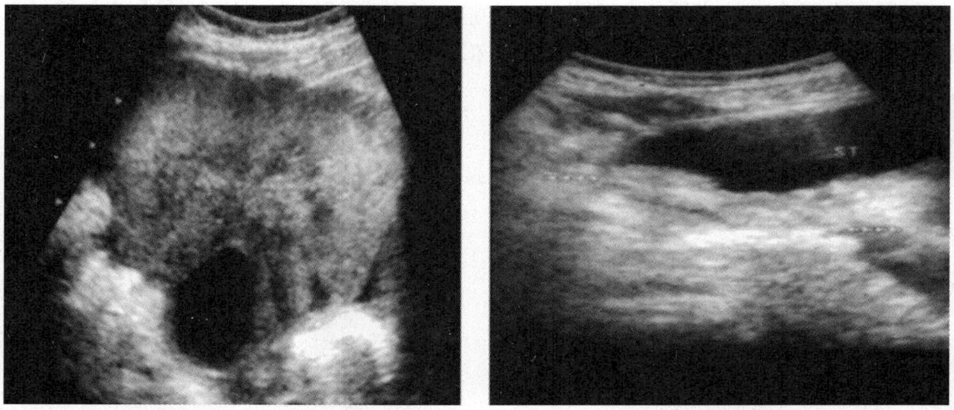

图 6-11　盆腔囊实性肿物，以实性为主，椭圆形，肿瘤边缘见光滑的无回声。病理：胃部或细胞癌，卵巢转移瘤。

（郝玉芝　常　青）

参考文献

1. 郝玉芝，姚迪冬，李艳华. 卵泡膜细胞瘤的超声诊断. 中国超声杂志，1995，11：83-85.
2. 郝玉芝，黄苏里，牛丽娟. 卵巢转移瘤的超声诊断. 中国医学影像技术，2002，18：358-359.
3. 郝玉芝. B超检查//孙建衡. 妇科恶性肿瘤继续教育教程. 北京：中国协和医科大学出版社，2007：66.

第三节　女性生殖系统肿瘤 CT 诊断

女性生殖系统肿瘤中最常见的恶性肿瘤有子宫颈癌、子宫内膜癌、卵巢癌。良性肿瘤有子宫肌瘤、子宫内膜息肉、卵巢囊肿、卵巢畸胎瘤等。了解各种影像学检查方法的应用范围、作用及优缺点，灵活应用可为肿瘤的检出、诊断、治疗及随访等各方面提供更有价值的信息及节约宝贵的医疗资源。

一、CT 检查及与其他影像的比较

影像检查在女性生殖系统肿瘤中主要应用于子宫及卵巢肿瘤诊断，其作用可检出、诊断肿瘤，提供肿瘤侵犯范围、淋巴结转移及远程转移，观察肿瘤治疗疗效、随访等为临床补充诊断信息。常用的影像学检查方法有超声（包括经腹超声及经阴道/直肠腔内超声）、CT、MRI、PET/CT。

CT 是最主要的检查方法，由于女性生殖系统肿瘤生长部位的解剖特点及生物学行为，CT 检查的物理特性，使得 CT 检查在女性生殖系统肿瘤中的显示（检出）、诊断及确定病变累及范围各有千秋。CT 扫描的密度分辨率高，可敏感地显示微小钙化及脂肪，优于 MRI 及 B 超，在卵巢肿瘤诊断及鉴别诊断中有较大帮助，扫描时间短，在短时间内可获得盆腔、腹腔及胸部广泛、大范围图像，是其他方法无法比拟的。检查费用适中。其缺点为患者需接受放射线曝射，平扫提供的信息量少，必须行增强扫描。肾功能不良及有碘过敏反应史的患者只能做平扫，检查效果差。CT 在妇科肿瘤诊断中为卵巢肿瘤的首选检查方法，子宫肿瘤原发灶的二线检查方法。CT 检查在观察、诊断淋巴结是否转移、术后随诊、检出肿瘤复发等的作用同 MRI，优于 B 超。与 CT 相比 MRI 扫描具有较高的软组织分辨力，多序列、多体位扫描方式，在子宫肿瘤的检出、定位有巨大优势；尤其在子宫颈癌及内膜癌的诊断、治疗方案的制定、监测疗效优于 CT 及超声，为首选的检查方法，但因其一次检查的范围局限、价格高受到限制。与 CT 相比超声检查操作简便，价格低廉，在妇科肿瘤诊断中得到广泛应用，但其分辨率低，在卵巢肿瘤分期中价值低于 CT。在子宫恶性肿瘤的显示、诊断及分期中价值低于 MRI。

PET/CT 在肿瘤的检出、良恶性鉴别、检出淋巴结转移敏感性较高，并可评估全身转移情况，但对子宫原发肿瘤价值较低，另外价格昂贵。

二、CT 扫描的注意事项

CT 检查：扫描前患者放置阴道栓，分次口服对比剂使肠管充盈，特别是盆腔内的肠管充盈对比剂，有助于区别肠管与肿物或淋巴结。方法是扫描前 4 小时、2 小时、45 分钟分别服用 2%碘水对比剂 300 ～ 450ml 使肠管充盈。上床前服清水 300 ～ 450ml 使胃充盈。对疑有直肠或乙状结肠受侵者，必要时自肛门注气 200ml。扫描时采用压力注射器以

2ml/s的流率自静脉注射对比剂（60%非离子型或离子型对比剂100ml，30g I），在注射后50秒开始扫描（子宫强化效果较好）。一般采用螺旋CT扫描，准值1.5～5mm，连续扫描，重建层厚1.5～5mm。卵巢癌患者扫描范围应自膈顶（包括部分肺底、肋膈角）至耻骨联合下缘，以观察腹腔内（肝、脾、肠系膜、网膜、横膈腹膜面、腹腔及腹膜后区淋巴结）有无转移瘤灶。扫描后图像要做多平面重建，矢状位更有利于显示、检出子宫颈、子宫内膜病变。

三、常见妇科肿瘤的CT表现

大部分肿瘤在影像学上有一定的特征性表现，术前可做出正确诊断，少部分肿瘤单靠影像学明确诊断有难度，要结合患者年龄、临床症状及生化检查，可提高正确诊断率或提出多个鉴别诊断，最终需要组织病理学诊断。

（一）子宫颈癌

子宫颈为可视器官，子宫颈癌的诊断主要依靠临床及病理学诊断，影像学检查主要用于评估子宫颈病变的侵犯范围、检出肿大淋巴结及远处转移。由于子宫颈及其病变均为软组织，密度分辨率差异不大，CT虽然能够检出肿瘤、估计侵犯范围及进行肿瘤分期，但在检出、显示病变大小有一定困难，只有50%的显示率，因此对于子宫颈病变CT扫描仅作为二线检查方法，另外如果仅做CT平扫丢失的信息更多，不能做诊断，必须做增强扫描。扫描时也要注意注射对比剂后的延迟时间。

1. 肿瘤的CT表现 肿瘤局限在子宫颈，子宫颈增大，前后径超过3.5 cm，边缘光整，无宫旁引流及肿块。增强后肿瘤呈低密度肿块，周围为高密度正常子宫颈组织。50%肿瘤有坏死和溃疡的低密度区。约有半数肿瘤呈等密度，仅能由子宫颈增大作出诊断，多平面重建矢状位图像可增加病灶的显示率。子宫颈管阻塞时可引起宫腔积液。

宫旁组织浸润，子宫颈边缘不规则，宫旁有软组织索条、结节或脂肪组织消失，与盆壁之间应有厚度至少为3～4mm的脂肪间隙相隔，宫旁也可有偏心软组织肿块，宫旁输尿管边缘模糊不清、密度增高或输尿管管壁增厚或消失，上端输尿管扩张。

盆壁受侵，肿瘤直接侵犯梨状肌及闭孔内肌，表现为肿瘤与肌肉之间有粗条索影相连，肿瘤与肌肉之间的脂肪间隙<3mm，也可表现为肿瘤直接与盆壁肌肉融合，髂血管被包裹及扭曲。阴道受侵为阴道壁一侧或偏侧不规则增厚。

邻近器官受侵，肿瘤侵犯膀胱或直肠表现为膀胱壁或肠壁呈弥漫、结节状增厚或锯齿状，周围脂肪不清晰或消失，肿物可突入膀胱或直肠腔内。

区域淋巴结转移，一般淋巴结短径>1cm被判为异常。不同部位的淋巴结正常最大径略有差异：髂内淋巴结7mm，髂外淋巴结10mm，髂总淋巴结9mm，大于上述诊断指标者提示淋巴结有转移。如果肿大淋巴结的边缘不锐利，中央有更低密度区是更可靠的诊断转移淋巴结的证据（图6-12～图6-15）。

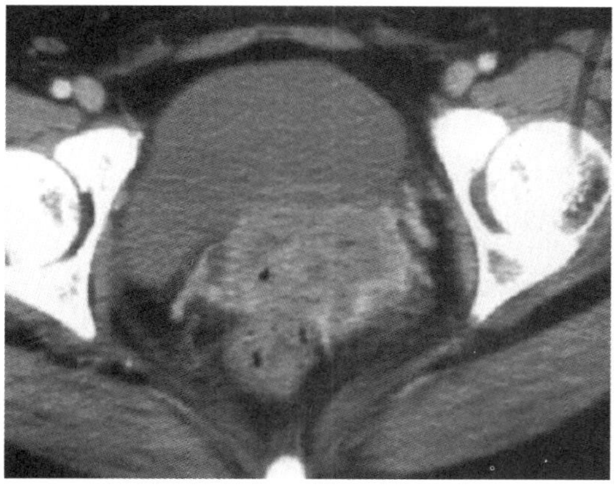

A

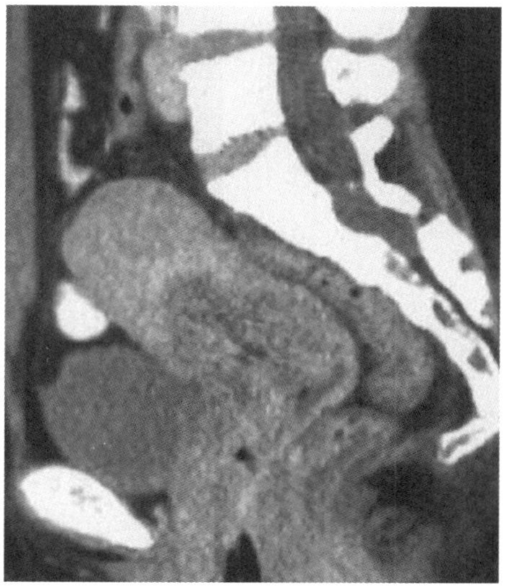

B

图 6-12 子宫颈癌

A. CT 增强横断面相：子宫颈不规则增大，密度不均匀，边缘不光整，有低密度索条影，可疑肿瘤外侵。 B. CT 增强矢状位重建相：子宫颈低密度肿块，沿子宫颈管向上浸润，侵犯宫体下段，阴道上段前壁增厚，密度低，有肿瘤侵犯。

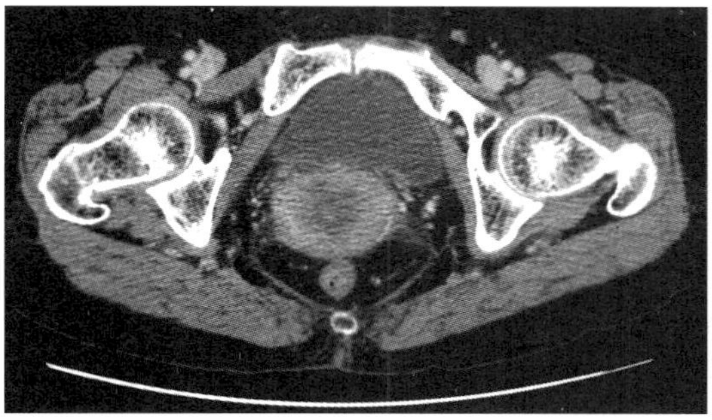

A

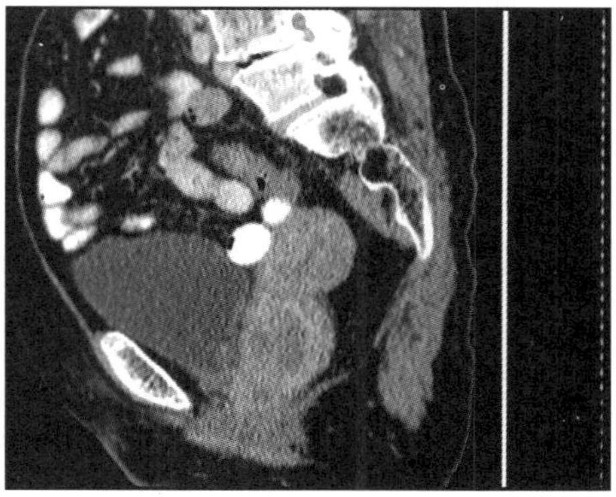

B

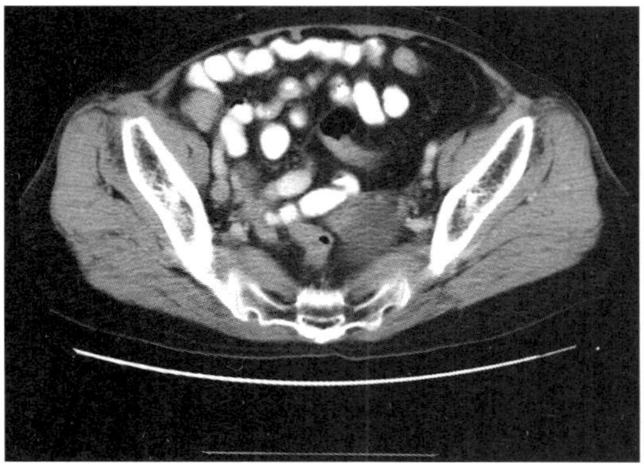

C

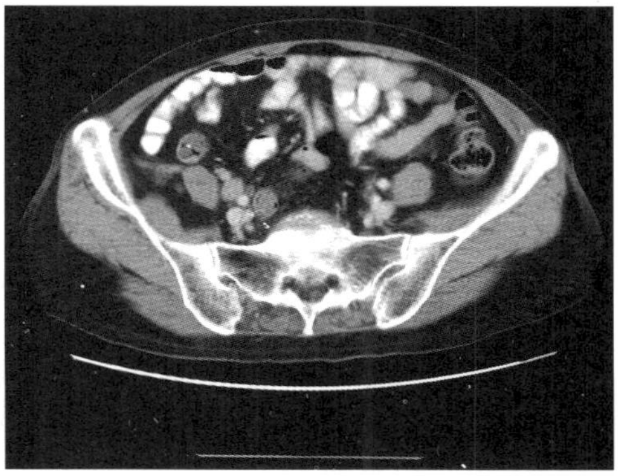

D

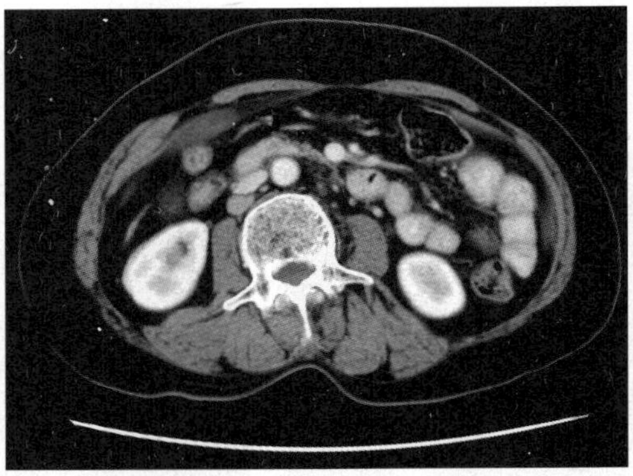

E

图 6-13　子宫颈癌 LNM

A. CT 增强横断面相：子宫颈增大，中心部见低密度肿块，边缘模糊。B. CT 增强矢状重建相：子宫颈增大内有低密度肿块，边缘模糊及有强化环，阴道前壁受侵。C～E. CT 增强横断面相：右侧髂外血管后方、髂总血管前方及下腔静脉后方分别见肿大淋巴结，为转移淋巴结。

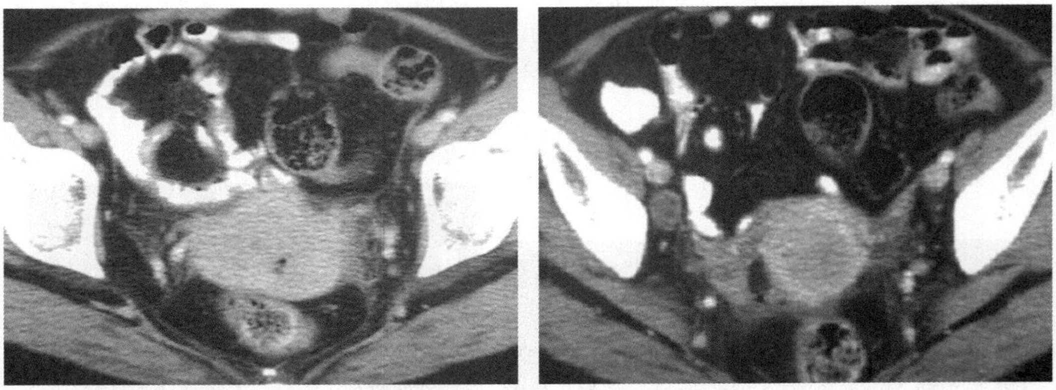

A　　　　B

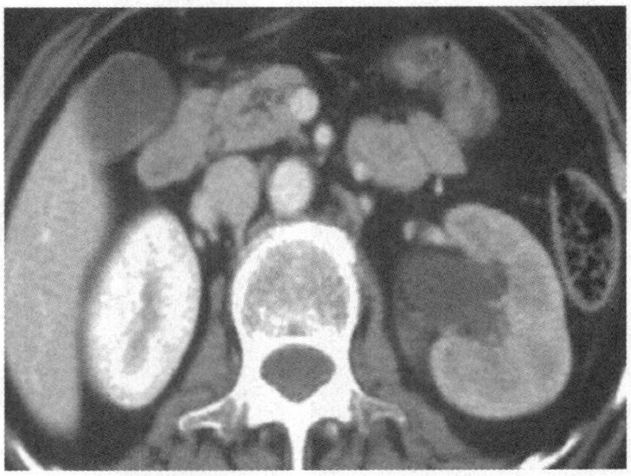

C

图 6-14　子宫颈癌，宫旁、盆壁侵犯，输尿管受侵伴肾盂积水，淋巴结转移

A、B. CT 增强横断面相：子宫颈增大，内有低密度肿块，子宫颈边缘不光整，双侧宫旁可见索条状及带状软组织，硬，与盆壁软组织相连、内拉，为盆壁受侵犯。右侧髂外血管后方可见结节影有强化，内有密度不均匀（坏死），为转移肿大的淋巴结。C. CT 增强横断面相：左侧肾盂扩张、积水。

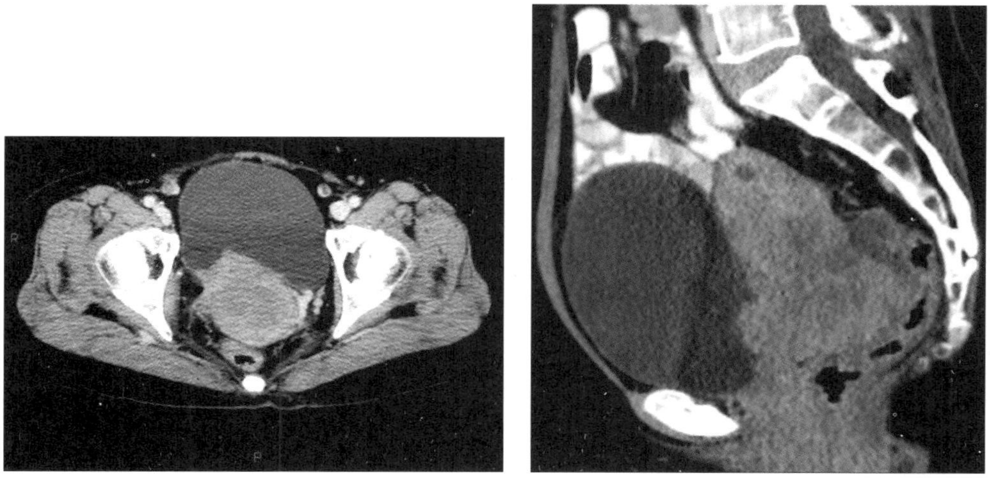

A　　　　B

图 6-15　子宫颈癌侵犯膀胱

A. CT 增强横断面相：子宫颈增大，密度不均匀，边缘不光整，右侧宫旁脂肪间隙内见肿瘤呈索状及带状向外生长，膀胱腔内也可见肿瘤向前侵犯膀胱壁后突入腔内。B. CT 增强矢状重建相：子宫颈明显不规则增大，密度不均匀，向前侵入膀胱，向后压迫直肠。

远处转移，肿瘤也可发生腹膜后及腹股沟淋巴结转移。腹主动脉旁淋巴结 10mm 即提示转移可能，腰大肌转移是子宫颈癌较其他肿瘤转移的较常见部位。远处器官（肺、骨、肝等）转移。

2. *CT 对子宫颈癌诊断作用*　常规 CT 扫描对于≤Ⅰb1 期的肿瘤检出率低，虽然多层螺旋 CT 扫描后再行多平面重建（MPR）可增加检出率，但仍不如 MRI。CT 对子宫颈癌诊断准确率为 58%～88%。CT 对盆腔淋巴结转移诊断准确率为 65%～80%，其标准为>1cm 为阳性，敏感性为 25%～70%，特异性为 78%～97%。CT 在子宫颈癌的分期的作用，期别越晚，准确率越高；≥Ⅱb 期病变准确率可高于 92%。由于宫旁组织、器官及肿瘤组织对比差，CT 对子宫旁浸润、阴道受侵常有错误估计，原因是将宫旁韧带、血管或炎性浸润误认为宫旁浸润或未能显示子宫旁浸润；及因肿瘤与阴道软组织贴邻形成部分容积效应，而误认为肿瘤侵犯阴道或未诊断。相比 MRI 软组织分辨率高，显示及检出病灶较 CT 佳。MRI 总的分期准确率可达 90%；诊断宫旁浸润的准确率为 87%～88%。子宫颈间质呈低信号，此低信号带完整、厚度>3mm，可以排除宫旁浸润，准确率达 95%，特异性达 96%～99%，提示可以手术切除。MRI 尚可以显示子宫颈管内及（或）阴道病变，对准确分期有助。MRI 对子宫颈癌的分期准确性优于 CT。对转移淋巴结的诊断，MRI 与 CT 相同，根据大小作为诊断指标，有相同的局限性，即增大的淋巴结不一定是转移，可为炎性或反应性淋巴结（假阳性）；正常大小的淋巴结内也可包括微小的转移灶（假阴性）。MRI 诊断转移淋巴结的准确率约 86%，与 CT 相仿。

3. *治疗后的 CT 随诊*　子宫颈癌治疗后影像学检查随诊是早期检出残余肿瘤和（或）复发转移的重要手段。一般在治疗结束后 1～3 月行基线片作为随诊时对比。

肿瘤治疗失败的原因多为局部复发及（或）淋巴结转移。最初发生在子宫颈旁、宫旁、髂内、髂外及闭孔组淋巴结，以后可侵犯骶前、髂总、主动脉旁及腹股沟组淋巴结，纵隔、锁骨上淋巴结转移少见。远处转移可见于腹膜、肝、肾上腺、肺及骨骼，骨骼转移多由邻近的淋巴结转移直接侵犯所致，以腰椎最为多见。有报告提及 HIV 感染者好发生腰大肌受累，子宫颈癌的病程发展较迅猛。

子宫颈癌放射治疗结束后 6 个月逐渐缩小，原发肿瘤体积大于 $50cm^3$ 者缩小较缓慢。残余肿瘤在 CT 增强扫描时呈局部宫颈增大，肿物强化程度低于正常子宫颈组织。

子宫颈癌中央复发表现为盆腔软组织肿物，直径超过 3cm，形态不规则，密度不均匀。增强扫描显示肿物强化，中央有不规则低密度区者是更可靠的诊断复发的征象。肿瘤可向盆壁延伸或侵犯盆壁。CT 扫描还可以检出盆腔及腹主动脉旁转移淋巴结。CT 不能准确地检出直肠和膀胱受侵，也常不能显示盆壁受侵的具体范围、鉴别放射后纤维变或肿瘤复发。MRI 平扫及增强扫描有助于鉴别，放射后纤维变在 SE T_1WI 及 T_2WI 以及增强扫描均呈低信号，无强化。CT 扫描是检出复发的常用方法，CT 能显示病变的大小、范围及转移淋巴结直接侵犯邻近肌肉及骨骼，准确率可达 85%，其敏感性不如 MRI。

（二）子宫内膜癌

子宫内膜癌的诊断主要依靠病理学诊断，影像学检查主要用于评估内膜病变的侵犯范围、检出肿大淋巴结及远处转移。由于子宫、子宫内膜及其病变均为软组织，密度分辨率差异不大，CT 在显示小、早期肿瘤有困难，评估较大病变侵犯范围及淋巴结转移、远处转移有帮助。

1. 子宫内膜癌的 CT 表现　宫腔扩大，内有软组织密度肿物，其密度低于强化的正常子宫肌层。肿瘤呈菜花状或结节状，周围可为更低密度的宫腔内积液所环绕，也可以充填全部宫腔，小的肿瘤可以侵入肌层，而大的菜花状肿瘤也可以只向宫腔内生长而不侵犯肌层。

肿瘤侵犯肌层时强化的正常宫肌有局限或弥漫性低密度，肌层变薄。老年患者子宫萎缩，宫肌变薄，影响评估子宫肌受侵程度的准确性，大的宫腔内肿瘤挤压局部子宫壁，也影响评估宫肌受侵程度的可靠性。

子宫下段或子宫颈、阴道阻塞时宫腔扩大内有积液（积血或积脓）和/或有坏死碎屑，肌壁变薄或厚薄不均，偶可因坏死组织内细菌生长而产生气泡（图 6－16，6－17）。

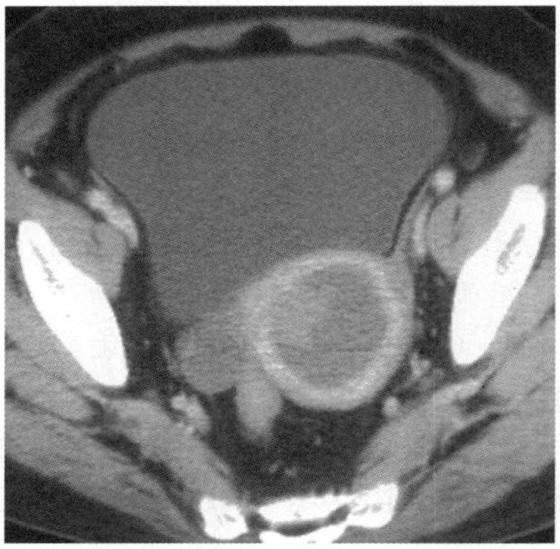

A

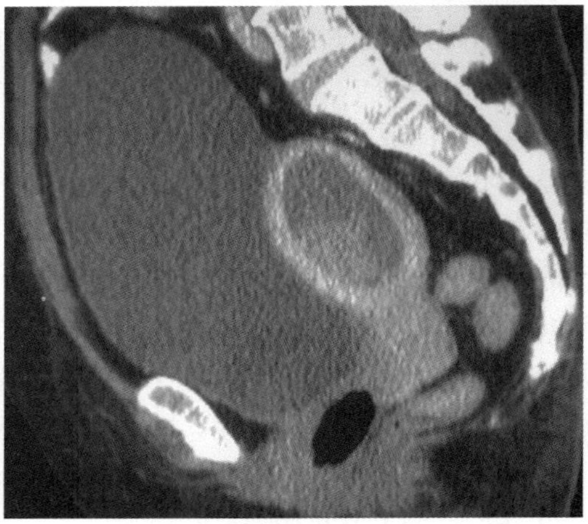

B

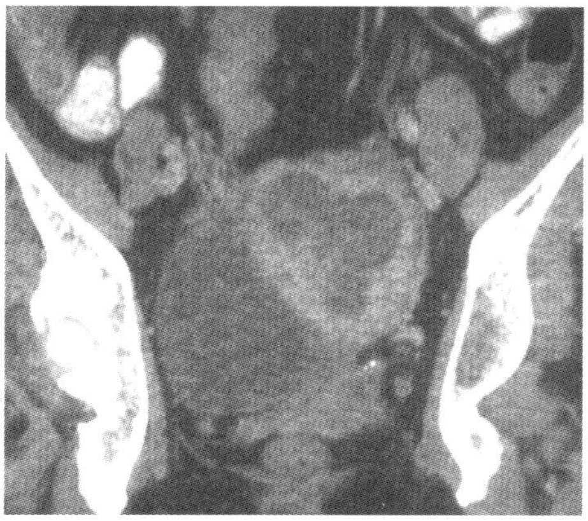

C

图 6－16　子宫内膜癌

A－C. CT 增强横断面相及矢状位重建相：宫腔扩大，内有积液，子宫右前壁见不规则软组织密度肿物向腔内生长，边缘模糊，余子宫肌壁变薄，浆膜面尚光整。

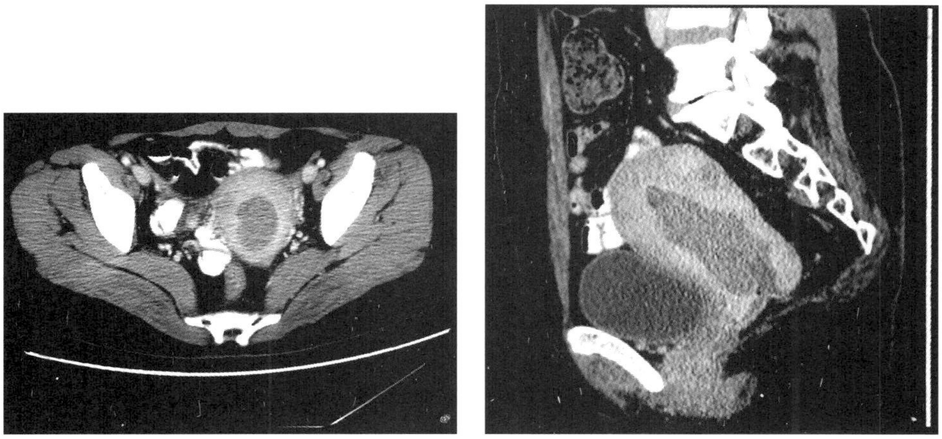

A　B

图 6－17　子宫内膜癌侵犯子宫颈

A. CT 增强横断面相：子宫腔增大，内有低密度肿块，边缘模糊。B. CT 矢状位重建相：子宫腔内充满低密度肿物，肿物向下侵犯子宫颈近达外口。

附件受侵表现为与子宫相连的软组织密度肿块，密度均匀或不均匀，形态不规则。盆腔或腹膜后转移淋巴结，盆壁直接蔓延受侵，所见与子宫颈癌相仿。

腹腔内播散表现为腹膜、肠系膜或网膜不均质肿块、腹水，大者可将邻近的肠管包绕。

2. **CT 对子宫内膜癌的诊断作用**　CT 诊断子宫内膜癌，检出率低于 MRI 及腔内超声，与 MRI 及腔内超声相似的是不能与其他内膜恶性肿瘤鉴别。CT 评估宫内膜癌分期总的准确率约为 84％～88％，可以较好地显示局限在子宫内的肿瘤（83％～92％）。CT 显示子宫外播散的准确率为 83％～86％。

3. **鉴别诊断**

（1）息肉　瘤体边缘清晰，密度均匀，如边缘显示不清晰时，不能与内膜癌区别。

（2）增生　病变边缘可不清晰，密度欠均匀，单从影像表现不能与内膜癌区别，需结合临床及病理组织学考虑。

（3）恶性中胚叶混合瘤　少见肿瘤，影像表现同内膜癌。

（4）淋巴瘤　原发女性生殖系统淋巴瘤罕见，几乎均为非霍奇金淋巴瘤。肿瘤侵犯内膜时，表现同内膜癌，如肿瘤弥漫侵犯肌层，可同时侵犯全子宫、子宫颈、阴道，整个子宫明显增大，甚至可如足月妊娠大小，而影像学检查见子宫大致仍保存“正常”结构，CT 平扫呈均质软组织密度，增强扫描强化不明显。

4. 治疗后的 CT 随诊　在治疗后应做基线 CT 扫描。对有复发临床症状的患者 CT 增强扫描可作为首选的影像检查方法。扫描范围下端必须包括耻骨联合下缘，以保证显示阴道，上缘必须包括膈顶，以免遗漏腹膜及肝脏转移。复发肿瘤可发生在盆腔内，阴道顶端是最常见的复发部位，肿物形态常不规则，中度强化，密度常不均匀，边缘不锐利。肿瘤也可种植播散至腹腔而致网膜饼或腹膜结节、腹水等网膜、腹膜转移征象，也可经淋巴道转移至盆腔或腹膜后淋巴结，经血行转移至肝、肺、脑等。首治采用单纯放疗者，复发肿瘤可阻塞子宫颈内口，引起宫腔积水、积血或积脓，子宫增大，中央呈低密度。

（三）子宫其他恶性肿瘤

1. 子宫肉瘤　子宫肉瘤包括非上皮及上皮和非上皮混合性的恶性肿瘤。非上皮性恶性肿瘤包括平滑肌肉瘤、子宫内膜间质肉瘤；上皮和非上皮混合性肿瘤包括恶性中胚叶混合瘤（苗勒管混合瘤、癌肉瘤）及腺肉瘤更少见。平滑肌肉瘤：在肉瘤中最常见，占子宫肉瘤约 50%，包括原发性与继发性（子宫平滑肌瘤恶变）。子宫内膜间质肉瘤：起源于子宫内膜间质细胞的肿瘤，占子宫肉瘤的 8%。恶性中胚叶混合瘤：来源于苗勒管衍生物中分化最差的子宫内膜间质组织，占子宫肉瘤的 40%，病情发展快，大部分病例在诊断时肿瘤已侵及宫外。CT 表现：子宫增大，形态不规则，其内结构显著不均匀，影像表现无明显特异性。其中平滑肌肉瘤常单发，体积较大，常伴退变，信号不均匀，侵犯邻近结构，边缘模糊。子宫内膜间质肉瘤：内膜增厚，宫腔内形成结节或肿物，或弥漫侵犯，于肌层内形成肿瘤播散灶。恶性中胚叶混合瘤及腺肉瘤：广基息肉状充满宫腔，可外突至子宫颈口外（图 6－18）。

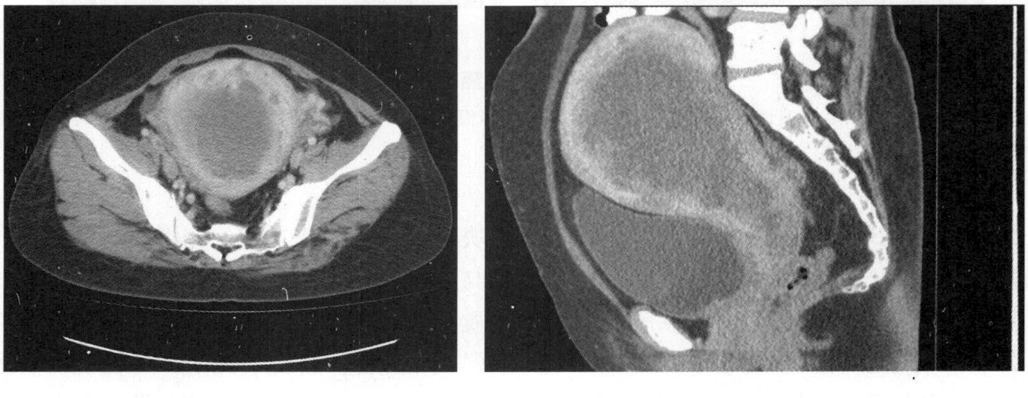

A　　　　B

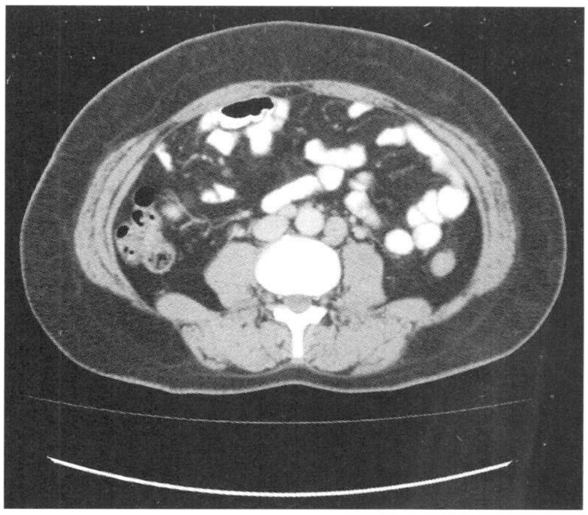

C

图 6－18　子宫内膜间质肉瘤伴腹膜后淋巴结转移

A. CT 增强横断面相：子宫腔明显增大，内有低密度肿块，边缘模糊。B. CT 矢状位重建相：子宫腔内充满低密度肿物，子宫壁变薄，肿物向下侵犯子宫颈。C. CT 增强横断面相：腹主动脉左侧及腹主动脉与下腔静脉可见增强软组织结节，为淋巴结转移瘤。

2. 子宫良性肿瘤

(1) 子宫平滑肌瘤（leiomyoma of the uterus） 是育龄期妇女常见病。子宫含脂肪性肿瘤包括单纯脂肪瘤、平滑肌脂肪瘤及由分化差的脂肪细胞肉瘤样变的一组肿瘤，则十分罕见，在子宫肿瘤中占 0.03％～0.2％，多发生在 50 岁以上。

B 超是其发现及诊断的首选方法，CT 是常用的方法，然而平滑肌瘤及含脂肪的肿瘤的 MRI 表现具有一定的特异性，是其他方法诊断困难时的补充手段。

子宫肌瘤的 CT 表现：子宫肌瘤常因盆腔肿物或因其他疾病作盆腔 CT 扫描而被检出，其 CT 表现取决于其部位、有无退行性变以及退变的类型。主要表现为：子宫增大，表面凸隆，多发肌瘤者其子宫轮廓可呈分叶状，宫腔可受压移位或变形。小的子宫肌瘤不引起子宫大小、轮廓改变。肿瘤大多数呈圆形，边缘光整，大的肿瘤边缘可见低密度的薄环围绕。肿瘤的密度与正常宫肌一致，平扫的诊断价值不大，仅可见轮廓改变，少数有钙化者可见瘤内有不规则的粗钙化。增强后肿瘤的密度与正常子宫相仿，明显高于盆壁的骨骼肌，可见其内有漩涡状或分层状结构；血供高者密度明显增高。有透明变性者有片状低密度区，有囊性变者呈低密度囊状表现。此外应注意有无合并卵巢的良性或恶性肿物（图 6－19）。

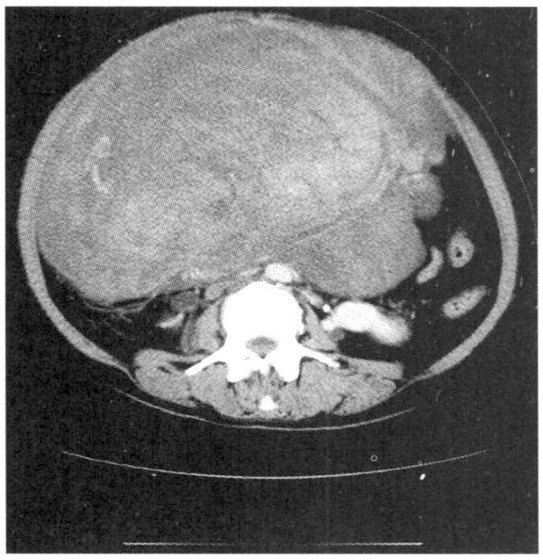

A

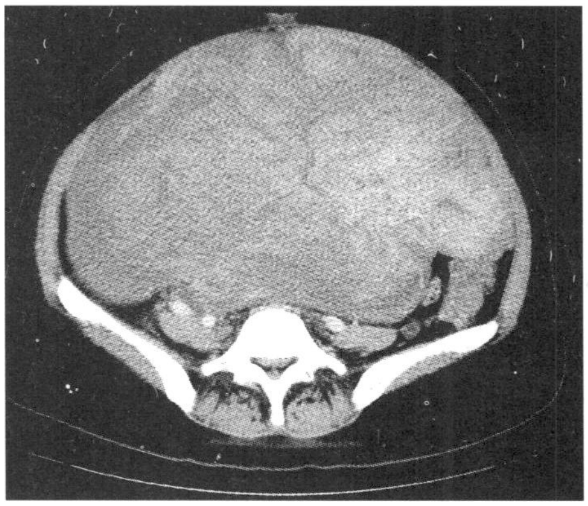

B

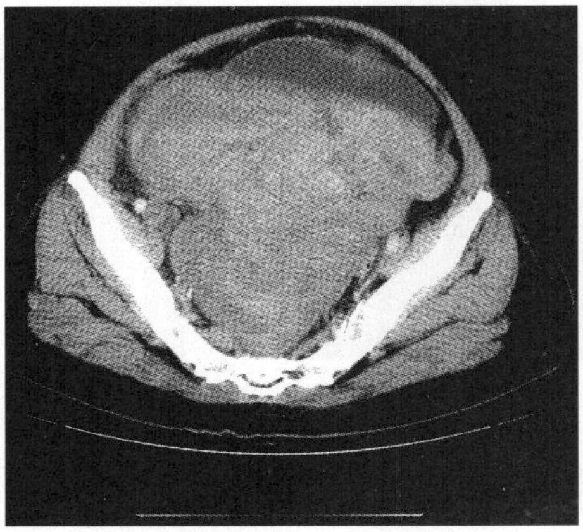

C

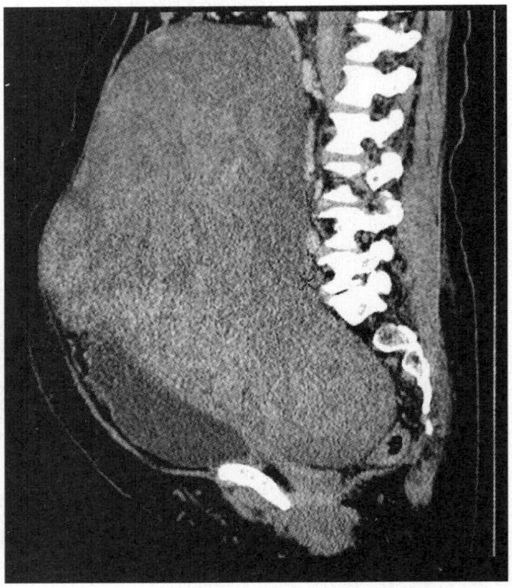

D

图 6-19 子宫巨大肌瘤

A-C. CT 增强横断面相：盆腔内巨大不规则软组织肿块，边缘尚清楚，内密度不均匀，但未见坏死区，密度稍高的软组织似呈“漩涡”状。D. CT 增强矢状位重建相：肿块密度不均匀，下前部密度稍高，可疑为子宫，子宫与肿块无分界。

（2）子宫含脂肪的肿瘤的表现　由于肿瘤中有成熟脂肪成分，构成其影像学表现的基础。CT 扫描见边缘清楚的肿瘤中有负 CT 值的成分。

（3）鉴别诊断

①子宫腺肌病（adenomyosis）：子宫腺肌病是子宫肌层内的内膜良性侵入，伴有平滑肌增生。

病理表现子宫腺肌病分弥漫型和局限型。弥漫型多见。子宫呈弥漫增大，切面见肌壁增厚，以后壁增厚较多。肌层内肌束增生，但无包膜，亦不形成结节，其间散在由针尖至数毫米大小的小腔，其中充满暗红色或蓝色液体。局限型者子宫肌层内有单个或多个结节，无假包膜，该处肌层增生夹杂出血小腔。

CT 表现：子宫增大，肌壁增厚、密度不均匀，内有小低密度区。局限型腺肌病表现为局部肿物，密度不均，有时与肌瘤常难以鉴别。MRI 的 SE 序列 T_2WI 像示肌层低信号，边界模糊，内有高信号的小灶，为内膜腺体出血或扩张。子宫内膜线扭曲不规则。T_1WI 像子宫呈中、低信号，如有出血者有小的高信号灶。

②阔韧带肌瘤：发病低于子宫肌瘤，病理基础及表现同子宫肌瘤，仅部位不同。

（四）卵巢肿瘤

卵巢是生殖器官内有各种组织结构，多种细胞具有很强的向多方向发育潜能，发生肿瘤时各种细胞可单独形成肿瘤，也可向多种组织细胞分化或多种细胞混合形成肿瘤，因此肿瘤病理类型繁多。部分细胞并具有内分泌功能。卵巢肿瘤病理学主要由几大类组成：上皮性肿瘤，性索间质肿瘤，生殖细胞肿瘤，混合成分肿瘤及组织来源未定的肿瘤；根据其细胞分化程度又分为良性、交界性和恶性。其他组织来源及混合成分的肿瘤较少。另外卵巢是转移瘤常常侵犯的器官，因此卵巢转移瘤也是卵巢肿瘤的一个常见类型。

卵巢肿瘤良性居多，约占 51%～80%，其中以囊性畸胎瘤最多，约占 50%。恶性肿瘤占 20%，以恶性上皮性肿瘤最多，占 60%～90%。卵巢癌是女性生殖系统最常见的原发恶性肿瘤，发现时为Ⅲ期或Ⅳ期者达 70%，而生殖细胞肿瘤就诊时为Ⅲ期或Ⅳ期者仅 20%。卵巢癌可与其他器官肿瘤同时发生，最常见的是与子宫内膜癌，其发病率为 14.7%～18.6%。约有 1/3 的卵巢内膜样癌合并子宫内膜癌，反之子宫内膜癌患者尸检中有 34%～40%发现卵巢癌，因此在卵巢癌影像诊断中一定要注意子宫内膜的改变，以免漏诊子宫内膜癌。

卵巢恶性肿瘤的扩散途径有种植转移、淋巴转移、直接蔓延和血行转移，不同病理类型的肿瘤其转移方式又可以有所不同。

种植转移是卵巢恶性肿瘤的主要转移方式。肿瘤细胞自卵巢表面脱落，随腹腔内液体流动，可以种植在腹膜的任何部位，最常见的部位是腹腔液体因重力聚集处，即子宫直肠窝、右侧结肠旁沟、乙状结肠系膜表面等；也可种植在面积大的网膜及肠系膜表面；由于呼吸的负压吸引作用，肿瘤细胞也常种植在肝及右侧横膈表面；罕见的种植部位有小网膜囊及其隐窝、肝裂等。

卵巢有丰富的淋巴，因此淋巴转移是继种植转移第二多发的转移途径。沿子宫动脉的淋巴网可转移至髂内、髂外、髂总及腹主动脉旁各组淋巴结。沿卵巢动脉淋巴网则直接转移到肾门淋巴结（左）及主动脉-下腔静脉旁淋巴结（右）。沿圆韧带内淋巴可转移至腹股沟淋巴结。

肿瘤直接蔓延至盆腔邻近组织及器官，包括子宫、输卵管、对侧卵巢、膀胱、直肠等。有报道内胚窦瘤常直接蔓延或通过淋巴转移至对侧卵巢。

血行转移最为少见，可转移至肺、肝、脾等。

影像学检查方法及选择：用于卵巢肿瘤的常用检查方法有 B 超、CT、MRI。经腹 B 超扫描是妇科疾患的初筛方法。B 超可以多轴位扫描，对检出囊内结节优于 CT。B 超扫描示卵巢肿物内回声越高，恶性可能性越大，鉴别良、恶性的准确率 CT 为 94%，B 超为 80%，由于分辨率的限制，B 超在分期的价值不如 CT。经阴道 B 超扫描（EVS）有助于检出小的卵巢肿物。Van Nagell Jr 等用 EVS 对绝经后妇女进行筛查，以 8 cm^3 作为卵巢正常或异常的诊断阈，在 1300 位受检者中有 2.5%属不正常，但大部分为卵巢良性肿物。EVS＋彩超有助于检出早期卵巢癌，敏感率 100%，特异性 83%，其作为普查人群中的卵巢癌的价值尚待研究，但对高危人群及 CA125 水平升高者有一定意义。

卵巢上皮肿瘤（癌）易早期发生种植转移的生物学行为，因此就诊时多Ⅲ期或Ⅳ期，故此我们把卵巢肿瘤称为全腹性病变，因此就诊时应首选 CT。另外卵巢生殖细胞性肿瘤 95%以上含有脂肪及钙化组织，然而 CT 对检出这些组织敏感性较高，因此也成为首选的检查方法。

MRI 可多轴扫描，软组织分辨率高，增强扫描能进一步提高软组织分辨率，对子宫、乙状结肠、膀胱、横膈、肝表面转移的检出率较高。在卵巢癌的诊断、鉴别诊断方面与 CT 相仿。对疑有出血病灶的鉴别可选择 MRI 检查。

目前对原发卵巢癌的诊断及分期以及监测复发仍以 CT 为首选，MRI 可作为释疑的补充手段。

1. 上皮性间质性肿瘤 卵巢上皮性肿瘤是来自覆盖在卵巢表面的生发上皮，在卵巢恶性肿瘤中最多见，约占 70%～75%。由于生发上皮细胞具有多分化潜能，可形成多种上皮组织类型的肿瘤，分化成浆液性、黏液性、宫内膜样、透明细胞、移行细胞（Brenner）、混合上皮性及未分化癌等，其中以浆液性和黏液性居多。

（1）卵巢癌的 CT 表现

①原发灶的表现：肿瘤呈囊性或以囊性为主时，显示肿瘤为低密度肿块，囊壁及分隔厚且不规则，有时可见软组织结节或肿块，软组织成分内可见肿瘤血管或增强后明显强化。肿瘤边缘清楚。压迫周围肠管或器官移位。肿瘤呈囊实性时，肿瘤形态多不规则，边缘不清晰，与周围肠管或器官之间的界限常不清楚。肿瘤内囊实性部分的形态亦不规则，界限可不清晰；软组织实性部分增强后有强化或可见肿瘤血管。肿瘤呈实性时，形态不规则，边缘模糊、不清，可侵蚀邻近器官，致肠管狭窄，肠壁增厚不规则，或膀胱、子宫形态不规则，边缘模糊，膀胱腔内可有软组织影或子宫密度不均匀。卵巢肿瘤内密度因肿瘤坏死可显示不均匀，增强后肿瘤有强化或有肿瘤血管。卵巢癌常常有钙化，CT 对钙化显示及检出敏感。

卵巢癌中以浆液性囊腺癌最为常见，约占 1/3～1/2，50%侵犯双侧卵巢；瘤体较大，常呈囊性或囊实性，以单房或少量房隔为主；少数肿瘤以实性成分为主或完全为实性，部分肿瘤有明显钙化砂粒体。少数肿瘤仅发生在卵巢表面，病灶小、卵巢大小正常，较早发生广泛腹腔内转移，需与原发腹膜癌鉴别。

黏液性囊腺癌是第二个常见的类型，占卵巢恶性肿瘤的 10%，10%～20%侵犯双侧卵巢；瘤体常较浆液性肿瘤大，常呈囊性或囊实性，以多房为主，因囊内黏液蛋白量不一及常有出血，密度较浆液性肿瘤高，且各房的密度可高低不一，可发生腹腔假黏液瘤。

子宫内膜样癌占卵巢上皮恶性肿瘤 10%～20%，1/3 以上侵犯双侧卵巢，瘤体常较前二者小，以实性或囊实性多见。透明细胞癌占原发卵巢恶性肿瘤 5%，常侵犯单侧卵巢，肿瘤边界常较清楚，瘤体较小以实性居多，常伴有不规则坏死区，囊性少。移行细胞癌（恶性 Brenner 瘤）少见，常以实性为主伴坏死样改变。混合上皮癌成分常由浆液性囊腺癌和其他上皮成分组成，瘤体多较小，也以实性成分居多，有少量囊性区。未分化癌因发展快，瘤体小，并以实性为主，较早伴有广泛转移。

②转移灶的表现：卵巢表面的癌细胞脱落到腹腔内形成种植转移，常伴有大量腹水。癌细胞自卵巢表面脱落后因重力关系首先聚集种植在盆腔和右结肠旁沟，以盆底子宫直肠窝最多见；癌细胞也可在呼吸的负压吸引下沉积在膈下及肝脏表面，在大量腹水的衬托下显示更加清晰，在腹膜面呈小结节状、斑片状或大片状不规则增厚，甚至呈大结节状、块状，可压迫肝脏表面呈弧状或波浪状；肿瘤也可种植在肠系膜表面及远侧肠管表面，压迫肠管；肿瘤种植到大网膜，大网膜呈网状，内有颗粒及饼状；转移瘤在腹腔内形成假黏液瘤，表现为局限性低密度改变，边缘清楚，其内呈水或接近水的密度，且均匀，壁可有钙化。

淋巴结转移表现为盆腔或腹主动脉周围、腹股沟的＞1.0 cm 的结节。心膈组淋巴结是腹膜的主要引流部位，其输入道来自前胸、腹膜及横膈的淋巴管，卵巢癌膈下腹膜转移非常常见，因此易出现心膈组淋巴结的转移。只凭大小作为淋巴结转移的诊断指标必然有假阳性或假阴性。淋巴结内密度不均匀或有强化，多为真阳性。

卵巢癌发生血行转移较其他器官肿瘤罕见，发生肝转移 5%～10%，肺转移＜5%，骨及脑转移＜1%；脾或肝的转移瘤一般多呈圆形，单发或多灶，直径 3～7 cm，边界模糊，CT 扫描多呈低密度或囊性，均匀或不均匀（图 6-20～图 6-24）。

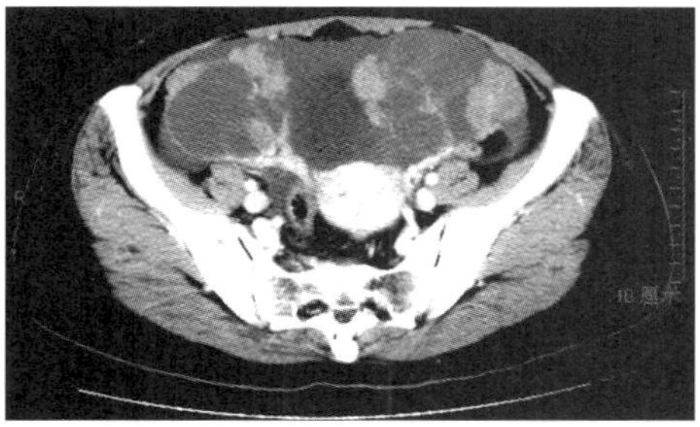

A

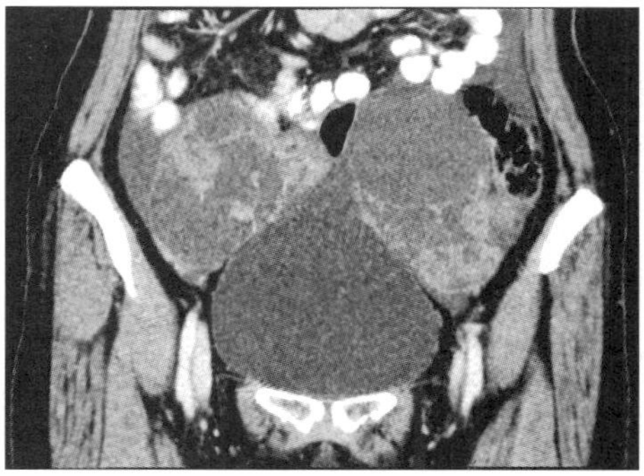

B

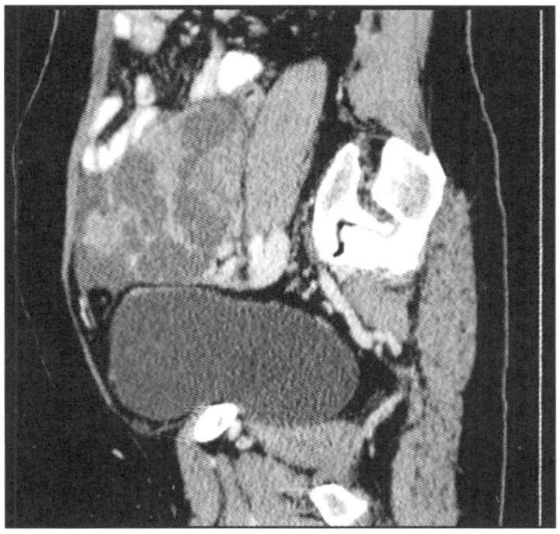

C

图 6－20　双侧浆液性乳头状囊腺癌

A. CT 增强相横断面：子宫两侧见以囊为主的囊实性肿块，囊壁及房间隔均见不规则增厚及突入腔内不规则实性结节，结节表面不光整呈菜花状。B、C. CT 增强相冠状位及矢状面：显示囊壁及房间隔不规则增厚及乳头结节更加清晰。

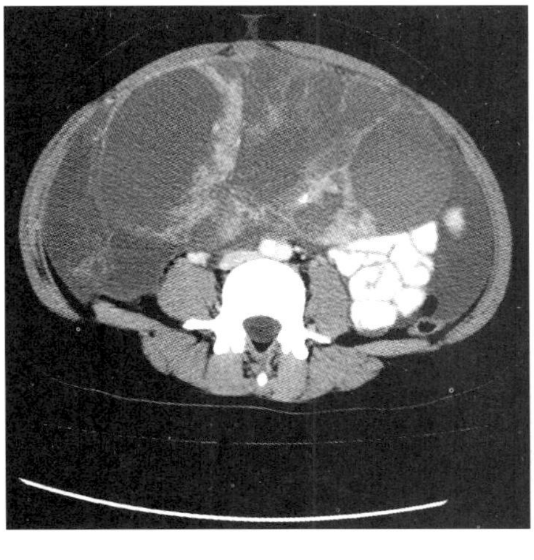

A

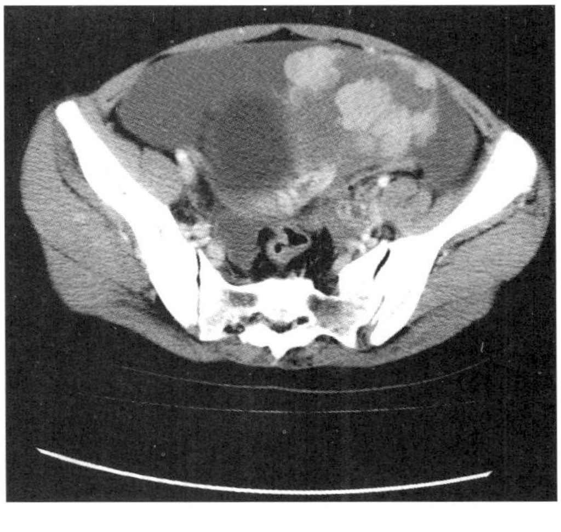

B

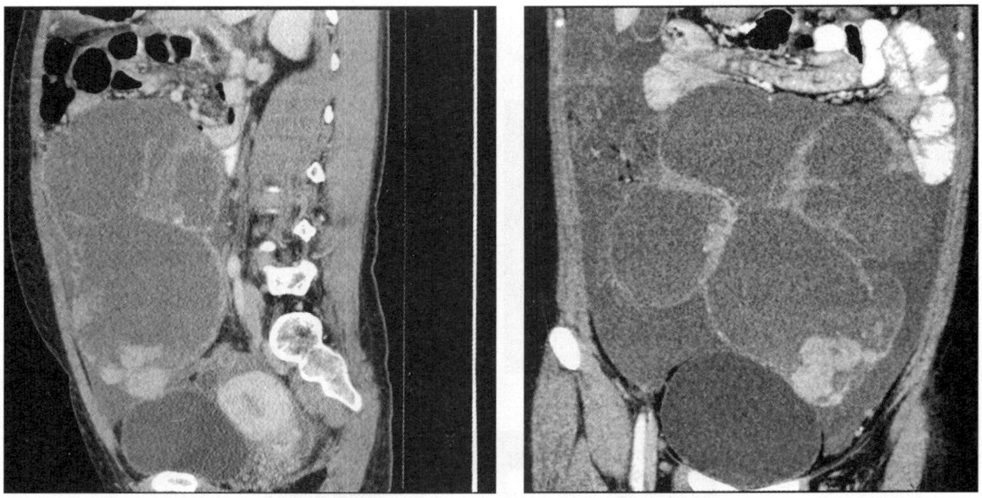

C　　D

图 6－21　黏液性囊腺癌

A－D. CT 增强相横断面、矢状面及冠状面：盆腔及下腹部可见多房囊性肿块，各房大小不一，部分房间隔不规则增厚（A、D）及有不规则乳头结节及肿块，表面呈菜花状（B、C），囊壁、房间隔及实性结节、肿块有明显强化。腹腔可见腹水。

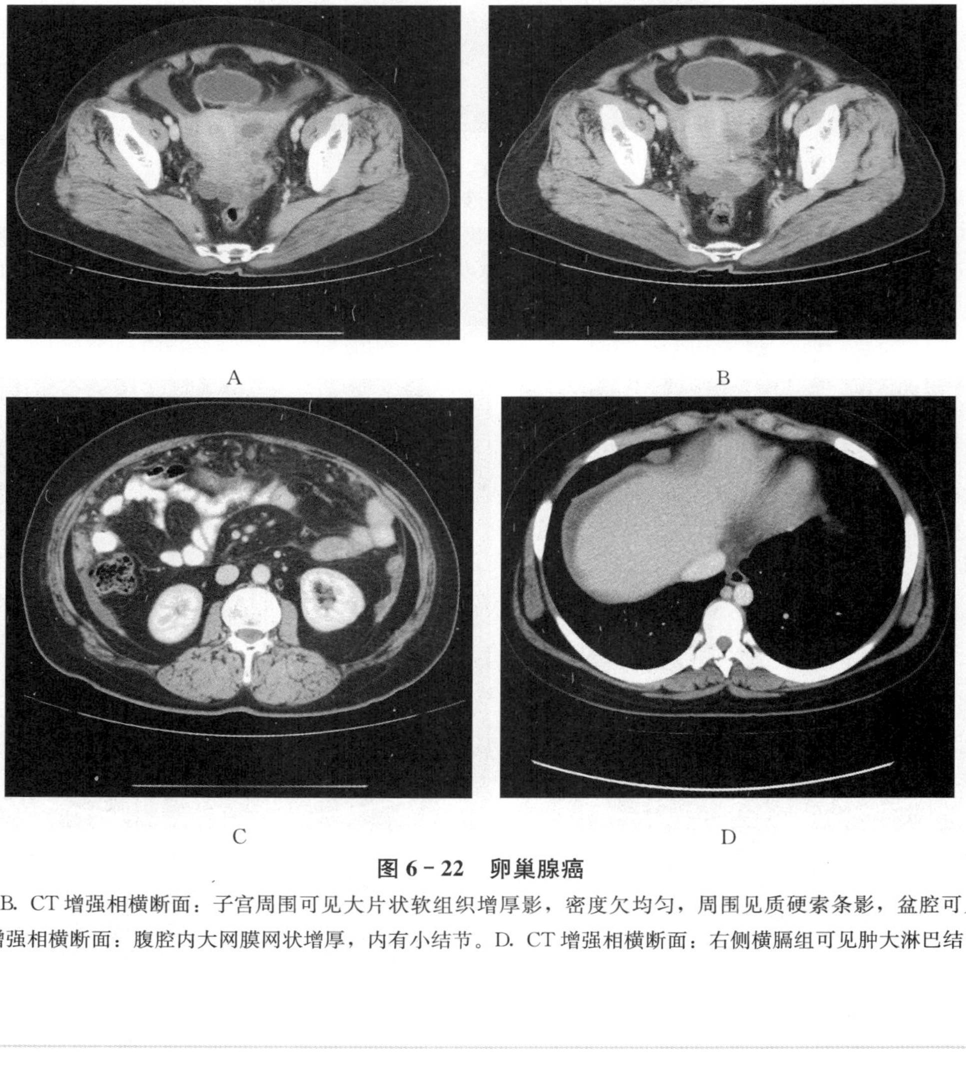

A　　B　　C　　D

图 6－22　卵巢腺癌

A、B. CT 增强相横断面：子宫周围可见大片状软组织增厚影，密度欠均匀，周围见质硬索条影，盆腔可见积液。C. CT 增强相横断面：腹腔内大网膜网状增厚，内有小结节。D. CT 增强相横断面：右侧横膈组可见肿大淋巴结。

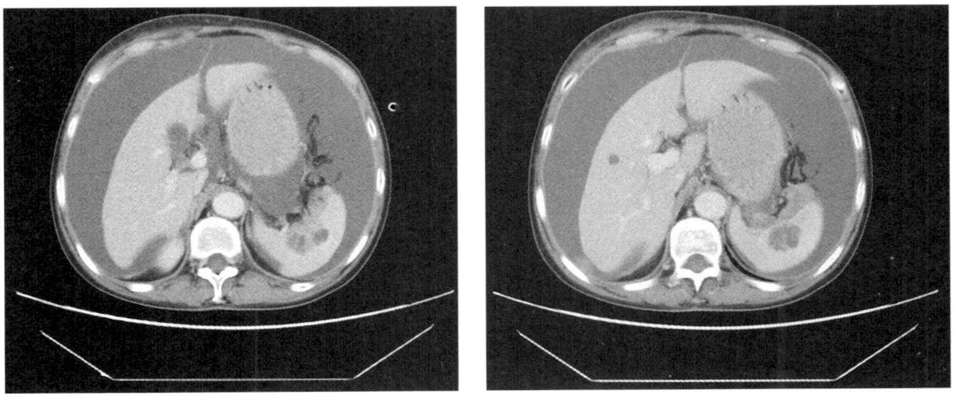

A　　B

图 6－23　腹膜转移脾受侵

A、B. CT 增强相横断面：腹腔及小网膜囊内见大量腹水，脾门结构不清，有软组织肿物突入及侵犯脾实质，为脾门区腹膜转移瘤侵犯脾脏。不是脾转移瘤，此患者肿瘤分期为Ⅲ期，否则为Ⅳ期。

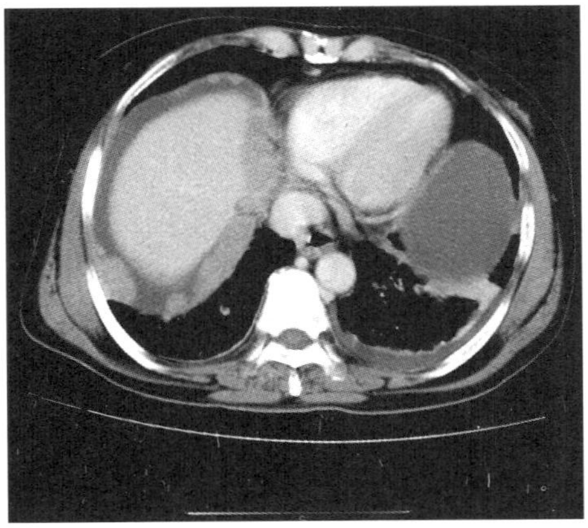

图 6－24　女，53 岁，腹胀，纳差 1 周，肝周腹膜转移，左侧胸水。

CT 增强相横断面：肝周膈面见不规则增厚软组织影，有强化，为卵巢癌转移灶。左侧胸腔可见胸水。胸水细胞学如为阳性，肿瘤分期为Ⅳ期。

（2）交界性肿瘤　是低度恶性或潜在恶性的肿瘤，占 15％以上，与卵巢癌相比发病年龄较早，生长速度慢，发现时绝大多数（80％～90％）为Ⅰ期肿瘤，预后好。最常见的组织学类型是黏液性囊腺癌，其次为浆液性囊腺癌。绝大多数肿瘤边界清楚，以囊性为主，囊内软组织成分或乳头结节较良性肿瘤稍多，略不规则。影像表现与恶性肿瘤往往不易鉴别。

（3）良性的浆液性囊腺瘤和黏液性囊腺瘤　浆液性囊腺瘤占 10％，黏液性占 5％。可发生在双侧卵巢。肿瘤为薄壁囊性病变，偶有少量、规则的壁结节，壁规则，可有斑点状钙化。浆液性囊腺瘤大部分单房或少量多房改变，囊内液体一般清亮。CT 显示为低密度（接近水密度）肿块；增强扫描显示肿瘤囊壁及间隔更加清晰，无不规则乳头或结节。典型的黏液性囊腺瘤呈多房肿块，囊内液体为黏液、蛋白量高，其内可有少量出血。如果肿瘤内蛋白含量高或有出血，CT 的密度值增高，各房的密度不一（图 6－25）。

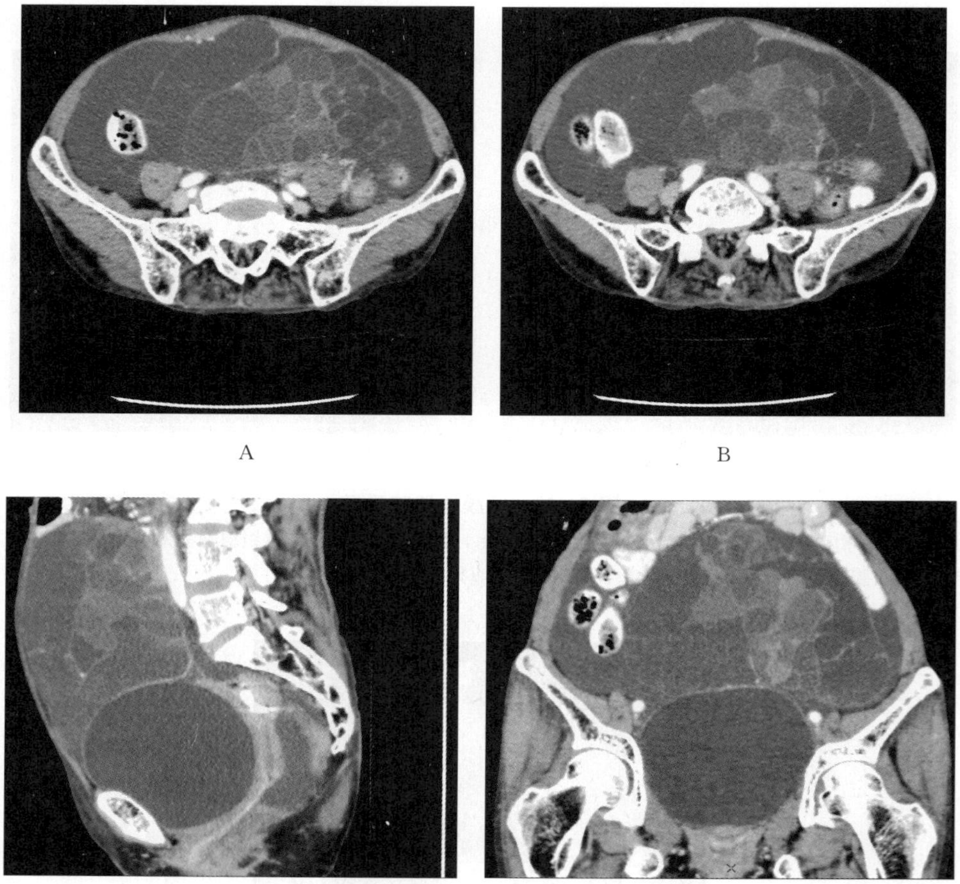

A　B　C　D

图 6－25　黏液性囊腺瘤

A、B. CT 增强相横断面：盆腔内见多房囊性肿块，各房大小、形态不一、密度不一，说明各房内液体含有蛋白浓度或成分略不相同；肿块囊壁薄、房间隔略厚，但光整，有轻度强化。C、D. CT 增强相矢状位及冠状面：显示肿块位于膀胱上方。盆腔内可见腹水。

（4）其他上皮间质性肿瘤

腺纤维瘤：发病率低，多数呈实性，边缘清晰锐利，密度均匀。部分腺纤维瘤可呈囊性又称为囊腺纤维瘤。CT 显示为软组织密度肿块密度均匀，无强化。肿瘤有囊变时，囊性部分与实性部分分界清楚，密度都均匀。

Brenner 瘤：罕见，在全部卵巢肿瘤中占 1.5％～2.5％，大部分为良性，少数为恶性。肿瘤侵犯单侧卵巢。肿瘤边缘清楚锐利，可呈实性或囊实性及类似囊肿，可伴有不规则钙化占 83％。肿瘤以囊性为主时可呈多房性。在 CT 增强扫描时肿瘤的实性成分可有中-高度强化，密度均匀。恶性肿瘤无特征表现，可伴有腹水。

2. ***性索间质肿瘤***　卵巢性索间质肿瘤起源于卵巢实质内性索间质细胞，占卵巢肿瘤的 6％，多见于较高龄妇女。性索间质细胞也具有很强的分化潜能，反映了性索从原始性腺未分化期到成熟性腺各阶段的发育过程，并具有内分泌功能。肿瘤如向卵巢型细胞分化成为颗粒细胞瘤、卵泡膜细胞瘤；如向睾丸型细胞分化成为支持细胞；间质细胞可单独组成相应的肿瘤；但也可两种或多种细胞出现在同一肿瘤内，如两性母细胞瘤、纤维卵泡膜细胞瘤、支持-间质细胞瘤等。类固醇细胞肿瘤也是起源于卵巢间质细胞类的肿瘤，包括：间质黄体瘤、间质细胞瘤（门细胞瘤、非门细胞间质瘤）、类固醇细胞瘤、肾上腺样肿瘤。

（1）颗粒细胞瘤　颗粒细胞瘤是性索间质肿瘤中最常见的恶性肿瘤，占全部卵巢肿瘤1%～2.5%，常发生在绝经前后。

CT 表现：肿瘤大部分发生于单侧，约 5% 为双侧。常伴有囊变，囊内可有出血。肿瘤为圆形或卵圆形不均质实性、多房囊性或单房囊性肿块，可有分叶。肿块的囊壁及间隔较厚，囊壁、间隔和实性部分血供丰富，在检查中可见有血流或强化。肿瘤以囊实性居多，与卵巢癌不同的是囊性区内常没有乳头结节，增强后实性部分、囊壁及间隔可有明显强化，实性部分密度不均匀。

（2）卵泡膜细胞瘤及纤维卵泡膜瘤　卵泡膜细胞瘤及纤维卵泡膜瘤是卵巢性索间质细胞的肿瘤，内含有卵泡膜细胞、梭形细胞及少量类脂质细胞。部分病人有女性化的内分泌症状。肿瘤多数为良性，偶尔低度恶性。一般为实性，少许囊性变，肿瘤囊性变及水肿多出现在肿瘤中心或偏心部，为片状或小簇状，肿瘤绝大多数为单侧，大小 3.2～18 cm，呈圆形或卵圆形，可有分叶。

CT 显示肿瘤为软组织密度肿块，水肿明显者密度较低，常呈大片状，囊变时可呈水样密度，囊变区边界清楚。增强扫描肿瘤有轻度强化，肿瘤密度常低于肌肉。

卵泡膜细胞瘤有分泌雌激素的作用，可合并子宫内膜增生、息肉或内膜癌，子宫肌瘤，乳腺等处肿瘤，因此在影像检查及诊断过程中应注意这些器官有无病变同时存在，同样也有助卵泡膜细胞瘤的诊断（图 6－26）。

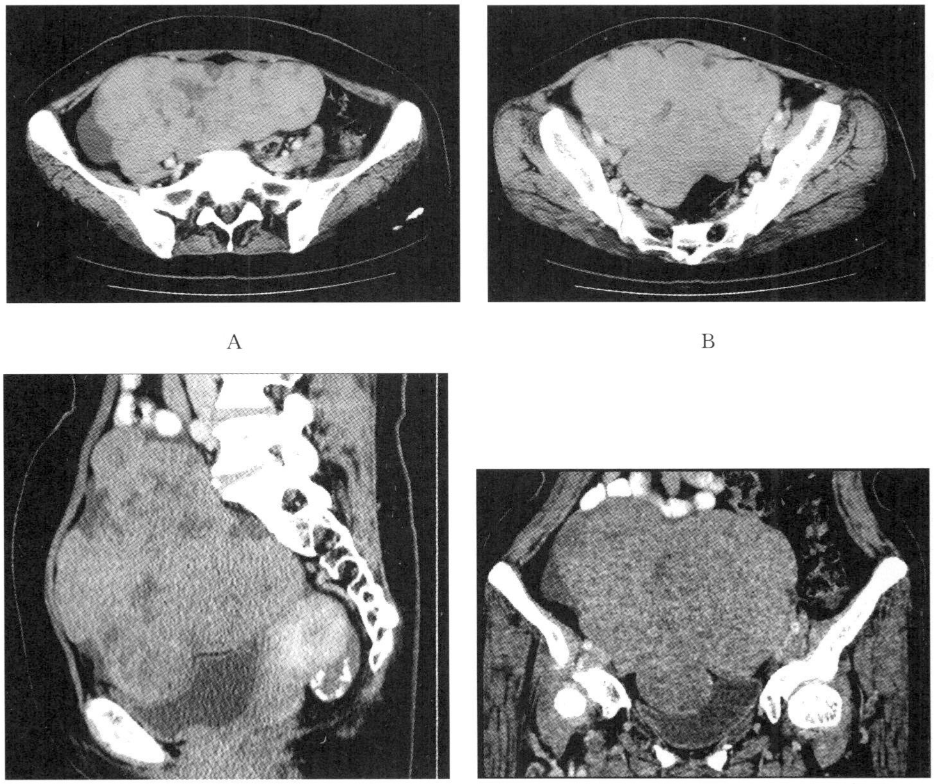

A　B　C　D

图 6－26　卵巢卵泡膜细胞瘤

A－D. CT 增强相横断面、矢状面及冠状面，子宫前上方可见不规则形实性肿块，边界清楚，内有小片状低密度区，边界尚清楚，肿瘤轻度强化，为卵巢卵泡膜细胞瘤。子宫后方可见边缘钙化结节，为子宫肌瘤。盆腔内见少量积液。

3. 生殖细胞肿瘤 生殖细胞肿瘤占卵巢肿瘤25%，其中90%为良性畸胎瘤，恶性仅占5%。恶性肿瘤多发生于年轻育龄妇女、儿童或少年。

(1) 畸胎瘤 畸胎瘤是卵巢最常见肿瘤，可含单个或多个胚层的组织，其中95%为成熟性囊性畸胎瘤，只含外胚层成分者称皮样囊肿，少数为不成熟畸胎瘤和单胚层高度特异化畸胎瘤如卵巢甲状腺肿、类癌等。不成熟畸胎瘤内主要为不成熟的2～3胚层分化成分，以未成熟的神经组织最多，也可有未成熟的软骨、间叶组织和腺管上皮。

良性畸胎瘤：其CT表现取决于瘤体内的结构，一般都有特征性表现。98%以上为囊性或混合成分，96%含有脂肪及钙化、骨骼组织。脂肪组织呈低密度或脂液分层，囊性区的囊壁较厚但光整，瘤内可有不均质软组织成分呈絮状、片状或块状，混杂分布于脂肪组织内或包绕脂肪组织或位于囊内；瘤内如有钙化，骨骼呈边界清楚的高密度灶。绝大多数肿瘤轮廓光滑、清晰或有分叶。当肿瘤有外侵或伴有感染时，其边缘不清、模糊。当肿瘤边缘不清与周围结构粘连或肿瘤内脂肪、骨骼、钙化等特征性组织不明显时，需要与上皮肿瘤鉴别。另外CT窗宽窗位调整不合适（太窄）时，各类组织显示不清，也可造成误诊。

不成熟畸胎瘤内主要表现为实性成分多、实性成分边缘模糊，钙化呈不规则细颗粒状散在、混杂在实性成分内，增强扫描时实性成分明显强化。肿瘤向瘤囊内外浸润生长或侵及周围器官时也应考虑不成熟性畸胎瘤（图6－27～图6－29）。

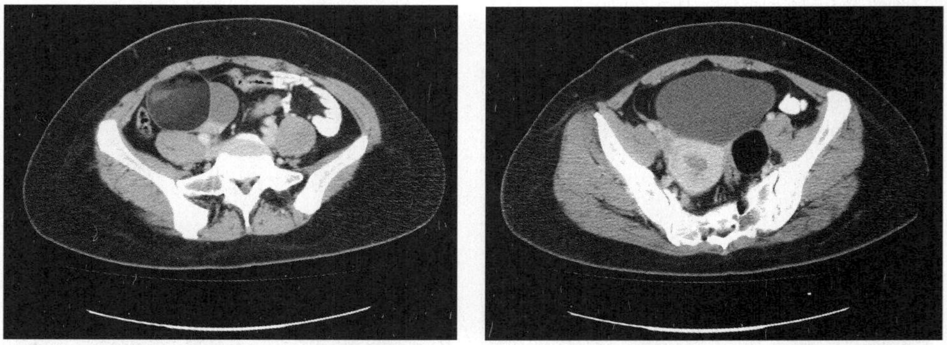

A B

图6－27 双侧卵巢囊性畸胎瘤

A. CT增强横断面相：右侧盆腔可见囊实性肿块，以囊为主，边缘清晰，内密度不均匀，囊实性成分分界清楚；一个囊内含脂肪组织，脂肪组织内有絮状软组织；另一个囊内呈完全液性；两囊后方少许软组织，有强化，密度均匀。B. CT增强横断面相：子宫左侧见一边界锐利的低密度肿块，内密度均匀，完全为脂肪密度。

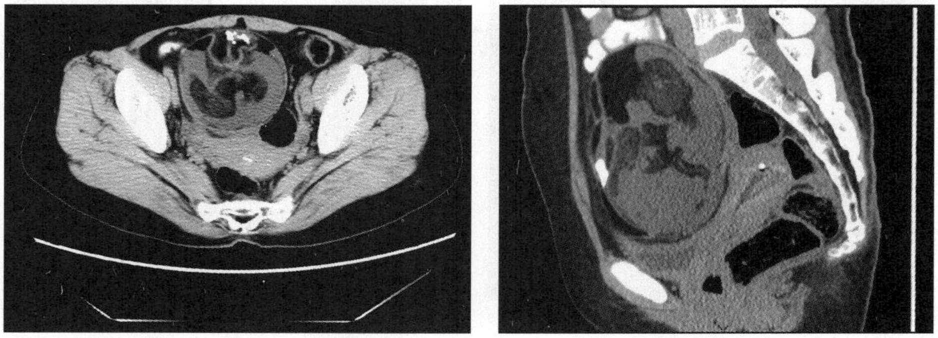

A B

图6－28 囊性成熟畸胎瘤

A、B. CT平扫相横断面及矢状面：子宫前方不均质实性肿块，边界清楚，内密度不均匀，可见脂肪低密度及实性软组织密度区，分界清楚，内可见边界锐利粗大短棒状钙化。

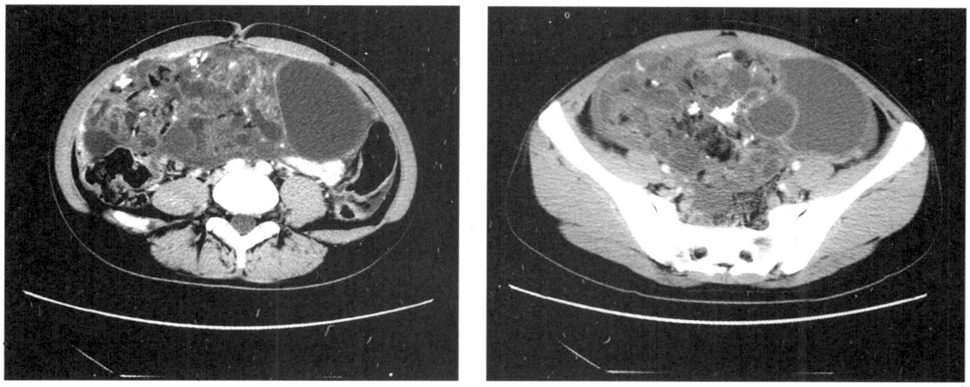

A　　B

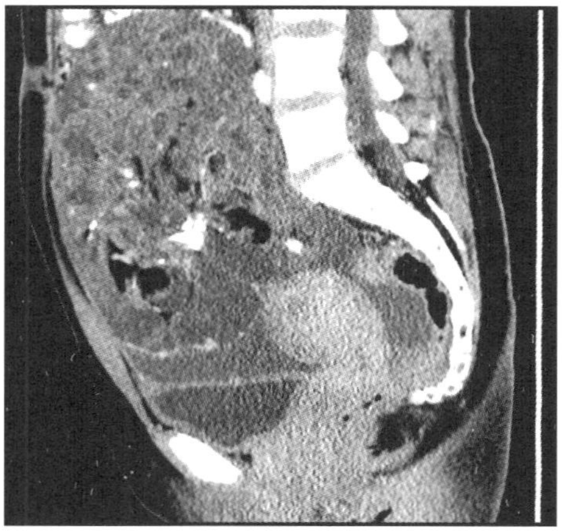

C

图 6-29　不成熟畸胎瘤

A-C. CT 增强相横断面及矢状面：中下腹部及盆腔巨大肿物，肿物内密度不均匀，呈混杂密度的囊实性肿块，可见点状脂肪区及不规则斑片状、砂粒状或结节状钙化。腹腔可见少量腹水。

（2）无性细胞瘤　无性细胞瘤约占卵巢原发肿瘤 1%～2%，占原发恶性卵巢肿瘤 3%～5%。可发生在任何年龄，但大部分（80%）发生于 30 岁以下儿童或青年成人；肿瘤大部分为单侧，10%～17%为双侧。肿瘤多较大或巨大，呈卵圆形或不规则形实性肿块，边缘较清楚，内部呈分叶状，密度均匀，可有少量出血、坏死。CT 显示肿瘤为实性，密度相对均匀或不均匀，可有少量低密度坏死区。肿瘤在增强扫描时有强化，其内间隔有明显强化（图 6-30）。

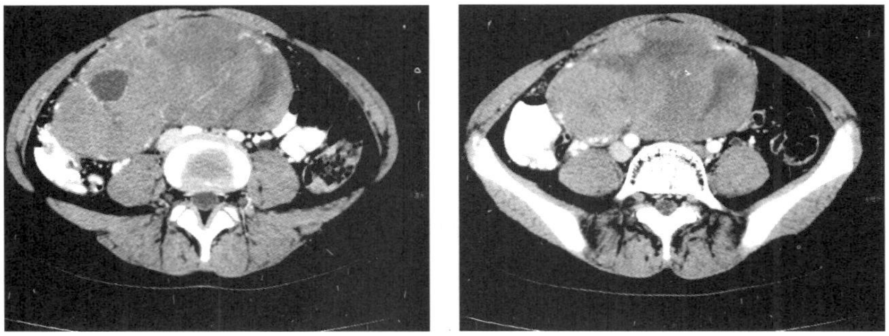

A　　B

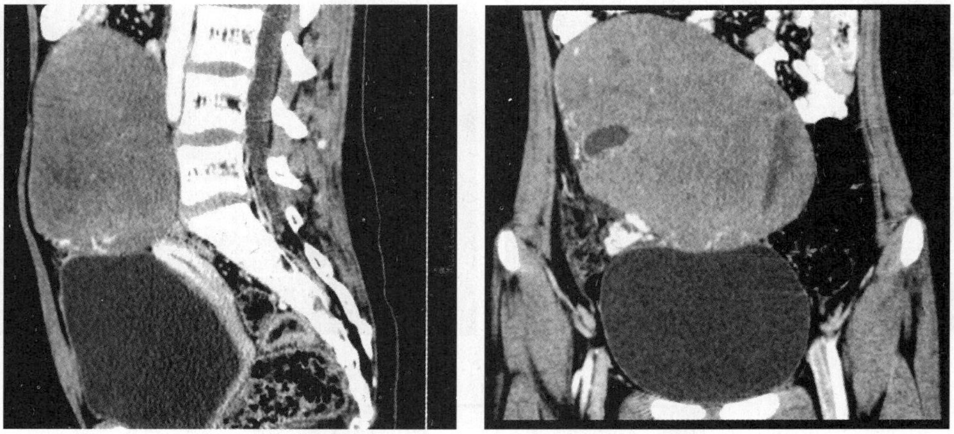

C　　　　D

图 6-30　无性细胞瘤

A-D. CT 增强相横断面、矢状面及冠状面，下腹部可见边界清楚实性肿块，略有分叶及中等强化，内密度欠均匀，有片状变性区及小囊性区。

（3）内胚窦瘤（卵黄囊瘤）、胚胎癌　内胚窦瘤（卵黄囊瘤）和胚胎癌均为高度恶性的卵巢生殖细胞肿瘤。内胚窦瘤为生殖细胞向胚外的中胚层分化。胚胎癌为生殖细胞开始向胚内和胚外结构分化。发病年龄绝大多数在 30 岁以下。肿瘤生长快，恶性度高，常侵犯单侧卵巢。内胚窦瘤多伴有血清甲胎蛋白（AFP）升高。

CT 表现：肿瘤瘤体大，呈不规则或圆形，混杂密度，密度不均匀，常有囊性区，增强后囊壁及实性部分有明显强化。其淋巴结转移瘤也有同样表现。

4. 转移瘤　卵巢是恶性肿瘤常见的转移部位，继肺、肝、骨之后居第四位，占全部卵巢肿瘤的 5%～10%。最常见的原发肿瘤为消化道、乳腺和生殖道的癌。转移瘤侵犯双侧卵巢占 70%～90%。Krukenberg's 瘤是指自原发消化道（胃和结肠）黏液腺癌的卵巢转移瘤，占卵巢转移瘤的 15%～76%。

卵巢转移瘤的影像表现与原发恶性肿瘤非常相似，术前鉴别有一定困难。肿瘤表现为圆形或不规则形，多数呈实性或囊实性，少数呈囊性，实性区内有边缘清晰的小囊性区为其典型特征，增强扫描囊壁有明显强化。Kim 报道实性肿瘤内有囊者转移癌明显多于卵巢原发癌，分别为 69%及 6%；而囊性肿物为主者则转移瘤明显少于原发癌，分别为 12%及 63%；术前不能发现原发灶的转移瘤占 40%，术后重阅 CT 及 MRI 片发现原发病灶占 38%。因此仔细询问有无原发肿瘤病史，因此在各种检查中细心观察、查找消化道有无异常有助于明确诊断。

5. 鉴别诊断

（1）附件区囊性肿物的鉴别　主要与各类囊肿、子宫内膜异位症及囊性畸胎瘤的鉴别。囊肿瘤体较小，壁薄，无强化，极少分房。当有出血时不易与浆液性黏液性肿瘤区别。巧克力囊肿肿块常多发，大小不等，相互间及与周围器官有粘连，壁厚，有强化，CT 值较高。皮样囊肿瘤体壁较单纯囊肿厚，有强化，囊内如有脂液面或脂肪颗粒影易区别。

（2）附件区实性肿物的鉴别　包括与转移瘤、阔韧带肌瘤及卵巢罕见肿瘤、输卵管肿瘤及肿物的区别，前两者见前描述。后两者肿瘤发病非常罕见，鉴别有困难。

（3）盆腹腔弥漫性病变的鉴别　①腹腔结核：盆腔肿块多由结核纤维渗出粘连肠管及盆腔结构构成，无具体边界，肿物边缘多为片絮状改变。增厚的腹膜均匀，表面光整，不似肿瘤呈结节状，大网膜呈絮状增厚，往往肠系膜易有条状增厚，腹水多为包裹状。②腹膜原发浆液性乳头状癌：一般卵巢周围无明确大肿块，其他表现与卵巢癌相同时应考虑腹膜原发浆液性乳头状癌的可能。③腹腔转移瘤：见卵巢转移瘤。④腹膜间皮瘤：主要指弥漫型间皮瘤。最大特点是腹膜弥漫增厚或多结节状以实性居多，肿瘤可沿腹股沟管向腹股沟生长，在局部形成长条状肿块。其他表现不易与卵巢癌鉴别。⑤腹膜平滑肌瘤病：腹膜广泛结节状增厚，表面光整，一般不伴有腹水，是与卵巢癌、转移瘤的鉴别点。另外患者一般情况良好，与病变的广泛程度不符。

6. 卵巢恶性肿瘤的影像学随诊 卵巢恶性肿瘤是一个全腹腔的肿瘤，且发现时多已属晚期，单纯外科手术临床学者曾提倡往往不能治愈。卵巢癌疗后容易复发，影像学检查往往不能检出小的转移灶。CT 的空间分辨率高，目前是卵巢癌随诊的首选影像学检查方法，检出复发的敏感性在 32%～87%。复发的好发部位是子宫直肠陷窝、阴道残端、肝表面、腹膜及肠系膜，肠系膜病变往往难以检出，应注意不要将血管横断面误为肿瘤结节，一般血管横断面的大小相仿，而肿瘤结节往往大小不一，对肠系膜部位大小不一的小结节应提高警惕，增强 CT 或 MRI 使血管强化有一定鉴别价值。复发可表现为盆腔或腹腔内的局限肿物，也可以是弥漫的腹膜病变。有 11%～17%的复发仅局限于盆腔及腹膜后淋巴结。

CT 扫描检出率的高或低与检查方法有关。首先在术后应做细致的基线扫描（base line scan)，以便与化疗后及二探前对比，避免将手术引起的改变例如淋巴管囊肿等误为复发病变。其次要做好扫描前准备，要分次服用对比剂使肠管充分充盈，避免将未充盈的肠管误为复发病灶，必要时要加服对比剂重复扫描。再次是必须做增强扫描，使血管和转移灶强化，有利鉴别。CT 扫描的局限性是不能检出＜2cm 的转移灶，以及由于部分体积效应，常不能检出阴道穹或膀胱顶、底部的转移病变。增强 MRI 及经阴道 B 超扫描对上述两个器官的转移灶可提供增添信息。近年来采用 PET－CT 进行肿瘤分期及检出复发，有较好的前景。

（戴景蕊）

参考文献

1. 戴景蕊，洪芬，李洁. 卵巢卵泡膜和纤维卵泡膜细胞瘤的 CT 表现. 中华肿瘤杂志，2000，22：504-507.
2. 石木兰. 肿瘤影像学. 北京：科学出版社，2003：721- 775.
3. 戴景蕊，王磊，赵燕风. 子宫内膜病变的 CT 诊断价值. 临床放射学杂志 2003，22：931-933.
4. Fattaneh A，Tavassoli，Peter Devilee. Pathology and genetics of tumours of the breast and female gential organs：IARC，2004. 郭双平、孙耘田，译. 乳腺及女性生殖器官肿瘤病理学和遗传学. 北京：人民卫生出版社，2006：137-225.
5. 戴景蕊，张洵，蒋玲霞，等. CT 扫描对早期宫颈癌的诊断价值. 中华肿瘤杂志，2006，28：151-153.
6. 沈蓓蕾. 21 例卵巢转移瘤的 CT 诊断. 肿瘤学杂志，2006，12：420-421.
7. 李相生，周纯武，戴景蕊，等. 早期宫颈癌术后复发或转移的 CT 诊断. 中国临床医学影像杂志，2007，18：719～721.
8. 胡茂清，龙晚生，张朝桐，等. 卵巢纤维瘤的 CT 及 MRI 诊断. 放射学实践，2008，23：1035-1037.
9. 张伟强，陈英，米翔，等. 卵巢硬化性间质瘤 CT 诊断. 放射学实践，2009，7：767-769.
10. 马莹，白萍，戴景蕊，等. 子宫颈癌盆腔淋巴结转移的 CT 评价. 中华妇产科杂志，2009，44：422-425.
11. 王小艺，戴景蕊，赵燕风，等. 卵巢 Brenner 的 CT 表现. 中华肿瘤杂志，2010，32：359-361.
12. 朱正，戴景蕊，赵燕风，等. 卵巢颗粒细胞瘤的 CT 表现. 临床放射学杂志，2010，29：51-54.

13. 赵燕风，戴景蕊，王小艺，等. 卵巢卵泡膜细胞瘤的CT表现. 放射学实践，2010，25：780-783.
14. Tsushima Y，Kita T，Yamamoto K. Uterine lipoleiomyoma：MRI，CT and ultrasonographic findings. Br J Radiol，1997，70：1068-1070.
15. Outwer EK，Wagner BJ，Mannion C，et al. Sex cord-stromal and steroid cell tumors of the ovary. Radiographics，1998，18：1523-1546.
16. Murase E，Siegelman ES，Outwater EK，et al. Uterine leiomyomas：histopathologic features，MR imaging findings，differential diagnosis，and treatment. Radiographics，1999，19：1179-1197.
17. Grasel RP，Outwater EK，Siegelman ES，et al. Endometrial polyps：MR imaging features and distinction from endometrial carcinoma. Radiology，2000，214：47-52.
18. Jeong YY，Outwater EK，Kang HK. Imaging evaluation of ovarian masses. RadioGraphics，2000，20：1445 1470.
19. Ohguri T，Aoki T，Watanabe H，et al. MRI findings including gadolinium-enhanced dynamic studies of malignant，mixed mesodermal tumors of the uterus：differentiation from endometrial carcinomas. Eur Radiol，2002，12：2737-2742.
20. Fung SE，Lee FM，Rha SE，et al. CT and MR imaging of ovarian tumors with emphasis on differential diagnosis. Radiographics，2002，22：1305-1325.
21. Kaur H，Silverman PM，Iyer RB，et al. Diagnosis，Staging，and Surveillance of Cervical Carcinoma. AJR Am J Roentgenol，2003，180：1621-1631.
22. Tamai K，Togashi K，Ito T，et al. MR imaging findings of adenomyosis：correlation with histopathologic features and diagnostic pitfalls. Radiographics，2005，25：21-40.
23. Burkholz KJ，Wood BP，Zuppan C. Borderline papillary serous tumorof the right ovary. Radiographics，2005，25：1689 - 1692.
24. Sala E，Wakely S，Senior E，et al. MRI of malignant neoplasms of the uterine corpus and cervix. AJR Am J Roentgenol，2007，188：1577-1587.
25. Chung HH，Kang SB，Cho JY，et al. Accuracy of MR imaging for the prediction of myometrial invasion of endometrial carcinoma. Gynecol Oncol，2007，104：654-659.
26. Oh SN，Rha SE，Jung SE，et al. Transitional cell tumor of the ovary：computed tomographic and magnetic resonance imaging features with pathological correlation. J Comput Assist Tomogr，2009，33：106-112.

第四节　磁共振成像（magnetic resonance imaging，MRI）

一、概述

磁共振具有高度的软组织分辨力，多序列、多体位扫描方式，尤其近年来随着磁共振设备及序列的发展，包括场强的提高（1.5T、3.0T）、快速脉冲序列和盆腔相控阵线圈的出现，明显提高了图像分辨率及信噪比，使磁共振已成为妇科肿瘤检查的重要手段，其对肿瘤范围的显示，子宫肌层浸润深度的判断，向宫旁、盆壁的蔓延，周围脏器侵犯及盆腔淋巴结转移均能作出较准确的评价；判断盆腔肿物来源及观察肿瘤的组织特性亦有很高的价值，如能够判断附件肿物的囊实性，内部的成分特征如出血、脂肪、软组织等；术前对子宫平滑肌瘤的准确定位有助于确定治疗计划；对于接受激素治疗的子宫平滑肌瘤和腺肌症患者，MRI评价病变非常理想。因此，磁共振在妇科良性肿瘤的检出、定位，恶性肿瘤的诊断、分期、监测效疗及肿瘤复发等方面发挥越来越重要的作用。此外，磁共振检查无辐射，亦是评价孕妇病变的重要手段。

二、检查方法

（一）一般准备及禁忌证

1. 病人禁食最好 6 小时以上或于扫描前肌注东莨菪碱以抑制肠道蠕动。

2. 已婚女性患者阴道内置以标记性栓子，可以更直观地显示子宫、宫颈和阴道的位置并观察肿瘤向上下的侵犯范围。

3. 避免膀胱过度充盈。

4. 平静呼吸，扫描前除去身上金属异物。

5. 体内有子宫节育环、心脏起搏器、含金属的动脉夹、支架、钢板等及患有幽闭恐惧症均为检查禁忌证。既往有药物过敏和过敏体质的受检者对造影剂的不良反应发生率增加，不建议行增强扫描。

（二）线圈

应用盆腔相控阵线圈，可以明显提高图像的信噪比，应用小的扫描野（20～26cm）获得较高矩阵，使得子宫和宫颈在 T_2 加权像可以获得很高的分辨率。

经阴道线圈对宫颈正常解剖及血管的细节显示好，对肿瘤检测的敏感性和特异性可高达 96％和 70％（deSouza NM，et al），但是经阴道线圈明显增加患者痛苦及检查费用，限制了其临床的应用。

（三）基本扫描序列及体位

1. 对盆腔不同脏器的显示层面，最常用的是横断位和矢状位。前者显示盆腔脏器的毗邻关系较好，后者能够直观显示子宫形态，有助于判断肿瘤上下及前后关系。

2. T_1WI 像软组织均呈等信号，因此对宫颈、宫腔内和肌壁间的病变的显示效果不佳。但其能够检出其内脂肪、出血、黏液等成分，对于卵巢肿瘤的诊断及鉴别诊断有重要价值。

3. T_2WI 是主要检查序列，能够显示子宫体、宫颈及阴道各层次、区带的解剖结构，检出肌壁间的病变包括子宫肌瘤和腺肌症很敏感，观察子宫内膜增厚程度，发现宫颈、宫腔内占位性病变，对恶性肿瘤的侵犯范围和深度的判断等都有重要价值。T_2WI 横断位能够很好地观察宫旁、盆壁组织蔓延，及邻近器官（膀胱、直肠）的侵犯情况，应用脂肪抑制序列能够提高淋巴结与周围组织的对比度，从而提高盆腔淋巴结的检出率。沿子宫长轴方向扫描的矢状位 T_2WI 直观显示子宫形态，能够很好地显示病变、并观察病变沿子宫及阴道向上下侵犯的范围及周围脏器的侵犯情况，提供分期的重要依据。冠状位 T_2WI 建议沿子宫长轴方向进行定位，有利于观察病变向上下侵犯的情况，另外亦可较好地观察宫旁及盆壁的侵犯情况，而沿子宫体短轴方向的 T_2WI 则能够观察病变向子宫肌层和宫颈间质深部的侵犯。

4. 扩散加权成像（diffusion weighted imaing，DWI)在妇科肿瘤的诊断价值得到广泛认可，目前广泛采用自旋回波-平面回波序列（spin echo-echo planer imaging，SE－EPI)，b 值通常选用 800～1000s/mm^2。由于恶性肿瘤内水分子扩散受限，DWI 呈明显高信号，表观扩散系数（apparent diffusion coefficient，ADC）减低，因此可用于检出肿瘤。有研究应用 DWI 观察肿瘤侵犯范围，其准确性超过常规 T_2WI。对于鉴别子宫颈癌放疗后残存及纤维化、肿瘤复发及盆腔淋巴结转移的检出，DWI 均有重要价值。此外，DWI 对于卵巢良恶性病变的鉴别诊断和评价卵巢病变的囊性成分非常有用，研究显示卵巢恶性囊性肿瘤的 ADC 值低于卵巢浆液性和黏液性囊腺瘤（$P<0.02$）。

5. 增强扫描采用多期动态增强扫描或灌注加权成像，应用容积扫描序列，能够观察病变在注射对比剂前及增强后不同时相的一系列连续变化，有助于对病变进一步定性及了解病变血供情况，对病变诊断、鉴别诊断、判断病变范围及评估预后有重要意义。平扫由于瘤周炎症、水肿、活检后出血等 T_2WI 均可表现为与肿瘤信号相仿的中高信号，常规 FSE 序列增强扫描其扫描时间相当于动态增强延迟期，此时瘤周炎症、宫体肌层及宫颈基质等强化信号可与瘤体信号接近，从而影响分期准确性，而动态增强扫描能够提供不同强化时相下肿瘤与周围组织的强化特征，进一步提高了肿瘤与周围组织的对比度，因此对恶性肿瘤的诊断及分期尤其具有重要意义。

增强扫描造影剂采用 Gd－DTPA，采用高压注射器经肘静脉注入，剂量为 20ml，速度为 2～4ml/s。对于盆腔淋巴结的显示，有报道超小型超顺磁氧化铁粒子（ultrasmall superparamagnetic particles of iron oxide，USPIO）可以区分淋巴结转移、增生及炎性淋巴结，但目前国内应用较少。

6. 磁共振波谱（MR Spectroscopy，MRS）是近年发展的新的检查手段，作为一种无创伤性的研究活体器官组织代谢、生化变化及化合物定量分析的方法，其对妇科肿瘤的价值目前尚待研究。

三、正常解剖及 MRI 表现

（一）子宫

子宫肌层由平滑肌组成，内三分之一是致密排列的平滑肌束，与子宫内膜的基底层相平行，外层是随机排列的疏松的平滑肌束。这种内层和外层在排列方向和密度上不同的平滑肌束可能是形成 MRI 特定的肌层表现的因素之一。

子宫颈内腔呈梭形，为宫颈管，长 2.5～3cm，主要由结缔组织组成，颈管内膜为柱状上皮，宫颈阴道部覆以鳞状上皮，在宫颈外口与颈管柱状上皮相邻接，即所谓的移行带/鳞柱交界，受激素/阴道酸碱度的影响，移行带可上移或外移，为子宫颈癌的好发部位。

1. 儿童子宫 子宫的大小及形态随年龄而异，婴儿期子宫体与子宫颈之比为 1∶2，随年龄增大，子宫体与子宫颈的比例逐渐增大，生育期比例可达 2∶1。主要表现为 T_2WI 膀胱后方条带状低信号，儿童期宫腔及子宫内膜显示欠佳。

2. 生育期子宫

（1）宫体 在 MR－T_2WI 可分为三层结构，由内向外分别为内膜、连接带及最外层基层。其中内膜及分泌物，表现为均匀的高信号。内膜厚度随月经周期、激素水平及年龄的变化而变化，子宫内膜修复期最薄，厚度仅 1～3mm，分泌期最厚，一般为 4～6mm，但不超过 10mm。生育期内膜信号较高，绝经期后宫体萎缩，内膜变薄，信号降低。内膜层向外与最外层肌层之间的低信号带为连接带（又称为暗带），宽度为 2～8 mm，是由纵行的平滑肌构成。该层系致密肌纤维束，其细胞外间隙小，不受月经周期的影响而发生信号或厚度的变化，连接带是否完整可作为有无肌层浸润的标志，在子宫内膜癌分期上有重要意义。绝经后女性大部分患者此带显示模糊。宫体最外层结构为子宫肌层厚度约为 1～3cm，信号强度也随月经周期而改变，分泌期信号略高于增殖期，青春期及绝经期后子宫肌层在 T_2WI 为中等信号，生育期则为高信号。

子宫的强化形式与激素状态及注射造影剂后的延迟时间有关。MRI 动态增强扫描动脉期可清楚显示内膜下强化带，主要是由于子宫内膜基底层和邻近肌层交界处血供比较丰富，而子宫内膜血管相对缺少（Yamashita，et al），所以内膜下强化带位于内膜与连接带之间，可作为有无肌层浸润的标志，且在增殖期和绝经期后子宫动态增强 MRI 常见。而内膜及肌层在动脉期强化不明显，随时间推移，内膜与肌层逐渐强化，至延迟期，两者强化明显、基本均匀。

（2）子宫颈部　在 T_2WI 同样分为三层结构，并分别与宫体三层结构相延续。最内层为宫颈管黏膜及分泌物，呈高信号，中间层和最外层均为宫颈的纤维肌肉性基质层，均由纤维母细胞及平滑肌细胞组成，内层厚约 3～8mm，其细胞较致密呈低信号，而外层基质结构较疏松、细胞成分较少，呈中等信号，厚约 2～8mm。与子宫体部不同，子宫颈各个部分的 MRI 表现并不随病人激素状态而改变。

Gd－DTPA 增强扫描后，宫颈黏膜及基质表现为逐渐强化，至延迟期强化均匀。

3. **老年子宫**　子宫萎缩、体积减小，子宫三层结构显示不清楚。

（二）卵巢

MRI 能够显示大多数病人的双侧卵巢。正常卵巢在横断位或冠状位显示较好，其表现与激素水平有关。大多数育龄期妇女卵巢体积较大，于 T_2WI 显示清楚，皮质呈低信号，髓质呈相对高信号，T_1WI 为中等信号或略低信号，与子宫、小肠不易区分，增强扫描显示卵巢基质的强化明显低于子宫肌层。髓质内常可见散在卵泡，呈囊性信号，Gd－DTPA 增强扫描边缘强化。排卵侧卵巢在排卵期较卵泡期增大，无排卵的卵巢体积很小或难以辨认，而排卵后，卵巢体积并无明显缩小。

绝经后卵巢变小，皮髓质结构难以分辨，强化程度与子宫肌层相似。手术后移位的卵巢影像特征与正常卵巢相似，不应误认为转移性病变。

卵巢周围的血管表现为迂曲流空信号，可作为观察卵巢的标记。

四、妇科肿瘤 MRI 表现

（一）子宫肿瘤

1. **平滑肌瘤**

（1）宫体多见，单发或多发，大小不一。根据其与肌层的关系分为：黏膜下、肌壁间及浆膜下。肌壁间肌瘤位于子宫肌层内，常表现为子宫不规则增大，宫腔受压变形；肿瘤向浆膜外突出，为浆膜下肌瘤，体积常较大，与浆膜呈宽窄不一的基底相连，有时仅见一蒂，也可向阔韧带生长形成阔韧带肌瘤。肿瘤向宫腔内突出，为黏膜下肌瘤，可致内膜及宫腔变形。

（2）肿瘤边界清楚，边缘光滑，有时瘤周可见假包膜。

（3）根据有否退变分为退变型及非退变型。非退变型肌瘤均匀一致，MRI 平扫表现为 T_1WI 及 T_2WI 均呈低信号，多数增强扫描方式与肌层一致，信号与肌层相仿或稍低，部分可表现为动脉期迅速强化，延迟期略降低。退变型肌瘤由于肿瘤的钙化、玻璃样变、囊性变、黏液样变及脂肪变性等，内部结构混杂，MR 表现为 T_2WI 呈不均匀高低混杂信号，肿瘤强化明显不均匀。含有脂肪成分的平滑肌瘤称脂肪平滑肌瘤，瘤内检出明显的脂肪成分是诊断的关键征象。

2. **内膜息肉**

（1）宫腔内长条形结节，边界清楚，可有蒂与内膜相连，也可表现为与内膜信号相似呈局灶性或弥漫性子宫内膜增厚。

（2）MR－T_2WI 为中高信号，增强扫描呈渐进性强化，典型者强化程度略低于内膜但与邻近肌层强化相似或略高于肌层。

3. **子宫内膜癌**

（1）MRI 的作用在于诊断、分期、疗效及预后评估、检出复发等，其中分期为主要作用。

（2）MRI 对早期病变检出敏感，诊断及分期准确性高。局限于内膜者 T_2WI 可表现为内膜异常稍高信号甚至无阳性表现，动态增强扫描显示病变优于平扫。T_2WI 内膜与最外层肌层间低信号的连接带及动态增强扫描动脉早期的内膜下强化带是判断病变是否侵犯肌层的重要标志，对分期判断具有一定价值。

（3）内膜癌于MRI平扫呈 T_1 等 T_2 稍高信号，DWI扩散受限明显，表现为明显高信号。增强扫描肿瘤轻度强化，信号低于邻近宫体肌层。侵犯周围组织表现为相应部位出现肿瘤信号，正常结构中断。

（4）一般以区域淋巴结直径大于1cm判断为转移。MRI对T分期判断准确性最高，但对淋巴结转移的敏感性较低，与CT相仿，均低于PET/CT。

4. 子宫颈癌

（1）MRI的作用与子宫内膜癌相仿，在于诊断、分期、疗效及预后评估、检出复发等，其中分期为主要作用。

（2）Ⅰa期肿瘤影像难以诊断。＞Ⅰa期肿瘤表现为宫颈增大，局部结节或肿物。平扫 T_1WI 为等信号，T_2WI 多呈不均匀的中高或高信号，检出病变敏感，DWI扩散受限显著、表现为明显高信号。瘤周常合并炎症及水肿，T_2WI 亦可表现为高信号，与肿瘤分界不清楚。动态增强扫描肿瘤多为早期强化，晚期造影剂廓清、信号明显低于周围正常宫颈基质，呈流出型曲线，而瘤周炎症表现为逐渐强化，水肿则无明确强化，可与肿瘤予以区别，因此动态增强扫描显示肿瘤范围较平扫更清晰、准确。

（3）肿瘤侵犯周围组织表现为相应部位出现肿瘤密度/信号、正常结构中断。

（4）通常以区域淋巴结直径大于1cm判断为转移。MRI对T分期判断准确性最高，但对淋巴结转移的敏感性较低，与CT相仿，均低于PET/CT。

（5）MRI不用于子宫颈上皮内瘤变的诊断，多无异常发现，有时可出现宫颈管增宽、宫颈黏膜欠规则，但信号无异常，此时MRI仅用于排除内生性子宫颈癌及合并其他疾病，其诊断主要依靠细胞病理学。

5. 子宫肉瘤及上皮和非上皮混合性肿瘤

（1）子宫增大，形态不规则，其内结构显著不均匀，影像表现无明显特异性。

（2）平滑肌肉瘤：单发，体积较大，常伴退变，信号不均匀，侵犯邻近结构，边缘模糊。

（3）子宫内膜间质肉瘤：内膜增厚，宫腔内形成结节或肿物，或弥漫侵犯，于肌层内形成肿瘤播散灶。

（4）恶性中胚叶混合瘤及腺肉瘤：广基息肉状充满宫腔，信号无特异，可外突至宫颈口外。

（二）卵巢肿瘤

1. 上皮来源肿瘤

（1）卵巢最常见肿瘤，其中又以浆液性和黏液性最多见，可为良性或恶性。

（2）均表现为盆腔囊性肿物，体积常较大，分隔纤细，囊壁及分隔可见强化，囊壁光滑。

（3）浆液性囊腺瘤常表现为较大的单房结构，直径可达20cm以上，分隔少，边缘光滑，囊液信号与单纯性液体相似，呈 T_1 低 T_2 均匀高信号。

（4）黏液性囊腺瘤常为多房囊性，大小不等，肿瘤较浆液性囊腺瘤体积更大，直径一般大于10cm，囊壁薄但不均匀，部分病例有乳头样突起。由于囊内蛋白含量较高，T_1 和 T_2 囊液的信号多高于浆液性囊腺瘤，且各囊间信号不一致。

（5）浆液性囊腺癌及黏液性囊腺癌均可为囊性、囊实性或实性，实性成分多，分隔厚薄不均，囊壁不规则增厚，常侵犯腹膜产生腹水及广泛腹腔种植，浆液性囊腺癌可见外生性乳头状突起，黏液性囊腺癌体积最大，囊内充满黏液，大小不一，肿瘤可自行破裂并腹腔种植形成“假黏液瘤”。MRI增强扫描肿块实性区不均匀强化，囊壁不规则强化，呈结节状或菜花状突起，坏死区及囊性区无强化。

2. 生殖细胞肿瘤

最常见的肿瘤为成熟性囊性畸胎瘤（又称皮样囊肿），MRI 对成熟性囊性畸胎瘤的定性诊断敏感性很高，其检出钙化不如 CT，但压脂序列及正反相位化学位移序列能够敏感地检出囊内脂肪和脂质，并可与出血性囊肿及子宫内膜异位鉴别。

（1）在 T_1 和 T_2WI 上，肿瘤通常呈不均匀高信号，内部可见脂肪-水或液-液平面，病变内可见低信号的漂浮碎屑、钙化等，为典型特征。

（2）在 T_2WI 上，脂肪的信号常稍低于出血灶，但出血、甚至含蛋白成分多的液体均可表现为类似脂肪的高信号，因此，需选用 T_1 和 T_2WI 脂肪抑制序列，以根据脂肪信号是否降低，对上述病变进行鉴别诊断。

（3）部分肿瘤内含脂质，表现为 T_1 反相位信号较正相位降低，有助于作出对本病的诊断。

（4）应用脂肪抑制 T_1 和 T_2WI 和同反相位脉冲序列，诊断本病的准确率可高达 96%。

3. 性索间质肿瘤

实性为主，可伴囊变。

纤维瘤及卵泡膜瘤，组织学两者相互重叠，故常称为卵泡膜纤维瘤。因其富含大量纤维成分，常表现为 T_1 中等信号，T_2 低信号，内可见囊变，呈 T_1 低 T_2 高信号，边界清楚，不同于坏死，动态增强肿瘤多呈渐进性强化。

（欧阳汉）

参考文献

1. 石木兰. 肿瘤影像学诊断. 北京：中国科学技术出版社，2003：690-720，721-746.
2. Yamashita Y，Takahashi M，Sawada T，et al. Carcinoma of the cervix：dynamic MR imaging. Radiology，1992，182：643-648.
3. Outwater EK，Siegelman ES，Talerman A，et al. Ovarian fibromas and cystadenofibromas：MRI features of the fibrous component. J Magn Reson Imaging，1997，7：465-471.
4. Murase E，Siegelman ES，Outwater EK，et al. Uterine leiomyomas：histopathologic features，MR imaging findings，differential diagnosis，and treatment. Radiographics，1999，19：1179-1197.
5. Grasel RP，Outwater EK，Siegelman ES，et al. Endometrial polyps：MR imaging features and distinction from endometrial carcinoma. Radiology，2000，214：47-52.
6. Seki H，Takano T，Sakai K. Value of dynamic MR imaging in assessing endometrial carcinoma involvement of the cervix. AJR Am J Roentgenol，2000，175：171-176.
7. Sahdev A，Sohaib SA，Jacobs I，et al. MR imaging of uterine sarcomas. AJR Am J Roentgenol，2001，177：1307-1311.
8. Outwater EK，Siegelman ES，Hunt JL. Ovarian teratomas：tumor types and imaging characteristics. Radiographics，2001，21：475-490.
9. Ohguri T，Aoki T，Watanabe H，et al. MRI findings including gadolinium-enhanced dynamic studies of malignant，mixed mesodermal tumors of the uterus：differentiation from endometrial carcinomas. Eur Radiol，2002，12：2737-2742.
10. Kim SH，Kim SH. Granulosa cell tumor of the ovary：common findings and unusual appearances on CT and MR. J Comput Assist Tomogr，2002，26：756-761.
11. Yamaoka T，Togashi K，Koyama T，et al. Immature teratoma of the ovary：correlation of MR imaging and pathologic findings. Eur Radiol，2003，13：313-319.

12. Kaur H, Silverman PM, Iyer RB, et al. Diagnosis, staging, and surveillance of cervical carcinoma. AJR Am J Roentgenol, 2003, 180: 1621-1631.
13. Cho SM, Byun JY, Rha SE, et al. CT and MRI findings of cystadenofibromas of the ovary. Eur Radiol, 2004, 14: 798-804.
14. Tamai K, Koyama T, Saga T, et al. MR features of physiologic and benign conditions of the ovary. Eur Radiol, 2006, 16: 2700-2711.
15. Sala E, Wakely S, Senior E, et al. MRI of Malignant Neoplasms of the Uterine Corpus and Cervix. AJR Am J Roentgenol, 2007, 188: 1577-1587.
16. Chung HH, Kang SB, Cho JY, et al. Accuracy of MR imaging for the prediction of myometrial invasion of endometrial carcinoma. Gynecol Oncol, 2007, 104: 654-659.

附：女性盆腔肿瘤 MR 图

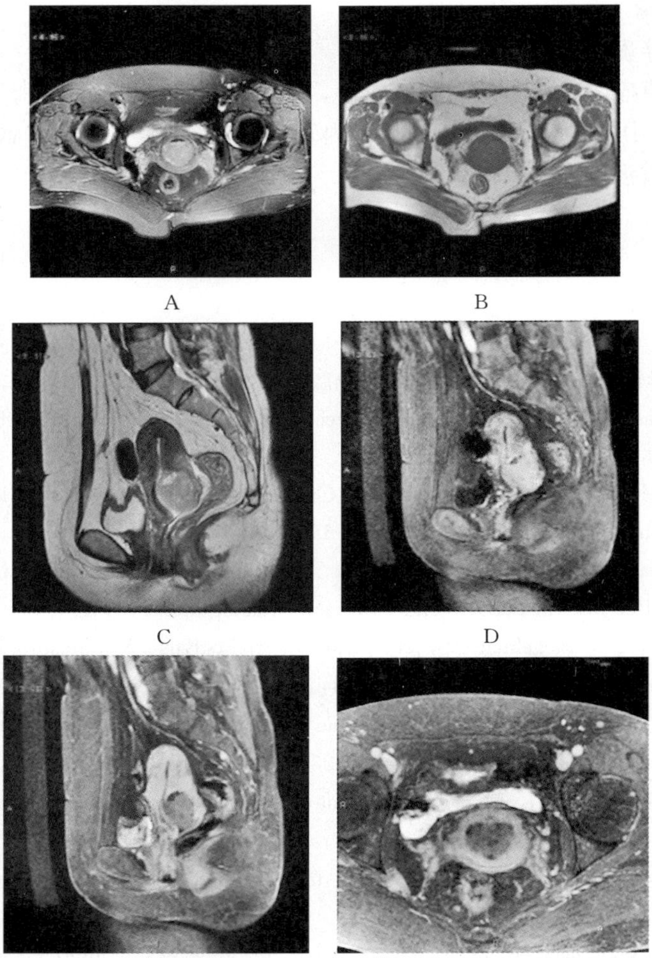

A　B　C　D　E　F

图 6-31（A-F）

女性，51 岁，宫颈中低分化鳞癌（Ⅰb2 期）。阴道不规则出血 20 天。图 A 横断位 T_2WI 脂肪抑制相；图 B 横断位 T_1WI；图 C 矢状位 T_2WI 相，示宫颈软组织影，呈 T1 等 T2 稍高信号，侵犯宫颈基质，未侵犯宫旁；图 D、E 多期动态增强扫描矢状位动脉期及延迟期，肿瘤早期明显强化，强化程度明显高于周围肌层，延迟期肿瘤呈相对低信号；图 F 横断位增强扫描延迟期，示肿瘤周围高信号的基质环完整，未见中断。

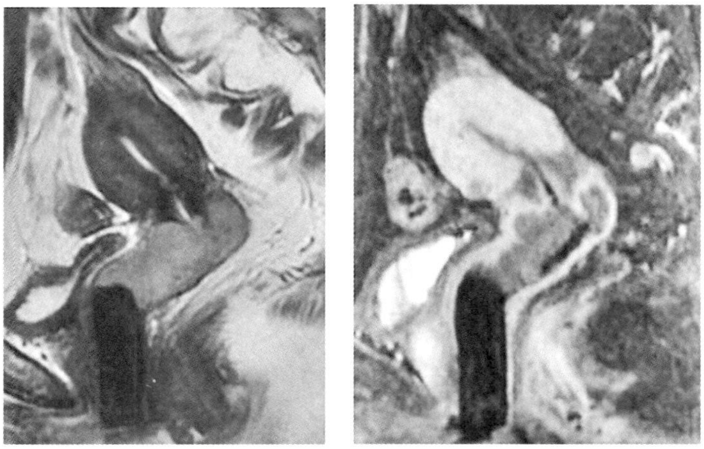

A　　B

图 6－32（A－B）

女性，52 岁，不规则阴道出血 2 月，宫颈中分化鳞癌，侵犯阴道。图 A 矢状位 T_2WI；图 B 增强扫描矢状位延迟期，示宫颈部不规则肿物，边界不清楚，T_2WI 呈中高信号，增强扫描延迟期呈不均匀强化，信号低于周围强化的宫颈基质，肿瘤侵犯阴道穹隆及上段，局部与阴道前壁交界毛糙。

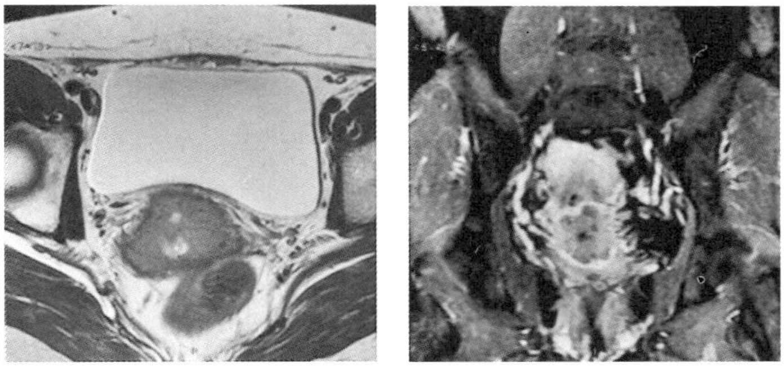

A　　B

图 6－33（A－B）

女性，50 岁，阴道不规则出血半年余，子宫颈癌，侵犯宫旁（Ⅱb 期）。图 A 横断位 T_2WI；图 B 增强扫描冠状位延迟示宫颈部不规则肿物，边界不清楚，T_2WI 呈中高信号，突入右侧宫旁组织内，增强扫描延迟期呈不均匀强化，右侧基质环中断，肿瘤侵出子宫。

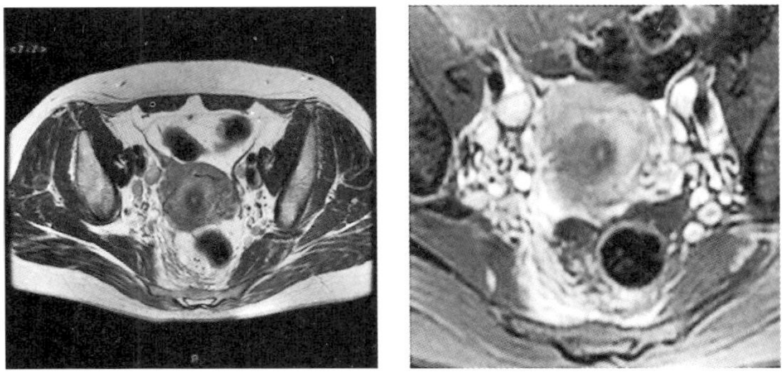

A　　B

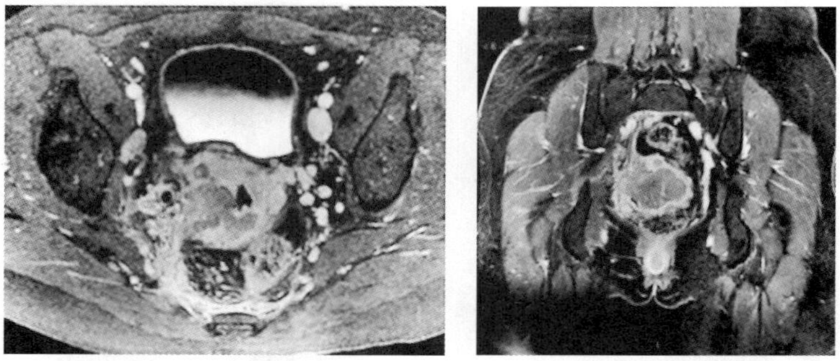

C　　　　D

图 6-34（A-D）

女性，45岁，接触性出血半月，子宫颈低分化鳞癌，侵犯盆壁及多发淋巴结转移（Ⅲ期）。图A、B横断位 T_2WI及其脂肪抑制相，图C、D增强扫描延迟期横断位及冠状位，示子宫颈部不规则肿物，边界不清楚，T_2WI及其脂肪抑制呈中高信号，增强扫描延迟期呈明显不均匀强化，信号低于邻近强化的宫颈基质，肿瘤右侧部基质环中断，病变侵出子宫并蔓延至右侧盆壁，双侧髂血管旁多发淋巴结肿大。

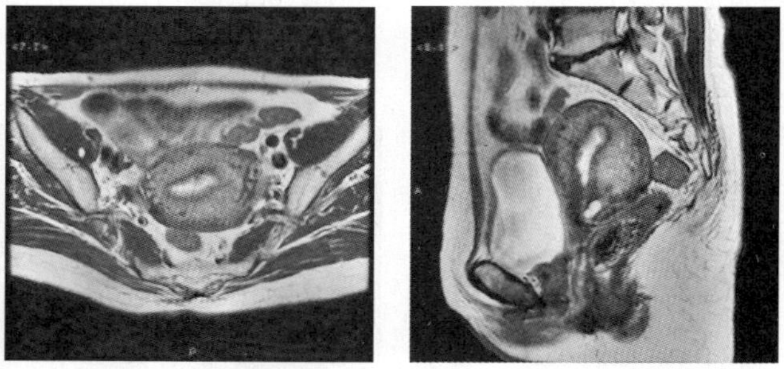

A　　　　B

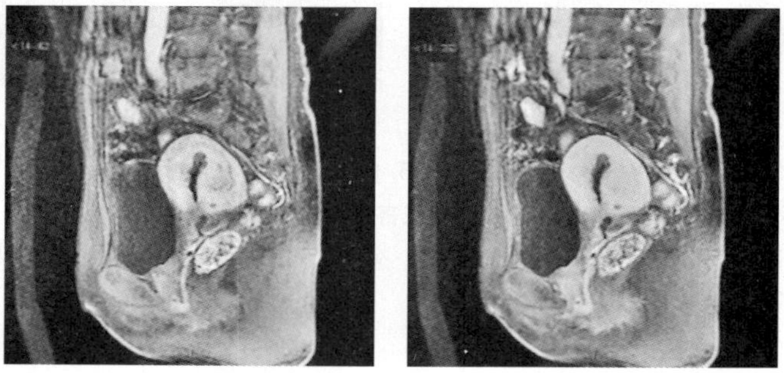

C　　　　D

图 6-35（A-D）

女性，59岁，子宫中分化内膜样腺癌，侵及浅肌层（Ⅰa期）。A横断位 T_2WI；图B矢状位 T_2WI，示子宫内膜略增厚，信号不均匀，内膜（明显高信号）混杂中高信号的肿瘤组织；图C、D动态增强矢状位动脉期及延迟期，示肿瘤各期均呈轻度强化，信号均低于邻近肌层，动脉期内膜下强化带中断，病变与肌层交界毛糙，侵犯肌层深度小于肌层的1/2。(本例合并宫体后壁腺肌症)。

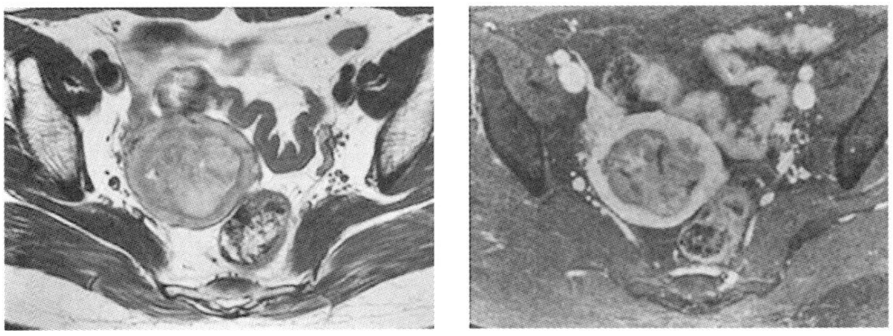

A　　　　B

图 6－36（A－B）

女，52 岁，绝经后阴道出血 2 月，子宫内膜中分化鳞癌，少部分伴腺癌分化，侵犯深肌层（Ⅰb 期）。图 A 横断位 T_2WI；图 B 增强扫描延迟期横断位，示宫腔内不规则肿物，T_2WI 呈不均匀稍高信号，增强扫描轻度不均匀强化，信号低于周围肌层，侵犯肌层深度大于 1/2。

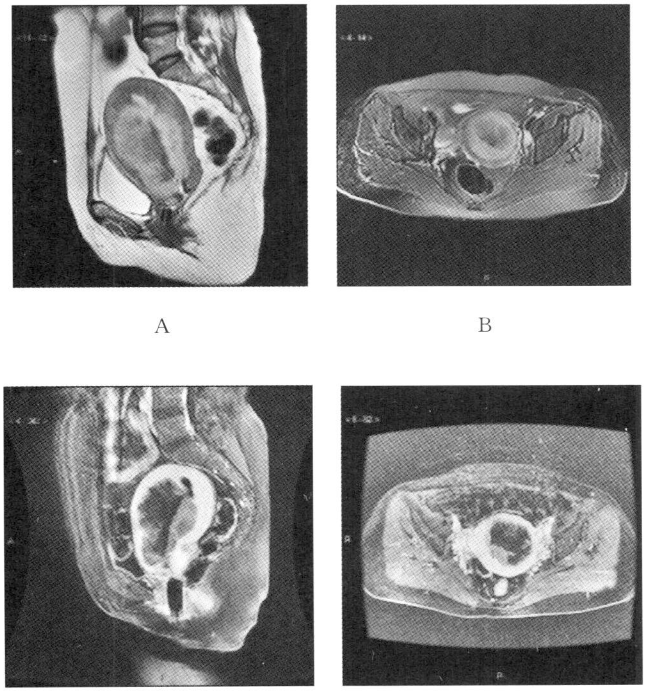

A　　　　B

C　　　　D

图 6－37（A－D）

女性，47 岁，阴道不规则流血 2 年余，子宫内膜混合性腺癌，主要呈透明细胞腺癌及浆液性腺癌成分（Ⅱ期）。图 A 矢状位 T_2WI，图 B 横断位 T_2WI 脂肪抑制相；图 C、D 增强扫描矢状位及横断位，示子宫增大，宫腔内不规则肿物，T_2WI 及其脂肪抑制相呈不均匀中高信号，DWI 呈明显扩散受限，增强扫描呈不均匀轻度强化，信号低于邻近宫体肌层，病变局部肌层深度大于 1/2，并向下侵犯宫颈基质。

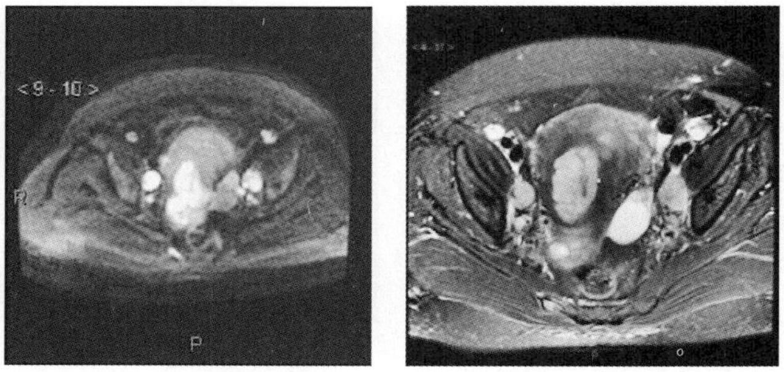

A　　B

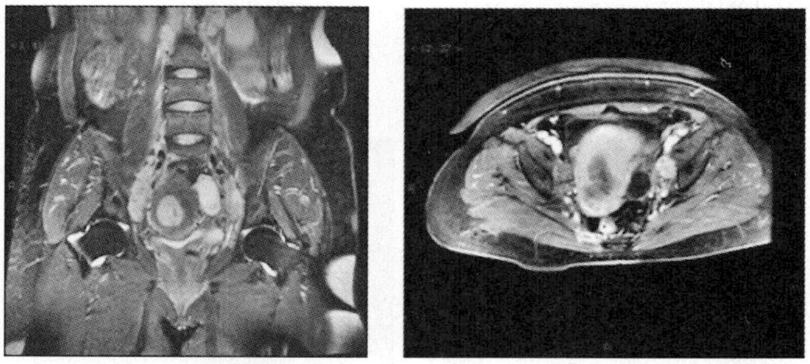

C　　D

图 6－38（A－D）

女性，53 岁，不规则阴道出血 4 月，子宫内膜低分化内膜样腺癌，双侧髂外血管区多发淋巴结转移（Ⅲc1 期）。图 A DWI；图 B、C 横断位及冠状位 T_2WI 脂肪抑制相；图 D 增强扫描横断位，示宫体不规则肿物，T_2WI 脂肪抑制相呈不均匀中高信号，伴双侧髂血管旁多发肿大淋巴结，DWI 显示宫腔内病变及淋巴结均呈明显高信号，提示扩散受限，增强扫描肿物轻度强化，信号强度明显低于邻近肌层，淋巴结呈中度不均匀强化。

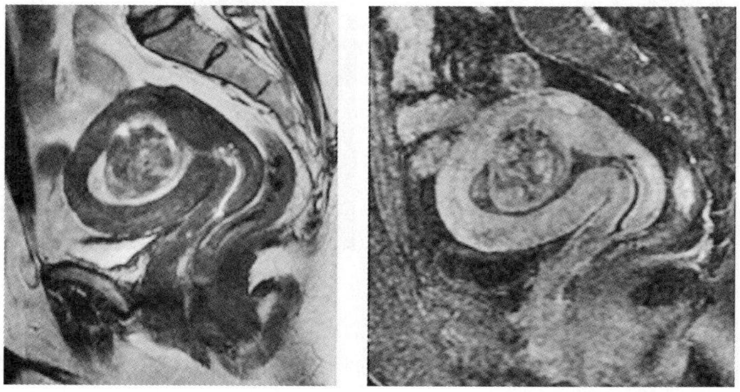

A　　B

图 6－39（A－B）

女性，40 岁，子宫黏膜下平滑肌瘤伴退变。图 A 矢状位 T_2WI；图 B 矢状位动态增强动脉期及延迟期，示宫腔内肿物，T_2WI 信号不均匀，以低信号为主，内混杂高信号，增强扫描不均匀强化，病变边界清楚，边缘光滑，邻近肌层受压。

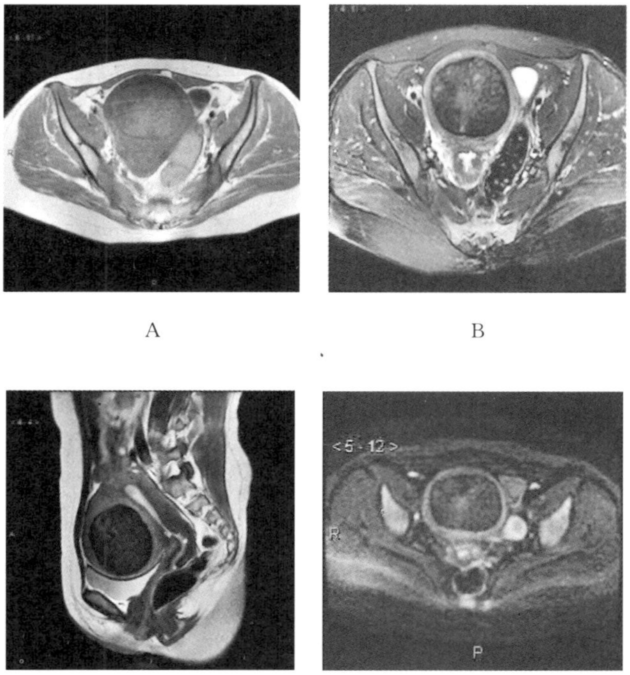

A　　B

C　　D

图 6－40（A－D）

女性，37 岁，子宫肌壁间肌瘤。图 A 横断位 T_1WI；图 B 横断位 T_2WI 脂肪抑制相；图 C 矢状位 T_2WI；图 D DWI，示宫体前壁肌壁间肿物，T_1WI 呈等信号，T_2WI 及其脂肪抑制相以低信号为主，混杂斑片状稍高信号，DWI 大部分区域呈低信号。

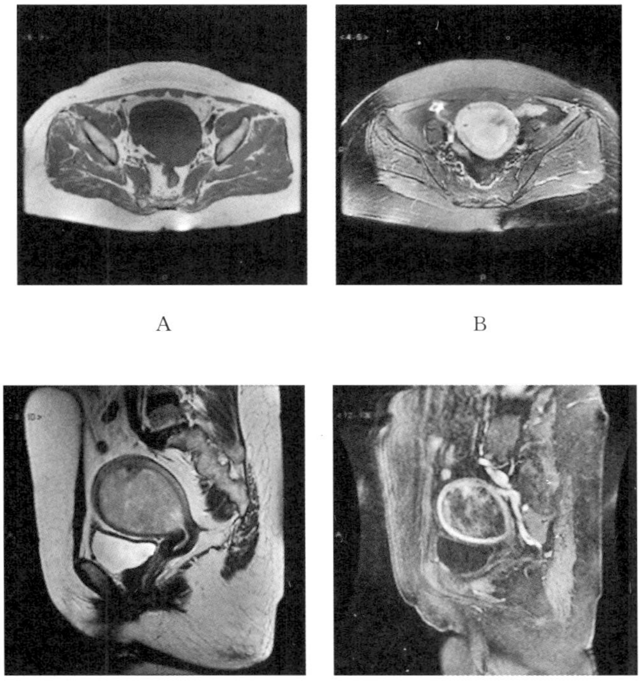

A　　B

C　　D

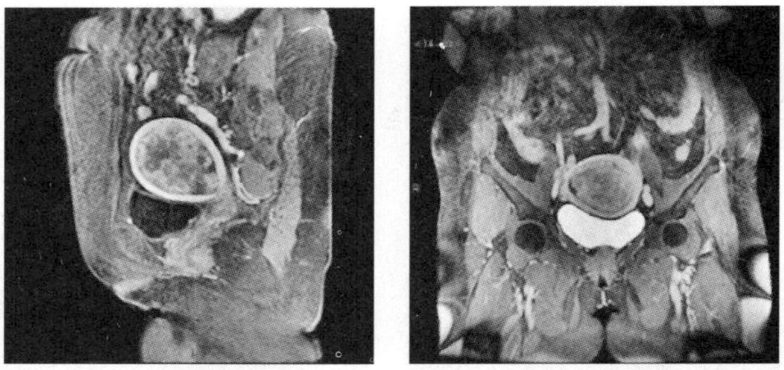

E　　　　　　　　F

图 6-41（A-F）

女性，63 岁，子宫恶性中胚叶混合瘤。图 A 横断位 T_1WI；图 B 横断位 T_2WI 脂肪抑制相；图 C 矢状位 T_2WI；图 D、E 动态增强扫描矢状位动脉期及延迟期；图 F 增强扫描延迟期冠状位，示子宫腔内肿物，T_1WI 呈中等信号，T_2WI 及其脂肪抑制相呈略不均匀稍高信号，病变左上部可见凹陷样结构，余肿瘤部分与肌层交界光滑，无明显侵犯肌层征象，增强扫描肿瘤呈不均匀强化，动脉期左上部凹陷样结构明显强化。

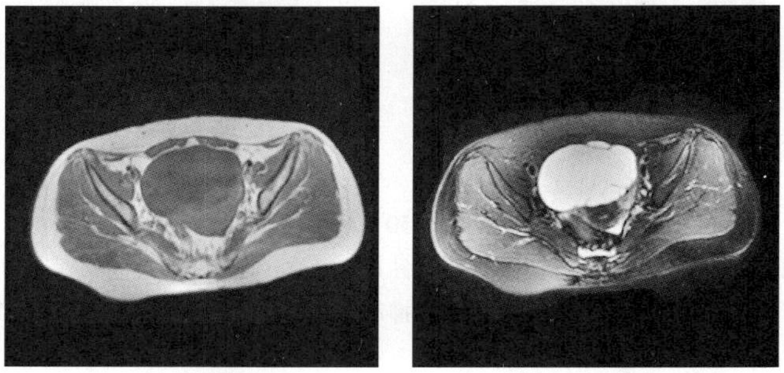

A　　　　　　　　B

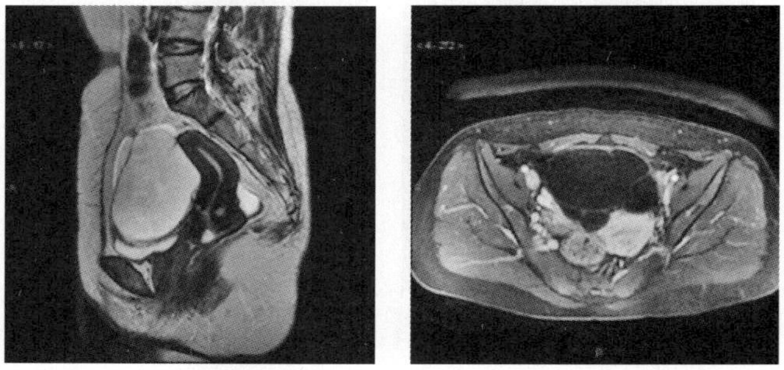

C　　　　　　　　D

图 6-42（A-D）

女性，38 岁，查体发现，右侧卵巢浆液性囊腺瘤（手术病理证实）。图 A 横断位 T_1WI；图 B 横断位 T_2WI 脂肪抑制相；图 C 矢状位 T_2WI；图 D 横断位增强扫描延迟期，示子宫前方多房囊性肿物，囊内信号均匀，T_1WI 呈低信号，T_2WI 及其脂肪抑制相呈明显高信号，囊内分隔纤细，呈 T1 等 T2 中等信号，增强扫描分隔呈中度强化，囊内未见强化的实性成分。

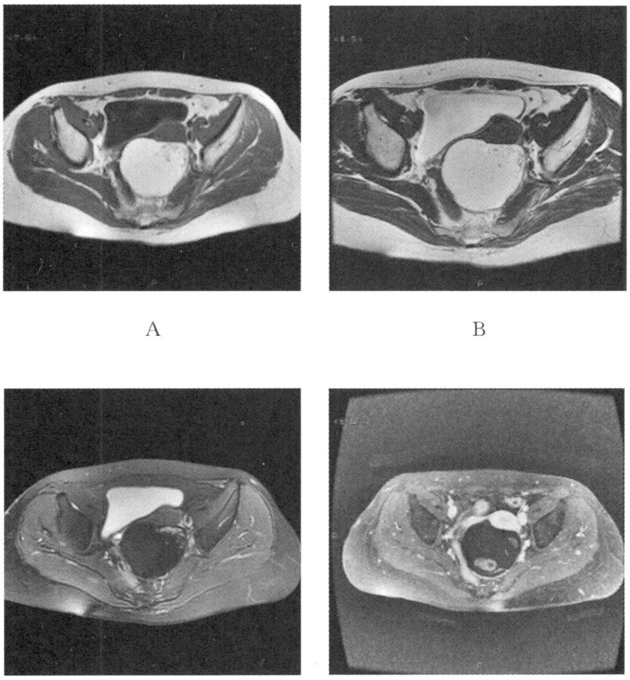

A B

C D

图 6－43（A－D）

女性，52 岁，左侧卵巢畸胎瘤（手术病理证实）。图 A 横断位 T_1WI；图 B、C 横断位 T_2WI 及其脂肪抑制相；图 D 横断位增强扫描，示子宫后方偏左侧肿物，推压子宫向前方移位，病变大部分区域呈脂肪信号，即 T_1WI 及 T_2WI 明显高信号，T_2WI 脂肪抑制相其内大部分区域信号降低呈明显低信号，增强扫描未见强化；其内另见散在少许小片状 T_2 高信号，增强扫描强化明显，手术证实为毛发组织。

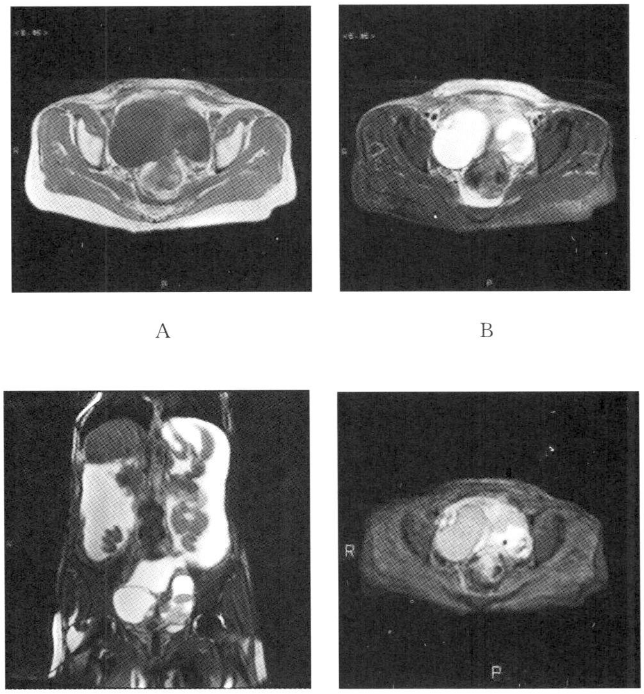

A B

C D

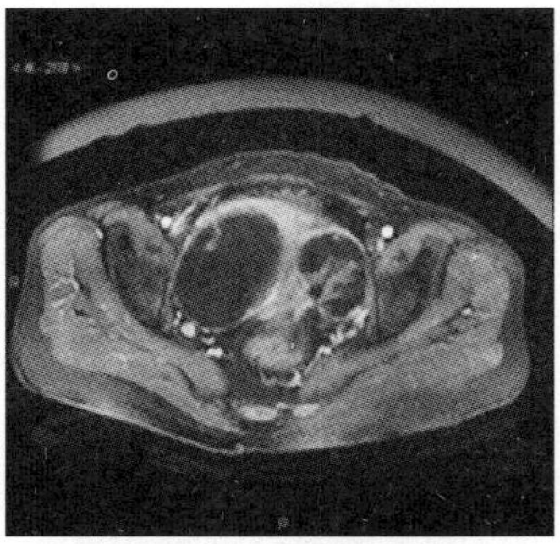

E

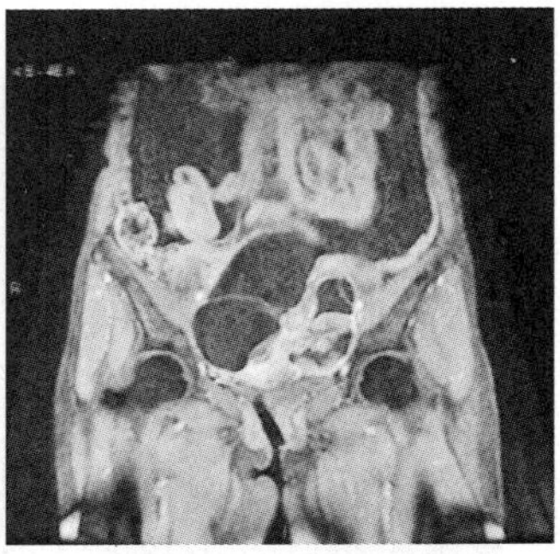

F

图 6-44（A-F）

女性，52 岁，发现腹水及盆腔肿物 1 月。双侧卵巢高分化浆液性乳头状囊腺癌（手术病理证实）。图 A 横断位 T_1WI；图 B、C 横断位及冠状位 T_2WI 脂肪抑制相；图 D DWI；图 E、F 增强扫描横断位及冠状位，示双侧附件区囊实性肿物，左侧实性成分较多，囊性成分呈 T_1 低 T_2 明显高信号，DWI 呈低信号，无明确强化，实性成分边界不清楚，呈 T_1 等 T_2 中高信号，DWI 明显高信号，增强扫描强化明显。腹盆腔可见大量积液。

第五节　女性生殖系统肿瘤的 PET-CT 诊断

PET（positron emission tomography，正电子发射计算机断层成像）是常用分子影像技术，采用与生物体内分子类似的放射性药物，观察活体的生物学变化。它可提供病变的生物学特征信息，目前已逐渐成为临床肿瘤分期和治疗监测的最有效方法。超声、CT 和 MRI 是女性生殖系统肿瘤诊断和分期的常规检查方法。^{18}F-FDG（fludeoxyglucose，^{18}氟标记脱氧葡萄糖）PET 最适用于临床怀疑有肿瘤而其他影像检查阴性或诊断不明的病例。而且^{18}F-FDG PET 是全身扫描，因此可显示肿瘤局部侵犯和远处转移。近年来，随着 PET-CT 在临床的广泛应用，它在女性生殖系统恶性肿瘤的分期、监测疗效和长期随访中显示出重要价值。

一、PET-CT 的基本原理

PET 可以针对肿瘤特殊的生物学特点，通过选择不同的显像剂，从分子水平显示肿瘤细胞的特征，为临床提供与诊治相关的信息。PET 最常用的显像剂是^{18}F-FDG，其为葡萄糖结构的类似物，通过与葡萄糖相同的转运载体 Glut-1（glucose transporter-1）和 Glut-3（glucose transporter-3）进入细胞，在细胞浆内经己糖激酶催化为 6-磷酸-FDG，后者因不被特异的果糖-1-激酶识别和催化，不能参与进一步糖代谢，积聚在胞浆内。因此，可利用在不同生理和病理状态下，细胞对葡萄糖利用的变化，反映人体某些功能改变。由于肿瘤细胞对能量和增殖相关物质需求的增多，葡萄糖转运 mRNA 表达增加、葡萄糖转运蛋白 Glut1 和 Glut3 水平增高、己糖激酶水平升高、葡萄糖-6-磷酸酶水平下调以及糖酵解酶的活性增加，使得肿瘤组织呈现^{18}F-FDG 摄取增高的代谢特征。

^{18}F-FDG 是非肿瘤特异性显像剂，存在假阳性和假阴性。任何引起葡萄糖代谢增高的病变都可能出现^{18}F-FDG 摄取增高，如手术后淋巴结反应性增生、手术残留炎症反应。假阴性常见于病灶较小和某些组织学类型，例如卵巢的囊性肿瘤等。

二、PET-CT 适应证

PET-CT 将功能分子影像与解剖结构影像进行图像融合，改善了病灶对位，提高了特异性，因此具有高敏感性和高特异性的优点。在肿瘤的临床应用主要包括：肿瘤定性诊断、肿瘤分期、肿瘤生物学特征、不明原发灶寻找、治疗计划制定、疗效监测和预测、复发监测和再分期、肿瘤治疗新技术与新药研究等。在女性生殖系统肿瘤中，^{18}F－FDG PET 显示代谢增高的病灶，因此能发现正常大小的转移淋巴结，鉴别手术区或放疗野内有无肿瘤残存或复发，特别是有助于治疗后肿瘤标志物增高者查找复发或转移灶。

三、子宫颈癌 PET－CT 诊断

PET 在子宫颈癌的淋巴结分期、制订放疗计划、评价疗效、检出早期复发灶和判断预后方面具有重要价值。

除了小的病灶，多数子宫颈癌显示^{18}F－FDG 摄取增高（彩图 6－45），可能与 GLUT－1 表达有关。由于 PET 空间分辨率有限，在评价肿瘤局部侵犯程度方面存在限度，而 MRI 检查能发现 84%～96%病例的子宫内膜受侵，并可全面评价子宫旁及邻近器官受侵。

常规影像检查是以淋巴结大小作为是否转移的判断标准，对于小于 1cm 转移淋巴结难以定性，会低估分期。^{18}F－FDG 可发现 CT 和 MRI 难以检出的盆腔外转移和病灶（如第二原发癌），因此^{18}F－FDG PET 在子宫颈癌分期和治疗后再分期方面存在优势（彩图 6－46）。荟萃分析显示，^{18}F－FDG PET 评价主动脉旁淋巴结转移的总敏感性和总特异性为 84%和 95%，对盆腔转移的总敏感性和总特异性为 79%和 99%，对临床复发诊断的总敏感性和总特异性为 96%和 81%。PET 中假阴性与难以检出的淋巴结内微小转移有关，假阳性与摄取增高的增生性淋巴结和对位不良的肠道生理性摄取或输尿管内排泄的显像剂有关。PET 作为全身扫描，可检出远处转移，根据肿瘤局限于盆腔还是合并远处转移，临床可选择适当的治疗方法。此外，Grigsby 等研究结果显示：淋巴结转移情况与子宫颈癌患者的无进展生存和总生存率有关，而且在多因素分析中，PET 所提示的主动脉旁淋巴结阳性与否是影响预后的最重要因素。

由于^{18}F－FDG PET 提高了临床分期的准确性，优化了放疗野，从而改善了放疗计划；并且由于较准确地鉴别肿瘤和邻近正常组织，可在降低正常组织剂量的同时提高肿瘤的放射剂量。另外，肿瘤乏氧是影响肿瘤放射治疗疗效的不利因素，而且可能与局部复发和转移有关。一些 PET 显像剂可无创地评价肿瘤乏氧状况，例如^{18}F－FMISO（fluoromisonidazole，硝基咪唑丙醇）。

子宫颈癌治疗后，30%的患者会出现肿瘤复发。^{18}F－FDG PET 可用于鉴别肿瘤复发与治疗后纤维化及坏死，而常规影像检查方法较为困难。PET 有助于早期发现复发灶，可尽早给予治疗，从而改善患者的预后（彩图 6－47）。Chang 等报道，对于临床治疗后完全缓解的患者（常规检查未能检出病灶），出现肿瘤标志物升高，PET－CT 的检出率达 94%。Yen 等的研究显示，PET 检查后，65%患者调整了治疗计划。PET 检查后，对治疗计划所做的调整会提高患者的生存，因此 Yen 等认为^{18}F－FDG PET 最适用于预后良好的子宫颈癌患者。

四、子宫内膜癌 PET－CT 诊断

在子宫内膜癌分期、放疗计划、评价疗效和治疗后监测中，^{18}F－FDG PET 是一个很有效的检查手段。

^{18}F－FDG PET 诊断子宫内膜癌原发病变的价值有限。虽然肿瘤可显示^{18}F－FDG 摄取，但由于在排卵期和月经期，子宫内膜会出现生理性的摄取增高，而且子宫的良性病变也可出现摄取增高，即假阳性。评价淋巴结侵犯与否和受侵淋巴结的定位对治疗非常重要。

Horowitz 等的结果显示 PET 检出盆腔及腹主动脉旁淋巴结转移的敏感性 60%，特异性 98%。

^{18}F－FDG PET 可用于子宫内膜癌治疗后监测、可疑复发灶的定位和无症状的复发灶检出。Belhocine 等回顾性分析了 34 例患者的 41 次检查，^{18}F－FDG PET 监测治疗后复发的敏感性、特异性、准确性、阳性预期值和阴性预期值分别 96%、78%、90%、89%和 91%。与常规影像检查相比，^{18}F－FDG PET 在检出复发灶和评价治疗疗效方面更好（彩图 6－48）。与常规影像检查和肿瘤标志物相比，^{18}F－FDG PET 在检出病灶方面有更高的敏感性、特异性和准确性，更重要的是约 1/3 的病例在 PET 检查后调整了治疗计划，从而改善了患者的预后。

五、卵巢癌 PET－CT

CT、经阴道超声和 MRI 是诊断卵巢癌很好的无创检查手段，虽然卵巢癌在^{18}F－FDG PET 上呈高代谢，但并不推荐 PET 用于诊断。对于卵巢良恶性肿瘤的鉴别诊断，患者在超声和 MRI 检查后，^{18}F－FDG PET 并不能显著增加补充信息，所有常规检查所提示的可疑病灶仍需手术和组织学结果。目前，^{18}F－FDG PET 诊断卵巢癌的敏感性和特异性分别为 58%～90%和 54%～90%。敏感性低与囊性成分为主的卵巢癌和有些卵巢癌病灶小有关。假阴性与交界性或分化好的卵巢癌有关。假阳性见于卵巢的生理性摄取、潴留囊肿、炎性病变和子宫内膜异位。Nam 等收集了 133 例可疑卵巢癌患者，与组织病理学结果比较，PET－CT、盆腔超声、腹盆 CT 和 MRI 对卵巢癌检出的准确性分别为 92.1%、83.0%、74.9%和 74.9%。组织病理学证实的 95 例卵巢癌中，78.0%的患者 PET－CT 分期与手术分期一致，而且 15.8%的患者检出了腹腔外淋巴结转移。另外，3.8%的患者检出了第二原发癌。

卵巢癌复发或残存诊断困难，特别是腹膜转移，^{18}F－FDG PET 检查优于 CT 和 MRI，特别是对于卵巢癌治疗后肿瘤标志物再次升高的患者是一个很好的查找原因的方法（彩图 6－49）。PET－CT 腹膜转移表现为代谢增高的条片状结节或肿块，可融合成团或包绕腹腔内脏器。盆腔复发肿瘤，常伴腹腔种植转移和腹水，囊实性肿块中实性成分可有摄取增高。文献报道，对卵巢癌残存和复发，荟萃分析显示 PET 诊断的总敏感性和总特异性分别为 96%和 80%。此外，PET 更容易发现常规影像检查容易漏诊的隐匿病灶，特别是术后肿瘤标志物 CA125 升高而常规检查阴性的患者，其检出复发转移灶的总敏感性和总特异性分别为 96%和 80%。卵巢癌可疑复发患者，常采用腹腔镜或剖腹探查以进行再分期。有研究显示：在患者无进展生存方面，二次手术探查组和 PET 检查组的差异无统计学意义。因此认为 PET 可减少为再分期而进行有创的手术探查，并可降低医疗费用。在前瞻性研究中，治疗后复发患者行 PET－CT 后，58%患者再分期改变，从而调整了治疗计划。另外，^{18}F－FDG PET 在监测疗效方面具有价值。一些研究表明，在化疗第 1～3 周期后，病灶代谢改变与总生存率有关。在评价预后方面，有研究显示^{18}F－FDG PET 较临床和病理组织学疗效评价标准以及肿瘤标志物检查更准确。

（吴　宁　梁　颖）

参考文献

1. Schröder W，Zimny M，Rudlowski C，et al. The role of ^{18}F-fluoro-deoxyglucomse positron emission tomography（^{18}F-FDG PET）in diagnosis of ovarian cancer. Int J Gynecol Cancer，1999，9：117-122.

2. Grigsby PW, Siegel BA, Dehdashti F. Lymph node staging by positron emission tomography in patients with carcinoma of the cervix. J Clin Oncol, 2001, 19: 3745-3749.
3. Belhocine T, De Barsy C, Hustinx R, et al. Usefulness of ^{18}F-FDG PET in the post-therapy surveillance of endometrial carcinoma. Eur J Nucl Med Mol Imaging, 2002, 29: 1132-1139.
4. Chang TC, Law KS, Hong JH, et al. Positron emission tomography for unexplained elevation of serum squamous cell carcinoma antigen levels during follow-up for patients with cervical malignancies: a phase Ⅱ study. Cancer, 2004, 101: 164-171.
5. Yen TC, See LC, Chang TC, et al. Defining the priority of using ^{18}F-FDG PET for recurrent cervical cancer. J Nucl Med, 2004, 45: 1632-1639.
6. Horowitz NS, Dehdashti F, Herzog TJ, et al. Prospective evaluation of FDG-PET for detecting pelvic and paraortic lymph node matastasis in uterine corpus cancer. Gynecol Oncol, 2004, 95: 546-551.
7. Kawahara K, Yoshida Y, Kurokawa T, et al. Evaluation of positron emission tomography with tracer 18-fluorodeoxyglucose in addition to magnetic resonance imaging in the diagnosis of ovarian cancer in selected women after ultrasonography. J Comput Assist Tomogr, 2004, 28: 505-516.
8. Havrilesky LJ, Kulasingam SL, Matchar DB, et al. FDG-PET for management of cervical and ovarian cancer. Gynecol Oncol, 2005, 97: 183-191.
9. Pandit-Taskar N. Oncologic imaging in gynecologic malignancies. J Nucl Med, 2005, 46: 1842-1850.
10. Yen TC, Lai CH. Positron emission tomography in gynecologic cancer. Semin Nucl Med, 2006, 36: 93-104.
11. Gjelsteen AC, Ching BH, Meyermann MW, et al. CT, MRI, PET, PET/CT, and ultrasound in the evaluation of obstetric and gynecologic patients. Surg Clin North Am, 2008, 88: 361-390.
12. De Gaetano AM, Calcagni ML, Rufini V, et al. Imaging of gynecologic malignancies with FDG PET-CT: case examples, physiologic activity, and pitfalls. Abdom Imaging, 2009, 34: 696-711.
13. Nam EJ, Yun MJ, Oh YT, et al. Diagnosis and staging of primary ovarian cancer: correlation between PET/CT, Doppler US, and CT or MRI. Gynecol Oncol, 2010, 116: 389-394.

第 7 章　临床核医学与常见妇科肿瘤的诊治

核医学是应用加速器生产的放射性核素或核素发生器产生的放射性核素（同位素）开展诊断、治疗疾病的一门学科。包括体内诊断、体外诊断和治疗。随着现代核医学仪器的不断更新和发展，如 SPECT/CT、PET/CT 的问世，新的放射性标记药物的研发和研制，核医学已成为肿瘤临床诊断与治疗的常用诊疗技术。

一、核医学基础知识

核医学体内诊断原理：利用放射性核素或放射性核素标记某种化合物生成放射性药物，通过静脉、皮下或肿瘤内注射将放射性药物注入体内，在正常或异常、生理或病理情况下，人体内器官或组织吸收放射性药物是不同的，由于核素在体内分布形成差异，应用探测 γ 射线或正电子的设备（γ 相机、SPECT、PET/CT）可以探测到药物在人体内的分布变化，经计算机采集、处理生成图像或功能曲线，然后作出核医学诊断。

核医学治疗肿瘤的原理：利用放射性核素或放射性核素标记的药物，其产生 β 射线或 γ 射线，肿瘤病变部位聚集放射性药物，而核素发出的射线照射病变的细胞，达到杀伤细胞直至其死亡，从而达到治疗的目的。

^{99m}Tc 的物理特性：Tc 是周期表中ⅦB 族元素，外层具有 7 个电子，都很容易失去，形成的 TcO_4^- 在溶液中很稳定。Tc 的物理半衰期 6 小时，γ 射线的能量为 140Kev。目前核医学诊断常用的放射性药物多为锝标记的化合物，如^{99m}Tc－MDP，^{99m}Tc－DTPA 等。

^{18}F 的物理特性：F 是周期表中ⅦA 族卤族元素。氟的外层电子结构为 $2S^2 2P^5$，它没有空的 d 轨道；氟的氧化性最强，易获得一个电子，形成-1 价的稳定结构。^{18}F 的物理半衰期 110min，是小型加速器生产的半衰期最长的一种放射性核素。^{18}F－FDG 常用于肿瘤显像，心、脑显像等研究。

^{131}I 的物理特性：碘位于周期表中ⅦA 族。^{131}I 的物理半衰期 8 天，γ 射线的能量 365 Kev，并且有 β 射线，由于其价格便宜，临床常用于治疗及制备体内诊断放射性药物。

本节介绍的是临床常用的核医学检查。

表 7－1　常用的放射性核素

核素	物理半衰期	射线种类	临床应用
锝［^{99m}Tc］	6 小时	γ	诊断
碘［^{131}I］	8 天	γ、β	诊断或治疗
钐［^{153}Sm］	46.3 小时	γ、β	治疗及诊断
锶［^{89}Sr］	50.6 天	β	治疗
氟［^{18}F］	110 分钟	$β^+$	诊断

二、临床常用的核医学检查

（一）全身骨显像

许多恶性肿瘤中、晚期，常发生多脏器转移与骨转移，早期诊断骨转移对治疗方案制定及骨转移的治疗非常重要。临床诊断有无骨转移，骨显像是首选检查方法之一。一次骨显像可以清晰地显示全身所有骨骼，骨显像灵敏度高并能较 X 线或 CT 提早 3～6 月发现骨转移。

1. 原理 在骨骼中占骨组织干重的 2/3 为矿物质，矿物质中主要为羟基磷灰石晶体。将磷（膦）酸盐化合物连接放射性核素 Tc，磷（膦）酸盐含有 P－O－P 或 P－C－P 结构，可被骨中新生的羟基磷灰石吸附，从而在骨骼中形成局部的放射性浓聚或增高区，即骨显像中骨骼上形成的点或片状黑色区域。

2. 显像的药物 （1）^{99m}Tc－MDP（锝亚甲基二磷酸盐）临床最为常用；（2）^{99m}Tc－PYP（锝焦磷酸盐）。

3. 临床应用 （1）治疗前了解全身骨有无转移；（2）治疗后随访与骨转移治疗后的观察指标。

4. 骨显像评价

（1）正常骨显像 表现为全身骨骼放射性分布均匀，左右对称；肾脏及膀胱显像。由于全身不同部位骨骼密度是不同的，血供与代谢活跃程度也有差异，扁平骨、长骨骨垢端与大关节聚集放射性较多，长骨骨干等密质骨聚集放射性相对较少。因此骨显像中前、后位片显示骨骼的清晰度有差异，如脊柱在后位片就较前位片清晰。

（2）异常骨显像

①异常放射性浓聚或增高灶（热区）：骨病变局部由于血供增加或骨盐代谢异常活跃；或成骨细胞异常活跃；病变部位异常摄取放射性药物，骨显像中表现为病变局部较对侧骨骼或邻近/周围骨组织放射性药物异常聚集，即放射性“热区”；该现象为骨显像中最为常见的异常表现。

②异常放射性稀疏或缺损区（冷区）：骨病变局部由于血供减少，或溶骨性成分为主，导致局部骨盐代谢降低，致使放射性药物不能正常进入骨组织，或进入骨组织的放射性药物减少，病变局部几乎不摄取放射性药物或摄取放射性药物明显减少，骨显像中表现为放射性稀疏或缺损区，即放射性“冷区”；该现象在骨显像中较少见，一旦骨病变表现为放射性稀疏或缺损区，其具有病理诊断的意义，常常提示局部骨质破坏。有时也可在溶骨性病变周围伴有新骨的生成，即表现出中心为放射性稀疏或缺损区，周围形成放射性浓聚的现象。

无论骨病变是放射性浓聚或增高，还是放射性稀疏或缺损区，因部位不同，病变可表现为点或片状，圆形、条状、团块状，甚至是整块骨骼。根据病变累及部位的多少，可分为单发、多发，局限性、弥漫性、对称性等。恶性肿瘤的骨转移常表现为无规律性。

妇科常见的恶性肿瘤子宫颈癌、卵巢癌、外阴癌、子宫内膜癌等，其主要转移途径为直接蔓延或淋巴结转移，而血行播撒较少。在常见妇科肿瘤的中、晚期常常发生骨转移。余高志等统计分析了 1958—1991 年治疗的子宫颈浸润癌 14 827 例，在治疗中或疗后随诊中发现骨转移 130 例，占总病例数 0.88%，最常见骨转移部位为腰椎占 44.69%，其次是骨盆占 34.61%，肋骨占 11.53%，均经 X 光照片证实。统计 1983—2010 年我院门诊或住院治疗的子宫颈癌、卵巢癌、外阴癌患者，其中有 749 例行骨显像检查，包括子宫颈癌 462 例，阴性

265 例，阳性 108 例，良性 88 例，骨转移率 23.37%；卵巢癌 276 例，阴性 166 例，阳性 54 例，良性 56 例，骨转移率 19.56%；外阴癌患者 11 例，其中阴性 4 例，阳性 3 例，良性 4 例。无论子宫颈癌还是卵巢癌，其多发骨转移远多于单发，最常见的骨转移部位脊柱占骨转移 29.69%，骨盆占骨转移 29.01%，肋骨占骨转移 18.77%；其次是股骨、肱骨、肩胛骨、胸骨、颅骨等，偶见胫骨、尺桡骨及锁骨。骨显像灵敏度高，但特异性差，因此临床医师看见核医学图像与检查报告描述局部骨异常放射性聚集或放射性稀疏或缺损区时，首先应排除非肿瘤因素导致的骨显像异常，其次应结合其他影像资料，参考肿瘤标志物综合判断；患者有症状及阳性体征时，而骨显像检查为阴性，请及时行 CT 或 MRI，或者是 SPECT/CT 检查，可以明确诊断，减少漏诊。子宫颈癌患者以中老年妇女居多，出现下列情况时应注意鉴别诊断：①中老年妇女尤其是绝经后常伴有不同程度的骨质疏松，或常见的胸、腰椎骨质增生其局部可见异常放射性增高；②腰椎间盘疾病、类风湿关节炎、陈旧性骨折、骨结核等病变部位也可见异常放射性增高；③骨折或外伤、穿刺局部、拔牙也能异常聚集放射性药物；④甚至子宫颈癌放疗后左、右骶髂表现为弥漫性对称性放射性增高；⑤骨坏死，软组织肿物累及骨骼也可见放射性稀疏或缺损区。

我们统计 749 例子宫颈癌、卵巢癌、外阴癌患者复查骨显像检查的情况，其中复查 1 次的 66 例，复查 2 次 8 例，复查 3 次 4 例，复查 4 次仅 1 例，全组复查率为 10.55%。建议有条件的患者在手术治疗后，或放、化疗后到医院定期复查时，常规行骨显像检查一次，以备将来随诊时复查对比。

（二）肾功能及肾静态显像

1. 微机肾图

（1）原理　静脉注射由肾小球滤过或肾小管上皮细胞分泌而不被吸收的放射性药物，应用微机肾图仪在体表连续记录滤过、分泌和排泄的过程，可了解肾脏功能和尿路排泄通畅情况。

（2）放射性药物　①^{131}I－OHI（邻碘马尿酸）；②^{99m}Tc－EC（锝双半胱乙酯）；③^{99m}Tc－MAG_3（锝苯甲酰硫乙甘肽）。

（3）临床应用　①了解治疗前、后肾脏功能的变化；②了解病人原发肾脏疾病对肾功能的影响。

（4）常用正常参考值　①峰时（Tb）：3～5min；②半排时间（C1/2）：≤ 8min；③尿残留率（C15）：＜50%；④肾脏指数（RI）＞45%。

2. 肾动态显像　包括肾血流显像及肾小球滤过率（GFR）。

（1）原理　利用某些放射性药物（如^{99m}Tc－DTPA）能从肾小球自由滤过，而不被肾小管重吸收和分泌的特性，测定单位时间内由肾脏清除这类药物的血浆容积或肾脏的清除率，即为 GFR。

（2）放射性药物　①^{99m}Tc－DTPA（锝亚锡喷替酸）；②^{99m}Tc－MAG_3。

（3）临床应用　①了解治疗前、后肾脏功能的变化；②了解病人原发肾脏疾病对肾功能的影响。

（4）正常参考值　混合组单侧为 52.9±10.6ml/min，总 GFR105.6±18.7ml/min。

临床常用的生化肾功能指标，主要反映左、右肾功能的总和。而核医学肾功能检查既反映分侧肾功能，同时又能反映总肾功能。肾图主要反映肾小管的分泌与排泄功能，肾小球滤过率主要反映肾小球功能，由于核医学仪器的不断更新及发展，目前肾图在大中型医院几乎已淘汰，更多的应用 SPECT 行肾血流显像及肾小球滤过率的测定，该检查即可了解肾血流又可测定肾小球功能。在妇科肿瘤诊治中，在治疗前用其了解肿瘤对肾功能的影响；治疗中评估放、化疗对肾功能的影响；手术后了解肿瘤切除后肾功能的改善；出现术后并发症时，了解其对肾功能或上尿路的影响。刘琳曾统计分析 1993 年 7 月—10 月门诊及住院妇科肿瘤患者 186 例微机肾图结果，其中包括子宫肿瘤 11 例，子宫颈癌 88 例，卵巢癌 91 例，阴道癌 6 例，微机肾图的异常率以卵巢癌术前为最高 70.8%，子宫颈癌Ⅱ、Ⅲ期次之为 56%～66%。卵巢癌术前多为肿瘤压迫输尿管，大量腹水造成肾图异常，其次是盆腔复发或化疗药物的肾毒性导致肾图异常，而子宫颈癌常由于宫旁组织受侵、复发、放疗后纤维化，其次是肿瘤压迫或侵犯造成梗阻引起输尿管或肾盂积水；个别患者由于手术并发症如淋巴囊肿或输尿管损伤所致。

肾小球滤过率正常参考值随年龄的增加而变化，不同厂家生产的仪器其 GFR 值也有些差异，而影响 GFR 的因素较多，如放射性药物的标记率及注射质量的好坏，患者有无高血压、糖尿病、慢性肾病等疾病，血脂的高低，患者检查时的状况，肿瘤的大小等因素都会影响 GFR。因此临床医师应综合患者的基本情况参考应用，如有疑问应及时联系核医学医师。子宫颈癌根治术后 1 周患者出现阴道排液量明显增加，应用肾动态显像，即可了解肾功是否受影响及尿路通畅情况，又可判定是否有尿瘘存在。该方法无需特殊准备，无痛、无创有助于确定尿瘘的部位。

3. 肾静态显像及定位

(1) 原理　利用一类放射性药物被肾脏吸收后，于一段时间内在体内达到平衡并聚集于肾小管上皮细胞中，用 r 相机进行肾显像，以了解肾脏形态、位置、大小、占位性病变和功能。

(2) 放射性药物　① ^{99m}Tc - DMSA（锝二巯丁二酸）；② ^{99m}Tc - EC（锝双半胱乙酯）。

(3) 临床应用　子宫颈癌或其他恶性肿瘤腹部照射时保护肾。

(三) 平衡法核素心室造影（左心功能）

1. 原理　应用放射性核素结合人血液内的某些成分（红细胞），静脉注射 1 小时后无明显溢出血管壁外，即可行心功能测定。

2. 放射性药物　(1) ^{99m}Tc - RBC（锝红细胞）；(2) ^{99m}Tc - HSA（锝人血白蛋白）。

3. 临床应用　(1) 了解病人的左心功能；(2) 监测某些抗肿瘤药物对心脏的毒性反应。

4. 常用正常参考值　静息状态 LEVF≥ 50%。

(四) 肝血池显像

1. 原理　应用放射性核素标记人的血液内的某些成分（红细胞）或能滞留在血管内的标记化合物，从而显示肝脏的血供。

2. 放射性药物　(1) ^{99m}Tc - RBC；(2) ^{99m}Tc - HSA。

3. 临床应用　(1) 肝血管瘤；(2) 原发性肝癌；(3) 肝囊肿。

(五) 甲状腺显像

1. 原理　^{131}I 进入体内后主要被甲状腺摄取浓聚，而 $^{99}TcO^-$ 与 I^- 相似，进入体内后被甲状腺吸附，而使甲状腺显像。

2. 放射性药物　(1) $^{99m}TcO_4^-$（高锝酸钠）；(2) ^{99m}Tc - MIBI（锝甲氧异腈）。

3. 临床应用　(1) 甲状腺结节的诊断与鉴别诊断；(2) 判断颈部肿物与甲状腺的关系；(3) 卵巢甲状腺肿。

(六) 前哨巴结显像和探测

1. 前哨淋巴结（sentinel lymph node，SLN）的概念　前哨淋巴结（SLN）是指原发肿

瘤淋巴引流到达的第一站淋巴结，即肿瘤细胞转移首先到达的淋巴结。

2. 检测的方法 （1）生物染料定位法；（2）核素淋巴显像γ探针定位法；（3）染料-核素联合定位法。

3. 核素淋巴显像γ探针定位法 （1）常用的放射性药物：① ^{99m}Tc－SC类（硫化锝）；② ^{99m}Tc－HAS；③ ^{99m}Tc－DX（锝右旋糖酐）。（2）放射性药物的剂量：74～370MBq（2～10mCi）/0.4～1ml。（3）注射部位：①子肿瘤周围；②肿瘤内。（4）核素淋巴显像：①子宫颈癌患者仰卧于妇科诊查床上，在子宫颈肿瘤周围2°及10°处或在阴道镜直视下，距肿瘤边缘5～10mm处的黏膜下分别注射 ^{99m}Tc－DX37MBq（1mCi）。然后仰卧于SPECT或伽玛相机探头下，以子宫颈为中心并包括盆腔和下腹部行前位淋巴显像，在30、60、120min分别行前位或侧位淋巴显像。②外阴癌受检者仰卧于检查床上，在距肿瘤5～10mm处的皮下四点注射 ^{99}Tc^{m}－DX74MBq（2mCi），在注射后15、30、60、120min行淋巴显像。淋巴显像结束后，患者进入手术室，术中用γ放射免疫肿瘤探测仪进行探测。探测时间设定5秒，首先探测注射点的计数，本底的计数并记录，然后根据核素淋巴显像的结果，用γ探针在肿瘤周围注射点及淋巴引流区域反复进行探测，若探测到5s计数是本底的计数的10倍时，对该热点重复探测3次以上，即判定此点为SLN的位置，术中切除SLN并送病理检查。

4. 临床应用 国内妇科肿瘤多用子宫颈癌、外阴癌，国外报告用于子宫颈癌、外阴癌、卵巢癌、子宫内膜癌等。

Perez等统计分析行根治性子宫切除加盆腔淋巴结清扫术患者，其淋巴结转移率16%～18%。盆腔淋巴结的转移很难依靠临床因素（如原位肿瘤的大小、形态和子宫颈局部状况等）来确定。Niikura等分析在早期子宫颈癌中应用 ^{99m}Tc－肌醇六磷酸和专利蓝探测SLN，其对盆腔淋巴结转移的灵敏度和特异性均为100%；并报告已发表的9个研究，共295例子宫颈癌，总的灵敏度93.0%，特异性100%。Cicco等分析在早期外阴癌中行SLN活检，37例中8例腹股沟SLN转移，其中有3例腹股沟NSLN转移。我们分析了2000—2003年在27例早期子宫颈癌前哨巴结显像的结果。27例中10例前哨淋巴结位于盆腔单侧的1个淋巴结组，16例分布于双侧两个淋巴结组，1例分布在双侧4个淋巴结组。双侧对称分布5例，其中闭孔4例，髂内1例。经手术、病理证实盆腔前哨淋巴结转移6例（6/27例，22.2%）。2010对这27例子宫颈癌患者随诊，有随诊记录9例，随诊5年1例，随诊6年1例，随诊7年1例，随诊8年1例，随诊9年5例，仅1例随诊5年后复查CT发现阴道残端软组织肿块，双侧髂血管区、骶前、腹膜后多发肿物，双肺转移，其余8例盆腔B超或腹盆部CT、胸部X片或胸CT检查未见异常。在早期子宫颈癌中行SLN的研究，其盆腔SLN的病理结果基本准确反映盆腔淋巴结的病理状态，它为临床提供了一个客观地评估盆腔淋巴结状态的诊断技术，它具有临床实用价值和广阔的应用前景，值得在国内进行探索和推广应用。但选择，肿瘤区内注射时，注射点尽量避开肿瘤表面的糜烂或溃疡面，可以减少注射的失误，提高前哨淋巴结污检的成功率。

三、放射性核素治疗

（一）放射性核素治疗骨转移癌

在恶性肿瘤的中、晚期常常会发生骨转移或多脏器（如肺、肝、脑、淋巴结、肾上腺等）转移。而骨转移伴疼痛在临床是很常见的，癌性疼痛常常表现为持续而顽固，它会对患者的身体、生理和心理等造成损害，明显降低患者的生活质量，并且将影响治疗的实施和效果。放射性核素内照射治疗作为骨转移癌的治疗方法之一，它可以减缓甚至消除恶性肿瘤骨转移导致的剧烈疼痛，改善症状；它还能抑制骨转移灶的发展，提高生活质量；降低部分生化指标（部分患者可出现血清碱性磷酸酶下降，肿瘤标志物如CEA降低）；减少骨转移造成的骨破坏，有减轻骨质溶解、修复骨质作用。在患者病情相对稳定，一般情况允许的条件下可重复多次进行核素内照射治疗。但在治疗中也不可避免的会产生一些临床常见的轻微的毒副作用，如可逆性骨髓抑制、反跳痛等。

1. 放射性核素内照射的治疗原理与放射性药物

（1）原理　骨转移灶常常表现为过度活跃骨盐代谢，而核素内照射利用趋骨性放射性药物具有在骨转移灶内浓集的特性，应用其发射的β射线可对肿瘤进行内照射，达到止痛和破坏肿瘤的目的。

（2）放射性药物　用于治疗的放射性药物有：$^{89}SrCl_2$（二氯化锶）、^{153}Sm－EDTMP（乙二胺四甲撑膦酸）、^{188}Re－HEDP（羟基亚乙基二膦酸）等，近年临床常用$^{89}SrCl_2$（二氯化锶）。

2. 适应证与禁忌证

（1）适应证　①临床、病理、X线和骨显像确诊为多发骨转移的患者；②患者的白细胞＞3.5G/L，血小板＞90G/L；③骨转移癌所致的剧烈骨疼痛，经放疗和化疗后无效者。

（2）禁忌证　①6周内进行过细胞毒素治疗的患者；②化疗和放疗后出现严重骨髓功能障碍的患者；③严重肝、肾功能障碍患者；④X线表现为溶骨性病变伴软组织肿块，骨显像显示为放射性冷区或稀疏区；⑤妊娠或哺乳的患者；⑥预期生存期不到4周的患者；⑦对EDTMP或类似磷酸盐过敏者禁用；⑧脊椎转移造成脊髓压迫或瘫痪的患者不推荐使用。

3. 疗前的准备与评估

（1）治疗前的准备　①患者4～6周内未行放射治疗或化学治疗；②检查血常规，肝、肾功能，肿瘤标志物，骨显像，X线或CT/MRI；③患者无明显的恶病质；④选择^{153}Sm治疗前停用非放射性双磷酸盐类药物2周；⑤选择^{89}Sr治疗前停用钙剂2周。

（2）疗前患者一般情况与症状的评估　放射性核素治疗骨转移癌多为姑息性治疗，其主要目的是缓解症状，尽可能提高患者的生活质量。治疗前对患者一般情况与症状的正确评估，对选择合理的治疗和提高癌痛治疗效果起到了决定性作用。疼痛是一种不愉快的感觉和情绪的感受，在临床实际工作中由于患者个体对疼痛的感觉程度及阈值的差异，往往造成患者主观感觉与客观评价的差异，进而影响医师对疗效的正确判断。根据我们的经验推荐Karnofsky评分，作为治疗前对患者基本情况的评估标准。

4. 治疗方法和放射性药物剂量

（1）放射性药物剂量　①用量：$^{89}SrCl_2$治疗剂量一般按1.48～2.22 MBq /Kg，成人每次111～185 MBq。最常用的为148 MBq。^{153}Sm－EDTMP与^{188}Re－HEDP一般按17.50～37 MBq /Kg。②重复治疗时间：根据放射性药物的半衰期及患者的病情来确定，$^{89}SrCl_2$一般间隔3～5月/次，^{153}Sm－EDTMP与^{188}Re－HEDP一般间隔4～6周/次，^{153}Sm－EDTMP以治疗3次为一疗程。

（2）用药后的反应　①绝大多数患者用药后短期内无不良反应，少部分患者中可以有轻度恶心、呕吐，腹泻或便秘，蛋白尿、血尿，皮肤红斑或皮疹，发烧或寒战等症状和体征，应及时发现并对症处理。②可逆性骨髓抑制：部分患者产生轻—中度骨髓抑制，主要表现为血小板和/或白细胞计数暂时性降低，多数可自行部分或全部恢复至正常，部分患者使用提升血象的药物也可恢复至正常。③反跳痛或称闪烁痛：在治疗后1～3天，部分患者出现疼痛较治疗前加剧的现象，称为反跳痛或闪烁痛。$^{89}SrCl_2$可在治疗后2～7天出现短暂的疼痛加重，一般持续5～7天逐步疼痛减轻；^{153}Sm－EDTMP可在治疗后1～3天出现短暂的疼痛加重，大约持续3～4天疼痛减轻；患者出现反跳痛常常预示治疗疗效好，但神经性疼痛除外。④治疗反应的时间：$^{89}SrCl_2$在治疗后7～14天左右即可产生疗效，止痛起效较慢但持续时间长达2～4月；^{153}Sm－EDTMP与^{188}Re－HEDP大约为治疗后48小时，^{153}Sm－EDTMP与^{188}Re－HEDP止痛起效快、迅速，并且可用于治疗后显像，维持时间4～6周。

5. **辐射安全与防护**

(1)$^{89}SrCl_2$为纯β射线，对医院的工作人员、患者家庭成员及其公共场所的人员几乎没有辐射危害。

(2)^{153}Sm－EDTMP既有β射线又伴有γ射线，因此在治疗后5天内患者应自我隔离，尽量不去公共场所或远离婴幼儿或未成年人，远离家庭成员中的孕妇。

(二)^{31}I治疗分化型甲状腺癌及其转移

1. ***原理*** 分化型甲状腺癌及其转移灶具有一定摄^{131}I的功能，因而可以利用^{131}I发射的β射线对癌组织进行破坏，达到治疗目的。

2. ***放射性药物*** ^{131}I。

3. ***适应证***

(1) 甲状腺癌伴颈淋巴结或软组织转移术后；

(2) 甲状腺癌伴肺、骨转移等；

(3) 卵巢甲状腺肿恶变或腹腔种植；

(4) 白细胞＞3.5G/L。

4. ***治疗方法*** 口服^{131}I。甲状腺癌术后单纯去除残余甲状腺需治疗2～3次，甲状腺癌伴肺、骨转移等需^{131}I治疗4～6次以上。

5. ***疗效*** 80％～90％。

(三) 放射性胶体(^{32}P)腹腔内介入治疗

^{32}P胶体为无毒的惰性胶体，胶体呈绿色，胶体颗粒大0.05～1.0μm，半衰期14.3天，发射纯β射线，其平均能量0.69Mev，在组织中平均射程4mm。临床常用^{32}P胶体370～740MBq（10～20mCi）注入卵巢癌患者腹腔，注射后让患者定时翻动体位，使其均匀分布到浆膜腔内并粘附于粟粒状癌性转移灶，腹腔积液中游离的癌细胞与转移灶接受β射线的照射后，致使其渗出液减少或消失。随着近代化疗药物治疗卵巢癌进展，化疗的应用范围扩大，^{32}P胶体治疗卵巢癌恶性腹水完全被化疗所取代。

（刘　琳）

彩图7－1，彩图7－2，彩图7－3见彩色插页。

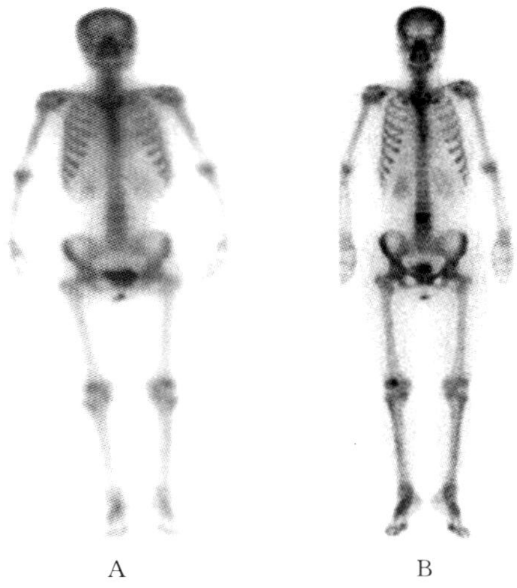

图 7-4　患者，女，卵巢癌术后、化疗后。

a. 2002 年 10 月骨显像阴性，b. 2010 年 3 月骨显像发现腰 4 椎异常放射性增高灶，考虑腰 4 椎转移，并经 CT 证实。

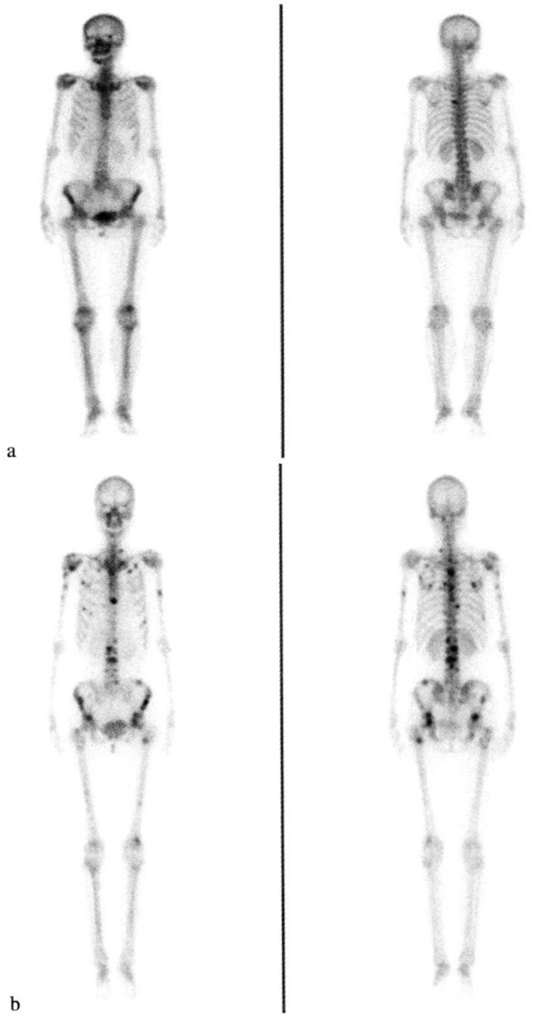

图 7-5　患者，女，56 岁，子宫颈癌同步放、化疗后 5 年，肺、骨、脑转移全脑照射后。

a. 2010 年 5 月骨显像：胸 6 椎异常放射性增高灶，考虑胸 6 椎转移；b. 2011 年 1 月骨显像：全身多处骨异常放射性增高灶，考虑全身多发骨转移。

参考文献

1. 俞高志. 宫颈癌骨转移. 中华肿瘤杂志，1994，16（3）231-232.
2. 核医学诊断与治疗规范. 北京：科学出版社，1997，196.
3. 刘琳. 383 例微机肾图的临床分析. 医学研究通讯，1995，7，25-26.
4. 孙燕. 临床肿瘤内科手册. 北京：人民卫生出版社，1992，32.
5. Perez CA，et al. Principles and practice of radiation. Philadephia：Lippincott company，1987，919-965.
6. Niikura H，Okamura C，Akahira J，et al. Sentinel lymph node detection in early cervical cancer with combination 99mTc phytate and patent blue. Gynecol Oncol，2004，94（2）：528-532.
7. Cicco CD，Sideri M，Bartolomei M，et al. Sentinel node biopsy in early Vulvar cancer. Cancer Research Campaign，2000，82（2）：295-299.

第 8 章 妇科恶性肿瘤分期

第一节 概述

肿瘤分期是肿瘤临床中的重要工作。妇科肿瘤的第一个分期是1929年的子宫颈癌分期。分期目的是为比较不同医院、不同方法治疗的结果时，有一个统一的评定标准，以使统计资料有可比性。随着对肿瘤自然规律认识的深入，以及临床诊治方法的发展和经验的积累，分期在不断地修订。分期的目的除用于分析统计资料的可比性外，尚用来帮助确定治疗方案，判断预后。了解国际分期的制定、修订的演变过程，将加深我们对临床分期的理解和正确使用，并了解其存在的问题。实际上，这个过程也能反映妇科恶性肿瘤学的发展历程，了解它有益于我们的临床工作。

一、从国联卫生组织的子宫颈癌分期到FIGO分期

20世纪20年代初，子宫颈癌的治疗已有明显的发展，放射治疗、手术、手术合并放疗均已在临床开展，特别是放疗更受到关注。当时国际联盟卫生组织（the Health Organization of the League of Nations，简称国联卫生组织）号召进行国际间的研究，要求欧洲一些国家的医院报告子宫颈癌的放疗效果。为此各国必须要有统一的评定标准，以便比较，并委托J. Heyman教授（斯德哥尔摩）、A. Laccassagne教授（巴黎）、F. Voltz教授（慕尼黑）负责起草了临床分期标准的工作，将子宫颈癌分为4期。此标准于1929年被国际联盟卫生组织认可。以后就按此标准，将不同国家、不同医院的治疗结果集中于子宫颈癌放射治疗结果国际年报（annual report on the results of radiotherapy in carcinoma of the uterine cervix）发表。此后，于1937年有较大修改。当时，修订后的子宫颈癌的临床分期已在很多国家使用（美国未采用）。第二次世界大战之后，国联不存在了。国际年报编委会借1950年在纽约举行的国际第4届美国妇产科大会之际，与美国医学会妇产科部、美国妇产科协会、美国腹外科及妇科协会共同举行会议并达成协议，将1937年分期增加了0期，即原位癌，其他4期基本未变。此后，子宫颈癌的临床分期，成为全世界共同使用的临床分期，称之为子宫颈癌国际临床分期（international classification of the stages of carcinoma of the uterine cervix），而1929及1937年的分期应被称为国联卫生组织的子宫颈癌分期。

1954年国际妇产科联盟（the International Federation of Gynecology and Obstetrics，FIGO）成立并于1958年接管了国际年报的工作，FIGO肿瘤委员会（Cancer Committee of FIGO）负责妇科肿瘤分期及报告治疗结果的工作。1961年FIGO在维也纳会议上对子宫颈癌国际临床分期作了修订，并于1962年开始使用，此后，我们将妇科肿瘤的分期统称为FIGO分期。FIGO作了大量的工作，完成子宫体癌、阴道癌、卵巢癌、外阴癌、输卵管癌

及滋养细胞肿瘤的分期，对多个肿瘤分期进行多次修改，至2009年又完成了子宫肉瘤分期。

除国联卫生组织的子宫颈癌分期→子宫颈癌国际临床分期→FIGO分期这一过程外，在国际上尚有另外一个重要的被承认和采用的分期，即UICC的TNM体系存在。

二、TNM分期

20世纪40年代，法国学者Pierre Denoix即提出TNM分期的概念，50年代被抗癌联盟（the International Union Against Cancer，UICC）接受，此后与美国癌症联合会（the American Joint Committee for Cancer Staging and End－Results Reporting，AJCC）联手合作，发展和规范统一的TNM分期系统。UICC、AJCC与FIGO长期紧密合作，1966年子宫颈癌的TNM分期是在FIGO分期的基础上提出的。1970年FIGO对外阴癌采用的是TNM分期。每次分期的修改均经UICC、AJCC与FIGO讨论取得一致意见。

TNM分期中，T代表原发肿瘤：以原发肿瘤局部侵及范围及大小分为T_1、T_2、T_3、T_4，T_X为无法评估原发肿瘤，T_0为未发现原发肿瘤的证据。N代表区域淋巴结情况：以侵及范围及个数分为N_1、N_2、N_3，N_X为无法评估区域淋巴结情况，N_0为未发现区域淋巴结转移（除区域淋巴结以外的任何淋巴结转移都列为远路转移）。M代表远路转移：M_X无法评估有否远路转移，M_0为未发现远路转移，M_1为有远路转移。并进而可用PUL表示肺转移，OSS表示骨转移，HEP表示肝转移，LYM表示淋巴结转移，等等。

TNM分期一些基本原则与FIGO相同，如分期系治疗前确定，不能更改；若分期有疑问，则采用较早期别等。TNM分期也是不断修改的。FIGO与UICC的分期修改是经彼此讨论协调，彼此接受。内容基本类似，但具体意义仍有一定的差别。

对妇科恶性肿瘤分期，我们习惯于FIGO分期。其实，TNM分期亦有颇多优点。如分期内容较多，尚有分期组合，而易选择治疗方案和评估预后等，对没有手术分期的肿瘤，如子宫颈癌手术病例，亦可用TNM分期，以弥补临床分期的不足。

第二节　手术分期与临床分期

分期有临床分期（clinical stage）和手术分期（surgical stage）之分。

临床分期是基于临床检查结果来分期，包括：触诊、视诊、阴道镜检查、颈管刮取、宫腔镜、膀胱镜、直肠镜、静脉肾盂造影、肺及骨的X线检查等。此外，宫颈锥形切除及宫颈切除也属临床检查。有些检查虽对临床诊断和处理有一定意义，但未被承认是分期的依据，如淋巴造影、静脉造影、腹腔镜、B超、CT、MRI等。但不同肿瘤尚有一定区别。如子宫颈癌、宫体癌、阴道癌基本方法相同，但卵巢癌却有所区别，如FIGO曾推荐可采用腹腔镜对原发性卵巢癌分期，而且细胞学结果也是分期的依据。对CT则说得较为模糊，只说对开始分期及以后随诊有所帮助。

手术分期系以手术探查和切除标本病理检查为分期的依据。1988年子宫内膜癌手术分期用于临床之后，我们临床相当流行“分期手术”的说法，其实，“分期手术”与手术分期是两个不同的概念。“分期手术”的做法使人认为是为分期而做手术，这当然是与医学伦理不符，而且扩大了手术的范围，对多数患者来说是过度手术。手术是有指征的，一位患者不能开始即行手术，起码应评估一下病变情况，确定一下治疗方案，这是临床分期所能做到的。所以有的肿瘤有了手术分期，临床分期也有意义。

手术分期对确定肿瘤的范围较临床分期准确，但也是相对的。难能哪位有经验的手术医师敢于说自己的手术“彻底”切除到肿瘤可能存在的所有部位。分期的意义在于按统一的要求，达到“可比性”。在比较结果时，手术分期只能与手术分期比较，与临床分期比较是无意义的，反之亦然。

卵巢癌分期相当长的时间是以临床检查和开腹探查发现为基础，1988 年 FIGO 将卵巢癌分期改为手术分期，主要是基于手术探查，但仍指出可被最后病理诊断、临床检查、影像学检查及活检结果所修订。

FIGO 分期中目前除子宫颈癌、阴道癌、滋养细胞肿瘤外均有手术分期。UICC 的 TNM 分期也有手术分期及临床分期，其定义也有修改。对滋养细胞肿瘤，N 没有意义，而改为 TM 及高危、低危因素。

在下节中我们将对妇科肿瘤 FIGO 分期的演变，以我们所能找到的资料予以介绍，并与 TNM 对照。对照是用的 2009 年前的资料，对 2009 年新分期因为未获得 FIGO 或 UICC 正式对照，暂缺。

第三节 各部位妇科恶性肿瘤分期的演变

本节将看到的妇科恶性肿瘤分期的演变资料，予以系统介绍。

一、子宫颈癌

下文将依次介绍 1929、1937、1950、1961、1970、1985、1994、2009 子宫颈癌临床分期。临床分期是基于仔细的临床检查，包括：触诊、视诊、阴道镜、颈管刮取、宫腔镜、膀胱镜、直肠镜、静脉尿路造影、肺部和骨骼 X 线检查、宫颈锥切、宫颈切除。膀胱、直肠受侵需有活检病理证实。淋巴造影、动脉造影、静脉造影、腹腔镜、超声检查、CT、MRI 的表现，不影响分期。分期系疗前确定，不能被以后检查所更改。分期应由有经验的医师确定，当定期存有疑问，应定于偏早期别。

（一）1929 年分期（国联卫生组织子宫颈癌分期）

Ⅰ期：病变严格局限于子宫颈，子宫可活动。

Ⅱ期：病变扩散到一侧或多侧穹隆，邻近宫旁的浸润可有可无，子宫保留一定程度的可活动性。

Ⅲ期：

（a）一侧或双侧宫旁结节样浸润达盆壁，子宫具有限的可活动性或一侧宫旁团块状浸润伴子宫固定。

（b）病变不同程度地浅表浸润大部分阴道，子宫可活动。

（c）盆腔孤立淋巴结转移及有相对小的原发灶。

（d）阴道下段孤立性转移。

Ⅳ期：

（a）双侧宫旁团块样浸润至盆壁。

（b）病变累及膀胱、直肠。

（c）病变浸润全阴道（阴道僵硬），或浸润一侧阴道全长并与原发灶相连。

（d）远处转移。

（二）1937 年分期（国联卫生组织子宫颈癌分期）

Ⅰ期：癌严格局限于子宫颈。

Ⅱ期：癌浸润一侧或双侧宫旁，但未到盆壁。（Ⅱ期，宫旁）
癌浸润阴道，但未达下1/3。（Ⅱ期，阴道）
颈管癌扩散到宫体。（Ⅱ期，宫体）
Ⅲ期：癌浸润一侧或双侧宫旁到盆壁，直肠指检盆壁与肿瘤无间隙。（Ⅲ期，宫旁）
癌累及阴道下1/3。（Ⅲ期，阴道）
盆壁可触及孤立的转移（不管原发子宫颈癌瘤的范围）。（Ⅲ期，孤立的盆壁转移）
Ⅳ期：膀胱镜发现癌累及膀胱或膀胱阴道瘘。（Ⅳ期，膀胱）
癌累及直肠。（Ⅳ期，直肠）
癌扩散至真骨盆外（下为阴道腔之外，上为真骨盆缘，远路转移）。（Ⅳ期，远处播散）
通则：以检查发现来分期。
期别依治疗前检查确定，不能改变。个别病例延误定期应说明理由。
分期若有疑问，以早为准。
若单一病例具有两个或多于两个定期条件，不影响分期。

Ⅱ期与Ⅲ期的区别是依靠阴道和直肠指检时肿瘤和盆壁的关系而定，盆壁是指盆骨、肌肉、筋膜、脉管和淋巴结。

（三）1950年分期（纽约会议，称子宫颈癌国际分期）

0期：原位癌，即浸润前癌、上皮内癌及类似情况。
Ⅰ期：癌严格局限于子宫颈。
Ⅱ期：癌超过子宫颈，但未达到盆壁。
癌累及阴道，但未达下1/3。
Ⅲ期：癌已达盆壁（直肠检查时肿瘤与盆壁间无空隙）。
癌累及阴道下1/3。
Ⅳ期：癌侵犯膀胱或直肠，或二者，或超过以上所述的范围。

（四）1961年子宫颈癌临床分期

FIGO对上述分期又进行了修改，制定出新的修改意见。1961年在维也纳举行的国际妇产科联盟（FIGO）大会，获得一致赞同，称之为临床分期，并于1962年开始临床使用。其定义如下：

宫颈浸润前癌
0期：原位癌，上皮内癌。0期病例不包括在任何治疗统计中。
宫颈浸润癌
Ⅰ期：癌严格局限于子宫颈（不必考虑宫体是否被累及）。
Ⅰa期：早期间质浸润（临床前癌）。
Ⅰb期：其他Ⅰ期癌。
Ⅱ期：癌超出宫颈，但未达到盆壁。
癌累及阴道，但未达下1/3。
推荐Ⅱ期可再分为Ⅱa（未累及宫旁）及Ⅱb（累及宫旁）二个亚组。
Ⅲ期：癌已达盆壁。直肠检查时肿瘤与盆壁间无空隙。
癌累及阴道下1/3。
Ⅳ期：癌已超出真骨盆或膀胱、直肠黏膜受累。泡样水肿不诊断为Ⅳ期。

此外，在分期注解中指出：Ⅰa期为显微镜下诊断，其他Ⅰ期病例可是临床诊断；宫旁非结节样固定于盆壁属Ⅱ期；Ⅲ系宫旁结节样固定于盆壁或肿瘤本身扩张至盆壁；泡样水肿，或肿物突向膀胱、直肠不属Ⅳ期，除非膀胱浸润被活检证实；膀胱壁的隆起及沟裂在检查时仍固定于肿物可被解释为膀胱黏膜下受累表现。

（五）1970 年子宫颈癌临床分期的修订

1970 年纽约 FIGO 会议对子宫颈癌临床分期又进行了修订，并于 1972 年 1 月 1 开始使用。其定义如下：

浸润前癌

0 期：原位癌，上皮内癌。0 期病例不包括在任何治疗统计中。

浸润癌

Ⅰ期：癌严格局限于子宫颈（不必考虑宫体是否被累及）。

Ⅰa 期：不能被临床检查诊断。

（ⅰ）早期间质浸润；（ⅱ）隐匿癌。

Ⅰb 期：其他Ⅰ期癌。

Ⅱ期：癌超出宫颈，但未达到盆壁。

癌累及阴道，但未达下 1/3。

Ⅱa 期：无明显的宫旁浸润。

Ⅱb 期：明显的宫旁浸润。

Ⅲ期：癌已达盆壁。直肠检查时肿瘤与盆壁间无空隙。

癌累及阴道下 1/3。

肾盂积水或肾无功能。

Ⅲa 期：未扩散到盆壁。

Ⅲb 期：已扩散到盆壁。

Ⅳ期：癌已超出真骨盆或膀胱、直肠黏膜受累。

泡样水肿不属Ⅳ期。

本书作者注：上述 1970 年分期来自 1973 年出版的 Kottmeier HL 主编的 Annual report on the results of treatment in carcinoma of the uterus and vagina. Vol 15。但在 Kottmeie HL1975 年寄 Gynecologic Oncology 文章 Presentation of therapeutic results in carcinoma of the female pelvis：exerience of the annual report on the results of treatment in carcinoma of th uterus，vagina，and ovary（1976 年发表）中，隐匿癌是在Ⅰb 期中，并指出应标明“occ”，并明确说明是组织学诊断浸润癌及大于早期间质浸润。此外，将肾盂积水或无肾功能列入Ⅲb 期中。在年报 16 卷（1976），也有相同记载。也说明“occ”是在锥切、宫颈切除、子宫全切后组织学诊断，浸润大于早期间质浸润。作者考虑到上述 1970 年分期，要求临床使用时间（1972 年 1 月）离注中修改时间太近，也未找到具体修改时间及地点，故未将其列为新分期，仍列在 1970 年分期中。特此说明。

（六）1985 子宫颈癌临床分期

1985 年，FIGO 肿瘤委员会分期的声明，主要对Ⅰ期进行了修改，并删除“occ”。

0 期：原位癌，上皮内癌。0 期病例不包括在像对浸润癌的任何治疗统计中。

Ⅰ期：癌严格局限于子宫颈（不必考虑宫体是否被累及）。

Ⅰa 期：宫颈临床前癌，显微镜下诊断。

Ⅰa1 期：显微镜下轻微浸润。

Ⅰa2 期：显微镜下发现的可测量病变，浸润深度从上皮或腺体基底膜向下不超过 5mm，水平扩散不超过 7mm。大于上述属Ⅰb 期。

Ⅰb 期：病变范围大于Ⅰa2 期，临床可见或不可见病变，已存在的脉管间隙受累不改变分期，但应特别注明，以便确定以后是否影响治疗决定。

Ⅱ期：癌超出宫颈，但未达到盆壁。癌累及阴道，但未达下1/3。

Ⅱa期：无明显的宫旁浸润。

Ⅱb期：明显的宫旁浸润。

Ⅲ期：癌已达盆壁。直肠检查时肿瘤与盆壁间无空隙。癌累及阴道下1/3。有肾盂积水或无肾功能均为Ⅲ期，除非另有原因所致。

Ⅲa期：未扩散到盆壁，但累及阴道下1/3。

Ⅲb期：已扩散到盆壁或有肾盂积水或无肾功能。

Ⅳ期：癌已超出真骨盆或临床膀胱、直肠黏膜受累。

Ⅳa期：肿瘤扩散至邻近器官。

Ⅳb期：肿瘤扩散至远处器官。

（七）1994年对子宫颈癌分期的修订

1994年FIGO的蒙特利尔会议，又对Ⅰ期作了进一步的修订，此分期一直沿用至2009年新分期出现前。

0期：原位癌，上皮内癌，CINⅢ。0期病例，不列入任何治疗统计中。

Ⅰ期：癌局限于子宫颈（宫体是否受累不予考虑）。

Ⅰa期：显微镜下浸润癌，肉眼所能见到的病变即使是表面浸润，亦属Ⅰb期，间质浸润的范围，最深不超过5mm，宽不超过7mm。（浸润深度从其起始部的上皮或腺体基底膜向下不超过5mm，静脉或淋巴管间隙受累不改变分期）。

Ⅰa1期：间质浸润深度不超过3mm，宽不超过7mm。

Ⅰa2期：间质浸润深度大于3mm，小于5mm，宽不超过7mm。

Ⅰb期：临床检查病变局限于宫颈或临床前病变大于Ⅰa期。

Ⅰb1期：临床可见病变不超过4cm。

Ⅰb2期：临床可见病变大于4cm。

Ⅱ期：病变超出宫颈，但未达盆壁，阴道受累，未达下1/3。

Ⅱa期：无明显宫旁浸润。

Ⅱb期：明显宫旁浸润。

Ⅲ期：癌侵犯达盆壁，直肠检查时，肿瘤与盆壁间无间隙；癌累及阴道下1/3；肾盂积水或无肾功能，除非另有原因所致。

Ⅲa期：癌累及阴道下1/3，但未达盆壁受累。

Ⅲb期：癌已达盆壁和/或有肾盂积水或肾无功能。

Ⅳ期：癌已超出真骨盆或已侵及膀胱或直肠黏膜（活检证实）。泡样水肿不属Ⅳ期。

Ⅳa期：癌扩散至邻近器官。

Ⅳb期：癌转移至远处器官。

1994年FIGO分期与UICC的TNM分期对照如表8-1：

表 8-1 1994 年 FIGO 分期与 UICC 的 TNM 分期

FIGO 分期	UICC T	N	M
0	Tis	N_0	M_0
Ⅰa1	T_{1a1}	N_0	M_0
Ⅰa2	T_{1a2}	N_0	M_0
Ⅰb1	T_{1b1}	N_0	M_0
Ⅰb2	T_{1b2}	N_0	M_0
Ⅱa	T_{2a}	N_0	M_0
Ⅱb	T_{2b}	N_0	M_0
Ⅲa	T_{3a}	N_0	M_0
Ⅲb	T_1	N_1	M_0
	T_2	N_1	M_0
	T_{3a}	N_1	M_0
	T_{3b}	任何 N	M_0
Ⅳa	T_4	任何 N	M_0
Ⅳb	任何 T	任何 N	M_1

（八）2009 年子宫颈癌分期

Ⅰ期：癌局限于宫颈（宫体是否受累不予考虑）。

Ⅰa 期：显微镜下浸润癌，浸润深度≤5mm，宽度≤7mm。

Ⅰa1：间质浸润深度≤3mm，宽度≤7mm。

Ⅰa2：间质浸润深度>3mm，但不>5mm，宽度不>7mm。

Ⅰb 期：临床可见病变限于宫颈，或临床前癌大于Ⅰa 范围*。

Ⅰb1：临床可见最大病变≤4cm。

Ⅰb2：临床可见最大病变>4cm。

Ⅱ期：病变超出宫颈，但未达盆壁或阴道受累，但未达下 1/3。

Ⅱa 期：无宫旁浸润。

Ⅱa1：临床可见最大病变≤ 4cm。

Ⅱa2：临床可见最大病变>4cm。

Ⅱb 期：有明显的宫旁浸润。

Ⅲ期：癌侵犯达盆壁和/或累及阴道下 1/3 和/或肾盂积水或无肾功能#。

Ⅲa 期：癌累及阴道下 1/3，但未达盆壁。

Ⅲb 期：癌侵犯达盆壁和/或肾盂积水或无肾功能。

Ⅳ期：癌已超出真骨盆或已侵及膀胱或直肠黏膜（活检证实）。泡样水肿不属Ⅳ期。

Ⅳa 期：癌扩散至邻近器官。

Ⅳb 期：癌转移至远处器官。

* 所有肉眼能见病变，即使浅表浸润也属Ⅰb 期。浸润局限在可测量的间质浸润深度不超过 5mm，水平扩散不超过 7mm。深度是由起始的上皮组织或腺体基底膜测量不超过 5mm。浸润深度应用 mm 报告，即使“早期（最小的）间质浸润”（- 1mm）。脉管/淋巴管间隙受累不改变分期。

直肠检查时，肿瘤与盆壁间无间隙；肾盂积水或无肾功能，除非另有原因所致。

二、子宫体癌

早在20世纪30年代，国际年报发表子宫颈癌放疗结果时，即考虑到在报道子宫颈癌治疗效果的同时，要报道子宫体癌（宫体癌）的治疗结果，为此也应有宫体癌的临床分期。后经年报征求意见和1950年纽约会议时讨论，国际年报编委会才提出了一个主要以宫体癌能否手术作为标准的分期，即为最早的宫体癌的国际临床分期标准，我们称之为1950年分期。此标准于1961年、1971年又经修订，1988年FIGO又推出手术分期，2009年又经修改，现分别列出如下。

（一）1950年子宫体癌临床分期标准

0期：由病理学工作者认为形态很似癌的病变，但显微镜观察难以肯定诊断。

Ⅰ期：病变限于子宫。

1组适于手术，

2组手术危险。

Ⅱ期：病变超出宫体。

注：Ⅰ期2组手术危险，系指病人年老、肥胖，或有心血管、糖尿病并发症，有手术危险。

（二）1961年对子宫体癌临床分期的修订

1961年对上述分期标准进行了修订，不再根据能否手术作为标准，也采用了与子宫颈癌分期类似的原则，将期别分为4期，于1962年临床使用。具体标准如下。

0期：组织学可疑为恶性，但不能肯定诊断。

Ⅰ期：病变局限于宫体。

Ⅱ期：病变累及宫体与宫颈。

Ⅲ期：病变超出子宫，但未超出盆腔。

Ⅳ期：病变扩散至真骨盆外或明显累及膀胱、直肠黏膜。

（三）1971年对子宫体癌临床分期的修订

1971年临床使用新修订分期。新分期按宫腔的深度将Ⅰ期分为两个亚期。此外，对腺癌按分化程度再分为G1、G2、G3。关于宫体癌临床分期的原则与子宫颈癌相同。具体标准如下：

0期：内膜非典型增生、原位癌、组织学检查可疑为恶性。0期不包括在任何治疗统计中。

Ⅰ期：病变限于宫体。

Ⅰa期：宫腔深度≤8cm。

Ⅰb期：宫腔深度＞8cm。

Ⅱ期：病变累及宫体及宫颈，但未超出子宫。

Ⅲ期：病变超出子宫，但未超出真骨盆。

Ⅳ期：病变扩散至真骨盆外或有明显膀胱、直肠黏膜受累（泡样水肿不属Ⅳ期）。

Ⅳa期：病变扩散到邻近器官如膀胱、直肠、乙状结肠或小肠。

Ⅳb期：病变扩散至远处器官。

G1：高分化腺癌。

G2：中分化腺癌，部分为实质。

G3：实性组织为主或全部为未分化癌。

Gx：未能评估。

本书作者注：1971年分期，初在Ⅰ期中以组织分化G1、G2、G3分为亚组。后则不限于Ⅰ期，并增加Gx。

（四）1988年子宫体癌的手术病理分期

1988年FIGO提出了手术分期，手术分期包括了组织病理细胞分化的内容，具体标准如下：

Ⅰ期

Ⅰa 期：G1、G2、G3，病变限于内膜。

Ⅰb 期：G1、G2、G3，子宫肌层受累<1/2。

Ⅰc 期：G1、G2、G3，子宫受累>1/2。

Ⅱ期

Ⅱa 期：G1、G2、G3，仅宫体腺体受累。

Ⅱb 期：G1、G2、G3，宫体间质受累。

Ⅲ期

Ⅲa 期：G1、G2、G3，病变累及浆膜层或附件或（和）腹腔细胞学阳性 。

Ⅲb 期：G1、G2、G3，阴道转移。

Ⅲc 期：G1、G2、G3，盆腔或（和）主动脉旁淋巴转移。

Ⅳ期

Ⅳa 期：G1、G2、G3，病变侵犯膀胱或（和）直肠黏膜。

Ⅳb 期：肿瘤远处转移，包括腹内或（和）腹股沟淋巴结转移。

组织分化程度：

G1：非鳞状或非桑葚实体状生长形态<5%。

G2：非鳞状或非桑葚实体状生长形态为 6%～50%。

G3：非鳞状或非桑葚实体状生长形态>50%。

并注明：1. 有明显的核异形性，不适宜按结构分级，应进 1 级，即 G1 进为 G2；

2. 对浆液性、透明细胞癌、鳞癌按核分化分级；

3. 伴鳞状细胞分化的腺癌按腺成分和分化分级。

在使用手术分期时，对像以往用的分段刮取内膜来区分Ⅰ期及Ⅱ期不再适用；首选放射治疗病例仍可用 1971 年临床分期；肿瘤浸润深度应与肌层厚度一起测量。

1988 年 FIGO 宫体癌分期与 UICC 的 TNM 分期对照如下：

表 8-2　1988 年 FIGO 分期与 UICC 的 TNM 分期对照

FIGO	UICC		
分期	T	N	M
0	T_{is}	N_0	M_0
Ⅰa	T_{1a}	N_0	M_0
Ⅰb	T_{1b}	N_0	M_0
Ⅰc	T_{1c}	N_0	M_0
Ⅱa	T_{2a}	N_0	M_0
Ⅱb	T_{2b}	N_0	M_0
Ⅲa	T_{3a}	N_0	M_0
Ⅲb	T_{3b}	N_0	M_0
Ⅲc	T_1	N_1	M_0
	T_2	N_1	M_0
	T_{3a}	N_1	M_0
	T_{3b}	N_1	M_0
Ⅳa	T_4	任何 N	M_0
Ⅳb	任何 T	任何 N	M_1

（五）2009 年新分期

Ⅰ期*：肿瘤局限于子宫体。

Ⅰa 期*：无或＜1/2 肌层浸润。

Ⅰb 期*：＞1/2 肌层浸润。

Ⅱ期*：肿瘤侵犯子宫颈间质，但未超出子宫**。

Ⅲ期*：肿瘤局部和/或区域扩散。

Ⅲa 期*：肿瘤累及浆膜层和/或附件#。

Ⅲb 期*：阴道和/或宫旁受累#。

Ⅲc 期*：盆腔淋巴结和/或腹主动脉旁淋巴结转移#。

Ⅲc1*期：盆腔淋巴结阳性。

Ⅲc2*期：腹主动脉淋巴结阳性有/无盆腔淋巴结阳性。

Ⅳ期*：肿瘤侵犯膀胱和/或肠黏膜，和/或远处转移。

Ⅳa 期*：肿瘤侵犯膀胱和/或肠黏膜。

Ⅳb 期*：远处转移，包括腹内和/或腹股沟淋巴结转移。

* 包括 G1、G2、G3。

** 仅有颈管内膜腺体受累应属Ⅰ期，不再属Ⅱ期。

细胞学阳性需另行报告，不改变分期。

三、阴道癌

1961 年分期

在 1961 年前未见阴道癌分期，但说明子宫颈癌、子宫体癌和阴道癌的分类定义（1951—1961 年使用）时，指出符合下述条件属阴道癌：肿瘤位于阴道，宫颈完好无瘤，无支持肿瘤不是原发于阴道的理由；子宫颈有肿瘤的病例属子宫颈癌。

1961 年 FIGO 有了阴道癌分期，并于 1962 年临床使用。阴道癌定义有了一定的改动，即：肿瘤原发于阴道，除外了肿瘤来自生殖道其他部位或生殖道以外的部位；肿瘤延至子宫颈阴道部及达到宫颈外口，属子宫颈癌；肿瘤累及外阴属外阴癌；肿瘤局限于尿道属尿道癌。

浸润前阴道癌

0 期：原位癌，上皮内癌。

阴道浸润癌

Ⅰ期：癌局限于阴道壁。

Ⅱ期：癌侵及阴道下组织，但未达盆壁。

Ⅲ期：癌浸润已达盆壁。

Ⅳ期：癌扩散至真骨盆外，或累及膀胱、直肠黏膜。

泡样水肿不属Ⅳ期。

此后至 2009 年阴道癌分期基本没变，只是在 20 世纪末 0 期增加上皮内瘤变Ⅲ；将Ⅳ期再分为Ⅳa 及Ⅳb 期。即：

0 期：原位癌，上皮内癌，上皮内瘤变Ⅲ。

Ⅳa 期：癌扩散至邻近器官和/或直接超出真骨盆。

Ⅳb 期：癌扩散到远处器官。

FIGO 分期与 UICC 的 TNM 分期对照如下：

表 8-3 FIGO 分期与 UICC 的 TNM 分期

FIGO 期别	UICC T	UICC N	UICC M
0 期	Tis	N_0	M_0
Ⅰ期	T_1	N_0	M_0
Ⅱ期	T_2	N_0	M_0
Ⅲ期	T_1	N_1	M_0
	T_2	N_1	M_0
	T_3	N_0	M_0
	T_3	N_1	M_0
Ⅳa 期	T_4	任何 N	M_0
Ⅳb 期	任何 T	任何 N	M_1

四、外阴癌

（一）1970 年临床分期

1970 年前 FIGO 无外阴癌分期，但 UICC 于 1967 年曾提出 TNM 分期。此后，几经 FIGO 讨论，于 1970 年 FIGO 日内瓦会议同意接受并提出以 TNM 为基础的外阴癌临床分期（但与 UICC 的 TNM 仍稍有不同），并于 1971 开始临床使用。其内容如下：

T：原发肿瘤。

T_1：肿瘤限于外阴，肿瘤≤ 2cm。

T_2：肿瘤限于外阴，肿瘤＞2cm。

T_3：肿瘤任何大小，但扩散到临近的尿道和/或阴道和/或会阴和/或肛门。

T_4：肿瘤任何大小，但侵及膀胱黏膜和/或直肠黏膜或二者，包括上部尿道黏膜和/或固定到骨。

N：区域性淋巴结。

N_0：无淋巴结触及。

N_1：触及腹股沟淋巴结，但未增大，可动（临床不怀疑为肿瘤）。

N_2：任一侧或双侧腹股沟淋巴结可触及，增大，硬，可动（临床怀疑为肿瘤）。

N_3：淋巴结固定或溃疡。

M：远处转移。

M_0：无临床转移。

M_{1a}：触及深部盆腔淋巴结。

M_{1b}：其他远处转移。

临床期别

Ⅰ期 $T_1N_0M_0$

$T_1N_1M_0$

Ⅱ期 $T_2N_0M_0$

$T_2N_1M_0$

Ⅲ期 $T_3N_0M_0$

$T_3N_1M_0$

$T_3N_2M_0$

$T_1N_2M_0$

$T_2N_2M_0$

Ⅳ期 $T_1N_3M_0$

$T_2N_3M_0$

$T_3N_3M_0$

$T_4N_3M_0$

$T_4N_0M_0$

$T_4N_1M_0$

$T_4N_2M_0$

其他的 M_{1a} 或 M_{1b} 情况

若淋巴结细胞学或病理检查有恶性细胞则应在 N 处加（+），若无恶性细胞则应在 N 处加（—）。

（二）1988 年 FIGO 对外阴癌临床分期作了修订

仍以 TNM 分类为基础，但与 UICC 的 TNM 仍有一定不同。

T：原发肿瘤

Tis：浸润前癌（原位癌）。

T_1：肿瘤位于外阴和/或会阴，最大径≤ 2cm。

T_2：肿瘤位于外阴和/或会阴，最大径＞ 2cm。

T_3：肿瘤任何大小，但扩散到临近的尿道和/或阴道和/或会阴和/或肛门。

T_4：肿瘤任何大小，但侵及膀胱黏膜和/或直肠黏膜，包括上部尿道黏膜和/或固定到骨。

N：区域性淋巴结

N_0：未触及淋巴结。

N_1：单侧区域性淋巴结转移。

N_2：双侧区域性淋巴结转移。

M：远处转移

M_0：无临床转移。

M_1：远处转移（包括盆腔淋巴结转移）。

0 期：原位癌，上皮内癌。

Tis

Ⅰ期：肿瘤位于外阴和/或会阴，最大径≤ 2cm，未触及淋巴结。

$T_1N_0M_0$

Ⅱ期：肿瘤位于外阴和/或会阴，最大径＞ 2cm，未触及淋巴结。

$T_2N_0M_0$

Ⅲ期：肿瘤任何大小及

$T_3N_0M_0$ ①扩散到临近的下尿道和/或阴道和/或会阴和或/肛门和/或

$T_3N_1M_0$ ②单侧淋巴结转移

$T_1N_1M_0$

$T_2N_1M_0$

Ⅳa 期：肿瘤侵犯上尿道、膀胱黏膜、直肠黏膜、盆骨和/或

$T_1N_2M_0$ 双侧区域性淋巴结转移

$T_2N_2M_0$

$T_3N_2M_0$

T_4 任何 NM_0

Ⅳb 期：任何远处转移包括盆腔淋巴结

任何 T

任何 TM_1

（三）1994 年 FIGO 手术分期

1994 年 FIGO 对外阴癌分期作了修改，最后诊断是以外阴和淋巴结手术标本病理检查决定。此外，对区域性淋巴结的界定为股、腹股沟淋巴结。而 1988 年为股、腹股沟、髂外、髂内淋巴结；把盆腔淋巴结（髂内、髂外、闭孔、髂总）定为远处转移。

0 期：原位癌，上皮内瘤变Ⅲ。

Ⅰ期：病变位于外阴和/或会阴，最大径≤2cm，无淋巴结转移。

Ⅰa 期：病变位于外阴和/或会阴，最大径≤2cm，间质浸润≤1.0mm*，无淋巴结转移。

Ⅰb 期：病变位于外阴和/或会阴，最大径≤2cm，间质浸润＞1.0mm*，无淋巴结转移。

Ⅱ期：病变位于外阴和/或会阴，最大径＞2cm，无淋巴结转移。

Ⅲ期：肿瘤任何大小及扩散到临近的下尿道和/或阴道和/或会阴和/或肛门和/或单测区域性淋巴转移。

Ⅳ期：

Ⅳa 期：肿瘤侵犯上尿道、膀胱黏膜、直肠黏膜、盆骨和/或双侧区域淋巴结转移。

Ⅳb 期：任何远处转移包括盆腔淋巴结。

* 肿瘤浸润深度的测量是由邻近最表浅上皮乳头处的上皮-间质结合部到最深浸润点。

1994 年 FIGO 分期与 UICC 的 TNM 分期对照如下表：

表 8-4 FIGO 分期与 UICC 的 TNM 分期

FIGO	UICC		
期别	T	N	M
0	Tis	N_0	M_0
Ⅰa	T_{1a}	N_0	M_0
Ⅰb	T_{1b}	N_0	M_0
Ⅱ	T_2	N_0	M_0
Ⅲ	T_1	N_1	M_0
	T_2	N_1	M_0
	T_3	N_0	M_0
	T_3	N_1	M_0
Ⅳa	T_1	N_2	M_0
	T_2	N_2	M_0
	T_3	N_2	M_0
	T_4	任何 N	M_0
Ⅳb	任何 T	任何 N	M_1

（四）2009 年 FIGO 外阴癌分期的修订

Ⅰ期：肿瘤位于外阴。

Ⅰa 期：病变位于外阴和/或会阴，最大径≤2cm，间质浸润≤1.0mm*，无淋巴结转移。

Ⅰb 期：病变位于外阴和/或会阴，最大径＞2cm，间质浸润＞1.0mm*，无淋巴结转移。

Ⅱ期：肿瘤任何大小，伴侵犯邻近组织（尿道下 1/3，阴道下 1/3，肛门），无淋巴结转移。

Ⅲ期：肿瘤任何大小，有/无邻近组织侵犯（尿道下 1/3，阴道下 1/3，肛门），淋巴结转移。

Ⅲa 期：（ⅰ）1 个淋巴结转移（≥5mm），或（ⅱ）1～2 淋巴结转移（＜5mm）。

Ⅲb 期：（ⅰ）≥2 个淋巴结转移（≥5mm），或（ⅱ）≥3 个淋巴结转移（＜5mm）。

Ⅲc 期：阳性淋巴结伴包膜外扩散。

Ⅳ期：肿瘤侵犯其他区域（尿道上 2/3，阴道上 2/3），或远处转移。

Ⅳa 期：肿瘤侵犯：（ⅰ）上尿道和/或阴道黏膜、膀胱黏膜、直肠黏膜，或固定于盆骨或（ⅱ）腹股沟-股淋巴结固定或溃疡。

Ⅳb 期：任何远处转移（包括盆腔淋巴结）。

* 肿瘤浸润深度的测量是由邻近最表浅上皮乳头处的上皮-间质结合部到最深浸润点。

五、卵巢癌分期

（一）1964 年分期

1964 年 FIGO 采纳了下述基于临床检查发现和手术探查的卵巢癌分期：

Ⅰ期：肿瘤限于卵巢。

Ⅰa 期：肿瘤限于一侧卵巢，无腹水。

Ⅰb 期：肿瘤限于双侧卵巢，无腹水。

Ⅰc 期：肿瘤限于一侧或双侧卵巢，腹水中有恶性细胞存在。

Ⅱ期：肿瘤累及一侧或双侧卵巢，伴盆腔扩散。

Ⅱa 期：肿瘤扩散和/或转移仅为子宫和/或输卵管。

Ⅱb 期：肿瘤扩散到其他盆腔组织。

Ⅲ期：肿瘤累及一侧或双侧卵巢，伴广泛的腹膜内播散，转移到腹腔（大网膜、小肠及其系膜）。

Ⅳ期：肿瘤累及一侧或双侧卵巢，远处转移到腹腔外。

注：腹水存在，不影响Ⅱ期、Ⅲ期、Ⅳ期分期。

（二）1971 年卵巢癌分期

分期仍基于临床检查发现及手术探查。

Ⅰ期：肿瘤限于卵巢。

Ⅰa 期：肿瘤限于一侧卵巢，无腹水

（ⅰ）囊壁未破，（ⅱ）囊壁已破。

Ⅰb 期：肿瘤限于双侧卵巢，无腹水

（ⅰ）囊壁未破，（ⅱ）囊壁已破。

Ⅰc 期：肿瘤限于一侧或双侧卵巢，腹水中有恶性细胞存在。

（ⅰ）囊壁未破，（ⅱ）囊壁已破。

Ⅱ期：肿瘤累及一侧或双侧卵巢，伴盆腔扩散。

Ⅱa 期：肿瘤扩散和/或转移到子宫和/或输卵管和/或另侧卵巢。

Ⅱb 期：肿瘤扩散到其他盆腔组织。

Ⅲ期：肿瘤累及一侧或双侧卵巢，伴广泛播散腹膜转移。

Ⅳ期：肿瘤累及一侧或双侧卵巢伴远处转移。

（三）1974 年卵巢癌分期修订

仍基于临床检查发现及手术探查，术后组织学、细胞学、腹腔液要考虑到分期里。

Ⅰ期：肿瘤限于卵巢。

Ⅰa 期：肿瘤限于一侧卵巢，无腹水。

（ⅰ）表面无肿瘤，包膜完好。

（ⅱ）表面有肿瘤，和/或包膜已破。

Ⅰb 期：肿瘤限于双侧卵巢，无腹水。

（ⅰ）表面无肿瘤，包膜完好。

（ⅱ）表面有肿瘤，和/或包膜（单或双）已破。

Ⅰc 期：肿瘤Ⅰa 期或Ⅰb 期，但有腹水存在* 或腹腔冲洗阳性。

Ⅱ期：肿瘤累及一侧或双侧卵巢，伴盆腔扩散。

Ⅱa 期：扩散和/或转移到子宫和/或输卵管。

Ⅱb 期：扩散到其他盆腔组织。

Ⅱc 期：肿瘤Ⅱa 期或Ⅱb 期，但有腹水存在* 或腹腔冲洗液阳性。

Ⅲ期：肿瘤累及一侧或双侧卵巢，并有盆腔外的腹内转移和/或腹膜后淋巴结阳性。

肿瘤限于真骨盆，有组织学证实的小肠或大网膜转移。

Ⅳ期：肿瘤累及一侧或双侧卵巢伴远处转移。

胸水存在，但必须有阳性的细胞学才属Ⅳ期。

肝实质转移属Ⅳ期。

* 外科医师认为腹水为腹腔液是病理的，和/或明显超过正常量。

（四）1985 年卵巢癌分期

1985 年，FIGO 发表分期声明，卵巢癌分期作了修改，但仍基于临床检查发现及手术探查。在通则中指出，卵巢癌的诊断很少能像子宫癌及阴道癌临床分期中所用的方法得出。FIGO 推荐原发性卵巢癌临床分期可用腹腔镜、开腹手术、常规临床检查及 X 线检查。开腹手术可切除卵巢肿物、子宫切除、可疑部位活检（如大网膜、肠系膜、肝、膈、盆腔、腹主动脉旁淋巴结等）。手术后组织学最后诊断（和采用细胞学诊断）应考虑在分期中。卵巢癌常规临床检查包括胸部 X 线检查。CT 在开始分期及以后随诊中可有所帮助。

Ⅰ期：肿瘤限于卵巢。

Ⅰa 期：肿瘤限于一侧卵巢，无腹水。

表面无肿瘤，包膜完好。

Ⅰb 期：肿瘤限于双侧卵巢，无腹水。

表面无肿瘤，包膜完好。

Ⅰc 期*：肿瘤Ⅰa 期或Ⅰb 期，但一侧或双侧卵巢表面有肿瘤；或囊壁已破；有含恶性细胞的腹水存在或腹腔冲洗液阳性。

Ⅱ期：肿瘤累及一侧或双侧卵巢，伴盆腔扩散。

Ⅱa 期：扩散和/或转移到子宫和/或输卵管。

Ⅱb 期：扩散到其他盆腔组织。

Ⅱc 期*：肿瘤Ⅱa 期或Ⅱb 期，但一侧或双侧卵巢表面有肿瘤；或囊壁已破；有含恶性细胞的腹水存在或腹腔冲洗液阳性。

Ⅲ期：肿瘤累及一侧或双侧卵巢，伴盆腔外种植和/或腹膜后淋巴结或腹股沟淋巴结阳性。肝表面转移属Ⅲ期。

肿瘤限于真骨盆，有组织学证实的小肠或大网膜转移。

Ⅲa 期：肿瘤大体所见限于真骨盆，淋巴结阴性，但组织学证实腹腔腹膜面有显微镜下种植。

Ⅲb 期：肿瘤累及一侧或双侧卵巢，但组织学证实腹腔腹膜面种植直径＜2cm。淋巴结阴性。

Ⅲc 期：腹腔腹膜面种植直径＞2cm 和/或腹膜后淋巴结或腹股沟淋巴结阳性。

Ⅳ期：肿瘤累及一侧或双侧卵巢伴远处转移。

胸水存在，但必须有阳性的细胞学才属Ⅳ期。

肝实质转移属Ⅳ期。

* 为估计Ⅰc 期及Ⅱc 期预后，应注明恶性细胞来源于腹水还是腹腔冲洗液，囊壁破裂是自然破裂还是手术所致。

（五）1988 年手术分期

1988 年 FIGO 里约热内卢会议，虽对卵巢癌期别内容改动不多，但指出分期主要是基于手术探查，临床及影像学检查可以影响最后分期。通则指出，须有组织学确诊，分期是在减瘤术前手术发现确定。但可被组织病理、临床、胸部 X 线、切除及活检标本检查修订。影像学及肿瘤标志物检查可能对分期及以后随诊有所帮助。

Ⅰ期：肿瘤局限于卵巢。

Ⅰa 期：肿瘤限于一侧卵巢；无含恶性细胞的腹水。

表面无肿瘤，囊壁完好。

Ⅰb 期：肿瘤限于双卵巢；无含恶性细胞的腹水。

表面无肿瘤，囊壁完好。

Ⅰc 期*：肿瘤Ⅰa 期或Ⅰb 期，但一侧或双侧卵巢表面有肿瘤，或囊壁已破，或有含恶性细胞的腹水存在或腹腔冲洗液阳性。

Ⅱ期：肿瘤累及一侧或双侧卵巢，伴盆腔扩散。

Ⅱa 期：扩散和/或转移到子宫和/或输卵管。

Ⅱb 期：扩散到其他盆腔组织。

Ⅱc* 期：肿瘤Ⅱa 期或Ⅱb 期，但一侧或双侧卵巢表面有肿瘤；或囊壁已破；有含恶性细胞的腹水存在或腹腔冲洗阳性。

Ⅲ期：肿瘤累及一侧或双侧卵巢，伴组织学证实的盆腔外种植和/或腹膜后淋巴结或腹股沟淋巴结阳性。肝表面转移属Ⅲ期。肿瘤限于真骨盆，有组织学证实的小肠或大网膜转移。

Ⅲa 期：肿瘤大体所见限于真骨盆，淋巴结阴性，但组织学证实腹腔腹膜面有显微镜下种植，或有组织学证实的小肠或系膜转移。

Ⅲb 期：肿瘤累及一侧或双侧卵巢，有组织学证实种植，直径＜2cm。淋巴结阴性。

Ⅲc 期：盆外腹膜转移直径＞2cm 和/或腹膜后淋巴结或腹股沟淋巴结阳性。

Ⅳ期：肿瘤累及一侧或双侧卵巢伴远处转移。胸水存在，但必须有阳性的细胞学才属Ⅳ期。肝实质转移属Ⅳ期。

* 为估计Ⅰc 期及Ⅱc 期预后，应注明恶性细胞来源于腹水还是腹腔冲洗液；囊壁破裂是自然破裂还是手术所致。

1988 年 FIGO 分期与 UICC 的 TNM 分期对照如下表：

表 8－5　1988 年 FIGO 分期与 UICC 的 TNM 分期

FIGO	UICC		
期别	T	N	M
Ⅰa	T_{1a}	N_0	M_0
Ⅰb	T_{1b}	N_0	M_0
Ⅰc	T_{1c}	N_0	M_0
Ⅱa	T_{2a}	N_0	M_0
Ⅱb	T_{2b}	N_0	M_0
Ⅱc	T_{2c}	N_0	M_0
Ⅲa	T_{3a}	N_0	M_0
Ⅲb	T_{3b}	N_0	M_0
Ⅲc	T_{3c}	N_0	M_0
	任何 T	N_1	M_0
Ⅳ	任何 T	任何 N	M_1

六、妊娠滋养细胞肿瘤

（一）1985 年临床分期

妊娠滋养细胞肿瘤的最初的 FIGO 临床分期基本上采用了我国宋鸿钊教授于 20 世纪 60 年代初提出的解剖临床分期法。1985 年出版的 Annual Report on the Results of Treatment in Gynecological Cancer. Vol 19 内容如下：

Ⅰ期：肿瘤限于子宫。

Ⅱ期：肿瘤超出子宫，累及附件，但仍限于生殖器官。

Ⅲ期：肿瘤转移至肺，有/无生殖道转移。

Ⅳ期：其他部位转移。

FIGO 并提出下述检查可用于上述分期：触诊、视诊、膀胱镜、静脉肾盂造影、脑电图、肺 X 线检查、盆腔检查、脑 CAT（计算机轴向断层扫描）、肝功能、肝扫描、刮宫。

子宫切除及 D&C 也被认作是临床检查。

（二）1991 年妊娠滋养细胞肿瘤

1991 年新加坡会议对妊娠滋养细胞肿瘤分期作了修订，保留了原以解剖为基础的分期，但增加了两个危险因素。即：尿 hCG$>$100 000 mIU^{-1}和/或血清 β－hCG$>$40 000 mIU^{-1}及末次妊娠终止后疾病时间$>$6 个月。

Ⅰ期：病变局限于子宫。

Ⅰa 期：病变局限于子宫，无危险因素。

Ⅰb 期：病变局限于子宫，伴 1 个危险因素。

Ⅰc 期：病变局限于子宫，伴 2 个危险因素。

Ⅱ期：肿瘤超出子宫，但限于生殖器官（附件、阴道、阔韧带）。

Ⅱa 期：侵犯生殖器官，无危险因素。

Ⅱb 期：肿瘤超出子宫，但限于生殖器官，伴 1 个危险因素。

Ⅱc 期：肿瘤超出子宫，但限于生殖器官，伴 2 个危险因素。

Ⅲ期：肿瘤转移至肺，伴或不伴生殖道转移。

Ⅲa 期：肿瘤转移至肺，伴或不伴生殖道转移，无危险因素。

Ⅲb 期：肿瘤转移至肺，伴或不伴生殖道转移，伴 1 个危险因素。

Ⅲc 期：肿瘤转移至肺，伴或不伴生殖道转移，伴 2 个危险因素。

Ⅳ期：其他部位转移。

Ⅳa 期：其他部位转移，无危险因素。

Ⅳb 期：其他部位转移，伴 1 个危险因素。

Ⅳc 期：其他部位转移，伴 2 个危险因素。

（三）2000 年分期

2000 年 FIGO 对上述分期进行了修改，以 FIGO 评分替代原亚期。期别及评分标准如下：

2000 年 FIGO 分期

Ⅰ期：病变局限于子宫。

Ⅱ期：病变超出子宫，但限于生殖器官（宫旁、附件、阴道）。

Ⅲ期：病变转移至肺，伴或不伴生殖道转移。

Ⅳ期：病变转移至脑、肝、肠、肾等其他器官。

表 8-6　2000 年 FIGO 评分

预后因素	评分			
	0	1	2	4
年龄	<39	>39		
末次妊娠	葡萄胎	流产	足月产	
妊娠终止至化疗开始间隔（月）	<4	4～6	7～12	>12
hCG（IU/L）	$<10^3$	10^3-10^4	10^4-10^5	$>10^5$
肿瘤最大直径（cm）		3～4	>5	
转移部位		脾、肾	胃肠道	脑、肝
转移瘤数目*		1～4	4～8	>8
曾否化疗			单药化疗	多药化疗

总计分：0～6 低危，≥7 高危。

* 肺内转移瘤超过 3cm 者或根据胸片可计数的予以记数。

2000 年 FIGO 分期与 UICC 分期对照如下：

表 8－7　2000 年 FIGO 分期与 UICC 分期

FIGO	UICC		
期别	T	M	高危因素
Ⅰ期	T_1	M_0	未知
Ⅰa	T_{1a}	M_0	低危
Ⅰb	T_{1b}	M_0	高危
Ⅱ期	T_2	M_0	未知
Ⅱa	T_{2a}	M_0	低危
Ⅱb	T_{2b}	M_0	高危
Ⅲ期	任何 T	M_{1a}	未知
Ⅲa	任何 T	M_{1a}	低危
Ⅲb	任何 T	M_{1a}	高危
Ⅳ期	任何 T	M_{1b}	未知
Ⅳa	任何 T	M_{1b}	低危
Ⅳb	任何 T	M_{1b}	高危

注：M_0无远处转移，M_1 有远处转移，M_{1a}肺转移，M_{1b}其他部位远处转移。

七、输卵管癌

1991 年 FIGO 在新加坡会议上首次制订了输卵管癌的手术分期。并推荐于 1992 年临床使用。分期基本与卵巢癌相似，也强调是开腹后，减瘤术前探查发现为基础。

0 期：原位癌（病变局限于输卵管黏膜）

Ⅰ期：肿瘤局限于输卵管。

Ⅰa 期：肿瘤局限于一侧输卵管，侵及黏膜下和/或肌层，但未穿至浆膜；无腹水。

Ⅰb 期：肿瘤局限于双侧输卵管，侵及黏膜下和/或肌层，但未穿至浆膜；无腹水。

Ⅰc 期：肿瘤Ⅰa 期或Ⅰb 期，肿瘤穿过或达浆膜表面；或腹水中有瘤细胞或腹腔冲洗液阳性。

Ⅱ期：肿瘤累及一侧或双侧输卵管，伴盆腔内扩散。

Ⅱa 期：扩散和/或转移至子宫和/或卵巢。

Ⅱb 期：扩散至其他盆腔组织。

Ⅱc 期：肿瘤Ⅱa 期或Ⅱb 期，腹水中有瘤细胞或腹腔冲洗液阳性。

Ⅲ期：肿瘤累及一侧或双侧输卵管，伴盆腔外的腹腔内种植和/或腹膜后或腹股沟淋巴结阳性。肝表面转移属Ⅲ期。

Ⅲa 期：肿瘤大体所见局限于盆腔，淋巴结阴性，但腹腔腹膜面有镜下种植。

Ⅲb 期：肿瘤累及一侧或双侧输卵管，组织学证实的腹膜种植瘤直径＜2cm。

Ⅲc 期：腹腔种植瘤直径＞ 2cm 和/或腹膜后或腹股沟淋巴结阳性。

Ⅳ期：肿瘤累及一侧或双侧输卵管，伴远处转移。胸水存在必须细胞学阳性。肝实质转移属Ⅳ期。

FIGO 分期与 UICC 的 TNM 分期对照如下：

表 8-8 FIGO 分期与 UICC 的 TNM 分期对照

FIGO	UICC		
期别	T	N	M
Ⅰa	T_{1a}	N_0	M_0
Ⅰb	T_{1b}	N_0	M_0
Ⅰc	T_{1c}	N_0	M_0
Ⅱa	T_{2a}	N_0	M_0
Ⅱb	T_{2b}	N_0	M_0
Ⅱc	T_{2c}	N_0	M_0
Ⅲa	T_{3a}	N_0	M_0
Ⅲb	T_{3b}	N_0	M_0
Ⅲc	任何 T	N_1	M_0
Ⅳ	任何 T	任何 N	M_1

八、子宫肉瘤

2009 年前 FIGO 无子宫肉瘤分期，临床常借助于 UICC 临床分期，1988 年 FIGO 子宫内膜癌手术分期用于临床后，也被借用于子宫肉瘤，但均不满意。2009FIGO 分期将子宫肉瘤分为三类进行分期，具体内容如下：

（一）平滑肌肉瘤

Ⅰ期：肿瘤局限于子宫。

Ⅰa 期：<5cm。

Ⅰb 期：>5cm。

Ⅱ期：肿瘤扩散到盆腔。

Ⅱa 期：侵犯附件。

Ⅱb 期：侵犯子宫外的盆腔内组织。

Ⅲ期：肿瘤扩散到腹腔（不是仅突入腹）。

Ⅲa 期：一个部位。

Ⅲb 期：多个部位。

Ⅲc 期：侵犯盆腔和/或腹主动脉旁淋巴结。

Ⅳ期：肿瘤侵犯膀胱和/或直肠或有远处转移。

Ⅳa 期：肿瘤侵犯膀胱和/或直肠。

Ⅳb 期：远处转移。

（二）子宫内膜间质肉瘤和腺肉瘤*

Ⅰ期：肿瘤局限于子宫。

Ⅰa 期：肿瘤局限于子宫内膜/颈管内膜，无肌层侵犯。

Ⅰb 期：肿瘤累及≤1/2 肌层。

Ⅰc 期：肿瘤累及>1/2 肌层。

Ⅱ期：肿瘤扩展到盆腔。

Ⅱa 期：侵犯附件。

Ⅱb 期：侵犯子宫外的盆腔内组织。

Ⅲ期：肿瘤扩散到腹腔（不是仅突入腹）。

Ⅲa 期：一个部位。

Ⅲb 期：多个部位。

Ⅲc 期：侵犯盆腔和/或腹主动脉旁淋巴结。

Ⅳ期：肿瘤侵犯膀胱和/或直肠或有远处转移。

Ⅳa 期：肿瘤侵犯膀胱和/或直肠。

Ⅳb 期：远处转移。

（三）癌肉瘤

同子宫内膜癌分期。

* 宫体和卵巢/盆腔同时存在肿瘤并合并卵巢/盆腔内膜异位时应另作为独立的原发肿瘤分类。

第四节　临床工作中分期的一些问题

分期的初衷是为比较不同治疗方法的结果时必须有统一的标准，才能有统计学的意义。此外，分期有助于临床医师制定治疗计划、判断预后、改进治疗和结果，方便治疗单位交换信息和肿瘤的研究。

为此，应严格执行分期的原则和标准。但是在临床实践中也并非易事。这有分期本身的原因，也有医师的原因。

理想的分期，除应具有可比性外，还要可靠、方便实用和有价值。目前分期均不能全面做到。而且从第一个分期开始至今已有 80 余年的历史，经历了几代人，多次修改，难能系统地了解全过程，自然会对当前工作产生一定影响。加之个人的工作经验、背景、专业知识的局限性也会对分期的理解、解读、实施中出现分歧。如临床工作中对同一患者，不同医师分期差别颇大及所谓的“降期治疗”，Ⅲ期子宫颈癌的手术治疗等的不同意见都是与此有颇大关系。在文献中我们看到也存在一些“矛盾”及衔接不到，或文字连贯性不够之处。国内因文献、资料不全，加之我们没有直接参加到分期修订，我们除滋养细胞肿瘤外很少采用我国的资料，也影响对分期的理解及了解分期发展的全过程。本章参考文献中列举了国内一些文献，读者可作参考。此外一些杂志及会议均有些有关分期的文章，内容有一定的差别，值得我们认真对待和沟通。

此外，我们对翻译也要注意，尽量达到确切。做到这点，既需外文水平也需专业水平，并要很好地推敲。当然，原文也有不尽理想之处。

肿瘤离不开病理，分期也一样，2009 年新分期对病理要求更高了，要与病理医师沟通与密切协作，是做好分期必须的条件。

2009 年分期经过一些学术组织的几年讨论，出台了几个妇科肿瘤的新分期。说明存在的问题不少，有的多年的问题仍没解决，有的限于目前的科技水平无法将分期再推进一步，有的尚需更多地积累经验。FIGO 肿瘤委员会鼓励妇科肿瘤医师作更多的探讨，并与他们沟通。2009 年分期有新内容，在我国尚属起步不久，我们尚需在临床实施过程中，发现存在的问题，深入理解。

（孙建衡）

参考文献

1. 林巧稚. 妇科肿瘤. 北京：人民卫生出版社，1982.
2. 吴爱如. 临床分期//全国肿瘤防治办公室，中国抗癌协会. 中国常见恶性诊治规范. 第七分册，宫颈癌. 北京：北京医科大学，中国协和医科大学联合出版社，1991：24-27.
3. 连丽娟. 林巧稚妇科肿瘤学. 第二、三版. 北京：人民卫生出版社，1994，2000.
4. 吴香达. 临床妇科学. 第四版. 台北：茂昌图书有限公司，1998.
5. 孙建衡. 子宫颈癌及子宫体癌国际临床分期及修订的回顾. 中华妇产科杂志，2000，35：250-252.
6. 曹泽毅. 中华妇产科学. 第二版. 北京：人民卫生出版社，2004：1875-1881.
7. 毛伟征，苏东明，李雪萍，等. AJCC癌症分期手册（AJCC Cancer Staging Manual，sixth edition）. 沈阳：辽宁科学技术出版社，2005：241-300.
8. 连丽娟. 林巧稚妇科肿瘤学. 第四版. 北京：人民卫生出版社，2006.
9. 孙建衡. 妇科恶性肿瘤继续教育教程. 北京：协和医科大学出版社，2007：197-201，280-286.
10. 张志毅. 妇科肿瘤手术学. 上海：上海科学技术出版社，2009：1-10.
11. 孙建衡. 妇科恶性肿瘤诊疗纲要. 北京：北京大学医学出版社，2009.
12. Heyman J. Annual report on the results of radiotherapy in carcinoma of the uterine cervix. Vol 4. Stockholm：Kungl. Boktryckerlet. P. A. Norstedt & Söner，1941：24-28.
13. Heyman J. Annual report on the results of radiotherapy in carcinoma of the uterine cervix. Vol 6. Stockholm：Kungl. Boktryckeriet. P. A. Norstedt & Söner，1951：8-13.
14. Heyman J. Annual report on the results of radiotherapy in carcinoma of the uterine cervix. Vol 7. Stockholm：Kungl. Boktryckeriet. P. A. Norstedt & Söner，1952：7-19.
15. Kottmeier HL. Annual report on the results of treatment in carcinoma of the uterus and vagina. Vol 14. Stockholm：Kungl. Boktryckerlet. P. A. Norstedt & Söner，1967：24-30.
16. Kottmeier HL. Annual report on the results of treatment in carcinoma of the uterus and vagina. Vol 15. Stockholm：FIGO，1973：8-18.
17. Kottmeier HL. Presentation of therapeutic results in carcinoma of the female pelvis：experience of the annual report on the results of treatment in carcinoma of th uterus，vagina and ovary. Gynecol Oncol，1976，4：13-19.
18. Kottmeier HL. Annual report on the results of treatment in carcinoma of the uterus，vagina and ovary. Vol 16. Stockholm：FIGO，1976：8-16.
19. Pettersson F，et al. Staging and reporting of cervical carcinoma. Seminars in Oncology，1982，9：287-298.
20. Pettersson F. Annual report on the results of treatment in Gynecological Cancer. Vol 19. Stockholm：FIGO，1985：210-212，280-281.
21. FIGO committee. Staging Announcement. Gynecol Oncol，1985，25：383-385.
22. Pettersson F. Annual report on the results of treatment in Gynecological Cancer. Vol 20. Stockholm：FIGO，1988：110-111.
23. Pettersson F. Annual report on the results of treatment in Gynecological Cancer. Vol 22. Stockholm：FIGO，1994：30-50.
24. Pecorelli S. Annual report on the results of treatment in Gynecological Cancer. Vol 23. Milan：FIGO，1998：5-7，35-37，63-65，75-77，103-104，111-112，129-130.
25. Pecorelli S. Annual report on the results of treatment in Gynecological Cancer. Vol 24. Milan：FIGO，2001：7-9，47-49，89-91，107-110，155-156，141-142，177-178.
26. FIGO committee on Gynecologil Oncology. Revised FIGO staging for carcinoma of the vulva，cervix，and

endometrium. Int J gynec and Obstet，2009，105：103-104.

27. Pecorelli S，Zigliani L，Odicino F. Revised FIFO staging for carcinoma of the cervix. Int J gynec and Obstet，2009，105：107-108.
28. FIGO committee on Gynecologil Oncology. FIGO staging for uterine satcomas. Int J gynec and Obstet，2009，104：179.
29. Creasman W. Revised FIFO staging for carcinoma of the endometrium. Int J gynec and Obstet，2009，105：109.

第 9 章 妇科恶性肿瘤的手术治疗

第一节 妇科恶性肿瘤手术的特点

在绪论中我们已谈到，在妇科几种基本治疗手段中均有其独特的特点。手术是传统的妇科治疗手段，但是，肿瘤手术却又不同于传统妇科手术。

1. **不仅强调无菌术（aseptic surgery），而且强调无瘤术（no contamination surgery）** 肿瘤是可以转移的，一旦转移，患者预后截然不同。转移有不同方式，可以是直接浸润、经脉管转移或瘤细胞脱落种植。每种方式都可由手术操作促成。于是就在我们的临床实践中形成了“无瘤术”概念。即在临床中不因操作不当，引致转移或以后复发。像外科无菌术一样，临床操作中有一些避免人为的促成转移的习惯和方法，即无瘤术。无瘤术是肿瘤医生的基本功，要切实注意。无瘤术的具体内容，有专节介绍。

2. **肿瘤手术，除切除原发灶，还要切除周围可能的浸润区及区域性淋巴结** 肿瘤可浸润至邻近组织，而且往往不能发现，称为亚临床灶。浸润癌可沿着脉管转移，较早期别的常常是沿淋巴管转移到区域性淋巴结。一个肿瘤手术，如子宫颈癌应包括子宫广泛切除＋盆腔淋巴清扫。临床上也常被称为子宫广泛切除＋盆腔淋巴结切除，此名虽按英文字（lymphoderectomy）翻译有理，但往往被误认为只切除淋巴结，实际上应包括了宫旁组织内的淋巴管。所以称为子宫广泛切除＋盆腔淋巴清扫为好。但也可认为子宫广泛切除包括了宫旁组织内的淋巴管。

3. **肿瘤手术范围已经超出了传统的妇科手术范围** 传统的妇科手术是局限在盆腔内的女性生殖器官，一般不超过全子宫附件切除。而肿瘤医师则往往不限于全子宫附件切除，可能处理邻近器官的相关问题。如直肠与膀胱的修补、造瘘、膀胱镜、直肠镜等，甚至超出盆腔，如主动脉淋巴切除，涉及的范围要看妇科医师个人了。

4. **减瘤术**（dubulking surgery，cytoreductive surgery） 减瘤术也是妇科肿瘤有特征性的手术，晚期卵巢肿瘤体积常较大。并由于盆腹广泛扩散，手术常不能切净，而将大体积主要肿瘤的部分切除，减小了肿瘤的负荷，减轻患者的负担，并利于术后的治疗。这几乎成了晚期卵巢癌的常规治疗手术。

5. **关心女性生理功能** 妇瘤手术伤及妇女生殖器官，影响女性生育及内分泌功能，特别对年龄较轻的患者术后生活可造成很大影响。手术者必须考虑这方面问题。在不影响肿瘤治疗情况下尽量保留卵巢（哪怕是部分卵巢），近年对年轻早期子宫颈癌，有生育要求的患者有子宫颈广泛切除术。

6. **更强调手术指征** 有些妇科肿瘤，因有其他好的根治方法，如子宫颈癌的放射治疗、滋养细胞肿瘤的化疗，手术治疗方法不是唯一或首选方法。而且，放疗新技术、放化疗等的进步，加之手术本身的局限性，更强调手术指征，而不倾向手术向更广泛发展。

第二节 妇科肿瘤基本手术类型介绍

上节中介绍了妇科肿瘤手术的特点，在临床实践中，手术医师在妇科传统恶性肿瘤手术的基础上有很多改良或变化，或根据病变及病人的情况结合妇科肿瘤手术的特点，对手术的范围或广度作了变动，加之考虑名称的不统一，所以本节将概括介绍妇科肿瘤手术的基本类型。一些有代表意义的手术（包括微创手术）将有专章介绍。

一、外阴手术

（一）外阴局部切除术

外阴局部切除是指对病灶的局部完整切除，一般要在麻醉下进行，强调做到病变的完全切除，包括病灶的四周边缘及基底部位，适用于外阴的良性肿瘤，如：外阴纤维瘤、脂肪瘤、乳头瘤等。

（二）外阴单纯切除术（simple vulvectomy）

单纯外阴切除术较局部切除范围要大，包括外阴大、小阴唇，阴蒂的切除，切除深度限于皮肤、皮下脂肪。适用于保守治疗无效的外阴白斑、广泛的外阴重度不典型增生等。

（三）外阴局部广泛切除术（外阴局部根治性切除，modified radical vulvectomy）

对局部病变不大（<2cm），浸润不深（<1cm）可实施。内外缘距肿物 1～2cm 非中心性肿瘤可保留阴蒂。近年来有学者对此类手术，实施所谓单侧或局部外阴扩大切除，疗效未降低，有较好的生活质量。

（四）外阴广泛切除（外阴根治性切除，radical vulvectomy）

此手术切除范围较“（三）外阴局部广泛切除术”类手术范围大且深，切缘外侧离肿瘤 2～3cm，内侧常在尿道口旁，甚至切除部分尿道。肿瘤范围较大者常合并术前、术后放射治疗，以尽量保留排便功能。

（五）腹股沟淋巴切除术（groin dissection，inguinal lymphadenectomy）包括

1. **淋巴结的大块活检** 一般指晚期外阴癌，伴大的淋巴结转移者，将此处淋巴结连同周围脂肪组织一同切除，术后腹股沟区放疗。

2. **腹股沟区淋巴清扫** 有单纯腹股沟浅淋巴清扫及腹股沟深浅淋巴清扫，目前对外阴癌的淋巴清扫多已不主张包括盆腔内的淋巴结，而且也有不结扎大隐静脉的做法。

（六）外阴广泛切除+腹股沟区淋巴清扫（radical vulvectomy+ inguinal lymphadenectomy）

在外阴手术与腹股沟手术组合上可有：

1. **整块切除术式**（en bloc） 为腹股沟区淋巴脂肪组织连同阴阜脂肪与外阴肿瘤一并切除，切下的标本为一整块蝶形组织（图 9－1，图 9－2）。此术式首先由法国医生 Bassett 倡导，以后 Taussig 和 Way 进行了广泛推广，使外阴癌 5 年生存率从 25%提高到 70%，成为外阴癌治疗的标准术式，但由于它的严重并发症，伤口裂开高达 50%～70%，伤口感染、坏死，住院时间延长，以及外阴严重变形导致的生理和心理影响，近些年来已逐渐被非整块切除术式所替代。

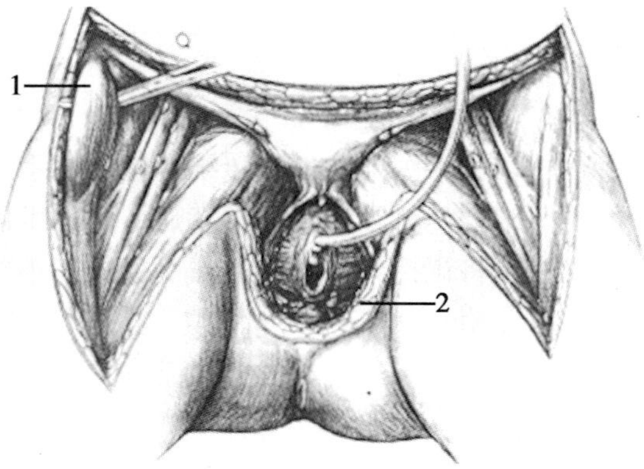

图9-1 外阴与腹股沟整块切除切口

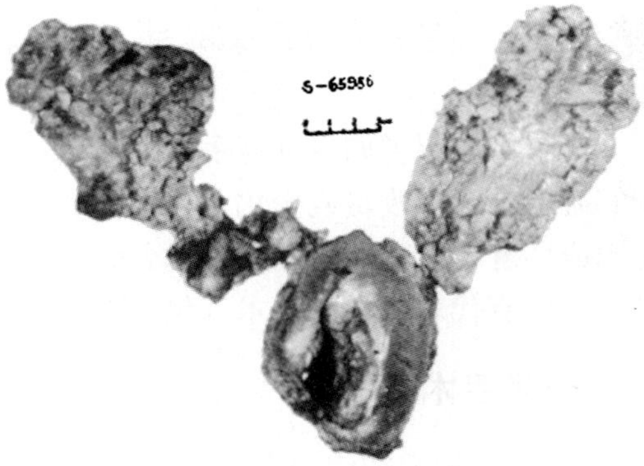

图9-2 手术标本

2. **非整块式切除** 外阴和腹股沟淋巴切除采用三个切口，即外阴椭圆形切口及基本与腹股沟韧带平行的两个横切口或经过腹股沟韧带的纵斜形切口，这种手术方式保留了切口间皮肤组织，改进了伤口愈合，并且保持和整块切除术一样的生存率。非整块式切除是近年来临床普遍采用的术式。

二、子宫手术

（一）宫颈锥形切除（conization）

主要用于宫颈病变的诊断与治疗，但若病变延至或超过宫颈边缘，以及萎缩性或肥大性宫颈不适合宫颈锥形切除。目前有两种常用锥切方式：

1. **宫颈锥形电切术**（loop elec-trosurgical excisional procedure，LEEP） 在电切的同时电凝，止血效果好，病人不需要住院，可在无麻醉下进行。

2. **宫颈冷刀锥形切除术** 为传统的手术式（图9-3）。标本边缘不致被电热所破坏，而影响诊断。

（二）宫颈切除术（amputation）

亦为用于宫颈病变的诊断与治疗的手术方式，不适于锥切的上述情况可采用此法。由于经阴道进行，所以对延及穹隆病变，可同时切除部分阴道壁。

（三）子宫切除

可有腹式及阴式之分。经腹子宫切除常与附件一起进行，根据患者年龄及病变情况决定卵巢的去留。

1. **单纯子宫切除**（simple hysterectomy） 因肿瘤而行单纯子宫切除均系筋膜外子宫切除。紧沿宫旁及宫颈旁将子宫完整切下（图9-4）。也有将膀胱推走，再将宫旁稍作推开，宫旁切除约1cm（一般不打开输尿管隧道），有学者称之为扩大的筋膜外子宫切除。

2. **子宫广泛切除**（extended hysterectomy，radical hysterectomy） 此类手术，主要是宫旁（包括宫骶韧带）切除较宽。宫旁宽度均在2cm以上，均需打开隧道，游离输尿管。我国学者们曾以宫旁切除宽度，分别称为次广泛（modified radical hysterectomy）（旁组织切除不小于2cm）（图9-5）、广泛（radical hysterecyomy）（旁组织切除3～4cm）（图9-6）、超广泛子宫切除（宫旁切除至盆壁）。属Piver等分类的Ⅱ～Ⅳ类。

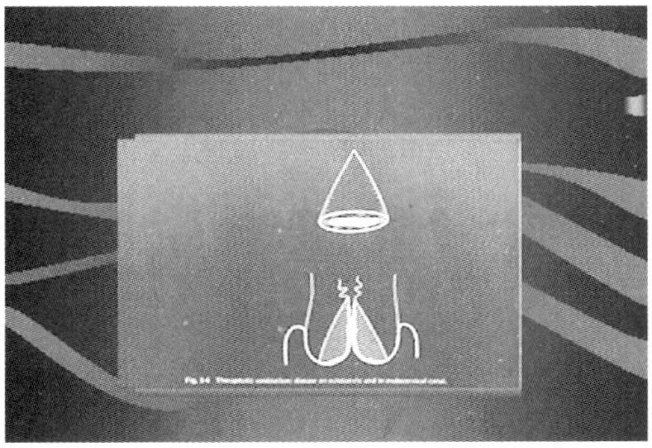

图 9－3 宫颈锥形切除术

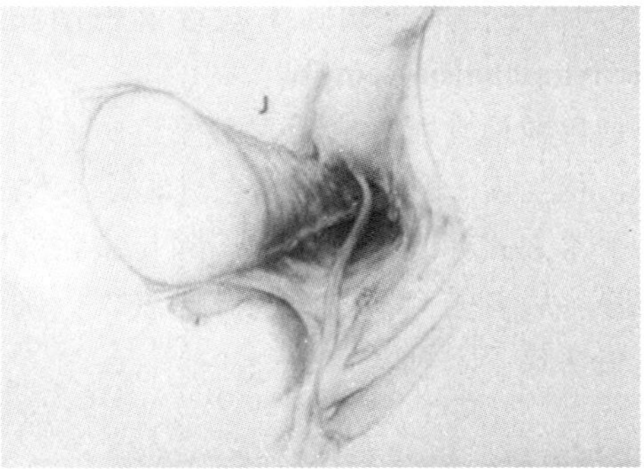

图 9－4 筋膜外子宫切除

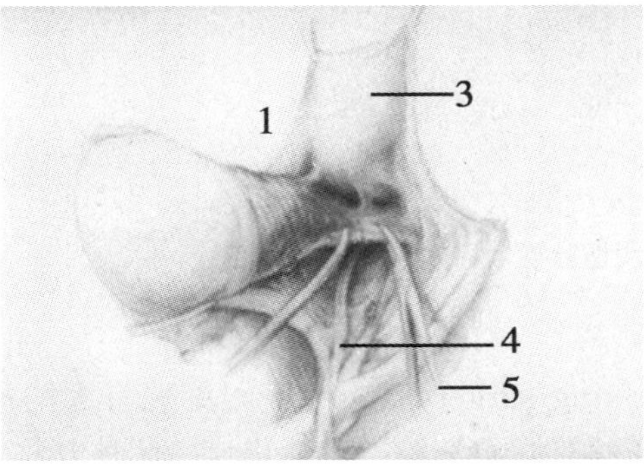

图 9－5 次子宫广泛切除

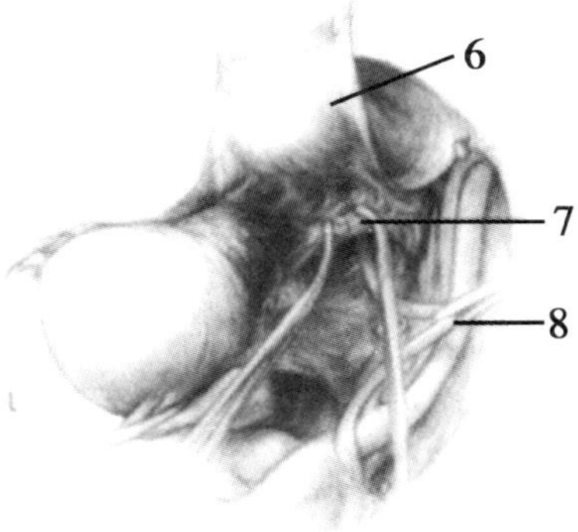

图 9－6 子宫广泛切除

（四）盆腔脏器切除（exenteration）

经典的脏器切除分前盆腔脏器切除术、后盆腔脏器切除及全盆腔脏器切除。子宫颈癌侵犯膀胱可行前盆腔脏器切除术，即膀胱＋广泛子宫切除＋盆腔淋巴清扫＋回肠代膀胱术。子宫颈癌侵犯直肠可行后盆腔脏器切除术，即直肠切除＋广泛子宫切除＋盆腔淋巴清扫＋结肠造瘘术。累及膀胱、直肠者可行全盆腔脏器切除。手术涉及范围广，创伤很大，手术后患者的排尿、排便方式改变，影响患者的生理和心理，生活质量下降。目前，盆腔脏器切除应用较少，特别涉及经典的盆腔脏器切除做法已不多，多运用于复发、未控及严重膀胱、直肠并发症者，且对手术范围作了个别对待。

（五）盆腔淋巴切除（pelvic lymphadenectomy）

一般系经腹切除，少有经腹膜外者。

1. **淋巴活检** 指对个别的淋巴结摘取。

2. **淋巴取样**（node sampling） 与系统的淋巴清扫不同，指对盆腔及主动脉旁不同淋巴链切除，一般在常易发生转移的多个淋巴区取样，特别对子宫内膜癌有学者愿采用此种方式，以免除行系统淋巴清扫而过度治疗之虑。

3. **系统淋巴清扫** 即通常所说的 pelvic lymphadenectomy。有传统所行的锐性淋巴清扫及撕剥式盆腔淋巴清扫术（pelvic lymphadenectomy with stripping technique），后者为高永良所推创（本节后附）。

4. **盆腔淋巴切除＋腹主动脉旁淋巴切除**（pelvic lymphadenectomy ＋ paraaortic lymphadenectomy） 近年有学者将子宫癌淋巴清扫实施了盆腔淋巴切除＋腹主动脉旁淋巴切除。腹主动脉旁淋巴切除水平一般在肠系膜下动脉起始部，少有达肾动脉水平者。

（六）子宫广泛切除＋盆腔淋巴清扫（extended hysterectomy 或 radical hysterectomy＋pelvic lymphadenectomy）

是目前最常用的对子宫颈癌Ⅰb～Ⅱa的手术方式。临床多用上述的次广泛切除及广泛切除，相当于Piver分类的Ⅱ、Ⅲ类手术。

手术方式亦有子宫广泛切除与盆腔淋巴系统切除连成一体的整块切除（en bloc）及非整块切除，后者多为不同组的淋巴组织分别切除或左右各组的整块锐性切除或撕拉。图9－7为整块切除手术标本。

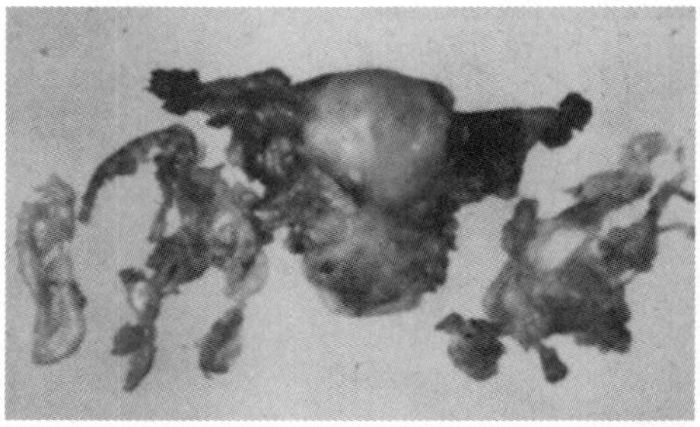

图9－7　整块切除手术标本

（七）减瘤术与二次剖腹探查术

1. ***减瘤术***（cytoreductive surgery，debulking surgery）　用于卵巢癌有大的病灶及广泛盆腹腔播散，将大病灶肿瘤切除及肉眼能见病灶尽量清除，术后化疗。此种方式临床效果得到肯定。特别残存病灶＜1cm时。减瘤术在肿瘤手术治疗上有其地位，目前在其他肿瘤也有尝试者，但价值尚难评说。

2. ***二次剖腹探查术***（second look）　指满意肿瘤细胞减灭术后，又经过6～8疗程化疗，临床检查及实验室检查包括CT等辅助检查均无肿瘤复发证据，而实行的再次剖腹探查手术，目前认为意义不大。但有学者主张将卵巢癌腹膜后淋巴切除在实施二次剖腹探查时进行有意义。

（八）微创手术

以腹腔镜手术为代表的微创手术，是近些年颇受关注的热点，也得到妇科界的认可。但是，对妇科恶性肿瘤的腹腔镜手术也存在颇大的争议，如对卵巢癌。我国腹腔镜手术普及很快，临床中存在的一些问题，急需对手术指征、医师培训、技术操作规范化。实际上，并不是你能进行操作，就是一个合格的腹腔镜手术者。要做好腹腔镜手术，术者必须熟悉、掌握常规手术，如腹腔镜下子宫广泛切除＋淋巴清扫，若术者不知经腹子宫广泛切除＋淋巴清扫的手术范围、技术要点、可能出现的问题及如何应对，就难以评价你的腹腔镜手术及您的技术能力。有关微创手术，本书有专章详细介绍。

第三节　无瘤术

无瘤术是肿瘤医师的基本功，是指不致在临床操作中，特别是在手术中，避免操作不当造成肿瘤扩散、转移、种植。由于忽视无瘤术的概念，导致了肿瘤的治疗失败。故有的学者严肃称之谓“医源性肿瘤播散”。临床工作和肿瘤手术中由于无瘤术概念差所导致的不良后果，我们在临床上屡见不鲜，在这里作一概括的介绍。

一、临床工作易被忽视的无瘤术概念

（一）肿瘤种植及转移

1. *手术导致的肿瘤种植常是忽视无瘤术概念导致的结果* 手术中肿瘤破裂或用手直接接触肿瘤后没有冲洗或更换手套，容易使肿瘤细胞种植在手术切口及手术野中；子宫内膜癌术中探查及操作可使子宫内膜癌细胞脱落于阴道，形成阴道种植、复发；腹水患者术中由于切口保护和腹水处理不当，污染切口，术后出现切口种植。有些巨大卵巢囊肿，如黏液性、交界性甚至是恶性肿瘤，因切口小不能完整挽出肿瘤，采用先抽出囊内液使囊肿缩小后再手术切除，但粗心的操作，会使囊内液外漏，发生腹腔种植。肿瘤本身的生物行为如：恶性程度高、生长快、体积大、期别晚、分化差的肿瘤较易出现种植。

2. *肿物活检术* 包括穿刺活检术、切取活检术和切除活检术。穿刺活检有导致针道转移的可能，切取活检为切除部分肿瘤组织，有导致肿瘤细胞播散的可能。切除活检指将肿瘤完整切除后送病理检查，不切入肿瘤，造成肿瘤播散的可能较小。这三种活检方法与其后手术衔接时间越短越好，且将活检切口、针道及瘢痕一并切除为好。覃宗升等复习了 1979—2006 年国内所发表的有关恶性肿瘤针道种植转移的 15 篇文献。穿刺至发现肿瘤种植时间间隔为 20～780 天，中位时间 120 天。种植肿瘤直径 0.5～10 厘米不等，种植部位有皮下脂肪组织、胸壁肌肉组织、膈肌、肋骨、肝表面、腹膜等处。文献中明确提到使用＜1.0mm 的细针穿刺所致种植的患者占 50％，60％的患者有多次穿刺病史。

3. *各种穿刺操作* 临床常用穿刺术包括胸腔穿刺术、腹腔穿刺术、囊肿穿刺术等。杜光红等报道 13 例癌性腹水穿刺后针道种植转移，发生在粗针多次穿刺后的 3～75 天，平均 14 天；临床表现有穿刺部位疼痛占 84.62％，穿刺部位出现结节占 100％。

肿瘤远处转移与局部注射相关，早在 20 世纪 70 年代曾试用 5－Fu 局部注射治疗子宫颈癌，发现 15 例中有 5 例发生了肺转移（33.3％）。局部注射与肺转移的关系值得置疑。局部注射药物治疗往往需要多次穿刺，或多点注射，这样的操作不符合无瘤术的观念。但是，近年来，仍有学者强调肿瘤局部注射，这是不可取的方法。

4. *腹腔镜手术* 随着腹腔镜器械的改进和技术的不断进步，除良性肿瘤外，一部分恶性肿瘤的手术治疗也采取腹腔镜来完成。腹腔镜手术后穿刺点种植转移问题不容忽视。Vergote 等报道 173 例 FIGOⅢ期和Ⅳ期卵巢癌接受了开放式腹腔镜诊断后，71 例患者在肿瘤细胞减灭术时接受了全部的穿刺点切除。发现 17％（30/173）的患者有穿刺点种植转移，其中 5％（8/173）的转移是临床诊断，31％（22/71）是切除穿刺点后经病理确诊。

各种妇科恶性肿瘤腹腔镜手术后均可发生穿刺点转移。Ramirez 等荟萃分析了 31 篇英文文献报道的 58 例患者，见于不同类型妇科肿瘤，50％～71％的复发是单发在穿刺点处；甚至对于早期病例，腹腔镜手术后穿刺点种植也是潜在的危险。腹腔镜手术中肿瘤破裂，对恶性肿瘤来说将人为造成肿瘤分期提高。GOG157 随机临床研究的成果之一曾提示：如果Ⅰ期卵巢癌复发，其预后将与晚期卵巢癌一样差。如果因为应用了腹腔镜，而造成人为的分期提高，由Ⅰa 期变为Ⅰc 期，预后将与晚期卵巢癌一样差，这是不能接受的。即使对于术前诊断为子宫肌瘤，腹腔镜下行肌瘤剥除，为取出较大肌瘤采用将肌瘤旋切成条，手术后病理为生长活跃的平滑肌瘤，术后短期也会腹腔内广泛种植、转移。

（二）宫腔镜检查及诊断性刮宫引起子宫内膜细胞脱落及播散

宫腔镜目前已经成为临床重要的诊断及治疗手段，广泛应用于阴道不规则出血、不孕症诊治，特别是子宫内膜癌的诊断。随之而来，宫腔镜检查引起子宫内膜细胞脱落问题，尤其是子宫内膜癌细胞的脱落使盆腹腔冲洗液发现恶性细胞的比率上升问题也引起了学术界的关注。

通过因特网 Medline 检索到 30 篇相关文献，其中认为宫腔镜检查后子宫内膜细胞脱落，尤其是子宫内膜癌细胞的脱落使盆腹腔冲洗液细胞学阳性率升高的文章 19 篇（占 63.3%），阳性率从 1.4%～38.7%。宫腔镜＋诊刮术后有更加明显的升高，最高报道达到 88.9%，而阳性率没有变化的文章 11 篇（36.7%）。Lo 报道 120 例腹腔细胞学阴性的子宫内膜癌患者手术中行宫腔镜检查后，6.7%腹腔细胞学转为阳性。Zerbe 回顾研究 222 例子宫内膜癌，64 例手术前做过宫腔镜，对照组 158 例未做，宫腔镜组腹腔冲洗液细胞学阳性为 17.2%，高于对照组的 6.3%，差异有显著性。从膨宫介质来说，液体介质较 CO_2 气体危险性更大。Lo 等比较 120 例 CO_2 气体和液体膨宫质，腹腔细胞学阳性为 1.4%和 14.0%（OR 11.2，95% CI＝1.3%- 94.5%，$P=0.009$）。宫内压力越大盆腹腔冲洗液细胞学阳性率越高。输卵管的开放压力为 40mmHg，而要获得满意的观察子宫内膜病变，膨宫压力要达到 50～150mmHg，这样增加了内膜细胞经过输卵管脱落到腹腔的可能性。另外，子宫内膜的脱落还与月经周期相关，与肿瘤的危险程度相关，早期分化好的肿瘤细胞不易脱落，而晚期及某些特殊病理类型更易播散。

因此，有作者提出对可疑内膜癌或内膜癌病人慎用宫腔镜检查。但是，文献中还有一定比率作者发现宫腔镜检查后带来的盆腹腔冲洗液细胞学阳性率升高的危险性无统计学差异，且子宫内膜癌患者单纯冲洗液细胞学阳性对预后影响存在争议。

诊断性刮宫同宫腔镜检查一样，有使子宫内膜播散的可能，尤其是刮出的子宫内膜组织没有及时肉眼识别而行全面的刮宫术，手术的挤压破坏可使癌细胞浸入肌层并促使肿瘤细胞通过淋巴管或血管发生转移。

二、妇科手术操作中无瘤术注意事项

1. **保护切口** 切开腹直肌前鞘后首先缝以纱布垫严密保护切口，关腹前更换手套及器械，关闭腹膜后可用蒸馏水浸泡或生理盐水反复冲洗切口。

2. **手术切口合适** 手术切口长度以视野清晰，易于手术为宜。对有大量腹水者，先作腹膜小切口吸出腹水再进而手术以避免腹水外溢，导致种植。

3. 探查盆腹腔内时应按照从远而近的顺序，最后探查肿瘤及邻近组织。我们在首选手术治疗子宫内膜癌时，先将宫口“8”字缝合，将宫旁钳夹后，再探查盆腔、触摸子宫，避免癌细胞脱落发生阴道、盆腔种植及沿脉管转移。

4. 手术操作过程中，动作轻柔，最好距肿瘤一定范围外做手术，切忌粗暴或挤压肿瘤。粗暴操作破坏了基底膜及细胞间的粘附状态及脉管壁，增加局部的压力，促使扩散和转移，特别是在有粘连，肿瘤壁薄更应注意轻柔操作，避免肿瘤破裂。一旦出现要很好处理，如冲洗、腹腔用药。若注意到有破裂可能时，分离前肿瘤周围围好棉垫，以免内容物扩散。肿瘤如有溃疡或菜花样外翻时可用手术巾或塑料布、纱布将其包扎，使肿瘤面与正常组织隔离。切除肿瘤时，应先处理肿瘤血管，要求先结扎静脉，之后是动脉，从而尽量减少癌细胞血行播散的可能。

5. 手术切下的组织，勿用手直接接触，须用弯盘接递。腹腔镜手术时组织用标本袋取出。

6. 诊断性刮宫时先刮取宫颈管内膜，深度要＜3cm，再探宫腔，刮出的组织一旦发现质地糟脆，应停止全面刮宫。避免对肿瘤区域的反复操作、反复刮取子宫内膜或全面刮宫。为防止宫腔镜检查后子宫内膜癌细胞脱落于腹腔，段华等报道缩短宫腔镜检查时间可减少腹腔冲洗液的阳性率。此外控制膨宫压力、选用气体介质膨宫也很重要。

7. 对恶性度高的肿瘤（如黑色素瘤），应尽量避免活检，或减少活检与手术的间隔时间。

8. 对诊断性穿刺应减少穿刺次数，再次穿刺应更换穿刺针，针尖退出瘤体后应保持穿刺针注射器的负压后再拔针。对表浅的肿物宜用切除活检代替穿刺或切取活检。

无瘤操作是肿瘤医师必须重视的问题，无瘤术概念应该贯穿在肿瘤治疗的自始至终，从检查、诊断到治疗的全过程。忽视手术操作的无瘤术，亦可能导致瘤栓脱落，发生肺栓塞而致猝死或脑转移致昏迷而死。今后在肿瘤临床实践中进一步提高我们对无瘤概念的认识，避免给患者造成负面影响。

第四节　手术并发症

手术并发症影响患者手术后康复、疗后生活质量，严重时甚至会威胁生命。手术并发症不仅医师要有足够认识，重视避免和减少并发症出现，而且也要使患者和家属了解和理解，解除可能出现的纠纷。

手术并发症的发生与手术范围、手术指征的掌握、医师技术水平、病人体质和肿瘤病理特征高度相关。其中，手术范围越大，风险就越大，发生各种并发症的概率就越大。手术指征的掌握也是相关因素之一。肿瘤已经很晚，已不适宜手术而强行者，势必带来手术并发症的增多。病人的体质不能耐受手术，或有严重的合并症、贫血等因素，都影响手术后的病人恢复、伤口愈合，甚至发生生命意外。患者有放射治疗史、盆腔炎、子宫内膜异位、多次手术史，均可增加手术困难度，使得手术损伤等并发症发生增加。

本节涉及妇科恶性肿瘤手术常见并发症如下：

一、出血

手术创伤引起术中出血、术后出血，凝血机制障碍所导致出血，以及弥漫性血管内凝血(DIC)，后二者情况均较少发生，DIC 是与手术范围过大所致广泛组织创伤，受损组织释放凝血活酶类物质引起。

一般手术中出血，有组织创伤的渗血、静脉丛损伤出血、小血管损伤出血，这些通过压迫、缝合可达到止血目的。大血管损伤出血，多见于淋巴清扫时或肿瘤侵及血管时，如髂内、外静脉、髂总静脉、下腔静脉损伤，下腔静脉出血有时只是主干上的细小分支出血，在钳夹时将破口扩大，引起大量出血。处理原则上，仍然是先纱布垫压迫止血，调整好灯光，吸干血液，保证术野清晰，用无损伤血管钳，夹住出血部位，用血管缝合线缝合止血。若压迫止血不能控制出血时，应该阻断出血血管的上、下端，受损血管暴露清晰后，再缝合止血。

二、感染

感染是盆腔手术后的常见并发症。无菌术及抗生素的应用，都是为了有效防止感染的发生与发展。

常见妇科肿瘤手术发生的感染有：泌尿系感染、盆腔感染、肺部感染、切口感染等。

泌尿系感染：在子宫颈癌根治术的发生率在 30%，主要由于尿潴留、反复导尿和长期留置导尿管，损伤输尿管或其血管、神经，致使输尿管张力降低、蠕动减少、走向改变或成角，导致输尿管积水、继发感染以及年老体弱、营养障碍，还与操作不严格、外阴污染等相关，可造成膀胱炎、尿道炎，甚至上行发生肾盂肾炎。

盆腔感染：手术时间长，创面大，术后渗血、渗液、血肿、淋巴囊肿发生感染而成。亦是因为阴道、肠道准备不佳，术中受到感染引起，甚至发生盆腔脓肿。

肺部感染：常见有肺不张、肺炎，少数可发生肺脓肿，肺部感染是继泌尿系感染和刀口感染之后的第三位并发症。由于抗生素的普遍应用，术后严重肺部感染已经明显减少。

切口感染：据国内外报告，发生率在 2%～5.5%，严格无菌操作，预防应用抗生素，可大大减少切口感染。

三、损伤

手术损伤常因解剖或分离引起，特别是当有肿瘤侵犯时，更易发生。有盆腔严重粘连时，手术损伤几率发生增大。

不同的手术可能会有不同的损伤，如阴道内手术、宫颈锥切、阴道壁肿瘤、阴式子宫切除，可能导致阴道壁、直肠、尿道、甚至膀胱的损伤。子宫颈癌根治术经常遇到输尿管损伤问题，如输尿管被结扎、剪裂、切断或输尿管的血液供应障碍，导致输尿管缺血、坏死，术后形成输尿管瘘的严重并发症。手术中的输尿管损伤及时处理多不致留下不良后果。

肠道损伤：既往有手术史、盆腹膜炎症、子宫内膜异位症或恶性肿瘤的浸润，可使肠管与子宫、卵巢、输卵管发生粘连，分离粘连时发生肠管的损伤，一旦发生应立即进行修补，大的损伤可考虑部分肠管切除加吻合术。

神经损伤：在子宫颈癌作盆腔淋巴结清扫时可发生闭孔神经和生殖股神经的损伤，闭孔神经损伤引起下肢内收肌群功能障碍，闭孔神经挫伤一般 6 周可恢复，远端神经纤维功能恢复将延至 6～12 周。

四、功能障碍

1. **膀胱功能障碍** 膀胱功能障碍是子宫广泛手术后常见的并发症，由于手术导致支配膀胱逼尿肌的感觉和运动神经损伤，是引起膀胱功能障碍的直接原因。膀胱功能障碍通常表现为尿意丧失、排尿困难、残存尿过多、尿潴留，多数患者在手术后 1～3 个月内恢复自行排尿功能。

2. **大便功能障碍** 较膀胱功能障碍少见，目前子宫广泛切除对处理宫骶韧带多较为保守，对直肠功能影响较小。手术后大便困难、便秘多由于腹壁力量减弱所致。

3. **卵巢功能减低或早衰** 对年轻患者子宫切除术后丧失了靶器官，卵巢分泌雌、孕激素功能减低，未到绝经年龄而卵巢出现早衰现象，子宫颈癌根治术后尽管卵巢进行了移位，避免了盆腔放射线的照射，而卵巢仍然出现早衰或无功能，表现在雌激素水平下降，更年期症状出现，性功能减退。

4. **性功能障碍** 广泛子宫切除将损伤盆腔交感和副交感神经，使性唤起和性交时阴道充血、润滑功能减退，阴道感觉迟钝，术后阴道缩短、干涩对性生活有一定影响。

五、深静脉血栓

深静脉栓塞日渐被人们所认识，也是手术常见的并发症之一，其发生率与手术方式、肿瘤性质、患者个人血管凝血性质相关。恶性肿瘤患者血液多为高凝状态，手术切除范围大、术后卧床时间长，肥胖术后血栓形成发生率高，有报道可达 12%～33%。

六、淋巴囊肿

淋巴囊肿是盆腔淋巴清扫术后常见并发症，发生率在 5%～30%，多发生在手术后几天内。小体积的囊肿，临床上无症状，大的囊肿可产生压迫症状，引起深静脉栓塞，输尿管梗阻，下肢、外阴水肿、感染和疼痛。临床上对大体积的囊肿在 B 超定位下穿刺，抽出囊内液体，做常规检查和细胞学检查，以及细菌学检查，有感染发生时应用抗生素治疗。少数较大淋巴囊肿经久不退、压迫症状明显、脓肿形成者考虑手术处理。

七、肠粘连、肠梗阻

术后肠粘连颇为常见，可有肠鸣、腹痛、稀便、肠道易激惹。严重者可出现部分性或完全性肠梗阻。特别在卵巢癌多次手术后最常出现，而且可粘连广泛，梗阻多部位，临床处理困难，常为死亡原因。

八、下肢水肿

亦颇为常见，可因淋巴回流障碍所致，如：外阴癌淋巴清扫术后；静脉血栓致血液回流障碍；输尿管术后扭曲，肾盂积水，肾功能障碍等。处理依不同原因分别对待。

第五节　手术医师道德规范

作为一名医生应有高度的责任心。医生的道德责任是救死扶伤、实行人道主义。医生是病人的健康利益的实际维护者，医生的道德直接与病人的健康利益相关。白求恩大夫曾说过，一个医生的责任，“就是使我们的病人快乐，帮助他们恢复健康，恢复力量”。医生要清楚地认识到我们从事的工作直接关系到患者的生命。要热爱自己的事业，认识到医生的工作是崇高的，神圣的。通过我们的医治可以挽救肿瘤患者的生命。

作为一名妇科肿瘤医师应有高度的同情心。特别是年轻肿瘤患者，肿瘤即使治愈也可能对她今后的生活留下阴影。只有强化医生的同情感、关怀感以及对患者的生命价值、人格尊严的认同感，让医生的道德情感发挥其应有的作用，才能真正唤回肿瘤患者与疾病抗争的力量，配合治疗。医学需要人文关怀，这种人文关怀应该是从人的肉体到人的心理、精神的全方位的关怀。应该解救患者的痛苦，促进其身心健康，以满足患者的生理需要和精神需要，而且要以真挚的情感感染和鼓励患者，使他们感受到尊重，在社会和家庭中有自己的位置，对未来的生活充满信心。

尊重患者，要维护患者在医疗过程中拥有知情权、选择权。医生要公正、实事求是地将适合疾病治疗的各个方法、各种治疗方法的优缺点、可能出现的并发症介绍给患者，而不偏向自己的专长，不能为某种利益诱使患者接受某种治疗。患者在了解了这些后签署知情同意书，医生才可以为其进行有创检查、治疗。

医生对医疗技术要精益求精，继承先辈的优良传统和医疗经验，同时要不断学习，与时俱进。搞好团队的团结协作。不要有“一把刀”倾向，“不做手术匠”。要知道手术刀也是双刃剑，可切除毒瘤，也可产生恶果。

创造良好的、和谐的医疗环境和医患关系，是做好医疗工作的保障，医生负有重大的责任。医生有良好的自我的道德认知和道德修养才能做到。

（白　萍　孙建衡）

参考文献

1. 中国医学科学院日坛医院妇科. 5氟尿嘧啶治疗子宫颈癌的初步体会. 肿瘤工作简报，1972，17：22-24.
2. 江森，李诚信. 手术治疗//全国肿瘤防治办公室，中国抗癌协会. 中国常见恶性肿瘤诊治规范. 第七分册，宫颈癌. 北京：北京医科大学，中国协和医科大学联合出版社，1990：28-33.
3. 王建六，张俊梅，魏丽惠，等. 老年患者妇科手术并发症分析. 中国妇产科临床，2000，1：208-210.
4. 沈镇宙. 肿瘤医源性播散的预防//沈镇宙. 肿瘤外科手术学. 南京：江苏科学技术出版社，2001：4-5.
5. 孔北华，张友忠. 宫颈癌的手术治疗及并发症的处理. 实用妇产科杂志，2001，17：65-67.
6. 屠规益，外科治疗//董志伟，谷铣之. 临床肿瘤学. 北京：人民卫生出版社，2002，243-251.
7. 孙建衡. 子宫颈癌的前哨淋巴结问题. 中华妇产科杂志，2004，39：2-38.
8. 谭文福，金晶. 盆腔根治术并发症的处理//陈惠桢，蔡红兵，毛永荣. 现代妇科肿瘤学. 武汉：湖北科学技术出版社，2006：987-1013.
9. 覃宗升，张永珍，韦仁锋. 经皮穿刺致恶性肿瘤针道种植转移（附1例报告并文献复习）. 中华临床医学研究杂志，2006，12：1300-1301.
10. 杜光红，王忠琼，邓明明，等. 癌性腹水穿刺后针道种植转移13例临床分析. 泸州医院学报，2006，29：450-451.
11. 卢凌云，陆树程. 试论医生的道德责任. 医学与社会，2006，19：31-33.
12. 段华，李伟，张颖，等. 宫腔镜手术中子宫内膜腹腔播散的研究．中华妇产科杂志，2007，42：99-101.
13. 白萍，孙建衡. 妇科肿瘤临床操作的无瘤术概念. 中华妇产科杂志，2008，43：394-395.
14. 张志毅. 妇科肿瘤手术学. 上海：上海科学技术出版社，2009.
15. 曾四元，李隆玉，李诚信，等. 48例阴式扩大性子宫颈切除术临床分析. 中华妇产科杂志，2008，43：41-44.
16. 崔恒. 妇科腹腔镜手术的若干误区及其对策．中华妇产科杂志，2010，45：81-83.
17. Clark JG. The radical abdominal operation for cancer of the uterus. S G O，1913，16：255-265.
18. Heyman J. Radiological or operative treatment of cancer of the uterus. Acta radiol，1927，8：363-409.
19. Taussig FJ，Louis M. Iliac lymphaadenectomy for groupie cancer of the cervix. Amer J Obste gynecol，1943，45：733-748.
20. Meigs JV. Carcinoma of the cervix-the Wertheim operation. S G O，1944，78：195.
21. Ranta H，Aine R，Oksanen H，Heinonen PK. Dissemination of endometrial cells during carbon dioxide hysteroscopy and chromotubation among infertile patients. Fertil Steril，1990，53：751-753.
22. Zerbe MJ，Zhang J，Bristow RE，et al. Retrograde seeding of malignant cells during hysteroscopy in presumed early endometrial cancer. Gynecol Oncol，2000，79：55-58.
23. Kuzel D，Toth D，Kobilkova J，Dohnalova A. Peritoneal washing cytology on fluid hysteroscopy and after curettage in women with endometrial carcinoma. Acta Cytol，2001，45：931-935.
24. Lo KW，Cheung TH，Yim SF，Chung TK. Hysteroscopic dissemination of endometrial carcinoma using carbon dioxide and normal saline：a retrospective study. Gynecol Oncol，2002，84：394-398.
25. Ramirez PT，Frumovitz M，Wolf JK，et al. laparoscopic port-site metastases in patients with gynecological malignancies. Int J Gynecol Cancer，2004，14：1070-1077.
26. Vergote I，Marquette S，Amant F，et al. Port-site metastases after open laparoscopy：a study in 173 patients with advanced ovarian carcinoma. Int J Gynecol Cancer，2005，15：776-779.

附一：高氏盆腔淋巴清扫术（Gao's Pelvic Lymphadenectomy）

盆腔淋巴清扫术在妇科恶性肿瘤手术中占有重要地位。它是子宫颈癌根治术的必要组成部分，其他的一些妇科肿瘤如子宫内膜癌及卵巢癌等也有一定的盆腔淋巴结转移率，因此对此类恶性肿瘤的手术也应考虑施行盆清术。施行盆清术对于改善患者的预后及提高生存率具有重要意义，但是由于这一手术区域的解剖部位较复杂，手术难度较大，术者除了应熟悉盆腔的解剖外，也应有较高的手术操作技能。由于这些原因，在一定程度上限制了这一手术的广泛开展。

浙江省肿瘤医院高永良医师自 20 世纪 80 年代对盆腔淋巴清扫术进行深入研究，创造了高氏盆腔淋巴清扫术，又称撕剥式盆腔淋巴清扫术（pelvic lymphadenectomy with stripping technique）。该术式能准确暴露盆腔的几个间隙并成片撕剥盆腔淋巴结，使手术操作更易进行，便于推广。

高氏盆腔淋巴清扫术的手术操作方法：

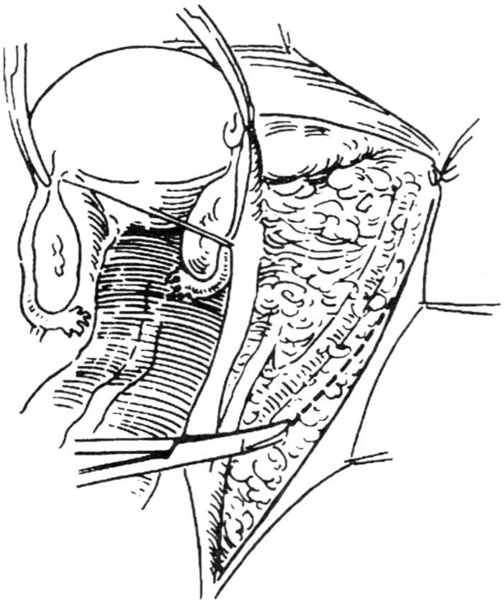

图 9－8　自髂总、髂外动脉外侧 2cm 向内清扫脂肪及淋巴组织

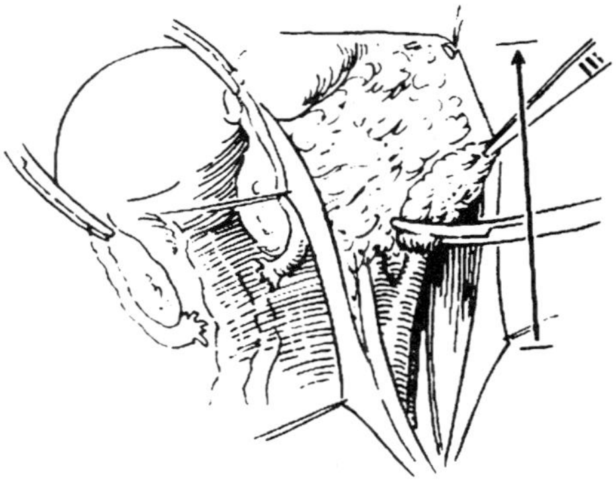

图 9－9　沿髂外血管平行自上向下钝性撕剥

按一般盆腔手术，切开腹壁进入腹腔后，在两侧阔韧带打开腹膜后，暴露髂血管，自髂外动脉外侧 2cm 向内清扫脂肪及淋巴（图 9－8），上自髂内外动脉交叉以上 2～3cm 处开始先切断髂总淋巴管。近心端结扎，将远心端以弯血管钳夹，沿髂外血管平行的方向，自上向下钝性撕剥（图 9－9）。将整片的髂总、髂外淋巴撕下直到腹股沟深淋巴。将腹股沟深淋巴捏于术者的示指及拇指间撕拉而下（图 9－10）。此后沿髂外静脉的内侧壁打开血管鞘膜，以示指钝性分离，暴露闭孔窝（图 9－11），再在闭孔神经的内侧钝性暴露膀胱侧窝及闭孔神经（图 9－12）。将闭孔神经夹于示指及中指间，自下而上将闭孔淋巴及髂内淋巴钝性撕下，然后向内侧连同宫旁淋巴一并撕下（图 9－13）。这就完成了一侧的淋巴清扫。另一侧同样施行。

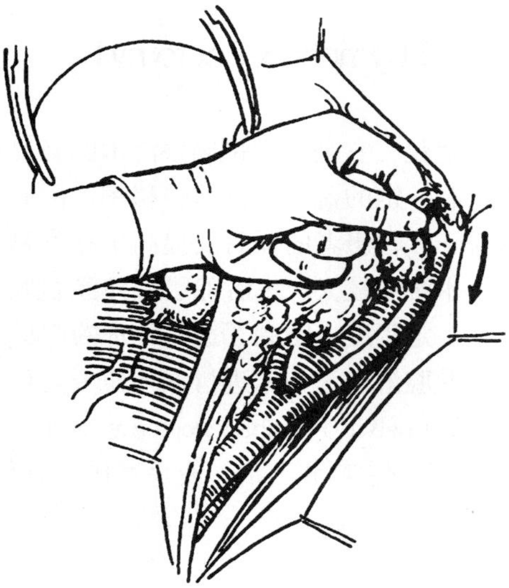

图 9 - 10　将腹股沟深淋巴结捏于术者示指及拇指间撕下

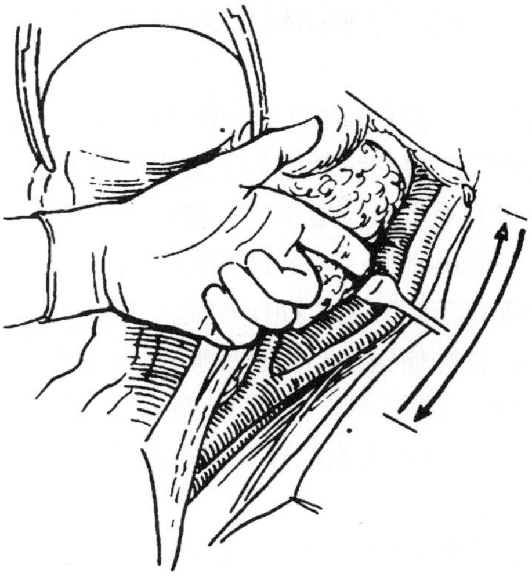

图 9 - 11　暴露闭孔窝

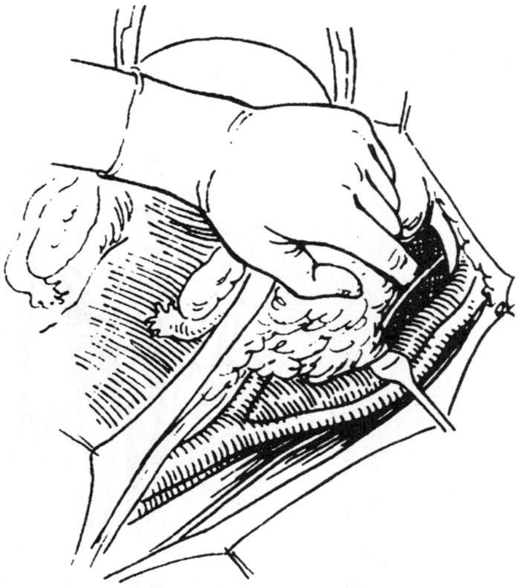

图 9 - 12　在闭孔神经内侧钝性暴露膀胱侧窝及闭孔神经

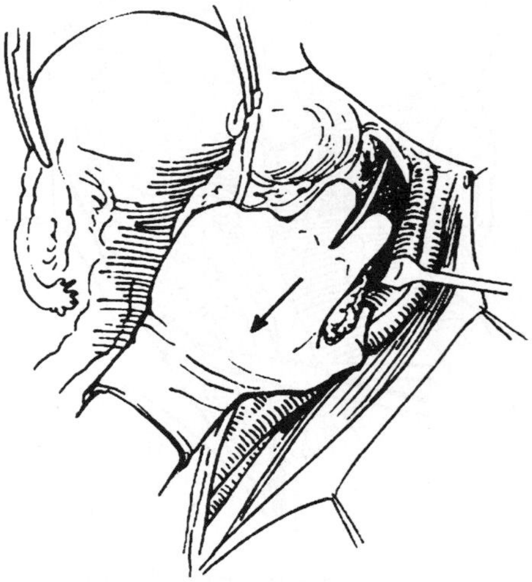

图 9 - 13　沿闭孔神经撕剥髂内及宫旁淋巴结

浙江省肿瘤医院 1989 年以此法施行盆腔淋巴清扫术 43 例，其中子宫颈癌 36 例、子宫内膜癌 5 例、卵巢癌 2 例。左侧盆腔清扫术的平均时间 12.6min，最长 30min，最短 8min。右侧盆清术平均时间为 13.3min，最长 30min，最短 6min。双侧盆清术的总时间为 25.8min，最长 45min，最短 18min。术中失血少，无手术严重并发症。

本术式的主要优点是：①手术速度快；②淋巴剥离完整、干净；③手术出血少、并发症少；④操作容易掌握。

对手术切下的淋巴结数进行比较，撕剥手术组的淋巴结数平均为 17 个，对照组（同期非撕剥式盆清术者）为 15.6 个。经统计学处理，无显著性差异，说明撕剥式所清扫的淋巴数并不少于对照组。

要保证撕剥淋巴的成功，撕剥的方向一定要与髂血管平行，而且应当在紧靠血管的部位大把地将淋巴及周围组织包括脂肪组织夹住成片拉下。准确暴露闭孔窝及膀胱侧窝是清扫闭孔淋巴及髂内淋巴的重要步骤。被撕下的淋巴基本分成两大片，一片为髂总、髂外及腹股沟深淋巴组，另一片为闭孔、髂内及宫旁淋巴组。掌握这些要领是手术成功的关键。

过去总认为盆清术是一较复杂的手术，危险性大，不易掌握。其实在采用撕剥的方法后，使这一手术的难度大大降低，对有一般盆腔手术基础的医师经过短时间实践与观摩后就很容易掌握这种手术。现在此术式已在国内许多医院广泛推广使用。

（高永良）

参考文献

1. Gao Yong-liang. Pelvic lymphadenectomy with stripping technique in 43 cases. Chinese Medical Journal，1992，105（3）：251-255.
2. 高永良．撕剥式盆腔淋巴清扫术．中华妇产科杂志，1991，26：284-286.

附二：盆腔脏器清除术（pelvic exenteration，PE）

20 世纪 40 年代，Appleby、Bricker、Brintall、Flocks 相继开展了盆腔脏器清除术。当时的观念是因部分晚期盆腔恶性肿瘤累及邻近脏器，但未达盆壁，且肉眼所见肿瘤尚未超出盆腔，该情况下患者仍然有希望通过手术切除肿瘤累及的盆腔脏器如膀胱、子宫或直肠，而获得治愈。但当时的 PE 手术疗效有悖于手术者的初衷，5 年生存率低于 20%，而手术死亡率却高达 20%左右，无论是直肠肿瘤还是妇科肿瘤，大小便改道是必须的。理想的膀胱替代脏器的选择花费了探索者近 20 多年的时间。随着手术技术的进步，尤其是麻醉技术的革新和抗生素的广泛应用，PE 手术后的并发症显著下降，5 年生存率有了显著提高。

20 世纪 80 年代中期以来，随着手术观念的转化，人们逐渐认识到晚期恶性肿瘤的治疗需要兼顾疗效和患者的生存质量，综合手术治疗日益受到重视，过去所谓“超广泛手术”逐步被废弃。同时不少作者提出肿瘤的治疗应遵循个体化原则，例如，并不是所有外阴癌均简单地采用外阴根治手术。而应根据肿瘤的部位，考虑肿瘤累及脏器和转移途径的不同，选择合理的手术范围。PE 手术也正是遵循了肿瘤治疗的个体化原则，正如上述手术指征的掌握更加规范，仅针对严格“盆腔中央型”的局部晚期（locally advanced）肿瘤。

盆腔脏器清除术观念的改变与手术技术变迁

1948 年在纽约，Brunschwig 首先报道了 22 例 PE 病例，其中 15 例为晚期子宫颈癌，其余 7 例分别是外阴癌、阴道癌和乙状结肠癌。治疗效果非常悲观，手术死亡率为 23%，无 1 例生存满 5 年。当时观念认为 PE 是一种姑息性手术。事实上，更早些时候（1940 年 8 月 8 日）美国 Ellis Fischel 州肿瘤医院 Bricker 做了第一例 PE 手术，其间他总共做了 6 例手术，一例长期生存。他采用乙状结肠代膀胱，但尿路感染、尿毒症等并发症增高，所以他没有报道他的手术结果。他们认为手术死亡率和并发症之所以那么高，问题就出在膀胱替代组织的选择。随后通过不断思索，终于在 1950 年，Bricker 和他的同事选择了回肠代膀胱，结果尿路感染并发症显著下降。其后，以回肠重建膀胱被普遍认同，瑞典泌尿外科学家 Kock 对该术式进一步完善。20 世纪 70 年代 Rutledge 发现留置输尿管导管后输尿管并发症更加减少。

20世纪50年代全盆腔脏器切除用于治疗晚期盆腔恶性肿瘤。不少作者认为手术范围可以保留肿瘤未累及的盆腔脏器，即部分脏器切除（如前盆腔、后盆腔）。例如直肠癌虽然侵犯阴道壁或子宫，但未累及膀胱，或部分膀胱被侵犯但未侵及膀胱三角区，此时膀胱可以保留。另一方面，为了提高患者手术的生存率，手术范围亦进一步扩大，例如直肠癌骶椎累及者，只要无远处转移，可以切除部分椎骨以确保切缘阴性。此时该手术的目的已由姑息逐步转向治愈。

20世纪80年代是PE手术走向成熟时期，到目前为止，凯瑟琳纪念医院和MD Anderson癌症中心开展PE手术超过1000例。手术死亡率从最初的20%以上降到5%，5年生存率从0上升到50%左右，晚期或复发直肠癌亦达到40%左右。

我国于1958—1960年间，金显宅、刘炽明二位教授在中国医学科学院肿瘤医院行“脏器切除术”（exenteration），仅行几例患者，但效果不理想，此后未再行此类手术。

上海医科大学肿瘤医院1970年1月至1990年12月，对晚期子宫颈癌8例、外阴癌8例和阴道癌2例施行了盆腔脏器清除术。3例子宫颈癌为常规全量放射治疗（放疗，即盆腔外放射结合腔内放疗）后中央型复发，其余15例均为首次治疗。其中前盆腔脏器切除10例，后盆腔切除7例，全盆腔切除1例后盆腔脏器清除术的范围为经腹直肠肛管会阴联合切除术合并阴道后壁、部分侧壁、子宫双侧附件一并切除；全盆腔脏器清除术范围为经腹会阴联合切除连同全膀胱、子宫双侧附件、部分后尿道一并切除，做人工肛门，回肠代膀胱术；前盆腔脏器清除术范围为经腹全膀胱、全子宫及双侧附件、部分后尿道切除，回肠代膀胱术。另外，子宫颈癌行广泛子宫切除；外阴癌还包括广泛外阴切除加双侧腹股沟淋巴结清除术；阴道癌行全阴道切除；外阴、阴道癌前盆腔脏器清除术包括全尿道切除。全部病例均随访5年以上。

表9-1　18例患者盆腔脏器清除术术式

手术方式	总例数	肿瘤类型		
		子宫颈癌	外阴癌	阴道癌
前盆腔脏器切除	10	2	7	1
后盆腔脏器切除	7	5	1	1
全盆腔脏器切除	1	1	0	0

18例晚期子宫颈癌、外阴癌和阴道癌患者的3年生存率为72%，5年生存率为50%。18例中，无1例死于手术并发症。全组病例术后均无瘤生存1年以上，大、小便改道后均具有较高的生活质量。仅1例Ⅳ期子宫颈癌患者后盆腔脏器清除术后16个月死于肿瘤复发；其余生存期均超过3年，其中1例后盆腔脏器清除术后存活3年。8例外阴癌，3例分别在第15、22个月死于肿瘤复发；前盆腔脏器清除术后7例，4例生存期超过5年；2例阴道癌，1例术后2年9个月死于肿瘤复发，1例存活5年以上。

（张志毅　臧荣余）

参考文献

1. 臧荣余，张志毅．盆腔脏器切除术在治疗晚期妇科恶性肿瘤中的应用．中国癌症杂志，1999，9：148-149.
2. 张志毅，臧荣余，陈洁，等．晚期妇科恶性肿瘤盆腔脏器清除术18例分析．中华妇产科杂志，2000，35：288-290.

3. Rutledge FN, Smith JP, Wharton JT, et al. Pelvic exenteration: analysis of 290 patients. Am J Obstet Gynecol, 1977, 129: 881-892.
4. Soper JT, Berchuck A, Creasman WT, et al. Pelvic exenteration: factors associated with major surgical morbidity. Gynecol Oncol, 1989, 35: 93-98.
5. Morley GW, Hopkins M, Lindenauer S, et al. Exenteration, University of Michigan: 100 patients at 5 years. Obstet Gynecol, 1989, 74: 934-943.
6. Miller B, Morris M. Aborted exenterative procedures in recurrent cervix cancer. Gynecol Oncol, 1993, 50: 94-99.
7. Moller B, Morris M, Gershenson DM, et al. Intestinal fistulae formation following pelvic exenteration: a review of the University of Texas MD Anderson Cancer Center experience, 1957-1990. Gynecol Oncol, 1995, 56: 207-210.
8. Morris M, Alvarez RD, Kinney WK, et al. Treatment of recurrent adenocarcinoma of endometrium with pelvic exenteration. Gynecol Oncol, 1996, 60: 288-291.
9. Magrina JF, Stanhope CR, Weaver M. Pelvic exenteration: supralevator, infralevator, and with vulvectomy. Gynecol Oncol, 1997, 64: 130-135.
10. Plante M, Roy M. Operative laparoscopy prior to a pelvix exenteration in patients with recurrent cervical cancer. Gynecol Oncol, 1998, 69: 94-99.

第 10 章　妇科恶性肿瘤的微创手术

第一节　微创手术的概念

1983 年英国医生 Wickhanm 提出了微创外科（minimally invasive surgery，MIS）的概念，近十余年来已在外科领域包括妇科肿瘤手术得到广泛的实施应用，尤其是腔镜下手术的广泛应用。微创外科应该包括两方面的内容，一是为减轻手术创伤对患者的不良影响，提高手术操作效能，降低包括切口在内的手术创伤，达到最佳的治疗效果；二是在手术治疗中尽可能避免对正常组织器官的损伤，同时损伤的器官即时进行修复，以保证手术治疗后保持正常的生理，提高术后生活质量，尤其是恶性肿瘤的手术切除。因此，凡是在外科手术达到上述两方面的要求都应视为微创手术，微创手术已涵盖了内镜技术、腔镜技术以及介入技术等等，而非单纯的小切口，腔镜手术就等于微创手术的概念。

第二节　腹腔镜下广泛子宫切除加腹后腔淋巴结清扫在子宫颈癌和子宫内膜癌中的应用

1992 年 Nezhat 等首先报道了 1 例子宫颈癌Ⅰa2 期患者施行腹腔镜下广泛全子宫切除加盆腔和腹主动脉旁淋巴清扫术。随着腹腔镜手术器械的革新及腹腔镜手术经验的积累，腹腔镜下广泛性子宫切除及盆腔淋巴结切除手术在子宫颈癌和子宫内膜癌的手术治疗中得到广泛应用。拟行腹腔镜广泛性子宫切除术的子宫颈癌和子宫内膜癌患者的入选标准除了与开腹相似外，也有学者提出还应包括：（1）肿瘤直径≤3 cm；（2）评估肥胖的 Quetelet 指数≤40；（3）盆腔无明显粘连；（4）一般身体状况符合麻醉要求。

一、腹腔镜手术的安全性

已有研究证实有熟练的镜下操作经验的医师能够实施腹腔镜下根治性全子宫切除＋盆腔淋巴结切除术治疗早期子宫颈癌或子宫内膜癌是安全的。国内外研究报道均提示腹腔镜手术与开腹手术比较没有增加术中及术后并发症的发生。Xu 等对 317 例子宫颈癌患者行腹腔镜广泛性子宫切除术＋盆腔淋巴结清扫术。其中 313 例行腹腔镜盆腔淋巴结清扫术，143 例行腹腔镜主动脉旁淋巴结切除术，术中并发症发生率为 4.4%（14/317），膀胱损伤 7 例（5 例在腹腔镜下成功修补）；术后并发症发生率为 5.1%（16/317），5 例输尿管阴道瘘，4 例膀胱阴道瘘，1 例输尿管狭窄，6 例膀胱功能障碍。认为腹腔镜广泛性子宫切除术＋盆腔淋巴结清扫术可作为妇科肿瘤治疗的常规方法，虽然存在腹腔镜特有的并发症，但是与开腹手术相比并无显著差异，且随着技术的熟练和经验的积累，此种并发症将逐渐减少。

二、腹腔镜手术的彻底性

Ghezzi 比较了腹腔镜下根治性全子宫切除与开腹的根治性全子宫切除，宫旁组织切除长度结果提示：两者差异无统计学意义。Ⅱ型手术［右宫旁：2.4 cm（1～3）VS 2.3cm（1.8～4.0），$P=0.28$；左宫旁：2.3 cm（1.8～4）VS 2.2cm（1.2～3.0），$P=0.54$］；Ⅲ型根治性全子宫切除［右宫旁：3.8 cm（2.3～6.5）VS 3.4cm（1.7～7.0），$P=0.59$；左宫旁：3.6 cm（2～6）VS 3.5cm（1.5～6.5），$P=0.82$］。也有研究报道腹腔镜下手术切除的淋巴结个数较开腹手术多。因此，腹腔镜下子宫颈癌根治术及盆腔淋巴切除术能够彻底地切除手术范围，能达到子宫颈癌根治的目的。另外，从术后患者生存情况来看，Pomel 等报道了 50 例Ⅰa2 及Ⅰb1 的子宫颈癌患者行腹腔镜广泛性全子宫切除及淋巴结清扫术，术后 5 年生存率达 96%。Chen 等报道 295 例子宫颈癌患者腹腔镜广泛性全子宫切除术＋盆腔淋巴结切除术，随访 8～76 个月，平均 36.45 个月，48 例（16.3%）复发或转移，43 例死亡，5 例带瘤生存。Berta 等比较了开腹手术与腹腔镜手术治疗效果，术后分别随访 35 个月及 22.5 个月，两组总生存率和无瘤生存率差异均无统计学意义。Possover 比较 17 例子宫内膜癌利用腹腔镜和 13 例开腹进行盆腔和腹主动脉旁淋巴结切除，腹腔镜组平均 20 个盆腔和 8 个腹主动脉旁淋巴结被切除，而开腹组为 22 个盆腔和 7 个腹主动脉旁淋巴结被切除，二者比较没有差异。对于肥胖者，腹腔镜可以获得一个比较好的暴露空间。Eltabbakh 报道 42 例Ⅰ期肥胖指数（Quetelet index）在 28.0～60.0 的肥胖妇女腹腔镜下进行腹腔镜辅助的阴式子宫切除和对高危者或大于Ⅰa 期进行盆腔腹主动脉旁淋巴结切除，结果仅 3 例中转开腹，与同样肥胖指数的同期开腹手术的对照组相比，腹腔镜组具有切除的盆腔淋巴结多、出血少、疼痛少、住院时间短等优势。

三、腹腔镜手术的优势

腹腔镜技术在子宫颈癌和子宫内膜癌治疗应用中的优点体现在于：

1. 腹腔镜采用超声刀等设备具有组织切除彻底，不会留下结扎组织所需要的组织间距，如主韧带的完整切除等。

2. 由于腹腔镜具有“内窥”作用，即通过术野切换能使“内在”解剖得到很好展现。此外，光学视管的可移动性和可变性带来灵活视角，能够显示隐蔽区域，同时可为操作提供适宜的术野亮度。加上借助腹腔镜成像系统的放大作用，对各组淋巴结尤其对被髂血管遮盖的闭孔、腹股沟深、髂总、髂外和髂内淋巴结观察更准确，并且术中可对韧带锐性分离有助于相关神经丛辨认与解剖。

3. 手术器械的改进和使用，提高了手术质量，减少了手术并发症。近年来，腹腔镜手术器械，如 Ligasure 血管闭合系统等器械的使用后，可明显降低手术并发症的发生，减少术中出血。Frumovitz 等对照分析了腹腔镜广泛性子宫切除和开腹广泛性子宫切除术治疗早期子宫颈癌患者的资料，54 例和 35 例早期子宫颈癌患者分别接受经腹广泛子宫切除术和全腹腔镜广泛子宫切除术。两组患者年龄、肥胖程度、一般状况、肿瘤体积、组织学类型、浸润深度、手术边缘、血管间隙受累、盆腔淋巴结转移方面均无显著性差异。结果显示平均手术时间经腹组短于腹腔镜组（307min VS 344min，$P=0.03$）。平均术中出血量经腹组多于腹腔镜组（548ml VS 319ml，$P=0.009$）。术后平均住院日经腹组长于腹腔镜组（5d VS 2d，$P<0.01$）。两组平均随访 7.2 个月、15.2 个月，3 例复发，其中腹腔镜组 1 例，开腹组 2 例。术后两组患者病理学检查宫旁、阴道残端无瘤率及泌尿系统功能状态等方面均无显著性差异。Pellegrino 等报道 107 例行腹腔镜根治性子宫切除术和盆腔淋巴结清扫术，6 例中转开腹手术。盆腔淋巴结切除的数

目平均为26枚。平均失血量200ml和平均手术时间为305min。2例术中出现轻微并发症，5名患者因术后并发症需要二次手术。13例有淋巴结转移的情况。一共有24位病人接受辅助治疗。平均随访30个月，11例患者有复发；无瘤生存率为95%。认为腹腔镜根治性子宫切除术和盆腔淋巴结清扫术对于有经验的外科医生来说，是适当可行的。随着手术技术的不断提高和腹腔镜手术器械的改进，这一手术已变得越来越安全、快捷。

四、其他应用

除腹腔镜下广泛子宫切除加腹后腔淋巴结清扫在子宫颈癌和子宫内膜癌治疗中已得到广泛应用外，腹腔镜手术也用于子宫颈癌放射治疗前的处理，它主要应用于：

1. 年轻需保留卵巢功能者，在放疗前先进行腹腔镜下卵巢移位术，将卵巢移位固定于放射野以外，使卵巢免受照射，保留其功能。

2. 在放疗前进行腹膜后淋巴结切除，了解腹膜后淋巴结有否转移，以决定放疗野的大小，特别是腹主动脉旁淋巴结有否转移，对指导治疗至关重要，Chu报道28例Ⅱb～Ⅲb期子宫颈癌进行腹腔下淋巴结清扫，其中4例Ⅱb期、3例Ⅲa期、3例Ⅲb期腹主动脉旁淋巴结有转移（占35.7%），而CT对腹主动脉旁淋巴结转移的诊断率仅57%。因此，如果不做淋巴结切除，有相当一部分腹主动脉旁淋巴结转移的癌灶得不到相应的治疗，成为日后复发和转移的根源；该组患者随访6～42个月（平均18个月），除1例Ⅲb期淋巴结有转移患者在治疗后8个月复发，1例Ⅱb期在穿刺点转移外，其余无复发。Cravello等报道22例Ⅰa2～Ⅰb1期子宫颈癌，在没有进行任何治疗前先进行腹腔镜下盆腔淋巴结切除，若病理无转移，再进行腔内后装放疗，6周后行阴式单纯全子宫切除，该术式具有手术范围小、放射剂量低、创伤小等优点，随访22～50个月（平均30个月）未见复发。

3. 也有学者将腹腔镜手术用于探讨子宫颈癌手术分期：目前FIGO子宫颈癌分期未把腹膜后淋巴结有否转移状况纳入分期中，这存在不能区别评估同一期别中淋巴结转移和无转移之间疗效，为克服解决这个问题，利用腹腔镜进行盆腔腹主淋巴结切除来对子宫颈癌手术分期进行探讨。Vidaurreta等报道98例子宫颈癌（FIGO22例Ⅰb2，38例Ⅱb，25例Ⅲb，6例Ⅳ），进行“完全手术分期”，包括：（1）腹腔冲洗液细胞学检查；（2）腹腔探查，对可疑处活检；（3）检查膀胱宫颈和子宫直肠腹膜反折处，对可疑部位活检；（4）双侧盆腔淋巴结切除，若肉眼检查有转移则行腹主动脉旁淋巴结切除。结果98例有84例可评估，盆腔淋巴结平均切除18.5（9～31）个，有38例阳性，26例腹主动脉旁淋巴结切除，有11例阳性，病理证实盆腔和腹主动脉旁淋巴结阳性在各期分别为Ⅰb2期41%（9/22）、11%（1/9），Ⅱb期37%（14/38）、21%（3/14），Ⅲb期44%（11/25）、36%（4/11），Ⅳ期66%（4/6）、75%（3/4），由此可见Ⅰ期也有较高的淋巴结转移率；49例术前行CT检查，有38例报告正常，但术后病理有18例淋巴结有转移（CT假阴性率47%）。

五、腹腔镜手术值得注意的问题

有关腹腔镜手术治疗子宫颈癌和子宫内膜癌的两个争论是能否完整取出肿瘤和经穿刺孔取出是否造成穿刺部位的种植与转移。文献报道，子宫颈癌和子宫内膜癌腹腔镜术后穿刺部位肿瘤转移率约为1%。癌灶转移到穿刺部位的原因目前尚无定论。有学者提出机械因素是穿刺部位转移的主要原因，也有人认为腹腔镜手术中CO_2的压力或许与种植效应有关，认为CO_2压力可使腹膜细胞汽雾化及腹腔内汽雾化的癌细胞不断从穿刺部位释放出来。不过现有资料显示，腹腔镜手术影响子宫颈癌和子宫内膜癌细胞种植和转移的途径可能是复杂和多方面的，不仅要

考虑 CO_2 气腹环境和手术特有的操作过程的可能影响，同时也要考虑手术对肿瘤细胞自身的生物学行为如种植和转移潜能的影响。临床研究发现开腹手术后切口部位肿瘤转移率也是1%，与腹腔镜穿刺部位肿瘤转移率相似。至于是能否完整取出肿瘤，腹腔镜下广泛子宫切除的病灶取出应采用从阴道取除，而不适粉碎后从穿刺孔取出，从而避免了不完整取出肿瘤的可能性。另外，值得注意的是，尽管腔镜手术有众多优越性，但在选择合适的病例进行手术仍应遵循医学的基本原则，特别是不要随意的扩大手术指征，已有临床报道证实腔镜术后短期复发的病例多为Ⅱb～Ⅲa 期或肿块直径≥4 cm 者。同时腹腔镜广泛性子宫切除及盆腔淋巴结切除术不仅要求有精良的设备、仪器和器械，更需要有技术精湛、富有经验的妇科肿瘤医师。因此，要求从事腹腔镜手术治疗的医师不但要有开腹手术积累的、丰富的临床经验，同时还要有娴熟的腹腔镜操作技巧，要在临床实践过程中不断积累经验，提高技能。

六、腹腔镜下广泛子宫切除加腹膜后淋巴结清扫手术操作步骤

患者取头低臀高改良式膀胱截石位（头低 15°～30°），采用全身麻醉。主要步骤如下：

1. **建立气腹** 于脐周上缘约切开皮肤 1cm，气腹针穿刺进入腹腔，充气使腹腔气压维持在 13mmHg，经切口置入 10mm 的穿刺套管及腹腔镜，分别于双侧麦氏点上方、双髂前上棘内上方 2cm 处取 5mm 切口共 4 个，镜下置入相应大小穿刺套管。镜下探盆腹腔，了解子宫、双侧卵巢、输卵管、宫旁组织受累情况，盆腔有无充血、粘连，探查肝、胃、肠管、大网膜、横膈等，如有粘连、结节，镜下活检送冰冻切片检查。镜下置入举宫器。

2. **盆腔淋巴结清扫术** 举宫助手将子宫摆向左侧，剪开右侧腰大肌表面后腹膜，上至髂总动脉中段，下至圆韧带出盆壁处，分离腰大肌外侧 2cm 脂肪组织，暴露股生殖神经，充分暴露右侧髂血管、右侧输尿管及右侧卵巢血管（彩图 10－1）。

（1）清除髂总淋巴结 助手挡开右侧输尿管及右侧卵巢血管，用超声刀于右侧髂总动脉内侧方打开其中下部鞘膜，小心分离暴露右侧髂总静脉，在静脉表面分离其表面淋巴脂肪组织，在动脉分叉上约 2～3cm 用超声刀离断，沿血管向下切除髂总淋巴脂肪组织，避免损伤生殖股神经。髂总动脉与静脉间有较多小血管分支，要凝结离断，避免撕裂出血，髂总静脉壁薄，分离表面淋巴脂肪组织时勿损伤（彩图 10－2）。

（2）髂外淋巴结切除 沿着髂外动脉、静脉鞘膜分离，直达腹股沟韧带水平，由上而下、由内而外切除髂外血管周围淋巴脂肪组织。注意尽量不要损伤腰大肌内侧距髂总动脉很近的生殖股神经（彩图 10－3）。

（3）腹股沟深淋巴结切除 在腹股沟韧带下方、髂外血管末段表面，有腹股沟深淋巴结，沿正常疏松间隙分离后，用分离钳提起整块淋巴脂肪组织，用超声刀于血管表面凝结离断淋巴管整块切除。在髂外动脉末段表面有横跨其上进入髂外静脉的旋髂深静脉切勿损伤，同时避免离断生殖股神经（彩图 10－4）。沿腰大肌与髂外血管间分离进入闭孔窝外侧，分离髂血管与腰大肌间脂肪淋巴组织，暴露闭孔神经中上段及髂内外静脉分叉外侧并切断其内侧面淋巴脂肪组织，充分暴露髂内静脉主干（彩图 10－5，彩图 10－6）。在神经深部，有几支髂静脉分支穿入盆壁，分离时勿撕裂。

（4）闭孔、髂内淋巴结清除 沿髂外静脉末段内侧向内下方分离进入膀胱侧窝及闭孔窝，助手钳夹提拉闭锁脐动脉充分暴露闭孔区；于髂耻梳前上方分离切除股深淋巴结，此处常有髂外静脉的分支无名静脉，勿撕裂出血；分离暴露闭孔神经末段，沿神经逆行向上分离至髂内外静脉分叉处，于分叉处将已分离好的闭孔外侧壁淋巴脂肪组织拉出，沿髂内动脉及闭锁脐动脉将其与闭孔神经内侧间淋巴脂肪组织整块切除。有时闭孔动脉位于神经上方可离断，神经深部

有丰富的血管丛，操作时应轻柔勿撕裂，以免造成大出血（彩图 10－7，彩图 10－8）。

盆腔淋巴结清除范围：上界达髂内外动脉交叉上 2cm，下界至旋髂深静脉水平，外侧界腰大肌中线内，内侧界髂内动脉闭锁脐韧带外侧，底界到闭孔神经周围，完整切除髂总、髂外、腹股沟深、闭孔及髂内淋巴结。同法处理左侧盆腔淋巴结。切下的淋巴结放入标本袋内，待手术完成后从阴道取出标本。

3. 腹主动脉旁淋巴结切除术 沿右侧髂血管向上打开后腹膜至十二指肠水平部，暴露下腔静脉、主动脉下段及肠系膜下动脉根部，依次切除下腔静脉表面及右侧、动静脉间、动脉表面、肠系膜下动脉及腹主动脉间、左右髂总动脉间淋巴脂肪组织（彩图 10－9，彩图 10－10，彩图 10－11，彩图 10－12）。

4. 腹腔镜下 Piver Ⅲ-Ⅳ型根治性全子宫切除，主要手术步骤如下：

（1）高位切断骨盆漏斗韧带 避开输尿管，在髂总动脉水平凝结双侧卵巢血管后用超声刀离断（彩图 10－13）。

（2）年轻患者要求保留卵巢 术者钳起输卵管伞端，用 Ligasure 或者超声刀切断输卵管系膜至宫角部，并离断卵巢固有韧带，逆向游离卵巢血管至髂总动脉中段，悬吊于结肠旁沟侧腹壁。

（3）分离直肠阴道间隙 助手把子宫举向前上方，充分暴露子宫直肠反折腹膜，使之伸张，打开子宫直肠反折腹膜，分离直肠阴道间隙至子宫颈外口下 3～4cm（彩图 10－14）。

（4）处理子宫骶韧带 打开直肠侧腹膜，分离直肠侧壁与骶韧带间隙，游离盆段输尿管，打开直肠侧窝至骶前，充分游离骶韧带，靠近盆壁凝结离断双侧骶韧带（彩图 10－15）。

（5）打开子宫膀胱腹膜反折，游离膀胱 打开阔韧带前叶，靠近盆壁凝结切断圆韧带，打开膀胱子宫反折腹膜，分离膀胱宫颈阴道间隙下推膀胱至子宫颈外口水平下 3～4cm（彩图 10－16）。

（6）处理子宫动脉 靠近髂内动脉游离子宫动脉，凝结后切断，并向宫颈峡部游离至输尿管内上方。子宫静脉是髂内静脉的脏支，其位置稍低于子宫动脉，易撕裂出血。

（7）处理膀胱宫颈韧带及膀胱侧韧带 提起膀胱侧角及输尿管，沿输尿管后上方分离膀胱宫颈韧带用超声刀离断；分次分离、离断膀胱宫颈韧带宫颈部及阴道部；于阴道侧前方、膀胱侧后方分离膀胱侧韧带内侧离断至阴道中段旁脂肪组织；于闭锁脐内侧主韧带前方分离至膀胱侧窝，分离出膀胱侧韧带外侧，凝结离断膀胱侧韧带。充分分离膀胱侧角及输尿管（彩图 10－17，彩图 10－18）。

（8）处理主韧带 于膀胱侧窝及直肠侧窝间充分游离暴露主韧带，此时因膀胱及输尿管充分分离，可在输尿管内侧或外侧根据需要靠近（Ⅲ型）或紧贴盆壁（Ⅳ型）凝结离断主韧带。因主韧带上部为血管部有子宫深静脉等血管，需充分凝结后方可用超声刀离断，否则易出现断端出血且回缩后不易止血（彩图 10－19，彩图 10－20）。

（9）处理阴道旁组织 转向阴道用超声刀凝结离断阴道旁组织，因阴道侧壁有较大的静脉，需避免撕裂，否则出血不易处理。

（10）切除阴道上段并取出标本 检查各创面无渗血后，终止气腹，消毒阴道，因宫旁组织均已离断较易向外牵拉宫颈，环形切断阴道，切除 2cm 左右阴道，取出次广泛切除之子宫（附件）及盆腔淋巴结，经阴道用 2/0 微乔线缝合残端。

（11）再次建立气腹，冲洗盆腔，彻底止血，将引流胶管放置至盆底，终止气腹检查无渗血后，退镜并拔出套管。缝合皮肤切口。手术结束。

5. 腹腔镜下 Piver Ⅱ型根治性全子宫切除，主要手术步骤如下：

与 Piver Ⅲ-Ⅳ型相比Ⅱ型手术主要是在处理膀胱宫颈韧带、主骶韧带上有差别。

（1）分离直肠阴道间隙　助手把子宫举向前上方，充分暴露子宫直肠反折腹膜，使之伸张，打开子宫直肠反折腹膜，分离直肠阴道间隙至子宫颈外口下 2～3cm。

（2）处理子宫骶韧带　打开直肠侧腹膜，分离直肠侧壁与骶韧带间隙，游离盆段输尿管，打开直肠侧窝，游离骶韧带，凝结离断双侧骶韧带 1/2（彩图 10－21）。

（3）处理膀胱宫颈韧带　提起膀胱侧角及输尿管，沿输尿管后上方分离膀胱宫颈韧带宫颈部分用超声刀离断，向外下方分离膀胱侧角及输尿管（彩图 10－22）。

（4）处理主韧带　将输尿管及膀胱向外下方牵拉，于输尿管内侧凝结离断 1/2 主韧带（彩图 10－23）。

（5）经阴道或腹腔镜下离断阴道上部分，切除部分阴道组织（彩图 10－24）。

第三节　腹腔镜手术在卵巢恶性肿瘤中的应用

腹腔镜手术在卵巢恶性肿瘤中的应用仍存有争议，腹腔镜在卵巢恶性肿瘤手术中的应用可分为如下几类：①二次探查手术；②再分期手术；③早期卵巢恶性肿瘤的腹腔镜下全面分期手术；④评估晚期病变的程度及切除的可能性。

一、在卵巢恶性肿瘤二次探查术中的应用

二次探查术是指卵巢恶性肿瘤患者经理想肿瘤细胞减灭术后 1 年内，经以铂类为主的至少 6 个疗程规律联合化疗后达到临床完全缓解，临床上无肿瘤存在证据，为了解肿瘤是否得到根治，以估计化疗效果指导后续的治疗而进行的再次腹腔探查术。腹腔镜下二探手术由于可多次施行，损伤相对较小而受到推荐，但也受因腹腔粘连等因素影响其判断残存病灶的准确性。已有大样本的开腹手术与腹腔镜二探术临床对比研究结果提示开腹手术比镜下手术在腹膜活检及冲洗液敏感性及阴性预测值上的略微升高，但对预后并无明显帮助。为了提高镜下手术的准确性，Löning 等采用术前腹腔内注入无毒、能在恶性组织中选择性聚积或残留的光敏剂 5－氨基乙酰丙酸，可使腹腔镜下荧光识别肿瘤组织标本的敏感度达 92%，此法为早期发现残余肿瘤或腹膜微转移提供了一个灵敏度更高的方法。Abu－Rustum 等报道了 289 例Ⅲ～Ⅳ期经手术及化疗后临床完全缓解的患者在二探术中发现持续性卵巢或腹膜癌，其中 131 例（45%）为腹腔镜下手术，139 例（48%）为开腹手术，其中 19 例（7%）中转开腹，各组间平均年龄、期别分布、组织学类型、组织学分级、残余灶大小均无差异。腹腔镜手术者中位生存时间为 41.1 月与开腹组的 38.8 月相比差异无显著性。尽管二探术由于大规模前瞻性随机对照研究结果显示其对判断预后并无帮助而在临床上基本放弃，但腹腔镜下二探术对于卵巢恶性肿瘤患者相对安全，损伤小，可多次实施且接受度高。故仍不失为一种判断疗效的好办法。

二、腹腔镜在卵巢恶性肿瘤再分期手术中的应用

临床上经常会遇到初次手术不完全分期而影响后继治疗方案的制定，这些患者多需行再次分期手术。腹腔镜下手术可避免患者因再次开腹手术引起的不适，对于明显早期附件恶性肿瘤患者腹腔镜再分期手术是安全可行的，可准确地发现哪些患者需要化疗，哪些仅需手术即可，并未促进疾病恶化或加速肿瘤生长。Tozzi 等报道 11 例在附件切除后接受全面分期的手术，中位随访时间 46 个月，2 例复发，总生存和无瘤生存为 100%和 91%，无穿刺孔复发。Leblanc 等从 1991 年到 2001 年，对 42 例初次手术后行腹腔镜下再分期手术，除 1 例粘连外其余患者均

成功完成腹腔镜下手术，手术时间平均为238分钟，术后住院时间为3.1天，仅1例因并发症需中转开腹，8例（19%）患者分期均提高而给予化疗，在中位随访54个月后，34例存活的诊断为Ⅰa期1～2级患者中有3例复发并死亡。法国的32家医疗机构对Ⅰ期卵巢恶性肿瘤患者再分期后的生存结局进行的多中心回顾性调查，研究对象分为腹腔镜组、剖腹组以及腹腔镜中转开腹组，平均随访1221天，3组患者生存率无差异（P=0.1）。

三、早期卵巢恶性肿瘤的腹腔镜下全面分期手术

从1994年Querleu报道了第一例腹腔镜下早期卵巢恶性颗粒细胞瘤全面分期手术后，有较多的学者将腹腔镜用于早期卵巢癌的手术治疗。Chi等对临床表现为Ⅰ期的50例卵巢恶性肿瘤及输卵管癌患者行全面分期手术，其中20例在腹腔镜下进行，而另30例患者行开腹手术。两组患者在年龄、体重指数、大网膜大小、淋巴结数量上均无明显差异。腹腔镜组在失血量及住院时间上均少于开腹组，但腹腔镜组手术时间长，腹腔镜组无1例中转开腹，故认为临床表现为Ⅰ期的患者行腹腔镜下分期手术是安全及全面的。同时它临床报告也认为腹腔镜下手术分期与开腹手术相比在切除大网膜大小、淋巴结数量上均无明显差异，在失血量、住院时间上少于开腹组，但手术时间长于开腹组。目前资料证实至少在手术病理及手术范围等的评估上与开腹手术相当。因此，多数学者认为临床表现为Ⅰ期患者行腹腔镜下分期手术是安全及全面的，生存结果是可接受的。但缺乏随机多中心对照研究资料来支持将腹腔镜下手术作为早期卵巢恶性肿瘤处理的临床常规操作。需要强调疗效与病例选择及手术操作密切有关，如用取物袋完整取出肿瘤；先结扎肿瘤血管；采用附件切除而不是卵巢肿瘤剥出；避免肿瘤破裂；若冰冻证实恶性肿瘤，须行全面分期手术。

四、评估晚期病变的程度及切除的可能性

理想肿瘤细胞减灭术可提高肿瘤细胞对化疗的敏感性，明显改善患者的预后。能否行理想肿瘤细胞减灭术取决于肠及肠系膜转移的范围、横膈浸润的范围、从腹腔动脉到肝蒂之间腹膜浸润的范围。腹腔镜具有图像放大使得转移及复发病灶更易看见，能更好地观察到上腹部、横膈及肝、脾表面。可使那些无法完成理想减瘤的患者免受开腹手术之苦。对于晚期患者，进行探查性腹腔镜后，选择合适病例进行剖腹减瘤术。Fagotti等对64例临床疑似晚期卵巢恶性肿瘤或腹膜癌患者先进行了腹腔镜检查，然后行常规腹部纵切口开腹手术。结果显示腹腔镜探查判断晚期患者能否行理想肿瘤细胞减灭术总的准确率为90%。腹腔镜探查的阴性预测值是100%，术前影像学的阴性预测值是73%。腹腔镜下估计可行理想肿瘤细胞减灭术的39例患者中，34例（87%）完成了理想的肿瘤细胞减灭术。另外也有学者将腹腔镜探查结果建立预测模型能很好地预测哪些晚期患者无法达到理想肿瘤细胞减灭术。因此，腹腔镜在评估晚期卵巢恶性肿瘤患者是否可行满意肿瘤细胞减灭术有一定的临床价值，对于镜下判断不能行肿瘤细胞减灭术的患者可避免了不必要的开腹手术，可尽早开始化疗。但应当看到腹腔镜在晚期卵巢恶性肿瘤治疗中的应用仅是用于判断晚期患者能否行理想肿瘤细胞减灭术，尚未有进行理想肿瘤细胞减灭术的大宗病例报告。

五、腹腔镜手术在卵巢恶性肿瘤治疗中应用面临的问题与挑战

首先是穿刺部位恶性肿瘤细胞种植和CO_2气腹促进恶性肿瘤的扩散转移。相对子宫颈癌和子宫内膜癌而言，腹腔镜下卵巢恶性肿瘤手术，套管针穿刺部位术后出现恶性肿瘤细胞种植和生长、CO_2气腹促进恶性肿瘤扩散转移的现象，是卵巢恶性肿瘤腹腔镜手术治疗过程中最为

担忧的并发症，也是腹腔镜用于卵巢恶性肿瘤手术治疗最大争议点。有研究显示卵巢恶性肿瘤手术中发生穿刺孔转移的发病率达 2.3%，穿刺孔转移的发生与大量腹水及广泛的腹腔病变有关。进展期卵巢恶性肿瘤患者腹腔镜检查后穿刺部位转移率高。有学者认为腹腔镜术中 CO_2 对腹腔内存在原发于卵巢或腹膜起源恶性肿瘤灶患者的治疗有负面影响。为此开展了无气腹腹腔镜手术，以避免 CO_2 气腹的影响。

其次是腹腔镜手术自身的限制，腹腔镜手术有应用方便和微创特点，但是缺乏直接触诊检查，随着卵巢恶性肿瘤分期的进展，一些固定包块的出现以及在一定解剖空间后面隐藏的恶性肿瘤性粘连，腹膜后淋巴结肿大情况都不能通过单纯腹腔镜检查得到了解。已有学者报告手术辅助腹腔镜下手术（hand-assisted laparoscopic surgery，HALS）可弥补这些缺点。HALS 出血量、住院时间、术后并发症均少于开腹组，认为对于盆腔包块 HALS 是一种安全可行的选择。可用于卵巢恶性肿瘤的初始治疗，及铂类敏感的、影像学检查提示可切除的孤立复发灶患者。综上，随着更高端腹腔镜设备的出现及操作技术的成熟，腹腔镜技术在卵巢恶性肿瘤手术中的临床应用亦越来越多，尽管有资料显示从技术及安全性而言是可行的，但缺乏循证医学的证据证实其可靠性，因此需开展随机多中心对照研究来证实其可靠性。

第四节　阴式根治性子宫切除在子宫颈癌和子宫内膜癌中的应用

经阴道根治性子宫切除术走过了一个漫长而曲折的道路。1879 年 Czermy 创立了经阴道根治性子宫切除术，1893 年 Schuchardt 改进了该术式，因死亡率高未能推广。1901 年，在改良 Schuchardt 术式的基础上，Schauta 创立了经典的经阴道根治性子宫切除术，即 Schauta 手术，取得了前所未有的存活率。此后不断出现各种各样的改良术式，其中最具代表性的是 Amreich 通过切开阴道、会阴以及肛提肌以扩大手术视野，从而达到根治性切除子宫的目的。然而，经阴道根治子宫切除术不包括淋巴结切除，而盆腔淋巴结为子宫颈癌首先扩散到的部位，不做盆腔淋巴结切除则失去了治疗的意义。因此，经阴道根治性子宫全切术的应用受到了很大限制。为了解决这一问题，1961 年 Navratil 发明了腹膜外淋巴结切除加经阴道根治性子宫全切术，该术式不进入腹腔，手术创伤虽然有所减轻，但腹部仍需做很长的切口，因此患者的创伤仍较大。因此各种经阴道手术在子宫恶性肿瘤治疗领域未能普及，曾一度被经腹手术所取代。随着手术微创化概念的引入及经阴道手术的复兴，近年来国外尤其是欧洲国家不断有学者报道对早期子宫颈癌、子宫内膜癌实施经阴道根治子宫切除术。1991 年 Querleu 等报道了第 1 例腹腔镜下盆腔淋巴结切除术并经阴道根治子宫切除术治疗子宫恶性肿瘤。此后有相当的学者将腹腔镜下腹膜后淋巴结切除术加经阴道根治子宫切除术（laparoscopic pelvic lymphadenectomy and vaginal radical hysterectomy，LARVH）用于治疗Ⅰa2～Ⅱa 期子宫颈癌和子宫内膜癌。基于微创、美观、术后恢复快等优点，使 Schauta 术式重新焕发生机和活力。

一、优势及疗效

传统的开腹广泛子宫切除术和盆腔淋巴结清扫术腹壁切口长、创伤大，常因肥胖、盆腔深、术野暴露困难等因素使部分患者的手术彻底性受到影响。而微创手术的广泛应用，腹腔镜手术在妇科的适应证不断增加，并且因其具有手术损伤小、并发症少、身体表面几乎不留瘢痕等优点，推动了阴式手术的进步。阴式手术是借助人体天然的孔穴进行手术，体表不留瘢痕，更利于直视下切除子宫颈及阴道壁，特别是子宫颈癌的患者可预防阴道切不全而造成残端癌变。对于肥胖者，经腹手术困难，经阴道切除阴道旁组织、宫旁组织相对比较容易，且损伤小、恢复快、并发症少，对合并某些全身疾病者经控制原有疾病后可耐受手术。二者的有机结合，可以弥补各自的不足，充分发挥微创手术的优点。与单纯腹腔镜相比，无需借助更为复杂的手术器械，可以在直视下完成余下部位手术，操作简便，手术时间相对缩短，止血更彻底，更利于减少手术并发症。经阴道处理阴道旁组织和切除阴道壁较开腹手术容易得多，可以检查触摸宫旁组织，杜绝了腹腔镜手术不能直接触摸病变部位的缺点，保证了手术的彻底性。Steed 等比较了腹腔镜辅助阴式广泛性子宫切除和经腹广泛性子宫切除两种术式治疗早期子宫颈癌的基本情况和术后生存率。结果显示，腹腔镜辅助阴式广泛性子宫切除与经腹广泛性子宫切除两组患者平均手术时间分别为 3.5h 和 2.5h，术中平均出血分别为 300ml 和 500ml，术后平均住院时间分别为 1 天和 5 天。两组平均随访分别为 17 个月和 21 个月，2 年无复发，生存率均为 94%，提示腹腔镜手术损伤小、出血少，两种术式治疗早期子宫颈癌的效果无明显差异。Hertel 等报道 200 例子宫颈癌行 LARVH，5 年总生存率为 83%。并认为造成复发的高危因素是肿瘤分期晚、淋巴结阳性及脉管受累。若除去这些高危因素则 5 年生存率达 98%。因此，没有以上高危因素的子宫颈癌患者是适用 LARVH 术者。

二、手术的关键

经阴道途径如何把输尿管从膀胱宫颈韧带中解剖、游离出来，然后才能避开输尿管，尽量靠近盆壁钳夹和切断宫旁组织、主韧带，达到根治或次根治子宫切除的要求。小心地将膀胱宫颈韧带内、外侧叶分开、离断，才能找到输尿管膝部，由此顺着输尿管向上打开隧道，才能充分游离输尿管。经阴道根治子宫切除术前放置输尿管导管，术中分离膀胱宫颈韧带时，通过手指直接触摸到膀胱宫颈韧带内的输尿管导管，明确输尿管走行及位置，切断膀胱宫颈韧带更加安全。

三、存在问题

医生们阴式手术的能力及手术范围都不断提高，虽然从基础到临床已充分证实了其优越性，但这样一种理想的手术途径还远远未被广泛认同，其技术也未得到应有的推广和普及，经腹途径仍占全球子宫切除的绝对主导地位。虽然 1995 年就提出了子宫切除途径的选择指南，倡导优先选择阴道途径，但目前阴道手术在美国的全部妇科手术中也仅占 30%左右。我国除少数阴道手术开展较早、较成熟的几家大医院之外，多数医院阴道手术的比例尚不足 10%。经阴道手术的普及率不高，既有教学困难的原因，也有初学者具有较强的畏惧心理。实际上最主要的原因是对解剖的不熟练，尤其是对宫颈周围解剖的不熟练所致。其次在思维上的困难，无论在学校基础解剖的学习阶段还是其后的临床工作中，医生所接受的妇科解剖学教育都是自上而下的，即所谓的顺行解剖。这种思维习惯，适用于开腹手术或腹腔镜手术。而经阴道手术的顺序和腹式手术正好相反，往往腹式手术的最后一步即是阴式手术的第一步。

阴式手术借助人体天然的孔穴进行大范围的恶性肿瘤手术，由于经阴道手术时宫颈的位置高，术野较窄，手术野的暴露不充分，成为开展经阴道广泛性子宫切除术的主要困难之一。操作空间狭小，而且不是全部在可视下操作，部分需借助于触觉操作，尤其是手术的关键步骤输尿管膝部的解剖在盲视下操作，手术难度大，易出现并发症，出现手术副损伤后处理困难。术者观察解剖结构方向异于传统开腹手术，这就要求术者更加熟悉盆腔解剖，有很高的手术技巧，而且还需要配备专门的阴式手术器材。

第五节 保留生殖与生理功能的子宫颈癌微创手术

随着子宫颈癌发病年轻化，子宫颈癌筛查的普及以及其治疗疗效的提高，特别是保证治疗疗效的前提下，对术后生活质量愈加重视。因此对传统的手术方式提出挑战，既能手术切除全部病灶，又能尽可能保留女性生殖与生理功能，提高术后生活质量是子宫颈癌手术模式改进的目标。

保留生育功能的宫颈广泛切除加盆腔淋巴结清扫在年轻早期子宫颈癌的应用打破了以往早期子宫颈癌的标准手术治疗方法为根治性全子宫切除＋盆腔淋巴结切除术或者行根治性放疗的传统概念。尽管这些治疗措施大大提高了治愈率，但也使得一些年轻未生育的患者丧失了生育机会。加之随着早期子宫颈癌治愈率极大提高，如何保留年轻早期子宫颈癌患者的生育问题亟待解决，Dargen 等 1994 年报道腹腔镜阴式根治性子宫颈切除术（laparoscopic vaginal radical trachelectomy，LVRT）治疗早期想保留生育功能的子宫颈癌患者，UngarL 等 2005 年报道了开腹根治性宫颈切除治疗早期子宫颈癌，治疗疗效与腹腔镜阴式根治性宫颈切除术相同，根治性宫颈切除术最大优点是治疗子宫颈癌的同时保留患者的生育功能。至今国内外报道近千例实施了类似的手术，但毕竟是一种新的手术模式，它的治疗效果如何以及是否能保留生育功能，由于缺乏大规模的前瞻性多中心随机对照试验的研究结果，尚不能最后确定。

一、手术指征

什么病例适合实施这样的手术？NCCN2009 年在总结了已有的临床病例报道后对 Dargent 提出的手术适应证进行了修改，提出该手术的适应证为：（1）年轻渴望生育；（2）不存在不育的因素（夫妇双方）；（3）临床分期在Ⅰa～Ⅰb1；（4）肿瘤的直径不超过 4cm；（5）无盆腹腔淋巴结的转移；（6）病理类型为鳞癌或者腺癌。已有文献详细描述了复发的病例的临床病理特征，在全部病例中，其中肿瘤直径＜2cm 的复发率为 4.2%，而 2cm≤肿瘤直径＜4cm 的复发率为 6.7%，二者复发率差别不大，同时 John 等采用多因素分析患者的预后因素，结果也显示肿瘤＜2cm 不是影响宫颈根治性切除术疗效的独立预后因素。Robova 的研究结果也显示肿瘤＞2cm 的肿瘤可以经过新辅助化疗后再行根治性宫颈切除术，治疗效果满意。因此，手术适应证对肿瘤的大小放宽至＜4cm。另外在全部复发病例中病理类型为鳞癌为 4.5%，而非鳞癌则为 5.8%，二者比例大致相同，因此无论腺癌或鳞癌均适宜根治性宫颈切除术。但值得注意的是近年来其他特殊病理类型子宫颈癌发病率有增高趋势，如小细胞癌，且这一类型的子宫颈癌患者预后极差，故对特殊病理类型早期子宫颈癌宫行保留生育的宫颈根治性切除术要特别谨慎。Diaz 等采用多因素分析影响根治性宫颈切除术疗效结果发现淋巴脉管浸润、宫颈间质浸润的深度是影响根治性宫颈切除术疗效的独立预后因素。因此对早期子宫颈癌保留生育功能的根治性宫颈切除术适应证时应增加考虑脉管浸润，宫颈间质浸润深度的因素。对术前病理证实脉管区浸润和宫颈间质浸润的深度超过肌层的患者，实施根治性宫颈切除术应该慎重考虑。

二、手术的安全性

Marchiole 的研究结果提示腹腔镜辅助阴式根治性全子宫切除术与腹腔镜辅助阴式根治性宫颈切除术比较术中并发症差异无统计学意义（LAVRT 为 2.5%，LAVRH 为 5.8%，$P>0.05$）。Beiner 等与 Pareja 等的观点也相同，认为阴式及腹式 RT 均能达到与传统的子宫颈癌根治术同样彻底的效果，且二者术后并发症与复发率无明显差异，又保留了患者的生育能力。因此根治宫颈切除手术是安全可行的手术方式。

三、宫颈根治性切除治疗效果及影响预后的因素

Shepherd 等总结了 30 例行腹腔镜阴式根治性宫颈切除术的早期癌患者的术后复发率时发现，病灶大于 2cm，腺癌，肿瘤侵犯到宫旁组织和宫颈管内膜，肿瘤分化差或已侵犯血管腔其预后要明显差于无上述情况者，因此建议对有上述情况的患者采用宫颈根治性切除治疗时应谨慎。Hiroshi 等则总结了 61 例早期子宫颈癌行腹式宫颈根治性切除术的病例随访资料，结果除了 1 例腺癌患者外，肿瘤直径小于 2cm 的均无复发，而肿瘤直径大于 2cm 的复发率为 8.2%（5/8），复发的 5 例患者中有 4 例患者脉管浸润。已有文献报道了根治性宫颈切除术后的复发，死亡和术后切缘阳性的病例数，结果显示，切缘阳性率为 0～10%，平均为 1.4%；术后复发率为 0～9.8%，平均为 4.7%。死亡率为 0～4.2%，平均死亡率为 1%。这与已有的开腹或腹腔镜下行根治性子宫切除＋盆腔淋巴结切除术文献报道的术后切缘阳性率，术后复发率以及死亡率基本相似。因此对Ⅰa～Ⅰb1 期的患者采用保留生育功能的根治性宫颈切除术治疗其疗效相同于传统的手术治疗模式。目前已有临床资料结果提示，影响宫颈根治性切除治疗疗效的主要因素是病灶的大小、分期和淋巴管或血管的浸润。因此，只要严格掌握手术指征，对早期子宫颈癌患者施行宫颈根治性切除治疗不会影响患者预后。

四、宫颈根治性切除术后生育的问题

宫颈根治性切除术设计的基点就是治疗子宫颈癌的同时保留患者的生育功能，因此，手术后保留生育功能的效果如何是和其是否影响患者预后同样引起临床医生关注的问题。Wong 等报道 11 例行宫颈根治性切除后的患者中，8 例在生殖中心接受持续的治疗或者人工辅助受孕，总共发生了 9 次妊娠，共获得 4 个新生儿有 3 例为早产儿，1 例为足月儿，4 个健康新生儿。分娩方式都为剖宫产。Shepherd 等在总结行腹腔镜阴式根治性宫颈切除术患者中，13 例有妊娠要求的患者，其中 8 例（61%）受孕，总共妊娠 14 次，9 例活娩，均是通过剖宫产分娩，9 例活产婴儿中 7 例为早产（孕龄 25～36 周），1 例在孕 18 周时发生晚期流产。6 例早产和 1 例晚期流产与胎膜自发破裂有关。Sonoda 的临床结果显示术后妊娠率可以高达 79%，63.7%的病例自然受孕成功。基本可以接近正常生理状况下的受孕率。说明该手术方式能保留患者的生育能力，但也应该看到在受孕患者中辅助受孕率 36.3%，相对正常生育人群来说，比例较高。已有研究发现根治性宫颈切除术后受孕率低可能与术后缺乏宫颈黏液或峡部狭窄或发生盆腔粘连或者双侧输卵管堵塞有关，故胚胎移植术及颈管扩张术等辅助受孕技术能较好地解决根治性宫颈切除术后受孕率低的问题，增加患者受孕机会。另外临床观察也发现根治性宫颈切除术后早产和流产率都较高。可能与下列因素相关：其一，与根治性宫颈切除导致宫颈的缺失，宫颈关闭不全或宫颈缺乏黏液栓的防御易继发亚临床绒毛膜、羊膜炎或发生宫内感染，不利于胚胎的发育。宫颈切除后在峡部行环扎术，因缝线是异物，有可能增加感染和胎膜早破。因此有学者建议，将环扎的单股不吸收尼龙缝线埋入阴道上皮下。在妊娠早期用阴道黏膜覆盖峡部开口，同时给予口服抗生素。其二，术后宫颈的局部疤痕形成，改变了胎膜的压力，容易发生胎膜早破是导致早产或晚期流产的主要因素。因此，Noori 等提出在妊娠 14～26 周时给予预防性使用抗生素及宫颈环扎等治疗，可以降低早产或晚期流产的发生。因此，重视对根治性宫颈切除术后早产和流产的防治是提高正常分娩率和新生儿质量的重要措施。

五、保留生育功能宫颈根治性切除术的流程

一是首先在腹腔镜下或开腹行腹后腔淋巴结系统清扫，并将各组淋巴结样本送快速冰冷切

片病理学检查。二是若淋巴结组织病理学结果为阳性，则改行根治性子宫切除或近距离放疗＋盆腔放疗（A 点剂量：75～80 Gy）。三是若淋巴结组织病理学结果为阴性，且宫颈肿瘤直径≤2cm，则保留完整的膀胱子宫韧带，切除 1/2 宫骶韧带及主韧带，切除阴道上 1/3。若宫颈肿瘤直径≤4cm，则膀胱子宫韧带完全切除，保留远端输尿管与膀胱上动脉之间小部分的侧部组织，宫骶韧带在靠近骶骨处切除，主韧带在靠近骨盆侧壁处切除，切除阴道上 1/3～2/3。四是所切除宫颈组织各切缘均送快速冰冷切片病理学检查，若组织病理学结果为阳性（包括病理证实脉管浸润和宫颈间质浸润的深度超过深肌层），则改行根治性子宫切除或近距离放疗＋盆腔放疗（A 点剂量：75～80 Gy）。若组织病理学结果为阴性，则可术后观察随访。

六、宫颈根治性切除术手术步骤

1. 环形切开阴道壁，首先距病灶 3～4cm，确定切除阴道壁的长度，用 4 把皮钳钳夹切开部位阴道壁的四周，于阴道黏膜下注入 1‰肾上腺素生理盐水溶液，用电刀从该处环形切开阴道黏膜全层（彩图 10－25，彩图 10－26）。

2. 形成阴道袖套　将切开的阴道前、侧、后壁切缘下方黏膜向宫颈方向游离，形成袖口，用 7 号丝线缝合前、后壁断端，打结关闭袖套口，形成束状便于牵引（彩图 10－27）。

3. 分离膀胱宫颈间隙　紧贴宫颈处剪断阴道上膈，然后用长弯钝头剪刀紧贴宫颈筋膜分离撑开宫颈膀胱间的疏松结缔组织，打开膀胱宫颈间隙，再用手指插入向上及向两侧钝性分离扩大膀胱子宫间隙。

4. 分离直肠宫颈间隙　用长弯钝头剪刀紧贴宫颈后壁筋膜分离撑开宫颈直肠之间的疏松结缔组织，打开直肠宫颈间隙，再用手指钝性分离扩大直肠宫颈间隙。切断阴道旁组织（彩图 10－28）。

5. 打开膀胱侧窝　把阴道袖口拉向对侧，用皮钳提起 1 点处阴道壁切缘，用钝头弯剪刀在膀胱宫颈韧带与左侧阴道壁切缘之间向外斜上方撑开、分离，进入膀胱侧窝，再插入示指向外上方进一步扩展膀胱侧窝。同法处理对侧（彩图 10－29）。

6. 分离剪断膀胱宫颈韧带，打开输尿管隧道游离输尿管（彩图 10－30，彩图 10－31）。

7. 牵出已在腹腔镜下结扎切断的子宫动脉断端，将输尿管进一步向外上方推离（彩图 10－32）。

8. 分离直肠子宫间隙和直肠旁间隙，充分暴露两间隙之间的宫骶韧带，于靠近直肠的部位钳夹切断、切断宫骶韧带（彩图 10－33）。

9. 钳夹、切断主韧带　暴露宫颈旁的主韧带，直视下避开输尿管，尽量靠近盆壁用长弯血管钳钳夹、切断、缝扎主韧带及宫旁组织（彩图 10－34）。

10. 沿宫颈狭部（宫颈内口）环行离断宫颈组织（彩图 10－35）。

11. 从宫颈断面沿宫颈内口处 U 型键合止血创面，将阴道黏膜与宫颈残端缝合，并在宫颈内口处置放一碘仿沙条引流 1～2 天。

（李　力　阳志军　姚德生）

参考文献

1. 谢庆煌，柳晓春，郑玉华，等．经阴道子宫广泛切除联合腹腔镜手术治疗子宫恶性肿瘤的临床研究．实用妇产科杂志，2007，23：20-22.

2. 梁志清．妇科恶性肿瘤手术方式探讨．中国实用妇科与产科杂志，2008，24：494-497.
3. Querleu D. Laparoscopically assisted radical vaginal hysterectomy. Gynecol Oncol，1993，51：248-254.
4. Querleu D. Laparoscopic surgical therapy and staging in a case of early malignant granulosa cell tumor of the ovary. Eur J Obstet Gynecol Reprod Biol，1994，54：215-217.
5. Dargent D，Mathevet P. Schauta's vaginal hysterectomy combined with laparoscopic lymphadenectomy. Baillieres Clin Obstet Gynaecol，1995，9：691-705.
6. Chu KK，Chang SD，Chen FP，et al. Laparoscopic surgical stage in cervical cancer—preliminary experience among chinese. Gynecol Oncol，1997，64：49-53.
7. Smith JR，Boyle DC，Corless DJ，et al. Abdominal radical trachelectomy：a new surgical technique for the conservative management of cervical carcinoma. Br J Obstet Gynaecol，1997，104：1196-1200.
8. Possover M，Krause N，Plaul K，et al. Laparoscopic para-aortic and pelvic lymphadenectomy：experience with 150 patients and review of the literature. Gynecol Oncol，1998，71：19-28.
9. Cravello L，Gonzague CL，Roger V，et al. Brachytherapy and vaginal hysterectomy for low-stage uterine cervix carcinoma. Gynecol Oncol，1999，72：102-106.
10. Vidaurreta J，Bermudez A，Paola G，et al. Laparoscopic staging in locally advanced cervical carcinoma：a new possible philosophy? Gynecol Oncol，1999，75：366-371.
11. Eltabbakh GH，Shamonki MI，Moody JM，et al. Hysterectomy for obese women with endometrial cancer：laparoscopy or laparotomy? Gynecol Oncol，2000，78：329-335.
12. Shepherd JH，Mould T，Oram DH. Radical trachelectomy in early stage carcinoma of the cervix：outcome as judged by recurrence and fertility rates. BJOG，2001，108：882-885.
13. Abu-Rustum NR，Sonoda Y，Chi DS，et al. The effects of CO_2 pneumoperitoneum on the survival of women with persistent metastatic ovarian cancer. Gynecologic oncology，2003，90：431-434.
14. Abu-Rustum NR，Sonoda Y，Chi DS，et al. The effects of CO_2 pneumoperitoneum on the survival of women with persistent metastatic ovarian cancer. Gynecol Oncol，2003，90：431-434.
15. Hertel H，Kohler C，Michels W，et al. Laparoscopic-assisted radical vaginal hysterectomy（LARVH）：prospective evaluation of 200 patients with cervical cancer. Gynecol Oncol，2003，90：505-511.
16. Hertel H，Kohler C，Michels W，et al. Laparoscopic-assisted radical vaginal hysterectomy（LARVH）：prospective evaluation of 200 patients with cervical cancer. Gynecol Oncol，2003，90：505-511.
17. Pomel C，Atallah D，Le Bouedec G，et al. Laparoscopic radical hysterectomy for invasive cervical cancer：82-year experience of a pilot study. Gynecol Oncol，2003，91：534-539
18. Tozzi R，Köhler C，Ferrara A，et al. Laparoscopic treatment of early ovarian cancer：surgical and survival outcomes. Gynecol Oncol，2004，93：199-203.
19. He YL，Zhang LY，Yang J，et al. Clinical analysis of radical hysterectomy plus pelvic lymphadenecomy for patients with malignant uterine tumors：laparoscopy versus laparotomy. Chin J Obstet Gynecol，2004，39：308-310.
20. Steed H，Rosen B，Murphy J，et al. A comparison of laparascopic-assisted radical vaginal hysterectomy and radical abdominal hysterectomy in the treatment of cervical cancer. Gynecol Oncol，2004，93：588-593.
21. Löning M，Diddens H，Küpker W，et al. Laparoscopic fluorescence detection of ovarian carcinoma metastases using 5-aminolevulinic acid-induced protoporphyrin IX. Cancer，2004，100：1650-1656.
22. Leblanc E，Querleu D，Narducci F，et al. Laparoscopic restaging of early stage invasive adnexal tumors：a 10-year experience. Gynecol Oncol，2004，94：624-629.
23. Lécuru F，Desfeux P，Camatte S，et al. Stage I ovarian cancer：comparison of laparoscopy and laparotomy on staging and survival. Eur J Gynaecol Oncol，2004，25：571-576.
24. Nagarsheth NP，Rahaman J，Cohen CJ，et al. The incidence of port-site metastases in gynecologic

cancers, JSLS: Journal of the Society of Laparoendoscopic Surgeons. Society of Laparoendoscopic Surgeons, 2004, 8: 133-139.

25. Steed H, Rosen B, Murphy J, et al. A comparison of laparascopic-assisted radical vaginal hysterectomy and radical abdominal hysterectomy in the treatment of cervical cancer. Gynecologic oncology, 2004, 93: 588-593.
26. Palfalvi L, Hogg R, Siklos P, et al. Abdominal radicaltrachelectomy: a fertility-preserving option for woman with early cervical cancer. BJOG, 2005; 112: 366-369.
27. Sanjuan A, Hernandez S, Pahisa J, et al. Port-site metastasis after laparoscopic surgery for endometrial carcinoma: two case reports. Gynecol Oncol, 2005, 96: 539-542.
28. Till H, Schmidt H. Juvenile granulosa cell tumour (JGCT) of the ovary in a 6-year-old girl: laparoscopic resection achieves long-term oncological success. Eur J Pediatr Surg, 2005, 15: 292-294.
29. Chi DS, Abu-Rustum NR, Sonoda Y, et al. The safety and efficacy of laparoscopic surgical staging of apparent stage I ovarian and fallopian tube cancers. Am J Obstet Gynecol, 2005, 192: 1614-1619.
30. Fagotti A, Fanfani F, Ludovisi M, et al. Role of laparoscopy to assess the chance of optimal cytoreductive surgery in advanced ovarian cancer: a pilot study. Gynecol Oncol, 2005, 96: 729-735.
31. Vergote I, Marquette S, Amant F, et al. Port-site metastases after open laparoscopy: a study in 173 patients with advanced ovarian carcinoma. International Journal of Gynecological Cancer, 2005, 15: 776-779.
32. Spannuth WA, Rocconi RP, Huh WK, et al. A comparison of hand-assisted laparoscopy and conventional laparotomy for the surgical evaluation of pelvic masses. Gynecol Oncol, 2005, 99: 443-446.
33. Krivak TC, Elkas JC, Rose GS, et al. The utility of hand-assisted laparoscopy in ovarian cancer. Gynecol Oncol, 2005, 96: 72-76.
34. Palfalvi L, Hogg R, Siklos P, et al. Abdominal radical trachelectomy: a fertility-preserving option for woman with early cervical cancer. BJOG, 2005, 112: 366-369.
35. Littell RD, Hallonquist H, Duska LR, et al. Negative laparoscopy is highly predictive of negative second-look laparotomy following chemotherapy for ovarian, tubal, and primary peritoneal carcinoma. Gynecol Oncol, 2006, 103: 570-574.
36. Deffieux X, Castaigne D, Pomel C. Role of laparoscopy to evaluate candidates for complete cytoreduction in advanced stages of epithelial ovarian cancer. Int J Gynecol Cancer, 2006, 16 Suppl 1: 35-40.
37. Angioli R, Palaia I, Zullo MA, et al. Diagnostic open laparoscopy in the management of advanced ovarian cancer. Gynecol Oncol, 2006, 100: 455-461.
38. Chi DS, Abu-Rustum NR, Sonoda Y, et al. Laparoscopic and hand-assisted laparoscopic splenectomy for recurrent and persistent ovarian cancer. Gynecol Oncol, 2006, 101: 224-227.
39. Xu H, Chen Y, Li Y, et al. Complications of laparoscopic radical hysterectomy and lymphadenectomy for invasive cervical cancer: experience based on 317 procedures. Surg Endosc, 2007, 21: 960-964.
40. Ghezzi F, Cromi A, Ciravolo G, et al. Surgicopathologic outcome of laparoscopic versus open radical hysterectomy. Gynecol Oncol, 2007, 106: 502-506.
41. Frumovitz M, dos Reis R, Sun CC, et al. Comparison of total laparoscopic and abdominal radical hysterectomy for patients with early-stage cervical cancer. Obstet Gynecol, 2007, 110: 96-102.
42. Ghezzi F, Cromi A, Uccella S, et al. Laparoscopy versus laparotomy for the surgical management of apparent early stage ovarian cancer. Gynecol Oncol, 2007, 105: 409-413.
43. Marchiole P, Benchaib M, Buenerd A, et al. Oncological safety of laparoscopic-assisted vaginal radical trachelectomy (LARVT or Dargent's operation): a comparative study with laparoscopic-assisted vaginal radical hysterectomy (LARVH). Gynecol Oncol, 2007, 106: 132-141.

44. Fagotti A, Ferrandina G, Fanfani F, et al. Prospective validation of a laparoscopic predictive model for optimal cytoreduction in advanced ovarian carcinoma. Am J Obstet Gynceol, 2008, 199: 642. e1-6.
45. Chen Y, Xu HC, Li YY, et al. The outcome of laparoscopic radical hysterectomy and lymphadenectomy for cervical cancer: a prospective analysis of 295 patients. Ann Surg Oncol, 2008, 15: 2847-2855.
46. Berta DF, Antonio GM, Maria A, et al. Sentinel lymph node identification and radical hysterectomy with lymphadenectomy in early stage cervical cancer: laparoscopy versus laparotomy. J Minim Invasive Gynecol, 2008, 15: 531-537.
47. Colomer AT, Jiménez AM, Bover Barcels MI. Laparoscopic treatment and staging of early ovarian cancer. J Minim Invasive Gynecol, 2008, 15: 414-419.
48. John P. Diaz, Yukio Sonoda, Mario M, et al. Oncologic outcome of fertility-sparing radical trachelectomy versus radical hysterectomy for stage IB1 cervical carcinoma. Gynecol Oncol, 2008, 111: 255-260.
49. Robova H, Pluta M, Hrehorcak M, et al. High-dose density chemotherapy followed by simple trachelectomy: full-term pregnancy. Int J Gynecol Cancer, 2008, 18: 1367-1371.
50. John P. Diaz, Yukio Sonoda, Mario M, et al. Oncologic outcome of fertility-sparing radical trachelectomy versus radical hysterectomy for stage IB1 cervical carcinoma. Gynecol Oncol, 2008, 111: 255-260.
51. Robova H, Pluta M, Hrehorcak M, et al. High-dose density chemotherapy followed by simple trachelectomy: full-term pregnancy. Int J Gynecol Cancer, 2008, 18: 1367-1371.
52. Diaz JP, Sonoda Y, Leitao MM, et al. Oncologic outcome of fertility-sparing radical trachelectomy versus radical hysterectomy for stage IB1 cervical carcinoma. Gynecol Oncol, 2008, 111: 255-260.
53. Beiner ME, Hauspy J, Rosen B, et al. Radical vaginal trachelectomy vs. radical hysterectomy for small early stage cervical cancer: a matched case-control study. Gynecologic oncology, 2008, 110: 168-171.
54. Pareja FR, Ramirez PT, Borrero FM, et al. Abdominal radical trachelectomy for invasive cervical cancer: a case series and literature review. Gynecologic oncology, 2008, 111: 555-560.
55. Shepherd JH, Milliken DA. Conservative surgery for carcinoma of the cervix. Clinical Oncology, 2008, 20: 395-400.
56. Sonoda Y, Chi DS, Carter J, et al. Initial experience with Dargent′s operation: the radical vaginal trachelectomy. Gynecol Oncol, 2008, 108: 214-219.
57. Pellegrino A, Vizza E, Fruscio R, et al. Total laparoscopic radical hysterectomy and pelvic lymphadenectomy in patients with Ib1 stage cervical cancer: analysis of surgical and oncological outcome. EJSO, 2009, 35: 98-103.
58. Angioli R, Muzii L, Battista C, et al. The role of laparoscopy in ovarian carcinoma. Minerva Ginecologica, 2009, 61: 35-43.
59. Ghezzi F, Cromi A, Siesto G, et al. Laparoscopy staging of early ovarian cancer: our experience and review of the literature. Int J Gynecol Cancer, 2009, 19 Suppl 2: S7-S13.
60. Hiroshi N, Takuma F, Kaori K, et al. Abdominal radical trachelectomy as a fertility-sparing procedure in women with early-stage cervical cancer in a series of 61 women. Gynecol Oncol, 2009, 115: 51-55.
61. I. Wong W, Justin S, Gangooly L, et al. Assisted conception following radical trachelectomy. Human Reproduction, 2009, 24: 876-879.

附：腹腔镜手术治疗妇科恶性肿瘤的进展

妇科腹腔镜手术开展至今已近 30 年，已广泛运用于妇科良性疾病的治疗。20 世纪 90 年代前，当时由于认为腹腔镜切口小及 CO_2气腹可能潜在的影响，其在妇科恶性肿瘤手术治疗方面的应用一直被视为禁忌证。随着腹腔镜设备的日益发展，临床经验的不断积累，20 世纪 90 年代后，在妇科恶性肿瘤手术的应用从最初简单的探查，已逐步显示出其微创治疗的优越性并取得了显著的临床疗效，尤其对各种妇科恶性肿瘤的术式、肿瘤患者的生存率、复发率的评价已为广大妇科医生所认同。

1. 腹腔镜手术治疗子宫颈癌的发展

1.1 腹腔镜在治疗早期子宫颈癌的发展

1990 年，Canis 等首次报道了在腹腔镜下治疗早期子宫颈癌的临床研究。1991 年，Querleu 等对 1988—1991 年期间 32 例子宫颈癌患者进行腹腔镜下盆腔淋巴结清扫，平均切除淋巴结 15.7（13～18）个，从此开创了腹腔镜手术治疗子宫颈癌的临床研究。在 1992 年 Dargen、1993 年 Querleu 先后完成腹腔镜辅助阴道广泛子宫切除术及盆腔和/或腹主动脉旁淋巴结清扫，1992 年 Nethat 首次报道在腹腔镜下盆腔和腹主动脉旁淋巴结切除的同时进行完全性腹腔镜广泛性子宫切除术，这一术式克服了腹腔镜辅助下经阴道根治性子宫切除术需要两套手术器械和术中变换患者体位的不足。35 例完全腹腔镜下和 54 例传统开腹完成广泛性子宫切除术和盆腔淋巴结清扫术的早期子宫颈癌患者比较，腹腔镜组出血少（319 ml vs 548 ml，$P=0.009$），术后感染发生率低（18% vs 53%，$P=0.001$），术后住院时间短（2d vs 5d，$P=0.001$），宫旁切除组织两组间无统计学意义，但腹腔镜组手术时间长（344min vs 307min，$P=0.03$）。2002 年，Spirtos 等报道对 78 例Ⅰ期子宫颈癌施行完全性腹腔镜广泛性子宫切除及盆腔淋巴结切除术，94%的患者在腹腔镜下完成手术，平均手术时间 205min，平均出血量 225ml，平均淋巴结切除数为 34 枚，平均宫旁组织切除达 3.3cm，随访 3 年仅有 5.1%的患者复发。2003 年，又有学者对 50 例Ⅰa2 和Ⅰb1 的子宫颈癌施行完全性腹腔镜广泛性子宫切除及盆腔淋巴结切除术，5 年生存率为 96%。随着腹腔镜设备的不断改进和技术的不断发展完善，其在子宫颈癌手术治疗方面的应用范围日益广泛。2007 年 Li G 报道 90 例腹腔镜下和 35 例传统开腹广泛性子宫切除术和盆腔淋巴结清扫术的早期子宫颈癌患者比较，腹腔镜组手术时间较长（262.99±67.6 min vs 217.2±71.56 min，$P=0.001$）但术后肠道恢复快（1.96±0.62 d vs 2.40±1.06 d，$P=0.025$），术中出血量、淋巴切除个数、术后膀胱功能恢复时间及术后住院时间两组之间无明显差别，仅 2.2%（2/90）腹腔镜手术中转开腹，平均随访 26 个月，两组的复发率（13.75% vs 12%，$P>0.05$）和死亡率（10% vs 8%，$P>0.05$）均无明显差别。2008 年 Chen 报道了 295 例Ⅰa2～Ⅱb 期子宫颈癌患者，术中及术后随访情况，5 例患者中转开腹，平均手术时间 162min，平均出血量 230ml，平均随访 36 个月，复发和转移率为 16.3%，无瘤生存率为Ⅰa 期 95.2%，Ⅰb 期 96.2%，Ⅱa 期 84.5%，Ⅱb 期 79.4%。因此认为对早期子宫颈癌患者施行腹腔镜术式是可行的、安全的、有效的。Lee 等通过比较研究证明两种手术方式在术中、术后并发症也无明显差别，充分显示腹腔镜手术微创、安全、疗效肯定的优越性。因此，应用腹腔镜治疗子宫颈癌的对象较开展早期越来越广泛。

1.2　腹腔镜在治疗有保留生育或内分泌功能要求的子宫颈癌的发展

子宫颈癌发病逐渐年轻化，未生育患者有保留生育功能的要求，年轻已育患者希望保留卵巢内分泌功能，因此，对腹腔镜技术再次提出了新的挑战。1994年，Dargent首次报道了先行腹腔镜下盆腔淋巴结切除术，术中冰冻病理检查确定无淋巴结转移后，行经阴道根治性宫颈切除术，即切除部分阴道、近端部分骶、主韧带和80%宫颈组织，但需保留部分宫颈组织。再行子宫内膜及颈管内组织活检术，并对切除标本行冰冻病理检查确定切缘无肿瘤残留及宫颈管上部和子宫内膜无肿瘤浸润，术后患者成功受孕并且分娩的病例，引起了学术界的广泛兴趣和关注。但是，对于腹腔镜根治性宫颈切除术的适应证目前还没有制定统一的标准，以后有学者提出此手术方式主要适应于Ⅰa1～Ⅰb1期有强烈要求保留生育功能的子宫颈癌患者，并要求病灶直径≤2cm，无区域淋巴结转移，宫颈管上部及宫体无肿瘤浸润，病灶完全切净并距切缘大于5mm，表明根治性切除满意。也有学者认为淋巴管是否浸润及病理组织学类型不是此术式应用的绝对禁忌证。2002年Dargent D对96名患者平均随访76个月，复发率为4.1%；2005年Plante M对319名患者平均随访44个月，复发率为4.2%，得出了相似的研究结果。由此认为对希望保留生育功能的Ⅰ～Ⅰb1期，癌灶直径<2cm的早期子宫颈癌患者行LARVT是安全、可行性的，手术并发症和术后复发率并不比广泛性子宫切除术高，多数患者术后能自然或借助辅助生育技术怀孕并且分娩。LARVT术后的妊娠结局是施行该术式的根本目的。LARVT术后妊娠结局的报道：72例LARVT后的早期子宫颈癌患者，其中31例共受孕50次，其中72%（36/50）患者维持到妊娠晚期，8例发生早期流产，2例出现中期流产，2例药物性流产，2例至文献发表时仍处于妊娠状态。另有报道多数患者在LARVT术后1年内能自然怀孕，由于流产和早产率较高，因而推荐术时即以聚丙烯材料制成的网带行宫颈环扎术，以防止患者妊娠后流产和早产，也有人推荐在确定怀孕以后或于妊娠14周左右行宫颈环扎术，对于足月妊娠或估计胎儿能够存活的早产、晚期流产等均以剖宫产终止为宜。

FIGO早期的子宫颈癌患者，为预防术后出现过早绝经相关症状，早在1998年Morice P主张在腹腔镜下行卵巢移位术。Pahisa等对28例年龄<45岁、FIGO分期Ⅰb1期的子宫颈癌患者在腹腔镜下行卵巢移位，术后随访44个月，除2例患者发生卵巢囊肿需要切除卵巢外，术中没有发生与卵巢移位相关的并发症。术后未接受放疗的患者，92.3%（12/13）保持正常卵巢功能；术后接受放疗的患者，72.7%（8/11）保持正常卵巢功能。可见腹腔镜下行卵巢移位术对于早期子宫颈癌女性是安全而有益的。随着卵巢移位手术的开展，子宫颈癌组织学类型是否影响移位卵巢转移率发生了争议。2003年O Picone提出移位卵巢转移率宫颈鳞癌显著低于宫颈腺癌［0.2%（1/524）vs 5.6%（2/36），$P=0.001$］，因此认为该术式仅适合于FIGO分期为Ⅰb期以下的宫颈鳞癌患者。以后有学者提出组织学类型不影响移位卵巢转移率。2008年Pahisa等对6例腹腔镜下卵巢移位的宫颈腺癌患者平均随访52个月，无病例发生卵巢转移，认为组织学类型对移位卵巢转移率无影响，但是，这需要进一步大样本循证医学资料研究证实。

1.3　腹腔镜在保留盆腔自主神经的子宫颈癌中的应用发展

自20世纪60年代日本学者提出在根治性子宫切除术中保留神经后，越来越多的学者致力于这一方面的研究。保留盆腔自主神经的根治性子宫切除手术可明显降低子宫颈癌患者术后下尿道或膀胱功能障碍、肛门或直肠功能障碍、外阴或阴道功能障碍的发生率，对提高患者的生活质量具有极大的帮助。由于保留盆腔自主神经的根治性子宫切除手术技巧要求较高、手术难度较大，保留盆腔自主神经的根治性子宫切除手术的关键是在术中对盆腔自主神经的辨认和保留，正可利用腹腔镜具有放大手术视野的效果益于辨认神经，近年来才逐渐在腹腔镜下开展该术式。2009 年 Chen Yong 等比较了子宫颈癌患者腹腔镜下接受保留神经（37 例）和不保留神经（25 例）的根治性手术，两组在手术时间、出血量、切除淋巴个数、切除宫旁及阴道壁组织的长度均无统计学差异，尿管留置时间保留神经组明显短（10.6±2.7 vs 17.2±4.2，$P=0.02$），由此认为保留神经的根治性手术治疗早期子宫颈癌能尽快恢复术后膀胱功能。研究者还将腹腔镜下保留神经的根治性宫颈手术应用于治疗年轻的早期子宫颈癌患者，2009 年 Park 等对 4 例年轻的早期子宫颈癌患者成功行腹腔镜下保留神经、保留子宫的根治性宫颈切除术，认为不增加术后复发率和死亡率，是安全可行的，还能保留生育能力，保留阴道功能、膀胱泌尿功能，提高患者术后生活质量。

2 腹腔镜在子宫内膜癌手术治疗中的应用发展

子宫内膜癌的治疗以手术为主，手术治疗的目的在于进行全面的手术病理分期同时切除癌变的全子宫及可能转移或已有转移的病灶。近 10 年腹腔镜治疗此病得到认可。1992 年 Childer 和 Surwit 首次采用腹腔镜手术治疗子宫内膜癌患者个案报道，随后有关子宫内膜癌在腹腔镜辅助下手术分期的报道，并对其安全性和可行性予以肯定。腹腔镜治疗子宫内膜癌的手术方式主要包括：1. 腹腔镜辅助阴式及筋膜外子宫切除术（LAVH）或全腹腔镜筋膜外全子宫（LTH）及双侧附件切除：适用于Ⅰa～Ⅰb 期患者，由于内膜癌卵巢转移率高达 5%～12%，原则上应同时行双侧附件切除。2. 腹腔镜辅助下阴式筋膜外子宫切除术（LAVH）或全腹腔镜筋膜外全子宫切除（LTH）＋双侧附件及盆腔、腹主动脉旁淋巴结清扫术：一般认为临床Ⅰ期的子宫内膜癌中，病理分级 G1 患者有 3 %存在淋巴结转移；病理分级 G3 患者有 18 %存在淋巴结转移；当浸润深肌层者，有 35%盆腔淋巴结转移，17%腹主动脉旁淋巴结转移。因此，腹膜后淋巴结切除术在子宫内膜癌的分期和治疗中有重要意义。淋巴结切除的适应证：Ⅰ期子宫内膜癌患者施行腹腔镜筋膜外全子宫切除和双附件切除术，术中冰冻病理检查，具有以下情况之一者，应行腹腔镜下盆腔和腹主动脉旁淋巴结清扫术或取样。（1）特殊病理类型如：乳头状浆液性腺癌、透明细胞癌、鳞形细胞癌、未分化癌等；（2）子宫内膜腺癌 G3；（3）肌层浸润深度≥1/2Ⅰc 期以上；（4）病灶面积＞2cm 或累及宫腔面积＞50%；（5）宫颈峡部受累。也适用于对非激素依赖型（浆液性或透亮细胞型）子宫内膜癌患者，并同时切除大网膜及阑尾。3. 腹腔镜广泛性子宫切除术＋双侧附件及盆腔、腹主动脉旁淋巴结清扫术：由于操作难度与创伤均较大，故仅适用于癌瘤已侵及子宫颈管（或子宫下段）临床Ⅱ期以上及子宫外出现病灶的子宫内膜癌患者。对于首次未进行彻底手术分期的子宫内膜癌患者，应用腹腔镜进行全面手术分期也是安全而有效的。早在 1993 年，Childers JM 对 13 例未进行全面分期的子宫内膜腺癌患者再次腹腔镜手术，分期的结果显示：两次手术时间平均间隔 47 天，1 例在腹腔冲洗液中找到癌细胞，2 例发现盆腔淋巴结转移，平均切除淋巴结 17.5 个，13 例患者均无手术并发症，术中平均出血量 50ml，平均住院时间 1.5 天。由此可见，采用腹腔镜对子宫内膜癌进行再次手术分期是可行的，并完全可达到与剖腹手术同样的效果。

1999 年 Gemignani ML 报道 LAVH 较开腹全子宫切除术（total abdominal hysterectomy，TAH）治疗子宫内膜癌患者，住院时间短，手术并发症少，住院费用低。子宫内膜癌患者通常肥胖，体重指数多＞35，被认为是子宫内膜癌分期手术的限制，随着腹腔镜手术技术的提高及智能化电能源在临床的应用，肥胖已经不再成为腹腔镜手术的绝对禁忌。2000 年 Holub 等成功为 94.4%体重指数为 30～40 患者施行分期手术，住院时间更短，恢复更快。

2001年Malur S研究结果显示腹腔镜手术和传统开腹手术淋巴切除个数和平均手术时间无明显差别，腹腔镜组平均随访16.5个月，开腹组平均随访21.6个月，总的生存率（83.9% vs 90.9%，$P>0.05$）也无明显差别。2003年Zorlu CG研究结果显示腹腔镜与开腹组淋巴转移率一致（7.7% vs 15.4%，$P>0.5$），术后感染率更低。2005年腹腔镜组较开腹组出血少（200 ml vs 513 ml，$P<0.001$），淋巴切除数多（26.1 vs 16.7，$P=0.004$），由于手术在放大的视野中进行，尤其在清扫盆腔较深部位闭孔淋巴结时，使视觉明显变浅，手术视野更清晰，术后住院时间短（3.6 d vs 7.7 d，$P<0.001$），但手术时间长（211 min vs 94 min，$P<0.001$），中转开腹率5%。2005年Chung K报道Ⅰ期子宫内膜癌的前瞻性随机研究结果：随访44个月，无瘤生存率（腹腔镜组91.2% vs 开腹组93.8%，$P>0.05$）、总生存率（腹腔镜组86.3% vs 开腹组89.7%，$P>0.05$）一致，这项前瞻性研究证实了以往回顾性的研究结果，即在腹腔镜下行子宫内膜癌分期手术的安全性和有效性。

3 腹腔镜在卵巢癌手术治疗中的应用发展

3.1 腹腔镜在早期卵巢恶性肿瘤治疗中的应用发展

3.1.1 腹腔镜在早期卵巢癌分期手术中的应用发展

全面而彻底的分期手术是治疗早期卵巢癌的首选方法。自1990年Reich等首次报道了应用腹腔镜治疗Ⅰ期卵巢癌后，有很多学者就腹腔镜治疗卵巢恶性肿瘤的可行性及有效性进行研究。1994年Querleu通过对8例已经进行过腹腔镜分期手术的早期卵巢肿瘤患者重新进行开腹分期手术，结果表明应用腹腔镜进行的分期手术是全面和彻底的。早期的腹腔镜手术虽均能通过双极电凝和单极电刀完成，但是手术时间久，随着多功能器械如超声刀、血管闭合系统等电能源系统在临床的应用，简化了手术步骤，缩短了手术时间。

腹腔镜用于处理附件肿块令人担忧的主要问题是附件肿块破裂，且随后被发现是恶性病变，可能使临床分期由Ⅰa期转变为Ⅰc期，开腹手术研究显示，若肿瘤可能被满意切除并予以敏感药物化疗，肿瘤破裂不影响预后。但是，为减少理论上的风险，应该谨慎操作，尽可能防止破裂发生。若肿瘤破裂，又未能满意切除，而且治疗延误，则将影响预后，因此，腹腔镜更适合应用于能够被完整取出的较小卵巢肿瘤。

2004年Lecuru F研究发现Ⅰ期卵巢癌患者平均随访3.5年，腹腔镜手术、腹腔镜中转开腹手术和开腹手术3组患者复发和生存结果无差异。2005年Chi DS报道腹腔镜手术与开腹手术切除淋巴结个数、大网膜大小及发现和辨别转移灶等手术效果和分期手术的结果一致。2009年Nezhat等对36例早期卵巢癌（20例上皮性肿瘤，11例交界性肿瘤，5例非上皮性肿瘤）患者进行腹腔镜下手术分期，平均随访4.5年，100%全部存活，仅8%复发。表明腹腔镜分期手术治疗Ⅰ期低危型卵巢癌患者的安全性随着时间的推移得到了充分的证实。

3.1.2 手助腹腔镜在早期卵巢恶性肿瘤分期手术中的应用发展

手助腹腔镜手术（hand-assisted laparoscopic surgery，HALS）是近年来兴起的一种新型腹腔镜手术方式，其基本方法是手术者经手助装置将非优势手伸入腹腔协助腹腔镜手术。2000年Pelosi等逐渐开始将手助腹腔镜引入妇科恶性肿瘤的治疗领域，2005年Krivak等将手助腹腔镜手术应用于25例卵巢癌患者，其中早期患者19例，晚期患者6例，其中80%（22/25）完成手助腹腔镜手术，20%（3/25）晚期患者中转行开腹手术。术后平均住院天数1.8天，手术时间81～365分钟。2006年Chi报道了5例均为卵巢癌单纯脾转移的患者，予手助腹腔镜进行脾脏切除，手术时间为155～315分钟，平均失血量为50～300ml，无显著并发症发生。术后进行 2～84 个月的随访，1 例患者于术后 20 个月死亡，其余 4 例无瘤生存，表明手助腹腔镜手术过程是安全有效的。因此，手助腹腔镜手术的出现使手术者的手可以直接接触拟切除的脏器，控制出血，通过触摸，发现常规腹腔镜手术难以察觉的微小病变，协助进行牵引或显露手术视野，使原来只能开腹才能进行的手术，也可以经手助腹腔镜完成，使复杂腹腔镜手术难度降低，安全性提高。

3.1.3　腹腔镜在早期卵巢癌再次手术分期和二探手术中的应用发展

单纯切除附件肿块，术后被确诊卵巢癌，需要再次完成手术分期，对于这类病人存在重新手术分期和可能存在延后治疗。此问题是否影响患者预后？2004 年 Leblanc 等对 44 例早期卵巢癌腹腔镜分期/再分期手术后的远期疗效进行了评价，平均随访 4.9 年，早期上皮性卵巢癌经腹腔镜分期/再分期手术后的 5 年生存率为 92.6%（95% *CI*：0.8～1.0），无瘤生存率为 90.6%（95% *CI*：0.8～1.0），从而证实了腹腔镜分期/再分期手术的有效性及远期疗效。2006 年法国的 178 例多中心长期随访研究显示：最初因附件肿块行腹腔镜或开腹手术的大部分病人，其初次手术大多不充分，尤其在腹腔镜手术组中只有 11%进行了腹膜活检，6%进行了大网膜切除，无 1 例进行盆腔和腹主动脉旁淋巴清扫术。其中 55.5%（99/178）进行了重新分期手术，其中 17.1%（17/99）采取腹腔镜分期手术，结果提示由于重新分期手术而导致的化疗延迟对患者预后并无不良影响。

卵巢恶性肿瘤患者经手术治疗以及至少 6 个疗程的化疗后，二次探查了解临床完全缓解的卵巢癌患者是否还有残留病灶或肿瘤复发，并估计化疗效果以及指导今后的治疗。以往卵巢癌“二次探查术”均为剖腹。但是对于已经施行彻底分期手术和规范化疗且临床评价完全缓解的患者，在无肿瘤复发迹象的前提下，进行二次剖腹探查术，接受程度低。自腹腔镜问世后，训练有素的腹腔镜医师尝试对临床缓解的卵巢癌患者施行腹腔镜“二次探查术”，且腹腔镜创伤小，患者更易于接受。然而，从理论上讲，应用腹腔镜技术进行二次探查缺乏触觉，一般认为腹腔镜二次手术易出现较高假阴性率，研究表明，应用腹腔镜行二探手术，可以将粘连分解后暴露肿瘤复发区域，在疑有病变及盆腔和腹主动脉旁淋巴结在内的肿瘤区域活检取样，与开腹手术相比，具有失血少、术后病率低等优点，结合具有经验的术者手术，假阴性率与开腹手术相当。Littell 等对 70 例临床完全缓解的卵巢癌患者进行腹腔镜二探术（1999—2005 年），并与剖腹探查以及病理结果进行对照研究。镜下发现残余癌灶者 18 例，镜下未见异常者 52 例。后者立即剖腹探查，证实阴性者 43 例，其余 5 例腹腔冲洗液或活检病理学证实阳性，另外 4 例于腹膜处发现残余癌灶。与剖腹二探术相比，腹腔镜二探的阴性预测值为 82.7%；联合腹膜活检和细胞学检查后，腹腔镜二探术的阴性预测值升至 91.5%，虽略低于开腹手术，但是，统计学上无显著差异。因此腹腔镜被用于二探，可以减少 50%剖腹手术率。2003 年 Abu－Rustum NR 在 11 年期间，对 189 例二探手术阳性的不同手术途径患者，分析其长期生存情况，各组年龄、分期、组织学、分级、肿瘤大小相当，中位生存时间腹腔镜组 41.1 个月，开腹组 38.9 个月（$P=0.742$），因此，生存率与手术途径无关。2004 年 Loning M 术前向行腹腔镜二次检查的卵巢癌患者腹腔内注入光敏剂 5－氨基乙酰丙酸，利用光敏剂在恶性组织中选择性聚积或残留的原理，识别肿瘤组织标本的敏感度为 92%。这种方法的应用为早期发现残余肿瘤或微转移灶提供了一种更高灵敏度的方法，有助于弥补腹腔镜二探术在临床诊断和治疗中的不足，显著减少假阴性率。

3.2　腹腔镜在晚期卵巢恶性肿瘤中的应用发展

3.2.1　腹腔镜在晚期卵巢癌评估（评估能否完成满意的瘤体减灭术）中的应用发展

目前，探查性剖腹手术是了解患者肿瘤负荷，评估患者能否进行满意的肿瘤细胞减灭术的最准确方式。由于剖腹手术创伤大，对探查术后不能进行肿瘤细胞减灭术的患者而言，存在一定的局限性。因为腹腔镜具有微创特点，且镜下可放大盆腹腔脏器，能更好地观察转移灶及上腹部、肝脏表面及横膈，故腹腔镜在评估晚期卵巢癌能否行肿瘤细胞减灭术方面又得以应用。1998 年 Vergote 等首次报道了进展性卵巢癌患者经开放性腹腔镜判断，决定是否行肿瘤细胞减灭术或新辅助化疗。2003 年 Fagotti A 用量化数据评估开放性腹腔镜在进展性卵巢癌中预测能否进行最佳肿瘤细胞减灭术的作用，该研究对 95 例怀疑为进展性卵巢癌或可能具有腹膜肿瘤种植的患者进行了评估，31 例患者因为出现达剑突的巨大肿瘤而致麻醉风险高被放弃之外，64 例患者均完成了此项研究。所有患者术前行临床放射影像学分析，随后依序行腹腔镜检查和标准长度开腹术。每个手术过程对一些术前特别定义的参数进行了分析，以获取正确估计可能获得最佳细胞减灭术的信息，腹腔镜估计能否进行最佳肿瘤细胞减灭术的正确率为 90%。临床放射影像学估计的阴性预测值为 73%，而根据腹腔镜检查后中转为开腹者，全部成功切除复发肿瘤；39 例患者中 34 例在腹腔镜下完全成功切除肿块。腹腔镜在识别能否行最佳肿瘤细胞减灭术治疗进展期卵巢癌方面优于标准长度的开腹手术。2006 年 Angioli R 对晚期（Ⅲc～Ⅳ期）卵巢癌进行腹腔镜探查，评估其在预测满意肿瘤细胞减灭术中的作用，经腹腔镜探查后认为 61%的患者可行肿瘤细胞减灭术，39%的患者由于病情影响无法行肿瘤细胞减灭术，并在术后 1 天接受了化疗。术后经过平均 22.4 个月的随访，肿瘤细胞减灭术组的生存率和无瘤生存率分别为 87%、49%，显著高于新辅助化疗组的 60%、27%，($P<0.05$)。一项对其所在医疗机构 11 年间晚期卵巢癌临床资料分析后发现，晚期卵巢癌若未经腹腔镜探查评估，高达 95%的患者接受了剖腹肿瘤细胞减灭术，但其中仅 46%患者达到了满意的初次肿瘤细胞减灭术；而若经腹腔镜探查评估，只有 61%的患者可接受了剖腹肿瘤细胞减灭术，但其中进行满意的初次肿瘤细胞减灭术高达 96%。因此，对于镜下判断可行满意肿瘤细胞减灭术的患者，应立即进行手术治疗，以改善其预后；而对于镜下判断不能行肿瘤细胞减灭术的患者而言，则避免了不必要的开腹手术，可尽早开始化疗，提高其生活质量。

虽然病例数及随访时间有限，但可喜的疗效为腹腔镜手术治疗妇科恶性肿瘤展现了广阔的前景。但是，由于腹腔镜手术治疗妇科恶性肿瘤时间短，大样本资料尚欠缺，其诊治规范还有待建立，在妇科恶性肿瘤的应用仍处于探索阶段，需要进行一系列前瞻性对照研究，才能取得更客观的临床评价。

（华克勤　陆芝英）

参考文献

1. Ozols RF, Fisher RI, Anderson T, et al. Peritoneoscopy in the management of ovarian cancer. Am J Obstet Gynecol, 1981, 140: 611-619.
2. Canis M, Mage G, Wattiez A, et al. Does endoscopic surgery have a role in radical surgery of cancer of the cervix uteri? Gynecol Obstet Bio Reprod (Paris), 1990, 19: 921.
3. Reich H, McGlynn F, Wilkie W. Laparoscopic management of stage I ovarian cancer: a case report. J Rep Med, 1990, 35: 601-604.
4. Querleu D, Leblanc E, Castelain B. Laparoscopic pelvic lymphadenectomy in the staging of early carcinoma of the cervix. Am J Obstet Gynecol, 1991, 164: 579-581.
5. Maiman M, Seltzer V, Boyce J. Laparoscopic excision of ovarian noplasms subsequently found to be

malignant. Obstet Gynecol，1991，77：563-565.
6. Dargent D，Mathevet P. Radical laparoscopic vaginal hysterectomy. J Gynecol Obstet Biol Reprod (Paris)，1992，21：709-710.
7. Nezhat CR，Burrell MO，Nezhat FR，et al. Laparoscopic radical hysterectomy with paraaortic and pelvic node dissection. Am J Obstet Gynecol，1992，166：864-865.
8. Nezhat CR，Burrell MO，Nezhat FR，et al. Laparoscopic radical hysterectomy with paraaortic and pelvic node dissection. Am J Obstet Gynecol，1992，166：864-865.
9. Childers JM，Surwit EA. Combined laparoscopic and vaginal surgery for the management of two cases of stage I endometrial cancer. Gynecol Oncol，1992，45：46-51.
10. Querleu D. Laparoscopic para-aortic node sampling in gynaecologic oncology：a preliminary experience. Gynecol Oncol，1993，49：24-29.
11. Childers JM，Brzechffa PR，Hatch KD，et al. Laparoscopically assisted surgical staging (LASS) of endometrial cancer. Gynecol Oncol，1993，51：33-38.
12. Vergote IB，Kaern J，Abeler VM，et al. Analysis of prognositic factors in stage Ⅰ epithelial ovarian carcinoma：impertance of degree of differentiation and deoxyribonucleic acid ploidy in predicting relapse. Am J Obstet Gynecol，1993，160：40-52.
13. Querleu D，Leblanc E. Laparoscopic infrarenal para-aortic lymph node dissection for restaging of carcinoma of the ovary or fallopian tube. Cancer，1994，73：1467-1471.
14. Dargent D，Brun JL，Roy M，et al. Pregnancies following radical trachelectomy for invasive cervical cancer. Gynecol Oncol，1994，52：105.
15. Morice P，Castaigne D，Haie-Meder C，et al. Laparoscopic ovarian transposition for pelvic malignancies：indications and functional outcomes. Fertil Steril，1998，70：956-960.
16. Vergote I，De Wever I，Tjalma W. Neoadjuvant chemotherapy or primary debulking surgery in advanced ovarian carcinoma：a retrospective analysis of 285 patients. Gynecol Oncol，1998，71：431 - 436.
17. Gemignani ML，Curtin JP，Zelmanovich J，et al. Laparoscopic-assisted vaginal hysterectomy for endometrial cancer：clinical outcomes and hospital charges. Gynecol Oncol，1999，73：5-11.
18. Morice P，Juncker L，Rey A，et al. Ovarian transposition for patients with cervical carcinoma treated by radiosurgical combination. Fertil Steril，2000，74：743-748.
19. Holub Z，Bartos P，Jabor A，et al. Laparoscopic surgery in obese women with endometrial cancer. J Amer Asso Gynecol Lap，2000，7：83-88.
20. Pelosi MA，Pelosi MA 3rd，Eim J. Hand-assisted laparoscopy for pelvic malignancy. J Lap Adv Sur Tec，2000，10：143-150.
21. Malur S，Possover M，Michels W，et al. Laparoscopic-assisted vaginal versus abdominal surgery in patients with endometrial cancer-a prospective randomized trial. Gynecol Oncol，2001，80：239-244.
22. Zdenek Holub，Antonin Jabor，Lev Klirent，et al. Laparoscopic staging of endometrial cancer using laparosonic instruments：comparison with electrosurgery. Eur J Obstet Gynecol Rep Bio，2001，100：81-86.
23. Sabine Malur，Macr Possover，Wolfgang Michels. Laparoscopic assisted vaginal versus abdominal surgery in patients with endometrial cancer-a prospective randomized trial. Gynecol Oncol，2001，80：239-244.
24. Spirtos NM，Eisenkop SM，Schlaerth JB，et al. Laparoscopic radical hysterectomy (type III) with aortic and pelvic lymphadenectomy in patients with stage I cervical cancer：surgical morbidity and intermediate followup. Am J Obstet Gynecol，2002，187：340-348.
25. Dargent D，Franzosi F，Ansquer Y，et al. Extended trachelectomy relapse：plea for patient involvement in the medical decision. Bull Cancer，2002，89：1027-1030.

26. Lee CL, Huang KG, Jain S, et al. Comparison of laparoscopic and conventional surgery in the treatment of early cervical cancer. Journal of the American Association of Gynecologic Laparoscopists, 2002, 9: 481-487.
27. Pomel C, Atallah D, Le Bouedec G, et al. Laparoscopic radical hysterectomy for invasive cervical cancer: 8-year experience of a pilot study. Gynecol Oncol, 2003, 91: 534-539.
28. O Picone, JS Aucouturier, A Louboutin, et al. Abdominal wall metastasis of a cervical adenocarcinoma at the laparoscopic trocar insertion site after ovarian transposition: case report and review of the literature. Gynecol Oncol, 2003; 90: 446-449.
29. Abu-Rustum NR, Sonoda Y, Chi DS, et al. The effects of CO_2 pneumoperitoneum on the survival of women with persistent metastatic ovarian cancer. Gynecol Oncol, 2003, 90: 431-434.
30. Loning M, Diddens H, Kupker W, et al. Laparoscopic fluorescence detection of ovarian carcinoma metastases using 5-aminolevulinic acid-induced protoporphyrin IX. Cancer, 2004, 100: 1650 - 1656.
31. Lecuru F, Desfeux P, Camatte S, et al. Stage I ovarian cancer: comparison of laparoscopy and laparotomy on staging and survival. Eur J Gynaecol Oncol, 2004, 25: 571 - 576.
32. Leblanc E, Querleu D, Narducci F, et al. Laparoscopic restaging of early stage invasive adnexal tumors: a 10-year experience. Gynecol Oncol, 2004, 94: 624-629.
33. Chi DS, Aburustum NR, Sonoda Y, et al. The safety and efficacy of laparoscopic surgical staging of apparent stage I ovarian and fallopian tubecancers. Am J Obstet Gynecol, 2005, 192: 1614-1619.
34. Plante M, Renaud MC, Hoskins IA, et al. Vaginal radical trachelectomy: a valuable fertility-preserving option in the management of early-stage cervical cancer: a series of 50 pregnancies and review of the literature. Gynecologic Oncology, 2005, 98: 3-10.
35. Spirtos NM, Eisenkop SM, Boike G, et al. Laparoscopic staging in patients with incompletely staged cancers of the uterus, ovary, fallopian tube, and primary peritoneum: a Gynecologic Oncology Group (GOG) study. Am J Obstet Gynecol, 2005, 193: 1645-1649.
36. Zorlu CG, Simsek T, Ari ES. Laparoscopy or laparotomy for the management of endometrial cancer. J S Lap Sur, 2005, 9: 442-446.
37. Chung KW, Yuen HW, Leslie SF, et al. Laparoscopy compared with laparotomy for the surgical staging of endometrial carcinoma. Obstet Gynaecol, 2005, 4: 286-290.
38. Fagotti A, Fanfani F, Ludovisi M, et al. Role of laparoscopy to assess the chance of optimal cytoreductive surgery in advanced ovarian cancer: a pilot study. Gynecol Oncol, 2005, 96: 729 - 735.
39. Krivak TC, Elkas JC, Rose GS, et al. The utility of hand-assisted laparoscopy in ovarian cancer. Gynecol Oncol, 2005, 96: 72-76.
40. Tozzi R, Malur S, Koehler C, et al. Laparoscopy versus laparotomy in endometrial cancer: first analysis of survival of a randomized prospective study. J Min Inv Gynecol, 2005, 12: 130-136.
41. Alan C, Schlaerth, Nadeem R, et al. Role of minimally invasive surgery in gynecologic cancer. The Oncologist, 2006, 11: 895-901.
42. Chi DS, AbuR NR, Sonoda Y, et al. Laparoscopic and hand-assisted laparoscopic splenectomy for recurrent and persistent ovarian cancer. Gynecol oncol, 2006, 101: 224-227.
43. Lecuru F, Desfeux P, Camatte S, et al. Impact of initial surgical access on staging and survival of patients with stage I ovarian cancer. Int J Gynecol Cancer, 2006, 16: 87-94.
44. Littell RD, Hallonquist HM, atulonis U, et al. Negative laparoscopy is highly predictive of negative second-look laparotomy following chemotherapy for ovarian, tubal, and primary peritoneal carcinoma. Gynecol Oncol, 2006, 103: 570-574.
45. Angioli R, Palaia I, Zullo MA, et al. Diagnostic open laparoscopy in the management of advanced ovarian cancer. Gynecol Oncol, 2006, 100: 455-461.

46. Michael Frumovitz, Ricardo dos Reis, Charlotte C. Sun, et al. Comparison of total laparoscopic and abdominal radical hysterectomy for patients with early-stage cervical cancer. The American College of Obstetricians and Gynecologists, 2007, 110: 96-102.

47. Li G, Yan X, Shang H, et al. A comparison of laparoscopic radical hysterectomy and pelvic lymphadenectomy and laparotomy in the treatment of Ⅰb-Ⅱa cervical cancer. Gynecologic Oncology, 2007, 105: 176-180.

48. Chen Y, Xu H, Li Y, et al. The outcome of laparoscopic radicalhysterectomy and lymphadenectomy for cervical cancer: a prospective analysis of 295 patients. Annals of Surgical Oncology, 2008, 15: 2847-2855.

49. Pahisa J, Martinez-Roman S, Martinez-Zamora MA, et al. Laparoscopic ovarian transposition in patients with early cervical cancer. Int J GYNECOL CAN, 2008, 18: 584-589.

50. Chen Yong, Li Yan, Xu HuiCheng, et al. Laparoscopic anatomical nerve sparing radical hysterectomy for cervical cancer: a clinical analysis of 37 cases. Zhonghua Fu Chan Ke Za Zhi, 2009, 44: 359-363.

51. Park, NY, Chong, GO, Cho YL, et al. Total laparoscopic nerve—sparing radical trachelectomy. J Lapar Advan SurL Tec, 2009, 19 : 53-58.

52. Nezhat FR, Ezzati M, Chuang L, et al. Laparoscopic management of early ovarian and fallopian tube cancers: surgical and survival outcome. Am J Obstet Gynecol, 2009: 83: 1-6.

第 11 章 妇科恶性肿瘤的放射治疗

第一节 妇科肿瘤放射治疗的基本特点

放射治疗是妇科肿瘤的基本疗法之一，70%～80%子宫颈癌，60%～80%子宫内膜癌，68%～80%阴道癌，37%～60%外阴癌，1.4%～7%卵巢癌都与放疗有关，或为单纯根治方法，或为综合治疗的一部分，有的则作为姑息治疗。

它与其他部位肿瘤的放疗比较，有其独自的下述特点：

一、近距离照射与远距离照射合理配合为根治治疗的基本方法

作为根治性治疗的方法，如对子宫颈癌、子宫内膜癌、阴道癌的放疗，近距离治疗（腔内放疗）与远距离放疗（体外放疗）的配合是常规治疗。“合理”配合是取得治疗成功的保证。所谓合理配合是指：①了解近距离治疗及远距离治疗剂量分布的特点，互相补充去适应肿瘤原发灶及浸润区和淋巴转移区的治疗，并降低照射区内正常组织、器官的受量；②了解患者器官解剖的特殊性（如阴道狭窄）及肿瘤的特殊性（肿瘤内生溃疡、外生巨块），使用最为有利的配合方法。

几十年前即出现过想以体外照射取代腔内放疗治疗子宫颈癌的试尝，结果达不到腔内治疗＋体外照射的效果。近年来的调强（intensity modulated radiation therapy，IMRT）等放疗新技术也不行，局部剂量达不到腔内治疗水平，而且，妇科肿瘤的放疗范围是盆腔（传统上局限在盆腔病变也曾称为“局部”病变），病变范围大，病变不局限，治疗区内器官多，IMRT 的优点失去了，我们见到一些计划，其剂量图与全盆照射基本是相似的。

二、仍以临床妇科盆腔检查为治疗方案设计和放疗后随诊的基本依据

妇科盆腔检查是放疗计划的设计及随诊的基本方法。近 20 年来，放疗技术发展很快，这与影像学发展密切相关。像 3-DCRT、IMRT 等均以影像学的表现来做治疗计划。与其他部位体内肿瘤有区别。妇科肿瘤根治性放疗仍以盆腔检查为基础。这是因为：①当代影像学技术不能很好显示盆腔内妇科肿瘤病变（包括 PET-CT）；②靶区在盆腔，GTV（肿瘤区）、CTV（临床靶区）、PTV（计划靶区）不能区分；③影像学表现至今未被承认作为分期依据。随诊也一样。影像学不能很好地反映放疗后的改变。目前一些做妇科肿瘤放射治疗的工作者，疗前不做妇科检查、疗后随诊也不做妇科检查，仅以 CT、MRI 来做依据是不对的。

妇科检查是从事妇科肿瘤放疗医师基本功。

三、强调剂量与临床相结合

当代妇科近距离放射治疗的一个重大进展是计算机在治疗中解决了剂量计算问题。长期

以来，如子宫颈癌的腔内放疗一直建立在经验的基础上。20 世纪 30 年代末，曼彻斯特剂量体系提出了 A、B 点作为子宫颈癌腔内治疗参照点的概念，不过是点的剂量而已，仍是以经验为基础。只是在计算机运用于放疗之后才解决了治疗体积内各点的剂量及平面和体积内的剂量分布。但是，剂量的解决只是一项重要因素，生物学的因素远未解决，这对临床的最直接影响是当完成初始计划的剂量时，肿瘤是否得以控制，下一步决策是什么？妇科肿瘤放疗通过临床观察及多学科处理妇科肿瘤经验累积，将剂量与生物学因素融为一体，得以在初始计划完成前后能够判断肿瘤是否得以控制，是否需要或可能增减剂量。此外，当今采用的高剂量率的后装治疗，剂量下降很快，当治疗之初是高剂量率治疗，治疗后期可能成为中剂量率，甚至低剂量率的治疗，临床上难以将剂量率改变的影响反映到治疗上来，这也依靠临床经验来处理。这种剂量与临床互相依存的概念，我们称之为剂量与临床相结合的原则。这也是妇科肿瘤放疗的又一突出的特点，也是我们一再强调的。

四、个别对待

个别对待，即个体化治疗是临床治疗公认的原则，妇科肿瘤也是一样，强调个别对待，这不仅由于肿瘤及个体的差异，而且也由于一些原因和受传统治疗方法的影响，采用不变的方案和剂量，影响了治疗的质量。个别对待绝不是一句空话，而是有具体依据，包括肿瘤的部位、大小、病理性质、肉眼的类型、个人体质、免疫状态，治疗过程中反映出肿瘤的敏感度等。体现在治疗具体方案、近距离与远距离治疗的配合及治疗的时机和治疗方案的修改等。我们临床发现瘦弱的子宫颈癌患者，宫颈局部呈深空洞（此时已无瘤床），给予过早的腔内治疗可促使肿瘤扩散。

五、重视妇女特别是年轻者的生理功能

肿瘤发生的年轻化、治愈率的提高、生活水平的提高均使疗后生活质量越来越受到重视，特别是年轻妇女，肿瘤治愈后还有很长的生活之路要走，要特别关怀他们的生理功能的维持。如何保护卵巢功能及激素替代的运用取得了一定的经验。

作一位实施妇科肿瘤放射治疗的医师，除了认识其不同于其他部位放疗的特殊性外，也深知与妇产科及手术是密不可分的，这不仅是诊断、分期、腔内放疗的操作，而且涉及合并妊娠、合并妇科疾病、放疗并发症等的处理及放疗后妇科手术问题。所以我们强调知识、经验和技能的重要性是不言而喻的。

第二节　放疗方式与方法

一、依照射方式而言，有近距离治疗和远距离治疗之分

（一）近距离治疗

指放射源在肿瘤附近或组织内进行放疗，后者又称组织间放疗。妇科近距离治疗最常用是腔内放疗，指放射源置于宫腔、阴道内进行治疗。

近距离治疗始于腔内镭疗，由于防护等原因现已被后装治疗取代。后装治疗是指先把不带放射源的治疗容器放置于治疗部位，后将放射源送于治疗容器，进行治疗。近距离治疗由于剂量随离放射源的距离的平方衰减，治疗体积内不同点的剂量各异，故临床上选择一定有代表意义的点，称参照点（reference point）作为判断剂量标准。通常子宫颈癌治疗时，选

用A点，子宫内膜癌选用F点，并用F点、A点二个参照点来评估剂量分布的合理性。其他情况则可根据病变情况选择，如选用肿瘤基底量、表面量，临近组织和器官有临床意义点作参照点。后装治疗按剂量率分为高剂量率（high dose rate，HDR）、低剂量率（low dose rate，LDR）及中剂量率（middle dose rate，MDR）治疗，此依参照点的剂量率来区分，如子宫颈癌腔内高剂量率后装放疗A点剂量率>12Gy/h（>20 cGy/min），中剂量率为2～12 Gy/h（3.33～20 cGy/min），低剂量率为0.4～2Gy/h（0.67～3.33cGy/min）。国内及发展中国家后装治疗基本为HDR，欧洲的一些单位偏爱LDR，认为低剂量率照射放射生物效应好，并有采用高剂量率治疗机，间断治疗，使总治疗时间延长，类同低剂量率照射，称为间断治疗率（或称脉冲剂量率，pulse dose rate，PDR）治疗。目前国外仍有使用者，国内曾有个别单位使用，但未见结果报道。

近距离后装治疗放射源，主要有^{60}钴（Co）、^{137}铯（Cs）、^{192}铱（Ir）。而又多以^{192}Ir用于现代高剂量率的机型中。现代高剂量率机型为单一、高强度^{192}Ir源、有电脑控制的治疗计划系统及控制系统，治疗过程颇为复杂，需先用不带放射性模拟源摸拟定位（或拍摄定位片），再行源位置空间再建，经优化处理，得出合理的剂量分布。或以治疗床与模拟定位机相接，再直接容器位置送入电脑中的计划系统进行优化。此过程往往费时较长，治疗则仅以分计，而且此过程易于使容器移动，不能保证恰当的治疗位置。特别是由于组织及肿瘤不能在X线片及模拟机下显示，即使显示了容器（源）的位置，也难以得知是否与肿瘤相适应。由于妇科治疗有一定解剖作依据（如子宫位置、大小），有长期治疗经验和剂量基础，故可设计标准程序进行治疗，如中国医学科学院肿瘤医院的S-系统妇科腔内放疗标准程序。简化了治疗过程，方便、适用而又易普及，在国内得到广泛应用。

^{252}Cf的腔内放疗，也已在临床使用多年，得到大家注意，^{252}Cf在衰变过程中释放中子，被视为中子源，中子有与以往γ线不同的生物特性，其对氧的依赖性小，对瘤灶中的乏氧癌细胞，有与其他细胞同样的生物效应，被视为提高腔内放射治疗疗效的途径。目前，国内已用于妇科肿瘤后装放疗10年有余。

（二）远距离治疗

又称体外照射，射线经过一定空间到达肿瘤组织进行治疗。目前主要由^{60}Co体外治疗机及加速器实施（图11-1，11-2）

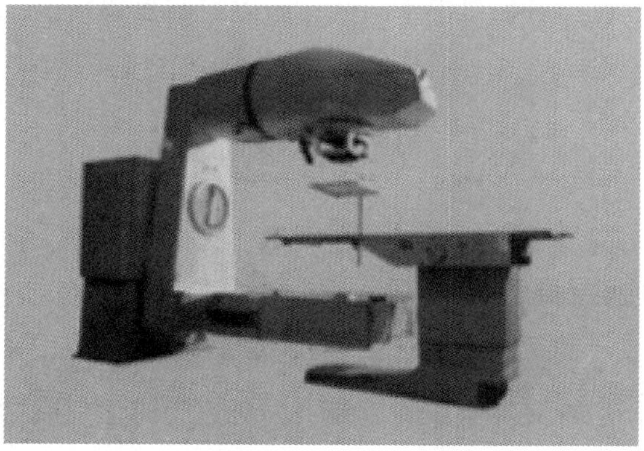

图11-1　国产^{60}Co机

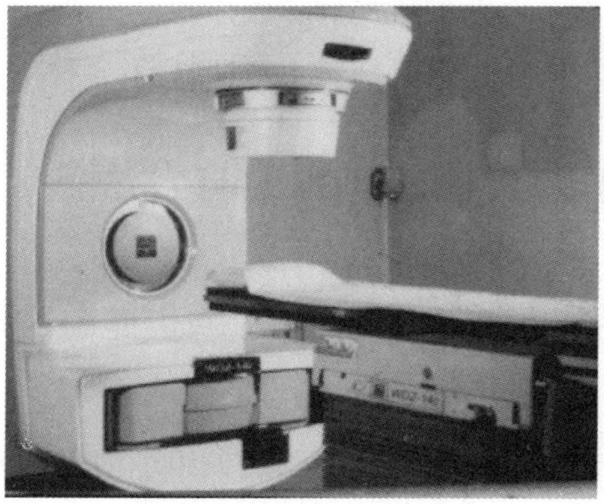

图11-2　加速器

妇科肿瘤体外照射方式有盆腔垂直照射（包括全盆及四野照射），旋转、钟摆照射，等中心照射，腹股沟及腹股沟阴阜野、外阴野、全腹条形移动野以及盆腔+主动脉旁延伸野照射。下面将妇科肿瘤体外照射及主要照射野分别予以介绍：

1. 图 11－3 为外阴癌腹股沟野。上、下界与腹股沟韧带平行，内侧界达耻骨结节，外侧界达髂前上棘内 1cm，面积约（8～12）cm×（12～14）cm。图 11－4 为腹股沟阴阜野用于病变较晚或中心型外阴癌及阴阜部位皮下切除不够者。

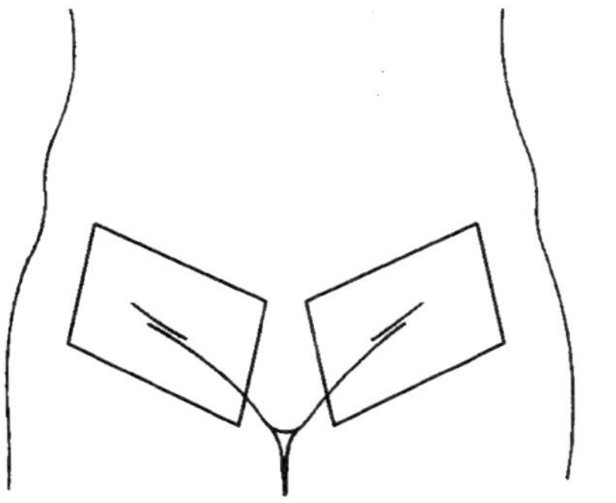

图 11－3 腹股沟野

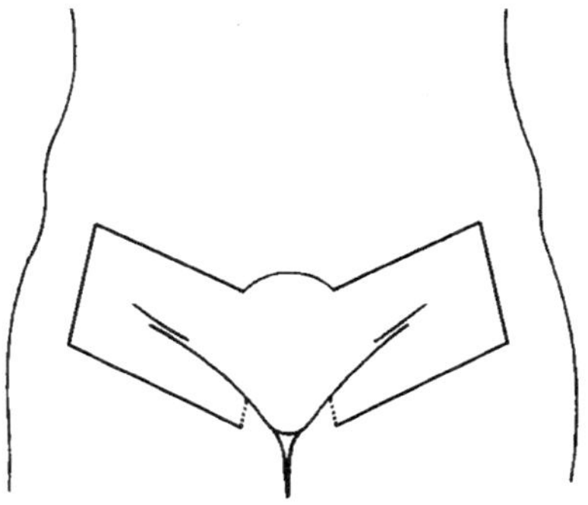

图 11－4 腹股沟阴阜野

2. 图 11－5 为以宫颈为中心行 300°旋转治疗剂量分布图，图 11－6 为以双侧 B 点为中心作 160°钟摆治疗剂量分布图。放射源为^{60}Co，野面积 15cm×8cm。以往先托出体模，算出平均深度，按野大小及深度查表找出肿瘤空气比（TAR）或肿瘤最大剂量比（TMR）计算。

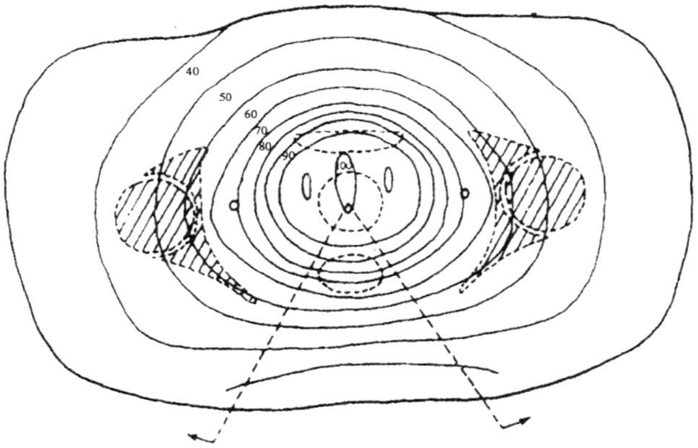

图 11－5 以宫颈为中心行 300°旋转治疗剂量分布

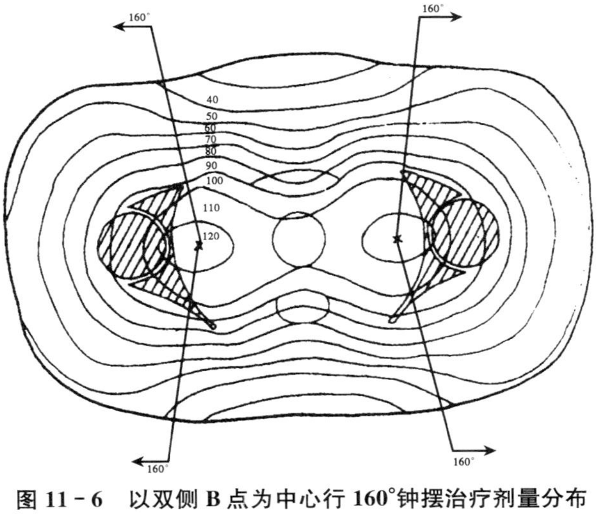

图 11－6 以双侧 B 点为中心行 160°钟摆治疗剂量分布

中国医学科学院肿瘤医院在20世纪60年代初曾开展^{60}Co旋转治疗与钟摆治疗晚期子宫颈癌的临床研究，其目的是探讨是否能以体外照射取代腔内镭疗。结果是3年生存率低于腔内镭疗+体外照射，而并发症却高，但是辅加部分腔内镭疗能使生存率提高。此后，在国内很多单位利用此法治疗子宫颈癌，因而减少了腔内镭疗的次数。中国医学科学院肿瘤医院在20世纪70年代前期，因顾虑机器磨损而中止。但了解此法，仍有其可用之处。而且等中心治疗乃至γ刀、X刀都与之有关。

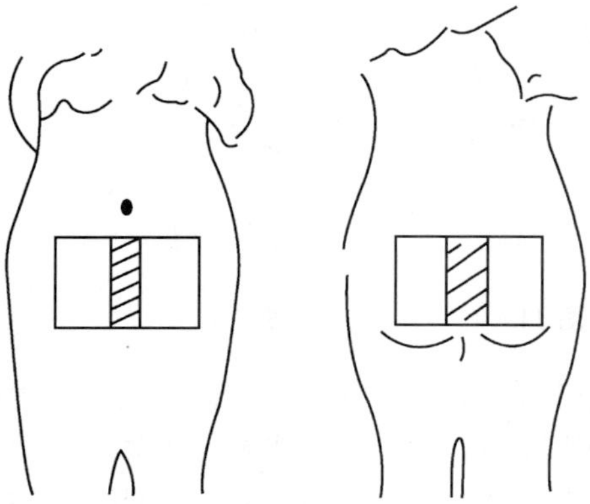

图 11-7　盆腔常规四野

3. 图11-7为盆腔常规四野垂直照射野图，以腔内为主，体外为辅的子宫颈癌放疗，体外基本采用此种照射野，采用源皮距离及百分深度量计算（图11-8为剂量分布图）。现很多单位用等中心方法，以肿瘤空气比（TAR）或肿瘤最大剂量比（TMR）计算，并且可采用TPS作计划，给临床治疗更为方便和准确。野上界可L5～S1水平，下界耻骨联合上缘下3～5cm，侧界不超过股骨头中线。野一般为（7～8）×（14～15）cm^2，包括部分髂总淋巴结及盆腔内淋巴区，二野间距3cm。若除去间距，即成全盆腔照射。射野的高度可依据病变的情况加以调整。

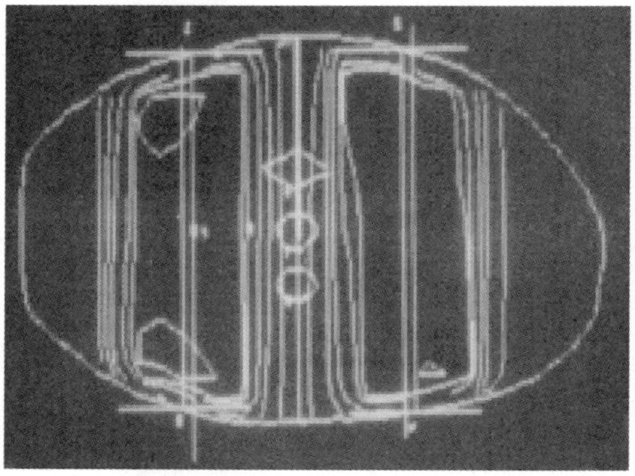

图 11-8　盆腔常规四野剂量分布

4. 图11-9为延伸野，主要为有主动脉旁淋巴结转移或有潜在转移时（如髂总淋巴转移或盆腔多组淋巴转移，或多个淋巴转移合并预后不良因素）照射主动脉淋巴区之用，上方可高达T10。也有依具体情况照射到肾动脉或十二指肠下动脉水平。常用凸状野及多边野。有条件的医院及患者可用3-DCRT或IMRT照射主动脉旁淋巴区。

对多边形照射野的计算，可先计算出等校方野边长，查得百分深度量，计算出肿瘤量。等校方野边长（S）可由经验公式，即四倍野面积除以不规则野各边长之和得出。如上图：S≈4（16×17+8×19）÷（17+17+16+16+19+19）≈16.2（cm），再以此查表。

在照射主动脉淋巴区前可定出肾位置，若包括较大可予防护。

5. 彩图11-10为盒式照射野（Box野）剂量分布，此方式主要用于体胖女性的盆腔照射，用前后野对照达不到满意的深度量，故加二侧野，并可减少腹壁及小肠受量。盆腔

BOX 野照射的照射野包括前后及左右四个矩形野，在盆腔中形成如同盒状的剂量分布，即所谓的“盒式”野照射。对一般体型女性及 8MV 以上加速器照射者大可不必。图前后野给予 B 点量 40Gy，侧野给予 B 点量 15Gy。

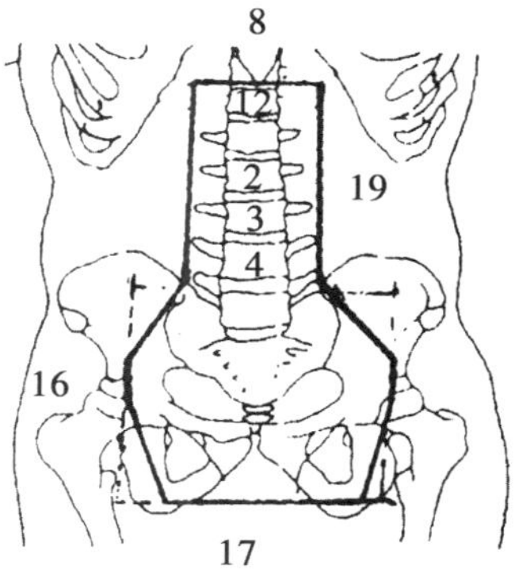

图 11-9 延伸野

6. 图 11-11 为全腹照射野范围，多用于卵巢癌的放疗。为减少反应，亦可分为几个部分照射。在肝区及肾区，可用射线的 1～2 个半价层防护。

7. 全腹移动照射野，为全腹照射的另一种方式。该技术是将全腹分成若干 2.5 cm 宽的条形野，由盆底至横膈按一定规律照射。认为可减少反应，提高生物效应，目前已少用。图 11-12 中有肝、肾防护部位。

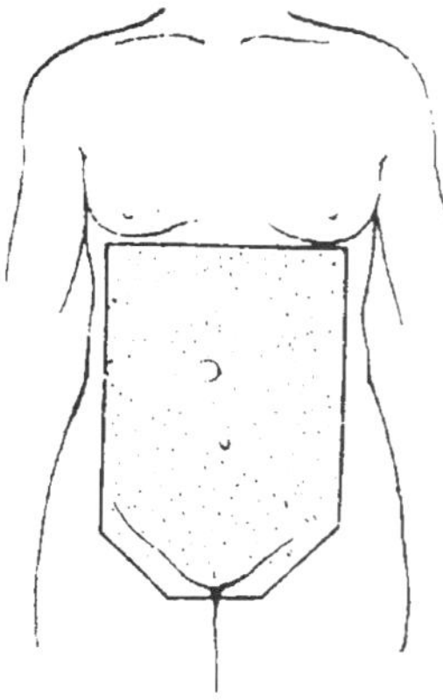
图 11-11 全腹照射野

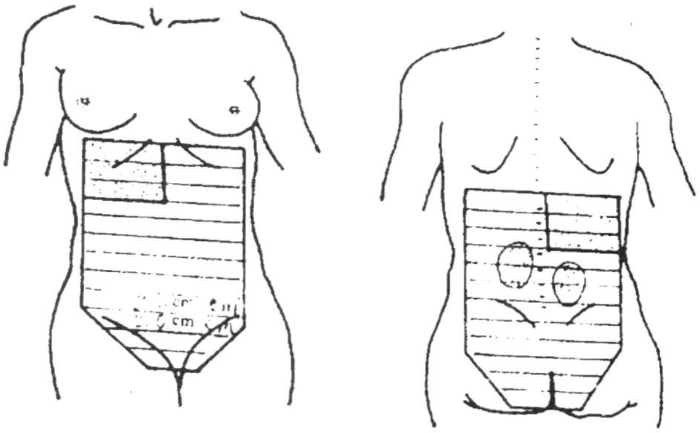
图 11-12 全腹移动照射野

8. 图 11-13 显示全腹照射、延伸野、盆腔照射之间的关系，以便理解后，能根据临床具体情况调节，避免遗漏或照射范围过大。

近年来，三维适形及调强放疗发展，通过影像学技术把肿瘤的情况以三维方式显示，通过计划系统使肿瘤得到适于其形状的照射，而对正常组织能予保护，在妇科已开始对某些情况（如增加局部转移区或淋巴转移区的剂量）及复发性肿瘤进行治疗。但尚不能取代腔内治疗作为根治方法。彩图 11-14 为一子宫颈癌调强剂量分布图，可见膀胱、直肠均未能得到很好保护，而且在实施过程也存在一定问题（如位置可变异，做不到每次疗前定位等）。

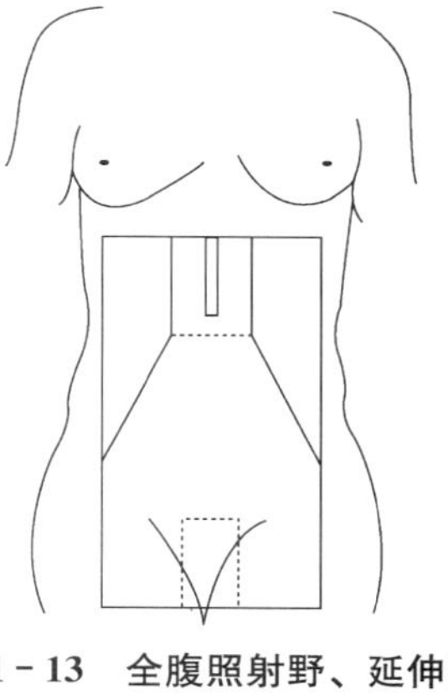
图 11-13 全腹照射野、延伸野、盆腔野之间的关系图

二、从治疗方法而言，可分为单纯放疗及综合治疗

（一）单纯放疗

多为近距离与远距离配合，如子宫颈癌、子宫内膜癌、阴道癌的放疗。腔内放疗主要针对原发灶，体外照射则对肿瘤周围浸润区及淋巴转移区照射，以弥补腔内治疗的

不足。

近距离与远距离配合，依给予参照点的剂量又可分为：（1）腔内为主，体外为辅；（2）体外为主，腔内为辅；（3）腔内与体外相似。对子宫颈癌而言，若A点剂量2/3来自腔内则认为是腔内为主；2/3来自体外则认为是体外为主；腔内与体外给予A点剂量相近则是第三种情况。

（二）综合治疗

放疗为综合治疗的一部分，主要有与手术配合的综合治疗及化疗与放疗配合综合治疗。

1. 与手术配合的综合治疗 分术前、术中、术后放疗及放疗后手术。

（1）术前放疗 目的为缩小肿瘤以利手术及降低肿瘤细胞活性，以减少可能在手术过程发生的种植或转移。目前术前放疗有增多趋势，因术前放疗保持原器官的解剖、血供、对放疗有利，多用于子宫颈癌Ⅰb2或Ⅱa期、子宫内膜癌以及外阴部较大的病灶或累及尿道口、肛门周围病变。

（2）术中放疗 20世纪70—80年代后使用较多，多以电子线治疗，在手术中对切不净的肿瘤灶给予照射，照射时用特制限光筒，并保护好脏器，我国西安、北京、杭州都曾开展过此方法对子宫颈癌、卵巢癌进行照射。目前，对其重视程度有所降低，近距离术中照射妇科使用不多。

（3）术后照射 多用于手术不够彻底或疑有残存病灶的病例，亦有近距离、远距离术后照射。前者主要用于阴道残端及阴道壁的治疗，后者主要用于盆腔、主动脉旁及外阴部照射。多年来不少学者不主张根治术后体外大剂量照射，因为对生存率影响不大，反而使并发症发生率增高，并发症与手术范围、剂量及照射野大小直接相关。

（4）放疗后手术 主要有子宫颈癌全量放疗后中心型未控或巨块性、桶状宫颈病变放疗后疑有残存病变而手术，全量放疗后手术并发症发生率高，一般多采用筋膜外子宫切除，仍有较高的生存率。子宫内膜癌以往多以术前腔内放疗，病变超出子宫考虑术前全量腔内＋体外放疗，而后再手术。

2. 与化疗配合的综合治疗 亦有放疗前化疗，放、化疗同期进行及放疗后化疗之分。化疗常用全身化疗、介入化疗、腹腔化疗。

放疗前化疗亦为新辅助化疗的一种，对缩小局部肿瘤体积及减少全身潜在性转移有利，多用于子宫颈癌的放疗，但对其作用有所质疑。目前，已将重点移向放、化疗同期进行。

放、化疗同期进行是目前一个热点，国外一些报告，其提高了生存率，降低死亡率。认为放、化疗同期使用，可有协同作用、增敏作用、降低交叉耐受性等。目前，国内外一些单位使用较多，但对适应证等存在一定分歧，而且也有负面结果的报道。

放疗后化疗，以往常用此种方式，化疗作为晚期肿瘤放疗后补充治疗或姑息治疗。目前认为除对有盆外转移或可疑及潜在转移的癌使用外，由于放疗后盆腔纤维化、小血管闭塞，对盆腔肿瘤作用有限。

腹腔化疗多用于卵巢癌晚期盆腹腔转移及有腹水者，亦可用于术前或术中及术后，有不少学者肯定腹腔化疗的价值。

第三节　后装放射治疗

一、概念

20 世纪后半期发展并取代了传统的近距离放疗的后装放疗，是妇科肿瘤放射治疗的重大技术改革。后装是指先把不带放射源的治疗容器置于治疗部位，然后再把放射源送入治疗容器内进行治疗。所以后装应称之为后装放射源治疗。后装（afterloading）一词始于Henschke 的工作，1953 年在介绍放射性金籽植入治疗时，描写了这一技术：先将装有假源的尼龙管置入治疗部位，定位满意之后，再将放射性金籽送入尼龙管内进行治疗。此后“afterloading”一词一直在有关文献中采用，我们也简称之为“后装”。若追溯历史，早在1903 年，Strebel 曾将一根导管插入肿瘤中，然后将镭送入进行治疗，此为“原始”手工后装及组织间治疗的开始，那时不过为治疗的方便，而不具有近代后装治疗的概念。

近代后装放射治疗，应该说始于 20 世纪 50 年代末及 60 年代初，它的发展与对放射损害的认识和原子能工业发展，镭被其他放射性同位素取代，自动化工业及电子工业，特别是计算机的发展息息相关。

虽然放射损伤早被认识，Curie 夫人及 Becquerel 均受过放射危害，但长期以来，从事镭疗工作人员的防护一直未能很好解决。第二次世界大战原子弹的爆炸，此后的氢弹试验，反应堆事故所致的后果，使人们对放射损害的认识的深入，解决职业性防护的要求越来越迫切，在肿瘤的放射治疗中，后装治疗技术得到发展。

手工后装（manual afterloading）虽然在组织间治疗及子宫颈癌腔内放疗中得到一定程度的发展，但由于不能满意解决工作人员防护等问题，早已不受临床放射医师的重视。但手工后装治疗容器却用在远距离控制的后装（remote controlled afterloading）治疗中，并得到改进。手工后装有的完全沿袭传统子宫颈癌腔内放疗，如 Fletcher 手工后装（图 11 - 15）及 Amersham 手工后装（图 11 - 16）。亦有远距离控制的高剂量率手动后装（图 11 - 17，11 - 18）。

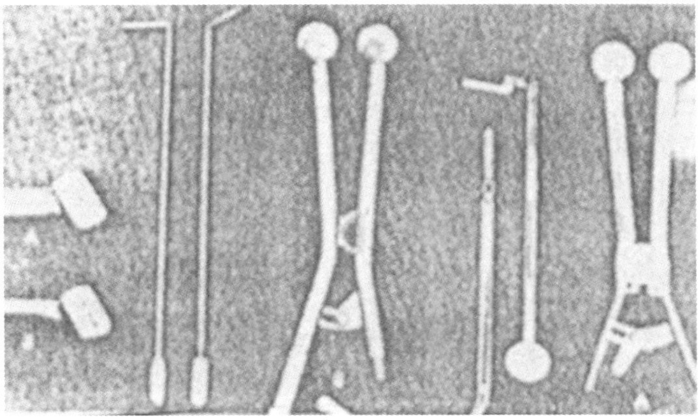

图 11 - 15　Fletcher 手工后装容器

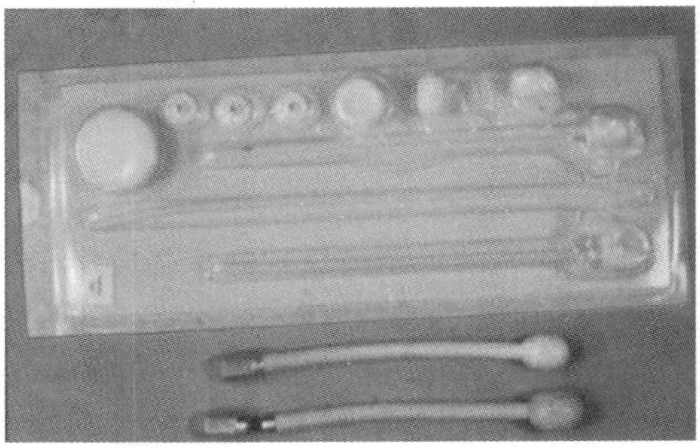

图 11－16　Amersham 手工后装容器

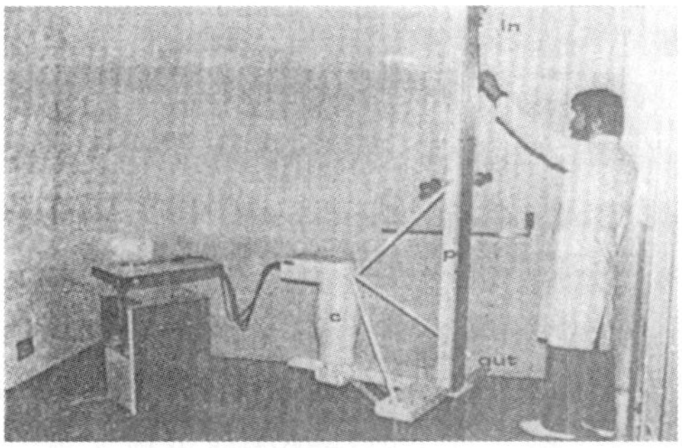

图 11－17　意大利远距离手工控制后装机

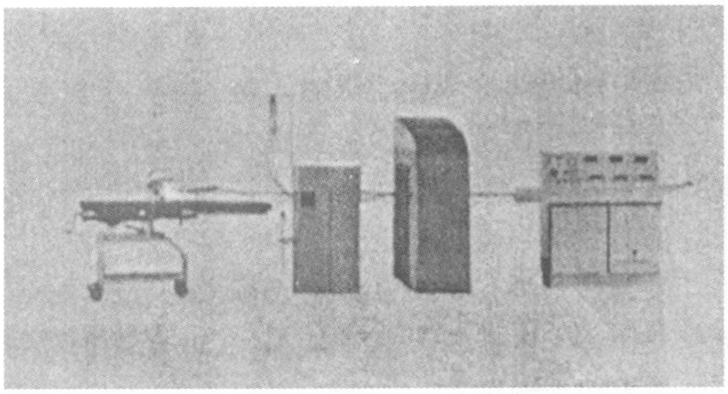

图 11－18　中国四川 HZJ－1 型远距离手控后装机

20 世纪 60 年代前后，Henschke 及 Walstam 等已开始用远距离控制的后装机治疗子宫颈癌。他们的思想对以后的后装机生产有很大影响。图 11－19 为 Henschke 远距离控制的后装机治疗子宫颈癌示意图。20 世纪 60 年代初出现的高剂量率 ^{60}Co 后装机，如 Cathetron、Brachytron 等原理基本与它相似。

从以上回顾，可见后装治疗的发展是经历了由手工后装→机器控制后装的过程。下面将对临床治疗影响较大的主要后装机型予以介绍。

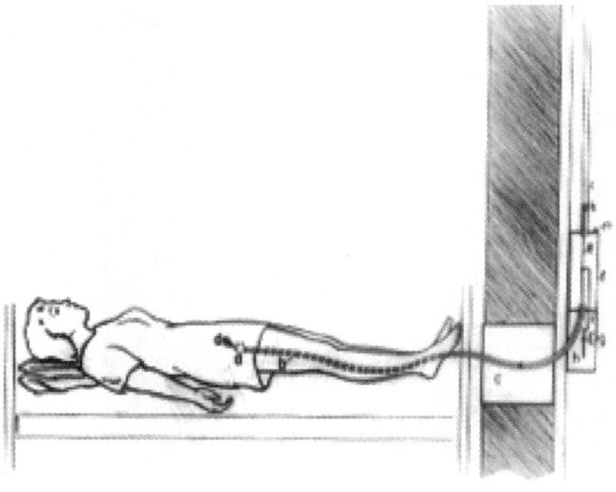

图 11－19　Henschke 远距离控制的后装机的示意图

二、后装机

20 世纪 90 年代初，我国多种后装机在临床中使用，后装治疗已有了 10 余年的临床经验，并已开始了后装机换代的工作。作者在 20 世纪 90 年代初介绍国内外使用的有影响的机型时，曾将后装机分为两大类。即：妇科肿瘤腔内放疗为主的后装机和当代多功能型后装机。这两种类型后装机，也反映了从机械和电机阶段逐渐向电脑控制的发展过程，但放射源都属 γ 线源（^{60}Co、^{137}Cs、^{192}Ir）。20 世纪末我国出现中子后装机。

（一）妇科肿瘤腔内放疗为主的后装机

后装治疗实际上是在子宫颈癌腔内放疗发展起来的。所以后装机主要是适应子宫颈癌的治疗。但他们的特点各有不同，如剂量率、管道数、放射源及排列、运动方式和安全保障等。随着临床经验的增多，各机型各有其优缺点，彼此取长补短，不同机型共同点增多了，并为适应市场的需要，同一机型既可为高剂量率，又可为中、低剂量率。放射源即可为 ^{60}Co，亦可为 ^{137}Cs 或 ^{192}Ir。

此类后装机国外机型有：Cathetron（英）、Brachytron（加拿大）、Curietron（法）、Gynetron（法）、Cervitron（瑞士）、Ralstron（日本）、Buchler（原西德）、Selectron（荷兰）、GammaMed（原西德）、Decatron（原东德）、AΓAT－B3（原苏联）。国内生产机型有：AH－II（安徽）、FOL－10A（上海）、BJ－1（天津）、HZJ－1（四川）。

1. Cathetron　^{60}Co 源，高剂量率后装机（图 11－20，图 11－21）。总源强度可达 30Ci 以上，A 点剂量率可 3Gy/分，共有 9 条管道，每条管道有固定的源辫。源辫系由真假源珠按一定要求串联而成。由电机牵引重锤运行，源辫到位固定，开始治疗。若有故障，电源中断，重锤降落，将源拉回源罐。9 条管道中可有 1～2 条管道作传送模拟源之用，模拟源强度为治疗源的1/1000～1/2000。治疗时先将模拟源送至治疗部位进行测量，在子宫颈癌治疗中，直肠的剂量达 A 点剂量的 60%，则需重新放置容器以减少直肠受量。本机是高剂量率后装机早期机型，1978 年伦敦国际后装会议有大量报道，累积了丰富的经验。但当我国注意引进后装机时，国际上很多机型也积累了经验，该机由于体积、重量大，源辫多，多年无何改进，未被引进。

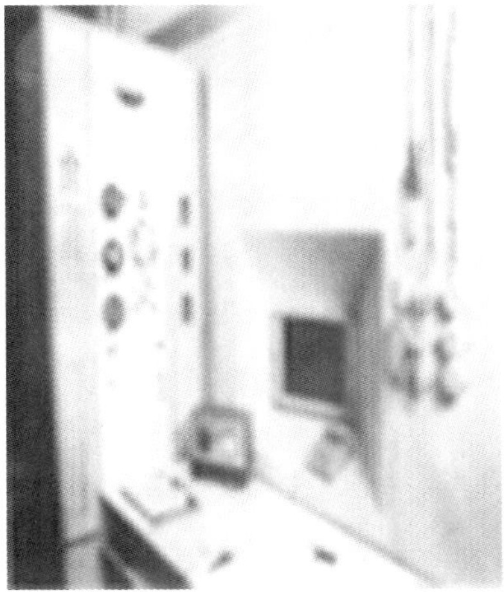

图 11－20　Cathetron 控制台

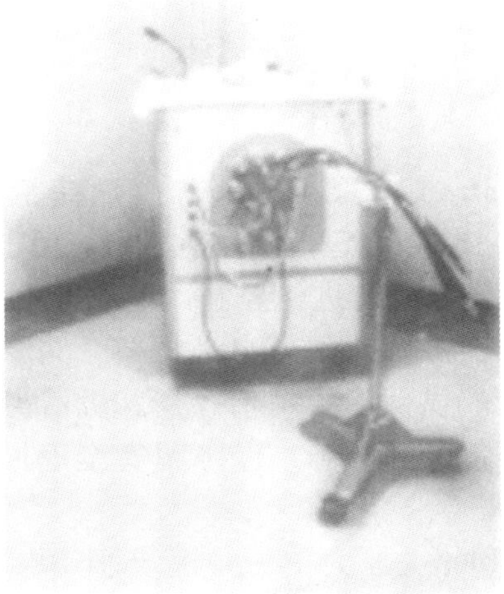

图 11－21　Cathetron 主机

2. Brachytron　^{60}Co 源，高剂量率后装机（图 11－22）。3 管道，源强 10～20Ci。特点为治疗时源可固定亦可摆动，所以尽管管道数不多，源数量减少，仍有较大的治疗范围，源运行依靠电机牵引重力。亦为早期高剂量率后装机。我国 20 世纪 70 年代北京妇产医院曾引进一台，80 年代刘延富等有总结报告发表。

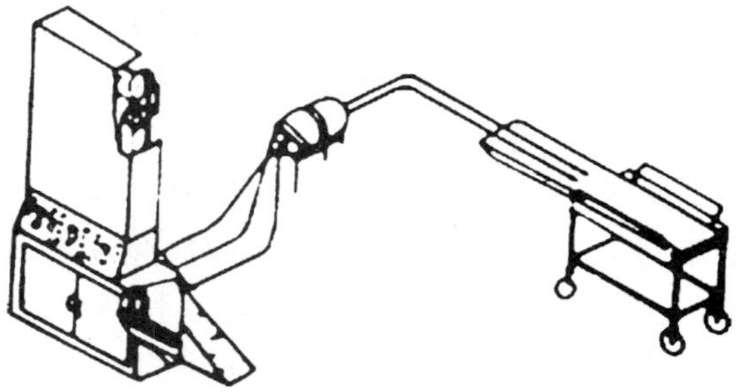

图 11－22　Brachytron 示意图

3. Curietron　原为 ^{137}Cs 低剂量率机型（图 11－23），放射源总强度不过 300mCi。治疗时将机器推至床边进行治疗。有 4 条管道，一机一床，电机传送。备有蓄电池和曲柄，当电源故障时用以退源。我国曾有 2 台。

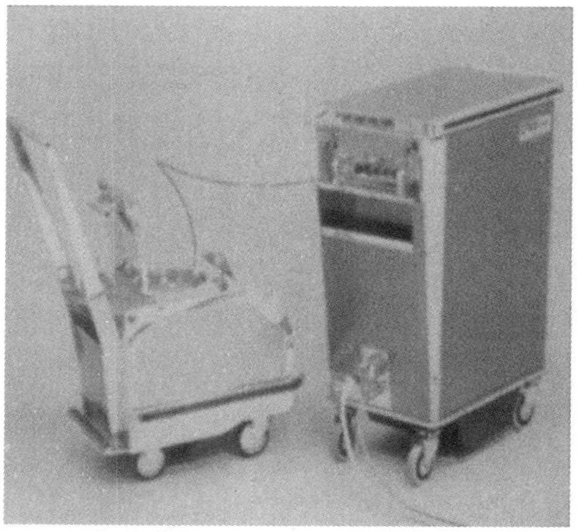

图 11－23　Curietron

4. Ralstron　^{60}Co 源，高剂量率后装机（图 11－24）。3 条管道，源强达 20Ci。用于宫腔治疗的放射源，受步进机控制，呈步进式跳动。源位置及每步停留时间可自动调节。储源罐中另有模拟管，供假源模拟治疗用。机器另有储源装置，以备电源故障，保障源安全返回。我国曾有 6 台。

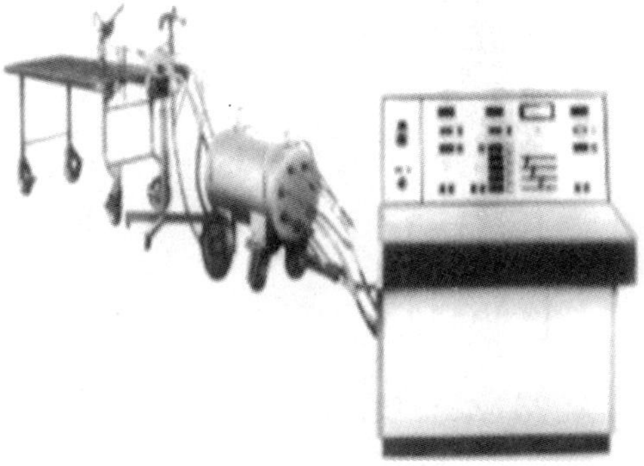

图 11－24　Ralstron

5. Buchler　原为单一管道，^{192}Ir 源，源强为 10Ci（图 11－25，11－26）。有 2 台 PTW 剂量测量仪与控制台相连，可直接进行膀胱、直肠测量，当达到预定剂量时，即使 A 点未完成计划剂量时，放射源亦可自动返回。20 世纪 80 年代初中国医学科学肿瘤医院订购一台三管道，^{137}Cs 源，为保持该院腔内治疗传统，将阴道容器及源的排列做成类似北京型容器式样。中间源可摆动，亦可固定，由程序盘（program disc），工业中称为凸轮控制，而侧源为固定源。为中、高剂量率。此后，我国引进约 20 台三管道^{137}Cs 源 Buchler 机。20 世纪 80 年代中后期曾一度有国产^{192}Ir 源用于此机。我国有多篇报道治疗结果的文章。

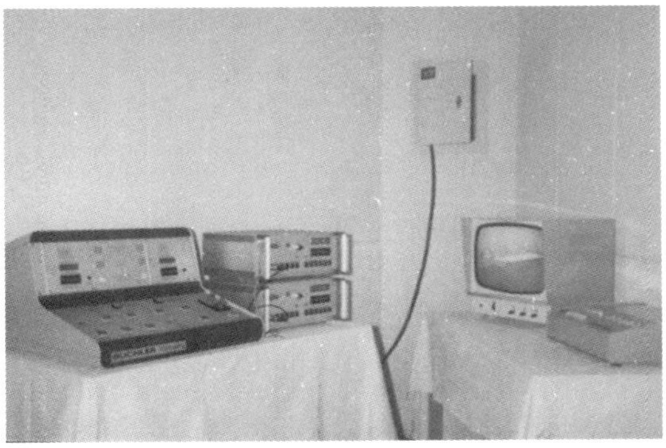

图 11－25　Buchler 机控制台基二台测量仪

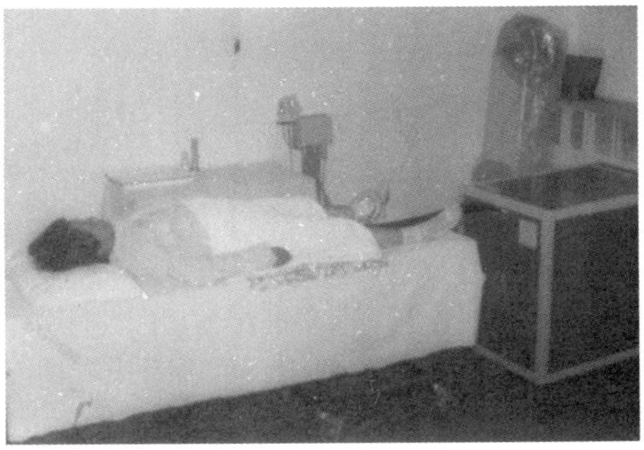

图 11－26　Buchler 后装治疗中

6. Selectron　荷兰核通公司产（图 11－27）。20 世纪 70 年代后期有低、中剂量率六管道^{137}Cs 源 Selectron，同时可治疗 2 个妇科患者。20 世纪 80 年代又有高剂量率，^{60}Co 源三管道机型。四川省肿瘤医院曾引进后者一台。

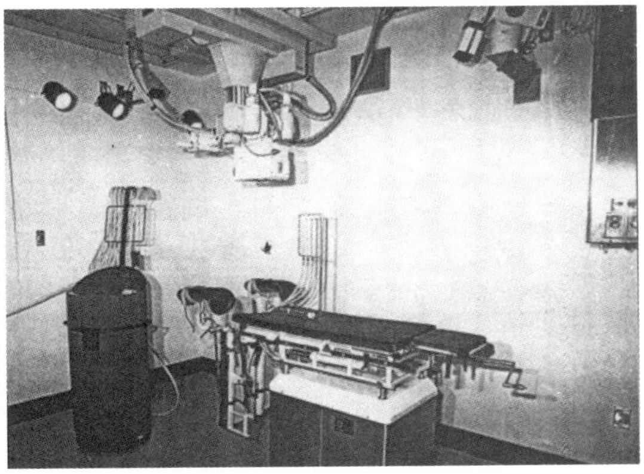

图 11－27　Selectron

（左 L、MDR ^{137}Cs 源型，右 HDR ^{60}Co 源型）

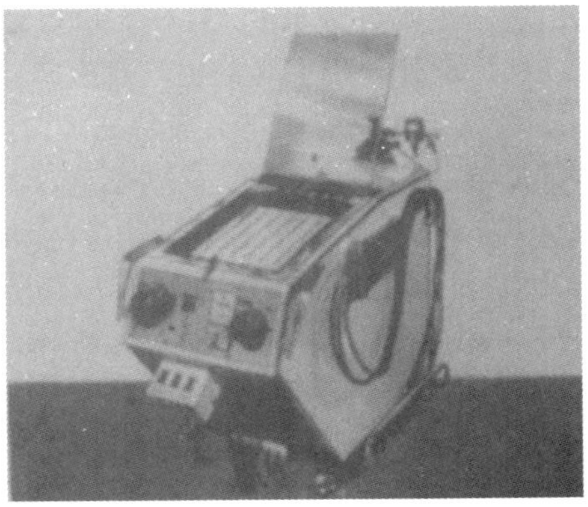

图 11－28　Cervitron

7. Cervitron　低剂量率^{137}Cs 源后装机（图 11－28），20 世纪 70 年代机型，我国曾引进一台。

8. 其他未被引进国外机型

（1）AΓAT－B3　^{60}Co 源，高剂量率后装机（图 11－29），曾在我国展示过，但未被引进。

（2）Decatron　高剂量率^{192}Ir 源，源强可达 20Ci（图 11－30）。20 世纪 70 年代已用治疗妇科肿瘤。电机控制步进源运动。

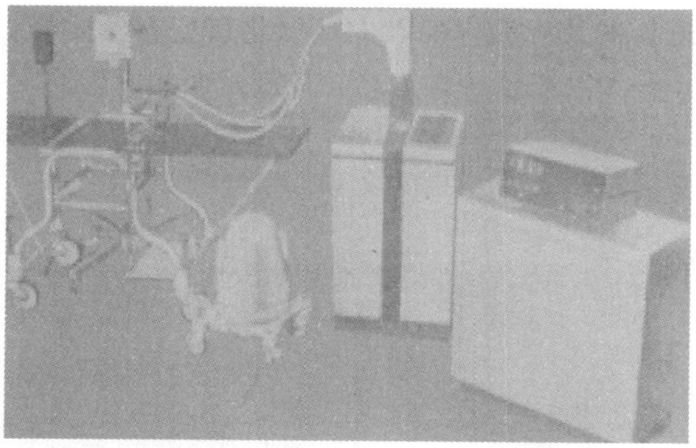

图 11-29　AΓAT-B3

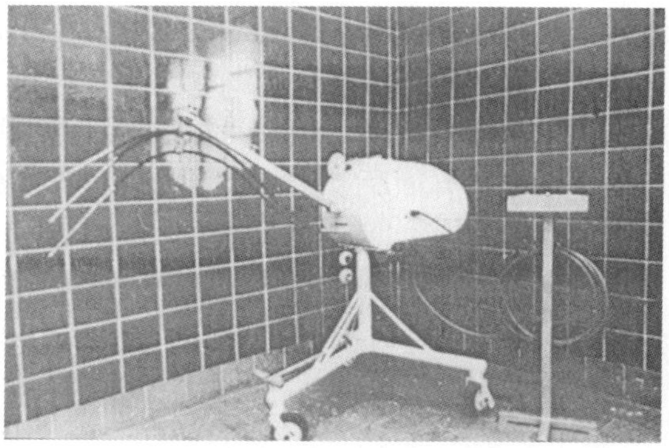

图 11-30　Decatron

9. **国产 BJ-1**　20 世纪 80 年代中期，天津有高剂量率 ^{192}Ir 源后装机问世，^{192}Ir 源亦为国产。样机已在临床使用。后因当代多功能型后装机国产化，本机也未再生产。

（二）当代多功能型后装机

20 世纪 80 年代后半期逐渐发展出新一代后装机，我们称之为当代多功能型后装机。这一代机型国外主要有：GammaMed IIi（原西德），microSelectron（荷兰），Buchler - facts（原西德），Ominitron（美国），而尤以 microSelectron 影响较大。进入 20 世纪 90 年代后，类似机型在国内出现，主要有广东的 WD-HDR18、天津 ZL-HDR18，此外，山东等地也均有生产。

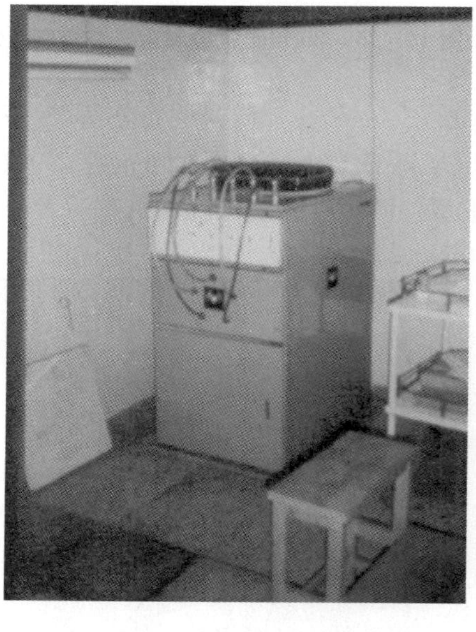

图 11-31　BJ-1

1. 当代后装机有以下共同特点

（1）单一高强度 ^{192}Ir，源外径 0.5～1.1mm，长 3.5～10mm，源强可达 10Ci。源运动靠电脑控制的步进机执行。步进距离可 2.5mm、5mm、10mm。虽仅一个源，但可进入 10-18 通道进行治疗，保证了各种功能的完成。

（2）具有电脑控制治疗计划系统和控制系统

计划系统保证了准确的放射源位置重建，方式可有：①常用等中心法及正交法：可由拍摄等中心或正侧位（正交法）两张 X 线片，将模拟源位置输入，显示出源在空间的位置，然后输入有关参数，进行优化处理。得出剂量分布及参照点剂量和治疗时间；②将治疗床与模拟机、电脑、控制台相连，将模拟机显示的位置直接进入电脑进行优化计算，将结果送入治疗控制系统进行治疗。此过程免除了摄片、输入等步骤，有学者称之为“一体化”治疗；③将治疗容器位置与 MRI 相连，进行优化计算，再送至治疗控制系统，进行治疗。以上均可称之为以影像学为基础的腔内治疗，尚做不到像 Cyberknife 那样导向追踪定位治疗。由于后装机的电脑化，做到了剂量运算的准确、即时，保证了放射源的位置及自动进入不同管道，治疗过程及资料的储存。

（3）多功能　此型后装机，不仅可行腔内放射治疗，也可行管内及组织间后装治疗。可行术前、术中及术后治疗。

（4）安全性能高　放射源为单一的微型^{192}Ir。易于防护。离源 1 米处测得剂量均远较国际标准为低。机器内各种内锁、自检、模拟源探路运行、报警、紧急退源、监视系统均保障治疗过程的安全。

2. 机型介绍

（1）microSelectron　荷兰 Nucletron 公司产品。该公司自 1978 年推出低中剂量率 Selectron 后，产品不断发展，并很快由低、中剂量率改为高剂量率。当代高剂量率机型为 18 个通道，有 48 个贮留点，有独立的计划系统及控制系统。治疗时先将治疗计划存入磁卡中，再将磁卡送入控制系统进行治疗。1989 年我国引进开始临床使用。该机软件不断改进，并已与影像学，如 CT、MRI 联机，能得出三维剂量分布。现^{192}Ir 外径 0.9mm，长 4.5mm。步进距离为 2.5－5－10mm。由于目前影像学条件所限，肿瘤靶区不能很好显示，治疗时以治疗容器所显示的位置制定治疗计划，且受传统的曼彻斯特系统影响，治疗上不够灵活。价格又较昂贵。（图 11－32，11－33）

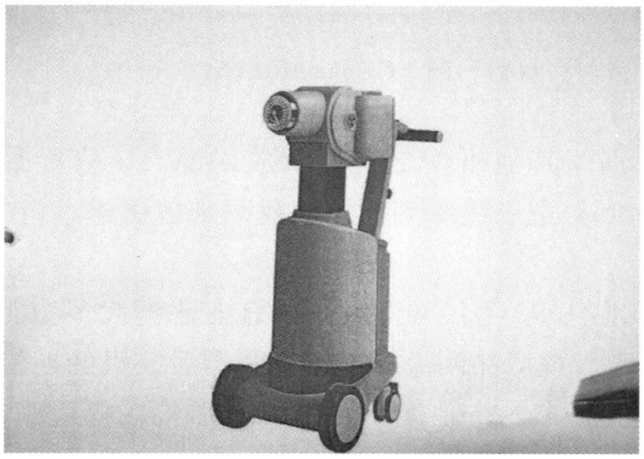

图 11－32　microSelectron 主机

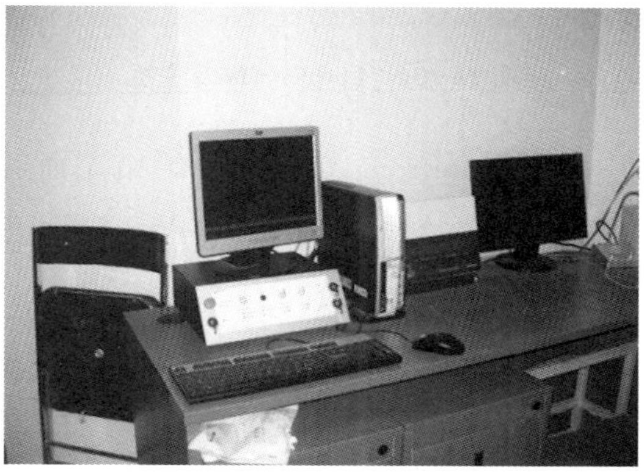

图 11－33　microSelectron 控制台

（2）Buchler-facts　为 Buchler 公司与 20 世纪 80 年代末推出机型。有 12 条管道。除通常使用源活性区 Ø0.5mm，长 5mm 放射源外径 1.1m^{192}Ir 源外，尚有点源，直径 1.1mm。（点源外径 1.6mm）。放射源最小步进距离为 1mm。柱型源最小步进距离 5mm。有 60 个贮留点，保持原 Buchler 传统，有 2 台 P. T. W 测量仪。各类容器均可使用。我国曾引进 2 台。（图 11－34）

（3）GammaMed IIi　原西德 Dr. Sauerwein 放射技术公司产品。该公司 20 世纪 60 年代已生产后装机，并最早以^{192}Ir 源可移动的后装机对脑瘤进行术中照射。20 世纪 80 年代后期推出 GammaMed Iii 多功能型当代后装机，有 12 个通道，常用源活性区 Ø0.6mm，长 4mm，外径 1.1mm。亦有点源，源直径 1.2mm（外径 1.8mm）。有 40 个贮留点，步进长度 5mm 或 10mm。机器体积小，重量轻。我国未引进此型后装机。

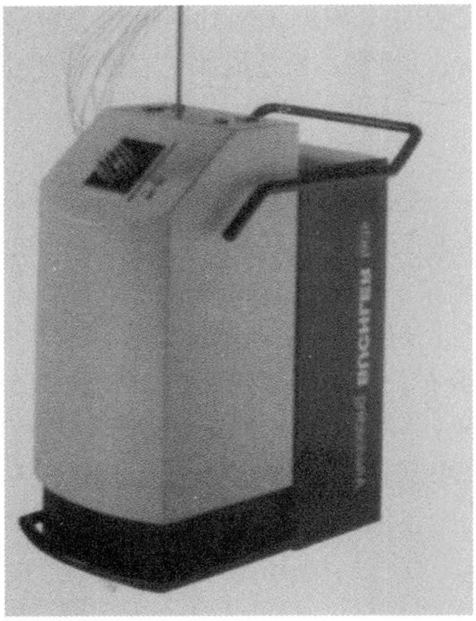

图 11-34 Buchler-facts 主机

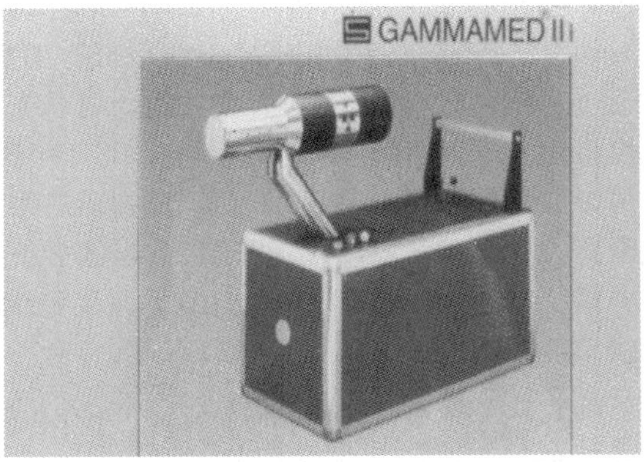

图 11-35 GammaMed IIi

（4）Omnitron 美国产，有 10 个通道。有别于其他机型之处是其放射源^{192}Ir 直径最小，活性区 Ø0.34mm，外径仅 0.57mm，长 10mm，适于组织间插植。我国未曾引进。（图 11-36）。

（5）WD-HDR18 为广东威达集团公司 20 世纪 90 年代初产品，具有上述当代多功能后装机的各种特点。产品初期放射源^{192}Ir 亦为国产。该产品问世后促进了我国后装机的换代及国产化。计划系统及控制系统等均由一台计算机完成，并附有 S-系列妇科肿瘤治疗程序，该程序简化了治疗过程，易于普及，得到广泛应用。现使用的初始源强已超过 10Ci，放射源活性区直径 0.7mm，有效长 3.5mm。源外径 1.1mm，长 6.5mm。（图 11-37）。

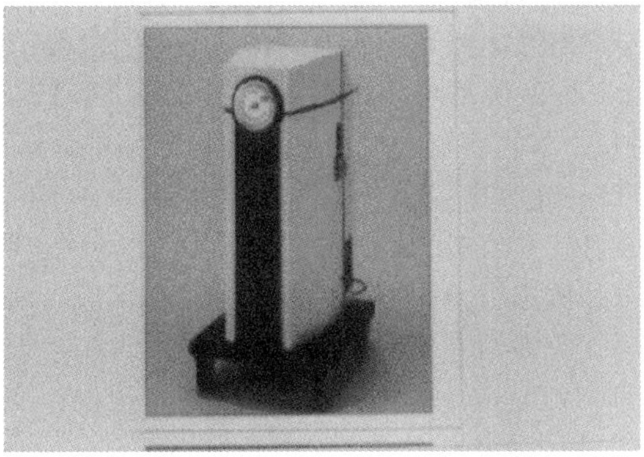

图 11-36 Omnitron

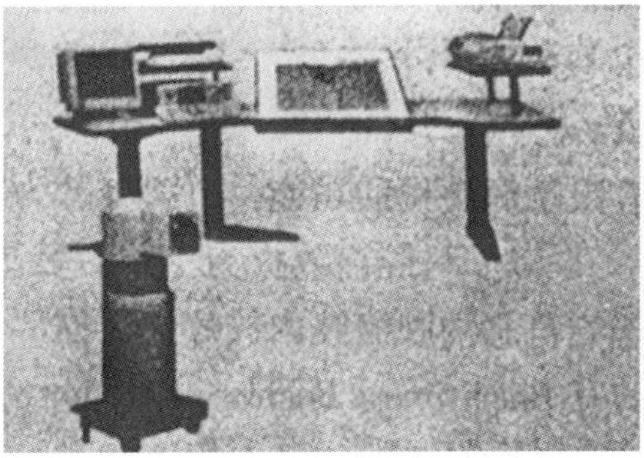

图 11-37 WD-HDR18 后装机

（三）灵顿中子后装机

1998 年由我国生产的中子后装机在重庆大坪医院临床使用。该机系由我国灵顿公司研制开发。具有当代后装机的特征，已批量生产。由电脑控制，有治疗计划系统及治疗控制系统。模拟机或定位 X 线片直接与计划系统相连，将放射源信息传至电脑内优化计算后，转至控制系统进行治疗。放射源来自俄罗斯为^{252}Cf。放射源强度由 100μg→1000μg。我国初始强度一般为 600μg。放射源颇为昂贵，产生于高通量的反应堆，仅俄罗斯、美国能生产。主机内有贮源铅罐，主机外壳为铸铁。贮源铅罐与外壳间有液体屏蔽，以确保良好的防护。灵顿后装机贮源铅罐表面 γ 线剂量率＜4μGy/h，中子剂量率＜0.4μSv/h，表面总剂量率最大值＜4.5μSv/h，符合国际防护标准＜10μSv/h，加之其外又有屏障层，防护更为可靠。目前我国使用的源有效长为 5mm，直径 1.4mm，全长 10mm，外径 3mm。由于目前源较粗，不适于组织间放疗。步进距离 5mm、10mm。我国已有^{252}Cf 治疗子宫颈癌的疗效不错的 3 年、5 年生存率的报道。

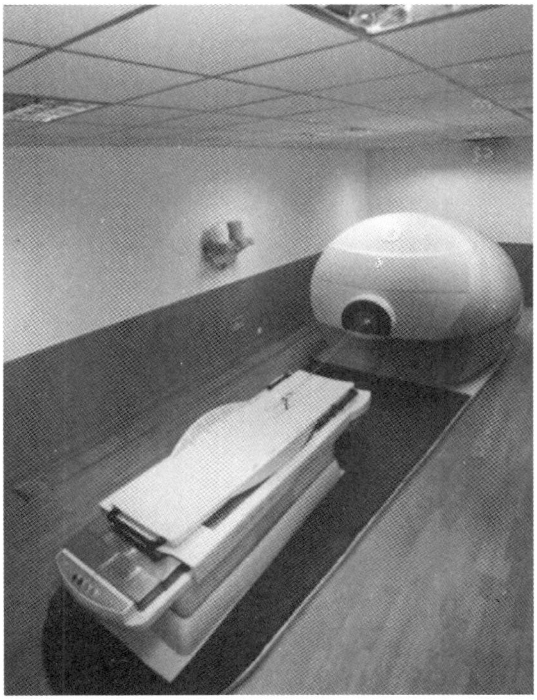

图 11－38　灵顿中子后装机主机及治疗床

三、后装治疗容器（applicators）

后装治疗主要用于妇科肿瘤的放射治疗。治疗总是先把治疗容器放置于治疗位置，然后将源送入治疗容器。妇科后装容器基本上是沿袭传统治疗容器，并加以改进，以适应后装治疗方法。作者曾将用于妇科的容器分为二大类，即：

1. **放射源在容器中的治疗位置与源的传送方向一致**　此一类容器包括宫腔管、组织间插植针、Hanschke 阴道后装容器、灵顿阴道后装容器、俄罗斯三管道中子后装容器等。

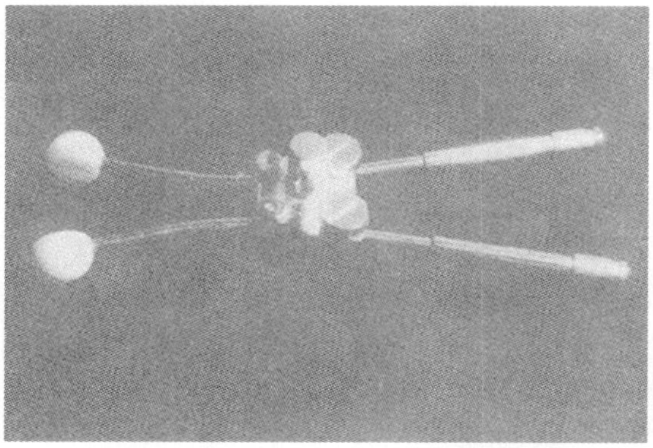

图 11-39 Hanschke 阴道后装容器

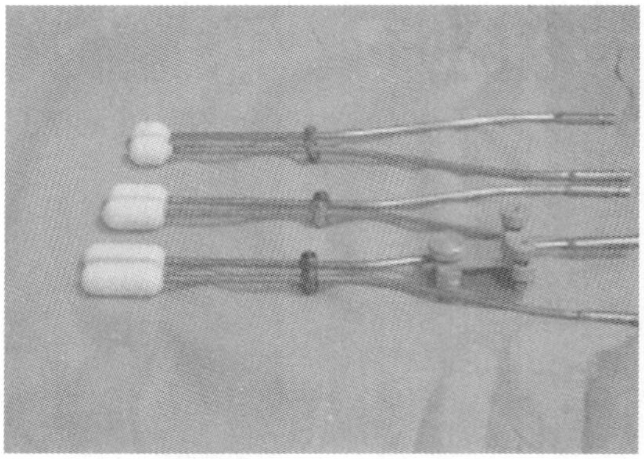

图 11-40 灵顿阴道后装容器

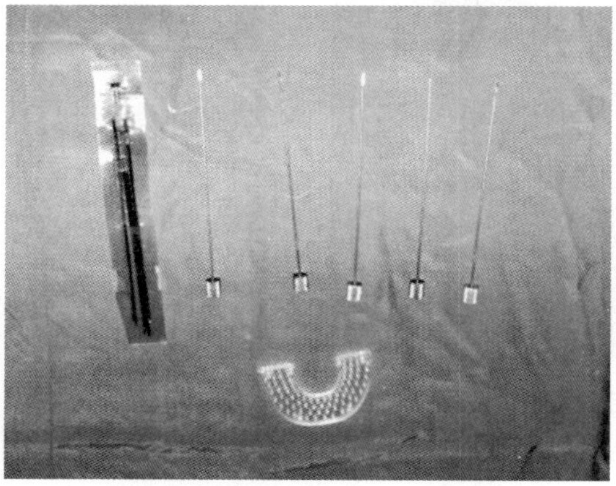

图 11-41 组织间插植针

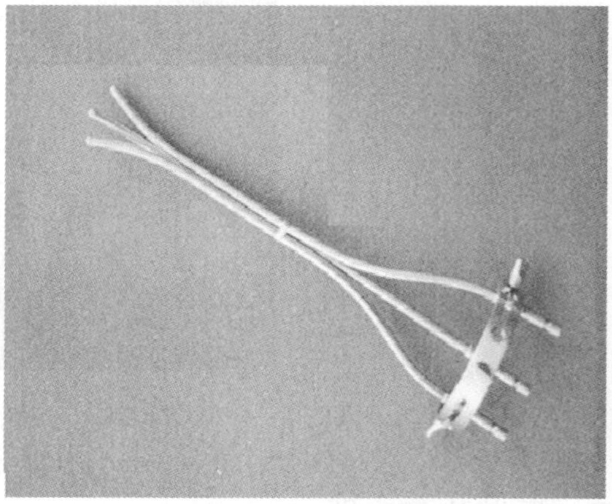

图 11-42 俄罗斯三管道中子后装容器

2. *源在容器中的治疗位置与源的传送方向成一定角度* 在正常解剖情况下，宫腔轴与阴道轴是成一定的角度，一个标准治疗位置是宫腔源与阴道源垂直。在传统腔内治疗中保持此位置并不困难。但在后装治疗中由于管道的存在，不易保持此位置，所以将阴道容器成一定角度（图 11-43，11-44）。而且角度的存在，增加放射源传送的安全性。

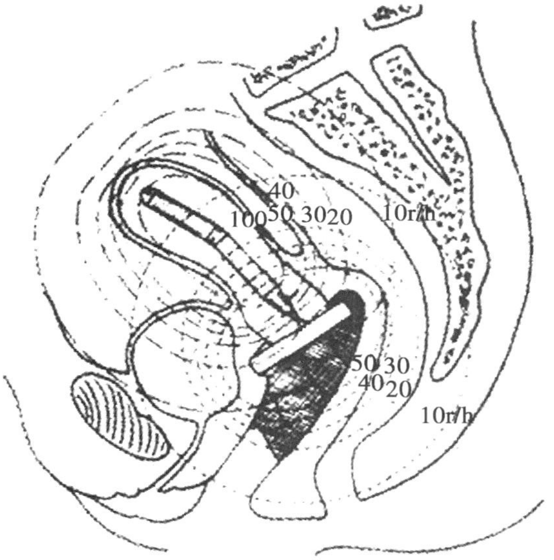

图 11－43 传统腔内放疗宫腔容器与阴道容器的标准位置

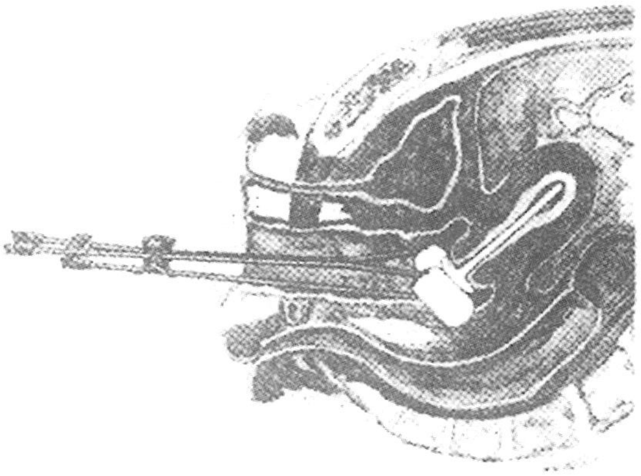

图 11－44 后装腔内放疗宫腔容器与阴道容器的标准位置

这一类容器有 Fletcher－Suit 阴道后装容器、模拟传统的北京型阴道容器用于 Buchle 后装机和 WD－18 后装机的阴道容器及其改良型等。

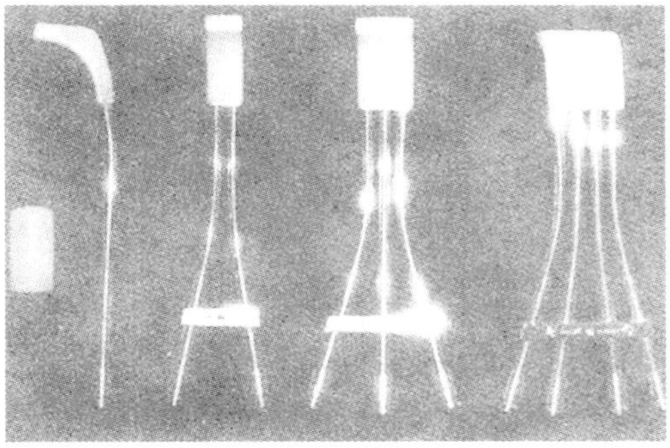

图 11－45 北京型后装容器（Buchler 机用）

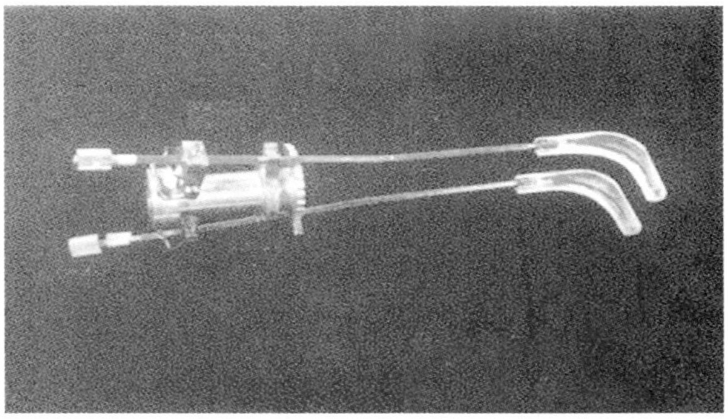

图 11－46 WD－18 北京型阴道后装容器

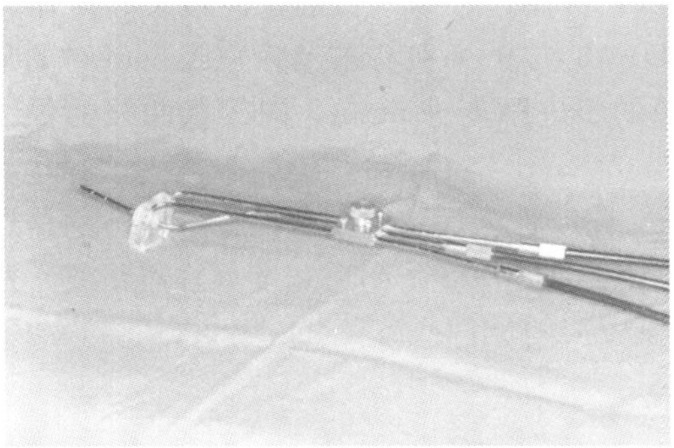

图 11－47 WD－18 宫腔及改进型阴道容器

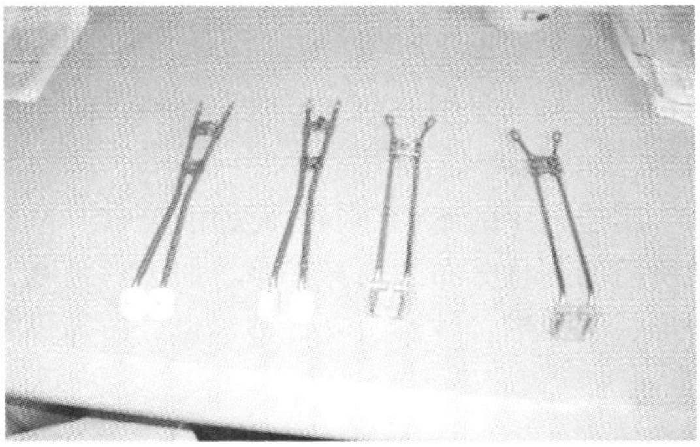

图 11－48 Fletcher－Suit 阴道后装容器（左）及 WD－18 改进型阴道后装容器（右）

第四节　当代后装治疗的实施与S系列治疗标准程序

当代后装治疗是由计算机参入的治疗计划系统及控制系统完成。20 世纪 90 年代中国医学科学院肿瘤医院妇瘤科首先开始了这一治疗过程。当时制订治疗计划时，首先是在病人体内放置好治疗容器，然后将模拟的金属定位串放入容器。以等中心的方法摄取两张 X 光定位片，并置于发光板上，按计算机要求回答有关问题，完成后，以鼠标将两张定位片中的模拟定位串金属标志输入计算机内，重建放射源空间位置（图 11－49）。确定贮留点及相应参照点的位置后，进行优化处理，得出满意的剂量分布及治疗时间，此后即由控制系统完成源的运行，停留时间，结束治疗过程。这一过程已相当繁琐，往往费时一个小时以上，特别当容器放置不满意，需重新重复这一过程时，费时更长。

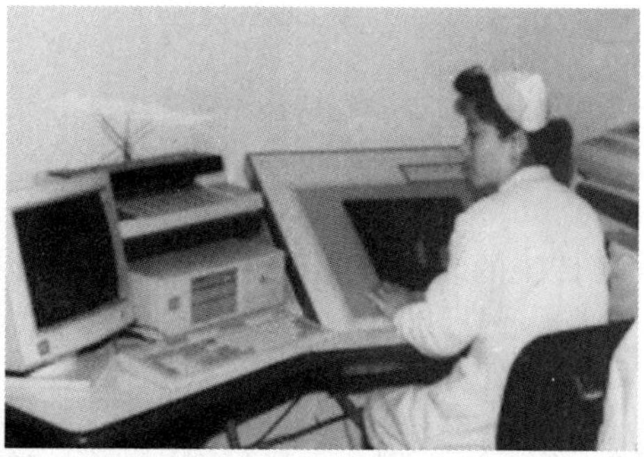

图 11－49　放射源空间位置重建

20 世纪 90 年代早期，我国新一代具有计算机控制的后装机普及甚快，但模拟定位机甚少，而且此时，国内了解妇科腔内放疗临床剂量学的专业人员不多，即使有了先进后装机，治疗也难以进行，而且也需解决我们治疗患者多的压力。如是，在以往对北京型容器剂量分布研究的基础上，结合近 10 年后装治疗的经验，与当时威达公司协作，制定妇科后装治疗的标准治疗程序，称之为S-系列标准程序。解决了当时由于条件不够，而有当代后装机机型单位的治疗问题，而且简化了治疗过程，易于普及及实施，方便了医师和病人，受到欢迎。一些国产机型也复制 S-系列标准程序，在临床使用。S-系列标准程序优化过程有一定的缺点，常常由于给予的条件超出范围，出现贮留点负贮留时间，需要反复优化。而且贮留点多时要多组优化。所以在 21 世纪初，生产中子后装机的灵顿公司提出协作制定中子治疗后装标准程序 SL（n）时，我们改变以往 S-系列优化方法，而采用了权重方法。但 S-系列给我们提供了重要的参考。

两年前，中国医学科学院肿瘤医院引进了 microSelectron，尽管颇具先进性，妇瘤科仍将以往 S-系列治疗标准剂量分布复制到 microSelectron 用于临床。目前仅少数患者采用其计划系统。彩图 11－50 为 microSelectron 模拟 WD－18 机 S-系列标准治疗宫腔 5cm 时的梨形剂量分布（见图 30－18，30－19）。但用的是源的步进距离为 5mm，同等量曲线的量纲为多。

用于 ^{192}Ir 的 S-系列程序及用于 ^{252}Cf 的 SL（n）均以临床病变和基本操作中获得的信息及所需的剂量分布来选择程序，如子宫颈癌、内膜癌，宫腔深度、阴道宽度（容器距离）及梨形、倒梨形、柱形、哑铃型剂量分布等。简单、易行、实用。

第五节 组织间后装放疗

组织间放疗是将针状容器插入肿瘤或其临近组织进行治疗。虽然在镭疗早期已有使用，但在当代后装机出现后才得以发展。放射源的微型化、高强度，计算机的使用，组织损伤小、治疗时间短，剂量即时计算均为临床组织间放疗提供了有利的条件。组织间放疗的优点在于放射源直接在肿瘤或其临近组织照射，肿瘤局部剂量高，周围组织受量小。中国医学科学院肿瘤医院首先在国内使用和报道了组织间后装治疗妇科肿瘤。主要用于宫颈外生性大肿瘤的消除，阴道壁及其黏膜下残余灶或转移灶的治疗。国外应用较我们为多，特别是对外阴癌的组织间后装放疗。我们一般不作为一种根治的方法。治疗次数不宜多，一般阴道插置用局麻即可。治疗时要无菌操作。

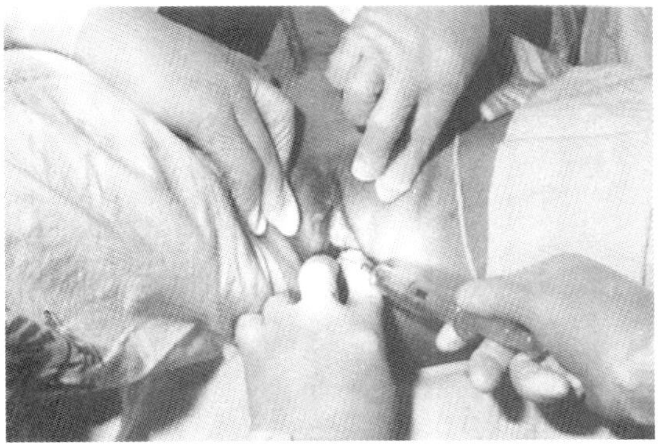

图 11－51 阴道组织间插置（局麻）

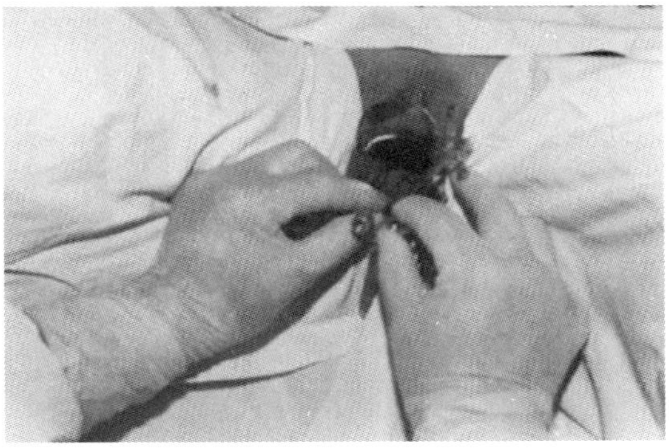

图 11－52 组织间插置

第六节 正常组织、器官的保护及精心的临床处理

一、减少正常组织、器官的受量，保护正常组织器官，维持器官的功能是放射治疗的通则。放射治疗应尽量避免放射损伤，减少疗后并发症。放疗并发症的多寡和严重度是治疗方法优劣和放疗水平高低的标志，也与疗后生活质量直接相关。放射治疗的理想剂量（optimal dose）是指既能治愈肿瘤，又不致引起正常组织器官的放射损伤，引起严重的并发症。临床上给予一个理想的剂量并不容易，它与肿瘤的致死量（敏感度）及正常组织的耐受性有关。在实施放射治疗时，临床医师要利用已有的条件尽量提高治疗比率。治疗比率是指正常组织的耐受量与肿瘤组织的致死量的比。表 11－1 列举了一些正常组织的耐受量（cGy），表中 TD5/5 为最小耐受量，是指在标准治疗条件下疗后 5 年，少于 5%的病人发生严重并发症的剂量；TD50/5 为最大耐受量，是指在标准治疗条件下，在治疗后的 5 年内，50%的病人发生严重并发症的剂量。标准治疗条件为 1～6MeV 高能射线，每周 1000cGy，每周治疗 5 次，疗程为 2～8 周。

表 11-1　一些正常组织、器官的放射耐受量

器官	损伤	1%～5%（TD5/5）	25%～50%(TD50/5)	照射野面积或长度
皮肤	溃疡、严重纤维化	5500	7000	100cm^2
胃	溃疡、穿孔、出血	4500	5500	100cm^2
小肠	溃疡、穿孔、出血	5000	6500	100cm^2
结肠	溃疡、狭窄	4500	6500	100cm^2
直肠	溃疡、狭窄	6000	8000	100cm^2
肝	急慢性肝炎	2500	4000	全肝
		1500	2000	全肝条形
	肝功能衰竭、腹水	3500	4500	全肝
肾	急慢性肾炎	2000	2500	全肾
		1500	2000	全肾条形
膀胱	挛缩	6000	8000	全膀胱
输尿管	狭窄	7500	10 000	5～10cm^2
卵巢	永久不育	200～300	625～1200	全卵巢
子宫	坏死、穿孔	10 000	20 000	全子宫
阴道	溃疡、瘘	9000	10 000	全阴道
乳腺				
儿童	不发育	1000	1500	全乳
成人	萎缩、坏死	>5000	>10 000	全乳
脊髓	梗死、坏死	4500	5500	10cm^2
肌肉				
儿童	萎缩	2000～3000	4000～5000	整块肌肉
成人	纤维化	6000	8000	整块肌肉
骨髓	再生不良	200	450	全身骨髓
淋巴结及				
淋巴管	萎缩、硬化	5000	>7000	整个淋巴结
毛细血管	扩张、硬化	5000～6000	7000～10 000	
胎儿	死亡	200	400	整个胎儿
外周神经	神经炎	6000	10 000	10cm^2
大动静脉	硬化	>8000	>10 000	10cm^2

临床医师要根据病变情况，选择适当的照射面积，可利用分野、铅挡、多野、等中心，选择合适的射线及能量、合理的分割来提高治疗比率。对一些特殊的病变亦可选择 X 刀、γ 刀、适形照射、调强照射、近距离照射来提高局部病变的剂量，减少周围组织受量。要特别重视患者的以往放射治疗史及手术史。经过放疗部位的再放疗不仅肿瘤不如首次放疗敏感，而且最易放射损伤。所以一定得弄清以往放疗的部位、时间、剂量、野大小、射线质、放射反应等。经历手术的患者，特别是大手术、根治术后再行放疗，易引起严重的放疗并发症，

如肠梗阻、肠坏死、肠穿孔等。

二、精心的临床处理

精心的临床处理特别重要，关系到治疗的成败。它包括治疗前明确诊断，了解肿瘤的性质、范围、肿瘤分期，一般情况的评估和并发症的处理，治疗过程的仔细观察，细心地护理，避免发生并发症，心理干预，疗后指导等。

准确的确定病变范围非常重要，治疗范围内危险器官和敏感器官的保护应考虑在设计治疗计划之内。

了解患者合并症存在，如常见的心血管疾病、糖尿病、结核病、肝炎、肾炎等，在治疗过程中除合并处理外，并注意对有病器官的保护。

肿瘤的局部处理很重要，如子宫颈癌、外阴癌肿瘤局部合并感染，要予局部清洁。合并盆腔感染者，盆腔内处于淤血、缺氧状态，影响放疗，所以要抗感染处理。行盆腔检查和治疗操作时，既要注意无菌术，又要注意无瘤术。

在治疗过程中要注意观察，重视患者诉说，及时处理患者不适，当放射反应严重时，可暂停放疗。特别要注意局部肿瘤反应，了解肿瘤消退情况、评估敏感度，必要时修改治疗计划。

要进行例行的常规检查，有时患者尚未有主诉，常规化验中已出现问题，反映了器官的受量。治疗过程中要避免发生并发症，如由于操作不当所致的子宫穿孔、盆腔炎、盆腔腹膜炎等可明显改变患者的预后。

癌患者在治疗过程中有心理问题，思想负担重，医务人员要以高度的责任心和同情心多与其沟通，解决她们的思想问题。治疗结束时，要详细予以解释疗后注意事项，包括性生活问题，嘱咐定期随诊。

（孙建衡）

第七节　放射反应

放射反应分近期反应及远（晚）期反应。近期指放疗过程中或结束不久产生的反应。晚期则指结束之后数月甚至数年之后出现的与放射治疗有关的反应。近期反应可以在治疗停止或结束后恢复。晚期反应往往是放疗所致的改变所留下的后果，常迁延很长时间，症状明显，后果较为严重，常称之为放疗后并发症。并发症可致病人痛苦，严重者可影响生命或降低生活质量。当今已把生活质量看作是治疗优劣的重要条件，不能不引起重视。以往多重视生存率的报道，常忽视对放疗反应的研究分析。妇科放疗常以临床症状和检查为依据，将放射晚期反应大致分为轻、中、重三度。较为实用，但评价标准不够一致，不好比较。下面将国际肿瘤放射治疗协作组（RTOG，Radiaton Therapy Oncology Group）及欧洲肿瘤放疗学会（EORTC，European Oncology Radiation Therapy Committee）制定的标准有关部分摘录如下（表 11－2，11－3），以供参考，但并不全合乎妇科肿瘤临床实际（如放射性直肠、膀胱反应等），也没被国内从事妇瘤放疗医师广泛接受。

表 11－2　RTOG 急性放射损伤分级标准

器官组织	0	1	2	3	4
皮肤	无变化	滤泡样暗红色红斑/脱发/干性脱皮/出汗减少	触痛性成鲜红色斑、片状湿性脱皮/中度水肿	皮肤皱褶以外部位的融合的湿性脱皮/凹陷性水肿	溃疡、出血、坏死
黏膜	无变化	充血/可有轻度疼痛、无需镇痛药	片状黏膜炎或有炎性血清血液分泌物或有中度疼痛需镇痛药	融合的纤维黏膜炎/可伴重度疼痛需麻醉药	溃疡、出血、坏死
下消化道盆腔	无变化	排便次数增多或排便习惯改变，无需用药/直肠不适，无需镇痛治疗	腹泻需用抗副交感神经药（如止吐宁）/黏液分泌增多，无需卫生垫/直肠或腹部疼痛，需镇痛药	腹泻，需肠胃外支持/重度黏液或血性分泌物增多，需卫生垫/腹部膨胀（平片示肠管扩张）	急性或亚急性肠梗阻、瘘或穿孔；胃肠道出血，需输血；腹痛或里急后重需置管减压或肠扭转
生殖泌尿道	无变化	排尿频率或夜尿为疗前的 2 倍/排尿困难、尿急，无需用药	排尿困难或夜尿少于每小时 1 次；排尿困难、尿急、膀胱痉挛，需局部用麻醉剂（如非那吡啶）	尿频伴尿急和夜尿，每小时 1 次或更频/排尿困难、盆腔痛或膀胱痉挛，需定时、频繁地予麻醉剂/肉眼血尿伴或不伴血块	血尿需输血/急性膀胱梗阻，非继发性血块、溃疡或坏死
血液学					
白细胞（$\times10^9$/L）	≥4.0	3.0～<4.0	2.0～3.0	1.0～2.0	<1.0
血小板（$\times10^9$/L）	>100	75～<100	50～<75	25～<50	<25 或自发性出血
中性粒细胞（$\times10^9$/L）	≥1.9	1.5～<1.9	1.0～<1.5	0.5～<1.0	<0.5 或败血症
血红蛋白（g/L）	>110	110～95	95～75	75～52	——
血沉（%）	≥32	28～<32	<28	需输浓缩红细胞	——

表 11－3　RTOG/EORTC 晚期放射损伤分级标准

器官组织	0	1	2	3	4
皮肤	无	轻度萎缩、色素沉着、些许脱发	片状萎缩、中度毛细血管扩张、完全脱发	明显萎缩、显著的毛细血管扩张	溃疡
皮下组织	无	轻度硬化（纤维化）和皮下脂肪减少	中度纤维化，但无症状；轻度野挛缩<10%线性单位	重度硬化或皮下组织减少；野挛缩>10%线性单位	坏死
黏膜	无	轻度萎缩或干燥	中度萎缩或毛细血管扩张，无黏液	重度萎缩完全干燥；重度毛细血管扩张	溃疡

续表

器官组织	0	1	2	3	4
脊髓	无	轻度 L'Hermitte 综合征	重度 L'Hermitte 综合征	在低于治疗脊髓水平有客观的神经体征	同侧、对侧象限性瘫痪
小肠/大肠	无	轻度腹泻、轻度挛缩、轻度直肠分泌物增多或出血	中度腹泻和肠绞痛，大便>5 次/日，多量直肠黏液或间断出血	梗阻或出血，需手术	坏死/穿孔、瘘
膀胱	无	轻度上皮萎缩；轻度毛细血管扩张，间断性肉眼血尿	中度尿频；广泛毛细血管扩张，间断性肉眼血尿	重度尿频和排尿困难，重度广泛毛细血管扩张（常伴瘀斑），频繁血尿，膀胱容量减少（<150ml）	坏死/膀胱挛缩（容量<100ml），重度出血性膀胱炎
骨	无	无症状，无生长停滞，骨密度降低	中度疼痛或触痛，生长停滞；不规则骨硬化	重度疼痛或触痛；骨生长完全停滞；致密骨硬化	坏死骨发生骨折
关节	无	轻度关节强直，轻度运动受限	轻度关节强直，间断性或中度关节疼痛，中度运动受限	重度关节强直、疼痛伴严重运动受限	坏死/完全固定

5 级：直接死于放射晚期反应

（布 洁）

参考文献

1. 孙建衡，曾绵才，徐见道. 单纯^{60}Co 体外旋转及钟摆治疗晚期宫颈癌的探讨. 天津医学杂志肿瘤附刊，1966，4：17-19.
2. 张励身. 1628 例宫颈癌的单纯^{60}Co 外照射. 中国放射肿瘤学，1990，4：178.
3. 孙建衡. 高 LET 射线治疗妇科恶性肿瘤. 国外医学妇产科分册，1991，18：283-285.
4. 蔡树模. 卵巢恶性肿瘤的放射治疗. 上海医学，1991，14：732-734.
5. 谷铣之，殷蔚伯，刘泰福，等. 肿瘤放射治疗学. 北京：北京医科大学中国协和医科大学联合出版社，1993，155-158，159-222，335-355.
6. 孙建衡. 妇科肿瘤的后装放射治疗. 中华妇产科杂志，1993，28：643-645.
7. 连利娟. 林巧稚妇科肿瘤学. 第二版. 北京：人民卫生出版社，1994，90-98.
8. 李爱苓. 妇科恶性肿瘤组织间后装放射治疗. 中华妇产科杂志，1993，29：693.
9. 盛修贵，孙建衡，周春晓. I 期卵巢上皮癌的治疗研究——辅助放射治疗评价. 中华肿瘤杂志，1996，18：314-316.
10. 李亚星，陈口雄. 手术中放射治疗及其在妇科恶性肿瘤的应用. 中华妇产科杂志，1999，34：571-573.
11. 祝晓莲，崔恒，魏丽惠. 手术中放射治疗及其在妇科恶性肿瘤的应用. 中华妇产科杂志，1999，34：509-511.
12. 丁亚琴，翁练斌. 20 例外阴癌电子束照射. 中国癌症杂志，1999，9：197-199.
13. 孔为民，孙建衡. 子宫内膜癌放射治疗的现状和进展. 中华妇产科杂志，2000，35：445-446.
14. 白萍，孙建衡. 子宫肉瘤放射治疗的临床观察. 中华妇产科杂志，2001，36：159-161.

15. 李爱玲，孙建衡，吴令英. 65 例女性盆腔恶性肿瘤组织间插植照射. 现代妇产科进展，2002，15：267-268.
16. 孙建衡. 妇科恶性肿瘤放射治疗学. 北京：中国协和医科大学出版社，2002：231-274.
17. 孙建衡. 妇科恶性肿瘤放射治疗现状. 中国医学科学院学报，2003，418-483.
18. 孙建衡. ^{252}锎中子近距离后装治疗妇科肿瘤．中华医学信息导报，2004，19：14.
19. 孙建衡. 妇科恶性肿瘤的近距离放射治疗. 北京：中国协和医科大学出版社，2005.
20. 孙建衡. 做好妇科肿瘤的放射治疗. 中国实用妇科与产科杂志，2006，22：564-565.
21. 白萍，李晓江，俞高志，等. 妇科肿瘤全量放疗后手术 82 例回顾分析. 肿瘤学杂志，2006，12：366-369.
22. 白萍，张蓉，李晓光，等. 子宫颈癌同步放化疗的疗效与副反应. 中华肿瘤杂志，2007，29：467-469.
23. 孙建衡. 妇科恶性肿瘤继续教育教程. 北京：中国协和医科大学出版社，2007，21-26.
24. 孙建衡．关注子宫颈癌的放射治疗. 中华妇产科杂志，2007，42：721-722.
25. 布洁．适形、调强放射治疗在妇科恶性肿瘤中的应用//孙建衡. 妇科恶性肿瘤继续教育教程. 北京：中国协和医科大学出版社，2007，48-51.
26. 戴建荣．调强适形放射治疗//殷蔚伯，等. 肿瘤放射治疗学. 北京：中国协和医科大学出版社，2008，179-182.
27. 胡逸民. X（γ）射线立体定向放射治疗//殷蔚伯，等. 肿瘤放射治疗学. 北京：中国协和医科大学出版社，2008，183-221.
28. 白萍，孙建衡. 宫颈癌放射治疗的现状、新技术的运用和展望//黄啸. 宫颈癌综合治疗. 南京：江苏科学技术出版社，2009，156-161.
29. 盛修贵，陈真运. 三维适形调强放疗在宫颈癌治疗中的作用//黄啸. 宫颈癌综合治疗. 南京：江苏科学技术出版社，2009，162-169.
30. 白萍，马莹，李巍. 子宫颈癌全量放疗后局部肿瘤未控或中心型复发患者的手术治疗. 中华肿瘤杂志，2010，32：52-55.
31. 布洁，李钊，宋微，等. ^{252}锎中子腔内照射加体外照射治疗宫颈癌 110 例临床分析. 中华肿瘤杂志，2010，32：619-621.
32. Heyman J. Radiological or operative treatment of cancer of uterus. Acta Radiol，1927. 8：363-409.
33. Tod MC，Meredith WJ. A dosage system for use in the treatment of cancer of the uterine cervix. Br J Radiol，1938，11：809-818.
34. Heyman J，Renterwall O，Bemner S，et al. The Radiumhemment experience with radiotherapy in cancer of the corpus of the uterus. Acta Radiol，1941，22：14-98.
35. O'Brien FW. The radium treatment of cancer of the cervix. Am J Roentgenol，1947，57：281- 297.
36. Henschke UK. "Afterloading" applicator for radiation therapy of carcinoma of uterus. Radiology，1960，74：834.
37. Henschke UK，Hilaris BS，Mahan GD. Remote afterloading with intracavitary applicator. Radiology，1964，83：344-345.
38. Fletcher GH，Rutledge FN. Extended field technique in the management of the cancers of the uterine cervix. Am J Roent Rad Therap Nucl Med，1972，114：116-121.
39. Brady LW，Lewis GC，Antoniades J，et al. Evolution of radiotherapeutic technique. Gynecol Oncol，1974，314-317.
40. Smith JP，Rutledge F. Advances in chemotherapy for gynecologic cancer. Cancer，1975，36：669-674.
41. Kjellgren O，Sigard J. Efficacy of primary radiation in carcinma of the endometrium. Acta Obstet Gynecol，Scand，(sappl)，1977，66：69 -76.
42. Nelson JH，Boyce J，Macasaet M，et al. Incidence，significance and follow-up of para-aortic lymph node metastases in late invasive carcinoma of the cervix. Am J Obstet Gynecol，1977，128：336-340.

43. Pierquin B, Dutreix A, Paine CH, et al. The Paris system in interstitial radiation therapy. Acta radiol Oncol Radiat Phys Biol, 1978, 17: 33-48.

44. Hilgers RD, Bush SE, Ampuero F. Heavy partical radiation in gyne cological malignancies. In: Griffiths CT, Faller AF Jr. Gynecology Oncology. Boston: Martinus Nijhoff publishers, 1983, 299-311.

45. Hamberger AD, Unal A, Gershenson DM, et al. Analysis of the severe complications of irradiation of carcinoma of the cervix, whole pelvis irradiation and intracavitary radium. Int J Rad Oncol, 1983, 9: 369 - 371.

46. Maruyama Y, kryscio R, Van Nagell, et al. Neutron brachytherapy is better than conventional radiotherapy in advanced cervical cancer. Lancet, 1985, 1: 1120-1121.

47. ICRU. Dose and volume specification for reporting intracavitaryy therapy in gynecology. ICRU Report, 38, 1985.

48. Riipp AP, Kivinen S, Kauppola A. Comparison of Heyman packing and cathetron afterloading method in the treatment of endometrial cancer. Br J Radiol, 1985, 58: 437-441.

49. Van Nagell J, Maruyama Y, Donaldson ES, et al. Phase II clinical trial using ^{252}Cf fast Neutron brachytherapy, external pelvic radiation and extrafacial hysterectomy in the treament of bulky, barrel shapedd stage Ib cervical cancer. Cancer, 1986, 57: 1918-1922.

50. Vahrson H, Glaser FH. History of HDR Afterloading in Brachytherapy. Supplememnt to Strahlentherapie and Onkologic, 1986, 82: 2-6.

51. Rose PG, Barkers S, Kern M, et al. Primary radiation therapy for endometrial carcinoma: a case controlled study. Int J Radiat Oncol Biol Phys, 1993, 27: 585-590.

52. Wahlen SA, Slater JD, Wagner RJ, et al. Concurrent radiation therapy and chemotherapy in the treatment of primary squamous cell carcinoma of the vulva. Cancer, 1995, 75: 2289-2294.

53. Fishaman DA, Roberts KB, Chambers JT, et al. Radiation therapy as exclusive treatment for medically inoperable patients with stage I and II endometrial carcinoma of the endometrium. Gynecol Oncol, 1996, 61: 189-196.

54. Vahrson HW. Radiation oncology of gynecological cancer. Berlin: Springer, 1997, 103-131, 298-395.

55. Stock RG, Chank, Terk M, et al. A new technique for performing Syed-Neblett femplate interstitial implant for gynecologic malignancies using transrectal-ultrasound guidance. Int J Radiat Oncol Biol Phys, 1997, 37: 819-825.

56. Perez CA, Grigsby PW, Chaoc, et al. Irradiation in carcinoma of the vulva: factors affecting outcome. Int J Radiat Oncol Biol Phys, 1998, 42: 335-344.

57. Knocks TH, Kucera H, Dorfler D, et al. Results of postoperative radiotherapy in the treatment of sarcoma of the corpus uteri. Cancer, 1998, 83: 1972-1979.

58. Bush M, Wagener B, Duhmek E. Long-term results of radiotherapy alone for carcinoma of the vulva. Adv Ther, 1999, 16: 89-100.

59. Gupta AK, Vicini FA, Frazier AJ, et al. Iridium-192 transperineal interstitial brachytherapy for advanced or recurrent gynecological malignancies. Int J Radiat Oncol Biol Phys, 1999, 43: 1055-1060.

60. Morris M, Eifel PJ, Lu J, et al. Pelvic radiation with concurrent chemotherapy compared with pelvic and paraaortic radiation for high risk cervical cancer. N Engl J Med, 1999, 340: 1198.

61. Onnis A, Marchetti M. Hormonal replacement therapy and gynecological cancer. Clin Exp Obstet Gynecol, 1999, 26: 5-8.

62. Tewari K, Cappuccini F, Syed AM, et al. Interstitial brachytherapy in the treatment of advanced and recurrent vulvar cancer. Am J Obsted Gynecol, 1999, 181: 91-98.

63. Loizzzi V, Cormio G, et al. Chemoradiation: a new approach for the treatment of cervical cancer. Int J Gynecol Cancer, 2003, 13: 580-586.

64. Perez-Calatayu DJ, Kuiper SF, Ballester F, et al. Exclusive MRI-based tendem and colposttate

reconstruction in gynaecological brachytherapy treatment planning. Radio Oncol，2009，91：181-186.

65. Haack S，Nielsen SK，lindegaard JC，et al. Applicator reconstruction in MRI 3D image-based dose planning of brachytherapy for cervical cancer. Radio Oncol，2009，91：187-193.

66. Jürgenliemk-Schulz IM，Robbert JHA，Tersteed JM，et al. MRI-guided treatment-planning optimisationin intracavitary or combined intracavitary/interstitial PDR brachytherapy using tandem ovoid applicatos in locally advanced cervical cancer. Radio Oncol，2009，93：322-330.

第八节　以影像学为基础的妇科腔内放疗

一、背景

妇科腔内放疗（brachytherapy，BT）是子宫颈癌治疗的重要组成部分，具有近源处剂量高、剂量下降快的特点，在提高肿瘤局部放疗剂量的同时能有效降低周围正常组织如膀胱、直肠、乙状结肠等危及器官（organ at risk，OAR）所受的剂量。

20 世纪 90 年代起子宫颈癌的外照射开始采用三维影像技术进行靶区勾画及剂量优化，在取得了较好的治疗效果的同时有效降低了 OAR 所受的剂量。腔内放疗却仍旧根据国际辐射单位和测量委员会（the International Commission on Radiation Units and Measurements，ICRU）38 号文件的建议给予 A 点处方剂量和 OAR 参考点剂量，这种方式容易导致局部肿瘤剂量的高估和正常组织参考点剂量的低估，尤其是晚期肿瘤。研究显示，传统的二维腔内放疗对局限性宫颈病灶（肿瘤病灶＜4cm）的局控率为 74%～97%，而对≥4cm 的肿瘤病灶局控率仅为 44%～78%。高剂量率的后装腔内照射是现阶段临床常用的子宫颈癌腔内治疗方式，在有效提高肿瘤局控率的同时也增加了正常组织晚期反应的发生率，约为 15%。因此有学者提出，是否能在腔内治疗时通过观察施源器与肿瘤、OAR 的关系，从而对靶区而不是 A 点进行剂量优化，提高局控率，并尽可能地减少对周围正常组织的照射，降低并发症的发生率。1987 年，第一篇使用电子计算机 X 射线断层扫描技术（computed tomography，CT）影像进行腔内治疗的报道正式发表，新型的三维腔内治疗技术（three-dimensional brachytherapy，3DBT）引起了广泛的关注。但随着相关研究的逐渐深入，人们发现不同的机构及团体间缺乏统一的标准，给临床交流带来了极大困难。

2000 年，欧洲肿瘤放射协会（Groupe Europe'en de Curiethe'rapie of the European Society for Therapeutic Radiology and Oncology，GEC ESTRO）成立了子宫颈癌三维后装工作组，目的就在于明确子宫颈癌三维腔内治疗中的一些基本的概念、术语和参数，以便于不同的工作团体之间能够使用统一的标准进行研究和交流。经过不懈努力，2005 年美国腔内治疗协会（American Brachytherapy Society，ABS）和 ESTRO 经过协商，同意将后者的研究成果作为将来临床和科研的参考，并发表在同年及 2006 年的放射治疗和肿瘤杂志（Radiotherapy and Oncology）上。

二、三维腔内放疗的基本内容

GEC-ESTRO GYN 工作组对于三维影像特别是以核磁共振（magnetic resonance imaging，MRI）为基础的子宫颈癌腔内治疗计划设计问题、基本概念和术语。

（一）靶体积的概念

新的治疗方法带来的主要问题是如何定义和描绘子宫颈癌腔内治疗中的靶体积。所以，工作组按照肿瘤负荷和复发的危险性，也考虑了肿瘤在诊断时和在 BT 开始时及 BT 过程中的变化，提出了不同的肿瘤靶体积的概念。

1. *肉眼可见肿瘤靶体积*（gross target volume，GTV） 可分为诊断时的 GTV 和腔内治疗时的 GTV。诊断时 GTV 是指在诊断时由临床检查和影像学资料特别是 MRI 所见到的肿瘤范围，表示为 GTVD；腔内治疗时 GTV 是指在每次腔内治疗前检查所见的 GTV，表示为 GTVB1、GTVB2。当病人只进行腔内治疗时，GTVB＝GTVD。在这一点上，GTV 的定义和常规外照射治疗 GTV 的定义是不一样的。做每次治疗之前，都要重新做充分的检查，并勾画 GTV。

2. *临床靶体积*（clinical target volume，CTV） 与外照射不同之处是，腔内放射治疗定义了 3 个 CTV，即高危 CTV（high risk CTV，HR CTV）、中危 CTV（intermediate risk CTV，IR CTV）、低危 CTV（low risk CTV，LR CTV）。不同的 CTV 要求给到不同的剂量。每次治疗之前，都要勾画这 3 个 CTV 并给予不同的剂量。

（1）HR CTV 在每次腔内治疗时描述，HR CTV1，HR CTV2，……。表示高肿瘤负荷区，为肉眼可见肿瘤区。包括全部宫颈和腔内治疗前认定的肿瘤扩展区。不增加安全边缘。要求给予尽可能高的根治剂量。

（2）IR CTV 在每次腔内治疗时描述，IR CTV1，IR CTV2，……。表示明显的显微镜下肿瘤区。包绕 HR CTV 的 5～10mm 的安全边缘区。需要参考原肿瘤大小、位置，可能的肿瘤扩展和肿瘤治疗后的退缩情况以及治疗方式来确定。相当于二维腔内放疗时 60Gy 的剂量范围。

（3）LR CTV 指可能的显微镜下肿瘤播散区。可用手术或外照射处理在腔内治疗时不具体描述。不再考虑器官移动和摆位误差。LR CTV 指可能的显微镜下肿瘤播散区，可用手术或外照射来处理，即在内照射时不考虑 LR CTV，但需要定义出来，要靠外照射来解决这些问题。

3. *计划治疗靶体积*（plan target volume，PTV） 由于假设没有器官移动等不确定因素，没有定义 PTV，而把 CTV 等同于 PTV。

（二）靶体积的变化

研究组根据诊断时和腔内治疗时不同肿瘤体积变化，对于靶体积勾画具体规定如下：

1. 对于局限性肿瘤（大小＜4cm），可能行单纯腔内放疗或术前腔内放疗或合并外放射。IR CTV 在 HR CTV 基础上前后方向放 5mm 边界，头尾方向放 10mm 边界，两侧放 10mm 边界。

2. 对于大多数晚期病例，需要腔内放疗和外放射很好地结合。腔内放疗时 IR CTV 的勾画需要参考诊断时 GTV。根据不同的外放射后肿瘤退缩情况来区分：

（1）肿瘤完全缓解病例 IR CTV 包括 HR CTV 和诊断时肿瘤侵犯范围，不外放安全边界。

（2）肿瘤部分退缩病例 IR CTV 包括 HR CTV 和诊断时肿瘤侵犯范围。如果退缩＜1cm，有宫颈外残留病灶者，需要外放 10mm 边界。

（3）肿瘤稳定病例 需要在诊断时肿瘤范围外放 10mm 边界。

（三）剂量体积直方图（dose volume histogram，DVH）的分析

三维剂量分布和外照射一样，可以进行 DVH 评价，直观地分析宫颈肿瘤靶区处方剂量和 OAR 的曲线，可以反映出直肠膀胱的受量，可以做一个很好的评估。因此，除了对 GTV、CTV 进行定义以外，2006 年工作组通过 DVH 来评估腔内治疗的优劣。他们提出了几个评价指标的建议：

1. GTV、HR CTV、IR CTV 的 90%剂量线（D90）、100%剂量线（D100）指最少分别得到 90%、100%处方剂量的体积。

2. V150 和 V200 分别指 150%、200%的高剂量体积。

3. 危及器官 $0.1cm^3$、$1cm^3$、$2\ cm^3$ 或 $5\ cm^3$、$10cm^3$ 的剂量来评估正常组织的最小剂量。如果评估的剂量太高，需要降低正常组织的受量，更好地保护膀胱和直肠。

（四）期望目标

对局部晚期的子宫颈癌，通过定义不同的靶体积，应用 3D 影像为基础的腔内放射治疗，高危 CTV 剂量要求在 85Gy 以上，期望达到局部失败率 10%以下，同时降低 3、4 级毒副作用，从 10%减到 5%左右。

（五）三维腔内治疗具体实施方法

1. **全面的临床检查** 包括妇科检查、病理检查和影像学检查。确定诊断时 GTV、HR CTV、IR CTV 的范围。

2. **三维计划** 需要先放置施源器，再进行模拟 CT 或以及 MRI 扫描。在三维图像上，把定义的 GTV、CTV 和 OAR 进行勾画。物理师进行施源器的重建，然后进行优化、剂量评估，再实施治疗。

三、三维腔内放疗的临床研究

紧随 2005 年 ESTRO 的报道，Kirisits 等进行了 MRI 引导下的 3DBT 治疗，证实了该方法可以得到较好的靶区剂量覆盖，同时可以把对 OAR 的照射控制在限制剂量之内：平均 D90HRCTV ＝87±10Gy（$\alpha/\beta=10$），D100HRCTV ＝66±7Gy（$\alpha/\beta=10$），V100HRCTV ＝89±8%，D2CC 膀胱＝83±9Gy（$\alpha/\beta=3$），D2CC 直肠＝64±6Gy（$\alpha/\beta=3$），D2CC 乙结肠＝63±7Gy（$\alpha/\beta=3$）。

根据 De Brabandere M 的研究结果，使用 MRI 引导下的 3DBT 可以在提高靶区覆盖（D90HRCTV 平均提高 3Gy，$\alpha/\beta=10$）的同时降低膀胱和乙状结肠的副反应，D2CC 膀胱和 D2CC 乙结肠平均降低 5±7Gy 和 2±7Gy（$\alpha/\beta=3$）。

Pötter R 对 145 例患者的 3DBT 治疗结果表明，肿瘤 2～5cm 时，完全缓解率约为 96%，而肿瘤＞5cm 时，完全缓解率为 90%。

四、优势和存在问题

子宫颈癌的三维腔内放射治疗和常规的放射治疗计划相比较有很明显的优势。我们过去用的常规是二维治疗，即通过一个点的剂量来代表体积剂量，这存在很大的缺陷；应用三维放射治疗后，对不同期别的子宫颈癌可以给到很好的一个剂量分布图。

虽然 3DBT 与传统的二维后装腔内治疗相比，3DBT 具有明显的优势，但临床上的应用面临着诸多困难：

首先是设备的要求，在后装室同时配备治疗机及 MRI 并不现实，患者放置施源器后需在两处设备之间移动，且 MRI 上并无腔管等的固定装置，容易导致施源器位置的变化，影像摆位的重复性；再者每次后装前进行 MRI 扫描勾画靶区，需耗费较大的人力及财力，因此国外目前的应用方案从经济效益比来说并不适合我国国情，若仅在第一次后装治疗前行 MRI 扫描，随着治疗的进行，宫旁浸润病灶逐渐退缩后子宫的位置变化较大，同样影像摆位的重复性。上述诸多问题都有待于我们在临床工作中逐步解决。

其次，子宫颈癌三维腔内放疗中施源器的放置和重建是需要考虑的问题和困难之一。施源器的几何结构从患者的三维图像中获取并传输到治疗计划系统，这一过程称作施源器的重建。2010 年 GEC ESTRO 对于这一问题进行了研究报道。他们认为，由于腔内治疗非常陡的剂量梯度，重建的错误会导致严重的靶区和危及器官剂量的偏差。必须有合适的施源器的放置和重建方法从而使不确定因素最小化并避免随机错误。CT 可以很好显示放射源的通道，而用于 MRI 的假体比较有限，需要钛施源器。需要进行薄层扫描（≤5 mm），最好在同一图像上进行靶区勾画和重建以避免融合误差。严格控制重建误差可以使之小于勾画靶区和器官移动的误差。

此外，根据 2005 年台湾 Sun LM 前瞻性研究，相对于排空小便，充盈的膀胱可以使膀胱壁平均降低约 48%的照射剂量（$P<0.001$），但最大照射剂量没有区别，也不影响直肠壁所受的剂量，随之而来的难题是患者是否可以耐受整个 BT 治疗期间膀胱的充盈状态，而且膀胱的充盈量是随着时间的改变而增加的，是否会影响放射剂量仍有待研究。

另外，仍存在影像诊断不能很好地和疾病相符合的问题。三维计划设计均以影像学表现为基础，但目前影像学水平对子宫颈病变及病变范围显示不甚理想，解释与临床也存在一定问题。因此目前子宫颈癌的根治性放疗计划的制订仍以临床妇科检查和影像学相结合的方法，比较合适。

五、展望

随着电脑和影像技术的进一步发展，基于正、侧位 X 光片的二维后装治疗计划系统将逐渐被基于 CT、MRI、PET 等影像的三维后装治疗计划系统所取代。3DBT 技术开展时间较短，对设备及人员的要求较高，尤其是国内该项工作开展较晚，仅有的少数文献报道也仅限于研究阶段。但三维后装治疗计划系统的研究和应用，使子宫颈癌腔内后装治疗中靶区和正常组织相互关系以及剂量分布变得精确和直观，实现了后装治疗的三维剂量优化、个体化和可视化。采用三维后装治疗计划系统能明显减少直肠、膀胱并发症。因此有着较广阔的应用前景。相信 3DBT 是未来子宫颈癌腔内治疗的趋势，随着研究的深入，临床面临的难题必将逐步解决。

（黄　啸　蔡树模）

参考文献

1. ICRU Report 38. Dose and volume specification for reporting intracavitary therapy in gynaecology. Bethesda：International Commission on Radiation Units and Measurements，1985.
2. Ling CC，Schell MC，Working KR，et al. CT-assisted assessment of bladder and rectum dose in gynecological implants. Int J Radiat Oncol Biol Phys，1987，13：1577-1582.
3. Haie-Meder C，Pötter R，Van Limbergen E，et al. Recommendations from Gynaecological（GYN）GEC-ESTRO Working Group（I）：concepts and terms in 3D image based 3D treatment planning in cervix cancer brachytherapy with emphasis on MRI assessment of GTV and CTV. Radiother Oncol，2005，74：235-245.
4. Kirisits C，Pötter R，Lang S，et al. Dose and volume parameters for MRI based treatment planning in intracavitary brachytherapy of cervix cancer. Int J Radiat Oncol Biol Phys，2005，62：901-911.
5. Li-Min Sun，Han-YAO Huang，Eng-Yen Huang，et al. Aprospective study to assess the bladder

distension effects on dosimetry in intracavitary brachytherapy of cervical cancer via computed tomography-assisted techniques. Radiother Oncol，2005，77：77-82.

6. Pötter R，Haie-Meder C，Van Limbergen E，et al. Recommendations from gynaecological（GYN）GEC ESTRO working group（II）：concepts and terms in 3D image-based treatment planning in cervix cancer brachytherapy-3D dose volume parameters and aspects of 3D image-based anatomy，radiation physics，radiobiology. Radiother Oncol，2006，78，67-77.
7. Pötter R，Dimopoulos J，Georg P，et al. Clinical impact of MRI assisted dose volume adaptation and dose escalation in brachytherapy of locally advanced cervix cancer. Radiother Oncol，2007，83：148-155.
8. De Brabandere M，Mousa AG，Nulens A，Swinnen A，Van Limbergen E. Potential of dose optimisation in MRI-based PDR brachytherapy of cervix carcinoma. Radiother Oncol，2008，88：217-226.
9. Hellebust TP，Kirisits C，Berger D，et al. Recommendations from Gynaecological（GYN）GEC-ESTRO Working Group：considerations and pitfalls in commissioning and applicator reconstruction in 3D image-based treatment planning of cervix cancer brachytherapy. Radiother Oncol，2010，96：153-160.

第九节　妇科肿瘤调强放疗

近二十年来，放射治疗技术迅猛发展，调强放疗（intensity-modulated radiotherapy，IMRI）是放射治疗新技术的代表之一，目前广泛应用于临床肿瘤治疗中，现就该技术在妇科肿瘤中的应用做一简要介绍。

一、IMRT 的主要特点

（一）IMRT 的优点

IMRT 和传统的全盆腔照射 WPRT（whole pelvic radiation therapy）及三维适形放疗（three dimensional conformal radiation therapy，3D－CRT）相比有许多优势。首先，它能够优化配置照射野内各线束的权重，使高剂量区的等剂量分布在三维方向上与靶区的实际形状一致，并可使计划靶区（planning target volume，PTV）内的剂量分布更均匀，同时还可以在 PTV 边缘形成非常陡的剂量梯度。所以能减少周围组织受量，而能提高肿瘤剂量。其次，IMRT 的潜在效率更高，因为在其计划设计过程中，对各项参数（如照射野方向等）要求不高，而且除计算机控制的多叶光栅（multileaf collimator，MLC）外，无需其他的照射野形状修饰装置。最后，可在一个计划内同时实现多个剂量水平，满足不同靶区对放射剂量的要求，从而更符合肿瘤的放射生物学原则。

（二）IMRT 与传统放疗的比较

传统放疗技术已经沿用了几十年，取得了较好的疗效，但是以骨性标志定位的照射野，包括了较大体积的正常组织：小肠、直肠、膀胱及骨盆组织，带来了明显的并发症，如：小肠梗阻、放射性肠炎、放射性膀胱炎及骨髓抑制。IMRT 能明显地减少并发症的发生。Mundt 等报告 IMRT 治疗的 40 例妇科恶性肿瘤，与 35 例传统放疗的患者对比，急性 2 级胃肠道反应由 91％降至 60％，急性 2 级泌尿系统反应由 20％降至 10％，进一步随访，晚期胃肠道毒性由 50％降至 11％。

传统盆腔放疗技术中，低剂量区的存在，导致盆腔复发。研究显示：野边缘放在耻骨联合中间，50％～60％的患者宫体、宫颈不能完全覆盖，即使放在耻骨联合前缘，还有 30％不能覆盖。标准照射野中，按照血管走行确定淋巴引流区，由于血管位置的不确定性，使得 30％～40％的患者淋巴引流区欠量。传统放疗与化疗同步治疗子宫颈癌，仍然有 25％～

30%的患者盆腔复发。IMRT 能够使高剂量区与靶区形状一致，靶区内剂量分布均匀，以期达到更好的局部控制。

二、IMRT 在临床实施的过程

IMRT 在临床的应用中，经过体位固定、靶区勾画、计划设计以及计划确认与验证，现以子宫颈癌为例，加以说明。

（一）体位固定

将患者用热塑体膜或负压成型垫固定在模拟 CT 机上扫描，采集图像并传输到调强计划系统上。患者的体位可取仰卧位或俯卧位，许多研究比较了二者的优劣。Carmen Stromberger 等认为，在靶区受量相同，俯卧位时，小肠的平均受照体积为 1193.4～2443.9 cc 大于仰卧位 683.8～1825.9 cc，但小肠的 V20、V30、V40、V50.4 均小于仰卧位时（$P=0.01$）；俯卧位时，10～40GY 的直肠体积增加（$P<0.01$），两种体位的直肠 V50.4 均<5%；俯卧位时，50.4GY 的膀胱受照体积明显减少（$P=0.03$）。Adli M 等认为在妇科肿瘤的 IMRT 中，采用俯卧位使小肠受照体积减小的作用有限，但直肠的受照体积将会增加；而仰卧位的重复性好，摆位误差较小。

（二）靶区勾画

1. GTV（gross target volume）**的勾画** GTV 即指肿瘤的临床灶，为一般的诊断手段能够诊断出的可见的具有一定形状与大小的恶性病变的范围，包括转移的淋巴结和其他转移的病变。转移的淋巴结和其他转移病变可认为是第二肿瘤区。确定肿瘤区的方法应与 TNM、AJCCS 等肿瘤分期标准一致。当肿瘤已做根治术后，则认为没有肿瘤区。鉴于子宫颈癌分期主要依照临床检查，GTV 的确定不能完全依赖影像学检查，而必须要结合妇科检查明确阴道及盆腔韧带是否受侵。盆腔 CT 软组织的分辨率较差，MRI 弥补了这一缺陷，T_2 加权像能较好地提供宫旁组织的浸润，与病理学的吻合率 100%。所以将 CT 与 MRI 图像融合，更加有利于 GTV 的准确勾画。

2. CTV（clinical target volume）**的勾画** CTV 指按一定的时间剂量模式给予一定剂量的肿瘤的临床灶（肿瘤区）、亚临床灶以及肿瘤可能侵犯的范围。子宫颈癌的 CTV 包括宫颈肿瘤区、转移淋巴结、其他转移病灶以及可能侵及到的范围，包括子宫体、阴道上段、宫旁组织、宫骶韧带以及淋巴引流区。CT 或 MRI 确定淋巴结转移的阳性率较低，CTV 需包括所有的淋巴引流区，宫旁、髂外、髂内、闭孔、髂总远端淋巴结。淋巴结的选择还需根据肿瘤侵犯部位的不同而调整，肿瘤侵犯阴道下段时，应包括腹股沟淋巴结，侵犯后壁时，应包括骶前淋巴结。盆腔淋巴结转移时，应包括腹主动脉淋巴结。淋巴结 CTV 的勾画，通过 CT 片上显示的盆腔血管外放 10～20mm。

3. PTV（planning target volume）**的勾画** PTV 指包括临床靶区 CTV 本身、照射中患者器官运动，和由于日常摆位、治疗中靶位置和靶体积变化等因素引起的扩大照射的组织范围，以确保临床靶区 CTV 得到规定的治疗剂量。在考虑器官运动及摆位误差的基础上，通过 CTV 外放确定 PTV。在子宫颈癌的 PTV 勾画中，应考虑直肠膀胱的充盈状态对 CTV 的影响。Buchali 等研究认为膀胱从排空到充盈状态时，宫体向上移动 7mm，向后移动 4mm，宫颈向上移动 4mm。Kaatee 等研究在宫颈放置标记物，通过外照射时拍片，测量标记物与骨性结构的关系，得出宫颈的移动范围：向上 3mm，前后 1.7mm，左右 1.3mm。目前这种器官运动、摆位误差导致的 CTV 外放尚没有统一的标准，通常宫体、宫颈的 PTV 在 CTV 上外放 15～20mm；淋巴结的运动很少，淋巴结的 PTV 主要考虑摆位误差，在 CTV 上外放

7～10mm。另外，还要考虑肿瘤在治疗过程中的消退对子宫的形状、位置、运动的影响，

（三）计划设计

目前临床常用的子宫颈癌 IMRT 实现方式，分为固定野调强和容积旋转调强两种。

1. 固定野调强计划设计

（1）射野数目与布野方式　子宫颈癌的固定野 IMRT 计划常采用 7 野均分的布野方式，典型射野角度为 0°、52°、104°、155°、205°、256°、308°或 25°、76°、128°、180°、232°、284°、335°。5 野和 9 野的布野方式在临床中也有使用，但对于子宫颈癌，5 野 IMRT 计划比 7 野 IMRT 计划的剂量分布差，而射野数目≥9 野时，剂量分布没有产生明显改善。因此，7 个照射野可能是多数子宫颈癌 IMRT 计划时的最佳选择。

（2）射野能量选择　临床常用的光子束能量范围为 4～25MV，由于许多子宫颈癌患者腹围较大，在传统两野对穿照射或四野箱式照射时，往往需要采用较高能量光子束，以得到均匀的剂量分布。

对于 IMRT 则有所不同，与传统方法相比，子宫颈癌 IMRT 照射对能量选择的需要明显减少，Roeske 等比较了 18MV 和 6MV 两种能量的 IMRT 计划，认为 18MV 光子束并不能提高治疗增益比；甚至有的实验结论是，采用高能光子束可使直肠和膀胱 15%的体积受照剂量更高。由于 IMRT 治疗时总跳数较多，出束时间长，采用高能光子束易产生活化气体和中子辐射，不利于防护，因此在满足临床要求的前提下，应尽量选用中低能量的光子束。

（3）靶区剂量要求和危及器官限制条件

靶区剂量参考要求：在子宫颈癌 IMRT 的计划设计时，PTV 处方剂量为 50.4Gy，分次方案为 1.8～2.0Gy/25～28 次，剂量要求为处方剂量包括 PTV 体积不小于 95%，PTV 中最大剂量不高于处方剂量的 107%。

危及器官参考限制条件：在子宫颈癌的 IMRT 实践中，常见的危及器官包括直肠、膀胱、小肠、股骨头、双肾和脊髓。

直肠：V40 Gy＜35%且 V30 Gy＜50%，V50.4Gy＜1cc

膀胱：V40 Gy＜40%且 V35 Gy＜50%，V50.4Gy＜1cc

小肠：V30 Gy＜30%且 V25 Gy ＜50%

股骨头：V50 Gy＜5%

双肾：V20Gy＜33%

脊髓：Max Dose＝30Gy

以上为靶区和危及器官参考限制条件。实际上，就靶区剂量而言，ICRU50 号报告推荐为处方剂量的-5% 到+7%，但是在大多数 IMRT 实践过程中，处方剂量的±10%是一个被广泛接受的标准。因此，子宫颈癌的临床实践中若难以达到剂量限制条件，均匀性要求可适当放宽。如有文献报道 IMRT 计划靶区限定条件为，靶区内处方剂量的 110%和 115%的体积应分别小于 20% 和 2%。IMRT 计划中通过适当降低靶区剂量均匀性限制条件，可达到更好的靶区覆盖和保护周围正常组织的目的。

对于 IMRT 治疗计划设计，危及器官的限制条件尚没有统一的标准，对于子宫颈癌，文献报道中的剂量限制条件各不相同。事实上，正常组织的耐受剂量与多种因素有关，如分次剂量、靶区体积、是否与化疗同步，患者年龄、体质、有无糖尿病等基础性疾病、放射敏感差异性等，影响因素相当复杂，同一器官不同患者的耐受剂量必然有所差别，因此，以上

剂量限制条件应针对不同情况做出相应调整。需要注意的是，由于子宫颈癌放射治疗，往往在外照射的同时还要予以腔内照射，因而在设计 IMRT 计划时，必须将腔内照射对危及器官的剂量贡献考虑进去，避免错误估计产生严重的放射损伤。

2. 容积旋转调强 容积旋转调强是一种最新的 IMRT 实现方式，与固定野调强技术相比，其特点是在治疗的过程中射束可围绕人体旋转，同时射束形状和射线强度不断变化，旋转 1～3 个弧便可完成一次调强照射，大大缩短了照射时间，目前已用于子宫颈癌的临床实践。Luca Cozzia 等选择了 8 例子宫颈癌 CT 病例，将容积旋转调强计划和固定野调强计划进行比较，发现两者均可得到相同的靶区覆盖程度，但容积旋转调强提高了靶区均匀度，直肠、膀胱等危及器官的平均受照剂量显著减少，可使正常组织并发症发生概率降低 30%～70%，并且治疗时间大幅缩短，将对提高治疗效果产生有意义的影响。

（四）计划验证

子宫颈癌的 IMRT 的验证分为剂量验证和位置验证两个重要部分。

1. 剂量验证 在 IMRT 治疗前要对治疗计划的计算结果进行绝对和相对剂量的验证。绝对剂量采用电离室，相对剂量采用胶片或阵列测量。首先，用于验证的模体需经 CT 扫描传输至计划系统，再将患者的 IMRT 计划射野数据移植到验证模体上计算，调整等中心位置使得电离室测量点位于剂量均匀的区域，将计划传输至加速器，验证模体摆位，插入电离室和胶片（或阵列），出束照射，电离室测量得出绝对剂量，胶片（或阵列）得到相对剂量分布，若绝对剂量测量值与计算值相差小于±5%，并且相对剂量曲线与计划中的剂量曲线相差小于±3mm，则视为计划合格。若超出此范围，则需检查调整 IMRT 治疗计划，并重新验证直至满足剂量准确性要求。

2. 位置验证 剂量验证通过后，在患者治疗开始前，采用射野影像系统（如 EPID）验证患者治疗位置是否与 CT 定位时一致，若偏差超过允许值，则需调整患者或治疗床位置，若位置一致性符合要求，则可以进行治疗。在首次治疗完成后，还要定期（如 1～2 周）重新验证患者位置，及时对偏差做出调整，必要时重新定位和设计治疗计划。

三、IMRT 在妇科肿瘤治疗中的应用

（一）增加肿瘤区或淋巴转移区受量

如前所述，IMRT 能够减少正常组织的受量，这样就可以适当增加肿瘤区域或淋巴结转移区的受量。Souza 等报道 IMRT 与传统放疗比较可提高子宫切除术后盆腔放射剂量至 54.0 Gy，可以增加照射次数，使得总剂量提高；也可通过同步加量的技术实现，根据正常组织与肿瘤组织不同的放射生物学特点，并参照功能影像提供的肿瘤区域，在每次照射中，CTV 受到常规剂量照射，GTV 剂量高于常规剂量，从而更好地控制肿瘤。

（二）复发或转移灶的照射

子宫颈癌治疗后复发原因很多，如手术方式、照射剂量、放疗技术、个体差异等。患者首次放疗后复发，首程放疗后邻近正常组织器官已接受了相当的照射剂量，在行常规放疗时剂量受到限制，且加重放射性损伤，导致患者的死亡率增加和生存质量下降。IMRT 可以对肿瘤靶区与邻近敏感器官有效地分割，从而达到提高肿瘤控制率和减少危险器官的照射剂量。

（三）腹主动脉淋巴引流区的照射

当髂总淋巴结或腹主动脉淋巴结转移时，需要进行扩大野照射腹主动脉淋巴引流区。传统的放射治疗带来较大的胃肠道毒性，剂量也不能超过 D_T45Gy。IMRT 技术较传统的照射

技术，正常组织受量减少了 30%～70%，Portelance 等的数据显示，应用 IMRT 的扩大野照射盆腔及腹主动脉淋巴引流区，与传统的两野、四野对照，在肿瘤受量相同时，正常组织的受量明显减少。对于孤立的淋巴结转移可以采用同步加量的 IMRT 技术，使 GTV 的剂量高于 CTV，从而提高转移淋巴结的剂量，提高疗效。

（四）术后照射

对于具有高危因素的根治术后子宫颈癌（Ⅰb～Ⅱa）患者，行术后照射能够增加局部控制率。但是传统的盆腔照射带来严重的副作用，如：小肠梗阻、放射性肠炎、放射性膀胱炎等。应用 IMRT 技术行术后照射，减少了并发症的发生。Chen 等应用盆腔 IMRT 联合同步顺铂化疗治疗具有高危因素的根治术后子宫颈癌（Ⅰb～Ⅱa）54 例患者，IMRT 盆腔照射 D_T50.4Gy/28F，阴道 HDR 腔内照射 D_T18Gy/3F，每周 1 次顺铂 50mg/m^2，共 4～6 次。3 年局部控制率 93%，无病生存率 78%，所有患者均完成治疗，仅发生 1 例 3 级慢性泌尿系统并发症，无 3 级以上慢性肠道并发症。

（五）不适用腔内治疗的患者

对于不适用腔内治疗的子宫颈癌患者，尝试使用 IMRT 来代替腔内治疗。IMRT 是一种非侵入性手段，剂量分布可以形成类似 HDR 近距离治疗一样的管状分布，并使靶区受到均匀的照射，但是，像近距离治疗平方反比的衰减很难达到，同时必须考虑器官运动，危及器官受到的剂量高于近距离治疗。同步加量的 IMRT 治疗增益比更高，在单次治疗中不同区域给予不同的剂量，缩短治疗时间，提高肿瘤灶的剂量，减少直肠膀胱的受量。Guerrero 等应用 IMRSIB（intensity－modulated radiotherapy simultaneous integrated boost）替代腔内治疗补量，通过计算放射生物的 BED、EUD 得出等剂量关系，对照组常规照射全盆 D_T 45Gy/25F，高剂量率后装补量 30Gy5F；实验组设计 3 个 IMRT SIB 计划，盆腔淋巴结均为 25 ×1.8 Gy，肿瘤剂量三个计划分别为 25× 2.4 Gy（60Gy），25 × 2.8 Gy（70 Gy），25 ×3.2 Gy（80 Gy）。当靶区覆盖 94%～95.5%，肿瘤剂量从 60～70Gy，直肠、膀胱剂量明显增加。这种方法可以使治疗时间缩至 5 周。但应用于临床还需要进一步研究。

（六）IMRT 治疗妇科肿瘤的临床疗效

现有的研究已经证实，IMRT 治疗妇科肿瘤可以明显地减少正常组织的受量，但是，这种优势转化成临床疗效，并成为一种常规治疗，还需要更多的证据。目前对 IMRT 治疗进展期妇科肿瘤的前瞻性研究有限，回顾性的研究得出 IMRT 减少了早期及重度的晚期反应，治疗结果是安全有效的。Hasselle 等回顾分析了 111 例 IMRT 治疗的 Stage Ⅰ～Ⅳa 子宫颈癌的结果及并发症，22 例为术后，8 例 IMRT 后行腔内治疗及手术治疗，81 例行 IMRT 和腔内治疗；Ⅰ～Ⅱa 期 63 例，Ⅱb～Ⅳa 期 48 例。盆腔 IMRT D_T45Gy/25F，中位随访 27 月，3 年生存率 78%，3 年无病生存率 69%；3 年盆腔失败率 14%，远处转移率 17%；早期或晚期 3 级和 3 级以上毒副反应分别为 2%和 7%。还需要更多的前瞻性研究来证实 IMRT 治疗妇科肿瘤的临床疗效。

四、IMRT 在子宫颈癌治疗中存在的问题

1. 随着 IMRT 的广泛应用，尝试用 IMRT 替代腔内放疗，但一直存在质疑。早在 20 世纪 60 年代国内就尝试用旋转照射或双轴钟摆照射盆腔，探索以体外照射取代腔内镭疗的可能性。当时以宫颈为中心的旋转照射，宫颈局部剂量达 60～80Gy，以双侧 B 点为中心的钟摆照射，宫颈、双侧 B 点均达到 65Gy，结果是其 3 年生存率与常规放疗的 5 年生存率相比，相差甚远。近年来国内有医师以 IMRT 治疗子宫颈癌，虽然近期可达到 PR 乃至 CR，但远

期无瘤生存率不乐观。所以，IMRT 如何更好地与腔内治疗合理配合，已被注意。

2. 如何更加准确地勾画靶区，也存在问题。当前的影像学技术显示盆腔浸润灶不满意，淋巴结又存在假阳性与假阴性的问题。根据 FIGO 分期，III 期是肿瘤达盆壁，而盆壁是指骨、筋膜、肌肉、脉管及淋巴结，所以子宫颈癌的放疗常规野的边界在股骨头 1/2。在 IMRT 中 GTV、CTV、PTV 不好区分。

3. 器官运动、摆位误差对治疗的影响，治疗中肿瘤消退、解剖变异带来的问题均需进一步解决。特别是肠道、膀胱移位、运动均对治疗的准确性有所影响，而且做不到每次治疗前均行定位，即使能做到，治疗期间位置的变化（如膀胱充盈程度的变化），也难以掌握。目前这些问题都没很好解决。

4. 膀胱阴道膈与直肠阴道膈不过 3～5mm，以膀胱而言，膀胱三角区仍在 IMRT 的 PTV 之内，所以，给予宫颈局部的剂量不能与常规放疗相比。

5. 术后照射临床靶区不统一，没有统一规范。

6. 低剂量区增加导致的继发性肿瘤也是我们必须面对的问题。

7. IMRT 的高成本应引起重视，价值医学概念已摆在我们面前。IMRT 对像子宫颈癌这种已有多年放疗经验和疗效不错的肿瘤，如何用价值医学概念加以评价是需要认真思考的。

（布　洁　杨书明）

参考文献

1. 孙建衡，曾绵才，徐见道．单纯^{60}钴体外旋转及钟摆照射治疗晚期宫颈癌的探讨．天津医学杂志肿瘤副刊，1966，4：17-19.
2. 孙建衡．妇科恶性肿瘤放射治疗学．北京：中国协和医科大学出版社，2002. 42-43.
3. Hricak H，Lacey CG，Sandles LG，et al. Invasive cervical carcinoma：comparison of MR imaging and surgical findings. Radiology，1988，166：623-631.
4. Greco A，Mason P，Leung AW，et al. Staging of carcinoma of the uterine cervix：MRI-surgical correlation. Clin Radiol，1989，40：401-405.
5. Kim RY，McGinnis LS，Spencer SA，et al. Conventional four-field pelvic radiotherapy technique without computed tomography treatment planning in cancer of the cervix：potential geographic miss and its impact on pelvic control. Int J Radiat Oncol Biol Phys，1995，31：109-112.
6. Bonin SR，Lanciano RM，Corn BW，et al. Bony landmarks are not an adequate substitute for lymphangiography in defining pelvic lymph node location for the treatment of cervical cancer with radiotherapy. Int J Radiat Oncol Biol Phys，1996，34：167-172.
7. Buchali A，Koswig S，Dinges S，et al. Impact of the filling status of the bladder and rectum on their integral dose distribution and the movement of the uterus in the treatment planning of gynaecological cancer. Radiother Oncol，1999，52：29-34.
8. Roeske JC，Lujan A，Rotmensch J，Waggoner SE，YamadAD，Mundt AJ. Intensity-modulated whole pelvic radiation therapy in patients with gynecologic malignancies. Int J Radiat Oncol Biol Phys，2000，48：1613-1621.
9. Portelance L，Chao KS，Grigsby PW，et al. Intensity-modulated radiation therapy（IMRT）reduces small bowel，rectum，and bladder doses in patients with cervical cancer receiving pelvic and para-aortic irradiation. Int J Radiat Oncol Biol Phys，2001，51：261-266.
10. Mundt AJ，Roeske JC，Lujan AE，et al. Initial clinical experience with intensity-modulated whole-pelvis

radiation therapy in women with gynecologic malignancies. Gynecol Oncol，2001，82：456-463.

11. Kaatee RS，Olofsen MJ，Verstraate MB，et al. Detection of organ movement in cervix cancer patients using a fluoroscopic electronic portal imaging device and radiopaque markers. Int J Radiat Oncol Biol Phys，2002，54：576-583.
12. Mundt AJ，Roeske JC，Lujan AE. Intensity-modulated radiation therapy in gynecologic malignancies. Med Dosim，2002，27：131-136.
13. Mundt AJ，Mell LK，Roeske JC. Preliminary analysis of chronic gastrointestinal toxicity in gynecology patients treated with intensity-modulated whole pelvic radiation therapy. Int J Radiat Oncol Biol Phys，2003，56：1354-1360.
14. Adli M，Mayr NA，Kaiser HS，et al. Does prone positioning reduce small bowel dose in pelvic radiation with intensity-modulated radiotherapy for gynecologic cancer? Int J Radiat Oncol Biol Phys，2003，57：230-238.
15. Taylor A，Rockall AG，Reznek RH，et al. Mapping pelvic lymph nodes：guidelines for delineation in intensity-modulated radiotherapy. Int J Radiat Oncol Biol Phys，2005，63：1604-1612.
16. D'Souza WD，Ahamad AA，Lyer RB，et al. Feasibility of dose escalation using intensity-modulated radiotherapy in posthysterectomy cevical carcinoma. Int J Radiat Oncol Biol Phys，2005，61：1062-1070.
17. Guerrero M，Li XA，Ma LJ，et al. Simultaneous integrated intensity-modulated radiotherapy boost for locally advanced gynecological cancer：radiobiological and dosimetric considerations. Int J Radiat Oncol Biol Phys，2005，62：933-939.
18. Bunt L，Heide UA，Ketelaars M，et al. Conventional，conformal，and intensity-modulated radiation therapy treatment planning of external beam radiotherapy for cervical cancer：the impact of tumor regression. Int J Radiat Oncol Biol Phys，2006，64：189-196.
19. Georg P，Georg D，Hillbrand M，et al. Factors influencing bowel sparing in intensity modulated whole pelvic radiotherapy for gynaecological malignancies. Radiother Oncol，2006，80：19-26.
20. Chen MF，Tseng CJ，Tseng CC，et al. Adjuvant concurrent chemoradiotherapy with intensity-modulated pelvic radiotherapy after surgery for high-risk，early stage cervical cancer patients. The Cancer Journal，2008，14：200-206.
21. Luca Cozzi，Ketayun Ardeshir Dinshaw，Shyam Kishore Shrivastava，et al. Atreatment planning study comparing volumetric arc modulation with Rapid Arc and fixed field IMRT for cervix uteri radiotherapy. Radiotherapy and Oncology，2008，89：180-191.
22. Zwahlen DR，Ruben JD，Jones P，et al. Effect of intensity modulatedpelvic radiotherapy on second cancer risk in the postoperative treatment of endometrial and cervical cancer. Int J Radiat Oncol Biol Phys，2009，74：539－545.
23. Stromberger C，Kom Y，Kawgan-Kagan M，et al. Intensity-modulated radiotherapy in patients with cervical cancer，an intra-individual comparison of prone and supine positioning. Radiation Oncology，2010，5：63-71.
24. Tyagi A，Supe SS，Sandeep，et al. Adosimetric analysis of 6MV versus 15MV photon energy plans for intensity modulated radiation therapy（IMRT）of carcinoma of cervix. Reports of Practical Oncology and Radiotherapy，2010，15：125-131.

附：盒式（BOX）照射野的设计

由于 BOX 野在我国使用不多，其设野有一定的复杂性，故对其设计过程予以介绍。

一、盆腔 BOX 野

照射范围包括子宫、附件、上段阴道、宫旁组织，髂内、髂外、闭孔、腹股沟深、骶前及部分髂总淋巴结。

盆腔 BOX 野照射的前后野的大小和形状与盆腔前后两野照射时相同，上界在 L4～L5 间隙，下界在骨性闭孔下缘，两侧界在真骨盆外缘 1.5～2cm，一般不超过股骨头中线。侧野上、下界同前、后野的水平，前、后界平行于治疗床，前界在耻骨联合前缘，后界在 S2～3 间隙。

如果需照射髂总淋巴结，X 线模拟定位照射野上界达 L3～L4 间隙，CT 模拟定位则按照髂血管的位置设定照射野上界。阴道受侵较多者照射野下界下移达肿瘤最末端下 3cm。前位子宫者照射野前界需前移包括子宫，后位子宫或盆腔内肿瘤较大者，照射野后界后移包括整个骶前的软组织。

为了保护正常组织，前后野四角挡铅，侧野的前界部分腹壁挡铅，后界 L1～L3 椎体后部及直肠后部挡铅。

二、腹主动脉旁淋巴结照射

在盆腔照射时，如果需同时照射腹主动脉旁淋巴结，可采取盆腔和腹主动脉淋巴区的分段照射，但临床更多地采用盆腔及腹主动脉淋巴区的联合野照射，即盆腔延伸野照射，这样可以避免分段照射中照射野衔接的困难。由于这种照射野范围较大，更需选择对正常组织影响较小的照射方法，BOX 野是一种较好的选择。

盆腔及腹主动脉旁淋巴结 BOX 野照射时，可采用前后和左右垂直的照射野，也可选择不同的照射角度，原则是保证肿瘤的放射剂量和尽可能减少正常组织的放射受量。

单纯的腹主动脉旁淋巴结照射很少见，一般患者都有盆腔放疗史，或同时需照射盆腔淋巴结。如果采用盆腔延伸野照射，上界在 T12～L1 间隙，下界同盆腔照射野的下界，腹主动脉段野宽 8～10 cm。如有盆腔放疗史，需特别注意两个照射野的衔接。盆腔和腹主动脉旁淋巴结分段照射的照射野，设野时应仔细计算两野所需的间隙，或将腹主动脉旁淋巴结野和盆腔野的剂量曲线在治疗计划系统（TPS）中融合，避免两野间隙不合适引起连接部位照射不足或照射野重叠。

由于腹主动脉旁淋巴结野或盆腔延伸野范围较大，涉及的正常组织较多，主要涉及的重要器官有脊髓、肝、肾，在设计照射野时应注意避让。脊髓剂量控制在 45 Gy 以下，肾剂量控制在 1800cGy 以下。

目前在有条件的医院，照射腹主动脉淋巴区多采用适形或调强治疗。这些照射方法可提高该区的照射剂量，同时周围正常组织得到一定的保护。

三、BOX 野的设计和制作

1. 模拟定位 在阴道内放置圆柱形的塑料或有机玻璃杆做标记，患者平卧在体架上，固定体模，并在体模上下端和中间做好标记。

在模拟定位机下定出前后野和两侧野的位置，并确定照射野的中心，各照射野的大小和挡铅的部位。根据照射野在体表的投影，在体罩上做好标记并记录，拍摄X线定位片。如需通过MRI、CT或模拟CT制定治疗计划，则拍摄MRI、CT或模拟CT片，并将影像学资料传送到治疗计划系统（TPS）中。

2. 制定治疗计划 BOX野的治疗计划制定有多种形式，各医疗单位可根据自身的设备及技术力量酌情选择治疗计划的制定方法。最基本的方法是根据X线模拟定位的数据，按照临床治疗的要求，即肿瘤所需的剂量和重要器官对射线的耐受量，确定照射所需的射线能量、照射总剂量和分次照射剂量，填写放射治疗单并绘制照射示意图。

有条件的单位，采用MRI、CT或模拟CT等影像学设备，将图像传输到TPS中，按照影像学资料设野，输入照射总剂量，得到治疗的等剂量曲线图。

3. 治疗计划的验证 患者需在放射治疗机下模拟放射治疗时的状态摄片验证，如果照射野符合设计要求，即可开始按计划放疗。

四、BOX野照射的临床应用

BOX野照射通过采用前后左右四个不同方向的照射野，使照射中心区域的剂量更均匀，并减少了正常组织的照射，减少不良反应。但是，这种照射方法并不是没有缺点的，它增加总的受照射体积和照射剂量，增加股骨头照射剂量。由于BOX野的侧野比较小，且对照射野作了许多的铅挡，如有不慎，需照射的病变部位及区域淋巴结容易遗漏在照射区外。肿瘤的侵犯、压迫和牵拉，器官解剖变异和充盈、蠕动，都可能使需照射的区域和器官位置发生改变。临床应作相应的调整。有作者研究发现，子宫和宫颈的位置移动最高可达4cm。因此，在设计照射野时，应留有足够的余地，如果没有充分的把握，不要轻易地缩小照射范围或作铅挡。

为了充分覆盖盆腔内的肿瘤及区域淋巴结，有作者认为，对Ⅰb期子宫颈癌，后界至少包括一半直肠，对更晚期的癌，后界应包括整个骶骨，甚至包括骶孔。此时，BOX野照射的优越性很小。对盆腔内大肿瘤的患者，临床更偏向于采用简单的前后两野照射方法。

BOX野照射时，侧野的界限是影响疗效和正常组织反应的关键。随意扩大侧野范围，不能减少正常组织的照射，导致并发症增加；而缩小侧野范围或对正常组织作过多的挡铅，则可能导致靶区的遗漏，增加复发机会。

由于BOX野照射的特点，它更适合于腹部比较肥胖的患者，而身体瘦小盆腹腔前后径小的患者，它不但不能减少正常组织受照射的剂量，反而增加照射体积，增加股骨头的照射剂量，弊大于利。

由于盆腹腔的厚度较大，最好采用10 MV或以上的高能光子束照射，如果采用低能光子束（^{60}Co或4～6MV X线），则更适合于BOX野照射。各医疗单位可根据各自相应的设备及技术条件选择合适的照射方法。

随着影像学技术的发展，为临床放射治疗提供更有效的辅助手段，CT、PET-CT、MRI等有助于判断肿瘤大小和侵犯范围，有助于了解肿瘤和正常组织的关系，对设计照射野是很有帮助的。许多学者通过影像学的观察分析发现，根据骨性标记定位的常规照射野有相当一部分未能完全覆盖靶区，并可能包括过多的正常组织。更多的学者主张用CT模拟来勾画治疗的靶区，提供更精确的个体化的照射野。适形、调强放疗在妇科放疗的广泛运用，使常规放疗的地位受到挑战，但对许多普通患者或基层医疗单位，BOX野照射仍是一种很好的治疗的选择。

（俞　华）

参考文献

1. 俞华．盆腔四野“BOX”照射技术//孙建衡．妇科恶性肿瘤放射治疗学．北京：中国协和医科大学出版社，2002：45-46.
2. Bonin SR，Lanciano RM，Corn BW，et al. Bony landmarks are not an adequate substitute for lymphangiography in defining pelvic lymph node location for the treatment of cervical cancer with radiotherapy. Int J Radiat Oncol Biol Phys，1996，34：167-172.
3. Zunino S，Rosato O，Lucino S，et al. Anatomic study of the pelvis in carcinoma of the uterine cervix as related to the box technique. Int J Radiat Oncol Biol Phys，1999，44：53-59.
4. Finlay MH，Ackerman I，TironARG，et al. Use of CT simulation for treatment of cervical cancer to assess the adequacy of lymph node coverage of conventional pelvic fields based on bony landmarks. Int J Radiat Biol Phys，2006，64：205-209.
5. Beadle B，Jhingran A，Salehpour M，et al. Tumor regression and organ motion during the course of chemoradiation for cervical cancer. Int J Radiat Biol Phys，2006，66：S44.
6. Halperin EC，Perez CA，Brady LW. Perez and Brady's Principles and Practice of Radiation Oncology. 5th Edition. Baltimore：Lippincott williams & wilkins，2008，1533-1610.

第 12 章　妇科恶性肿瘤的化疗

一、妇科恶性肿瘤化疗的历史

肿瘤化疗是在姑息性治疗肿瘤中起步，经过 60 多年的努力，已成为根治肿瘤的治疗手段（单独或综合治疗）。妇科恶性肿瘤的化疗最早应用的是烷化剂氮芥，主要用于卵巢癌和绒癌以及各种晚期妇科恶性肿瘤作姑息治疗。1956 年 Li 首先报道应用 MTX（Methotrexate，甲氨蝶呤）治愈转移性绒癌，从此开创了化疗能治疗（愈）恶性实体瘤的新时代。1960 年，Hertz 发现 VLB（Vinblastine，长春碱）和 1962 年 Ross 发现 ACT.D（放线菌素 D，Actinomycin D）对绒癌均有较好疗效，且对 MTX 耐药的病人也有一定效果。1962 年宋鸿钊应用大剂量 6－MP（6－mercaptopurine，6－巯基嘌呤）治疗绒癌取得与 MTX 相仿的疗效；接着又发现 5－Fu（5－fluorouracil，5－氟尿嘧啶）治疗绒癌与 MTX、6－MP 有相仿疗效，而且毒性反应较低，且可不切子宫，保留生育功能。20 世纪 50 年代，烷化剂 HN_2（Nitrogen Mustard，盐酸氮芥）、CB_{1348}（Chlorambucil，苯丁酸氮芥）、Thiotepa（塞替派）、CTX（环磷酰胺）对卵巢等有一定疗效，作为当时的主要治疗药物。

20 世纪 70 年代临床发现 MMC（Mitomycin，丝裂霉素）和 ADM（Adriamycin，多柔比星，阿霉素）对卵巢癌有效。1978 年，美国 FDA 批准将 DDP（Cisplatin，顺铂）应用于临床，发现其对卵巢癌疗效优于烷化剂。1983 年 VP16（Etoposide，依托泊苷）应用于临床，对卵巢癌、绒癌有效。

20 世纪 80 年代以前（DDP 应用以前）治疗卵巢癌的主要药物为烷化剂。

1992 年美国 FDA 批准紫杉醇（泰素，Taxol）用于复发卵巢癌，国内蔡树模等于 1995 年首次报道紫杉醇治疗难治性卵巢癌和输卵管癌的临床疗效分析，同年又报道紫杉醇治疗子宫内膜癌也有较好疗效。1996 年多西他赛（Docetaxel）应用于卵巢癌治疗，证实与紫杉醇同样有显著疗效。同年有拓扑替康（topotecan）和伊立替康（Irinotecan）应用于临床，证实对妇科恶性肿瘤有一定疗效。

2000 年 Ozols 报道 GEM（Gemcitabine，健择）对卵巢癌也有效。

2007 年 Mutch 报道楷莱（PLD，脂质体阿霉素）对复发性卵巢癌有效，可作为二线化疗用药。

另外，自 20 世纪 80 年代后期，在肿瘤化疗不良反应方面，5－HT 拮抗剂和粒细胞集落刺激因子（G－CSF）在止呕吐及升白细胞方面已发挥独特的疗效。

近年来肿瘤的生物治疗已在妇科恶性肿瘤中进入临床研究。2006 年 Bidus 报道单用贝伐治疗难治性卵巢癌有效，据 2010 年 ASCO 会议美国 Burger 报道 GOG－0218Ⅲ期研究结果表明，初治晚期卵巢癌 TP＋贝伐序贯化疗能延长 PFS，毒副反应未见增加，且估计对复发卵巢癌可获益。该研究为第一项显示抗血管药物一线治疗卵巢癌有临床获益的随机研究。

20 世纪 70 年代后，化疗进展迅速，从单药化疗发展为多药联合化疗，并应用多种给药途径，提高了肿瘤局部药物浓度，提高了疗效，减轻了全身反应，如介入化疗（动脉插管化疗）、腹腔化疗等，化疗参与妇科恶性肿瘤综合治疗，又使卵巢癌、子宫内膜癌、子宫颈癌的治疗水平有了显著提高。

化疗作为恶性滋养细胞肿瘤的根治手段，国内多数医院采用北京协和医院的治疗方案，以 5-Fu+KSM 为主，配合多途径的治疗方案，已取得显著效果，但对晚期病例仍不满意。1980 年，上海肿瘤医院蔡树模等报道设计四联化疗（MOMK 及 MOFK）及四联化疗合并分段放疗，治疗晚期绒癌，特别对肺团块转移及脑转移病例取得显著疗效。1984 年 Bagshawe 创建 EMA-CO/EP 方案治疗晚期及耐药绒癌，已在国内应用，收到良好效果。

目前，卵巢上皮癌的标准化疗方案仍为紫杉醇+铂类抗癌药，卵巢生殖细胞肿瘤术后补充化疗以 BEP 方案为主，大多数病例已能得到根治。子宫内膜癌化疗以紫杉醇+铂类抗癌药或蒽环类+铂类抗癌药最常用。晚期子宫内膜癌的内分泌治疗主要是孕激素和雌激素拮抗剂，根据受体检测结果应用。子宫颈癌则以紫杉醇+铂类抗癌药或拓扑替康（TPT）+铂类抗癌药联合化疗，疗效最为明显，已在国内普遍应用。

二、妇科恶性肿瘤化疗的现状

绒癌是实体瘤中第一个单用化疗获得治愈的肿瘤，近年来肿瘤化疗进展迅速，化疗在妇科恶性肿瘤中的地位日益提高。目前，对于恶性滋养细胞肿瘤应用化疗后绝大多数可获得根治，并可不切除子宫，保全生育功能。卵巢恶性生殖细胞肿瘤术后补充化疗，多数亦能得到根治。对卵巢癌而言，除少数早期病例外，均需术后化疗，否则即使手术切尽，绝大多数仍会复发。因此，术后化疗与首次手术处于同样重要的地位。

而子宫颈癌、宫体癌化疗可作为综合治疗中的重要组成部分，除早期病例可单用手术外，多数也需采用多学科综合治疗，有目的地配合手术或放疗，可以提高治愈率。对晚期和复发妇科恶性肿瘤，化疗可改善症状、延长生命，少数病例也可获得根治。

三、妇科恶性肿瘤常用化疗药物及不良反应

抗肿瘤药物可分为化疗、内分泌和免疫治疗药物。根据化学结构和作用机制，化疗药物可分为烷化剂、抗生素、抗代谢药、拓扑异构酶Ⅰ和Ⅱ抑制剂、有丝分裂抑制剂、铂类化合物和其他。肿瘤细胞的作用靶点可位于 DNA、RNA 或蛋白水平。

（一）烷化剂

这类药物主要通过与 DNA 化学作用而发挥抗肿瘤效应。这些药物形成极不稳定的烷化基团与许多重要有机化合物如核酸、蛋白质、氨基酸的电子富聚区相互作用。这些相互作用产生主要的细胞毒效应，使 DNA 交叉并产生单链或双链 DNA 断裂，结果导致 DNA、RNA 和蛋白质合成的抑制。

1. **氮芥** 主治绒癌肺转移、恶性淋巴瘤，常见毒性为骨髓抑制、恶心呕吐。

2. **环磷酰胺** 主治卵巢癌、乳腺癌、软组织肉瘤，常见毒性为骨髓抑制、膀胱炎。

3. **苯丙氨酸氮芥** 主治卵巢癌、子乳腺癌，常见毒性为骨髓抑制、恶心呕吐。

4. **异环磷酰胺** 主治卵巢癌、子宫颈癌、软组织肉瘤，常见毒性为骨髓抑制、膀胱炎、神经毒性、胃肠反应。

（二）抗生素类

药物与 DNA 相互作用常表现为这些化合物插入到 DNA 碱基对之间，另一个被认为很重要的抗肿瘤作用机制是形成可损伤 DNA、RNA 及重要蛋白质的自由基，其他效应包括金

属离子螯合和改变肿瘤细胞膜特性。

1. **蒽环类（阿霉素）** 主治卵巢癌、子宫内膜癌、乳腺癌，常见毒性为骨髓抑制、心脏毒性、脱发。

2. **更生霉素** 主治绒癌、卵巢生殖细胞肿瘤、软组织肉瘤，常见毒性为胃肠反应和骨髓抑制。

3. **博来霉素** 主治卵巢生殖细胞肿瘤、子宫颈癌，常见毒性为发热、皮肤反应、肺毒性、过敏反应。

4. **丝裂霉素C** 主治卵巢癌、乳腺癌、子宫颈癌，常见毒性为骨髓抑制、胃肠反应、局部静脉炎。

5. **脂质体阿霉素** 主治卵巢癌、子宫内膜癌，常见毒性为手足综合征、骨髓抑制、口腔炎。

（三）抗代谢药

这类药物与细胞内重要酶相互作用，导致酶的失活或产生没有细胞功能类似物。他们的结构与正常的嘌呤和嘧啶相似或与细胞功能的正常物质相似。许多抗代谢药物作用于生物合成的不同位点，干预细胞生存的重要功能发挥抗癌作用。

1. **氟尿嘧啶** 主治绒癌、子宫颈癌、宫体癌，常见毒性为骨髓抑制、胃肠反应、脱发。

2. **甲氨蝶呤** 主治绒癌、乳腺癌、卵巢癌，常见毒性为骨髓抑制、肝毒性、口腔炎。

3. **健择** 主治卵巢癌、乳腺癌，常见毒性为骨髓抑制。

（四）植物碱类

长春新碱和长春碱主要通过与细胞内重要的微管蛋白结合，特别是微管素，抑制微管组装以及纺锤体形成，导致细胞停滞在有丝分裂期。

紫杉醇有独特的作用机制，结合微管并引起微管的聚合和稳定，最终导致细胞死亡。

拓扑异构酶Ⅰ抑制剂结合于酶DNA复合物，导致DNA链持久断裂和细胞死亡。

1. **长春新碱** 主治卵巢胚胎细胞癌、肉瘤、子宫颈癌、绒癌，常见毒性为神经毒性、脱发、骨髓抑制。

2. **诺维苯** 主治卵巢癌、乳腺癌，常见毒性为骨髓抑制、便秘、周围神经炎。

3. **足叶乙甙** 主治卵巢癌、绒癌、卵巢胚胎性癌，常见毒性为骨髓抑制、脱发。为DNA拓扑异构酶Ⅱ抑制剂。

4. **紫杉醇** 主治卵巢癌、乳腺癌、子宫内膜癌，常见毒性为骨髓抑制、脱发、过敏反应。

5. **多西紫杉醇** 主治卵巢癌、乳腺癌，常见毒性为骨髓抑制、脱发、过敏反应、外周性水肿。

6. **羟基喜树碱** 主治卵巢癌、子宫颈癌、绒癌，常见毒性为骨髓抑制、血尿。

7. **拓扑替康** 主治卵巢癌、子宫颈癌，常见毒性为骨髓抑制。

8. **伊立替康** 主治卵巢癌、子宫颈癌，常见毒性为骨髓抑制、腹泻。

（五）杂类

铂类抗癌药第二、三代药物已普遍应用于临床，它们毒副反应不同。DDP具有类似烷化剂双功能基团的作用，与细胞内亲核基团结合，主要与DNA链上的碱基作用，改变其正常复制模板的功能，引起DNA复制障碍，从而抑制癌细胞分裂。DDP分子中的中心铂原子对其抗癌作用具有重要意义。

1. **顺铂** 主治卵巢癌、乳腺癌、子宫内膜癌、子宫颈癌，常见毒性为肾毒性、耳毒性、胃肠反应、骨髓抑制。

2. **卡铂** 主治同顺铂，常见毒性为肾毒性较顺铂低，但血液毒性较高，尤其血小板降低较顺铂为高。

3. **奈达铂** 主治卵巢癌、子宫颈癌，常见毒性为骨髓抑制、胃肠反应。

4. **草酸铂** 主治卵巢癌、子宫颈癌，常见毒性为周围神经毒性、胃肠反应、骨髓抑制。

5. **铬铂** 主治卵巢癌，常见毒性为骨髓抑制、血小板减少。

6. **氮烯咪胺** 主治恶性黑色素瘤、软组织肉瘤，常见毒性为骨髓抑制、胃肠反应、肝脏毒性。

四、循环医学与个体化原则

循环医学的核心思想是任何医疗决策都应建立在新近最佳的临床科学研究证据的基础上，以保证治疗决策能够给患者带来最大益处。证据主要来源于医学文献的研究报告，特别是采用随机对照实验，设计合理、方法严谨的临床研究数据（随机对照试验和荟萃分析）。用统计学对新方法的临床意义进行有效的评价，但只有在大样本范围内才能进行真正有效的评价。

临床用药必须了解药物的特性，又要考虑个体的特点。实施临床用药的个体化，药物作用于不同个体会产生不同的反应，其因素较多。

1. 药物作用于不同的年龄反应不同，由于年龄的差别，其新陈代谢和生理功能也有差异，药物敏感性也不同。

2. 机体处于不同的病理状态对药物反应不同，如肝、肾功能不良的患者应避免使用对肝、肾功能有害的药物，或减少药物剂量。

3. 个体差异对药物的反应不同

4. 伴随疾病影响治疗耐受性

5. 肿瘤的异质性

五、妇科恶性肿瘤化疗的几种类型

（一）根治性化疗

单用化疗可根治的妇科恶性肿瘤如恶性滋养细胞肿瘤，晚期病例都用联合化疗，要求足量、及时以求首次治疗的成功。

（二）辅助化疗

是指肿瘤原发灶经手术和放疗控制后给予全身化疗。主要目的是针对可能存在的微转移病灶，防止肿瘤的复发、转移。

（三）新辅助化疗

对晚期病例在手术或放疗之前，先使用化疗，通过化疗使肿瘤缩小利于手术或放疗，提高手术切除率，减少并发症，如卵巢癌、子宫颈癌的新辅助化疗。目前，子宫颈癌的新辅助化疗适用于Ⅰb2 期。卵巢癌的新辅助化疗用于Ⅳ期患者，横膈大块病灶，肠系膜根部大块病灶，腹膜多处斑块转移，转移灶总量大于 1000g，大量胸、腹水一般情况差不能接受手术者。但新辅助化疗的应用尚有不同意见。

（四）同期放化疗

化疗和放疗同时进行，这种化疗除使肿瘤缩小和消灭微小转移灶外和放疗有协同抗癌的作用。近年来已广泛应用于子宫颈癌的同期放化疗，能提高疗效。

（五）姑息性化疗

主要目的是减轻病人的痛苦，提高生活质量，延长病人生命，但应避免因化疗而使病人的生活质量下降。

（六）研究性化疗

试验应有明确的目的、完善的计划，观察和评价方法符合医疗道德标准（伦理委员会通过），取得患者知情同意后，方可进行新药或新方案临床试验。

六、联合化疗的原则

（一）联合化疗的目的

1. 在机体可耐受药物毒性范围内及不减量的前提下，杀死更多的肿瘤细胞。

2. 在异质性肿瘤细胞群中杀死更多的耐药细胞株。

3. 预防或延缓新耐药细胞株的产生。

（二）联合化疗原则

1. 单药对肿瘤有效。

2. 几种药物的抗癌机制不同，如 CCSA（细胞周期特异性药物）和 CCNSA（细胞周期非特异性药物）相配合。

3. 选药时尽可能使各药的毒性不相重叠，以提高正常组织的耐受性。

4. 选择药物的最佳剂量和方法。

七、剂量强度的概念

对药物敏感的肿瘤，合适的药物剂量是影响化疗疗效的主要因素。化疗药物的剂量疗效曲线多数是呈陡峭的直线状；也有开始是直线，以后变成平台型。在临床应用中观察到，由于顾虑化疗药物的毒性作用，将药物剂量减低或化疗间隙期延长，结果疗效明显下降。

如何比较不同药物剂量的治疗效果，Hryniak 等在分析了大量肿瘤的治疗效果后，提出了剂量强度的概念。所谓剂量强度是指疗程中单位时间内所给药的剂量，均以 mg/(m^2，w) 表示。相对剂量强度则指实际给药剂量强度与一人为的标准剂量强度之比。如为联合化疗，则可计算出几种药物的剂量强度及平均相对剂量强度。由于剂量强度系整个疗程中平均每周能接受的剂量，故在临床化疗中不论是减少每次给药剂量或是延长间隔时间，剂量强度均有降低。在临床治疗中，对有治愈可能的患者，应尽可能使用可耐受的最大剂量强度的化疗，以保证疗效。剂量强度概念主要适用于细胞毒性药物，其他类型的治疗药物，例如生物治疗药物，其疗效往往不与剂量成正比，应寻找最佳的效应剂量。

近年来，临床研究发现周疗优于常规三周疗法，周疗对三周疗法耐药的病例也有一定疗效。

日本 S. Isonishi 报道（2008）将卡铂和紫杉醇周疗对比传统的 TP 三周疗法治疗Ⅱ～Ⅳ卵巢上皮癌、输卵管癌、原发腹膜癌。

传统 TP 三周疗法（C－TC）　　CBP AUC 6 Taxol 180mg/m^2　d1 1/3w＊6

紫杉醇周疗（dd－TC）　　CBP AUC 6 Taxol 80mg/m^2　d1，8，15　1/3w＊6

631 例入组中位随访 29 月，中位 PFS 在 C－TC 和 ddTC 各为 17.1 和 27.9 月（P＝0.0014）。

2 年总体生存率分别为 77.7％（C－TC），83.6％（dd－TC）（P＝0.05）。

3、4 度贫血多见于 dd－TC 组，其他反应两组相仿，结论认为对晚期卵巢癌 dd－TC 比

C－TC 能延长 PFS。

八、给药途径

一般认为药效为药物浓度与药物作用时间的乘积。传统的给药途径有口服、静脉或肌内注射，一般以静脉滴注或推注最为普遍。为了提高疗效，研究不同的给药途径在临床上取得很好的效果。

（一）动脉介入化疗

为了提高抗瘤药物在肿瘤局部的有效浓度，可用动脉内给药化疗，动脉内化疗对一些器官肿瘤确比静脉给药优越，由于药物首过肿瘤部位，能达到提高疗效和减低毒副作用的效果，如局部晚期的子宫颈癌，经介入化疗后肿瘤缩小，提高了手术切除率。

（二）腹腔化疗

腹腔化疗在卵巢癌治疗中有很重要的地位，腹腔化疗是基于药物的腹膜清除较血浆清除慢。由于卵巢癌播散转移主要位于腹盆腔内，腹腔化疗可以提高药物浓度和延长了肿瘤与药物接触时间，因而提高治疗效果。

1. 腹腔化疗主要适用于

（1）对微小残存病灶（镜下病灶或最大径≤5mm）最为有效

（2）配合全身化疗进行局部加强治疗

（3）晚期病人伴有大量腹水的治疗

2. 腹腔化疗的局限性

（1）腹腔化疗常引起化学性腹膜炎及腹腹粘连，影响药物在腹腔的均匀分布，影响疗效，有时产生难以忍受的腹痛。

（2）实验证明腹腔内药物渗入肿瘤的深度仅限于 1～2mm，因此，适用于微小病灶，超过此范围，只有肿瘤对药物敏感者，经反复多次给药，才能收到较好的效果。

（3）药物的选择　腹膜对药物的吸收，受药物分子量和溶解度的影响，分子量大，溶解度低，不易快速被腹膜吸收的药物，以及对腹膜刺激性小的药物适用于腹膜化疗。DDP 的分子量较大，溶解度低，是目前卵巢癌腹腔化疗的一个主要药物，常用联合方案有 DDP＋Vp－16，DDP＋5－Fu，DDP＋PTX。

近年来国内、外学者对腹腔化疗的价值进行了深入研究，认为晚期卵巢癌经满意减灭术（残癌＜1cm）后化疗，腹腔化疗优于静脉化疗。GOG172 表明中位无进展生存期（23.8 月 VS 18.3 月，P＝0.05），中位总生存期（65.6 月 VS 49.7 月，P＝0.03）。腹腔化疗的中位生存期较静脉化疗延长 15.9 月。

九、靶向治疗

近年来血管生成抑制剂的研究已成为抗癌药的热点之一，抗血管生成剂在体内可以阻断对肿瘤生长十分重要的血液供应，使肿瘤不能在体内播散。这类药物最大优点之一是不会产生肿瘤耐药，在联合应用中能提高肿瘤对化疗的敏感性，提高疗效。2004 年美国 FDA 批准针对新生血管的贝伐单抗（avastin）上市，作为晚期大肠癌提高化疗效果的药物。

2006 年 Cohn 报道 10 例进展性、复发性、难治性卵巢癌采用每 2 周一次贝伐（10mg/kg）和紫杉醇周疗。结果表明 9 例血 CA125 下降及症状（钝痛、恶心、腹水）好转。同年 Bidus 报道单用贝伐治疗 1 例复发性、难治性分化好的浆液性内膜样卵巢癌、1 例浆液性原发腹膜癌和 1 例混合性浆液内膜样卵巢癌，3 例难治性卵巢癌获得显著疗效，分别缓解 15、15 和

22月。另有MONK报道单用贝伐治疗难治性卵巢癌有效率为16%。主要不良反应有高血压、蛋白尿、肠瘘、肌肉痛、骨关节痛、乏力等。

据Burger报告的GOG218Ⅲ期研究结果表明，TP化疗方案合并序贯应用贝伐单抗（维持治疗）与TP常规方案比较，可延长无进展生存期，且耐受性良好。目前化疗合并贝伐单抗治疗晚期和复发卵巢癌正在进一步深入研究。

十、常用化疗方案

（一）恶性滋养细胞肿瘤

1. Ⅰ期（无转移）和低危组（FIGO评分≤4分）可用单药或联合化疗

（1）甲氨蝶呤 14～16mg/m² ivgtt d1-5 每2周重复

（2）更生霉素 300μg/m² ivgtt d1-5 每2周重复

（3）MTX-CF

甲氨蝶呤	1mg/kg	im	d1，3，5，7	每2周重复
甲酰四氢叶酸钙	0.1mg/kg	im	d2，4，6，8	

2. Ⅱ～Ⅲ期和FIGO评分<6分的病例

（1）	甲氨蝶呤	14～16mg/m²	ivgtt	d1-5	每3周重复
	更生霉素	300μg/m²	ivgtt	d1-5	
（2）	氟尿嘧啶	750～800mg/m²	ivgtt	d1-5	每3周重复
	更生霉素	300μg/m²	ivgtt	d1-5	

3. Ⅳ期和FIGO评分≥7分的病例

（1）氟尿嘧啶+更生霉素为主，配合多种药，多途径化疗

（2）EMA-CO（EMA-EP）方案

EMA方案

第1天	KSM	500μg+5%G.S	200ml	ivgtt	1h
	VP16	100mg/m²+N.S	300ml	ivgtt	1h
	MTX	100mg/m²+N.S	30ml	iv	
	MTX	200mg/m²+N.S	1000ml	ivgtt	12h
第2天	KSM	500μg+5%G.S	200ml	ivgtt	1h
	VP16	100mg/m²+N.S	300ml	ivgtt	1h
	CF	15mg+N.S	4ml	im	Q12h×4（自静注MTX开始计算，24h后应用）

CO方案（EP）

第8天	VCR	1 mg/m² +N.S 30ml	iv
	CTX	600 mg/m²+N.S 50ml	iv
或			
	VP16	150 mg/m²+N.S 300ml	ivgtt
	DDP	75 mg/m² +N.S 300ml	ivgtt（水化）

第15天 开始下一个疗程

（3）MOMK（MOFK）

甲氨蝶呤	14～16mg/m²	ivgtt	d1－5	每 3 周重复
或				
氟尿嘧啶	750～800mg/m²	ivgtt	d1－5	
更生霉素	300μg/m²	ivgtt	d1－5	
长春新碱	1.4mg/m²	iv	d1	
氮芥	5 mg/m²	iv	d1，3，5	

（二）卵巢上皮癌

Ⅰa 或Ⅰb	G1	观察
	G2	观察或 TP 方案 3～6 疗程
Ⅰa 或Ⅰb	G3	TP 3～6 疗程
Ⅰc	G1～3	TP 3～6 疗程

Ⅱ～Ⅲ　行细胞减灭术后残癌＜1cm 者，给予腹腔化疗配合静脉化疗或静脉 TP 方案 6～8 疗程。

化疗方案选择

1. 紫杉醇	135 mg/m²	ivgtt	d1
顺铂	75～100 mg/m²	ip	d2
紫杉醇	60 mg/m²	ip	d8
2. 紫杉醇	175 mg/m²	ivgtt	
＋卡铂	AUC　5.0～7.5	ivgtt	d1
3. 多西他赛	60～75 mg/m²		
＋卡铂	AUC　5.0～6.0	ivgtt	d1
4. 紫杉醇	80 mg/m²		d1，8，15
＋卡铂	AUC　5.0～6.0	ivgtt	d1

（三）子宫颈癌

1. 紫杉醇	175mg/m²	＋顺铂	75mg/m²	ivgtt	d1
2. 紫杉醇	175mg/m²	＋卡铂	AUC　5.0～7.5	ivgtt	d1
3. 拓扑替康	1～1.5mg/m²	＋顺铂	20～25mg/m²	ivgtt	d1－3
4. 健择	800～1000mg/m²	＋顺铂	40mg/m²	ivgtt	d1，8
5. 异环磷酰胺	1200mg/m²	ivgtt	d1－3（用美司钠保护）		
顺铂	20～25mg/m²	ivgtt	d1－3		

（四）子宫内膜癌

1. 表阿霉素　50～60mg/m²　＋顺铂 50～60mg/m²　ivgtt　d1
（表柔比星）
2. 紫杉醇　175mg/m²　＋卡铂 AUC　5～7　ivgtt　d1
3. 表阿霉素　40mg/m²　＋顺铂 60mg/m²＋紫杉醇 150mg/m²　d1

（蔡树模）

参考文献

1. 张去病，等. 绒毛膜癌和水泡状胎块转移灶的治疗. 中华妇产科杂志，1963，9（4）：237.

2. 宋鸿剑，等. 20 年 806 例绒癌和恶性葡萄胎化学治疗经验总结. 中华妇产科杂志，1979，14（4）：255.
3. 蔡树模. 绒毛膜癌和恶性葡萄胎的综合治疗. 上海医学，1980，3：19.
4. 谭道彩. 动脉插管化疗配合根治术治疗稍晚期宫颈癌. 癌症，1982，1：115.
5. 蔡树模. 晚期绒毛膜癌的综合治疗——附 60 例分析. 中华肿瘤杂志，1986，8：470.
6. 吴葆桢，郎景和，等. 卵巢上皮癌的化学治疗 Chexup 与 Thiotepa 的比较. 中华妇产科杂志，1987，22：5.
7. 蔡树模. 绒癌脑转移的放射治疗 13 例临床分析. 上海医学，1987，10：645.
8. 成文彩，蔡桂如，顾美皎，等. 髂内动脉插管化疗提高妇科恶性肿瘤疗效的探讨. 中华妇产科杂志，1992，27：270.
9. 蔡树模. 紫杉醇治疗难治性卵巢癌和输卵管癌的临床疗效——附 30 例分析. 中华肿瘤杂志，1995，17：135.
10. 黄惠芳. 卵巢内胚窦瘤的联合化疗. 中华妇产科杂志，1995，30：265.
11. 蔡树模. 紫杉醇（泰素）治疗耐药性妇科癌症的临床报告. 肿瘤，1995，15：444.
12. 张容，洪婉君，刘丽彩，等. 卵巢恶性生殖细胞肿瘤的治疗—附 233 例临床分析. 中华肿瘤杂志，1998，20：155.
13. 韩锐，孙燕，等. 新世纪癌的化学预防与药物治疗. 北京：人民军医出版社，2005，5-6.
14. Li，MC，et al. Effect of MTX therapy upon choriocarcinoma and chorioadenoma. proc sec Exper Biol Med，1956，93：361.
15. Hertz R，et al. Effect of vincaleukoblastine on metastatic choriocarcinoma and related trophoblastic tumors in women. Cancer Research，1960，20：1050.
16. Ross CT，et al. Actinomycin D in the treatment of MTX resistant trophoblastic disease in women. Cancer Research，1962，22：1025.
17. Bagshawe KD. Treatment of high-risk Choriocarcinoma. J Reprod Med，1984，29：813-820.
18. Hrynik W. Average relative dose intensity and the impact on design of clinical trials. Semin oncol，1987，14：65.
19. Williams S，et al. Adjuvant therapy of ovarian germ cell tumors with cisplatin，etaposide and bleomycin. Atrial of the Gynecologic Oncology Group. J Clin Oncol，1994，12：701.
20. MC Guire WP，Hoskin WJ，Brady MF，et al. Cyclophosphamide and cisplatin compared with paclitaxel and cisplatin in patients with stage Ⅲ and Ⅳ ovarian cancer. N Engl Med，1996，334：1.
21. Shapiro JD，Millward MJ，Rischin D，et al. Activity of gemcitabine in patients with advanced ovarian cancer. Response seen following platinan and paclitaxel. Gynecol oncol，1996，63（1）：89.
22. Ten Bokkel Huinink W，Gore M，Cavmichael J，et al. Topotecan versus paclitaxel for The treatment recurrent epithelial ovarian cancer. J Clin Oncol，1997，15（6）：2183.
23. Lissoni A，Gabriele A，Gorga G，et al. Cisplatin-epirubicin and palitaxel-centaining chemotherapy in uterine adenocarcinoma. Ann oncol，1997，8（10）：969-972.
24. Sardi JE，Girroli A，Sananes C，et al. Long-term follow up of the first randomized trial using neoadjuvant chemotherapy in stage Ⅰb squamens carcinoma of the cervix. Gynecol oncol，1997，67：61-69.
25. Peters WA，Liu PY，Barrett RJ，et al. Concurrent chemotherapy and pelvic radiation therapy compared with pelvic radiation therapy alone an adjuvant therapy after radical surgery in high-risk early stage cancer of the cervix. J Clin Oncol，2000，18：1608-1613.
26. Ozols RF. The role of gemcitabine in the treatment of ovarian cancer. Seminars in oncology，2000，27：40-47.
27. Markman M，Bundy BN，Alberts DS，et al. Phase Ⅲ trial of standard dose intravenous cisplatin plus paclitaxel versus moderately high-dose carboplatin followed by intravenous paclitaxel and intraperitoneal

cisplatin in small-volume stage Ⅲ ovarian cancer. J Clin Oncol，2001，19：1001-1007.

28. Berek JS，Hacker NF. Practical Gynecologic oncology. Fourth edition. Baltimore：Williams & Wilkins，2005，95-99.
29. Long HJ，Bundy BN，Grendys EC，et al. Randomized phase Ⅲ trial of cisplatin with or without topotecan in carcinoma of the uterine cervix：a gynecologic oncology Group Study. J clin oncol，2005，23：4626-4633.
30. Armstrong DK，Bundy B，Wengel L，et al. Intraperitoneal cisplatin and paclitaxel in ovarian cancer. N Engl J Med，2006，354：34-43.
31. Mutch DG，Orlando M，Goss T，et al. Randongmized phase Ⅲ trail of gemcitabine compared with pegylated liposomal doxorubicin in patients with platinum-resistant ovarian cancer. J clin Oncol，2007，25：2811-2818.

第 13 章 妇科恶性肿瘤的综合治疗

第一节 妇科恶性肿瘤的综合治疗的概念

一、概念

手术、放疗、化疗是妇科肿瘤治疗的基本方法，单一的治疗方法对一些妇科肿瘤虽然取得不错的效果，如子宫颈癌放疗总的 5 年生存率达到 40%～60%，子宫颈癌Ⅰ～Ⅱa 期手术的 5 年生存率达到 80%～90%；恶性滋养叶细胞化疗死亡率已由 90%以上降低至 10%。但要靠单一的手段进一步提高疗效并非易事。大家把提高疗效的希望寄托于综合治疗，并被认为是临床治疗的发展方向。综合治疗的确提高了一些妇科肿瘤的疗效，如中国医学科学院肿瘤医院的一项报告，子宫内膜癌Ⅰ、Ⅱ期单纯手术 5 年生存率分别为 83.1%及 82.0%；单纯放疗为 62.5%及 62.7%，而腔内全量放疗＋子宫切除±体外照射为 96.5%及 90.9%。而且阴道残端复发率及并发症均低。1999 年后期美国曾连续发表了 5 篇有关子宫颈癌同期放化疗的报告，各期死亡风险降低了 30%～50%，5 年生存率提高了 9%～18%。综合治疗是当前肿瘤治疗的热点，运用颇为广泛，但也存在不少问题。本节强调综合治疗的概念和一些临床常碰到的一些原则性问题，甚至是误区。

综合治疗不是将所有的治疗方法叠加。盲目的多种治疗，长期治疗会造成过度治疗，对病人并无好处。肿瘤专家多次强调：综合治疗是指以病人的具体状况，肿瘤的病理类型、侵犯范围和发展趋势，有计划、合理地应用现有的治疗手段，以期较大幅度地提高治愈率，改善病人的生存质量。可见进行综合治疗并不简单，其核心意义有以下三点：

首先综合治疗目的明确：即提高生存率，改善病人的生活质量；其次，要有根据：即要以病人和肿瘤的具体情况作依据；最后，方法要得当：即要有合理计划，应当有适应证。

二、综合治疗的方式

（一）手术前的放疗、化疗

主要是为：

1. 缩小肿瘤体积，利于手术切除及减低肿瘤细胞的活力，从而减少术中肿瘤播散及术后复发转移的风险。如外生型大的Ⅰb 期子宫颈癌术前放疗或新辅助化疗缩小了肿瘤，利于宫旁及阴道旁的切除，而且抑制了肿瘤细胞的活性，而减少了手术后转移灶的形成。

2. 保留正常生理功能，改善生活质量，减少并发症，累及尿道及肛门口的外阴癌术前放疗可保留排便功能；大面积的外阴癌术前放疗缩小病灶利于伤口的愈合。子宫内膜癌先腔内放疗，再行筋膜外子宫切除，根据探查情况决定是否术后放疗，避免术后照射的盲目性，提高生存率，减少了并发症和阴道残端的复发率。

术前化疗是新辅助化疗的一种。对较为晚期的卵巢癌实施新辅助化疗，可改变盆腹腔肿瘤的情况，利于手术，达到理想的减瘤术概率也增加。

术前行使放疗和化疗另一优点是：不改变由于手术所致的血管改变影响放疗的敏感度和需治疗区的药物浓度。

（二）放疗前化疗

亦属新辅助化疗，近年来多认为意义不大，但也有报道好于单纯放疗。

（三）术后放疗

有助于清除手术可能残留病灶及有明显预后不良因素者术后盆腔照射，有利疗效的改善。对有明显的肿瘤残存病灶，利用适形调强技术，局部已能达到 60Gy 的剂量，减少了由于手术后的粘连，导致严重并发症之虑。乳腺癌的所谓的“小手术，大放射”的方法，保留女性乳房，提高生活质量。

（四）术后化疗

特别对盆外转移和盆外潜在转移者及恶性程度高且易血行转移的肿瘤术后化疗应予考虑。术后化疗是卵巢癌治疗的常规方法。

（五）同步放化疗

主要是协同二者抗癌作用，同时提高放射治疗的敏感性。同步放化疗是近年来子宫颈癌治疗的热点，多数报道提高了疗效（包括术后同步放化疗），但国内外也均有相反意见。

（六）放疗后手术

对宫颈体积大的肿瘤、桶状子宫颈癌早有报道，全量放疗后予以筋膜外子宫切除是一种好的选择。对放疗后中心性复发，筋膜外子宫切除仍有颇高的 5 年生存率且并发症不高。

第二节　综合治疗存在的问题

一、过度治疗

目前综合治疗越来越被大家所重视，随之而来出现了过度治疗问题，所谓过度治疗是指：

1. *治疗超出病变的范围*　对早期肿瘤，肿瘤较为局限，单一手段的区域治疗即可达到满意疗效，不需要扩大治疗范围或再增加其他治疗，如Ⅰa 期（FIGO2009，内膜及≤1/2 肌层受侵）子宫内膜样腺癌，高或中分化，对这样的患者施行子宫广泛切除＋盆腔及主动脉旁淋巴清扫已有过之，术后还给予 6～8 疗程的化疗显然是一种过度治疗，而且扩大治疗范围并不能增进生存结果。国内也已有几个单位报道，早期子宫内膜癌的淋巴清扫，没有意义。再如，一些早期肿瘤，给予新辅助化疗，根治术后又予 6 疗程的全身化疗，将一个局部问题扩大到全身。卵巢交界瘤，手术后一般不给化疗，化疗也并不敏感，增加了化疗只会增加化疗副反应，而患者不能从中受益。对目前中晚期子宫颈癌同步放化疗问题，虽然多数研究结果证实可以提高 5 年生存率，降低死亡风险，但国内及国际都有不同的报道，对各种不同期别、不同情况均予放化疗同步治疗，甚至作为常规治疗方法，对相当多的早期患者并无必要。且不论对生存率的影响，并发症的问题也是必须注意的。2005 年 Kirwah 曾对 19 组资料进行荟萃分析：1766 例同步放化疗与单纯放疗比较：Ⅲ、Ⅳ级 WBC 下降增加 2 倍（OR2.15，$P<0.001$），Ⅲ、Ⅳ级 PLT 下降增加 3 倍（OR3.14，$P\approx0.005$），胃肠道反应增加 2 倍（OR1.92，$P<0.001$）。

2. 两种、甚至多种根治性方法的盲目叠加 肿瘤的综合治疗并不是几种根治性治疗方法的叠加，这样的治疗方法是要尽量避免的。否则会给患者带来极大痛苦，甚至失去生命。

Nelson报道子宫颈癌放疗后再加根治性手术其并发症发生率高达17.5%，而放疗＋保守性筋膜外子宫切除并发症为7.4%，提示我们为减少并发症，根治性放疗后应避免进行根治性手术。Rutledge报道44例放疗后复发或病灶持续存在行手术治疗，第一组13例为Ⅰb～Ⅱa期行根治性腹式或阴式子宫切除，并发症是31%；第二组20例为晚期病变，行根治性手术，主要并发症率50%；第三组8例行扩大的Wertheim's手术，包括侵及膀胱或宫旁，并发症为75%，其中2例死亡，瘘26%。这样高的并发症率甚至死亡，这样的治疗方法优点何在呢？

临床上更为常见的情况是，所有癌手术病例，不分具体情况，手术后一律放化疗，结果是，未增进生存期，并发症严重，患者人财两空。

3. 所谓的为预防肿瘤复发而采用的对身体有害的治疗 患者治疗后无特殊情况，无任何肿瘤迹象，甚至是获得根治治疗的早期患者，为“预防”肿瘤复发而予预防性放疗或化疗。造成免疫力下降，生活质量下降，生活得不幸福，甚至复发或第二种肿瘤的出现。

4. 在宁左勿右治疗思想指导下的治疗计划 人们对肿瘤恐惧，错误地认为患有肿瘤意味着死亡。要避免肿瘤的发生，应消灭于癌前阶段。于是对CIN均予以治疗，CINⅢ有原位癌之称，于是实施了广泛子宫切除＋盆腔淋巴清扫。一位舞蹈演员，患了早期内膜癌，做了根治手术，又行根治放疗，虽然生命保全，但艺术生命却提前结束。

二、“补漏”治疗不是综合治疗

这也是临床常见的。不遵循手术指证，不应该手术的也手术了，如子宫颈癌Ⅱb期、Ⅲ期，造成手术切不净，想以术后放疗来弥补，在临床上经常可以看到。这是不现实的，这样做，改变不了患者的预后，而且复发会更快，患者更痛苦。肿瘤的初始治疗最为重要，综合治疗不能弥补初始治疗的错误。要避免“补漏”治疗，则应在治疗开始之前依患者及肿瘤的具体情况很好地研究及制定治疗方案。

三、生活质量是考虑综合治疗方案的内容

随着国民经济的发展、人们素质的提高及医疗卫生条件的改善，早期患者增多，治愈率提高，而且近年来年轻妇女肿瘤患病率增加，恶性肿瘤患者疗后的生存期延长，特别对年轻女性，疗后还有很长的路要走，在制定综合治疗方案时，必须考虑治疗对生活质量的影响。要让肿瘤患者治好了病，活着幸福。要摒弃“好死不如赖活着”的陈旧观念。只知治疗肿瘤，不考虑生活质量是当今治疗的误区，应当切实注意。

综合治疗是当前肿瘤治疗的热点，是大家所关注的，但若陷入误区，也会影响患者的生存，疗后生活质量降低、治疗费用增多，给社会、家庭及患者本人造成很大不利。综合治疗有成绩，但仍有很多具体问题存在，如理想的综合治疗的模式尚需探索，尚存在困惑和矛盾。一些较深层次问题目前不好解决，如医师的知识面，参与医师彼此的认知程度等。当然，关键问题涉及肿瘤医师的培养。

四、综合治疗的模式要进一步探索

综合治疗是当前的热点，学者们认为是提高疗效的方向，也作出颇多的成效。但目前仍有许多问题存在，需要深入的思考。对临床而言，一个好的模式尚需很好的探索。手术与化

疗的综合治疗，被认为是治疗卵巢癌的常规方法，但对卵巢癌的长期生存率而言，仍存在较大问题，而且患者经受长期治疗之苦，给家庭、经济带来不少问题。手术、化疗的时机、手术范围、化疗的疗程、给药的途径、药物的方案等都存有具体问题。同步放化疗被多数学者所肯定，但仍有不同的结果，为何有的患者获益，而另有患者不能获益，需要进一步研究。再如子宫内膜癌的治疗，以往放疗与手术的综合治疗（特别是术前腔内放疗）是多数治疗中心的治疗方法，但出现手术分期后，手术范围扩大，术后放疗增加，长年生存率究竟提高多少，并发症如何？和以往模式比较，优点在哪？有说服力的资料并不多。

目前确也存在大家认知相同，但实际做起来不够理想的情况。综合治疗的开展受很多因素的制约。特别是受“学科”的影响，正如有学者认为，按手段分科，制约了综合治疗。医师们只熟悉自己的手段，对其他手段了解不够，所认为的综合治疗不过是让其他手段（或科室）配合自己而已。我们反复强调肿瘤医师要有多学科知识，这是做好综合治疗的基础。

（白　萍）

参考文献

1. 蔡树模．妇科恶性肿瘤的综合治疗//孙建衡．妇科恶性肿瘤继续教育教程．北京：中国协和医科大学出版社，2007：40-47.
2. 孙建衡，盛修贵，周春晓．Ⅰ期、Ⅱ期子宫内膜癌治疗方法评价．中华妇产科杂志，1997，32：601-604.
3. 屠规益，徐振纲，刘绍严．从头颈外科学到头颈肿瘤学．中华肿瘤杂志，2009，31：877-879.
4. 孙建衡．妇科肿瘤学的一些问题及妇科肿瘤专科医师培养．中华肿瘤杂志，2009，31：946-948.
5. NelSon AJ，F1etcher GH，Wharton JW. Indications for adjunctive conservative extrafascial hysterectomy in selected cases of carcinoma of the uterine cervix. Am J Roentgenol Radium Ther Nucl Med，1975，123：91-99.
6. Rutledge S，Carey MS，Prichard H，et a1. Conservative surgery for recurrent or persistent carcinoma of the cervix following irradiation：is exenteration always necessary? Gyneco1 Oncol，1994，52：353-359.
7. Whitney CW，Sause W，Bundy BN，et al. Randomized comparison of fluorouracil plus cisplatin versus hydroxyurea as an adjunct to radiation therapy in stage ⅡB-ⅣA carcinoma of the cervix with negative para-aortic lymph nodes：a Gynecologic Oncology Group and Southwest Oncology Group study. Clin Oncol，1999，17：1339-1348.
8. Rose PG，Bundy BN，Watkins EB，et al. Concurrent cisplatin-based radiotherapy and chemotherapy for locally advanced cervical cancer. N Engl J Med，1999，340：1144-1153.
9. Keys HM，Bundy BN，Stehman FB，et al. Cisplatin，radiation，and adjuvant hysterectomy compared with radiation and adjuvant hysterectomy for bulky stage IB cervical carcinoma. N Engl J Med，1999，340：1154-1161.
10. Morris M，Eifel PJ，Lu J，et al. Pelvic radiation with concurrent chemotherapy compared with pelvic and para-aortic radiation for high-risk cervical cancer. N Engl J Med，1999，340：1137-1143.

第 14 章 肿瘤患者转诊及疗后随诊

第一节 肿瘤病人转诊

妇瘤病人首诊多数是在妇科门诊和妇幼保健医疗单位或是常规体检发现。有的经检查后可确诊患有癌症，有的拟诊为癌症。此时，首诊单位应评估自己的条件（包括个人的技术水平和设备），迅速对患者的下一步处理作出安排。因首诊单位条件所限，难以进一步检查及治疗。应转诊至肿瘤医院或妇科肿瘤治疗中心及有处理条件的医院。

肿瘤患者的预后与首次治疗有直接关系。第一次治疗不当，后果往往难以补救。

对于一个医疗单位是否具有处理妇科恶性肿瘤的条件，首先是要看医师的技术和经验。在发达国家，有妇科肿瘤医师的称号，获得此称号并取得执照的医师并不多，他们均是经过严格的培训和考核。一般的妇科大夫是不被认可处理妇科恶性肿瘤病人的。妇科肿瘤医师是具有多学科知识，能够按处理肿瘤的原则来决定患者的合理治疗。我国目前尚无肿瘤专科医师认定制度。但仍可从受培养的背景，处理肿瘤患者的技术、经验和学识来评估。如作子宫颈癌根治术我们可从他对手术指征的掌握，切除宫旁的宽度、淋巴结的数量，手术并发症，治疗结果来评估。我们一再强调，看一个单位或个人的技术水平不是仅限于你能否实施某项技术，而是后果。一个医疗单位的水平，不仅要看个人，而且要看是它的整体水平，要看它的队伍，这不限于有一支强的手术队，而且也要有熟悉其他治疗手段的技术人员（如放射治疗）或具有妇科知识和基本功的合作者，他们对妇科肿瘤的处理原则有共同的认知和临床经验。此外，也要有强有力的细胞病理科和影像诊断科。

至于说到设备，对于一个有能力处理妇科肿瘤的科室而言，阴道镜、宫腔镜应具有。所属单位应有 B 超、CT 或 MRI。特别是要有远距离放射治疗设备（加速器、^{60}Co 机）及近距离后装治疗机。放射治疗在妇科恶性肿瘤的治疗中具有重要的地位，无论根治治疗、综合治疗、姑息治疗都有其价值。有无放射治疗的设备和掌握、正确使用放疗设备的医师是判断能否全面、合理治疗妇科肿瘤患者的重要标志。

当发现妇科肿瘤患者或拟诊妇科肿瘤患者时，无条件进一步处理，应将所有检查材料，如临床资料（包括处理经过）、病理切片（活检部位）、影像学资料，均交转诊医院，以有利患者的处理。

当病人已经处理，发现治疗中出现问题，如诊断与术前不符、手术未能切除或未能切净，需术后转院治疗时，应将手术前后的有关重要的资料提交转诊医院；对手术残存的肿瘤应仔细标明肿瘤部位（可在术中留下标志）；对完成手术的患者应将手术探查情况、切除组织的详情（包括范围、切除淋巴结数量）、病理报告（包括病理切片）在转诊的同时，提交转诊医院以便别人处理。已经做过放射治疗的患者，因设备不够（如有体外放疗设备而无腔内治疗设备、或经验不足对放疗过程出现问题难以处理）未完成放疗，需转院进而处理时，应将治疗前盆腔检查图（见 30－23）附上，以往计划设计、放疗机、射线的质、治疗方法（如常规照射野、等中心、3D-CRT、IMRT）、野的大小及标志、分割、已给予的肿瘤量均应详细、明了地介绍。对已行后装治疗的患者，应详细介绍机型，后装前的宫颈局部情况（病变大小、宫颈阴道部长度）、消除量、A 点剂量等。这些对患者下一步的合理治疗极为重要。

要特别强调的是恶性肿瘤的治疗应在同一医院进行最为恰当。不具有条件的医院，不应进行处理，以免对以后治疗造成困难。前面已经提到首次治疗是治疗的关键。医师对肿瘤患者的治疗方案的确定，是以治疗开始前的情况做根据，临床的分期也是疗前确定，以后不能更改。

第二节　疗后随诊

恶性肿瘤病人疗后均应随诊。目前治疗肿瘤的方法，如手术、放疗、化疗、综合治疗都有一定的局限性。总的说来尚有约 50％患者得不到彻底治愈。疗后一定的时期肿瘤可能复发或出现转移；即使手术留有肉眼看不见的残存细胞，尚需一定时间形成病灶；放疗作用在完成治疗之后尚会持续一个时期，治疗结束之时尚难确定肿瘤是否得以控制；每种治疗方案都有一定的副作用，疗后一段时间会出现并发症，并发症出现的时间会在疗后数月乃至数年，如放射性直肠炎疗后 9 月到 1 年半为最高峰，放射性膀胱炎可于疗后数年出现；疗后生活质量问题也一直是当今关注重点之一，疗后不同时期也有不同的表现，所以肿瘤患者疗后必须随诊。疗后随诊可了解患者存在的问题，并给予相应的处理和指导。不同肿瘤、不同治疗方法、不同的疗后时期随诊内容有相同之处，也有不同之处。

一般而言首次随诊，应在出院 1 个月内进行较为合适。对手术而言，此时与手术直接有关的问题均已出现。对放疗而言，由于停止放疗已数周，比放疗刚结束时易于判断治疗剂量是否合适，是否需增加剂量。首次随诊应包括一般问诊、常规体查。了解患者有何不适，对于开腹手术患者，要关注腹部伤口。根治术后要注意盆壁处有否淋巴囊肿；放疗后要注意后续的放疗反应，特别是直肠、膀胱的有关症状。首次随诊，无特殊情况一般可不做三合诊盆腔检查，但应作阴道窥视，可行直肠指检。手术病例要了解阴道伤口愈合情况，缝线是否吸收，阴道内有无液体，需指检时，注意盆底有否陈旧血肿或积液；放疗病例看宫颈局部放射反应，白膜情况，宫颈大小，与治疗结束时比较宫颈是否进一步缩小，直肠水肿否，指套有无血迹等。并根据情况可作血、尿、便常规检查。对子宫癌患者疗后首次随诊除 B 超外，一般不做 CT、MRI 检查，因手术不久及放疗作用尚在，对肿瘤判断意义不大。对卵巢癌的随诊尚需另一程化疗者，则需作血化学及有关标志物检查。视首次随诊情况，决定下一步处理意见，告知下次随诊时间。一般而言，疗后 1 年内，若无特殊情况，可 3 个月随诊 1 次。伤口未愈合者暂不性生活。

疗后首次手术后随诊，发现残端异常可作细胞学及病理活检，但对放疗意义不大，因经放射治疗之后细胞出现放射反应，异于正常细胞，常被误认为癌细胞，不能以此作为判断未控的依据。一般认为 3 个月之后才有意义。临床医师要以临床检查、剂量分析、治疗经验作出判断。

对子宫内膜癌放疗后首次随诊，应探测宫腔深度。子宫腔仍深于正常者尚难说明肿瘤未控，应扩宫颈管，保持颈管通畅。疗后 3 个月宫腔仍深，应取宫腔组织病理检查（或在宫腔镜下取组织）。

在随诊中除常规检查外，依病种不同可作肿瘤标志物检查，并依具体所需，可作 CT、MRI 乃至 PET 检查，当随诊无特殊异常，随着疗后时间延长，随诊间隔亦可逐渐延长。疗后 2 年，可 3～6 个月；疗后 3 年后，可 6 月；治疗 5 年后，可每年 1 次。

在随诊过程中发现问题要综合分析，全面评估，不可单凭某项检查的异常而轻易下结论而轻率处理，一旦确诊为肿瘤，则应以具体情况，考虑治疗方案，选择最好的时机处理。

在随诊时应对疗后生活予以关怀和指导，如工作、社会活动、心理、康复、性生活、阴道冲洗。并告知可能发生的并发症及预防，特别应告诫不应对出现的问题随便处理，如当放射性直肠炎出现时，要避免对直肠活检。阴道直肠瘘的发生，常由于直肠活检部位伤口不愈而发展为瘘。

疗后随诊是肿瘤临床的重要内容，有随诊才有生存率。才能评估治疗方法的价值。随诊应是长期的。对多数妇科肿瘤，90％可复发于 5 年内。5 年后仍可复发，所以有不少报道 10 年无瘤生存率。而且也有疗后再发第二种肿瘤的可能。本书内有专章介绍了放射治疗后再发肿瘤问题，值得关注。

传统上，肿瘤统计将失随病人当死亡计，当前统计概念虽有变革，但其基础仍建立在随诊基础上。所以在随诊过程中需核对患者的通讯地址、联系方式及有关亲属、单位，以便追随。否则，将会影响我们工作的真实性和科学性。

（李爱玲）

第 15 章 妇科恶性肿瘤患者的生活质量

癌症是威胁生命的严重疾病。癌症给患者带来机体痛苦、器官功能下降、精神损害，再加上治疗的痛苦，使癌症患者的生活质量严重下降。近 20 年来，妇科恶性肿瘤的基础研究和临床治疗得到长足进步，较多患者能够长期带瘤生存，大多数癌症已经不再是死亡的代名词，而是以慢性疾病的形式，长期影响患者的生活质量。

面对新的局面，人们逐渐认识到，生物学意义上的肿瘤消灭和生命延长已经不再是癌症治疗的唯一目的，生活质量的提高更为重要。美国临床肿瘤协会（America Society of Clinical Ocology，ASCO）于 1996 年提出了癌症治疗效果的两类标准：一是肿瘤本身的效果（cancer outcomes），包括肿瘤反应率、反应持续时间、无瘤缓解时间等；二是体现在患者本身的效果（patient outcomes），如生存期、生活质量、毒性等。并明确指出第二类指标应较第一类指标给予更优先的考虑（Anonymous，1996）。

21 世纪以来，肿瘤患者的生活质量作为一个新的交叉学科正在兴起。生活质量涉及肿瘤学，内、外科学，麻醉学，营养学，心理学，护理学，康复学，伦理学和社会学等。经过跨学科专家学者的不懈努力，该领域呈现出日新月异的研究成果，使这一学科日臻丰满和完善。提高妇科肿瘤患者的生活质量是一个总的战略目标，视不同的肿瘤特点和不同的疾病阶段，其努力各有侧重点：对妇科肿瘤患者生活质量的关怀从诊断开始，此阶段应当侧重于教育和心理辅导；在疾病的早期治疗阶段，肿瘤学家提出了各种改进的治疗措施，旨在不影响生存期的情况下，尽量维护患者的生活质量；当疾病进入中晚期，除改进的治疗措施，提高生存率外，姑息治疗成为重要考虑内容。姑息治疗有丰富的内涵，不仅包括姑息性手术、放疗、化疗，以延长生存，也包括治疗副作用的控制和晚期症状的控制；当疾病进入临终期，预期生命少于半年，则临终关怀成为重要的内容。

本文从实践性出发，对生活质量的基本内容予以介绍，包括定义、研究范围、评定方法和临床设计；对妇科肿瘤不同阶段生活质量的研究成果及现状予以介绍，包括初期肿瘤治疗（手术、化疗、放疗）的改进，性功能及生育功能的保护，激素替代疗法在妇科肿瘤患者中的应用，姑息治疗和临终关怀的原则和方法、问题和展望。

第一节 生活质量的定义、研究范围、评定方法和临床设计

一、定义

生活质量并不是一个新名词，早在 1948 年，世界卫生组织（World Health Organization）就发表了关于健康的定义：即身体和心理的完全康复，不仅仅是疾病和虚弱的祛除。根据这一定义，健康不仅是机体在解剖、生化、生理病理上没有异常，而且器官功能正常、病人心理健康。虽然多数人对生活质量有直观的认识，但不同的人有不同的解释。生活质量是一个

广义的概念，出于研究的目的，人们提出了一系列关于生活质量的定义。1984 Calman 指出生活质量反应患病个体目前状况与所期望状况的差距。他认为可以从两个方面努力提高生活质量：一是消除不良症状，二是调节个体的期望值，使之更靠近客观事实。Ferrans 认为生活质量是一种个人对健康的感觉，这种感觉来源于个体对生活中重要方面的满意程度。De Haes 等则更简单地认为生活质量是对生活所有方面的主观评价。目前对生活质量的定义有了渐趋一致的认识：1. 生活质量是一个主观的评价；2. 生活质量是患者对目前状况（包括身体状况、功能状况及周围环境）的满意程度的评价，这种评价是患者将目前状况与心目中的理想状况相比较而作出的。上述定义强调了两点，一是生活质量的主观性，如两个身体状况相同的人对生活质量可能有不同的评价，二是生活质量的多维特性，即生活质量可衡量身体、功能、心理等各个方面，是所有各个方面的综合衡量，生活质量的这种多维特性使它有别于功能指数这一单项指标。

二、研究范围

广义的生活质量受很多因素影响，例如：经济、安全、自由、工作满意度、环境等。但是这些因素与医学和健康无关。医学工作者所关注的是与健康有关的生活质量。以下我们所探讨的均是与健康有关的生活质量。目前大多数学者认为生活质量包括下面四个方面：

1. **身体状况** 包括肿瘤的存在与否，器官和形体状况，及有无症状。

2. **功能状况** 包括活动能力，自我照顾能力，认知能力（思维、记忆、注意力等），性功能，生育功能。后两者是影响妇科恶性肿瘤病人生活质量的重要因素。

3. **心理状况** 包括正向心理，如有希望、被爱的感觉，和负向的心理，如忧郁、焦虑等。心理状况与其他几方面相互影响。

4. **家庭、社会、经济状况** 主要包括：（1）与家庭、伴侣、同事、朋友的关系及所提供的支持程度；（2）社会对病愈者提供的支持和就业机会；（3）休息及娱乐的条件；（4）医疗费用的支持程度。

三、评定方法

Feinstein（1987）认为生活质量像一把伞，其下放置着各种不同的指数，用于研究不同的侧重点。最早的生活质量测定始于 Karnofsky 功能指数表（1949），该表用来评价肿瘤病人化疗后的功能状况。目前评定生活质量主要用测量表格，评定的方式主要为问卷调查、面谈、电话访问等。近十余年来评定生活质量的表格大量出现，有学者将这些调查工具表分为三类以便让人们有目的地选择，即：（1）即适合于普通患者，也适合于癌症患者的一般性评定表；（2）专适于评定癌症患者的评定表；（3）适于某种特定癌、特定治疗方法的评定表（Ganz，1994）。这些调查表格的形式、标准、内容不同，但有共同特征：（1）由病人来完成；（2）简单，通常 10～15 分钟完成；（3）为多个方面的综合评定。2002 年 Mapi 研究院与 NCI 的心理学家合作，建立了一个几乎包括全部生活质量调查工具表的数据库（Tamburini，2001），简称“患者用生活质量调查工具数据库”（patient-reported outcome and quality of life instruments database，PROQOLID，http://www. proqolid. org）。截至 2011 年 7 月底，该数据库收集了 709 个调查工具表和 1293 个各种语言的相关综述，是很有用的临床参考数据库。

Mularski RA（2007）总结了 1990—2005 年发表的 99 个与生活质量和临终关怀有关的测量表，多数表格可以在 http://www. chcr. brown. edu/pcoc/toolkit. htm 网站中找到。至

2010 年底，该网站共列出 293 个相关表格，并且均是免费的。值得注意的是一部分表格并没有经过临床大样本的验证和评估。临床选用时，应当首先选用经过验证的表格。当应用国外测量表格时，应当按照一定的规则进行翻译，例如 2009 年欧洲癌症研究治疗组织生活质量专业组为 EORTC 系列表格的翻译制定了翻译程序（Dewolf）。翻译后的表格不应当直接拿来应用，而是应该先做效度、信度的心理学测评。

在现存的适合于癌症患者生活质量调查的工具表中，适于妇科肿瘤患者生活质量评定的调查表很少，表 15－1 列出目前应用较广的工具表，下面分别予以简述：

EORTC 系列表格：欧洲癌症研究治疗组织生活质量核心量表（european organization for research and treatment of cancer QLQ－C30，EORTC－QLQ－C30）是迄今为止世界上应用最广泛的工具量表。该表由 EORTC 的生活质量组设计并发表（Aaronson，1993）。现今已被更新为第三版（Fayers），至 2009 年已经被译成近一百种文字，其中包括中文。目前已用于 3000 多项研究中。EORTC－QLQ－C30 包括三类问题：一是对整体生活质量的评价含 2 个问题；二是对 5 种功能的评价（机体功能、角色功能、行为功能、认知功能、社会功能）含 15 个问题；三是对症状的评价含 13 个问题。EORTC－QLQ－C30 是可以应用于各种癌症的通用表格，近年用于特定妇科癌症的分表不断产生，包括用于测定子宫颈癌患者生活质量的 EORTC－CX24、测量卵巢癌的 EORTC－OV28、测定接受姑息治疗患者生活质量的 EORTC－C15－PAL 等。至 2010 年底，EORTC－QLQ－C30、EORTC－OV28 和 EORTC－C15－PAL 的简体中文版本已经出版，EORTC－CX24 还没有简体中文版本。目前可以应用的总表和各种分表的不同语言版本可以在下边的网址上找到：http：//groups. eortc. be/qol/translations. htm. 。对于学术性的研究，这些表格是可以免费下载的。

FACT 系列表格：癌症治疗功能评价表－通用版（functional assessment of cancer therapy-general version，FACT－G），1993 年由 Cella DF 设计（1993）。该表迄今已经更新为第四版，含有 27 个问题，现存 60 余种文字，包括中文。该表是适合于各种癌症的通用表格，测定四个方面的生活质量，包括身体、功能、家庭与社会及情绪方面。近年也发展了适合于各种妇科癌症的专用分表格。例如适于卵巢癌的 FACT－O、适于子宫颈癌的 FACT－CX、适合于子宫内膜癌的 FACT－EN 等。详见 http：//www. facit. org 网址。

女性性功能指数测量表（female sexual function index，FSFI）：该量表由 Rossen 等设计并于 2000 年发表（Rossn R，2000）。经过在多个国家不同文化的人群中进行心理学测评，证明该表具有较高的信度和效度。FSFI 是一个测定普通女性人群性功能的表格，也适用于癌症患者。问卷包括 19 个问题，由受试者填写，评价最近一个月内女性性功能的六个方面：性欲（问题 1，2）、性兴奋（问题 3～6）、润滑（问题 7～10）、高潮（问题 11～13）、满意度（问题 14～16）、疼痛（问题 17～19）。评分方法：根据性功能障碍的程度先进行初始评分，问题 1，2，15，16 的分数范围为 1～5 分，其余问题为 0～5 分。将构成每一个方面的所有问题得分相加，乘以该方面的系数，得到该方面的最后分数。其中性欲、性兴奋、润滑、高潮、满意度和疼痛的系数分别为 0. 6、0. 3、0. 3、0. 4、0. 4 和 0. 4。将每一个方面的最后分数相加得到总分数，总分数范围为 2. 0～36. 0。高分数代表性功能障碍的程度低。最近由孙晓光（Sun，211）翻译的 FSFI 中文版已经在中国普通妇女人群中进行过心理学测评，证明其具有较高的信度和效度。完成表格大约需要 15 分钟。表格可以通过网址 www. fsfi—questionnaire. com 免费获得。

表 15-1 常用妇科恶性肿瘤患者生活质量调查表

工具表名称	作者	问题数目	用途
EORTC-QLQ-C30 第3版（核心表格）	EORTC 生活质量组	30	适合各种恶性肿瘤
EORTC-OV28	EORTC 生活质量组	28	适合于卵巢癌
EORTC-CX24	EORTC 生活质量组	24	适合于子宫颈癌
EORTC-C15-PAL	EORTC 生活质量组	15	适合姑息治疗
FACT-G 第4版（核心表格）	Cella DF，et al	27	适合各种恶性肿瘤
FACT-O		39	适合于卵巢癌
FACT-EN		43	适合于子宫内膜癌
FACT-CX		42	适合于子宫颈癌
FSFI	Rosen R,, et al	19	适合测定女性性功能

上述各表均已经过了多年，多种文化人群的反复评估和验证，并已经在世界范围反复应用，是可以信赖的生活质量评定表。临床实践中应当优先使用这些表格，使实验结果有可比性，也便于在世界范围的同领域中进行交流。

四、临床设计

一个完整的临床设计应该包括下面的步骤：

1. ***明确测量生活质量的目的*** 生活质量可以作为一项临床实验的主要指标，也可以作为次要的或辅助的指标。可以用于比较两个治疗方案的优劣，或两种手术方式的不同，也可以了解一项治疗对患者的长期影响。目的明确是临床设计的先决条件。

2. ***确定研究的对象*** 研究对象是根据研究目的决定的。进行此步骤时应明确纳入、排除或退出的标准。

3. ***确定选用哪一种工具量表*** 每一种工具量表都有其特点和侧重，应该根据实验目的和所关心的问题进行选用。例如卵巢癌化疗的实验，通常关注各种症状和心理情况。对于子宫颈癌的放疗通常关心放疗后的副作用和对性功能的影响。表格的选用目前有国际化的趋势，选用国际上通用的工具表可以使实验结果有可比性和说服力，但现成表格的应用有时会受到文化差异或实验特殊性的限制。这些都要在实验设计时予以充分考虑。

4. ***确定评定的时间点*** 每一项实验都需要评定至少两次。实验开始时必须评定一次作为基础，以后的时间和次数则根据具体的实验不同而设计。例如对于高剂量强度的周期性化疗，化疗开始的第三天和下一个周期开始前则是评定的适当时间。对于放疗，应在放疗中和放疗停止后的不同时间进行评定，因为放疗所产生的影响可能持续很久。有些实验则需要根据病人和疾病的情况做周期性评定。总之评定时间要根据实验目的、疾病和治疗的特点而周密计划。

5. ***确定适当的统计学方法*** 对于根据事件发生而进行的重复评定，往往建立一个重复测定模型（repeated measure model），用简单回归或方差分析就可以。对于随时间变化而进行的不规则或大量的评定材料，可建立生长曲线模型（growth curve model），多用 piecewise 直线回归或 polynomial functions 的方法进行统计学处理。临床评定时应尽量减少资料的不完整。一般来说少于 5%的资料缺失不影响实验的结论，10%～20%的资料缺失也可能不影响实验结论，要根据具体实验。大于 50%的资料缺失可能严重地影响实验结果。关于生活质量的临床设计和分析，在“生活质量研究的临床设计和分析”一书中有详细的论述（Fairclogh，2002）。

第二节 常见妇科肿瘤治疗方法的改进

妇科肿瘤患者生活质量的保护，应当起始于诊断和制定治疗计划时。肿瘤的诊断一旦确立，将给患者带来巨大的影响与困扰。制定治疗决策时，需要充分考虑不同治疗方法对患者生活质量的影响；治疗过程中，一系列副作用的出现会严重影响患者生活质量；晚期治疗方法的取舍，更应当充分考虑治疗的利弊，将患者的生活质量放在首位。多年来经过妇科肿瘤医生的不懈努力，许多治疗观念、方法得以改变，旨在不影响生存时间的条件下，尽量保护妇科肿瘤患者的生活质量。在循证基础上提出的这些新观念新疗法，是妇科肿瘤生活质量研究领域里的亮点。

一、子宫颈癌和子宫内膜癌治疗方法的改进

近十余年由于细胞学筛查的普及，三阶梯诊断方法的应用，使子宫颈癌发病情况产生了显著变化：癌前病变发病率明显提高，年轻人群中早期癌症的发病率增加，中老年人群中的晚期癌发病率下降。随之变化的是手术治疗的比重增加、放射治疗的比重减低。近 30 余年子宫颈癌和子宫内膜癌的疗效明显提高，子宫颈癌的 5 年生存率达到 70.93%（孙建衡等），子宫内膜癌为 60%～70%之间。由于生存时间较长，有时甚至不影响自然寿命，生活质量的提高在该人群中具有突出地位。

子宫颈癌和子宫内膜癌患者总体的生活质量较好。对于子宫颈癌前期病变，影响生活质量的主要因素是焦虑和忧郁等心理问题，以及过度诊断和治疗的问题；对于早中期的患者，影响生活质量的主要因素是：手术和放疗损害生殖功能、性功能和内分泌功能；手术引起膀胱直肠功能损伤、淋巴囊肿、下肢水肿、深部静脉血栓等并发症；放疗引起近期、远期并发症。晚期子宫颈癌和子宫内膜癌患者生活质量严重下降，患者要承受巨大心理压力如焦虑和恐惧；化疗、放疗和手术的综合治疗给病人带来痛苦；各种晚期局部症状和转移症状使患者深受折磨。

近年子宫颈癌和子宫内膜癌（包括癌前病变）生活质量的研究进展迅速。主要的进展为：癌前病变的处理得到规范化；一些经典或常规的治疗原则发生了变化，即手术范围缩小，尽量保留盆腔器官功能，保留生育功能、性功能和内分泌功能；微创手术的比重提高；放疗也在不断改进以提高患者的生活质量。

1. 癌前病变的处理更规范化 近年子宫颈癌前病变的研究成果卓著：在巴氏涂片基础上改进的液基制片方法，显著提高了诊断正确率；1988 年提出的 TBS 诊断系统，为实验室细胞学诊断建立了基本的诊断框架和标准，经过 1991 年和 2001 年修改和再版，形成目前广泛采用的 TBS 系统（Diane Solomon，2002）；在临床处理方面，美国阴道镜和宫颈病理协会（American Society for Colposcopy and Cervical Pathology，ASCCP）于 2001 年和 2006 年两次召开会议，提出了宫颈异常细胞学和宫颈上皮内瘤变临床处理指南（Wright，2007）。该指南以证据为基础，规范了子宫颈癌前病变的筛查和治疗，是目前本领域应用最为广泛参考文件之一。目前在临床实践中存在过度诊断和过度治疗的问题，例如，诊断为

ASCUS 者频繁复查 TCT 或阴道镜活检，而不是观察 6 个月以上，或结合 HPV 测定结果再决定是否阴道镜下活检；宫颈炎症也做 LEEP 手术；对于≤20 岁的 ASCUS 或 LSIL 者，不是观察 1 年，而是直接阴道镜活检或其他创伤性治疗；对细胞学异常者不经过组织学诊断直接行子宫切除，或组织学诊断为癌前病变者，不经过 LEEP 或锥切的步骤直接行子宫切除术。这些不当的处理方法均显著地降低了患者的生活质量。应当对医生及患者开展教育及培训项目，使子宫颈癌前病变的诊断和处理更加规范化。

2. 子宫颈癌手术的改进 以前对低于Ⅱa 期的患者多施行广泛性子宫切除及腹膜后淋巴清扫术。近年这种模式有所改变：国内学者提出对宫颈 CINⅢ、鳞状上皮细胞原位癌、腺上皮细胞原位癌、Ⅰa 期且无血管淋巴间隙受累者可行锥切术以保留生育功能，但是对腺上皮细胞原位癌这种术式的采用仍有争议（沈铿，2001）。Dargent 等对 47 例Ⅱb 期以下者行根治性子宫颈切除术加腹腔镜下淋巴清扫术，22 例要求生育者 13 例次正常妊娠分娩（Dargent，2000）。某些年轻患者进行卵巢悬吊术，术后辅助放疗，是保留内分泌功能的常用方法。随着微创手术技术的提高，腹腔镜可代替开腹术用于淋巴清扫或卵巢悬吊术。近年，更加精确的手术方式不断出现：例如腹腔镜下保留神经的腹膜后淋巴结清扫术，显著降低了手术后膀胱直肠功能损伤、淋巴囊肿、下肢水肿、深部静脉血栓等并发症。对复发和病变持续存在者，脏器清除术的选择标准更为精确。

3. 子宫内膜癌手术的改进 子宫内膜癌的手术趋向保守。有学者提出，对 40 岁以下、Ⅰ期高分化要求生育者可用孕激素保守治疗（Randall，1997）。Ⅰ期低危患者一般只行分期手术，有高危因素者，方予术后辅助放疗（Benedet，2000）。对Ⅱ期患者的治疗争议较多，以往行广泛性子宫切除术加后腹膜淋巴清扫，近年有学者提出，也可先行全量放疗，然后行全子宫切除及腹膜后淋巴取样术（Benedet，2000）。另有学者建议，行单纯子宫双附件切除加盆腔和主动脉旁淋巴切除，并根据手术病理分期决定是否放疗（Disaia，1997）。这些治疗方式究竟哪一种更有利于延长生存期和提高生活质量尚在研究过程中。对晚期子宫内膜癌患者，孙建衡等认为广泛性手术并无优点，建议对病变限于盆腔者行全量放疗后，单纯行全宫双附件切除术，盆腔外扩散者采用放疗加化疗（孙建衡，2002）。另外，腹腔镜手术在子宫内膜癌中的应用逐渐增多，如腹腔镜辅助阴式子宫切除术、分期手术及淋巴切除术等。这些方式哪一种疗效和生活质量更高，还有待于更多的前瞻性研究确定。

4. 子宫颈癌和子宫内膜癌放疗的改进 放射治疗在子宫颈癌和子宫内膜癌中都占有重要地位。放疗对生活质量的影响主要由并发症引起，因此放疗改进的重点一直围绕着在靶区给予致死量的同时，尽量减少周围正常组织受量、维持器官生理功能这一根本目标。任何减少盆腔正常组织受量，减少近期和远期并发症的努力，均有利于保护患者的生活质量，减轻放疗后的性生活损伤。长期以来妇科肿瘤放疗学家不断探索，建立了近乎完美的经典放射治疗原则。其精髓在于：临床和剂量学相结合的原则、近距离和远距离照射相结合的原则、个体化治疗原则以及精心的临床处理（孙建衡，2002）。在具体临床实践中，有很多优秀的改进实例：例如放射学家提出修正宫腔源与阴道源对 A 点贡献的比例，使膀胱直肠受量降低；再如对最适时间-剂量分割的探索，高线性能量传递射线的应用，三维适形技术和调强放疗技术的应用等，均在放射生物学角度上保护了正常组织。为了更好地保护正常组织，对放疗医师和技术人员也有非常高的要求：例如要求医师具有丰富的临床经验、高度的责任心、放疗计划合理、体外照射要定期摆位、腔内治疗要固定好容器、及时评估放疗反应、必要时调整治疗方案、及时处理放疗过程中的近期并发症和炎症等。通过上述努力，放射治疗不仅使患者获得较长生存期（子宫颈癌Ⅲ期、Ⅳ期的 5 年生存率分别达到 56.5% 和 28.6%），放射性膀胱炎和放射性直肠炎的发生率也降低到 3.5%和 4.5%，放射性阴道瘘也降低到 3%以下。近年循证医学的证据表明子宫颈癌同步放化疗较单纯放疗明显提高治愈率，并不影响生活质量。另外多数学者不主张根治性手术与根治性放疗的叠加，认为并不提高生存率，但却使严重并发症的发病率增加（孙建衡，2002）。

放疗的近期、远期并发症是长期以来一直存在的问题，降低放疗并发症，改善生活质量是妇科放射学家一直不懈的努力目标。我国学者通过 40 余年的探索和实践，已使子宫颈癌的放射性膀胱炎由以往的 7.8%降至 3.2%，子宫内膜癌的放射性直肠炎发生率由 19.3%降低到 3.2%以下。放射性阴道瘘是最严重的并发症，在我国，其发生率已经控制在 3%以下。对于放射性直肠炎的治疗，除了传统的抗炎、止血、保护肠黏膜外，有人试用激光和甲醛溶液治疗，并用专门的表格和打分的形式，评价治疗前后病人的生活质量，发现治疗后的生活质量分数明显提高。Bye 等对 143 例接受盆腔放疗者采用低脂和低乳糖饮食预防放疗引起的急性腹泻，并用 EORTC 表格衡量生活质量，认为低脂、低乳糖饮食可有效地减少该症状的发生。

二、卵巢癌治疗方法的改进

卵巢癌的发病率在妇科肿瘤中占第 3 位。由于近年手术的改进和化疗的进展，使卵巢癌的 2、3 年生存率有所提高，但 5 年生存率仍然徘徊在 20%～30%左右。不仅远期生存率不高，其生活质量在各种妇科肿瘤中也最差。其原因为：多次手术及并发症对病人损伤很大；多疗程化疗及毒副作用使病人备受痛苦；肿瘤的进展、复发及高死亡率造成巨大心理压力；另外，高额治疗费用给病人带来极大经济负担。

近年卵巢癌患者的生活质量受到关注，总的改变趋向是：为了保持较好的生活质量，在不改变生存期的前提下，早期卵巢癌和生殖细胞肿瘤手术范围缩小；微创手术逐渐占一席之地；生活质量成为标准化疗调整及新药试用的重要考虑因素。

1. 手术的改进 近年提出经全面确定分期的Ⅰa 期高分化上皮癌、各期恶性生殖细胞瘤、交界性肿瘤等如有需要可保留生殖功能（沈铿，2002）；一部分分期手术及二探术通过微创手术来实施；为了解“临床完全缓解”者是否取得根治及药物疗效所进行的二次探查手术近年不断受到质疑，认为不能明显延长生存期及减少复发率，且增加手术次数和并发症，因此不主张常规应用。复发性卵巢癌的手术适应证选择更为谨慎，力争给病人带来切实的好处，避免不必要的痛苦。适应证常包括：化疗敏感的复发者，复发灶有可能完全切除者，某些肠梗阻需要解除者。有学者建议在下列情况下复发瘤手术应当放弃：①大块病灶见于肝实质、肝门、肾实质、肾静脉旁、主动脉旁淋巴转移；②小肠系膜根部固定病灶；③膈下大片病灶。

2. 化疗的改进 由于多疗程化疗常持续较长时间，其副作用对患者的生活质量有较大影响。化疗的改进包括两个方面，一是避免过度化疗，二是减低化疗副作用。避免过度化疗对提高生活质量非常重要。有资料表明，Ⅰ期卵巢癌可分为高危、低危，后者不需要辅助化疗。近年的Ⅲ期临床实验多致力于对标准化疗的调整，以减少毒性和提高生活质量。例如妇科肿瘤学组（GOG）在 840 例患者中，比较顺铂＋紫杉醇与卡铂＋紫杉醇的效果和毒性，发现两组疗效无显著差异，但后者毒性明显降低，因此后者已成为卵巢癌化疗的基础方案（Ozols）。紫杉醇周疗法与 3 周疗法疗效相似，但前者毒副作用降低。有作者提出，在家化疗较在医院化疗的生活质量更好。当前对复发患者，特别是铂类耐药者的化疗非常棘手，许多学者认为不宜再加强化疗。因为研究显示：①新的二线化疗药物有效率只有 10%～20%，且价格昂贵；②联合化疗效果与单药化疗的效果无明显差异；③CA125 升高就开始化疗，与有症状或体征后再开始化疗的效果无明显差异，后者可延长无治疗间隔。总之复发癌治疗的总原则是姑息而非治愈，应首先考虑提高生活质量，并尽可能争取延长较好生存质量的时间。近年对化疗毒副作用的防治卓有成效。如 5-羟色胺（5-HT）阻滞剂可使 90%以上的化疗患者呕吐症状明显减轻。为防治化疗导致的卵巢早衰及永久性卵巢功能受损，在化疗时联合应用 GnRHa，可保护原始卵母细胞，从而保护患者的内分泌功能和性功能。

三、外阴癌手术的改进

长期以来，对各期外阴癌遵循 Taussing 和 Way 的标准术式，即整块外阴切除加腹股沟淋巴结切除，或附加盆腔淋巴清扫术。术后外阴严重变形，阴道口狭窄，对心理和性生活影响极大。近 20 年有许多改进，如对Ⅰa 期外阴浸润癌只行保守的局部扩大切除术（wide local excision），不做腹股沟淋巴切除；对Ⅰb 期非中央型行根治性局部切除术（radical local excision），如同侧腹股沟淋巴结阴性可不做对侧淋巴清扫术；以“三切口”术式代替以往的整块切除；已不做常规的盆腔淋巴结清扫术；对晚期外阴癌行手术、放疗和化疗综合治疗。以上的改进很好地保持了外阴解剖和性功能，且总体 5 年生存率达到了 67%～85%。

第三节　治疗中和康复期的性功能保护

当今妇科肿瘤学将患者的生存质量提到前所未有的高度。性生活作为生存质量的一个重要方面，从隐秘的角落逐渐走向前台。性是生命的动力，是人性的表达。健康和谐的性生活使肿瘤患者的生存质量显著提高。然而恶性肿瘤及其治疗使患者性功能严重损伤。研究显示，妇科肿瘤患者治疗期间大约 90%发生性功能障碍，治疗结束 2 年时仍有 50%患者性功能未完全恢复。妇科肿瘤患者性功能障碍的严重性、普遍性已被公认。但是由于该问题的特殊性和隐匿性，患者不愿，也不知如何求助。训练有素并能提供有效指导的医师严重缺乏。性功能障碍的诊断和治疗处于边缘状态。可喜的是妇科肿瘤学界已经逐渐认识到这一状况，诸多旨在避免、减轻、改善患者性功能障碍的努力已经付诸实施并初见成效。本节论述妇科肿瘤患者性功能障碍的定义、分类和评估方法；性功能障碍的各种影响因素；肿瘤治疗与性功能保护；康复期性功能障碍的干预。

一、性功能障碍的定义、分类和评估方法

1. 定义　性是一个复杂的事物，涉及心理、生理、人际关系、行为学等各个方面。每个人对正常性生活的认识均有不同，因此很难给性生活障碍做出精确的定义。目前有 2 种比较权威的定义被经常采用：1992 年世界卫生组织的定义是：“个体不能像她所愿望的那样参与性活动的种种表现（World Health Organization. ICD-10，1992）”；1994 年美国精神病协会的定义为：“性欲和性心理生理方面的扰乱，这种扰乱表现在性反应周期中，引起显著的个人痛苦或双方不协调（American Psychiatric Association. DSM-Ⅳ，1994）”。从以上定义可以看出，性功能障碍涵盖症状广泛，皆以个人的感受为主。

2. 分类　近几十来，一系列努力旨在探索出精确实用的分类系统。最近有关学者比较了 6 个常用分类系统的特点和异同（Hatzimouratidis K，2007），其中以下面 2 个系统应用最为广泛：一个是世界卫生组织出版的国际疾病分类系统（World Health Organization. ICD-10，1992），另一个是美国精神病协会制定的精神疾病诊断和统计手册

(American Psychiatric Association. DSM－Ⅳ，2000)。在 2000 年美国泌尿疾病协会(AFUD) 组织召开的第二次专家共识会议中，专家们根据前述两个分类系统，提出了一个简单实用的女性性功能障碍分类系统（见表 15－2)。性功能障碍的分类是临床研究、诊断和治疗不可或缺的工具。

表 15－2 妇女性功能失调分类（Basson R)

Ⅰ	性欲改变	
	A	性欲低下
	B	性嫌恶
Ⅱ	性唤起障碍	
Ⅲ	性高潮障碍	
Ⅳ	性交疼痛	
	A	性交疼痛
	B	阴道痉挛
	C	其他性活动有关的疼痛

3. **评估方法** 妇科肿瘤患者的性功能评估通常在治疗后的随诊过程中进行。对个体患者，为了解、诊断和一般指导而进行的评估通常是很简单的。根据患者的具体情况，依据性功能障碍的四个类别提出 4～5 个问题，就可以基本了解患者有否性功能障碍。制作简单的调查表，可以使医患交流更自然、快捷和有效。对于大样本的科学研究，可以使用国际上应用广泛的女性性功能调查表格。Meston (2002) 综述了 5 个常用测量表格的心理测量学特点，用以帮助研究人员选择有效的测量工具。表 15－3 列举应用较多的表格。此外更多表格可以在患者用生活质量调查工具数据库（patient-reported outcome and quality of life instruments database，PROQOLID，http://www.QOLID.org）中获得。除了上述表格测定以外，完整的评估还应包括：(1) 认真问诊了解患者有无心理因素导致的性功能障碍；(2) 仔细妇科检查以了解阴道有无狭窄、萎缩、过短、弹性消失、感染，盆腔粘连等，这些均可造成性生活不适；(3) 测定血清激素水平。

表 15－3 调查妇女性功能的工具表格

表格名称	作者	问题数目	用途
McCoy 妇女性功能调查表 (MFSQ)	McCoy NL	19	测定妇女性功能
妇女性功能指数 (FSFI)	Rosen R	19	测定妇女性功能

二、性功能障碍的影响因素

1. **病变部位和年龄** 性功能障碍的程度因肿瘤部位而异，由重到轻依次为阴道、卵巢、外阴、子宫；年轻患者由肿瘤和治疗引起的性功能障碍较绝经后妇女更为显著。

2. **心理因素** 患者常认为性生活可以使肿瘤传染给对方、可以促进肿瘤复发，特别是子宫颈癌患者认为其患病通过 HPV 感染引起，因此即使在康复期也排斥性生活；不同程度的抑郁使性欲明显降低；治疗导致形体改变、脱发等使自信心失去；患病带来的经济压力、社会/家庭角色的改变或与伴侣关系的紧张等均是性功能损伤的因素。

3. **手术因素** 手术移除或改变局部器官的解剖结构，从而直接或间接损伤性功能。性交能否成功直接取决于阴道切除多少，例如根治性全宫切除者由于阴道变短，在术后半年还存在性交疼痛和高潮障碍，2 年时仍存在性欲缺乏；以往的根治性外阴切除造成阴道口狭窄，性交困难；阴道癌行全阴道切除使性交成为不可能；卵巢切除很快引起绝经期症状，导致性欲降低、阴道干涩缺乏润滑；子宫切除、盆腹膜切除、手术粘连等导致性交疼痛。

4. **化疗因素** 妇科肿瘤化疗通常持续 3～6 个月。长期化疗对性功能影响显著。化疗的副作用，如恶心、呕吐、腹泻等明显降低性欲和性频率；脱发等形体改变使患者自信心降低；化疗抑制卵巢功能，导致激素水平降低，进而阴道上皮变薄、萎缩、失去润滑，由此带来性欲降低、性交困难、性交疼痛等。化疗对卵巢功能的影响依年龄、药物、剂量及停止化疗的时间不同而异，其影响程度及恢复时间很难估计，但这种影响通常是可逆的。化疗结束后 1 年不行经，FSH 水平超过 30mIU/ml 一般认为是化疗引起的卵巢早衰（Molina JR，2005）。

5. **放疗因素** 放射治疗的疗程一般为 1.5～2 个月。其对性生活的影响超过化疗。放疗期间产生乏力、恶心、腹泻等使性欲明显降低；局部高剂量射线导致阴道充血，继之血管消失、溃疡，放疗全程伴随着细菌感染和阴道炎，这些情况意味着放疗期间性生活需要停止；放疗后阴道逐渐纤维化、弹性消失、狭窄和短缩，产生明显的性交困难、疼痛、甚至性嫌恶；放疗晚期并发症如放射性膀胱炎和直肠炎、特别是多种形式的阴道瘘更是严重损伤性功能；另外，放疗剂量在 5～20GY 之间可引起永久卵巢功能衰竭，由此产生激素水平低下的一系列症状。

三、肿瘤治疗时的性功能保护

治疗方法的改进 肿瘤的治疗决策、治疗方法、医疗技巧及高度的责任心对患者性功能的保护可谓举足轻重。治疗过程中，阴道解剖形态的维护至关重要，因其可以维持基本的性交活动。其次为卵巢的保护，因其可以维持性欲和性的高潮。继之要考虑外阴形态的维持和子宫的保留，因其对性心理产生极大影响。最后，要考虑到根治性手术或腹膜粘连可能引起严重的性交疼痛，严重降低性生活质量。为了在保证疗效的同时尽量地保护性功能，长期以来妇科肿瘤医师做出了种种探索，经典治疗原则和规范不断被改进和完善。总的变化趋向是：手术的微创化（内镜手术、阴式手术、缩小范围）、个体化（因人、因病）、人性化（尽量维持生理功能、器官重建）（郎景和，2008）。

由于性生活与盆腔所有生殖器官相关，由于女性内分泌功能、生育功能和性功能联系密切，所有旨在维护这些器官形态和功能所做出的手术、放疗和化疗的改进，和所有致力于降低并发症的治疗方法改进，均有利于性功能的保护。近年妇科肿瘤医师在保护妇科肿瘤患者的性功能和生育功能方面做了很多有益的尝试。例如应用腹腔镜代替常规开腹行卵巢癌和子宫内膜癌的分期手术、腹腔镜协助下的保留子宫的子宫颈根治术、对各期恶性生殖细胞肿瘤尽量保留子宫和卵巢、对子宫内膜癌前病变和Ⅰ期高分化子宫内膜腺癌行孕激素治疗、对 CINⅢ和Ⅰa1 期行锥切术等，这些人性化的治疗使妇科肿瘤患者的性生活质量显著提高。妇科肿瘤治疗方法的改进在本章第二节有更为详尽的表述。

四、康复期性功能障碍的干预

1. **心理干预和性健康教育** 性功能损伤的心理干预和性健康教育是肿瘤医生的重要责

任。鉴于性问题的隐私性，多数患者都不会主动寻求医生的帮助。医生有责任主动提出与解决问题。通过长期临床实践我们认为下列工作非常必要：（1）治疗前与患者沟通，告知治疗后机体结构和功能的改变，会使患者感到一切都在控制中，特别有助于性功能的恢复；（2）随诊时主动向患者了解性生活情况，认真仔细检查可能引起性功能障碍的原因，并给予针对性治疗；（3）澄清误解：康复期的患者可能认为性生活能够加重病情、引起肿瘤复发、或传染给对方，应当给予充分的解释，以释放患者的心理负担；（4）向患者提供坦诚开放地讨论性问题的机会，并提供建议和指导以提高性生活质量。

实际上很少有患者需要专门的性心理治疗，对多数患者来说，提供适当的机会讨论性问题，利用有关的书、小册子、光盘等提供基本的信息和指导、澄清误解已经足矣。专门的性心理治疗可以有效改善症状，改善性功能，必要时转诊由性学家进行专门治疗。

生活方式的调节：（1）食物：含精氨酸食品、大豆类食品、银杏、参类可缓解阴道内干涩并提高性欲；（2）盆底肌训练、定期性生活有利于提高性生活质量；（3）吸烟降低性欲和性生活质量。

2. 一线治疗（非激素治疗） 定期应用以水、矿物油、甘油为主要成分的保湿剂，可使阴道保持湿润状态；性交前应用无味、无刺激性、非油性润滑剂可明显改善性生活满意度（以上均在市面有售）；口服或局部应用 100～600 单位维生素 E 可增加阴道润滑；放疗后坚持阴道冲洗、局部应用抗生素栓剂可控制阴道感染；治疗后尽早开始性生活有助于防止阴道狭窄；阴道缩短和狭窄可以用阴道扩张器治疗，持之以恒是成功的保证。

3. 二线治疗（激素治疗） （1）局部治疗：阴道内用倍美力软膏、更宝芬软膏、可宝净片剂等，可有效改善阴道干涩、萎缩及炎症，后两种药物机体吸收很少，易为患者所接受，对激素依赖性肿瘤患者尤为适宜；（2）全身治疗：口服激素替代疗法能够显著改善性生活质量，子宫颈癌和外阴阴道癌患者应用激素替代疗法可以显著受益，但卵巢癌和子宫内膜癌患者能否应用尚无定论；初步研究显示绝经后妇女应用雄激素可提高性欲、有效改善性生活满意度，但其剂量、持续时间、安全性均有待于临床循证。

我们一直呼吁应该重视妇科肿瘤患者的生活质量，特别是重视治疗后的性功能恢复（孙晓光，2004）。今后的工作任重而路远。我们需要顺应医疗模式的改变，将工作目标放在“既祛除疾病，又要使患者达到身体和心理的完全康复”这一高度上。我们需要加强医务工作者的训练使其具有良好的人文修养、交流技巧，可对患者提供性健康教育。我们需要更多的研究建立妇科肿瘤患者性功能障碍的评估和治疗框架。

第四节 激素替代疗法在妇科肿瘤患者中的应用

一、关于能否应用的争论

由于手术、放疗和化疗对卵巢组织的突然破坏或使其功能丧失，妇科肿瘤患者普遍存在雌激素水平低下，其围绝经期的症状通常大于正常妇女。激素替代疗法（hormone replacement therapy，以下简称 HRT）可以有效地提高妇科肿瘤患者的激素水平，改善围绝经症状，包括潮热盗汗等血管神经症状、心血管症状、骨质疏松症状，以及性欲低下、阴道干涩、性交疼痛等症状，从而肯定地提高妇科肿瘤患者的生活质量。尽管 HRT 有效地改善围绝经期妇女的生活质量，它的应用对癌症治愈后的妇女是否安全，是一个持续争论的问题。主要的顾虑是 HRT 有可能刺激激素敏感性肿瘤或残存的子宫内膜。另一个顾虑是长期应用可能增加乳腺癌、结肠癌的危险。下面是近年 HRT 在不同妇科肿瘤患者中应用的主要观点。

1. 子宫内膜癌 子宫内膜癌是恶性程度较低的肿瘤，70%～80%的患者在诊断时为Ⅰ和Ⅱ期，5 年生存率 85%以上。近年将子宫内膜癌分成两个类型，Ⅰ型是占 90%以上的子宫内膜样腺癌，此种肿瘤含有雌激素和孕激素受体，激素在癌生成过程中起非常重要的作用；Ⅱ型为浆液性乳头状腺癌或透明细胞癌，缺乏激素受体，恶性程度高。鉴于雌激素在Ⅰ型子宫内膜癌机制中扮演的重要作用，治愈后的患者应用 HRT 受到广泛质疑。尽管如此，仍然有一些学者对 HRT 的利弊进行了研究。Barakat 一项妇科肿瘤组的研究，应用前瞻性随机双盲法，对 1200 例早期子宫内膜癌应用 HRT 或安慰剂，研究持续了 6 年，结果并没有发现两组的复发率有显著不同。

Onnis 认为现今妇女衰老过程延长，生活质量在老年妇女中是一个很重要的社会问题。激素能够改善整个机体的健康状况，因此建议即便是乳腺癌或子宫内膜癌也可以小心应用 HRT。他认为目前提出的 HRT 对妇科肿瘤患者的危险根据不足，不能与 HRT 的益处相比。

Suriano 等在一项调查子宫内膜癌与 HRT 关系的研究中，将 130 例子宫内膜癌治疗后应用 HRT 者和未应用者进行比较，随诊时间至少 69 个月。发现应用 HRT 组与未应用组的复发比例分别为 1%和 14%，前者的无瘤间隔较后者延长，具有统计学意义。

由于发达国家妇女对生活质量的高度重视，即便是子宫内膜癌治愈者也会尝试应用 HRT。在我国情况明显不同，子宫内膜癌患者鲜少尝试应用 HRT。鉴于子宫内膜癌是激素敏感性肿瘤，理论研究的结果提示 HRT 有潜在的促进肿瘤复发的作用，临床则难以获得高质量的证据。目前倾向性的观点认为子宫内膜样腺癌、卵巢子宫内膜样腺癌是 HRT 的相对禁忌证。

2. 卵巢癌 卵巢癌是高度恶性的肿瘤，总体 5 年生存率 45%左右。上皮性卵巢癌占 90%以上，恶性生殖细胞肿瘤和性索间质肿瘤各占 5%。目前没有任何证据提示 HRT 是卵巢恶性肿瘤的启动或促进因子，现有的少量研究也未能证实应用 HRT 组和对照组在预后上的不同。进一步的深入研究显示不同种类的卵巢恶性肿瘤对 HRT 的敏感性可能不同。

上皮性卵巢癌主要包含四个病理类型：浆液性乳头状癌、黏液性乳头状癌、透明细胞癌和子宫内膜样癌。每一种类型均有交界性的形式，交界性肿瘤占上皮性卵巢癌的 10%，通常发生于绝经之前。

Chase 总结了 74 例小于 45 岁的各期卵巢癌患者，应用 HRT 的中位数时间是 59 个月，结论是年轻患者无论是 5 年生存期或生活质量方面均有提高。Eeles 对 373 例各期卵巢癌患者进行回顾性研究，其中 78 例应用 HRT 作为研究组，295 例对照，平均应用 HTR28 个月，随诊 42 个月，结论是 HRT 对卵巢癌患者的预后没有影响。Mascarenhas 对 649 例卵巢上皮癌患者及 150 例交界性卵巢肿瘤患者进行了前瞻性研究，观察其在诊断前后应用 HRT 对 5 年生存率的影响。发现应用和未应用 HRT 者在生存率方面没有不同。在诊断前后应用 HRT 的浆液性卵巢癌有稍好的 5 年生存率。

HRT 对治疗后的子宫内膜样上皮性卵巢癌可能有风险，因为该类型肿瘤对激素可能敏感。BRCA1 和 BRCA2 基因 mutation 携带者发生卵巢癌的风险大于正常人群，这部分妇女常接受预防性卵巢切除，HRT 对这部分人的影响如何资料很少，已有的文献没有证明 HRT 的负面影响（Kotsopoulos，2006）。颗粒细胞瘤是激素敏感性肿瘤，患者通常有高雌激素症状。除了Ⅰ期要求生育者外，其余情况均行子宫和双卵巢切除。虽然没有 HRT 应用的资料，一般认为 HRT 不应当应用于此类肿瘤。

3. 宫颈、外阴、阴道鳞癌 子宫颈癌是我国最常见的妇科肿瘤。虽然子宫颈癌普查已经使发达地区的患病率明显降低，但在广大欠发达区，显著的降低尚需时日。子宫颈癌的发病有两个高峰，20～24 岁和 45～49 岁。鳞癌占 80%以上，腺癌占 5%～10%，其他病理类型占 5%。证据表明宫颈鳞癌很少转移到卵巢，Ⅰb 期的转移率仅为 0.2%，Ⅱb 期为 2%。通常认为宫颈鳞癌是激素不敏感的肿瘤，因此Ⅰb 期以下要求生育者通常只行锥切或子宫颈根治术，允许保留生殖功能。即使Ⅱa 以上的年轻患者也考虑保留卵巢。子宫颈癌患者许多情况下有 HRT 治疗的要求：如围绝经期患者接受了标准的子宫根治术包括卵巢切除术后；接受同步放化疗后卵巢功能可能受损伤；拟放疗者虽然将卵巢移位，其缺血或放射线的散射仍可致卵巢功能受损，研究显示卵巢接受 3Gy 的散射线，就有 20%～28%患者出现围绝经症状。另外，放射治疗造成阴道纤维化、狭窄、性交疼痛和其他方面的性功能障碍，均有 HRT 治疗的需求。许多临床研究证明应用 HRT 的子宫颈癌治愈者，其 5 年生存率和复发率与未用者比较均无显著不同（Singh P，2010）。对于没有切除子宫，而是接受根治性放疗的宫颈鳞癌患者，虽然大多数情况下宫颈内膜已经受到不可逆的破坏，研究显示残余的子宫内膜仍可能对 HRT 敏感，因此建议有完整子宫存在者应用雌激素和孕激素联合疗法比较适当。

宫颈腺癌不同于宫颈鳞癌，研究显示Ⅰb 患者的卵巢癌转移率为 4%，因此不推荐保留卵巢。对于宫颈腺癌治愈者，实施 HRT 治疗应当谨慎。对于宫颈透明细胞癌，由于其与 DES 的先天关联性，理论上也不推荐应用 HRT。

外阴和阴道鳞癌不是激素敏感性肿瘤，因此也可以应用 HRT 疗法。

总之，妇科肿瘤治愈后的 HRT 疗法是一个极有争议的议题，对提高患者生活质量的益处和引起复发或新生肿瘤的顾虑，令肿瘤学者和患者颇为踌躇。不同肿瘤应用 HRT 的利弊留给我们一个广泛的研究探索空间，尚需要在多中心、大样本、长期观察之后做出确切结论。在西方国家，正常中老年妇女应用 HRT 者达到 20%以上，而我国应用比例只有 4%左右，因此在我国欲通过较大样本的调查得出结论尚有实际问题。目前比较有代表性的意见是：宫颈、阴道、外阴鳞癌对激素不敏感，应用 HRT 是安全的；卵巢浆液性乳头状癌也是激素不敏感肿瘤，因而可以应用 HRT；宫颈腺癌、宫颈和阴道透明细胞癌应用 HRT 有较大风险，不主张应用；卵巢和子宫的子宫内膜样腺癌、卵巢颗粒细胞瘤是激素敏感性肿瘤，不应当应用 HRT，至于早期子宫内膜样腺癌可以应用 HRT 是少数学者的意见（Singh P，2010）；子宫内膜间质肉瘤是 HRT 的绝对禁忌证。

二、激素替代疗法

1. 原则 根据不同个体卵巢功能衰退的状况、性激素缺乏的具体情况及由此引起的不同临床表现，有针对性地进行生理性补充，以期缓解症状，延缓退化性疾病的发生，提高生活质量，而不引起重要的不良反应。

2. 方法 （1）单用雌激素：常为阴道局部应用，以期缓解阴道干涩及阴道炎症。（2）雌激素加孕激素：分为联合序贯和联合连续两种。前者模拟生理周期，在用雌激素的基础上，每月加用孕激素 10～14 天；后者每日合并应用雌、孕激素。（3）合用雌、孕和雄激素：加用雄激素的目的是促进蛋白合成，增强肌肉力量，增加骨密度，改善对事物的兴趣。HRT 有各种途径，常为阴道局部应用、口服、皮肤贴剂和肌内注射等。原则上选用最小有效和安全的剂量。

三、应用的效果

通常应用几个月后，血管运动功能不稳定症状，如出汗、潮热等会消失。神经精神症状如烦躁、易激动等也会明显减轻，睡眠质量提高。生殖道萎缩情况明显好转。阴道干涩、炎症等消失，同时阴道会变得湿润。长期应用 HRT 疗法的利弊一直在争论之中。

副作用常为乳腺压痛、阴道分泌物多、突破性出血等。

治疗中应定期随诊，包括（1）测定体内雌、孕雄激素，调节 HRT 剂量，使得激素维持在早卵泡期水平；（2）常规妇科检查；（3）乳腺监测如自检、超声、乳腺 X 线；（4）测定血脂、骨密度等。

第五节　姑息治疗与临终关怀

一、姑息治疗概述

姑息治疗，又称为舒缓治疗、支持性治疗，是妇科肿瘤综合治疗的一个重要组成部分，是提高患者生活质量的重要手段。近 20 余年，姑息治疗受到越来越多的关注。其概念逐渐成熟，其理论不断转化到临床实践，其体系和治疗原则不断完善和标准化，形成了一个专门的医学领域。

近年国际著名的组织纷纷推出姑息治疗指南：2001 年，美国五个姑息关怀组织共同发起了一个高质量姑息关怀共识项目（the national consensus project for quality palliative care，NCP，http://www.nationalconsensusproject.org），作为这个项目的重要成果，第一版姑息关怀临床实践指南（clinical practice guidelines for quality palliative care）于 2004 年发表。随着临床证据的不断累积和丰富，该指南于 2009 年被更新和再版（info@nationalconsensusproject.org）。2008 年美国医师学院（American College of Physician）发表了临终期疼痛、呼吸困难和忧郁症的姑息关怀指南（Qaseem A，2008）；美国国家综合癌症网（National Comprehensive Cancer Network，NCCN）也于近年推出了姑息关怀指南。后者根据证据的累积不断更新，其有效性和实践性正在被广泛认知并采用（www.nccn.org）。这些指南全面具体地规范了姑息关怀的临床实施。

据统计 38%的癌症患者最终死于癌症，这些患者必然要经历晚期和临终阶段。此阶段患者及家属所经历的巨大精神压力、机体痛苦和其他困难难以估量。近 20 年姑息关怀越来越受到关注。WHO 强力推荐应当让每一位有需要的患者获得姑息关怀，并建议发达国家和发展中国家应分别将 50%和 80%的癌症资金用于姑息关怀。在美国及其他发达国家，已经建立了许多临终关怀机构，对患者施以援助及博爱性关怀。在我国，临终关怀领域的研究、实施机构、资金投入等基本没有启动。随着人口老年化的出现和癌症发病率的提高，这些工作应当尽早启动并推进。

（一）定义

NCCN 的姑息治疗指南将姑息治疗定义为：是对患有严重疾病者施予的博爱性关怀和结构严谨的治疗体系（www.nccn.org）。

（二）目的

提供以患者和家属为中心的姑息关怀，旨在预防及缓解患者的痛苦，尽可能提高患者的生活质量。姑息治疗也可以在一定条件下延长生命，为患者提供安宁、舒适和尊严。

（三）内容——八个方面

1. **有组织的结构及程序** 包括：（1）建立有多学科专家组成姑息关怀项目团队，包括医生、护士、社会工作者、药物学者、营养学者等；（2）姑息治疗专家和临终关怀医师应当受过专门培训；（3）对健康工作者提供姑息关怀方面的培训和教育；（4）对患者和家庭提供 24 小时的姑息关怀通道；（5）定期对患者的目标、愿望、需求作出综合性多学科评价，并在允许范围内让有关健康工作者广知；（6）根据患者和家属的具体情况定期做出姑息关怀的计划，产生并保持完整的文件来记录姑息治疗的过程和效果；（7）姑息项目必须与临终关怀院或有关单位挂钩保证高质量治疗姑息项目的实施。

2. **身体方面的姑息治疗** （1）应用标准尺度对症状、治疗并发症和治疗副作用进行评估：症状主要包括疼痛、气短、发热、恶心、疲乏、食欲不振、焦虑、忧郁、便秘。治疗并发症及副作用主要包括骨髓抑制、深静脉血拴、真菌感染、肠梗阻、神经损害等。（2）对上述症状及并发症进行及时、有效和安全地治疗。

3. **心理和精神方面的姑息治疗** （1）对忧郁、焦虑等认知损害等症状进行标准评估和心理治疗。（2）对严重忧郁、自杀情绪等精神疾患进行评估，并接受专业的精神学家治疗。

4. **社会学方面的姑息治疗** （1）定期召开有患者、家属、姑息关怀专家参加的会议，提供信息、制定姑息关怀计划、研究姑息关怀目标、讨论预后。（2）提供经济方面、文化方面、药品方面、生活方面、法律方面的信息，从而使患者及家属尽可能获得有效的服务。

5. **精神、宗教、实体方面的关怀** （1）根据患者及家属对精神、宗教、实体方面的关心，制定评价表格并加入到姑息关怀计划中去；（2）提供信息使患者可以得到此方面的服务。

6. **文化方面的姑息治疗** 评价并清晰地记录患者及亲属的文化背景和需要，尊重他们在语言、饮食、隐晦、礼仪以及做决定方面的文化。

7. **对临终患者的姑息关怀** 包括评估生存时间，认识并处理临终期症状，协助安排安葬事宜等。

8. **伦理和法律方面的姑息关怀** 在法律和医疗条件允许的范围内尊重患者的愿望、目标和选择。姑息关怀项目组必须知晓有关的法律，比如做医疗决定、代替患者做决定者的责任、应用吗啡的事宜、宣告死亡、尸检和器官移植等，并提供遗嘱方面的专业咨询。

（四）实施范围

1. 在手术、放疗、化疗的同时，预防和控制副作用。

2. 对预期生命少于 1 年的晚期或复发患者，常规延续生命的方法不再有效时，提供症状控制。

3. 对预期生命少于 6 个月的临终期患者提供临终关怀。

4. 对任何期别和状况的患者提供心理支持、信息支持、生活质量评估、协助作出决策。

（五）提供方式

1. **门诊姑息治疗项目** 建立在门诊或急诊，为患者提供咨询和持续的姑息治疗。

2. **医院姑息治疗项目** 建立在医院的康复或护理部门，也可在医院建立咨询组，或提供固定床位，为患者提供从诊断至死亡任一阶段的姑息治疗。

3. **社区姑息治疗项目** 为没有进入临终关怀院的临终期患者提供咨询或姑息治疗。

4. **建立临终关怀院或家庭病床** 为患者提供姑息治疗。

（六）评估标准

1. 肿瘤治疗单位或部门应当在所有患者初次就诊时就能够获得姑息治疗服务。

2. 对所有患者均应在初次就诊、定期或临床需要时进行评估，了解他们是否需要姑息治疗服务。

3. 应当告诉患者及家属，姑息治疗是肿瘤综合治疗的一个重要组成部分。

4. 应当向肿瘤工作者和有关人员提供教育项目，进行姑息治疗知识、技能、态度的培训。

5. 姑息治疗专家、小组成员应提供最大的方便，使患者和家属能够获得咨询或治疗服务。

6. 临床绩效考核应当包括姑息治疗领域。

7. 姑息治疗的质量应当被监测。

二、症状控制

症状、副作用和并发症是造成晚期妇科肿瘤患者生活质量下降的主要原因，在本文中统称为症状。症状控制是姑息治疗的主要内容。孙晓光总结了卵巢癌患者最常见的15种症状，对其发生率和出现后的存活时间中位数进行了分析（表15－4）。其中最常见的五种症状为：胸腹水、疼痛、恶病质、呼吸困难、肠梗阻。深静脉内血栓也是近年发病率较高的并发症。

表15－4　卵巢癌患者各种临终期表现的发生率及发生后的存活时间

临终期表现	例数	发生率（%）	存活时间（d）
胸腹水	62	63	44
疼痛	59	60	60
恶病质	58	59	60
呼吸困难	51	52	12
肠梗阻	48	49	67
发热	42	43	30
肾衰竭	39	40	13
不可逆的骨髓抑制	37	38	14
肺部感染	18	18	27
急症	18	18	7
出血	15	15	27
下肢深静脉血栓	10	10	29
真菌感染	8	8	77
消化道瘘	8	8	75
黄疸	8	8	33

（一）晚期癌症患者病理生理学机制的特点

1. 肿瘤负荷重，又经过长期治疗的打击，各脏器功能受损，整体免疫功能和代谢水平处于较低状态。

2. 各种症状共同存在，互相引发与影响。

3. 药物对晚期患者除期望的作用外，还有不同于正常人的超常作用、副作用或继发作用，如对吗啡的超常耐受，又如对化疗药物的低耐受性，使其易导致死亡。

（二）晚期症状控制的一般原则

1. 首先应该全面检查评估患者的病理生理情况，尽量了解并去除各种表现的潜在病因。

2. 多种表现共存时，应找出主要矛盾。优先处理与死亡关系密切的临终期表现，如急症、急性感染或出血。优先处理对生活质量影响大的症状，如高热、重度疼痛或呼吸困难。

3. 处理各种临终期表现时要充分考虑药物的副作用、继发作用及引起死亡的可能性。如用吗啡治疗疼痛时应预防便秘；静脉全营养可能引起肝功能损害、脓肿甚至死亡；应用广谱抗生素易引发真菌感染；姑息化疗可导致免疫力下降、骨髓抑制而加快死亡。

4. 由于临终期病情瞬息多变，治疗前应充分使患者及亲属知情理解，并获得同意和配合。

（三）晚期常见症状的处理原则

1. *疼痛*　是最常见的晚期症状之一，严重影响患者的生活质量。处理疼痛的基本原则是：

（1）评估疼痛的严重程度，应当由患者自我评价，可以用 0～10 的数字方法，或者应用面部表情选择法来（www. nccn. org）；通过仔细问诊、身体检查、影像学检查，评估疼痛的潜在原因，尽可能解除这些原因。

（2）世界卫生组织于 1988 年提出的三阶梯疗法至今仍然适用，即首先应用非甾体抗炎药物，如果无效则应用弱阿片类药物如可待因，如仍无效则应用强阿片类药物如吗啡（Stjernsward）。

（3）需要用阿片类药物止痛时，应评价患者属于阿片敏感者或耐药者。根据美国食品药品管理署（FDA）定义，患者正在应用下列药物 1 周以上者考虑为阿片耐药：每天需口服吗啡（morphine）60mg 以上、每小时经皮芬太尼（fentanyl）25mg 以上、每天口服盐酸羟考酮（oxycondone）30mg 以上、每天口服盐酸吗啡（hydromorphone）8mg 以上或者相应剂量的其他阿片类药物。

（4）对于严重疼痛（疼痛等级 7～10）的阿片敏感者，应快速给予短效吗啡制剂；疼痛等级 4～6 者，可慢速给予短效吗啡制剂；疼痛等级 1～3 者，可给予非甾体抗炎药物，或短效吗啡制剂。未用过阿片者初始应该用标准计量的吗啡，即口服硫酸吗啡（morphine sulfate）5～15mg，或静脉硫酸吗啡 2～5mg。

（5）对于阿片耐药者，可增加前一天所用剂量的 10%～20%，口服药者每 60 分钟评估 1 次，静脉用药者每 15 分钟评估 1 次。如果无效，可增加前一天的所用剂量的 50%～100%。经过两、三个周期的评估如仍无效，可考虑由口服改为静脉应用，或者改换治疗策略。

（6）当止痛效果持续满意，并且 24 小时吗啡剂量达到稳定时，考虑应用口服缓释剂，如经皮用芬太尼或美施康定，或长效制剂如美沙酮（methadone）。

（7）初始应用阿片制剂时就应当密切监测副作用，如恶心、便秘等，并给予及时处理。

（8）除了药物止痛以外，其他方法也是很重要的。如心理干预疗法、针对骨痛的放射治疗方法、针对神经痛的局部阻滞和神经根阻滞疗法、其他药物如可的松的辅助治疗，均是控制疼痛的重要方法。

2. *恶性胸腹水*　持续顽固的胸腹水也是常见的晚期肿瘤表现之一。其形成机理并不完全清楚。目前对胸水的标准处理方法包括：长期放置胸腔导管定期引流、使用药物进行胸腔粘连术阻止胸水再形成。对于第一种方法，应用什么样的导管，多长时间引流一次，可能发生的炎症、脱水、电解质紊乱等问题均未解决。Shaw 总结了包括 1499 例、36 项多中心随机对照研究，结论是应用胸腔镜技术和硬化剂滑石粉、博来霉素、四环素和氮芥等均较单纯胸腔引流效果好，胸腔注入干扰素也有一定效果。处理恶性腹水虽有诸多办法但各有利弊，腹腔穿刺引流同时静脉给予胶体非常有效，但效果短暂，可引起低血容量及电解质紊乱；利尿疗法有效率仅为 1/3；皮下放置永久引流装置易致感染。

3. **恶病质** 癌症恶病质是晚期癌症患者常见的表现之一，50%以上晚期癌症患者出现恶病质，20%以上患者死于此症。癌性恶病质是以体重降低、肌肉和脂肪丢失为主要表现的综合征，同时伴有机体功能降低、代谢降低、免疫力降低等特点。癌症恶病质的另一个显著特点是对传统的临床治疗没有反应，例如刺激食欲、5-羟色胺阻滞剂、静脉高营养等均不能显示效果，因此认为此症不单纯与营养不良和肿瘤消耗有关，而是“正常”死亡的一个过程并且是不可逆的。目前分子生物学研究发现恶病质患者肌肉蛋白的合成降低，而降解过程加快，正在探索对肌肉蛋白合成与分解途径的干预。临床主要的控制对策是：适当营养成分的探索、提高食欲，主要应用醋酸甲地孕酮及皮质类固醇激素；增强蛋白合成的药物，主要用雄激素。上述方法效果有限，更好的方法尚没有确立。

4. **呼吸困难** 是患者感到呼吸不适的自我体验，其程度有很大差异。处理的要点：(1) 评估呼吸困难的程度；(2) 找出可能的原因并尽量去除；(3) 机械性通风，适当降低室温；(4) 给氧；(5) 药物：支气管舒张剂、吗啡、停止补液或适量用利尿剂、抗焦虑剂等。过去常认为呼吸困难与缺氧有关，治疗重点主要放在去除缺氧的原因、各种方式给氧、监测血氧饱和度等。现在则认为呼吸困难与缺氧及血氧饱和度没有平行的关系。

5. **肠梗阻** 肠梗阻是晚期卵巢癌最常见的并发症之一，48.9%的终末期卵巢癌患者合并此症（孙晓光）。对于大多数晚期卵巢癌患者，肠梗阻的发生往往预示着终末期的到来，从诊断为卵巢癌到肠梗阻的发生平均为 2.8 年（Pothuri B，2003），肠梗阻的病程以亚急性进展为特点，发生肠梗阻后的中位数存活时间为 67～110 天（孙晓光）。由于长时间不能进食、恶心呕吐、疼痛、腹胀，给患者带来极大的机体痛苦。长期输液和放置鼻胃管等治疗则加重了痛苦。由于放弃了积极的治疗，其精神痛苦巨大。继之而来的严重营养不良、感染、水电解质和酸碱平衡失调、肠外营养产生的副作用等，使患者持续缓慢地衰竭，整个病程中患者的生活质量十分低下。

卵巢癌肠梗阻的表现形式多样，常见的表现形式为：麻痹性肠梗阻，多处肠梗阻，不全肠梗阻，间断性肠梗阻，粘连性肠梗阻。

姑息性手术、姑息性化疗、保守及药物治疗是卵巢癌肠梗阻的三大治疗手段。选择手术适应证的原则：未发现病灶（可能为粘连）或局限性病灶引起的单发梗阻，估计可以经手术解除，且 Karnofsky 评分≥30 分者最有可能通过手术受益。非单发性梗阻，但仍有机会行肿瘤细胞减灭术者也可能受益。由于肿瘤广泛播散所至的麻痹性肠梗阻、多段肠梗阻、复发性肠梗阻、有放疗史者、karnofsky 评分≤20 者，不宜轻易进行手术，因可能会进一步降低生活质量甚至加速死亡，文献报道复发性肠梗阻的手术受益率仅为 30%。

化疗也是一种有效的治疗手段。但化疗的适应证很局限，只有对以顺铂为基础的联合化疗敏感者，方可能从化疗中受益。化疗有效者一般 10～15 天症状开始缓解。对于肿瘤已经穿透肠壁者，完全性肠梗阻肠内压较高者，化疗容易引起肠瘘甚至死亡，因此要极其小心。

保守治疗在癌性肠梗阻中应用较多，包括下列几个基本方面：(1) 降低消化道内压力：包括鼻胃管或经皮内窥镜胃造瘘术引流胃液和肠液；应用奥曲肽（octreotide）类药物如善宁（sandostatin）、组织胺-H_2 受体阻滞剂如法莫替丁、抗胆碱药物如莨菪碱等，对胃肠道分泌有明显的抑制作用。(2) 缓解梗阻的症状：包括用吗啡控制疼痛、用 5-羟色胺阻滞剂控制恶心和呕吐。(3) 支持疗法：包括静脉全营养、维持水电解质和酸碱平衡、纠正低蛋白血症。(4) 再通的尝试：如静脉给予白蛋白以减轻肠壁水肿；食用油润滑肠腔；中药大承气汤促进肠管蠕动等。

总之，选择手术或保守治疗是非常关键的问题，考验着医生的临床思维、经验和技能。抗分泌、控制疼痛和呕吐是药物保守治疗的三个重要利器，其中应用奥曲肽抗胃肠道分泌，可使超过 80%的患者脱离胃管，是近年控制肠梗阻的重要进展。另外，奥曲肽、静脉全营养、白蛋白等均是昂贵的药物，不惜代价地应用以维持生命不一定适当和被希望。特别是当患者不能够接受其副作用和花费时，应当首先考虑和尊重患者的意愿。

6. **静脉血栓栓塞症**（venous thromboembolism，VTE） 包括下肢深静脉血栓形成(DVT) 和肺血栓栓塞症 (PTE)。妇科恶性肿瘤合并 VTE 的情况并非少见，文献报道卵巢癌患者合并 VTE 者为 16% (Tateo)。最近有报道卵巢透明细胞癌合并 VTE 比较常见，与非透明细胞卵巢癌比较分别为 27.3%和 6.8% (Matsuura)。VTE 最可能在各种治疗后或晚期出现。晚期卵巢癌合并 DVT 的中位数生存时间为 29 天。合并 VTE 者除了癌症所致机体和精神的痛苦外，由于下肢肿胀、疼痛、活动受限，以及对 PTE 的恐惧，致使生活质量显著降低。

VTE 的主要危险因素为：年龄较大、体重指数高、肿瘤期别晚、手术后、留置静脉导管和静脉内化疗、长期卧床等。VTE 形成的三要素：血液高凝状态、血管壁损伤、静脉血流淤滞。特别值得注意的是：卵巢癌患者可以发生一种血液高黏度综合征，表现为血小板浓度增加、纤维蛋白原浓度增加、红细胞塑性降低，这些情况下血流的性质改变，进一步产生肿瘤扩散和不良预后。

在妇科肿瘤中，深静脉血栓形成的最常见部位为下肢，发生于盆腔静脉丛的血栓似较前有增多趋势，颈内和锁骨下静脉插入和留置导管、静脉内化疗等使上腔静脉径路的血栓也较以前增多，病理检查发现多部位和双侧性的血栓栓塞更为常见。深静脉血栓脱落后阻塞肺动脉及其分支，引起 PTE。

临床症状和体征：下肢 DVT 主要表现为患肢肿胀、周径增粗、酸痛和压痛、约半数下肢深静脉血栓患者无自觉症状和明显体征。PTE 主要表现为呼吸困难及气促、胸痛心悸、烦躁惊恐甚至濒死感、咳嗽、咯血等。

DVT 的辅助检查以超声技术最为常用，可以发现 95%以上的近端下肢静脉内血栓。MRI 对有症状的急性 DVT，诊断的敏感性和特异性为 90%～100%，检出盆腔和上肢深静脉血栓较其他检查手段有明显优势。静脉造影是 DVT 的"金标准"，诊断敏感性和特异性接近 100%。PTE 的辅助检查包括动脉血气分析、心电图、胸部 X 线平片，D-二聚体的含量低于 500μg/L，可基本除外急性 PTE。核素肺通气/灌注扫描检查具有诊断和排除诊断的意义。MRI、螺旋 CT/电子束 CT 是确诊手段。

DVT 的治疗主要是：(1) 一般处理，包括卧床防止血栓脱落，保持大便通畅避免用力，每日测量患肢周径密切观察病情变化，必要的安慰和镇静治疗，治疗前测基础 APTT、PT 和血小板；(2) 抗凝治疗，包括低分子肝素如克赛 (clexane)、速碧林 (fraxiparine) 和华法林 (warfarin)；(3) 静脉滤器，适用于下肢 DVT 有肝素禁忌者、充分抗凝仍然反复发生 PTE 者。

PTE 的治疗：包括呼吸循环支持治疗、抗凝和溶栓治疗等。其具体的用法应该在专科医师指导下进行。

近年由于对 VTE 的认识加深，预防措施被越来越多的临床工作者所重视。对于妇科肿瘤患者伴有高危因素，如体重指数高、术后长期卧床以及静脉留置导管者，预防性抗凝剂如低分子肝素或华法林的应用取得共识。研究证明通过机械和药物性抗凝措施，可以有效地降低 VTE 的发生率。

三、临终关怀

临终关怀又称为 hospice，是姑息治疗的一个重要组成部分。临终期没有一个特定的概念，一般定义为疾病进入极其严重、没有机会恢复、不久将会死亡的阶段，这个时间通常是数月至半年（孙晓光）。在临终期实施的姑息关怀称为临终关怀。尽管姑息关怀与临终关怀的基本原则和内容相差不多，但前者主要注重于症状的控制，后者则主要是在临终期实施，除了控制症状以外，包含围死亡期的一些特殊内容。临终关怀的目的是给患者提供尽可能的安宁、舒适和尊严。其核心不是治愈，而是关怀。通过缓解疼痛和其他症状，结合心理和伦理等方面的关怀，以及对患者家属的支持，为患者争取尽量好的生活质量。临终关怀肯定死亡是生命的正常过程，它的实施既不延长也不加速患者的死亡。临终关怀可以在各种地点实施，如家庭、临终关怀院、医院、护理院等。

1. 实施临终关怀的重要问题

（1）正确评估和预测生存期，适时停止损害生活质量的治疗　当针对肿瘤的手术、化疗、放疗不再有效，患者的预期生命通常有 1 年或数月，此时应当停止无意义的过度治疗，而是从姑息关怀逐渐过渡到临终关怀阶段。临床经常见到在生命的最后数周甚至数日还给予抗肿瘤治疗，这种现象应当引起重视和纠正。生存期受多种因素影响，生存期的预测是一个专门的题目，过去常常依靠经验，近年循证医学的证据逐渐增多，也可作为参考。

（2）人工营养和输液的原则　在生命的最后几个月，机体的正常代谢功能已经大为降低，能量和液体的补充应当以量出为入的原则。过多的营养和液体即不能使患者恢复到健康状态，还会给患者带来不适甚至是有害作用，如肿胀、腹泻、气短等。在生命的最后数日，机体的功能已经接近停止，补充液体和营养不能延缓死亡的进程。当营养和液体的补充给患者带来痛苦，患者有权利要求终止。允许其终止，不意味着允许自杀（www. nccn. org）。

（3）重要生命物质如血液和蛋白质的补充　在机体接近死亡的过程中，血液、静脉用白蛋白和其他稀缺的物质，可能会刺激生命体征的一过性兴奋，或延缓死亡数小时，但是不能逆转死亡的进程。适当而不是过量使用，是对自然生命的尊重。

（4）对安乐死的态度　面对少部分患者安乐死的要求，最适当的做法是：①重新评估症状控制的效果；②评估心理和精神方面，如忧郁、焦虑、悲伤的问题；③了解患者与家属或其他重要个人的关系是否出现问题；④了解是否有经济方面的因素；⑤向患者解释自然的病程和死亡的过程；在安乐死的问题上，我们需要明确，目前除了少数国家外，安乐死在大多数国家包括美国均没有立法，在我国同样没有立法允许。

2. 生存期≤3～5 天的临终关怀要点

（1）身体方面包括　①保持身体的舒适，定期改换体位保证患者舒适，及时伤口护理保持伤口舒适，注意皮肤护理，持续口腔护理，保持湿润，及时治疗尿潴留和便秘；②除去植入的心脏起搏器或除颤器；③避免不必要的血糖测定、血氧饱和度测定、无意义的肌内注射和静脉注射；④及时清理分泌的液体；⑤应用姑息性的镇静剂治疗顽固的躁动不安。

（2）心理方面包括　①对患者及家属终止静脉内营养、输液、透析的要求，应予以支持；②应提供不受干扰的空间，允许患者及家属团聚；③告知家属死亡的症状和表现；④支持宗教文化方面有意义的仪式。

第六节 目标、存在问题和今后研究重点

一、目标：完全意义的康复

当病人摆脱了肿瘤后，机体逐渐恢复，心理的困扰渐归平静。但是这并不是完全意义上的康复。完全意义上的康复包括家庭角色、职业角色、社会角色的恢复，以及希望的建立。唯有达到完全意义上的康复，并且没有重大的负担，比如因癌症治疗带来的经济负担，才能获得最好的生活质量。这不是单靠患者和医生的努力能够实现的，要靠家庭成员、同事、社会的共同努力。

家庭角色的恢复：患者的丈夫和家庭成员起重要作用。患者的丈夫可以协助患者与医生的沟通，了解并解除患者的心理障碍，为患者创造良好的治疗和休息条件。可以协助并引导患者的性功能恢复。患者与家庭的关爱往往对患者的康复起决定性作用。家庭的支持可使患者尽快恢复角色，如妻子、母亲的角色。实践证明院外治疗患者心情愉快，因而较院内治疗病人有更高的生活质量。

职业和社会角色的恢复：癌症治愈后，患者有愿望和能力恢复工作，或做自己力所能及的事情。适当的工作使患者感到愉悦，淡化了癌症的阴影，感到和正常人一样。但是在传统的观念中，癌症似乎就是事业或职业的终止，癌症患者常常在过多的关爱中失去机会工作。这实际上不利于癌症患者的康复。社会应该给患者提供更多的机会做力所能及的工作，使患者有自食其力、实现价值的机会。这将有助于患者尽快回到职业和社会角色中去，实现真正意义上的康复。

经济负担的缓解：癌症治疗需要很大的花费。特别是价格不菲的新方法、新药物不断涌现，给患者及家属带来极大的经济和心理负担。患者常常在用金钱买一线生机的感觉中接受治疗，家属常常在沉重的经济负担和良心的选择中煎熬。经济问题也经常成为医生科学探索的新瓶颈。一个需承受巨大经济负担的患者是不会有较高生活质量的。解决的办法，一是要求医生在选择治疗方法的时候，要充分考虑患者的承受能力。另一方面，随着社会的改革和完善，良好的保险制度会逐渐建立，将成为解决这一问题的主要途径。毋庸疑问，在新的医疗模式指导下，在社会、医生、家庭和患者的共同努力下，妇科肿瘤患者的生活质量会不断提高，达到真正意义上的康复已为期不远。

二、问题与研究方向

妇科肿瘤发病率正在增长。近年在美国，每 20 位妇女中就有 1 例患恶性肿瘤。虽然致力于延长生命的研究正在继续，并且取得日新月异的成绩，但是生活质量的研究尚未充分开展。目前，还不清楚各种肿瘤的诊断、各个肿瘤的期别、各种治疗方法以及各种因素对妇科肿瘤患者生活质量的影响；多中心、随机和前瞻性的研究还很缺乏；治疗前、中和治疗后康复期间心理和情绪的干预措施还未得到充分重视。今后研究重点，应当针对上述问题进行前瞻性、多中心研究以了解不同诊断、不同期别对生活质量的影响特点；了解不同化疗药物对生活质量的影响特点；了解不同肿瘤康复期存在的问题，特别是性功能损伤的问题；探索不同情况下的各种心理干预措施；探索对终末期各种症状的控制及改善生活质量的办法(Pearman)。

我们期望在不远的将来，对妇科肿瘤生活质量的研究，将同对延长生命的研究一样，获得高度重视和日新月异的成果。妇科肿瘤患者在获得满意生存时间的同时，能够享得满意的生活质量。

（孙晓光）

参考文献

1. 孙建衡，李爱苓，张文华，等. 腔内后装放射治疗子宫颈癌五年经验总结. 中华肿瘤杂志，1992，14：225-227.
2. 孙晓光，李晓光，李洪君，等. 晚期卵巢癌肠梗阻的治疗方法探讨. 中华肿瘤杂志，1995，17：39-41.
3. 沈铿，郎景和，黄惠芳，等. 子宫颈锥切术在子宫颈上皮内瘤变诊断和治疗中的价值. 中华妇产科杂志，2001，36：264-266.
4. 孙建衡. 晚期子宫内膜癌的综合治疗 . 中国实用妇科与产科杂志，2002，18：207-208.
5. 孙建衡. 妇科肿瘤放射治疗学. 北京：中国协和医科大学出版社，2002，59-63.
6. 沈铿，郎景和. 妇科肿瘤面临的问题和挑战. 北京：人民卫生出版社，2002，88-220.
7. 孙晓光，孙建衡，沈铿. 应该重视妇科肿瘤患者的生活质量. 中华妇产科杂志，2004，39：54-56.
8. 孙晓光，马水清，吴鸣，等. 妇科恶性肿瘤患者的生存期预测. 中华医学杂志，2006，86：160-163.
9. 孙晓光，吴鸣，马水清，等. 临终期卵巢癌患者的症状特点和规律——附 98 例分析. 中华妇产科杂志，2007，42：192-195.
10. 郎景和. 中国妇产科学的现状与发展. 国际妇产科学杂志，2008，V35：3-5.
11. World Health Organization. Constitution of World Health Organization. Basic documents，WHO，Geneva，1948.
12. Karnofschy D，Burchenal J. The clinical evaluation of chemotherapeutic agents in cancer. In：Macleod C. Evaluation of chemotherapeutic agents. New York：Columbia University Press，1949：191.
13. Calman KC. The quality of life in cancer patients：a hypothesis. J Med Ethics，1984，10：124-127.
14. De Haes J，Van Knippenberg F. Quality of life of cancer patients：a review of the literature. Soc Sci Med，1985，20：809-817.
15. Feinstein AR. Clinimetric perspectives. J Chronic Dis，1987，40：635-640.
16. Stjernsward J. WHO cancer pain relief programme. Cancer Surv，1988，7：195-208.
17. Ferrans CE. Development of a quality of life index for patients with cancer. Oncol Nurs Forum，1990，17（Suppl）：15-19.
18. Eeles RA，Tan S，Wiltshaw E，et al. Hormone replacement therapy and survival after surgery for ovarian cancer. BMJ，1991，302：259-262.
19. World Health Organization. ICD-10：International statistical classification of disease and related health problems. Geneva：World Health Organization，1992.
20. Aaronson NK，Ahmedzai S，Bergman B，et al. The European organization for research and treatment of cancer QLQ-C30：a quality of life instrument for use in international clinical trials in oncology. J Natl Cancer Inst，1993，85：365-376.
21. Cella DF，Tulscky DS，Gray G，et al. The functional assessment ofcancer therapy scale：development and validation of the general measure. J Clin Oncol，1993，11：570-579.
22. Ganz PA. Quality of life and the patient with cancer：individual and policy implications. Cancer，1994，74：1445-1452.
23. Anonymous. Outcomes of cancer treatment for technology assessment and cancer treatment guidelines. J

Clin Oncol, 1996, 14: 671-679.

24. Stjernsward J, Colleau SM, Ventafridda V. The World Health Organization cancer pain and relief and palliative care program, past, present, and future. J Pain Symptom manage, 1996, 12: 65-72.
25. Disaia PJ, Creasman WT. Clinical gynecology oncology. 5th ed. St. Louis: Mosby, 1997, 155.
26. Randall TC, Kurman RJ. Progestin treatment of atypical hyperplasia and well-differentiated carcinoma of the endometrium in women under age 40. Obstet Gynecol, 1997, 90: 434-440.
27. Onnis A, Marchetti M. Hormonal replacement therapy and gynecological cancer. Clin Exp Obstet Gynecol, 1999, 26: 5-8.
28. American Psychiatric Association. DSM-IV-TR: Diagnostic and statistical manual of mental disorders. 4th ed. Text revision Washington, DC, American Psychiatric Association, 2000.
29. Basson R, Berman J, Burnett A, et al. Report of the international consensus development conference on female sexual dysfunction: definitions and classifications. J Urol, 2000, 163: 888-893.
30. Benedet, JL, Bender H, Jones H 3rd, et al. FIGO staging classifications and clinical practice guidelines in the management of gynecologic cancers. FIGO Committee on Gynecologic Oncology. Int J Gynaecol Obstet, 2000, 70: 209-262.
31. Dargent D, Martin X, Sacchetoni A, et al. Laparoscopic vaginal radical trachelectomy: a treatment to preserve the fertility of cervical carcinoma patients. Cancer, 2000, 88: 1877-1882.
32. Rosen R, Brown C, Heiman J, et al. The Female Sexual Function Index (FSFI): a multidimensional self-report instrument for the assessment of female sexual function. Sex Marital Ther, 2000, 26: 191-208.
33. Roila F, Cortesi E. Quality of life as a primary end point in oncology. Ann Oncol, 2001, 12 (Suppl. 3): S3-S6.
34. Suriano KA, Mchale M, Mclaren CE. Estrogen replacement therapy in endometrial cancer patients: a matched control study. Obstet Gynecol, 2001, 97: 555-560.
35. Tamburini M. Health-related quality of life measures in cancer. Ann Oncol, 2001, 12 (Suppl. 3): S7-S10.
36. Fairclough DL. Design and analysis of quality of life studies in clinical trials. Florida: Chapman & hall/CRC, 2002, 41-68.
37. Fayers P, Bottomley A. Quality of life research within the EORTC-the EORTC QLQ-C30. European Organisation for Research and Treatment of Cancer. Eur J Cancer, 2002, 38 (Suppl 4): S125-133.
38. Meston CM, Derogatis LR. Validated instruments for assessing female sexual function. J Sex Marital Ther, 2002, 28 (Suppl 1): 155-164.
39. Solomon D, Davey D, Kurman R, et al. The 2001 Bethesda System: terminology for reporting results of cervical cytology. JAMA, 2002, 287: 2114-2119.
40. Ozols RF, Bundy BN, Greer BE, et al. Phase III trial of carboplatin and paclitaxel compared with cisplatin and paclitaxel in patients with optimally resected stage III ovarian cancer: a Gynecologic Oncology Group study. J Chin Oncol, 2003, 21: 3194-3200.
49. Pearman T. Quality of life and psychosocial adjustment in gynecologic cancer survivors. Health Qual Life Outcomes, 2003, 1: 33.
50. Pothuri B, Vaidya A, Aghajanian C, et al. Palliative surgery for bowel obstruction in recurrent ovarian cancer: updated series. Gynecol Oncol, 2003, 89: 306-313.
51. Shaw P, Agarmal R. Pleurodensis and malignant pleural effusions. ACP J Club, 2004, 141: 43.
52. Molina JR, Barton DL, Loprinzi CL. Chemotherapy-induced ovarian failure: manifestations and management. Drug Saf, 2005, 28: 401-416.
53. Tateo S, Mereu L, Salamano S, et al. Ovarian cancer and venous thromboembolic risk. Gynecol Oncol,

2005，99：119-125.

54. Barakat RR，Brundy BN，Spirtos NM，et al. Randomized double-blind trial of estrogen replacement therapy versus placebo in stage I or II endometrial cancer：a Gynaecologic Oncology Group study. J Clin Oncol，2006，24：587-592.

55. Kotsopoulos J，Lubinski J，Neuhausen SL，et al. Hormone replacement therapy and the risk of ovarian cancer in BRCA1 and BRCA2 mutation carriers. Gynecol Oncol，2006，100：83-88.

56. Mascarenhas C，Lambe M，Bellocco R，et al. Use of hormone replacement therapy before and after ovarian cancer diagnosis and ovarian cancer survival. Int J Cancer，2006，119：2907-2915.

57. Hatzimouratidis K，Hatzichristou D. Sexual dysfunctions：classification and definitions. J Sex Med，2007，4：241-250.

58. Matsuura Y，Robertson G，Marsden DE，et al. Thromboembolic complications in patients with clear cell carcinoma of ovary. Gynecol Oncol，2007，104：406-410.

59. Mularski RA，Dy SM，Shugarman LR，et al. A systematic review of measures of end-of-life care and its outcomes. Health Serv Res，2007，42：1848-1870.

60. Wright TC Jr，Massad LS，Dunton CJ，et al. 2006 consensus guidelines for the management of women with abnormal cervical cancer screening tests. Am J Obstet Gynecol，2007，197：346-355.

61. Chase DM，Kang S，Huang Y，et al. Hormone replacement therapy（HRT）is associated with improved survival among young women with epithelial ovarian carcinoma（EOC）. Gynecol Oncol，2008，111：373-386.

62. Qaseem A，Snow V，Shekelle P，et al. Evidence-based interventions to improve the palliative care of pain，dyspnea，and depression at the end of life：a clinical practice guideline from the American College of Physicians. Ann Intern Med，2008，148：141-146.

63. Dewolf L，Koller M，Velikova G，et al. On behalf of the EORTC Quality of Life Group. EORTC Quality of Life group translation procedure. Third edition. Copyright EORTC，Brussels，1998，2002，2009 D/2009/6136/001，ISBN 978-2-930064-38-3.

64. Singh P，Oehler MK. Hormone replacement after gynaecological cancer. Maturitas，2010，65：190-197.

65. Sun X，Li C，Jin L，et al. Development and validation of Chinese version of Female Sexual Function Index in a Chinese population－a pilot study. J Sex Med，2011，8：1101-1111.

第三篇

临床科研

第 16 章 妇科恶性肿瘤临床试验动物模型的建立及应用

第一节 恶性肿瘤裸鼠模型在妇科肿瘤研究中的应用

裸鼠由于先天无胸腺，缺乏 T 细胞免疫功能，使人恶性肿瘤在其体内获得较高的移植成功率，并基本保持了人恶性肿瘤原有的形态结构、功能等一系列的生物学特点，生长稳定，从而成为研究人恶性肿瘤的理想模型。

一、人恶性肿瘤裸鼠模型的特点

（一）移植成功率高

肿瘤异种移植，特别是人类肿瘤移植到动物体内的尝试已有多年的历史，曾使用过不同的方法及途径，但均未得到满意结果。自从 Rygaard 等第一次将人类肿瘤成功移植于裸鼠体内后，诸多学者采用手术后的新鲜肿瘤标本，将其移植于裸鼠皮下或腹腔，多获成功。盛修贵等将 14 例人子宫内膜癌的手术标本接种在裸小鼠体侧皮下，结果原代移植成功率为 42.9%（6/14），第一代鼠与鼠之间的移植成功率为 83.3%（5/6）。Verschraegen 等进行了 54 例裸鼠腹腔内、61 例裸鼠皮下人卵巢癌手术后标本的移植，分别成功 15 例、18 例，移植成功率达到 28%、30%。

（二）基本保持人恶性肿瘤的生物学特点

经多次传代后，人恶性肿瘤裸鼠移植瘤其组织学形态和生物学特点能基本保持稳定。在功能上，原发的人绒毛膜上皮癌分泌人绒毛膜促性腺激素（hCG），移植瘤小鼠血中也可以测得很高的 hCG 含量，来源的癌组织产生 CA125、CEA 者移植瘤亦可产生 CA125、CEA，人癌标本 ER、PR 有表达的，移植十几代后 ER、PR 仍为阳性。在形态上，多次传代后腺癌仍保留其原有的腺体或腺样结构，高分化鳞癌仍具有典型的角化珠和细胞间桥。细胞周期动力学也相似。

Zaino 等通过观察建立的 2 个子宫内膜腺癌移植瘤模型，发现在连续传代过程中其组织学形态和结构均未发生明显变化。Satyaswaroop 等则在移植瘤（中分化腺癌，Encal01）基础上成功建立了 1 株细胞系 ECC－1，作者把连续传代后的细胞再次接种入裸鼠皮下，结果再生成的移植瘤仍保持中分化腺癌的形态。

二、人恶性肿瘤裸鼠模型的类型

带有裸基因的小鼠品系有 NIH、C_3H、ICR、NC、BALB/C 和 C57BL/6 等，其中 BALB/C nu nu 最常用来进行裸鼠模型构建研究。目前主要有 2 种类型移植瘤模型。

（一）癌组织手术标本异种移植瘤模型

有实体瘤和腹水瘤两种移植方式。实体瘤移植是在无菌条件下，将实体瘤切成直径 2～

3mm 的小块，植于裸鼠皮下。盛修贵等把 14 例人子宫内膜癌手术标本植入 56 只裸小鼠皮下，每只接种 2 个点，结果 6 例原代移植成功，继续传代过程中 6 例有 5 例成功，目前均传代 60 代以上，移植后 6 个月检测显示，移植瘤仍保持原癌组织病理形态特点和人类肿瘤染色体的特点。赵兴波等将 3 例人子宫内膜癌手术标本移植于裸鼠皮下，1 例获得成功并行鼠间传代，历时 24 个月成功建立人子宫内膜癌裸鼠移植株 EnCa－95V，经光镜、电镜、免疫组化、流式细胞检测移植瘤与患者原始肿瘤特性基本一致，染色体分析显示其为人类肿瘤染色体核型。

陈爱平等采用组织学完整的人卵巢癌实体瘤和腹水瘤标本植入裸小鼠腹腔和皮下，观察成瘤生长和转移以及形态学特征，对移植瘤进行病理学、电镜观察、染色体核型分析及肿瘤标志物检查均证实与人体原发肿瘤一致，建立了人卵巢癌实体瘤和腹水瘤裸小鼠移植性动物模型。

（二）恶性肿瘤细胞株移植瘤模型

利用传代稳定的肿瘤细胞株接种于裸鼠腹腔或皮下，可获得肿瘤移植瘤模型，移植成功的关键是移植细胞的数量和增殖能力，此外还与肿瘤的类型、移植的途径、部位及裸鼠自身的营养状态等因素有关。岳静等利用卵巢癌细胞株 SW626 先建立裸小鼠皮下移植瘤模型，再将瘤组织植入裸小鼠一侧卵巢内，建立人卵巢癌的原位移植瘤模型，然后将该细胞悬液注入小鼠腹腔内建立成功腹水瘤模型。观察发现，3 种模型的瘤细胞与细胞株在形态和结构上一致，其中原位移植瘤模型中肿瘤的生长和转移完全模拟人卵巢癌的临床过程，是研究卵巢癌的转移机制和评价抗癌药物疗效更客观的模型。崔恒等在 SCID 小鼠皮下接种人卵巢癌细胞系 SKOV3，同时腹腔注射人脾或外周血淋巴细胞进行免疫功能重建，观察成瘤情况，并用 ELISA 法检测鼠血清中人 IgG 含量以及流式细胞学和 ABC 免疫组织化学法测定鼠脾内人 T 细胞表型鉴定免疫重建，发现用人外周血淋巴细胞免疫重建的效果优于用脾淋巴细胞，为探讨卵巢上皮癌的免疫治疗方法建立了理想的动物模型。许沈华等用人卵巢癌细胞系 HO－8910 移植于裸鼠皮下，建立了高转移性人卵巢癌裸鼠皮下移植瘤模型，多次传代后，仍保持高转移的特性，为转移机制的研究和筛选抗转移药物提供了实验工具。

三、人恶性肿瘤裸鼠移植瘤模型的应用

人恶性肿瘤裸鼠模型是最接近于人恶性肿瘤的体内实验系统，成为肿瘤病因研究、治疗研究的理想模型。

（一）病因研究

恶性肿瘤的发生起因于细胞的增殖和分化的失衡，这与癌基因的异常表达密切相关。Sakakibara 等对两个 ER、PR 阳性和一个 ER、PR 阴性的人子宫内膜癌裸鼠模型的研究表明：对 ER、PR 阳性的移植瘤，雌激素能诱导 c－fos 基因的一过性高表达，用药后 1 小时表达量即达高峰，持续 4 小时左右。而 c－fos 基因的表达产物与 DNA 结合后，具有直接调节转录活性的转录因子的作用，控制多种癌基因的表达，使之活化，最终引起细胞的癌变。而 ER、PR 阴性的移植瘤，给雌激素后 c－fos 基因的表达变化不明显。从而认为：激素依赖性的肿瘤，雌激素通过激活有关的癌基因而起作用。

毛新等用 1 例滑膜肉瘤患者的瘤组织标本接种裸鼠，建立了滑膜肉瘤裸鼠模型，并对其进行检测，显示该模型 DNA 存在 D2S3 座位等位片段丢失，D1S57、D17S5 和 D13S30 座位基因的部分丢失，为该肿瘤的病因和发病机理研究提供了重要材料。

（二）化疗学药物治疗研究

1. 化疗药物的筛选 Sakamoto 等用同一种化疗药物治疗 18 个临床肿瘤和其相应的裸

鼠移植瘤，结果两种肿瘤对药物的反应率完全一致，说明移植瘤保持了原肿瘤的生物学特征，从而为新药的筛选提供了理想的实验工具。

Fernando 等对 8 种共 17 株人癌裸鼠移植瘤模型进行 DOX 敏感性的检测，结果乳腺癌敏感率为（3/3），卵巢癌 2 株移植瘤均消退，肺癌 3 组移植瘤中有 2 组肿瘤消退，恶性黑色素瘤有效率为 2/3，对前列腺癌模型有效率 1/1，软组织肉瘤模型有效率为 1/1，结肠癌无 1 例反应（0/3），对喉癌模型无效（0/1）。作者通过和临床文献比较，认为和临床治疗结果非常一致。Beppino 等用恶性黑色素瘤、大肠癌、乳腺癌的裸鼠移植瘤，对比 ADR、5－Fu、MTX、AL、VCR 等药物对其疗效，发现单药疗效均较差，联合用药效果好。

Maenpaa 等采用卵巢癌手术标本进行裸鼠肾包膜下移植（SRCA），肿瘤形成后进行化疗药物实验，筛选有效化疗药物，结果显示该技术成功率为 70%，筛选化疗方案的有效率为 62%。

2. 评价临床新药的疗效 Shakuto 等把 4 株子宫内膜癌细胞株接种于裸鼠皮下，然后用 Docetaxel 静脉给药，33mg/kg，每周 1 次，共用 3 周，结果显示 Docetaxel 比顺铂、5－Fu、丝裂霉素、环磷酰胺、阿霉素等具有更强的抗肿瘤活性，证实 Docetaxel 是治疗子宫内膜癌很有效的药物。

Ecteinascidin－743（ET743）是一种细胞毒抗肿瘤药物，为探讨其抗肿瘤活性，Hendriks 等对卵巢癌、肺癌、恶性黑色素瘤 3 组裸鼠移植瘤静脉给药，发现来源于卵巢癌的移植瘤全部消退，而对耐药的另 2 株移植瘤作用不明显。Boven 等对 13 株组织学类型和倍增时间不同的卵巢癌裸鼠移植瘤，用 CDDP、CTX、ADM、HMM、MTX、5－Fu 进行治疗，并和临床疗效作对照，结果二者非常相似，通过比较 DDP 和 Carboplatin、Iproplatin、Lm－40、Spiroplatin 对移植瘤的生长抑制作用，发现 Carboplatin、Iproplatin 和 DDP 疗效相近，而 Lm－40、Spiroplatin 则较差。

以人癌裸鼠模型作药物筛选或评价药物疗效需观察的指标，除常规所用的瘤体大小、重量等外，还可直接检测肿瘤标志物的水平变化，如 CA125、CA19－9、AFP 等。

3. 研究 ER、PR 状态与孕激素及三苯氧胺（TAM）治疗的关系 Satyaswaroop 等 1983 年成功建立了两株子宫内膜癌裸鼠模型，一株为 ER、PR 阳性，一株 ER、PR 阴性。ER 阳性的移植瘤给予雌二醇后，其生长速度明显加快，而 ER 阴性的移植瘤生长速度不受雌二醇的影响，说明雌二醇通过 ER 起作用，这为雌激素与内膜癌的关系提供了很好的证据。进一步研究表明：PR 的存在依赖于 ER 和雌二醇的刺激。作者对 ER、PR 阳性的移植瘤，在传代过程中若不给雌二醇 ER 会持续存在，而 PR 则失去结合孕酮的活性，若持续给雌二醇，则 PR 保持较高的浓度。Clarke 等对裸鼠移植瘤的研究也显示：孕激素受体的存在依赖于 ER，且在雌激素的诱导下产生。

为了证实雌二醇和 TAM 能提高子宫内膜癌对孕激素的反应，Satyaswaroop 等利用建立起的两个 ER、PR 阳性和 ER、PR 阴性人子宫内膜癌裸鼠模型，分成三组，一组给雌二醇、一组给 TAM、一组为对照，结果发现：EP、PR 阴性的肿瘤其生长速度不受雌二醇和 TAM 的影响，给孕激素也无效；ER、PR 阳性组，雌二醇能加速肿瘤生长，在此基础上若不给孕激素，小鼠很快死亡，若给孕酮治疗，11 周后肿瘤明显缩小；TAM 治疗后肿瘤也较对照组生长速度明显快，但较雌二醇组明显慢，在此基础上若不给孕酮，肿瘤仍继续缓慢生长，若给孕激素治疗，肿瘤得到明显缩小，而在不给雌二醇或 TAM 的情况下用孕激素治疗，肿瘤对孕酮则无反应。说明对 ER 阳性的肿瘤，雌激素和 TAM 能诱导 PR 的形成，同时 TAM 又有弱的雌激素样作用。

Dai 等利用建立的人子宫内膜癌裸鼠移植瘤模型，观察腺病毒介导的孕激素受体的持续表达与孕激素治疗的疗效，发现孕激素受体持续表达的小鼠注射孕酮后其生存时间是孕激素受体阴性小鼠的 2.6 倍。作者由此认为，提高子宫内膜癌患者的孕激素受体水平是内分泌治疗成功的关键。

（三）放射治疗研究

1. 观察裸鼠移植瘤放疗疗效的两个指标

（1）再生长延迟时间　指的是治疗组肿瘤体积达到初始体积的 2 倍所用的时间，减去对照组肿瘤达初始体积的 2 倍所用时间。有的作者主张用增大至原来体积的 2 倍，有的则主张用体积增大至原来的 4 倍，目前多主张用体积增大至原来的直径＋5mm。

（2）TCD50　指的是一组经一定剂量射线照射后的荷瘤裸鼠，在一定观察时间内，其移植瘤得到半数控制所用的剂量。

2. 比较不同裸鼠移植瘤的放射敏感性差别　盛修贵等利用自行建立的 2 株人子宫内膜癌裸小鼠模型（1 株为高分化腺癌，1 株为低分化腺癌），以 HeLa 细胞接种于裸小鼠皮下建立的移植瘤为对照，采用 10Gy、17Gy、25Gy 单次放射线照射的方式，通过观察移植瘤再生长延迟时间了解其放射敏感性，从而得出结论：子宫内膜癌具有特殊的生物学行为，即使高分化腺癌，也属放射敏感性肿瘤，通过放射治疗能够治愈。

Budach 等把 5 株人恶性肿瘤细胞株（恶性旁神经节瘤、神经源性肉瘤、恶性神经细胞瘤、脑的原发性淋巴瘤、鳞癌）分别接种于裸鼠皮下，共获得 336 个肿瘤，选其中 234 个给予不同剂量照射，结果 5 株移植瘤的平均 TCD50 值为 64.5Gy、57.8Gy、65.6Gy、24.9Gy、58.5Gy，其再生长延迟 30 天所需剂量分别为 35.1Gy、30.3Gy、19.9Gy、15.5Gy、37.1Gy，从而提示恶性淋巴瘤对射线敏感，其他 4 种放射敏感性相似，而且较差，这与临床治疗结果是基本一致的。上述作者又利用恶性胶质瘤、软组织肉瘤和结肠癌的细胞系接种于裸鼠皮下，待移植瘤平均体积增大至 $120mm^3$ 后给予单次剂量射线照射，三种移植瘤的 TCD50 值分别为 45.1Gy、46.7Gy、49.2Gy，三者数值非常接近，说明其来源肿瘤放射敏感性近似，均属中度敏感性肿瘤。

3. 比较不同射线及不同分割照射对移植瘤疗效的影响　Budach 等比较 7～17Gy ^{60}Co 和 2.5～5.5Gy 的快中子单次照射和 9～24Gy ^{60}Co 和 3～8.1Gy 快中子分三次照射平滑肌肉瘤来源的裸鼠移植瘤，结果单次治疗和三次照射其剂量-生长延迟时间曲线几乎重合，说明肿瘤固有的放射敏感性对疗效起主导作用，对放射不敏感的肿瘤，超分割照射疗效也甚微。而对一些放射敏感肿瘤，分割治疗的优越性还是很明显的，Kteine 等利用已建立起来的 10 株妇科恶性肿瘤裸鼠移植瘤模型（5 株子宫颈癌、2 株内膜癌、1 株卵巢癌、1 株平滑肌肉瘤、1 株阴道鳞癌）进行两组同样剂量不同分割次数的照射，一组为 10Gy/次，每周 1 次，共 80Gy；另一组给 10Gy/周，每周 2 次，共 80Gy，结果前者控制率为 2/10，后者为 9/10。

此外，用裸鼠移植瘤还可以证实快中子在肿瘤放疗方面的优点，其引起同一肿瘤相同再生长延迟时间的剂量比 ^{60}Co 要小得多。

4. 放射治疗增敏研究　氨肽酶 N（APN）/CD13 是锌离子依赖性金属蛋白酶，广泛存在于多种组织细胞表面，尤其在肿瘤细胞表面高水平表达。APN/CD13 在恶性肿瘤生长、侵袭、转移以及新血管的形成过程中扮演重要角色，成为研究抗癌药物的一个重要靶点。Tsukamoto 等研究表明 APN/CD13 抑制剂乌苯美司联合放射治疗能够明显延长子宫颈癌异种移植裸鼠模型的肿瘤倍增时间，增强放疗诱发的细胞凋亡。

针对各种基因治疗靶点的放射增敏研究是子宫颈癌治疗的新热点之一。Chen 等将子宫颈癌异种移植裸鼠分为基因治疗组、放射治疗组及联合组，探讨了 HSV－TK/GCV 自杀基因系统对放射治疗的增敏作用。联合组的有效率达到 89.3%，明显高于其他两组，放射增敏效应 E/O 值为 3.17。人类腺病毒 5 型早期区域 1A（E1A）是近年来发现具有抑癌作用的基因，可以通过多种途径抑制肿瘤的形成和转移。Shen 等对子宫颈癌异种移植裸鼠瘤内注射携带 E1A 的纳米微粒，然后给予 6－MV X 线照射（50Gy），发现 E1A 可抑制肿瘤生长并增加其对放疗的敏感性，该作用可能与 E1A 上调 P53 基因的表达、抑制 Her－2 基因表达有关。

（四）免疫治疗研究

1. *单克隆抗体和化学药物结合治疗裸鼠移植瘤* 单克隆抗体问世后，肿瘤的免疫治疗日益受到重视，但单独使用单克隆抗体的疗效并不理想。如今单抗已作为携带化疗药物或毒素或放射性同位素的工具，对肿瘤实施抗体导向治疗。裸鼠移植瘤的试验治疗是临床应用前必不可少的步骤。

人恶性肿瘤的裸鼠移植瘤模型实验证明，单抗和化疗药物结合后对癌细胞有选择性的杀伤作用，比游离的药物要强得多。Trail 等的研究结果表明：MAbBR96 作为一种嵌合性抗体，能识别卵巢癌、乳腺癌、结肠癌、肺癌等癌细胞表面的相关抗体，作者把 MAbBR96 和 DOX 结合，通过尾静脉注入上述恶性肿瘤的荷移植瘤裸鼠体内，注射 BR96 结合 DOX 组裸鼠的移植瘤消退率和无瘤生存率均较单用 DOX、单抗或 DOX 和单抗单纯混合组明显高。与表皮生长因子受体相关的一类癌基因，如 erbB 基因，其蛋白产物需与 EGFR 结合后才能启动，Fan 等研制出了两种单克隆抗体 225IG1 和 528IGG2a，与 EGFR 有很强的结合能力，从而阻断 EGF－诱导的酪氨酸激酶的活化。作者用上述两种抗体治疗人类卵巢癌、乳腺癌和结肠癌等表达 EGFR 的细胞系和裸鼠移植瘤，发现对细胞系和移植瘤的生长有明显的抑制作用，若合并 DOX、DDP 或 Taxol 等化疗，协同作用更加显著。mesothelin 是包括卵巢癌在内多种癌细胞表面特异性抗原，可以结合另一个肿瘤特异抗原 CA125/MUC16 的功能区，成为卵巢癌分子靶向治疗的新靶点。Hassan 等合成了 mesothelin 与 CA125/MUC16 嵌合的单克隆抗体 MORAb－009，利用裸鼠卵巢癌模型评价了其抗肿瘤的疗效及毒副作用。

2. *探讨细胞因子治疗移植瘤的作用* 常用的治疗肿瘤的细胞因子有 γ－IFN、IL－2、TNF－α等。de Kossodo 等在一组乳腺癌裸鼠模型体内注射重组 TNF－α 和 γ－IFN，发现能明显阻止移植瘤的生长，用药后数小时即造成肿瘤血管壁的损伤、肿瘤细胞坏死和凋亡。

王晶等采用脂质体转染技术将含有小鼠 IL－12 全长基因的质粒转染到人卵巢癌 SKOV3 细胞，建立裸鼠皮下卵巢癌种植模型，发现转染 IL－12 的 SKOV3 细胞在裸鼠皮下的成瘤能力降低，IL－12 可通过抑制肿瘤血管形成而实现其抗肿瘤作用。Kim 等利用 3×10^6 及 10×10^6 数量的 IL－2 诱导的 CIK 细胞治疗子宫颈癌异种移植裸鼠模型，肿瘤生长抑制可以分别达到 34%和 57%，提示 CIK 细胞治疗作为子宫颈癌患者的过继免疫疗法可以取得良好疗效。

（五）恶性肿瘤基因治疗探讨

随着分子生物学、免疫学理论和基因转移技术的发展及对肿瘤发病机制的深入认识，基因治疗研究的重点逐渐由单基因缺陷所致的遗传病转向肿瘤这种多基因参与、多步骤形成的疾病。目前恶性肿瘤的基因治疗多数处于动物实验阶段，而裸鼠移植瘤模型为基因治疗临床前的应用提供了很好的实验工具。

Al－Hendy 等向裸鼠腹腔注射鼠卵巢上皮癌 LM－1 细胞，建立卵巢上皮癌裸鼠模型（SaskMouse），研究显示腹腔注射以腺病毒为载体的胸腺嘧啶激酶和 9－1，3－二羟－2－丙氧甲基鸟嘌呤可以延长卵巢上皮癌裸鼠模型荷瘤鼠的生存时间。Chen 等利用 RNA 干扰技术下调子宫颈癌 HeLa 细胞 HPV18 E6、E7 及 VEGF 的表达，发现 HeLa 细胞凋亡增加，增殖、侵袭及附着能力则明显下降，相应裸鼠异种皮下移植瘤模型的肿瘤生长也受到显著抑制。组织金属蛋白酶-3（TIMP-3）抑制因子能抑制大部分基质金属蛋白酶（MMPs）的表达，进而抑制多种肿瘤细胞的生长。Zhang 等构建了包含 TIMP-3 的腺病毒载体 Ad-TIMP-3，注射入子宫颈癌裸鼠异种移植瘤模型，可以明显抑制肿瘤生长，与顺铂联合治疗可以获得更为满意的疗效。

（六）建立细胞系，进一步研究肿瘤的分子遗传学特点

直接用人癌手术新鲜标本或活检标本进行体外细胞培养，从原代培养过渡到第一次传代，所需时间最短 7 天，最长达 104 天，以后还要经过一段缓慢生长期，一般难以成功，而用取自移植瘤的组织行体外细胞培养，生长迅速，短期内即可传代，建立细胞系较易成功。

四、人恶性肿瘤裸鼠移植的一些规律

（一）移植成功率

移植成功是指：①保持来源肿瘤的形态特点；②可再次移植到别的裸鼠，且观察到明显的肿瘤生长；③病理学证实；④能在此基础上建立相应的细胞系。

（二）影响移植成功的因素

1. ***人肿瘤的种类*** 妇科恶性肿瘤中，卵巢癌移植于裸鼠的成功率较高，其次为子宫颈癌，子宫内膜癌较难移植成功。

2. ***接种的动物*** 通常鼠龄越小移植越容易成功。

3. ***标本来源*** 通常以人恶性肿瘤的细胞株移植较易成功，直接用手术标本移植成功率较低，后者可能与局部血供不足有关。

4. ***是否合用免疫抑制剂*** 据报道，如移植前对小鼠进行全身照射 450cGy，可使成功率自 30%提高到 70%，潜伏期缩短到 2～3 周。

5. ***肿瘤细胞的分化程度*** 通常分化好的移植成功率较低，分化越差越容易移植成功。

（三）潜伏期

通常移植后肿瘤生长时间为 1～3 个月。不同人肿瘤类型潜伏期各异，如肝癌约需 1 个月左右，胃癌潜伏期最短为 34 天，长者约需 100 天。

（四）不同接种途径移植瘤的不同表现

通常为皮下接种，生长的结节为圆形或类圆形，如用人卵巢癌细胞株腹腔内接种，在 4～7周内可出现腹水。人恶性肿瘤裸鼠移植的生物学表现既与接种途径有关，又和分化程度有关，如分化差的人结肠癌皮下接种可见淋巴结转移，接种于腹腔可见浸润、腹水，一旦形成血管瘤栓即有肺转移；但同样腹腔内接种，分化好者仅见实体肿瘤，而无腹水或肺转移。

五、人肿瘤裸鼠移植的一些问题

（一）移植后肿瘤生物学特性的变化

人恶性肿瘤裸鼠移植瘤模型是最接近癌的动物模型，经连续传代可保持原人癌的组织形态结构和功能特点，但仍有某些生物学特性的变化。如有作者报道一组 52 株人恶性肿瘤细胞系接种于裸鼠并至少观察 5 次传代，共有 37%（19/52）表现有明显的分化改变，其中 10 例分化变好，9 例分化变差，仅 63%细胞分化保持稳定。如果移植瘤源的分化程度差，异质性明显，这一现象就更显突出。

裸鼠虽然 T 细胞缺陷但体液免疫尚存，对原发人癌的异种组织移植常有一定抵抗力，即使接受亦常限于接种处，不发生转移，包括淋巴结。所以人肿瘤移植于裸鼠最重要的一个生物学特征的改变是转移率低。盛修贵等建立的 2 株子宫内膜癌移植瘤，观察多代均未发现远处转移，也有报告人的肝癌、肺癌、乳腺癌、移行细胞癌等皮下移植至裸鼠后均不转移。而转移是癌的最重要的特征之一，因此裸鼠人肿瘤模型尽管很多方面接近人癌本身特点，但也只能代表原肿瘤中的某些成分，不能完全等同视之。

（二）裸鼠自身的一些问题

裸鼠在无菌条件下可生存 18 个月，而在开放条件下只生存 3～8 个月，容易感染病毒和其他疾病，自发死亡者多见肝炎、间质性肺炎，其他还有细菌性心内膜炎、心肌炎、肾小球病等，从而增加了裸鼠人肿瘤模型实验与临床研究的困难。

自 1968 年 Pantelouris 第一次发现裸鼠胸腺发育不全以来，各种人肿瘤裸鼠移植多已获得成功，并保持其生长率与组织学结构等很多特点，目前已用于研究人肿瘤的许多方面，并广泛用于评定药物及各种治疗方法对肿瘤的疗效，所以裸鼠移植瘤模型在临床研究上有其实际意义。

（盛修贵）

参考文献

1. 毛新，阿部周一，野岛孝之，等．滑膜肉瘤动物模型的分子细胞遗传学研究．遗传，1994，16：12-16.
2. 许沈华，牟瀚舟，钱丽娟，等．高转移人卵巢癌裸鼠皮下移植瘤模型的建立及其生物学特性．中华病理学杂志，1996，25：33-35.
3. 盛修贵，梁克，孙建衡，等．人子宫内膜癌裸小鼠移植瘤放射敏感性的测定．中华放射肿瘤学杂志，1998，7：182.
4. 赵兴波，张义读，苏应宽，等．人子宫内膜癌裸鼠移植瘤株的建立及其生物学特性．山东医科大学学报，2000，38：194-197.
5. 崔恒，李艺，童春容，等．免疫重建荷人卵巢癌-严重联合免疫缺陷小鼠模型的建立．北京医科大学学报，2000，32：488-491.
6. 陈爱平，王和，彭芝兰，等．人卵巢癌裸鼠移植瘤和腹水瘤模型的建立及形态学观察．肿瘤，2001，21：82-84.
7. 盛修贵，孙建衡，周春晓，等．人子宫内膜癌裸小鼠移植瘤模型的建立及生物学特性的研究．中华妇产科杂志，2002，37：33-36.
8. 岳静，李静，邢辉，等．3 种人卵巢癌动物模型的生物学特性比较．现代妇产科进展，2002，11：334-336.
9. 王晶，张长青，刘娟，等．IL-12 转染对人卵巢癌 SKOV3 细胞增殖的影响及其机制．癌症，2007，26：1292- 1298.
10. Rygaard J，Povlsen CO. Heterotransplantation of a human malignant tumour to "Nude" mice. Acta Pathol Microbiol Scand，1969，77：758-760.
11. Sataswaroop PG，et al. Human endometrial adenocarcinoma transplanted into nude mice：growth regulation by estradiol. Science，1983，219：58-60.
12. Zaino RJ，Satvaswaroop PG，Mortel R. Morphology of human uterine cancer in nude mice. Arch Pathol Lab Med，1984，108：571-578.
13. Satyaswaroop PG，Zaino RJ，Mortel R. Estrogen-like effects of tamoxifen on human endometrial

carcinoma transplanted into nude mice. Cancer Res，1984，44：4006-4010.

14. Sakamoto T. Experimental studies on heterotransplantation of human squamous cell carcinoma in nude mice and sensitivity test for anticancer agents. Hiroshima Daigaku Shigaku Zasshi，1987，9：1-13.
15. Clarke CL，Eeil PP，Satvaswaroop PG. Progesterone receptor regulation by 17 β-estradiol in human endometrial carcinoma growth in nude mice. Endocrinology，1987，121：1642-1648.
16. Boven E，Schlüper HM，Erkelens CA，et al. Anude mice-phase Ⅱ model for human ovarian cancer. Strahlenther Onkol，1989，165：535-536.
17. Kleine W，Haupt J，Stange S，et al. Modified Co-60-irradiation of xenotransplanted malignant gynecological tumors. Strahlenther Onkol，1989，165：512-513.
18. Sakakibara K. Both 17 β-estradiol and TAM induce C-fos messenger ribonucleic acid expression in human endometrial carcinoma growth in nude mice. Am J Obstet. Gynecol，1992，166：206-212.
19. Budach W，Budach V，Stuschke M，et al. The TCD50 and regrowth delay assay in human tumor xenografts：differences and implications. Int J Radiat Oncol Biol Phys，1993，25：259-268.
20. Budach W，Taghian A，Freeman J，et al. Impact of stromal sensitivity on radiation response of tumors. J Natl Cancer Inst，1993，85：988-993.
21. Fernando CL，Frensley WR. Intrinsic high-frequency characteristics of tunneling heterostructure devices. Phys Rev Condens Matter，1995，52：5092-5104.
22. Maenpaa JU，Heinonen E，Hinkka SM，et al. The subrenal capsule assay in selecting chemotherapy for ovarian cancer：a prospective randomized trial. Gynecol Oncol，1995，57：294-298.
23. Hendriks HR，Fiebig HH，Giavazzi R，et al. High antitumour activity of ET743 against human tumour xenografts from melanoma，non-small-cell lung and ovarian cancer. Ann Oncol，1999，10：1233-1240.
24. Verschraegen CF，Hu W，Du Y，et al. Establishment and characterization of cancer cell cultures and xenografts derived from primary or metastatic mullerian cancers. Clin Cancer Res，2003，9：845-852.
25. Shakuto S，Noguchi K，Bissery MC，et al. Antitumor effect of docetaxel against human endometrial tumor cell lines. Gan To Kagaku Ryoho，2005，2：1437-1442.
26. Dai D，Albitar L，Nguyen T，et al. Atherapeutic model for advanced endometrial cancer：systemic progestin in combination with local adenoviral-mediated progesterone receptor expression. Mol Cancer Ther，2005，4：169-175.
27. Hassan R，Ebel W，Routhier EL，et al. Preclinical evaluation of MORAb-009，a chimeric antibody targeting tumor-associated mesothelin. Cancer Immun，2007，19：20.
28. Tsukamoto H，Shibata K，Kajiyama H，et al. Aminopeptidase N（APN）/CD13 inhibitor，Ubenimex，enhances radiation sensitivity in human cervical cancer. BMC Cancer，2008，19：74.
29. Zhang Y，Qian H，Lin C，et al. Adenovirus carrying TIMP-3：a potential tool for cervical cancer treatment. Gynecol Oncol，2008，108：234-240.
30. Kim HM，Lim J，Kang JS，et al. Inhibition of human cervical carcinoma growth by cytokine-induced killer cells in nude mouse xenograft model. Int Immunopharmacol，2009，9：375-380.
31. Chen D，Tang Q. An experimental study on cervix cancer with combination of HSV-TK/GCV suicide gene therapy system and ^{60}Co radiotherapy. BMC Cancer，2010，6：609.
32. Shen LF，Chen J，Zeng S，et al. The superparamagnetic nanoparticles carrying the E1A gene enhance the radiosensitivity of human cervical carcinoma in nude mice. Mol Cancer Ther，2010，9：2123-2130.

第二节 实验性动物模型在卵巢恶性肿瘤研究中的应用

随着人类肿瘤组织及肿瘤细胞株移植的成功，动物模型成为各项肿瘤实验研究的重要工具，在卵巢恶性肿瘤动物模型方面国内外学者进行了一系列研究，现就近年来卵巢肿瘤动物模型的建立及其应用方面的研究予以概述。

一、卵巢恶性肿瘤动物模型分类

卵巢癌模型按动物种类可分为小鼠模型、大鼠模型和其他动物模型，实验中常用鼠类模型，按其免疫状态分为正常鼠和免疫缺陷鼠（裸鼠、SCID 鼠等）；按肿瘤来源可分为自发型、诱发型、移植型（人卵巢癌切除标本和人卵巢癌细胞株）和转基因型；按接种后所在部位分为腹腔型、皮下型和常位型（卵巢内）；按移植供体与受体关系分为同种移植和异种移植；按转移率分为低转移性和高转移性。

二、几种常用的动物模型

在实验动物中，小鼠因其饲养简便、繁殖率高以及与人类基因的高相似性（80%）成为应用最多的动物。尤其是人类肿瘤移植于裸小鼠的成功，使恶性肿瘤生物学的研究进入一个崭新的阶段。目前带有裸基因的小鼠品系有 NIH、C_3H、ICR、NC、BALB/C 和 C57BL/6 等。此外，大鼠、豚鼠等也可用来进行模型构建研究。

（一）卵巢癌手术标本异种移植模型

常用腹水瘤和实体瘤两种方式进行移植。对于能产生腹水的肿瘤，可将其一定数量的细胞注入受体动物的腹腔，形成腹水瘤或产生腹水；实体瘤移植是在无菌条件下，把实体瘤切成直径 2～3mm 的小块，植于受体动物皮下。陈爱平等采用组织学完整的人卵巢癌实体瘤和腹水瘤标本植入裸小鼠腹腔和皮下，观察成瘤生长和转移以及形态学特征，对移植瘤进行病理学、电镜观察、染色体核型分析及肿瘤标志物检查均证实与人体原发肿瘤一致，建立了人卵巢癌实体瘤和腹水瘤裸小鼠移植性动物模型。Xu Y 等把 20 份不同的人类卵巢癌手术标本植入 60 只 SCID 鼠卵巢脂肪垫（gonadal fat pad，GFP）中，通过原位杂交技术证实了肿瘤为人类来源，移植后 6 个月，移植瘤中仍可测到人类 B 细胞和浆细胞，传代 3 次后，肿瘤与原标本仍保持形态学上的一致。

（二）人类卵巢癌细胞株移植模型

肿瘤可通过动物移植传代而培养出所需要的肿瘤细胞株，瘤株是一种组织学类型和生长特性已趋稳定，并能在同系或同种动物中连续传代的肿瘤细胞模型，国内外常用的细胞株有 NIH、OVCAR-5、36M2、A121、OVCAR-3、IGROV-1 等。移植成功的关键是移植细胞的数量和增殖能力，此外还与移植的部位、途径、肿瘤的类型及动物自身的营养状态等因素有关。崔恒等在 SCID 小鼠皮下接种人卵巢癌细胞系 SKOV3，同时腹腔注射人脾或外周血淋巴细胞进行免疫功能重建，观察成瘤情况，并用 ELISA 法检测鼠血清中人 IgG 含量以及流式细胞学和 ABC 免疫组织化学法测定鼠脾内人 T 细胞表型鉴定免疫重建，发现用人外周血淋巴细胞免疫重建的效果优于用脾淋巴细胞，为研究卵巢癌的免疫治疗方法构建了合适的动物模型。许沈华等用人卵巢癌细胞系 HO-8910 移植于裸鼠皮下，建立了高转移性人卵巢癌裸鼠皮下移植瘤模型（NSMO），已传代 23 次，仍保持高转移的特性，为转移机制的研究和寻找抗转移药物提供了理想的工具。

（三）化学诱导模型

利用各种化学致癌剂（如烷化剂、多环芳香烃类、亚硝胺类等）通过口服、注入、埋藏、涂抹等方式使动物发生肿瘤。Silva EG 等给予 24 只雌性豚鼠肌注不同剂量的雌二醇、己烯雌酚、雌酮、己二烯雌酚、己烷雌酚，在 2～9 个月内给予低剂量（0.25mg 或 0.35mg）和中等剂量（0.5mg 或 0.7mg）雌二醇的豚鼠 5 只（5/7）发生了双侧卵巢浆液性囊腺瘤，3～10 个月内，给予中等剂量（6mg）和大剂量（10mg 或 12mg）己烯雌酚的豚鼠 4 只（4/8）发生了卵巢表面乳头状瘤。放射免疫测定显示豚鼠血清中雌二醇含量为 450～580pg/ml，而卵巢中含量为 1020～6575 pg/ml。结果证实雌激素可诱导卵巢肿瘤的发生，尤其是中等剂量的雌二醇和己烯雌酚，但二者导致不同损害，雌二醇可引起卵巢浆液性囊腺瘤，而己烯雌酚则引起卵巢表面乳头状瘤。豚鼠作为研究卵巢肿瘤的良好模型，证实了激素对卵巢上皮肿瘤发病的诱导作用，并提示不同激素可诱导产生不同病理类型的肿瘤。

（四）转基因模型

应用转基因技术，将人类肿瘤的癌基因直接转入动物体内进行表达，使动物模型的致癌过程和病理表现更接近于人体。1998 年 Rahman NA 等在鼠抑制素 α-亚单位启动子调节下使小鼠表达强病毒癌基因——猿猴病毒 40T 抗原（SV40 - Tags），建立了性腺体细胞肿瘤的转基因小鼠模型。

三、动物模型的应用

在为验证假说进行的实验设计中，利用动物模型可获得足够的对照，在研究治疗机制的实验中，选择与临床情况最为相似的模型，可以迅速地将观察结果推广到临床实验。动物模型可以帮助研究者了解卵巢肿瘤的生物学行为，为卵巢肿瘤病因和侵袭转移机制的研究、治疗药物的筛选、治疗方法的选择提供了重要的手段和研究工具。

（一）病因研究

小鼠和大鼠是研究肿瘤多步骤发病的分子机制的理想模型，近年来常用转基因鼠和基因剔除鼠来研究肿瘤多步骤发病过程中，主要决定因子如癌基因、抑癌基因的协同作用。卵巢癌的致癌过程仍然不清楚，因为确诊时通常已是晚期，此时已发生了多种染色体的改变。Hamilton TC 等对比研究了 BRCA1 基因突变的妇女与正常妇女的卵巢，发现前者上皮和基质的改变更为常见。实验证明，不断排卵导致大鼠卵巢上皮不断增生，30 例中 10 例出现上皮细胞的恶性转化，而且这些转化了的肿瘤细胞可植入同种大鼠体内形成同种移植模型，通过分子生物学的方法，确定这些细胞中出现了 lot1 基因的缺失和编码组织蛋白酶 B 基因的过表达，lot1 基因被看作是一种潜在的抑癌基因，而组织蛋白酶 B 被看作是肿瘤具侵袭转移能力的标志。

（二）放射免疫诊断研究

单克隆抗体放射免疫显像诊断卵巢癌是目前妇科肿瘤研究的热点之一。丁惠等把用 ^{99m}Tc标记的卵巢上皮癌单克隆抗体 COC183B_2注入荷瘤鼠体内，24 小时进行放射免疫显像，标记抗体在瘤组织中出现了特异性浓聚，获得清晰显像。T/NT 在 0.99～5.99 间，T/B 为 1.19，说明 COC183B_2可特异地与卵巢癌结合，具导向卵巢癌的作用。何景华等建立了家兔肾被膜下（SRC）移植人肿瘤组织模型，具有方法简单、应用范围广、静脉注射容易、适于 γ 相机显像等优点，为放射免疫显像研究提供了较为理想的荷瘤动物模型。

（三）药物治疗研究

化疗药物应用方面的动物实验研究最为广泛，近年来侧重于药物的剂型、搭配和新药开发等方面的研究。Hu L 在卵巢癌治疗中，联合应用磷脂酰肌醇激酶抑制剂 LY 294002 与紫杉醇，更有效地抑制了小鼠体内肿瘤生长和腹水形成，并减少副作用。穆玉兰等用裸小鼠建立卵巢浆液性上皮癌细胞株 SKOV3 腹腔瘤动物模型，然后分常规 DDP 化疗组、持续冲洗化疗组和对照组进行腹腔化疗的动物实验，2 疗程后处死裸鼠，测其体重、腹腔瘤大小、流式细胞术（FCM）检测腹腔冲洗液的细胞周期及凋亡率，瘤组织 C－erbB2、Fas 的表达，结果显示腹腔持续冲洗化疗治疗裸小鼠腹腔瘤比常规方法疗效显著，且毒性并未有增加的趋势。沈梅、丰有吉等研究显示酞胺哌啶酮能抑制人卵巢上皮癌裸鼠皮下移植瘤生长及微血管生成，其生长抑制作用以早期应用效果显著，且其副作用不明显。

（四）生物治疗研究

转化生长因子 β（TGF－beta）抑制各种免疫效应细胞包括细胞毒性 T 细胞的活化，也因此降低了增强免疫力的白细胞介素 2（IL－2）的治疗作用。Dorigo O 用 TGF－β 反义质粒载体（pCEP4/TGF－beta antisense）抑制卵巢畸胎瘤细胞产生的 TGF－β，给 C3H 小鼠皮下注射 IL－2 基因转染的纤维母细胞和 TGF－β 反义修饰的卵巢畸胎瘤细胞，发现小鼠产生了明显的抗卵巢畸胎瘤的能力，说明肿瘤细胞产生的免疫抑制因子会降低细胞因子的免疫治疗效果，并提示了反义治疗的应用前景。袁巧玲等以裸鼠为模型，证实肿瘤坏死因子、更生霉素和干扰素－γ，有协同抗卵巢癌细胞系 3AO 的作用，为临床提供了理论依据。

（五）基因治疗研究

近年随着分子生物学、免疫学理论和基因转移技术的发展及对肿瘤发病机制的深入认识，基因治疗研究的重点逐渐由单基因缺陷所致的遗传病转向肿瘤这种多基因参与、多步骤形成的疾病。Al－Hendy A 通过给 C57BL/6N X C3H/He 株小鼠腹腔注射 LM－1 细胞（鼠上皮癌细胞系），引起腹部多发脏器恶性肿瘤和癌性腹水，建立了卵巢上皮癌小鼠模型—SaskMouse。实验显示，多次腹腔注射以腺病毒为载体的胸腺嘧啶激酶和 9－1；3－二羟－2－丙氧甲基鸟嘌呤可以延长卵巢上皮癌鼠模型的生存时间。李勤等将人上皮卵巢癌细胞株 Hey 细胞种植于裸鼠皮下，成瘤后半包埋缝于裸鼠脾区网膜，建立网膜移植瘤模型，然后将 GE7－β－gal 四元复合体经腹腔注入荷瘤鼠体内，用 X－gal 染色法检测基因导入效率，同法导入生理盐水、GE7－pcDNA3 四元复合体及 GE7－pcDNA3－NOEY2 四元复合体，评估其抑制肿瘤生长的作用。结果显示，GE7 导入系统体内导入基因效率高，具有较高的肿瘤靶向性，GE7 研究显示羟甲基无环鸟苷（GCV）在腹腔内对携有单纯疱疹病毒胸腺嘧啶核苷激酶基因（HSV1－tk 基因）的肿瘤具有显著的杀伤效应，HSV1－tk/GCV 基因治疗系统在卵巢癌的治疗上可能具有良好的应用前景。

（六）治疗方法比较

Canis M 比较小鼠卵巢癌模型在剖腹手术和腹腔镜 CO_2 气腹后，肿瘤生长速度、腹膜种植、腹壁转移的差异。在卵巢癌模型小鼠垂直正中线剖腹术后或吹入 CO_2 造成腹膜内 4 或 10mmHg 压力后，腹膜下注射 10^5 恶性细胞，以模拟手术时卵巢肿瘤的破裂。2 星期后，评估 2 组小鼠肿瘤的生长速度和扩散情况，证实剖腹术后肿瘤生长大于腹腔镜检查术后，但腹腔镜检查术后肿瘤的扩散更为严重。

目前，卵巢癌是预后较差的肿瘤之一，随着动物实验技术的发展及各种新型实验动物的开发，利用动物模型对卵巢癌进行各种基础和临床研究，探索其发生发展规律、开发新的治疗方法和药物，将对卵巢恶性肿瘤防治水平的提高起到重要的推动作用。

参考文献

1. 许沈华，牟瀚舟，钱丽娟，等. 高转移人卵巢癌裸鼠皮下移植瘤模型的建立及其生物学特性. 中华病理学杂志，1996，25：33-35.
2. 何景华，刘印忠，等. 供放射免疫显像用荷瘤动物模型——家兔肾被膜下移植人肿瘤组织. 中国肿瘤临床，1996：350-352.
3. 徐丛剑，张惜阴，金志军，等. 单纯疱疹病毒胸腺嘧啶核苷激酶基因/羟甲基无环鸟苷系统对人卵巢癌裸鼠网膜移植瘤的作用. 中华妇产科杂志，1999，03，34：165-167.
4. 程湘，程天民. 大鼠卵巢肿瘤模型和癌细胞粘附腹膜模型的建立. 中华妇产科杂志，1999，03，34：184.
5. 崔恒，李艺，童春容，等. 免疫重建荷人卵巢癌-严重联合免疫缺陷小鼠模型的建立. 北京医科大学学报，2000，12，32：488-491.
6. 丁惠，杨辉，赵庆荣，等. 卵巢癌荷瘤裸鼠^{99m}Tc-COC183B2 放射免疫显像结果分析. 河南医学研究，2000，9：1-4.
7. 李勤，丰有吉，郁茵华，等. GE7 导入系统介导抑癌基因 NOEY2 体内导入治疗上皮性卵巢癌裸鼠网膜移植瘤的研究. 现代妇产科进展，2000：328-331.
8. 陈爱平，王和，彭芝兰，等. 人卵巢癌裸鼠移植瘤和腹水瘤模型的建立及形态学观察. 肿瘤，2001，03，21：82-84.
9. 穆玉兰，汤春生，刘鸣，等. 实验性持续腹腔化疗裸小鼠人卵巢癌腹腔移植瘤. 中国癌症杂志，2001，06，11：205-208.
10. 沈梅，丰有吉，姚明，等. 酞胺哌啶酮对人卵巢癌裸鼠皮下移植瘤生长及血管生成的作用. 现代妇产科进展，2001，05，10：166-168.
11. Silva EG，Tornos C，Deavers M，et al. Induction of epithelial neoplasms in the ovaries of guinea pigs by estrogenic stimulation. Gynecol Oncol，1998，71：240-246.
12. Rahman NA，Kananen Rilianawati K，Paukku T，et al. Transgenic mouse models for gonadal tumorigenesis. Mol Cell Endocrinol，1998，25，145（1-2）：167-174.
13. Hamilton TC，Penault-Llorca F，Dauplat J. Natural history of ovarian adenocarcinomas：from epidemiology to experimentation. Contracept Fertil Sex，1998，26：800-804.
14. Canis M，Botchorishvili R，Wattiez A，et al. Tumor growth and dissemination after laparotomy and CO_2 pneumoperitoneum：a rat ovarian cancer model. Obstet Gynecol，1998，92：104-108.
15. Xu Y，Silver DF，Yang NP，et al. Characterization of human ovarian carcinomas in a SCID mouse model. Gynecol Oncol，1999，72：161-170.
16. Al-Hendy A，Magliocco AM，Al-Tweigeri T，et al. Ovarian cancer gene therapy：repeated treatment with thymidine kinase in an adenovirus vector and ganciclovir improves survival in a novel immunocompetent murine model. Am J Obstet Gynecol，2000，182：553-559.
17. Hu L，Hofmann J，Lu Y，et al. Inhibition of phosphatidylinositol 3'-kinase increases efficacy of paclitaxel in in vitro and in vivo ovarian cancer models. Cancer Res，2002，15，62：1087-1092.

第 17 章　肿瘤研究实验方法介绍

第一节　流式细胞术

流式细胞术（flow cytometry，FCM）是以流式细胞仪为检测工具的一项快速、精确地对单个细胞进行多参数分析和分选细胞的技术。综合了激光技术、计算机技术、显微荧光光度测定技术、流体喷射技术、分子生物学和免疫学等多门学科的知识。流式细胞术最大的特点是能在保持细胞及细胞器或微粒的结构及功能不被破坏的状态下，通过荧光探针的协助，从分子水平上获取多种信号对细胞进行定量分析或纯化分选。

流式细胞仪主要由以下五部分构成：①流动室及液流驱动系统；②激光光源及光束形成系统；③光学系统；④信号检测与存储、显示、分析系统；⑤细胞分选系统。流式细胞仪只能检测单细胞或微粒的信号，一般是将待测细胞进行荧光染色后制成悬液标本，在一定气体压力下将待测样品压入流动室，利用鞘流原理待测细胞成单行排列依次通过流式细胞仪检测区域。流式细胞仪通常以激光作为激发光源，经过聚焦整形后的光束照射在样品流上，被荧光染色的细胞在激光束照射下产生散射光和激发荧光，这两种信号同时被信号检测接收，从而反映出各个细胞性质，同时通过细胞分选系统将不同性质的细胞分离。

一、流式细胞仪的基本构造及工作原理

（一）流动室

细胞流动室是流式细胞仪中最重要的部分，它采用了鞘流原理（图 17－1），标本在压力的作用下以恒定的速度（5～10m/s）进入流动室，同时鞘液（sheath fluid）在高压下自鞘液管进入流动室。这样标本就在鞘液的包被下，恒定地处于同轴流动中心位置，其精度可稳定在几微米之内。流动室的设计运用了液体聚焦原理，把激光激发点放在液流聚焦点上，该处是液流直径最小处，通常为 10～20μm，做到了单个细胞进入检测区。

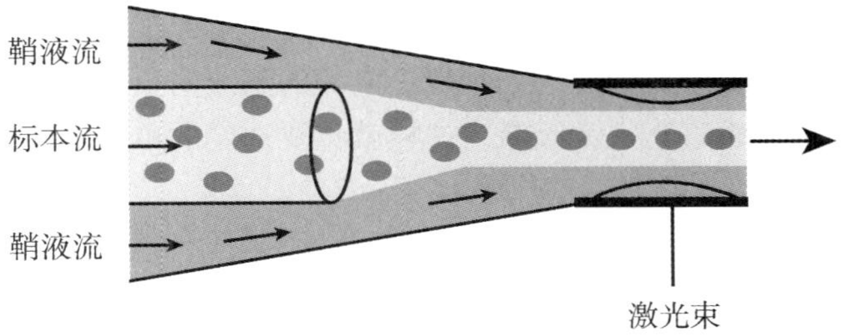

图 17－1　鞘流原理示意图

（二）激发光源

流式细胞仪所用的激发光源包括弧光灯和激光两大类。汞灯是最常用的弧光灯，其发射光谱大部分集中于300～400nm，很适合需要用紫外光激发的场合，具有价格便宜、激发光谱广泛等优点，其激发波长可覆盖紫外光和可见光整个范围，经滤光片滤波后可同时得到多个波长的激发光，特别是在紫外光范围也可以激发染料，因此非常适合于DNA分析和使用特殊荧光染料的研究。但弧光灯在单一谱线上能量较弱且功率不够稳定，因此使其应用受到限制。现代流式细胞仪的激发光源通常采用激光，激光光源由于其稳定性好、能量高、发散角小而得到广泛应用。近来以激光器为激发光源已成为主流产品的标准配置。

（三）光信号检测部件

1. 前向散射光（FSC） 经过聚焦后的激光束垂直照射在样品流上，依次通过检测区的细胞在激光束的照射下产生散射光，散射光是围绕细胞360°散发的。一般来说，6°以内的前向散射光为小角度散射光，可反映细胞体积的大小。大于6°的前向散射光为大角度散射光，可提供细胞内的信息，特别是核分叶的信息，细胞质粒存在与否会明显改变前向大角度散射光的强度。由于前向散射光的强度较强，因此用光电二极管作光电转换器。

2. 侧向散射光 侧向散射光（side scatter，SSC）是指与光束-液流平面垂直的散射光，又称90°散射光，它对细胞膜、胞质、核膜的变化敏感。由于细胞的膜表面结构不同、差异较大，总体来说，散射光强度的变化与细胞体积的大小和细胞的内部结构相关。

3. 荧光 荧光信号由各种荧光色素分子受激发后发射不同波长的荧光，如异硫氨酸荧光素被488nm激光激发后发射530nm的荧光。检测系统将接收的这些荧光转换成与其量大小成正比的电压脉冲信号，该脉冲称为峰值脉冲，分析系统根据这些来自不同方向的信号把不同的细胞群加以区分。大多数流式细胞仪检测荧光的方向与侧向散射光相同。经荧光染色后的细胞在激光束的照射下，荧光染料吸收能量后发生能级跃迁，在短暂的延迟后（约几纳秒）返回基态并发出荧光。由于SSC的波长与激发光波长相同，而荧光波长比激发光的波长要长，因此可以利用特定波长的双色性反射镜和带通滤光片（band pass filter）将同一方向上的SSC与荧光区分开。

分光器可将细胞中不同部分的不同色荧光分开并分别送入不同的检测器。检测器的搜集透镜将散色光聚焦在光电二极管的感光面上，这就使一些特殊角的散色光也能碰到透镜面而被聚焦。为了挡住来自液流的光线，第一透镜面前加一激光吸收器，并用滤波片滤去被测光束不需要的光。

（四）细胞分选系统

细胞的分选是通过分离含有单细胞的滴液实现的。流式细胞仪运用滴液偏转的方法可将不同的细胞从细胞群体中分离出来。液滴进入分选室时是不带电的，而当液滴将要从液流中断开的，需要给液滴加电（2～6kV），这样滴液在从液流上断开落下后带同性电荷。下落的滴液通过一个由平行板电极形成的静电场，带正电荷的滴液向负极偏转，带负电荷的液滴向正极偏转，不带电的液滴垂直落入废液瓶。这样就将要选定的单个细胞分离开。

二、荧光色素特性及其应用

（一）单克隆抗体标记荧光探针

流式细胞技术的发展在很大程度上归功于现代单克隆抗体技术的发展。各种荧光探针标记的单克隆抗体，不仅使传统的免疫学检测实现了定量分析，更为流式细胞仪在研究细胞膜和细胞内各种功能性抗原、肿瘤基因蛋白等领域扩展了无限的应用空间。荧光探针的选择对于流式细胞分析的结果至关重要，理想的荧光探针应满足以下 4 个方面的要求：①要有尽可能高的光子产量，提高信号强度；②对激发光有较强的吸收，从而降低背景噪声；③激发光谱与发射光谱之间要有尽可能大的差距（stock shift），减少背景信号对荧光信号的干扰；④易于与被标记的抗原、抗体或其他生物物质结合而不会影响被标记物的特异性。目前最为常用的荧光探针如下表 17－1 所示：

表 17－1　目前最为常用的荧光探针

色素	荧光颜色	最大激发光	激发激光	最大发射光
Alexa Fluor 405	蓝	401	360、405、407	421
太平洋蓝（Pacific blue）	蓝	410	360、405、407	455
Alexa Fluor 488	绿	495	488	519
异硫氰酸荧光素（fluorescein isothiocyanate，FITC）	绿	494	488	519
藻红蛋白（R-phycoerythrin，PE）	黄	496、546	488、532	578
藻红蛋白德州红偶联物（PE-Texas Red）	橙	496、546	488、532	615
德州红（Texas red）	橙	595	595	615
别藻青蛋白（allophycocyanin，APC）	红	650	595、633、635、647	660
Alexa Fluor 647	红	650	595、633、635、647	668
藻红蛋白偶联物（PE-Cy5）	红	496、546	488、532	667
多甲藻叶绿素蛋白（peridinin chlorophyll protein，PerCP）	红	482	488、532	678
叶绿素蛋白偶联物（PerCP-Cy5.5）	远红	482	488、532	695
藻红蛋白偶联物（PE-Cy7）	红外	496、546	488、532	785
别藻青蛋白偶联物（APC-Cy7）	红外	650	595、633、635	785

（二）核酸荧光染料

以特异的荧光染料对细胞核染色后测量细胞所发出的荧光强度，可以确定细胞核中核酸含量，根据细胞核中 DNA 含量可以对细胞周期和细胞的增殖状况进行分析。有多种荧光染料可以对细胞中 DNA 或 RNA 染色，常用的 DNA 染料包括碘化丙啶、DAPI、Hoechst 等，RNA 染料有吖啶橙、噻唑橙等。常用的核酸染料主要有以下几种：

1. **溴化乙啶**（ethidium bromide，EB）**和碘化丙啶**（propidium iodide，PI）　这两种染料同属于嵌入性荧光染料，可选择性嵌入核酸（DNA、RNA）的双螺旋碱基对中，但在对 DNA 染色时，需使用 RNase 对细胞进行处理，以排除 RNA 对 DNA 荧光定量精度的影响。EB 和 PI 的理化性质相同。在 488nm 波长激发下，PI 的发射光谱为 610～620nm，EB 的发射光谱为 603～610nm，可以相互替代，但 PI 发射的荧光强度更大，变异更小，因此更常用于 DNA 分析。另外，这两种染料都不能透过活细胞膜对核酸染色，可用于鉴别死细胞。对活细胞染色时需要对细胞膜打孔处理。

2. 4，4，6-二脒基-2-苯基吲哚（4，4，6-diamidino-2-phenylindole，DAPI） DAPI可以非嵌入式方式与DNA链上的A-T碱基对特异性结合，在紫外线激发下发出蓝色荧光。该染料的最大特点就是所测荧光的变异小，特别是对石蜡包埋组织的DNA进行分析时，所测直方图中峰值的变异明显小于其他荧光染料，因此对于配有紫外光源的流式细胞仪来说，DAPI是一种理想的DNA定量和周期分析的荧光染料。

3. Hoechst荧光染料（HO） Hoechst荧光染料包括HO33324、HO33258、HO33378、HO33662，这些染料与DAPI特性相同，都以非嵌入式方式与DNA链上的A-T碱基对特异性结合，在紫外线的激发下发出蓝色的荧光。其中以HO33324和HO33258最为常用，它们可对活细胞直接染色而不需要在膜上打孔。由于活细胞钙离子通道的开放可将荧光染料泵出胞外，影响染色效果，这对于存在有抗药性的细胞尤为明显，因此在样品处理时可添加一些关闭钙泵的试剂。

4. TOT和YOY荧光染料 为花青苷类荧光染料，以嵌入式方式与DNA双链结合，其荧光强度只与DNA的含量有关，而与碱基对的构成无关。TOT和YOY的激发波长分别为488nm和457nm，发射荧光波长分别为530nm和510nm，具有非常高的量子产量，是EB发射荧光强度的50倍，而且荧光变异系数更小。

5. 吖啶橙（acridine orange，AO） AO可以2种方式与DNA、RNA结合：其一为嵌入式结合，主要是与DNA双链结合，AO分子嵌入在核酸双链上的碱基对之间，而且每嵌入一个AO分子可导致核酸双链的空间构型旋转26°；其二为静电亲和方式结合，主要是AO与RNA单链结合，带正电荷的AO分子与带负电荷的磷酸根由于静电吸引而相互结合，结合比例为1∶1。在氩离子激光器488nm波长的激发下，AO与DNA结合后可发射530nm的绿色荧光，与RNA结合后可发出640nm的红色荧光。在进行RNA单参数定量分析时，可先用DNase对细胞进行处理，以去除AO与DNA结合的荧光干扰；在进行DNA、RNA双参数分析时，通常使用EDTA以使RNA双链解旋为单链，同时DNA可保持双链不变，这样可使AO更好地与核酸结合。

6. 派若宁（pyronin，PY） PY是一种碱性染料，可与胞质、核仁中的RNA单链结合，在488nm激光的激发下可发出580nm的红光，是对RNA进行单参数分析的一种很好的染料。但由于PY也可与解旋的DNA单链结合，因此在样品处理时要防止DNA解旋，或先用DNase进行消化处理，以防止DNA结合PY对RNA定量检测的干扰。

7. 噻唑橙（thiazole orange，TO） 尽管已有多种荧光染料可用于对网织红细胞中的RNA进行检测，但TO是效果较好的，可用于网织红细胞的定量分析。TO在488nm激光的激发下可发射出530nm的荧光。它对细胞膜的通透性好，可直接对活细胞染色。

三、流式细胞仪在肿瘤学中的应用：细胞周期与细胞凋亡分析

FCM分析已成为肿瘤研究中重要的手段之一，能对肿瘤细胞DNA含量做定量分析，解析细胞周期，通过细胞异倍体测定预测各种肿瘤的预后，并能在化疗中对药物的选择和放疗中强度、时间的决定等起指导作用，解析抗癌药物作用机制，对癌症进行早期诊断及鉴别良恶性有一定参考价值。

（一）流式细胞周期与DNA倍体分析的基本原理

细胞核中DNA含量（content）会随细胞周期时相不同而改变。细胞周期一般包括以下几个时相：G0→G1→S→G2→M期。G0期是第一次细胞分裂完成后进入第二次分裂开始前

的阶段。G0 期细胞是不参与细胞增殖的一群细胞，即为静止期细胞，其细胞 DNA 含量为较恒定的 2C，即二倍体（diploid）。G1 期指第二次分裂开始到本次 DNA 复制之前的过程，此期主要功能是积累能量和原料为 DNA 复制做准备，故又称 DNA 合成前期；G1 期细胞具有增殖活性，开始有 RNA 的合成，但此时 DNA 含量仍为 2C。S 期，又称 DNA 合成期，DNA 开始复制；当细胞进入 S 期后，DNA 含量值逐渐从 2C→ 4C 增加，直到细胞 DNA 倍增结束。G2 期指从 DNA 复制完成到有丝分裂开始的这段时间，又称 DNA 合成后期或有丝分裂前期，此期细胞合成大量蛋白质，为 M 期的细胞分裂做准备。经过 G2 期后，细胞最终进入有丝分裂期，即 M 期。M 期又分为前、中、后、末四期。细胞在 M 期至分裂为 2 个子细胞之前，G2 期和 M 期 DNA 的含量均为恒定的四倍体（4C），即四倍体细胞群。

1. FCM 分析的基本方法 分析细胞周期与 DNA 倍体时，需对 DNA 进行染色。荧光染料（如 PI）与细胞 DNA 分子特异性结合，而且有一定的量效关系，即 DNA 含量的多少与 PI 结合量成正比，荧光强度与荧光直方图的通道数成正比。因此，FCM 分析一个群体细胞峰细胞周期与 DNA 倍体时，将 DNA 含量直方图分为三部分，即 G0/G1、S、G2/M 期三个细胞峰。G0/G1 和 G2/M 细胞峰的含量呈正态分布，S 期细胞峰则是一个加宽的正态分布（图 17－2）。

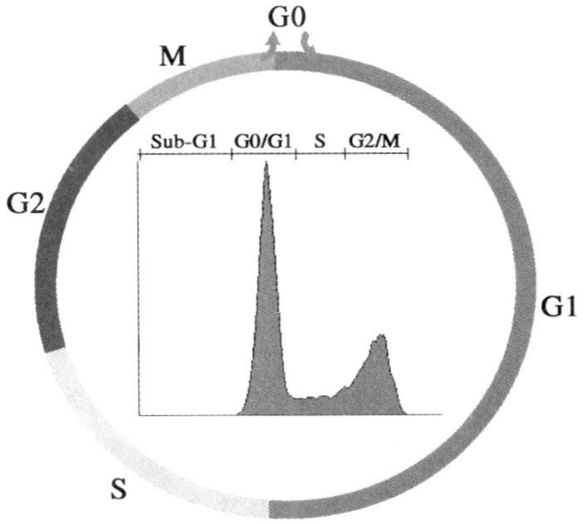

图 17－2 细胞周期与 DNA 含量变化及其 FCM 分析直方图

细胞凋亡（apoptosis）或程序化细胞死亡（programed cell death，PCD）是指有核细胞在一定条件下通过启动其自身内部机制，主要是通过内源性 DNA 内切酶的激活而发生的细胞死亡过程。细胞凋亡是受基因控制的一种主动性细胞自杀过程，是生物体中一种普遍存在的现象，是维持人体正常生理过程和功能活动所必需的，是多细胞生物生命活动过程中不可缺少的组成内容，细胞凋亡贯穿在整个生命周期中。

凋亡细胞 DNA 被降解后，小分子 DNA 可通过细胞膜渗透到细胞外，另外凋亡小体也可带走部分 DNA，造成了凋亡细胞的 DNA 含量非倍体性下降，由此可导致细胞对 DNA 染料着色能力的下降，具体表现为在 G1 期峰前出现亚二倍体峰，即亚 G1 期峰。常用 DNA 染料为 PI。由于 PI 不能通过活细胞进入胞内染色，因此具体操作时要用乙醇将细胞膜打孔，把染料引入胞内并将细胞固定。由于 PI 同时与细胞内 RNA 和 DNA 结合，因此需用 RNA 酶将 RNA 降解，方可检测细胞 DNA 含量的变化。

2. DNA 倍体的判定标准 从理论上讲一个正常的二倍体细胞峰，其 G0/G1 期细胞 DNA 含量为 2C，四倍体时应为 4C。由于测定过程中存在一定漂移，实际所测 DNA 含量直方图的 G0/G1 峰为正态分布。目前大多数文献报道 DNA 倍体的判定基本上依照如下的标准：

以二倍体参考细胞 G0/G1 期细胞 DNA 含量定为 2C，基于标准二倍体细胞的 CV 在 5% 以下，判定标准即：DNA 二倍体＝2C±2CV，DNA 异倍体≠2C±2CV。因此，DNA 含量＝2C±2CV 为二倍体，DNA 含量＝2C±3CV 为近二倍体，DNA 含量＝4C±2CV 为四倍体，DNA 含量＞ 4C＋2CV 为多倍体，其余 DI 值均为非整倍体。

（二）流式细胞周期与 DNA 倍体的分析方法

要进行实体组织细胞周期与 DNA 倍体的 FCM 分析，首先需将其制备成单细胞悬液，然后再进行 DNA 染色和流式细胞仪检测。血液、骨髓或体液中细胞虽为单细胞悬液，但仍需经过处理，将其制成所需浓度的有核细胞悬液。流式细胞周期与DNA倍体分析步骤主要包括单细胞悬液制备、DNA荧光染色或细胞生物学特性标记等，最后进行流式细胞仪检测。FCM分析的实验对象主要是单个细胞悬液，因此制备出合格的单细胞悬液是首要的一环。单细胞悬液主要来源于培养细胞、血液、脱落细胞、实体组织及石蜡包埋组织等，其中从实体组织中制备出单细胞最复杂、最困难。

1. 单细胞悬液制备 单细胞悬液的制备是关系最终分析结果准确与否的最重要因素，不同的组织来源或保存方法不同，需用不同的单细胞悬液制备方法。常用的几种单细胞悬液制备方法如下：

（1）酶消化法 酶对实体组织分离作用原理主要有三方面：一是可以破坏组织间的胶原纤维等；二是可以水解组织细胞间紧密连接装置的蛋白物质；三是可以水解组织间的黏多糖。酶消化法是实体组织分离为单细胞的常用方法之一。常用的酶类试剂有：蛋白酶，能够释放所有组织中的细胞；胰酶，能水解脂键和肽键；胶原酶，能降解几种分子类型的胶原；溶菌酶，能水解糖蛋白和肽的糖苷键；弹性蛋白酶，能消化连接组织的精蛋白和弹性蛋白的纤维，可用于解离血管、心脏和肝脏的细胞。

（2）机械法 机械法分离实体组织包括Medimachine组织样本制备系统法、吹打法、剪碎法、网搓法、研磨法等，机械法可因分离不好而造成细胞悬液中组胞碎片和细胞团，所以机械法常与其他方法配合使用。

（3）化学试剂处理法 化学试剂处理方法的主要作用原理是将组织细胞间起粘连作用的Ca^{2+}、Mg^{2+}置换出来，从而使细胞分离下来。

2. DNA PI染色及FCM分析

（1）试剂 ①PI染色液：PI 50mg溶于100ml蒸馏水中，2～8°C可保存1年。②RNase溶液：100mg RNase溶于100ml PBS中，完全溶解后分装于塑料带盖离心管中，每管200μl，置于20°C以下低温冰箱中保存，临用时37°C复融。

（2）染色步骤 取70%预冷乙醇（0～4°C）固定的单细胞悬液200μl，500g离心5min，弃上清。加入2ml PBS，混匀后300g离心5min，弃上清液。加50μl的PBS混匀，再加入100μl RNase溶液，37°C水浴30min。加入800μl PBS、50μl PI染色液，避光染色30min，置2～8°C冰箱避光保存，4h内进行FCM检测。

（3）流式细胞分析 流式细胞仪检测PI用488nm的氩离子激光器激发，由630nm的带通滤光片接收，通过FSC/SSC散点图收集10 000个细胞，采用设门技术排除粘连细胞和细胞碎片，分析PI荧光直方图上细胞各周期的百分率及凋亡细胞百分率。凋亡细胞在G1/G0期前出现一亚二倍体峰（sub-G1）（图17-3）。

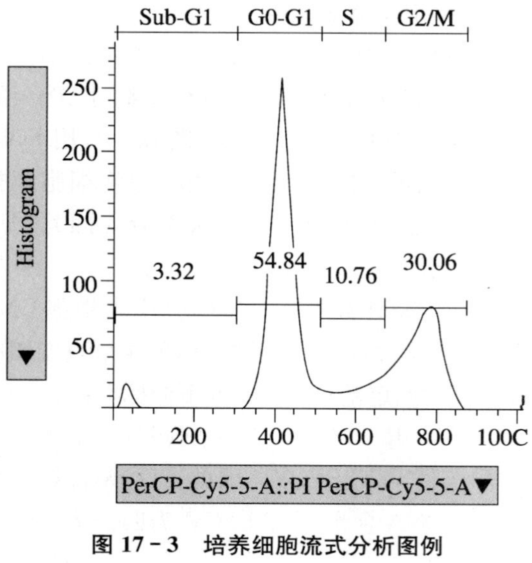

图17-3 培养细胞流式分析图例

第二节　反义技术

反义技术是利用 DNA 或 RNA 分子通过碱基互补配对原则与目的基因的 mRNA 互补结合，通过各种机制使目的基因 mRNA 降解或抑制其编码蛋白的翻译，从而抑制目的基因表达，为基因功能的研究提供了一种有效的手段。1978 年，Paul 等利用一段反义 DNA 寡聚核苷酸链成功地抑制了劳斯（Rous）肉瘤病毒的复制，引起人们极大的关注。20 世纪 80 年代，寡核苷酸人工合成技术的成功，反义核酸的研究快速发展起来，使反义技术在抗肿瘤、抗病毒以及细胞凋亡机理、信号传递机制等方面取得了一定的进展，将来可能成为人类研究和治疗病毒病、肿瘤乃至各生物医学领域一项不可或缺的手段。

一、反义核酸的作用机理

反义抑制机理：目前普遍认为反义核酸可以在复制、转录、表达 3 个水平上发挥作用。其机制为：(1) 在细胞核内以碱基配对原理与基因组 DNA 结合，从复制与转录水平发挥反义阻止作用；(2) 与 mRNA 的 5′末端核糖体结合位点结合，阻碍核糖体的结合，从而阻碍翻译或使反义 RNA 与 mRNA 形成双链，而被水解酶水解；(3) 与 mRNA 的核糖体结合位点上游的非编码区结合，改变 mRNA 的二级结构，从而阻碍核糖体的结合；(4) 与 mRNA 的 5′末端编码区（主要是起始密码 AUG）结合，阻止 RNA 的翻译；(5) 与随从链复制所需的引物结合，从而在复制水平上阻止基因表达；(6) 结合到前体 RNA 的外显子和内含子的连接区，阻止其剪接成熟；(7) 作用于 mRNA 的 polyA 形成位点，阻止成熟和转运；(8) 结合于 mRNA 的 5′末端，阻止帽子结构的形成。

终止机制：在反义机制中，其终止机制分为阻塞机制与酶切除两种。阻塞机制是通过反义核酸与靶序列的结合改变其空间构象，使参与复制、转录与翻译的各种酶无法接近该序列，从而抑制它们之间的结合；酶切除机制则是反义核酸与靶序列结合后激活某些酶而将其降解。在这类机制中，最常见的是 RNase H 介导的酶切终止机制，即反义 RNA 与 mRNA 结合后形成双链结构，会被 RNase H 识别并将其水解。除了 RNase H 外，越来越多的人开始研究 RNase Ⅲ、RNase L、RNase P 等非 RNase H 介导的酶切终止机制以及将翻译核酸与剪切物连接等途径，这主要是因为：(1) 大多数经修饰的寡核苷酸药物不支持 RNase H 活性，同时这些药物具有独特的药理学优点，如高稳定性；(2) 不一定所有的组织和细胞都表达足够的 RNase H 以满足 RNase H 机制。

目前，可用于抑制基因表达的反义技术包括以下几类：反义寡核苷酸（antisense oligonucleotides，As－ONs），包括反义寡脱氧核苷酸（As－ODNs）和反义 RNA；具有催化活性的核酶（ribozymes）及 DNA 酶（DNAzymes）；小干扰 RNA（small interfering RNA，siRNA）；以及最近新出现的一种可以抑制 miRNA 成熟加工或直接抑制其成熟 miRNA 与靶基因结合的反义技术- miRNA 抑制剂（anti－miRNA inhibitor）。

（一）反义寡核苷酸

As－ONs 的作用机制与其骨架结构有关：(1) 带有负电荷的 ODNs 与互补 mRNA 结合后可以激活 RNase H，后者切割 RNA－DNA 杂合双链中 mRNA 链，抑制其表达；(2) 其他不带负电荷的 As－ONs 通过空间位阻效应发挥作用。应用 As－ONs 抑制特定基因表达时首先要解决寡核苷酸的稳定性问题。因为寡核苷酸在生物学介质中很容易被广泛存在的核酸酶降解。经过化学修饰的 As－ONs 稳定性大大增加，其中包括磷酸骨架的改变、戊糖的修饰（主要在核糖的 2′羟基）等等。例如硫代寡核苷酸（PS－ODNs）、2′－O－甲基 RNA 及 2′－O－甲氧基 RNA 等一、二代 As－ONs，以及两者的结合体等都大大提高了寡核苷酸抗核酸酶降解的能力。最近许多与 DNA 或 RNA 结构类似但又完全不同的化学成分构成的 DNA、RNA 类似物也应用于反义研究中。例如肽核酸（peptide nucleicacids，PNAs），将 DNA 的磷酸脱氧核糖骨架用聚酰胺键取代；锁定核酸（locked nucleic acids，LNAs），将 RNA 中的 2′－O 与 4′－C 通过亚甲基相连；以及 DNA－LNA 嵌和体等等。这些第三代 As－ONs 使寡核苷酸在生理条件下更加稳定，与互补 mRNA 的亲和力更高，但它们大多不能激活 RNase H。

（二）核酶与 DNA 酶

1981 年 Cech 等证实了 RNA 分子可以具有催化活性。直到 90 年代初，研究人员鉴定出一种相对简单的核酶催化结构域——“锤头”结构，才使核酶广泛用于抑制目的基因的表达。“锤头”结构的核酶仅含有大约 30 个核苷酸，包括两个结构域：催化结构域和位于两侧的底物结合结构域。催化结构域在目标 RNA 的 NUH 位点处切割（其中 H 为除 G 外的任意核苷酸）。在实际应用中，核酶同样面临着稳定性和有效位点的选择等问题。对于核酶，提高其稳定性较 As－ONs 更困难，因为对核酶进行的修饰可能引起其构象的改变，造成酶活性的降低甚至失活。通过尝试，研究者设计了几种几乎不影响核酶活性的修饰，例如 Usman 等设计的一种稳定核酶结构：含有 5 个未修饰的核苷酸，第 4 位为 2′－c－烯丙基尿嘧啶，4 个硫代核苷酸，其他位点为 2′－o－甲基 RNA，3′末端由反向 3′－3′deoxyabasic sugar 保护。除化学修饰外，还可以利用含 Pol Ⅲ启动子的载体在细胞内表达核酶，并且可通过改造启动子进行诱导表达或组织特异性表达，这是 AS－ODNs 所无法比拟的。

鉴于核酶的不稳定性以及化学修饰的复杂性，Santoro 等利用体外筛选的方法设计出了 Mg^{2+} 依赖性的特异性切割 RNA 的 DNA 酶，其中应用最广泛的是“10－23 DNAzyme”，其结构和功能均与“锤头”结构的核酶类似，由 25 个核苷酸的催化结构域和两侧大约 8 个核苷酸的底物识别结构域组成，特异性地切割与两臂互补的 RNA 中未配对的嘌呤和配对的嘧啶之间的磷酸二酯键，产生 2′3′-环磷酸基末端与 5′-羟基末端。与核酶相比，DNA 酶更容易合成，对化学物质或核酸酶有更强的抵抗力，而且由于 DNA/RNA 杂化双链与 RNA/RNA 双链在药代动力学方面的区别，酶的评价指标如底物的选择性和特异性、催化效率、酶的转换速率等方面 DNA 酶较核酶均有所提高。

（三）RNAi 和 siRNA

1998 年 Fire 等发现将 dsRNA 注入线虫后可以有效地引起序列特异性的基因抑制，并将这种转录后水平的基因沉默机制称为 RNAi（RNAinterference）。RNAi 在自然界中广泛存在，目前已经在植物、真菌、锥虫、涡虫、囊虫、果蝇、线虫、鼠早期胚胎等不同种属的生物体中得到证实。虽然在很多模式生物中可以应用 dsRNA 进行基因功能的研究，但在哺乳动物中这种应用受到了限制，因为较长的 dsRNA 在哺乳动物细胞中可以引发干扰素途径：激活 RNA 依赖的蛋白激酶（PKR）和 2′，5′-寡腺苷酸聚合酶。活化的 PKR 可使 eIF2α 发生磷酸化导致非特异性翻译停滞；2′，5′-寡腺苷酸聚合酶是非特异性核糖核酸酶——RNase L 的辅因子，RNase L 可降解 RNA。因此，dsRNA 在哺乳动物中可以引起非特异性的蛋白翻译抑制和 RNA 降解。2001 年 Elbashir 等发现将人工合成的 21 个核苷酸长的双链 siRNA 导入哺乳动物细胞，可以避开干扰素途径而特异性地抑制目的基因的表达。虽然真菌、植物等可以通过 RNA 依赖的 RNA 聚合酶（RdRP）进行 siRNA 的复制，在酵母、哺乳动物中尚无证据表明 siRNA 也可以复制，因此在哺乳动物中通过转染 siRNA 介导的基因沉默是短暂的。为此，研究人员设计了多种载体表达 siRNA 或者表达可以在细胞内被加工成 siRNA 的 RNA 分子，例如发夹结构 RNA 等。目前报道的 siRNA 表达载体大多采用 RNA 聚合酶Ⅲ启动子，尤其是 U6 和 H1 启动子。应用各种 siRNA 表达载体比直接导入 siRNA 有明显的优势。一方面，利用载体表达 siRNA 可以延长作用时间；另一方面利用载体可以将 RNAi 技术与基因的诱导表达和组织特异性表达等技术相结合，使研究者可以在特定的时空条件下抑制特定基因表达，从而有利于阐明基因在发育过程中以及组织器官中的功能，同时也为 RNAi 在基因治疗等方面提供更广的应用前景。此外利用病毒载体介导的 RNAi 技术可以进行转基因试验，为 RNAi 在生物体整体水平的研究提供了条件。

目前有多种方法可以用于制备 siRNA，比如化学合成、体外翻译和表达载体等。不管采用哪一种，首先需要选择 siRNA 靶点序列。siRNA 靶点序列选择一般遵循以下原则（Xu，Huang，et al. 2006）：(1) 从起始密码下游开始，搜索 AA（N19）序列；(2) 正义链 1 位为 G 或 C，19 为 A 或 U，双链 5′ 端能量应该比 3′ 端高，即正义链 15～19 至少有 3 个 A 或 U，或者 13～19 至少有 5 个 A 或 U，此原则最为重要；(3) siRNA5′端必须磷酸化，3′端悬垂两个 dTdT，或是 UU；(4) 对 mRNA 目标区域进行二级结构预测，排除那些作用于复杂二级结构的 siRNA 序列；(5) Blast 对照，并进一步用 mRNA 相似性软件或脱靶控制软件筛选，把脱靶控制到最小水平；(6) 避免出现连续多个 G 或 C，GC 含量最好在 30%～52%之间，16 位最好为 C，13 位最好为非 G。

而基于表达载体 RNAi 设计还要遵循另外几条原则：(1) 克隆到 shRNA 表达载体中的 shRNA 包括两个短反向重复序列，中间由一茎环（loop）序列分隔的，组成发夹结构，由 pol Ⅲ启动子控制。随后在连上 5～6 个 T 作为 RNA 聚合酶Ⅲ的转录终止子。(2) 两个互补的寡核苷酸两端须带有限制性酶切位点。(3) Stratagene 发现 29 个寡核苷酸较之原先推荐的 23 个寡核苷酸可以更有效的抑制目的基因。(4) 在启动子下游的酶切位点下方紧连一个 C，使插入片段和启动子有一定空间间隔以确保转录的发生。(5) shRNA 目的序列的第一个碱基必须是 G 以确保 RNA 聚合酶转录。如果选择的目的序列不以 G 开头，必须在紧连正义链的上游加一个 G。(6) shRNA插入片段中的茎环应当靠近寡核苷酸的中央。不同大小和核苷酸序列的茎环都被成功地运用过。其中包含一个独特的限制性酶切位点的茎环利于检测带有 shRNA 插入片段的克隆。在比较了众多不同长度和序列的茎环，5′TCAAGAG3′序列最为有效。(7) 5～6 个 T 必须放置在 shRNA 插入片段尾部以确保 RNA 聚合酶Ⅲ终止转录（stop）。(8) 在正义链和反义链序列上不能出现连续 3 个或以上的 T，这可能导致 shRNA 转录的提前终止。

（四）miRNA 抑制剂（anti-miRNA oligonucleotides，AMOs）

MicroRNAs（miRNAs）是一种小的内源性非编码 RNA 分子，大约由 21～25 个核苷酸组成。这些小的 miRNA 通常靶向一个或者多个 mRNA，通过翻译水平的抑制或断裂靶标 mRNAs 而调节基因的表达。1993 年，Lee、Feinbaum 和 Ambros 等人发现在线虫体内存在一种小 RNA（lin-4），是一种不编码蛋白但可以生成一对小的 RNA 转录本，每一个转录本能在翻译水平通过抑制一种核蛋白 lin-14 的表达而调节了线虫的幼虫发育进程。随后的十几年中，又分别在众多生物体如病毒、家蚕和灵长类动物中发现了成千的 miRNAs。由于 miRNAs 在众多程序的调控，诸如生物发育、细胞增殖和凋亡以及近来被证明与肿瘤发生相关等领域发挥作用。

1. microRNA 的体内合成（biogenesis） miRNAs 起源于内源性表达转录本，是长约 21～25nt 的双链 RNA 分子，其典型特征是具有发卡结构。miRNA 途径开始于一个 miRNA 基因的 pri-miRNA（primary miRNA）转录本（第一步）；这个 70～100nt 的发卡 RNAs（pri-miRNA）在核内被核糖核酸酶 Drosha 加工处理而最终成为 pre-miRNA（precursor miRNA）（第二步）；之后 pre-miRNA 被核输出蛋白 exportin 5 转运入胞质（第三步）；接着被第二个核糖核酸酶 Dicer 消化为 21～25nt 的 miRNA（第四步）；这个阶段的 miRNA 可以结合 RISC（RNA-induced silencing complex）并与靶标 mRNA 互补并列（第五、六步）；miRNA 和靶序列的互补程度决定了靶基因 mRNA 或者在翻译水平被部分抑制，或者完全断裂（第七步）。植物体中，断裂似乎是主要的工作方式，而哺乳动物中则以翻译水平的抑制为主要方式（图 17－4）。

2. miRNA **抑制剂**（anti-miRNA oligonucleotides，AMOs） 目前人工合成抗 miRNA 寡核苷酸（AMOs）可通过与 pri-miRNA 或 pre-miRNA 互补来抑制 miRNA 成熟。也可以通过直接与成熟 miRNA 互补结合从而抑制其与靶分子结合来达到抑制效果（图 17－5）。

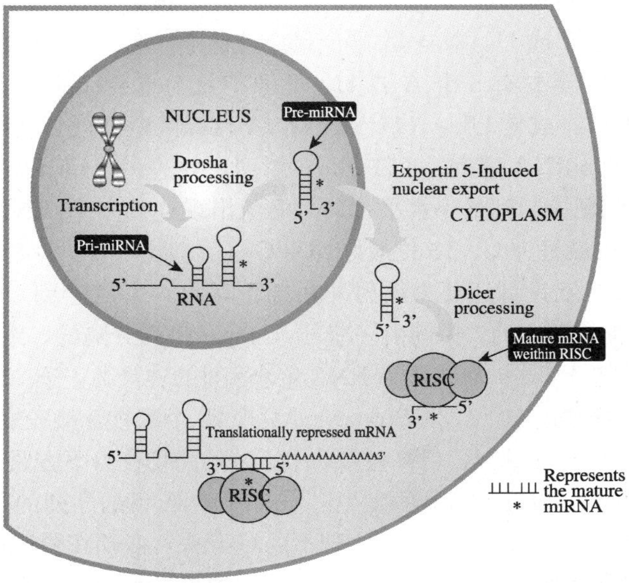

图 17－4 miRNA 体内合成（来自 www. ambion. com）

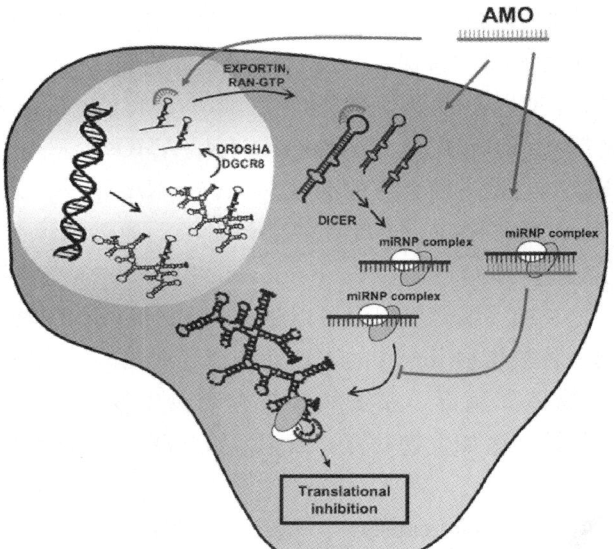

图 17－5 人工合成抗 miRNA 寡核苷酸（anti-miRNA oligonucleotides，AMOs）抑制 miRNA 途径。AMOs 抑制 miRNA 可通过与 pri-miRNA、pre-miRNA 或成熟 miRNA 互补来抑制 miRNA 活性（Lu，et al. 2009）。

（1）基于载体的 miRNA 抑制剂　载体表达的 miRNA 抑制剂克隆导入细胞转录后折叠形成一个稳定的陷阱结构分子（miArrest），暴露出两个可以捕捉、结合靶 miRNA 的环。一分子的 miArrest 可结合两分子靶 miRNA。miArrest 高效、特异地结合细胞内成熟的靶 miRNA，形成稳定的复合物，阻止了 miRNA 对靶标 mRNA 的降解或者翻译抑制，上调 miRNA 靶标基因的表达（图 17－6）。

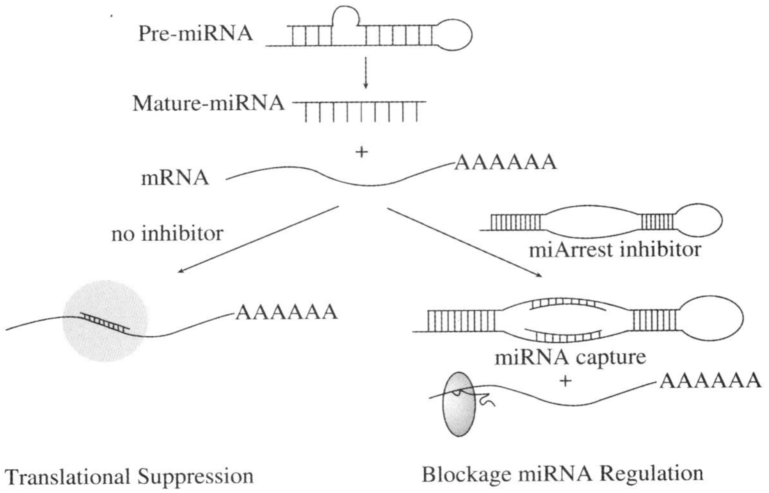

图 17－6　基于载体的 miRNA 抑制剂的作用机制（来自 http://www.genecopoeia.com.cn）

载体表达 miRNA 抑制剂特点：①多样化：既有慢病毒表达载体又有非病毒表达载体；②使用方便：易于导入非分裂的和难转染的细胞；载体带有荧光蛋白报告基因便于转（感）染后的细胞筛选；③高效：与 LNA 修饰的或者其他类型化学合成的 miRNA 抑制剂相比具有更强、更长久的抑制效力和极低的细胞毒性。

（2）化学合成的 miRNA 抑制剂　化学合成的 miRNA 抑制剂是序列特定的、单链寡核苷酸分子，适合瞬时转染。优化设计合成的 miRNA 抑制剂能够特异、高效地结合成熟的靶 miRNA，阻止 miRNA 对靶基因的下调。目前常见的 miRNA 抑制剂种类：PNA、LNA、2－MOE和 2－OMe 修饰的单链核苷酸（图 17－7）。

肽核酸（PNA，peptide nucleic acid）：中性的肽链酰胺 2－氨基乙基甘氨酸键取代了 DNA 的戊糖磷酸二酯键骨架。由于 PNA 不带负电荷，与核酸结合的稳定性和特异性都大为提高。

2－OMe 修饰的 RNA 是在 2′O 的位置进行了甲基化，从而增强了 RNA 的稳定性，和目的 RNA 结合后，起到反义抑制作用。

2－MOE 修饰的 RNA 是在 2′O 的位置进行了 2－甲氧基乙基化，比 2－OMe 修饰的 RNA 具有更强的与 RNA 结合能力和特异性。

锁核酸（LNA，locked nucleic acid）：新型的寡核酸衍生物，结构中 β－D－呋喃核糖的 2′O与 4′C 位通过缩水作用形成环形结构，呋喃糖的结构锁定在 C3′内型的 N 构型，形成了刚性的缩合结构。

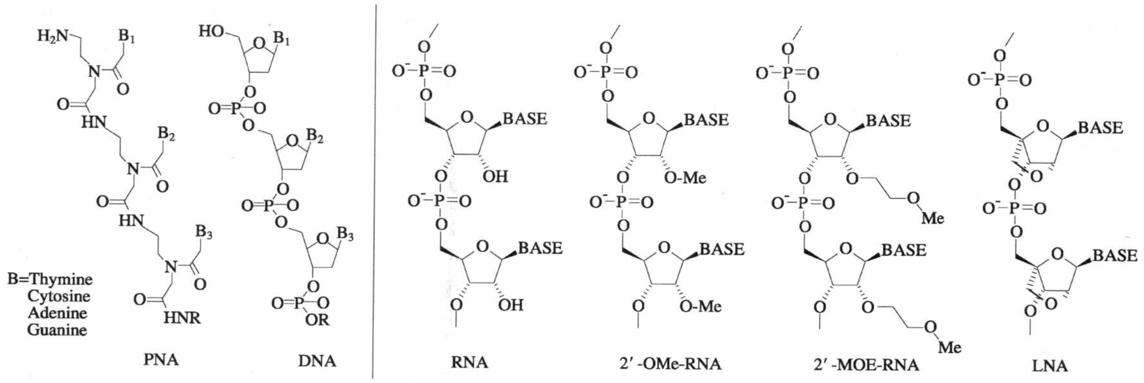

图 17－7　常见的 miRNA 抑制剂种类

第三节　免疫组化技术

免疫组织化学是利用抗体与抗原的特异性结合来检测组织或细胞内某种物质的性质，并利用酶作用于底物所产生的颜色反应来显示某种物质在细胞内定位以及含量的一种技术。

一、免疫组织化学技术的原理和应用范围

（一）免疫组织化学技术的基本原理

免疫组织化学技术是用显色剂标记的特异性抗体在组织细胞原位通过抗原抗体反应和组织化学的呈色反应，对相应抗原进行定性、定位、定量测定的一项技术。即先用针对待测物质特异性抗体特异结合组织或细胞中的这些化学物质，再通过用某种酶（常用辣根过氧化物酶）或生物素标记的第二抗体将抗原信号放大，由于抗体与抗原结合后形成的免疫复合物是无色的，因此，还必须借助于组织化学方法将抗原抗体反应部位显示出来（常用显色剂 DAB 显示为棕黄色颗粒）。通过抗原抗体反应及呈色反应，显示细胞或组织中的化学成分，在显微镜下可清晰看见细胞内发生的抗原抗体反应产物，从而能够在细胞或组织原位确定某些化学成分的分布、含量。组织或细胞中凡是能作抗原或半抗原的物质，如蛋白质、多肽、氨基酸、多糖、磷脂、受体、酶、激素、核酸及病原体等都可用相应的特异性抗体进行检测。

免疫学的基本原理决定了免疫组织化学技术具有高度特异性，因此，免疫组织化学技术从理论上讲也是组织细胞中抗原的特定显示，如角蛋白（keratin）显示上皮成分，LCA 显示淋巴细胞成分。只有当组织细胞中存在交叉抗原时才会出现交叉反应。同时免疫组织化学技术又具有敏感性高的特点。免疫组织化学技术通过抗原抗体反应及呈色反应，对组织和细胞中抗原的准确定位，使其可以同时对不同抗原在同一组织或细胞中定位观察，并进行形态与功能相结合的研究。

免疫组织化学染色方法：

1. 按标记物质的种类，如荧光染料、放射性同位素、酶（主要有辣根过氧化物酶和碱性磷酸酶）、铁蛋白、胶体金等，可分为免疫荧光法、放射免疫法、酶标法和免疫金银法等。

2. 按染色步骤可分为直接法（又称一步法）和间接法（二步、三步或多步法）；与直接法相比，间接法的灵敏度提高了许多。

3. 按结合方式可分为抗原-抗体结合［如过氧化物酶-抗过氧化物酶（PAP）法］和亲和连接［如卵白素-生物素-过氧化物酶复合物（ABC）法、链霉菌抗生物素蛋白-过氧化物酶连结（SP）法等］。

（二）免疫组织化学技术的应用范围

近年来，随着抗原的提纯和抗体标记技术的改进，尤其是杂交瘤技术与单克隆抗体技术的引入，使制备的抗体具有高度的特异性。免疫酶标技术能够用于普通培养细胞、常规福尔马林固定石蜡包埋的组织切片标本等，从而使该技术在生物医学研究和临床病理学、微生物学诊断中日益显示出巨大的实用价值。目前主要应用在如下几个方面：

1. *确定细胞类型* 通过特定抗体标记出细胞内相应特异性标志抗原，以确定细胞所属类型。如角蛋白是上皮性标记，前列腺特异性抗原仅见于前列腺上皮，甲状腺球蛋白抗体是甲状腺滤泡型癌的敏感标记，而降钙素抗体是甲状腺髓样癌的特有标记。

2. *辨认细胞产物* 利用某些细胞产物为抗原制备的抗体，可作为相应产物的特殊标记，如内分泌细胞产生的各种激素，大多数可用免疫组化技术标记出来，据此可对内分泌肿瘤作功能分类，检测分泌异位激素的肿瘤等。

3. *了解分化程度* 大多数标志物都有其特定的分布部位，如上皮细胞膜抗原（EMA）着色部位在细胞膜上；角蛋白的含量也与分化程度有关，低分化或未分化癌含量较低，染色较弱。

4. *鉴定病变性质* 通过标记 Ig 轻链（κ、λ）可区分部分 B 细胞性淋巴瘤与 B 细胞反应性增生，前者常表达单一的 Ig 轻链（κ+/λ+），后者常为多克隆 Ig 轻链（κ+、λ+）。而标记 bcl-2 蛋白在区别滤泡型淋巴瘤和反应性滤泡增生上有相当的意义。

5. *发现微小转移灶* 某些癌的早期转移有时与淋巴结内窦性组织细胞增生不易区别，而采用免疫组化方法（如用上皮性标志）则十分有助于微小（癌）转移灶的发现。对转移性肿瘤也可借助免疫组化标志寻找原发瘤，如骨组织内有前列腺特异性抗原阳性细胞，提示前列腺癌转移。

6. *确定肿瘤分期* 判断肿瘤是原位还是浸润及有无血管、淋巴管侵袭与肿瘤分期密切相关。有时用常规病理方法难以判断，用免疫组化法可获得明确结果。如采用层粘连蛋白和Ⅳ型胶原的单克隆抗体可清楚显示基底膜的主要成分，一旦证实上皮性癌突破了基底膜，就不是原位癌，而是浸润癌，其预后是不同的。

7. *指导预后和治疗* 免疫组化标记中与预后有关的标记大致可分为三类：①类固醇激素受体：如雌激素受体、孕激素受体等，它们与乳腺癌的关系已获公认，性激素受体阳性者内分泌治疗效果较好，预后也较好。相似的结果也见于子宫内膜癌和卵巢癌；②肿瘤基因标记：如癌基因 Her-2、c-myc 等，在肿瘤中高度表达者，患者预后较差；③细胞增殖性标记：如表皮生长因子受体（EGFR）、增殖细胞核抗原（PCNA）、Ki-67 等，表达指数越高，表明其增殖越活跃，恶性度增高，预后不良，其中以恶性淋巴瘤、乳腺癌较为明显。Ki-67、PCNA、EGFR 阳性者，淋巴结转移率高。

8. *寻找感染病因* 人类疾病的致病微生物中有的在常规病理检查中不易发现，尤其是病毒性致病微生物，由于其分子水平的结构，在细胞水平上难以发现，通过免疫组化方法则可明确发现病原体抗原部位以及定量，如巨细胞病毒（CMV）、人乳头瘤病毒（HPV）、单纯疱疹病毒（HSV）、乙型肝炎病毒（HBV）等。

二、免疫组织化学材料的制备

实验所用主要为组织标本和细胞标本两大类，前者包括石蜡切片（病理大片和组织芯片）和冰冻切片，后者包括组织印片、细胞爬片和细胞涂片。石蜡切片是制作组织标本最常用、最基本的方法，这主要是因为石蜡切片组织形态保存好，且能做连续切片，有利于各种染色对照观察，还能长期存档。虽说石蜡切片制作过程对组织内抗原暴露有一定的影响，但可进行抗原修复，因此在免疫组化中是首选的组织标本制作方法。

（一）标本的处理

标本的处理是获得一个良好的免疫细胞组织化学结果的前提。必须保证要检测的细胞或组织取材新鲜，固定及时，形态保存良好，抗原不丢失、不扩散或被破坏。标本的处理过程中应该注意以下两个方面：取材、固定。

1. 取材　细胞标本取材可有印片法、穿刺吸取涂片法、体积沉淀涂片法、培养细胞标本取材及离心涂片机法。

（1）印片法　主要应用于活检组织标本和手术切除标本。新鲜标本以最大面积剖开，充分暴露病变区，将载玻片轻轻压于病变区，脱落细胞便粘附于玻片上，立即浸入细胞固定液内 5～10 分钟，取出后自然干燥，低温保存备用。

（2）穿刺吸取涂片法　主要应用于实质器官的病变区，如肝、肾、肺、淋巴结、软组织等。用细胞针穿刺吸取病变区内液体成分，可直接涂抹在玻片上，力求细胞分布均匀。如穿刺液较多，可用洗涤法，即将穿刺液滴入盛有 1～2ml Hank（或 RPMI－1640）液的试管内，以 500 转/分低速离心 5～10 分钟后，弃上清液，将沉淀制成细胞悬液（1×10^6 细胞/ml），吸取 1 滴于载玻片上，轻轻涂抹或用离心涂片机制成涂片。

（3）体积沉淀涂片法　主要用于胸腔积液、腹水、尿液、脑脊液等体液多细胞少的标本。体液采取后，必须及时处理，不宜加固定剂。根据标本内细胞数量多少选用不同的处理方法：①细胞数量极多者，可吸取少量液体直接涂在玻片上；②细胞数量少者，可将液体沉淀，然后取沉淀液以 1500 转/分离心 10 分种，弃上清，吸取 1～2 滴沉淀液涂在载玻片上。

（4）培养细胞标本取材　根据培养细胞特性分别采用不同的方法。对某些贴壁生长的细胞，只需将载玻片插入培养瓶内即可制备理想的细胞标本。而对于浮悬培养的细胞，可用离心涂片机制成涂片。

（5）离心涂片机法　将待涂片的细胞样品制成 $10^{5\sim6}$/ml 的细胞悬液，吸取 50～100μl 加入涂片机内，1000 转/分离心 2 分钟后细胞就均匀地分布于玻片上。

2. 固定　固定在整个免疫组织化学技术中是关键所在。首先，通过固定可使细胞内蛋白质凝固，防止细胞内酶反应过程，防止细胞自溶，保持细胞固有形态和结构；其次，通过固定可以保存组织细胞的抗原性。固定不足，抗原会丢失；固定过度，则抗原性质改变或抗原成分被遮蔽。

（1）固定液　固定液的选择是免疫组化技术成功与否的基础。用于免疫组织化学技术的固定液种类较多，性能各不一样。不同抗原，其稳定性各不相同，对固定液的耐受性差异较大。所以，除了要了解不同固定剂的特性外，不同的抗原和标本需经过反复试验，必要时可作多种固定液对比，从而选出理想的固定液。选择最佳固定液的标准是：①最好地保持细胞和组织的形态结构；②最大限度地保存抗原的免疫活性。中性缓冲多聚甲醛液（或福尔马林）是适应性较为广泛的固定液。

（2）固定时间　组织固定时间最好在 12 小时内，一般固定时间不应超过 24 小时。随着固定时间的延长对组织抗原的检出强度将逐渐降低。

（3）固定方法　常用的固定方法有两种：浸入法和灌注法。浸入法即将组织浸泡在固定液内（必要时在 4℃下），固定时间根据抗原的稳定性以及固定液的性质而定，一般在 2～12

小时之间。灌注法主要适用于动物研究，灌注固定不仅可以使固定液迅速到达全身组织充分固定，而且灌注能冲洗掉红细胞，排除过氧化物酶的干扰。

以下为常用的固定液以及使用方法：

冷丙酮：可用于一般的免疫组化染色。将纯的丙酮预先放入冰箱-20℃后便为冷丙酮，将细胞爬片取出后，PBS 洗 2 遍，便可加入冷丙酮于-20℃固定 10 分钟。取出后，室温干燥后放入-20℃保存。

多聚甲醛（常用 4%）：主要检测组织内一些性能较弱的抗原特别是细胞表面抗原，例如各类淋巴细胞分化决定簇（CD）、主要组织相容性抗原等。室温固定 15 分钟后，将表面液体吹干后-20℃保存。

95%乙醇：也可用于免疫组化。优点：穿透性强、抗原性保存较好。缺点：醇类对低分子蛋白质、多肽及胞浆内蛋白质保存效果较差，使蛋白变性的作用轻，固定后可再溶解；染色过程中，温育时间长，抗原可流失而减弱反应强度。室温固定 15 分钟后，将表面液体吹干后-20℃保存。

甲醛（福尔马林）：应用最广。优点：形态结构保存好，且穿透性强。缺点：甲醛放置过久可氧化为甲酸，使溶液 pH 降低，影响染色；分子间交联形成的网格结构可能部分或完全掩盖某些抗原决定簇，使之不能充分暴露。

（二）切片方法

1. ***冰冻切片*** 是免疫组织化学中最常用的一种切片方法，能够最大量地保存抗原，操作简便，主要适用于不稳定的抗原（如检测细胞膜的某些抗原成分），但标本来源受限。冰冻切片时，组织中水分易形成冰晶，影响抗原定位。冰晶小而多，对组织结构损害大。

2. ***石蜡切片*** 用于免疫组化技术的石蜡切片制备与常规略有不同：①脱水、透明等过程应在 4℃下进行，以尽量减少组织抗原的损失；②组织块大小应<2cm×1.5cm×0.2cm，使组织充分脱水、透明、浸蜡；浸蜡、包埋过程中，石蜡应保持在 60℃以下，以熔点低的软蜡较好。

3. ***振动切片*** 用振动切片机，可以把新鲜组织（不固定、不冰冻）切成厚片 20～10μm，以漂浮法在反应板进行免疫组织化学染色，然后在解剖显微镜下检出免疫反应阳性部位，修整组织进行后固定，最后按电镜样品制备、脱水、包埋、超薄切片、染色观察等。组织不冰冻，无冰晶形成和组织抗原破坏，在免疫组化染色前避免了组织脱水、透明、包埋等步骤对抗原的损害，能较好地保留组织内脂溶性物质和细胞膜抗原，主要用于显示神经系统抗原分布研究。这种包埋前染色，尤其适用于免疫电镜观察。

4. ***塑料切片*** 塑料包埋切片常用包埋剂有甲基丙烯酸盐类（GMA）及环氧树脂类（Epon 812，618），其优点是可以同时作光镜和电镜检测，能相互对照所查抗原，定位准确。塑料包埋切片可切出比石蜡切片更薄的切片，光镜切片可薄至 0.5～2μm，故称半薄切片。GMA 保存抗原较好，不与组织产生共聚合，但形态学结构欠佳。环氧树脂如 Fpon 和 Araldite 能较好地保存形态学结构，但在聚合过程中易和组织起作用，改变抗原结构。塑料包埋切片由于处理程序繁多，抗原活性易丢失。同时半薄切片进行免疫染色时，抗血清不易穿透树脂，因此，塑料切片主要用于免疫电镜的超微切片前定位。

三、组织切片的预处理

（一）抗原修复

由于组织切片标本用甲醛固定后，使得细胞内抗原形成醛键、羧甲键而被封闭了部分抗原决定簇，同时蛋白之间发生交联而使抗原决定簇隐蔽。所以要求在进行 IHC 染色时，需要先进行抗原修复或暴露，即破坏固定时分子之间所形成的交联，而恢复抗原的原有空间形态，抗原修复的几种常用方法：

1. **微波炉加热** 在微波炉里加热 0.01mol/L 枸橼酸钠缓冲液（pH6.0）至沸腾后将组织切片放入，断电，间隔 5～10 分钟，反复 1～2 次。适用的抗原：来源于人、大鼠、小鼠的组织标本。

2. **沸热修复** 电炉或水浴锅加热 0.01mol/L 枸橼酸钠缓冲液（pH6.0）至 95℃左右，放入组织切片加热 10～15 分钟。

3. **酶消化方法** 常用 0.1%胰蛋白酶和 0.4%胃蛋白酶液。胰蛋白酶使用前预热 37℃，消化时间约为 5～30 分钟。

（二）内源性酶和生物素的消除

在免疫组化各种染色方法中，大部分是用过氧化物酶（HRP）标记抗体或用过氧化物酶标记的其他物质和底物作用，用显色剂显色。也有使用碱性磷酸酶（AKP）进行标记的。由于生物体组织自身就含有一定量过氧化物酶和碱性磷酸酶，它们也能催化底物使其显色，从而影响到免疫组化的特异性，故在免疫组化染色第一步应设法将组织中内源性酶灭活，以保证免疫组化染色的特异性并且消除非特异性背景着色。正常组织细胞中含有生物素，特别是腺上皮组织含量更为丰富。在使用生物素-卵白素和生物素-链酶卵白素检测系统时，内源性生物素会严重干扰染色结果。内源性生物素主要以颗粒状形式存在于胞质中，在福尔马林固定、石蜡包埋的组织中，生物素被封闭，但经抗原热修复后，内源性生物素同时也被活化。内源性生物素对免疫组化染色的影响远高于内源性过氧化物酶，因此，在使用亲和素试剂染色之前，必须对内源性生物素进行封闭处理。

1. **内源性过氧化物酶的消除方法** 常用 H_2O_2于室温下作用于组织切片，能够除去大部分内源性过氧化物酶。在冰冻切片或细胞涂片的标本中，由于大量的过氧化物酶与 H_2O_2反应而出现气泡，对组织结构和细胞形态会产生一些不良影响。因此，用 H_2O_2时浓度不能过高，一般为 30 ml/L，用时也不能过长，一般为 5～10 分钟。

2. **内源性碱性磷酸酶的消除方法** 最常用的方法是将左旋咪唑（24 g/L）加入 pH 7.6～8.2 的底物溶液中，可除去大部分内源性碱性磷酸酶。对于仍能干扰染色的酸性碱酸酶，可再用 0.005 mol/L 酒石酸抑制其活性。

3. **内源性生物素的消除方法** 常用的方法是使用 0.001～0.01 g/L 卵白素溶液处理组织切片 20 min，使内源性生物素结合位点饱和，以消除其活性。

四、常用免疫组化操作方法

（一）Elivison 二步法

1. 脱蜡 石蜡切片置于 67℃烘箱中，烘片 2 小时。

2. 常规二甲苯脱蜡，梯度酒精脱水 二甲苯（Ⅰ）5min → 二甲苯（Ⅱ）5min → 100%酒精 1min → 100%酒精 1min → 95%酒精 1min → 80%酒精 1min → 70%酒精 1min，用 pH7.4 的 PBS 冲洗 3 次，每次 3 分钟。

3. 抗原修复 取一定量 pH 6.0 柠檬酸盐缓冲液，加入微波盒中，微波加热至沸腾，将脱蜡水化后的组织切片置于耐高温塑料切片架上，放入已沸腾的缓冲液中，中档微波处理 10 分钟，取出微波盒流水自然冷却，从缓冲液中取出玻片，先用蒸馏水冲洗 2 次，之后用 PBS 冲洗 2 次，每次 3 分钟。

4. 灭活内源性过氧化物酶　每张切片加 1 滴 3% H_2O_2，室温下孵育 10 分钟，以阻断内源性过氧化物酶的活性。PBS 冲洗 3 次，每次 3 分钟。

5. 除去 PBS 液，每张切片加 1 滴相应的第一抗体（相应稀释倍数），室温下孵育 2 小时。

6. PBS 冲洗 3 次，每次 5 分钟。除去 PBS 液，每张切片加 1 滴聚合物增强剂，室温下孵育 20 分钟。PBS 冲洗 3 次，每次 3 分钟。

7. 除去 PBS 液，每张切片加 1 滴酶标抗鼠/兔聚合物，室温下孵育 30 分钟。PBS 冲洗冲洗 3 次，每次 5 分钟。

8. 除去 PBS 液，每张切片加 1 滴新鲜配制的 DAB 液（二氨基联苯胺），显微镜下观察 5 分钟。

9. 苏木素复染，0.1%HCl 分化，自来水冲洗，蓝化，切片经梯度酒精脱水干燥，二甲苯透明，中性树胶封固，晾干后观察。

（二）SP 法

SP（streptavidin－perosidase）法，即链霉菌抗生物素蛋白-过氧化物酶连结法。一般的 SP 法步骤啊，具体如下：

1. 68℃烤片 20 分钟。

2. 常规二甲苯脱蜡，梯度酒精脱水：二甲苯（Ⅰ）5min → 二甲苯（Ⅱ）5min → 100%酒精 1min → 100%酒精 1min → 95%酒精 1min → 80%酒精 1min → 70%酒精 1min，用 pH7.4 的 PBS 冲洗 3 次，每次 3 分钟。

3. 阻断内源性过氧化物酶　3% H_2O_2 37℃孵育 10min，PBS 冲洗 3 次，每次 5 分钟。

4. 抗原修复　置 0.01mol/L 枸橼酸钠缓冲液（pH6.0）中用煮沸（95℃，15～20min），自然冷却 20min 以上，再用冷水冲洗缸子，加快冷却至室温，PBS 冲洗 3 次，每次 5 分钟。

5. 正常羊血清工作液封闭，37℃10min，倾去勿洗。

6. 滴加一抗 4℃冰箱孵育过夜，PBS 冲洗 3×5 分钟（用 PBS 缓冲液代替一抗作阴性对照）；滴加生物素标记二抗，37℃孵育 30 分钟，PBS 冲洗 3 次，每次 5 分钟。

7. 滴加辣根过氧化物酶标记的链霉素卵白素工作液，37℃孵育 30 分钟，PBS 冲洗 3 次，每次 5 分钟。

8. DAB/H_2O_2反应染色，自来水充分冲洗后，苏木素复染，常规脱水，透明，干燥，封片。

第四节　分子杂交技术

互补的核苷酸序列通过碱基配对形成稳定的杂合双链的过程称为杂交。杂交过程是高度特异性的，可以根据所使用探针已知序列进行特异性靶序列检测。杂交的双方是所使用探针和要检测的核酸。被检测对象可以是克隆化的基因组 DNA，也可以是细胞总 DNA 或总 RNA。根据使用的方法被检测的核酸可以是提纯的，也可以在细胞内杂交，即细胞原位杂交。探针必须经过标记，以便示踪和检测。使用最普遍的探针标记物是同位素，但由于同位素的安全性，近年来发展了许多非同位素标记探针的方法。核酸分子杂交具有很高的灵敏度和高度的特异性，因而该技术在分子生物学领域中已广泛地应用于克隆基因的筛选、酶切图谱的制作、基因组中特定基因序列的定性、定量检测和疾病诊断等方面。不仅在分子生物学领域中具有广泛的应用，在临床诊断上的应用也日趋增多。

一、核酸探针标记的方法

根据探针的核酸性质不同又可分为DNA探针、RNA探针、cDNA探针、cRNA探针和寡核苷酸探针等。DNA探针还有单链DNA（single stranded，ssDNA）和双链DNA（double stranded，dsDNA）之分。根据是否使用放射性标记物，可分为放射性标记探针和非放射性标记探针；根据放射性标记物掺入情况，可分为均匀标记和末端标记探针。下面将介绍各种类型的探针及标记方法。

（一）双链DNA探针及其标记方法

1. **切口平移法**（nick translation）　当双链DNA分子的一条链上产生切口时，E. coli DNA聚合酶Ⅰ就可将核苷酸连接到切口的3′羟基末端。同时该酶具有从5′→3′的核酸外切酶活性，能从切口的5′端除去核苷酸。由于在切去核苷酸的同时又在切口的3′端补上核苷酸，从而使切口沿着DNA链移动，用放射性核苷酸代替原先无放射性的核苷酸，将放射性同位素掺入到合成新链中。

2. **随机引物合成法**　随机引物合成双链探针是使寡核苷酸引物与DNA模板结合，在Klenow酶的作用下，合成DNA探针。合成产物的大小、产量、比活性依赖于反应中模板、引物、dNTP和酶的量。通常，产物平均长度为400～600个核苷酸。利用随机引物进行反应的优点是：（1）Klenow片段没有5′→3′外切酶活性，反应稳定，可以获得大量的有效探针；（2）反应时对模板的要求不严格，用微量制备的质粒DNA模板也可进行反应；（3）反应产物的比活性较高，可达4×10^{9} cpm/μg探针；（4）随机引物反应还可以在低熔点琼脂糖中直接进行。

（二）单链DNA探针

用双链探针杂交检测另一个远缘DNA时，探针序列与被检测序列间有很多错配。而两条探针互补链之间的配对却十分稳定，即形成自身的无效杂交，结果使检测效率下降。采用单链探针则可解决这一问题。单链DNA探针的合成方法主要有下列两种：（1）以M13载体衍生序列为模板，用Klenow片段合成单链探针；（2）以RNA为模板，用反转录酶合成单链cDNA探针。

（三）寡核苷酸探针

利用寡核苷酸探针可检测到靶基因上单个核苷酸的点突变。常用的寡核苷酸探针主要有两种：单一已知序列的寡核苷酸探针和许多简并性寡核苷酸探针组成的寡核苷酸探针库。单一已知序列寡核苷酸探针能与它们的目的序列准确配对，可以准确地设计杂交条件，以保证探针只与目的序列杂交而不与序列相近的非完全配对序列杂交，对于一些未知序列的目的片段则无效。寡核苷酸可以用T4多核苷酸激酶在每个探针的5′末端多加了一个磷酸［γ-^{32}P］，理论上，这会影响其与DNA的杂交。因此，建议使用Klenow DNA聚合酶的链延伸法获得高放射性的寡核苷酸探针。

（四）RNA探针

许多载体如pBluescript、pGEM等均带有来自噬菌体SP6或E. coli噬菌体T7或T3的启动子，它们能特异性地被各自噬菌体编码的依赖于DNA的RNA聚合酶所识别，合成特异性的RNA。在反应体系中若加入经标记的NTP，则可合成RNA探针。RNA探针一般都是单链，它具有单链DNA探针的优点，又具有许多DNA单链探针所没有的优点，主要是：RNA∶DNA杂交体比DNA∶DNA杂交体有更高的稳定性，所以在杂交反应中RNA探针比相同比活性的DNA探针所产生信号要强。RNA∶RNA杂交体用RNA酶切比S1酶切

DNA∶RNA 杂交体容易控制，所以用 RNA 探针进行 RNA 结构分析比用 DNA 探针效果好。

二、常见的杂交方法

分子杂交是通过各种方法将核酸分子固定在固相支持物上，然后用放射性标记的探针与被固定的分子杂交，经显影后显示出目的 DNA 或 RNA 分子所处的位置。常用分子杂交基本可分为以下几类：①Southern 杂交：DNA 片段经电泳分离后，从凝胶中转移到硝酸纤维素滤膜或尼龙膜上，然后与探针杂交。被检对象为 DNA，探针为 DNA 或 RNA。②Northern杂交：RNA 片段经电泳后，从凝胶中转移到硝酸纤维素滤膜上，然后用探针杂交。被检对象为 RNA，探针为 DNA 或 RNA。③根据杂交所用的方法，另外还有斑点（dot）杂交、原位杂交技术等。

（一）Southern 杂交

Southern 杂交可用来检测经限制性内切酶切割后的 DNA 片段中是否存在与探针同源的序列，它包括下列步骤：

（1）酶切 DNA，凝胶电泳分离各酶切片段，然后使 DNA 原位变性。

（2）将 DNA 片段转移到固体支持物（硝酸纤维素滤膜或尼龙膜）上。

（3）预杂交滤膜，掩盖滤膜上非特异性位点。

（4）让探针与同源 DNA 片段杂交，然后漂洗除去非特异性结合的探针。

（5）通过显影检查目的 DNA 所在的位置。

Southern 杂交能否检出杂交信号取决于很多因素，包括目的 DNA 在总 DNA 中所占的比例、探针的大小和比活性、转移到滤膜上的 DNA 量以及探针与目的 DNA 间的配对情况等。在最佳条件下，放射自显影曝光数天后，Southern 杂交能很灵敏地检测出低于 0.1pg 与 ^{32}P 标记的高比活性（$>10^9$ cpm/μg）探针的互补 DNA。如果将 10μg 基因组 DNA 转移到滤膜上，并与长度为几百个核苷酸的探针杂交，曝光过夜，则可检测出哺乳动物基因组中 1kb 大小的单拷贝序列。

（二）Northern 杂交

Northern 杂交与 Southern 杂交很相似。主要区别是被检测对象为 RNA，其电泳在变性条件下进行，以去除 RNA 中的二级结构，保证 RNA 完全按分子大小分离。变性电泳主要有 3 种：乙二醛变性电泳、甲醛变性电泳和羟甲基汞变性电泳。电泳后的琼脂糖凝胶用与 Southern 转移相同的方法将 RNA 转移到硝酸纤维素滤膜上，然后与探针杂交。

（三）斑点杂交

斑点杂交是指将 DNA 或 RNA 样品直接点在硝酸纤维素滤膜上，然后与核酸探针分子杂交，以显示样品中是否存在特异的 DNA 或 RNA。同一种样品经不同倍数的稀释，还可以得到半定量的结果。是一种简便、快速、经济的分析 DNA 或 RNA 的方法，在基因分析和基因诊断中经常用到，是研究基因表达的有力工具。但由于目的序列未与非目的序列分离，不能了解目的序列的长度。尤其当本底干扰较高时，难以区分目的序列信号和干扰信号。

（四）原位杂交技术

原位杂交（in situ hybridization，ISH）也叫原位核酸分子杂交技术，是应用已知碱基顺序并用带有标记物的核酸探针与组织、细胞中待检测的核酸按碱基配对的原则进行特异性结合而形成杂交体，然后再应用与标记物相应的检测系统，通过组织化学或免疫组织化学方法在被检测的核酸原位形成带颜色的杂交信号，在显微镜或电子显微镜下进行细胞内定位。这一技术为研究单一细胞中DNA和编码各种蛋白质、多肽的相应mRNA的定位提供了手段，使从分子水平研究细胞内基因表达及有关基因调控提供了有效的工具。可视为组织化学或免疫细胞化学中革命性的突破。原位杂交是1969年美国耶鲁大学Gall和Pardue首先创立的，他们用爪蟾核糖体基因探针与其卵母细胞杂交，确定该基因定位于卵母细胞的核仁中。同位素标记探针具有放射性，既污染环境，又对人体有害，因此在随后的几十年中又逐步开发出多种非同位素标记探针，如荧光素标记、生物素标记和地高辛标记探针等。

原位杂交技术的基本流程包括：①杂交前准备，包括固定、取材、玻片和组织的处理，如何增强核酸探针的穿透性、减低背景染色等；②杂交；③杂交后处理；④显示：包括放射自显影和非放射性标记的组织化学或免疫组织化学显色。具体如下：

1. 固定 原位杂交固定的目的是为了保持细胞形态结构，最大限度地保存细胞内的DNA或RNA的水平；便于探针进入细胞或组织。DNA是比较稳定的，RNA易被酶降解，在RNA的定位上，如果要使RNA的降解减少到最低限度，取材后应尽快予以冷冻或固定。常用的固定方法包括：（1）多聚甲醛固定组织，因其不会与蛋白质产生广泛的交叉连接，不会影响探针穿透入细胞或组织；（2）醋酸-酒精的混合液和Bouin's固定剂也能获得较满意的效果；（3）mRNA的定位将组织固定于4%多聚甲醛磷酸缓冲液中1～2小时，在冷冻前浸入15%蔗糖溶液中，置4℃冰箱过夜，次日切片或保存在液氮中待恒冷箱切片机或振荡切片机切片；（4）组织也可在取材后直接置入液氮冷冻，切片后才将其浸入4%多聚甲醛约10 min，空气干燥后保存在-70℃。

2. 玻片和组织切片的处理 （1）增强组织的通透性和核酸探针的穿透性：增强组织通透性常用的方法如应用稀释的酸洗涤、去垢剂（detergent）或清洗剂Triton X100、酒精或某些消化酶如蛋白酶K、胃蛋白酶、胰蛋白酶、胶原蛋白酶和淀粉酶（diastase）等。（2）减低背景染色：背景染色的形成是诸多因素构成的。杂交后（posthybridization）的酶处理和杂交后的洗涤均有助于减低背景染色。在多聚甲醛固定后，浸入乙酸酐（acetic anhydride）和三乙醇胺（triethanolamine）中以减低静电效应，减少探针对组织的非特异性背景染色。预杂交（prehybridizaiton）是减低背景染色的一种有效手段。预杂交液和杂交液的区别在于前者不含探针和硫酸葡聚糖（dextran sulphate）。将组织切片浸入预杂交液中可达到封闭非特异性杂交点的目的，从而减低背景染色。在杂交后洗涤中采用低浓度的RNA酶溶液（20 μg/ml）洗涤一次，以减低残留的内源性的RNA酶，减低背景染色。

3. 杂交（hybridsation） 杂交是将杂交液滴于切片组织上，加盖硅化的盖玻片，或采用无菌的蜡膜代替硅化的盖玻片，加盖片防止孵育过程中杂交液的蒸发。在盖玻片周围加液体石蜡封固或加橡皮泥封固。硅化的盖玻片的优点是清洁无杂质，光滑不会产生气泡和影响组织切片与杂交液的接触，盖玻片自身有一定重量能使有限的杂交液均匀覆盖。可将覆有硅化盖玻片进行杂交的载玻片放在盛有少量5×SSC或2×SSC（standard saline citrate，SSC）溶液的湿盒中进行孵育。

4. 杂交后处理（post hybridisation treatment） 杂交后处理包括系列不同浓度、不同温度的盐溶液的漂洗。特别因为大多数的原位杂交实验是在低严格度条件下进行的，非特异性的探针片段粘附在组织切片上，从而增强了背景染色。RNA探针杂交时产生的背景染色特别高，但能通过杂交后的洗涤有效地减低背景染色，获得较好的反差效果。在杂交后漂洗中的RNA酶液洗涤能将组织切片中非碱基配对RNA除去。一般遵循的共同原则是盐溶液浓度由高到低而温度由低到高。必须注意的是漂洗的过程中，切勿使切片干燥。干燥的切片即使大量的溶液漂洗也很难减少非特异性结合，从而增强了背景染色。

5. **显示**（visualization） 显示又可称为检测系统（detection system）。根据核酸探针标记物的种类分别进行放射自显影或利用酶检测系统进行不同显色处理。细胞或组织的原位杂交切片在显示后均可进行半定量的测定，如放射自显影可利用人工或计算机辅助的图像分析检测仪（computer assisted image analysis）检测银粒的数量和分布的差异。非放射性核酸探针杂交的细胞或组织可利用酶检测系统显色，然后利用显微分光光度计或图像分析仪对不同类型、数量的核酸显色强度进行检测。

第五节 基因芯片

基因芯片（gene chip）又称 DNA 微阵列（DNA microarray），是近年发展起来的一项 DNA 分析技术，一般包括寡核苷酸芯片和 cDNA 芯片两种，其基本原理是在固相载体上按照特定的排列方式固定上大量已知的 DNA 片段，形成 DNA 微阵列，将被标记过的样品 DNA/RNA 与位于芯片上的已知序列 DNA 杂交，最后通过扫描仪及计算机进行综合分析，即可获得样品中大量基因表达的信息。基因芯片在一张微小的芯片上能够在同一时间内平行分析大量的基因，进行大量信息的筛选和检测分析。

一、基因芯片的概念及其工作原理

基因芯片的工作原理与经典的核酸分子杂交方法（Southern，Northern）一致，均应用已知核酸序列作为靶基因与互补的探针核苷酸序列杂交，通过随后的信号检测进行定性与定量分析。将许多特定的寡核苷酸片段或 cDNA 基因片段作为靶基因，有规律地排列固定于支持物上；样品 DNA/RNA 通过 PCR 扩增、体外转录等技术掺入荧光标记分子或放射性同位素作为探针；然后按碱基配对原理将两者进行杂交；再通过荧光或同位素检测系统对芯片进行扫描，由计算机系统对每一探针上的信号作出比较和检测，从而得出所需要的信息。

DNA 芯片的优点在于：①强大类比性：使得以往需多次处理的遗传分析在同一时间和条件下完成；②巨大信息量：在一张芯片上不仅可以获得组织、细胞、血液等基因表达信号的定性、定量分析，还可实现全局检测静态到动态、时间与空间上的差异及遗传信息；③高敏感性和专一性：能可靠并准确检测出 10pg/μl 的 DNA 样品；④高重复性：一张由尼龙膜制作的微阵列，可以重复杂交使用多达 20 次；⑤微型化和自动化：现已出现的芯片面积最大不过 525cm^2，最小仅有 1cm^2，每个阵列中阵点样品 DNA 的用量仅为 5nl（0.5ug/ul）左右，试剂用量和反应体积大大减少，反应效率却成百倍提高。

基因芯片的制备方法：目前虽然制作基因芯片的公司数以百计，制造工艺也不尽相同，但基本技术主要包括四个主要步骤：芯片制备、探针标记、杂交反应、信号检测和结果分析。

（一）芯片的制备

基因芯片种类较多，主要以玻璃片、硝酸纤维素膜或硅片为载体，制备方法基本上可分为两大类——原位合成和合成后交联。原位合成指直接在载体上用四种核苷酸合成所需的探针；而合成后交联则是将预先制备好的探针利用手工或自动点样装置定位在经特殊处理的载体上。原位合成适用于寡核苷酸；合成后交联多用于大片段 DNA，有时也用于寡核苷酸或 mRNA。

1. ***原位合成法*** 代表性的是由美国 Affymetrix 公司开发原位光刻合成寡聚核苷酸原位

光刻合成技术。采用的技术原理是在合成碱基单体的5′羟基末端连上一个光敏保护基，利用光照射使羟基端脱保护，然后逐个将5′端保护的核苷酸单体连接上去，这个过程反复进行直至合成完毕。此方法的优点是合成循环中探针数目呈指数增长，由此可生产出 $10^6/cm^2$ 高密度的阵列。合成48（65536）个探针的8聚体寡核苷酸序列仅需32步操作，8小时内完成。

2. 合成后交联法 直接点样将合成好的探针、cDNA或基因组DNA通过人工或特定的高速点样仪直接点在载体上。点样仪为一套计算机控制的三维移动装置，包括多个打印/喷印针的打印/喷印头，一个减震底座，上面可放内盛探针的多孔板和多个载体。根据需要还可以有温度和湿度控制装置、针头洗涤装置等。打印/喷印针将探针从多孔板取出直接打印或喷印于载体上。

（二）样品的制备

待分析样品的制备是基因芯片实验流程的一个重要环节，探针在与芯片靶基因结合杂交之前必须进行分离、扩增及标记。标记方法根据样品来源、芯片类型和研究目的的不同而有所差异。通常是在待测样品的PCR扩增、反转录或体外转录过程中实现对探针的标记。对于检测细胞内mRNA表达水平的芯片，一般需要从细胞和组织中提取RNA，进行反转录，并加入偶联有标记物的dNTPs，从而完成对探针的标记过程。高密度芯片的分析一般采用荧光素标记探针，通过适当内参的设置及对荧光信号强度的标化可对细胞内mRNA的表达进行定量检测。近年来运用的多色荧光标记技术可更直观地比较不同来源样品的基因表达差异，即把不同来源的探针用不同激发波长的荧光素标记，并使它们同时与基因芯片杂交，通过比较芯片上不同波长荧光的分布图获得不同样品间差异表达基因的图谱，常用的双色荧光试剂有Cy3-dNTPs和Cy5-dNTPs。对多态性和突变检测型基因芯片采用多色荧光技术可大大提高芯片的准确性和检测范围，例如用不同的荧光素分别标记靶序列及单碱基错配的参考序列，使它们同时与芯片杂交，通过不同荧光强弱的比较得出靶序列中碱基错配的信息。

（三）杂交反应

该反应是指被标记的样品与芯片上靶基因进行杂交，产生检测信号的过程。基因芯片与探针的杂交过程与一般的分子杂交过程基本相同，杂交反应的条件要根据靶基因或探针的长度、标记元素种类及芯片的类型来优化。如果用于检测基因表达，所需的杂交时间较长，样品浓度相对高，而杂交温度偏低，有利于增加检测的特异性和低拷贝基因检测的灵敏度；进行多态性分析及基因测序或突变检测时，每个核苷酸或突变位点都必须显现出来，严谨的杂交温度和时间控制尤为重要。合适的杂交条件可使生物分子间的反应处于最佳状态，增强其检测的灵敏度，减少错配率，提高信噪比。

（四）信号检测和结果分析

芯片经杂交反应后，各反应点形成强弱不同的光信号图像，用芯片扫描仪和相关软件加以分析，即可获得有关的信息。如果是用同位素标记靶基因，其后的信号检测采用放射自显影；若用荧光标记，则需要荧光扫描及分析系统来进行分析。图像的分析可用落射荧光显微镜（epifluorescence microscope）、电荷偶联装置照相机（charge-coupled device camera）、共聚焦激光扫描仪（confocal laser scanner）等进行。目前应用较多的是美国General/Scanning公司开发的基因芯片专用检测系统（Scan Array 3000、4000、5000），采用激光共聚焦扫描原理进行荧光信号采集，由计算机处理荧光信号，并对每个点的荧光强度数字化后进行分析。

二、基因芯片应用于肿瘤的研究

（一）肿瘤基因突变及多态性检测

检测基因突变多态性的常规方法有 PCR 后测序、异源双链分析（HDA）、变性高效液相色谱（DHPLC）等。但这些方法由于自身的缺点不能满足大规模自动化的要求。而基因芯片方法可弥补这些不足。同时，寡核苷酸微阵列检测突变的准确率、敏感性等方面也具有一定优势。

（二）基因芯片用于寻找肿瘤相关基因

基因芯片应用于基因表达水平检测的优势在于它可同时自动快速检测待测材料中成千上万个不同基因的表达情况。用 cDNA 微阵列技术通过比较组织细胞基因的表达谱差异，可以发现新的可能的致病基因或疾病相关基因。目前这一方法在肿瘤研究中被广泛应用。

（三）基因芯片用于肿瘤诊断的研究

从正常人的基因组中分离出 DNA 并与 DNA 芯片进行杂交，获得标准图谱。从受检者基因组中分离 DNA 并进行芯片杂交就可得到病变图谱。通过对两种图谱的比较、分析，就可以得出病变的 DNA 信息。它不仅可以准确地确定患者的突变位点和突变类型，更主要的是它的快速高效是目前直接测序法所无法比拟的。通过基因芯片技术对成千上万个基因进行检测，得到代表着每个个体特性的多基因表达谱，从中筛选出可以预示着不同预后和治疗效果的特征性标志基因，并应用于不同肿瘤细胞和标本的研究中，以此来指导个体化的临床治疗。近年来，各国的研究者在此方面进行了大量的实验研究。使基因芯片在个体化治疗方面的作用，展现了光明的应用前景。

（四）用于有效药物的筛选和药物治疗效果的评价

基因芯片不仅可比较正常及肿瘤组织基因表达谱的差异而用于病因学研究，而且还可用于比较经药物处理前后组织细胞基因表达的变化情况，有助于有效药物的筛选和药物治疗效果的评价。首先，经药物处理后表达明显改变的基因往往与发病过程及药物作用途径密切相关，很可能是药物作用的靶点或后发事件，可作为进一步药物筛选的靶标或对已有的靶标进行效果验证；其次，药物处理后细胞基因表达的改变对药物作用机理的研究有一定的提示作用；最后，观察药物处理后细胞基因表达谱的改变可使研究者对药物的毒性及代谢特点等有一大致估计。NCI（美国国立癌症研究所）在癌症治疗发展计划中应用基因芯片分析了65 000种以上化合物对 60 个肿瘤细胞系的作用后的基因表达谱，所得数据为癌症药物的开发和研究提供了很有价值的参考作用。在此基础上，肿瘤生物学家利用基因芯片评估药物对肿瘤治疗的可行性（Scherf，Ross，et al. 2000）。

（五）基因芯片用于基因功能的研究

众所周知，人类基因组中只有大约 3%的序列表达。直接通过测序等手段来了解功能基因的情况相当费时、费力，而用功能基因转录出来的 mRNA 与 cDNA 芯片杂交来研究功能基因，其效率可大大提高。肿瘤是一个多基因疾病，癌基因的激活和抑癌基因的失活是关键，但其致癌机制还不十分清楚。利用基因芯片研究目标基因激活后靶基因表达谱的改变，不仅有助于阐明肿瘤的发病机制，还有助于了解肿瘤相关基因的功能。

第六节　聚合酶链式反应（PCR）

聚合酶链式反应（polymerase chain reaction，PCR）是 20 世纪 80 年代 K. Mullis 等创

建的一种选择性体外扩增DNA片断技术。它是在体外利用DNA聚合酶针对目的基因设计的一对寡核苷酸引物，以目的基因为模板进行的DNA合成反应。它包括三个基本步骤：(1) 变性(denature)：目的双链DNA片段在95℃下解链；(2) 退火(anneal)：两种寡核苷酸引物在适当温度(50℃左右)下与模板上的目的序列通过氢键配对；(3) 延伸(extension)：在Taq DNA聚合酶合成DNA的最适温度下，以目的DNA为模板进行合成。由这三个基本步骤组成一轮循环，理论上每一轮循环将使目的DNA扩增一倍，这些经合成产生的DNA又可作为下一轮循环的模板，所以经几轮循环就可获得大量扩增目的DNA产物(彩图17-8)。在过去的几十年中PCR技术不断发展，出现多种PCR衍生技术，如原位PCR、反转录PCR、重组PCR等，广泛应用于分子生物学的各个领域。

一、PCR反应体系

(一) 寡核苷酸引物

引物：PCR反应产物的特异性由一对上下游引物所决定。引物的好坏往往是PCR成败的关键。引物设计和选择目的DNA序列区域时可遵循下列原则：(1) 引物长度约为18～24bp，太短会降低退火温度影响引物与模板配对，从而使非特异性增高，太长则比较浪费，且难以合成；(2) 引物中G+C含量通常为40%～60%，可按下式粗略估计引物的解链温度 $Tm=4(G+C)+2(A+T)$；(3) 四种碱基应随机分布，在3′端不存在连续3个以上的G或C；(4) 引物3′端最好与目的序列阅读框架中密码子第一或第二位核苷酸对应，以减少由于密码子摆动产生的不配对；(5) 在引物内，尤其在3′端应不存在二级结构。两引物之间尤其在3′端不能互补，以防出现引物二聚体，减少产量；(6) 引物5′端对扩增特异性影响不大，可在引物设计时加上限制酶位点、核糖体结合位点、起始密码子、缺失或插入突变位点以及标记生物素、荧光素、地高辛等。

一般PCR反应中的引物终浓度为0.2～1.0μmol/L。引物过多会产生错误引导或产生引物二聚体，过低则降低产量。

(二) 4种三磷酸脱氧核苷酸(dNTPs)

dNTPs应用NaOH将pH调至7.0，一般反应中每种dNTP的终浓度为20～200μmol/L。理论上4种dNTPs各20μmol/L，足以在100μl反应中合成2.6μg的DNA。当dNTPs终浓度大于50mmol/L时可抑制Taq DNA聚合酶的活性。4种dNTPs的浓度应该相等，以减少合成中由于某种dNTP的不足出现的错误掺入。

(三) 缓冲液与 Mg^{2+}

反应缓冲液一般含10～50mmol/L Tris-Cl、50mmol/L KCl和适当浓度的 Mg^{2+}。Tris-Cl在20℃时pH为8.3～8.8，但在实际PCR反应中，pH为6.8～7.8。50mmol/L的KCl有利于引物的退火。Mg^{2+} 浓度对Taq DNA聚合酶影响很大，它可影响酶的活性和真实性，影响引物退火和解链温度，影响产物的特异性以及引物二聚体的形成等。通常 Mg^{2+} 浓度范围为0.5～2mmol/L。对于一种新的PCR反应，可以用0.1～5mmol/L的递增浓度的 Mg^{2+} 进行预实验，选出最适浓度。

(四) 模板

PCR反应必须以DNA为模板进行扩增，模板DNA可以是单链分子，也可以是双链分子，可以是线状分子，也可以是环状分子。就模板DNA而言，影响PCR的主要因素是模板的数量和纯度。一般反应中的模板数量为 10^2～10^5 个拷贝，对于单拷贝基因，需要0.1μg的人基因组DNA、10ng的酵母DNA、1ng的大肠杆菌DNA；扩增多拷贝序列时，用量更少。灵敏的 PCR 可从一个细胞、一根头发、一个孢子或一个精子提取的 DNA 中分析目的序列。模板量过多则可能增加非特异性产物。

（五）DNA 聚合酶

一般 Taq DNA 聚合酶活性半衰期为 92.5℃ 130min，95℃ 40min，97℃ 5min。现在许多新的耐热 DNA 聚合酶被发现，这些酶在高温下的活性可维持更久。Taq DNA 聚合酶的一个弱点是具有很高的错配率，一般 PCR 中错配率为 2×10^{-4} 核苷酸/每轮循环，在利用 PCR 克隆和进行序列分析时，一般选用保真度较高的聚合酶。目前实验室常用的耐热 DNA 聚合酶有许多种，各种耐热 DNA 聚合酶均具有 5′→3′聚合酶活性，但不一定具有 3′→5′和 5′→3′的外切酶活性。3′→5′外切酶活性可以消除错配，切平末端；5′→3′外切酶活性可以消除合成障碍。由于上述这些不同，可以将耐热 DNA 聚合酶分为三类：

1. 普通耐热 DNA 聚合酶

（1）Taq DNA 聚合酶　来自嗜热古细菌的嗜热水生菌（thermus aquaticus），Taq DNA 聚合酶分子量大小为 94kDa，为单分子酶，在 75℃ 活性最强。Taq DNA 聚合酶是发现的耐热 DNA 聚合酶中活性最高的一种，达 200 000U/mg，而且具有良好的热稳定性，在 PCR 循环的高温条件下仍能保持较高的活性。在 92.5℃、95℃、97.5℃时，PCR 混合物中的 Taq DNA 聚合酶分别经 130min、40min 和 5～6min 后，仍可保持 50%的活性。Taq DNA 聚合酶还具有反转录活性，其作用于类似反转录酶。此活性温度一般为 65～68℃，有 Mn^{2+} 存在时，其反转录活性更高。Taq DNA 聚合酶具有 5′→3′聚合酶活性和 5′→3′外切酶活性，而无 3′→5′外切酶活性，因而，在 PCR 反应中如发生某些碱基的错配，该酶是没有校正功能。Taq DNA 聚合酶还具有非模板依赖性活性，可将 PCR 双链产物的每一条链 3′加入单核苷酸尾，故可使 PCR 产物具有 3′突出的单 A 核苷酸尾；另一方面，在仅有 dTTP 存在时，它可将平端的质粒的 3′端加入单 T 核苷酸尾，产生 3′端突出的单 T 核苷酸尾。应用这一特性，可实现 PCR 产物的 T-A 克隆法。

（2）Tth DNA 聚合酶　Tth DNA 聚合酶来自嗜热热细菌（thermus thermophilus）HB8。Tth DNA 聚合酶分子量为 94kDa，在 74℃ 进行扩增，在 95℃ 的半衰期为 20min。在 Mg^{2+} 存在下可以 DNA 为模板合成 DNA，而在 Mn^{2+} 存在下可以 RNA 为模板合成 cDNA。因此可在高温下做 RT-PCR、反转录和引物延伸（primer extension）反应，避免 RNA 反转录过程中形成的二级结构。

2. 高保真 DNA 聚合酶

（1）Pfu DNA 聚合酶　Pfu DNA 聚合酶来自激烈热球菌（pyrococcus fariosus），具有理想的扩增保真度，具有极高的热稳定性，它不具有 5′→3′外切酶活性，但具有 3′→5′外切酶活性，可校正 PCR 扩增过程中产生的错误，使产物的碱基错配率极低。PCR 产物为平端，无 3′端突出的单 A 核苷酸，是目前使用最广泛的具有 3′→5′ 外切活性的 PCR 酶。

（2）Vent DNA 聚合酶　Vent DNA 聚合酶是从由火山口分离的嗜热球菌（thermococcus litoralis）中分离的第一个具有 3′→5′ 外切活性的高温 DNA 聚合酶，不具有 5′→3′外切酶活性。酶分子为 85kDa，具有更长的半衰期，在 100℃（使用 $MgSO_4$）时，其半衰期为 1.8 小时。

（3）Pwo DNA 聚合酶　Pwo DNA 聚合酶来自 pyrococcus woesei，大小为 90kDa。在 100℃ 的半衰期大于 2 小时，出错率低。是使用较多的具有 3′→5′ 外切活性的且具有高保真度的 PCR 酶。

（六）PCR 体系的其他辅助成分

PCR 增强剂：PCR 增强剂能够促进各种耐热 DNA 聚合酶对许多复杂结构的 DNA 模板

（如高 GC 含量）的有效扩增，增加 PCR 反应的灵敏度和特异性。其原理是通过提高 DNA 聚合酶的热稳定性，降低模板 DNA 的二级结构等机制提高目的片段的产量。常见的 PCR 增强剂有：二甲基亚砜（DMSO）、甘油、甲酰胺、硫酸铵、BSA 等。

（1）DMSO　改善 GC 含量高的 DNA 的变性情况，使聚合酶更容易在二级结构处延伸，但是当浓度高（大于 10%）时会降低保真性。

（2）甘油　提高产量，增加酶的稳定性，含量（5%～20%）。

（3）甲酰胺　促进某些“引物-模板”退火，降低带有二级结构的 DNA 的变性温度，含量（1.25%～10%）。

（4）硫酸铵　增加反应体系的离子强度，改变 DNA 的变性及退火温度，调节酶活。

（5）Taq DNA 聚合酶抑制剂　Taq Antibody 是 Hot Start PCR 用抗 Taq 抗体，其与 Taq 酶结合后抑制 DNA 聚合酶活性。在反应体系中加入 Taq Antibody 进行 PCR 扩增时，高温变性前抗 Taq 抗体与 Taq 酶结合抑制 DNA 聚合酶活性，能够在低温条件下有效抑制引物的非特异性退火及引物二聚体引起的非特异性扩增。抗 Taq 抗体在 PCR 反应最初的 DNA 变性步骤中变性，DNA 聚合酶活性恢复，达到 Hot Start PCR 效果。

另外，反应液可加入 5mmol/L 的二硫苏糖醇（DDT）或 100μg/ml 的牛血清白蛋白（BSA），它们可稳定酶活性，另外加入 T4 噬菌体的基因 32 蛋白（gp32）则对扩增较长的 DNA 片段有利。

二、PCR 反应参数

1. **变性**　在第一轮循环前，在 94℃下变性 5～10min 非常重要，它可使模板 DNA 完全解链，然后加入 Taq DNA 聚合酶（hot start），这样可减少聚合酶在低温下仍有活性从而延伸非特异性配对的引物与模板复合物所造成的错误。变性不完全往往使 PCR 失败，因为未变性完全的 DNA 双链会很快复性，减少 DNA 产量。一般变性温度与时间为 94℃ 0.5～1min。对于富含 GC 的序列，可适当提高变性温度。但变性温度过高或时间过长都会导致酶活性的损失。

2. **退火**　引物退火的温度和所需时间的长短取决于引物的碱基组成，引物的长度、引物与模板的配对程度以及引物的浓度。实际使用的退火温度比扩增引物的 Tm 值约低 5℃。一般当引物中 GC 含量高，长度长并与模板完全配对时，应提高退火温度。退火温度越高，所得产物的特异性越高。退火一般仅需数秒即可完成，反应中所需时间主要是为使整个反应体系达到合适的温度。通常退火温度和时间为 50～60℃，30 秒。

3. **延伸**　延伸反应通常为 72℃，接近于 Taq DNA 聚合酶的最适反应温度 75℃。实际上，Taq DNA 聚合酶每分钟约可合成 2kb 长的 DNA。延伸时间过长会导致产物非特异性增加。一般在扩增反应完成后，都需要一步较长时间（5～100min）的延伸反应，以获得尽可能完整的产物。

4. **循环次数**　当其他参数确定之后，循环次数主要取决于 DNA 浓度。一般而言 25～30 轮循环已经足够。循环次数过多，会使 PCR 产物中非特异性产物大量增加。

三、聚合酶链反应衍生技术

聚合酶链反应（PCR）技术自 1985 年发明以来，因其高度灵敏性和良好的特异性受到了人们的高度重视，各种各样以 PCR 为基础的 DNA 序列的扩增和检测方法得到了迅猛发展，几乎已应用于基础研究的各个领域。各种衍生技术如反转录 PCR（RT－PCR）、多重

PCR、巢式 PCR、PCR 单链构象多态性（PCR-SSCP）、限制性片段长度多态性（RFLP）、随机扩增的多态性 DNA 技术（RAPD）和重复序列 PCR 技术（Rep-PCR）、荧光定量 PCR 等。

1. RT-PCR　RT-PCR 是将 RNA 的反转录（RT）和 cDNA 的聚合酶链式扩增（PCR）相结合的技术。首先经反转录酶的作用从 RNA 合成 cDNA，再以 cDNA 为模板，扩增合成目的片段。RT-PCR 技术灵敏而且用途广泛，可用于检测细胞中基因表达水平，细胞中 RNA 病毒的含量和直接克隆特定基因的 cDNA 序列。作为模板的 RNA 可以是总 RNA、mRNA 或体外转录的 RNA 产物。

用于反转录的引物可视实验的具体情况选择随机引物、Oligo dT 及基因特异性引物中的一种。对于短的不具有发卡结构的真核细胞 mRNA，三种都可。

表 17-2　RT-PCR 引物的选择

随机引物	适用于长的或具有发卡结构的 RNA。适用于 rRNA、mRNA、tRNA 等所有 RNA 的反转录反应。主要用于单一模板的 RT-PCR 反应。
Oligo dT	适用于具有 PolyA 尾巴的 RNA（原核生物的 RNA、真核生物的 Oligo dT rRNA 和 tRNA 不具有 PolyA 尾巴）。由于 Oligo dT 要结合到 PolyA 尾巴上，所以对 RNA 样品的质量要求较高，即使有少量降解也会使全长 cDNA 合成量大大减少。
基因特异性引物	与模板序列互补的引物，适用于目的序列已知的情况。

2. **锚定 PCR**　标准的 PCR 反应时所用的引物都是根据靶序列两侧末端已知的 DNA 片段设计的，当所要扩增的靶序列两侧末端的 DNA 片段为未知序列时，可用锚定 PCR 方法扩增靶序列。如需要扩增某一末端序列未知的基因时，可以先用 DNA 末端转移酶在 DNA3′ 端加上 poly（dG）尾，再用与 poly（dG）尾互补的锚定引物 poly（dC）以及该基因另一侧特异的引物配对进行 PCR 扩增反应，就可以扩增出序列未知或未全知的核酸片段。

3. **多重等位基因特异性 PCR**　聚合酶链反应是在 DNA 聚合酶的作用下，按碱基配对的原则，催化 PCR 反应体系中游离的单核苷酸（dNTPs）按 5′→3′ 的方向，从引物起始合成与模板 DNA 互补的半保留复制链，但当引物的 3′端含有与模板不配对的碱基时就不能进行这种延伸反应。根据这一原理，等位基因特异性 PCR 反应设计一组等位基因特异性引物，这种特异性引物的 3′ 端分别与突变基因和正常基因配对，通过适当的组合组成一个多重等位基因特异性 PCR 体系，通过一次 PCR 反应就可检测到一组不同的突变类型。

4. **嵌套式 PCR**　嵌套式 PCR 是使用两对引物，进行两次 PCR 反应，能够极大地增加 PCR 扩增反应的敏感性和特异性。嵌套式 PCR 第二次反应的引物（内引物）位于第一次 PCR 扩增区域内。典型的嵌套式 PCR 扩增方法是用一对外引物进行第一次 PCR 扩增后，将第一次 PCR 扩增产物转移至第二次 PCR 反应管内，使用一对内引物进行第二次 PCR 扩增反应，最后用凝胶电泳鉴定扩增产物。另外，也可以使用一个内引物和一个来自于第一次 PCR 的外引物进行第二次 PCR 扩增反应（半嵌套式 PCR，hemi-nested PCR），同样也可以提高 PCR 反应的敏感性和特异性。嵌套式 PCR 可用于扩增极微量的 DNA 样品。

5. **不对称 PCR**　不对称 PCR（asymmetric PCR）是用不等量的一对引物，PCR 扩增后产生大量的单链 DNA（ssDNA）。这对引物分别称为非限制引物与限制性引物，其比例一般为 50～100∶1. 在 PCR 反应的最初 10～15 个循环中，其扩增产物主要是双链，但当限制性（低浓度）引物消耗完后，非限制性（高浓度）引物引导的 PCR 就会产生大量的单链 DNA。

6. **免疫 PCR** 免疫 PCR（immuno polymerase chain reaction）是 1992 年 Sano 等建立的一种检测微量抗原的高灵敏度技术。该技术把抗原抗体反应的高特异性和聚合酶链反应的高敏感性有机结合在一起，它的基本原理是用一段已知 DNA 分子标记抗体作为探针，用此探针与待测抗原反应，用 PCR 扩增粘附在抗原抗体复合物上的这段 DNA 分子，电泳定性，根据特异性 PCR 产物的有无，来判断待测抗原是否存在。目前，国内外报道的免疫 PCR 的敏感性一般比现行的 ELISA 法高 10^2～10^5倍。由于 PCR 产物在抗原量未达到饱和前与抗原抗体复合物的量成正比，因此免疫 PCR 还可用于抗原的半定量试验。

7. **原位 PCR 技术** 原位 PCR 就是在组织细胞里进行 PCR 反应，它结合了具有细胞定位能力的原位杂交和高度特异敏感的 PCR 技术的优点，是细胞学科研与临床诊断领域里的一项有较大潜力的新技术。它是 Hasse 等于 1990 年建立的，采用新鲜组织、石蜡包埋组织、脱落细胞、血细胞等为标本。其基本方法为：①固定组织或细胞：将组织细胞固定于预先用四氟乙烯包被的玻片上，并用多聚甲醛处理，再灭活除去细胞内源性过氧化物酶；②蛋白酶 K 消化处理：用 60μg/ml 的蛋白酶 K 将固定好的组织细胞片 55℃消化处理 2h 后，96℃ 2min 以灭活蛋白酶 K；③PCR 扩增：在组织细胞片上，加 PCR 反应液，覆盖并加液体石蜡后，直接放在扩增仪的金属板上，进行 PCR 循环扩增，有的基因扩增仪带有专门用于原位 PCR 的装置；④杂交：PCR 扩增结束后，用标记的寡核苷酸探针进行原位杂交；⑤显微镜观察结果。

8. **标记 PCR 和彩色 PCR** 标记 PCR（labelled primers PCR，LP－PCR）是利用同位素或荧光素对 PCR 引物的 5′端进行标记，用来检测靶基因是否存在。彩色 PCR（color complementation assay PCR，CCA－PCR），是 LP－PCR 的一种。它用不同颜色的荧光染料标记引物的 5′端，扩增后的靶基因序列分别带有引物 5′的染料，因而可根据不同荧光的颜色来确定靶序列是否存在。

9. **反向 PCR** 反向 PCR（reverse PCR）是用反向的互补引物来扩增两引物以外的未知序列的片段，而常规 PCR 扩增的是已知序列的两引物之间 DNA 片段。实验时选择已知序列内部没有切点的限制性内切酶对该段 DNA 进行酶切，然后用连接酶使带有黏性末端的靶序列环化连接，再用一对反向的引物进行 PCR，其扩增产物将含有两引物外未知序列，从而对未知序列进行分析研究。

四、PCR 技术应用

（一）突变基因检测

基因突变（gene mutation）是遗传病和肿瘤发生的根本原因，检测与遗传病及恶性肿瘤发生有关的突变基因（mutant gene）是分子生物学、医学遗传学及肿瘤学研究的热点，对阐明遗传病和肿瘤发生的分子生物学基础及其诊断具有重要指导意义，PCR 技术的出现及近年来以 PCR 技术为基础，结合传统技术的突变基因分析方法为人们提供了许多快速、简便、准确的基因分析途径。

1. **用 PCR 直接检测缺失** 当基因内缺失时，可用已知的该基因 DNA 序列在缺失片段的两侧设计一对引物，然后进行 PCR，对其产物行琼脂糖凝胶电泳，溴化乙啶染色，紫外检测仪下检测有无特异性的扩增产物，即可非常容易地判断待检样本中有无 DNA 片段的缺失。

2. **单个碱量置换的 PCR 直接检出** 对 PCR 产物进行的直接序列分析来检测目的基因是否存在突变。

（二）突变基因快速筛查

上述方法用于直接检出突变部位，前提是突变的性质和部位已经清楚，但在许多情况下，基因突变的位点不固定，而且性质亦不是非常清楚，因此就需要用一些快速、简便的筛查方法以确定有无基因突变。

1. PCR-单链构象多态性（PCR-single-strand conformation polymorphism，SSCP） PCR-SSCP是一种分析突变基因的方法，其原理是基于序列不同的单链DNA空间构象亦有所不同，当其在非变性聚丙烯酰胺凝胶中进行电泳时，其电泳迁频率也有所差异，从而据以判断有无突变存在。对于一段DNA来说，其单链具有特定的空间构象，这种空间构象的形成与该段DNA的碱基序列有关，当发生突变时，空间构象亦随之改变，因而在中性聚丙烯酰胺凝胶电泳时的迁效率有所不同。

2. 变性梯度胶（denaturing gel gradient electrophoresis，DGGE）及温度梯度凝胶电泳（temperature gradient gel electrophoresis，TGGE）检测基因突变　DGGE及TGGE方法是基于相同的原理而设计的突变检测方法，它们均是根据DNA的解链特性而设计。对于一定序列组成的DNA片段来说，它具有恒定的解链温度（Tm），但若其序列发生改变时，Tm值亦发生改变，在含有变性因素（变性剂，高温）的凝胶中进行电泳，当其双链解开形成分叉时，电泳迁移的速度就会改变，因此可采用变性梯度凝胶电泳及温度梯度凝胶电泳将其区分。

（三）mRNA差异PCR技术（mRNA differential display PCR，DD-PCR）

生物界的丰富多彩很大程度上取决于基因的选择性表达。高等生物的细胞内约含有几万个不同的基因，而在某个特定的细胞中，只有小部分表达。而且在不同的细胞中，选择性表达的基因是不同的。和细胞的正常生理一样，一些病理的反应如肿瘤等也是由基因表达的改变引起的。所以，这种基因的选择性表达，是细胞生物学要研究的核心问题之一。哈佛大学医学院的Liang P. 等发明的mRNA差别显示即DD法（differential display of mRNA by PCR）（Liang and Pandee，1922）是一种新的研究基因差异表达工具。主要程序是将细胞内的mRNA反转录成cDNA，后经PCR随机扩增，通过在测序凝胶上电泳条带的比较筛选出不同的表达的基因，并回收这些DNA片段，经扩增后制成探针，在cDNA或基因组DNA库中扫描找到相关基因。原则上如果选用不同的引物组合，这个方法可以检测到细胞中约15 000种不同基因的表达情况，这就给出了一个类似于蛋白双向电泳的指纹图谱，基因表达的不同马上就可以知道，并因此分离到该基因。

（刘芝华　李　义）

参考文献

1. 董兆文. 基因芯片技术及其应用. 中国计划生育学杂志，2001，6：375-377.
2. 何克健. 流式细胞技术与流式细胞仪. 医疗装备，2000，13：6-8.
3. 姜泊. 细胞凋亡基础与临床. 北京：人民军医出版社. 1999，166.
4. 赖铭裕. 基因芯片及其在肿瘤研究中的应用. 医学综述，2009，15：1960-1962.
5. 黎红. 一种既能防脱片又能提高ER、PR阳性率的免疫组化检测方法. 实用医技杂志，2006，13（9）：1471-1473.
6. 李自青，王军. 基因芯片技术在肿瘤研究中的应用. 实用医学杂志，2008，15：886-888.
7. 刘德培，查锡良，药立波. 医学分子生物学. 北京：人民卫生出版社. 2006.
8. 马万山，刘小信. 基因芯片技术在肿瘤检测中的应用. 齐鲁医学检验，2000，11：5-6.

9. 欧盛敬，苏建家，李瑗．基因芯片技术在肿瘤研究中的应用．医学综述，2002，8：315-317.
10. 齐力，孟兴凯．基因芯片在肿瘤个体化治疗中的应用进展．临床军医杂志，2008，36：283-285.
11. 齐新永．免疫组化非特异性背景着色因素及其消除措施．动物医学进展，2006，12.
12. 宋平根．流式细胞术的原理和应用．北京：北京师范大学出版社，1992，1.
13. 孙恒文，胡义德．基因芯片技术在肿瘤研究中的进展．中华肿瘤防治杂志，2006，13：635-638.
14. 谭晓华，张亚历，姜泊，等．PI 染色流式细胞仪检测细胞凋亡的影响因素．第一军医大学学报，2000，20：344.
15. 王波，陈梅红．反义技术研究进展．中国生物工程杂志，2004，24：43-47.
16. 王建中．临床流式细胞分析．上海：上海科学技术出版社，2005，8.
17. 王文勇，邓南生，张志培，赵一岭，马福成．用细胞爬片和石蜡切片对 HCV 核心蛋白进行免疫组化染色的比较．细胞与分子免疫学杂志，2005，21：392-397.
18. 许德晖，黄辰，刘利英，宋土生．高效 siRNA 设计的研究进展．遗传，2006，28：1457-1461.
19. 许力，吴珊，杨清海，施云，王小亚．免疫组化技术（一）．诊断病理学杂志，2009，16：158；2009，16：238；2009，16：318；2009，16：400；2009，16：479；2010，17：79；2010，17：160；2010，17：241.
20. 赵雨杰，孙啸，何跃农，鲁祖宏．基因芯片在医学中的应用．临床检验杂志，2000，18：373-375.
21. 张德勇，周继勇，陈吉刚．反义核酸技术的研究进展，中国预防兽医学报，2002，24：158-161.
22. 张忠民，陈建庭，金大地．基因芯片原理概述．现代医院，2002，2：3-4.
23. 左连富．流式细胞术与生物医学．沈阳：辽宁科学技术出版社，1996，8.
24. Fire A，et al. Potent and specific genetic interference by double-stranded RNA in Caenorhabditis elegans. Nature，1998，391（6669）：806-811.
25. Gress TM，F Muller-Pillasch，et al. A pancreatic cancer-specific expression profile. Oncogene，1996，13：1819-1830.
26. Lee RC，R L Feinbaum，V Ambros，The C. Elegans heterochronic gene lin-4 encodes small RNAs with antisense complementarity to lin-14. Cell，1993，75：843-854.
27. Liang P，A B Pardee. Differential display of eukaryotic messenger RNA by means of the polymerase chain reaction. Science，1992，257（5072）：967-971.
28. Lu Y，et al. A single anti-microRNA antisense oligodeoxyribonucleotide（AMO）targeting multiple microRNAs offers an improved approach for microRNA interference. Nucleic Acids Res，2009，37：p. e24.
29. Ochman H，A S Gerber，D L Hartl. Genetic applications of an inverse polymerase chain reaction. Genetics，1988，120：621-623.
30. Orita M，et al. Detection of polymorphisms of human DNA by gel electrophoresis as single-strand conformation polymorphisms. Proc Natl Acad Sci U S A，1989，86：2766-2770.
31. Sano T，C L Smith，C R Cantor. Immuno-PCR：very sensitive antigen detection by means of specific antibody-DNA conjugates. Science，1992. 258（5079）：120-122.
32. Scherf U，D T Ross，et al. A gene expression database for the molecular pharmacology of cancer. Nat Genet，2000，24（3）：236-244.
33. Shapiro HM. Practical Flow Cytometry. 2nd ed. New York：Wiley -Liss Inc.，1988，20.
34. Weiler J，Hunziker J，Hall J. Anti-miRNA oligonucleotides（AMOs）：ammunition to target miRNAs implicated in human disease? Gene Therapy，2006，13，496-502.
35. Wen WH，L Bernstein，et al. Comparison of TP53 mutations identified by oligonucleotide microarray and conventional DNA sequence analysis. Cancer Res，2000. 60：2716-2722.
36. Xu DH，C Huang，et al. New progress of the highly efficient siRNA design. Yi Chuan，2006，28：1457-1461.

第 18 章 妇科恶性肿瘤疗效及生存率统计和有关统计学的问题

第一节 妇科恶性肿瘤疗效

进行肿瘤疗效评价是因为：（1）客观肿瘤疗效是试验药物或治疗方案或新技术的预期目的，其结果是决定该药物、治疗方案或新技术是否值得进一步研究和推广或可否取代旧技术的依据。（2）在许多临床试验中，对于某一病种的病人是否获益是该试验的预期目的，这些临床试验常常需要随机对照或历史对照；故预期客观肿瘤疗效常用临床获益的其他方法代替最终研究目的（end points），如到死亡时间（time to death、TTD）、到进展时间（time to progression、TTP）、生存（survival）、无进展生存（progression-free survival、PFS）和包括生存质量（quality of life）的症状控制等。（3）肿瘤疗效是临床医生观察、病人继续治疗和研究项目是否继续进行的依据：临床需要对所得的结果进行评价，需要对不同治疗单位、治疗方案的治疗结果进行比较，需要据此对病人预后进行估计。

常用肿瘤疗效评价标准有：

一、总生存期（overall survival，OS）

OS 指从随机化分组（或治疗开始）至因任何原因引起死亡的时间。任何针对肿瘤患者所进行的治疗，其最终目的都是延长患者的生存期。OS 被认为是肿瘤临床试验中最佳的疗效终点指标，成为肿瘤治疗临床受益的金标准。因为该指标精确可靠、容易观察测量且不存在观察偏倚。如果在生存期上有小幅度的提高，可以认为是有意义的临床受益证据。而生存期改善可通过风险-利益分析来评估临床获益。

但 OS 面临的执行和分析困难在于需要对大样本人群进行长期随访，且容易被后续药物（或各种非研究药物）潜在效应和其他因素（如非肿瘤死亡等）干扰对生存期的分析。

二、无病生存期（disease - free survival，DFS）

DFS 指从随机化分组（或治疗开始）至疾病复发或由于疾病进展导致患者死亡的时间。DFS 是手术或放疗后辅助治疗时的最常用的终点指标，也可以在当用化疗出现较高比例的完全应答（CR）时作为一个重要的终点指标。该指标也常作为抗肿瘤药物Ⅲ期临床试验的主要终点。

DFS 的主要优点是与 OS 相比，其病例数和试验时间都会大大减少。主要缺点：（1）不是精确测量，会产生偏倚；（2）其定义在不同的情况下各异。某些情况下，DFS 与 OS 相比，作为终点比较难以记录，因为它要求认真随访，及时发现疾病复发，而且肿瘤患者的死亡原因也很难确定。肿瘤患者常有并发症（如心血管病），这些并发症可能会干扰对 DFS 的判断。并且，肿瘤患者常死于医院外，不能常规进行尸检。

2003 年肿瘤药咨询委员会（oncologic drugs advisory committee，ODAC）一致认为 DFS 延长就代表临床获益，如辅助化疗的获益程度超过其毒性。在将 DFS 作为终点指标评价时，需重点考虑已经有效的标准治疗获益程度大小以及拟定治疗的估计效应大小。

三、客观缓解率（objective response rate，ORR）

ORR 是指肿瘤大小缩小到预先规定值并能维持最低时限的病人的比例。FDA 通常把 ORR 定义为完全缓解（complete response，CR）和部分缓解（partial response，PR）的总和，即“CR+PR”。评价 ORR 的意义在于可以测量药物的抗肿瘤活性、反映瘤体应答的大小、时间以及达到完全应答的百分比，但它仅适用于可测肿瘤。在使用 ORR 作为终点时，往往同时汇报缓解持续时间以及完全缓解率的结果。ORR 最大的优点在于它可以在单组试验中作为终点。ORR 不能直接反映临床收益（生存获益），只能反映少数病人中的抗肿瘤活性。

四、完全缓解（CR）和部分缓解（PR）

肿瘤大小的变化是各种抗癌治疗客观疗效的重要指标。1976 年，Moertelh 和 Hanley 在 Cancer 上发表文章指出，他们请 16 位癌症专家测量 6 对（12 个）人造肿瘤，发现肿瘤大小缩减成一半时，同一个测量者有 7.8 %及不同人之间有 6.8 %的测量差异；如肿瘤大小缩成 25 %时，同一个人有 19%及不同人有 25%的不同测量结果。为此，世界卫生组织（WHO）分别于 1977 年和 1979 年在 Turin 和 Brussel 召开了两次国际会议，归纳出了一个实体瘤双径测量的疗效评估规则，此后修订了一些疗效定义并增加了骨转移的疗效分期，由 Miller 等于 1981 年发表在 Cancer 杂志上，从此该评价标准被世界各国的研究者普遍采用。标准如下表 18－1。

表 18－1　WHO 肿瘤疗效评价标准（以开始治疗后 4 周末和治疗前作比较）

	可测量的肿瘤病变	不可测量的肿瘤病变	骨转移病变
完全缓解（CR：complete response）	所有可测量病灶完全消失，无新病灶出现，维持 4 周以上	所有症状、体征完全消失至少 4 周	X 光片或扫描片中肿瘤完全消失，维持 4 周以上
部分缓解（PR：partial response）	肿瘤病灶的最大直径及其最大的垂直横径的乘积减小 50%或更小，其他病灶无增大，无新病灶出现，维持 4 周以上	估计肿瘤总量减少 50%以上，至少 4 周	骨溶解（lytic lesion）减少、或增生密度（blastic lesion）减少、或有重新钙化的现象，维持 4 周以上
稳定（SD：stable disease）或无变化（NC：no change）	肿瘤病灶的两径乘积缩小不足 50%，或增大未超过 25%，无新病灶出现，维持 4 周以上	至少经 2 周期（6 周）治疗后，病情无明显变化，肿瘤大小估计增大不到 25%，减少不足 50%	X 光片或扫描片并没明显变化，至少 4 周
进展（PD：progressive disease）	肿瘤病灶的两径乘积增大 25%及以上或出现新病灶	出现新病灶或原有病变估计增大超过 25%	X 光片或扫描片有肿瘤增加或有新的转移

但经过 20 余年的实践，发现此标准存在以下问题：① 估价肿瘤大小采用两径的乘积，容易导致疗效评价失真；② 肿瘤病灶有可测量（measurable）、可评价（evaluable）和不可测量但可评价的差别，WHO 标准对此没有给出统一的要求，而将“可评价”和“可测量”的概念混为一谈，使疗效评价出现差异；③ 在初始评价时，可测量的最小病灶的大小亦无明确的规定提出；④ 同一器官或多个器官中有多个病灶时，可测量的病灶数目也没有明确要求；⑤病变进展（PD）的定义在涉及单个病灶还是全部肿瘤（可测量肿瘤病灶的总和）时不明确；⑥测量病灶变化什么方法较为可靠，没有给出具体的建议；⑦沿器官长轴生长为主的食管、胃肠道肿瘤，很难用 WHO 标准评价疗效，尤其是在新辅助化疗应用于这些肿瘤时；⑧某些肿瘤标志物的变化能反映肿瘤病期及疗效，但 WHO 标准对此没有提及；⑨近年发展起来的一些肿瘤治疗手段，例如超声聚焦热疗和介入栓塞化疗的疗效评价，WHO 标准常不适用；⑩新的诊断病变范围的影像学方法，如 CT 和 MRI 及重建技术可以测量病灶的三维直径，使双径不再准确。

因此，多年来造成了对于单个药物、联合化疗方案及各治疗方法各研究组之间疗效评价存在差异而难以比较，往往导致不正确的结论。原因之一是很多肿瘤只有单径可以测量。1994 年，欧洲癌症治疗研究组织（European Organization for Research and Treatment of Cancer，EORTC）、美国 NCI（National Cancer Institute）和加拿大 NCI 在回顾普遍使用的 WHO 疗效评价的基础上，进行了充分的交流和讨论，于 1998 年 10 月在包括学术界、企业、官方当局的会议上取得了一致的意见。在 WHO 疗效评价标准的基础上进行了必要的修改和补充，采用简易精确的单径测量代替传统的双径测量方法，保留了 WHO 标准中的 CP、PR、SD、PD。实体瘤的疗效评价标准（Response Evaluation Criteria in Solid Tumors，RECIST）是 1999 年 James K 等提出的以肿瘤最长径代表面积的一维测量方法，首次在 1999 年美国的 ASCO 会议上介绍，2000 年经 EORTC 和 NCI 修订并得到 FDA 的支持发表了 RECIST1.0 版，作为一种抗癌新药Ⅱ、Ⅲ期临床试验的疗效评价方法，被广泛应用。

近年来由于肿瘤治疗方法和药物不断改进，尤其是大量的非细胞毒性分子靶向药物进入临床试验，对该标准的质疑开始出现。例如：评价肿瘤负荷是否一定需要 10 个靶病灶？对不以客观缓解率为主要研究终点的临床试验，是否需要确认疗效？以生存为终点的临床试验患者是否一定要有可测量的靶病灶？非细胞毒性靶向治疗药物临床试验如何运用 RECIST？如何应用 FDG-PET 和 MRI 等新的影像学技术？如何评估淋巴结？

2009 年，RECIST 修订版首次公布（见附录）。与 RECIST 1.0 版一样，RECIST 修订版也运用基于肿瘤负荷的解剖成像技术进行疗效评估，故被称作 1.1 版。RECIST 1.1 版具有循证性，以文献为基础，采用了 EORTC 实体瘤临床试验数据库中 6500 例患者、18 000 多处靶病灶的检验数据，主要针对靶病灶的数目、疗效确认的必要性及淋巴结的测量等方面作了更新。其评价标准及与 WHO 的区别分别见表 18－2、表 18－3 和表 18－4。

表 18－2　RECIST 肿瘤疗效评价标准

靶病灶评估	
完全缓解（CR）：	所有靶病灶消失，全部病理淋巴结（包括靶结节和非靶结节）短直径必须减少至＜10 mm
部分缓解（PR）：	靶病灶直径之和比基线水平减少至少 30％
疾病进展（PD）：	以整个实验研究过程中所有测量的靶病灶直径之和的最小值为参照，直径和相对增加至少 20％（如果基线测量值最小就以基线值为参照）；除此之外，必须满足直径和的绝对值增加至少 5 mm（出现一个或多个新病灶也视为疾病进展）
疾病稳定（SD）：	靶病灶减小的程度没达到 PR，增加的程度也没达到 PD 水平，介于两者之间，研究时可以直径之和的最小值作为参考
非靶病灶的评估	
完全缓解（CR）：	所有非靶病灶消失，且肿瘤标志物恢复至正常水平。所有淋巴结为非病理尺寸（短径＜10 mm）
非完全缓解/非疾病进展（IR/SD）：	存在一个或多个非靶病灶和/或持续存在肿瘤标志物水平超出正常水平
疾病进展（PD）：	已存在的非靶病灶出现明确进展。

注［1］：出现一个或多个新病灶也被视为疾病进展。注［2］：这部分对非靶病灶肿瘤的缓解标准进行了定义。虽然一些非靶病灶实际可测量，但无需测量，只需在方案规定的时间点进行定性评估即可。

表 18－3　肿瘤总疗效评价

靶病灶	非靶病灶	新病灶	总疗效
CR	CR	无	CR
CR	未达 CR/SD	无	PR
PR	无 PD	无	PR
SD	无 PD	无	SD
PD	任何	有/无	PD
任何	PD	有/无	PD
任何	任何	有	PD

表 18－4　WHO 与 RECIST 疗效评价标准比较

疗效	WHO（两个最大垂直径乘积变化）	RECIST（最长径总和变化）
CR	全部病灶消失维持 4 周	全部病灶消失维持 4 周
PR	缩小 50％维持 4 周	缩小 30％维持 4 周
SD	非 PR/PD	非 PR/PD
PD	增加 25％ 病灶增加前非 CR/PR/SD	增加 20％病灶增加前非 CR/PR/SD

五、无进展生存期（progression-free survival，PFS）和疾病进展时间/到进展时间（time-to-progression，TTP）

PFS 指观察受试者进入试验到第一次发生肿瘤进展或死亡的时间。TTP 指从随机分组

（或治疗开始，或达到 CR、PR）到肿瘤客观进展（或复发）的时间。

PFS 与 TTP 两者类似，唯一不同的在于 PFS 包括死亡，而 TTP 不包括死亡。在这个意义来说，PFS 包括死亡，更能预测和反应临床收益，与 OS 有更好的相关性。因此相比 TTP，PFS 是首选的终点。PFS 反应了肿瘤的增长，而肿瘤的增长在很大程度上是造成肿瘤相关死亡的原因，因此具有一个作为肿瘤试验替代终点很好的特性。PFS 能在得出生存期受益结果之前被评价，无需非要等到出现死亡事件，因此随访时间会大大缩短。相比 OS，PFS 的宽泛度更大，如同样的两组治疗，两组间 PFS 的差异往往会比两组间 OS 的差异更大，只需要更少的事件数来检验出差异来，即需要的病例数大大缩减。PFS 不像 OS 那样容易受非研究药物后续治疗的影响，因为病人往往是在药物治疗无效即疾病出现进展的情况后才开始考虑换药，而对于 PFS 的测量往往是在病人换药之前。但将其正式作为多个不同恶性肿瘤的生存期替代指标仍有一定问题，因为：（1）PFS 的确认对于许多种类的肿瘤比较困难；（2）PFS 的测量也不如 OS 精确，因其测量主要依赖于一些辅助检查，病人在某次辅助检查时发现进展，而很可能在这次辅助检查前早已出现进展了，所以在时间精度方面肯定不如死亡时间那么精确，特别是当辅助检查时间隔的比较长时；（3）常常出现主观偏倚，因为进展与否最终还是由研究者根据辅助检查主观判定的；（4）频繁的辅助检查如放射影像学检查对机体产生一定的不良效应。

不过，无论 PFS 的改善是直接还是间接地代表临床获益，都取决于新治疗与现有有效治疗比较的效应和风险-获益大小。在 PFS 试验设计中需注意详细规定对 PFS 的评估、观察和分析方法，并仔细确定好肿瘤进展的标准，盲法在其整个试验执行过程中非常重要，最好应有一个由影像学家和临床专家组成的独立评估小组进行。缺失值可使得 PFS 分析变得复杂，因此方案应就每名受试者确定好足够的评价方式，统计分析计划应详细说明主要分析（primary analysis）和一个或更多的敏感分析（sensitivity analysises）来评价结果的可靠性。FDA 建议如果之前没有缺失评价且经审核末次影像学评价确定没有肿瘤进展，那么进展时间应确定为所观察到出现任何方面进展的最初时间。

当多数的死亡事件与肿瘤无关时，TTP 则是一个可被接受的终点指标。使用 TTP 的潜在优点包括：与使用生存期终点相比，其所需的样本量比较少，且随访时间比较短。另外，如果存在交叉疗效，那么 TTP 的差异不会被第二种治疗所掩盖。通过将影像学检查所观察到的改变，并与延迟新症状的出现或延迟症状恶化这些情况联系起来分析，对于提高该终点的评价很有意义。使用 TTP 作为抗肿瘤试验的终点还存在很多困难。首先，多数试验并不是盲法设计，这样就有可能将偏倚引入到有关 TTP 的决策过程中。第二，患者必须定期进行评价，基线和随访诊查时要完全确定所有的病变部位，而且同样的评价技术和评价方案都要用于所有的患者，以便使 TTP 的判断具有充分的理由。第三，究竟多大的差异才能确定临床意义，这个问题难以确定，因为多数指标是每 2～3 个月检测 1 次，TTP 差异的大小可能很相似。其次对缺失数据的处理和数据截止时间的决定也存在困难。

治疗失败的时间（time to treatment failure，TTF）指从随机化开始到因任何原因而终止治疗的时间。其中的任何原因包括疾病进展、死亡、治疗毒性、由于不良事件退出、患者拒绝继续进行研究或者使用了新治疗的时间。

TTF 的本质是一具有综合特性的指标，是一个复合终点。它不能充分区别和其他变量的有效性，把疗效和毒性结合在一起，分不清到底是疗效还是毒性的原因导致终止治疗，可造成为了达到毒性的降低，而潜在影响了预期疗效的产生。鉴于这种情况，FDA 不推荐将其作为肿瘤Ⅲ期临床试验的主要终点。因为一个控制终点应能清楚地区分药物的毒性和有效性、患者或医生的退出、抑或患者不耐受。

六、中位生存期（median survival time，MST）及四分位数间距（quartile range，QR）

中位生存期也称半数生存期、生存时间中位数、中位生存期、半数生存时间，表示恰好有 50%个体尚存活 $s(t)=0.5$ 时对应的生存时间，是集中趋势指标。生存时间一般为非正态，常呈凹陷型曲线分布，即治疗后开始 1～2 年内生存率很快下降，以后几年下降趋势渐趋缓慢，5 年或 10 年后变为平坦，且统计时常常还有一部分病例没有死亡。因此计算一组病例的平均生存期既不恰当也有困难（当有截尾数据时求不出平均生存时间），故用中位生存期，即以居中一例的生存时间表示。中位生存期常用于比较随访资料，中位生存期越长，表示疾病的预后越好；中位生存期越短，预后越差。

估计中位生存期常用图解法或线性内插法计算。中位生存期可直接从 Kaplan - Meier 曲线上查得，但结果不一定准确，因为若生存率为 0.5 处所对应的曲线刚好与 X 轴平等，那么中位生存时间就不止一个；若曲线上生存率全部都大于 0.5，则中位生存时间无法估计。只有在观察对象较多且都发生失败事件时，用 K - M 曲线估计中位生存时间才比较恰当。内插法公式为：$(t_1-t_2)\div[t_1-t_{(P=0.5)}]=[(P(t_1)-P(t_2)]\div(P(t_1)-0.5]$。其中：$t_{(P=0.5)}$ 为生存时间中位数，t_1 为恰好小于 $t_{(P=0.5)}$ 的生存时间，t_2 为恰好大于 $t_{(P=0.5)}$ 的生存时间，$P(t_1)$ 和 $P(t_2)$ 分别是为 t_1 和 t_2 时刻的生存率。当资料截尾较早时，也无法求出中位生存期。

如果统计时尚有半数以上病例未死亡，则中位生存期为大于 X 年。中位生存期在 1 年以内者以月为单位，1 年以上者以年为单位。统计中常遇到居中的病例与其前后的病例同在某一个月或某一年内。例如，一组病例总数 287 人，居中的是第 144 例；而生存时间≤9 个月的病例数共 132 例，10 个月的共 22 例。所以居中的这一例应是此 22 例中的第 10 例：$10\div22=0.45$，则本组的中位生存期为 10.5 个月。应该注意的是此计算生存期时是指时间跨距，如 9 个月指的是 9.0～9.9 个月，3 年指 3.0～3.9 年。

生存期的四分位数间距（QR 或 quartile interval 或 interquartile range）表示中间半数病人生存期的分布范围，用于描述任何类型的数据，尤其是偏态数据的离散程度。它反映生存期的离散程度大小，是离散趋势指标。计算方法同中位数。

分位数间距指同一个资料中某 2 个分位数之差。具体地说，有四分位数间距、十分位数间距和百分位数间距。其中四分位数间距用得较多。在实际应用中，分位数更多的是用来描述资料的情况，与此同时，计算出分位数间距，便可度量呈偏态的定量资料的离散趋势。

当将全部数据从小到大排列，排在第 0 个位置的实际是通常所说的最小值（minimum），正好排列在下 1/4 位置上的数就叫做下四分位数（QL，即 P25 或 T25），按照%比，就是 25%位置上的数，也叫第一四分位数（1st Quartile）；排在上 1/4 位置上的数就叫上四分位数（Qu，即 P75 或 T75），按照%比，即是 75%位置上的数，也叫第三四分位数（3rd Quartile）；同样排列在中间的就是中位数，也叫做第二四分位数（2nd Quartile）。第 4 个 Quartile 实际为通常所说的最大值（maximum）。

QR 是 Qu 与 QL 之差，其间包括了全部观察值的一半，用 Q 表示。它和极差类似，数值越大，说明变异越大；反之，说明变异越小。四分位数间距比极差稳定，但仍未考虑到每个观察值的变异度。它适用于偏态分布资料，特别是分布末端无确定数据不能计算全距、方差和标准差的资料。计算公式为：

$$Q=Qu-QL=P75-P25=T25-T75$$

七、肿瘤症状进展时间

肿瘤症状进展时间是一个类似于 TTP 直接反映临床获益的指标，但在评价过程中存在一些难度：①肿瘤试验很难实施盲法，评价可能出现偏倚；②瘤体的进展和肿瘤症状的出现不同步；③通常在达到症状终点之前开始使用替代治疗，干扰分析；④许多肿瘤试验纳入的受试者症状并不明显；⑤肿瘤症状和药物毒性难以区分。一个复合症状终点指标应由具有同等临床重要性的不同部分组成，其结果不能排他性地归咎于某一个部分。例如批准治疗恶性肿瘤骨转移的某个药物，其获益终点“骨相关事件”就可定义为病理性骨折、骨骼的放射治疗、手术治疗或脊髓压迫的复合终点指标。选择适宜人群是评估症状获益的关键，基线无症状的患者可采用症状首次出现时间进行分析。如果患者终止研究药物或开始一种新药，且随访能持续到证实首个症状，那么就可以对症状进展进行评价。

八、Karnofsky 功能状态评分（KPS）

以 KPS（Karnofsky 功能状态评分）为基础的评价标准是：①好转：KPS 评分增加≥10 分，并维持 4 周以上；②稳定：KPS 评分无明显变化；③恶化：KPS 评分减少≤10 分。

九、体重

以体重为基础的评价标准是：①好转：体重增加＞2kg，并维持 4 周以上；②稳定：体重增加或减少≤2kg；③恶化：体重减少＞2kg。评价时需除外体腔积液、水肿等因素引起的体重变化。

十、临床获益反应

临床获益反应包括对疼痛、体力状况及体重改变的综合评估，并被规定为至少下列一项指标好转（持续≥4 周；并且无任一指标恶化）：镇痛药用量减少≥50%，疼痛强度减轻≥50%，体力状况改善（KPS）≥20 分。或镇痛药用量、疼痛强度及体力状况稳定，体重增加≥7%（非液体潴留），持续≥4 周。

十一、生活质量（quality of life，QOL）的评价

以 QOL 为基础的评价标准理论上最为准确，但由于 QOL 尚没有准确的概念，研究内容不统一，患者文化背景、受教育程度、宗教信仰、性格、社会地位和职业、年龄、肿瘤并发症及与肿瘤无直接关系的夹杂症、填写量表的时点等，都会干扰 QOL 的评价，实际执行有许多困难。

十二、血液或体液生化标记物

通常情况下，血液或体液生化标记物不作为肿瘤药物上市的主要终点，但 FDA 认为可将其作为复合终点指标的一部分。同时，生化标记物也可用于患者筛查和判断疾病预后，或在研究设计中作为分层因素考虑。

十三、其他评价指标

1. *无肿瘤或无复发生存期*（relapse-free survival，RFS） 达到 CR 的患者，从病变消失到证实复发。

2. **无局部复发时间**（local failure free survial，LFFS） 从患者随机化分组/治疗至出现术野局部复发的时间。

3. **无区域复发时间**（regional failure free survial，RFFS） 从患者随机化分组/治疗至出现区域引流淋巴结复发的时间。

4. **无局部区域复发时间**（local-regional failure free survial，LRFFS） 从患者随机化分组/治疗至出现局部或区域引流淋巴结复发的时间。

5. **无远处转移**（distant failure free survival，DFFS） 非癌局部或区域内出现的继发性癌灶称为远处转移。

6. **内脏转移**（visceral metastasis，VM） 出现的肺、肝、脑、卵巢、胸膜等内脏器官的转移合称为内脏转移；骨转移，远隔淋巴结，远隔部位皮肤，以及牙龈、眼、外阴等浅表器官的转移不算内脏转移。

7. **缓解期** 自出现达 PR 疗效之日起至肿瘤复发不足 PR 标准之日为止的时间为缓解期。

8. **中位缓解期** 将各个缓解期病例的缓解时间列出，由小到大取其中间数值。

综上所述，RECIST 和 WHO 标准均以肿瘤大小变化来评价疗效，追求的实际上是“无瘤生存”，这种理念往往会导致肿瘤的过分治疗，因为肿瘤大小变化经常不能代表病人是否从肿瘤治疗中真正获益，有时还会带来不必要的医源性损害。如肿瘤的生物治疗和中医药治疗的对象多数为中晚期患者，疗效出现慢，且经常强调的是患者的主观感受。如果单纯以 WHO 实体瘤疗效标准来评价，只能是稳定，甚至是无效的。

临床评价肿瘤疗效的金标准是长期生存率，通常是 5 年无瘤生存率（因肿瘤复发多在 5 年内，单纯的生存率可以是带瘤生存），而 CR、PR 无法反映这一情况。另外，生活质量的评价易受主观因素的影响。而 KPS、体重、临床获益反应（clinical benefit response，CBR）作为评价标准，相对的较为客观。症状改善可表示临床获益。但将症状、体征的改善或生活质量（QOL）评价作为主要终点，FDA 认为应当识别出究竟是肿瘤症状的改善还是药物缺乏毒性。基于 HRQL（health-related quality of life）量表的有效性优势可能仅提示药物缺乏毒性而不是有效性。对于以 ORR 为主要研究终点的临床研究，必须进行疗效确认。但以总生存（OS）为主要研究终点的随机对照Ⅲ期临床研究不再需要疗效确认。

第二节　肿瘤生存率统计

生存分析（survival analysis）是研究特定人群生存过程的统计分析方法，即将事件的结果（终点事件）和出现这一结果所经历的时间结合起来分析的一种统计分析方法，强调所研究问题的结果变量是某一事件发生的时间。对于急性病的疗效考核，一般可用治愈率或病死率即可；但对一些慢性病如肿瘤、结核等的预后，从开始观察到事件发生的时间不是短期内可以明确判断的，需长期随访，获得治疗后一定时期的生存、死亡情况，然后用生存分析方法做出统计判断。

在临床医学中，对病人疗效主要考查治疗结局和生存时间。预后是用疾病过程中出现某种事件结果的概率来描述。原则上，也可通过队列观察，直到所有受观察者都出现该事件结果为止。但是，这种方法失访率高、效率低，不能有效地利用所有资料，故需要利用生存分析。

生存时间有三个要素，即起点（一般指疗后即日）、终点（指研究结束之日或死亡之日）

和时间尺度，用年、月、日来表示，这就是关于生存时间的全部信息。实际工作中，由于所收集的对象的起点和终点不同，难以得到这种“完全”的生存时间资料（完全数据，complete data）；而常见的是缺项的时间信息资料，即不完全数据资料（censored data，截尾数据、删失数据或终检值）。完全数据是指在随访期间患者出现肿瘤相关的预期的不良事件者，即从起点到死亡所经历的时间。截尾数据是指由于随访期间病人发生迁移失访、死于其他疾病、改变治疗方案、或随访结束尚未出现预期不良事件（观察结束时病人尚存活等）以及因其他客观原因中途退出等截尾情况。生存分析不同于其他多因素分析的主要区别点就是生存分析考虑了每个观测出现某一结局的时间长短。能处理这类资料是生存分析的一大优势。

生存时间是一个随机变量，其分布特征在肿瘤临床研究中，由于样本量小等原因，常不是标准的正态分布。因而多用某年生存率、中位生存时间、中位肿瘤进展时间、中位无瘤生存时间等来表示。可以按计量资料处理，也可以按计数资料处理。是判定疗效的中长期指标。

生存时间特定的分布规律，可以使用死亡密度函数、生存函数、危险函数等 3 种方法描述：死亡密度函数 f（t）表示患者在时间 t 的瞬间死亡概率；生存函数 S（t）表示患者生存时间大于 t 的累积概率（活满时间 t+1 的概率），也即生存率 S（t+1）；危险函数 h（t）又称风险函数，表示 t 的瞬间死亡概率。其公式分别是：

$$S(t)=P(T>t)=1-F(t) \qquad f(t)=\lim_{\Delta t\to 0}\frac{P(t<T<t+\Delta t)}{\Delta t}=F'(t) \qquad h(t)=\frac{f(t)}{1-F(t)}=\frac{f(t)}{S(t)}$$

狭义的“生存时间”指患者的存活时间，即从某个标准时点起至死亡止。广义地讲，可将“死亡”定义为某研究目的的结果的发生，如疾病的痊愈、乳牙的萌出、节育器的脱落、月经来潮、肿瘤的复发、排斥或再感染等任何定期随访获得的事件的分析比较。只要该事件是两分的（即不是……就是）而且在随访期间只发生一次，均能用生存分析加以研究。

生存分析基本目的和主要内容包括：(1) 描述生存过程：研究生存时间的分布特点，估计生存率、生存曲线和平均存活时间等；(2) 比较不同人群的生存过程：在获得生存率及其标准误的估计值后，进行两组及多组研究样本的生存率比较；(3) 分析生存时间的相关影响因素：如病人的年龄、病程，术前健康状况，术前有无其他慢性疾病、有无癌转移，术后有无感染、辅助治疗方案等。

生存分析比较的假设检验方法有：(1) 参数法：一般用于做多因素预后分析，也可计算生存率。参数方法效率较高，但对生存时间的分布要求符合某一特定类型，如对数正态分布、weibull 分布、指数分布、Gamma 分布、logistic 分布等，而且计算复杂，需用特定的分布函数分析。(2) 非参数法：用于估计生存率和作单因素预后分析，将生存率曲线（survival curve）作为整体进行曲线与曲线之间的比较，其零假设为各总体生存率曲线相同。计算比较容易。如用 Kaplan-meier 法（乘积限制法）或寿命表法（life table）求生存率，作生存曲线；用 logrank 检验（时序检验）、Gehan 比分检验或 Breslow 检验（也称广义 Wilcoxon 检验）比较两组或几组生存率差异有无统计学意义。(3) 半参数法：兼有参数法和非参数法的优点，如 Cox 比例风险回归模型。指数回归模型和 Weibull 回归模型是 Cox 比例风险模型的特例。

因医学研究中的生存时间资料大多为不规则分布或者分布未知，常采用非参数法进行假设检验。对于这类病例随访（follow up）资料，例数多时可用直接计算法或寿命表法；例数少时可用小样本生存率（或缓解率）计算法（如 Kaplan-Meier 法）求得其累计概率，绘出其生存率（或缓解率）曲线后用时序检验等比较各组间生存率差异。同时，行 COX 回归分析影响生存率的因素。

一、生存率的直接计算法

直接计算法计算出的是绝对生存率，指开始治疗后活满某一年的病例数占治疗后观察满同年数病例的百分率。

$$n\text{年生存率}=\frac{n\text{年年终存活人数}}{\text{随访满}\ n\ \text{年的人数}}\times 100\%$$

本法简便，在例数较多时误差不大，一般是满意的。但由于计算不同期限生存率的所用病例不同，有时会出现后一年比前一年生存率高的不合逻辑现象。

例 18－1：某医院收集 1986—1990 年治疗的 160 例Ⅱ～Ⅲ期卵巢癌综合治疗后的随访资料（表 18－5），观察生存率情况。

表 18－5　160 例卵巢癌治疗后 5 年生存情况

观察年	收集的病例数	活过 X 年的病例数				
		1	2	3	4	5
1986	19	16	10	11	8	8
1987	26	16	9	10	0	
1988	34	24	20	20		
1989	39	28	16			
1990	42	29				
合计	160	113	55	41	8	8

其中观察随访满 5 年的只有 1986 年的 19 例、满 4 年的只有 1986 和 1987 年的 45 例、满 3 年的 79 例、满 2 年的 118 例、满 1 年的 160 例。计算其绝对生存率如下：

1 年生存率＝113/160＝70.6％

2 年生存率＝55/(160－42) ＝55/118＝46.6％

3 年生存率＝41/(160－42－39) ＝41/79＝51.9％

4 年生存率＝8/(160－42－39－34) ＝8/45＝17.8％

5 年生存率＝8/19＝42.1％

出现了 3 年和 5 年的生存率反而高于 2 年和 4 年生存率的不合逻辑现象。此外，直接法计算 n 年生存率不能应用观察未满 n 年的病例资料（如 5 年生存率不能应用手术后未满 5 年者的资料），而年限越长，病例越少，因此未能充分利用资料所提供的信息。所以本法已被放弃使用。

二、寿命表法（life table method）

寿命表法，又称清算法，是生存分析中描述人群中死亡和生存情况的一种概括方法。方法是应用人口统计学中编制定群寿命表的原理来计算生存率，首先求出患者在治疗后或健康者在预防措施后各时期的生存概率，然后根据概率的乘法法则，将各时期的生存概率相乘，即可得到自观察开始到各时点的生存率。寿命表法算得各年限的生存率呈逐年下降趋势，不会出现下一年高于上一年的不合理现象，因为算得的 n 年生存率是利用了 n 年内各年生存概率的因子。这种方法在肿瘤临床研究中仅见于大样本的超大型队列研究，平时少用，需编制寿命表。

寿命表法的应用早于 Kaplan-Meier 法（乘积积限法，K－M 法），它是 K－M 法的近似方法（频数表法）。寿命表法只估计时段右端点的生存率，省略了时段内的生存率估计，将资料按生存期进行分组，在分组的基础上计算生存率，本法也能用于不分组的资料，此时计算结果与 K－M 法相同。由于寿命表法与 K－M 法的累积生存率及其标准误的计算公式完全相同，所以当分组资料中每一个分组区间中最多只有 1 个观察值时，寿命表法就是 K－M 法。

在用寿命表法时，任一时点存活的机会，是用活过那一时点之前每段时间的累积存活率估计的。若在间隔期内无人死亡，则生存率为 1，间隔期内可能有一个或多个病人死亡，这个期间内的生存概率可以用存活数与有死亡危险的人数之比来计算。间隔期内如无一人死亡，则生存概率不变。有些病人早已死亡，已退出研究或在那个时候还没有随访到，因此都不算暴露人数，它们也就不作估计间隔存活情况之用。因此实际上生存概率仅在间隔期内有死亡者才需重新算过。然后以概率论的乘法定律将各年的生存的概率相乘，即得其活过各年的累积生存率。

生存率计算公式为：$S(t+1)=1p_0\times1p_1\times\cdots\times1p_{n-1}$

相应时点 t＋1（年）生存率的标准误公式 SE［S（t＋1)］为：

$$SE[S(t+1)]=S(t+1)\sqrt{\sum_{i=1}^{t+1}\frac{q_i}{p_in_i}}$$

注：S（t＋1）表示各组段上限对应时点的生存率；t 为治疗后年数，以治疗后为观察起点，按术后年数划分组段；n_0 为期初观察人数，表示各组段下限对应时点的观察人数；c 为期内删失人数，表示相应时段内出现截尾（死于他病、失访或研究结束时尚存活等）的人数；d 为期内死亡人数，表示相应时段内出现结局事件（如死亡）的人数；n 为校正期初观察人数（$n=n_0-c/2$）；q 为相应时段内的死亡概率（q＝d/n）；p 为生存概率（p＝1－q）。

例 18－2：仍以表 18－5 资料为例用寿命表法计算其观察生存率如表 18－6 所示：

列①～③栏为随访获得的数据，其中：

下年第①项 n_0＝上年第①项 n_0－上年（②d＋③c）项，如第 3 年 55＝113－（50＋8)。

栏④～⑥项值的计算按其首行所附公式，即：第④项 $n=n_0-c/2$＝当年第①项-当年③÷2，如第 3 年 54＝55－2÷2＝55－1；第⑤项 q＝d/n＝当年第②÷④项，如第 3 年 0.2222＝12÷54；第⑥项 p＝1－q=1 -当年第⑤项，如第 3 年 0.7778＝1－0.2222。

第⑦项生存率 S（t＋1）＝上年第⑦项×当年第⑥项，例如第 3 年的生存率 0.2973＝0.3823×0.7778。

第⑧项 SE［S（t＝1)］按上述标准误公式算得。

表 18－6　某医院 160 例卵巢癌治疗后观察生存率（寿命表法）

治疗后时间（年）t	①期初病例数 n_0	②期内死于本病数 d	③删失 c（死于他病、失访等）	④校正后期内病例数 $n=n_0-c/2$	⑤死亡概率 q＝d/n	⑥生存概率 p＝1－q	⑦生存率 S（T＋1)	⑧标准误 SE［S（t＝1)］
第 1 年或 0 年	160	47	0	160	0.2938	0.7063	0.7063	0.0360
第 2 年或 1 年	113	50	3＋5	109	0.4587	0.5413	0.3823	0.0389
第 3 年或 2 年	55	12	1＋1	54	0.2222	0.7778	0.2973	0.0372
第 4 年或 3 年	41	27	2＋4	39	0.7105	0.2895	0.0861	0.0244
第 5 年或 4 年	8	0	0＋0	8	0.0000	1.0000	0.0861	0.0244
第 6 年或 5 年	8	0	1＋0＋7	0	0.0000	1.0000	0.0861	0.0244

然后可用寿命表法计算的频数表资料的生存率，绘制生存率曲线图如图 18－1。生存曲

线是以随访时间为横坐标，生存率为纵坐标绘制的曲线。

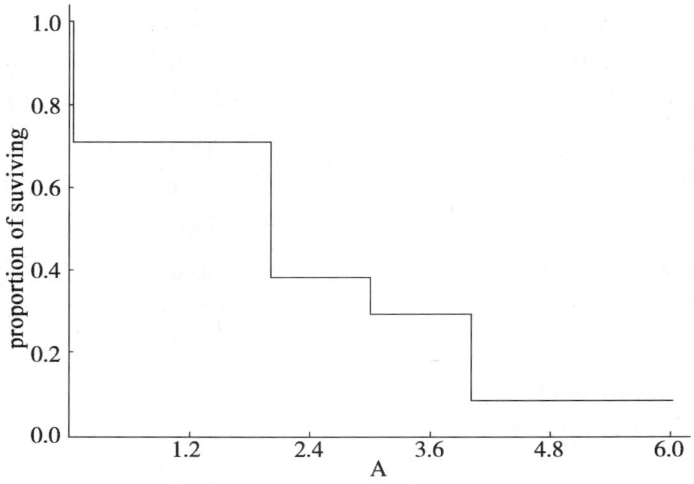

图 18-1　160 例卵巢癌治疗后生存率（寿命表法）曲线

寿命表法生存曲线特点：(1) 曲线折线形，因不知道时段内生存率的变化规律，故用直线连接各端点，形成一条折线；(2) 曲线连续，可估计任意时点的纵坐标值（生存率）；(3) 曲线尾部稳定性好，寿命表法用于大样本，通常最后一个时段仍有一定的观察例数，故曲线尾部稳定性比 K-M 法好。

必要时可按正态近似法估计总体生存率的可信区间（confidence interval，CI）。某时点 t_i 的总体生存率 $(1-\alpha)\%$ 的 CI 为：$S(t_i) \pm u_{\alpha/2} \times SE[S(t_i)]$（如取 95% 的 CI 时 $u_\alpha = 1.96$，取 99% 为 $u_\alpha = 2.58$，取 90%CI 则为 $u_\alpha = 1.64$）。如 3 年生存率的 CI：

上限为：$0.0861 + 1.96 \times 0.0244 = 0.1339$

下限为：$0.0861 - 1.96 \times 0.0244 = 0.0383$

即本组卵巢癌治疗后 3 年的存活率 95%CI 在 3.8%～13.4%之间。

但要注意对于接近生存率曲线尾部末端的生存率，由于期初观察例数较少误差较大，会出现一些不合理的现象，故不宜用该方法计算总体生存率的可信区间。

三、乘积极限法（概率乘积法）

乘积极限法（product-limit method）是由 Kaplan 和 Meier 在 1958 年首先提出，故又称 Kaplan-Meier 法（K-M 法，卡-迈氏法），是直接用概率乘法原理估计生存率（或缓解率），故称乘积极限法，是一种非参数法，主要适用于样本含量较小的生存情况的原始资料，对删失数据无校正。

基本思想：将生存时间由小到大依次排列，在每个死亡点上，计算其期初人数、死亡人数、死亡概率、生存概率和生存率。先计算出疗后生存到各时间段时的可能性（即各目的时间段点上的生存概率），然后用直接概率相乘法原理计算出各目的时间段点上的生存率，故 K-M 法计算的样本生存率是总体生存率的点估计。

步骤如下：

(1) 将含量为 n 的样本观察值（生存时间 t）由小到大依次排列，秩次 i=1，2…n。重复数据只列一次。如遇非截尾值与截尾值相同时，将非截尾值排在前面。

(2) 列出各时点（实为一短的时间单位）的初始存活例数（期初观察单位数）n 及该时

段的死亡例数 d。

（3）计算各时点死亡概率 q（q=d/n）及生存概率 p（p=1－q）。

（4）求活过各时点的生存率 S（t_i），等于从开始观察时点到 t_i 时点各生存概率的连乘积。

$$S(t_i)=P(T\geqslant t)=p_1\times p_2\cdots p_i$$

（5）生存率的标准误（Greenwood 估计）：

$$SE[S(t_i)]=S(t_i)\sqrt{\sum\left[\frac{1}{(n-i)(n-i+1)}\right]}$$

式中 i 为秩次。

（6）绘制生存率曲线。常绘制成阶梯形的曲线，方法是将各非截尾值及其对应的生存率标在直角坐标纸上，然后将各点垂直向下再水平向右连成阶梯形。

（7）必要时可按正态近似法估计总体生存率的可信区间，参见寿命表法。

例 18－3：以 20 例卵巢癌治疗后的生存情况为例介绍 K－M 法的应用，资料和计算情况见表 18－7。与表 18－5 比较可看出，除了治疗后的时间间距没有统一的间隔和“本期病例数”不作校正外，两表其他项均相同，所用的计算形式也相同。列①～④是随访资料，第⑤、⑥项按其所附公式算得，第⑦、⑧项的计算也按上述 K－M 法的生存率和生存率标准误公式。各栏的计算填写可仿照表 18－6 提供的形式。

表 18－7　某医院 20 例卵巢癌治疗后生存率分析

秩次 i	①治疗后时间(月) ti	②期初病例数 n	③期内死于本病数 d	④删失 c（死于他病、失访等）	⑤死亡概率 q=d/n	⑥生存概率 p=1－q	⑦生存率 s（t_i）	⑧标准误 SE [（st_i）]
1	6	20	1	0	0.0500	0.9500	0.9500	0.0487
2	9	19	1	1	0.0526	0.9474	0.9000	0.0671
3	11	17	2	0	0.1176	0.8824	0.7941	0.0919
4	15	15	1	0	0.0667	0.9333	0.7412	0.0999
5	18	14	1	0	0.0714	0.9286	0.6882	0.1059
6	21	13	1	0	0.0769	0.9231	0.6353	0.1102
7	23	12	1	0	0.0833	0.9167	0.5824	0.1130
8	24	11	1	1	0.0909	0.9091	0.5294	0.1144
9	27	9	1	0	0.1111	0.8889	0.4706	0.1159
10	28	8	1	0	0.1250	0.8750	0.4118	0.1154
11	30	7	1	1	0.1429	0.8571	0.3529	0.1129
12	36	5	1	0	0.2000	0.8000	0.2824	0.1102
13	41	4	1	0	0.2500	0.7500	0.2118	0.1028
14	44	3	1	0	0.3333	0.6667	0.1412	0.0895
15	51	2	1	0	0.5000	0.5000	0.0706	0.0671

结果绘制 K－M 生存率曲线图如图 18－2：

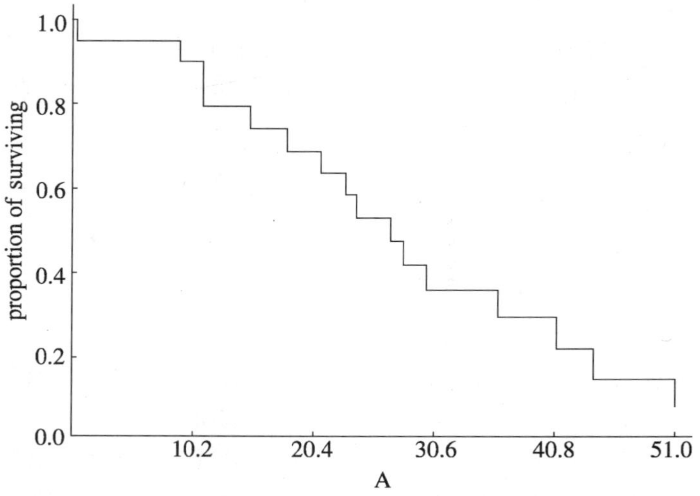

图 18－2　20 例卵巢癌生存率曲线（K－M 法）

卡-迈氏曲线有以下三个特点：（1）曲线呈阶梯形：由于不能用斜直线或曲线连接相邻的两个生存率散点所致，但是，随着目的时间段点（死亡时点）的增多，阶梯形状也可逐渐不明显；（2）曲线左连接：每一级台阶的右端为断点，当前死亡时点处的纵坐标值在下一个台阶，左边与死亡点相连；（3）曲线尾部不稳定：随着时间的增加，剩余样本（观察例数）越来越少，误差越来越大，曲线尾部极不稳定。在多组比较时，常发生曲线尾部交叉现象，这很可能是因误差大而出现的一种假象。此时可适当提前终止日期，使得最后一个死亡时点仍有一定的观察例数。

四、生存曲线比较的假设检验

（一）当不需要整体比较，而只要比较个别时间点上几组生存率时可用下面方法：

1. 两个生存率比较　生存率 S_1 和 S_2，其方差为 V_1 和 V_2；用卡方检验。

$$\chi^2=(S_1-S_2)\times 2\div(V_1+V_2)[df=1]$$

2. 两个以上生存率比较　生存率 S_1、S_2 和 S_3，方差为 V_1、V_2 和 V_3；用卡方检验。

其权重 $W_1=1/V_1$，$W_2=1/V_2$，$W_3=1/V_3$；加权平均生存率 $S=(W_1\times S_1+W_2\times S_2+W_3\times S_3)/(W_1+W_2+W_3)$。

$$\chi^2=W_1\times(S_1-S)\times 2+W_2\times(S_2-S)\times 2+W_3\times(S_3-S)\times 2\ [df=3-1]$$

如果要分析两生存曲线差异有无统计学意义，可用对数秩检验（log rank test）、Gehan 比分检验或 Breslow 检验等。

（二）对数秩检验（log－rank test）

对数秩检验（也称为时序检验或 Cox－Mantel 检验），由 Mantel 等人于 1966 年提出。用于两组生存情况比较或样本生存情况与总体生存情况比较［即实际死亡数与期望死亡数（理论死亡数）的比较］的显著性检验。

当比较的几个样本生存分布，全部为完全数据时，本检验又称为 Savage 检验。

基本思想：在无效假设成立的前提下，根据两种处理不同生存时间的期初观察人数和理论死亡概率计算出的理论死亡数（期望死亡数）应该与实际死亡数相差不大；如果相差较大，则无效假设不成立，可以认为两条生存曲线间的差异有统计学意义。

可用于两组或多组生存率曲线的比较，比较整个生存时间的分布。既可用于未分组资料又可用于分组资料的生存曲线比较。条件是各组生存曲线不能交叉，如交叉提示存在混杂因素，应采用分层分析方法或多因素方法来校正混杂因素。实为一单因素分析。检验统计量为卡方。

处理方法有近似法（手工）和精确法（计算机软件）。近似法，计算简便，但其结果较精确法（一般统计软件中输出精确法计算结果）保守。

当假设检验有统计意义时，可从以下几方面来评价各组效应大小：生存曲线图目测判断、中位生存期比较等。

log－rank 检验的计算步骤如下：

假设检验

H_0：两组总体生存率曲线相同

H_1：两组总体生存率曲线不同

$\alpha=0.05$

1. 将两组资料的生存时间混合后统一按秩次排序如表 18－8。

2. 分别统计两组在各时点的期初观察人数 n_1、n_2 和两组合计期初观察人数 N。

3. 分别计算各单位时段内，H_0 假设成立下两组的理论死亡数 $T=d\times n/N$，如第一组 $T=d\times n_1/N$。

4. 求各组的理论死亡数之和，即将第⑨栏和第⑩栏的数据分别求和。

5. 计算检验统计量：按公式 $\chi^2=\sum\frac{(A-T)^2}{T}$ 计算值，在假设成立时，服从自由度 $\upsilon=\kappa-1$（κ 为比较组数）的分布。

例 18－4：某肿瘤两种治疗方法的生存率比较。资料如表 18－8，计算各组的理论死亡数 T，计算公式见表第二行⑨、⑩列处。如第二行⑨第 1 组 $T_1=1\times11\div21=0.5238$；⑩第 2 组 $T_2=1\times10\div21=0.4762$。余类推。

表 18－8 两种疗法治疗某肿瘤的结果分析

① 组别	② 疗后观察时间（月）t_i	期内死亡数			期初病例数 n			理论死亡数 T	
		③ 合计 d	④ 第 1 组 d_1	⑤ 第 2 组 d_2	⑥ 合计 N	⑦ 第 1 组 n_1	⑧ 第 2 组 n_2	⑨第 1 组 $T_1=d\times n_1/N$	⑩第 2 组 $T_2=d\times n_2/N$
1	2	1		1	22	11	11	0.5000	0.5000
1	4	1		1	21	11	10	0.5238	0.4762
2	5	1	1		19	11	8	0.5789	0.4211
1	9	2		2	18	10	8	1.1111	0.8889
1	10	1		1	16	10	6	0.6250	0.3750
1	16	1		1	15	10	5	0.6667	0.3333
2	17	1	1		14	10	4	0.7143	0.2857
2	22	1	1		13	9	4	0.6923	0.3077
1	24	1		1	12	8	4	0.6667	0.3333
1	27	2		2	11	8	3	1.4545	0.5455
1	28	0			9	8	1		
2	31	1	1		8	7	1	0.8750	0.1250
12	36	0			7	6	1		
2	37	2	2		6	5	1	1.6667	0.3333
12	39	1	1		4	3	1	0.7500	0.2500
12	40	0			3	2	1		
合计			7	9				10.825	5.175

计算结果：

死亡例数各列分别竖加得 $d_1=7$，$d_2=9$，$T_1=10.825$，$T_2=5.175$

$\chi^2=\sum[(A-T)^2/T]=(7-10.825)^2/10.825+(9-5.175)^2/5.175=4.1787$

df=2−1=1，单侧概率 $0.025<P<0.05$，以水准 0.05 拒绝 H_0，认为两组的生存时间曲线不等，即两种疗法的疗效不同。

注意：

1. log-rank 检验用于整条生存曲线的比较，若比较两组某时间点处的生存率，则按下式计算：

$$u=\frac{S_1(t)-S_2(t)}{\sqrt{SE^2[S_1(t)]+SE^2[S_2(t)]}}$$

如比较多个时间点处生存率，检验水准应取 Bonferroni 校正，即 $\alpha=\alpha'/\kappa$，其中 κ 为比较的次数，以保证总的Ⅰ型错误概率不超过 α。

2. 用对数秩检验比较多个样本的生存期后，若拒绝了检验假设，认为多组生存期有差别，必要时可进一步作趋势检验，以推断某因素与生存期长短有无联系。

3. 在生存曲线的比较的假设检验中除了注意适用资料类型外，还应注意应用条件，要求各样本生存曲线不能交叉。若出现交叉，提示可能存在混杂因素，应采用分层分析如分层对数秩检验、或其他多因素生存分析方法如 Cox 比例风险模型等进行分析。

4. 当各组生存分布之间呈比例风险关系，$h_1(t)/h_2(t)$ 保持相对稳定水平，时序检验效率较高。若 $h_1(t)/h_2(t)$ 没有保持相对稳定水平，则应使用 Gehan 比分检验。

5. 生存时间分布的比较还可用 Gehan 比分检验、Mantal - Haenszel 检验和 Breslow 检验（本书不作介绍）。Gehan 比分检验用于两组未分组资料的生存期，用 u 检验，优点是计量简便，但不适用与多组比较以及分组资料的比较。Mantal - Haenszel 检验适于检验两组分组资料的生存率差别有无显著性，用 χ^2 检验，但仅适用于两组比较。

6. Breslow 检验和 log - rank 检验一样也可用于两个以上生存分布的比较，log - rank 法将所有四格表一视同仁，因四格表例数是逐渐减少的，所以它实际上相对重视了远期效应；而 Breslow 法以四格表的例数为权重，则相对重视了近期效应。所以要根据对近期效应和远期效应的重视程度来选择方法。实际应用中常同时计算这两种统计量，当两者结论一致时，可认为近期与远期疗效都有差别（或都无差别）；若 Breslow 法拒绝 H_0 而 log - rank 法不拒绝 H_0，则说明近期疗效有差别而远期疗效无差别，反之亦然。

五、Cox 比例风险回归模型（Cox's proportional hazards regression model）

又称 Cox 回归模型、Cox 回归、Cox 模型、Cox 比例风险模型。该模型由英国统计学家 D. R. Cox 于 1972 年提出，是一种允许资料有“删失（或截尾）”数据存在的，可以同时分析众多因素对生存时间影响的多变量生存分析方法。主要用于肿瘤和其他慢性病等多因素（多变量）干预下的疾病的预后分析，也可用于队列研究的病因探索。

其优点：①多因素分析方法：能从众多的影响因素中排除混杂因素的影响，找出影响生存时间的因素，根据各因素的参数估计出个体的生存率；②不考虑生存时间分布：属半参数模型，对资料没有特殊的要求，也可以估计各因素的参数，并能做多因素的统计分析；③利用截尾数据；④提高了分析效率：使临床观察的定性指标又加上定量指标进行分析。

基本思想是设计一个模型结构，在此结构中将每一个病人的生存时间与影响生存时间的所有相关因素，按贡献比例的不同，以函数形式确定下来，这样，同一因素在不同病人身上的影响差别就可以反映出来，同时又反映出了某一因素在同一病人身上的不同时间的影响差别。依据原始资料结合风险函数后，确定每个病人的条件死亡概率。最后利用条件死亡概率的连乘积推出偏似函数和进行参数估计，计算出不同因素单独作用时参数，再利用逐步回归的方法选出对死亡贡献最大的一项或数项因素。

（一）Cox 模型的基本形式

$$h(t,X)=h_0(t)\exp(\beta'X)=h_0(t)\exp(\beta_1X_1+\beta_2X_2+\cdots+\beta_mX_m)$$

注：公式右侧可分为两部分：h_0（t）没有明确的定义，分布无明确的假定，参数无法估计，为非参数部分；另一部分是参数部分，其参数可以通过样本的实际观察值来估计的，正因为 Cox 模型由非参数和参数两部分组成，故又称为半参数模型。h（t，X）—t 时刻风险函数、风险率或瞬时死亡率（hazard function），表示具有协变量 X 的个体在时刻 t 的危险率；T 为生存时间。h_0（t）—基准风险函数，即所有变量（危险因素）都取 0 时 t 时刻的基础风险率，它是未知的，但假定它与 h（t，X）是呈比例的。X=（X_1、X_2、…、X_m）是协变量、影响因素、预后因素，表示与生存时间可能有关的协变量或交互项。其中的因素可能是定量的或定性的，在整个观察期间内不随时间的变化而变化。B=（β_1、β_2、…、β_m）′为偏回归系数，是一组未知的参数，需根据实际的样本数据来估计。偏回归系数 β_m 的意义是：当其他协变量都不变时，X_m 每变化一个单位，相对危险度的自然对数（lnRR）变化 β_m 个单位。其中 $RR=e^{\beta}$，若 $\beta>0$，则 RR>1，说明变量 X 增加时，危险率增加，即 X 是危险因素，越大使生存时间越短；若 $\beta<0$，则 RR<1，说明变量 X 增加时，危险率下降，即 X 是保护因素，越大使生存时间越长；若 $\beta=0$，则 RR=1，说明变量 X 增加时，危险率不变，即 X 是危险无关因素。

h（t，X）表示当各协变量值 X 固定时的风险函数，它和 h_0（t）成比例，所以该模型又称为比例风险模型（proportional hazard model）。Cox 回归模型不用于估计生存率，主要用于因素分析。Cox 回归模型与一般的回归分析不同，它不是直接用生存时间作为回归方程的因变量，协变量对生存时间的影响是通过风险函数和基础风险函数的比值反映的，其中的风险函数和基础风险函数是未知的。另外偏回归系数的估计需要借助于偏似然函数的方法。在完成参数估计的情况下，可对基础风险函数和风险函数做出估计，并计算每一个时刻的生存率。当：

1. 只考虑 1 个协变量 x 时

$$RR=\frac{h(t)}{h'(t)}=\frac{h_0(t)\cdot\exp(\beta\times1)}{h_0(t)\cdot\exp(\beta\times0)}=\exp(\beta)$$

2. 考虑多个危险因素，其中 xi 增加 1 个单位而其他变量都不变时，相对危险度

$$\begin{aligned}RR_i&=\frac{h(t)}{h'(t)}=\frac{h_0(t)\cdot\exp(\beta_1X_1+\beta_2X_2+\cdots+\beta_mX_m)}{h_0(t)\cdot\exp(\beta_1X_1'+\beta_2X_2'+\cdots+\beta_mX_m')}\\&=\exp[\beta_1(X_1'-X_1)+\beta_2(X_2'-X_2)+\cdots+\beta_m(X_m'-X_m)]\\&=\exp(\beta_i)\end{aligned}$$

3. 同时考虑 2 个协变量，2 个因素都存在的危险率与 2 个因素都不存在时的危险率之比（相对危险度）为

$$\begin{aligned}RR&=\frac{h(t)}{h'(t)}=\frac{h_0(t)\cdot\exp(\beta_1\times1+\beta_2\times1)}{h_0(t)\cdot\exp(\beta_1\times0+\beta_2\times0)}\\&=\exp(\beta_1+\beta_2)=\exp(\beta_1)\times\exp(\beta_2)=RR_1\times RR_2\end{aligned}$$

$\beta_1X_1+\beta_2X_2+\cdots+\beta_mX_m$ 便是风险指数（hazard index），记为 HI，为应用上的方便，通常用其标准化的估计值，即 $HI=\beta'_1X'_1+\beta'_2X'_2+\cdots+\beta'_mX'_m$。式中 X'_1，X'_2，…，X'_m 为标准化自变量，β'_1，β'_2，…β'_m 是 Cox 模型标准化回归系数。因风险可决定预后，故风险指数又称预后指数（prognostic index），或预后得分（prognostic score）。当 HI=0 代表风险处于平均水平（中危）；HI<0 表示风险低于平均水平（低危）；HI>0 表示风险高于平均水平（高危）。

Cox 回归基本模型的两个前提假设：①各危险因素的作用不随时间变化而变化，即

$h(t)/h_0(t)$ 不随时间变化而变化；②各危险因素之间不存在交互作用。

（二）Cox 回归分析的步骤

包括：确定自变量和因变量、参数估计、拟和模型、对模型的假设检验、模型的解释及应用、对模型的拟和优度检验（参考教科书）。其计算过程多需电子计算机才能完成，故一些步骤无法详细示例。

1. 模型的参数估计

用偏似然法估计：假定有 n 个病人，他们的生存时间由小到大排列：$t_1 \leqslant t_2 \leqslant \cdots \leqslant t_n$。对于每个生存时间 t_i 来说，凡生存时间大于 t_i 的所有病人组成一个危险集，记为 Rt_i。危险集的意思是指这一群病人虽然在 t_i 以前尚生存，但处在危险之中，随着时间的推移将陆续死亡，逐渐退出观察，直至最后一个病人死亡时，危险集消失。公式为：

$$L(\beta)=\prod_{i=1}^{n}\frac{\exp(\beta_1 X_{i1}+\beta_2 X_{i2}+\cdots+\beta_p X_{im})}{\sum_{S\in R(t_i)}\exp(\beta_1 X_{s1}+\beta_2 X_{s2}+\cdots+\beta_p X_{sm})}$$

L（β）指第 i 个研究对象在 t_i 时刻死亡的概率应当是两部分的乘积，一是患者存活到 t_i 时刻的概率［与 h_0（t）有关］，二是该暴露人群 R_i 中恰好第 i 个患者死亡的概率（q_i），L（β)忽略了前者，故称之为偏似然函数。

2. 模型的假设检验

（1）似然比检验（likelihood ratio test） 用于模型中原有不显著的变量的剔除和新变量的引入，以及包含不同变量数的各模型的比较。

假定建立一个包含 P 个因素的模型，其偏回归系数为向量 β，根据最大似然函数估计得到的似然函数值为 L（P），在上述模型中再增加 1 个因素，建立 1 个新模型，对应的偏回归系数为向量 β，根据最大似然估计得到的似然函数值为 L（P＋1），检验统计量为：

$\chi^2=2\,[\ln L(P+1)-\ln L(P)]$（本式服从自由度为 1 的 χ^2 分布）

（2）得分检验（score test） 可检验一个或多个新变量能否引入模型，也可用于检验变量间的交互作用。假定已建立一个包含 P 个因素的模型，其参数估计为向量 β，信息矩阵为 I，方差-协方差矩阵为 V，当增加第 κ 个变量时，其对应的偏回归系数为 β_κ，将模型中包含 P 个因素的偏回归系数向量和 β_κ 代入下式：

$$\ln L(\beta)=\sum_{i=1}^{n}\{\delta_i[(\beta_1 X_{i1}+\cdots+\beta_m X_{im})-\ln\sum_{S\in R(t_i)}\exp(\sum_{j=1}^{m}\beta_j X_{sj})]\}$$

求其一阶偏导数 f_κ、二阶偏导数 g_κ、二阶混合偏导数 G_κ 和 $V=I^{-1}$，则 β_κ 是否为 0 的假设检验可如下计算 χ^2 统计量：

$$\chi^2=\frac{f_\kappa^2}{g_\kappa-G_\kappa V G_\kappa'}$$

（χ^2 服从自由度为 1 的 χ^2 分布，式中 $G\kappa'$ 为 $G\kappa$ 转置的列向量）

（3）Wald 检验（Wald test） 用于检验模型中的变量是否应从模型中剔除。假定已建立 1 个包含 P 个因素的模型，对应的偏回归系数为向量 β，其信息矩阵与方差-协方差矩阵分别用 I 和 V 表示，并可求得各偏回归系数的标准误。如果要检验模型中第 κ 个因素对模型的贡献是否有意义，对应的 Wald 检验统计量为：$\chi_w^2=[\beta_\kappa/S\beta_\kappa]^2$，服从自由度为 1 的 χ^2 分布，其中 $S\beta_\kappa$ 表示偏回归系数 β_κ 的标准误。另外 Wald 检验还可按参数的可信区间 CI 推断模型内的参数是否为 0，其方法是当偏回归系数 95％CI 包含 0 时，则认为总体偏回归系数为 0。

（三）因素筛选与最优模型的建立

1. 变量筛选方法 包括向前引入法（前进法，Forward)、向后剔除法（后退法，Backward）和逐步引入-剔除法（逐步法，Stepwise)。

2. 检验水准 初步的、探索性的研究，或变量数较少时，可取 0.10；设计严谨的、证实性的研究，或变量数较多时，可取 0.05 或 0.01。检验水准包括引入的检验水准和剔除的检验水准。一般的，剔除 α≥引入 α。

例 18-5：临床试验评价 A、B 两方案治疗 25 例病人的效果，问不同治疗方案及肾功能对病人的生存时间是否有影响？将 A 组 12 人记为 0（group=0），B 组 13 人记为 1（group=1）；病人分组后检验其肾功能（kidney），功能正常者记 0，不正常者记为 1；治疗后生存时间记为 stime（天）；观察结果截尾时 censor=1，否则 censor=0。见表 18-9。

表 18-9 两种方案治疗 25 例病人效果

编号 NO.	治疗方案 group	生存时间 stime	截尾情况 censor	肾功能 kidney	编号 NO.	治疗方案 group	生存时间 stime	随访情况 censor	肾功能 kidney
1	0	8	1	1	13	1	180	1	0
2	0	852	0	0	14	1	632	1	0
3	0	52	1	1	15	1	2240	0	0
4	0	220	1	0	16	1	195	1	0
5	0	63	1	1	17	1	76	1	0
6	0	8	1	0	18	1	70	1	0
7	0	1976	0	0	19	1	13	1	1
8	0	1296	0	0	20	1	23	1	1
9	0	1460	0	0	21	1	1296	1	0
10	0	63	1	1	22	1	210	1	0
11	0	1328	0	0	23	1	700	1	0
12	0	365	0	0	24	1	18	1	1
					25	1	1990	0	0

计算得：

变量	系数	标准误	Z 值	P
group	1.243078	0.599318	2.074	0.049
kidney	4.105455	1.164533	3.525	0.002

根据 Cox 模型进行估计：

$$\lambda(t)=\lambda_0(t)\exp(1.243group+4.105kidney)$$

（1）肾功能正常者接受 B 治疗方案比接受 A 治疗方案在某时刻死亡的相对危险度为：

$$RR=\frac{\lambda(T/group=1,kidney=0)}{\lambda_0(t/group=0,kidney=0)}=\frac{\lambda_0(t)\exp(1.243\times 1+4.105\times 0)}{\lambda_0(t)\exp(1.243\times 0+4.105\times 0)}$$

$$=\exp(1.243)=3.466$$

（即接受 B 治疗方案的病人比接受 A 方案的死亡风险高 3.466 倍）

（2）肾功能不正常者接受 B 治疗方案比接受 A 治疗方案在某时刻死亡的相对危险度为：

$$RR=\frac{\lambda(t/group=1,kidney=1)}{\lambda(t/group=0,kidney=1)}=3.466$$

（3）肾功能不正常者接受 B 治疗方案，比肾功能正常者接受接受 A 治疗方案在某时刻死亡的相对危险度为：

$$RR=\frac{\lambda(t/group=1, kidney=1)}{\lambda(t/group=0, kidney=0)}=\exp(1.243+4.105)=210.300$$

（四）Cox 模型的注意事项及应用范围

1. 注意事项

（1）设计阶段应注意的问题　因素变量不能随时间变化而变化，样本死亡相对数不能过小，样本含量要足够大，因素各水平组的例数要适当。

（2）模型配合时应注意的问题　模型拟合要注意因素之间的交互作用；除生存资料的基本要求外，还要求因素对生存时间的作用不随时间变化（比例风险假定）。如观察年限超过 10 年时，癌症手术后放疗的治疗作用可能逐渐消失，从而不满足这一要求。

（3）因素分析时应注意的问题　筛选变量时，考虑该指标是否容易收集、是否费用较高等临床因素。分类型因素变量要建立哑变量；对连续变量，看其分布，如服从偏态分布，一般进行对数变换后参与计算。

（4）选入模型的变量是统计学上的有关变量，不一定都与生存时间有因果关系。其中某些变量可能只是伴随关系而已，未选入模型的变量不一定全是无关变量，要考虑是否模型内的某些变量代替了它的作用，或因例数不够，或试验中对该变量进行了控制而引起。

（5）检查可能的交互作用项是否显著　可一次引入一个交互作用项，看其对应的回归系数是否为 0。

（6）模型拟合优度考察　据预后指数 PI 分组，比较各组基于 Cox 模型的生存曲线与基于 Kaplan-Meier 法估计的生存曲线，如两组曲线吻合较好，表明 Cox 模型拟合较好。

（7）生存率分析　生存曲线不能随意延长，也不能轻易用于预测预报，经过大量研究所得的生存曲线才有可能推广应用。

2. 适用范围　Logistic 回归模型可以做多因素分析，并可进行相对危险度估计，但不考虑生存时间的长短，不能处理随访中常见的截尾数据。Cox 比例风险回归模型具有 Logistic 回归模型的所有优点；同时考虑生存结局和生存时间的长短，可处理截尾数据；且不考虑基准风险的分布。三种回归的区别见表 18－10：

表 18－10　线性回归、Logistic 回归和 Cox 回归分析的区别

	线性回归	Logistic 回归	Cox 回归
因变量	连续型变量服从正态分布	分类型变量 y 无分布要求	生存时间 t 无分布要求
模型	y 与 x 的线性关系	y 取某个值的概率 p 与 x 的关系	t 的风险函数 h 与 x 的关系
系数	b 表示 x 增加一个单位，y 的改变量	exp（b）＝OR，近似表示在 $x=x^*+1$ 时的发病率与 $x=x^*$ 时的发病率之比 RR（在发病率较低时）	exp（b）＝RH 表示在 $x=x^*+1$ 时的风险度与 $x=x^*$ 时的风险度之比
公式	$\hat{y}=a+bx$	$P=P(y=1/x)=\frac{\exp(\alpha+\beta x)}{1+\exp(\alpha+\beta)}$	$H(t, x)=h(t)\exp(\beta x)$
数据类型	Y 数值变量	Y 分类变量	Y＝分类变量＋时间

续表

	线性回归	Logistic 回归	Cox 回归
参数估计	最小二乘法	最大似然法	最大似然法
参数检验	F-test t-test	似然比检验 Wald 检验 score 检验	似然比检验 Wald 检验 score 检验
参数解释	回归系数 b	优势比 OR	RR
样本含量	至少变量数的 10 倍	至少变量数的 20 倍	非截尾例数至少变量数的 10 倍
应用	因素分析 预测预报 Y	因素分析 预测、判别 P（Y=1）	因素分析 生存预测 S（t）

第三节 妇科恶性肿瘤统计学问题

在表达妇科肿瘤统计假设检验结果时，要给出信息完善、清晰、透彻的统计分析结果，包括：①所选用的具体统计分析方法；②统计量的具体取值及其自由度 υ；③统计量的实际 P 值及所取的 α 水准；④相关参数的 95%CI；⑤如果作肿瘤预后分析，还需要计算生存率和中位生存率、绘制生存曲线并进行生存率比较，同时给出 Cox 回归模型，解释变量与风险之间的联系及其比例风险假定的假设检验。

一、生存资料统计学处理问题

（一）生存资料分析中常见的错误

1. 忽略生存时间，采用 Logistic 回归分析死亡率。
2. 忽略结局，采用 t 检验、线性回归分析生存时间。
3. 采用平均生存时间而不是采用中位生存时间来表示生存时间的平均水平。
4. 采用常规 t 检验或方差分析进行组间比较；正确的是应采用 log-rank 检验比较几组生存时间。
5. 丢弃截尾数据，只考虑确切数据，损失了信息。
6. 将截尾数据当作确切数据处理，低估了生存时间的平均水平。

（二）生存分析的统计描述指标

1. **死亡率**（mortality rate，death rate） 表示某单位时间内的死亡强度。

2. **死亡概率**（mortality probability） 指死于某时段内的可能性大小。即被观察对象在该时间区间内（无失访）死亡的概率估计

$$q=\frac{\text{在该时间区间死亡人数}}{\text{某时间区间初期尚存活人数}}$$

3. **生存概率**（survival probability）**或条件生存概率**（conditional probability of survival） 指某单位时段开始时存活的个体到该时段结束时（无失访）仍存活的可能性的大小。

$$p=\frac{\text{活过该时间区间人数}}{\text{某时间区间初期尚存活人数}}$$

（三）生存资料的基本要求

生存分析用于对随访研究资料的处理，描述生存过程、比较生存过程、对影响生存过程的因素进行分析。尤其是可以充分利用失访资料所提供的不完全信息。但一般控制失访率＜20％，当失访率＞20％时，可信度较差；当失访率＞50％时，研究失败。所以，随机抽样方法获得的样本，要有一定的数量；死亡例数不能太少，否则易出现偏性；截尾比例不能太大，截尾原因无偏性；缺项应尽量补齐；生存时间尽可能准确。因为常用的生存分析方法都在生存时间排序的基础上作统计处理，即使是小小的舍入误差，也可能改变生存时间顺序而影响结果。

（四）生存资料的统计学处理程序

1. **随访**（follow-up） 记录的项目：（起始与终止）随访事件、生存时间（开始观察日期与终止观察日期）（年、月、天、小时、分、秒等）、分组变量（处理方法）和其他协变量（性别、年龄、职业、文化程度等）。

2. **设计** 估计：根据样本生存资料估计总体生存率及其他有关指标（如中位生存期等），如根据卵巢癌患者治疗后的生存时间资料，估计不同时间的生存率、生存曲线以及中位生存期等。

比较：对不同处理组生存率进行比较，如比较不同疗法治疗卵巢癌的生存率，以了解哪种治疗方案较优。

影响因素分析：目的是为了探索和了解影响生存时间长短的因素，或平衡某些因素影响后，研究某个或某些因素对生存率的影响。如为改善卵巢癌病人的预后，应了解影响病人预后的主要因素，包括病人的年龄、病程、肿瘤组织类型、分化程度、病变分期、治疗方案等。

预测：具有不同因素水平的个体生存预测，如根据卵巢癌病人的年龄、病程、肿瘤组织类型、分化程度、病变分期、治疗方案等预测该病人 t 年（月）生存率。

方法：前瞻性队列研究、回顾性队列研究、生存分析；确定起始事件、终点事件、随访终止日期、生存时间、截尾；确定可能的影响因素、水平以及量化方法。

设计调查表：一览表，因素较少时；单一表，因素较多时，调查表中应包括可能的影响因素。

样本含量：非截尾例数至少是可能影响因素的 10 倍。

可能的影响因素：从病历获得。

生存时间及结局：短期可观察到的结局可从病历获得；长期结局一般不能从病历直接获得，通过信访、电话等得到。

3. **整理资料和统计处理** 认真检查、核对原始数据，包括影响因素、生存时间和生存结局。尽量避免缺失值。

建立数据库：FoxBase、Foxpro、Virual Foxpro 等专业数据库、Office 办公软件中的 Excel、Access。

统计软件：SAS、SPSS、Stata、Statistica、Statistix、StatXact、Minitab、AcaStat、Medcalc 等，国产软件如 DPS、PEMS、CHISS、NOSA 等软件。

4. **生存分析结果报告形式** （1）描述研究事件（如死亡时间等）；（2）说明研究起始时间与终止时间（如症状出现与康复时间，诊断日期与终止日期等）；（3）说明删失数据的种类与原因；（4）说明计算生存率的统计学方法；（5）绘制生存曲线；（6）给出每一组的中数生存率、或某生存期生存率（如 5 年生存率）估计值及其可信区间 CI；（7）说明生存率比较的统计学方法（如 log-rank 法）及其检验获得的 *P* 值；（8）给出 Cox 回归模型，呈现解释变量与风险之间的联系，给出风险比（hazard ratio）及其 CI，给出比例风险假定的假设检验结果。

二、可信区间（confidence interval，CI）

按一定的概率或可信度（1－α）用一个区间来估计总体参数所在的范围，该范围通常称为参数的可信区间或者置信区间，预先给定的概率（1－α）称为可信度或者置信度（confidence level）。即从总体中做随机抽样，每个样本可以算得一个 CI。如 95%CI 意味着做 100 次抽样，算得 100 个 CI，平均有 95 个估计正确，估计错误的只有 5 次。5%是小概率事件，实际发生的可能性很小，当然这种估计方法会有 5%犯错误的风险。

医学统计学主要有研究设计（专业设计和统计学设计）、统计描述（集中性和离散性）和统计推断等 3 个基本内容。参数估计和假设检验是统计推断的两个重要领域。在统计学假设检验的显著性指标中，*P* 值的大小由组间差异和样本量两个因素所决定。CI 不仅用于确定未知参数值的可能范围，而且可用于回答假设检验的问题，且能够比常用的假设检验（*P* 值）法提供更多的信息，即 CI 能表明关联的 *P* 值是否具有统计学显著性。

参数估计是以样本指标数值（统计量）估计总体指标数值（参数）及其误差。主要有点估计和区间估计两种方法：（1）点估计（point estimation）：即给出被估计参数的适当数值及其误差。一般以统计量加减标准误（*P*±Sp）的方式给出参数的点估计值。（2）区间估计（interval estimation）：是按预先给定的概率水准所确定的一个包含未知总体参数的可能范围，该范围称为被估计参数的 CI，预先给定的概率水准 α 为可信度或可信系数（confidence coefficient），符号为 1－α，常取 95%或 99%；按此水准确定的 CI 即 95%CI 或 99%CI。95%CI 意为在此区间内有 95%的可能性包含了未知总体参数。

1. CI 的两个要素 一是准确度，反映在可信度的大小，即区间包含总体均数的概率的大小，越接近 1 越好。二是精密度，反映在区间的长度，长度越小越好。在样本含量确定的情况下，二者是矛盾的，若只管提高可信度，会把区间变得很长，故不宜认为 99%CI 比 95%CI 好，需要兼顾准确度和精密度，一般来说 95%CI 更为常用，在可信度确定的情况下，增加样本含量，可减少区间长度，提高精密度。

2. CI 的确定 因计算方法、资料类型及样本含量大小而异。样本含量较大（n＞50）且样本率（*P*）不太小时，t 分布逼近正态 u 分布，其计算公式为：

$S(t_i) \pm u_{\alpha/2} \times SE[S(t_i)]$（双侧，如取 95%的 CI 时 $u_\alpha=1.96$，取 99%为 $u_\alpha=2.58$，取 90%则为 $u_\alpha=1.64$）

具体实例计算参见“第二节生存率统计之寿命表法”中生存率的 CI 计算。

3. CI 的用途 （1）估计总体参数：如率的 CI 是用于估计总体率；均数的 CI 用于估计总体均数。（2）假设检验：如两疗效的总体差值为 0 时两疗效无差别，若某个研究的两样本均数（率）差值的 95%CI 不包含 0，即上下限均大于 0 或上下限均小于 0，均为有统计学意义（*P*＜0.05）。

4. CI 与可信限及容许区间（tolerance ingerval，TI）的区别和联系 区间是指某一整体内的一个分段，分为开区间、闭区间和半开半闭区间。CI 通常由两个可信限（confidence limit）构成，其中较小者称为下限，记为 C_L 或 L_1，较大者称为上限，记为 C_U 或 L_2。严格地讲，CI 并不包括上可信限和下可信限两个值，即 CI（C_L，C_U）是一开区间。TI 指总体中绝大多数个体观察值可能出现的范围。CI 和 TI 都表示某一范围，但其意义和计算方法和用途均不同。TI 表示个体值的估计范围，用标准差计算，用于估计参考值范围（reference range）；CI 是总体参数的估计范围，需用标准误计算。如 95%参考值范围是指同质总体内包括 95%个体值的估计范围，而总体均数 95%CI 是指按 95%可信度估计的总体均数的所在范围。

5. **CI 与假设检验的区别和联系** CI 推断参数值的范围（量的大小），假设检验判断各参数间有无质的不同。由于 CI 给出了具体的数量范围，不但可回答差别有无统计学意义，而且当差别有实际意义的界值已知时，还可提示差别有无实际（专业）意义：（1）若算得的 CI 包含检验假设 H_0，则按 α 水准不拒绝 H_0，差别无统计学意义；若不包含 H_0，则按 α 水准拒绝 H_0，接受 H_1，提示差别可能在其 α 水准上有统计学意义。（2）当 CI 的下限超过差别有实际意义的界值，提示既有统计学意义又有实际意义，值得重视；当 CI 包含差别有实际意义的界值，但不包含 H_0，提示有统计学意义，也可能有实际意义；当 CI 的上限不包括差别有实际意义的界值，下限不包括 H_0，提示尽管有统计学意义，却无实际意义；当 CI 包含差别有实际意义的界值和 H_0，提示样本含量过小，抽样误差太大，尚难作出结论；当 CI 的上限在差别有实际意义的界值以下且包含 H_0，提示既无统计学意义，也无实际意义，即使增加样本例数，得到有统计学意义的结果，也可能没有实际意义。

必须注意，尽管 CI 亦可回答假设检验的问题，并提供更多的信息，但并不意味着可以用 CI 代替假设检验。因为假设检验可以获得较为确切的概率 P 值；CI 只能在预先规定的检验水准的前提下进行计算，仅揭示在 α 水准上有无显著的统计学意义，并不能提供确切的概率 P 值，两者各有所长。只有把 CI 与假设检验结合、相互补充，才是完整的分析。

95%CI 通常与 RR、OR 等一起使用。

三、ROC 曲线（receiver operating characteristic curve）

ROC 曲线又称受试者工作特征曲线或感受性曲线（sensitivity curve），指曲线上各点反映着相同的感受性，它们都是对同一信号刺激的反应，只不过是在几种不同的判定标准下所得的结果而已。

ROC 曲线最初是为了增进军事雷达的敌我侦测能力而发展的。雷达接收的无线电波可能只是噪声，也可能是噪声加上真正的电磁波，如果把噪声判为敌机，或把敌机误判为噪声，都会使我方蒙受损失，因此需选择一个合理的指标作为判断标准。1954 年，哈佛大学 Meter 及 Middleton 和密西根大学的 Peterson、Birdsall 及 Fox 同时提出了应用似然比（概算比，likelihood ratio）作为决策法则的报告。随后，这项决策法则被整合为 ROC 曲线。1971 年，Lusted 把 ROC 曲线的观念引介给医学界。他指出 ROC 曲线是以“X 轴与 Y 轴分别代表伪阳性诊断与真阳性诊断”的点状图。1973 年，Simpson 及 Fitter 提出以“ROC 曲线下的面积（area under the ROC curve，AUC）”作为诊断工具分辨能力的指标。根据此一理论，要了解一个诊断工具是否优于另一工具，只要比较两者 AUC 就可以得到答案了。1975 年，Bamber 指出 AUC 的意义。他认为这个面积（大于 0，小于 1 的一个数字）代表“强迫二选一（two - alternative - forced - choice，2AFC）”的情形下，诊断工具猜对有病者、无病者的几率。1983 年 Hanley 及 McNeil 提出二条 AUC 的统计检定方法。1988 年 Hanley 提出 AUC 的计算方法。

临床上几乎不可能找到百分之百“正确”的诊断工具，一般认为可以作为“金标准”的长期随访、病理学检查、造影摄片和尸体解剖，也不都是绝对正确。因此，临床诊断试验评价常采用的主要指标有敏感度、特异度、诊断精确度、阳性似然比、阴性似然比、阳性预测值、阴性预测值、验前概率、验后概率、Youden 指数等，但这些指标的确定是与各项试验检测指标的临界值（决定阈值）密切相关的，而临界值确定是诊断试验评价的生命线，不同数值作为临界值，其灵敏度和特异度等指标是不一样的。如阳性预测值（或阴性预测值），是以具有某检验结果的人数为分母，以真实健康状态与检验结果相符的人数作为分子。预测值的缺点是会受患病率的影响，如两医院的某病患病率不同，这两家医院同一检验的阳性预测值也会不同。敏感度与精确度是以真实的健康状态人数为分母，以检验结果与该健康状态相符的人数作为分子，不受患病率的影响，各医院同一检验的敏感度与精确度是相同的；其缺点是敏感度与精确度彼此之间有交换性，当诊断标准趋于严格时（检验为阳性的人数减少），敏感度会降低，而精确度会升高。阳性似然比是具有某一状态者被检验为阳性的几率和不具有某一状态者被检验为阳性的几率之比值。因此阳性似然比就是真阳性率与假阳性率的比值，由于真阳性率等于敏感度，假阳性率等于1－精确度，所以阳性似然比是整合敏感度与精确度的一个指标。不同的正常值就会产生不同的阳性似然比，当我们以一项检验工具，各个不同正常值下的阳性似然比的分母、分子画入 X－Y 坐标，即可得到一条以假阳性率（虚报概率）为横坐标（X 轴），真阳性率（击中概率）为纵坐标（Y 轴）的曲线，在坐标上由无数个临界值求出的无数对真阳性率和假阳性率作图构成的曲线，这条曲线即是 ROC 曲线。

上述各临床诊断试验指标的计算公式和四格表如下：

表 18－11　诊断试验四格表

诊断试验	金标准		合计
	病例组	对照组	
阳性	a 真阳性（TP）	b 假阳性（FP）	a+b
阴性	c 假阴性（FN）	d 真阴性（TN）	c+d
合计	a+c	b+d	N

灵敏度(真阳性率)＝TP/(TP＋FN)×100%＝a/(a＋c)×100%

特异度(真阴性率)＝TN/(TN＋FP)×100%＝d/(b＋d)×100%

假阳性率＝FP/(FP＋TN)×100%＝b/(b＋d)×100%

假阴性率＝FN/(FN＋TP)×100%＝c/(a＋c)×100%

阳性预测值＝TP/(TP＋FP)×100%＝a/(a＋b)×100%

阴性预测值＝TN/(TN＋FN)＝d/(c＋d)×100%

正确指数＝[TP/(TP＋FN)＋TN/(TN＋FP)]×100%

ROC 是描绘某种试验的灵敏度与特异度的关系的曲线，它的每一点代表某一分界值的一对敏感性和特异性。一个完美的试验（病与非病两个分布没有重选）的 ROC 图通过左上角，其真阳性率为 1.0 或 100%，假阳性率是 0 或特异性为 100%。如果两个分布一致，不能鉴别病与非病的试验的 ROC 图是 45℃的对角线（也称无信息线，line of no information），这条线代表诊断试验的诊断结果，对判断病人是否有病，没有提供任何有效的信息，也就是说，做这项检验的效用和扔硬币（指正反面出现几率相等的硬币）决定有病、没病是一样的。因此，早期判断一项诊断试验是否可用的指标，就是 ROC 曲线偏离 45 度对角线多远。大多数试验的 ROC 图是介于上述两种极端之间。ROC 曲线愈偏离 45 度对角线愈好，越靠近左上角，试验的准确性就越高。传统 ROC 曲线分类有 3 种：二等级法或二分类法、多等级法和百分法。改良 ROC 法有 LROC 法、FROC 法和 SROC 法。

例 18－6　检测 122 例卵巢癌和 125 例对照者的血清 CA125 水平，试作其 ROC 曲线。

为便于理解和计算，将它们在以 30KU/L、20KU/L 和 10KU/L 为诊断点时的各组阳性例数分别列于下列表 18－12～表 18－14，据此四格表，依据上述公式可算出这三个诊断时点的：

灵敏度分别为 a/(a＋c) ×100％＝122/122＝100.0％、116/122＝95.1％和 97/122＝79.5％。

特异度分别为 d/(b＋d) ＝64/125＝51.2％、99/125＝79.2％和 108/125＝86.4％。

1－特异度（％）分别为 1－51.2％＝48.8％、1－79.2％＝20.8％、1－86.4％＝13.6％。

以灵敏度为纵坐标，1－特异度（％）为横坐标的坐标轴中连接（0，0）、（13.6，79.5）、（20.8，95.1）、（48.8，100）、（100，100）得到一平滑曲线即 ROC 曲线（图 18－3）。

表 18－12　CA125 为 10KU/L 时诊断试验四格表

	CA125	病例组	对照组	合计
阳性	＞10KU/L	122	61	183
阴性	＜10KU/L	0	64	64
合计		122	125	247

表 18－13　CA125 为 20KU/L 时诊断试验四格表

	CA125	病例组	对照组	合计
阳性	＞20KU/L	116	26	142
阴性	＜20KU/L	6	99	105
合计		122	125	247

表 18－14　CA125 为 30KU/L 时诊断试验四格表

	CA125	病例组	对照组	合计
阳性	＞30KU/L	97	17	114
阴性	＜30KU/L	25	108	133
合计		122	125	247

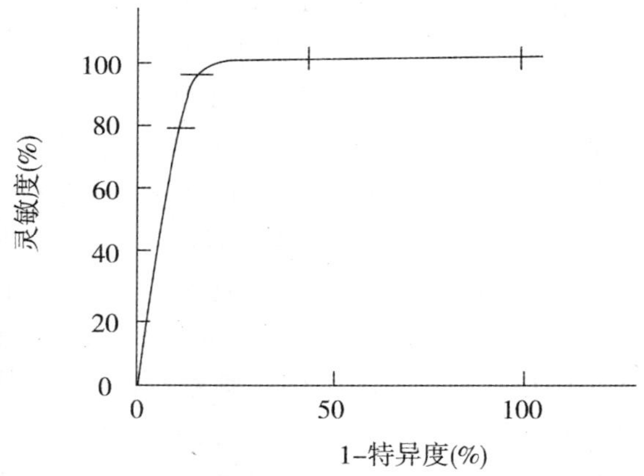

卵巢癌与对照组CA125检测结果ROC曲线

图 18－3　CA125 诊断卵巢癌 ROC 曲线

ROC 曲线确定检测的最佳工作点（optimal operating point，OOP）：对于一个理想的诊断结果的概率分布表明疾病的存在或不存在并不重叠，所选择阈值是在两个分布之间，这种结果的灵敏度和特异度都是 100%。ROC 曲线上表现为 ROC 曲线从原点垂直上升至左上角，然后水平到达右上角的一个直角折线。如果灵敏度和特异度<100%，ROC 曲线不经过（0，1），曲线最接近（0，1）的点为最佳工作点。在这种情况下，病人和非病人指标重叠较多，并保证一定灵敏度和特异度的情况下，确定的用于疾病诊断的切点，即临界点，单凭一个切点诊断病人和非病人显然是武断的，它存在一定的漏诊率和误诊率，尤其对于病人和非病人的重叠区域内。一个诊断系统中，同时使误诊率和漏诊率较小，特异度和敏感度同时最大的临界点（cutoff point）即为最佳诊断工作点 OOP。

ROC 曲线下的面积（AUC，Az）的“强迫二选一”猜对有病者或无病者是指从有病组中挑出一个人，再从无病组中挑出一人，做一项检验后，“必须”指出两人中哪一个是有病者。AUC 就代表诊断工具猜对的几率有多大。猜对的几率愈大代表诊断工具愈好。AUC 的意义有二：第一，AUC 反映了识别算法正确区分真假目标能力的大小；第二，AUC 等于任意选取的目标样本特征值大于任意选取的非目标样本特征值的概率。故计算 AUC 可用来评价诊断效率，它作为诊断试验真实性评价的固有准确度指标已被普遍认可，完全无价值的诊断试验 AUC 为 0.5，理想的诊断试验 AUC 为 1，而一般认为对于一个诊断试验，AUC 在 0.5～0.7 之间时诊断价值较低，在 0.7～0.9 之间时诊断价值中等，在 0.9 以上时诊断价值较高。例如某诊断试验未光滑 ROC 曲线下面积为 0.85，表示其诊断价值中等，也表示为如果随机选择两个患者，一个有病，一个无病，则有病患者的试验结果更令人怀疑患病的概率为 0.85。AUC 及其标准误的计算方法主要有双正态模型参数法、Hanley 和 McNeil 非参数法等，均适用于结果为连续性资料或等级资料的诊断试验准确度的评价，但计算均比较复杂，大多需要借助于统计软件来实现。

比较而言，Hanley 和 McNeil 非参数法计算尚简单，容易理解。它是根据诊断试验的检测结果直接计算绘制 ROC 曲线所需的工作点（灵敏度和1－特异度），由此绘制未光滑 ROC 曲线，其曲线下面积可由梯形规则计算得到。1975 年 Bamber 发现，未光滑 ROC 曲线下面积等价于病例组和对照组实验结果秩和检验的 Wilcoxon Mann－Whitney 检验统计量，因而可由 Wilcoxon Mann－Whitney 统计量估计曲线下面积的大小。但在诊断试验检测结果相同值较多（例如结果为有序资料的影像学检查）时及样本量较小时，其结果常小于真实的面积值。不过，非参数法因其没有限制条件，所以适用于任何诊断试验 ROC 曲线下面积的估计。参数法估计 AUC 是假设患者和非患者的实验结果均符合正态分布，根据试验结果拟合双正态模型，由模型拟合的 ROC 曲线称为拟合 ROC 曲线（fitted ROC curves）或光滑 ROC 曲线，该曲线可用 2 个参数 a、b 表示，由 2 个参数可得到绘制光滑 ROC 曲线所需的工作点及曲线下面积的估计值，而且得到的面积估计值一般是无偏的。双正态模型的两个参数可由最大似然估计法得到。参数法的应用条件为：患者与非患者的试验结果服从双正态分布，但这是指 ROC 曲线的函数形式，而不是指试验结果的基本分布，因为变量变换几乎可使任何试验结果转换为双正态分布，而且在样本量较大时参数法与非参数法估计的 ROC 曲线下面积常常近似相等。由于 AUC 的计算程序繁杂，本文从略。

ROC 曲线结合灵敏度和特异度对诊断试验进行综合评价，根据曲线的形状和面积对诊断试验作定量分析，较全面反映某项检验的性能特点，结果更为客观可靠；另一个作用是确定检测的最佳阈值，为临床实践提供了估价最佳阈值的机会。因此，ROC 曲线在诊断性试验中，主要就是用于各项检测指标临界值的正确选择，依据不同临界值来正确判断临床诊断的漏诊率与误诊率或者依据不同的临界值来进行疾病的筛查或确诊，并以全范围的临界值来表现临床准确性，对临床诊断价值的评价工作极其重要。它已广泛应用于疾病的病原学诊断、病理学诊断、肿瘤标志物的诊断、体内主要脏器及内分泌的诊断性实验、影像学诊断等领域的科研论文中。因它提供的指标并不局限于参考值（或正常值）、阳性或阴性结果，而是根据ROC曲线确定的不同临界值或最佳临界值来提供一系列的诊断指标（敏感度、特异度、诊断准确度、阳性似然比、阴性似然比、阳性预测值、阴性预测值、验前概率、验后概率），这些诊断指标的应用，再结合临床流行病学的方法，可正确认识诊断性试验的实用性与诊断价值，避免凭经验选择诊断指标的盲目性和应用的局限性。例如，似然比是诊断性试验综合评价的理想指标，它综合了敏感度与特异度的临床意义，而且可依据试验结果的阳性或阴性，计算患病的概率，便于在诊断性试验检测后，应用验后概率更确切地对患者做出诊断。

也有应用点图和频数分布直方图来检验诊断试验，利用点图可直观反映两组资料的重叠情况，但直方图难以描述重叠的程度和比较两个试验的准确性，也无法在两组资料的重叠范围内正确选择诊断的临界值。而ROC曲线提供了试验区分患者两个亚类能力的综合图谱，一个试验的临床准确性可以用诊断敏感度和诊断特异度来测量，但仅报告敏感度和特异度一对数据可能产生误导和对准确性认识得过于简单化，只有ROC图才能提供试验准确性的完全图像，全面描述试验的性质。

四、病例对照研究（case-control study）

病例对照研究是指选定患某病病例和未患该病的对照，分别调查其既往暴露于某个（或某些）危险因子的情况及程度，以判断暴露危险因子与某病有无关联及其关联程度大小的一种观察研究方法。这是一种回顾性的，由结果探索病因的研究方法，是在疾病发生之后去追溯假定的病因因素的方法。是分析流行病学最基本、最重要的研究类型之一，特别是病因学研究的一个得心应手的工具。

基本原理：是以现在确诊的患有某特定疾病的病人作为病例，以不患有该病但具有可比性的个体作为对照，通过询问、实验室检查或复查病史，搜集既往各种可能的危险因素的暴露史，测量并比较病例组与对照组中各因素的暴露比例，经统计学检验，若两组差别有意义，则可认为因素与疾病之间存在着统计学上的关联。在评估了各种偏倚对研究结果的影响之后，再借助病因推断技术，推断出某个或某些暴露因素是疾病的危险因素，而达到探索和检验疾病病因假说的目的。暴露指曾经接触过某种研究因素或具备某种特征。危险因素指能使人群发病率升高的因素。保护因素指能使人群发病率降低的因素。

病例对照研究的四大要素是：人群、对照、病例和暴露。在病例对照研究中明确产生病例的人群，从这一人群中正确的挑选对照，并正确地收集暴露资料是病例对照研究的精髓。

病例对照研究的衍生类型有巢式病例对照研究（nested case-control study）、病例-队列研究（case-cohort study）、单纯病例研究（case only study）、病例交叉研究（case-crossover study）、病例-时间-对照设计等。

病例对照研究是一种回顾性观察研究，比较容易产生偏倚。这些偏倚可以通过严谨的设计和细致的分析来识别、减少和控制。常见的偏倚有选择偏倚、信息偏倚和混杂偏倚。

病例对照研究方法的优点是：（1）特别适用于罕见病的研究；（2）该方法较省人力物力，容易组织，所需样本较少；（3）收集资料后可在短时间内得到结果，对于慢性病可以较快地得到危险因素的估计。既可检验有明确危险因素的假设，又可广泛探索尚不够明确的众多因素。在一次调查中可以同时调查多个因素与一种疾病的关系，当一种疾病病因不明需探讨多种因素的作用时较合适。缺点是：(1) 不适于研究人群中暴露比例很低的因素；(2) 病例常不能代表全部病例，对照也常不能代表所属的人群，易产生选择偏倚；(3) 调查时需要调查对象回忆既往若干暴露史的信息时难以避免回忆偏倚；(4) 混杂的影响较难控制；(5) 不知道总人口中的病例数和未病者人数，一般不能计算发病率、死亡率，故不能直接分析相对危险度和决定某因素与某疾病的因果关系，不能下因果联系的结论。

五、队列研究（cohort study）

队列研究又称为定群研究、群组研究，cohort 的原意是军队里的步兵，表示的是用一个群体中具有相似属性的人。它是将人群按是否暴露于某种可疑因素及其暴露程度分为不同的亚组，追踪其各自的结局，比较不同亚组之间结局频率的差异，从而判定暴露因子与结局之间有无因果关联及关联大小的一种观察性研究方法。大多数慢性病都是历时多年的一个过程所形成。在此期间发生的许多事件都可能起致病作用。对一群人在某种病尚未明显发生前，对某个（或某些）可能起病因作用或保护作用的事件的后果进行随访监测，是一种从因观果的研究方法。

根据作为观察终点的事件在研究开始时是否已经发生，可把队列研究分为前瞻性与回顾性两类。另有一种双向型的队列研究（ambispective cohort study），该方法是历史性队列研究和前瞻性队列研究的结合，根据历史档案确定暴露与否，随访至将来的某个时间确定结局，故这种设计又叫混合性队列研究。该方法不但具有历史性队列研究的优点，还弥补了其不足；适于研究对人体兼有短期与长期效应的因素，可用回顾性队列法研究前者而用前瞻性队列法研究后者。还有一种把病例对照法与前瞻法结合起来的设计，其特点是用队列法建起队列（研究对象）并随访发现其中发生的病例，然后用病例对照法调查病例及队列中适于作对照的一部分人的暴露史。这里，病例与对照都来自一个界定明确、有基线资料记录的队列，暴露史的质量较高，还可以有病例尚未发病时的实验室检验记录，而且可以省去对占绝对多数的未发病成员的暴露史调查。

队列研究从方法上来说并不比病例对照法复杂，但实际进行起来却问题较多，因为观察人数多、期限长，组织工作复杂，开支庞大。但是，队列法是一种重要的医学观察方法，在解决现代医学的一些迫切问题如癌症和心血管病方面有不可替代的作用。

队列研究的研究对象是加入研究时未患所研究疾病的一群人，根据是否暴露于所研究的病因（或保护因子）或暴露程度而划分为不同组别，然后在一定期间内随访观察不同组别的该病（或多种疾病）的发病率或死亡率。如果暴露组（或大剂量组）的率显著高于未暴露组（或小剂量组）的率，则可认为这种暴露与疾病存在联系，并在符合一些条件时有可能是因果联系。各组除了暴露有无或程度不同之外，其他可能影响患病或死亡的重要因素应具有可比性（均衡性）。但并不要求除暴露状况外一切方面都可比，这在观察性研究中实际上是做不到的。有些因素可在数据分析中得到控制。

队列研究的应用范围包括：(1) 验证病因假设，确定某个暴露因素与疾病的因果联系及其联系强度，验证病因假设；(2) 考核疾病的防治效果，比较两组发病率的差异；(3) 观察暴露因素与多种疾病相关结局的关系，队列研究不但可以研究暴露因素与疾病发生与否的关系，还可以了解暴露因素对疾病发展、转归及预后的影响；(4) 研究疾病的自然史及其长期变动，疾病在人群中发生、发展到结局的全过程称为疾病的自然史。通过队列研究的随访可以观察到疾病的整个自然史，可以弥补临床观察的不足。

队列研究的证据强度在 RCT（随机对照试验）之下，其最大特点是观察性和前瞻性，即研究者不对观察对象进行任何干预，而只是设立纳排标准，将符合的样本纳入进行观察，在不同的时点进行结局测量并进行数据分析。队列研究的分组不像 RCT 那样分为治疗组和对照组，而是分为了暴露组和非暴露组，因其主要作用之一就是研究疾病与危险因素的关系。以 HPV 感染与子宫颈癌的关系为例，可以观察一群 HPV 感染的妇女（此时为健康人），HPV 感染在这个研究中就属于暴露因素，同期观察无 HPV 感染的健康人群作为对照（非暴露组），经过一段时间（此类观察性研究往往时间很长）长期的跟踪随访，测量两组人群子宫颈癌的患病率，子宫颈癌在这里就是所要测量研究的结局。队列研究所观察的结局是可疑病因引起的效应（发病或死亡），除了所研究的一种病，还可能与其他多种疾病也有联系，这样就可观察一个因素的多种效应，而这正是队列法不可取代的用途。

另外，在一些涉及伦理学问题或者患者依从性问题的临床研究中，队列研究有时候可以代替随机对照试验，比如在中医药的研究中，有时把中医方剂和安慰剂作对照进行 RCT 患者不易接受，就可以采用队列研究的方法，不干预，只观察。

队列研究的结果解释需要做统计学检验和可信区间估计，需要排除偏倚和排除间接关联；在计算出 RR 值后可对其关联强度进行判断，但必须与实际情况相结合才能做出综合判断。

队列研究也存在选择偏倚、失访偏倚（lost to follow-up）、信息偏倚、混杂偏倚等，故因严格按规定的标准选择研究对象；尽可能选择那些符合条件并且依从性好的研究对象，当失访率大于 10%时要对失访可能导致的影响应当做进一步估计，当失访率达到 20%以上则其失去研究的真实性。同时，要提高设计水平和调查质量，做好质量控制工作，严格按规定执行各项标准，定期抽取一定比例的样本复查；并尽量在设计时利用限制和匹配的方法，资料分析时可采用分层分析或多因素分析处理来减少混杂偏倚。

队列研究的优点是：(1) 在疾病发生前按是否暴露于某因素分组，所获资料完整，无回忆偏倚；(2) 可计算暴露组和非暴露组的发病率，能直接测量两组间的特异危险度和相对危险度；(3) 一次调查可观察多种结果；(4) 能直接估计暴露因素与发病的联系强度，且先因后果，时间关系明确，所得联系比较确实可靠，可证实病因；(5) 暴露因素的作用可分等级，便于计算剂量—反应关系；(6) 样本量大，结果稳定；(7) 在有完整资料记录的条件下，可作回顾性队列研究。

队列研究的缺点是：(1) 费时、费力、费钱，不能在较短时间内得到结果；(2) 准备工作较繁重，设计的科学性要求高，实施难度大；(3) 暴露人年计算工作量较为繁重；(4) 研究罕见病时需要大量研究对象，因而不易收集到完整可靠的资料，故不适用于罕见病的研究。

表 18-15　病例对照研究和队列研究的比较

比较项目	病例对照研究	队列研究
观察方向	“由果推因”的回顾性观察研究	“由因寻果”的纵向前瞻性观察研究
可获得指标	比数比（odds ratio，OR），当发病率很低时，OR 被认为与 RR 很接近； 用 OR 替代 RR 估计归因危险度百分比（attributable risk proportion，AR%）	累积发病率（cumulative incidence，CI）； 发病密度（incidence density，ID）； 相对危险度（relative risk，RR）； 归因危险度（attributable risk，AR）； 归因危险度百分比（attributable risk proportion，AR%）

续表

比较项目	病例对照研究	队列研究
优点	省时、省人力、省经费，易组织实施； 适于结局为罕见事件的病因研究； 一次调查可探索疾病的多个可疑病因，常用于初步验证某病因假说或探测某些病因； 当发病率很低时，OR 与 RR 相当近似	因结局发生在后，故对暴露资料的收集是无偏倚的； 可收集已知混杂因素的信息； 可直接计算发病率、相对危险度等疾病与病因关联的指标； 病因在前结果在后，可证实病因假说； 可获得多种结局资料
缺点	不适于研究人群中暴露比例很低的因素； 不能直接计算发病率； 有时难以判断暴露与疾病之间的时间先后关系； 易发生选择偏倚、回忆偏倚、混杂偏倚	耗费时间、人力、经费； 当结局为罕见事件时，需样本量大； 易产生以下偏倚：研究对象依从性偏倚、信息偏倚、对暴露与结局的评价偏倚

六、相对危险度（relative risk，RR）

相对危险度也叫危险度比（risk ratio）或率比（rate ratio），均以 RR 表示，它是说明暴露与疾病关联的强度及其在病因学上意义大小的指标，是指暴露组发病率（Ie）与非暴露组发病率（Io）之比。计算公式：

$$RR=\frac{Ie}{Io}=\frac{a/n_1}{c/n_0}$$

公式中各值取自下列四格表

表 18－16　成组病例对照研究资料整理表

暴露或特征	病例	对照	合计
有	a	b	$a+b=n_1$
无	c	d	$c+d=n_0$
合计	$a+c=m_1$	$b+d=m_0$	$a+b+c+d=N$

RR 的意义：RR 说明暴露组的发病或死亡的危险是非暴露组的多少倍。对于 RR 值的大小反映关联强度应根据的标准可参考下表，工作中仍需根据实际情况 RR 值的可信区间来判断其意义。

表 18－17　相对危险度与关联的强度

相对危险度		关联的强度
0.9—1.0	1.0—1.1	无
0.7—0.8	1.2—1.4	弱
0.4—0.6	1.5—2.9	中等
0.1—0.3	3.0—9.9	强
<0.1	10—	很强

（Monson RA，1980）

相对危险度（RR）无单位，比值范围在 0 至∞之间。RR＝1，表明暴露与疾病无联系；RR＜1，表明存在负联系（提示暴露是保护因子）；反之 RR＞1 时，表明两者存在正联系（提示暴露是危险因子）。比值越大，联系越强。实际上，1 与∞只是理论上存在的值，恰恰等于 1 也不多见。

相对危险度是估价暴露与疾病关联的一个点估计值，用它直接估计关联强度大小误差较大。考虑到抽样误差的存在，常按照一定的概率（一般为 95%）以区间来估计 RR 总体所在的范围。RR 可信区间上下限的数值即为可信限。其计算公式为：

$$RR_U，RR_L = RR^{1 \pm Z/\sqrt{\chi^2}}$$

常取 95%的 Z 值 1.96 计算 RR 的 95%可信限。

七、比值比（odds ratio，OR）

比值（odds）是指某事物发生的概率与不发生的概率之比。比值比也称优势比、比数比、交叉乘积比，指病例组中暴露人数与非暴露人数的比值除以对照组中暴露人数与非暴露人数的比值。是反映疾病与暴露之间关联强度的指标。计算公式为：

$$\text{比值比 } OR = \frac{\text{病例组的暴露比值 } a/c}{\text{对照组的暴露比值 } b/d} = \frac{ad}{bc}$$

OR 的含义与相对危险度（RR）相同，指暴露组的疾病危险性为非暴露组的多少倍。OR＞1 说明疾病的危险度因暴露而增加，暴露与疾病之间为“正”关联；OR＜1 说明疾病的危险度因暴露而减少，暴露与疾病之间为“负”关联。但是，在不同患病率和不同发病率的情况下，OR 与 RR 是有差别的。

八、归因危险度（attributable risk，AR）

归因危险度或率差（rate difference）是指暴露组发病率与非暴露组发病率之差，它反映发病归因于暴露因素的程度。计算公式：

$$AR = Ie - Io = \frac{a}{a+b} - \frac{c}{c+d} = Io\ (RR - 1)$$

RR 与 AR 都是表示关联强度的重要指标，彼此密切相关，但其流行病学意义却不同。RR 说明暴露者与非暴露者比较相应疾病危险增加的倍数；AR 则是指暴露人群与非暴露人群比较，所增加的疾病发生数量，如果暴露因素消除，就可减少这个数量的疾病发生，使发病率减少多少（AR 的值）。前者具有病因学的意义，后者更具有疾病预防和公共卫生学上的意义。

暴露组归因危险度百分比（AR%）或病因分值（etiologic fraction，EF）是指暴露人群中由暴露因素引起的发病在所有发病或死亡中所占的百分比。

$$AR\% = \frac{Ie - Io}{Ie} \times 100\% = \frac{RR - 1}{RR} \times 100\%$$

当 AR%＞75%时，即可认为找到了主要病因。

人群归因危险度（population attributable risk，PAR）表示在全人群中由于暴露而导致的发病率增加，即指总人群发病率中归因于暴露的部分。人群归因危险度百分比（PAR%）是指 PAR 占总人群全部发病（或死亡）的百分比，即全人群中由暴露引起的发病在全部发病中的比例。

$$PAR = It - Io$$

It 代表全人群发病率，Io 为非暴露组的率。

$$PAR\%=\frac{It-Io}{It}\times 100\%=\frac{Pe(RR-1)}{Pe(RR-1)+1}\times 100\%$$

式中 Pe 表示人群中有某种暴露者的比例，从该式可看出 PAR%与相对危险度及人群中暴露者的比例的关系。

九、森林图（forest plots）

森林图主要用于 Meta 分析。是以统计指标和统计分析方法为基础，用数值运算结果绘制出的图形。它在平面直角坐标系中，以一条垂直的无效线（横坐标刻度为 1 或 0）为中心，用平行于横轴的多条线段描述了每个被纳入研究的效应量和可信区间（CI），用一个菱形（或其他图形）描述了多个研究合并的效应量及 CI（见图 18－4）。它非常简单和直观地描述了 Meta 分析的统计结果，是 Meta 分析中最常用的结果表达形式。

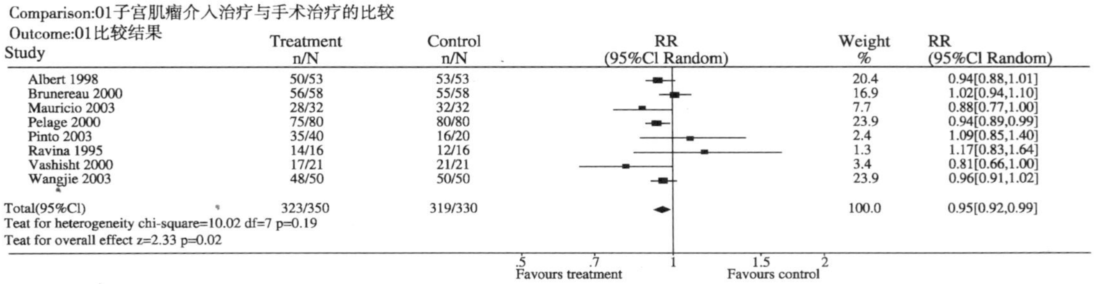

图 18－4　子宫肌瘤介入治疗与手术治疗的 Meta 分析森林图

注：图上方为标题（comparsion）和判效指标（outcome）。图中从左到右依次为单个试验（study）、试验组（exptexperiment）、对照组（ctrlcontrol）、比值比（OR）、权重（weight）等。中间的短横线代表一个试验结果的可信区间 CI，位于横线中部的小方块代表比值比（OR）或 RR。CI 是指 OR 的真值可能存在的范围，反映结果的精确性，范围越宽，横线越长，说明样本的量较小，结果欠精确可靠。范围越窄，横线越短，说明样本量较大，结果精确性可靠。Cochrane 系统评价中使用的 CI 是 95%或 99%。中线代表 OR=1，最下方的菱形符号代表纳入全部试验的综合结果，短横线/菱形符号中与中线接触或相交表示差异无显著统计学意义。对不利结局，短横线/菱形符号在中线左边表示有效，在右边表示无效。对有利结局则相反。权重（weight）表示各个试验结果在总体结果中所占的百分比，一般病例数越多，权重越大。

当统计指标比值比、相对危险度、加权均数差和标准化均数差的 95%CI 横线与森林图的无效线（横坐标刻度为 1 或 0）相交时，试验组的效应量等于对照组，试验因素无效；当其 95%CI 横线不与森林图的无效线相交且落在无效线右侧时，试验组的效应量大于对照组；当其 95%CI 横线不与森林图的无效线相交且落在无效线左侧时，试验组的效应量小于对照组。值得临床研究者注意的是，当试验组效应量大于对照组时，因研究事件性质不同而临床意义截然相反；同样，当试验组效应量小于对照组时其临床意义亦然。

进行 Meta 分析时，对二分类变量资料，可选择 OR、RR、HR、RD、NNT；而对连续性变量资料，可选择的效应量指标主要包括加权均数差（weighted mean difference，WMD）和标准化均数差（standard mean difference，SMD）。WMD 适用于度量衡单位相同的连续性变量研究，消除了绝对值大小对结果的影响，以研究原有的度量衡真实地反映了试验效应；而 SMD 适用于度量衡单位不同的和均数相差较大的连续性变量研究，不仅消除了绝对值大小的影响，还消除了度量衡对结果的影响，故一般能用 WMD 就最好用 WMD，便于对结果的解释。但当各个原始研究结局指标单位不一致，或均数差异过大，则应选择 SMD，不过此时的合并指标 SMD，只能说明统计学意义，无法很好结合临床意义进行解释。因此，森林图也分为：(1) OR 和 RR 的森林图，无效线竖线的横轴尺度为 1，每条横线为该研究的 95%CI 上下限的连线，其线条长短直观地表示了可信区间 CI 范围的大小，线条中央的小方块为 OR 值的位置，其方块大小为该研究权重大小。若某个研究 95%CI 的线条横跨为无效竖线，即该研究无统计学意义，反之，若该横线落在无效竖线的左侧或右侧，该研究有统计学意义。(2) WMD 和 SMD 的森林图，无效线竖线的横轴尺度为 0，每条横线为该研究的 95%CI 上下限的连线，其线条长短直观地表示了 CI 范围的大小，线条中央的小方块为 WMD 或 SMD 值的位置，其方块大小为该研究权重大小。若某个研究 95%CI 的线条横跨为无效竖线，即该研究无统计学意义，反之，若该横线落在无效竖线的左侧或右侧，该研究有统计学意义。

十、漏斗图 (funnel plots)

漏斗图是以样本含量（或效量标准误的倒数）为纵坐标，以效应量（或效应量的对数）为横坐标绘制的散点图。

漏斗图主要用于观察某个系统评价或 Meta 分析结果是否存在偏倚。如果没有偏倚，则理论上纳入 Meta 分析的各个独立研究效应指标的点估计在坐标图内的集合应该呈一个倒置的漏斗形。即漏斗图上的点是围绕着研究效应指标点估计的真实值对称地散开的，且小样本研究的结果离散程度较大，散开在漏斗图的底部，随着样本含量的增加，标准误减小，散点趋向密集，反应在漏斗图上则是大样本研究效应的点估计密集在一个较窄的范围内。如果资料存在偏倚，会出现不对称或者不完整的漏斗图，不对称越明显，偏倚程度也就越大。漏斗图的不对称性主要与发表偏倚有关，但也可能存在其他原因，如选择性偏倚（selection bias）、语言偏倚（language bias）、引用偏倚（citation bias）、重复发表偏倚（multiple publication bias）等。

对处理效应的估计，其准确性是随样本含量的增加而增加，小样本研究的效应估计值分布于图的底部，其分布范围较宽；大样本研究的效应估计值分布范围较窄，当没有发表偏倚时，其图形呈对称的倒漏斗状，故称之为"漏斗图"。也就是说，其基本假设就是效应量估计值的精度随着样本含量的增加而增加，变异幅度逐渐变窄，最后趋于点状，其形状类似一个倒置的漏斗，故称漏斗图。

在 RevMan 软件中，漏斗图是采用 OR 或 RR 对数值（logOR 或 logRR）为横坐标，OR 或 RR 对数值标准误的倒数 1/SE（logRR）为纵坐标绘制的，然后，以真数标明横坐标的标尺，而以 SE（logRR）标明纵坐标的标尺（见图 18－5）。

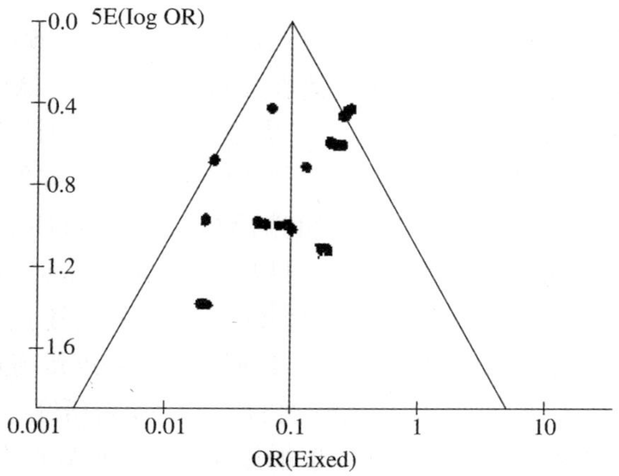

图 18－5　Meta 分析的漏斗图

（李广太）

参考文献

1. 耿贯一. 流行病学. 北京：人民卫生出版社，1979，71-81.
2. 杨树勤. 中国医学百科全书. 医学统计学. 上海：上海科学技术出版社，1985，207-212.
3. 屠基陶，吴传恩，冯学山. 肿瘤诊治工作常用统计指标和统计方法//全国肿瘤防治研究办公室，中国抗癌协会. 中国常见恶性肿瘤诊治规范（第九分册）. 北京：北京医科大学中国协和医科大学联合出版社，1990，1-38.
4. 倪宗瓒. 医学统计学. 北京：人民卫生出版社，1990，233-237.
5. 孙尚拱. 实用多变量统计方法与计算程序. 北京：北京医科大学中国协和医科大学联合出版社，1990，1188-1201.
6. 金丕焕. 医用统计方法. 上海：上海医科大学出版社，1993，309-325.
7. 杨树勤. 卫生统计学. 第 3 版. 北京：人民卫生出版社，1994，169-178.
8. 苏炳华. 医学统计学及其软件包. 上海：上海医科大学出版社，1996，326-347.
9. 李竹，郑俊池. 新编实用医学统计方法与技能. 北京：中国医药科技出版社，1997，137-147.
10. 蒋知俭. 医学统计学. 北京：人民卫生出版社，1997，340-362.
11. 方积乾，徐勇勇，余松林，等. 医学统计学与电脑实验. 上海：上海科学技术出版社，1997，209-240.
12. 曹素华. 实用医学多因素统计方法. 上海：上海医科大学出版社，1998，101-121.
13. 胡良平. 医学统计应用错误的诊断与释疑. 北京：军事医学科学出版社，1999，26-38.
14. 刘润幸. 医学统计方法与应用. 广州：广东人民出版社，2001，292-306.
15. 郝元涛，方积乾. 生存质量研究资料的统计分析. 中国肿瘤，2001，10，72-76.
16. 王涛，詹思延，胡永华. 病例-时间-对照设计. 中华流行病学杂志，2002，23，115-117.
17. 刘润幸. 使用 SPSS 作多变量观察值的 ROC 曲线分析. 中国公共卫生，2003，19，1151-1153.
18. 王家良. 临床流行病学. 第 2 版. 北京：人民卫生出版社，2004，71-75.
19. 赵耐青. 医学统计学. 北京：高等教育出版社，2004，162-175.
20. 任金马，陈峰，蓝绍颖. 成组病例对照研究优势比的几种可信区间估计方法比较. 中国卫生统计，2004，21，52-55.
21. 刘关键，吴泰相. Meta-分析的森林图及临床意义. 中国循证医学杂志，2004，4，198-202.
22. 赵仲堂. 流行病学研究方法与应用. 第 2 版. 北京：科学出版社，2005，98-118.
23. 王先运，吴多文，汲伟明，等. 用 ROC 曲线下面积进行差异性检验的常用方法. 中华放射学杂志，2006，40，763-764.
24. 李广太，温廷如. 子宫动脉栓塞术治疗子宫肌瘤有效性和安全性的荟萃分析. 中华妇产科杂志，2006，41，697-700.
25. 鲍彦平，万希润，乔友林. 妇科恶性肿瘤的循证医学及相关统计//连利娟. 林巧稚妇科肿瘤学. 第四版. 北京：人民卫生出版社，2006，937-964.
26. 童星元，王洪源，郭秀华. 医学统计与 CHISS 应用. 北京：人民军医出版社，2006，200-234.
27. 何以丰，徐丛剑，冯令达. HER-2/neu 与上皮性卵巢癌术后生存率相关性的 Meta 分析. 中国循证医学杂志，2007，7，420-432.
28. 项永兵. 癌症临床随访资料的生存率估计和统计学检验// 孙建衡. 妇科恶性肿瘤继续教育教程. 北京：中国协和医科大学出版社，2007，136-145.
29. 王敬瀚. ROC 曲线在临床医学诊断实验中的应用. 中华高血压杂，2008，16，175-177.
30. 尹海洁，刘耳. 社会统计软件 SPSS 15.0 for Windows 简明教程. 北京：社会科学文献出版社，2008，153-168.
31. 刘建平. 队列研究的设计、实施及方法学问题. 中西医结合学报，2008，6，331-336.
32. Moertel CG，Hanley JA. The effect of measuring error on the results of therapeutic trials in advanced

cancer. Cancer，1976，38：388-394.
33. WHO. Handbook for reporting results of cancer treatment. Geneva，Switzerland：World Health Organisation，1979，23-48.
34. Miller AB，Hoogstraten B，Staquet M. Reporting results of cancer treatment. Cancer，1981，47：207-214.
35. Armitage P，Berry G. Statistical methods in medical research. Second edition. London：Wiley-Blackwell，1987，421-439.
36. Therasse P，Arbuck SG，Eisenhauer EA，et al. New guidelines to evaluate the response to treatment in solid tumors. European Organization for Research and Treatment of Cancer，National Cancer Institute of the United States，National Cancer Institute of Canada. J Natl Cancer Inst，2000，92：205-216.
37. Karl E，Dinggeng Chen. Clinical trial methodology. NW：Taylor and Francis Group，LLC，2001，361-382.
38. Cleophas TJ，Zwinderman AH，Cleophas TF，et al. Statistics applied to clinical trials. Fourth edition. Netherlands，2009，319-328.
39. Eisenhauera EA，Therasse P，Bogaertsc J，et al. New response evaluation criteria in solid tumours：Revised RECIST guideline（version 1.1）. Euro J Cancer，2009，45：228-247.

附录

实体肿瘤的疗效评价标准 1.1 版
（Response Evaluation Criteria in Solid Tumors RECIST Version 1.1）

1 肿瘤在基线水平的可测量性

1.1 定义

在基线水平上，肿瘤病灶/淋巴结将按以下定义分为可测量和不可测量两种。

1.1.1 可测量病灶

肿瘤病灶：至少有一条可以精确测量的径线（记录为最大径），其最小长度如下：

- CT 扫描 10 mm（CT 扫描层厚不大于 5 mm）
- 临床常规检查仪器 10 mm（肿瘤病灶不能用测径仪器准确测量的应记录为不可测量）
- 胸部 X 射线 20 mm
- 恶性淋巴结：病理学增大且可测量，单个淋巴结 CT 扫描短径须≥15 mm（CT 扫描层厚推荐不超过 5 mm）。基线和随访中，仅测量和随访短径。

1.1.2 不可测量病灶

所有其他病灶，包括小病灶（最长径＜10 mm 或者病理淋巴结短径≥10 mm 至＜15 mm）和无法测量的病灶。无法测量的病灶包括：脑膜疾病、腹水、胸膜或者心包积液、炎性乳腺癌、皮肤/肺的癌性淋巴管炎、影像学不能确诊和随诊的腹部包块，以及囊性病变。

1.1.3 关于病灶测量的特殊考虑

骨病灶、囊性病灶和先前接受过局部治疗的病灶需要特别注明：

骨病灶：

- 骨扫描，PET 扫描或者平片不适合于测量骨病灶，但是可用于确认骨病灶的存在或者消失；

- 溶骨性病灶或者混合性溶骨/成骨病灶有确定的软组织成分，且软组织成分符合上述可测量性定义时，如果这些病灶可用断层影像技术如 CT 或者 MRI 进行评价，那么这些病灶可以作为可测量病灶；
- 成骨病灶属不可测量病灶。

囊性病灶：

- 符合放射影像学单纯囊肿定义标准的病灶，不应因其为定义上的单纯性囊肿，而认为是恶性病灶，既不属于可测量病灶，也不属于不可测量病灶；
- 若为囊性转移病灶，且符合上述可测量性定义的，可以作为是可测量病灶。但如果在同一病人中存在非囊性病灶，应优先选择非囊性病灶作为靶病灶。

局部治疗过的病灶：

- 位于曾放疗过或经其他局部区域性治疗的部位的病灶，一般作为不可测量病灶，除非该病灶出现明确进展。研究方案应详细描述这些病灶属于可测量病灶的条件。

1.2 测量方法说明

1.2.1 病灶测量

临床评价时，所有肿瘤测量都要以公制米制记录。所有关于肿瘤病灶大小的基线评定都应尽量在接近治疗开始前完成，且必须在治疗开始前的 28 天内（4 周）完成。

1.2.2 评价方法

对病灶基线评估和后续测量应采用同样的技术和方法。除了不能用影像学检查，而仅能用临床检查来评价的病灶之外，所有病灶必须使用影像学检查进行评价。

临床病灶：临床病灶只有位于浅表且测量时直径≥10 mm 时才能认为是可测量病灶(如皮肤结节等)。对于有皮肤病灶的患者，建议用含有标尺测量病灶大小的彩色照片作为存档。当病灶同时使用影像学和临床检查评价时，由于影像学更客观且研究结束时可重复审阅，应尽可能选用影像学评价。

胸部 X 片：当肿瘤进展作为重要研究终点时，应优先使用胸部 CT，因为 CT 比 X 线更敏感，尤其对于新发病灶。胸部 X 片检测仅当被测量病灶边界清晰且肺部通气良好时适用。

CT、MRI：CT 是目前用于疗效评价最好的可用可重复的方法。本指导原则对可测量性的定义建立在 CT 扫描层厚≤5 mm 的基础上。如果 CT 层厚大于 5 mm，可测量病灶最小应为层厚的 2 倍。MRI 在部分情况下也可接受（如全身扫描）。

超声：超声不应作为一种测量方法用于测量病灶大小。超声检查因其操作依赖性，在测量结束后不具备可重复性，不能保证不同测量间技术和测量的同一性。如果在试验期间使用超声发现新病灶，应使用 CT 或者 MRI 进行确认。如果考虑到 CT 的放射线暴露，可以使用 MRI 代替。

内窥镜，腹腔镜检查：不建议使用这些技术用于肿瘤客观评价，但这种方法在取得的活检标本时可以用于确认 CR，也可在研究终点为 CR 后复发或手术切除的试验中，用于确认复发。

肿瘤标志物：肿瘤标志物不能单独用来评价肿瘤客观缓解。但如果标志物水平在基线时超过正常值上限，用于评价完全缓解时必须回到正常水平。因为肿瘤标志物因病而异，在将测量标准写入方案中时需考虑到这个因素。有关 CA125 缓解（复发性卵巢癌）及 PSA（复发性前列腺癌）缓解的特定标准已经发表。且国际妇科癌症组织已制定了 CA125 进展标准，即将被加入到卵巢癌一线治疗方案的肿瘤客观评价标准中。

细胞学/组织学技术：在方案规定的特定情况下，这些技术可用于鉴定 PR 和 CR（如生殖细胞肿瘤的病灶中常存在残留的良性肿瘤组织）。当渗出可能是某种疗法潜在的副反应（如使用紫杉烷化合物或血管生成抑制剂的治疗），且可测量肿瘤符合缓解或疾病稳定标准时，在治疗过程中肿瘤相关的渗出出现或加重，可通过细胞学技术来确诊，以区分缓解（或疾病稳定）和疾病进展。

2 肿瘤缓解评估

2.1 全部肿瘤和可测量病灶的评估

为评价客观缓解或未来可能的进展，有必要对所有肿瘤病灶肿瘤的总负荷进行基线评估，为后面的测量结果作参照。在以客观缓解作为主要治疗终点的临床方案中，只有在基线时具有可测量病灶的患者才能入选。可测量病灶定义为存在至少一处可测量的病灶。而对于那些以疾病进展（疾病进展时间或固定日期进展程度）为主要治疗终点的试验，方案入选标准中必须明确是仅限于有可测量病灶的患者，还是没有可测量病灶也可以入选。

2.2 靶病灶和非靶病灶的基线记录

基线评估时有超过 1 个以上可测量病灶时，应记录并测量所有病灶，总数不超过 5 个（每个器官不超过 2 个），作为靶病灶代表所有累及器官（也就是说只有 1 个或 2 个累计器官的患者最多选择 2 个或 4 个靶病灶作为基线测量病灶）。

靶病灶必须基于尺寸进行选择（最长直径），能代表所有累及器官，且测量必须具有良好的重复性。有时候当最大的病灶不能重复测量时可重新选择一个可重复测量的最大病灶。

淋巴结因其为正常组织且即使没有肿瘤转移仍可为影像察觉而需要特别关注。定义为可测量结节甚至是靶病灶的病理性淋巴结必须符合以下标准：CT 测量短直径≥15 mm。基线只需要检测短直径。放射学家通常借助结节的短直径来判断该结节是否已有肿瘤转移。结节尺寸一般用影像检测的两维数据来表示（CT 用轴平面，MRI 则从轴面、矢状面或冠状面中选择一个平面）。取最小值即为短直径。例如，一个 20 mm× 30 mm 的腹部结节短直径为 20 mm，可视为恶性的、可测量的结节。在这个例子中，20 mm 即是结节的测量值。直径≥10 mm 但＜15 mm 的结节不应该视为靶病灶。而＜10 mm 的结节则不属于病理结节范畴，不必予以记录和进一步观察。

所有靶病灶的直径经过计算所求之和（包括非结节病灶的最长直径和结节病灶的短直径）将作为基线直径总和上报。如含有淋巴结直径，如上面提到的，只将短直径计算在内。基线直径总和将作为疾病基线水平的参考数值。

其余所有的病灶包括病理淋巴结可视为非靶病灶，无需进行测量，但应在基线评估时进行记录。如记录为“存在”、“缺失”或极少数情况下“明确进展”。广泛存在的靶病灶可与靶器官记录在一起（如大量扩增骨盆淋巴结或大规模肝转移）。

2.3 缓解标准

2.3.1 靶病灶评估

完全缓解（CR）：所有靶病灶消失，全部病理淋巴结（包括靶结节和非靶结节）短直径必须减少至＜10 mm。

部分缓解（PR）：靶病灶直径之和比基线水平减少至少 30%。

疾病进展（PD）：以整个实验研究过程中所有测量的靶病灶直径之和的最小值为参照，直径和相对增加至少 20%（如果基线测量值最小就以基线值为参照）；除此之外，必须满足直径和的绝对值增加至少 5mm（出现一个或多个新病灶也视为疾病进展）。

疾病稳定（SD）：靶病灶减小的程度没达到 PR，增加的程度也没达到 PD 水平，介于两者之间，研究时可以直径之和的最小值作为参考。

2.3.2 靶病灶评估的注意事项

淋巴结：即使鉴定为靶病灶的淋巴结减小至 10mm 以内，每次测量时仍需记录与基线对应的实际短直径的值（与基线测量时的解剖平面一致）。这意味着如果淋巴结属于靶病灶，即使达到完全缓解的标准，也不能说病灶已全部消失，因为正常淋巴结的短直径就定义为＜10mm。在 CRF 表或其他的记录方式中需在特定位置专门记录靶淋巴结病灶：对于 CR，所有淋巴结短直径必须＜10mm；对于 PR、SD 和 PD，靶淋巴结短直径实际测量值将被包含在靶病灶直径的和之中。

小到无法测量的靶病灶：临床研究中，基线记录过的所有病灶（结节或非结节）在后面的评估中都应再次记录实际测量值，即使病灶非常小（如 2mm）。但有时候可能太小导致 CT 扫描出的图像十分模糊，放射科医生也很难定义出确切的数值，就可能报告为“太小而测量不到”。出现这种情况时，在 CRF 表上记录上一个数值是十分重要的。如果放射科医生认为病灶可能消失了，那也应该记录为 0mm。如果病灶确实存在但比较模糊，无法给出精确的测量值时，可默认为 5mm。（注：淋巴结出现这种情况的可能性不大，因其正常情况下一般都具有可测量的尺寸，或者像在腹膜后腔中一样常常为脂肪组织所包绕；但是如果也出现这种无法给出测量值的情况，也默认为 5mm）。5mm 的默认值源于 CT 扫描的切割厚度（这个值不因 CT 不同的切割厚度值而改变）。由于同一测量值重复出现的几率不大，提供这个默认值将降低错误评估的风险。但需要重申的是，如果放射医生能给出病灶大小的确切数值，即使病灶直径小于 5mm，也必须记录实际值。

分离或结合的病灶：当非结节性病灶分裂成碎片状时，将各分离部分的最长径加起来计算病灶的直径之和。同样，对于结合型病灶，通过各结合部分间的平面可将其区分开来，然后计算各自的最大直径。但如果结合得密不可分，最长径应取融合病灶整体的最长径。

2.3.3 非靶病灶的评估

这部分对非靶病灶肿瘤的缓解标准进行了定义。虽然一些非靶病灶实际可测量，但无需测量，只需在方案规定的时间点进行定性评估即可。

完全缓解（CR）：所有非靶病灶消失，且肿瘤标志物恢复至正常水平。所有淋巴结为非病理尺寸（短径＜10 mm）。

非完全缓解/非疾病进展：存在一个或多个非靶病灶和/或持续存在肿瘤标志物水平超出正常水平。

疾病进展：已存在的非靶病灶出现明确进展。注：出现一个或多个新病灶也被视为疾病进展。

2.3.4 关于非靶病灶进展评估的特别注意事项

关于非靶病灶进展的定义补充解释如下：当患者存在可测量非靶病灶时，即使靶病灶评估为稳定或部分缓解，要在非靶病灶的基础上作出明确进展的定义，必须满足非靶病灶整体的恶化程度已达到必须终止治疗的程度。而一个或多个非靶病灶尺寸的一般性增大往往不足以达到进展标准，因此，在靶病灶为稳定或部分缓解时，仅依靠非靶病灶的改变就能定义整体肿瘤进展的情况几乎是十分稀少的。

当患者的非靶病灶均不可测量时：在一些Ⅲ期试验中，当入选标准中没有规定必须存在可测量病灶时，就会出现这种情况。整体评估还是参照上文标准，但因为这种情况下没有病灶的可测量数据。非靶病灶的恶化不容易评估（根据定义：必须所有非靶病灶都确实无法测量），因此当非靶病灶改变导致整体疾病负荷增加的程度相当于靶病灶出现疾病进展时，依据非靶病灶作出明确进展的定义，需要建立一种有效的检测方法来进行评估。如描述为肿瘤负荷增加相当于体积额外增加73％（相当于可测量病灶直径增加20％）。又比如腹膜渗出从“微量”到“大量”；淋巴管病变从“局部”到“广泛播散”；或在方案中描述为“足够至改变治疗方法”。例子包括胸膜渗出液从痕量到大量，淋巴受累从原发部位向远处扩散，或者在方案中可能被描述为“有必要进行治疗方面的改变”。如果发现有明确的进展，该患者应该在那个时点总体上视为疾病进展。最好具有客观标准可适用于不可测量的病灶的评估，注意，增加的标准必须是可靠的。

2.3.5　新病灶

新的恶性病灶的出现预示着疾病的进展，因此针对新病变的一些评价是非常重要的。目前没有针对影像学检测病灶的具体标准，然而一种新的病灶的发现应该是明确的。比如说，进展不能归因于影像学技术的不同，成像形态的改变，或者肿瘤以外的其他病变（如：一些所谓新的骨病灶仅仅是原病灶的治愈，或原病灶的复发）。当病人的基线病灶出现部分或完全反应时，这一点非常重要的，例如：一例肝脏病灶的坏死可能在CT报告上定为新的囊性病变，而其实不是。

在随访中已检测到的而在基线检查中未发现的病灶将视为新的病灶，并提示疾病进展。例如一个在基线检查中发现有内脏病灶的患者，当做CT或MRI的头颅检查时发现有转移灶，该患者的颅内转移病灶将被视为疾病进展的依据，即使他在基线检查时并未做头颅检查。

如果一个新的病灶是不明确的，比如因其形态小所致，则需要进一步的治疗和随访评价以确认其是否是一个新的病灶。如果重复的检查证实其是一个新的病灶，那么疾病进展的时间应从其最初的发现的时间算起。

病灶进行FDG－PET评估一般需要额外的检测进行补充确认，FDG－PET检查和补充CT检查结果相结合评价进展情况是合理的（尤其是新的可疑疾病）。新的病灶可通过FDG－PET检查予明确的，依据以下程序执行：

基线FDG－PET检查结果是阴性的，接下来随访的FDG－PET检查是阳性的，表明疾病的进展；

没有进行基线的FDG－PET检查，后续的FDG－PET检查结果是阳性的；

如果随访的FDG－PET阳性检查结果发现的新的病变灶与经CT检查结果相符，证明是疾病进展；

如果随访的FDG－PET的阳性检查结果发现的新的病变灶未能得到CT检查结果的确认，需再行CT检查予以确认（如果得到确认，疾病进展时间从前期FDG－PET检查发现异常算起）。

如果随访的FDG－PET的阳性检查结果与经CT检查已存在的病灶相符，而该病灶在影像学检测上无进展，则疾病无进展。

2.4　最佳整体疗效评价

最佳整体疗效评价是从试验开始至试验结束的最佳疗效记录，同时要把任何必要条件考虑在内以便确认。有时疗效反应出现在治疗结束后，因此方案应该明确治疗结束后的疗效评价是否考虑在最佳整体疗效评价之内。方案必须明确任何进展前新的治疗如何影响最佳疗效反应。患者的最佳疗效反应主要依赖目标病灶和非目标病灶的结果以及新病灶的表现情况。此外，还依赖于试验性质、方案要求及结果衡量标准。具体来说，在非随机试验中，疗效反应情况是首要目标，PR 或 CR 的疗效确认是必须的，以确认哪个是最佳整体疗效反应。

2.4.1 时间点反应

假设在每个方案的具体时间点上都会有疗效反应发生。表 18－18 将提供一个基线水平上疾病可测量的患者人群其在每个时间点上的总体疗效反应的总结。

如果患者无可测量病灶（无目标病灶），评估可参见表 18－19。

表 18－18 时间点反应：有靶病灶的受试者（包括或者不包括非靶病灶）

目标病灶	非目标病灶	新病灶	总缓解
CR	CR	非	CR
CR	非 CR/非 PD	非	PR
CR	不能评估	非	PR
PR	非进展或者不能完全评估	非	PR
SD	非进展或者不能完全评估	非	SD
不能完全评估	非进展	非	NE
PD	任何情况	是或否	PD
任何情况	PD	是或否	PD
任何情况	任何情况	是	PD
CR＝完全缓解	PR＝部分缓解	SD＝疾病稳定	PD＝疾病进展　NE＝不能评估

表 18－19 时间点反应：仅有非目标病灶的受试者

非目标病灶	新病灶	总缓解
CR	非	CR
非 CR 或者非 PD	非	非 CR 或非 PD
不能完全评估	非	不能评估
不能明确的 PD	是或否	PD
任何情况	是	PD

注：对于非目标病灶，“非 CR/非 PD”是指优于 SD 的疗效。由于 SD 越来越多作为评价疗效的终点指标，因而制定非 CR/非 PD 的疗效，以针对未规定无病灶可测量的情况。

2.4.2 评估缺失和不可评价说明

如果在某个特定时间点上无法进行病灶成像或测量，则该患者在该时间点上无法评价。如果在一个评价中只能对部分病灶进行评价，通常这种情况视为在那个时间点无法评价，除非有证据证实缺失的病灶不会影响指定时间点的疗效反应评价。这种情况很可能发生在疾病进展的情况。例如：一个患者在基线水平有 3 个总和为 50 mm 的病灶，但是随后只有 2 个病灶可评价，总和为 80 mm，该患者将被评价为疾病进展，不管缺失的病灶影响有多大。

2.4.3 最佳总缓解：全部时间点

一旦患者的所有资料都具备，其最佳总缓解可以确定。

当研究不需要对完全或部分疗效反应进行确认时最佳总缓解的评估：试验中最佳疗效反应是所有时间点上的最佳反应。例如：一个患者在第一周期疗效评价为 SD，第二周期评价为 PR，最后一周期评价为 PD，但其最佳总缓解评价为 PR。当最佳总缓解评价为 SD 时，其必须满足方案所规定的从基线水平算起的最短时间。如果没有达到最短时间的标准，即使最佳总缓解评价为 SD 也是不认可的，该患者的最佳总缓解将视随后的评价而定。例如：一个患者第一周期评价为SD，第二周期为PD，但其未达到SD的最短时间要求，其最佳总缓解评价为PD。同样的患者在第一周期评价为SD后失访将被视为不可评价。

当研究需要对完全或部分疗效反应进行确认时最佳总缓解的评估：只有当每一个受试者符合试验规定的部分或者完全缓解标准而且在方案中特别提及的在随后的时间点（一般是4周后）再次做疗效确认后才能宣称是完全或者部分缓解。在这种情况下，最佳总缓解见表18－20的说明。

表18－20　CR和PR疗效需要确认的最佳总缓解

第一个时间点总缓解	随后时间点总缓解	最佳总缓解
CR	CR	CR
CR	PR	SD，PD或PR[a]
CR	SD	如果SD持续足够时间则为SD，否则应为PD
CR	PD	如果SD持续足够时间则为SD，否则应为PD
CR	NE	如果SD持续足够时间则为SD，否则应为NE
PR	CR	PR
PR	PR	PR
PR	SD	SD
PR	PD	如果SD持续足够时间则为SD，否则应为PD
PR	NE	如果SD持续足够时间则为SD，否则应为NE
NE	NE	NE

注：CR即是完全缓解，PR是部分缓解，SD是疾病稳定，PD是疾病进展，NE即不可评价。上标“a”：如果在第一个时间点CR真正出现，在随后的时间点出现的任何疾病，那么即便相对于基线该受试者疗效达到PR标准，其疗效评价在之后的时间点仍然为PD（因为在CR之后疾病将再次出现）。最佳缓解取决于是否在最短的治疗间隔内出现SD。然而有时第一次评价为CR，但随后的时间点扫描提示小病灶似乎依然出现，因而实际上受试者疗效在第一个时间点应该是PR而不是CR。在这种情况下，首次CR判断应该被修改为PR，同时最好的反应是PR。

2.4.4　疗效评估的特别提示

当结节性病灶被包括在总的靶病灶评估中，同时该结节大小缩小到“正常”大小时（<10 mm），它们依然会有一个病灶大小扫描报告。为了避免过高评估基于结节大小增加所反映的情况，即便是结节正常，测量结果也将被记录。正如前面已经提及的，这就意味着疗效为完全缓解的受试者，CRF表上也不会记录为0。

若试验过程中需要进行疗效确认，重复的“不可测量”时间点将使最佳疗效评估变得复杂。试验的分析计划必须说明，在确定疗效时，这些缺失的数据/评估可以被解释清楚。比如，在大部分试验中，可以将某受试者PR－NE－PR的反应作为得到了疗效确认。

当受试者出现健康状况整体恶化要求停止给药治疗，但是没有客观证据证明时，应该被报道为症状性进展。即便在治疗终止后也应该尽量去评估客观进展的情况。症状性恶化不是客观反应的评估描述：它是停止治疗的原因。那样的受试者的客观反应情况将通过表18－18～表18－20所示的目标和非目标病灶情况进行评估。

定义为早期进展、早期死亡和不可评估的情况是研究特例，且应该在每个方案中进行明确的描述（取决于治疗间期和治疗周期）。

在一些情况下，从正常组织中辨别局部病灶比较困难。当完全缓解的评估基于这样的定义时，我们推荐在进行局部病灶完全缓解的疗效评估前进行活检。当一些受试者局部病灶影像学检测结果异常被认为是代表了病灶纤维化或者疤痕形成时，FDG－PET 被当作与活检相似的评估标准，用来对完全缓解进行疗效确认。在此种情况下，应该在方案中对 FDG－PET 的应用进行前瞻性描述，同时以针对此情况专科医学文献的报告作为支持。但是必须意识到的是由于 FDG－PET 和活检本身的限制性（包括二者的分辨率和敏感性高低），将会导致完全缓解评估时的假阳性结果。

对于不明确的进展发现（如非常小的不确定的新病灶；原有病灶的囊性变或坏死病变）治疗可以持续到下一次评估。如果在下一次评估中，证实了疾病进展，进展日期应该是先前出现疑似进展的日期。

2.5 肿瘤重新评价的频率

治疗期间肿瘤重新评价的频率决定于治疗方案，并应与治疗的类型和日程安排相符。但是在治疗的受益效果不清楚的Ⅱ期试验中，每 6～8 周（时间设计在一个周期的结束点）进行随访是合理的，在特殊方案或情况下可调整时间间隔长度。方案应该具体指明哪些组织部位需要进行基线水平的评估（通常是那些最可能与所研究肿瘤类型的转移病变密切相关的组织部位）和评价重复的频率。正常情况下，靶病灶和非靶病灶在每次评估时都应进行评价，在一些可选择的情形下，某些非目标病灶评价频率可以小一些，例如，目标疾病的疗效评价确认为 CR 或怀疑有骨性病变进展时才需重复骨扫描。

治疗结束后，重新评价肿瘤取决于是否把缓解率或者是到出现某一事件（进展/死亡）的时间作为临床试验终点。如为出现某一事件时间（如：TTP/DFS/PFS）则需要进行方案中规定的常规重复评价。特别是在随机比较试验中，预定的评价应该列在时间表内（如：治疗中的 6～8 周，或治疗后的 3～4 个月），不应受到其他因素的影响，如治疗延迟、给药间隔和任何其他在疾病评价时间选择上可能导致治疗臂不均衡的事件等。

2.6 疗效评估/缓解期的确认

2.6.1 确认

对于以疗效为主要研究终点的非随机临床研究，必须对 PR 和 CR 的疗效进行确认，以保证疗效不是评价失误的结果。这也允许在有历史数据的情况下，对结果进行合理的解释，但这些试验的历史数据中的疗效也应进行过确认。但在所有其他情况下，如随机试验（Ⅱ或Ⅲ期）或者以疾病稳定或者疾病进展为主要研究终点的研究中，不再需要疗效确认，因为这对于试验结果的解释没有价值。然而取消疗效确认的要求，就会使防止偏移作用的中心审查显得更加重要，特别是在非盲态实验研究中。

SD 的情况下，在试验开始后的最短时间间隔内（一般不少于 6～8 周），至少有一次测量符合方案中规定的 SD 标准。

2.6.2 总缓解期

总缓解期是从测量首次符合 CR 或 PR（无论哪个先测量到）标准的时间到首次真实记录疾病复发或进展的时间（把试验中记录的最小测量值作为疾病进展的参考）。总完全缓解时间是从测量首次符合 CR 标准的时间到首次真实记录疾病复发或进展的时间。

2.6.3 疾病稳定期

是从治疗开始到疾病进展的时间（在随机化试验中，从随机分组的时间开始），以试验中最小的总和作为参考（如果基线总和最小，则作为 PD 计算的参考）。疾病稳定期的临床相关性因不同研究和不同疾病而不同。如果在某一特定的试验中，以维持最短时间稳定期的病人比例作为研究终点，方案应特别说明 SD 定义中两个测量间的最短时间间隔。

注意：缓解期、稳定期以及 PFS 受基线评价后随访频率的影响。定义标准随访频率不属于本指导原则范围。随访频率应考虑许多因素，如疾病类型和分期、治疗周期及标准规范等。但若需进行试验间的比较，应考虑这些测量终点准确度的限制。

2.7 PFS/TTP

2.7.1 Ⅱ期临床试验

本指导原则主要关注Ⅱ期临床试验中客观缓解作为研究终点的应用。在某些情况下，缓解率可能不是评价新药/新方案潜在抗癌活性的最优选择。在这些情况下，分界时间点上的 PFS/PPF[2] 可认为是提供新药生物活性的原始信号的合适替代指标。但是很明显，在一个非对照试验中，这些评价会受到置疑，因为貌似有价值的观察可能与病人的筛选等生物学因素有关，而非药物干预的作用。因此，以这些作为研究终点的Ⅱ期临床试验最好设计随机对照。但某些肿瘤的临床表现始终如一（通常一直状况差），非随机试验也是合理的。但是在这些情况下，因缺少阳性对照，评估预期 PFS 或 PPF 时，需小心记录疗效证据。

［注］

1. DFS - Disease free survival 无疾病生存期
2. PPF - Proportion progress-free 无进展比例

第四篇

外阴癌与阴道癌

第 19 章 外阴癌

第一节 外阴上皮内瘤变

外阴上皮内瘤变（squamous vulval intraepithelial neoplasia，VIN）是目前外阴鳞状上皮细胞癌前病变的通俗用语。1981 年，VIN 被正式引入医学术语，并被世界卫生组织（the World Health Organization，WHO）、国际妇科病理学家学会（International Society of Gynecological Pathologis，ISGYP）、国际妇产科联盟（International Federation of Gynecology and Obstetrics，FIGO）和国际外阴疾病研究学会（the International Society for the Study Vulvar Diseases，ISSVD）采纳。

VIN 一词源于宫颈上皮内瘤变（CIN），它们的发病机理和组织学相似，但 VIN 的自然病程与 CIN 不同，其发生率远低于 CIN，为 1.2～2.1/10 万，而年轻女性 VIN 的发病近年呈上升趋势。中国医学科学院肿瘤医院 2009 年报道 35 例 VIN，占同期收治外阴恶性肿瘤的 10.8%（35/324）。

一、VIN 的分型和分级

鲍温氏于 1912 年首次描述了鳞状上皮内瘤变，此后用过各种不同的术语：Queyrat's 红斑、鲍文氏原位癌和单纯癌。1976 年 ISSVD 采用一个新的简化术语——外阴原位癌和非典型病变代替了过去所有的术语，1986 年 ISSVD 又用 VIN 取代以上的术语，将 VIN 参照 CIN 分为三级：VIN 1——相当于轻度不典型增生，细胞异型性轻、异常增殖细胞仅限于上皮层的下 1/3；VIN 2——相当于中度不典型增生，细胞异型性明显、异常增殖细胞限于上皮层的下 2/3；VIN 3——相当于重度不典型增生及原位癌，细胞异型性显著、异常增殖细胞扩展到上皮层的 2/3 以上甚至全层。随着 VIN 临床病理资料的积累，研究发现 VIN 病理诊断的可重复性差，VIN 1 仅发生在尖锐湿疣，而将 VIN 2 和 VIN 3 综合为一组病变，则病理诊断的重复性好。因此，2004 年 ISSVD 再次修改 VIN 分类，取消了 VIN 的分级系统和 VIN 1，引入 2 级分类，将 VIN 分为：普通型 VIN（usual type VIN，uVIN）和分化型 VIN（differentiated type or simplex VIN，dVIN）。uVIN 又分为 3 种亚型：疣状、基底细胞样和混合型（疣状、基底细胞样）。这两种类型 VIN（uVIN 和 dVIN）的病因、临床特征及生物学行为明显不同。但 WHO 的 3 亚型分类：VIN 1、VIN 2 和 VIN 3 还在广泛应用。

表 19-1 VIN 分类的比较：1986 年与 2004 年 ISSVD 分类

1986 年分类	2004 年分类
VIN 1 VIN 2 VIN 3	普通型 VIN：疣状、基底细胞样、混合型
分化型（单纯型）VIN	分化型（单纯型）VIN

二、病因

大多数（90%）VIN 是 uVIN，主要与高危型 HPV 持续感染有关。据文献报道 VIN 中 HPV 的检出率达高 72%～100%，主要是 HPV16 型。免疫抑制和吸烟（降低局部的免疫反应）也是 VIN 的重要危险因素，研究发现 HIV 阳性妇女发生 uVIN 的风险增加，其发病率达 0.5%～37%；移植术后接受免疫抑制剂治疗妇女患外阴癌的风险是免疫功能活跃者的 10～30倍。宿主的免疫状态对 HPV 相关 VIN 的转归起关键作用。中国医学科学院肿瘤医院报道 35 例 VIN 患者中 HPV 的感染率达 63%（22/35）。

dVIN 的确切病因尚不清楚，但与 HPV 感染无关。dVIN 常与外阴的硬化苔藓（lichen sclerosus，LS）和鳞状上皮增生相伴，推测硬化苔藓和鳞状上皮增生可能是 dVIN 的病因。

三、临床特征

1. uVIN　较多见，常发生于 30～40 岁的年轻女性。瘙痒是最常见的症状，60%的病人因瘙痒就诊。其他症状还有外阴疼痛、溃疡和尿痛。有 22%的患者无任何症状，仅自检时发现外阴有异常区域。临床表现呈多样化，病变的关键特征：边界清楚、凸出皮肤表面的、不对称的白色或红色斑块，而某些病变表现为色素性（棕色/或棕褐色）斑块。通常发生在大阴唇、小阴唇和后联合，较少累及的部位是阴蒂、阴阜、会阴和肛周。40%患者的病变呈多灶性。多中心发生的 uVIN 患者也较常见，占 uVIN 患者的 25%～66%，多中心发生的病变常见于 20～34 岁的青年女性（59%），随着年龄的增长，其发生率降到 10%；多中心病变的 HPV 感染较单灶性病变更常见。

2. dVIN　很少见，占所有 VIN 的 2%～5%，通常发生于老年妇女。dVIN 很少单独发生，常发生在 LS 的基础上或外阴浸润性鳞癌的周边组织中。因此，常表现为外阴长期的持续性剧烈瘙痒和 LS 相关的其他症状，包括：外阴疼痛、烧灼感、尿痛、干燥、尿路刺激征、便秘、出血和起水泡等。临床上常表现为：外阴表面粗糙的灰白色的颜色缺失区、溃疡性的红色病变、红斑样的红色病变或凸出皮面边界欠清的白斑。一般 dVIN 发生大块性病变较 uVIN 少。绝大多数患者的病变呈单灶性，有 85.7%的 dVIN 患者曾经或同时或以后发生外阴浸润癌。

中国医学科学院肿瘤医院报道的 35 例 VINⅢ患者未分型，74%的患者主诉外阴瘙痒，57%的患者因外阴肿物就诊；其中 31 例患者的病变发生在大阴唇和后联合，4 例患者病变同时累及肛周皮肤；有 80%患者的病变呈多灶性的、略高出皮肤表面的、边界清楚的色素斑块（褐色到黑色），直径为 0.1～2.0cm，部分病变可融合成片状；仅 7 例患者的病变呈单发病性，直径 1.5～4.0cm，呈浅溃疡、色素沉着斑或色素缺失、皮赘样改变；有 40%的患者表现为多中心病变（主要合并 CIN 和子宫颈癌）。

四、诊断

VIN 诊断仍依据特征性的外阴可见病变及随机活检的组织病理诊断。uVIN 具有典型的镜下组织学特征，易于识别，主要表现：表皮增厚，并伴有最浅表层细胞的过度角化和/或角化不全；表面呈波浪状，角化细胞排列紊乱，核浓染，核浆比例增大，核分裂象易见。疣状 uVIN 有湿疣样的外观，而基底细胞型上皮增厚相对扁平，无乳头瘤样表面，上皮内可见大量相对一致的基底细胞样的未分化细胞，缺少疣状 uVIN 的角化细胞和角化珠。dVIN：细胞分化程度高，缺少广泛的结构排列紊乱、核多形性和弥漫的核非典型性，非典型细胞仅局限于基底层和旁基底层，易误诊为良性皮肤病或表皮增生。

Ki－67 和 p53 等分子标志物的免疫染色有助于 dVIN 的鉴别诊断。研究发现 Ki－67 和 p53 在 dVIN 的组织中表达呈强阳性，而在良性病变和正常皮肤组织中呈阴性。

年轻女性 VIN 患者常表现为多灶性和多中心性病变，所以诊断 VIN 的患者还应常规行宫颈细胞学检查，明确是否同时合并 CIN/或宫颈早期癌及 VaIN；另外，对于病变广泛的多灶患者，也应常规阴道镜检查并在阴道镜直视下行病变多点活检，排除 VIN 中隐匿性的早期外阴癌。文献报道 VIN 患者外阴活检病理中隐匿癌的发生率为 3.2%～18.8%，Polterauer 等的研究结果显示 VIN 2 中隐匿癌的发生率 3.8%，VIN 3 中隐匿癌的发生率达 11.9%。用甲苯胺蓝或 5%的醋酸有助于确定活检部位。细胞学诊断 VIN 的敏感性低，目前不推荐细胞学检查作为 VIN 的常规诊断方法。

五、治疗

VIN 的自发消退率低，uVIN 的自发消退率仅为 1.2%，且几乎所有的患者均有症状。因此，VIN 一经确诊即需要治疗。治疗的目的就是控制症状和防止病变进展为外阴浸润癌。可供选择的治疗方法多种，包括：手术治疗（冷刀切除和激光消融）和非手术治疗（药物治疗、光动力学治疗和疫苗治疗），截至目前 VIN 尚无标准的治疗方案，但研究较多的还是手术治疗。也可根据 VIN 的类型、患者的年龄、病变范围、患者对保留外阴形态和功能的要求进行个体化治疗。

dVIN 的恶性潜能高（在 dVIN 之前或之后和与 dVIN 同时发生的外阴浸润性鳞癌比 uVIN 高 3 倍），病变多为单灶性，且多发生于绝经后的老年妇女，因此治疗 dVIN 倾向根治性手术切除，且术后最好在外阴疾病专科门诊随诊。

uVIN 的恶性潜能较低，多发生于年轻女性，治疗后易复发，常需多次治疗。对病人的性心理和性功能会产生不良影响。因此，需要探寻替代手术的其他治疗方法。

1. 手术治疗 20 世纪 90 年代前 uVIN 的手术倾向广泛性切除，术式有：单纯外阴切除、部分外阴切除和外阴肿物局部扩大切除术，但无论采用何种手术方式，切缘常常阳性，术后复发率高达 53.5%。虽然手术是治疗 VIN 的有效方法，但复发率高，术后外阴的解剖形态改变，可能影响患者的性心理和性功能，故近 10 年多采用切除肉眼可见病变的局部扩大切除术治疗 VIN。另外，手术切除病变获得准确的组织病理学诊断，可排除或发现隐匿性的早期外阴鳞癌。中国医学科学院肿瘤医院 2009 年报道的 35 例 VIN 3 患者中，34 例行手术切除（14 例肿物局部扩大切除；20 例单纯外阴切除，其中 4 例同时行肛周皮肤切除），2 例切缘阳性，术后中位随诊时间 66 个月，有 11.8%（4/34）的患者术后复发，无 1 例患者进展为外阴浸润癌。

2. 激光治疗 也称 CO_2 激光消融术，可以单用，也可以和冷刀手术结合用。主要用于治疗外阴无毛区病变，治疗 uVIN 的效果好，且不影响外阴的形态和性功能。患者症状的控制率可达 100%，病变的治愈率达 87%，而总的复发率仅为 20%。病变范围小的，一次可治愈，而病变广泛者，常需在局部麻醉下多次治疗。激光治疗的最大缺点是组织被破坏，无法进一步行组织病理学诊断，发现隐匿性的早期外阴浸润癌。因此，激光治疗前应尽可能进行充分活检，排除早期外阴浸润癌。

3. ***药物治疗*** 不仅具有保留外阴的解剖结构和性功能的优点，而且还具有使用方便（病人可自己直接用药）、易于监测疗效的优势。但药物治疗不能提供进一步的组织病理学诊断，有漏诊早期外阴浸润癌的风险。因此，治疗前获取准确的组织活检病理至关重要。

目前研究较多、疗效较肯定的治疗药物首选 5%的咪喹莫特软膏。咪喹莫特是一种免疫反应调节剂，表面用药既可以显著减轻患者的症状，又可以使组织学病变消退，同时还可清除 HPV 病毒感染。一般每周用药 2～3 次，直至病变消退。一项来自 17 个研究 210 例 VIN 患者的荟萃分析结果显示：用药时间 3～32 周，随诊 1～30 个月。病变的完全缓解率为 26%～100%，部分缓解率为 0～60%，复发率为 0～37%。另有 2 项前瞻性的随机、双盲、对照研究的结果也显示：5%咪喹莫特软膏治疗 uVIN 的有效率（CR+PR）达 81%，症状缓解率达 100%，而对照组（安慰剂组）为 0（$P<0.001$）。该药治疗引起的常见不良反应为外阴局部有刺激感或烧灼感及疼痛，但绝大多数患者均能耐受。现在已有学者将其推荐为 uVIN 的一线治疗，但目前尚未见咪喹莫特软膏治疗 VIN 后远期随诊结果的报道。

其他过去使用的 5-Fu 软膏、干扰素和西多福韦等药物，均为小样本研究，而且疗效差，毒副作用重，现已很少使用。

4. ***光动力治疗*** 光动力治疗（photodynamic therapy，PDT）是利用肿瘤定位的光敏剂与适当波长的可见光相互作用，产生氧分子诱导的细胞死亡。主要优点：组织破坏少，愈合时间短，副作用少。PDT 治疗 VIN 的有效率为 0～71%，对小病变及单发病灶的治疗效果好，但对多灶性、色素沉着性的高度病变可能无效。PDT 治疗 VIN 的复发率为 48%，与手术和激光治疗无显著差异。

5. ***治疗性疫苗接种*** 目前还在研究中。已有部分的小样本研究发现接种抗 HPV 的治疗性疫苗—TA-HPV（一种重组的疫苗病毒）后，可刺激机体产生抗-HPVE6/E7 蛋白的特异性免疫反应，使 uVIN 病变至少减少 50%，少数患者的病变还可以完全消退。此外，Joura 还报道了 HPV 四价预防性疫苗（HPV-6、11、16、18）对于第一次接种时 HPV 阴性者 uVIN 的预防效果达 97%，而对接种时已感染 HPV 的 uVIN 预防效率也可达 71%。因此，预防性 HPV 疫苗不仅成功地阻止子宫颈癌和 CIN 的发生，可能也是预防 HPV 相关的 VIN 和 VaIN 的有效方法。

六、转归

有报道 VIN 治疗后进展为浸润性鳞癌的发生率高于 CIN（0.22%），主要与 VIN 的分型有关（dVIN 还是 uVIN）。dVIN 治疗后有 32.8%的患者进展为外阴鳞癌，进展为外阴癌的中位时间是 22.8 个月，而 uVIN 治疗后进展为外阴癌的发生率为 3.3%～5.7%，中位进展时间为 41.4 个月，未治 uVIN 进展率为 9%～15.8%，在 1～8 年的时间内发生，且基底细胞型 uVIN 的进展风险大于疣状型。高龄、病变凸出皮面、机体的免疫功能受损及放疗等因素可能与 uVIN 进展相关。

此外，uVIN 无论采用手术、药物还是其他方法治疗，都易复发，尤其年轻的、多灶性或多中心性病变的患者，需多次治疗。中国医学科学院肿瘤医院的经验是 VIN 初治后复发患者，经激光或体外放疗可再次有效控制病变，获得长时间的完全缓解。

参考文献

1. 李华，章文华，吴令英，等. 24 例外阴上皮内瘤变患者的临床分析. 中华肿瘤杂志，2005，27：306-308.
2. 张功逸，吴令英，李斌，等. 外阴上皮内瘤变Ⅲ级 35 例临床分析. 中华妇产科杂志，2009，44：163-166.
3. Kaufman RH. Intraepithelial neoplasia of the vulva. Gynecol Oncol，1995，56：8-21.
4. Van Beurden M，ten Kate FJ，Smits HL，et al. Multifocal vulvar intraepithelial neoplasia grade Ⅲ and multicentric lower genital tract neoplasia is associated with transcriptionally active human papillomavirus. Cancer，1995，75：2879-2884.
5. Sideri M，Spinaci L，Spolti N，et al. Evaluation of CO_2 laser excision or vaporization for the treatment of vulvar intraepithelial neoplasia. Gynecol Oncol，1999，75：277-281.
6. Yang B，Hart R. Vulvar intraepithelial neoplasia of the simplex（differentiated）type：clinicopathologic study including analysis of HPV and p53 expression. Am J Surg Pathol，2000，24：429-441.
7. Hart WR. Vulvar intraepithelial neoplasia：historical aspects and current status. Int J Gynecol Pathol，2001，20：16-30.
8. Joura EA. Epidemiology，diagnosis and treatment of vulvar intraepithelial neoplasia. Current Opinion of Obstetrics in gynecology，2002，14：39-43.
9. Wilkinson EJ，Teixeira MR. Tumors of the vulva in Tavassoli FA. Pathology and genetics of tumors of the breast and female genital organs World Health Organization classification of tumors. LYON：IARC press，2003：313-334.
10. Baldwin PJ，van der Burg SH，Boswell CM，et al. Vaccinia-expressed human papillomavirus 16 and 18 e6 and e7 as a therapeutic vaccination for vulval and vaginal intraepithelial neoplasia. Clin Cancer Res，2003，9：5205-5213.
11. Bourgault Villala I，Moyal Barracco M，Ziol M，et al. Spontaneous regression of grade 3 vulvar intraepithelial neoplasia associated with human papillomavirus-16-specific CD4（+）and CD8（+）T-cell responses. Cancer Res，2004，64：8761-8766.
12. Sideri M，Jones RW，Wilkinson EJ，et al. Squamous vulvar intraepithelial neoplasia：2002 modified terminology，ISSVD vulvar Oncology Subcommittee. J Reprod Med，2005，50：807-810.
13. van Seters M，van Beurden M，de Craen AJ. Is the assumed natural history of vulvar intraepithelial neoplasia Ⅲ based on enough evidence? A systematic review of 3322 published patients. Gynecol Oncol，2005，97：645-651.
14. Scurry J，Wilkinson EJ. Review of terminology of precursors of vulvar squamous cell carcinoma. Journal of lower genital tract disease，2006，10：161-169.
15. Srodon M，Stoler MH，Baber GB，et al. The distribution of low and high-risk HPV types in vulvar and vaginal intraepithelial neoplasia（VIN and VaIN）. AM J Surg Pathol，2006，30：1513-1518.
16. Jamieson DJ，Paramsothy P，Cu-uvin S，et al. Vulvar，vaginal and perianal intraepithelial neoplasia in women with or at risk for human immunodeficiency virus. Obstet Gynecol，2006，107：1023-1028.
17. vander Avoort IAM，vander Laak JA，Paffen A，et al. MIB1 expression in basel cell layer：a diagnostic tool to identify premalignancies of the vulva. Mod Pathol，2007，20：770-778.
18. Le T，Menard C，Hicks-Boucher W，et al. Final results of a phase 2 study using continuous 5% imiquimod cream application in the primary treatment of high-grade vulva intraepithelial neoplasia. Gynecol Oncol，2007，106：579-584.

19. Mathiesen O，Buus SK，Cramers M. Topical imiquimod can reverse vulvar intraepithelial neoplasia：a randomised，double- blinded study. Gynecol Oncol，2007，107：219-222.
20. Joura EA，Leodolter S，Hernandez-Avila M，et al. Efficacy of a quadrivalent prophylactic human papillomavirus（types 6，11，16，and 18）L1 virus-like-particle vaccine against high-grade vulval and vaginal lesions：a combined analysis of three randomized clinical trials. Lancet，2007，369：1693-1702.
21. H. P van de Nieuwengof，I. A. M van der Avoort，J. A de Hullu. Review of squamous premalignant vulvar lesions. Critical reviews in Oncology/ Hematology，2008，68：131-156.
22. Iavazzo C，Pitsouni E，Athanasiou S，et al. Imiquimod for treatment of vulvar and vaginal intraepithelial neoplasia. Int J Gynaecol Obstet，2008，101：3-10.
23. van Seters M，van Beurden M，ten Kate FJ，et al. Treatment of vulvar intraepithelial neoplasia with topical imiquimod. N Engl J Med，2008，358：1465-1473.
24. Polterauer S，Catharina Dressler A，Grimm C，et al. Accuracy of preoperative vulva biopsy and the outcome of surgery in vulvar intraepithelial neoplasia 2 and 3. Int J Gynecol Pathol，2009，28：559-562.
25. Eva LJ，Ganesan R，Chan KK，et al. Differentiated-type vulval intraepithelial neoplasia has a high-risk associated with vulval squamous cell carcinoma. Int J Gynecol Cancer，2009，19：741-744.
26. Garland SM，Insinga RP，Sings HL，et al. Human papillomavirus infections and vulvar disease development. Cancer Epidemiol Biomarkers Prev，2009，18：1777-1784.
27. De Vuyst H，Clifford GM，Nascimento MC，et al. Prevalence and type distribution of human papillomavirus in carcinoma and intraepithelial neoplasia of the vulva，vagina and anus：a mete-analysis. Int J Cancer，2009，124：1626-1636.
28. Terlo UA，Blok LJ，Helmerhorst TJ，et al. Premlignant epithelial disorders of the vulva：squamous vulvar intraepithelial neoplasia，vulvar paget's disease and melanoma in situ. Acta Obstetricia & Gynecologica，2010，89：741-748.

第二节　外阴癌

外阴癌（carcinoma of the vulva）是一种少见的恶性肿瘤，占所有女性生殖道恶性肿瘤的 3%～5%，多发生于绝经后的老年妇女。肿瘤可发生于外阴的皮肤、黏膜及其附件组织，病理类型有鳞状细胞癌、腺癌、基底细胞癌、恶性黑色素瘤、肉瘤和转移性癌等，本节将重点介绍外阴鳞癌的临床表现、诊断、治疗和预后等。

一、流行病学

外阴癌的发生率呈上升趋势。英格兰的外阴癌病例从 1979 年的 739 例上升到 2001 年的 866 例，增长了 17%；美国也呈现增长趋势，从 1992 年至 1998 年，外阴癌的发生率每年以 2.4%递增；2000 年，英国登记的外阴癌与子宫颈癌的比例由过去的 1∶5～8，降为 1∶3，表明外阴癌病例增加，而子宫颈癌的病例减少。外阴癌的增加表现为两种趋向：一方面是 75 岁及以上老龄妇女外阴癌的发病增加，可能与外阴的硬化苔藓病变有关；另一方面是≤50 岁的外阴原位癌（VIN3—vulval intraepithelial neoplasia）的发病率呈上升趋势，从过去的 1.1/10 万上升到 2.1/10 万。可能与人乳头瘤病毒（human papillomavirus，HPV）感染（尤其是年轻患者）有关。

二、临床表现

1. **发病年龄**　外阴癌的年龄范围较宽，21～101 岁，但高峰年龄为 60～70 岁。

2. 症状 最常见的症状为外阴长期的持续性瘙痒、疼痛或灼痛；其次是发现外阴皮肤有增厚、凸出皮面的红色或白色或黑色的斑块或丘疹；或发现外阴肿物、外阴肿胀。当肿瘤发生坏死形成溃疡时，可表现为阴道少量出血或排液，并有异臭味；肿瘤侵及尿道口或尿道时可出现排尿困难或排尿时灼痛；腹股沟淋巴结转移时可发现腹股沟区肿块。另外，少数早期癌和 VIN 患者常无任何症状。

3. 体征 VIN 和早期外阴癌患者的外阴皮肤或黏膜可见局限性或弥散的多灶性的黑褐色或棕褐色的斑丘疹，或局灶的黏膜粗糙、糜烂，或增厚的、伴有裂口的外阴硬化苔藓病变。而浸润性鳞状细胞癌的原发灶肿瘤多为单发的、局限性肿物或溃疡型肿物，边界较清楚；而多灶性生长的外阴鳞癌少见。肿瘤可发生在外阴的任何部位，以前半部多见。70%的肿瘤发生在阴唇，大阴唇最多见，其次为小阴唇、阴蒂和会阴。肿瘤晚期可侵及尿道和/或膀胱、肛门和/或直肠、阴道及耻骨或坐骨。腹股沟淋巴结转移时，可在单侧或双侧腹股沟区触及肿大淋巴结。当转移的淋巴结坏死或合并感染时，侵及腹股沟区的皮肤出现浸润性或炎症性反应，甚至破溃。当伴有盆腔淋巴结转移时，近盆壁或阴道旁可触及结节或包块等。

通常根据原发肿瘤的部位将外阴癌分为：（1）侧位型：指肿瘤位于大阴唇和小阴唇，距离中线应≥1cm；（2）中心型：指肿瘤发生在阴蒂、尿道口、阴道口、会阴后联合及会阴体。侧位型和中心型外阴癌的淋巴引流路径略有差异，影响早期外阴癌的手术治疗方式。

4. 伴发癌 有 15%～33%的外阴癌患者在诊断的同时或治疗前后伴发身体其他部位的原发癌，最常见的是子宫颈癌，多为原位癌和早期浸润癌。约 30%外阴癌患者的癌旁组织存在 VIN，而 VIN 患者中 15%～22%有潜在的微小浸润癌。

三、诊断

1. 询问病史 详细了解症状出现的时间、部位及持续时间，有无变化，是否有其他的伴随症状等。

2. 体格检查 包括全身检查和妇科检查。全身检查：了解重要脏器的功能、有无并发症、体表淋巴结（尤其腹股沟淋巴结）有无转移等。妇科检查：明确肿物或病变的部位、大小、形态（丘疹或斑块、结节、菜花、溃疡等）、浸润的深度等，肿瘤是否累及尿道（口）、阴道、肛门和直肠等，评估肿瘤能否切净及手术的安全性。

3. 细胞和/或病理学检查 组织病理学检查目前仍是确诊外阴癌的金标准。对有多年外阴瘙痒史并伴有外阴白斑，或经久不愈的糜烂、外阴结节、乳头状瘤、尖锐湿疣及溃疡等可疑病变应及时取活检行组织病理学诊断；或先行细胞学检查，异常则在阴道镜检查下行病变定位活检，对 VINⅢ和早期外阴癌尤为重要。对于多灶性病变者每个病灶均应取活检除外有无浸润癌。治疗前应行宫颈或阴道细胞学检查，明确是否同时合并宫颈和/或阴道病变；必要时行阴道镜检查及镜下活检除外 CIN（cervical intraepithelial neoplasia，宫颈上皮内瘤变）或 VAIN（vaginal intraepithelial neoplasia，阴道上皮内瘤变）。

外阴癌的病理检查应包括明显的肿瘤、癌周皮肤和皮下组织。对肿瘤直径≤2cm 的早期外阴癌可在局部麻醉下行肿物完整的楔形切除活检，经连续病理切片检查，准确评价肿瘤的浸润深度，指导早期外阴癌的个体化治疗。

术后病理还应注意：肿瘤的病理类型、分级、浸润深度、有无淋巴脉管间隙受侵、手术切缘和肿瘤基底是否切净、淋巴结转移的部位、数目及是否扩散到包膜外等，确定肿瘤期别，并指导术后辅助治疗。

4. **辅助检查**

（1）常规检查　治疗前应检查血、尿、便三大常规，肝、肾功能和血清肿瘤标志物（鳞癌：SCC）等各项指标。

（2）影像学检查　胸部X线检查排除肺转移；CT或MRI或PET/或PET-CT等影像学检查有助于发现腹股沟和盆腔肿大淋巴结、肿瘤的远处转移及外阴肿瘤与周围脏器的关系等，但对排除淋巴结转移的诊断价值有限。目前有学者认为B超指引下细针穿刺活检是诊断腹股沟淋巴结转移的一种有发展前景的技术，其诊断的敏感性可达93%。外阴癌术前淋巴显影和核素检查，发现并识别腹股沟前哨淋巴结，但通过切除前哨淋巴结评估腹股沟淋巴结转移的准确性和对预后的影响，还在研究阶段。

（3）对于晚期外阴癌患者，应行膀胱镜和/或直肠镜检查，了解尿道、膀胱和直肠黏膜受侵情况。

虽然外阴癌发生在体表部位，诊断并不困难，但因患者有长期的外阴瘙痒或白斑病史而疏于检查，或老年妇女羞于检查外阴，常致诊断延误达1年以上。因此，当发现外阴长期或反复发作的瘙痒、疼痛或有斑块/结节/溃疡等及色素痣变化时，应及时就诊。

四、转移途径

外阴癌生长缓慢，以局部浸润蔓延和区域淋巴结转移为主，血行转移少见。

1. **局部浸润蔓延**　外阴各部位的肿瘤逐步进展可累及周围的组织器官，如：累及尿道口或部分尿道，甚至膀胱、肛门或部分直肠，向深部还可侵及盆底肌肉、耻骨等组织。

2. **淋巴途径转移**　外阴部位的组织中分布着极其丰富的淋巴管，且两侧之间有相互吻合的交通支，因此外阴癌早期即可发生淋巴结转移。外阴癌的淋巴结转移一般按照先转移到腹股沟浅组淋巴结→腹股沟深组淋巴结→盆腔淋巴结顺序（见图19-1）。浅组淋巴结包括

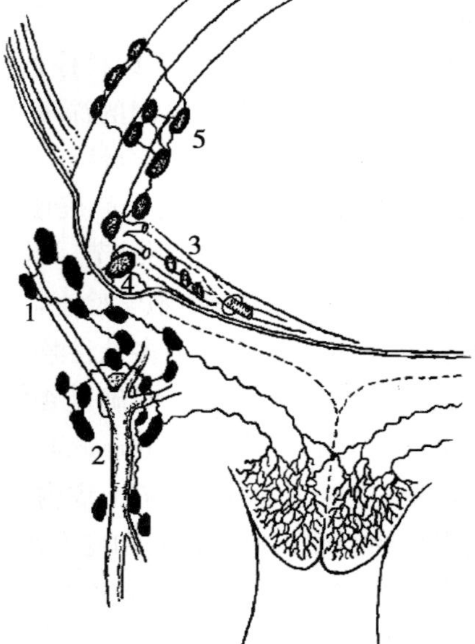

图19-1　外阴淋巴引流图解

1. 腹股沟浅表淋巴结；2. 股浅淋巴结；3. 深腹股沟淋巴结；4. Cloquet淋巴结；5. 髂外淋巴结。

与腹股沟韧带平行的斜组和沿大隐静脉走行的垂直组，淋巴结较多、较大，约 8～10 个。大多数学者认为腹股沟浅组淋巴结是外阴的初级淋巴结，可看作外阴癌的前哨淋巴结。腹股沟深组淋巴结是外阴癌淋巴结转移的第二站，位于卵圆窝的筛状筋膜下，淋巴结数较少，约 3～4个，其中最重要的一个淋巴结叫柯氏（Cloquet）淋巴结，位于腹股沟深淋巴结的最上端，可能是外阴癌发生盆腔淋巴结转移的必经之路。侧位型外阴癌通常先转移到同侧的腹股沟淋巴结，而中心型外阴癌双侧腹股沟淋巴结转移的概率相同，因此外阴癌的淋巴结转移规律将影响治疗方案的制定，尤其对早期外阴癌的处理至关重要。

3. 影响腹股沟淋巴结转移的因素 外阴癌腹股沟淋巴结转移的发生率为 30%～46%，以单侧腹股沟淋巴结转移为主。盆腔淋巴结转移率为 10%～30%，几乎所有的患者均发生在腹股沟淋巴结转移者中。腹股沟淋巴结转移主要受下列因素影响：①肿瘤的分期：期别越高，腹股沟淋巴结转移的概率越大。Hopkins 总结了 172 例各期外阴鳞癌患者的腹股沟淋巴结转移：Ⅰ期 14%，Ⅱ期 23%，Ⅲ期 72%，Ⅳ期则高达 92%，且盆腔淋巴结转移患者均为Ⅲ、Ⅳ期（Ⅲ期 39%，Ⅳ期 75%）。②肿瘤的浸润深度：腹股沟淋巴结转移率随肿瘤浸润深度的增加而升高。肿瘤浸润深度≤1mm 的腹股沟淋巴结转移率 0，2～3mm 的淋巴结转移率为 11.1%，>5mm 的淋巴结转移率为 47.1%（$P<0.001$）。③肿瘤的大小：外阴局部肿瘤的体积或最大直径与腹股沟淋巴结转移呈正相关。肿瘤直径≤2cm 者的腹股沟淋巴结转移率为 19%，2.1～3cm 者为 31%，>3cm 者为 40%～54%。④肿瘤细胞的分化程度：肿瘤细胞的分化程度越低，淋巴结转移的风险越大。

五、分期

2009 年 FIGO 对 1994 年外阴癌的手术病理分期进行了修改，1994 年和 2009 年分期的内容见表 19－2 和表 19－3。关于新分期的临床应用由于外阴癌病例较少，短期内我们尚难作出评价。虽以往我们有一定数量的外阴癌，但按现在的分期标准对以往的病例进行分期存在可比性的问题。

表 19－2　外阴癌的 FIGO 分期（1994 年）

FIGO 分期	肿瘤范围
0 期	原位癌（浸润前癌）和 VINⅢ
Ⅰ期	肿瘤局限于外阴和/或会阴，肿瘤最大直径≤2cm，无淋巴结转移
Ⅰa	间质浸润深度≤1.0mm*
Ⅰb	间质浸润深度>1.0mm*
Ⅱ期	肿瘤局限于外阴和/或会阴，肿瘤最大直径>2cm，无淋巴结转移
Ⅲ期	任何大小的肿瘤浸及尿道下段、阴道、肛门和/或单侧腹股沟淋巴结转移
Ⅳ期	
Ⅳa	任何大小的肿瘤浸及膀胱黏膜、直肠黏膜、尿道上段黏膜；或肿瘤固定于骨盆和/或双侧腹股沟淋巴结转移
Ⅳb	任何远处转移，包括盆腔淋巴结转移

* 浸润深度的测量是从邻近最表浅真皮乳头的皮肤一间质结合处至浸润的最深点。

表 19-3 外阴癌的 FIGO 分期（2009 年）

FIGO 分期	肿瘤范围
Ⅰ期	肿瘤局限于外阴
Ⅰa	病变≤2cm，局限于外阴或会阴，且间质浸润≤1.0mm*，无淋巴结转移
Ⅰb	病变>2cm 或间质浸润>1.0mm*，局限于外阴或会阴，且淋巴结阴性
Ⅱ期	任何大小的肿瘤蔓延到邻近的会阴结构（下 1/3 尿道，下 1/3 阴道，肛门）且淋巴结阴性
Ⅲ期	任何大小的肿瘤有或没有肿瘤蔓延到邻近的会阴结构（下 1/3 尿道，下 1/3 阴道，肛门）且腹股沟-股淋巴结转移阳性
Ⅲa	①1 个淋巴结转移（≥5mm），或 ②1～2 个淋巴结转移（<5mm）
Ⅲb	① ≥2 个淋巴结转移（≥5mm），或 ②≥3 个淋巴结转移（<5mm）
Ⅲc	淋巴结转移且扩散到淋巴结包膜外
Ⅳ期	肿瘤浸润其他区域（上 2/3 尿道，上 2/3 阴道）或远处脏器
Ⅳa	肿瘤侵及下列任何一个部位： ①上段尿道和/或阴道黏膜、膀胱黏膜、直肠黏膜，或固定于骨盆，或 ②腹股沟-股淋巴结固定或呈溃疡状
Ⅳb	任何远处转移包括盆腔淋巴结转移

* 浸润深度的测量是从邻近最表浅真皮乳头的皮肤-间质结合处至浸润的最深点。

六、治疗

外阴癌治疗以手术为主。随着对外阴癌生物学行为的了解及治疗经验的总结，外阴癌的手术治疗发生了很大改变，尤其对早期外阴癌强调个体化、人性化的治疗，而局部晚期/或晚期外阴癌则强调多种方法的综合治疗。

（一）手术治疗

见 20 章。

（二）放射治疗

外阴组织潮湿，皮肤黏膜对放射线的耐受较差，易出现放疗反应，从而限制了外阴癌的照射剂量，难以达到鳞癌根治的放疗剂量。因此，外阴癌单纯放疗的疗效差，局部复发率高。放疗通常作为外阴癌的术前、术后辅助治疗或晚期外阴癌综合治疗的一部分，减小超广泛手术的创伤和改善外阴癌患者的预后。

1. ***术前放疗*** 可缩小肿瘤体积，利于手术切除、保留器官功能并提高手术疗效。主要用于外阴肿瘤体积大、范围广、累及尿道、阴道和肛门手术切除困难、影响排尿、排便功能的患者。一般用直线加速器或^{60}Co 机对准外阴垂直照射或沿肿瘤基底切线照射，照射野的设计取决于肿瘤的大小和部位，但应避开肛门；肿瘤的照射剂量（D_T）可达 40GY。若肿瘤侵犯阴道，可同时行阴道塞子腔内放疗。

2. ***术后放疗*** 用于术后病理具有高危因素的患者，包括：手术侧切缘或基底未净、肿瘤距切缘近（<1cm）、腹股沟淋巴结转移（尤其多个腹股沟淋巴结转移或肿瘤侵透淋巴结包膜者）。

术后放疗以体外照射为主，照射野有：外阴区（手术切缘或基底未净和肿瘤距切缘近者）和腹股沟区（腹股沟淋巴结转移者）。外阴区：根据肿瘤残存部位确定。腹股沟区有 2 种设野方式：①腹股沟野（见图 19－2）：以腹股沟韧带为中心，上、下界与腹股沟韧带平行，内侧界达耻骨结节，外侧界达髂前上棘内 1cm，大小约 8～12cm×12～14cm；②腹股沟-阴阜野（见图 19－3）：用于病变较晚或阴阜部位皮下切除不够者。如果有腹股沟淋巴结或盆腔淋巴结转移者，应追加盆腔后野照射，补充盆腔淋巴结的照射剂量。镜下残存肿瘤或腹股沟淋巴结切除术后有微小转移者，放疗剂量至少达 50GY；有多个淋巴结转移或淋巴结包膜外浸润者，剂量应达 60GY。多采用高能 X 线和电子线相结合的照射技术（根据肿瘤的深度选择电子线的能量），每周照射 5 次，每次 D_T1.8～2.0GY 的分割方式照射。如果腹股沟淋巴结明显肿大，可先连同周围组织大块切除肿大淋巴结，经病理确诊后行腹股沟区放疗，可减轻下肢水肿。

多数学者报道术后辅助放疗可明显降低肿瘤的复发率，并改善患者的生存。

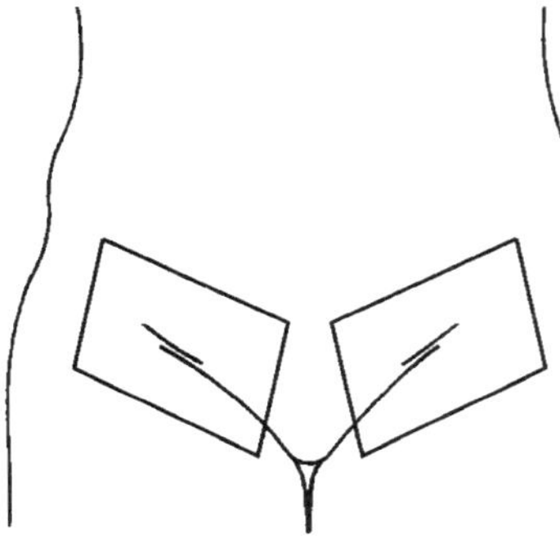

图 19－2 腹股沟野

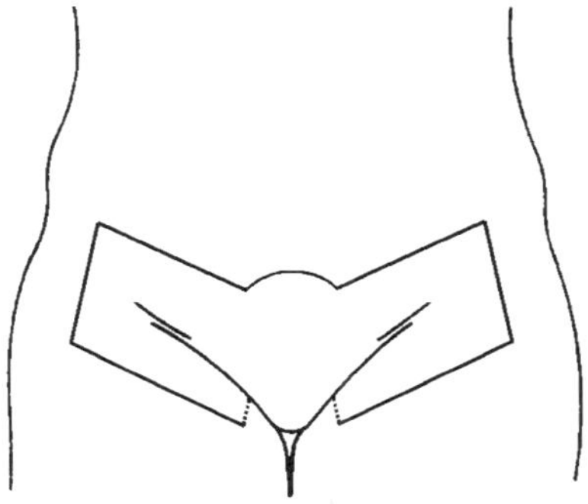

图 19－3 腹股沟-阴阜野

3. **单纯放疗** 主要用于病变范围广、侵及周围脏器、肿瘤固定无法切除的某些晚期肿瘤患者，或有严重并发症不能耐受手术及拒绝手术治疗的患者。照射方式和设野大小同术后放疗。

外阴癌因放疗剂量受限，因此单纯放疗的疗效较差，常需在根治量放疗后切除残存的肿瘤，提高肿瘤的控制率并改善生存。肿瘤的局部控制率与照射剂量呈正相关，但外阴受照剂量达 40GY 时，保护不好即出现明显的放疗湿性反应、脱皮和溃疡等。出现严重的放疗反应时，中间可休息 1～2 周，待反应减轻或消退后再继续放疗。若外照射剂量达 40～50GY 时，根据肿瘤的消退情况补加组织间插植放疗或缩野后追加照射剂量，可提高肿瘤的控制率。另外，外阴癌腹股沟淋巴结放疗的效果比手术差，其复发率明显高于手术切除的患者，但对腹股沟淋巴结阴性者两种治疗方法的疗效相仿。

外阴癌放疗剂量＞60GY，尤其合并近距离治疗时，常出现中重度并发症，如：直肠狭窄、直肠-阴道瘘、骨或皮肤或阴道坏死等，严重时需手术处理。

（三）化疗或同步放化疗

外阴癌单纯化疗的效果较差，常与放疗或手术联合或同步放化疗治疗晚期和复发性外阴癌，可避免盆腔脏器清除术，减少手术创伤和并发症，提高肿瘤的控制率和生存率，且同步放化疗治疗外阴癌的疗效优于单纯放疗。

外阴癌的化疗目前尚无标准方案，文献报道的常用方案有：

1. **PF 方案** DDP 50mg/m^2静脉滴注，化疗第 1 天

5－Fu 1g/m²/24 小时，静脉持续滴注 96 小时
每 4 周重复化疗

2. **MF 方案** MMC 10mg/m²静脉滴注，化疗第 1 天
5－Fu 1g/m²/24 小时，静脉持续滴注 96 小时
每 4 周重复化疗

七、预后

外阴癌总的预后较好，总的 5 年生存率高达 70%左右。外阴癌的预后与肿瘤分期、分级、腹股沟淋巴结转移、年龄、肿瘤大小、浸润深度和淋巴脉管间隙受侵等多种因素相关，其中肿瘤分期和腹股沟淋巴结转移数是最重要的预后影响因素。

1. **肿瘤分期** 外阴癌的 5 年生存率随肿瘤期别的升高显著降低，见表 19－4。

表 19－4 外阴癌的分期与生存情况

作用及年代	病例数	5 年生存率（%）				
		Ⅰ期（%）	Ⅱ期（%）	Ⅲ期（%）	Ⅳ期（%）	总生存（%）
Hopkins（1991）	172	94	91	36	26	71
Rhodes（1998）	373	78.2	52.7	27.2	13.0	51.3*
王淑珍（2000）	309	86.9	82.5	59.2	43.6	67.9
Maggino（2000）	502	91	76	65	29	
Rouzier（2002）	215	88.3	60.6	37.4		
Pinto（2004）	184	100	87	66	35	

* 特指 5 年肿瘤生存率。

2. **淋巴结转移** 腹股沟淋巴结转移也是外阴癌最重要的预后指标之一，可使外阴癌的长期生存率降低近 50%（见表 19－5）。腹股沟淋巴结转移常预示肿瘤治疗后发生早期复发、多部位复发和远处转移。双侧腹股沟淋巴结和盆腔淋巴结转移者的预后更差，盆腔淋巴结转移者的 5 年生存率可降至 7%左右（单侧腹股沟淋巴结转移者为 30%），而且淋巴结转移的数目及包膜是否受侵对生存均有显著影响。

表 19－5 腹股沟淋巴结转移与生存情况

作者及年代	病例数	5 年生存率（%）		
		腹股沟淋巴结（＋）	腹股沟淋巴结（－）	*P* 值
Burger（1995）	170	54	77	<0.001
Rhodes（1998）	168	25.7	84.25	<0.0001
Perez（1998）	86	38	62	≤0.01
Rouzier（2002）	180	48.1	84.5	<0.001
Lataifeh（2004）	55	26.1	66.6	＝0.005

3. **年龄** 高龄是外阴癌的不良预后影响因素，70 岁以上患者的 5 年生存率明显降低，多低于 50%。

4. **肿瘤细胞的分化程度** 低分化或分化差肿瘤的预后明显低于中高分化的肿瘤。

Rhodes 回顾性分析了英国 35 家医院治疗的 411 例外阴鳞癌患者的生存，结果显示高分化肿瘤的 5 年生存率 57.5%，明显高于中分化（40.6%）和低分化肿瘤（35.7%，$P=0.0007$）。

5. **肿瘤的大小和浸润深度** 外阴癌的 5 年生存率与肿瘤的大小和浸润深度呈负相关。Burger 报道肿瘤直径≥2cm 的外阴癌患者的 5 年生存率明显低于＜2cm 者（59%比 80%，$P=0.005$）。Rouzier 的分析结果显示：肿瘤浸润深度≤3mm 的 5 年生存率 90%以上，与浸润深度为 4～5mm 和＞5mm 的外阴癌患者的生存率有显著差异（78%比 48.5%，$P<0.005$）。

6. **淋巴脉管间隙受侵** Lataifeh 报道淋巴脉管间隙受累的外阴癌患者的 5 年生存率 24.7%，显著低于未受累者的 63.9%（$P=0.007$）。

此外，还有学者发现外阴癌灶周围伴有 VIN2 或 3 及肿瘤呈多灶性者的预后较差。

八、肿瘤复发

1. **复发的定义** 外阴癌复发的定义目前尚未统一。多数文献中将外阴癌初治后不管无瘤生存时间多长再发生外阴、腹股沟淋巴结的鳞癌和盆腔及远处转移者，定义为外阴癌复发。也有学者将外阴癌治疗后（包括外阴和腹股沟淋巴结）在外阴或腹股沟淋巴结又出现鳞癌，随诊 5 年内者定义为复发，而随诊 5 年以上者则定义为外阴癌再发。作者认为 Maggino 的定义较严格，即：外阴癌经根治性治疗并至少无瘤生存 6 个月后，在外阴、腹股沟、盆腔及远处等部位新出现肿瘤，确定为外阴癌复发。

2. **外阴癌复发的部位和时间** 外阴癌总的复发率为 12.6%～49.8%，多数作者报道的复发率在 30%左右。70%的复发发生在疗后 2 年内，以局部复发为主（见表 19－6），但外阴癌的复发部位与初次治疗到复发的间隔时间和初治时腹股沟淋巴结状态有关。Bosquet 报道早期复发（2 年内）多为初治时腹股沟淋巴结转移者，且复发多位于腹股沟或远处转移，而初治 2 或 5 年后的复发多位于外阴局部。

表 19－6 外阴癌复发的部位

作者及年代	病例总数 N（复发例数 N）	外阴局部复发 N（%）	腹股沟淋巴结复发 N（%）	多部位复发 N（%）	远处转移 N（%）
Pinto（2004）	184（58）	28（48.3）	16（27.6）	6（10.3）	7（12.1）
Bosquet（2005）	330（88）	64（72.7）	8（9.1）	31（35.2）	6（6.8）
Maggino（2000）	502（187）	100（53.4）	35（18.7）	26（14.2）	29（15.6）
Rhodes（1998）	411（123）	47（38）	49（40）	13（11）	14（11）
Preti（2000）	101（33）	18（54.5）	11（33.3）	7（21.2）	4（12.1）
吴令英（2003）	435（55）	32（58.2）	12（21.8）	11（20）	0

3. **复发的危险因素** 预示外阴癌复发的高危因素很多，见表 19－7。但主要的危险因素：肿瘤期别、腹股沟淋巴结转移和淋巴脉管间隙受侵。外阴局部复发还与手术切缘状态、肿瘤的浸润深度有关。Rouzier 报道切缘阳性或切缘距离肿瘤＜1cm 者肿瘤局部复发的危险性是切缘阴性者的 3 倍。

表 19－7　外阴癌复发的高危因素

高危因素	相对危险度	95%可信区间	P 值	χ^2 值
肿瘤直径 （＞2cm 与＜2cm）	1.2	0.6－2.4	0.001	10
淋巴结 （阳性与阴性）	3.3	2.1－5.3	0.000	2.6
血管间隙 （受侵与未受侵）	1.4	0.6－3.3	0.02	5.2
肿瘤浸润深度 （＞3mm 与＜3mm）	1.5	0.9－2.6	0.03	4.5
FIGO 分期 （＞Ⅱ期与Ⅰ～Ⅱ期）	1.8	1.0－3.1	0.005	7.7

摘自：Maggino，et al. Cancer，2000，89（1）：116-122.

4. ***复发肿瘤的治疗及预后***　复发性外阴癌的治疗受肿瘤复发部位、初次治疗的方法、患者的一般状态等多种因素的制约。一般局部或孤立性的肿瘤复发采用手术治疗，术后辅以放疗和/或化疗。不能耐受手术的局部复发者或复发肿瘤位于盆腔和外阴的多部位者也可采用放疗或放化疗联合。远处转移者仅适用化疗。

复发性外阴癌患者总的 5 年生存率仅为 20%。孤立性或单纯外阴复发患者的预后较好，经手术治疗后的 5 年生存率可达 40%～60%。单纯腹股沟淋巴结转移者的预后较差，其 5 年生存率约为 10%，中位生存时间 6 个月；外阴局部复发伴腹股沟淋巴结转移者的预后最差，几乎没有患者活过 5 年。肿瘤复发距初次治疗的间隔时间越长，预后越好。Burger 报道 2 年内复发者的 1 年生存率 11%，明显低于 2 年后复发的 69.2%（$P<0.001$）。

5. ***外阴癌的远处转移***　最常见的远处转移部位是肺、软组织和淋巴结及骨骼。Maggino 报道肺转移占远处转移的 53.3%，软组织和淋巴结转移占 26.6%，骨转移占 20%。远处转移多与原发肿瘤组织中的淋巴脉管间隙受侵有关。

九、其他类型的外阴恶性肿瘤

（一）外阴恶性黑色素瘤

1. ***临床特征***　外阴恶性黑色素瘤是女性生殖道黑色素瘤中最常见的类型，居外阴恶性肿瘤的第 2 位。多发生在 50 岁以上的成年女性。常由外阴黑痣恶变而来，呈棕褐色或蓝黑色的隆起样或扁平结节，也可表现为息肉样或乳头样结节，晚期肿瘤还可表现为溃疡状。另外，约有 10%患者的病灶不含黑色素细胞，外观与外阴的鳞状上皮原位癌类似，此部分患者称为无色素的恶性黑色素瘤。肿瘤可发生在外阴的任何部位，但好发于外阴的光滑皮肤和黏膜处（如：大阴唇内侧、小阴唇和阴蒂等处），其次为毛发区皮肤与光滑皮肤交界处，最后为毛发区皮肤（如：阴阜区）。

2. ***诊断***　外阴恶性黑色素瘤的诊断除根据病史和临床特征外，主要依靠肿瘤的组织学病理检查确诊。组织活检最好是将病灶完整切除，切缘距肿瘤至少 1cm。用抗黑色素瘤特异性抗体（HMB－45）、S－100 和 NSE 等标志物进行免疫组化染色可协助黑色素瘤的诊断和鉴别诊断，尤其对无色素的恶性黑色素瘤患者更重要。

3. **分期** 仍沿用 FIGO 规定的外阴癌的临床病理分期。但也有学者提出分期可参考美国癌症联合会（AJCC）和国际抗癌联盟（UICC）制定的皮肤黑色素瘤的分期系统。

4. **治疗** 外阴恶性黑色素瘤的恶性程度高，预后差，容易复发和转移。但其总的治疗原则同外阴鳞癌，以手术治疗为主。近年，对早期外阴恶性黑色素瘤的手术更趋向保守，可行根治性局部切除，切缘距肿瘤边缘应在 1～2cm。晚期患者术后应辅助生物化疗（生物治疗与化疗联合）或生物治疗，生物治疗在恶性黑色素瘤的治疗中占有重要地位，且生物化疗的有效率明显高于单纯化疗和单纯生物治疗。常用的化疗药物有：氮烯脒胺（DTIC）、双氯乙烯亚硝脲（BCNU）、顺铂（DDP）、长春新碱（VCR）和替莫唑胺（temozolomide）等。常用的生物治疗有：干扰素（IFN－α）和白细胞介素-2（IL－2）。推荐的化疗放案有 BDP 和 PVD 方案。

BDPT 方案：	BCNU	150mg/m^2	静脉滴注	第 1 天	每 6 周重复
	DTIC	200mg/m^2	静脉滴注	第 1～3 天	每 3 周重复
	DDP	20mg/m^2	静脉滴注	第 1～3 天	每 3 周重复
	TAM	10mg	口服	每天 3 次连服	
	6 周为一疗程。				
PVD 方案：	DDP	20mg/m^2	静脉滴注	第 1～4 天	
	DTIC	200mg/m^2	静脉滴注	第 1～4 天	
	VLB	1.5mg/m^2	静脉注射	第 1～4 天	
	每 3～4 周重复，为一个疗程。				

上述化疗可与干扰素和白介素-2 生物治疗联合，IFN－α 3 MIU/次，皮下注射；IL－2 3 MIU/次，皮下注射；IFN－α 与 IL－2 隔日交替注射，连续用药 6～8 周。

（二）外阴基底细胞癌

1. **临床特征** 外阴基底细胞癌是一种较罕见的外阴恶性肿瘤，约占外阴恶性肿瘤的 2%～3%。主要发生在绝经后的老年妇女，平均发病年龄为 61～68 岁。临床表现与鳞癌相似，也以外阴瘙痒和肿物为主；当肿瘤破溃或继发感染时，可伴有疼痛、出血或阴道排液等，少数患者无任何症状。肿瘤多发生在大阴唇，少数位于小阴唇和阴蒂。肿瘤多呈单发病灶，偶为多发病灶。

外阴基底细胞癌的恶性程度较低，生长缓慢，病程较长。以局部浸润蔓延为主，腹股沟淋巴结转移少见。

2. **诊断** 外阴基底细胞癌的确诊依靠组织病理学诊断，其镜下病理特征为：在肿瘤组织的边缘均有一层呈栅栏状排列的基底样细胞。文献报道常因肿瘤生长缓慢，病程长，而延误诊断 4～6 年，因此，对持续存在的外阴肿物应警惕有本病的可能。

3. **治疗和预后** 外阴基底细胞癌以手术治疗为主，对于病灶局限者推荐行肿物局部根治性切除术，而对于病变范围广、浸润较深的患者，建议行根治性外阴切除术。若可疑有腹股沟淋巴结转移者应行淋巴结活检，病理证实淋巴结转移，则行同侧或双侧腹股沟淋巴结清扫术。

放疗和化疗对外阴基底细胞癌的疗效尚不确定。

外阴基底细胞癌的预后较好，5 年生存率达 64%～87.5%。

十、转移性外阴癌

转移性外阴癌（metastatic tumors of the vulva）也叫继发性外阴癌（secondary tumors of the vulva)，即肿瘤原发灶在外阴以外部位的外阴肿瘤。转移性外阴癌较少见，占所有外阴恶性肿瘤的5%～8%。中国医学科学院肿瘤医院报道78例外阴转移性癌，占同期收治外阴恶性肿瘤的8.3%。

1. *原发肿瘤的部位* 文献报道外阴转移癌的原发肿瘤部位主要在泌尿-生殖道，而且以子宫颈癌最常见。中国医学科学院肿瘤医院报道95%的外阴转移癌来自生殖道-尿道，其中子宫颈癌占78.2%（61例）、尿道癌6.4%（5例）、阴道癌5.1%（4例）、子宫内膜癌3.8%（3例）和卵巢癌1.3%（1例），而非泌尿-生殖道来源的恶性肿瘤仅占5.1%。而Neto报道的结果与中国医学科学院肿瘤医院略有不同，原发肿瘤发生于妇科（46.5%）和非妇科（43.9%）癌症的比例相当，但最常见的原发肿瘤仍是子宫颈癌，另有9.6%的转移癌原发灶不明。

2. *转移途径* 远离外阴的原发肿瘤主要通过淋巴-血管途径转移到外阴，如子宫颈癌、子宫内膜癌、卵巢癌和其他非生殖道来源的乳腺癌、肺癌、肾癌和胃肠道恶性肿瘤等可经腹膜后或圆韧带的淋巴管逆行及静脉癌栓逆行转移到外阴。外阴临近部位的原发癌多经直接浸润蔓延到外阴，如阴道癌、尿道癌和直肠癌等。但某些晚期子宫颈癌也可直接沿阴道壁转移到外阴。

3. *临床特征* 70%以上的外阴转移癌表现为外阴结节或肿块，肿块或结节多位于表皮或真皮下，但随着肿瘤的进展，可出现肿瘤表面破溃，呈溃疡结节状。少数患者以外阴疼痛为主诉。个别患者有排尿困难、尿频和尿痛。绝大部分外阴转移癌发生在原发肿瘤诊断之后，少数与原发肿瘤同时诊断。中国医学科学院肿瘤医院报道75%外阴转移癌出现在原发肿瘤确诊后，有23%的患者转移癌与原发肿瘤同时出现，仅1例患者在原发癌诊断前发现外阴转移瘤。有近半数的外阴转移癌发生在原发肿瘤确诊后的前2年内，从原发肿瘤诊断到发生外阴转移的中位间隔时间是2.5年，而最长的间隔时间可达18年。

55%的外阴转移瘤呈单个病灶，多灶转移占45%。转移瘤主要发生于大阴唇和小阴唇。外阴转移瘤大小不等，诊断时有30%患者的转移瘤直径>3cm。单纯发生外阴转移的肿瘤较少见，60%的外阴转移瘤患者常常同时伴随原发肿瘤的复发或其他部位的转移（如：腹股沟淋巴结、肝、肺、骨及锁骨上淋巴结等）。

4. *诊断* 诊断转移性外阴癌需满足以下标准：（1）有除外阴肿瘤以外的原发肿瘤；（2）外阴肿瘤的组织或细胞病理形态与原发肿瘤的病理形态一致；（3）缺少原发性外阴癌的证据。只有同时符合这3条标准的外阴肿瘤，方可诊断为外阴转移癌。

诊断外阴转移癌时，还应针对原发肿瘤进行相应部位的检查，如：宫颈或阴道的细胞学检查、浅表淋巴结检查（锁骨上和腹股沟区淋巴结等）、胸部X线、B超或CT等检查，了解原发肿瘤有无局部复发或远处转移等。

5. *治疗和预后* 转移性外阴癌的处理应根据：患者是否伴有原发肿瘤局部复发和其他部位转移、有无并发症、外阴转移瘤的数目、部位和大小和既往治疗情况等因素综合考虑，进行个体化治疗。大多数的转移性外阴癌采用综合治疗，可改善长期生存。但对于孤立性或局限性的转移瘤，可先手术切除肿瘤，根据原发肿瘤类型和术后病理情况（腹股沟淋巴结转移、肿瘤残留等）术后辅助放疗或化疗及内分泌治疗等，部分患者可获较长期的无瘤生存；而对于不宜或拒绝手术的患者，可选择放疗（具体放疗方案可参照外阴癌章节中的放射治疗内容），肿瘤的照射剂量至少≥40GY。

外阴转移癌的预后差。中国医学科学院肿瘤医院报道的外阴转移癌治疗后的1年、3年和5年生存率分别为65.4%、29.5%和16.7%，且生存3年以上者多经综合治疗（手术+放疗±化疗或放疗+化疗）。

第三节 外阴腺癌

原发性外阴腺癌很少见，主要发生在外阴的巴氏腺、汗腺、尿道旁腺、异位的乳腺组织、异位的子宫内膜组织、中肾管和泄殖腔残迹等。以外阴巴氏腺腺癌相对多见，其次为外阴汗腺癌、外阴乳腺癌和尿道旁腺癌（也叫 skene's 腺腺癌），而且不同来源腺癌的临床特征和生物学行为略有差异。

一、外阴巴氏腺癌

1. 临床特征 外阴巴氏腺癌（primary carcinoma of the Bartholin gland）占所有外阴恶性肿瘤的 0.1%～5%，其病因尚不清楚，可能与巴氏腺囊肿感染有关。腺癌约占外阴巴氏腺癌的 40%～60%，其他还有鳞癌、腺鳞癌、移行细胞癌、腺样囊性癌和小细胞癌等，其中腺样囊性癌是外阴巴氏腺癌中的一种特殊类型，生物学行为独特。发病年龄较外阴鳞癌年轻，中位年龄 45～55 岁。多数表现为外阴巴氏腺部位表面光滑的肿物，少数继发感染者肿瘤表面可溃烂，呈溃疡型，肿瘤大小为 2～5cm。尤其存在多年的巴氏腺囊肿，近期持续增大者，应警惕巴氏腺癌可能。左、右两侧巴氏腺发生肿瘤的概率大致相同。少数患者表现为会阴疼痛。

2. 诊断 确诊主要依据肿瘤的组织病理学和巴氏腺的特有解剖部位，可借助某些分子标志物的（如：CEA、酸性和中性粘蛋白、PAS 和 P53 等）免疫组化染色进一步鉴别诊断或排除转移性癌。治疗前应做腹盆腔 CT 或 MRI 检查，了解肿瘤与周围脏器（直肠、阴道等）的关系、有无盆腹腔及腹股沟淋巴结转移。

3. 治疗 外阴巴氏腺癌的病例数少，目前治疗方案尚未统一，但文献推荐行根治性外阴切除及双侧腹股沟淋巴结切除术。文献报道有 30%～40%的外阴巴氏腺癌初治患者发生腹股沟淋巴结转移，其中鳞癌腹股沟淋巴结转移较腺癌更常见，但两者间无显著性差异。巴氏腺位置深，少数患者可直接转移到盆腔淋巴结，Leuchter 报道有 18%发生盆腔淋巴结转移的患者均为腹股沟淋巴结阳性者，而腹股沟淋巴结阴性者无 1 例出现盆腔淋巴结转移。因此，不建议常规切除盆腔淋巴结，尤其是腹股沟淋巴结阴性或仅 1 个腹股沟淋巴结镜下转移者，无盆腔淋巴结转移的风险。

对于个别局部肿瘤广泛侵及周围脏器（如阴道壁、直肠前壁等），或有严重并发症无法耐受外阴根治性切除术的患者，可先放疗（D_T 52GY），放疗后再行肿瘤局部扩大切除。

术后辅助放疗或放化疗的效果尚不确定。

4. 预后 外阴巴氏腺癌的预后与外阴鳞癌相近，5 年生存率达 60%～70%，腹股沟淋巴结转移是主要的预后影响因素。Leuchter 报道腹股沟淋巴结阴性者的 5 年生存率 52%，显著高于阳性者的 5 年生存率为 36%（$P=0.033$），尤其伴有 2 个及以上腹股沟淋巴结转移者的 5 年生存率仅为 18%（$P=0.002$）。

有腹股沟淋巴结转移者术后易发生远处转移，常见的远转部位：肺、肝和脊柱。

二、外阴巴氏腺的腺样囊性癌

1. 临床特点 腺样囊性癌最常见的发生部位是大小唾液腺、泪腺、鼻咽、乳腺、皮肤和宫颈。外阴巴氏腺的腺样囊性癌（adenoid cystic carcinoma of Bartholin's gland）很少见，占所有巴氏腺恶性肿瘤的 5%～15%，占巴氏腺腺癌的 1/3。诊断时年龄范围 25～80 岁，平均 49 岁。无特异性的临床症状和体征，表现为外阴灼痛、触及肿物、外阴瘙痒、排尿困难、出血和排液等。肿瘤生长缓慢，病程长。主要呈局部浸润，常沿神经周围和淋巴管浸润，腹股沟淋巴结转移少见，仅10%的患者有转移。

镜下可见巴氏腺腺样囊性癌由均匀一致的小细胞以索状或巢状排列，形成筛状，囊腔内充满双染性或嗜酸性染色的基底膜样物质。

2. *治疗和预后* 外阴巴氏腺腺样囊性癌多为小样本回顾性研究，目前尚无最佳治疗方案。文献报道的手术范围多样，从局部切除到根治性外阴切除，伴或不伴部分到完全的区域淋巴结切除，取决于局部肿瘤的范围和腹股沟淋巴结转移的风险。肿瘤局限者建议行肿瘤局部扩大切除，有淋巴结转移的高危患者同时行同侧腹股沟淋巴结切除。

腺样囊性癌术后易局部复发，复发率高达50%，且与手术切缘状态无关。还可通过血管内的远期播散导致肺、肝、脑等脏器的远处转移。术后辅助放疗或化疗的疗效尚不确定。

预后好，生存时间长，既使肿瘤复发/转移也可以带瘤长期生存。总的5年生存率达71%～100%，10年生存率也达59%～100%；而5年无瘤生存率达47%～83%，10年无瘤生存率为33%～38%。

三、外阴汗腺癌

外阴汗腺癌（vulvar sweat gland carcinoma）是一种很少见的皮肤附属器恶性肿瘤，占所有外阴恶性肿瘤的1.8%。诊断时的中位年龄41.5岁，50%的患者在40岁以下。主要表现为外阴皮肤的无痛性丘疹或结节，肿瘤生长缓慢。部分患者可同时伴有外阴Paget病，这些患者可同时表现为外阴瘙痒。肿瘤多发生在大阴唇，少数在阴蒂或会阴。外阴汗腺癌的侵袭性较小，约25%的初治患者有腹股沟淋巴结转移。

外阴汗腺癌多为个案或小样本病例报道，治疗方案和预后影响因素尚未统一。以手术治疗为主，原则与外阴鳞癌相同。对于不伴有Paget病、肿瘤小于1cm的外阴汗腺癌，建议行肿物局部扩大切除及同侧腹股沟淋巴结切除，除此之外的其他汗腺癌均应行根治性外阴切除＋双侧腹股沟淋巴结切除。放疗和化疗对外阴汗腺癌的疗效还不肯定。

外阴汗腺癌总的预后较好，55%的患者（6/11）可活过5年，最长生存时间可达403个月。局部复发和远处转移（骨、肺和肝）的风险相似。肿瘤大小和腹股沟淋巴结转移可能是汗腺癌的主要预后影响因素。

四、尿道旁腺癌

原发女性尿道旁腺癌非常罕见，占女性所有泌尿生殖道恶性肿瘤的0.003%，仅占所有原发尿道癌的10%。在胚胎学上类似男性的前列腺癌，组织学上分成2种亚型：柱状/黏液型和透明细胞型。柱状/黏液型起源于尿道旁腺导管的近端，CEA免疫染色阳性；而透明细胞型发生在导管的远端，可能PSA（prostate-specific antigen）免疫染色阳性。临床上可表现为肉眼血尿、排尿淋漓和尿道旁肿物。随肿瘤进展，肿物沿尿道前后壁和阴道壁生长，侵达尿道口、外阴前庭等，可转移到腹股沟和盆腔淋巴结。

治疗同尿道癌，早期可手术切除，中晚期放疗。

五、外阴原发乳腺癌

外阴原发乳腺癌（primary breast carcinoma of the vulva，PBCV）起源于外阴的异位乳腺组织。1936年Greene报道了首例外阴原发乳腺癌，至2002年文献共报道12例。诊断外阴原发乳腺癌须满足以下几条标准：①肿瘤符合原发乳腺癌的组织形态；②证实外阴存在非肿瘤性的异位乳腺组织或乳腺原位癌；③雌、孕激素受体和乳腺常见分子标志物 GCDFP－15（大囊肿囊液蛋白－15）、CU－18、c－Erb－B2 等分子标志物的免疫组化染色支持乳腺来源；④排除正常部位乳腺和其他器官的相同组织类型的癌；⑤排除原发外阴前庭大腺或皮肤附属器来源的癌。

外阴原发乳腺癌的病例数极少，目前对它的发生率、恶性程度、适宜治疗方案及预后等还不清楚。但文献复习发现此类患者具有以下临床特点：诊断时的平均年龄 60 岁，常表现为外阴结节/肿块、溃疡或排液，肿瘤直径 1.5cm～20cm，发生在右侧外阴多于左侧，组织学类型以浸润性导管癌为主，文献报告的 12 例患者雌孕激素受体均阳性。12 例患者诊断时，5 例已有转移（4 例淋巴结转移，1 例肝转移）。据此，建议这类患者按照原发外阴鳞癌的治疗原则处理。

第四节　中国医学科学院肿瘤医院对外阴癌治疗的改进

中国医学科学院肿瘤医院建院五十多年来，对于外阴癌的治疗有不少的改进。意在提高患者疗效的同时，减少并发症，注重患者的生活质量。

一、手术方面

1. **手术体位**　外阴根治术＋腹股沟淋巴清扫一期完成。以往腹股沟淋巴清扫采用平卧位，外阴手术为膀胱截石位。手术过程要改变体位，费时、费人、费物，逐渐从传统手术体位改为倒 Y 体位。

2. **手术切口**　经典手术切口是蝶形的，见图 9－1。手术后伤口不愈合率高达 50%～70%，伤口感染、坏死、长期不愈合，外阴严重变形导致的生理和心理影响大。从 20 世纪 70 年代以后直到现在多采用三切口技术，即两个腹股沟切口和一个外阴切口，三切口使伤口愈合率明显提高。结果表明，三切口与传统切口的生存率无差异性，而三切口术后并发症明显减少。腹股沟淋巴区切口有纵形切口和横形切口两种，长期以来我院均采用纵形切口，纵形切口手术暴露好，易于手术，但刀口一期愈合率低，近几年来采用横形切口，切口与皮纹一致，皮肤张力小，几乎均能够一期愈合。

3. **皮片厚度**　淋巴结位于深浅筋膜之间，以往强调皮片厚度 0.5cm，常出现皮肤坏死。浅筋膜之上的脂肪应该可以保留，消瘦的患者皮下脂肪少即皮肤到浅筋膜的距离比较短，淋巴结清扫时保留的皮片厚度相对要薄些，而肥胖的患者皮下脂肪多，皮肤到浅筋膜要厚，手术时可以将皮片留得厚一些。皮片的厚度与伤口愈合相关，皮片的厚度≤0.5cm 时容易造成皮肤的缺血坏死，延迟伤口愈合，皮片的厚度＞1cm 又有淋巴结残存切不干净的顾虑，保留皮片厚度在 0.5～1cm 比较适宜，而且此厚度可以将皮下组织间断缝于筋膜之上，减少了腔隙，使伤口能够达到一期愈合。

4. **外阴和腹股沟淋巴结整块切除到非整块切除**　60 年代外阴癌手术采用整块式切除术式，整块式切除为外阴广泛切除组织连同阴阜脂肪组织及腹股沟淋巴组织一并切除，切除的标本和切口均为整块蝶形，此种术式强调肿瘤的完整切除，一直是国内外外阴癌的标准术式，它使外阴癌的 5 年生存率从 20%～30%提高到 60%～70%。但是，这种手术式并发症率高，尤其是伤口裂开、感染、长期不易愈合，住院时间延长，有的甚至还需要二次植皮手术。

70 年代后外阴癌手术多采用外阴和腹股沟淋巴非整块切除，这也是近些年来国内外普遍采用的手术式，手术特点是外阴和腹股沟淋巴结分别切除，保留二者之间的皮肤桥。经过临床观察对比，非整块式手术不仅改进了术后伤口愈合，缩短了住院时间，而且保持了与整块切除术相同的 5 年生存率。

5. **广泛外阴切除到局部外阴根治性切除**　以往外阴癌手术强调的根治性，不论肿瘤部位，肿瘤大小均行广泛外阴切除，而近些年来则根据肿瘤发生部位、大小，改良为局部外阴根治性切除手术，此种手术式限定于肿瘤病灶＜ 2cm，肿瘤浸润深度在 5mm 以下，无脉管间隙浸润及单侧性肿瘤，后会阴体部肿瘤，后者手术可保留阴蒂，改善了术后患者的生活质量。局部外阴根治性切除手术范围仍然要求有 2cm 安全边缘。

6. **腹股沟淋巴处理**　外阴癌病灶浸润深度大于 1mm，均应行腹股沟淋巴切除，一般先行浅层淋巴切除，如果浅层淋巴结阳性再行深腹股沟淋巴结切除。

我们曾进行临床观察研究，一组常规行腹股沟淋巴结清扫术，一组淋巴结活检后行放射治疗，结果照射剂量 40～50Gy 有 4 例腹股沟区照射后发生淋巴结转移，而 6 例剂量达到 60Gy 未出现照射区淋巴结转移，提示腹股沟区放疗剂量不应低于 60Gy。腹股沟区放疗有两种方法：①双腹股沟野，野中轴相当于腹股沟韧带，上下界平行于该韧带，野面积 8～12cm ×12～14cm；②腹股沟阴阜野，适用于晚期外阴癌或阴阜部位皮下切除不足。选用 ^{60}Co 照射可给予 60Gy，采用加速器照射，先用高能 X 线照射完成后 40Gy 后。改用 6～10MeV 电子线照射 20Gy。若疑盆腔淋巴结转移者，在完成腹股沟照射后利用盆腔 2 个矩形后野追加盆腔剂量 10～20Gy。

对晚期有大块的转移淋巴结，可先进行大块淋巴结切除（将转移淋巴结连同周围脂肪组织大块切除）而不是淋巴清扫，术后给予放疗，这样可减少下肢水肿的并发症。对此类患者可采用腹股沟阴阜野。

7. **盆腔淋巴结切除**　盆腔淋巴结切除并非外阴癌的常规手术，而腹股沟淋巴结阴性者极少有盆腔淋巴结转移。盆腔淋巴结切除更增加手术创伤。现在更多的医生倾向于对淋巴结阳性者辅以放射治疗。盆腔淋巴结的处理还应根据腹股沟淋巴结的转移多少而定。若仅为少数淋巴结阳性（1 个或 2 个），或仅为显微镜下阳性，则不一定需要施行盆腔淋巴结切除或盆腔淋巴区域放疗。若＞3 个腹股沟淋巴结阳性则盆腔淋巴结转移率明显升高，应辅以盆腔放疗。20 世纪 70 年代后我们基本不做盆腔淋巴结切除。

8. **伤口加压包扎和负压引流＋加压包扎**　伤口加压包扎和用多孔橡皮或塑胶管皮下持续负压引流＋胸带加压包扎能见伤口渗液及时吸出，减少积液和感染，促进伤口愈合（见图 19－4）。

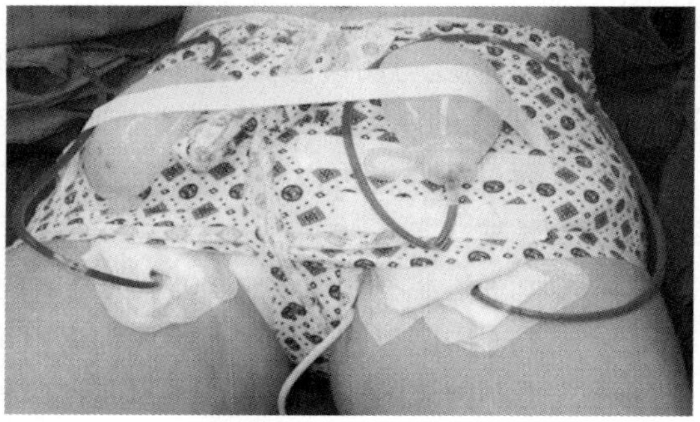

图 19－4　外阴癌术后伤口负压引流＋加压包扎

白萍报道了手术方式、有无负压吸引对切口平均愈合时间的影响。采用非整块切除术式，术后伤口给予负压吸引能够明显减少愈合时间。

表 19-8 外阴癌两种不同术式的比较

类别	例数	平均愈合时间（天）	P 值
手术方式			
整块组	25	66.2	<0.05
非整块组	63	51.8	
负压吸引			
有	55	51.2	<0.01
无	33	65.7	

9. **晚期外阴癌的综合治疗** 晚期外阴癌肿瘤侵及肛门、直肠、尿道时手术常常涉及范围大。这种手术也给患者造成生理和精神的伤害，生活质量很差，目前我们已经很少涉及此类手术。术前放疗能够缩小肿瘤，提高手术切除率，还能够缩小手术范围，改善患者的生活质量，中国医学科学院肿瘤医院章文华总结报道 51 例Ⅲ、Ⅳ期外阴癌综合治疗 5 年生存率达 60.8%，较单纯手术的 25 例患者 5 年生存 30.3%，有明显提高。

尿道口常被累及。我们切除尿道口深不超过 1.5～2.0cm。离肿瘤边缘近者，手术后对准尿道口部行体外照射。

（李淑敏　白　萍）

参考文献

1. 俞高志. 外阴癌的治疗 159 例分析. 中华妇产科杂志，1984，19：162.
2. 章文华，孙建衡. 放疗与手术综合治疗晚期外阴癌. 中华妇产科杂志，1992，14：375.
3. 白萍，孙建衡. 外阴癌两种手术方式的比较. 中华妇产科杂志，1994，29：542-544.
4. 王桂香，孙建衡. 外阴汗腺癌 7 例报告. 中华妇产科杂志，1997，32：90-92.
5. 晁红霞，孙建衡. 外阴转移性肿瘤 78 例临床报告. 中华妇产科杂志，1999，34：297-300.
6. 王淑珍，孙建衡. 外阴癌临床治疗 309 例报告. 中华肿瘤杂志，2000，22（3）：170-173.
7. 高永良. 外阴恶性肿瘤手术治疗的变革. 现代妇产科进展，2000，11：401-402.
8. 俞高志，吴令英，章文华. 外阴巴氏腺癌. 中华肿瘤杂志，2001，23：416.
9. 丁亚琴. 外阴癌//孙建衡. 妇科恶性肿瘤的放射治疗学. 北京：中国协和医科大学出版社，2002，71-87.
10. 张志毅，臧荣余. 外阴癌//张志毅，章文华. 现代妇科肿瘤外科学. 北京：科学出版社，2003，8-44.
11. 吴令英，俞高志，张蓉，等. 外阴癌复发（附 55 例临床分析）. 中国肿瘤临床，2003，30（9）：634-637.
12. 孙建衡. 妇科恶性肿瘤的近距离照射. 北京：中国协和医科大学出版社，2005，197-199.
13. 王淑珍，孙建衡. 外阴癌的诊断与治疗. 中华肿瘤防治杂志，2006，13（9）：1-3.
14. 吴令英，刘炽明. 女性生殖道黑色素瘤//连利娟. 林巧稚妇科肿瘤学. 第 4 版. 北京：人民卫生出版社，2006，810-818.
15. 沈扬，梁立治，颜笑健，等. 外阴基底细胞癌 8 例临床分析. 中国肿瘤临床，2006，33：46-48.
16. 张小玲，盛修贵，李慧芹，等. 外阴恶性肿瘤保留大隐静脉的腹股沟淋巴结清扫术. 癌症，2007，26（3）：290-293.
17. 孔为民. 女性生殖系统恶性黑色素瘤//孙建衡. 妇科恶性肿瘤继续教育教程. 北京：中国协和医科大学出版社，2007，365-366.

18. Leuchter RS, Hacker NF, Vote RL, et al. Primary carcinoma of the Bartholin gland: a report of 14 cases and review of the literature. Obstet Gynecol, 1982, 60: 361-368.
19. Wick MR, Goellner JR, Wolfe JT, et al. Vulvar sweat gland carcinomas. Arch Pathol Lab Med, 1985, 109: 43-47.
20. Hopkins MP, Reid GC, Vettrano I, et al. Squamous cell carcinoma of the vulva: prognostic factors influencing survival. Gynecologic Oncology, 1991, 43: 113-117.
21. Hacker NF, Fra CPG, Jacobns Van Der Velden, et al. Conservative management of early vulvar cancer. Cancer, 1993, 71: 1673-1677.
22. Burger MP, Hollema H, Emanuels AG, et al. The importance of the groin node status for the survival of T1 and T2 vulval carcinoma patients. Gynecol Oncol, 1995, 57: 327-334.
23. Wahlen SA, Slater JD, Wagner RJ, et al. Concurrent radiation therapy and chemotherapy in the treatment of primary squamous cell carcinoma of the vulva. Cancer, 1995, 75: 2289-2294.
24. Cunningham MJ, Goyer RP, Gibbons SK et al. Primary radiation, cisplatin, and 5-fluorouracil for advanced squamous carcinoma of vulva. Gynecologic Oncology, 1997, 66: 258-261.
25. Perez CA, Grigsby PW, Chao KC, et al. Irradiation in carcinoma of the vulva: factors affecting outcome. Int J Radiation Oncology Biol Phys, 1998, 42 (2pp): 335-344.
26. Rhodes CA, Cummins C, Shafi MI. The management of squamous cell vulval cancer: a population based retrospective study of 411cases. British Journal of Obstetrics and Gynaecology, 1998, 105 (pp): 200-205.
27. Magrina JF, Gonzalez- Bosquet J, Weaver AL, et al. Primary squamous cell cancer of the vulva: radical versus modified radical vulvar surgery. Gynecol Oncol, 1998, 71: 116-121.
28. Moore DH, Thomas GM, Montana GS, et al. Preoperative chemoradiation for advanced vulvar cancer: a phase Ⅱ study of the Gynecologic Oncology Group. Int J Radiat Oncol Biol Phys, 1998, 42: 79-85.
29. Kato H, Ogihara S, Kobayashi Y, et al. Carcinoembryonic antigen positive adenocarcinoma of a female urethral diverticulum: case report and review of the literature. Int J Urol, 1998, 5: 291-293.
30. Maggino T, Landoni F, Sartori E, et al. Patterns of recurrence in patients with squamous cell carcinoma of the vulva. Cancer, 2000, 89: 116-122.
31. Montana GS, F. A. C. R, Thomas GM, et al. Preoperative chemo-radiation for carcinoma of the vulva with N2/N3 nodes: a Gynecologic Oncology Group Study. Int J Radiation Oncology Biol Phys, 2000, 48: 1007-1013.
32. Han SC, Kim DH, Higgins SA, et al. Chemoradiation as primary or adjuvant treatment for locally advanced carcinoma of the vulva. Int J Radiation Oncology Biol Phys, 2000, 47: 1235-1244.
33. Preti M, Ronco G, Ghiringhello B, et al. Recurrent squamous cell carcinoma of the vulva. Cancer, 2000, 88: 1869-1876.
34. Rodolakis A, Diakomanolis E, Voulgaris Z, et al. Squamous vulvar cancer: a clinically based individuali zation of treatment. Gynecol Oncol, 2000, 78: 346-351.
35. Beller U, Sideri M, Maisonneuve P, et al. Carcinoma of vulva. J of Epidemiol Biostat, 2001, 6: 155-173.
36. Zaidi SNH, Conner MG. Primary vulvar adenocarcinoma of cloacogenic origin. Southern Medical Journal, 2001, 94: 744-746.
37. Cardosi RJ, Speights A, Fiorica JV, et al. Bartholin's gland carcinoma: a 15-years experience. Gynecol Oncol, 2001, 82: 247-251.
38. Rouzier R, Haddad B, Plantier F, et al. Local relapse in patients treated for squamous cell vulvar carcinoma: incidence and prognostic value. Obstet Gynecol, 2002, 100: 1159-1167.
39. Chung-Park M, Liu CZ, Giampoli EJ, et al. Mucinous adenocarcinoma of ectopic breast tissue of the

vulva. Arch Pathol Lab Med，2002，126：1216-1218.

40. Gordinier ME，Malpica A，Burke TW，et al. Groin recurrence in patients with vulvar cancer with negative nodes on superficial inguinal lymphadenectomy. Gynecologic Oncology，2003，90：625-628.
41. Katz A，Eifel PJ，Jhingran A，et al. The role of radiation therapy in preventing regional recurrences of invasive squamous cell carcinoma of the vulva. Int J Radiation Oncology Biol Phys，2003，57（2pp）：409-418.
42. Neto AG，Deavers MT，Silva EG，et al. Metastatic tumors of the vulva a clinicopathologic study of 66 cases. Am J Surg Pathol，2003，27：799-804.
43. Lataifeh I，Nascimento MC，Nicklin JL，et al. Patterns of recurrence and disease-free survival in advanced squamous cell carcinoma of the vulva. Gynecologic Oncology，2004，95：701-705.
44. De Hullu JA，Oonk MH，van der Zee AG. Mordern management of vulvar cancer. Current Opinion in Obstetrics and Gynecology，2004，16：65-72.
45. Pinto AP，Schlecht NF，Pinto J，et al. Prognostic significance of lymph node variables and human papillomavirus DNA in invasive vulvar carcinoma. Gynecologic Oncology，2004，92：856-865.
46. Swan MC，Furniss D，Cassell OC. Surgical management of metastatic inguinal lymphadenopathy. British Medical Journal，2004，329：272-1276.
47. Sheen-Chen SM，Eng HL，Huang CC. Breast cancer metastatic to the Vulva. Gynecol Oncol，2004，94：858-860.
48. Pongtippan A，Malpica A，Levenback C，et al. Skene's gland adenocarcinoma resembling prostatic adenocarcinoma. Int J Gynecol Pathol，2004，23：71-74.
49. Kato H，Kobayashi S，Islam AM，et al. Female para-urethral adenocarcinoma：histological and immunohistochemical study. Int J Urol，2005，12：117-119.
50. Bosquet JG，Magrina JF，Gaffey TA，et al. Long-term survival and disease recurrence in patients with primary squamous cell carcinoma of the vulva. Gynecologic Oncology，2005，97：828-833.
51. Nasu K，Kawano Y，Takai Y，et al. Adenoid cystic carcinoma of Bartholin's gland. Gynecol Obstet Invest，2005，59：54-58.
52. Maclean AB. Vulva cancer：prevention and screening. Best practice and clinical Obstetrics and Gynecology，2006，20：379-395.
53. Robison K，Steinhoff MM，Granai CO，et al. Inguinal sentinel node dissection versus standard inguinal node dissection in patients with vulvar cancer：a comparison of the size of metastasis detected in inguinal lymph nodes. Gynecologic Oncology，2006，101：24-27.
54. Dardarian TS，Gray HJ，Morgan MA，et al. Saphenousvein sparing during inguinal lymphadenectomy to reducemorbidity in patients with vulvar carcinoma. Gynecol Oncol，2006，101：140-142.
55. Zhang X，Sheng X，Niu J，et al. Sparing of saphenous vein during inguinal lymphadenectomy for vulval maglignancies. Gynecol Oncol，2007，105：722-726.
56. Temkin SM，Hellman M，Lee YC，et al. Surgical resection of the vulva metastasis of endometrial ccancer：a presentation of two cases. Journal of low genital tract disease，2007，11：118-121.
57. Woida FM，Ribeirosilva A. Adenoid cystic carcinoma of Bartholin's gland（an overview）. Arch Pathol Lab Med，2007，131：796-798.
58. Moore RG，Robison K，Browm AK，et al. Isolated sentinel lymph node dissection with conservative management in patient with squamous cell carcinoma of the vulva：a prospective trial. Gynecol Oncol，2008，109：65-70.
59. Hou JL，Wu LY，Zhang HT，et al. Clinicopathologic characteristics of 12 patients with vulvar sweat gland carcinoma. Int J Gynecol Cancer，2010，20：874-878.

第 20 章 外阴癌手术治疗

第一节 概述

一、简介

外阴恶性肿瘤以手术治疗为主，40 年代以前，人们对外阴恶性肿瘤的生物学行为认识不足，手术范围比较保守，5 年生存率仅 10%～20%。Taussig（1940）和有 Way（1948）首先提出，外阴恶性肿瘤的手术应包括外阴广泛切除和区域淋巴结切除（en bloc），Taussig 总结 155 例外阴癌手术治疗者，其中 66 例采用 Basset 手术，5 年生存率达 58.5%。随后不少作者重复了他的手术方法，进行外阴恶性肿瘤的根治手术。Way 研究分析了过去 20 年中外阴癌手术治疗的病例，手术范围仅做外阴切除或肿瘤局部切除术者，除不到 1/4 的病例治愈外，大部死于局部复发；他总结过去失败病例的原因：一是外阴广泛切除范围不够，二是清除淋巴结不足。作者等 1981 年报道 79 例外阴癌手术后复发率为 10%，通过总结局部复发的失败教训后，1988 年报道 24 例外阴癌，经过手术范围改进后的复发率降为 4%，并提出外阴癌浸润周围不同的脏器和范围，应作出相应的手术范围。

浸润性外阴癌的淋巴结转移率为 26%～46%，Rutledge 等报道手术治疗 151 例外阴癌的 5 年生存率为 55.7%，他们分析了外阴癌局部病灶大小与淋巴结转移比较密切，病灶直径≤1cm，极少有淋巴结转移（转移率 6%）；病灶直径≥8cm，转移率达 50%，当外阴病灶直径>2cm，淋巴结转移机会较多。作者亦有同样经验。外阴癌累及肛门、尿道或阴道的病例，淋巴结转移率从 24%增至 43%。外阴癌近于阴道黏膜的术后局部复发也比较多见，因此，Rutledge 等强调术中阴道切缘作冰冻切片检查，以切除足够的阴道，减少术后局部复发。另外，当外阴广泛切除术时，其切缘必须距肿瘤 3cm，同时作皮下潜行切除，包括皮下脂肪和淋巴组织，外侧基底达内收肌筋膜。腹股沟淋巴结切除时，其内侧皮片厚度以稍带脂肪为宜，外侧皮片厚度，皮下脂肪不厚于 0.5cm。因为外阴部外切口与腹股沟之间为外阴皮下淋巴网回流的主要通道，如果该部皮下淋巴、脂肪组织清除不足，可导致该处的复发。综上资料，可见外阴癌除外阴广泛切除的范围外，应同时考虑淋巴结的切除。

有关外阴癌的综合治疗，一般以手术治疗为主。但是对少数病例，如外阴癌局部病灶比较大伴有溃疡、感染以及周围皮肤水肿、卫星结节等发展迅速的病例，如果急于手术，包括切除较多的周围组织，可能也达不到满意的效果，相反因手术操作可加速肿瘤播散。针对这些病例，除需病灶清洁和抗感染治疗外，同时应综合局部放射治疗。一般予以 2500～3000cGy，使局部肿瘤得到控制。随着炎症和周围皮下瘤栓的好转，再进行手术，有利于达到根治的目的。关于外阴复发性癌的治疗，外阴局部复发首选手术治疗，术后可辅助放射治疗；而腹股沟复发，合并化疗要比单纯手术或单纯放疗效果好。Hoprinks 等报道，手术治疗 43 例复发性外阴癌，其中 2 年复发 19 例，9 例获无瘤生存；2～10 年复发 10 例，7 例无瘤生存；10 年后复发 5 例，3 例获无瘤生存。他们用根治性手术切除外阴局部复发性癌，以提高外阴癌的生存率。Hottman 报道应用组织间放射治疗获得较好的效果，有 10 例晚期或复发外阴癌局部得到控制，但是组织间放疗后放射并发症严重，其中 1 例死于并发症。复发性外阴癌预后与复发肿瘤部位、首次治疗缓解期、肿瘤分化有关。

二、手术治疗原则

外阴癌根治术的原则须根据外阴癌的期别、病灶浸润范围和程度而异。外阴癌手术疗效与局部切除范围密切相关，因此，为了达到根治目的必须严格掌握手术指征和切除足够的外阴及其周围组织，如外阴广泛切除，包括部分尿道、全尿道或全膀胱的切除，又如癌灶浸润直肠或肛门时还得切除直肠等组织。

淋巴结切除术须根据外阴癌局部病灶的大小、位置、病理分化以及腹股沟淋巴结肿大等情况而异，因为部分外阴癌由于病灶所处的解剖位置可以腹股沟淋巴结阴性而直接转移到盆腔淋巴结。同样腹股沟未扪及肿大淋巴结也有 12.5%手术后病理证实有转移，因此外阴癌根治术包括腹股沟及盆腔淋巴结的清除是极为重要的考虑，但是必须准确和适当地掌握手术范围，以达到既不盲目扩大手术范围，又达到根治目的。Cavanagh 认为没有腹股沟淋巴结阴性的病例出现盆腔淋巴结转移，而且盆腔淋巴结转移的外阴癌 5 年生存率只有 20%，因此他不主张做盆腔淋巴清除。然而多年来他们仍坚持将广泛外阴切除和双腹股沟淋巴清除作为浸润性外阴癌的治疗常规。

三、手术指征

1. 外阴恶性肿瘤的根治手术范围包括外阴广泛切除和腹股沟+/－盆腔淋巴结清除术。外阴原位癌（包括 Bowen's 病）、Paget's 病等早期癌，可以仅作外阴广泛切除术。国外某些作者，对早期外阴癌的手术范围比较保守，因为早期外阴癌的发病年龄较轻，外阴广泛切除可能难以接受。此外，他们认为术后局部复发者，仍可再次用手术切除。如 Welcott 报道 56 例外阴原位癌，平均年龄 44 岁，20 例用外阴单纯切除术，术后局部复发率高达 87.5%。又如 Podczaski 处理 2 例外阴早期浸润癌，选择单侧外阴切除和同侧腹股沟浅淋巴结切除术，结果术后均复发，虽经再次手术和放射治疗，最后患者仍死于癌症。

Ⅰ～Ⅲ期以外阴癌根治术治疗为主。少数比较晚期的病例，如果病人年轻和一般情况允许手术者，也应扩大手术范围，争取手术切除机会。

近年来由于国内、外各家对外阴癌根治术的范围，包括局部广泛切除、外阴癌浸润尿道或直肠以及腹股沟盆腔淋巴结清除术的研究，手术治疗外阴癌的疗效有不断的提高。由于外阴癌所处的解剖位置，前与尿道，后与肛门直肠比较邻近，因此，每在癌灶浸润以上器官时，宜适度掌握切涂范围，使达到根治目的，减少术后局部复发。

2. 外阴癌侵犯尿道

（1）外阴癌已邻近或累及尿道的病例，应在作外阴广泛切除术的同时切除尿道 1～2cm。这不影响术后排尿功能。

（2）外阴癌已经浸润尿道 1cm 以内者，应同时切除尿道 2～2.5cm。为避免术后尿漏或排尿不畅，应同时行尿道悬吊术。这亦不影响病人术后排尿功能。

（3）外阴癌已经浸润尿道 3cm 以内，宜作全尿道切除术及膀胱肌瓣尿道成形术，此术保存膀胱内括约肌。这类手术既能保存病人原来的排尿方式，又有控制排尿功能；一般手术成功的病例，膀胱容量>200ml，残余尿 40ml 左右。

(4) 外阴癌已浸润尿道 3cm 以上，但膀胱三角区尚未受浸润者，宜作全尿道切除和/或部分膀胱切除术，膀胱肌瓣腹壁代尿道术。这类病例，因为腹壁代尿道仅有迫尿作用无控制排尿的功能，需病员自己腹壁加压后排尿，而且必须术后定期扩张腹壁代尿道，避免术后腹壁创口疤痕形成，致代尿道狭窄而失败。

(5) 外阴癌已浸润膀胱三角区，应作全膀胱切除术，回肠代膀胱术。这类病例须同时作全子宫和阴道前壁全切除术。

以上病例根据外阴淋巴回流的特殊性，都必须同时作盆腔淋巴结清除术。术时必须先行探查：①有无腹腔远处转移和腹主动脉旁淋巴结转移。已有远处转移者，则无扩大手术指征。②切开膀胱，探查膀胱三角区有无受癌浸润，以决定手术范围。

3. 外阴癌侵犯肛门、直肠或阴道直肠膈 外阴癌浸润肛门、直肠或阴道直肠膈者，宜扩大手术范围，作外阴广泛切除联合 Lockhart-Mummery 手术。此术系 40 年代 Lockhart-Mummery 首创用于治疗低位直肠癌，现今对外阴癌浸润肛门、直肠的病例，仿行此手术，亦较合适。手术前 2 周作剖腹探查，以排除腹腔远处转移，并作盆腔淋巴结清除术和乙状结肠造瘘术。此后再作此联合手术和腹股沟淋巴结清除术。

第二节 手术治疗

一、手术前准备

外阴恶性肿瘤的根治术系妇科手术中较大而复杂的手术之一，因为某些晚期外阴癌根治术涉及泌尿、肠道手术，因此决定作某类外阴癌根治手术后，必须认真做好手术前各项准备工作。

(一) 查体和实验室检查

病人入院后的体位，包括局部癌灶的检查极为重要。入院后须详细检查局部病灶，如外阴肿瘤的位置、范围、基底活动与周围组织关系等，以考虑手术切除深部组织和周围器官的范围。如检查肿瘤浸润尿道的深度，以考虑切除尿道的范围；检查肿瘤与外阴后联合、肛门、阴道直肠隔之间的关系，以考虑是否切除直肠等问题；检查肿瘤所处外阴的位置、肿瘤大小与腹股沟淋巴结的关系，以考虑清除腹股沟和盆腔淋巴结的问题。外阴癌多数为年迈妇女，因此必须详细询问和检查心、肺、肾、肝等脏器的功能，以及过去肠道或腹腔手术史，以利术前有所了解和准备，使患者安全地接受手术治疗。

由于外阴恶性肿瘤的手术创面大，术后渗出液较多，因此必须于术前了解病员的凝血机制和血浆蛋白等情况，发现问题应及时纠正，减少术时出血过多和术后并发症的发生。此外，须对肾功能充分了解，如尿常规、肾功能检查以及肾盂造影等，个别病例考虑作全膀胱和尿道改道手术者，须慎重施行和术后严密观察，加强预防性措施，以减少术后并发症的发生。

(二) 饮食与肠道准备

外阴恶性肿瘤根治手术术前必须告诫患者，在术前 1 周内不宜以平日那样进食，尤其不应进食多纤维素的饮食。因为外阴癌术后，希望 1 周内不解大便，以尽量减少接近肛门口的外阴创面污染，手术前 2 日宜进食流质，以减少肠道积粪。所以术前病员如需增加营养，应劝说多进高蛋白、低脂、低渣的食物。

如果晚期外阴癌需作 Lockhart-Mummery 联合手术或全膀胱切除，回肠代膀胱的病例，除做以上肠道准备外，术前 2 日口服卡那霉素 1g，每天 2 次，甲硝唑 0.4g，每天 3 次，作肠道灭菌准备。

（三）局部准备

外阴癌术前局部准备极为重要，因为多数外阴癌的病灶都有破溃，伴有不同程度继发感染。局部脓性分泌物和污秽较多，部分病例且伴有亚急性或急性感染，常伴有腹股沟淋巴结肿大，全身发热等症状。

患者入院后，应予 1/1000 高锰酸钾液每日坐浴 2～3 次，外阴剃毛、清洁；局部有脓性分泌物者，医生应每日 2 次给予清创换药，同时全身应用抗生素。患者如有急性感染，除加强局部清创外，应使用大量抗生素。

个别病例局部病灶巨大或有感染者，除用抗生素外，应同时局部放射治疗，一般予 3000cGy，因为只有使肿瘤有所控制，感染才能消退，同时亦可减少和避免术时的医源性播散。

二、手术时患者体位

根据外阴癌的病期和病灶位置的不同，决定手术时病员的不同体位。比较晚期的病例，目前一般都作外阴和淋巴Ⅰ期手术，因为这些病例如果按常规作Ⅱ期手术，由于创面过广，延期愈合，常致转移淋巴结的继续发展而失去第 2 期手术的机会。

外阴癌根治术体位：仰、平卧位，二腿平伸外展 45°，患者臀部类同膀胱截石位。这种体位有利于二侧腹股沟淋巴结同时进行手术，以及腹膜外盆腔淋巴结清除术时易于暴露。这个体位，包括尿道全切或膀胱切除术。

外阴癌根治术联合 Lockhart-Mummery 手术Ⅰ期手术体位，仰、平卧位，类似一般妇科手术体位。因为手术范围仅作盆腹腔探查、盆腔淋巴切除术和乙状结肠造瘘术。

外阴癌根治术联合 Lockhart-Mummery 手术Ⅱ期手术体位，仰、平卧，膀胱截石位，以利外阴广泛切除和 Lockhart-Mummery 手术。

三、手术方式及要点

（一）早期外阴癌手术治疗

早期外阴癌的手术治疗，自 21 世纪初始用于临床，手术范围较过去常用或已成常规的传统手术治疗为保守，手术范围确有缩小，而对早期癌症而言，行之有效。这些经验，也是临床实践、研究、检验、总结的结果，但是，必须重视早期癌的手术范围指征，必须切实掌握，反之则易贻误病情。

1. *外阴局部广泛切除*　这种手术模式限于肿瘤病灶＜2 cm，肿瘤浸润深度在 5 mm 以下（肿瘤浸润深度的测量方法是在显微镜下测定，由真皮乳头最表浅部位到肿瘤浸润最深处），无脉管受累及单侧性肿瘤者。Hacker 等综合有关研究比较外阴局部广切与外阴广切后局部复发率，前者为 7.2%，后者为 6.3%，统计学比较无显著差异。局切的安全边缘，从肿瘤到手术切缘，在 1 cm 以上应是安全的。对外阴肿瘤小于 2 cm，但肿瘤浸润深度已达皮下软组织，但尚未固定者，须做外阴广泛切除术。

2. *外阴腹股沟淋巴结切除*　单侧外阴肿瘤＜2 cm，限于外阴一侧，浸润深度在 1 mm 以下，没有融合病灶，临床没有可疑阳性淋巴结，可以做单侧（同侧）腹股沟淋巴结切除。Homesley 等研究结果，病灶浸润深度≤2 mm 者，同侧腹股沟淋巴结阳性率仅 6.8%，无对侧淋巴结转移；肿瘤浸润深度 3～5 mm，对侧淋巴结转移 1.9%，因此，浅表浸润者做单侧腹股沟淋巴结切除是安全的。

3. 外阴单侧性病灶是指病灶位置距外阴中线向外 1 cm 以上，在中线 1 cm 以内的病灶属中央型病灶。中央型病灶或病灶较大的侧边型者，仍应做双侧腹股沟淋巴结切除。

腹股沟淋巴结转移与盆腔淋巴结的关系：一般腹股沟淋巴结转移达 25%以上才发生盆腔淋巴结转移。据 Homesley 研究结果，外阴癌根治术、外阴广泛切除和腹股沟淋巴结切除术后，腹股沟有两个淋巴结转移者作为研究对象，其分组一是盆腔淋巴结切除术组，二是盆腔淋巴结区域放疗组，结果：盆腔淋巴结放疗组的肿瘤复发率＜盆腔淋巴结切除术组。对发生腹股沟 3 个以上淋巴结转移者，均须放疗或手术治疗。

（二）外阴癌根治术的术式和重点

1. 腹股沟淋巴结切除术切口的选择　据作者 40 多年妇科恶性肿瘤手术经验认为，以腹股沟垂直半弧形切口比较理想，此切口的优点是切口可充分暴露股三角区域，便于清扫该区淋巴结、脂肪和结缔组织，尤其是解剖分离切除 Cloquet 淋巴结及其内侧耻骨结节下内收肌筋膜和周边的淋巴结、结缔组织，此区恰为外阴癌通过淋巴途径向外直接播散的区域。如果术中发现 Cloquet 淋巴结有转移须同时做盆腔淋巴结清除术，则仅在此切口上缘延长 3 cm 即可达到手术要求。此切口的解剖位置是起点于髂前上棘内侧 3 cm，此点恰在髂内、外血管分叉。此点向下内至腹股沟韧带中部，扪及股动脉搏动点为连线，向下内呈半弧形至股中下 1/3 处终止，此点为股三角之顶部，为清除腹股沟区域淋巴结最为理想的切口。

2. 盆腔淋巴结清除术切口　此切口应是腹股沟淋巴结清除术的延续，只需在以上切口的上端向上延长 3 cm 即可，因为此点是髂总淋巴结所处区域，故此切口可清晰暴露髂总、髂内外和闭孔淋巴结区域，为清除该区域淋巴结最佳选择。

外阴广泛切除术切口：外阴广切的切口为沿外阴周边梭形切口，其上缘起自耻骨上缘，两侧为大阴唇皱襞外侧，下缘包括会阴部。此切口的肿瘤侧，应距肿瘤外 2～2.5 cm 做扩大外阴切口，外阴切口形成后，两侧皮片均做潜行切除皮下脂肪、淋巴组织，包括整块阴阜脂肪和外阴旁淋巴结缔组织。

3. 外阴广泛切除范围要点　张志毅等于 1981 年报道 79 例外阴癌手术后复发率 10%，总结术后复发原因主要是根治手术范围没有到位，如术前病灶与尿道或肛门邻近，或已受病灶侵犯。他们分析了上述手术失败的原因后改进了切除范围，如病灶邻近尿道或已累及尿道，应扩大切除部分尿道或肛门、直肠。其后于 1988 年又报道 24 例外阴癌手术治疗的结果，术后局部复发率降至 4.2%。我们体会，手术治疗肿瘤除需掌握精湛的手术技巧外，必须具有肿瘤观念，所谓肿瘤观念，就是除做手术切除外，具有根治手术的肿瘤观念最为重要。

外阴广泛切除：外阴系一个器官、整体，其组织除脂肪、汗腺、皮脂腺、神经、血管外，更有丰富而纤细的淋巴网。从临床所见早、中期外阴癌中，常有不少局部原发病灶呈多中心型。10%～20%的外阴癌中有 2、3 个或更多的原发浸润病灶，Green 等报道 238 例外阴癌中，22%的患者有多个单独的病灶。因此，从外阴解剖或临床所见，外阴癌的手术需要做外阴广泛切除术。

外阴广泛切除应做梭形切口，上部皮肤两侧做潜行切除，包括切除阴阜，阴阜为两侧大阴唇淋巴的主干向上回流的交叉点，外侧为大阴唇的皱襞，下缘包括会阴部。外阴病灶外侧的切口，应距肿瘤 2～2.5 cm，外侧切口的外侧皮片的皮下脂肪、淋巴结、脂肪组织应做潜行切除。皮片厚度应以病灶早晚和患者体型而定，一般皮下脂肪厚度保留达 0.5～1 cm 之间。外阴内侧切除 1 cm 以内的阴道外口，外阴基底部上缘达耻骨筋膜，两侧包括内收肌筋膜。以上为广泛切除外阴的范围。

如果切除范围不够，往往术后发生局部复发，外阴癌近于阴道外口者，术后局部复发比较多见，应强调术中阴道切缘做冰冻切片检查，以达到切除足够的阴道，减少术后局部复发。外阴广泛切除术后局部皮肤缺损一般都比较大，有关皮片移植、创面修复等问题，近年来不少学者报道了这方面的经验，成效显著。

外阴癌广泛切除手术后创面缺损，是否须分期手术？我们认为分期手术均因病期晚或局部肿瘤广泛，切除创面太大等因素。首先考虑术后创面大，术后感染机会多，并有坏死等因素，难于一期愈合。分期手术更延长住院期，且分期手术时间过长，对二期手术腹股沟或盆腔淋巴结切除手术不利。据我们临床经验，103 例患者虽然很少有创面一期愈合者，均实行外阴广泛切除和淋巴结切除术一期完成，但结果都较理想。

有学者报道应用股或臀部全厚皮片转移覆盖外阴根治术后缺损创面，促进创面愈合取得成效。有学者报道，71 例外阴癌根治术应用三张阔筋膜肌覆盖外阴和腹股沟创面，可加速术后缺损面的愈合，取得较好效果，平均住院仅 11 天。也有外阴癌根治术应用腹直肌筋膜瓣重建外阴创面，这类手术系外阴癌根治术较好的外阴整形术，能恢复外阴创面的愈合和提高疗效，患者也乐意接受。

4. 腹股沟淋巴结切除　外阴癌的淋巴结转移率在 27%～46%，外阴癌局部病灶的大小与淋巴结转移比较密切，病灶≤1 cm 较少有淋巴结转移（转移率 6%），病灶≥8 cm 时转移率达 50%。因此，当外阴癌病灶≥2 cm 时淋巴结转移机会增多。外阴癌累及肛门、尿道或阴道的病例，淋巴结转移率从 24%增至 43%。

外阴癌病灶位置与淋巴结转移有关，病灶同侧腹股沟淋巴结转移率 84%，对侧转移率 15%，如果对侧外阴亦受癌侵犯，则对侧腹股沟淋巴结转移率达 30.7%，有 12.5%腹股沟淋巴结阴性，盆腔淋巴结转移。

此外，腹股沟淋巴结大小与癌转移有关，腹股沟淋巴结肿大<2 cm，有 25%淋巴结转移；淋巴结肿大 2～5 cm，40%淋巴结转移。外阴癌多数病例局部病灶伴有不同程度的感染，少数病灶已有溃疡形成空洞，常伴有感染伴腹股沟淋巴结肿大。我们曾遇 1 例腹股沟淋巴结肿大 6 cm，术后病理为炎性淋巴结。但腹股沟未扪及肿大淋巴结，术后病理淋巴结转移的达 12.5%。

综上所述，外阴癌根治术，腹股沟淋巴结不容忽视，理所当然地应包括在根治术范围内。

Cloquet 淋巴结：Cloquet 淋巴结位于腹股沟韧带下缘，股静脉内侧，它具有外科、妇瘤科的临床实际意义，在一定情况下，判断 Cloquet 淋巴结有否转移是决定须做盆腔淋巴结切除术的标记，因为此淋巴结是股深淋巴结的最高位，如果发生转移，盆腔淋巴结转移的可能性大。我们在做腹膜外盆腔淋巴结清除术时，切断腹股沟韧带，分离股静脉内侧的 Cloquet 淋巴结可以清晰地看到该淋巴结以上的淋巴结直通至闭孔区淋巴结。Krupp 报道 40 例外阴癌淋巴结转移，其中 9 例盆腔淋巴结转移，而盆腔淋巴结转移者为闭孔区淋巴结，与我们手术中解剖所见完全一致。

当临床扪及腹股沟 Cloquet 淋巴结肿大并可疑转移，或手术探查发现该淋巴结虽然不大但坚硬，必须做 Cloquet 淋巴结摘出，送冰冻切片，以确定是否须清除盆腔淋巴结。

5. 盆腔淋巴结　外阴癌是否须做盆腔淋巴结清除术，目前尚无一致意见。如果是外阴癌Ⅰ～Ⅲ期病例，临床没有手术反指征，而对盆腔淋巴结有手术指征。笔者认为外阴广泛切除和腹股沟淋巴结及腹膜外盆腔淋巴结清除术手术费时不多、无死亡率，对提高生存率有帮助。盆腔淋巴结转移率一般为4%～16%，腹股沟淋巴结有转移，盆腔淋巴结转移率约占25%。由于外阴癌盆腔淋巴结转移毕竟还是少数，所以对盆腔淋巴结清除术的手术指征，尚不能一概而论，应该按具体病例而定，应严格掌握盆腔淋巴结清除术的手术指征。凡有腹股沟淋巴结转移者，应该考虑盆腔淋巴结切除。又如外阴癌位于前庭，侵犯阴蒂或尿道或阴道上1/3者，以及结合影像学等检查盆腔淋巴结有转移迹象者，亦须考虑盆腔淋巴结清除术。

（三）外阴癌的手术原则

外阴癌根治术的原则，须根据外阴癌的期别和病灶浸润邻近器官而异。手术疗效与局部切除范围密切相关，因此，必须严格掌握手术指征，切除足够的外阴及其周围受侵组织，如外阴广泛切除，对癌灶已侵及下泌尿道的病例，应包括部分尿道、全尿道或（和）全膀胱切除；又如癌灶已侵犯肛门或直肠的病例，还须切除直肠等脏器。

淋巴结切除的指征，亦须依据外阴癌局部病灶大小、位置、病理分化以及腹股沟淋巴结肿大等情况而定，因为部分外阴癌由于病灶所处的解剖位置，如位于阴蒂、前庭部的病灶，腹股沟淋巴结临床可以阴性，但是可以直接转移到盆腔淋巴结。同样，腹股沟虽未扪及肿大淋巴结，也有12.5%的病例，术后病理证实有淋巴结转移。因此，外阴根治术必须包括腹股沟+/－盆腔淋巴结的清除术是极为重要的，但是必须准确和适当地掌握手术范围，以达到既不盲目扩大手术范围，又能够根治的目的。

四、外阴癌手术步骤

（一）腹股沟淋巴结切除术

外阴癌腹股沟淋巴结转移率据国内外文献报道达27%～46%。因此，手术切除腹股沟各组淋巴结极为重要。除淋巴结外，腹股沟区域的皮下脂肪、淋巴组织和血管周围的脂肪、淋巴、结缔组织亦须一并切除，以减少术后局部感染和达到手术根治目的。手术步骤如下。

1. **切口**　髂前上棘内侧3 cm为起点。向下连线达腹股沟中部、股动脉搏动点，向下内呈一半弧形连线切口至股三角顶部。如做腹膜外盆腔淋巴结清除术，在切口上部向下延长3 cm。此高度适合清除髂总淋巴结的水平。

2. **剥离腹股沟皮片**　术者用刀沿以上标记切开皮肤，其深度要求仅达皮下脂肪，不宜过深，如果切开皮肤过深，则剥离皮片厚度难以掌握。剥离左侧腹股沟外侧皮片，用数把Alles钳钳夹皮片，术者左手提起钳夹外侧皮片的Alles钳，助手用干纱布紧压切缘皮下组织，使被剥离皮片保持一定张力，皮下脂肪层界限清晰可见，便于随后手术操作。

3. **继续剥离外侧皮片**　术者右手持电刀剥离皮片，电刀可控制术时渗血。使用方法：电刀的方向必须与皮片平行，这样剥离皮片均匀，避免因电刀与皮片成直角而戳穿皮片或皮下脂肪层成梯田状，残留过多皮下脂肪、淋巴组织之弊。

4. **剥离皮片厚度**　皮下脂肪不超过0.5 cm。术者左手用Alles钳提起皮片，助手用干纱布紧压皮下脂肪层，使皮片整片均匀，解剖清晰。术者右手执电刀与皮片平行呈坡行下切，使被切皮下脂肪呈半锥形达基部，外侧皮片的外界标记为髂前上棘，该处有旋髂浅动静脉，均予切断、结扎。

5. **切开阔筋膜**　沿髂前上棘向下用电刀切开阔筋膜肌和阔筋膜，其方向顺缝匠肌略向内侧倾斜，把以上筋膜向内侧做钝性分离，暴露部分外侧缝匠肌。

6. **切除腹股沟上部脂肪、淋巴组织**　由助手提起切缘上部皮片，沿髂前上棘向上剥离上部皮片，皮片厚度可厚于外侧皮片。皮片切缘向内上方呈半弧形切除皮下脂肪组织，基底部达腹外斜肌筋膜，半弧形顶端相当于脐耻间下 1/3。

7. **剥离腹股沟内侧皮片** 由助手提起内侧皮片，术者左手用干纱布紧压皮下脂肪，以示解剖界限。右手执电刀，以同样方法与皮片平行切除皮下脂肪、淋巴组织，腹股沟的内侧皮片亦相当于外阴的外侧缘，该处系外阴淋巴回流至腹股沟的主要渠道，因此，剥离该皮片的厚度，应稍带皮下脂肪为好。

8. **腹股沟内侧皮片标志** 内侧皮片的界限为耻骨结节，术者左手持干纱布紧压该处并用力向外牵拉，使该处深部脂肪组织均暴露于手术野，术者明确解剖位置后，用电刀向深部下切，直达耻骨结节，暴露耻骨结节后，以此为标志，然后向下扩大手术范围。

9. **暴露内收肌** 沿耻骨结节下缘切开内收肌筋膜，暴露内收肌，然后沿内收肌向下向外延伸切开内收肌筋膜。切除内侧皮下脂肪、淋巴组织时，外阴深、浅动静脉分别切断、结扎。

10. **切除腹股沟上部脂肪组织** 助手提起切缘上部皮片，术者用电刀沿耻骨结节向上外方呈半弧形切除皮下脂肪组织，与外侧切口会合。术者左手用干纱布向下紧压弧形切口顶端的脂肪组织，右手用电刀轻快地把整块脂肪组织从外斜肌筋膜表面切割、下移，直达腹股沟韧带上部。

11. **切断圆韧带** 在耻骨结节外下方，腹股沟韧带内侧上部分离、暴露圆韧带，该处为腹股沟外环，圆韧带由此穿出。分离后予以切断、缝扎。切忌电刀切断该韧带，以防术后引起腹膜外渗血。

12. **切除腹股沟深淋巴结** 在腹股沟韧带下部扪及股动脉搏动点，然后提起股深筋膜，分离、切开股深筋膜，暴露股血管鞘膜。股动脉外侧的股神经一般不分离。

13. **分离股血管** 股动脉暴露后，继予打开股动脉鞘膜，术者左手持 Kelly 钳提起股动脉鞘膜下缘，右手用剪刀自上而下深入鞘膜内，沿动脉向下分离，剪开动脉鞘膜，使股动脉上部完全暴露。

14. **切断股动脉分支** 股动脉在腹股沟韧带下 1 cm 处，分有旋髂浅动脉、外阴浅动脉和腹壁浅动脉三分支，应分别予以切断、结扎。

15. **分离股静脉** 上段股动脉暴露后，术者随即在动脉内侧如上法分离、切开腹股沟深筋膜，暴露股静脉。自上而下分离、切开股静脉鞘膜，完全暴露股静脉上段（即 NAVL，由外侧的股神经、股动脉、股静脉和 Cloquet 淋巴结组成）。

16. **切除 Cloquet 淋巴结** 该淋巴结位于股静脉内侧、腹股沟韧带下缘、耻骨肌筋膜表面，术者用小 Kelly 钳紧贴股静脉内侧向下分离直达耻骨肌筋膜，然后沿腹股沟韧带下缘钳夹、切断、结扎整块 Cloquet 淋巴结，并沿 Cloquet 淋巴结基底部、耻骨肌上缘向下分离。如果须做盆腔淋巴结切除术，则待股三角整块脂肪、淋巴组织分离切除后，集中于 Cloquet 淋巴结处，留待与盆腔淋巴结一起整块切除。

17. **切除股三角上部淋巴、脂肪组织** 股动脉、股静脉上段分离暴露后，随即处理股血管两侧的脂肪淋巴组织。外侧自髂前上棘沿缝匠肌表面，包括外侧阔筋膜向下内方分离、切开。内侧沿内收肌表面切开其筋膜，向下外方分离，使腹股沟和股部脂肪、淋巴组织集中在股三角的中下部。

18. **切断大隐静脉** 术者沿股血管鞘内自上而下分离，剪开血管鞘膜，暴露股血管。约距腹股沟韧带下 3 cm 处，沿股静脉向下分离大隐静脉，此时须继续沿股静脉向下分离，直分离至大隐静脉入口下缘，显然大隐静脉已明显暴露于手术野，术者用小 Kelly 钳挑起，钳夹大隐静脉基部，切断、缝、结扎。

19. **切断股血管分支** 距腹股沟韧带 3 cm 处有外阴深动脉分支，予以切断、结扎。5 cm 处股动脉的外后方有股深动脉分支，予以保存。做股动脉插管化疗者，都选用此动脉的分支，旋股内、外侧动脉，最为合适。股血管分支解剖位置变异较多，上述分布情况供参考。

20. **清除股三角脂肪、淋巴群** 股三角区域脂肪、淋巴组织完全分离，解剖清晰，股三角股血管都已暴露，脂肪、淋巴组织都分离至股三角底部，术者左手掌面紧握腹股沟整块脂肪、淋巴组织的下缘并向上牵引，助手用皮肤拉钩向下牵拉切口下缘两侧皮瓣，术者右手执电刀，切除腹股沟下部的皮下脂肪组织。

21. **切断大隐静脉分支** 大隐静脉一般有 2、3 分支，位于股内侧脂肪层下部，术者分别逐一予以分离、切断、结扎，然后整块切除腹股沟、股部脂肪、淋巴组织，清晰地暴露股三角解剖。

（二）腹膜外盆腔淋巴结切除术

外阴癌盆腔淋巴结转移率一般为 3%～4%。如果外阴癌位于前庭或已浸润尿道等深部组织，盆腔淋巴结的转移率相应增高。腹膜外盆腔淋巴结切除术的暴露浅而易行，清除髂总淋巴结时，宜相应延长切口，如此可充分暴露，避免误伤输尿管。

1. **切除盆腔淋巴结** 腹膜外盆腔淋巴结的切除，皮肤切口在腹股沟淋巴结切除术的基础上，向上延长 3 cm，再切开腹外斜肌筋膜和腹股沟韧带，随后做腹壁肌层全层切开。

2. **分离、结扎髂外动静脉分支** 切开腹壁肌层之前，术者小心分离腹股沟韧带断端以上的腹壁肌层，因髂外动静脉出腹股沟韧带前有旋髂深静脉和腹壁下动静脉两分支，如不先予分离结扎、切断，则极易误伤出血，影响手术进程。

3. **切开腹壁肌层** 髂外动静脉下部分支结扎后，术者用左手示指轻柔地插入腹壁肌层与腹膜外脂肪之间，手指掌面紧贴腹壁肌层，仍轻柔地向上推进、分离腹膜，这样分离腹膜的方法，不易推入腹腔，但忌用手指掌面垂直向上推开腹膜，否则极易推破腹膜而进入腹腔。

4. **切开腹壁肌层** 术者左手示指推开腹膜后，随即感觉其间隙非常松懈，即用中指同时插入，分离、推开腹膜。待腹膜全被推开后，术者以左手示、中指把腹壁肌层向前抬起，然后在示指、中指间用中号止血钳钳夹腹壁肌层，切断、缝扎，依次切开腹壁肌层。

5. **髂内、外及髂总淋巴结切除** 助手用 S 形拉钩拉开两侧腹壁肌层，术者左手用镊子提起髂外动脉外侧脂肪、淋巴组织，右手用剪刀沿腰大肌筋膜表面向下向上内方锐性分离髂外动脉外侧的脂肪、淋巴组织，并剪开髂外动静脉鞘膜，暴露髂外动、静脉。

6. **切除髂外淋巴组织** 沿髂外动脉继续向上分离，把髂外血管周围的脂肪、淋巴组织翻向内侧，助手用静脉拉钩轻轻提起髂外动脉，清除动、静脉间隔淋巴、脂肪组织。髂外动脉上部分离达髂内外动脉分支以上。

7. **髂总淋巴结切除** 左右两侧髂总动、静脉位置各异，右侧髂总静脉位于髂总动脉外侧，髂总淋巴结躺在髂总静脉表面，左侧髂总静脉位于动脉右后方，两侧输尿管均越过髂内外动脉分叉处。切除髂总淋巴，助手用 S 形拉钩在髓总动脉上部向上拉开输尿管，并用静脉拉钩把内侧的输尿管拉向内上方，充分暴露髂总淋巴区域。

8. **右侧髂总淋巴结切除** 术者用长 Kelly 钳在髂总动脉外侧，从髂总淋巴结与髂总静脉之间轻柔地分离髂总淋巴结，并暴露髂总静脉。髂总淋巴结与髂总静脉间隙组织疏松，较易分离。髂总淋巴结被分离后，沿该淋巴结的外侧分次上钳钳夹，切断、结扎。分离该处经常有 1～2 支小静脉，应予分别钳夹、切断、结扎，以免出血，误伤髂总静脉。

9. **切断右髂总淋巴结** 沿髂总静脉外侧逐段向上切断分离，达髂内外动脉分叉以上 3 cm 处，然后在该处髂总动脉表面，剪开髂总动脉鞘膜，随后用血管钳在已分离的髂总淋巴结的上缘钳夹、切断、结扎。

10. **切除左髂总淋巴结** 左侧髂总淋巴结切除较右侧容易，该处外侧除有较大的淋巴链和淋巴结外，无其他重要组织。但须重视该处输尿管被牵拉较细段时，易被误切，术者沿动脉外侧向上分离淋巴链（结）达髂内外动脉交叉以上 3 cm 处，如同右侧髂总淋巴钳夹、分离左髂总淋巴结最高位，切断、结扎。

11. **左侧髂内淋巴结切除** 术者左手用镊子提起髂总淋巴结，右手用剪刀伸入髂总动脉鞘膜内自上向下做锐性分离，在髂内外动脉分叉处，沿髂内动脉表面向下分离约 3 cm。髂内动脉、淋巴结位于髂内、外动脉分叉之下，沿其内、外动脉之间，术者用剪刀沿髂内动脉与输尿管之间自上而下剪开其间疏松组织，至此，髂内动脉及淋巴、脂肪组织被整块分离。

12. **左闭孔淋巴结切除** 助手用静脉拉钩轻轻提起髂外静脉中部，术者左手用长 Kelly 钳在髂外静脉下缘轻轻提起闭孔窝淋巴、脂肪组织，右手用剪刀紧贴髂外静脉下缘贴近盆侧壁向外下方分离，直达骨盆壁。如上法沿髂外静脉下缘分离 2～3 个间隙，明确其间无静脉分支后，逐层剪开间隙组织，使整块闭孔区脂肪、淋巴组织与髂外静脉和盆侧壁脱离。

13. **暴露闭孔神经** 闭孔窝淋巴、脂肪组织与盆壁分离后，术者左手用长 Kelly 钳提起被分离的淋巴、脂肪组织，右手用长 Kelly 钳插入该片组织下部的中段，由内向外轻轻分离，并贯通被分离的闭孔窝淋巴、脂肪组织。在其下部闭孔神经即被暴露，然后沿闭孔神经表面向下分离达闭孔。

14. **断闭孔淋巴结** 用长 Kelly 钳沿闭孔神经向下分离达闭孔神经，出闭孔的最低位，至此，术者用长 Kelly 钳在闭孔神经出闭孔之上，髂外静脉下缘，予以钳夹、切断、结扎闭孔淋巴结的下缘。此处必须结扎，因系下肢淋巴 Cloquet 淋巴结回流盆腔闭孔区的主干，以防术后并发盆腔淋巴囊肿。

15. **分离闭孔区淋巴、脂肪组织** 术者左手用长 Kelly 钳提起闭孔窝淋巴、脂肪组织的下部断端，右手用剪刀沿闭孔神经表面向上做锐性分离。闭孔神经内外两侧的淋巴、脂肪组织一般无重要血管，可以剪开神经周围组织，直达上部。闭孔动、静脉常位于神经之下，少数病例闭孔动、静脉在神经之上，届时须分别分离闭孔动、静脉，予以切断、结扎。

16. **闭孔淋巴结切除** 助手继续提起髂外静脉，并用压肠板包裹纱布，推开闭孔内侧组织，暴露闭孔区上部，术者用长 Kelly 钳沿髂内动脉上段表面向下分离，充分暴露髂内动脉，从而使闭孔窝淋巴、脂肪组织待切除的上部与周围重要血管界限分明；然后在髂外静脉下缘、闭孔神经和髂内动脉上部钳夹闭孔淋巴群的最上部，切断结扎。

（三）广泛性外阴切除术

近年来由于对外阴癌的局部切除范围和淋巴结清除术的不断改进和研究，外阴癌手术治疗的 5 年生存率已达 70%～80%。外阴癌疗效提高的原因，主要在于外阴广泛切除手术，包括尿道和直肠的切除以及腹股沟和盆腔淋巴结清除术的不断改进。

某些早期外阴癌虽然病灶局限于一侧外阴，但仍须做广泛性外阴切除和淋巴结清除，切忌姑息手术而贻误根治机会。比较晚期的外阴癌，如已侵犯尿道和（或）肛管，亦须根据外阴局部病灶所侵犯的部位，适当扩大手术范围，同样能得到根治目的。广泛性外阴切除术步骤如下。

1. **外阴广泛切除** 起自耻骨联合上 3 cm 做纵形切口，切口向下沿大阴唇两侧皱襞外缘呈梭形会合于会阴部。外阴肿瘤外侧的边缘必须距肿瘤的外缘 3 cm。

2. **剥离外阴外侧皮片** 助手用数把 Alles 钳钳夹切缘外侧皮片，并用力垂直提起皮片。术者左手用纱布紧压切缘皮下组织，使切口呈张力拉紧，术者右手执电刀，沿外侧切缘的皮下脂肪做潜行切除皮下脂肪层。

3. **潜切皮下组织** 做潜切皮下组织时，刀刃与皮片应平行，如呈角度切除，剥离皮片不均匀，可能残留癌组织，剥离皮片厚度仅带皮下少许脂肪层。剥离外侧皮片的外缘标志，应达耻骨结节，并沿耻骨结节向下向内侧切开内收肌筋膜。

4. **切除腹股沟上部脂肪、淋巴组织** 外阴梭形切口上缘，由助手提起切缘上部两侧皮片，术者继续操作，潜切上缘皮下脂肪层，其基部达腹直肌鞘膜下 1/3，并向下向两侧切除阴阜脂肪垫，向下达耻骨筋膜层上部。把整块外阴上部的脂肪、淋巴组织与耻骨联合及其两侧向下脱开。

5. **会阴部切口** 外阴梭形切口下缘皮片由助手提起，术者左手用纱布紧压会阴切缘，右手执电刀，但刀刃必须向前向上，操作时刀向切忌与直肠前方平行，以免误伤直肠。切剥会阴部皮片时，注意该处毛细血管丰富，极易渗血，术时使用电刀宜缓切，以达到止血目的。

6. **外阴内切口** 其自前庭尿道外口上缘，助手用 Alles 钳提起阴蒂下缘两侧皮片，术者左手用纱布紧压尿道外口上缘，做弧形切开前庭黏膜，并沿阴道两侧内口切开阴道黏膜。一般同时切除阴道壁 1cm 以内，如果肿瘤已蔓及一侧阴道黏膜，则相应扩大切除阴道壁的范围。

7. **切除阴蒂脚** 用电刀沿耻骨联合两侧向下切开，达耻骨弓两侧上缘，分离尿道两侧，暴露两侧阴蒂脚，阴蒂脚血管丰富，须钳夹、切断、缝扎。

8. **切除外阴** 电刀沿内外切口间切开阴道壁肌层，移除整块外阴组织。阴道两侧创面各置抽心烟卷引流一条，阴道两侧组织稍予分离，与皮肤间断缝合。保留导尿管，用缝线固定。一般因阴阜组织切除较多，张力较大，很难一期缝合，缺损创面置凡士林纱布覆盖。

（四）尿道部分切除术

外阴癌灶位于前庭区域，如浸润尿道外口，应做部分尿道切除，手术易行，病灶整块切除以达到根治目的。反之，若欲保留尿道，切缘势必贴近病灶，往往导致术后局部复发。具体手术步骤如下。

1. **分离尿道** 外阴广泛切除标本从耻骨联合、耻骨弓向下脱开，处理阴蒂脚，尿道脱开耻骨弓的解剖位置，此时尿道已被游离 2cm，用小 Kelly 钳做钝性分离尿道，该处血管丰富，分离时易渗血，因此必须用电刀缓慢切开、止血，使尿道暴露清晰。

2. **测定尿道长度** 为准确测定尿道的全长度，须用气囊导尿管先插入膀胱，然后确定膀胱内口至尿道外口的尿道长度，以便掌握被切除尿道的所需长度，避免切除尿道过长，致术后排尿失控。

3. **暴露尿道** 在耻骨弓下缘分离尿道，术者必须耐心做钝性分离，尿道周围组织比较致密，血供丰富，一般极易引起渗血，以致影响手术进行。

4. **部分尿道切除** 用金属导尿管插入尿道放出尿液，金属导尿管保留尿道内，术者左手示指插入阴道，并向前顶住金属导尿管和尿道外口水平，以估计尿道外口至被切的尿道长度。

5. **切断尿道** 术者先用右手示、拇指扪及金属导尿管，并与左手示指所指示的尿道外口水平，相应测定被切除尿道长度，须反复揣测被切尿道长度无误后，用刀垂直切断所需被切尿道长度。

6. 全断尿道 切断尿道 1/3 时即暴露金属导尿管，随即拔除金属导尿管，并继续切断全尿道。尿道残端出血较多，但切忌用电刀止血，因高温电刀止血尿道残端，可立即引起尿道海绵体肌的严重水肿，继而坏死，造成残留尿道过短，影响排尿功能。

7. 缝合尿道残端 尿道残端用 40 号羊肠线全层间断缝合 4～6 针，目的一为止血，二为暴露固定尿道残端黏膜和肌层，不使尿道黏膜内缩，预防黏膜坏死，残端缩短。

8. 缝合尿道 尿道残端固定后，残端下缘与阴道前壁用 20 号羊肠线间断缝合，残端上缘与皮肤直接用 20 号羊肠线间断缝合，一般位于前庭部的肿瘤，均因外阴切除范围过广，尿道残端与外阴皮肤切缘难以缝合，尿道残端的上缘往往暴露在耻骨下缘。

（五）晚期外阴癌的手术治疗

由于外阴癌发生在特殊的解剖位置，前有尿道，后有肛管，中部为阴道，如果病期较长，病灶必向周边侵犯，例如侵犯尿道、膀胱或肛管和直肠。

20 世纪 50 年代，笔者在临床诊治外阴癌过程中，经常发生病灶邻近或累及尿道或肛管，那时手术治疗仅能绕道而行，就是邻近病灶边缘做外阴癌根治手术。过去的失败教训让人记忆犹新：外阴癌会阴部肿瘤 7cm，贴近肛门，切除后病理报告切缘距肿瘤 0.5cm，结果手术后半年会阴部肿瘤复发。又如，比较多见的外阴前庭部位肿瘤，我们同样绕道而行，其切缘同样如此邻近，术后发生局部复发则是屡见不鲜。

张志毅等于 1981 年报道 79 例外阴癌手术后局部复发率 10%，经过总结，术后局部复发主要原因均为术前外阴癌病灶邻近或已累及尿道或肛门。以后我们针对侵及尿道或肛管的病例做了尿道部分或全切，或直肠切除等扩大手术。于 1988 年笔者又总结报道 24 例外阴癌手术治疗的结果，术后局部复发率降至 4.2%。

通过不断总结，发现对晚期外阴癌的姑息、保守手术治疗的改革，得到满意的结果，增强了我们治疗晚期外阴癌的信心，同样在临床实践中，提高了我们的医疗技术，进而对过去难以对付的晚期外阴癌，如外阴癌侵犯尿道或（和）肛门、直肠的病例，首创了各类外阴癌根治术的术式，现分述如下。

1. 全尿道切除，膀胱肌瓣尿道成形术（并外阴广泛切除，腹股沟淋巴结和盆腔淋巴结清除术，见外阴根治术节） 晚期外阴癌已侵犯尿道 3cm 以内者，须做全尿道切除，膀胱肌瓣尿道成形术，此术须切开膀胱，首先探察膀胱三角区有否受癌浸润，确定癌灶尚局限于尿道，然后做全尿道切除，保留膀胱内括约肌，取膀胱肌瓣代尿道。

采取膀胱肌瓣：充盈膀胱的方法和容量同腹壁代尿道术。术时取膀胱前壁肌瓣 7cm×4cm，膀胱底部 4cm 肌瓣必须近膀胱颈部，不宜太狭，以防人工尿道口缺血坏死。肌瓣顶部和中部用 20 号肠线全层缝合，做好牵引、止血和防止膀胱内膜内缩。

探查膀胱三角区：助手用两把狭形 S 拉沟，深入膀胱底部，探查膀胱三角区有否受癌浸润，并窥视两侧输尿管开口处，看到清晰喷尿情况，确定膀胱三角区和尿道内口均无癌浸润后，继续进行手术。

（1）缝合游离膀胱肌瓣 膀胱肌瓣游离后，在膀胱颈部上缘横形切开膀胱壁全层约 4cm 直径，呈半锥形向上切开膀胱壁全层肌瓣 4cm×7cm，7cm 肌瓣基底适在膀胱顶部，游离肌瓣向上翻起，随即用 20 号羊肠线间断缝在肌瓣边缘，作为牵引、止血和防止膀胱内膜内缩。然后用 20 号羊肠线间断缝合游离肌瓣，使成管状，用细丝线做缛式间断加固缝合。

（2）安置蕈状导尿管 游离肌瓣已缝合成管道后，用 F18 号蕈状导尿管一根，通过已缝合的人工尿道安置于膀胱内，同时在人工尿道左侧的膀胱顶部开一小口，安置另一根 F18 号蕈状导尿管，作为膀胱引流。

（3）人工尿道穿出尿道残端　膀胱造瘘口用肠线和细线缝合后，把游离的膀胱肌瓣缝合成人工尿道，并连同人工尿道内的蕈状导尿管一起，由膀胱内口向下穿出于原尿道的残端。

（4）缝合人工尿道与膀胱断端　人工尿道自穿出尿道残端后，其张力较大，须由助手用手指加压尿道的基底部，使人工尿道的基底固定于原膀胱颈上部。术者用20号肠线间断全层缝合人工尿道两侧角的膀胱断端，使人工尿道内口位于膀胱颈部并近于原尿道内口的水平，使人工尿道固定于膀胱颈部，并用4号丝线浆肌层加固间断缝合。然后用4号丝线间断缝合人工尿道和膀胱颈上部的膀胱断端。

（5）缝合腹部创面　腹部创面常规分层缝合，膀胱前窝置烟卷引流一条、膀胱造瘘F18号蕈状导尿管一根，各置两侧下腹部。

（6）切除整块外阴和全尿道，人工尿道再生　全尿道和外阴广泛切除术外阴广泛切除范围和手术步骤同外阴广切术，在切断阴蒂脚后，整块外阴自耻骨弓下缘脱开，分离尿道，测定尿道长度后，在膀胱颈下缘切断尿道，移除整块外阴、全尿道和肿瘤组织。

人工尿道再植　术者把人工尿道连同导尿管从膀胱内口穿出尿道残端，稍使劲牵拉，使人工尿道基部紧贴膀胱内口，并使其充分伸展长度，然后用20号羊肠线间断缝合人工尿道和尿道残端间的间隙，缝合尿道残端全层和人工尿道壁浆肌层。

（7）固定人工尿道的位置　因外阴广泛切除术后与皮肤缝合的可能极少，一般人工尿道前壁肌层与耻骨弓筋膜下缘用细丝线间断缝合固定两针，位置必须正中，以免术后排尿偏向。新尿道外口须外翻1～1.5cm，全层用20号肠线缝合于皮肤和阴道前壁，并用缝线在人工尿道两侧固定导尿管。

2. 全尿道切除腹壁代尿道术　晚期外阴癌已侵犯尿道达3cm以上，经术时探查膀胱三角区，两侧输尿管开口处清晰，喷尿正常，尚未受癌浸润，但已无法保留膀胱内括约肌者，做全尿道包括膀胱内括约肌或部分膀胱切除术。全尿道切除病例，须探查腹主动脉旁淋巴结和切开膀胱，探查膀胱三角区有否侵犯，均须做全盆腔淋巴切除术。

（1）充盈膀胱　由导尿道内滴入生理盐水200～250ml，使膀胱充盈如球形，膀胱在此容量时，切取膀胱肌瓣，制成人工尿道。用已消毒的尺在膀胱前壁处测量5cm×4cm大小的肌瓣范围，在以上范围的四角，用细丝线做膀胱浆肌层各缝一针，作为切取标记。

（2）探查膀胱三角区　切开膀胱之前，见到膀胱壁比较明显的血管，均各予细丝线间缝、切断，减少术时过多出血，然后在膀胱壁被切一侧做垂直切开膀胱壁全层，随即吸尽膀胱内所灌液体。助手用两把狭形S拉钩深入膀胱底部，探查膀胱三角区。

（3）采取膀胱肌瓣　证实膀胱三角区无癌侵犯后，横形切开膀胱肌瓣下段和对侧肌瓣，使膀胱前壁肌瓣5cm×4cm完全游离，肌瓣基底部在膀胱顶部，用40号羊肠线间断全层缝合膀胱切缘，止血和防止内膜内缩。

（4）缝合膀胱切缘　膀胱切缘用20号羊肠线做全层间断缝合，切缘下段做半荷包缝合，如做全尿道和膀胱部分切除术，膀胱切缘下段近三角区缝合时，须注意三角区输尿管开口，避免膀胱壁与输尿管太近引起输尿管开口处狭窄。

（5）缝合人工尿道　膀胱前壁缝合后，膀胱内放置F18号蕈状导尿管，其上端以膀胱肌瓣包裹缝合成管状，继续用20号肠线向上间断缝合膀胱肌瓣，形成人工尿道。

（6）加固缝合　用4号丝线褥式间断缝合膀胱前壁和人工尿道，缝合深度以膀胱浆肌层为限，膀胱下段仍用半荷包缝合，使底部下侧角埋入，防止术后尿漏。人工尿道褥式缝合不宜过紧、张力过大，以防管壁缺血坏死。

（7）腹壁人工代尿道　取右小腹壁小块皮肤，十字剪开外斜肌筋膜，管状膀胱肌瓣形成的人工尿道和开花导尿管由该处穿出，人工尿道浆肌层与腹膜和外斜肌筋膜用 4 号丝线各间断缝合共 4 针以固定。

（8）人工尿道外翻与腹壁缝合　人工尿道开口处全层与腹壁皮肤用 4 号丝线间断缝合，使人工尿道口外翻似乳头状，防止术后外口狭窄内缩。缝合后，人工尿道周围裹以碘仿纱条，再予结扎、固定于伤口周围，使紧贴人工尿道创口，用以消炎、保护创面。人工尿道周围并覆盖凡士林纱布，最后缝线固定导尿管，以两侧缝线固定为好，避免导尿管倒向一侧，压迫人工尿道致局部坏死，影响排尿功能。

3. **Luckhart-Mummery 联合外阴根治术**　外阴癌侵犯肛管或直肠或阴道直肠隔等脏器者，为达到手术根治目的，必须同时施行 Luckhart-Mummery 联合外阴根治术。手术患者体位应平仰卧位，臀部填高和下移至手术台边缘，类似直肠癌根治手术。患者两下肢平躺分别外展 45°，以利两侧腹股沟淋巴结切除术的施行。

Luckhart-Mummery 联合外阴根治术分两期进行，Ⅰ期手术为乙状结肠造瘘术，Ⅱ期为会阴直肠联合外阴根治术。一般在Ⅰ期手术后 1 周，乙状结肠造瘘口的远端每日做清洁灌肠一次，共 1 周；Ⅱ期手术前两天做肠道准备，由乙状结肠造瘘口的远端灌入卡那霉素 2g，每日 2 次。一般Ⅰ期手术的同时做剖腹探查，以排除盆、腹腔脏器和腹主动脉旁淋巴结转移，同时做盆腔淋巴结切除术。

（1）Luckhart-Mummery 联合外阴根治术Ⅰ期手术　进腹探查结果无盆、腹腔脏器和腹主动脉旁淋巴结转移，然后做盆腔淋巴结清除术。同时做左下腹椭圆形切口，切除 4cm×3cm 皮肤。外斜肌筋膜做十字切开，腹膜相应部做纵形切口，以便乙状结肠段拉出腹壁。

（2）游离乙状结肠段　术者用电刀在乙状结肠系膜做 V 形切口，长约 4cm，然后分别钳夹切断，结扎系膜血管至结肠壁基部，须注意游离段肠管的血供。

（3）固定游离肠段　游离肠段自腹壁切口拉出，拉出肠段与腹膜切口周围以 4 号丝线做肠壁浆肌层与腹膜间断缝合 6～8 针，系膜切口用 4 号丝线间断缝合，消除间隙，以防术后内疝发生。

（4）游离肠段与腹壁固定缝合　切开腹外斜肌筋膜，周围与肠壁浆肌层做间断缝合，然后腹壁椭圆形切口与拉出肠段做浆肌层间断缝合，缝线间断留长，缝线之间围以碘仿小纱条，结扎固定创周，以防创部感染。游离结肠中间置玻璃棒一根，其一端套以橡皮管。

（5）结肠造瘘　术后 24h，用电刀在拉出腹壁外的结肠表面，切除结肠前壁 3cm×2cm 直径肠壁，使乙状结肠的近、远两端肠腔完全暴露，造瘘完成，表面敷凡士林纱布。

（6）Luckhart-Mummery 联合外阴癌根治手术Ⅱ期切口　外阴广泛切除术的切口向下，沿肛门两侧呈梭形至骶前。肛门由助手做荷包缝合，以防术时粪液外流，污染创面。

（7）暴露肛提肌　在外阴广切基础上，深部切除达耻骨联合筋膜，切开内收肌筋膜，继续向下用电刀深入切入坐骨直肠窝，切除该部脂肪、疏松结缔组织层，在骶尾部暴露肛提肌。

（8）切断肛提肌　术者左手示指用力插入右侧肛提肌后，以免切断肛提肌时损伤直肠，随即用血管钳钳夹，分次切断、结扎。左侧如法操作，然后切断、结扎直肠尾骨韧带，予以切除。

（9）分离直肠　外阴和阴道前壁、侧壁经手术切断后，这些组织整块向下牵拉，暴露阴道后壁，并在后壁做一横形切口，断阴道后壁。切除后壁的长度，须视癌灶浸润直肠或阴道直肠膈范围而定。然后分离直肠两侧疏松结缔组织和切断、结扎两侧直肠侧韧带，使直肠与周围组织分离。

（10）分离阴道直肠间隙　用 Allis 钳提起阴道后壁残端的近端，术者用剪子做锐性分离阴道直肠间隙，此间隙比较疏松，使直肠下端充分暴露。

（11）游离直肠下端　术者左手示指插入直肠后缘，把直肠完全提起，同时把游离的直肠向下牵拉，可看到腹膜紧连于直肠壁周围，助手用 Allis 钳提起直肠前壁周围腹膜反折。

（12）剪开腹膜填塞纱条　充分暴露直肠前腹膜反折后，术者用剪子在提起的腹膜反折间剪开一小口，随即用 Allis 钳提起剪开的腹膜一端，用细长纱条轻柔地塞进盆腔，以防渗血污染盆腔和小肠脱入创部。

（13）剪开腹膜　术者用剪子继续贴近直肠壁剪开直肠周围腹膜，腹膜断端用丝线间断缝合作为牵吊，以防腹膜缩回。

（14）游离直肠　直肠上部游离后，仍由术者紧紧向下牵拉直肠，直肠两侧和后侧均有比较坚韧的结缔组织，分别予以切断、结扎。术者左手指插入骶骨前与直肠后壁之间分离疏松结缔组织，至此，使直肠完全游离。操作时谨防损伤骶前静脉丛引起出血。

（15）结扎直肠下部　游离直肠下部并向下牵拉至会阴创部，助手用纱布围住直肠周围及铺盖会阴部创面，术者用刀子在直肠上段做环形切开，切开深度仅达直肠浆肌层，用羊肠线结扎直肠浆肌层切断。

（16）荷包缝合直肠上部　助手用 Allis 钳拉住直肠上端两侧，术者在结扎线以上 2～2.5cm 处用 4 号丝线做荷包缝合，在结扎线以下 1.5cm 处用血管钳钳夹。

（17）切断直肠　术者用电刀在结扎线与远端钳夹之间予以切断，直肠残端翻入荷包结扎，结扎线留长并把残端向下牵拉，此时把填塞盆腔纱条取出。

（18）缝合腹膜腔　用肠线缝合盆腔腹膜，先开始于直肠的一侧下缘中部，连续向前达直肠前壁中部，另侧同法缝合，然后两者会合结扎，这样可避免漏孔、小肠脱出等手术并发症。

（19）直肠下部切除术　外阴癌灶浸润肛管的患者，手术仅需切除肛管以上 5cm 左右的直肠，一般手术操作更为简略，分离直肠方法同前，直肠经游离后，用直角钳钳夹直肠下段（切除部位），其上缘用血管钳逐一钳夹，随后用 20 号肠线间断缝合结扎、切断，至完全切断直肠。移除整块被切除的外阴和直肠等组织。

（20）封闭直肠残端　直肠残端用 4 号丝线做褥式间断缝合，残端的两侧角均做半荷包缝合，最后阴道后壁残端与直肠后间隙结缔组织做间断缝合，使整个直肠残端包埋其中。

（21）缝合外阴和会阴部创面　外阴广切和 Luckhart-Mummery 手术后均不能Ⅰ期缝合，因缺损创面大，一般均须待术后植皮或自然愈合。直肠切除部位的空隙，应用橡皮手套内填塞长纱条做填塞创面和引流。

第三节　手术后的处理

一、术后一般处理

外阴恶性肿瘤的根治手术术后的处理极为重要，因为外阴根治术经常涉及周围脏器，如尿道、膀胱和直肠。同时外阴癌根治术Ⅰ期手术的范围比较广、创面大，更须手术后周密的护理、观察、检查和及时处理，以求获得手术成功。

1. 补充血浆和电解质　外阴根治术，虽然使用电刀，手术时的失血不多，但由于外阴广泛切除和两侧腹股沟、盆腔淋巴结清除术后的创面较大，其渗出液较多，尤其是血浆和淋巴液的渗出。因此，术后必须重视和及时补充血浆蛋白和液体。

2. *两侧腹股沟创面持续负压吸引* 腹股沟淋巴结清除术，包括股部皮下脂肪层的剥离和股部大片肌肉的暴露。为了减少局部渗液和使股部皮片能紧贴肌层，增加皮片的存活和减少皮片的坏死，腹股沟创面的持续负压吸引极为重要。如果创面经常保持负压，使皮片紧贴肌肉，既减少渗液又可改善皮片的存活。一般术后 4～6d 内保持负压吸引。多数病人术后 4d 左右，已极少能吸出渗液，可以根据吸出液的情况考虑拔除两侧负压吸引管。

3. *减少大便污染创面* 一般手术后要求 1 周内病人没有大便，因为外阴部创面邻近肛门，大便后容易污染外阴和腹股部创面。因此，除术前少吃富有纤维素食物和做好清洁灌肠外，术后应服用雅片酊（每次 5 滴，每日 3 次），以控制术后 1 周内不解大便。

4. *外阴和两侧腹股沟创面术后处理* 外阴恶性肿瘤根治术后，两侧腹股沟创面常规应用负压吸引。外阴广泛切除创面以橡皮片引流。术后 76h 内渗液较多，且外阴部渗液一般均流至臀部，所以很难被发现，所以宜术后当晚调换外阴部敷料，以后每日至少更换外阴敷料 2 次，以保持外阴和会阴部创面敷料干燥，预防局部感染。

由于术时剥离外阴和两侧腹股沟皮片较薄，更因皮片血供等因素，常致部分皮片坏死。一般术后 72h 坏死皮片的界限开始明显，医生应及时修剪坏死皮片。

外阴恶性肿瘤根治术后创面、坏死组织和周围皮片修剪，是每位主管医生日常换药时的基本操作之一，根据创面有否感染，将采用抗炎敷料或刺激肉芽组织生长的敷料交替使用。如果应用得当，创面将较快地愈合。

个别病例创面过大者，需辅以植皮术。植皮创面要求肉芽组织比较坚实、新鲜，创面与皮肤基本齐平，且无感染。上海医科大学肿瘤医院经常采用点状植皮术，因为外阴部创面易于感染，点状植皮易存活。所用植皮片一般采用病人大腿内侧或上臂内侧皮肤。

5. *预防术后下肢皮肤急性淋巴管炎* 外阴根治术后，常因两侧腹股沟和盆腔淋巴结切除后引起两下肢淋巴潴留，发生不同程度肿胀。因此，常因下肢或脚部某些极小的皮肤创伤，导致溶血性链球菌感染，发生下肢皮肤急性淋巴管炎，俗称丹毒。为预防术后下肢皮肤急性淋巴管炎的发生，病人出院后，日常生活或工作，尤其是农民劳动时切勿赤脚下田。此外如修剪趾甲时要小心，勿损伤脚趾皮肤，因为哪怕肉眼并未可见的小创口，亦可招致链球菌感染。如果患者有脚癣病，应请皮肤科医生及时治愈，以预防术后下肢或下腹部皮肤急性淋巴管炎的发生。

二、尿道切除者的处理

1. *尿道部分切除术后处理* 尿道部分切除术后，每日须作外阴前庭区清洁擦洗，并用金霉素眼膏敷在尿道残端，以润滑和减少局部感染，须注意保留导尿管保持在尿道残端的中央部位，如果偏向一侧，须及时纠正。因为偏向一侧时间延长，导致导尿管压迫尿道残端引起局部坏死。

2. *全尿道切除、膀胱肌瓣尿道成形术后处理* 尿道全切膀胱肌瓣尿道成形术后，局部清洁均同尿道部分切除术，但术后代尿道狭窄为常见并发症之一。预防尿道狭窄须正确掌握拔管时间，一般为术后 9～10 日拔管。拔管前 8 日，先将膀胱造瘘管钳夹，停止尿液引流，使尿液从新尿道排出，待排尿通畅 2～3 日后拔除膀胱造瘘管。

此外，须定期作尿道扩张。代尿道末端一般都有少许坏死，如拔管后不扩张，1～2 个月后将出现尿道外口粘连狭窄，数月后甚至出现膜状闭锁。因此拔管后 1～2 周、0.5～1 个月和 3～4 个月各扩张尿道一次。

拔管后常出现尿频、尿急、尿痛等症状，这是拔管后代尿道发生暂时的刺激症状，可以抗感染治疗和外阴冲洗。坐浴和多吃饮料等有助于症状好转。一般术后1个月左右小便日趋正常。

3. 全尿道切除、腹壁代尿道术后处理 腹壁代尿道术后，医生须亲自每日腹壁人工尿道清洁换药1～2次。一般人工尿道残端经常有少许坏死组织，宜及时剪除，以防感染扩展至尿道，引起坏死。创面敷以凡士林纱布，保护尿道黏膜。

术后1周拆除人工尿道与皮肤间的缝线，同时除去围在人工尿道周围的碘仿小纱布。术后7～10日拔除导尿管，嘱病人自解小便，一般病人都有追尿功能。同时嘱患者自己用手加压腹部，但不能自己控制小便。

腹壁代尿道术，因人工尿道穿透腹壁全层，极易因腹壁疤痕挛缩而发生尿道狭窄。预防狭窄须定期扩张尿道，一般拔管后1、2、4、6个月各扩张尿道一次。

三、Lockhart-Mummery联合外阴根治术后处理

此联合术后会阴部创面缺损大，渗液多，加之阴道分泌液又易污染创面，故术后当天晚上须更换会阴部敷料，保持会阴部敷料干燥。术后48h取除阴道凡士林纱布球，随后每日清洁换药1～2次。术后2～3日，除去外阴、会阴两侧皮片引流。会阴部创面一般需4～6周愈合。下腹人工肛门，除常规处理外，亦需嘱咐病人出院后定期扩张，以防人工肛门狭窄。

第四节　预后

多因素分析显示，外阴癌预后与肿瘤大小、淋巴结转移和淋巴结包膜外浸润（extra-capsularspread）有关，尽管有人认为术后放射治疗对有淋巴结转移外阴癌的预后有影响，但来自两个权威机构GOG和美国癌症协会的报道则认为术后放射治疗不能改善预后。Stehman对NO－1（临床触诊阴性）58例外阴鳞癌分组，25例行外阴根治和双腹股沟淋巴清除，27例外阴根治后，腹股沟放射治疗，结果显示，腹股沟淋巴结切除组无瘤生存期和存活率明显高于放疗组。

作者于1988年总结了1957—1980年103例外阴癌手术治疗的结果。5年生存率为85.4%，10年生存率为60.6%，达国内外高水平；尤其重要的是Ⅲ期（按1976年FIGO分期）5年生存率达83.8%，10年生存率达56.7%（表20－1，表20－2）。所以说我们对晚期外阴癌扩大根治术的范围设计、处理方法是合理的。

表20－1　103例外阴癌患者手术治疗后5年生存

分期	病例数	生存数	生存率（%）
0	1	1	100
Ⅰ	8	8	100
Ⅱ	57	48	84.2
Ⅲ	37	31	83.8
合计	103	88	85.4

表 20－2 60 例外阴癌患者手术治疗后 10 年生存率

分期	病例数	生存数	生存率（%）
Ⅰ	5	3	60.0
Ⅱ	31	20	64.5
Ⅲ	30	17	56.7
合计	66	40	60.6

103 例外阴癌中施行淋巴结清除术者 80 例，淋巴结转移率 30%（表 20－3），其中腹股沟淋巴结转移 21 例（占 26.3%）；盆腔淋巴结转移 3 例（占 3.8%），其中 2 例腹股沟淋巴结阴性而盆腔淋巴结有转移，这 2 例的病灶位于阴蒂侵犯尿道以及前庭大腺，癌已侵犯深部组织。

表 20－3 80 例外阴癌淋巴结转移情况

分期	病例数	转移数	转移率（%）
Ⅰ	6	1	6.7
Ⅱ	38	10	26.3
Ⅲ	36	13	36.0
合计	80	24	30.0

外阴癌淋巴结清除术者，淋巴结阴性 5 年生存率为 96.4%，10 年生存率 74.8%；淋巴结转移 5 年生存率为 70.8%，10 年生存率 40%。从长期随访结果看，有淋巴结转移者的生存率明显低于淋巴结阴性者。

作者等对比较晚期的外阴癌浸润尿道或肛门的病人，采用扩大手术范围，如尿道部分或全切除及 Lockhart-Mummery 手术，甚者作全膀胱切除术，从而取得比较满意的疗效。近年来又开展了全尿道切除膀胱肌瓣尿道成形术、联合外阴广泛切除术，这类手术既扩大手术范围，又保存了患者的下尿路生理功能，使病人术后可以术前原来方式小便，并能控制排尿。手术后比较成功的病人，膀胱尿容量＞200ml，残余尿 40ml 左右。又如 Lockhart-Mummery 手术联合外阴根治Ⅱ期手术，可以不进盆腔完成扩大手术。作者治疗 103 例外阴癌的疗效和对各种手术范围的指征、方法的分析均可供读者借鉴。

第五节 进展与展望

一、手术范围与手术规范

1992 年 Stehman 首先提出早期外阴癌的小手术问题，他通过前瞻性研究得出，早期非中央型病灶可以只作单侧腹股沟淋巴结清除。以后也有许多作者主张 0、Ⅰ期外阴癌可以缩小手术范围。但我们的体会是，外阴癌有 12.5%镜下淋巴结转移；外阴皮下具有广泛的淋巴网，不同部位的肿瘤淋巴回流途径不同，如阴蒂或阴蒂周围的肿瘤可直接转移到盆腔淋巴结，目前检测亚临床转移淋巴结的手段还不成熟，淋巴造影在外阴癌的应用尚在实验阶段，病例少，经验不足。从国内资料来看，病例数 0、Ⅰ期远远少于中晚期。结合国内外实际情况，我们建议即使早期病例，广泛外阴切除和双侧腹股沟淋巴结清除仍作为治疗浸润性外阴癌的常规方案。

不同部位的肿瘤淋巴回流途径不同，不少病例侵犯尿道或肛门等重要脏器，因此，外阴癌强调治疗的个体化，一定要注意手术切缘距肿瘤>3cm这一基本原则。我们所见外阴癌手术失败病例，由于局部切除范围过于保守，以致术后发生下腹部、大腿内侧，甚者臀部皮下散在性卫星结节，使临床治疗一筹莫展。

二、辅助性放化疗

由于外阴解剖部位特殊，放射治疗引起的术后并发症高，一般不主张术前放射治疗，术后放射疗效不肯定，外阴癌的放射治疗目前仅限于：①不能手术的晚期或复发病例；②腹股沟淋巴结转移者，术后腹股沟部位放射治疗；③外阴黑色素瘤术前放射，降低肿瘤活性，消灭卫星灶。

90年代化疗开始应用于浸润性外阴癌，效果尚不明确，主要用于：①不能手术的晚期和复发病例；②肉瘤和黑色素瘤；③肿瘤较大，分化差，估计有亚临床播散的病例；④淋巴结包膜外浸润。目前常用的化疗药有MMC、5-Fu、DDP，肉瘤和黑色素瘤可选用DDP、ACTK、CTX、VCR等。

三、淋巴结包膜外浸润与预后

Paladini（1994）等分析了75例有淋巴结转移的外阴鳞癌的预后因素，单因素结果是原发灶中肿瘤大小和脉管浸润影响预后，而淋巴结转移的一些参数，如腹股沟淋巴结转移的数目、大小、淋巴结免疫反应、包膜外浸润、淋巴结转移百分率均与预后有关。而多因素分析只有肿瘤大小和淋巴结包膜外浸润与预后有关。他们的资料显示，淋巴结结内转移5年生存率为51%，肿瘤穿出包膜5年生存率只有15%，结内转移腹股沟复发率为0（0/9），包膜外浸润腹股沟复发率47%（8/17）。

Velden（1995）用Mantel-Cox检验得出，淋巴结包膜外浸润（$P=0.002$）、2个以上淋巴结转移（$P=0.02$）、淋巴结转移百分率>50%（$P=0.03$）预后差。同时具备3个危险因素的病例，48%（7/15）远处复发。

（张志毅　臧荣余）

参考文献

1. 连利娟，外阴恶性肿瘤//连利娟．林巧稚妇科肿瘤学．第二版．北京：人民卫生出版社，1994，194-221.
2. 熊汝成，腹部人工尿道．中华外科杂志，1963，11：939.
3. 臧荣余，张志毅，张仁元．外阴肉瘤12例临床病理分析．现代妇产科进展，1998，7：49-52.
4. 张志毅，张国玲．外阴癌的手术治疗．中华如产科杂志，1988，23：290.
5. DiSaia PJ，Creasman WT，Rich WM. An altenlative approach to early cancer of the vulva. Am J Obstet Gynecol，1979，133：825.
6. Homesley HD，Bundy BN，Sedlis A，et al. Radical therapy versus pelvic node resection for carcinoma of the vulva with positive groin nodes. Obstet Gynecol，1986，68：733.
7. Binder SW，Huang I，Fu YS，et al. Risk factors for the development of lymph node metastasis in vulvar squamous carcinoma. Gynecol Oncol，1990，37：9.

8. Bloss JD, Liao SY, Wilczynski SP, et al. Clinical and histologic features of vulvar carcinomas analyzed for human papillomavirus status: evidence that squamous cell carcinoma of the vulva has more than one etiology. Hum Pathol, 1991, 22: 711.
9. Barton DPJ, Berman C, Cavanagh D, et al. Lymphoscintigraphy in vulvar cancer: a pilot study. Gynecol Oncol, 1992, 46: 341.
10. Crum CP. Carcinoma of the vulva: epidemiology and pathogenesis. Obstet Gynecol, 1992, 79: 448.
11. Ansink AC, Krul MR De Weger RA, et al. Human papillomavlirus, lichen sclerosis, and squamous cell carcinoma of the vulva: detection and prognostic significance. Gynecol Oncol, 1994, 52: 180.
12. Burke TW, Levenback C, Coleman RL, et al. Surgical therapy of Tl and T2 vulvar carcinoma: further experience with radical wide excision and selective inguinal lymphadenectomy. Gynecol Oncol, 1995, 57: 215.
13. Curtin JP, Saigo P, Slucher B, et al. Soft-tissue sarcoma of the vagina and vulva: a clinicopathologic study. Obstet Gynecol, 1995, 86: 269.
14. Creasman WT. New gynecologic cancer staging. Gynecol Oncol, 1995, 58: 157.
15. Hoding U, Junge J, Poulsen H, Lundrall F. Vulvar intraepithelail neoplasia Ⅲ: a viral disease of undeterminal progressive potential. Gynecol Oncol, 1995, 56: 276-279.
16. Creasman WT, Phillips JL, Menck HR. The National Cancer Data Base report on early stage invasive vulvar carcinoma. Cancer, 1997, 80: 505.
17. DeCesare SL, Fiorica JV, Roberts WS, et al. A pilot study utilizing intraoperative lymphoscintigraphy for identification of the sentinel lymph node in vulvar cancer. Gynecol Oncol, 1997, 66: 425.
18. Eifel PJ, Berek JS, Thigpen JT. Carcinoma of the vulva// Vincent T, DeVita VT, Hellman S, Rosenberg SA, et al. Cancer: Principles & Practice of Oncology (5th ed). Philadelphia: Lippincott-Raven Publishers, 1997, 1427-1539.

第 21 章 阴道癌

第一节 阴道上皮内瘤变

20 世纪 60 年代末，上皮内瘤变的概念首先用于宫颈，将以往宫颈浸润癌发生前的鳞状上皮的病理变化过程，如间变、不典型增生到原位癌统称为上皮内瘤变，均属于癌前病变。后来，发现阴道病变的病理形态与之相似，因而上皮内瘤变的概念从 1998 年开始也用到阴道中来。阴道上皮内瘤变（vaginal intraepithelial neoplasia，VAIN）是包括阴道鳞状上皮不典型增生和原位癌的一组病变。

阴道上皮内瘤变发病率低，仅为宫颈上皮内瘤变（cervical intraepithelial neoplasia，CIN）的 0.6%～1%，远较宫颈、外阴等部位的上皮内瘤变少见，并常和这些部位的病变同时存在。这可能是由于阴道鳞状上皮经常脱落，而且缺乏脆弱的宫颈鳞状—柱状上皮交界，故抵抗感染及损伤的能力强。VAIN 在病理学诊断上也分为三级：Ⅰ级为轻度不典型增生，Ⅱ级为中度不典型增生，Ⅲ级为重度不典型增生及原位癌。VAIN 的自然病史尚不明确，目前认为 VAIN Ⅲ具有癌变的倾向。近年来，VAIN 发病有增加趋势，应引起重视。

一、发病及病因

VAIN 的发病率呈上升趋势，这可能与 HPV 感染增加、脱落细胞学和阴道镜的推广应用以及人们对 VAIN 认识的提高等因素有关。北京大学第三医院统计了 2004 年至 2008 年 6 月的 35 例 VAIN，其中有 82.9%的病例于 2007 年至 2008 年 6 月检出。

1. **人乳头状瘤病毒（human papilloma virus，HPV）感染** HPV 在下生殖道上皮内瘤变的发病中具有重要作用，多主要集中在 CIN 的研究上。20 世纪 80 年代（HPV）与子宫颈癌的关系确定后，发现 VAIN 也与 HPV 感染密切相关，HPV 感染有可能是 VAIN 的主要病因。Sordon 等检测了 33 例 VAIN 的 HPV 感染的情况和分型，结果显示 76%VAIN Ⅰ和 94%VAIN Ⅲ存在高危型 HPV 感染；进一步研究，HPV 型别在 VAIN 低度病变和高度病变中少有重复，其中 HPV16 型分别占 6%和 50%，从而推测 VAIN Ⅰ一般并不进展为 VAIN Ⅲ，只有感染 HPV16 的低度病变具有进展为高度病变的潜能。北京大学第三医院采用杂交捕获第二代（HC-Ⅱ）方法同时检测 13 种高危型 HPV，在 VAIN Ⅰ和 VAIN Ⅲ中的检出率分别为 87%和 100%。目前，HPV 疫苗已经显示能较好地预防子宫颈癌的发生，将来也可能会对 VAIN 有一定预防作用。

2. **其他高危因素** 与 VAIN 发病相关的其他高危因素有：CIN 和子宫颈癌病史、异常脱落细胞学、全子宫切除史、湿疣、阴道放射治疗史、免疫抑制剂等。VAIN 病变可来自 CIN 病变的延续，亦可单独存在。研究发现 68%～93%的 VAIN 曾患或合并 CIN。随着 CIN 病变的加重，VAIN 级别有增加趋势。在子宫颈癌中，VAIN 的检出率更高。子宫颈癌在放疗后也可以有阴道癌及 VAIN 的发生。González Bosquet E 等前瞻性地随访了 485 例异常脱落细胞学的妇女，1.6%发生 VAIN。有 70%的 VAIN 是在全子宫切除术后发现的，而在这些切除子宫的患者中，有 87%是因 CIN 病变而切除子宫的。如果只考虑有子宫切除史的妇女，那么 VAIN 的发病率与子宫切除术的指征有关。在行子宫切除的妇女中，VAIN 病变出现的时间多在术后 1～9 年。由此，建议在对 CIN 患者进行阴道镜检查时应注意检查阴道。另外，如因 CIN 切除子宫的患者术后应长期随访阴道细胞学。

二、临床表现

国外报道 VAIN 的平均发病年龄为 35～58 岁，北京大学第三医院 VAIN 患者平均发病年龄为 43.9 岁。VAIN 的发病年龄大于 CIN，这可能是由于部分 VAIN 病变来自宫颈病变的延续。目前，有报道随着年龄的增加，VAIN 的分级亦增加。在我们的研究中，有 42.9%是绝经期妇女，VAIN Ⅱ～Ⅲ在≤40 岁组和>40 岁组中分别为 39%和 54%，但在统计学上没有显著性差异，这可能与样本量较少有关。

VAIN 病人多无症状，少数病人有性交困难、阴道排液。无症状的 VAIN 患者就诊时，仔细全面的临床检查十分重要。窥器之下的阴道壁病变常被漏诊，所以妇科检查时应注意旋转窥器，以便于看清整个阴道黏膜。肉眼观察阴道黏膜可正常，也可见湿疣、糜烂、红斑或白斑等病灶。VAIN 的好发部位为阴道上 1/3，以阴道侧壁多见，病灶多表现为多灶性。

三、诊断

VAIN 的诊断需要依靠辅助检查，病理学检查是确诊的主要依据。VAIN 常常由于细胞学筛查异常，进而行阴道镜检查及活检而确诊。因而，宫颈病变诊断的“三阶梯式”程序（即遵循细胞学、阴道镜及组织学的步骤）也可适用于 VAIN。

由于阴道解剖部位的特殊性，宫颈刮片有漏诊的可能。我们在进行脱落细胞取材时要注意到阴道部位，可提高 VAIN 的诊断率。高危型 HPV 检测对于宫颈细胞学异常的患者有辅助诊断 CIN 病变的作用。北京大学第三医院曾有 1 例液基薄片正常的患者，因高危型 HPV DNA 阳性而行阴道镜检查，最终确诊为 VAIN。可见，联合阴道脱落细胞学和 HPV 检测，有可能增加 VAIN 的检出率。然而，HPV 检测在 VAIN 辅助诊断中的作用尚有待进一步研究证实。

在阴道镜下观察，病变部位出现醋白上皮，有的可伴血管异常如镶嵌、点状血管等（彩图 21－1）。因阴道壁皱褶较多，VAIN 在阴道镜下的表现不如 CIN 病变容易观察。正常阴道鳞状上皮含糖原丰富，被碘溶液染为棕色或深赤褐色。VAIN 上皮不含糖原，故不染色，因而碘试验对明确病灶及其范围十分重要，并可决定治疗的界限，在碘试验阴性处活检可提高诊断率。由于上皮内瘤变具有多中心发生的特性，在对宫颈、外阴等部位的病变进行阴道镜检查时应同时全面检查整个阴道壁。

四、治疗

阴道癌前病变在生物学上从 VAIN Ⅰ→VAIN Ⅱ→VAIN Ⅲ的连续性并未得到证实。VAIN Ⅰ常常自然消退，一般不需治疗，可密切随访。VAIN Ⅲ是公认的癌前病变，如不予治疗，20%在 3 年内可进展为阴道癌。所以一旦诊断高度病变 VAIN，应及时处理。在下生殖道上皮内瘤变中，由于阴道解剖位置特殊，VAIN 的治疗最为困难，尤其对于性活跃的年轻妇女，应考虑到有可能对生理方面产生的影响，要避免过度治疗，同时又不遗漏病变。

手术治疗可有组织送病理，便于及时发现浸润癌。北京大学第三医院对 VAIN Ⅱ～Ⅲ采用的主要治疗方法是外科手术切除，尤其是合并 CIN Ⅱ～Ⅲ时，可同时治疗宫颈病变。如阴道病变范围局限可行病灶切除或部分阴道切除。值得注意的是合并 CIN 病变的 3 例患者在仅行宫颈锥切术后出现了病变的逆转，这可能是由于宫颈锥切清除了大部分病灶，同时激发了机体局部的免疫反应所致。LEEP 也开始用于 VAIN 的病灶切除。然而，如果手术切除范围广，可导致阴道缩短、变窄，年轻妇女不易接受。

对于病变广泛的老年患者可行腔内放疗。腔内放疗可能引起阴道纤维化、缩窄和卵巢早衰等副反应，适用于老年患者或其他治疗方法无效时的患者。但是，如果腔内放疗剂量掌握适当，腔内放射源离卵巢远，那么会对卵巢的功能影响较小，同时放疗后阴道狭窄也会明显减轻。

国外报道激光治疗 VAIN 病变的并发症少，手术时间短，而且可同时治疗宫颈和外阴病变，并逐渐成为治疗 VAIN 的主要方式。激光治疗能直视下控制治疗范围的广度和深度，CO_2 激光的有效率可达 50%～100%。由于 VAIN 存在多灶的特性，以及阴道黏膜皱褶较多，会增加激光破坏病变的难度，有作者建议采用全麻来提高激光治疗的效果。

其他的治疗方法还有阴道局部涂抹 50%三氯醋酸或者 5-氟尿嘧啶（5-Fu），对于多灶病变较为理想，并能重复使用，但可引起疼痛、瘙痒和溃疡等严重副反应，降低了病人的依从性。北京大学第三医院的经验是采用了分次给药、辅助阴道栓剂防止粘连等方法能较好地防止严重副反应的发生。由于阴道与直肠和膀胱邻近，治疗深度不易控制，电烙术和冷冻未被广泛采纳。

总之，VAIN 的治疗方式的选择需结合患者年龄、病变程度和范围、是否合并 CIN 以及患者的意愿等决定。

五、转归及随访

VAIN 的生物学特点及发展过程尚不明确。多灶性、高级别 VAIN、高危型 HPV 持续感染是 VAIN 治疗后病变持续存在和复发的高危因素。手术、放疗和 5-Fu 等治疗 VAIN 高度病变后发展为浸润癌的概率分别为 5.3%～8.3%、7.1%和 6.7%。因而，VAIN 治疗后需定期随访。其随访可参照 CIN 的随诊原则，每 4～6 月复查液基薄片和 HPV，如果异常需行阴道镜检查和活检。对已切除子宫的患者，因阴道残端疤痕可掩盖鳞状上皮的病灶，病灶位置难以确定。建议 CIN 患者在全子宫切除术前，应在阴道镜下仔细检查阴道壁以除外 VAIN 病变的存在。

（李　华）

参考文献

1. 孙建衡. 阴道上皮内瘤变//张天泽，徐光炜. 肿瘤学. 第 2 版. 天津：天津科技出版社，2005：1920.
2. 孔为民，孙建衡. 外阴上皮内瘤变及阴道上皮内瘤变. 中华妇产科杂志，2009，44：161-162.
3. 李华，耿力，郭艳利，等. 阴道上皮内瘤变与宫颈上皮内瘤变的相关性及其诊治的初步研究. 中华妇产科杂志，2009，44：171-174.
4. 李淑敏，章文华，白萍，等. 阴道上皮内瘤变 20 例临床分析. 中华妇产科杂志，2009，44：277-280.
5. Krebs HB. Treatment of vaginal intraepithelial neoplasia with laser and topical 5-fluorouracil. Obstet Gynecol，1989，73：657-660.

6. Audet-Lapointe P，Body G，Vauclair R，et al. Vaginal intraepithelial neoplasia. Gynecol Oncol，1990，36：232-239.
7. MacLeod C，Fowler A，Dalrymple C，et al. High-dose-rate brachytherapy in the management of high-grade intraepithelial neoplasia of the vagina. Gynecol Oncol，1997，65：74-77.
8. Sillman FH，Fruchter RG，Chen YS，et al. Vaginal intraepithelial neoplasia：risk factors for persistence，recurrence，and invasion and its management. Am J Obstet Gynecol，1997，176：93-99.
9. Fanning J，Manahan KJ，McLean SA. Loop electrosurgical excision procedure for partial upper vaginectomy. Am J Obstet Gynecol，1999，181：1382-1385.
10. Yalcin OT，Rutherford TJ，Chambers SK，et al. Vaginal intraepithelial neoplasia：treatment by carbon dioxide laser and risk factors for failure. Eur J Obstet Gynecol Reprod Biol，2003，106：64-68.
11. Murta EF，Neves Junior MA，Sempionato LR，et al. Vaginal intraepithelial neoplasia：clinical-therapeutic analysis of 33 cases. Arch Gynecol Obstet，2005，272：261-264.
12. Srodon M，Stoler MH，Baber GB，et al. The distribution of low and high-risk HPV types in vulvar and vaginal intraepithelial neoplasia（VIN and VAIN）. Am J Surg Pathol，2006，30：1513-1518.
13. Frega A，French D，Piazze J，et al. Prediction of persistent vaginal intraepithelial neoplasia in previously hysterectomized women by high-risk HPV DNA detection. Cancer Lett，2007，249：235-241.
14. González Bosquet E，Torres A，Busquets M，et al. Prognostic factors for the development of vaginal intraepithelial neoplasia. Eur J Gynaecol Oncol，2008，29：43-45.

第二节　原发性阴道癌

阴道癌分为原发性和继发性两种，以继发性阴道癌较多见。继发性阴道癌通常由子宫颈癌、子宫内膜癌、卵巢癌、绒癌、膀胱癌和直结肠癌等直接浸润和/或转移，少数可来自乳腺癌、肺癌等。其治疗和预后主要与原发肿瘤有关，但单纯的或孤立性的阴道转移癌的处理，可参照原发性阴道癌的治疗原则。本章着重阐述原发性阴道癌的临床特点、诊断与治疗。

一、发病情况

原发性阴道癌（primary vaginal carcinoma，PVC）是一种少见的妇科恶性肿瘤，约占女性生殖道恶性肿瘤的1%～2%，国内学者报道多在1%左右。孙建衡等报道114例原发性阴道癌，占同期收治妇科恶性肿瘤的0.83%，楼寒梅等报道了70例原发阴道癌，占同期收治妇科恶性肿瘤的1.1%。

二、病因

原发阴道癌的确切病因目前尚未肯定。文献报告阴道癌的发生可能与下列因素有关：

1. 可能与阴道壁受到长期的机械性刺激或慢性炎症刺激有关，如：子宫或阴道壁脱垂使用子宫托及性传播性疾病等与阴道癌有关。

2. 子宫切除史可能是发生阴道癌的一个高危因素。尤其40岁前切除子宫的妇女患阴道癌的概率较高，约有9%～63%原发阴道癌患者因良性病变或子宫颈癌前病变行子宫切除史。多数报告在40%左右，而其中的20%～30%因子宫颈癌前病变切除子宫。因此，推测阴道癌的病因可能与子宫颈癌相同。

3. HPV感染，尤其是高危型HPV持续感染可能是阴道癌发生的高危因素。近代研究发现高危型HPV感染在女性下生殖道上皮内瘤变的发病机制中起重要作用。文献报道90%

以上的 VAIN Ⅲ病变中可检测到高危型 HPV，且 VAIN Ⅲ中有 12%的隐匿性阴道癌，还有 5%～10%的 VAIN Ⅲ治疗后进展为阴道癌，及部分阴道癌与子宫颈癌同时发现或发生在 CIN 或子宫颈癌治疗后。由此可见，阴道癌的发生与高危型 HPV 感染密切相关。

4. 妇科和非妇科恶性肿瘤史可能是诱发阴道癌的另一个危险因素。文献报道的 PVC 患者以前有其他器官恶性肿瘤的比例为：宫颈上皮内瘤变 11.3%，子宫颈癌 5.3%，宫体癌 5.0%，直、乙状结肠癌 3.8%，乳腺癌 3.8%，卵巢癌 1.5%，皮肤癌 1.5%和肾脂肪肉瘤 1.9%等。

5. 其他因素　产次≥4 次和不孕、性伴侣不稳定、吸烟、社会经济状态低下及盆腔放疗史等因素可能也与阴道癌的发生有关。Hellman 分析的 341 例阴道癌中，有盆腔放疗史的占 14%，且发现阴道癌的病因可能与年龄有关，年轻患者主要与宫颈病变和 HPV 感染有关，而老年性阴道癌可能与激素和创伤刺激有关。

6. 阴道腺癌的病因与鳞癌略有不同，见本章第三节。

三、病理

（一）大体病理类型

阴道癌常见的临床大体病理类型有以下几种：

1. *菜花型或结节型*　肿瘤主要向阴道腔内生长，形成菜花样或结节样肿块。肿瘤较大，质脆、触之易出血。属于外生型肿瘤，为阴道癌最常见的病理类型。

2. *溃疡型*　肿瘤中心呈明显的坏死组织，形成深浅不一、不规则的凹陷，肿瘤边缘隆起。肿瘤常向阴道黏膜下或阴道旁组织浸润生长，易转移。属于内生型肿瘤，仅次于菜花结节型。

3. *浅表糜烂型*　此型最少见，多为早期肿瘤。主要表现为阴道黏膜局部充血，呈糜烂状或肿瘤略高于阴道黏膜表面。

（二）组织学类型

原发阴道的恶性肿瘤与其他器官的恶性肿瘤一样，可发生于上皮组织、间叶组织和肌肉组织等，以上皮性肿瘤为主。

1. *鳞癌*　与宫颈和外阴的鳞状上皮细胞癌高度相似，大部分癌细胞为角化不全的鳞状细胞，角化珠较少见。是阴道癌中最常见的组织学类型，占全部阴道恶性肿瘤的 66%～92%，大多数文献报告约为 85%。

2. *腺癌*　阴道黏膜无腺上皮，主要来源于中肾管或副中肾管残留，或异位的子宫内膜癌变。仅次于鳞癌，约占阴道癌的 5%～10%。但楼寒梅报道的阴道腺癌比例较高，约占阴道癌的 22.9%。Tjalma 等报道腺癌约占阴道癌的 16%。

阴道透明细胞癌，是一种特殊类型的腺癌，约占阴道癌的 1%～5%，易早期出现淋巴结转移。有文献报告Ⅰ期患者的淋巴结转移率为 16%，Ⅱ期达 30%。

3. *恶性黑色素瘤*　来源于阴道上皮中的黑色素细胞，肿瘤细胞可有色素或无色素。是一种较罕见的阴道恶性肿瘤，恶性程度高，预后差，约占所有阴道恶性肿瘤的 3%～4%。但 Tjalma 等报道较高，占阴道恶性肿瘤的 11%。病变可单发或多发，多位于阴道的下 1/3，前壁常见。

此外，还有某些更少见的原发阴道恶性肿瘤，包括：阴道肉瘤（平滑肌肉瘤、横纹肌肉瘤、纤维肉瘤等）、阴道小细胞神经内分泌癌等。

四、转移途径

阴道癌的播散转移途径主要是局部的直接蔓延浸润和淋巴途径转移，血行转移较少。

1. **直接浸润** 由于阴道壁较薄，周围的组织疏松，血运丰富，肿瘤生长较快，易向周围的组织器官浸润蔓延。向上侵犯子宫颈、宫体等，向下侵犯外阴，向前侵犯膀胱和尿道，向后侵犯直肠，向两侧侵犯阴道旁和宫旁组织，甚至累及双侧附件等。

2. **淋巴转移** 在阴道黏膜和黏膜下有丰富的毛细淋巴管网，在阴道两侧形成复杂的淋巴引流干。因此，阴道癌的淋巴转移途径较复杂，与瘤灶的位置和范围有关（见图 21－2）。通常阴道上段肿瘤的转移途径与子宫颈癌相似，主要向盆腔淋巴结转移（髂内、髂外和髂总淋巴结）；阴道下段肿瘤的转移途径与外阴癌相似，主要向腹股沟淋巴结转移；阴道中段肿瘤可经上述两种途径转移。

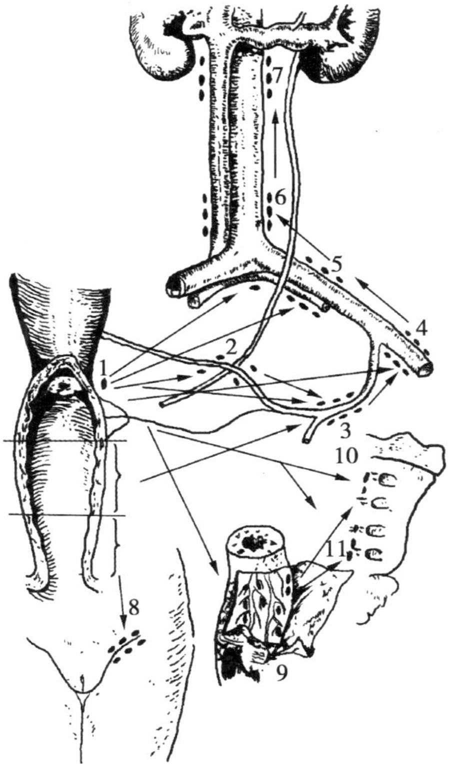

图 21－2 阴道癌淋巴道转移途径

1. 宫颈、阴道旁淋巴结；2. 输尿管旁淋巴结；3. 髂内淋巴结；4. 髂外淋巴结；5. 髂总淋巴结；6. 下腰旁淋巴结；7. 上腰旁淋巴结；8. 腹股沟淋巴结；9. 直肠、肛门周围淋巴结；10. 上骶前淋巴结；11. 下骶前淋巴结。

3. **血行转移** 阴道癌较少发生血行转移，见于肿瘤晚期和复发的患者，及个别行多次组织间插植治疗的患者，可经血行途径转移到肺、骨和皮下组织等部位。

五、临床表现

1. **年龄** 阴道癌的发病年龄为 35～90 岁，鳞癌多发生于绝经后的老年女性，70％发生在 60 岁以上，发病的高峰年龄为 70 岁左右。腺癌则多发生于年轻女性，尤其阴道透明细胞癌多发生在 30 岁以下，较鳞癌早 30～40 年。

2. **症状** 阴道癌的临床症状类似于子宫颈癌，主要与肿瘤的生长部位、大小及肿瘤是否侵及周围的组织脏器有关。阴道不规则出血或绝经后出血为最常见的临床症状，约60%的病人表现该症状；其次为阴道排液或分泌物增多，约占临床症状的20%；此外，有6%～15%的病人表现为阴道痛或性交痛及盆腔痛。少数病人出现排尿困难，主要是肿瘤位于阴道前壁或浸润膀胱和/或尿道所致。若肿瘤位于阴道后壁或浸润直肠壁则可出现相应的排便异常或直肠刺激症状。另约有15%的患者无任何症状，通过常规细胞学检查或体检发现。晚期肿瘤患者可出现不同部位的转移并表现出相应的临床症状，如：肺转移时出现胸闷和咳嗽等。

3. **体征** 早期阴道癌仅在检查时发现阴道的局部黏膜粗糙、充血，呈糜烂或浅表溃疡状，组织的弹性较差。中晚期阴道癌在阴道内形成大小不等结节、菜花或溃疡性肿块，且80%以上肿块的直径>2cm。若肿瘤伴有盆腔或腹股沟淋巴结转移时，可在盆腔和腹股沟区触及结节或肿块。晚期肿瘤常合并坏死、感染和不同程度的贫血等。

4. **发生的部位和范围** 原发阴道癌常呈多中心发生，有多灶性病变，但以阴道后壁上1/3或中上段最常见，尤其有子宫切除史或宫颈病变史的阴道癌病人，75%以上的阴道癌发生在阴道上段（见表21-1和21-2）。文献报道阴道腺癌的发生部位以阴道上段前壁多见。

表21-1 原发阴道癌的肿瘤部位

作者	例数	前壁（%）	后壁（%）	侧壁（%）	多壁（%）
孙建衡	114	—	78（68）	—	—
孔为民	51	12（23.5）	31（60.8）	—	8（15.7）
Manetta	53	18（34）	22（41.5）	18（34）	—
Frank	193	33（17）	48（25）	41（22）	43（22）
Leminen	46	18（22）	28（61）	—	8（17）
Tjalma	84	13（24）	26（47）	—	16（29）

— 表示文献中未列出具体数据

表21-2 原发阴道癌的肿瘤范围

作者	例数	上1/3	中1/3	下1/3	中上段	中下段	全阴道
孙建衡	114	68（60）	—	—	—	—	14（12.3）
孔为民	51	12（23.5）	7（13.7）	4（7.8）	8（15.7）	5（9.8）	5（9.8）
Manetta	53	31（58.5）	10（18.9）	18（34）	—	—	
Frank	193	28（14）		42（22）	94（49）	—	29（15）
Leminen	46	21（45）	9（21）	8（17）	—	—	8（17）
Tjalma	84	29（53）	4（7）	9（16）	—	—	13（24）
Kucera	200	68（34）	43（22）	48（24）	—	—	41（21）
Otton	70	37（53）	1（1）	9（13）	15（21）	1（1）	6（9）

—表示文献中未列出具体数据。

六、分期

原发阴道癌的分期标准有：国际妇产科联盟（FIGO）临床分期、国际抗癌联盟

（UICC）和美国癌症联合会（AJCC）的 TNM 分期，但目前临床最常采用的分期标准仍为 FIGO 临床分期。

表 21－3 阴道癌的 FIGO 分期

0 期	原位癌
Ⅰ期	肿瘤局限于阴道壁
Ⅱ期	肿瘤累及阴道旁组织，但未达盆壁
Ⅲ期	肿瘤侵达盆壁
Ⅳ期	肿瘤侵及超出真骨盆或侵及膀胱或直肠黏膜；泡样水肿不列入Ⅳ期
Ⅳa 期	肿瘤侵及膀胱或直肠黏膜或直接蔓延超出真骨盆
Ⅳb 期	远处转移

阴道癌分期多年未变。近年，少数学者发现Ⅱ期肿瘤病人中阴道旁组织受侵与宫旁组织受侵者的预后不同，将其再分为Ⅱa 期（肿瘤侵及阴道旁组织）和Ⅱb 期（肿瘤侵及宫旁组织）。但此意见对判断阴道癌预后及指导治疗的意义，还有待于大样本、多中心的研究进一步验证。

七、诊断

阴道癌的诊断并不困难，80％的病人出现症状后就诊，通过全面的体检和阴道检查，可发现阴道局部的结节或肿块，应在病灶最明显处咬取组织活检并送病理检查确诊。少数无症状的病人通过常规细胞学筛查发现异常细胞，经阴道镜及镜下多点组织活检病理检查而确诊。这种情况多见于因妇科良性或恶性疾病行子宫切除的妇女，通过定期的常规检查，可发现早期阴道癌并获治愈。Spirtos 等报告细胞学筛查可发现 17％的Ⅰ期阴道癌，并特别强调了细胞学在阴道鳞癌筛查中的重要作用。

在诊断原发性阴道癌前，首先要排除阴道转移癌的可能，尤其是诊断为阴道腺癌者。应常规做胸部 X 线、腹盆腔 B 超和 CT 或 MRI 检查，了解或除外肺部、腹盆腔脏器的肿瘤，同时进一步了解腹膜后淋巴结或其他器官的转移情况。可根据瘤灶的位置选择膀胱镜、静脉肾盂造影及结肠镜或钡灌肠检查，排除膀胱和肠道肿瘤，或了解肿瘤是否侵及膀胱或直肠。

确诊原发性阴道癌应符合下列原则：

1. 肿瘤原发灶位于阴道，并排除生殖器或生殖器以外的肿瘤转移。
2. 肿瘤累及子宫颈阴道部，达宫颈外口者应归为子宫颈癌。
3. 肿瘤累及尿道的，应归为尿道癌。
4. 肿瘤同时累及阴道和外阴的，应归位外阴癌。
5. 以往，国外很多学者将有生殖道或生殖道外器官恶性肿瘤史的病人，在诊断阴道癌时至少已无瘤生存 5 年以上，或阴道癌的病理类型与原有恶性肿瘤的病理类型不同，应归为原发阴道癌。因肿瘤复发多发生在 5 年内。但这一概念现已有所松动。

八、治疗

阴道前与膀胱，后与直肠相比邻，其间仅隔 0.3～0.5cm 的组织间隔，这种特殊的解剖关系，使阴道癌的治疗非常棘手。阴道癌的治疗也无外乎手术、放疗、化疗和多种方法联合的综合治疗，到目前为止尚未见有关阴道癌治疗的大样本、前瞻性随机研究报道，尚无标准治疗方案。阴道癌的治疗应根据肿瘤的期别、大小、厚度、部位和范围，病人的年龄、一般状况以及对保留阴道功能的要求，所具备的医疗技术和设备等进行个体化、人性化的治疗。国内外大多数肿瘤中心是以放疗为主。

（一）手术治疗

主要适用于阴道原位癌（0期）、Ⅰ期阴道癌、少数的局部晚期阴道癌和部分放疗后局部未控及局部复发阴道癌的补救治疗。阴道癌手术通常根据肿瘤的分期、位置、范围、病人的年龄和一般状态等采用个体化的术式处理。

原位癌：NCBD（美国国家癌症数据库）的资料分析显示，阴道原位癌占所有阴道癌的25％，且80％病人的年龄＜20岁。年轻病人手术治疗可避免放疗引起的阴道狭窄，并保留卵巢功能。阴道原位癌采用单纯手术治疗，无需术后放疗和化疗。根据病灶的部位和范围可行局部切除或部分阴道切除（病变未累及宫颈和外阴的）、全宫＋部分阴道切除（病变位于阴道上1/3并累及或可疑累及宫颈的）；部分外阴＋部分阴道切除（病变累及或可疑累及外阴的）；全阴道切除＋阴道再造术（病灶呈多中心或范围较广泛者）。

Ⅰ期：对于病变较小、表浅的Ⅰ期阴道癌可行局部或部分阴道切除术，但术后常规辅助放疗。Tjalma报道的5例Ⅰ期阴道癌局部切除术后均行辅助放疗。对于病变位于阴道上1/3者，应行广泛子宫切除＋部分阴道切除＋盆腔淋巴结清扫术；病变位于阴道下1/3者，则行广泛外阴切除＋部分阴道切除＋同侧或双侧腹股沟淋巴结清扫术；而病变位于阴道中1/3者，因需更广泛的手术，创伤大，患者难以接受，故多数患者首选放射治疗。

对于Ⅱ、Ⅲ、Ⅳ期的局部晚期阴道癌，应首选放疗或放化疗，手术仅用于少数患者或部分放疗后肿瘤局部未控或复发的患者，及Ⅳ期有膀胱和/或直肠-阴道瘘但肿瘤未侵达盆壁者。可行前盆腔（肿瘤侵及膀胱者）或后盆腔（肿瘤侵及直肠者）或全盆腔脏器廓清术，并同时切除部分或全部阴道；根据肿瘤的部位确定淋巴结清扫的范围。

楼寒梅等报道的70例阴道浸润癌中，手术治疗13例，仅4例Ⅰ期患者活过5年，6例Ⅱ～Ⅳ期患者均死亡。

（二）放射治疗

放疗是大多数阴道癌的治疗方法，适用于各期阴道癌，无绝对的禁忌证。按照治疗目的不同，阴道癌的放射治疗可分为：根治性放疗、姑息性放疗、综合治疗。

1. *根治性放疗*　通过放疗可将阴道局部肿瘤完全消除，多需体外照射与腔内照射相结合。靶区应包括已被临床证实的肿瘤区和可能存在的肿瘤播散的亚临床肿瘤区。

（1）体外照射　绝大多数的阴道浸润癌均需体外照射，设野应包括：阴道的全部病灶，阴道旁和子宫旁组织，淋巴引流区域。目前体外照射多采用直线加速器，但仍有少数治疗中心使用^{60}Co机进行体外照射。

盆腔照射常采用前后对穿野或盆腔四野照射，有的治疗中心也采用前后对穿野＋两侧野照射。野上界一般设在L5～S1间，下界依肿瘤的位置而定，有学者将下界定在肿瘤最低点下2～3cm或包括整个阴道，两侧界位于真骨盆骨性标志外1～1.5cm。肿瘤位于或累及阴道下1/3者，设野还应包括双侧腹股沟淋巴结区。盆腔照射的剂量通常为40～50GY。腹股沟淋巴结若病理证实为阳性者，肿瘤量（D_T）应达60GY。常采用每周5次，每次D_T 1.8～2.0GY的分割照射方式。

阴道癌单纯体外照射的治疗效果较差，5年生存率低。中国医学科学院肿瘤医院曾报道阴道癌单纯体外照射的5年生存率仅为16.7％，而体外与腔内联合放疗者的疗效明显提高，5年生存率达66.0％。

（2）腔内放疗　主要针对阴道局部的肿瘤，可使肿瘤靶区达到相对高的总剂量，提高肿瘤的局部控制率。常用的腔内放疗容器有：阴道塞子、阴道盒（或阴道卵圆体）、宫腔管及组织间插植治疗针等。病变位于阴道上 1/3 者，应参照子宫颈癌的放疗方案，采用宫腔管和阴道盒治疗，同时配合阴道塞子治疗。病变位于阴道中下段者，以徒手组织间插植治疗为主，并配合用阴道塞子治疗，既可以提高肿瘤的局部控制，又可避免整个阴道黏膜受到高剂量的照射。组织间插植治疗一般要求肿瘤的厚度应＞0.5cm。腔内放疗的剂量参考点通常选阴道黏膜表面或黏膜下 0.5cm 处，亦可选择肿瘤基底。

阴道癌的治疗应重视局部肿瘤的控制，而肿瘤的局部控制率与放疗剂量有关。一般阴道黏膜表面的总剂量应达 60～70GY（包括体外照射和腔内放疗）。放疗剂量只是评估肿瘤局部控制和发生近期及远期放疗并发症的一个参考指标，但在阴道癌放疗中特别强调剂量与临床相结合和个别对待的原则。单凭放疗剂量学判断肿瘤的疗效，未必能获得满意的疗效。所以，阴道癌治疗不应只关注肿瘤局部的照射剂量，还应重视治疗医生的经验。

早期的浅表肿瘤可行单纯腔内放疗，有学者报道增加体外放疗并不提高患者的 5 年生存率和肿瘤的控制率。Perez 等报道Ⅰ期阴道癌腔内与体外放疗联合不提高肿瘤的局部控制（体外＋腔内放疗：单纯腔内放疗＝78%～92%：80%～100%）。Otton 等报道早期阴道癌患者接受单纯腔内放疗的 5 年生存率为 50%，与腔内联合体外放疗者的 5 年生存率（59%）无显著差异。但单纯腔内放疗者盆腔复发的可能性增加。Frank 等分析了 21 例Ⅰ期阴道癌，单纯腔内放疗的 9 例，其中 3 例盆腔复发；而 11 例体外＋腔内放疗者，无复发。因此，国内外目前均主张采用体外照射与腔内放疗相结合治疗浸润性阴道癌，但阴道放疗后的毒副反应增加。Lian 等报道 80%的患者放疗后发生阴道狭窄和放射性阴道炎等。

近年，有文献报道高剂量率腔内放疗与传统低剂量率腔内放疗比较疗效相同，且治疗的并发症略低于低剂量率腔内放疗。因此，高剂量率腔内放疗是一种比较安全、可靠的方法。

2. 姑息性放疗　主要针对某些一般情况较差、已有远处或区域转移、无法根治的晚期肿瘤及不能耐受根治性放疗剂量的患者，只能给予较低的照射剂量抑制肿瘤的生长或使肿瘤缩小，减轻症状，改善患者的生活质量。可采用单纯体外照射或腔内放疗，也可体外与腔内放疗联合。

3. 综合治疗　放疗常作为阴道癌综合治疗的一部分，与手术、化疗联合。（1）术后放疗：主要用于局部或部分阴道切除的Ⅰ期患者，及阴道癌术后病理为切缘阳性和淋巴结转移者。多采用体外照射，少部分患者需补充腔内放疗。（2）术前放疗：仅用于少数局部肿瘤较大的患者。术前放疗使肿瘤缩小，降低肿瘤细胞的活性，有利于手术切除。（3）放疗＋化疗或放疗＋手术＋化疗联合：用于晚期肿瘤患者，提高放疗的效果，改善患者的生存。Creasman 等报告综合治疗可明显改善晚期（Ⅲ期和/或Ⅳ期）阴道癌患者的 5 年生存率，单纯放疗病人为 35%（144 例），手术＋放疗病人为 60%（36 例），而手术＋放疗＋化疗病人为 71%（9 例）。

（三）化学治疗

阴道癌单纯化疗的效果较差，常与放疗或手术＋放疗联合用于晚期或特殊病理类型阴道癌的治疗。目前尚无标准的化疗方案。阴道癌化疗有效的药物有：博来霉素（BLM）、顺铂（DDP）或卡铂（CBP）、丝裂霉素（MMC）、5-氟尿嘧啶（5-Fu）、阿霉素（ADM）、紫杉醇（TAXOL）等。可行新辅助化疗，也可同步放化疗，提高肿瘤的局部控制率，延长患者生存。上海曾报道 11 例晚期阴道癌经动脉介入新辅助化疗后，再行手术＋放疗综合治疗，有效率达 100%，且 11 例患者均获长期生存。Frank 等报告 9 例阴道癌（Ⅱ期 2 例、Ⅲ期 3

例、Ⅳa 期 4 例）接受同步放化疗，平均随诊 129 个月，除 2 例盆腔复发死亡外，余均获长期生存。林玉珍等比较分析中晚期阴道癌 53 例（Ⅱ期 25 例＋Ⅲ期 27 例＋Ⅳ期 1 例）同步放化疗与 51 例单纯放疗（Ⅱ期 28 例＋Ⅲ期 23 例）的效果：肿瘤局部控制率同步放化疗组的（CR：完全缓解率）72％明显高于单纯放疗组的（CR）42％，远处转移率同步放化疗组（4％）明显低于单纯放疗组（14％），5 年生存率同步放化疗组 63.5％高于单纯放疗组 45.1％（P 值均＜0.05％）。

九、并发症

阴道癌以放疗为主，在此着重阐述放疗引起的并发症。由于不同作者报道的放疗严重并发症的定义不同，所以不同文献报道的严重并发症的发生率差异较大，约为 2％～34％，但多数在 10％～15％的范围内。其发生主要与肿瘤的分期、放射治疗的类型（体外、腔内及联合放疗）和肿瘤局部的照射剂量有关。放疗的严重并发症有：放射性直肠炎、直肠-阴道瘘、肠梗阻、直肠狭窄、直肠溃疡、输尿管狭窄、膀胱-阴道瘘、放射性膀胱炎和阴道狭窄等。国内孙建衡曾报道阴道癌放疗后便血的发生率为 14.6％，尿血的发生率为 8.2％，直肠-阴道瘘仅 1 例；孔为民等报道的高剂量率腔内放疗合并 6～8MV 直线加速器体外放疗所致的并发症的发生率为：放射性直肠炎 11.8％，放射性膀胱炎 2％，直肠-阴道瘘仅 2 例。美国的 M.D Anderson 癌症中心最近报道 193 例阴道鳞癌放疗后的 5 年和 10 年主要并发症的累积发生率为 10％和 17％（具体见表 21-4），且经单因素分析发现肿瘤的 FIGO 分期和吸烟史与治疗并发症的发生率显著相关，其中Ⅰ期为 4％，Ⅱ期为 9％，Ⅲ期或Ⅳa 期为 21％（P＜0.01）；吸烟者为 25％，放疗前已戒烟 6 个月以上者为 18％，而无吸烟史者仅为 6％（P＜0.01）。

表 21-4　193 例阴道鳞癌放疗后出现的严重并发症（25 例）

（M.D Anderson 癌症中心）

并发症类型	例数
放射性直肠炎	7
直肠-阴道瘘	5
小肠梗阻	4
大肠梗阻	1
直肠溃疡	1
大便失禁	1
膀胱-阴道瘘	2
放射性膀胱炎	3
输尿管狭窄	1

十、预后及其影响因素

阴道癌的放疗效果较好，盆腔和阴道局部肿瘤的控制率可达 80％，早期肿瘤的控制率高达 90％以上，且局部肿瘤＜4.0cm 者的肿瘤控制率明显高于＞4.0cm 者（P＝0.015）。

阴道癌总的 5 年生存率在 35％～74％之间，多数报告的结果在 50％～60％，高于阴道癌国际年报报道的结果（见表 21-5，21-6），影响其预后的因素包括：肿瘤分期、病理类型、肿瘤的组织学分级、肿瘤的部位及范围或肿瘤大小、治疗方法、放疗剂量、淋巴结转移、发病年龄和有无临床症状等因素，但目前较肯定的预后影响因素是肿瘤分期和病理类型，其他因素对预后的影响尚有争议。阴道腺癌的预后明显比鳞癌差。Otton 等报告阴道腺癌的 5 年生存率 22%，显著低于鳞癌的 68%（$P<0.01$），且低分化癌的 5 年生存率 40%，也明显低于高中分化癌的 69%（$P<0.05$）。Perez 等报道了 212 例原发阴道癌患者的 10 年生存率，Ⅰ期可达 80%，而Ⅱ期 48%，Ⅲ期仅为 38%。

表 21－5　阴道癌的 5 年生存情况

作者	例数	5 年生存率（%）				
		总生存	Ⅰ	Ⅱ	Ⅲ	Ⅳ
上海肿瘤医院（1980）	93	54.83	71.43	59.18	48.49	25
中国医学科学院肿瘤医院（1987）	114	51.8	71.4	62.1	42.6	0
浙江省肿瘤医院（1999）	70	40.0	61.1	42.3	28.6	16.7
上海肿瘤医院（1980）	60	69.8	100.0	75.0	50.0	0
中国医学科学院肿瘤医院（2010）	83	42.0	62.0	38.0	0	0
Kucera（2001）	110	41.0	81.0	43.0	35.0	24.0
Tjalma（2001）	84	74.0	91.0	62.0	67.0	44.0
Mock（2003）	86	66.0	92.0	57.0	59.0	0
Otton（2004）	70	61.0	71.0	48.0	—	—
Frank（2005）	193	58.0	85.0	78.0	58.0	—

—：文献中未提到。

表 21－6　阴道癌国际年报报道的 5 年生存率

年代	5 年生存率	年报卷号
1973—1975	37.5%	18 卷
1976—1978	34.8%	19 卷
1979—1981	38.6%	20 卷
1982—1986	41.4%	21 卷
1987—1989	46.6%	22 卷
1990—1992	51.2%	23 卷
1993—1995	50.2%	24 卷

十一、复发和转移

阴道癌的复发、转移率为 25%～73%，以盆腔和阴道局部复发为主，约占复发转移病例的 80%。平均复发时间为疗后 12 个月。阴道癌的复发转移随肿瘤分期的升高而增加。Perez 等报道了各期阴道癌治疗后的盆腔复发率为：Ⅰ期 14%，Ⅱa 期 34%，Ⅱb 期 44%，Ⅲ期 35%和Ⅳ期 73%；远处转移率为：Ⅰ期 13%，Ⅱa 期 30%，Ⅱb 期 52%，Ⅲ期 50%和Ⅳ期 47%。远处转移部位依次为：肺、腹主动脉旁淋巴结、骨骼、皮肤及腹股沟淋巴结等。复发转移者治疗困难，预后差，有作者报道复发转移患者的 3 年生存率仅为 14%。Otton 等报告早期阴道癌放疗后的盆腔复发率：Ⅰ期 37.5%、Ⅱ期 43.3%，其复发后的 5 年生存率为 29%，中位生存时间仅 12 个月。因此，阴道癌患者放疗后应密切随诊，及早发现肿瘤复发转移，给予积极的补救治疗，以便改善患者的生存。

（李淑敏）

参考文献

1. 刘淑香. 原发性阴道癌 93 例临床分析. 上海医学，1980，3：1-3.
2. 孙建衡，章文华，李爱苓，等. 114 例原发性阴道癌临床报告. 中华肿瘤杂志，1987，9：457-458.
3. 苏琦枫，瓮仲颖. 中晚期原发性阴道癌的综合治疗. 上海医学，1990，13：497-499.
4. 楼寒梅，楼洪坤. 70 例原发性阴道癌治疗的临床报告. 实用癌症杂志，1999，14：300-302.
5. 孔为民，孙建衡. 高剂量率近距离放射治疗原发性阴道癌 51 例效果观察. 中华妇产科杂志，2002，37：94-96.
6. 李淑敏，章文华，吴令英，等. 原发性阴道腺癌 24 例临床分析. 癌症，2002，21：83-86.
7. 楼洪坤，孔为民. 原发性阴道癌//孙建衡. 妇科恶性肿瘤放射治疗学. 北京：中国协和医科大学出版社，2002，95-106.
8. 马绍康，孙阳春，吴令英. 原发浸润性阴道癌放疗预后分析. 中华放射肿瘤学杂志，2010，19：537-540.
9. Disala，Creasman. 临床妇科肿瘤学（英文版）. 第六版. 北京：人民卫生出版社，2002，241-256.
10. Manetta A，Gutrecht E，Berman ML，et al. Primary invasive carcinoma of the vagina. Obstet Gynecol，1990，76：639-642.
11. Mock U，Kucera H，Fellner C，et al. High-dose-rate（HDR）brachytherapy with or without external beam radiotherapy in the treatment of primary vaginal carcinoma：long-term results and side effects. Int J Radiotion Oncology Biol Phys，2003，56：950-957.
12. Dalrymple JL，Russell AH，Lee SW，et al. Chemoradiation for primary invasive squamous carcinoma of the vagina. Int J Gynecol Cancer，2004，14：110-117.
13. Hellman K，Silfversward C，Nilddon B，et al. Primary carcinoma of the vagina：factors influencing the age at diagnosis. The radiumhemmet series 1956-96. Int J Gynecol Cancer，2004，14：491-501.
14. Frank SJ，Jhingran A，Levenback C，et al. Definitive radiation therapy for squamous cell carcinoma of the vagina. Int J Radiation Oncology Biol Phys，2005，62：138-147.
15. Leminen A，Forss M，Lehtovirta P. Therapeutic and prognostic considerations in primary carcinoma of the vagina. Acta ObstetGynecol Scand，1995，74：379-383.
16. Tjalma WA，Monaghan JM，F. R. C. S，et al. The role of surgery in invasive squamous carcinoma of the vagina. Gynecol Oncology，2001，81：360-365.
17. Perez CA，Grigsby PW，Garipagaoglu M，et al. Factors affecting long-term outcome of irradiation in carcinoma of the vagina. Int J Radiation Oncology Biol Phys，1999，44：37-45.
18. Creasman WT，Phillips JL，Menck HR. The national cancer data base report on cancer of the vagina. Cancer，1998，83：1033-1040.
19. Spirtos NM，Doshi BP，Kapp DS，et al. Radiation therapy for primary squamous cell carcinoma of the vagina：Standford University experience. Gynecologic Oncology，1989，35：20-26.
20. Kucera H，Mock U，Knocke TH，et al. Radiotherapy alone for invasive vaginal cancer：outcome with intracavitary high dose rate brachytherapy versus conventional low dose rate brachytherapy. Acta Obstet Gynecol Scand，2001，80：355-360.
21. Otton GR，Nicklin JL，Dickie GJ，et al. Early-stage vaginal carcinoma-an analysis of 70 patients. Int J Gynecol Cancer，2004，14：304-310.
22. Ali MM，Huang DT，Goplerud DR，et al. Radiation alone for carcinoma of the vagina：variation in

response related to the location of the primary tumor. Cancer，1996，77（9）：1934-1939.
23. Dam PV，Sonnemans H，Dam PJV，et al，Sentinel node detection in patients with vaginal carcinoma. Gynecologic Ocology，2004，92：89-92.
24. Lian JD，Dundas G，Carlone M，et al. Twenty-year review of radiotherapy for vaginal cancer：an institutional experience. Gynecol Oncol，2008，111：298-306.

第三节 阴道腺癌

阴道腺癌多数是转移性的，原发性阴道腺癌（primary adenocarcinoma of the vagina）罕见，占原发性阴道癌的5.0%～14%，本节着重介绍原发性阴道腺癌。

一、病因学

多数文献报道原发性阴道腺癌（尤其是透明细胞癌）的发生可能与胎儿期在孕母子宫内的己烯雌酚（diethylstilbestrol，DES）曝露史有关。近年也有文献报道与DES无关的原发性阴道腺癌，可能来源于中肾管残迹或囊肿恶变、异位的子宫内膜或宫颈管内膜癌变及阴道腺病等。但有个别文献报道阴道腺病的发生可能与三苯氧胺、激光和5-氟尿嘧啶治疗阴道湿疣的接触史有关。

二、病理学

1. **大体类型** 阴道腺癌的大体上多表现为外生型，如：菜花样或结节肿块型、乳头型、息肉型等，个别来自Gartner囊肿恶变的患者表现为阴道内的囊实性肿物。而结节溃疡和弥漫浸润的内生型腺癌相对较少。

2. **组织学类型** ①腺癌，非特指。②透明细胞腺癌（clear cell adenocarcinoma）：是阴道腺癌中最常见的类型，主要的细胞类型是透明细胞和图钉状细胞。90%以上透明细胞癌的癌旁组织中都存在腺病，通常将阴道腺病看成透明细胞癌的癌前病变。③子宫内膜样腺癌（endometrioid adenocarcinoma）：组织学表现类似子宫的子宫内膜样腺癌，仅有少数报道，发生在子宫内膜异位症的基础上。④黏液性腺癌（mucinous adenocarcinoma）：原发阴道黏液性腺癌罕见，分为颈管型和肠型。⑤中肾管型腺癌（mesonephric adenocarcinoma）：少数发生于中肾管残迹的阴道腺癌，与透明细胞癌不同，不含有透明细胞和图钉样细胞。

三、临床表现

原发性阴道腺癌的临床表现与鳞癌相似。对于某些特殊来源的病例还可能表现为性交困难或性交痛、阴道疼痛等，如来源大的中肾管囊肿和/或异位的子宫内膜或颈管内膜癌变者。但腺癌的发病年龄较鳞癌年轻，中位年龄30～49岁。肿瘤多发生于阴道上段和前壁，而肿瘤发生的部位可能与组织来源有关，如来源异位的子宫内膜或宫颈管内膜癌变者多位于阴道后壁或阴道直肠膈。

四、诊断

原发性阴道腺癌少见，诊断较困难。早期无任何症状，偶在宫颈细胞学检查时发现异型腺细胞或不典型腺细胞，经阴道镜进一步检查，组织活检病理证实。诊断原发性阴道腺癌前需全面检查临近和远处的器官，排除其他脏器的腺癌转移到阴道，尤其是子宫颈、子宫体、输卵管、卵巢和胃肠道的相关检查，如：宫颈细胞学检查、盆腹腔B超、宫腔镜、胃镜、钡剂灌肠、纤维结肠镜、膀胱镜，及胸部X线和肝肾功能、血常规、尿常规及大便常规等检查。还可借助CK7、CK20、CAM5.2、HID（high iron diamine staining，高铁二胺染色）和CEA等免疫组织化学染色法，在组织病理学上对原发性与继发性阴道腺癌进行鉴别诊断，原发阴道腺癌CK7和CAM5.2常表现为强阳性。

原发性阴道腺癌治疗前还应做腹盆腔CT或MRI或PET-CT检查，了解肿瘤的范围、与周围脏器的关系、有无淋巴结转移及远处转移等，尤其采用现代MRI检查技术可以清晰显示肿瘤的部位、与周围组织结构的关系等，为制定治疗方案提供依据。

五、治疗和预后

有关原发性阴道腺癌的治疗目前尚缺乏大宗病例报道，总的治疗原则同阴道鳞癌，但更强调个体化和综合治疗。对于年轻、要求保留卵巢和阴道功能的早期患者可行肿瘤切除（局部或根治性切除）＋卵巢移位和/或阴道重建手术，部分患者术后需辅助放疗（如：肿瘤切缘不净、浸润深层组织或有淋巴结转移者）。对于中晚期和肿瘤较大的患者，行放疗或同步放化疗（放疗方案同阴道鳞癌），但肿瘤的照射剂量高于鳞癌。Frank报道26例原发阴道腺癌放疗的肿瘤表面的中位照射剂量高达93GY，肿瘤体积的中位剂量80GY。个别患者采用新辅助化疗（紫杉醇＋卡铂联合化疗）后再放疗，延长患者的无复发生存。

原发性阴道腺癌的预后较鳞癌差，5年总生存率34%，低于鳞癌的54%～58%；肿瘤的局部控制率31%，低于鳞癌的81%；远处转移率39%，高于鳞癌的15%。预后与肿瘤分期、肿瘤累及的范围和年龄等多种因素有关，但分期是主要预后影响因素（见表21-7）。

中国医学科学院肿瘤医院治疗原发阴道腺癌的经验仍然是采用放射治疗——体外照射与腔内放疗相结合，治疗24例原发阴道腺癌的3年生存率为47.6%。5年生存率34.2%，中位生存时间26.5个月，远远低于鳞癌放疗后的5年生存率（51.8%），且治疗后局部复发率高达57.1%。因此，为进一步提高原发阴道腺癌的疗效，还需探索新的治疗方案，累及更多的放疗经验。

表21-7　肿瘤分期与预后的关系

分期	5年生存率（%）
Ⅰ期	80
Ⅱ期	34
Ⅲ期	26
Ⅳ期	0

（李淑敏）

参考文献

1. 李淑敏，章文华，吴令英，等. 原发性阴道腺癌24例临床分析. 癌症，2002，21：83-86.
2. 杨邵敏. 阴道肿瘤//Fattaneh A Tavassoli，Peter Devilee. 乳腺及女性生殖器官肿瘤病理学和遗传学. 北京：人民卫生出版社，2006，366-377.
3. Takemoto S，Ushijima K，Nakaso K，et al. Primary adenocarcinoma of the vagina successfully treated with neoadjuvant chemotherapy consisting of paclitaxel and carboplatin. J Obstet Gynaecol Res，2009，35：579-

583.
4. Bats AS, Metzger U, Frere-Belda MA, et al. Malignant transformation of Gartner cyst. Int J Gynaecol Cancer, 2009, 19: 1655-1657.
5. Saitoh M, Hayasaka T, Ohmishi M, et al. Primary mucinous adnocarcinoma of the vagina: possibility of differentiating from metastatic adenocarcinomas. Pathology International, 2005, 55: 372-375.
6. McCluggage WG, Price JH and Dobbs SP. Primary adenocarcinoma of the vagina arising in endocervicosis. Int J of Gynecol Pathol, 2001, 20: 399-402.
7. Mudhar HS, Mbbchir Ph. D, Smith J. H. F, et al. Primary vaginal adenocarcinoma of intestinal type arising from an adenoma: case report and review literature. Int J Gynecol Pathol, 2001, 20: 204-209.
8. Creasman WT, Phillips JL, Menck HR, et al. The national cancer data base report on cancer of the vagina. Cancer, 1998, 83: 1033-1042.
9. Frank SJ, Deavers MT, Jhingran A, et al. Primary adenocarcinoma of the vagina not associated with diethylstilbestrol (DES) exposure. Gynecol Oncol, 2007, 105: 470-474.

第五篇

子宫颈癌

子宫颈部

第五篇

第 22 章 人乳头瘤病毒和疫苗

人乳头瘤病毒（human papillomavirus，HPV）是一种嗜上皮性病毒，有高度的特异性，长期以来，已知 HPV 可引起人类良性的肿瘤和疣，如生长在生殖器官附近皮肤和黏膜上的人类寻常疣、尖锐湿疣以及生长在黏膜上的乳头状瘤；它也可引起某一些恶性肿瘤，目前明确的就是与子宫颈癌发生的因果关系。HPV 是一种 DNA 病毒。它原是多瘤空泡病毒科的一员，1999 年国际病毒分类委员会（ICTV）取消多瘤空泡病毒科，代之以乳头瘤病毒科，因此，HPV 便属该科成员之一。下面详述之。

第一节 HPV 历史

Rigoni-Stern（1842）首次提出子宫颈癌感染学说：子宫颈癌发病率取决于性接触和性生活紊乱。

子宫颈癌病因学研究始于古罗马——希腊时代。当时古代医生称生殖疣为湿疣或无花果性病疣，这是一种广泛传播的古老疾病。1902 年 Ciuffo 将人皮肤疣组织无细胞提取液，接种到正常人皮内后，结果诱发同一种疾病，证明疣具有传染性。

1954 年 Barren 通过追踪观察美国驻韩国的男性服务人员，发现他们中有的与当地妇女发生性关系后，患了阴茎湿疣，他们回国后与妻子进行正常性生活后，他们的妻子于 4～8 周后患了生殖疣。

1949 年 Strauss 首先在电子显微镜子下观察到人疣的乳头瘤病毒颗粒。

1963 年 Crawford 报道乳头瘤病毒基因组。

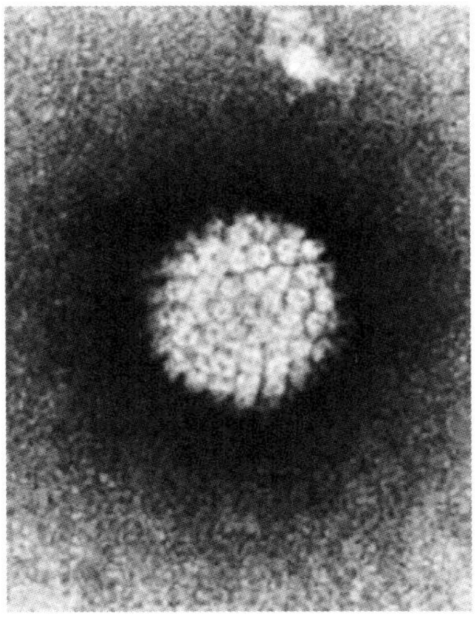

图 22-1 电子显微镜下的 HPV

1968 年 Dunn 在电镜下，观察生殖疣的表皮层超微结构时，发现细胞核内有病毒颗粒，这些病毒颗粒形态和结构均与寻常疣、青年疣和皮肤疣病毒颗粒相同，说明一种病毒能引起不同的损害。由此称这种病毒 HPV，是疣的病因。

1975 年 Zur Hausen 提出 HPV 系子宫颈癌病原假说。

1983 年 Düst 首先从一名德国子宫颈癌患者癌组织中成功克隆出 HPV16 DNA，并鉴定该 DNA 特性，同时检测来自世界各地子宫颈癌组织标本 HPV16 DNA，结果发现该 DNA 有规律性，频繁地存在。

1991 年 Zur Hausen 又提出感染和肿瘤发生的因果关系的准则：

1. 各感染的危险因子，代表特异性肿瘤发生的流行病学证据；
2. 各传染性因子的核酸，应在特异性的恶性肿瘤细胞内，有规律地和持续存在；
3. 各基因组或部分基因，可在相应的组织培养细胞内复制至转染；
4. 证明诱发挥发性肿瘤细胞增殖和恶性表型，均依赖于感染因子 DNA 持续性存在，所产生的作用和功能。

1996 年 WHO 有关子宫颈癌新闻发布会：专家们证实高危型 HPV16 和 HPV18 系子宫颈癌主要病因。

2008 年，HPV 与子宫颈癌关系的发现者、德国学者哈拉尔德·楚尔·豪森（Harald zur Hausen）因此获得了 2008 年诺贝尔生理学或医学奖。

第二节　HPV，HPV 基因组及生物学功能

一、HPV

HPV 属于乳头瘤病毒科（papovaviridae），无包膜小 DNA 病毒。毒粒（virion）直径 55～60nm 球形体，衣壳（capsid）由晚期主要结构蛋白 L1 和次要结构蛋白 L2 组成，L1、L2 蛋白分子量分别为 55KDa、72KDa。衣壳上面有 72 个壳粒（capsomer）或称化学单位（chemical unit），呈十二面体对称，每个壳粒有 5 个 L1 分子组成五聚体。梯度离心浮密度实心颗粒 1.34g/ml，空心颗粒 1.29g/ml，沉降系数实心颗粒 296S，空心颗粒 168S，速度沉降有三种 DNA 形状：超螺旋、缺口和线形。

实心病毒颗粒含 HPV DNA，空心颗粒不含 HPV DNA，称 VLP（virus like partical，VLP）。

二、HPV 基因组与功能

HPV 基因组呈环状双链 DNA，分子量约 5×10^6d（道尔顿），约 8000bp，其中有一条 DNA 链为编码链，它由三个区构成：长控制区（long control region，LCR）或称上游调节区，含启动子（promoter）和增强子（enhancer）；早期区 1－10（early region 1－10，E1－10）含 E6、E7 癌基因；晚期区 L1 和 L2（late region1，2；L1，L2）。

LCR 调控 DNA 复制、转录和早期、晚期蛋白翻译（或转录）。

E6、E7 有致癌作用，E2 调控 LCR 作用，当 HPV DNA 整合于宿主细胞基因组时，E2 就缺失。

L1 蛋白系型特异性蛋白，在病毒衣壳外表。

L2 蛋白系组特异性蛋白，在病毒衣壳内，当病毒颗粒裂节时，则表现 HPV 组特异性，

即各型间出现交叉反应，L2 提高 VLP（viral like partical，VLP）装配量，L2 引导 HPV DNA 进入 VLP 内，组成实心病毒颗粒。

第三节 HPV16 E6、E7 癌蛋白特性

一、HPV16 E7 癌蛋白特性

1. 生物化学作用

（1）98 个氨基酸，锌指结合，酸性核磷酸蛋白。

（2）酪蛋白激酶Ⅱ（casein kinaseⅡ）使丝氨酸残基磷酸化。

（3）实际分子量 19KDa，预计分子量 11KDa。

（4）氨基端区（1－39 氨基酸）结构上与腺病毒 E1A 和多瘤病毒大 T 抗原区有关。

（5）与视网膜细胞瘤抑癌基因 P^{Rb}蛋白结合形成复合物。

（6）羧基端区含两个 cys-x-x-cys 序列，能激活细胞转录因子 E2F。

2. 生物学特性

（1）能使啮齿类成纤维细胞（NT3T3）转化。

（2）类似于腺病毒 E1A 的转录调节和转化功能；激活腺病毒 E2 启动子，与 ras 共转染，使原代啮齿类细胞转化。

（3）与 E6 共转染，使原人鳞状上皮细胞永生化。

（4）取消转化生长因子－β（TGF－β）对 c－myc 抑制和对 G1 期生长阻止。

（5）HPV16 E7 癌蛋白位于细胞核，体外实验 HPV16E7 癌蛋白在不同温度降解：4℃约 20 小时，22℃2 小时，37℃不到 30 分钟。

二、HPV16 E6 癌蛋白特性

1. 生物化学特性

（1）151 个氨基酸，锌结合，碱性蛋白（PI 9.9）。

（2）4 个 cys-x-x-cys 序列，作为锌结合的配体结合双链 DNA，具有高亲和力。

（3）与肿瘤抑制基因 p53 蛋白结合，形成复合物，体外促使 p53 蛋白降解。

2. 生物学特性

（1）与 E7 共转染，使原代人鳞状上皮细胞永生化。

（2）可能有转录调控特性。

（3）HPV16 E6 癌蛋白位于细胞核和胞浆。

第四节 HPV 命名方法

一、HPV DNA 序列分析法

由于 HPV 基因组异质性越来越多出现，1978 年在美国亚拉巴马州汽车城举行小型会议，建议 HPV 命名规定：在严格条件下核酸杂交，假如新分离 HPV DNA 与已知原型 HPV DNA 不同越过 50%，称新型。

按上述方法命名 HPV，必然越来越多序列资料成为有效资料。1989 年专题讨论会决定

使用E6、E7和L1开读框架（E6，E7，L1，Open Reading Frames，ORFs）与已知原型超过10％不同称新型。

1995年在加拿大魁北克市召开HPV年会决定只有L1 ORF与已确定的原型超过10％不同定为新型。至目前，已有100余型HPV。

二、致病性

依据HPV对皮肤或黏膜损害是良性或恶性，将HPV分为低危型（良性损害）和高危型（恶性损害）。

高危型HPV如HPV16、HPV18，还有HPV31、33、35、39、39、45、51、52、56、58和66。

低危型HPV如HPV6和11，还有HPV42、43、44。

高危型HPV16和HPV18诱发恶性肿瘤如子宫颈癌（HPV16约占60％～80％为宫颈鳞状细胞癌，HPV18约占20％为腺癌）、阴茎癌、皮肤癌、喉癌，还有呼吸道和消化道肿瘤。

低危型也称非致癌型HPV如HPV6、HPV11、HPV2，诱发良性肿瘤如生殖道尖锐湿疣（coadylomata cuminata）、皮肤疣及喉乳头瘤。

低危型HPV E6、E7癌基因致癌性和抑癌基因p53、P^{Rb}蛋白的亲和力均低于高危型HPV16和HPV18 E6、E7癌基因。

目前还未从子宫颈癌组织中检测到HPV6、HPV11 DNA。

另外值得注意的情况，约极少数子宫颈癌组织中HPV DNA阴性，而p53突变。

第五节　高危型HPV系子宫颈癌主要病因的证据

1. 分子流行病学证据HPV感染—宫颈上皮内瘤变（cervical intraepithelial neoplasia，CIN）—子宫颈癌三者相关性。细胞涂片证明在CIN损害有HPV结构蛋白存在，在CIN损害发现HPV16和HPV18 DNA序列整合于宿主细胞DNA，最终发展为原位癌（carcinoma in situ）和浸润癌。CIN Ⅲ 30％以上会发展为子宫颈癌，CIN Ⅲ组织中高危型HPV16和HPV18 DNA阳性率约50％～100％。

据追踪观察CIN 1300余例妇女，时间20个月或50～70个月，结果CIN退化约24％～55％；持续约16％～55％，进展约10％～30％。CIN是子宫颈癌的癌前病变，它对疫苗研究很重要，后面讲到疫苗时再讲它的重要性。

2. 高危型HPV DNA有规律性、频繁地在子宫颈癌组织存在，以HPV16、HPV18为主，HPV16约占60％～80％，HPV18约占20％。

3. 高危型HPV16、HPV18 DNA随机整合于宿主基因组，并失去E2基因。结果LCR也失去调控，这就有利于E6、E7癌基因的表达。

4. HPV16和HPV18基因组，均含E6、E7癌基因。

肿瘤病毒特异是由于含有癌基因致癌，非肿瘤病毒即一般病毒基因组不含癌基因。E6癌蛋白与抑癌基因p53结合后，使P^{Rb}蛋白失活。体外试验，E6、E7癌基因能使啮齿类成纤维细胞（NIH3T3细胞株转化即恶性化能使人宫颈上皮细胞永生化）。

5. 已建立的高危型HPV细胞株：如Caski细胞株含HPV16 DNA，Hela细胞株含HPV18 DNA。

采用含HPV16 E6、E7反义基因的假型及转录病毒对人乳瘤病毒16型转化的细胞生长的抑制作用，同时采用 HPV16 E6、E7 反义 RNA 也能抑制子宫颈癌细胞株恶性表型的作用。

第六节 HPV 致癌机制和分类

1995 年，国际癌症研究机构（IARC）在全球 5 个地区选取了大量宫颈浸润癌标本，应用聚合酶链反应（PCR）在 90％以上的标本中检测到了高危 HPV DNA，每个地区均在约 2/3 的鳞癌标本中检测到了 HPV16 或 18 亚型，由此推测针对这两种 HPV 的疫苗，可能能够预防大部分子宫颈癌。由于该研究的部分标本中没有发现 HPV，IARC 进行了后续研究，对 HPV 阴性标本增加 PCR 检测，结果在 99.9％的标本中检测到了高危 HPV DNA，提示高危 HPV 与子宫颈癌确实存在因果关系。

2007 年的一项全球宫颈浸润鳞癌 HPV 分布荟萃分析发现，超过 2/3 的标本被检出 HPV16 或 18 型，之后依次为 HPV45、31、33、52、58 型。该研究同时分析了宫颈腺癌中的 HPV 分布，同样在超过 2/3 的标本中检出 HPV16 或 18 型，第三位为 HPV45 型，其他每种亚型比例均小于 1.5％。

根据 IARC 的研究结果，世界卫生组织（WHO）已经把 HPV16、18 和其他高危型认定为人类致癌物。最近 IARC 重新评价了 HPV 感染与子宫颈癌的关系，认定子宫颈癌中均可以发现 HPV 的持续感染。HPV16、18、31、33、35、39、45、51、52、56、58、59、66 型是真正的致癌物。

HPV 致癌机制复杂。病毒 DNA 与宿主染色体的整合，HPV E6、E7 蛋白的异常表达，以及癌基因、端粒酶等都参与其中，其具体致病机理：

1. **病毒 DNA 整合** 肿瘤病毒区别于非肿瘤病毒是由于肿瘤病毒基因组能有效地随机地整合于宿主细胞基因组，结果病毒 DNA 变为细胞染色体寄生物，该细胞在遗传学上发生转变，携带全部或部分病毒基因的单拷贝或多拷贝。

已整合的病毒 DNA，可自发地或由于使用药物、放射或培养条件的改变，可从染色体上切割下来成游离体（episome），它是一个双链闭环 DNA 分子，存在于染色体之外，该 DNA 能自我复制，转录 mRNA，mRNA 翻译蛋白，形成新的感染性病毒 DNA，包上病毒衣壳后，呈完整的病毒颗粒而被释放，水平感染另一细胞，此过程称原病毒诱导（induction of original virus）。

有时错误切下，保留病毒基因组，而带有细胞部分 DNA 片段，包上蛋白衣壳后，称转导感染性病毒诱导（induction of transducting infectious virus）。

转导以病毒或噬菌体为载体，经释放或感染过程，将细胞或细菌的 DNA 部分或全部移出，转入到另一个细胞或细菌的过程。

若病毒的 DNA 部分被切除，仍保留细胞部分 DNA 片段，包装上衣壳，组成病毒颗粒，称转导缺陷病毒诱导（induction of transducing defective virus）。

2. **病毒癌基因表达** 病毒致癌是一个十分复杂又漫长的过程。用简单模型——细胞培养实验证明病毒癌基因表达可分三个阶段（表 22-1）：

第一阶段——病毒 DNA 稳定地整合于细胞基因组后，使宿主细胞在遗传上发生改变。

第二阶段——在遗传学上发生改变的细胞表达一个或多个癌基因，并允许细胞生长，称永生化（immortaligation），第一、二阶段还不足以产生癌细胞。

第三阶段——需要表达一个或多个病毒癌基因或细胞癌基因表达，使细胞恶化产生癌细胞。

表 22-1 病毒致癌改变（修饰）细胞过程

影响的过程	修饰
单细胞繁殖	调控改变
接触抑制	破坏或消失
分化	中断或被修饰
细胞识别、归巢、粘附和器官形成	破坏潜在的导致转移
免疫原性	增强和/或被修饰
染色体复制	异常；重排，转换，非整倍体多倍体

HPV 感染不仅仅可引发子宫颈癌，可以认为子宫颈癌只是 HPV 引发的“广泛癌谱”的一部分，一些阴道癌或者是外阴癌它们可能有同样一个病因，都是 HPV 感染，这虽然还不像子宫颈癌那样完全明确，但已有不少证据提示这种可能。甚至其他系统的肿瘤如肛门癌、头颈部肿瘤也认为可能与其有关。

HPV 感染有高危型和低危型。所谓的高危型就是说这种人比较容易导致子宫颈癌。如果感染的是低危型的 HPV，将来可能导致子宫颈癌前病变，或者尖锐湿疣这一类病变的可能性比较大，导致癌的可能性相对小一些。

国际癌症研究机构（IARC）资料表明，13 种低危型 HPV 常见是 6、11、41、42、43、44 型等，主要引起生殖道、肛门周围皮肤等湿疣类病和低度子宫颈上皮内瘤变；15 种高危型 HPV，包括 16、18、31、33、35、39、45、51、52、56、58、59、68、70 等型，尤其是 16、18 型，主要导致高度子宫颈上皮内瘤变和子宫颈癌的发生。

只有持续的 HPV 感染才会发展成为不同级别的 CIN 或者是子宫颈癌。一般来讲，一个 HPV 感染若不被清除，在一两年内可以发展成为不同级别的 CIN：CIN 1、CIN 2、CIN 3，再过差不多 10 年，可能会发展成浸润癌，这个时间表已经非常清楚了。如果是 HPV 阳性的话，那么你就有 28%的机会发展成为一个 CIN 1 或者 CIN 2；如果 HPV 阴性，几乎没有，只有 3%；如果 HPV 感染继续持续的话，则可能会有 1%～2%的机会成为子宫颈癌。就是 HPV 感染是一个非常常见的生殖道感染，但发展成为癌只是一个偶然的事件，多数人并没有发生，但之前的 CIN 却是很常见的。

第七节 流行病学

众所周知，HPV 是专嗜性病毒，体外又不能培养，也无动物模型，故对 HPV 自然感染史了解甚少。

HPV 是性传播疾病（sexually transmitted disease，STD）成员之一，另外约 10%是垂直传播（母-婴传播途径）。

据分子流行病学资料显示，成人已感染 HPV 约 20%～80%，但多数感染者无临床症状，病毒在体内成潜伏状态。

每年全球有 50 万妇女患子宫颈癌，其中有 30 万死亡。据世界卫生组织（WHO）1984 年估计，我国子宫颈癌发病例为 13.9 万人，每年死于子宫颈癌的有 5 万人。

1988 年 5～6 月，我们对山西省襄垣县 6710 例已婚妇女进行子宫颈癌防癌普查，采用阴道镜，组织病理学及 HPV16、18、6B/11 DNA 杂交技术。结果，子宫颈癌患病率为 879.3/10 万；CIN 患病率 804.8/10 万；HPV 感染率为 1639.3/10 万；子宫颈癌死亡率为

54.38/10 万，以 HPV16 为主占 66.2%，HPV18 占 8.8%，该县是我国妇女子宫颈癌高发地区之一。

1991 年，美国约 1300 例浸润性子宫颈癌，死亡约 4500 例。

1993 年，英国估计子宫颈癌和 CIN 患病者约为 250 000 例。

1995 年报道，在许多发展中国家，尚未达到有规律的细胞学筛查，子宫颈癌是妇女常见的恶性肿瘤，包括未诊断的早期病例，现实数字估计每年全世界有 900 000 新病例，有 300 000例死于子宫颈癌。

HPV 是 STD 成员之一，绝大多数感染经水平传播，只有少数感染经母-婴传播途径。我国妇女易感染年龄组为 25～29 岁，北欧国家（瑞典、挪威、芬兰）易感染年龄为 30 岁，美国易感年龄约为 20 岁，危险人群包括性活跃、性生活混乱、性卫生差、同性恋及器官移植等。

HPV 作为一种性传播微生物。它能通过皮肤或黏膜的微小损伤，进入接触者的皮肤黏膜，HPV 刺激表皮基底细胞，产生分裂，使表皮产生增殖性损害。在 1954 年，HPV 便被证实是性传播疾病的病原之一，与泌尿生殖系尖锐湿疣有关，并具有传染性。

此外，HPV 还可通过母亲与婴儿间的亲密接触，而发生病毒的母婴传播。生活中，极少数的病例还可能因接触带有 HPV 的生活用品而感染，如内裤、浴盆或浴巾。

感染 HPV 后并不立即发病，潜伏期长短不定，一般 1～8 个月，常为 3～4 个月。由于 HPV 在温暖潮湿环境中易生存增殖，故生殖器是最易感染的部位，通常在阴茎冠状沟、龟头、包皮、系带、尿道口、大小阴唇、阴蒂、阴道前庭、阴道、宫颈、会阴、肛周等处，偶可见于直肠或生殖器以外部位。初起时为小而柔软的淡红色疣状丘疹，逐渐增大、增多，表面凹凸不平，呈乳头、菜花或鸡冠样；有时融合成大的团块，表面粗糙，呈白、红或污灰色。在妊娠、严重肝脏疾病和自身免疫功能低下时，可迅速生长，明显增大。可破溃、渗出、继发感染。早期无自觉症状或有轻微痒感，晚期可有压迫感、白带增多、摩擦出血。肛周和直肠内尖锐湿疣可有疼痛和里急后重。此病病程不定，可于几个月自然消退，但也有持续多年不消退。

医学研究表明，诸多因素可影响 HPV 的感染。比如，30 岁以后的妇女 HPV 感染率低。丈夫阴茎若有 HPV，可使妻子宫颈感染 HPV 的危险增加 9 倍。甚至男性性伴侣的数量，也与妇女 HPV 的感染相关。在只有单一男性性伴侣的妇女中，宫颈和外阴 HPV 检出率仅为 17%～21%；而在有 5 个以上男性伴侣的妇女中，HPV 感染率竟高达 69%～83%。

国际癌症研究机构（IARC）研究表明，男性行包皮环切术后，不但自身 HPV 感染率会下降 14%，还能降低其女性性伴侣子宫颈癌的危险性。在使用避孕工具是否能降低 HPV 感染上，还没有一致认同的意见。

关于 HPV 的型别特点，世界范围内不同地区人群感染的 HPV 型别不尽相同，中国不同省市感染的 HPV 型别的比率各有差异。国内研究发现，国人宫颈病变患者中检出的 HPV16、58、52、33、31、18、51 型 7 种常见亚型，可随着病变程度的加重而发生变化。在 CIN Ⅲ中，HPV16 型的感染率高达 75.5%，HPV33、31 型感染率上升明显，与 58、52 型分列第 2～5 位，16、33、31 型与宫颈病变程度显著相关（$P<0.05$）。分析显示，HPV16 型是发生高度鳞状上皮内病变（HSIL）风险性最高的亚型［比值比（OR）为 9.59］，其次是 HPV33、31 型（OR 为 2.99 和 2.52），而国外较为常见的高危型 HPV18 不在其中。中国人的这种 HPV 感染特点，决定了我们研制 HPV 疫苗时与国外的异同。

同一种类型的 HPV 基因也有变异，如据 HPV 系统发育树分析 HPV16 基因变异情况，可将其分为东亚/日本支、全非洲支、非洲支（主要在东南亚和美洲）及欧亚支。而依 HPV18 变种的核苷酸分析也可将 HPV18 分为主要三支：亚洲-美洲支（AA）、欧洲支（E）

和非洲支（Af）。这些研究证实，HPV 分布有地域和种族的不同。

第八节　HPV 感染的临床诊断和治疗

一、HPV 感染的诊断方法

1. ***肉眼识别，或电子阴道镜下识别***　无客观性，受主观影响大，需临床经验及进一步病理证实，醋白及碘实验有助于提高检出率，但约有 40%SPI，所以漏检率高。

2. ***宫颈细胞学检测***　液基为主的细胞学检测如 CCT、TCT、LCT、CCT——传统制片，自动阅片系统；TCT——自动制片系统，人工阅片；LCT——自动制片系统＋自动辅助阅片系统＋人工阅片，其特点是镜下挖空细胞，检出率 28%。

3. ***显微镜下病理检查***　病理科制片后，镜下观察检出率 34%，受病理制片因素影响及病理科医师水平影响。

4. ***病理制片＋免疫组化***　优点是阳性反应定位明确，判断可靠；缺点是敏感性及阳性率均较低，46%，且无法分型，多数仅检测 HPV 通用产物。

5. ***病理制片＋原位杂交***　两种系统：放射性标记系统及非放射性标记系统。目前多采用非放射性标记系统。优点：能定位，假阴性率低。缺点：灵敏度低，操作较复杂，需一定分子生物学基础。文献报道其阳性率 82.5%。

6. southern blot（***核酸杂交检测***）　这是 HPV 检测的金标准，将电泳分离的 HPV DNA 酶解片断结合到固相支持物上，与标记的核酸探针杂交优点。该法灵敏度高；缺点：耗时、耗物、操作繁琐且有一定放射性，因此目前仅用于实验室研究。

7. PCR ***法***　定性、高敏感、假阳性率高，多采用通用引物检测，一次多只能查 1 种型别，有多重 PCR 法，但最多只能同时扩增 4 种型别（否则相互间干扰过多，不宜临床应用）。

8. ***实时荧光定量*** PCR ***法***　优点：高敏感、无污染，定量；缺点：受实验方法及引物限定只能单一型别定量或是通用定量，受取样限制需解决标准的问题（临床采血可以毫升定量，宫颈获取细胞多少无法定量）。

9. ***第二代杂交捕获***（HC2）　第 1 个 FDA 批准临床检测应用的方法，能区分高、低危型，可以相对定量（是因信号放大、衰减不够准确），问题是必须分两个试剂盒分别检测高危和低危型，无法具体确定某种型别，且价格昂贵。

虽然 PCR 检测 HPV 很敏感，但是由于容易污染，PCR 假阳性率很高。而 HC2 检测有非常好的敏感性，特别是有非常好的阴性预测值，达 99%以上。由于 HC2 检测是高度的自动化和标准化，人为的因素很少，因此较易进行质控。

10. ***分子导流杂交***　利用了小通量核酸芯片的原理，定性，能够一次性确定单种或多种的具体型别 HPV 感染情况，有内标准，控制了 PCR 的高敏感性及假阳性高的缺点，而且检测型别可以根据平台要求有扩展空间。缺点：无法定量，且价格昂贵。

11. PCR＋***基因测序***　第二种金标准，问题是还不适用于临床检查。

12. ELISA＋***杂交捕获法***　尚未临床应用。

13. ***液态芯片法***（luminex）　最有前景之一的方法，利用液相芯片的原理可以定性和定量，而且可以具体分型。还需进一步 SFDA 批准。缺点：价格昂贵。

14. ***免疫色谱层析试纸检测***　类似尿妊娠试纸样的卡片法，临床观察中，未上市，定性，有望大幅下降检测成本。

综上，HPV 的诊断方法较多，目前主要检测方法是 HPV DNA 检测和分型检测，已经得到了较好的临床验证。但是正如 2006 年美国阴道镜和宫颈病理学会（ASCCP）共识指南所建议，应限制频繁的 HPV DNA 检测，以避免过度检测和没必要的检测。对于无明确诊断意义的非典型鳞状上皮细胞（ASC-US）妇女的管理，建议第二次 HPV DNA 检测的间隔超过 12 个月。另外，对于大于 30 岁的女性，如果细胞学和 HPV DNA 高危型检测都是阴性，则（无论是细胞学检查还是 HPV DNA）筛查间隔为至少 3 年。

二、HPV 感染的治疗方法

有性生活女性的下生殖道 HPV 感染十分普遍，多数感染是亚临床和隐匿性的，其病变亦有自限性和可逆性，只有少部分人是持续性感染。因而对于绝大多数短期内、一过性感染的人只需观察即可。而且由于目前尚无明确的抗 HPV 药物，因此对 HPV 感染尚无特别有效的药，无论是中医还是西医。目前的治疗主要是提高肌体的免疫力和抵抗力，包括我们目前临床上可供选择的药物干扰素等都是改善免疫而不是直接对应病毒的，对 HPV 的治疗效果还有很大的争议。临床上，更常见的治疗方法是“治病即治毒”，也就是治疗 HPV 感染导致的疾病如疣和肿瘤等，也就更利于 HPV 病毒的清除。这里，最为常见的实证就是 CIN3 锥切后 1～2 年内绝大多数病人的高危 HPV 感染会转阴。HPV 感染的治疗方法有：

1. *抗病毒药物* 包括碘苷（疱疹净）、阿昔洛韦（无环鸟苷）、聚肌胞苷等，可以试用，其治疗 HPV 的疗效还不确定。

2. *局部药物治疗* 女性外阴、阴道及宫颈 HPV 感染局部用药主要包括 5% 5－Fu 软膏、鬼臼毒素、三氯醋酸、疣必治等。

3. *免疫治疗* 近年来，在女性外阴、阴道及宫颈 HPV 感染的临床治疗中，免疫疗法的应用越来越广泛，而且取得了较好的疗效，特别是在一些较顽固的患者。该类药物包括干扰素、转移因子、免疫球蛋白、白介素 12 等，目前临床较常应用的免疫药物为干扰素。干扰素能提高免疫功能，增强局部和全身抗 HPV 能力，对预防、治疗和降低 HPV 感染复发均有一定的意义。α－干扰素栓剂是一种使用方便、无副作用的药物，每次 1 粒，隔日 1 次，6～10次为 1 疗程；也可用干扰素仪 α－2b 500 万 IU，分 5 个点注射于病灶内，每周 3 次，3 周为 1 疗程；或干扰素 α－2a 300 万 IU 或 900 万 IU 皮下注射，每周 3 次，4 周为 1 疗程。

4. *手术疗法* 湿疣多可手术切除，手术时用冷冻切片检查病灶是否切除干净。HPV 导致的乳头状瘤、子宫颈癌及其癌前病变亦多可通过手术切除而治愈。

5. *冷冻疗法* 利用 96℃低温的液体氮，采用压冻法治疗尖锐湿疣，促进疣组织坏死脱落，本法适用于数量少，面积小的湿疣，可行多次治疗，间隔时间为 1 周左右。

6. *激光治疗* 通常用 CO_2 激光，采用烧灼法治疗尖锐湿疣，本疗法最适用女阴、阴茎或肛周的湿疣。对单发或少量多发湿疣可行一次性治疗，对多发或面积大的湿疣可行多次治疗，间隔时间一般为 1 周。

7. *电灼治疗* 采用高频电针或电刀切除湿疣。方法：局部麻醉，然后电灼，本疗法适应数量少、面积小的湿疣。

8. *微波治疗* 采用微波手术治疗机，利多卡因局麻，将杆状辐射探头尖端插入尖锐湿疣直达疣体基底，当看到就疣体变小、颜色变暗、由软变硬时，则热辐射凝固完成，即可抽出探头。凝固的病灶可以用镊子挟除。为防止复发，可对残存的基底部重复凝固一次。

9. *β－射线治疗* 文献有报道，应用 β－射线治疗尖锐湿疣可取得较为满意的效果。该方法疗效高，无痛苦、无损伤、副作用少，复发率低。

第九节 HPV 预防疫苗和治疗疫苗

一、HPV 预防疫苗

（一）下表为 HPV 预防疫苗研究概况

表 22-2 HPV 预防疫苗研究

表达系统	表达产物	参考文献
1. 原核表达系统		
（1）PET30d 载体	HPV16 L1,L2 结构蛋白	Wan Wenying，et al（1999）
（2）重组减毒沙门氏载体	HPV16 L1 结构蛋白	Nardlli-Hdefliga，et al（1997）
2. 真核表达系统		
（1）重组痘苗病毒载体	HPV16 L1,L2 结构蛋白	Zhou J，et al（1991）
（2）重组杆状病毒载体	HPV16 L1 蛋白	Kirnbduar R，et al（1992）
（3）重组赛姆利基病毒载体	HPV16 L1,L2 结构蛋白	Heinop P，et al（1995）
（4）非复制性痘苗病毒载体	HPV16 L1，L2，E6，E7 蛋白	Huang W，et al（2005）

（二）HPV 预防疫苗有利条件

1. 该肿瘤病毒属于无包膜病毒，较有包膜病毒稳定。

2. 外壳结构蛋白比较简单，只有 L1、L2 基因。

3. 即使 L1 或 L2 基因发生变异，亦不影响免疫原性。

4. 借鉴牛乳头瘤毒（bovine papilloma virus，BPV）和棉尾兔乳头瘤病毒（cottontail rabbit papilloma virus，CRPV）预防疫苗的成功经验和技术。

5. CIN 系预防疫苗和治疗疫苗的靶子。

（三）HPV 预防疫苗不利因素

1. 由于 HPV 严格种属特性，又难以体外培养，亦无动物模型。

2. HPV 型较多

3. HPV L1、L2 结构蛋白在真核表达系统表达量较原核系统低。

（四）表达系统的种类和优缺点

1. 原核表达系统如 PET30d 载体，在大肠杆菌表达 L1、L2 结构蛋白，简单迅速，产量高，易工业化生产，但缺点是缺少转译后蛋白修饰加工过程（如只有磷酸化，无糖基化，醛缩化），故蛋白纯化过程中易降解，表达的 L1、L2 结构蛋白大多数为线形，少数成 VLP。

2. 真核表达系统如杆状病毒表达系统，痘苗病毒表达系统，表达的 L1、L2 结构蛋白自行装配成 VLP，它含病毒基因组（即 DNA），因此只有免疫原性，而无感染性和致癌功能。用 VLP 免疫动物产生中和抗体，阻断病毒与细胞表面受体亲和反应，达到防止 HPV 感染。其次，VLP 促进 CD8＋（TH1）细胞增殖激活细胞免疫。

单独 L1 结构蛋白自行装配成 VLP 产量较有 L2 结构蛋白参与要低，可见 L2 的功能：一是 VLP 产量，二是引导病毒 DNA 进入 VLP，三是激活细胞免疫，四是 L2 结构蛋白决定组特异性抗原。

用纯化的 VLP 或用重组痘苗病毒表达 HPV16 L1，接种小鼠（C57B16）后，血清中 IgM 抗体比 IgG 抗体早 2 周产生，可持续 1～3 周，生殖道黏膜产生分泌型 IgA。

Kirnbauer（1992）用杆状病毒系统，在昆明细胞（sfq，sfzl，High Five TM 细胞株）表达 HPV16 L1 结构蛋白，自行装配成 VLP。该表达系统优点：①外源目的基因插入量大；②核多角体启动子为强启动子；③昆虫细胞转译后有加工，修饰过程如磷酸化、糖基化等，与哺乳动物细胞相似；④昆虫细胞对人和畜无害；⑤可大规模生产。

次年，该作者在研究尖锐湿疣和子宫颈癌组织中 HPV16 L1 基因表达水平时，发现前者 VLP 产量比后者高出三个数量级，后经氨基酸测序结果显示二者 L1 结构蛋白的序列唯一差异，是第 202 位氨基酸不同：尖锐湿疣为天冬氨酸（D），而子宫颈癌为组氨酸（H）。

Heino（1996）用含 HPV16 L1、L2 基因重组赛姆利基森林病毒（semliki forest virus，SFV）在哺乳动物细胞（成纤维细胞，角质细胞）表达 VLP，更似天然 HPV。

Hadelli-Hdfligd 用重组减毒沙门氏菌表达系统表达 HPV16 L1 结构蛋白，自行装配成 VLP，经口、鼻途径免疫 BALB/C 小鼠后，产生体液抗体和黏膜免疫。

Ruiz W 等（2005）用 HPV6、11、16 和 18 VLP 疫苗加 Merck 铝佐剂和单独 VLP 疫苗免疫恒河猴，采用抗体同种试验和竞争免疫实验，测定免疫的恒河猴外周血液和抗体表位，结果加 Merck 铝佐剂疫苗明显地诱发强免疫应答反应，接种在 4 周（12.7～41.9 倍）在 52 周（4.3～26.7 倍）均比单独 VLP 疫苗免疫效果高。加 Merck 铝佐剂 VLP 疫苗诱发 TH2 细胞应答反应。IgG1 和 IgG4 高水平，而 IgG2 低水平，更重要的是 VLP 疫苗能够诱发血清 IgA 高水平。

（五）VLP 结构

Hagensee-MR 等人（1994 年）用痘苗病毒重组体表达 HPV L1 或 L2 和 L2 结构蛋白自行装配成 VLP。作者采用常规点阵字库子显微镜、冷冻电子显微镜及万象分析技术，结果显示 VLP 直径 60 nm，衣壳厚 2 nm，有 72 个壳粒，壳粒直径 22 nm，每个壳粒由五邻体组成，壳粒与衣壳距离 6nm，完全与天然 HPV1 相似（图 22－2）。

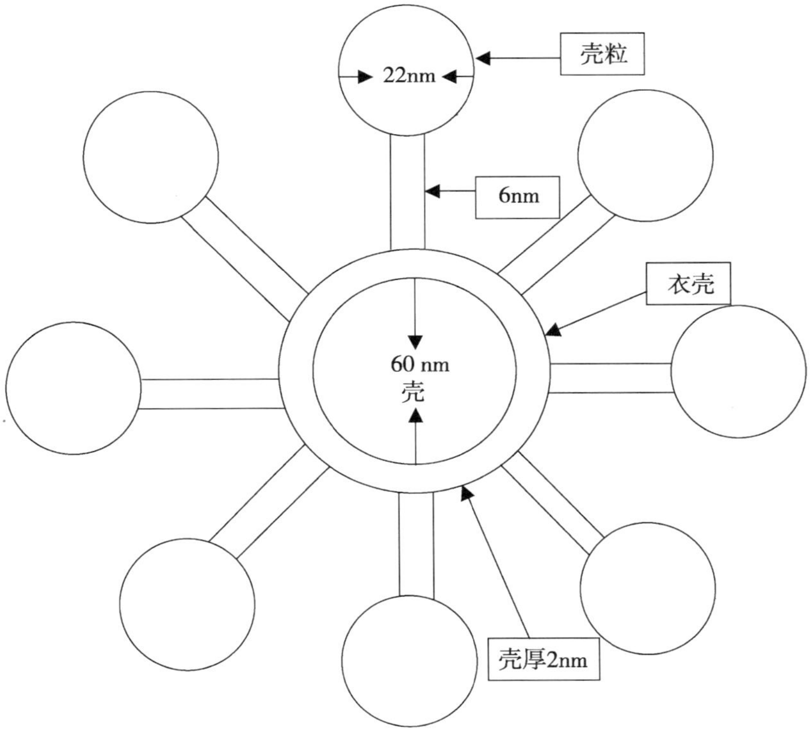

图 22－2　HPV1 L1 VLP 结构图

（六）HPV 预防疫苗的临床试验和应用状况

Villa LL 等人（2005）采用随机双盲安慰剂对照法，Ⅱ期临床研究，评估四价预防疫苗（HPV6、11、16 和 18VLP）对 70%子宫颈癌，90%生殖疣的效果。277 名青年妇女（平均年龄 20.2 岁）随机分配到 HPV 四价 VLP 疫苗组（20μg/HPV6，40μg/HPV11，40μg/HPV16 和 20μg/HPV18），安慰剂组 275 名（平均年龄 20 岁）。经 36 个月，参与者接受妇产科检查，宫颈会阴部标本检测 HPV DNA，实验血清抗 HPV 抗体检测和细胞学检查。结果发现，疫苗组 HPV6、11、16 和 18 持续感染率或疾病比安慰组下降了 90%。

目前国外已有两种 HPV 疫苗上市，一种为默克公司的"Gardasil"，它是对 HPV16、18、6、11 型有效的四价疫苗；另一种为葛兰素史克公司的"Cervarix"，它是 HPV16、18 型二价疫苗。其中针对 HPV6、11、16、18 型的四价疫苗于 2006 年 7 月获美国 FDA 批准上市。很快美国 CDC 批准 HPV 疫苗进行预防免疫。2006 年 11 月，HPV 疫苗进入了儿童计划免疫程序。后来，针对 HPV16、18 型的二价疫苗也获得了欧洲和美国 FDA 的批准。已经进行的双盲对照研究均表明两种疫苗能够有效预防 HPV 感染，主要的副作用包括穿刺点疼痛、水肿、红斑和瘙痒，94%为轻度到中度。因此广泛认为 HPV 疫苗具有较高的安全性。

Gardasil 为 HPV 16、18、6、11 四价疫苗，注射方案为第 0、第 2 和第 6 个月各接种 1 次，目前已被 100 余个国家所接受。Cervarix 为 HPV 16、18 二价疫苗，注射方案为第 0、第 1 和第 6 个月各接种 1 次，目前已被 80 余个国家所接受。

HPV 预防疫苗完全达到疫苗要求：一是安全，二是有效。这是人类预防肿瘤的里程碑。

对于预防性疫苗的使用，美国妇产医师协会（ACOG）青少年医疗委员会发表声明，支持 11～12 岁女童接种人乳头瘤状病毒（HPV）疫苗，以及对未接种的 13～26 岁女性进行补种。

联邦免疫接种顾问委员会（ACIP）之前建议，女性在进入性活跃期之前（11 或 12 岁时）开始接种 HPV 疫苗。ACOG 认可这一建议，并认为如果情况允许，可以考虑从 9 岁开始接种。

虽然在进入性活跃期前接种的保护效果最佳，但 ACIP 建议未接种的性活跃女性进行补种。ACOG 同意该建议，并认为可能有 HPV 感染史（有宫颈上皮内瘤样病变或生殖器疣）的年轻女性亦可考虑接种。

声明称，应告知未接种的性活跃女性，疫苗对有 HPV 暴露史者的效果可能不佳，但由于 HPV 阳性并非接种禁忌证，所以接种前不建议进行 HPV 检查。不建议孕妇和计划怀孕的女性接种 HPV 疫苗，但哺乳女性接种 HPV 疫苗对婴儿无害。为了确保安全，建议完成接种前注意避孕。如果尚未完成接种即怀孕，须等到分娩后再继续接种。

声明还指出，女性即使已经接种了 HPV 疫苗，仍有必要从 21 岁开始接受 Pap 涂片筛查。

HPV 预防性疫苗对已感染此种 HPV 亚型的女性毫无保护作用，而且也不能防止已接种者感染其他 HPV 亚型。因此，必须通过 HPV 亚型检测来分析不同地区 HPV 感染的流行状况，才能据此开发出有针对性的 HPV 病毒基因预防性疫苗。我国 HPV 流行病学研究发现，HPV18 型不是我国最主要的感染源，已上市的两种 HPV 疫苗均不针对我国较常见的 31、33、52、58 型。因此中国女性需要适合自己的子宫颈癌疫苗。我国 HPV 疫苗的研究还需自主进行。

二、HPV 治疗疫苗

高危型 HPV E6、E7 癌基因具有致癌性，将 E6 和 E7 基因表达的早期蛋白作为治疗疫苗抗原，首先要修饰 E6 和 E7 早期蛋白，删除致癌保留免疫原性，确保疫苗安全性。

目前主要解决的方法：

1. **突变法** 例如把 E7 第 24 位 Cys 变为 Gly 或把第 26 位 Glu 变为 Gly，或者将 Cys-x-xCys 基序中 Cys 突变为另一个氨基酸。

2. **筛选法** 例如 HPV E6、E7 早期蛋白上面有 6 个 MHC-I 结合序列中，可筛选出两个 CTL 表位：E7－1（第 22～28 位氨基酸），E7－2（第 48～55 位氨基酸）。

3. **缺乏法** 例如 E7 缺失第 21～26 位氨基酸。

4. **嵌合法** 例如 HPV16 E7 肽（第 38～61 位氨基酸）与 IgG 片段（重链恒定区）连接形成嵌合蛋白复合物。

直至目前，HPV 治疗疫苗还在研制中，离应用于临床还有较长一段路要走，我们期待着其早日应用于临床。

（孙亚洲　孔为民）

参考文献

1. 章文华，孙建衡，吴爱茹，等. 阴道镜在诊断宫颈人乳头瘤病感染中的作用. 中华肿瘤杂志，1992，14：197.
2. 吴爱茹，孙建衡，章文华，等. 山西襄垣宫颈癌高发区妇女生殖道人乳头瘤病毒（HPV）感染与宫颈癌的关系研究. 中华肿瘤杂志，1992，14：293.
3. 侯芷英，孙亚州，商名，等. 含人乳头瘤病毒 16 型 E6，E7 反义基因的假型逆转录病毒对人乳头瘤病毒 16 型转化细胞生长的抑制作用. 中华实验和临床病毒学杂志，1994，8：16.
4. 明利华，周兰萍，商铭，等. 人乳头瘤病毒 16 型 E6E7 反义 RNA 抑制宫颈癌细胞恶性表型的作用. 中华实验和临床病毒学杂志，1998，12：54.
5. 王文颖，周兰萍，孙亚州. 人乳头状瘤病毒 16 型结构蛋白 L1 和 L2 在大肠埃希菌中的高效表达. 中华实验和临床病毒学杂志，1999，13：358.
6. 乔友林. 中国妇女人乳头瘤病毒感染和子宫颈癌的流行病学研究现状及其疫苗预防前景. 中华流行病学，2007，28：937.
7. 姜志欣，吴玉璘. HPV 感染及预防性 HPV 疫苗研究. 中国计划生育学杂志，2008，151：315.
8. 武明辉，张淞文，张为远，等. 2007－2008 年北京地区 25～54 岁已婚妇女高危型人乳头状瘤病毒感染的流行病学调查. 中华妇产科杂志，2009，44：892.
9. 李伟，马丁. 子宫颈癌人乳头状瘤病毒疫苗的研究进展. 中华妇产科杂志，2009，44：950-952.
10. 雷曼殊，张蔚，陈娇. HPV 疫苗的现状及问题. 医学研究杂志，2010，39：113.
11. 武明辉，张淞文，张为远. 北京地区已婚妇女生殖道高危型人乳头状瘤病毒感染与宫颈病变相关性研究. 中华流行病学杂志，2010，31：133.
12. 刘娜，王英红. HPV 与宫颈癌的关系及其检测在临床应用的进展. 中国妇幼健康研究，2010，21：253.
13. 廖秦平，赵健，陈锐. HPV 感染的处理原则及 HPV 检测与随访. 实用妇产科杂志，2010，26：172.
14. 赵超，魏丽惠. HPV 疫苗的安全性问题. 实用妇产科杂志，2010，26：174.
15. 庞建宏. HPV 疫苗临床应用的评价. 实用妇产科杂志，2010，26：177.

16. 王晓黎，崔红梅，刘青，等. HR-HPV检测、宫颈液基细胞学检查对宫颈病变筛查的评价. 实用妇产科杂志，2010，26：588.
17. Smotkin D，Wettstein FO. The major human papillomavirus protein in cervical cancers is a cytoplasmic phosphoprotein. J Viral，1987，1686.
18. Morgan D，Pecoraro G，Rosenberg I，et al. Transformation of C127 mouse fibroblasts by human papillomavirus 16. Cancer Res，1988，48：2505.
19. Hagegsee-ME，Olson NH，Baker TS，et al. Three-dimensional structure of vaccinia-produced human papillomavirus type 1 capsids. J Virol，1994，68：4503.
20. Pushko P，Sasagawa T，Cuzick J，et al. Sequence variation in the capsid protein genes of human papillomavirus type 16. J General Viralogy，1994，75：911.
21. Jeon S，Allen-Hoffmann BL，Lambert PF. Integration of papillomavirus type 16 into the human genome correlates with a selective growth advantage of cells. J Viral，1995，69：2989.
22. Kimbauer R. Papillomavirus-like particles for serology and development. Intervirology，1996，39：54.
23. Frazer I. H. The role of vaccines in the control of STDs：HPV vaccines. Genitourin Med，1996，72：398.
24. WHO press. Cervical cancer：experts confirmed virus a major cause，new detection technologies available. Press Release WHO，147，1996.
25. Yamada T，Manos MM，Peto J，et al. Human papillomavirus type 16 sequence variation in cervical cancers：a worldwide perspective. J Viral. Mar，1997，2463.
26. Bosch FX，Muñoz N. The viral etiology of cervical cancer. Virus Res，2002，89：183.
27. Halle S，Brulet JM，Vandooren C，et al. Pre-clinical immunogenicity and anti-tumor efficacy of deleted recombinant human papillomavirus type 16 E7 protein. Anticancer Res，2004，24：2265.
28. Villa LL，Costa RL，Petta CA，et al. Prophylactic guadrivalent human papillomavirus（type6，11，16 and 18）L1 virus-like particle vaccine in young women：a randomized double-blind placebo-controlled multicentre phase II efficacy trial. Lancet Oncol，2005，6：271-278.
29. Qin Y，Wang XH，Cui HL，et al. Human papillomavirus type16 E7 peptide（38-61）linked with an immunoglobulin G fragment provides protective immunity in mice. Gynecol Oncol，2005，96：475.
30. Arias-pulido H，Peyton CL，Torrez-Martinez N，et al. Human papillomavirus type 18 viriant lineages in United States populations characterized by sequence analysis of LCR-E6，E2 and L1 regions. Virology，2005，338：22.
31. Bernal M，Burillo I，Mayordomo JI，et al. Human papillomavirus（HPV）infection and intraepithelial neoplasia and invasive cancer of the uterine cervix：a case-control study in Zaragoza，Spain. Infect Agent Cancer，2008，3：8.
32. Farag R，Redline R，Abdul-Karim FW. Value of combining HPV-DNA testing with follow-up Papanicolaou smear in patients with prior atypical squamous cells of undetermined significance. Acta Cytol，2008，52（3）：294.
33. Monk BJ，Herzog TJ. The new era of cervical cancer prevention：HPV vaccination. Gynecol Oncol，2008，109（2 Suppl）：S1.
34. Nam K，Chung S，Kim J，et al. Factors associated with HPV persistence after conization in patients with negative margins. J Gynecol Oncol，2009，20：91.
35. Adamopoulou M，Kalkani E，Charvalos E，et al. Comparison of cytology，colposcopy，HPV typing and biomarker analysis in cervical neoplasia. Anticancer Res，2009，29：3401.
36. Velicer C，Zhu X，Vuocolo S，et al. Prevalence and incidence of HPV genital infection in women. Sex Transm Dis，2009，36：696.
37. Kim JK. HPV genotyping prior to vaccination promise. MLO Med Lab Obs，2009，41：36-37.

38. Lee SH，Vigliotti VS，Pappu S. HPV infection among women in a representative rural and suburban population of the USA. Int J Gynaecol Obstet，2009，105：210.

39. Baussano I，Ronco G，Segnan N，et al. HPV-16 infection and cervical cancer：modeling the influence of duration of infection and precancerous lesions. Epidemics，2010，2：21.

40. Sundström K，Eloranta S，Sparén P，et al. Prospective study of human papillomavirus（HPV）types，HPV persistence，and risk of squamous cell carcinoma of the cervix. Cancer Epidemiol Biomarkers Prev，2010，19：2469.

41. Insinga RP，Perez G，Wheeler CM，et al. Incident cervical HPV infections in young women：transition probabilities for CIN and infection clearance. Cancer Epidemiol Biomarkers Prev，2011，20：287.

42. Stoler MH，Wright TC Jr，Sharma A，et al. High-risk human papillomavirus testing in women with ASC-US cytology：results from the ATHENA HPV Study. Am J Clin Pathol，2011，135：468.

第 23 章 人乳头瘤病毒检测

一、HPV 感染的检测方法

临床上可从以下几个方面诊断 HPV 感染：

1. 直视或辅助方法观察 HPV 感染的特征性临床表现。如呈乳头状或细指状生长的尖锐湿疣，有时表现为宫颈红斑或白斑的宫颈上皮内瘤变等。但 HPV 感染缺乏特异性症状，且多数为亚临床感染，故不足四分之一的生殖道 HPV 感染能被肉眼观察。醋酸试验和阴道镜检查有助于鉴别可疑的病灶，特别是亚临床病灶。

2. 应用显微技术和免疫组织化学技术对 HPV 感染引起的细胞学和组织学变化进行诊断。其特征性组织病理改变是出现空泡细胞，以及不同程度的上皮内瘤变表现。研究表明，被 HPV 感染的上皮细胞可表达 HPV 主要衣壳蛋白 HPV-L1，从而诱导特异性的细胞免疫及体液免疫反应将病毒清除。应用免疫组化技术在 HPV 感染的良性病变和低度病变中通常可检出 HPV-L1 的大量表达，但当 HPV DNA 整合到宿主基因后，HPV-L1 蛋白表达缺失，机体无法识别清除病变细胞，可导致病变进展。因此，检测宫颈组织切片或细胞涂片上的 HPV-L1 蛋白，有助于预测病变的临床转归。L1 表达阳性提示病变进展可能性小，而 L1 表达阴性则预示病变有较高的恶性潜能，容易进展。有报道，亚临床 HPV 感染（细胞学阴性或 ASC）的宫颈细胞/组织 HPV-L1 总阳性率为 98%，宫颈低度病变（LSIL/CIN1）细胞/组织 HPV-L1 总阳性率为 30%～70%，宫颈高度病变（HSIL/CIN2-3）的细胞/组织 HPV-L1 总阳性率为 12%～40%，子宫颈癌（SCC）的细胞/组织 HPV-L1 总阳性率不到 1%。

3. 应用各种分子技术检测 HPV 病毒基因组，如原位杂交、导流杂交、核酸印迹、杂交捕获法（hybrid capture 2，HC2）和聚合酶链反应（PCR）等。其中以 PCR 方法的敏感性最高，并可进行 HPV 分型检测，在科研中应用最多。低密度基因芯片导流杂交技术是将基因扩增（PCR）技术、导流杂交技术及基因芯片技术集合在一起，具有 PCR 技术的高灵敏性、导流杂交技术的高特异性以及基因芯片的高通量性。该技术可同时检测 21 种 HPV 病毒感染并进行分型，这些型别包含了 13 种常见的高危型（HPV16、18、31、33、35、39、45、51、52、56、58、59、68 型）、5 种低危型（HPV6、11、42、43、44）和中国人常见的 3 种亚型（HPV53、66，CP8304），并能够检测出混合型感染。因操作过程中需进行 PCR 扩增，故对实验条件要求较高，操作不慎可能导致样本间的污染。HC2 的原理是利用化学发光对抗体捕获的信号加以放大，可检测上述 13 种常见的高危型 HPV DNA，检测高度病变的敏感性达 88%～100%，阴性预测值高达 99%，且有高度的重复性，实验室要求简单。HC2 是目前全世界使用最广泛、也是最早经美国 FDA 批准上市的临床 HPV 诊断方法。但此方法不能对上述的 HPV 具体分型，当探针中所含任一型别的 HPV DNA 超过阈值，检测结果均为阳性。2009 年 3 月，美国食品药品监督管理局（Food and Drug Administration，

FDA）又批准了两项新的 HPV 临床检测技术。其中一种用以检测 14 种高危型别的 HPV，包括 HPV16、18、31、33、35、39、45、51、52、56、58、59、66 和 68，其商品名为 Cervista™ HPV HR。另一种为特异性检测 HPV16 和 18 型，其商品名为 Cervista™ HPV 16/18。这两种检测技术的原理均是利用一种等温酶的 DNA 扩增方法，通过产生的荧光信号读取结果，检测特定的核酸序列。由于 HC2 技术不仅需要先进的检测设备，而且费用较高，所以该方法很难在发展中国家的普通人群中广泛应用。而一项名为 HPV 快速筛查法（*care* HPV）的子宫颈癌筛查技术，由比尔盖茨基金资助，中国与美国健康适宜技术研究所（PATH）、德国 QIAGEN 公司等机构合作，历经 5 年在中国完成了这项筛查技术的临床研究，《柳叶刀—肿瘤学》于 2008 年 9 月发表了这一研究成果。*care* HPV™ 是一种快速、准确、价廉的 HPV-DNA 测定方法，主要采用了抗体结合顺磁性磁珠技术，该技术能够快速捕获特异靶向 HPV 核酸，然后进行抗体检测，采用化学发光信号放大技术，可定量检测 14 种高危 HPV 型别（16、18、31、33、35、39、45、51、52、56、58、59、66 和 68）。其识别宫颈病变的敏感性为 90%，特异性为 84.2%，接近 HC2 技术，只需 2.5 个小时就能得出结果，费用也只有 HC2 技术的 1/10。而且，HPV 快速检测筛查技术实验设施简单、操作容易，乡村卫生员经过简单训练就能很好地掌握这个技术，可以在没有水电的情况下操作。因此，*care* HPV 技术有望成为发展中国家子宫颈癌筛查的有效手段。

二、HPV 检测的临床意义

（一）用于子宫颈癌的筛查

从 20 世纪 40 年代开始，宫颈巴氏涂片就在西方发达国家广泛被用于子宫颈癌的筛查，并已使子宫颈癌在这些国家的发病率下降了 70%～80%。但这种筛查方法耗资巨大，且有一定的局限性，如敏感性欠佳，尤其对宫颈腺癌的检出率低；可重复性差，阳性预测值低，受阅片者的主观性影响，细胞学病理医生培养难等。而 HPV 的检测是客观指标，敏感性高，近年来已被逐渐用于子宫颈癌的筛查。

一项包括欧洲、北美洲、拉丁美洲、非洲及亚洲横断面研究数据的 Meta 分析，比较了 HPV 检测作为子宫颈癌初筛方法与细胞学在检出高度病变的敏感性和特异性方面的差异。单用 HPV 和 HPV 联合细胞学检测的平均敏感性、特异性分别为 89.5%、87.5% 比 99.2%、87.3%。HPV 检测与细胞学相比，敏感性提高 23%，特异性下降 6%；HPV 联合细胞学与单用细胞学相比，敏感性提高 45%，特异性仅下降 7%。波兰的一项随访时间长达 10 年的队列研究显示，基线时 HPV 检测阴性的妇女，在 5 年与 10 年后发生 CIN 3 及以上病变的累积风险为 0.24%、0.87%，而 HPV 阳性的妇女累积风险则升高至 4.4%、6.92%；如 HPV 和细胞学检测均正常的妇女，其发病累积风险将降至 0.16%、0.79%，阴性预测值可达 99.91%。中国学者在一项以人群为基础的研究中，以病理组织学为金标准同时对六种子宫颈癌筛查方法的诊断效果进行了评价。六种筛查方法包括：HPV 自己取样法、荧光分光镜检法、薄层液基细胞学、HPV 直接检测、5%醋酸染色后肉眼观察及阴道镜检查。检测各筛查方法的敏感性及特异性分别为：HPV 自己取样法（0.835、0.859）、薄层液基细胞学（0.872、0.935）、HPV 直接检测（0.952、0.859）、5%醋酸染色后肉眼观察（0.709、0.743）、阴道镜检查（0.814、0.765）、荧光分光镜检法（0.91、0.09）；HPV 直接检测法对 CIN2、CIN3 及癌的阳性检出率分别为 92.9%、96.6%、100%。结果显示 HPV 直接检测和薄层液基细胞学均是简便高效的筛查方法。

基于众多类似上述的研究结果，2001 年 9 月，欧洲妇产科传染病协会将 HPV 的检测列为子宫颈癌的普查项目，与宫颈涂片结合，或作为宫颈涂片的替代项目进行子宫颈癌普查。美国癌症协会于2002年4月推出的临床实践指南中，也将HPV检测与宫颈巴氏涂片相结合用于30岁以上妇女的筛查，对二种检查均阴性的妇女，每3年复查一次；若巴氏涂片阴性，HPV阳性者，则1年复查一次。2003年4月，美国FDA批准对30岁以上妇女使用HC2联合宫颈细胞学检查作为子宫颈癌的普查初筛方法。2004年4月，IARC的一致性声明中也指出，高危型HPV的检测用于筛查和患者的处理是合理的。近年来有学者提出，以HPV检测作为子宫颈癌的初筛方法，将HPV阳性的高危人群浓缩之后，再用细胞学检查进行分流，这样既可提高筛查的敏感性，又可减少细胞学医师的工作负荷，使其将注意力集中于这些高危人群，从而提高细胞学检查的准确性，同时也有助于降低筛查成本。目前包括荷兰、意大利、加拿大、芬兰等多个国家正在进行大规模、前瞻性的研究，以评估HPV检测作为宫颈初筛方法的有效性、合理性及成本效益。

（二）用于宫颈初筛结果异常的分流

1. 对细胞学检查有轻微异常的再分类 常规宫颈细胞学检查诊断为ASCUS的患者中，约5%经活检证实为CIN 3，可选择以下方法进行分流：直接阴道镜检查、间隔6个月连续两次复查细胞学或用高危型HPV DNA检测筛选出高危病例。细胞学诊断为ASCUS，但高危型HPV检测为阳性者，应立即行阴道镜检查，必要时镜下取活检；如果HPV阴性，可于1年后重复细胞学检查。研究发现，HPV检测发现CIN 2、3总的敏感性要远远高于单次细胞学复查。HPV阳性的妇女在随访中诊断为CIN 1的可能性是初始HPV阴性妇女的3.8倍，发展为CIN 2/3的可能性是HPV阴性妇女的12.7倍。但对于20岁以下的青少年女性而言，HPV感染率要远高于30岁以上妇女，而且多为一过性感染，如果采用HPV检测处理青少年的ASC-US，就会将大量患癌风险很低的女性转诊阴道镜检查。因此，美国阴道镜与宫颈病理协会（the American Society for Colposcopy and Cervical Pathology，ASCCP）建议对这组特殊人群，应在1年后复查细胞学。

2. 对细胞学检查正常但高危型HPV检测阳性的再分类 由于HPV16/18型是导致子宫颈高度病变及子宫颈癌最常见的病毒型别，同时研究显示，基线时感染了这两种型别的妇女将来发生CIN 3或子宫颈癌的风险明显高于其他HPV型别。因此，2009年3月，美国FDA批准了Cervista™ HPV 16/18用于临床，以特异性检测HPV16和18型。同时，美国阴道镜与宫颈病理协会（the American Society for Colposcopy and Cervical Pathology，ASCCP）亦给出新的指南，即对30岁及以上细胞学检查正常但高危型HPV检测阳性的妇女，用HPV16/18病毒基因分型检测进行分流，HPV16/18阳性者立即行阴道镜检查，阴性者12个月后复查细胞学及HR-HPV检测。

（三）用于宫颈病变治疗后的随访

CIN患者治疗后发生子宫颈癌的概率是正常妇女的4～5倍，因此对CIN患者治疗后的随访、监测不容忽视。HPV检测对诊断复发具有较高的敏感性，而特异性与细胞学相似，提示HPV检测可作为CIN治疗后的监测指标。同一高危亚型HPV，尤其是HPV16的持续感染是CIN治疗失败或术后复发的主要危险因素，因此HPV分型检测有助于判断是否同一高危亚型的持续感染还是不同亚型的新发感染。对CIN进行有效处理后，妇女大部分在术后3个月至2年的时间内清除HPV感染，且随着术后时间的延长，HPV消退率逐渐增加。HPV在术后半年的消退最明显，术后2年可达90%以上。因此，在术后6个月开始复查HPV较为适宜，若HPV和细胞学检查均阴性，尤其手术切缘阴性者，可减少随访次数和延长随访间隔。若HPV和细胞学检查均阳性，需行阴道镜及宫颈活检排除病变的残留和复发。假如为不满意阴道镜所见，要高度怀疑宫颈管内病变残留，必要时需行宫颈管搔刮或诊断性锥切。

此外，HPV 的检测可能对子宫颈癌的预后有预测作用。有研究指出 HPV DNA 检测阴性的子宫颈癌，其累计无瘤生存率为 100%，HPV DNA 阳性者仅 56%。HPV 是否阳性及 HPV 型别还与子宫颈癌盆腔淋巴结转移相关。

三、HPV 感染临床转归及处理

（一）HPV 感染的自然史

肛门生殖器的 HPV 感染与年龄及性行为习惯相关。性活跃的年轻妇女感染率最高，感染的高峰年龄为 15～25 岁。文献报道生育年龄（包括宫颈细胞学检查无异常发现）的正常妇女，其宫颈 HPV 感染率在 5%～50%。国外对女大学生的研究发现，约 1/3 有性行为的女大学生的正常宫颈 HPV DNA 阳性。据报道在世界范围内，半数以上的性活跃的成年人在他们的一生中至少被一种生殖道 HPV 感染过。HPV 感染的高危因素主要为性行为紊乱，如过早开始性生活、多个性伴侣、与高危人群的性接触等。女性性工作者及 HIV 患者中 HPV 感染率较高。男性的包皮环切术及正确使用避孕套在一定程度上可减少妇女感染 HPV。

虽然年轻女性的 HPV 感染及其引起的宫颈低度病变的频率很高，并可反复感染或同时感染多种型别的 HPV，但绝大多数都会在短期内自动消失。大于 30 岁的妇女宫颈 HPV 新发感染率明显下降，约为 5%～10%。但相对于年轻女性，大年龄段的妇女更容易发生 HPV 的持续感染，这可能与免疫功能随着年龄的增长而下降，从而降低了人体对病毒的新发和既往感染的清除能力有关。亦有研究报道妇女 HPV 感染的第二个高峰年龄段在女性的围绝经期（45～50 岁），其原因多数学者认为是妇女或其配偶与新的性伴侣接触而发生的感染，也可能与病毒的潜伏感染再度激活有关。

大多数（约 90%）的 HPV 感染是一过性的，免疫功能正常的妇女，感染后 HPV DNA 可在 2 年内转阴，这是 HPV 感染最常见的结局。即使在 CIN 的患者中，如果随诊足够长的时间，HPV 感染也有较高的自然转阴率。因此，HPV 感染不能等同于肿瘤发生。非致瘤性（低危型）HPV 感染的自然消退率较高，平均感染时间是 7～8 个月，致瘤性（高危型）HPV 的平均感染时间则长达 10～13 个月。HPV 感染后，主要诱发机体的细胞免疫将病毒清除，一旦机体免疫力消除了某一型 HPV，一般不易再感染同一型别的 HPV，但并不意味着对其他型别的 HPV 也产生了交叉免疫。

不到 10%的 HPV 感染会持续存在，但只有少部分高危型 HPV 持续感染可能引发宫颈病变或子宫颈癌。而且研究显示，同一高危型 HPV 的持续感染，患 CIN 2、3 的风险比高达 813，较不同高危型别的 HPV 多次感染者明显升高，后者患 CIN 2、3 的风险比为 192。另一项研究也观察到，连续 3 次同型别的高危型 HPV 持续感染者出现持续鳞状上皮内病变的风险远远大于持续的高危型 HPV 感染但型别不同的情况。相邻两次均检测到高危型 HPV 而型别不同时，持续鳞状上皮内病变的发生概率甚至低于相同型别的低危型 HPV 持续感染。

HPV16、18 是子宫颈癌及癌前病变中最常见的 HPV 型别。多项研究表明，相对于其他型别的高危型 HPV，HPV16 感染更容易持续存在，平均感染时间为 16～18 个月，并且进展为 CIN 3 及浸润癌的风险明显高于其他高危型 HPV。子宫颈细胞学正常的妇女，如果 HPV18 阳性，其进展为 CIN 3，特别是腺癌和相关癌前病变的风险也较高。一项入组了

20 810名妇女、随访长达10年的前瞻性研究发现，研究开始时HPV16阳性的妇女10年内进展为CIN 3和浸润癌的比率为17.2%，HPV18阳性者为13.6%，而其他高危型HPV阳性者进展为CIN 3和浸润癌的比率仅为3.0%。细胞学检查阴性而HPV16或18阳性的妇女进展为CIN 3以上病变的风险比细胞学检查为LSIL的患者还高。Molano等对227例细胞学正常而HPV阳性的妇女进行了为期5年的随访，发现HPV16较低危型感染的清除率明显降低，HPV31、33、35、52及58型的清除率居中，其他高危亚型与低危型相比未显示出清除率降低，单一感染与多型别感染的清除率相当。Insinga等对HPV16、18、6、11型感染及相关宫颈病变的自然史进行了回顾性分析，结果显示，随访2年或3年时，HPV16/18型别相关的CIN 2/3发生的累积风险为11.5%、27.2%；HPV16/18型别相关的CIN 1、CIN 2、CIN 3在12个月内的阴转概率分别为32.9%、21%、11%。由于HPV具体亚型致病力的不同，HPV分型检测在子宫颈癌筛查及宫颈病变治疗后随访中的作用日益凸显。

除了上述年龄、性行为习惯、HPV型别与HPV持续感染相关外，可能还有其他内源性或外源性因素协同参与作用，影响了HPV的清除，并促进了宫颈病变的进展。这些协同因素包括：①环境或外在因素，如吸烟、长期口服避孕药、多产、其他性传播疾病的协同感染；②病毒因素，如高病毒载量、多种型别HPV联合感染、病毒基因整合入宿主染色体；③宿主因素，如遗传易感性、HIV感染、免疫抑制治疗等。HPV感染的自然史尚有很多方面还不甚明确，HPV自我清除、持续感染、潜伏感染的状态如何准确界定及其转归或进展的规律，有待更深入的研究。另外，除高危型HPV持续感染这一重要的致病因素外，子宫颈癌的发生、发展是多因素、多步骤作用的结果，上述内源性及外源性危险因素在HPV致病过程中是如何发挥作用的，同样需要更多临床及实验室的研究来证实。

（二）HPV感染的处理

1. 目前的策略　“治病即治毒”是对HPV感染的处理原则，只治疗HPV感染引起的病变，而不是治疗HPV感染本身。对没有引起病变的HPV感染，不需要治疗，因大多数感染是一过性的，可被机体自行清除。对HPV感染引起的生殖道病变，主要的治疗方法包括物理消融（如激光、冷冻）、细胞毒药物（如鬼臼树脂）、光动力学治疗及手术切除等。然而，这些方法都不能彻底清除病毒，未来的发展方向是疫苗和抗病毒药物的开发。

2. HPV疫苗　尽管HPV的检测及预防浸润性病变十分重要，但最终目标是通过接种疫苗根除高危型HPV感染，使子宫颈癌的一级预防成为现实。疫苗接种可使筛查年龄推迟，可能节省费用。然而，随着疫苗的商品化，一些新的问题可能会出现：尚不清楚HPV疫苗是否终身有效，对疫苗接种后的远期效果及不良反应还需要长期监测；疫苗应用可能对宫颈涂片筛查计划产生负面影响，应当积极进行公共卫生教育减少这种影响；应当建立对有高危型HPV感染的妇女进行疫苗接种的建议或指南。HPV DNA检测可以发现很多妇女有高危HPV感染，预防接种是否也应包括这些妇女？需要研究感染后的接种是否影响感染的进程，也许预防接种甚至会降低自身免疫的效应；昂贵的费用和有限的疫苗生产能力可能影响HPV疫苗在发展中国家的使用，需要努力克服这些障碍。

预防性疫苗：HPV预防性疫苗旨在增强免疫应答以预防感染和防止临床疾病的进展，这种类型的疫苗需要诱导抗HPV抗体的产生以防止新的感染，是以HPV晚期结构蛋白L1、L2为基础诱导产生特异性抗体。预防性疫苗计划致力于通过接种尚未发生感染（或无症状）的巨大人群来降低HPV感染率。

目前，Merck公司和GlaxoSmithKline公司已分别利用酵母和昆虫细胞表达体系开发出以病毒样颗粒为基础的HPV基因工程疫苗，由于不含有病毒的DNA，故接种疫苗后不会导致机体感染 HPV 或发生 HPV 相关疾病。前者是四价疫苗，包含 HPV6、11、16、18 型的 L1 病毒样颗粒，使用的是铝佐剂；后者是二价疫苗，包含 HPV16/18 型的病毒样颗粒，使用的是 ASO4（一种包含铝和脱酰单磷酰脂）佐剂。两种疫苗在理论上可预防约 70%的子宫颈癌的发生。包括美国在内的多项全球多中心随机对照研究评估了这两种疫苗对 9～45 岁妇女的安全性和有效性，结果显示，对于注射前从未感染过疫苗涵盖的 HPV 基因型的妇女，两种 HPV 预防性疫苗在预防 HPV 持续感染和相关子宫颈病变方面都显示出非常好的效果，同时具有良好的耐受性。常见的不良事件为注射部位的疼痛、红肿、瘙痒及发热、头晕等全身反应。在注射三剂疫苗后的 1 个月，血清抗 HPV 抗体阳转率可达 96.4%～99.9%；在接种后 5 年内，抗体滴度仍维持较高的水平，与自然感染相比有显著差异。目前，大规模 HPV 疫苗试验及 3～6 年的随访结果是，HPV 疫苗几乎可以 100%地预防由相关基因型导致的子宫颈癌前病变、阴道和外阴癌前病变及生殖器疣。尽管研究开展的时间长度还不足以使病变发展为子宫颈癌，但世界卫生组织的专家组已认同对这些子宫颈癌前病变的预防最终能避免癌症的发生。

2006 年，美国食品药品监督管理局批准了 Gardasil 四价疫苗上市。2007 年，澳大利亚也批准了 Cervarix 二价疫苗的上市。目前这两种疫苗已在全球 100 多个国家和地区上市，其中包括中国香港、澳门和台湾，主要用于青春期前和青少年女性的预防接种。

2007 年 9 月，Merck 公司的四价 HPV 疫苗（佳达修）在中国内地获得食品药品监督局（SFDA）的批准，可进行上市前的多中心临床试验，以评估其在中国妇女中的安全性及有效性。该项临床研究将由中国医学科学院肿瘤医院、北京大学人民医院、浙江大学附属妇产科医院及中山大学附属肿瘤医院负责进行，预计在 2008 年 11 月至 2012 年 8 月完成 3000 例健康女性受试者的接种和随访。研究结果将为 HPV 预防性疫苗在中国正式上市及推广应用提供依据，也将使中国的子宫颈癌防治工作迈入崭新的时代。

治疗性疫苗：相对于 HPV 预防性疫苗，以抑制 HPV 相关病变为目的的 HPV 治疗性疫苗研究进展较缓慢。治疗性疫苗包括重组蛋白疫苗、多肽疫苗、嵌合疫苗和核酸疫苗。其理论基础是用 HPV 的 E6 和 E7 蛋白激发机体抗肿瘤的细胞毒性淋巴细胞反应，通过细胞免疫消除已存在的 HPV 感染和抑制与 HPV 相关癌前病变和癌的进展。国外已开始用于治疗晚期子宫颈癌病人，虽然都能在体内产生抗疫苗的 IgG 抗体，部分病例还产生了 HPV 特异性的细胞毒性淋巴细胞反应，但尚未达到理想的肿瘤缩小的效果。

3. 抗病毒治疗 理想的抗病毒药物应当既可以治疗潜伏感染，也可以控制临床型病变。尤其对那些免疫抑制的患者，体内常有多个 HPV 感染引起的病灶，抗病毒治疗是最适宜的。诱导凋亡可能是一些抗病毒药物（如 Acitretin 和 Cidofovir）的作用机理，鉴别和干扰 HPV 病毒蛋白和宿主蛋白的相互作用是研究的关键。已有研究表明，在瘤变细胞内消除 HPV E6 的功能是可行的，但研制这种抗病毒药物尚有很多问题有待解决。

（刘继红　李玉洁）

参考文献

1. 乔友林，章文华，李凌，等. 子宫颈癌筛查方法的横断面比较研究. 中国医学科学院学报，2002，24：50.
2. Schlecht NF，Kulaga S，Robitaille J，et al. Persistent human papillomavirus infection as a predictor of

cervical intraepithelial neoplasia. JAMA, 2001, 286: 3106.

3. Kjaer SK, van den Brule AJ, Paull G, et al. Type specific persistence of high risk human papillomavirus (HPV) as indicator of high grade cervical squamous intraepithelial lesions in young women: population based prospective follow up study. BMJ, 2002, 325 (7364): 572.
4. Elfgren K, Jacobs M, Walboomers JM, et al. Rate of human papillomavirus clearance after treatment of cervical intraepithelial neoplasia. Obstet Gynecol, 2002, 100: 965.
5. Bory JP, Cucherousset J, Lorenzato M, et al. Recurrent human papillomavirus infection detected with the hybrid capture II assay selects women with normal cervical smears at risk for developing high grade cervical lesions: a longitudinal study of 3091 women. Int J Cancer, 2002, 102: 519-525.
6. Sherman ME, Lorincz AT, Scott DR, et al. Baseline cytology, human papillomavirus testing, and risk for cervical neoplasia: a 10-year cohort analysis. J Natl Cancer Inst, 2003, 95: 46.
7. Molano M, van den Brule A, Plummer M. Determinants of clearance of human papillomavirus infections in Colombian women with normal cytology: a population-based, 5-year follow up study. Am J Epidemiol, 2003, 158: 486.
8. Khan MJ, Castle PE, Lorincz AT, et al. The elevated 10-year risk of cervical precancer and cancer in women with human papillomavirus (HPV) type 16 or 18 and the possible utility of type-specific HPV testing in clinical practice. J Natl Cancer Inst, 2005, 97: 1072.
9. Castle PE, Schiffman M, Herrero R, et al. A prospective study of age trends in cervical human papillomavirus acquisition and persistence in Guanacaste, Costa Rica. J Infect Dis, 2005, 191: 1808.
10. Marc A, Peter S, Chris J, et al. Clinical applications of HPV testing: a summary of meta-analyses. Vaccine, 2006, 24 (suppl 3): 78.
11. Meier CJ, Snijders PJ , Castle PE. Clinical utility of HPV genotyping. Gynecol Oncol, 2006, 103: 12.
12. Qiao YL, Franceschi S, Belinson JL, et al. HPV prevalence in Chinese women: a population based multiple center survey in mainland China. Oral presentation 1B-01, 24th International Papillomavirus Conference and Clinical Workshop, November 2007, Beijing International Convention Center. China.
13. Insinga RP, Dasbach EJ, Elbasha EH. Epidemiologic natural history and clinical management of Human Papillomavirus (HPV) Disease: a critical and systematic review of the literature in the development of an HPV dynamic transmission model. BMC Infect Dis, 2009, 9: 119.

第 24 章 有关 HPV 疫苗的相关问题

一、子宫颈癌的流行病学和发病原因

当前，随着经济社会的高速发展，人口增多，加上社会竞争压力增大，环境的污染，肿瘤的发生率有所增长。据世界范围统计，在女性中间，其前 10 位的肿瘤，除了呼吸道、肺癌、消化道等这些男女都共有的肿瘤之外，在女性特有的肿瘤当中，第一位是乳腺癌，第二位是子宫颈癌。

子宫颈癌是一种严重危害妇女健康的恶性肿瘤。WHO 2008 年数据统计，全球估计有 52.9 万的子宫颈癌新发病例，27.5 万妇女死于该病，其中 86%的新发子宫颈癌病例，88%的死亡病例发生在发展中国家。如果不尽快采取措施，未来 10 年内子宫颈癌导致的死亡将上升 25%。

中国是子宫颈癌发病较多的国家，每年约有 13 万名新发病例，占全球病例的 1/5，每年死亡病例超过 3 万。由于各地方经济发展不平衡，我国子宫颈癌发病的分布有一定的地域性、种族性。我国子宫颈癌主要分布在中西部地区，并且农村高于城市，山区高于平原。据 2004—2005 年全国死因回顾调查结果显示，与 20 世纪 90 年代调查相比，30 -、35 -、40 - 岁年龄组的死亡率不但没有降低反而升高，子宫颈癌对女性的危害有年轻化的趋势；中、西部地区子宫颈癌的危害明显高于东部地区。在我国 56 个少数民族中调查，发现维吾尔族的子宫颈癌死亡率最高，其年龄调整死亡率为 17.27/10 万，其次是蒙族 15.72/10 万、回族 12.29/10 万。如何开展癌症的防控已成为世界性的公共卫生问题。预防控制子宫颈癌的发生，及早发现早期癌并及时治疗，减少晚期子宫颈癌已成为国家和地区的公众卫生形象和医疗公平的一个标志。

关于子宫颈癌发病的原因，20 世纪 80 年代德国 zur Hausen 教授提出 HPV 与子宫颈癌发病有关（1982），经过多年的研究证实 HPV 感染是引起子宫颈癌发生的主要原因（zur Hausen，1991），由此 zur Hausen 也在 2008 年获得了诺贝尔奖医学奖。其后的研究发现 HPV 还可以引起外阴、阴道、肛周、口咽癌。

从世界范围来看，在子宫颈癌中尽管 HPV 不同亚型与地区、人种等有关，但在全球各地均以 HPV16 和 18 亚型为子宫颈癌和癌前病变的主要型别。70%的侵袭性子宫颈癌由 HPV16 型和 18 型引起，其中 HPV16 型诱发癌变的潜力最大。HPV6 型和 11 型的致癌风险较低，主要可以引起 90%的尖锐湿疣。一项包括中国在内的大样本资料研究在全球子宫颈癌与 HPV 型别的关系，共搜集了来自五大洲、38 个国家的 10 575 例浸润性子宫颈癌患者的石蜡标本，应用 PCR 方法（SPF - 10 broad-spectrum）进行 HPV 型别检测，结果 8977 例（85%）患者 HPV-DNA 阳性。阳性标本中最常见的 HPV 亚型为 16、18、31、33、35、45、52 和 58 型，占总阳性率的 91%。在宫颈鳞癌、腺癌、腺鳞癌三种主要类型中 HPV16、18 和 45 三种亚型的阳性率均居前三位。这三型在腺癌中的阳性率高达 94%，高于鳞癌。而其他未知的 HPV 亚型（26、30、61、67、69、82 和 91 型）仅占 1%。

乔友林等对中国子宫颈癌鳞癌 630 例、腺癌 34 例和癌前病变（CIN 2/3）569 例患者的石蜡切片进行 HPV 高危型别进行检测，结果提示，在中国子宫颈癌患者中 HPV16、18 亚型仍为主要型别，在鳞癌中为 97.6%，在腺癌中为 85.3%，在 CIN 2/3 中 16 型为 76.7%，18 型为 7.8%。

以上结果显示针对不仅在全球，而且在中国，针对 HPV16、18 亚型的子宫颈癌疫苗对预防 80%以上的子宫颈癌是有益的。

二、预防性子宫颈癌疫苗的研发和制备

由于发现 HPV 是子宫颈癌发生的主要原因，人们致力于 HPV 疫苗的研发。HPV 疫苗分三种类型：预防性疫苗、使原有感染及相关疾病消退的治疗性疫苗、兼具有预防和治疗功效的双重疫苗。目前研发成功并应用于临床的是预防性疫苗。本文仅对预防性疫苗加以介绍。

1991 年澳大利亚华人科学家周建博士在 Ian Frazer 教授的昆士兰大学癌症研究中心，首次用 DNA 重组技术，人工体外合成了 HPV 病毒样颗粒（外壳），这种 HPV 病毒样颗粒能激发机体的免疫反应，为预防 HPV 疫苗的研发打下了基础。此后 10 年间，陆续研发成功制备了预防性 HPV 疫苗。

目前，已在全球上市的有两种预防性疫苗：Gardasi（默沙东公司生产四价疫苗，包含 HPV 6 型、11 型、16 型和 18 型）和 Cervarix（葛兰素史克生产两价疫苗，包含 HPV 16 型和 18 型）。我国厦门大学夏宁邵教授研发的两价疫苗（包含 HPV16、18 型）也已研发成功并在进行临床试验。

人乳头状瘤病毒（HPV）是无包膜、双链的脱氧核糖核酸（DNA）病毒，属乳头瘤病毒科。HPV 基因被主要衣壳蛋白（L1）和次要衣壳蛋白（L2）这两种结构蛋白包被。HPV 感染人体后，机体针对 HPV 衣壳蛋白 L1 和 L2 产生的中和抗体，通过自身免疫能消灭 HPV 感染。因此预防性 HPV 疫苗可以通过重组 DNA 技术表达 L1 蛋白，诱导机体产生中和性抗体，预防 HPV 感染。现有的此类疫苗是由病毒衣壳蛋白 L1 或 L1 与 L2 组成，在细胞内可自我组装成病毒样颗粒（virus-like particles，VLPs）。VLPs 具有与完整病毒相同的抗原空间表位，可激发机体的 $CD4^+$ T 细胞介导的体液免疫应答，刺激机体产生高效价保护性中和抗体，从而保护疫苗接受者不被疫苗所代表的类型的 HPV 病毒感染。因此，VLPs 是一种合理的预防性疫苗。由于 VLPs 只含病毒抗原，不含病毒 DNA，具有免疫原性的同时，不会导致病毒感染或诱发癌症，使用安全。

目前两种临床应用的疫苗的抗原均是 HPV 主要衣壳蛋白的 L1 片段，重组的病毒样颗粒不含病毒 DNA，但是其形态以及抗原性与真正的 HPV 类似。Gardasil 四价疫苗应用酵母制备 L1 VLPs，通过重组 DNA 技术，L1 蛋白在酵母中表达，并自我组装成为构象完整且无感染性的病毒样颗粒（VLPs），包含 HPV16/18/11/6 的 VLPs，是针对 HPV6、11、16、18 型的疫苗，为灭菌悬液注射剂，在 2～8℃条件下保存；分别为 0、2、6 月分 3 针肌内注射接种。

Cervarix 两价疫苗含有 HPV16 和 HPV18 的 VLP；是采用新型杆状病毒表达系统，在粉纹夜蛾（trichoplusiani）细胞中制备，HPV 主要衣壳蛋白的 L1 片段作为抗原，利用重组杆状病毒系统生产 VLP，并使用新型佐剂 ASO4。ASO4 单一铝盐为佐剂；每 0.5ml 的二价疫苗中 HPV16 /HPV18 型的 L1 蛋白的含量均为 20μg，这些成分吸附于 ASO4 佐剂系统

（含 500μg 氢氧化铝和 50μg 3-O-去酰基-4′-单磷酰脂质 A），不含有硫柳汞、抗生素或其他防腐剂。该疫苗是针对 HPV18 和 16 亚型的疫苗，为在 2～8℃条件下保存的灭菌悬液注射剂，分别在 0、1、6 月分三针肌内注射接种。

我国厦门大学夏宁邵教授研发的两价疫苗（包含 HPV16、18 型）是利用大肠杆菌表达系统可溶性表达人乳头瘤病毒 18 型（HPV18）L1 蛋白，经过纯化和重组装过程，获得 HPV18 病毒样颗粒（VLPs）。现正在进行Ⅰ期和Ⅱ期临床验证。

三、子宫颈癌预防性疫苗的有效性

已在接种过四价疫苗的 15～26 岁女性和接种过二价疫苗的 15～25 岁女性中开展过多中心、随机、双盲、以 CIN 2/3 和/或 AIS 作为终点的Ⅱ期和Ⅲ期试验。

临床试验中临床效力试验研究终点的设计如下：由于目前对 HPV 疫苗保护作用的免疫学机制尚不清晰。在 HPV 感染后，通常 5 年内有可能会出现癌前病变，数十年后可发生子宫颈癌。出于伦理方面的考虑，如果将研究终点设计为等待发展成子宫颈癌是不道德的。经世界卫生组织（WHO）疫苗监管部门同意，疫苗效力试验临床研究终点采用 CIN 2/3 和 AIS，而非侵袭性子宫颈癌。

1. Gardasil 四价疫苗对 16～26 岁女性的预防有效性 Gardasil 四价疫苗在全球 33 个国家多中心的联合试验，研究对象为 20 541 名来自美洲、欧洲及亚洲的 16～26 岁女性。结果表明，疫苗对子宫颈癌、癌前病变以及其他生殖道疾病的预防作用可达 99%～100%。Gardasil 疫苗对 16～26 岁女性的预防有效性为：可预防 HPV 16-、18-相关子宫颈癌前病变(CIN2/3或 AIS)，可持续 3～4 年；预防 HPV 6/11/16/18-相关外生殖道病变（生殖器疣，VIN，VaIN）的持续高效性，亦可持续 3～4 年。

对 16～26 岁妇女进行 3～4 年随访研究血清学检测 HPV 和宫颈局部组织的 PCR 检测 HPV 的结果显示：对于血清学阳性和 PCR 阴性（即提示既往有 HPV 感染者），保护率为 100%。对于 PCR 阳性，即表明现患感染，未发现预防效果。

2. Gardasil 四价疫苗对 24～45 岁女性的预防有效性 一项 Gardasil 疫苗对 24～45 岁女性使用中的安全性、免疫原性和有效性的随机、双盲试验，多中心国际研究（27% 美洲/欧洲；42% 拉丁美洲；31% 亚洲）结果表明：疫苗组入组时血清和宫颈阴道 HPV 检测均为阴性、完成 3 剂接种和至少 1 次接种后访视的人群中，与 HPV6、11、16、18 相关的感染和病变，疫苗的有效率为 90.5%；仅与 HPV16、18 相关的感染和病变，疫苗的有效率为 83.1%。无疫苗相关的严重不良事件发生。因此，对于接种时无 HPV6、11、16、18 型感染的 24～45 岁女性，四价预防性 HPV 疫苗是有效并安全的。

对 24～45 岁女性随访 3.8 年的结果显示，对符合方案有效性人群，Gardasil 预防 HPV6、11、16、18 有关持续感染、CIN 或外生殖器病变的有效性为 88.7% [95%可信区(CI)：78.1%-94.8%]。

3. Gardasil 四价疫苗对 16～26 岁男性肛门病变的有效性 2010 年 2 月，在摩纳哥举行的欧洲生殖道感染和病变组织（EUROGIN）会议上发布了 Gardasil 对 16～26 岁男性肛门病变和 24～45 岁女性临床保护的结果。研究显示，在 16～26 岁以男性为性伴侣的男性人群中，对符合方案有效性人群，Gardasil 预防与 HPV6、11、16、18 相关的肛门上皮内瘤样变（AIN）的有效性为 77.5%（95%CI：39.6%-93.3%）。最新报告的结果表明 Gardasil 预防 HPV6、11、16 和 18 相关的肛门上皮内瘤变（AIN）1/2/3 的有效性为 77.5%（95%CI：39.6%-93.3%）；预防 HPV6、11、16 和 18 相关的肛门上皮内瘤变（AIN）2/3 的有效性为 74.9%（95%CI：8.8%- 95.4%）。

4. Cervarix 二价疫苗的有效性　一项Ⅲ期大样本临床研究对 HPV 二价疫苗预防 HPV16、18 型所致 CIN 2/3 的效力进行了评估。该研究共纳入了 18 644 名 15～25 岁女性。经过平均 14.8 个月的随访后发现，疫苗预防 HPV16 型或 18 型所致 CIN 2/3 的效力为 90%（95% CI：53%- 99%）。

另一项研究中，对 776 名 15～25 岁女性进行了为期 6.4 年（自接种第一针起开始计算）的随访。对于至少接种过一针次且在注射疫苗时尚未暴露于相关 HPV 基因型的女性，该二价疫苗对 HPV16 和 HPV18 所致 CIN 2/3 的保护效力可达到 100%（95% CI：51%-100%）。

两种疫苗的临床研究结果表明，无论地区背景、人种、其他性传播感染的发生率、激素类避孕药使用情况、受试者年龄、非标准给药方案以及哺乳状况如何，疫苗都具有高度的免疫原性、有效性且能良好耐受。疫苗临床效应的评价：两种疫苗至今已分别在其观察期内（Cervarix 6.4 年，Gardasil 5 年）仍见到其保护效力持续存在。

四、子宫颈癌预防性疫苗的安全性

对 HPV 疫苗应用的安全性也是被关注的问题。无论是 Gardasil，还是 Cervarix 疫苗都是利用基因重组技术来获得病毒 L1 衣壳蛋白结构，从理论上讲，这种技术安全性较高。在临床Ⅰ期和Ⅱ期实验中，实验组和对照组对计划免疫剂量的顺应性相似，显示了预防性 HPV 疫苗的耐受性较好。并证实了发现实验组和对照组出现导致不良反应差别很小，安全性较好。另外研究还发现，实验组和对照组对计划免疫剂量的顺应性相似，显示了预防性 HPV 疫苗的耐受性较好。经过长达 5.5 年的随访研究发现实验组和对照组在发生副反应例数、严重副反应例数以及新发生慢性病例数上没有差别，这进一步证实了 HPV 疫苗的长期安全性。

1. HPV 接种后的不良事件　Gardasil 和 Cervarix 经过上市前的临床试验及上市后的安全性监测，发现两种疫苗 Gardasil 和 Cervarix 的不良反应相似，可概括为以下几点：

（1）注射部位局部副反应　最常见的为疼痛，其次为红斑、瘙痒和肿胀。

（2）一般性全身反应　最常见的为头痛、头晕、发热（<38.9℃）、咽痛、疲劳、肌肉酸痛以及轻微全身不适，但是疫苗相关的全身不良反应在疫苗组和对照组的发生率无明显差异。

（3）过敏反应　表现为全身风疹或者血管性水肿、喘鸣，发生率为 2.6/10 万。

（4）严重不良事件　包括死亡、格林-巴利综合征（GBS）、血栓栓塞、免疫系统疾病、反流性食道炎、胃肠炎、盆腔炎性疾病、术后感染、链球菌性扁桃体炎、多发性创伤、心肌炎、心包炎、胃溃疡、急性鼻窦炎、中暑、胰岛素依赖性糖尿病、先兆流产、抑郁症等，经调查表明与疫苗无明显相关性。

接种 Gardasil 组最常见的不良事件如表 24－1。

表 24－1　接种 Gardasil 组最常见的不良事件

不良事件	头痛	胃肠炎	阑尾炎	盆腔感染	尿路感染	肺炎	肾盂肾炎	肺栓塞
Gardasil 组	0.02%	0.02%	0.03%	0.02%	0.02%	0.02%	0.02%	0.02%
安慰剂组	0.02%	0.01%	0.01%	0.04%	0.02%	0.02%	0.03%	0.02%

在 Cervarix 二价疫苗一项的 3 期临床试验，18 644 名受试者注射疫苗后，也发现疫苗组注射部位疼痛、红斑和肿胀较对照组常见，但是大多数副反应比较短暂，持续时间 2.2～3.4 天。接种疫苗后 7 天内全身反应如疲劳、头痛和肌肉酸痛较对照组稍高。但是局部和全身反应的发生率并不随着接种剂量的增加而增加，疫苗组和对照组慢性病及自身免疫病的发生率相似。两组中报道最多的严重副反应是感染性疾病和异常妊娠结局，但是两组中妊娠结局没有差异。另外，出现 5 例死亡，1 例在疫苗组，4 例在对照组，经过调查也与疫苗无关。

2. **HPV 疫苗在人群应用后的不良事件监测** 根据 CDC 和 FDA 不良事件报告系统（vaccine adverse event reporting system，VAERS），自 2006 年 6 月 8 日，Gardasil 被批准上市以来截至 2008 年 12 月 31 日，2300 万以上的四价 HPV 疫苗已分布在美国；在这段时期，VAERS（疫苗不良事件报告系统）中报告 11 916 例在接种人乳头瘤病毒疫苗后发生不良事件。这些事件中，94%被认为是不严重的事件，包括头晕、晕厥、恶心、注射部位疼痛、头痛、发热、皮疹等。有 6%被认为是严重的不良反应事件，包括 Guillain-Barré 综合征、静脉血栓栓塞和死亡。进过调查分析，美国疾病控制和预防中心（CDC）及食品和药品管理局（FDA）认为这些事件与疫苗无明显因果联系。

上市任何一种新的疫苗在广泛使用后往往会收到大量的不良事件报告。因此，根据调查结果，许多妇科肿瘤专家均认为，接种 HPV 疫苗的获益远远大于不良反应的风险，目前已上市的 HPV 疫苗安全性和有效性良好，仍会应继续推荐接种这两种疫苗。

3. **HPV 疫苗对妊娠的影响** 尽管妊娠期不宜应用 HPV 疫苗，但由于疫苗应用于育龄期女性，导致某些早期妊娠期女性无意中使用到疫苗。HPV 疫苗对妊娠的影响引起关注。

一项动物实验研究评价了四价 HPV 疫苗对 F0 代母鼠生殖能力，以及对 F1 代子鼠生长、发育、行为及繁殖性能的影响［Birth Defects Research（Part B），2008］。在试验中，研究者同时检测了接种 HPV 疫苗后，F0 代母鼠及 F1 代子鼠体内的抗体水平。试验未发现四价 HPV 疫苗对 F0 代母鼠有毒性作用，未发现其对 F0 代母鼠的生殖能力和繁殖行为产生影响；未发现其对 F1 代子鼠有毒性作用，以及对 F1 代子鼠生长、发育、行为及繁殖性能的影响。研究者指出，本试验的结果显示接种四价 HPV 疫苗后，F0 代母鼠和 F1 代子鼠没有可以观测到的不良反应。此研究结果提示，在动物生殖研究中已经证实疫苗对动物的生殖能力或者胎儿没有副作用，与临床观察所得到的结果一致，进一步证实了四价 HPV 疫苗在目标人群中使用的安全性。

HPV 疫苗的临床实验中没有纳入妊娠女性，但是有些试验者在不知道妊娠的情况下接种了疫苗，结果发现活产率、流产率以及胎儿畸形的发生率在实验组和对照组相似。

目前，尽管无确切的不利证据，仍然不建议 HPV6/11/16/18 疫苗对孕妇使用。FDA 已经将疫苗归为 B 类药，但是由于缺乏疫苗对妊娠安全性的资料，免疫咨询委员会建议孕期不要接种 HPV 疫苗。

五、子宫颈癌疫苗的应用现状

1. **Gardasi 四价疫苗的应用** 2006 年 06 月起，四价 HPV（6，11，16，18 型）疫苗（Gardasi™）获得美国食品药物管理局（FDA）批准，适用于 9～26 岁女性，预防无基线 HPV 16 型和/或 18 型感染的受试者中 HPV 16 型和 18 型相关的高度癌前病变（CIN 2/3）。2009 年 4 月，Gardasil 在澳大利亚获得批准将适应人群延至 45 岁。2010 年 12 月 22 日，美国 FDA 批准 Gardasil 用于预防 9～26 岁男、女性肛门癌及肛门上皮内瘤变的适应证。

迄今为止美国 FDA 已批准 Gardasil 用于以下疾病的预防：

(1) 用于 9～26 岁女孩和成年女性预防以下疾病：

HPV 16 和 18 引起的子宫颈癌、外阴癌、阴道癌和肛门癌。

HPV 6 和 11 引起的生殖器疣（尖锐湿疣）。

由 HPV 6、11、16 和 18 引起的下列癌前病变或不典型病变：

- 宫颈上皮内瘤样病变（CIN）2/3 级，以及宫颈原位腺癌（AIS）；
- 宫颈上皮内瘤样病变（CIN）1 级；
- 外阴上皮内瘤样病变（VIN）2 级和 3 级；
- 阴道上皮内瘤样病变（VaIN）2 级和 3 级；
- 肛门上皮内瘤变（AIN）1/2/3 级。

(2) 用于 9～26 岁男孩和成年男性：

预防 HPV16、18 引起的肛门癌；

HPV6、11 引起的生殖器疣（尖锐湿疣）；

HPV6、11、16 和 18 引起的肛门上皮内瘤变（AIN）1/2/3 级。

2. Cervarix 二价疫苗的应用 2008 年 Cervarix 二价疫苗获得美国 FDA 批准，主要针对未感染 HPV 的年轻女性，在 10 岁以上的女性中用于预防子宫颈癌前病变和子宫颈癌。

目前，Gardasil 和 Cervarix 已分别获批用于 120 个国家或地区，主要针对未感染 HPV 的年轻女性注射该疫苗以防止子宫颈癌。全世界已有 2000 多万名年轻女子注射该疫苗以防止子宫颈癌。

Cuzick 等对在英国实施免疫接种计划的效果进行预测分析，当前，如果对 12～13 岁年龄段接种 HPV 疫苗的覆盖率达到 80%，预测在 2025 年 30 岁以前女性浸润性癌将减少 63%，CIN 3 减少 51%，细胞学异常率降低 27%。结论是应用预防性疫苗时人群覆盖率是关键。

3. 2009 年 WHO 发布了第一份关于 HPV 疫苗的立场文件，对 Gardasil 给予质量预认证，以及批准 Cervarix®进入发展中国家。并提出以下几点：

- WHO 高度重视已成为全球性公共卫生问题的子宫颈癌和其他 HPV 相关疾病，建议具备条件的国家引入 HPV 疫苗常规接种。
- HPV 疫苗在既往未暴露于疫苗相关 HPV 基因型的女性接种效果最佳。
- 引进 HPV 疫苗时，首先应考虑在作为主要目标人群的青春期早期女孩中实现较高的接种率，满足条件时，也可对次级目标人群（青春期后期和年轻成年女性）开展 HPV 疫苗接种，接种疫苗后，并不意味着未来就不需要接受子宫颈癌筛查。
- HPV 疫苗的引入应作为预防子宫颈癌和其他 HPV 相关疾病策略的一部分。

临床试验已经验证，子宫颈癌预防性疫苗的研制成功，并应用安全有效。应用 HPV 疫苗是从根本上阻断 HPV 病毒传播、预防子宫颈癌最有效的预防措施。子宫颈癌预防性疫苗的问世，在人类征服癌症的道路上无疑具有里程碑式的意义，标志着人类在攻克癌症上向前迈出了一大步。随着 HPV 疫苗的推广和应用，人类消灭战胜子宫颈癌将为时不远。

（魏丽惠）

参考文献

1. 卢五迅，程通，李少伟，等. 人乳头瘤病毒 16 型假病毒中和实验的建立和初步应用. 生物工程学报，2006，22：990.
2. 谢明辉，李少伟，沈文通，等. 人乳头瘤病毒 18 型病毒样颗粒在大肠杆菌中的表达及免疫原性分析. 生物工程学报，2009，25：1082.
3. 赵方辉，胡尚英，张思维，等. 2004－2005 年中国居民子宫颈癌死亡情况及 30 年变化趋势. 中华预防医学杂志，2010，44：408.
4. Melbye M，Frisch M. The role of human papillomaviruses in anogenital cancers. Semin Cancer Biol，1998，8：307.
5. Daling JR，Madeleine MM，Schwartz SM，et al. A population-based study of squamous cell vaginal cancer：HPV and cofactors. Gynecol Oncol，2002，84：263.
6. Pagliusi SR，Aguado MT. Efficacy and other milestones for human papillomavirus vaccine introduction. Vaccine，2004，23：569.
7. Gross G，Pfister H. Role of human papillomavirus in penile cancer，penile intraepithelial squamous cell neoplasias and in genital warts. Med Microbiol Immunol，2004，193：35-44.
8. Fakhry C，Gillison ML. Clinical implications of human papillomavirus in head and neck cancers. J Clin Oncol，2006，24：2606-2611.
9. Goffin F，Mayrand MH，Gauthier P，et al. High-risk human papillomavirus infection of the genital tract of women with a previous history or current high-grade vulvar intraepithelial neoplasia. J Med Virol，2006，78：814.
10. FUTURE II Study Group. Prophylactic efficacy of a quadrivalent human papillomavirus（HPV）vaccine in women with virological evidence of HPV infection. Journal of Infectious Diseases，2007，196：1438-1446.
11. Paavonen J，Jenkins D，Bosch FX，et al. Efficacy of a prophylactic adjuvanted bivalent L1 virus-like-particle vaccine against infection with human papillomavirus types 16 and 18 in young women：an interim analysis of a phase III double-blind，randomised controlled trial. Lancet，2007，369：2161-2170.
12. Harper DM. Sustained immunogenicity and high efficacy against HPV 16/18 related cervical neoplasia：long-term follow-up through 6.4 years in women vaccinated with Cervarix（GSK's HPV 16/18 AS04 candidate vaccine）. Presented at the Annual Meeting on Women's Cancer of the Society for Gynecologic Oncology，Tampa，Florida，USA，9-12 March，2008. Abstract in Gynecologic Oncology，2008，109.
13. Paavonen J，Future II Study Group. Baseline demographic characteristics of subjects enrolled in international quadrivalent HPV（types 6/11/16/18）vaccine clinical trials. Curr Med Res Opin，2008，24：1623.
14. Olsson SE，Kjaer SK，Siqurdsson K，et al. Evaluation of quadrivalent HPV 6/11/16/18 vaccine efficacy against cervical and anogenital disease in subjects with serological evidence of prior vaccine type HPV infection. Hum Vaccin，2009，5：696.
15. Chen W，Zhang X，Molijn A，et al. Human papillomavirus type-distribution in cervical cancer in China：the importance of HPV 16 and 18. Cancer Causes Control，2009，20：1705.
16. Munoz N，Manalastas R，Pitisuttithum P，et al. Safety，immunogenicity，and efficacy of quadrivalent human papillomavirus（types 6，11，16，18）recombinant vaccine in women aged 24-45 years：a randomised，double-blind trial. Lancet，2009，373：1949.
17. de Sanjose S，Quint WG，Alemany L，et al. Human papillomavirus genotype attribution in invasive cervical cancer：a retrospective cross-sectional worldwide study. Lancet Oncol，2010，11：1048.

18. Cuzick J, Castañón A, Sasieni P. Predicted impact of vaccination against human papillomavirus 16/18 on cancer incidence and cervical abnormalities in women aged 20-29 in the UK. Br J Cancer, 2010, 102: 933.

19. Jemal A, Bray F, Center MM, et al. Global cancer statistics. CA Cancer J Clin, 2011, 61: 69.

第 25 章 子宫颈细胞病理学 TBS 描述性诊断报告术语

宫颈/阴道细胞学诊断的报告方式主要有两种：分级诊断和描述诊断。传统的巴氏五级分类诊断法沿用多年，因在不同国家、地区很多专家的各自理解和习惯用法使原始巴氏五级分类方法和诊断标准相差悬殊。目前宫颈细胞学面临挑战，需要从取材、制片、诊断报告方式各个环节进行改革。因而近年来，世界卫生组织和美国细胞病理学家积极提倡描述性诊断方法。

我国宫颈、阴道细胞学诊断报告也一直采用巴氏五级分类法，或称改良巴氏五级法。于1978年杨大望教授主持制定了宫颈细胞学诊断分级法的诊断标准，以巴氏分级法为框架，详细说明了每级诊断的内容，并提出一套幻灯片作为标准参考。在我国防癌普查中起到细胞学诊断规范化作用，不少细胞室沿用至今。但是，现在当务之急应该把巴氏五级分类法置入“博物馆”，提倡描述性诊断报告方式，才能适应21世纪的科学发展。

第一节 巴氏五级分类法和描述性诊断报告方式

一、原始巴氏五级分类（1943年提出）

Ⅰ级 未见具异型性细胞或不正常细胞。

Ⅱ级 细胞有异型性，但无恶性特征。

Ⅲ级 怀疑恶性，但证据不足。

Ⅳ级 高度提示恶性。

Ⅴ级 肯定恶性。

二、我国1978年制定的宫颈细胞学诊断标准

1978年7月全国子宫颈癌防治研究协作会议，杨大望教授主持制定。以巴氏五级分类法为基础提出了改良的宫颈细胞学诊断标准。

Ⅰ级 未见异常细胞——基本正常。

Ⅱ级 见有异常细胞，但均为良性。

轻度（炎症）核异质细胞、变形细胞等。

重度（癌前）核异质细胞，属良性，需定期复查。

Ⅲ级 见可疑恶性细胞。

性质不明的细胞：细胞形态明显异常，难于肯定良或恶性质，需近期复查核实。

未分化的或退化的可疑恶性与恶性裸核。

Ⅳ级 见有待证实的可疑恶性细胞（有高度可疑的恶性细胞）。

细胞有恶性特征，但不够典型而数目少，需要核实。如高度可疑的未分化的癌细胞，或少数未分化的癌细胞。

Ⅴ级　见有癌细胞，细胞有明显恶性特征，或低分化的癌细胞。

三、世界卫生组织（1988）提倡应用描述性报告和宫颈上皮内瘤变（CIN）作为宫颈细胞学诊断癌前病变报告术语。

建议使用如下术语：

涂片不满意（应注明理由）

无异常细胞（注明化生）

非典型（atypia）细胞形态符合

——炎症影响

——滴虫影响

——病毒影响

——酵母菌影响

——放射线影响

——角化影响

——不典型化生

——湿疣影响

——其他

异常细胞形态符合不典型增生

——轻度非典型增生（CIN Ⅰ）

——中度非典型增生（CIN Ⅱ）

——重度非典型增生（CIN Ⅲ）

异常细胞形态符合恶性肿瘤

——原位鳞癌（CIN Ⅲ）

——浸润性鳞癌

——腺癌

——不能肯定类型

不能肯定类型的异型细胞

——附注释

四、2001 年 TBS 术语

1988 年美国推出宫颈细胞病理学诊断报告方式（the bethesda systam，TBS）。1991 年召开第二次会议。2001 年第三次会议范围扩大，不同国家 42 个学术团体参与的研讨会，对 TBS 术语有一定的修改，现介绍 2001 年 TBS 译文如下：

标本类型：

指明巴氏涂片或（VS）液基或（VS）其他

标本质量：

- 满意（描述是否存在宫颈或移行带细胞成分和其他质控指标，例如：部分细胞成分被血遮盖和炎症等）
- 不满意（详细说明原因）
  拒收或不做制片的标本（详述原因）
  标本进行制片并做了检查，但因为什么原因而无法满意地对上皮的异常作出评估。

总分类（任选）：

- 未见上皮内病变或恶性
- 上皮细胞异常：见描述结果（详细说明鳞状上皮、腺上皮）
- 其他：见描述结果（例如：宫内膜细胞≥40 岁）

细胞自动识别：

如果病例是用自动化设备检查的，说明其方法和结果。

辅助实验：

简洁描述实验方法并报告结果，使之更易为临床医生理解。

描述和结果：

- 未见上皮内病变或恶性病变（在没有瘤变的细胞学证据时，要在前面的总分类和/或报告的描述结果中陈述是否有微生物或其他非肿瘤性的细胞形态特征）

  微生物：

  滴虫性阴道炎

  真菌感染，形态符合念珠菌属

  阴道菌群变异提示细菌性阴道病

  细菌形态符合放线菌属

  细胞形态改变符合单纯疱疹病毒感染

  其他非肿瘤性的形态特征（目录中未包括所有的病变，只作选择列举或报告）：

  反应性细胞改变与- - -有关

  炎症（包括典型修复细胞）

  放疗反应性细胞改变

  宫内节育器（IUD）

  子宫切除后涂片中出现腺细胞

  萎缩

- 其他

  宫内膜细胞（≥40 岁）（如果未见鳞状上皮内病变则详细说明）

- 上皮细胞异常

  鳞状上皮细胞：

  非典型鳞状上皮细胞（ASC）

  无明确诊断意义的非典型的鳞状上皮细胞（ASC - US）

  不除外 HSIL（ASC - H）

  低度鳞状上皮内病变（LSIL）

  包括：HPV 感染/轻度非典型增生/CIN 1

  高度鳞状上皮内病变（HSIL）

  包括：中、重度非典型增生，原位癌/CIN 2 和 CIN 3

  指出有可疑浸润的特征（如果怀疑浸润）

  鳞癌

  腺上皮细胞：

  不典型的

  宫颈管细胞［不作特殊说明（NOS）或在注解中说明］

  子宫内膜细胞［不作特殊说明（NOS）或在注解中说明］

腺细胞［不作特殊说明（NOS）或在注解中说明］

非典型的

宫颈管细胞，倾向瘤变

腺细胞，倾向瘤变

宫颈内膜原位癌

腺癌

宫颈腺癌

子宫内膜腺癌

宫外腺癌

不明来源的（或不能分类的）（NOS）

- 其他恶性肿瘤（详细说明）

建议（任选）：建议应当是简洁的，并与专业出版物发表的临床随访规范一致（可参考相关的出版物）。

第二节 对比巴氏与 TBS 报告方式

一、巴氏与 TBS 报告方式比较

表 25-1 巴氏与 TBS 报告方式比较

Pap's Ciasses（巴氏分级）	Modified CIN（改良的宫颈上皮内瘤变）	TBS（美国的 Bethesda 系统）
Ⅰ Negative（Ⅰ阴性）	Negative（阴性）	Within normal limits（在正常范围）
Ⅱ Atypical	Atypia：Squamous inflammatory etc. HPV	Benign cellular changes Atypia of undetermined significance
（Ⅱ异型性的）	（异型性：鳞状上皮炎症等）	（良性细胞改变，具异型性，不能明确诊断）
Ⅲ Suspicious（Ⅲ 可疑）	CIN Ⅰ、CIN Ⅱ（宫颈上皮内瘤变Ⅰ、Ⅱ）	LSIL（低度鳞状上皮内病变）
Ⅳ Strongly Suspicious（Ⅳ高度可疑）	CIN Ⅲ（宫颈上皮内瘤变Ⅲ）	HSIL（高度鳞状上皮内病变）
Ⅴ Positive（Ⅴ阳性）	Cancer（癌症）	Carcinoma（癌）

从上表不难看出这种对比不够准确，因为巴氏Ⅲ和Ⅳ并非指癌前病变仅仅是表明诊断癌的把握程度。

二、2004 年 Diane 发表的 TBS 报告术语与 Pap 分级示意图（彩图 25-1）

三、巴氏与 TBS 报告方式的特点

巴氏与 TBS 的特点列于表 25-2 中。

表 25－2 巴氏与 TBS 报告方式的特点

	巴氏	TBS
制定时间	1943	1988
方式	五级分类	描述法：1）标本质量 2）总范围（分类） 3）具体描述
术语	核异质	高度 鳞状上皮内病变 低度 鳞状上皮内病变
特点	● 简练 ● 表示对恶性诊断的把握程度（可疑、高疑、恶性）	● 报告术语要求规范 ● 对标本质量评估在报告中

第三节 巴氏五级分类法与 TBS 报告方式比较

一、两种报告方式使用比较

表 25－3 巴氏五级分类法与 TBS 报告方式比较

巴氏分类法	TBS
● 1943 年提出，防治子宫颈癌起了巨大作用	● 1988 年美国 NCI 首先提出
● 使用时间长，标准已不统一	● 我国使用时间短，部分细胞学者不熟悉
● 简练，已不适应现代细胞学发展	● 描述具体，尤其病原微生物、非肿瘤性细胞学所见
● 核异质术语与组织学不一致	● 提出新的术语
● 可疑、高疑和癌表明诊断的把握程度	● 原位癌包括在 HSIL 中 ● 肯定癌
● 与临床联系不够	● 对标本质量评估，加强与临床医生联系

SIL

● 反应对子宫颈肿瘤最新认识

● 低和高两个级别的标准容易掌握

↓ 减少诊断的不一致性

↓ 增加诊断的可重复性

二、巴氏五级分类法应置入“历史博物馆”

巴氏涂片和其五级分类法对全世界，包括对我国子宫颈癌的防治作出巨大贡献，完成了历史使命。目前宫颈细胞病理学面临严峻挑战，无论取材工具、制片技术、阅片的辅助诊断和报告方式均要进行改革，以适应 21 世纪的科学发展。

三、核异质术语

核异质术语何时引入巴氏分类法中尚不十分清楚，但我国从1951年杨大望教授引进宫颈细胞学时就应用。

核异质细胞是巴氏Ⅱ级中术语，其中又分为轻度（炎症）核异质细胞和重度（癌前）核异质细胞，重度核异质细胞，定期复查。但核异质细胞学诊断标准中提及轻度核异质细胞核比中层增大2倍以上，多见中表层细胞。重度核异质细胞多见深层细胞的改变。

复查本室在高发区普查涂片100例轻度核异质细胞，按TBS报告方式分析：

炎症反应性细胞改变	36例
ASCUS	10例
LSIL	52例
HSIL（CIN2）	2例（阅片漏诊少数小HSIL细胞）

从上简单结果所知，轻度核异质细胞，尽管称为炎性核异质细胞，实际包括半数LSIL，理应追随和阴道镜观察。

第四节　我国TBS的应用概况和建议

1990年开始引进TBS报告方式，从下述历次学术会议可了解逐步推广的阶段性和过程：

1. 介绍1988年TBS出笼情况
2. 1991年TBS讨论情况介绍
3. 重点讲解TBS中SIL和ASCUS、AGUS的标准。100多册TBS诊断原版书，掌握到细胞病理和妇科专家手中
4. 展示几种诊断报告方式，进行对比浅析
5. 1996年细胞学研讨会提出我国用改良TBS
6. TBS的细胞病理学诊断标准
7. 2001年TBS术语学简介
8. 有关TBS五则（5个问题）
9. 介绍2004年第二版TBS书内容

中国医学科学院肿瘤医院从1996年下半年着手策划描述性诊断回报单，1997年初正式使用，天津市妇产中心医院等相继使用改良TBS报告方式。

由于新技术的引进，推动TBS的广泛开展，例如图像分析和液基细胞学制片（TCT和Auto Cyto）均要求用TBS报告。

建议目前还应用巴氏五级分类法的细胞病理学工作者，尽快改用描述性报告系统，以提高我国的细胞病理学诊断水平。

第五节　勿用巴氏五级分类理解TBS报告术语

TBS术语与巴氏五级分类对比不够合适

- 巴氏五级分类过去半个多世纪贡献巨大，应被其他更好的体系取代。
- 因为巴氏五级分类在不同国家、地区和实验室的诊断标准很不一致，如果用其标注

TBS 术语，将会造成概念的混乱。

● 再次建议无论选择哪种制片方法（包括传统涂片制备，CP）应用描述性报告，目前 TBS 为宫颈细胞学最佳诊断报告方式。

（张智慧　刘树范）

参考文献

1. Diane S, Ritu N. The Bethesda system for reporting cervical cytology. second edition. New York: Springer, 2004.
2. Mark H, Stoler. New Bethesda terminology and evidence-based management guidelines for cervical cytology findings. JAMA, 2002, 287: 9-17.

第 26 章　子宫颈癌的筛查及高发区现场研究

第一节　子宫颈癌的筛查

一、前言

子宫颈癌是威胁妇女健康最为严重的疾病之一，子宫颈癌在女性恶性肿瘤发病率中居第二位。全球每年有近 50 万新发的子宫颈癌病例，其中 80％的病例发生在发展中国家。我国目前还没有子宫颈癌发病率和死亡率的确切统计，估计约占世界的 1/4，每年约新增子宫颈癌患者 13.5 万，每年大约有 5 万死亡病例。

由于子宫颈癌的病因目前已基本明确，HPV 感染是发生子宫颈癌的必要条件，因此在发达国家及地区，根据宫颈细胞学及 HPV 检测为基础的子宫颈癌筛查方案得以广泛开展，从而明显降低了子宫颈癌发病率。在我国，1974—1985 年间，江西妇幼保健院与江西靖安县子宫颈癌防治研究所合作，经过 6 轮筛查及早诊早治，使该县子宫颈癌的标化死亡率由 44.7/10 万下降为 6.9/10 万，下降了 84.6％，因此有效筛查是降低子宫颈癌发病率的最有效措施。

从 2006 年开展的中央财政转移支付子宫颈癌早诊早治工作试点，由第一年的 6 个试点县到 43 个县连续 3 年的普查工作，从人员培训、筛查方案、筛查质量控制、成本效益分析等方面都起到了示范作用，推进了我国子宫颈癌筛查工作的进展。自 2009 年起，国家开展的农村妇女子宫颈癌和乳腺癌的筛查工作让更多的妇女得到子宫颈癌的筛查，无疑将进一步促进我国的子宫颈癌防治工作的有效开展。

中国作为全球人口最多的国家，地区间经济发展水平不一致，在经济发达地区及欠发达地区子宫颈癌发病率有较大差异，可接受的筛查方案也有较大差异，因此有必要根据经济发展的不同水平，制定切实可行的筛查方案，才能有效降低子宫颈癌的发病率。

二、筛查对象

（一）筛查起始年龄

世界卫生组织建议 18 岁以上凡是有性生活的妇女，应该每年行宫颈涂片细胞学检查 1 次。2003 年中国癌症普查及早诊早治疗指南中指出子宫颈癌的筛查年龄在经济发达地区开始于 25～30 岁，在经济欠发达地区为 35～40 岁，而在子宫颈癌高发省市或具有危险因素的妇女应适当提前。

（二）筛查间隔时间

筛查间隔时间不超过 1 年，应每年 1 次，连续 2 次细胞学正常，建议筛查间隔时间可延长至 3 年，或连续 2 次 HPV 检测阴性，筛查间隔时间可延长至 5 年，鉴于我国地域辽阔，经济发展极不平衡，因此提出在没有条件的地区至少每个妇女一生接受 1 次筛查，年龄确定在 35～45 岁之间。

美国国家癌症综合信息网子宫颈癌筛查指南 2010 版提出子宫颈癌筛查应在性生活开始 3 年后开始，最迟应在 21 岁开始接受筛查。对于年龄≥70 岁的女性，如果宫颈结构完整，10 年内至少连续 3 次正规细胞学检查结果无异常，或患有严重疾病，可考虑终止筛查。但是对于既往未接受筛查的女性或无法得到既往筛查记录，既往筛查不可靠的女性，仍推荐进行筛查。若既往有子宫颈癌或子宫颈 CIN 病史，应用己烯雌酚或存在免疫缺陷状态的疾病者，如 HIV 病毒携带，应尽量延长筛查时间。由此可见发达国家对子宫颈癌筛查的要求较高。

（三）筛查方法与间隔时间的关系

筛查的方法和灵敏度相关，因此与筛查间隔也有一定关系，一般讲如果使用宫颈细胞学涂片进行筛查，应每年筛查 1 次。如使用液基细胞学进行筛查，可每 2 年筛查 1 次。年龄≥30岁的女性如果既往连续 3 次正规筛查未发现异常，可每 2～3 年筛查 1 次，但既往有子宫颈癌或 CIN 病史，雌激素暴露或存在免疫缺陷状态，如 HIV 病毒携带者除外。使用细胞学联合高危型 HPV 检测的方法进行筛查，当两者均未发现异常时建议可至少每 3 年后进行 1 次筛查。

（四）筛查终止

有如下情况可以结束筛查，但终止筛查的决定应该是由医生权衡可能的利益、风险、筛查的局限性等后再做出，一般应遵守：

1. 70 岁以上，10 年内至少 3 次没有异常的宫颈细胞学结果。
2. 当患者合并严重疾病或危及生命的疾病时。

三、筛查方法

（一）肉眼观察法

该方法的优点是易于培训、费用低廉和快速可行，适于大规模人群的初筛，是欠发达地区可使用的筛查方法。但该方法筛出的病例大部分是宫颈浸润性癌、早期癌和重度上皮内瘤变，而轻、中度上皮内瘤变发现较少，灵敏度和特异度均相对较低，一般在 50%～70%之间，而且该方法受操作医师的经验和水平影响极大，即漏诊的可能性极大，不容易进行质控。因此该方法的推广使用的关键在于人员的培训，同时应用阴道镜提高诊断符合率，和组织活检病理诊断确诊。

1. 肉眼观察法的原理 肉眼观察是用 3%～5%的醋酸染色宫颈（visual inspection with acetic acid，VIA）及用 5%的 Lugol 碘液染色宫颈后肉眼观察（visual inspection with Lugol's iodine，VILI），根据宫颈上皮对醋酸和碘的不同反应做出判断。5%醋酸溶液可使细胞脱水及核蛋白可逆性凝固，使宫颈上皮内瘤样病变上皮核密度增大和 DNA 容量增加。普通光源的光线穿透基质减少，更多光线自上皮反射回来，肉眼观察即出现白色改变。而碘液染色则因宫颈上皮所含糖原不同而呈现不同的颜色。

2. 肉眼观察法结果判定 正常宫颈涂抹醋酸后无明显白色改变；低度宫颈上皮内瘤样病变为淡而浅的白色病变，可以在鳞柱上皮交界上或交界外，白色病变消失较快；高度宫颈上皮内瘤样病变表现为厚的白色上皮、边界明显，且其中一边总在鳞柱上皮交界上，白色癌变消退性；癌为白色病变表面不规则，厚而脆的斑块。

VIA 的结果判定分为阴性、阳性和癌。操作者未观察到白色病变判定为阴性。

VILI 检查时 Lugol's 液涂于宫颈表面，观察着色情况。碘着色：正常的宫颈及阴道鳞状上皮被碘染成棕褐色或褐色。碘不着色：CIN、浸润癌、未成熟的化生上皮及柱状上皮，因上皮内缺乏糖原而呈芥末黄色。VILI的结果判定分为阴性、阳性和癌，阴性为碘着色；阳性表现：宫颈涂碘后，在转化区内毗邻鳞柱交界或靠近宫颈管口处出现浓厚、颜色较深的芥末黄或橙黄色改变。癌的表现：宫颈呈结节状、表面凹凸不平或溃疡改变，涂碘后出现典型的浓厚的芥末黄色区域。

3. 醋酸和碘溶液配制的方法 5%醋酸溶液配制方法：5ml冰醋酸加入95ml蒸馏水中充分混合，最好密闭保存，防止醋酸挥发。注意要稀释冰醋酸，否则会导致上皮严重的化学灼伤。

Lugol's液配制方法：10ml碘化钾加入100ml蒸馏水，再加入5g晶体碘，充分摇匀，储存在密闭的棕色瓶中。

（二）宫颈细胞学检查

1. 宫颈细胞学描述性诊断 目前临床常采用TBS（2001）分类报告系统对宫颈细胞学进行描述性诊断，相比传统的巴氏分级法而言，TBS分类描述性诊断重视标本质量和可观察的细胞数量，报告还针对微生物感染和其他非肿瘤性细胞形态予以描述，提高了细胞学诊断水平，具体描述为：（1）未见恶性细胞及上皮内病变细胞（within normal limit，WNL）；（2）非典型鳞状细胞意义不明确（atypical squamous cell of undetermined significance，ASC-US）；（3）不典型鳞状细胞不除外上皮内高度病变（atypical squamous cell cannot excluded HSIL，ASC-H）；（4）低度鳞状上皮内病变（low-grade squamous in traepithelial lesion，LSIL）；（5）高度鳞状上皮内病变（high-grade squamous intraepithelial lesion，HSIL），鳞状细胞癌（squamous cell carcinoma，SCC），不典型的腺细胞（atypical glandular cells，AGC）；（6）不典型腺细胞倾向瘤变（atypical glandular cells tend to neoplasia，AGC-N）；（7）宫颈原位腺癌（adenocarcinoma in situ，AIS），腺癌（adenocarcinoma，AC）；（8）其他恶性肿瘤等。

2. 宫颈细胞学巴氏分级 宫颈刮片巴氏分级报告，是20世纪50年代开始采用的最常用的早期发现妇女宫颈病变的方法，为临床早期诊断宫颈恶性肿瘤作出了贡献。随着临床医学对宫颈疾病诊断要求的提高，细胞学巴氏分级诊断已不能满足临床医生对相关疾病分类诊断的要求。但我国地域大，医疗技术和经济水平发展不平衡，仍然有很多地区采用巴氏分级作为宫颈细胞学诊断。

值得提出的是，TBS分类对细胞形态改变的描述对妇女宫颈刮片的报告更为合理和易为临床医生理解，并且淡化了人为分级的明显界限。克服了巴氏分级对宫颈刮片报告的相应缺陷，由于大多数不典型增生能恢复正常，用病变来表达某一病例不确定的生物学潜力更为合适。大量临床研究表明，与巴氏分级法相比，TBS分类方法能更好地检出异常的宫颈细胞，发现宫颈病变，已逐渐成为国内各级医院对宫颈细胞学诊断的分类方法。

表26-1 巴氏分类与TBS分类对照

巴氏分类	TBS分类
Ⅰ	正常范围
Ⅱ	有非典型细胞（鳞状/腺细胞）
Ⅲ	LSIL（CINⅠ或HPV感染）
Ⅳ	HSIL（CINⅡ、CINⅢ/CIS）
Ⅴ	浸润癌

表 26－2 巴氏分级及其临床意义

Ⅰ级	正常，未见非典型或异常细胞
Ⅱ级	炎症，发现非典型，但无恶性特征细胞
Ⅲ级	可疑恶性，发现可疑恶性细胞：①性质不明，细胞可疑；②怀疑恶性
Ⅳ级	高度可疑恶性，发现不典型的癌细胞，待证实
Ⅴ级	恶性，发现癌细胞，形态典型

3. **宫颈细胞学制片方法** 宫颈细胞学制片可采用传统巴氏染色涂片法及液基薄层细胞学方法（thinprep cytologic test，TCT），计算机辅助细胞学检测系统（computer-assisted cytologytest，CCT）及 papnet。目前在经济发达地区液基薄层细胞学制片技术基本已取代传统巴氏涂片法，巴氏涂片法在部分基层医院及经济欠发达地区还在使用。计算机辅助细胞学检测系统（CCT）在国外一些中心开展，已取得美国 FDA 批准，CCT 诊断仍然是肉眼观察确诊，其最大优点是减少初查细胞学诊断视疲劳导致的漏诊。

（1）巴氏染色涂片法 1941 年 George Papanicolaou 首先采用宫颈涂片细胞学检查筛查子宫颈癌，称为巴氏涂片。通过在宫颈鳞柱状上皮交界处刮取细胞制成涂片，经染色后可观察到细胞的变异，达到早期发现宫颈病变目的。由于巴氏涂片细胞学检查易受多种因素影响，如：取材、制片技术、涂片诊断技术等，假阴性及假阳性率较高，Frable 等报告其假阳性、假阴性率分别为 15%～20%和 5%。

巴氏染色结果判读：巴氏染色法将胞核染为深蓝色；鳞状上皮底层、中层及表层角化前细胞胞质染绿色，表层不全角化细胞胞质染粉红色，完全角化细胞胞质呈橘黄色；高分化鳞癌细胞可染成粉红色或橘黄色；腺癌胞质呈灰蓝色；中性粒细胞和淋巴细胞、吞噬细胞胞质均为蓝色；红细胞染粉红色，黏液染成淡蓝色或粉红色。

巴氏染色特点：细胞透明度好，结构清晰，涂片色彩丰富而鲜艳，由于能显示鳞状上皮不同角化程度，常用于阴道涂片测定雌激素水平。宫颈涂片和痰涂片中分化差的鳞癌小角化细胞显示橘黄色，在红色坏死背景中特别突出，不易漏诊。

值得注意的是，当宫颈肉眼病变明显或可疑，即使宫颈细胞学结果阴性也应进行宫颈活检，因为宫颈浸润癌存在时，宫颈细胞学可能为阴性。而当宫颈细胞学提示宫颈浸润癌时，应在肉眼可见病变区域行宫颈活检，如无肉眼病变区域，可以行宫颈管刮术或称颈管内膜刮术（endocervical curettage，ECC），或行诊断性宫颈锥切。当宫颈细胞学正常及宫颈正常时，宫颈筛查的频率同前文所述。如果宫颈细胞学报告采样不满意，应在 3 月内重复，如果有感染，则在第二次采样前应抗感染治疗。

染液配制、方法和步骤：

①Harris 苏木精的配制：同组织染色。

②橙黄-G^6：取橙黄-G^6 0.5g，溶于 95%酒精 100ml 中，加磷钨酸 15mg。

③EA^{36}染液：先配制原液（贮备液）。

亮绿液：亮绿 0.5g，溶于 5ml 蒸馏水中，再加纯酒精至 100ml。

俾士麦棕液：俾士麦棕 0.5g，溶于 5ml 蒸馏水中，再加纯酒精至 100ml。

伊红 Y 液：伊红 Y 0.5g，溶于 5ml 蒸馏水中，再加纯酒精至 100ml。

临用前，将上述亮绿液 45ml、伊红 Y 液 45ml、俾士麦棕液 10ml 混合后，再加入磷钨酸 0.2g，饱和碳酸锂水溶液 1 滴。

也可配制 EA^{50} 液：

3%亮绿水溶液 10ml，纯甲醇 250ml，

20%伊红 Y 水溶液 20ml，冰醋酸 20ml，

磷钨酸 2g（水溶后加入）95%酒精 700ml。

染色步骤：①将固定后的涂片入水，苏木精染核，盐酸酒精分化，返蓝同 HE 染色；②70%、80%、95%酒精逐级脱水，各 1 分钟；③橙黄- G^{6} 3～5 分钟；④95%酒精Ⅰ、Ⅱ缸洗，各 1 分钟；⑤EA^{36} 或 EA^{50} 5 分钟；⑥95%酒精Ⅰ、Ⅱ缸洗，各 1 分钟；⑦无水酒精Ⅰ、Ⅱ缸洗，各 1 分钟；⑧二甲苯Ⅰ、Ⅱ缸透明，各 1 分钟；⑨中性树胶封固。

（2）薄层液基细胞学检测（TCT） 薄层液基细胞学检测是 1996 年美国食品药品监督管理局（FDA）批准使用的细胞学制片技术，采用特制的溶液，去掉宫颈取材的杂质，同时特殊的高精密度过滤膜过滤细胞富集技术，滤后的上皮细胞制成直径为 20mm 薄层细胞于载玻片上，95%酒精固定，制成薄层涂片，被检细胞相对集中，背景清晰，使阅片者容易观察，诊断准确性较传统的方法高，可提高宫颈病灶的发现率，减少了假阴性率。其检出灵敏度和特异度分别为 73%～94%和 58%～76%，其阳性率还有赖于取材，影响诊断结果的主要干扰因素有细胞数量和取材部位等。TCT 涂片有两种染色方法：巴氏染色和 HE 染色，以前者为主。

（3）计算机辅助细胞学检测系统（CCT）及 PapNet 计算机辅助细胞学检测系统（CCT）及 PapNet 是阅片技术的进步，降低劳动强度和工作量，消除由于人工检测的心理适应性及视疲劳等弊端引起的误诊和漏诊，大大降低了假阴性率。1998 年美国 FDA 批准 CCT-PapNet 和 AutoPap 用于传统巴氏涂片的检测。AutoPap 基于分类算法，得到涂片中各种细胞的比例。综合每张涂片中各种细胞形态的检测结果，给出一个 0～1 间的分数，反映该涂片的变异程度。与阈值相比较，由该系统决定涂片是否应该接受细胞学家的再次筛查。对 AutoPap 和常规筛查法进行比较，结果表明，在未明确的不典型鳞状细胞和低度鳞状上皮内病变时，AutoPap 要优于常规法；应用 AutoPap 系统对既往诊断阴性的涂片重新筛查，可检出 34.5%的假阴性涂片。PapNet 是一种半自动的交互式神经网络辅助诊断系统，利用计算机图像处理和神经网络分析软件对常规制备的宫颈涂片进行二次筛查。涂片图像经处理后产生并储存 128 幅最可能存在变异细胞的图像。

（三）阴道镜检查

阴道镜及阴道镜下宫颈活检已成为评价患者在宫颈细胞学异常时证实宫颈异常病变的主要方法。阴道镜为带强光源的显微镜，放大倍数在 4～40 倍，直接观察宫颈表面血管及上皮的形态结构。当临床可疑或细胞学检查异常时需阴道镜检查，并可在其指导下进行定位活检。它可迅速鉴别肉眼看不见的宫颈病变，提高活检准确性，降低细胞学检查的假阴性率，无痛苦，无交叉感染，可保存资料，供会诊、教学和科研用。其对子宫颈癌前病变的早期诊断及评价子宫颈癌患者的治疗及预后，均有重要价值。如果能够看见完整宫颈鳞柱交界区，即能够看到完整宫颈移行带，则为满意的阴道镜检查，不必行颈管刮术。如在阴道镜下不能见到全部鳞柱交界的转化区，或交界部位位于宫颈管内，即为不满意的阴道镜通常需行颈管刮术。

阴道镜检查应该提取和保存宫颈图像，通常阴道镜与 VIA/VILI 和宫颈活检同时进行。不满意的阴道镜或疑有腺上皮病变时，应做颈管刮术。这样可以大大提高宫颈癌前病变和早期癌的诊断率。

阴道镜观察通常需要在醋酸染色或碘染色下进行。

阴道镜诊断标准：

1. **正常宫颈图像** 转化区内外未见醋白上皮、异型血管及异常腺体开口。

2. **炎症** 表现为短暂模糊且呈透明状较薄、边界欠清的醋白上皮宫颈充血，并不限于转化区，可见葡萄样外观。

3. **宫颈湿疣** 外凸生长的乳头状或丘疹样白色上皮。

4. **宫颈上皮内瘤变Ⅰ级（CIN Ⅰ）** 边界清楚的平滑醋白区，但不规则，消失得较慢，可有细小点状血管。

5. CIN Ⅱ 多见白嵌二联征，转化区内见醋白上皮，伴细小镶嵌或伴密集细小点状血管，醋白上皮消失较慢。

6. CIN Ⅲ 见白嵌点三联征，转化区见边界清楚厚重的醋白上皮，持续时间长，可伴有粗镶嵌，粗点状血管及异型血管。

7. **子宫颈癌** 在 CIN Ⅲ图像的基础上可伴有猪油样、脑回样改变，可伴有上皮下出血坏死灶。

（四）HPV 病毒检测

目前研究表明子宫颈癌的发病与宫颈高危型 HPV 感染有直接关系，宫颈 HPV 感染是患子宫颈癌的必要条件，所以宫颈 HPV 病毒的检测有重要意义，宫颈 HPV 感染的检测方法较多，如杂交捕获（HC2）、凯普导流杂交 HPV-DNA 检测法（简称 HybriMax）、聚合酶链反应法（PCR）、原位杂交等方法，各有其优点，但临床应用较广及可靠性较高的是杂交捕获（HC2）和凯普导流杂交 HPV-DNA 检测法。

杂交捕获（HC2）是临床使用最多最成熟的一种 HPV 检测技术，该方法通过核酸信号扩大后利用化学发光信号来检测。HC2 可检测 13 种高危 HPV 病毒亚型，敏感性高，阴性预测值高达 98%，可定量检测，无放射性，易使用，美国 FDA 批准应用于临床。但是其价格昂贵，且不能分型。

凯普导流杂交 HPV-DNA 检测法能同时对 21 种 HPV 基因型快速分型，且可判断多重感染，更能判断为持续感染还是再次感染，对宫颈病变中常见的 HPV 基因型、宫颈病变治疗后随访、HPV 流行状况分析、HPV 感染的治疗、基因疫苗的研制及子宫颈癌的预防有重要意义，可为临床诊断、治疗和疗效评估及预后提供可靠依据，有广阔的发展前景。但其检测的可靠性、实用性有待于临床验证，可检测型别仍然有限。

由于青春期及 21 岁以下妇女的 HPV 阳性发生率高且 LISL 病变经常逆转，所以对她们的异常鳞状上皮细胞不需特殊处理。NCCN 指南特别提示 HPV 检测不应推荐给青春期及 21 岁以下妇女。

（五）宫颈活检

宫颈活检可以发现绝大部分的宫颈病变患者，诊断子宫颈癌和子宫颈癌前病变必须依据宫颈活检的病理结果。主要适应证为：①宫颈细胞学检查异常；②阴道镜检查可疑或碘不着色区。宫颈活检在有条件地区必须在阴道镜下活检，无条件地区需在醋酸及碘染后在病变明显处活检，这样可以降低宫颈活检的假阴性率。

（六）宫颈锥切

宫颈锥形切除术是同时切除宫颈鳞柱状上皮转化区及周围和其下的部分宫颈管组织，它是宫颈活检初步诊断宫颈病变后，进一步明确诊断和治疗宫颈病变的主要方法。分为以下几类：1. 激光锥切术（laser conigation，LC）：具有高定向性，能够完整切除病变组织，而不影响病理切片诊断，同时有止血作用；2. 冷刀锥切术（cold knife conigation，CKC）：可切除较大的病变组织，保证诊断的准确性，复发率最低，价格经济，但手术要求相对较高；3. 宫颈电环切除术（loop electrosurgical excision procedure，LEEP）：简便易行，无需住院，可重复性强，手术时间短，出血少，不麻醉或局麻即可，对宫颈病变治愈率高。

四、子宫颈癌筛查方案及流程

我国地域辽阔，经济发展不平衡，制定全国统一的子宫颈癌筛查方案存在困难，因此，中国癌症基金会提出的子宫颈癌筛查及早诊早治技术指南建议三个筛查使用方案（图 26－1，26－2，26－3），供参考。

1. **最佳筛查方案** HPV 检测＋液基细胞学检测，灵敏度 98％，特异度＞80％。

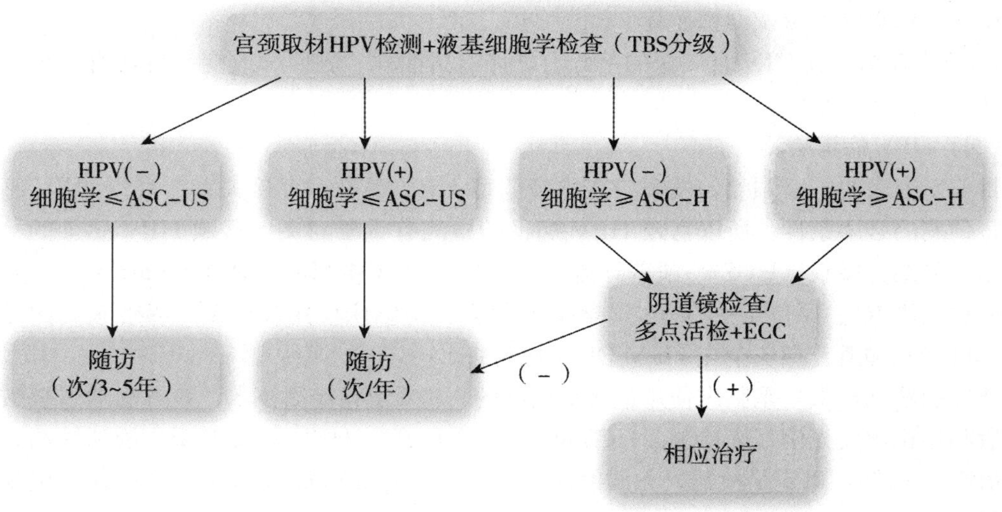

图 26－1 筛查方案及流程 1

2. **一般筛查方案** 用巴氏涂片替代 TCT

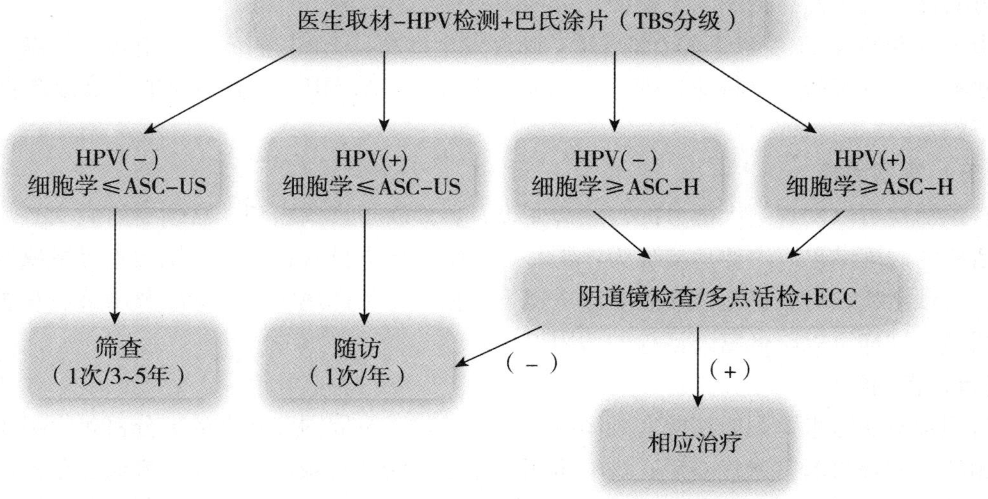

图 26－2 筛查方案及流程 2

3. **基本筛查方案** 仅用肉眼观察，灵敏度 70%，可发现 2/3 以上患者，假阳性率 25%。

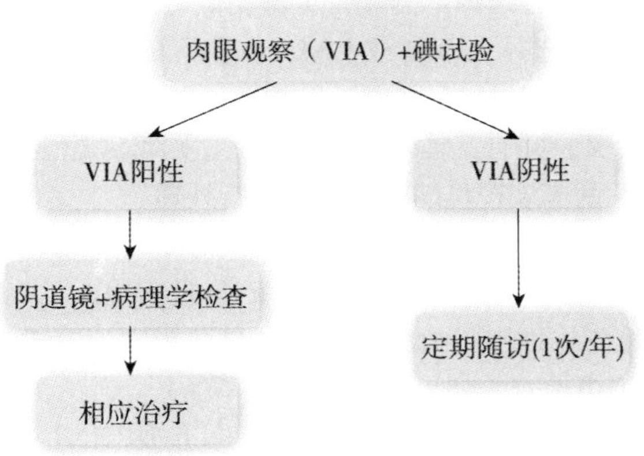

图 26-3 筛查方案及流程 3

五、筛查阳性结果的处理

根据被筛查者不同年龄和异常程度及随访是否方便分类处理。

（一）青春期及 21 岁以下妇女的鳞状上皮细胞异常的处理

这类人群 LSIL 有逆转复原现象，甚至有少部分青春期及 21 岁以下妇女即使是宫颈组织学诊断 CIN Ⅲ，也只有少部分人进展到浸润性子宫颈癌，大部分患者在随后的筛查中 CIN Ⅲ有逆转、病变级别降低。因此，对于 21 岁以下的妇女则应首先建议重新复查细胞学检查并分类随访处理。

年轻妇女查出 ASC-US 或 LSIL 应 12 个月内重新筛查。如果结果为阴性或 ASC-US 或 LSIL 均应在 12 个月内重新筛查。如果在 2 年内细胞学结果都是阴性，患者可以进行常规筛查；如果细胞学提示 ASC-US 或 LSIL 或 HSIL，应推荐阴道镜。如果细胞学在第二次筛查显示为 ASC-H 或 HSIL 也应推荐阴道镜。

由于存在更高的 CINⅡ及以上病变的风险，对于初筛为 ASC-H 的妇女应推荐阴道镜检查，并根据阴道镜的结果进行下一步处理。如果满意阴道镜检查的结果为 CINⅡ及以内，推荐重新宫颈细胞学检查及阴道镜检查，对单纯 CINⅡ，没有其他特别发现，也可选择切除手术，如激光、冷冻、LEEP 及冷刀宫颈锥切。如果阴道镜结果不满意，则应行颈管刮术及宫颈活检，下一步处理类似于有满意阴道镜结果的患者。

（二）成人鳞状上皮细胞异常的处理

1. **ASC-US 的处理** 对于 ASC-US，高危型 HPV DNA 的检测在这一人群有重要价值，另一种选择就是重新细胞学检查。如果连续两次间隔 6 个月的细胞学检查阴性，则可每年进行 1 次筛查。如果重新细胞学检查显示 ASC-US 或更高级别的病变，则推荐阴道镜检查，第三种选择是直接阴道镜检查。

2. **LSIL、ASC-H 的处理** 对于 LSIL 的处理最好采用阴道镜。对于所有超过 ASC-US 的病变，都推荐阴道镜进行下一步检查。

3. **HSIL 的处理** 所有细胞学为 HSIL 的妇女都应行阴道镜检查，根据阴道镜是否满意进行下一步处理。LEEP 或 CKC 推荐给那些阴道镜不满意的患者，满意阴道镜的处理根据病变是否选择，而没有病变区域或宫颈活检的患者应行宫颈管刮术，颈管刮术阴性，可 6 个月时重复细胞学及阴道镜（应包括阴道及外阴）。

HSIL 病变确定，可有两种选择，需保留生育功能，患者可选择 LEEP 或宫颈活检。宫颈活检为阴性或 CINⅠ，可选择 LEEP 或 CKC 或选择 6 个月后复查宫颈细胞学、阴道镜（包括阴道及外阴）；组织病理学诊断为 CINⅡ或Ⅲ，则可选择 LEEP、冷冻、CKC 或激光宫颈锥切；CINⅢ的患者又合并有其他切除子宫指征，则可考虑全子宫切除。如果宫颈活检为微小浸润癌或浸润癌，则应该按早期子宫颈癌进行处理。

（三）LEEP、CKC、冷冻治疗、激光治疗后的随访处理

LEEP 或 CKC 后如果病理结果为 CINⅡ或 CINⅢ且切缘未见病变，可在术后 1 年复查细胞学和高危型 HPV 检测，再按照细胞学检查结果同前文所述进行随访，当高危型 HPV 检查结果异常时，行阴道镜检查。如果病理结果为 CINⅠ，无论切缘状态如何，随访办法与上述办法相同。LEEP 或 CKC 后如果病理结果为 CINⅡ或 CINⅢ且切缘不净时，可选择术后半年时复查细胞学，复查结果无异常时，开始常规筛查，结果异常时，再次行阴道镜检查；也可选择再次锥切，但需要注意的是，组织病理结果高度怀疑浸润癌，首选再次锥切。切缘状态未知或行冷冻治疗、激光灼烧，可选择半年后重复细胞学检查或 1 年后再行高危型 HPV 检测。结果无异常时开始常规筛查，结果异常时处理方法同上。

（四）不典型腺细胞（atypical glandular cells，AGC）处理

如果患者年龄<35 岁且无内膜癌高危因素，发现 AGC 后，行阴道镜检查、ECC、高危型 HPV 检测，对年龄≥35 岁或有内膜癌高危因素或有异常阴道流血史或发现不典型内膜腺细胞时除以上检查外，还需内膜活检。

宫颈活检、ECC 未见异常时，后续处理取决于高危型 HPV 检查，若检测结果无异常，需要在 1 年后重复高危型 HPV 检测和细胞学，如果检测结果阳性，则在半年后重复高危型 HPV 检测和细胞学，只有复查结果均为阴性时，才可转为常规筛查，任何一项结果有异常，均需阴道镜检查。如果宫颈活检未见异常，而 ECC 提示 CIN 或 AIS 或癌变时，行 CKC。

对于 AGC 宫颈活检组织病理学发现 CINⅠ时，ECC 无异常，可选择 1 年后复查高危型 HPV 或半年后复查细胞学，高危型 HPV 检测结果阴性或连续 3 次细胞学检查结果无异常，可转为常规筛查结果异常时行阴道镜检查。如 ECC 发现 CIN 或 AIS，应行 CKC 或 LEEP。在 AIS 中使用 LEEP 治疗时，切缘病变受累的阳性率会升高。建议怀疑 AIS 或浸润癌的患者首选 CKC 进行诊断和治疗。

CKC 结果提示 AIS 时，建议到妇科肿瘤专科就诊。对 AIS，最为肯定的治疗方法应该选择子宫切除术，即使 CKC 切缘阴性，仍可发现在后来接受子宫切除术的患者中，30% 残留 AIS 病灶。所以，因各种原因不接受子宫切除术时，需要向患者交待保留子宫的风险。

AIS 处理方法视切缘有无病灶累及和患者的生育要求而决定。如果切缘无病灶累及且患者无生育要求，强烈建议切除子宫。若患者有生育要求，则在充分告知风险的前提下，每半年复查细胞学检查 1 次，直到患者完成生育后接受子宫切除术为止。如果切缘有病灶且患者无生育要求时，建议患者切除子宫，为进一步排除浸润癌，子宫切除术前应行 CKC。若患者有生育要求，可再次 CKC 直到切缘阴性，同时，半年后复查细胞学、高危型 HPV 检测、阴道镜检查和 ECC，以上检查出现任何异常时，都要再次 CKC；均阴性时，半年后复查细胞学、阴道镜检查和 ECC，同样，完成生育后强烈建议这些患者切除子宫。

AGC 患者，行内膜活检未发现异常时，如其他办法无法确定病灶来源，可使用经阴道超声对内膜进行评估，超过正常值应内膜刮取活检。如果活检提示增生过长，行诊刮术或使用激素治疗。活检发现内膜不典型增生时，建议患者行诊刮术并就诊妇科肿瘤专科。若内膜活检结果不满意，可行诊刮术，对于绝经后女性，在其他办法无法确定病灶来源时，可使用经阴道超声或 MRI 对内膜再进行评估及了解内膜病变程度。

六、妊娠期子宫颈癌的筛查

妊娠期子宫颈癌筛查同非孕期，但有几点需注意：

1. 妊娠期进行宫颈细胞学检查时使用刷取法是安全的。
2. 妊娠期间不行 ECC。
3. 对任何等级 CIN 均可将治疗推迟到产后。
4. 只有考虑浸润癌或细胞学检查结果提示严重病变（ASC-H、LSIL、HSIL）时，才行阴道镜下活检术。
5. 妊娠期阴道镜检查最好由有经验的阴道镜医生完成。
6. 只有考虑浸润癌时才行诊断性宫颈锥切术。

七、HPV 疫苗与子宫颈癌筛查的问题

目前 FDA 批准的 HPV 疫苗有 2 种，四价疫苗（针对 6、11、16 、18 型 HPV 病毒）和二价疫苗（针对 16 、18 型 HPV 病毒），前者适用于 9～26 岁女性，后者适用于 10～25 岁女性。在女性开始性生活前接种疫苗是最为有效的预防方式。尽管两种疫苗都可使接种者对 16 型和 18 型 HPV 产生免疫，而 70％的子宫颈癌也是由这两种 HPV 引起，但是，其他种类的 HPV 仍可使接种者发生子宫颈癌。因此，疫苗接种不能取代子宫颈癌筛查，接种者仍要接受与未接种者相同的筛查。

（周　琦　唐　郢）

参考文献

1. 董志伟. 中国癌症筛查及早诊早治指南（试行）. 北京：北京大学医学出版社. 2003，9-20.
2. 李隆玉，乔志强，漆小玲，等. 江西靖安现场介绍∥董志伟. 中国癌症研究进展（8）——中国癌症高发现场防治工作. 北京：北京大学医学出版社，2007，208.
3. 姚捷，李瑛. 宫颈癌筛查技术及方案的新进展. 国外医学计划生育/生殖健康分册，2007，26：316-318.
4. Frable WJ，Austin RM，Collins RJ，et a1. Medicolegal offains：LAC task force summary. Acta Cytol，1998，42：76-119.
5. Llewellyn H. Relationship between the cytologic reporting rate for high-grade squamous intraepithelial lesion or worse and Papanicolaou smear sensitivity：a simple mathematic proof with practical implications. Cancer，2007，25，111：137-140.
6. NCCN. Cervical cancer screening 2010.

第二节　子宫颈癌高发区现场研究

一、前言

子宫颈癌是世界范围内女性最常见的第三大恶性肿瘤。据国际癌症研究中心（International Agency for Research on Cancer，IARC）估计2002年全世界有49.32万新发病例，27.35万死亡病例。约80%的病例发生在发展中国家，我国年新发病例13.15万，占28.8%。子宫颈癌防治已成为全球性的公共卫生问题。

根据20世纪70年代及90年代两次全国性死亡原因调查资料，我国子宫颈癌的分布主要集中在中西部地区，不论在省区市或县的分布都有聚集现象，且农村高于城市、山区高于平原。死亡率超过15/10万者有山西、内蒙、陕西、湖北、湖南、及新疆6个省区。形成一自北向南高死亡率的条形地带。

随着子宫颈癌筛查技术进步、筛查项目的推广与广大妇女自我保健意识的提高，发达国家子宫颈癌的发病率明显下降。比较而言，发展中国家对于子宫颈癌的防治工作形势颇为严峻。约80%的病例发生在发展中国家。

我国虽属子宫颈癌低发病率国家，但由于人口基数大，每年子宫颈癌新发病例数约占全世界1/4。因此，科学、合理、有效进行子宫颈癌的筛查及防治是造福我国广大妇女生命健康的重要民生工程。因地制宜选择适合我国国情的子宫颈癌筛查适宜技术及方案对于降低子宫颈癌的发病率具有举足轻重的社会意义。

我国癌症的现场防治工作虽起步较晚，但成效显著。我国幅员辽阔，各地区气候水温、生活习惯差异很大。不同地域间癌症病种、发病率、发病年龄等重要流行病学因素均差异显著。我国癌症现场防治工作就是在特定地区存在特定癌症病种高发的基础上逐步开展的。20世纪70年代我国开展了1973—1975年3年全死因回顾调查，发现包括子宫颈癌在内的许多常见恶性肿瘤呈地域性聚集分布，此类地区恶性肿瘤的发病率和死亡率远高于全国平均水平。将其称之为癌症高发区，由于癌症高发区多为农村贫困地区，因病致贫、因病返贫的现象十分常见，严重制约了当地社会经济的发展。

江西省靖安县是我国子宫颈癌主要高发地区之一，难能可贵的是该地区比较完整翔实地保留了20世纪70年代中末至今30余年子宫颈癌的防治及筛查现场资料及数据。这些数据客观地反映了该地区妇女子宫颈癌发病的变化情况。依托江西省妇幼保健院妇科肿瘤专业技术力量及颇为严谨的科研队伍，经过众多前辈专家学者的不懈努力、薪火相传，终于在子宫颈癌的科学防治及流行病学研究领域积累了一定基础，在继承前人丰富经验的基础上进行了大胆创新和突破，对子宫颈癌筛查方案特别是对于广大农村妇女子宫颈癌筛查适宜技术进行了积极探索及合理优化，尤其突出的是在秉承杨学志教授提出的子宫颈癌“四联早期诊断法”理念基础上，结合国际国内子宫颈癌筛查研究新进展及动向，论证了醋酸染色肉眼观察（visual inspection with acid，VIA）、碘染色肉眼观察（visual inspection with iodine，VILI）在宫颈病变筛查中的临床意义，提高了早期子宫颈癌检出率，达到早期诊断的效果，对降低该地区妇女子宫颈癌的发病率作出了巨大贡献，对广大中国农村妇女子宫颈癌的筛查实践起到了指导性的示范作用。本节仅就江西靖安子宫颈癌高发区现场作一概述。

二、江西靖安县子宫颈癌高发区子宫颈癌筛查及防治工作

(一)靖安县子宫颈癌的防治历史

靖安县是全国子宫颈癌的高发县之一，1973—1975 年子宫颈癌的平均死亡率为 31.3/10 万。在省、地、县等主管部门的关怀和支持下，1974 年 6 月，靖安县成立了“靖安县宫颈癌防治专业队”，承担省级重点科研项目“农村宫颈癌防治试点研究”，同时在靖安县建立了子宫颈癌防治研究基地。

在江西省妇幼保健院杨学志教授的带领下，于 1980 年建立了我国第一个子宫颈癌防治研究所。建所之初，所内拥有专业技术人员 22 人，占地 1300 平方米的科研楼，下设防癌门诊、妇科恶性肿瘤治疗室、细胞检验室、病理诊断室、资料统计室、流行病学研究室、药剂、护理、手术室等科室，并设病床 20 张，拥有奥林巴斯阴道镜、显微镜、激光治疗机、德产病理组织切片机等先进医疗设备。

自此，江西省靖安县率先在国内正式形成了以现场、临床、实验室三结合的子宫颈癌防治研究体系，为进一步发展建立县、乡、村为基础的子宫颈癌三级防护网奠定了基础。

(二)靖安高发区现场主持完成的主要科研项目及取得的相关成果

该所于 1974—1985 年期间承担了国家“六五”卫生部重点科研项目“靖安县宫颈癌普查早治 12 年的效果及其流行病学病因学研究”。在 12 年六轮子宫颈癌的普查中，共观察人年 207 490，登记人数 24 628 人，初步论证并阐释了靖安县子宫颈癌主要流行特征如人群分布、变化趋势等。取得的成果于 1987 年荣获国家科技进步三等奖、江西省科技进步二等奖。

1986 年 7 月—1990 年 12 月主持完成“七五”国家医学重点科研项目“子宫颈癌癌前病变的阻断研究”，其成果于 1993 年荣获江西省科技进步三等奖。

1. *流行特征和发展趋势* 在 1974—1985 年连续 12 年六轮子宫颈癌普查早治工作中，普查对象第一轮为已婚妇女，第二、三、四、六轮为 30 岁以上已婚妇女，第五轮为 40～70 岁已婚妇女。汇总所得各轮数据及其结果进行系统的统计分析，大致可以看出靖安县子宫颈癌的流行特征及发展趋势，分述如下：

2. *人群分布*

(1) 发病情况 六轮普查共发现 415 例子宫颈癌，550 例子宫颈癌前病变，其中第一轮普查结果为以前若干年的累积病例，此后查出的为新发病例，1976—1985 年子宫颈癌及癌前病变的发病情况见表 26-3。

表 26-3 江西靖安 12 年六轮子宫颈癌筛查结果

年份	宫颈间变			宫颈癌		
	观察人年数	查出病例	发病率(/10 万人年)	观察人年数	查出病例	发病率(/10 万人年)
1974—1975	23 374	145	—	23 629	157	—
1976—1977	21 516	178	827.29	21 751	80	367.80
1978—1979	23 540	97	412.06	23 797	45	189.10
1980—1981	23 947	45	187.91	24 209	38	156.97
1982—1983	14 797	21	141.92	14 957	16	106.97
1984—1985	22 559	64	283.70	22 806	79	346.40

（2）不同临床期别子宫颈癌的构成比　在415例子宫颈癌中，原位癌占54.9%，Ⅰa期占17.3%，Ⅰb期占8.0%，Ⅱ期占11.5%，Ⅲ期占7.5%，Ⅳ期占1.9%。

（3）不同职业间子宫颈癌发病以农业或垦殖人员最高，其次是林业人员，再次是城镇居民和职工。

3. 地理分布　靖安11个乡、镇中，子宫颈癌及癌前病变的发病以山区为主或以丘陵为主的乡明显高于以平原为主的乡镇，数据见表26-4。

表26-4　不同地理环境妇女子宫颈癌的发病情况

地理状况	观察人年数	子宫颈癌病例数
山区乡	28 325	141
丘陵乡	47 803	168
平原乡	55 021	106

4. 发展趋势

（1）子宫颈癌前病变及子宫颈癌发病率变化趋势　图26-4显示了1976—1985年子宫颈癌及癌前病变的发病率的变化趋势。

本研究中关于子宫颈癌及宫颈间变发病时间趋势结果为1976—1983年子宫颈癌发病率逐轮下降，而1984—1985年第六轮发病率出现反跳，通过分析可能是由以下原因综合所致：①第五轮普查年龄组范围缩小，普查密度明显下降，导致一部分病例漏查；②由于连续普查五轮有局部松懈情绪存在，可能影响普查质量，导致部分在第五轮部分被检查对象的漏诊；③第六轮针对第五轮存在的问题，提出三段落实诊断措施，使诊断水平提高，检出了第五轮漏诊的病例；④此外，第六轮重新恢复普查对象从30岁开始普查的方案，使在第五轮中30～40岁年龄组的漏查人得以查出。

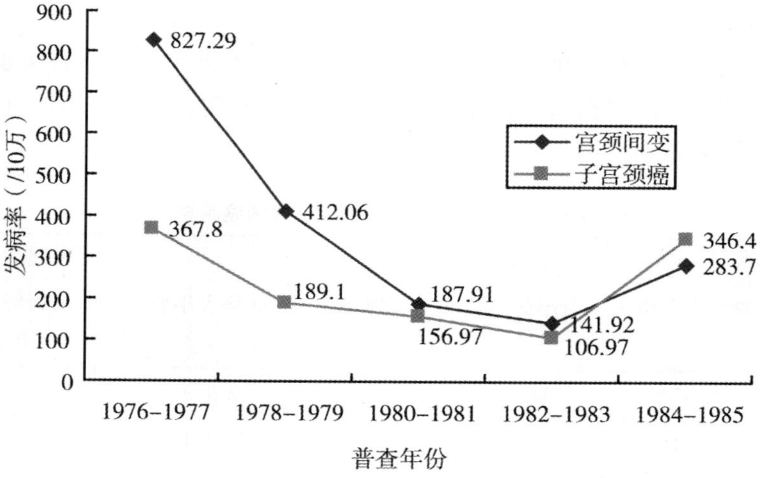

图26-4　1976—1985年靖安子宫颈癌及子宫颈间变发病率情况（/10万）

（2）不同临床期别子宫颈癌发病率变化趋势　12年中，晚期子宫颈癌发病率下降最明显，自1978年以来，已无Ⅲ、Ⅳ期子宫颈癌病例的发生。提示坚持科学合理的普查早治，可以控制晚期子宫颈癌的发生（彩图26-5）。

(3) 各年龄组子宫颈癌及子宫颈癌前病变的发病变化趋势

①各轮子宫颈癌年龄组发病率：除第四轮外，各轮子宫颈癌发病率高峰均在 55～64 岁年龄组（彩图 26－6）。

②各轮宫颈间变年龄组发病率：各轮各年龄组宫颈间变发病率在第五轮前有明显下降，第六轮有回升，间变高峰在 45～54 和 55～64 两年龄组（彩图 26－7）。

(4) 子宫颈癌死亡率变化趋势　连续 12 年的普查中，子宫颈癌死亡率降低比较明显，从 1974 年的 44.7/10 万下降至 1985 年的 6.90/10 万，降低了 84.56%（见表 26－5，图 26－8）。根据 2002—2004 年的统计，子宫颈癌的平均死亡率达 6.67/10 万，子宫颈癌在靖安县女性主要癌症死亡率中排第一位。

表 26－5　1974—1985 年靖安县子宫颈癌死亡率及标化死亡率比较

年份（年）	年死亡率（/10 万）	标化死亡率（/10 万）
1974—1975	56.78	44.70
1976—1977	24.77	19.89
1978—1979	19.38	15.48
1978—1981	7.31	5.48
1982—1983	13.62	11.32
1984—1985	8.98	6.90

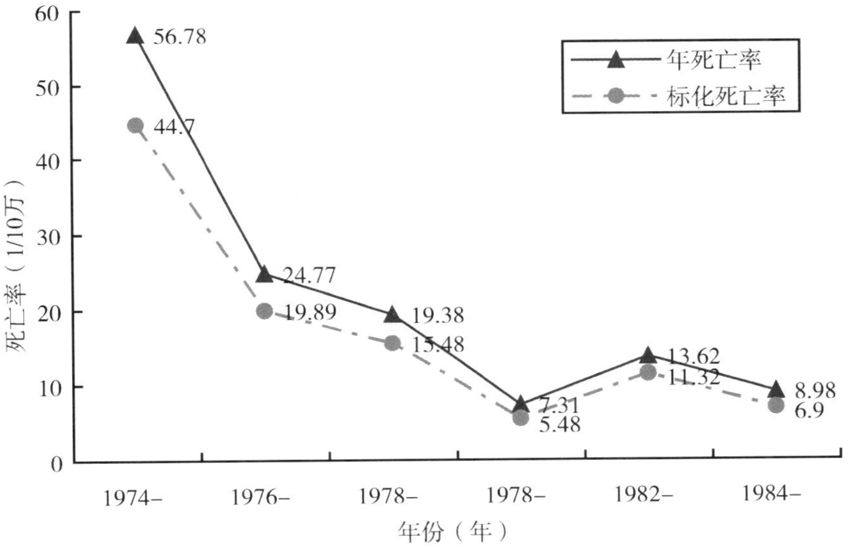

图 26－8　1974—1985 年靖安子宫颈癌死亡率变化趋势

数据显示，子宫颈癌仍是威胁靖安县妇女健康的最主要女性生殖道恶性肿瘤；靖安县仍是我国农村子宫颈癌高发地区，且近年来子宫颈癌及癌前病变发病率有反跳上升趋势；强烈提示采用新型子宫颈癌筛查方案对该地区妇女子宫颈癌进行早诊早治，对子宫颈癌各方面的研究将有很重要的理论价值和现实意义。

三、靖安县普查早治工作成果

（一）依托江西省妇幼保健院妇科肿瘤领域的专业技术力量，创用杨学志教授提出的子宫颈癌“四联早期诊断法”进行了从1974—1985年为期12年六轮子宫颈癌的普查早治

通过12年六轮定期连续性子宫颈癌普查早治，共计普查90 622人次，共查出子宫颈癌415例，子宫颈癌前病变550例；通过12年的刻苦攻关，终于取得了明显的抓“三早”，降“两率”的显著成效。

1. 子宫颈癌的发病率、死亡率开始下降。

2. 结合子宫颈癌普查早治，对普查中发现的发生宫颈糜烂病变的患者，我们先后给予药物治疗、铬酸治疗、电络以及沿用至今的激光治疗。共计29 405人次，显著降低了靖安妇女宫颈糜烂患病率，许多数据提示，针对宫颈糜烂患者采取这种干预性的治疗措施在很大程度上降低了子宫颈癌前病变的发生，从而有效降低了子宫颈癌的发病率，有力地促进了全县妇女保健工作的开展与实施。

3. 子宫颈癌前病变的患病率有下降趋势，早期子宫颈癌比例升高，晚期子宫颈癌基本得到控制。1974年开始时晚期子宫颈癌所占比例为12.17%，1978年以后未发现晚期子宫颈癌患者。

4. 普查中创用的杨学志教授提出的子宫颈癌“四联早期诊断法”是提高子宫颈癌阳性检出率达到早期诊断的良好方法。适合城乡基层组织推广应用。

5. 结合普查早治，培训了一批县、乡、村三级防癌技术骨干，逐步建立了以县子宫颈癌防治研究所为中心的，重点乡卫生院设点治疗的防癌网。

（二）子宫颈癌癌前阻断研究成果

1. **子宫颈癌三大危险因素及其与癌变机理、病毒病因内在联系的研究**　提出宫颈糜烂、性行为混乱和性卫生不良是子宫颈癌前病变及子宫颈癌的三大危险因素。阐明了子宫颈癌三大危险因素与子宫颈癌癌变机理、HPV病毒病因的内在联系。宫颈糜烂是基础，性行为混乱、性卫生不良引导人乳头瘤病毒（human papilloma virus，HPV）、单纯疱疹病毒（herpes simplex virus，HSV）-2、巨细胞病毒（cytomegalovirus，CMV）等病毒致癌因子入侵。HPV、HSV-2、CMV等病毒致癌因子入侵，导致宫颈储备细胞增生、分化延迟、分化异常最终可能发展为癌。为预防措施的制定提供依据。

2. **江西地区及其高发现场靖安县子宫颈癌病毒病因的研究**　通过江西地区及其高发现场靖安县子宫颈癌与HPV、HSV-2、CMV关系的研究，进一步阐明了子宫颈癌的多种病毒病因。本研究检出的HPV16型已经克隆、扩增成功，并与中国医学科学院肿瘤研究所合作，制成我国自己的HPV16型探针，供国内检测应用，为进行我国HPV16型地理分布的研究奠定了基础。

3. **宫颈储备细胞癌变过程及其机理的研究**　为子宫颈癌及癌前病变的早期发现、早期诊断、早期治疗和预防阻断措施的研究提供了理论依据，通过防癌普查确能降低子宫颈癌及癌前病变的发病率。

4. **子宫颈癌普查优化方案的研究**　通过研究确定了子宫颈癌普查方法学—“四联早期诊断法”（即第一联检查：肉眼观察下直接活检和颈管刮术；第二联检查：阴道细胞学检查结果阳性或可疑阳性进一步做活检和颈管刮术；第三联检查：诊断性宫颈锥切术；第四联检查：对未能确诊的可疑点蜡块进一步作亚连续切片）。结果表明，定期连续普查，结合对宫颈糜烂和子宫颈癌前病变进行防治，该法远期的社会效益和经济效益最佳；在子宫颈癌高发区，根据第一次普查结果列为高危重点对象应每年查一次，其他高危对象每 2 年查一次；非高危妇女 2 年查一次，2 次阴性后改 3 年查一次，再 2 次阴性后改 5 年查一次，一生共查 9 次，这样可明显降低子宫颈癌发病率和死亡率。

5. **子宫颈癌高发现场综合防治措施的研究** 根据子宫颈癌三大危险因素，在子宫颈癌高发现场进行了一、二、三级预防阻断实践和研究，结果表明对宫颈糜烂和子宫颈癌前病变防治，因地制宜采用电凝、激光、手术锥切等多种措施，可收到明显效果；由于宫颈在解剖和生理上的特点，易于早期发现、早期诊断、早期治疗，在子宫颈癌高发现场宜用多种措施进行综合防治。

四、20 世纪 90 年代后靖安子宫颈癌筛查防治情况

（一）1991—2004 年筛查工作概况

步入 20 世纪 90 年代后，尽管该所承担的国家“六五”、“七五”卫生部科研项目课题研究相继结束，但该所仍一如既往地秉承 2 年一轮的子宫颈癌筛查早治工作，只是由于经费所限，致使之后的子宫颈癌筛查在规模及筛查人数上有所缩减。1991—2004 年该所累计完成子宫颈癌筛查 13 644 例次，共筛查出子宫颈癌 54 例，子宫颈癌前病变患者 153 例。至此，靖安县子宫颈癌防治研究所基本完备地保留了 30 年来靖安县妇女接受子宫颈癌普查及治疗的全部数据，为进一步开展子宫颈癌早诊早治工作提供了完整的资料。

2003 年 12 月，卫生部颁布了《中国癌症预防与控制纲要（2004—2010 年）》。纲要中明确提出，“以农村高发地区及某些城镇社区为重点，抓好典型示范，因地制宜地开展癌症预防及早期发现、早期诊断和早期治疗工作，提高癌症防治资源的利用效率”。

2006 年靖安县被卫生部列为中央财政转移支付资金子宫颈癌早诊早治筛查项目县，为该地区子宫颈癌流行病学及病因学研究提供了难得的发展机遇。使该地区妇女子宫颈癌流行病学数据臻于完整并使其顺利延续。同时建立了靖安地区子宫颈癌数据库。为该地区妇女宫颈病变的病情监测及进行序贯性科学研究奠定了坚实基础。

（二）中央财政转移支付地方子宫颈癌早诊早治项目靖安现场工作成果

中央财政转移支付地方子宫颈癌早诊早治项目靖安现场进行了以人群为基础的早诊早治的队列研究，采用肉眼观察和阴道镜检查相结合的筛查方案进行筛查，对研究对象采取整群抽样的方法，2006—2009 年在靖安县 11 个乡镇年龄为 30～59 岁的妇女开展子宫颈癌筛查，并对筛查中发现的子宫颈癌前病变患者及癌患者进行及时治疗。进行了四轮筛查，采用肉眼观察结合阴道镜检查的筛查方案，共筛查了 9280 人，首次筛查及复查中共检出子宫颈癌前病变患者 31 例，仅在复查患者中发现早期浸润癌患者 1 例，未发现中晚期子宫颈癌患者。这一可喜的研究结果充分证实了靖安县通过长期以来坚持不懈进行妇女子宫颈癌筛查显著降低了该地区妇女子宫颈癌及癌前病变的发病率，同时提高了妇女子宫颈癌前病变的早诊率，为此类患者及早治疗创造了条件。

1. **靖安县 1991—2004 年与 2006—2009 年妇女宫颈病变筛查结果比较** 通过对靖安县 1991—2004 年与 2006—2009 年两个时间段妇女子宫颈病变筛查中子宫颈癌前病变及子宫颈癌的检出情况进行比较分析，其子宫颈癌前病变的检出情况分别为 153/13 644 及 31/9280，其检出率分别为 1121/10 万及 334/10 万；子宫颈癌的检出情况分别为 54/13 644 及 1/9280，其检出率分别为 396/10 万及 11/10 万。见表 26 - 6。

表 26-6　1991—2004 年度与 2006—2009 年度靖安县宫颈病变筛查情况

筛查年份	筛查人数	筛查结果					
		癌前病变	检出率	*P*	宫颈癌	检出率	*P*
1991—2004	13 644	153	1121/10 万	0.000	54	396/10 万	0.000
2006—2009	9280	31	334/10 万		1	11/10 万	

上述数据充分显示，靖安县 1991—2004 年度与 2006—2009 年度两个时间段子宫颈癌前病变及子宫颈癌患者的检出率均显著下降，特别是宫颈浸润癌的检出情况着实令人兴奋，后一阶段首轮筛查其检出率为 0，仅在复查患者中检出 1 例Ⅰa 期宫颈浸润癌。

这一结果表明，通过 VIA 及 VILA 等简单、易行的筛查方法有效地降低了靖安地区子宫颈癌及癌前病变的发病率。有计划有步骤的子宫颈癌筛查方法及规范的筛查体系可以极大降低子宫颈癌的发病率。这一结果正说明靖安地区最后阶段子宫颈癌及癌前病变发病率极大下降归因于该地区从未间断的子宫颈癌筛查。

2. **2006—2009 年靖安子宫颈癌筛查基本情况**　2006—2009 年在靖安县 11 个乡镇年龄为 30～59 岁的 9280 名妇女开展子宫颈癌筛查，并对筛查中发现的子宫颈癌前病变患者及癌患者进行及时治疗。筛查的具体方法及程序如下：

分别采用 VIA、VILI 检查，如其中一项检查异常即转诊阴道镜检查，如阴道镜检查有可疑病变的妇女则行宫颈活组织病理检查。

2006—2009 每年度对不同的目标人群进行首次筛查，不同的目标人群按照乡镇地域划分，筛查次年除对新的目标人群进行首次筛查外，还要对上一年度筛查无病变的妇女进行第二次筛查（复查），见示意图（图 26-9）。

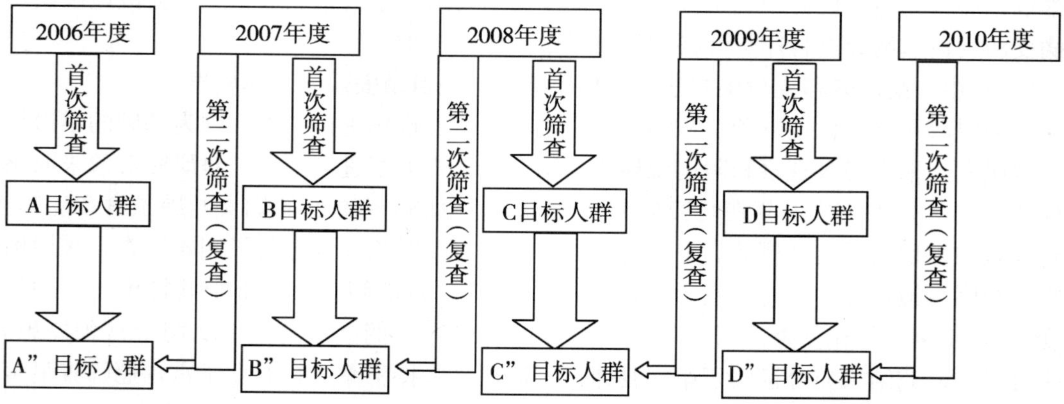

图 26-9　靖安子宫颈癌筛查示意图

说明：A”目标人群表示 A 目标人群中首次筛查中无宫颈病变的妇女，B”、C”、D”同。

2006—2009 年共计完成筛查人数 9280 例，阴道镜转诊人数 791 例，行宫颈活检例数 366 例，目标人群数为 13 443，目标人群累计筛查率达 69.02%。详见表 26-7。

表 26-7　子宫颈癌筛查基本情况

江西靖安	任务完成情况			阴道镜转诊		活检		目标人群顺应性				
	任务数	实际筛查数	(%)	阴道镜转诊数	(%)	活检人数	(%)	目标人群数	目标人群筛查数	(当年)%	目标人群累计筛查数	(累计)%
2006	3500	3503	100.09	345	9.85	175	5.00	5350	3503	65.48		0.00
2007	1750	1767	100.97	185	10.47	85	4.81	2416	1767	73.14		0.00
2008	2000	2003	100.15	145	7.24	56	2.80	2824	2002	70.89		0.00
2009	2000	2007	100.35	116	5.78	50	2.49	2853	2006	70.31		0.00
合计	9250	9280	100.32	791	8.52	366	3.94	13443	9278	69.02	9278	69.02

3. 子宫颈癌复查基本情况　在 9260 例应接受复查的妇女中，实际接受复查妇女 7803 例，复查率 84.27%。阴道镜转诊人数 368 例次，接受宫颈活检的 139 例，约占 1.78%。该结果提示该地区妇女顺应性好，表明妇女进行宫颈病变筛查保健意识在逐步提高，已经具备充分的群众基础。对进一步推广宫颈病变筛查大有裨益。详见表 26-8。

表 26-8　子宫颈癌复查基本情况

江西靖安	复查情况			阴道镜转诊		活检	
	应复查人数	实际复查人数	(%)	阴道镜转诊人数	(%)	活检人数	(%)
2007 年	3490	2852	81.72	131	4.59	30	1.05
2008 年	1764	1569	88.95	98	6.25	35	2.23
2009 年	2001	1650	82.46	86	5.21	45	2.73
2010 年	2005	1732	86.38	53	3.06	29	1.67
合计	9260	7803	84.27	368	4.72	139	1.78

4. 首次筛查病理诊断情况　在首次筛查妇女中，共检出 CINⅠ 32 例，CINⅡ 12 例，CINⅢ 8 例。首轮筛查中未查出宫颈浸润癌，患者早诊率达 100%。早诊情况及诊断时效达标情况详细见表 26-9。

表 26-9　筛查妇女病理诊断情况

江西靖安	病理诊断情况													早诊情况		
	正常	(%)	CIN Ⅰ	(%)	CIN Ⅱ	(%)	CIN Ⅲ	(%)	Ia	(%)	CC (>Ia)	合计	(%)	早诊病例数	病例 (≥CIN Ⅱ)	早诊率%
2006 年	154	4.40	8	0.23	7	0.20	6	0.17	0	0	0	175	5.00	13	13	100.00
2007 年	72	4.07	9	3.00	3	0.17	1	0.06	0	0	0	85	4.81	4	4	100.00
2008 年	46	2.30	8	0.40	2	0.10	0	0.00	0	0	0	56	2.80	2	2	100.00
2009 年	109	5.43	7	0.35	0	0.00	1	0.05	0	0	0	117	5.83	1	1	100.00
合计	381	4.11	32	0.34	12	0.13	8	0.09	0	0	0	433	4.67	20	20	100.00

5. **复查妇女病理诊断情况** 纳入复查妇女中，共查出 CINⅠ 23 例，CINⅡ 4 例，CIN Ⅲ 7 例，Ⅰa 期 1 例。每年度复查中检测出的宫颈病变情况详见表 26－10。

表 26－10 复查妇女病理诊断情况

筛查时间	病理诊断情况														早诊情况		
	正常	(%)	CIN Ⅰ	(%)	CIN Ⅱ	(%)	CIN Ⅲ	(%)	Ⅰa	(%)	CC（Ⅰa 期）	(%)	合计	(%)	早诊病例数	病例（≥CIN Ⅱ）	早诊率%
2007	25	0.88	3	1.00	1	0.04	1	0.04	0	0.00	0	0.00	30	1.05	2	2	100.00
2008	29	1.85	4	0.25	2	0.13	0	0.00	0	0.00	0	0.00	35	2.23	2	2	100.00
2009	32	1.94	10	0.61	1	0.06	2	0.12	0	0.00	0	0.00	45	2.73	3	3	100.00
2010	18	1.04	6	0.35	0	0.00	4	0.23	1	0.06	0	0.00	29	1.67	5	5	100.00
合计	104	1.33	23	0.29	4	0.05	7	0.09	1	0.01	0	0.00	139	1.78	12	12	100.00

6. **检出宫颈病变妇女治疗情况** 2006—2009 年中，检出宫颈病变的妇女中应当接受治疗的分别为 15、6、5、6 例。绝大 95% 以上患者均得到及时合理治疗，总治疗率达 96.88%。详见表 26－11。

表 26－11 子宫颈癌前病变及癌症患者治疗情况

	应治疗数	实际治疗情况					治疗率%	治疗时效达标情况		
		CINⅡ	CINⅢ	Ⅰa	浸润癌	合计		应达标人数	实际达标人数	达标率%
2006 年	15	8	6	0	0	14	93.33	15	14	93.33
2007 年	6	5	1	0	0	6	100.00	6	6	100.00
2008 年	5	3	2	0	0	5	100.00	5	5	100.00
2009 年	6	0	5	1	0	6	100.00	6	6	100.00
合计	32	16	14	1	0	31	96.88	32	31	96.88

五、展望

（一）立足中国农村实际，提高完善基地自身建设

随着公共卫生医学的迅速发展，国内国际关于子宫颈癌防治各领域的研究日新月异，子宫颈癌筛查的新技术、新方案层出不穷。作为国内欠发达地区之一的江西靖安，为适应新时期、新环境、新条件下的科学研究对于子宫颈癌流行病学研究的客观需要，基于靖安子宫颈癌防治研究所 30 余年的发展历程，依托省、地、县各级领导的高度重视及大力支持，本着“以人为本”“与时俱进”的人性化理念，从基地基础设施建设及其与之相配套的相关人员的专业素质建设两方面对本所进行革新与改进。

（二）建立健全科学规范的癌症登记制度

切实将《中国癌症预防与控制规划纲要（2004—2010）》精神落实到位，在靖安县建立健全科学、规范的子宫颈癌登记报告制度。在县卫生局的统一领导及协调下，以靖安宫防所

为实体单位，与县级各医疗单位多方合作，在靖安县实施国际癌症研究中心已经要求的采用国际疾病肿瘤学分类（ICD-10）对肿瘤进行分类编码。不断吸取、及时采纳国内外对于子宫颈癌的科学、合理、先进的研究方法和手段。尽可能地加强同全国各兄弟院所的业务往来及信息交流。努力使我们对于子宫颈癌的研究方法、防治策略以及对子宫颈癌及癌前病变患者的早期处理原则与国际接轨，力争在 5～10 年内使靖安能向北京、上海、天津、启东等地一样，被世界癌症登记协会（IACR）将其流行病学统计数据收录入世界卫生组织国际癌症研究所（IARC）出版的《五大洲癌症发病率》一书中。

（三）总结出一套适合中国农村现状的子宫颈癌筛查方案

当前，各国以及国际各科研机构对于子宫颈癌的筛查方案往往因筛查人群所在国家及地区的社会背景、经济状况、风俗习惯等不同而异。因此，摸索、总结、论证一套真正适合中国绝大多数经济条件比较薄弱的农村地区的子宫颈癌筛查方案势在必行，尤其是在总人口占世界人口 1/4，农村人口占国内人口 80%之多的中国。根据已有的结论，子宫颈癌的发生率农村高于城市，山区高于平原。而靖安县又是以山区为主的农村的典型代表，我们将积极动员、组织协调当地卫生主管部门，充分发挥县级农村合作医疗的优势，积极整合、合理配置现有医疗资源，同时加大力度，依托县、乡、村居委会加大力度对已婚妇女，特别是卫生条件差的已婚妇女的健康宣教工作。增强广大妇女对子宫颈癌筛查的重视和认识。同时力求寻求一种能使广大妇女以价廉、合理的费用得到科学、正规的筛查。唯如此，才能使子宫颈癌的筛查工作持续发展，才能真正总结出一套适合中国农村实际的子宫颈癌早诊早治的理想方案。通过科学论证，数据说明，从理论指导与现场实地工作诠释子宫颈癌筛查的现实意义，并使其能够影响周边兄弟省市，继而向全国农村辐射。真正发挥靖安子宫颈癌高发现场的“示范”作用，为进一步制定子宫颈癌的防治战略提供坚实的理论基础。

（李隆玉）

参考文献

1. 卫生部肿瘤防治办公室. 中国恶性肿瘤死亡率资料汇编. 北京：人民卫生出版社，1980.
2. 杨学志，汤胜兰，廖彩森，等. 江西靖安县宫颈癌队列研究. 中华肿瘤杂志，1991，13：409-411.
3. 廖彩森. 宫颈癌流行病学及病因学研究进展. 实用妇产科杂志，1994，10：229-231.
4. 廖彩森. 宫颈流行因素调查分析——306 对配对调查. 中华肿瘤杂志，1986，8：444.
5. 陈怡训、廖彩森. 应用条件 Logistic 回归模型进行宫颈癌发病因素的研究. 中华医学杂志英文版，1990，103：55-60.
6. 张济民. 宫颈癌的发病因素与致病因子探讨. 中华流行病学杂志，1987，8：167-368.
7. 廖彩森. 宫颈癌中西医结合诊治方案. 中国肿瘤，1995，4：11-14.
8. 陈怡训，廖彩森，杨学志，等. 应用条件 Logistic 回归模型进行宫颈癌发病因素的研究. 江西医学院学报，1990，30：56-60.
9. 周元，陈怡训，李凌，等. 宫颈储备细胞增生、分化和癌变阶段角蛋白的表达. 中华病理学杂志，1997，23：309.
10. 杨学志. 宫颈管储备细胞癌变过程的动态研究. 中华妇产科杂志，1984，19：236-238.
11. 杨学志，陈贻训，廖彩森，等. 子宫颈储备细胞癌变过程的动态观察. 中华妇产科杂志，1984，19：236.
12. 林玉纯. 我国人乳头瘤病毒 CHPV16 及 CHPVX1 的分子克隆鉴定. 中华肿瘤杂志，1988，10：204.
13. 章文华. 人乳头瘤病毒与宫颈癌关系的初步分析. 中华肿瘤杂志，1987，9：433.

14. 钱荆，陈贻训，周元，等. 地高辛配基人乳头瘤病毒 DNA 探针的制备和应用. 标记免疫分析与临床，1994，9-12.
15. Sherman ME，Wang SS，Carreon J，Devesa SS. Mortality trends for cervical squamous and adenocarcinoma in the United States. Relation to incidence and survival. Cancer，2005，103：1258-1264.
16. Parkin DM，Bray F，Ferlay J，Pisani P. Global cancer statistics，2002. CA Cancer J Clin，2005，55：74-108.
17. Kamangar F，Dores GM，Anderson WF. Patterns of cancer incidence，mortality，and prevalence across five continents：defining priorities to reduce cancer disparities in different geographic regions of the world. Clin Oncol，2006，24：2137-2150.

第 27 章　子宫颈上皮内瘤变的临床诊断和处理

第一节　概念和范畴

子宫颈上皮内瘤变包括鳞状上皮内瘤变（CIN）和腺上皮内瘤变（GCIN），属子宫颈癌的癌前病变。

一、概念由来

1. CIN　属子宫颈癌前病变，最早被称 dysplasia 细胞结构发育不良，中文曾译成“间变”及“非（或不）典型增生”（atypical hyperplasia）。Reagan（1956）根据异型增生所占上皮厚度分为轻、中和重度。原位癌是一种比重度不典型增生更重的病理状态。20 世纪 60 年代后，随着光镜、电镜、细胞培养、细胞遗传、图像分析和分子生物学技术的研究，发现不典型增生和原位癌是同一疾病的连续谱系。Richart（1967）提出 cervical intraepithelial neoplasia（CIN），杨大望教授译为宫颈上皮内瘤变，沿用至今。CIN 反映了子宫颈癌发生发展的一个典型的连续病理过程。并将 CIN 分为三级，即 CIN 1 级为轻度上皮内瘤变，相当于极轻度和轻度不典型增生；CIN 2 级为中度上皮内瘤变，相当于中度不典型增生；CIN 3 级为宫颈重度上皮内瘤变，包括重度不典型增生和原位癌。此后 CIN 视为一组与宫颈浸润癌密切相关的癌前病变。Richart（1990）又将 CIN 分为两级，即低度 CIN（CIN 1）和高度 CIN（CIN 2、3），认为高度 CIN 是浸润性子宫颈癌的癌前病变。WHO（2003）在女性生殖器官肿瘤分类中将宫颈鳞状上皮癌的前期病变，统一命名为 CIN。20 世纪 80 年代，明确了 HPV 感染与 CIN 的病因关系。80 年代末细胞学的新报告方式 Bethesda（TBS）提出新术语，宫颈鳞状上皮内病变（SIL），分为低度（LSIL）和高度（HSIL）鳞状上皮内病变。SIL 并非组织学概念，而 CIN 是组织病理学的诊断术语，故细胞学异常并不等同组织学异常。

2. GCIN（或 CGIN）　近 20 年来，随着宫颈腺癌发病率的上升，腺癌的癌前病变引起人们的关注，原位腺癌（AIS）首先由 Friedell 和 Mckay（1953）描述，1986 年 Gloor 和 Hurlimann 建议将腺上皮不典型增生命名为腺上皮内瘤变（GCIN），包括腺上皮不典型增生和原位腺癌（AIS）与 CIN 相同，也分三级，AIS 包括在 GCIN 3 级中，是目前认同的宫颈腺癌的癌前病变。2001 年细胞学 TBS 报告中提出腺细胞异常（AGC），分为：①不典型腺上皮细胞；②不典型宫颈管腺细胞倾向瘤变；③颈管原位腺癌；④腺癌。

二、发病率

1. 宫颈鳞状上皮内瘤变（CIN）的发病率无确切数据，1995 年美国妇产科学会（ACOG）和肿瘤协会（ACS）推测美国每年 CIN 新发病例为 60 万，CIS 6500 例，2001 年美国宫颈病理和阴道镜协会（ASCCP）指南中美国每年有 100 万 CIN 1，50 万的 CIN 2、3

病例，2006 年 ASCCP 报告美国新诊断 CIN 病例 150 万，患病率为 2.7%。中国医学科学院肿瘤医院一项研究（2001）山西省襄垣县子宫颈癌高发区 1997 例 35～45 岁妇女中 CIN 的总患病率为 10.6%。据该院统计从 1999—2003 年收治 CIN 的病例逐年增加，由 34 例（占 10.7%）增加到 129 例（占 40.6%），高峰年龄 31～40 岁，中位年龄 38 岁，平均年龄提早 6 岁，原位癌（CIS）提前 8.3 岁。美国一组报告 CIN 1、2 级高峰年龄 20～24 岁，CIN 3 为 30～34 岁。可见 CIN 与子宫颈癌相同，CIN 发病也有上升和年轻化趋势。

2. 腺上皮内瘤变（GCIN）少见，据美国统计 1973—2001 年 72 357 例原位癌（CIS）中仅 2%为原位腺癌（AIS），在宫颈涂片中异常腺细胞占<0.3%，Kim TL（2009）等报告细胞学诊断 AGC 约占宫颈涂片的 0.18%～0.74%。美国一项统计从 20 世纪 70 年代至 90 年代 AIS 增加 6 倍，1991—1995 年美国白人妇女 AIS 1.25/10 万。TBS（2001）中，腺细胞异常在整个筛查人群中应<1%，中国医学科学院肿瘤医院统计为 0.57%。

三、CIN 的自然转归

1. **CIN 的自然转归** 有 3 种：逆转（自然消退）、稳定（持续不变）和进展，然而人们更关注的是转癌的概率和时间。文献报告不一，CIN 进展到更高级别的 CIN 或癌的概率为 1.4%～60%。CIN 1、CIN 2、CIN 3 级的转癌率分别为 0.69%～6.2%、4.3%～13.3%、12%～65%（表 27－1）。

表 27－1 CIN 的自然转归

CIN 级别	消退（%）	持续不变（%）	进展为 CIN Ⅲ（%）	进展为浸润癌（%）
CIN 1	57.0	32.0	11.0	1.0
CIN 2	43.0	35.0	22.0	1.5
CIN 3	32.0	56.0	—	12.0

关于 CIN 自然史，有几点已达共识：①CIN 有 3 种转归，CIN Ⅰ的癌变概率<1%；②从高危 HPV 感染⟶CIN⟶浸润癌发生约 10～20 年时间（图 27－1）；③CIN 转归与诸多因素有关，尤其是高危 HPV16/18 型关系密切。

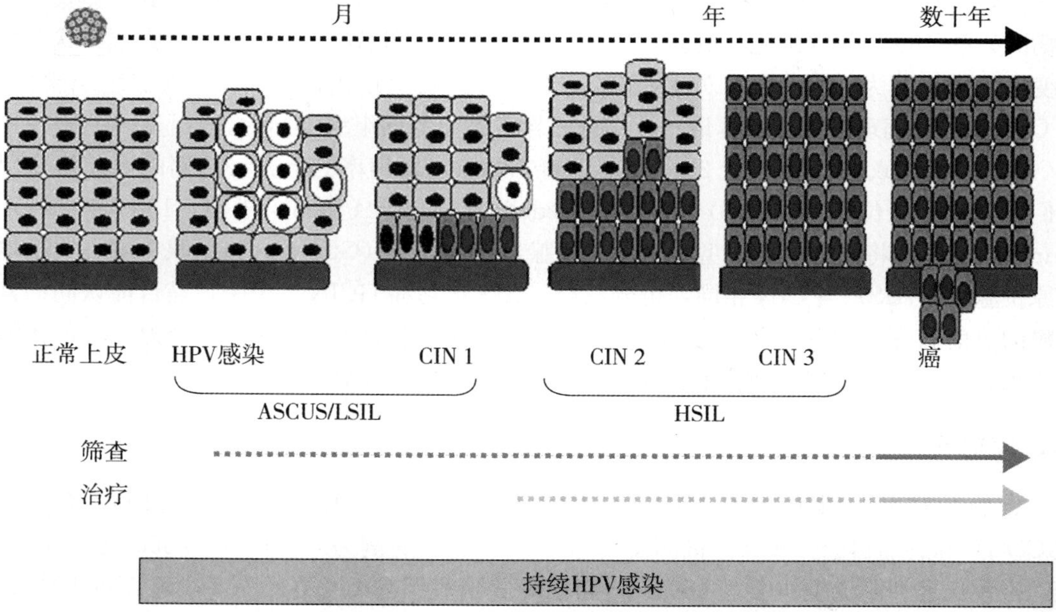

图 27－1 HPV 感染与子宫颈癌的自然史

2. 下列因素与 CIN 转归有关

（1）CIN 级别　随 CIN 级别的升高，逆转率下降，进展率递增（见表 27－1）。CIN Ⅰ、Ⅱ、Ⅲ级进展到宫颈浸润癌的风险分别为正常宫颈的 4、14.5 和 46.5 倍。

（2）HPV 型别　持续高危 HPV 感染是 CIN 进展的主要危险因素，其危险性为低危 HPV 感染的 6.46 倍。与高危型 HPV16、18 感染有关的 CIN 几乎都会进展，与低危型 6、11 相关的以 CIN Ⅰ级为主的宫颈病变，大多会逆转。中国医学科学院肿瘤研究所（医院）最近一项人群长期（6 年）队列随访研究显示高危 HPV DNA 阳性妇女患宫颈高度病变的风险是 HPV 阴性者的 52 倍。另一项研究表明≥30 岁细胞学阴性女性中，HPV16 或 18 型阳性者经 10 年随访发生 CIN Ⅲ的风险分别为 21%和 18%，而其他高危型 HPV 阳性的风险性仅为 1.5%。

（3）宫颈异常细胞学预示不同宫颈病变的风险。

（4）随访时间，如 CIN Ⅲ（CIS）随访 10、20 年的癌变率分别为 18%和 36%，26%未治 CIS 在平均 5.2 年内发展为宫颈浸润癌。

（5）其他因素　如年龄、免疫功能下降、干预措施等均会影响 CIN 的转归。

第二节　临床诊断

宫颈组织病理学检查是诊断 CIN 的“金标准”。大多数 CIN 无明显症状和体征。据文献资料，15.4%～72.6%无症状，10%～47.8%宫颈光滑，31.6%～76.1%可呈轻度“糜烂”样改变，临床可疑癌者仅占 1.4%～3.6%。可见，常规妇科检查难以发现 CIN，必须借助辅助检查手段进行早期诊断。我们主张联合早诊方法，即细胞学＋阴道镜（镜下多点活检＋颈管刮术），最后病理确诊；与当前推崇的“三阶梯”诊断程序（细胞学-阴道镜-病理）是如出一辙。重要的是在遵循标准化诊断程序和各种诊断技术实施中的质量控制。近 10 余年来，CIN 的早诊技术有长足的进展。

一、宫颈细胞学

宫颈细胞学（cytology）技术简便易行、行之有效，为子宫颈癌筛查的首选方法，其筛查成效已肯定无疑，无论发达国家或发展中国家和地区只要有系统的筛查计划和坚持子宫颈癌筛查，子宫颈癌的发病率和死亡率均显著下降（见筛查章节）。

1. 细胞学技术的进展　由于传统细胞学（巴氏涂片）有其本身固有的局限性和其他因素的影响，造成细胞学较高的假阴性，甚达 40%～50%。20 世纪 90 年代中期，在细胞学各环节：样本采集、固定、制片、染色、阅片和诊断报告等方面均有重大革新。

（1）1995 年美国 FDA 批准 PAPNET CCT 作为细胞学的质控，细胞学读片的计算机化便于细胞学阅片，提高了诊断的准确性。

（2）细胞学取样及制片方面的重大突破是液基细胞学（LBC）研发应用，包括 ThinPrep（TCT）和 AutocytePrep 两种，分别于 1996 年和 1998 年美国 FDA 获准用于子宫颈癌筛查及临床。1998 年首次引入中国，中国医学科学院肿瘤研究所肿瘤医院在山西襄垣县的子宫颈癌筛查中诊断宫颈病变（≥CIN Ⅱ）的灵敏度和特异度分别为 87.2%和 93.5%。

（3）细胞学新报告方式（TBS）于 1988 年出台，2001 年修改，其内涵有三个：①标本满意度的评估；②描述性诊断；③诊断术语的标准化。TBS 系统弥补了传统巴氏涂片报告的不足，为临床处理提供参考。

2. 临床应用

（1）细胞学检查　是 CIN 标准化诊断中的第一步（即初筛），一般情况下应先做宫颈细胞学涂片，根据其结果，决定进入下一步诊断程序。

（2）子宫颈癌筛查　WHO（2006）建议如资源充足，推荐大规模子宫颈癌筛查中应用细胞学检查。美国 FDA（2003）批准 HPV DNA 检测（hc－2 技术）作为 30 岁以上细胞学筛查的辅助方法。目前主张细胞学与 HPV 检测或其他方法联合应用，可提高子宫颈癌筛查的灵敏度，阴性预测值（NPV）接近 100％，若 LBC 和 HR-HPV 检测均阴性，筛查间隔可延长 3～5 年或 6～8 年。

（3）CIN 和子宫颈癌疗后随访

3. 临床医师如何规范实施细胞学检查

（1）取材　取材是影响细胞学涂片质量和诊断的关键。最好采用液基细胞学的特制宫颈取材器。

①取材时机　月经期、妊娠期（除临床可疑癌外）推迟取样；宫颈、阴道急性炎症时，抗感染治疗后取材；取材前至少 24 小时内不能阴道冲洗、性生活和阴道上药，避免短期内重复取样等。

②取材部位　包括宫颈阴道部鳞柱交界处、移行带（或转化区）、宫颈管取材和临床可疑部位取材，绝经后或治疗后妇女尤应重视颈管部位的取样。

③注重取材技术　取材时窥阴器不用润滑剂，轻轻擦去过多的黏液和血液，常规以宫颈外口为圆心顺时针方向 2～3 周取样，并应根据转化区位置而选择。用力适中，取样后立即涂片，需薄层、均匀，快速固定在 95％酒精至少 15 分钟，或直接洗入保存液中。

（2）按申请单要求填写，提供有关临床信息

（3）熟悉和理解 TBS（2001）报告的内涵及其临床意义（表 27－2），按 ASCCP（2006）指南结合个体情况，进一步处理异常细胞学。

表 27－2　异常细胞学的临床意义（宫颈病理经活检证实）

细胞学		CIN Ⅱ/Ⅲ	浸润癌
ASC	ASC-US	5％～17％	0.1％～0.2％
	ASC-H	24％～94％	
LSIL		15％～30％	
HSIL		70％～75％	1％～2％
AGC	GCIN	9％～45％	
	AIS	0％～8％	<1％～9％
AGC-倾向瘤变		27％～96％	
AIS		48％～69％	38％（腺癌）

①对细胞学 ASC-US 处理有三种方式：4～6 个月重复细胞学；立即阴道镜检查；HPV DNA 检测。

②≥ASC-H 立即阴道镜检查。

③AGC 与 AIS 除阴道镜检查外应常规 ECC，必要时诊断性锥切术，以免遗漏宫颈 CIN 和腺癌。

二、阴道镜检查

阴道镜检查（colposcopy）是 CIN 标准化诊断中关键的中间步骤，协助临床诊断。阴道镜检查的目的是早期发现和检出肉眼不能识别的 CIN 和临床早期子宫颈癌。

1. **阴道镜检查指征** 主要指征：①宫颈异常细胞学 TBS 报告中≥ASC-US 和 AGC；②临床可疑病史与体征，如接触性出血、阴道异常排液、白斑、“糜烂”样改变、息肉、湿疣或疑癌等；③高危 HPV DNA 检测阳性或 VIA/VILI 肉眼观察阳性。

2. **阴道镜诊断标准** 著名的阴道镜专家 Copploson（1986）的诊断依据为：①病变的区域性分布（即病变部位），在转化区内或转化区外；②醋白上皮的颜色和透明度；③病变的边界和表面构型；④血管结构。根据其图像特征将异常转化区分三个级别，以便与组织学对应。Reid 等（1985）提出的改良 Reid 阴道镜评分法，主要根据阴道镜图像的四个特征：①颜色、②边界与表面轮廓、③血管、④碘染色，进行量化评估，便于统一标准，提高诊断的准确率，我们将 Reid 评分法中的碘试验取消对宫颈病变进行评分，也获同样效果（>95%）。

CIN 的阴道镜图像：醋酸白色上皮、点状血管和镶嵌是 CIN 最常见的异常阴道镜“三联征”图像，随 CIN 级别的增高，阴道镜异常所见复杂而多样化，病变累及多象限。宫颈原位癌与早期浸润癌的图像差异无几。CIN、早浸和癌、腺上皮异常及腺癌、子宫颈癌放疗后等见彩图 27-2～27-11。

3. **阴道镜检查技术关键** 阴道镜检查是临床诊断性检查方法，为提高 CIN 和早期子宫颈癌诊断准确性，提升阴道镜学者的服务能力和诊断水平，需掌握以下关键技术：

（1）熟悉阴道镜检查的形态学基础 绝大多数 CIN 和子宫颈癌均发生在转化区（TZ）内，TZ 是阴道镜检查的重点靶区，识别 TZ 是阴道镜学者必须具备的基本功。

（2）如何识别正常和异常转化区及转化区分型

（3）具有鉴别宫颈低度病变（CINⅠ和 HPV 感染）和高度病变（≥CINⅡ）的能力

（4）掌握阴道镜下活检的技巧

（5）了解相关的细胞病理知识和 CIN 处理原则

4. **阴道镜检查的优势和局限性**

（1）优势 ①发现病变，指导活检，提高活检的阳性率；②即可定位，又可定性，与细胞学及 ECC 联合，提高 CIN 和早期癌的检出率，准确率高达 95%以上；③提高子宫颈癌筛查效果；④动态观察病变的转归，对疗后复发诊断有一定价值；⑤检查方便，创伤小。

（2）局限性 ①看不到宫颈管高位病变，不易鉴别镜下浸润癌，造成一定的假阴性，约 10%；②阴道镜下缺乏腺上皮病变的特异性图像，诊断困难；③判读阴道镜图像有一定主观性，且阴道镜诊断的准确性受诸多因素影响；④阴道镜下活检浅而小，即使常规 ECC，也会造成诊断不足或漏诊。

5. **阴道镜检查注意事项** ①签署知情同意书；②检查前至少 48 小时不能冲洗、上药、性交等；③月经期不能做检查；④宫颈阴道严重炎症时，先抗感染治疗；⑤全面观察；⑥重视醋酸作用、观察时间；⑦结合临床、图像综合评估；⑧检查结果不能作为确诊的依据（必须做组织学检查）。

三、组织病理检查

CIN 标准化诊断中最后一步，即以病理检查为依据，包括宫颈活检、宫颈管刮术和宫颈锥切。就诊断的全面、准确而言，活检<LEEP术<冷刀锥切（CKC），但各有其优缺点。

1. 宫颈活检（biopsy） 宫颈活检是临床最常见的取材方式，简单易行。

（1）指征 凡临床、细胞学、阴道镜检或肉眼观察（VIA/VILI）怀疑CIN或癌均为活检的指征，尤≥CIN Ⅱ的高度病变及癌必须取活检。

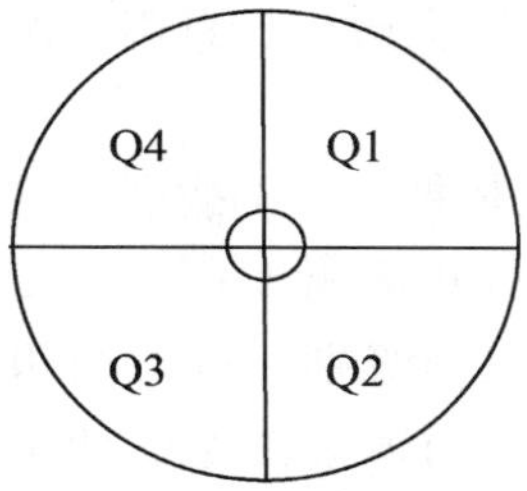

图27-12 宫颈四象限

（2）活检注意事项 ①活检应在阴道镜（或VIA/VILI）指示下；②异常转化区内病变最严重的部位多点取材；③临床可疑或细胞学异常（HSIL、AGC），阴道镜检查未见异常，须在转化区内接近鳞柱交界（SCJ）的四象限内取样；④细胞学异常，阴道镜检查不满意，应常规做颈管刮术（ECC），必要时宫颈锥切术；⑤活检应有一定的深度，包括上皮和间质；⑥活检标本宜分别标记，迅速放入10%中性福尔马林中固定。

根据我们多项随机研究的经验，建议活检以四象限多点活检为宜，以减少漏诊，见图27-12。

2. 宫颈管刮术（endocervical curettage，ECC） ECC有助于明确颈管内有无病变或病变是否累及颈管。

ECC指征：①细胞学异常（TBS报告≥ASC-H），阴道镜检查阴性或不满意或镜下活检无异常；②细胞学提示腺上皮异常，无论阴道镜检查如何；③细胞学为≥HSIL，无论阴道镜检查如何；④阴道镜下病变伸入颈管，尤为高度CIN时；⑤临床可疑颈管内病变，如阴道排液多、宫颈管增粗膨大或绝经后出血等。

ECC注意事项：①ECC有一定深度，一般2cm左右，以免宫颈外口或子宫内膜污染；②ECC阴性时也不能排除颈管内病变的存在，须结合临床评估；③妊娠期禁行ECC。

3. 宫颈锥切术（conization）**目前主要有三种** LEEP术、冷刀锥切术和激光锥切。在国内常用前两种方式。锥切术在宫颈病变诊断中居重要地位，具诊断和治疗的双重作用，其临床应用目的是排除浸润癌，明确诊断。

（1）冷刀锥切术（cold knife conization，CKC） 是一种传统古老的诊断方法。诊断性CKC指征：①宫颈细胞学为HSIL，阴道镜检查无异常，不满意或镜下活检阴性；②细胞学检查与阴道镜下活检不一致，如细胞学比阴道镜下活检重或可疑浸润；③细胞学提示腺上皮异常，无论ECC如何；④高度CIN病变伸入颈管超出阴道镜检查范围；⑤阴道镜下活检可疑早浸或AIS；⑥ECC异常或不能确定者。

（2）宫颈环状电切术（loop electrosurgical excision procedure，LEEP或大环状移行带切除LLETZ） 诊断性LEEP术指征尚不明确，国外有学者认为细胞学等筛查阳性，而阴道镜下无浸润癌或无腺上皮异常证据为其指征，笔者同意此观点。

2006年美国ASCCP指南中推荐宫颈诊断性切除术，有下列指征：①细胞学为HSIL时，立即LEEP切除术或阴道镜检查+ECC评价，无CIN Ⅱ、Ⅲ病变，无论阴道镜满意或不满意，均可采用诊断性切除术；②对青少年HSIL处理，不采用立即LEEP术，只有在持续24个月且无CIN Ⅱ、Ⅲ，阴道镜不满意或ECC有CIN时行诊断性切除；③初始细胞学为AGC-倾向瘤变或AIS，无浸润病变时采用诊断性切除术。

四、HPV DNA检测

高危HPV DNA检测新技术（hc-2）的临床意义已肯定：（1）用于子宫颈癌筛查，EUROGIN（2007）的筛查方案中HPV检测作为首选；（2）细胞学ASC-US的分流管理；

(3) CIN和子宫颈癌疗后检测。2006 年 ASCCP 对 AGC 的处理中增加了高危 HPV 检测，并对细胞学阴性，HPV DNA 阳性的≥30 岁女性，推荐高危 HPV16/18 型别检测，以决定是否立即阴道镜检查或 12 个月后复查 HPV 或复查细胞学。但也有人主张 HPV16/18 DNA 阳性，细胞学正常的女性应立即阴道镜检查。

五、肉眼观察法

有两种：1. 5%醋酸溶液后肉眼观察（VIA）；2. 5%碘液后肉眼观察（VILI)，用于发展中国家或经济匮乏地区的子宫颈癌筛查，我国中央财政转移支付在我国 31 个省市 43 个点子宫颈癌筛查中采用此方法，2009—2011 年国家“两癌”检查重大专项中规定无细胞学条件的地区可采用 VIA/VILI 方法。此外，在无阴道镜设备基层单位，可用肉眼观察法指导活检。中国医学科学院肿瘤医院肿瘤研究所一项研究对≥CIN Ⅱ宫颈病变诊断的灵敏度和特异度分别为 70.9%和 74.3%。

第三节　宫颈上皮内瘤变的处理

一、临床决策的几个趋势

1. *随着对 CIN 自然转归的深入研究，治疗趋于保守*　有几项研究显示细胞学 LSIL 的 CINⅠ级 2 年内自然消退 90%。随访 4 年 CINⅠ级合并 HPV DNA 阳性和阴性的自然消退率分别为 70%和 100%。青少年和年轻妇女的 HSIL 大多可自然消退。妊娠妇女的 HSIL 或 CINⅡ、Ⅲ进展到浸润癌的风险很小，产后逆转率高达 69%。

2. *以循证医学为基础的指南使治疗趋于规范化，强调个体化*　国内外对宫颈上皮内瘤变的处理有不少指南，我们认为以参考 ASCCP 为宜。如 ASCCP2006 版与 2001 版指南比较，处理较为细化、规范，如对 CINⅠ级的处理以先前的细胞学结果为依据而采用不同的治疗对策，并增加了对经锥切活检证实原位腺癌（AIS）的处理。

3. *宫颈上皮内瘤变发病上升和年轻化倾向，使治疗体现人性化*　对青少年和年轻女性的异常细胞学和 CIN 的处理更为保守、慎重，如细胞学为 HSIL，不主张采用立即 LEEP 术，对 CINⅡ、Ⅲ级处理也可采用随访观察。

二、如何合理处理

1. *治疗依据*　①CIN 级别；②病变部位和范围，应重视阴道镜下转化区类型以指导临床处理；③先前细胞学结果；④高危 HPV DNA 检测结果；⑤患者年龄，对生育和生理的要求；⑥随访条件；⑦特殊人群；⑧医疗资源、技术水平和医师经验等。

2. *治疗方法的选择*　治疗方法有两类：①物理治疗（又称破坏性治疗或消融疗法)；②手术治疗。临床医师应了解各种治疗方法的特点，并结合患者的具体情况选择适宜的治疗方法，掌握其适应证及技术要点。

(1) 物理治疗　包括冷冻、激光、电凝、冷凝、微波等，主要用于诊断明确的病变范围局限、级别低的 CIN。因物理治疗无法提供组织病理检查，以致造成治疗不足或术后复发。为此，物理治疗前须注意以下几点：①细胞学、阴道镜下活检证实 CIN，无浸润癌证据；②阴道镜检查满意，即可见整个转化区和全部病变；③未提示腺上皮异常；④无颈管内病变的临床迹象，ECC 阴性；⑤有随访条件。

（2）手术治疗　包括宫颈锥切术和筋膜外子宫切除术。宫颈锥切术主要有三种：LEEP术（或LLEETZ）、冷刀锥切（CKC）及激光锥切术（laser conization）。宫颈锥切术兼有诊治作用，其指征有时不能截然分开，如锥切术后标本无更重病变或浸润、内外切缘净，即达诊断目的，又起到治疗作用，这对保留生育功能的CIS、AIS和微小浸润癌（FIGO Ⅰa1期）年轻患者更具实际意义。特别指出的是腺上皮异常和阴道镜检查不满意或高度病变伸入颈管超出阴道镜检查视野、活检和/或ECC可疑早浸者不宜LEEP术，采用CKC为妥。

各种宫颈锥切术的技巧等详见有关手术章节，强调的是无论采用哪种方式，切除范围应包括宫颈全部病变、整个转化区和部分宫颈管。临床医师对锥切术后应注意以下几点：①锥切标本需作标记（如宫颈12°或12°及6°）。②为了解锥切术后残存宫颈有无病灶，笔者建议残存宫颈管顶端和术前原病灶的残留宫颈切缘或随机2°、4°、8°、10°（或四象限）处另取活检及ECC。中国医学科学院肿瘤医院报道35例锥切术后另取活检中7例有CIN残存，其中2例（3.2%）为CINⅡ级以上病变，5例（8.1%）为CINⅠ级。③注意病理报告中锥切内、外切缘情况、是否累及多象限、有无多中心病灶、累及腺体的深度和广度及是否有脉管间隙侵犯（LVSI）。有作者认为病变侵犯≥3个切片时，其侵犯的宽度可能≥7mm。④如有异议，应与病理医师沟通。⑤术后需子宫切除时，有作者认为间隔4～8周为宜。

3. CIN/GCIN的治疗对策

（1）CINⅠ级的处理　以随访为主，酌情处理。

下列情况可予随访：①细胞学为ASC、ASC-H或LSIL的CINⅠ，且阴道镜检查满意；②病灶局限，HPV DNA检测阴性，有随访条件的年轻女性；③细胞学为HSIL或AGC-NOS的CINⅠ，在复习细胞学、阴道镜和病理，无更重病变的证据，阴道镜检查满意，ECC阴性；④拒绝治疗者，可暂不予处理，但需告知定期随访。随访包括每6～12个月重复细胞学或/和12个月HPV DNA检测，如细胞学为≥ASC或HPV阳性，应转至阴道镜检查。

下列情况可考虑治疗：①细胞学为HSIL、AGC-NOS的CINⅠ，与阴道镜检查不符或在1年内6个月1次的随访中任何一次细胞学仍为HSIL，推荐诊断性锥切术；②阴道镜检查不满意，ECC阳性，持续2年及以上的CINⅠ，或阴道镜图像提示更重病变；③阴道镜检查满意，ECC阴性，持续2年及以上的CINⅠ，或患者要求治疗，可采用物理治疗或LEEP术。

特殊人群的CINⅠ处理：①青少年和年轻妇女不予处理，采用细胞学（12个月后）随访，如为≥HSIL则转阴道镜检查；②妊娠期CINⅠ不予处理，待产后6～8周复查。

（2）CINⅡ/Ⅲ的处理　CINⅡ/Ⅲ是公认的子宫颈癌前病变，必须处理。①阴道镜检查满意的CINⅡ/Ⅲ，宫颈锥切术或物理治疗均可采用。②阴道镜检查不满意的CINⅡ/Ⅲ，推荐诊断性锥切术。根据病理结果决定进一步处理。③在ASCCP 2006版中CINⅡ/Ⅲ级一并处理，然而，鉴于CINⅡ/Ⅲ的自然转归各异，癌变率CINⅡ（1.5%～13.3%）明显低于CINⅢ（12%～65%）。中国医学科学院肿瘤医院报道72例CINⅡ中，术后无1例升级为微小浸润癌（MIC）和浸润癌，而226例CINⅢ中20例术后为MIC，2例为浸润癌。我们认为CINⅡ/Ⅲ级可以分别处置。病变较局限和/或ECC阴性的CINⅡ，可行物理治疗或切除性治疗（LEEP术）；CINⅢ（或CIS）范围广，累及腺体较多、较深时，宜行CKC，以利病灶和整个转化区的完整切除，减少病灶残存和复发的风险。④特殊人群的CINⅡ/Ⅲ处理青少年和年轻女性病灶局限的CINⅡ/Ⅲ，阴道镜检查满意可随访观察；每6个月细胞学和阴道镜随访2年，细胞学为HSIL或阴道镜检查有更重病变或持续1年，推荐再次活检，如病理为 CINⅢ或 CINⅡ/Ⅲ持续 2 年，方可考虑治疗。可见对此类人群的治疗更保守。⑤绝经后妇女的 CINⅡ/Ⅲ处理：若阴道镜检查及 ECC 排除浸润癌，宫颈萎缩，锥切困难者可采用筋膜外子宫切除术，不宜手术或拒绝手术的 CINⅢ（或 CIS）可予腔内后装放疗（20Gy）。⑥复发的 CINⅡ/Ⅲ处理，推荐诊断性锥切，若不易施行者在除外浸润癌后采用筋膜外子宫切除术。

（3）锥切术后切缘阳性的处理　多数认为切缘状态是病变残存和复发的相关因素，对切缘为 CIN 的处理尚不统一。参照 ASCCP（2006）指南，认为应根据切缘 CIN 级别，高危 HPV 检测、年龄、病人意愿、随诊条件等作出恰当处理，且需告知患者其相应的风险。①切缘为 CINⅠ级，可观察，不予处理；②切缘为 CINⅡ/Ⅲ或 ECC 阳性推荐保守处理：随诊 4～6 个月复查细胞学和 ECC 评价；或再次宫颈切除术。如无法重复锥切或切缘 CIS 累腺，多灶或累及颈管，无生育要求者，可采用筋膜外子宫切除术。

（4）经诊断性锥切术后证实原位腺癌（AIS）的处理　AIS 具以下特点：①常起源于颈管内，有多灶和跳跃性病变；②阴道镜下无特异性图像表现，ECC50％假阴性，不易诊断；③约 1/3AIS 与腺癌并存，约 50％AIS 与高度 CIN 同时存在，多在检出 CIN 时偶尔发现 AIS 或腺上皮异常。对腺上皮异常（GCIN）和 AIS 处理与 CIN 不尽相同，较 CIN 处理积极，并应高度警惕腺癌的可能。①对完成生育功能的 AIS，宜采用筋膜外子宫切除术；②需保留生育者，最好采用保守治疗，如宫颈锥切术后，切缘阳性或 ECC 阳性时，推荐再行切除术，以 CKC 为宜；也可 6 个月重新评估，包括细胞学＋HPV 检测＋阴道镜＋ECC 联合检测。③锥切术后未行子宫切除术者，需长期密切随诊。

4. CIN 处理中注意的问题

（1）阴道镜不满意的 CINⅠ或 ECC 阳性者，不宜采用物理治疗，不采用子宫切除术，以选择宫颈切除术（LEEP 术为宜），此类病人切除标本中 10％为 CINⅡ/Ⅲ级。

（2）阴道镜不满意的 CINⅡ/Ⅲ级，不采用物理治疗。

（3）CINⅡ/Ⅲ级者不采用细胞学和阴道镜随诊（特殊人群除外）。

（4）子宫切除术不能作为 CINⅡ/Ⅲ者的首选治疗。

（5）疗后随访单纯 HPV DNA 阳性者不采用重复切除或子宫切除术。

（6）CINⅡ/Ⅲ级疗后可采用高危 HPV DNA 检测，每 6～12 个月 1 次。

（7）CINⅡ/Ⅲ级疗后可采用单纯细胞学或细胞学＋阴道镜随访，每 6 个月 1 次，如细胞学≥ASC-US 或高危 HPV DNA 阳性，推荐阴道镜检查＋ECC，如细胞学 2 次阴性或 HPV1 次阴性，可回归常规筛查。

（章文华）

参考文献

1. 章文华. 子宫颈上皮内病变及早期浸润癌// 连利娟. 林巧稚妇科肿瘤学. 第三版. 北京：人民卫生出版社，2000：256.
2. 潘秦镜，李凌，乔友林，等. 液基细胞学筛查宫颈癌的研究. 中华肿瘤杂志，2001，23：309-311.
3. 张洵，李凌，章文华，等. 宫颈冷刀锥切术在宫颈上皮内瘤变诊治中的评价. 癌症，2003，22：994-996.
4. 章文华，主译. Sellors JW，Sankaranarayanan R. 宫颈上皮内瘤变的阴道镜检查和治疗：初学者手册. 北京：人民卫生出版社，2005.
5. 章文华，李华，李晓光，等. 宫颈腺上皮内瘤样瘤变的临床分析. 中国妇产科临床杂志，2005，5：

408-410.
6. 章文华，张蓉，李华，等. 23 例 CIN 宫颈锥切术后再处理的初步分析. 癌症进展，2005，3：65-68.
7. 回允中，主译. Robboy SJ，等. 女性生殖道病理学. 北京：北京大学医学出版社，2005，176-179.
8. 章文华. 阴道镜检查//连利娟. 林巧稚妇科肿瘤学. 第四版. 北京：人民卫生出版社，2006，103-117.
9. 章文华. 子宫颈病变的诊治要点. 北京：人民卫生出版社，2006，1-3.
10. 章文华，李淑敏，李楠，等. 318 例宫颈上皮内瘤变的临床分析. 临床肿瘤学杂志，2006，11：666-669.
11. 李淑敏. 妊娠期宫颈上皮内瘤变和宫颈癌的处理//章文华. 子宫颈病变的诊治要点. 北京：人民卫生出版社，2006，111-115.
12. 戴志琴，潘凌亚，黄惠芳，等. 宫颈上皮内瘤变手术切缘的评价. 中华肿瘤杂志，2007，29：153-154.
13. 章文华. 子宫颈上皮内瘤变//孙建衡. 妇科恶性肿瘤继续教育教程. 北京：中国协和医科大学出版社，2007，155-171.
14. 章文华. 宫颈癌筛查方法和我国宫颈癌筛查面临的新问题. 中华肿瘤杂志，2008，30：881-884.
15. 章文华，李淑敏. 关于子宫颈上皮内瘤变诊治问题的探讨. 中华肿瘤杂志，2009，31：316-318.
16. Kim JL，Kim HS，Park CT，et al. Clinical evaluation of follow-up method and results of atypical glandular cells of undetermined significance（AGUS）detected on cervicovaginal Pap smears. Gynecol Oncol，1999，73：292-298.
17. Belinson JL，Qiao YL，Pretorius R，et al. Shanxi province cervical cancer screening study：a Cross-sectional comparative trial of multiple techniques to detect cervical intraepithelial neoplasia. Gynecol Oncology，2001，82：439-444.
18. Belinson JL，Pretorius R，Zhang WH，et al. Shanxi province cervical cancer screening by simple visual inspection after acetic acid. Obster Gynecology，2001，98：441-444.
19. Nobbenhuis MA，Helmerhorst TJ，van den Brule AJ，et al. Cytological regression and clearance of high-risk human papillomavirus in women with an abnormal cervical smear. Lancet，2001，358：1782-1783.
20. Wright TC Jr，Cox JT，Massad LS，et al. 2001 consensus guidelines for the management of women with cervical cytological abnormalities. JAMA，2002，287：2120-2129.
21. Kennedy AW，Biscitti CV. Further study of the management of cervical adenocarcimona in situ. Gynecol Oncol，2002，86：361-364.
22. Schlecht NF，Platt RW，Duarte-Franco E，et al. Human papillomavirus infection and time to progression and refression of cervical intraepithelial neoplasia. J Natl Cancer Inst，2003，95：1336-1343.
23. Wright TC，Massad LS，Dunton CJ，et al. 2006 Consensus guidelines for the management of women with cervical intraepiehelial neoplasia or adenocarcinoma in situ. Am J of Obster Gynecol，2007，197：340-345.
24. Wright TC Jr，Massad LS，Dunton CJ，et al. 2006 Consensus guidelines for the management of women with abnormal cervical screening tests. Am J Obstet Gyncol，2007，197：346-355.
25. Frega A，Scripa P，Corosu R，et al. Clinical management and follow-up of squamous intraepithelial cervical lesions during pregnancy and postpartum. Anticancer Res，2007，27（4C）：2743-2746.
26. Cuzick J，Arbyn M，Sankaranarayanan R，et al. Overview of human papillomavirasbased and other novel options for cervical cancer screening in developed and developing countries. Vaccine，2008，26（Suppl 10）：K2941.
27. Shi JF，Belinson JL，Zhao FH，et al. HPV testing for cervical cancer screening：results form 6-year prospective study in Rural China. Am J Epidimiol，2009，170：708-716.
28. Wetta LA，Mattews KS，Kemper ML. The management of cervical intraepithelial neoplasia during pregnancy：is colposcopy necessary. J Low Genit Tract Dis，2009，13：182-185.

第 28 章 子宫颈癌概述

子宫颈癌（carcinoma of the uterine cervix）是妇女最常见的恶性肿瘤，发病仅次于乳腺癌位居第二，在女性生殖道恶性肿瘤中占首位。据世界卫生组织（WHO）国际癌症研究所（IARC 2002）估计全球每年新发病例 49.32 万，其中 83%发生在非洲、拉丁美洲和亚洲等发展中国家，亚洲占 50%，中国占 28.8%（13.15 万）。全球每年死于子宫颈癌 27.35 万，80%～85%在发展中国家，中国约 3～5 万。可见，子宫颈癌仍然是严重威胁女性健康与生命的"元凶"。WHO（2006）指出：如不尽快采取有效的干预措施，至 2020 年全球将有 70 万子宫颈癌新发病例，其中约 90%在发展中国家，因子宫颈癌导致死亡的人数上升约 25%。当前，子宫颈癌预防已成为全球关注的公共卫生问题，在中国，子宫颈癌预防已纳入国家医改重大专项和"十一五"国家重大支撑计划，将对我国子宫颈癌预防起到积极的推动作用。

第一节 子宫颈癌的流行病学和病因学

一、流行病学

子宫颈癌流行病学的主要特征是地理和地区的差别，不同地区子宫颈癌发病率至少可相差 20 倍，发展中国家的子宫颈癌发病和死亡均显著高于发达国家（彩图 28－1）。其次是年龄、时间分布的差异等。在我国，子宫颈癌发病和死亡主要集中在经济匮乏的中西部地区，且农村高于城市、山区高于平原。据我国 22 个省市第 3 次（2006—2008 年）死亡回顾抽样调查显示有 7 个县的死亡率（23.45/10 万～3.25/10 万）明显高于全国平均水平（2.86/10 万）（图 28－2）。深圳市肿瘤登记显示子宫颈癌发病率在 1999—2008 年间有大幅度上升（1.04/10 万增至 18.31/10 万），25～35 岁年龄段上升幅度最高，子宫颈癌发病高峰由 55～60 岁前移至50～55 岁。

二、病因学研究进展

1. **子宫颈癌的病因学** 近 200 年历史，经 4 个阶段的历程：①19 世纪 80 年代人们发现修女患子宫颈癌极罕见，认为与性行为有关；①19 世纪 60 年代研究显示主要与婚产因素、宫颈糜烂、包皮垢及疱疹Ⅱ型病毒（HSV－2）感染有关；③19 世纪 70 年代中期德国的 Zur Hausen 提出人乳头瘤病毒（HPV）感染与子宫颈癌关系的病因假设，1983 年发现子宫颈癌组织中 HPV16DNA，并首次揭示其致癌机理。继而大量现代分子生物学和流行病学研究资料证明 HPV 感染与子宫颈癌发生病因学关系；④20 世纪 90 年代提出高危型 HPV 感染是子宫颈癌及癌前病变（CIN）发生的必要条件，这是子宫颈癌病因研究的一个重大突破，使子宫颈癌成为目前人类癌症中唯一病因明确的恶性肿瘤，并为 HPV 预防性疫苗的研制奠定

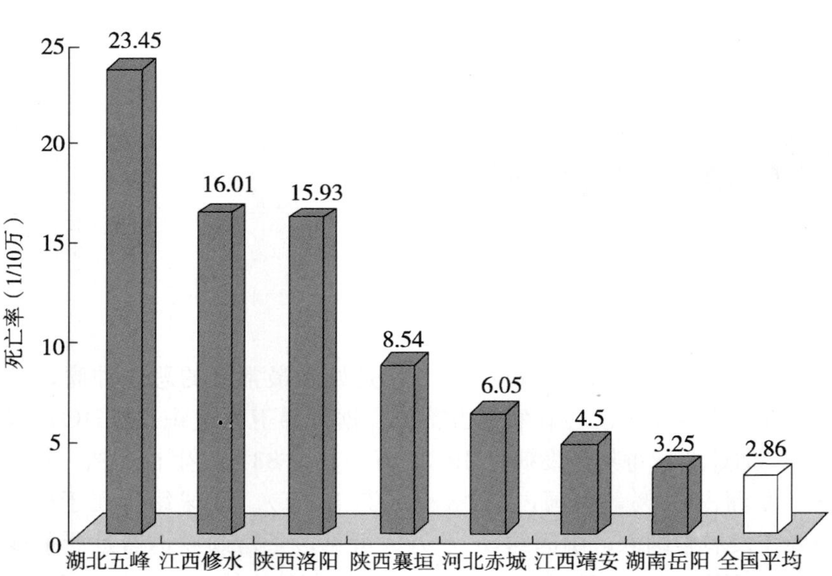

图 28－2　2004—2005 年子宫颈癌高发县死亡情况与全国水平比较

了基础。2000 年后有权威的国际组织如美国 FDA、欧洲的 FDA、WHO、IARC 等相继获准高危 HPV 检测技术（hc－2）为子宫颈癌筛查手段。2008 年首先揭示 HPV 为子宫颈癌病因的 Zur Hausen 博士荣获诺贝尔医学奖。

2. 在中国，子宫颈癌与 HPV 关系的病因学研究始于 19 世纪 80 年代　①1988 年中国医学科学院肿瘤医院（所）在山西襄垣县大规模子宫颈癌筛查资料显示，子宫颈癌患病率为 879.3/10 万，HPV 感染率为 1639.3/10 万。以 HPV16 型为主，占 66.2%，HPV18 型占 8.8%；②我国六省市不同地区调查结果，高发区山西省 HPV16 DNA 阳性率为 64%，低发区四川省为 36%；③中国医科院肿瘤研究所林玉纯等研究发现中国 HPV 的新型别 58 型；④1998 年后中国医学科学院肿瘤研究所/院与美国克利夫兰医学中心协作的多项随机双盲研究显示我国子宫颈癌高发区山西襄垣县/阳城县 13 种高危型 HPV DNA 阳性率为 23.6%，99.7%子宫颈癌中检测出 HPV DNA，高危 HPV DNA 阳性与阴性比较，比值比（OR）高达 250，归因危险百分比（ARP）＞95%，阴性预测值（NPV）＞99%，即高危 HPV DNA 阴性者几乎不发生子宫颈癌。首次在中国印证了高危 HPV 感染是子宫颈癌发生的主要病因，其协作论文获 2000 年法国 EUROGIN 大会唯一的欧罗金国际奖。

三、子宫颈癌的自然史

子宫颈癌的发生发展有一个渐进而缓慢的典型病理过程，即从癌前病变（低度 CIN ⟶高度 CIN）⟶早期间质浸润⟶浸润癌。随着对子宫颈癌发生的临床和组织学研究及对 HPV 致癌机理的深入探讨，对子宫颈癌的自然病程有新的观念：①致癌型 HPV 中，最常见型别是 HPV16/18，一项中国（2007）以医院为基础的多中心 HPV 型别分布研究显示 HPV16/18 型占 84.5%，16/18/31/52/58 型占 92.1%；②HPV 感染大多为一过性，只有持续性感染者，子宫颈癌发生的危险性增加，35 岁以上妇女持续 HPV 感染仅占 5%～10%，表明 HPV 感染所致的子宫颈癌与年龄的时序关系符合生物致癌机制，即从高危 HPV 感染至宫颈浸润癌发生需经 10～20 年的漫长过程，子宫颈癌的高峰年龄约 45 岁，HPV 感染的致癌机制见彩图 28－3；③发生子宫颈癌和 CIN 的危险因素有三类：生物学因素、行为因素和遗传易感性，只有在机体免疫功能下降，其他致癌因素协同作用下，致瘤型

HPV 持续感染才会导致宫颈上皮的癌变。

四、发生子宫颈癌的高危人群

1. 首次性生活过早。

2. 多个性伴侣（指男、女双方） 据国外报道 15 岁以前开始性生活或有 6 个以上性伴侣，子宫颈癌发病风险增加 6 倍。国内（江西）早年报告，17 岁以前有性生活史比 22 岁后开始性生活的女性患子宫颈癌风险高 2.5 倍，有 2 个以上性伙伴要比男女双方均无婚外性伙伴的危险度增加 4～6 倍。

3. 高危 HPV 持续感染者。

4. 子宫颈癌前病变（尤高级别 CIN 癌变的概率高）。

5. 生殖道梅毒、淋病、湿疣等性传播疾病及生殖道感染等疾患。

6. 丈夫（或性伴侣）有 HPV 感染、HSV－2 感染、包茎或阴茎癌等疾患。

7. 早婚早育，多产多孕。

8. 从未参加子宫颈癌筛查的人群，在每年近 50 万子宫颈癌新发病例中，一半发病妇女未行筛查。

9. 其他 如吸烟、吸毒、HIV、经济条件差、免疫功能低下或免疫抑制剂的应用、口服避孕药等。

五、子宫颈癌的发病趋势

近 20 年来，值得关注的几个趋势：①由于 HPV 感染率显著上升和 CIN 的增加，子宫颈癌发病有上升趋势，如我国上海 CDC（2003 年）报道，上海地区的发病率由 20 世纪 80 年代末 3.7 /10 万上升至 2003 年 4.85 /10 万；②年轻化倾向明显，据中国医科院肿瘤医院统计，≤35 岁子宫颈癌占所收治子宫颈癌总数的比例，从 20 世纪 70 年代的 1.22％增加至 90 年代末的 9.88％；③宫颈腺癌发病增加，其发病率上升还是比例增多尚不清楚，但有一点可肯定，组织病理学、免疫组化技术的进展，腺癌的诊断增多。目前文献中腺癌的比例占 20％以上，中国医学科学院肿瘤医院统计宫颈腺癌有 2.5％（1959 年）增至 10.9％（2002 年）。

六、子宫颈癌预防

自 20 世纪 80 年代以来，子宫颈癌的预防研究取得了举世瞩目的三大突破：①病因明确；②早诊早治技术的进展；③HPV 预防性疫苗成功上市，成为人类第一个癌症疫苗，是子宫颈癌防治领域的一个里程碑。现今子宫颈癌预防正步入全方位综合预防的新时期。

第二节 子宫颈癌病理与转移途径

一、病理类型与分化

1. **病理类型** 子宫颈癌以鳞状上皮细胞癌最为常见，占 90％～95％；腺癌少见，占 5％，目前宫颈腺癌的比例增加约 20％以上，腺癌亚型中恶性腺瘤（微偏腺癌）也屡见报道；其他罕见的特殊类型的癌如小细胞癌（属神经内分泌肿瘤）、未分化癌、透明细胞癌等也可见。

2. **病理分化** 根据组织学形态和所占比例分三级：高分化、中分化和低分化（即分化Ⅰ、Ⅱ、Ⅲ级）。

二、转移途径

子宫颈癌转移途径以直接蔓延和淋巴转移为主，血行转移少见。

1. **直接蔓延** 向上累及宫体，向下至阴道；向前侵及膀胱，向后侵及直肠，可引起相应的压迫症状。向两侧浸润到宫颈旁、宫旁、盆壁，甚至压迫输尿管以致输尿管梗阻、肾盂积水、肾衰竭。

2. **淋巴转移** 子宫颈癌的淋巴转移规律：一般先转移到盆腔淋巴结，后转移至髂总及腹主动脉旁淋巴结等，跳跃式转移少见。Henrikson E 将子宫颈癌的淋巴结转移分为初级（1 级）及次级（2 级）淋巴结，其中宫颈旁、宫旁、髂内、闭孔及髂外淋巴结属于初级淋巴结，髂总、骶前及腹股沟深淋巴结属次级淋巴结。Benedtti panicl 报道（1996）Ⅰb～Ⅱa 期宫旁及盆壁淋巴结阳性时，直径≤2mm 占 17%，≤5mm 占 48%～66%，<10mm 者占 80%以上。近年中国医学科学院肿瘤医院一组报道，宫旁淋巴结直径平均值为 0.67cm±0.24cm，说明转移的宫旁淋巴结常常很小，肉眼难以发现以致容易漏检。

3. **血行转移** 约 5%，远处转移以肺转移为常见，中国医学科学院肿瘤医院报道肺转移占 2.4%，其次是肝、骨、脑等脏器转移。

第三节　子宫颈癌诊断

随着循证医学的发展，子宫颈癌早诊早治技术取得长足进步，规范化诊治的新理念、新观点已渐深入人心。对无明显症状和体征的癌前病变（CIN）和临床早期子宫颈癌的规范化诊断程序（宫颈细胞学—阴道镜检查—病理组织学检查）已达成共识（详见第 27 章）。当临床怀疑，宫颈活检病理不足以确定浸润时，须行宫颈锥切术，以明确诊断。

一、病史

按要求详细询问病史，尤应记录初次性生活年龄、性伴侣数、有无性传播疾病、初次孕/产时间、孕/产数及 CIN 病史等。

二、临床症状

子宫颈癌早期可无症状，但有一些先兆症状如接触性出血，尤在性生活后出血，即使点滴出血也不容忽视。

1. **阴道出血** 可表现为不规则出血、月经紊乱、绝经后出血等，约 80%以上子宫颈癌有此症状。

2. **异常白带** 阴道分泌物增多，可为水样、血性、脓性或米汤样甚至恶臭，大量水样或黏液样白带常为宫颈黏液腺癌的特有症状。

3. **其他** 下腹痛或腰骶疼痛，晚期可以出现尿频、尿急、血尿、大小便不畅、肛门下坠、下肢水肿、继发性贫血，甚至恶病质。

三、体征

1. **体格检查** 除常规体检外，应注意全身体表淋巴结有无肿大，尤其是在锁骨上淋巴结及腹股沟淋巴结。

2. **妇科检查** 包括双合诊和三合诊，盆腔检查是子宫颈癌临床分期的基础和依据，须详细描述和绘图记录。

（1）外阴 有无肿瘤侵犯、湿疣等。

（2）阴道 注意阴道浸润的部位、范围及质地。

（3）宫颈 宫颈肿瘤的形态、大小及质地，有无触血或出血。根据其形态和生长方式，子宫颈癌的大体类型分四型：

①糜烂型 早期可见，与柱状上皮外移的“糜烂样”改变相似，但易触血。

②菜花型 是早期癌常见的外生型肿物，质脆易出血。

③结节型 为多见的内生型肿块，也可外突，质硬，若合并感染、坏死可呈结节溃疡或空洞型，中晚期子宫颈癌较常见。

④颈管型 典型的内生型，宫颈表面可光滑，或肥大，肿瘤位于颈管内，以致颈管增粗，称为“桶状”宫颈（bulky cervix），甚至侵及宫体下段，此型多见于腺癌。

（4）子宫 子宫体位置、大小、质地及活动度。

（5）宫旁 三合诊可较全面了解盆腔内情况，检查宫旁软组织、主韧带和骶韧带有无浸润，是否达盆；有无弹性或固定；盆壁有无肿大的淋巴结等，晚期可呈冰冻骨盆。

3. **辅助检查** 除常规胸部X线检查，必要时膀胱镜/直肠镜检查外，影像学检查包括盆腹腔B超、CT、MRI或PET-CT。对早期子宫颈癌（≤Ⅰb1期）可选择应用。影像学检查结果虽不能改变分期，但对临床合理拟定治疗计划有参考价值。美国国家综合癌症网络（NCCN）自2008年提出PET检查可作为子宫颈癌诊断检查的一个部分，表明影像学检查的重要性。

四、临床分期

子宫颈癌的国际分期始于1929年，目前有两种：①国际抗癌联盟（UICC）推荐的TNM分期；②国际妇产科联盟（FIGO）制定的临床分期，此为国内外广泛采用，自1961年采用FIGO分期至今，经多次修改，其原则基本未变。

1. **分期的目的和意义** 分期是子宫颈癌治疗原则和方案制订的主要依据，是个体化治疗的前提，是判断治疗效果及预后的重要因素，并有利于各国之间和不同单位资料的可比性。

2. **子宫颈癌FIGO分期**

（1）子宫颈癌临床分期 主要依据临床检查全面评估，因此，盆腔检查十分关键，医生必须熟练双合诊和三合诊检查技巧，应视诊和触诊相结合，仔细检查。需两位有经验妇科肿瘤专科医师（主治医师及以上）定期检查，力求准确分期。

（2）组织学确诊子宫颈癌后，分期在治疗前确定，一旦确定，其后不能更改。

（3）当分期有异议时，将分期定于较早的期别。

（4）子宫颈癌术中探查和术后病理检查结果，或治疗中及疗后发现转移，均不能改变分期。

（5）临床分期有一定的主观性，与肿瘤的真实情况（如盆腔扩散、淋巴结状况等）定有差异，有资料表明20%与手术分期不符，43%在手术分期后改变治疗方案。

3. **分期标准** 2009年11月南非开普敦第19届FIGO大会上又一次修订子宫颈癌分期，

与 1995 年 FIGO 分期比较仅有两点更改：①取消了 0 期，归于癌前病变范畴；②根据肿瘤大小（最大径）对Ⅱa 期细分为Ⅱa1 期（肿瘤≤4cm）和Ⅱa2 期（肿瘤>4cm）。

2009 年 FIGO 分期标准表见表 28－1。

表 28－1　子宫颈癌新分期（FIGO，2009）

Ⅰ期	肿瘤严格局限于宫颈（扩展到宫体可以被忽略）
Ⅰa 期	镜下浸润宫颈；所有肉眼可见的病灶，即使是表浅的浸润，均为Ⅰb 期
Ⅰa1 期	间质浸润深度≤3mm，水平扩散≤7mm
Ⅰa2 期	间质浸润深度>3～5mm，水平扩散≤7mm
Ⅰb 期	临床肉眼可见病灶局限于宫颈，或镜下病灶>Ⅰa2 期
Ⅰb1 期	肉眼可见病灶最大径≤4cm
Ⅰb2 期	肉眼可见病灶最大径>4cm
Ⅱ期	肿瘤超过宫颈，但未达盆壁或未达阴道下 1/3
Ⅱa 期	无明显宫旁浸润
Ⅱa1 期	肉眼可见病灶最大径≤4cm
Ⅱa2 期	肉眼可见病灶最大径>4cm
Ⅱb 期	有明显宫旁组织浸润
Ⅲ期	肿瘤侵及盆壁，和（或）侵及阴道下 1/3，和（或）导致肾盂积水或肾无功能
Ⅲa 期	肿瘤侵及阴道下 1/3，宫旁浸润未达盆壁
Ⅲb 期	肿瘤浸润达盆壁，和（或）导致肾盂积水或肾无功能
Ⅳ期	肿瘤侵及膀胱黏膜或直肠黏膜（活检证实），或超出真骨盆
Ⅳa 期	肿瘤侵及邻近器官
Ⅳb 期	肿瘤扩散到远处器官

4. 分期注意事项

（1）0 期取消，宫颈原位癌不纳入分期。

（2）Ⅰa 期是显微镜下病理确诊的浸润癌，浸润深度不超过上皮基底膜下 5mm，水平扩散不超过 7mm，超过以上范围或肉眼可见病灶列为Ⅰb 期。

（3）淋巴脉管间隙浸润（lymph vascular space invasion，LVSI）不影响分期，但需注明。

（4）子宫体受侵及淋巴结转移不参与分期。

（5）宫旁组织增厚，与盆壁间距离缩短，非结节状，但弹性较差，列为Ⅱb 期；若宫旁增厚结节状达盆，固定于盆壁或肿瘤本身扩展到盆壁时为Ⅲb 期。

（6）肿瘤侵及宫旁导致输尿管狭窄引起肾盂积水或肾无功能，即使是Ⅰ或Ⅱ期，也应定为Ⅲb 期。

（7）膀胱黏膜泡样水肿，不能列为Ⅳa 期，为膀胱黏膜下受累迹象。若膀胱冲洗液中发现恶性细胞，需进一步活检，组织学检查确诊，方为Ⅳa 期。

（8）意外发现的子宫颈癌病例（即术前未诊断，术后发现）不进行分期，也不包含在治疗统计中。

第四节　子宫颈癌的治疗

近 20 年来，子宫颈癌治疗方面有不少的新观念和新进展。

1. **首先是理念上的更新** 如重视肿瘤的综合治疗，子宫颈癌治疗从单一治疗手段演进到几种治疗方法联合应用的综合治疗，20 世纪 80—90 年代引入局部晚期子宫颈癌（locally advanced cervix cancer，LACC）和新辅助化疗（neo-adjuvant chemotherapy，NAC）的新观念。1999 年国际上 5 篇经典前瞻性随机研究显示，同步放化疗与单纯放疗比较，死亡风险下降 30%～50%；为此美国国立癌症中心（National Cancer Institute，NCI）提出以顺铂为基础的同步放化疗作为中、晚期子宫颈癌的标准治疗模式，代替传统的放疗。其后推动了 NAC 和同步放化疗的深入研究和应用。

2. **强调治疗的个体化和规范化** 国内外制订的多种指南相继出台，国外如美国 NCCN（2010）、FIGO（2009）、WHO（2006）等。国内如中国抗癌协会于 1990 年开始制订中国常见恶性肿瘤诊疗规范，2000 年中华医学会妇科学分会及 2005 年妇科肿瘤分会的诊断和治疗规范。无论指南或纲要其目的是规范子宫颈癌的诊治，加强继续教育，提升医疗服务技能和治疗效果。

3. 由于子宫颈癌发病有上升和年轻化的趋势，女性的生理、生育、精神、家庭及社会等问题，人文理念日渐确立，注意人性化。医学技术研究的进展，如微创外科腹腔镜介入子宫颈癌手术领域、广泛性宫颈切除术的开展及近年开展的机器人手术技术，使年轻的子宫颈癌及早期子宫颈癌患者得到了恰当治疗。

一、治疗原则及方案选择的依据

1. 子宫颈癌治疗原则应高度个体化，体现人性化，强调规范化。

2. **选择治疗方案的依据** 根据肿瘤本身特征和个体的异质性，在循证医学基础上，参照国内外指南，制订成熟并行之有效的治疗方案。治疗依据：①临床分期；②病理类型及分化；③年龄；④生育要求；⑤全身状况及并发症；⑥医疗条件及技术水平；⑦影像学检查结果。

3. **现代子宫颈癌治疗策略**

（1）早期子宫颈癌 趋于保守，通常采用手术治疗。

（2）局部晚期子宫颈癌（Ⅰb2～Ⅱa2） 强调综合治疗。

（3）中、晚期子宫颈癌（Ⅱb～Ⅳa） 同步放化疗为新的治疗模式。

（4）晚期/复发/转移子宫颈癌 治疗时注重生活质量，或推荐临床试验性化疗及姑息支持治疗。

二、各种治疗方法的特点和主要进展

子宫颈癌治疗方法有：手术、放疗、化疗和综合治疗。手术和放疗均有百余年的历史，化疗始于 20 世纪 50 年代，综合治疗是近 20 年来推崇的治疗方法。

（一）手术治疗

经典的子宫颈癌根治术开创于 1898 年奥地利的 Wertheim，为腹式广泛性子宫切除术＋盆腔淋巴结切除术的奠基人，著称 Wertheim 手术。此后，国内外几代学者致力于子宫颈癌术式、手术入路及术后并发症预防等方面的研究，并不断改进，形成各具风格的手术。

1. **手术治疗的优势** 尽管早期子宫颈癌的手术和放疗的疗效相仿，由于手术治疗具有以下优势而常为早期子宫颈癌（Ⅰa～Ⅰb1 期）首选的治疗方法。①具有放射治疗所不能替代的优点，即手术时可保留卵巢甚至子宫，保存生理和生育功能，提高生活质量，对年轻的子宫颈癌患者凸显重要。②经术中探查，可疑部位活检，可准确评估盆腹腔内病变范围及扩散程度，或评价术前新辅助治疗（包括 NAC 或术前腔内放疗）的有效性。③术后子宫和淋巴结等大体标本的全面组织学检查，不仅可指导术后进一步处理，且可提供判断预后的客观指标。④女性的盆腔视野深，特别肥胖者，术中充分暴露尤为重要。⑤应熟悉盆腔和相关学科的解剖，以便在术中具有处理出血、损伤等的应变能力。

2. 主要进展 子宫颈癌的手术治疗早期 Czerny、Freund、Schuchardt、Schaüta、冈林等做了大量开拓性工作。

（1）1898 年奥地利 Wertheim 首创经腹子宫颈癌根治术（radical hysterectomy，RH）。

（2）1902 年奥地利 Schaüta 创立阴式子宫广泛切除术（vaginal radical hysterectomy，VRH）。

（3）20 世纪 30～40 年代美国 Meig 将 Wertheim 术式和 Taussig 术式结合，形成著名的 Wertheim-Meig 手术，以致子宫颈癌手术治疗得以复兴与推广。

（4）1948 年 Brunschwing 创始晚期/复发子宫颈癌的盆腔脏器切除术。

（5）1949 年 Narvitil 首次采用腹膜后盆腔淋巴结切除术，并同期进行 Schaüta-Amreich 阴式根治性子宫切除术。

（6）我国子宫颈癌根治术起始于 20 世纪 50 年代，杨学志、张其本、柯应夔、林元英、刘炽明等老一辈学者陆续在江西、安徽、天津、上海、北京等地开展以 Wertheim 术式为基础的子宫颈癌手术治疗，并有不少相关编著。20 世纪 80 年代高永良采用“撕剥式”盆腔淋巴结清扫术，陈惠祯在预防术后并发症方面作了技术改进。

（7）20 世纪 90 年代，子宫颈癌手术史上有三大进展：①腹腔镜下子宫（或宫颈）广泛性切除术＋盆腔淋巴结切除术±腹主动脉旁淋巴结切除术；②法国 Dargent（1994）倡导广泛性宫颈切除术，主要适于年轻欲生育的早期子宫颈癌患者；③由韩国 Park 首次开展腹腔镜下保留盆腔自主神经的广泛性宫颈切除术（laparoscopic vaginal radical trachelectomy，LVRT)，1991 年日本学者用于广泛性子宫切除术（nerve-sparing radical hysterectomy，NSRH)，旨在减少术后并发症，改善生活质量。

（8）腹主动脉旁淋巴结作为常规切除（Shingleton 等，1987）或是选择性切除(Patsner 等，1982；Hackett 等，1995)，意见不一。美国 NCCN（2008）指南中提出子宫颈癌手术中加腹主动脉旁淋巴结切除，而在 2009 版、2010 版指南中对Ⅰb2 期以前的早期子宫颈癌不强调常规切除，更新为选择性切除。笔者认为后者较为适宜。

3. 手术分类 目前国内外手术分类尚未统一，Piver-Rutledge 分类较实用。手术分类的目的：①提供一个恰如其分的个体化治疗；②促进手术治疗的规范化；③客观评价治疗效果；④便于国际资料的交流及可比性。

手术分类中各种术式的适应证及各期子宫颈癌的术式选择详见子宫颈癌手术治疗章节，值得提出的是应严格掌握手术适应证，避免治疗不足或治疗过度。

（二）放射治疗

放射治疗在子宫颈癌治疗中占首要地位，适用于各期子宫颈癌。子宫颈癌放疗包括盆腔体外照射（即远距离放疗）和腔内治疗（即近距离放疗）两部分。

1. 放疗的特点

（1）放疗对原发性肿瘤和转移灶均有效，宫颈及阴道的自然腔隙对放射线耐受性高。

（2）放疗的目的是治愈肿瘤，提高疗效的同时，最大限度地减少周围正常组织和器官的受量，使其最小化，以降低并发症。

（3）强调首次治疗的重要性。

(4) 腔内治疗与盆腔体外放疗相结合是子宫颈癌放疗基本方法，且个体化原则强。

(5) 需了解、掌握相关学科知识，如放射物理、放射生物、临床剂量学、放疗技术等。若放疗方法、技术和时间剂量掌握不当，不仅影响疗效，且会导致严重或终身不愈的放疗并发症。

2. 主要进展

(1) 腔内放疗　①1898 居里夫妇发现镭，开创了子宫颈癌的腔内治疗。②20 世纪 20～30 年代末，在欧洲形成三个经典腔内治疗体系，即斯德哥尔摩、巴黎和曼彻斯特，并提出 A 点、B 点作为子宫颈癌腔内放疗剂量参考点的概念。③20 世纪 50～60 年代国外开展了以后装放射源取代传统腔内放疗的技术改革。解决了工作人员的防护，也保持了良好的子宫颈癌放疗效果。④20 世纪 80 年代后，新一代由电脑控制的带有治疗计划系统，具有多功能后装机出现及普及。⑤中子后装治疗机用于临床。⑥20 世纪 50 年代后，^{60}Co、^{137}Cs、^{192}Ir、^{252}Cf 中子源相继应用于腔内放疗替代了传统的镭疗，并完成从低剂量（LDR）到高剂量率（HDR）的转换。⑦20 世纪 60 年代中国医学科学院肿瘤医院吴恒兴等研制了“北京型镭容器”。⑧20 世纪 90 年代后国产由电脑控制的具有治疗计划系统和控制系统的多功能后装机的研制应用，中国医学科学院肿瘤医院孙建衡设计妇科腔内后装放疗的标准程序，使后装技术在国内推广普及。

(2) 体外照射　①20 世纪 20 年代常规 X 线（200～400kV）用于子宫颈癌体外放疗。②20 世纪 50 时代，^{60}Co 及高能加速器（4～18MV X 线）相继取代了常规 X 线。③20 世纪 90 年代，计算机技术和影像学的发展与应用，力推了体外照射技术的进展，并引入精确放疗的概念。放疗新技术如三维适形照射（3D－CRT）、适形调强放疗（IMRT）开始用于子宫颈癌治疗，其适应证及合理应用正在深入探讨。④FIGO（2006 年）推荐放射野范围应由妇科检查触诊和 CT 扫描下确定的肿瘤边界外放 2cm。

由于放射设备、技术的不断进步及体外照射与腔内放疗的合理有机配合，使子宫颈癌的放疗效果明显提高，从 20 世纪 30～40 年代的总 5 年生存率 26%～32%增加到 80～90 年代的 65.4%。

（三）化学治疗

化疗在子宫颈癌治疗中不占主导地位，20 世纪 90 年代后随肿瘤内科治疗飞速发展和化疗药物不断研发，化疗已成为子宫颈癌综合治疗中不可或缺的重要组成部分。

1. 化疗适应证

①局部晚期子宫颈癌（Ⅰb2～Ⅱa）：术前新辅助化疗（NAC）。

②中、晚期子宫颈癌（Ⅱb～Ⅳa）：同步放化疗已渐替代单纯放疗。

③晚期、复发转移癌：化疗为其主要的姑息治疗手段。

2. 化疗的特殊性

①应掌握化疗指征，不是所有子宫颈癌患者都需化疗。

②大多数化疗药物选择性不强，且各种药物均有毒副作用，副反应重者可被迫中止。

③子宫颈癌化疗应选择有效、放疗增敏的药物，顺铂（DDP）是目前唯一有效的首选药物。

④子宫颈癌晚期/复发癌伴输尿管梗阻、肾功能不全时，应选择对肾毒性小的药物。如卡铂（LBP）、异环磷酰胺（IFO）、丝裂霉素（MMC）、5－氟尿嘧啶（5－Fu）、表阿霉素（EPI）或改用不含铂类的化疗方案。

3. 主要进展

(1) 新药不断涌现，20 多年来含顺铂联合化疗的应用，促进了子宫颈癌化疗的进展，由单药⟶联合，由单纯化疗⟶放化疗同步。对子宫颈癌有效的单药有 10 余种，顺铂是最有效的细胞毒药物，有效率 20%～30%。对复发/转移癌治疗，NCCN (2010) 推荐的一线单药中顺铂作为首选，其次是卡铂 (CBP)、紫杉醇 (TAX)；一线联合方案有顺铂＋紫杉醇 (1 类证据)、卡铂＋紫杉醇、顺铂＋拓扑替康或健择等。其他新药有多西他赛 (TXT)、吉西他滨 (GEM)、伊立替康 (CPT－Ⅱ)、脂质体-阿霉素、培美曲塞 (Alimta)、拓扑替康 (TPT)、长春瑞滨 (NVB) 等。

(2) 新辅助化疗 (NAC)　新辅助化疗是指子宫颈癌术前或放疗前进行化疗，是针对局部晚期子宫颈癌提出的治疗策略。局部晚期子宫颈癌 (LACC) 是指一组具有预后不良因素的高危子宫颈癌，广义包括子宫颈癌Ⅰb2～Ⅳa 期，狭义包括局部肿瘤＞4cm 的早期子宫颈癌。其特征是局部肿瘤的不易控制，易发生复发、转移，预后差，5 年生存率低。如Ⅰb1 期 5 年生存率 80%～90%，Ⅰb2 期则降至 50%～60%。

NAC 始于 1983 年澳大利亚 Friedlander，认为 NAC 有下列优势：①使宫颈局部肿瘤缩小、便于手术切除；②术前化疗，易达肿瘤靶区；③消灭微转移灶和亚临床病灶；④防止术中播散，降低远处转移；⑤有利提高局部控制，改善预后等。

20 世纪 90 年代末，国内外大量文献显示：①放疗前 NAC 基本否定；②子宫颈癌Ⅰb1 期勿须 NAC；③NAC＋手术疗效优于单纯手术，临床反应率达 60%～95%，术后 PCR 仅 20%，是否优于单纯放疗尚有分歧；④NAC 主要用于局部晚期子宫颈癌Ⅰb2～Ⅱa2 期，对Ⅱb期及以上是否用 NAC，有争议。

总之，NAC 备受关注，但目前尚未作为子宫颈癌的常规治疗，需进一步临床论证。

(四) 综合治疗

1. 子宫颈癌综合治疗模式

(1) 术前 NAC 和 (或) 腔内放疗，适用于局部晚期子宫颈癌 (Ⅰb2～Ⅱa2)。

(2) 术后辅助治疗 (放疗、化疗或放化疗同步)，用于复发高危因素者。如淋巴结转移、切缘阳性或宫旁阳性，术后给予盆腔放疗＋含顺铂同步化疗±腔内治疗 (Ⅰ类证据)。其他高危因素如原发肿瘤大、深间质浸润和 (或) LVSI 者，宜采用盆腔放疗 (Ⅰ类证据) ±顺铂为基础的同步化疗 (2B 类)。术后辅助放疗或同步放化疗均可使患者获益，复发风险下降 47%，并延长无进展生存和总生存率。

(3) 同步放化疗用于中、晚期子宫颈癌治疗。疗效较肯定，与单纯放疗相比使死亡风险下降 30%～50%，5 年生存率提高 6%～15%不等。同步放化疗推荐方案：顺铂周疗 (体外照射期间) 或顺铂＋5－氟尿嘧啶，3～4 周一次，2～3 疗程，后者毒性反应较大。

2. 术前/术后辅助治疗的目的

术前辅助治疗目的见前述。

术后辅助治疗的目的：①增加局部控制，减少复发/转移；②弥补手术治疗不足；③改善预后，提高生存率。

3. 综合治疗的注意事项

(1) 术前辅助治疗

a. 术前腔内放疗不宜过高 (20～30Gy 为宜，休息 2 周后手术)。

b. 术前 NAC，疗程不宜过多 (1～3 程)，若化疗无明显反应，不宜手术者应立即停止，改行放疗。

(2) 术后辅助治疗

a. 以盆腔体外放疗为主，化疗为辅，如阴道切缘阳性或接近切缘应加腔内放疗，髂总淋巴结转移时应予腹主动脉旁淋巴区（延伸野）放疗。

b. 对术后倾向远处转移的高危者，如肿瘤分化差、LVSI 或髂总淋巴结转移等宜予术后化疗或同步放化疗。

c. 由于术后盆腔解剖改变及粘连等，术后放疗需警惕并发症。

(3) 同步放化疗

a. 体外照射时以顺铂为基础的同步化疗，有增敏增效作用，若不能耐受顺铂可改用卡铂化疗。

b. 化疗剂量不宜过大，以免影响放疗进程，有时需“保车舍卒”。

c. 放疗中应及时处理化疗副反应。

(4) 子宫颈癌综合治疗，再次强调避免两种根治性治疗（指放疗、手术）同时并用，否则适得其反。

总之制定综合治疗方案时，必须权衡利弊，有目的、有计划、合理地综合。

三、几种特殊情况的治疗

1. 复发/转移性子宫颈癌的治疗

子宫颈癌疗后复发、转移是子宫颈癌失败的主要原因，治疗棘手，预后差。复发包括盆腔复发和远处转移，80%以上 2 年内发生，60%在 2 年内死亡。

(1) 治疗原则　手术后复发一般采用放疗。放疗后中心性复发，严格选择病例如肿瘤＜2cm 或肿瘤局限于宫体者可行手术治疗；宫旁、盆壁、盆腔淋巴结转移常给予姑息放疗或放化疗同步。远处转移除孤立可切除病灶外，通常化疗姑息。

(2) 治疗新理念　近年对复发/转移癌的治疗理念有些变化，如：

①NCCN（2009、2010）指南中将盆腔复发改为局部/区域复发，并提出如有手术可能，推荐手术切除，后续含铂类化疗或同步放化疗。

②放疗后非中性复发或多灶无法切除的远处转移，除采用姑息化疗或放化疗外，鼓励参与临床试验，或最佳支持治疗。化疗对延长生存、提高生活质量的作用有限，宜采用单药顺铂或卡铂，或顺铂＋紫杉醇为一线姑息化疗，美国 GOG169 临床实验证明与单药顺铂相比，顺铂＋紫杉醇更有效（36%vs19%），延长了无进展生存，但未提高总生存率。多项研究显示顺铂＋紫杉醇仍为复发/转移性子宫颈癌的最佳方案。

(3) 新技术的应用　术中放疗（IORT）、三维适形放疗和调强适形放疗为复发/转移性子宫颈癌一个可供选择的治疗方法，其优点是增加肿瘤靶区的剂量，使周围危险器官的损伤最小化，如腹主动脉旁淋巴结转移，剂量可达 65Gy（常规体外照射 40Gy 左右）。

(4) 注意事项

①复发/转移癌治疗应根据其部位、范围、时间、首次治疗史、年龄及全身情况等个体化治疗。

②预后差，5 年生存率低，治疗时需权衡得失，考虑病人经济状况及意愿等，不能给病人“雪上加霜”或使其“人财两空”。

③树立人文观念，重视临终关怀。

2. 意外发现的子宫颈癌

(1) 意外发现的子宫颈癌是指单纯子宫切除术后发现的宫颈浸润癌。常见于子宫肌瘤、卵巢囊肿或腺肌症等良性病变手术后。笔者认为子宫颈癌前病变（CIN）的子宫切除术或锥切术后发现的宫颈浸润不应纳入其中。究其原因多数是术前未行常规的子宫颈癌筛查（不做细胞学或不询问有关病史）或从未接受过检查的妇女，或临床医师缺乏经验和防癌意识，甚至误诊。

（2）治疗　目前缺乏统一的恰当治疗。应在全面评估后拟定治疗方案，包括询问病史、体检、影像学检查，复习既往病理，妇检时注意阴道残端和盆腔情况等。

①Ⅰa1 期无 LVSI 者可密切观察。

②伴 LVSI 的Ⅰa1 期，≥Ⅰa2 期，手术切缘阴性，无深肌层浸润，影像学检查无异常，可选择下列方案：a. 盆腔体外照射＋腔内放疗±含顺铂化疗；b. 补充手术，包括广泛宫旁组织切除＋阴道上段切除＋盆腔淋巴结切除±腹主动脉旁淋巴结取样。术后根据病理再作处理。

③对切缘阳性，肉眼可见残存病灶，影像学检查阳性者，推荐盆腔体外照射＋腔内放疗。如有增大的淋巴结，可考虑手术切除后体外照射＋同步化疗。

3. **妊娠合并子宫颈癌**　少见，约占同期子宫颈癌的 1%～3%。依据临床分期、胎儿情况（孕周数）、患者与家属对胎儿的要求，决定是否终止妊娠、何时终止、终止方法及治疗策略。原则上早期采用手术治疗，中晚期采用综合治疗。如早期子宫颈癌，要求保留胎儿，可行宫颈锥切术或经阴道根治性宫颈切除术。孕早期（＜12 周）不要求保留胎儿，可先行腔内或体外照射流产后，再行常规治疗，或合并早期子宫颈癌者可行根治性子宫切除术。若早期子宫颈癌患者，希望继续妊娠的孕晚期（≥28 周），可待胎儿成熟剖宫产后进行治疗。

第五节　预后

一、生存率

子宫颈癌的预后较好，早期子宫颈癌手术治疗的 5 年生存率达 90%左右；10 年生存率 79%。放射治疗，无论传统腔内照射或近代的腔内后装放疗，Ⅰ～Ⅳ期总 5 年生存率均在 50%以上，中国医学科学院肿瘤医院曾报道 68.4%。WHO（2006）资料，满意治疗后，Ⅰa1期 5 年生存率为 98%，Ⅰa2 期为 95%，Ⅰb1 期为 85%，Ⅰb2 期为 75%，Ⅱa 期为 75%，Ⅱb 期为 65%，Ⅲa 期为 30%，Ⅲb 期为 30%，Ⅳa 期为 10%，Ⅳb 期为＜5%。NCCN（2010）指南中在经有效治疗后（包括手术、同步放化疗）早期子宫颈癌（Ⅰ、Ⅱ期）的治愈率为 80%，Ⅲ期为 60%。

二、预后因素

影响子宫颈癌预后的重要因素有临床分期、淋巴结转移、病理类型与分化、肿瘤大小、深肌层浸润等。早期子宫颈癌复发的高危因素：淋巴结转移、宫旁阳性、切缘阳性、肿瘤大小、深肌层浸润和 LVSI。

1. **临床分期**　临床分期是子宫颈癌最重要的预后因素，子宫颈癌的 5 年生存率随期别上升而显著下降（见表 28－2）。

表 28－2 子宫颈癌各期放疗的 5 年生存率（%）

	Ⅰ期	Ⅱ期	Ⅲ期	Ⅳ期	合计
国外资料	79.2	58.1	32.5	8.2	54.1
国内资料	86.2	66.6	48.7	19.5	60.1
中国医学科学院肿瘤医院	93.4	82.7	63.6	26.6	68.7

2. **淋巴结转移** 淋巴结转移是影响总生存率（OS）独立的预后因素，经手术证实盆腔淋巴结阳性者，5 年生存率为 46%；淋巴结阴性者则为 90%；且与淋巴结转移的部位和阳性数目相关，其中髂总淋巴结或腹主动脉淋巴结转移是子宫颈癌预后的高危因素（表 28－3）。

表 28－3 淋巴结转移与子宫颈癌预后的关系

部位	5 年生存率（%）	淋巴结数量	5 年生存率（%）
无淋巴结转移	91.5（85.0～90.0）	1 枚	56.5
盆腔淋巴结	67.5（52.0～62.0）	≥2 枚	36.4
髂总淋巴结	46.1	<3 组	67.7
腹主动脉旁淋巴结	27.0	≥3 组	37.0
锁骨上淋巴结	16.5		

3. **病理类型与分化** 大多数认为腺癌的预后比鳞癌差，其原因可能为：①腺癌对放射线敏感性差；②常位于宫颈管内，易向内浸润至深肌层、宫体下段及宫旁，因而不易控制；③较早出现淋巴结或远处转移。Kasamatsu 等（2009）报道Ⅰ～Ⅱb 期宫颈腺癌根治术后，发现Ⅱb 期腺癌的腹膜转移和卵巢转移显著高于鳞癌（分别为 48% vs 2%，23.8% vs 2.6%）。

Averette 等（1993）报告，鳞癌、腺癌及腺鳞癌的 5 年生存率为 90.7%、80.5% 和 63.5%。特别提出的是宫颈黏液腺癌的预后最差，中国医学科学院肿瘤医院统计 5 年生存率仅 15.3%。

4. **肿瘤大小、间质浸润深度和脉管间隙（LVSI）** 是早期子宫颈癌预后和复发的独立高危因素，尽管对 LVSI 至今仍有歧义。20 世纪 90 年代提出局部晚期子宫颈癌（即肿瘤>4cm）者的预后差。肿瘤<4cm 和>4cm 的Ⅰb 期和Ⅱ期子宫颈癌，5 年生存率有明显差异，且复发概率高。Ⅰb1 期和Ⅰb2 期 5 年生存率分别为 80%～90% 和 50%～60%；Ⅱ期患者肿瘤<4cm 和>4cm 分别为 79.7% 和 60.5%。宫颈深间质浸润无明确定界，有浸润>1/2 肌层或 2/3 甚至全层达浆膜层。但至少有无浸润其 5 年生存率不同，分别为 88% 和 55%。不少作者认为深间质浸润与 LVSI 及淋巴结转移有关，而 LVSI 阳性又与淋巴结转移有很强的相关性。可见，上述的临床病理因素：分期、原发肿瘤大小、深间质浸润、LVSI 与淋巴结转移密切相关，是一组互相关联的预后因素，均与子宫颈癌复发转移有关，最终影响子宫颈癌的结局。

5. **治疗方案的选择** 如早期子宫颈癌术前 NAC、术后辅助治疗，中晚期子宫颈癌的同步放化疗及放疗的技术与剂量等都会影响子宫颈癌的疗效。

6. **其他** 如术后宫旁阳性、切缘阳性是早期子宫颈癌复发及预后的高危因素，贫血、宫腔积脓、盆腔感染等与子宫颈癌放疗患者的预后有关。

第六节　疗后随访

一、随诊目的

1. **动态观察治疗效果**　尤其放疗后，第 1 个月内必要时 2 次，观察宫颈情况。若宫颈原形恢复不理想，质地不均匀，结合疗前、疗中情况和放射剂量，以决定补充腔内或继续观察。

2. **及早发现复发迹象**　以便及时诊断和治疗，改善复发子宫颈癌的预后。

3. **疗效评价**　评价近期治愈、未控或复发，长期生存及近/远期放射反应和生存质量等。

二、随访时间

子宫颈癌疗后需终身随访。

1. **放疗后**　1 年内 3 个月 1 次，2 年内 3～6 个月 1 次，3～5 年内 6 个月 1 次，5 年后 1 年 1 次；需告知患者，若有异常随时就诊。

2. **术后**　第 1 个月随诊，观其伤口愈合情况，余同上。

三、随访内容

1. **体格检查、妇科检查、肿瘤标志物（SCC、CEA 等）**

2. **细胞学**　有条件单位可进行 HPV DNA 检测；必要时阴道镜检查和病理检查。

3. **定期胸部 X 线或相关的影像学检查等**

第七节　思考与探讨

1. 目前临床指南众多，且不断更新，如美国的 NCCN 临床实践指南几乎每年一变。指南的目的是促进临床诊治的规范化和个体化。现今关键的问题能否遵循指南（即依从性），执行的力度（即能力）和执行的质控（即有效性）。因此需要有一个相对稳定的指南，并应加强宣传培训知识更新，以助推广普及，才能显示指南的生命力。

2. 认真解读 FIGO2009 年新分期，分期是制订治疗方案的基础，妇科检查是分期的主要依据，是妇科医师的基本功，临床医师（尤其基层单位）对分期标准不熟悉，只做双合诊，术前不充分评估，加之临床分期的不准确性，以致诊断和治疗上的不足或过度。若有条件者，分期前，尽可能做 CT、MRT 或 PET-CT 检查，为治疗提供参考。

3. 综合治疗不是几种方法的盲目叠加，无论何种模式，原则上早期子宫颈癌以手术为主，中晚期子宫颈癌以放疗为主、化疗为辅，否则徒劳无益，且增加其并发症。

4. 严格掌握手术适应证及相应的术式，对不宜手术的病例应转到上级单位，进行放疗或同步放化疗。然而，有些医师无视医疗条件和技术的不足，一律予以“手术切除”，欲以术后化疗或放疗弥补，这不仅给治疗选择造成困难，疗效也不理想。

5. 目前国内化疗药物及最佳方案的选择尚未统一，可以说“五花八门”，缺乏多中心随机研究资料，影响各单位资料的可比性及疗效评价的可靠性。

6. NCCN 在 2010 版指南包括对鳞癌、鳞腺癌和腺癌的处理；广泛性宫颈切除是否适用于宫颈腺癌、鳞腺癌患者，尤其是内生型，笔者认为不宜包括其中。

7. 局部晚期子宫颈癌（Ⅰb2～Ⅱa2）国内外指南中均提出三种治疗方案，究竟哪一种是优化方案。

8. 不宜手术的中晚期子宫颈癌，影像学发现腹膜后淋巴结转移，是否需手术切除。

9. 腹主动脉旁淋巴结切除/取样的指征与范围。

10. 子宫颈癌前哨淋巴结研究的临床应用价值。

11. NAC 是否适用于子宫颈癌Ⅱb 期及以上期别。

12. 调强适形放疗的适应证及其临床价值。

（章文华）

参考文献

1. 章文华，吴爱如，李兢贤，等. 人乳头状瘤病毒与宫颈癌关系的初步分析. 中华肿瘤杂志，1987，9：433-435.
2. 吴爱茹，孙建衡，章文华，等. 山西襄垣宫颈癌高发区妇女生殖道人乳头瘤病毒（HPV）感染与宫颈癌的关系研究. 中华肿瘤杂志，1992，14：293-295.
3. 孙建衡，李爱苓，章文华，等. 腔内后装治疗子宫颈癌 5 年经验总结. 中华肿瘤杂志，1993，4：225-227.
4. 孙建衡. 妇科恶性肿瘤的近距离放射治疗. 北京：中国协和医科大学出版，2005：29-61.
5. 楼洪坤，俞华，羊正炎. 490 例子宫颈癌腔内后装放射治疗疗效观察. 中华妇产科杂志，1993，28：649-651.
6. 李杰，刘宝印，Zur Hausen H，等. 中国妇女宫颈癌组织中人乳头瘤病毒感染及其地理分布的调查. 中华实验和临床病毒学杂志，1996，10：50-55.
7. 蔡树模，王香娥，王琪. 子宫颈癌的高剂量率后装治疗. 中国放射肿瘤学，1998，2：18-20.
8. 章文华，白萍，吴令英，等. 35 岁以下妇女子宫颈癌. 中国肿瘤临床与康复，1999，6：39-41.
9. 乔友林，章文华，李凌，等. 山西子宫颈癌筛查方法的横断面研究. 中国医学科学院学报，2002，24：50-53.
10. 张志毅，章文华. 现代妇科肿瘤外科学. 北京：科学出版社，2003，62-65
11. 章文华，吴令英，白萍，等. Ⅰb 期和Ⅱa 期宫颈癌患者的预后因素分析. 中华肿瘤杂志，2004，26：490-492.
12. 李华，章文华，张蓉，等. 子宫颈腺癌 159 例影响预后分析. 中华妇产科杂志，2005，46：235-238.
13. 上海市疾病控制中心. 2003 年上海市市区恶性肿瘤发病率. 肿瘤，2006，26：694.
14. 李斌，吴令英，李晓光，等. 早期宫颈癌宫旁淋巴结的识别及其临床意义. 中华妇产科杂志，2006，41：608-611.
15. 臧荣余，程玺，汤洁，等. 子宫次广泛/广泛子切除手术保留盆腔植物神经对膀胱功能恢复保护作用的初步观察. 现代妇产科进展，2006，18：773-775.
16. 章文华. 晚期及复发性子宫颈癌//连利娟. 林巧稚妇科肿瘤学. 第四版. 北京：人民卫生出版社，2006，394-402.
17. 李淑敏. 妊娠期宫颈上皮内瘤变和宫颈癌的处理//章文华. 子宫颈病变的诊治要点. 北京：人民卫生出版社，2006，111-115.
18. 王国庆，刘孜，罗伟，等. IORT 在宫颈癌治疗中的应用体会. 临床肿瘤学杂志，2007，12：169-172.
19. 孙建衡. 妇科恶性肿瘤继续教育教程. 北京：中国协和医科大学出版社，2007，197-201.

20. 章文华. 宫颈癌筛查方法与我国宫颈癌筛查面临的新问题. 中华肿瘤杂志，2008，30：881-884.
21. 李华，郭红燕，韩劲松，等. 宫颈微小偏离性腺癌的诊治分析. 中华肿瘤杂志，2008，30：772-774.
22. 陈竺. 全国第三次死因回顾抽样调查报告. 北京：中国协和医科大学出版社，2008，40-41.
23. 李斌，张蓉，吴令英，等. 保留盆腔植物神经的广泛子宫切除术治疗子宫颈癌的初步研究. 中华妇产科杂志，2008，43：606-610.
24. 黄曼妮，章众，安菊生，等. 复发性子宫颈癌调强放射治疗（IMRT）的临床观察. 癌症进展，2008，6：449-453.
25. 孙力，吴令英，章文华，等. 根治性子宫切除术中保留盆腔自主神经的初步研究. 中华肿瘤杂志，2009，31：607-611.
26. 孙阳春，章文华，吴令英，等. 宫颈微偏腺癌 21 例临床分析. 中国肿瘤临床与康复，2009，115-118.
27. 李艳，陈勇，徐惠成，等. 腹腔镜广泛子宫切除和盆腔淋巴结切除术治疗子宫颈癌 237 例临床分析. 中国妇产科临床杂志，2009，172-174.
28. 周海滨，彭绩，池洪珊，等. 1999—2008 年深圳市宫颈癌发病趋势分析. 中国肿瘤，2010，19：430-433.
29. 黄龙，郑敏，刘继红，等. Ⅰb2-Ⅱa2 期宫颈癌髂总淋巴结高危因素及对预后的影响. 癌症，2010，29：475-480.
30. 严鸣，张彦卿，何洁华，等. 淋巴脉管间质浸润对早期宫颈癌鳞癌预后的影响. 癌症，2010，29：468-474.
31. 沈铿，孙建衡，曹泽毅，等. 国际妇产科联盟妇科肿瘤 2009 年分期的临床意义讨论. 中华妇产科杂志，2010，45：725-731.
32. Panici PB，Scambia G，Baiocchi G，et al. Neoadjuvant and radical surgery in locally advanced cervical cancer. Cancer，1991，67：372-379.
33. Dargent D，Brun JL，Remy I. Pregnancies following radical trachelectomy for invasive cervical cancer. Society of Gynecologic Oncologiest-Abstracts. Gynecol Oncol，1994，52：105-108.
34. Zur Hausen H. Papillomavius infection — a major cause of human cancers. Biochim Biophys Acta，1996，55-78.
35. Sardi JE，Girroli A，Sananes C，et al. Long-term follow up of the first randomized trial using neoadjuvant chemotherapy in stage Ib squamous carcinoma of the cervix. Gynecol Oncol，1997，67：61-69.
36. Keys HM，Bundy BN，Stehman FB，et al. Cisplatin，radiation，and adjuvant hysterectomy compared with radiation and adjuvant hysterectomy for bulky stage IB cervical carcinoma. N Engl J Med，1999，340：1154-1161.
37. Morris M，Eifel PJ，Lu J，et al. Pelvic radiation with concurrent chemotherapy compared with pelvic and para-aortic radiation for highrisk cervical cancer. N Engl Med，1999，340：1137-1143.
38. Thomas GM. Improved treatment for cervical cancer-concurrent chemotherapy and radiotherapy. N Engl J Med，1999，340：1198-1200.
39. Whitney CW，Sause W，Bundy BN，et al. Randomized comparison of fluorouracil plus cisplatin versus hydroxyurea as an adjunct to radiation therapy in stage IIB-IVA carcinoma of the cervix with negative para-aortic lymph nodes：a Gynecologic Oncology Group and Southwest Oncology Group study. J Clin Oncol，1999，17：1339-1348.
40. Rose PG，Bundy BN，Watkins EB，et al. Concurrent cisplatinbased radiotherapy and chemotherapy for locally advanced cervical cancer. N Engl J Med，1999，340：1144-1153.
41. Peters WA，3rd，Liu PY，Barrett RJ，2nd，et al. Concurrent chemotherapy and pelvic radiation therapy compared with pelvic radiation therapy alone as adjuvant therapy after radical surgery in high risk early-stage cancer of the cervix. J Clin Oncol，2000，18：1606-1613.

42. Belinson JL, Qiao YL, Pretorius R, et al. ShanXi province cervical cancer screening study a Cross-sectional Comparative Trial of multiple techniques to detect cervical intraepithelial neoplasia. Gynecol Oncology, 2001, 82: 439-444.
43. ACOG Practice Bulletin. Diagnosis and treatment of cervical carcinoma. Number 35 May 2002. American college of Obstetricicans and Gynecologisis. Int J Gynecol Obstet, 2002, 78: 79-91.
44. Takushi M, Moromizato H, Sakumoto K, Kanazawa K. Management of invasive carcinoma of the uterine cervix associated with pregnancy: outcome of intentional delay in treatment. Gynecol Oncol, 2002, 87: 185-189.
45. Goodman A, Wilbur DC. Case records of the Massachusetts General Hospital. Weekly clinicopathological exercises. Case 32-2003. A 37-year-old woman with atypical squamous cells on a papanicolaou smear. N Engl J Med, 2003, 349: 1555-1564.
46. Eifel PJ, Winter K, Morris M, et al. Pelvic irradiation with concurrent chemotherapy versus pelvic and para-aortic irradiation for high-risk cervical cancer: an update of radiation therapy oncology group trial (RTOG) 90-01. J Clin Oncol, 2004, 22: 872-880.
47. Parkin DM, BrayF, Ferlay J, et al. Cancer Statistics, 2002. CA: A Cancer Journal for Clinicians, 2005, 55: 74-108.
48. Ramirez PT. Slomovitz BM, Soliman PT, Coleman RL, Levenback C. Total laparoscopic radical hysterectomy and lymphadenectomy: the M. D. Anderson Cancer experience. Gynecol Oncol, 2006, 102: 252-255.
49. Rotman M, Sedlis A, Piedmonte MR, et al. A phase III randomized trial of postoperative pelvic irradiation in stage IB cervical carcinoma with poor prognostic features: follow-up of a gynecologic oncology group study. Int J Radiat Oncol Biol Phys, 2006, 65: 169-176.
50. Stehman FB, Ali S, Keys HM, et al. Radiation therapy with or without weekly cisplatin for bulky stage IB cervical carcinoma: follow up of a Gynecologic Oncology Group trial. Am J Obstet Gynecol, 2007, 197: 501-506.
51. Cochrane Journal Club. Reducing uncertainties about the effects of chemoradiotherapy for cervical cancer: a systematic review and meta-analysis of individual patient data from 18 randomized trials. J Clin Oncol, 2008, 26: 5802-5812.
52. Chen Y, Xu H, Li Y, et al. The outcome of laparoscopic radical hysterectomy and lymphadenectomy for cervical cancer: a prospective analysis of 295 patients. Ann Surg Oncol, 2008, 15: 2847-2855.
53. Nezhat FR, Datta MS, Liu C, Chuang L, Zakashansky K. Robotic radical hysterectomy versus total laparoscopic radical hysterectomy with pelvic lymphadenectomy for treatment of early cervical cancer. JSLS, 2008, 12: 227-237.
54. Alouini S, Rida K, Mathevet P. Cervical cancer complicating pregnancy: implications of laparoscopic lymphadenectomy. Gynecol Oncol, 2008, 108: 472-477.
55. Chen W, Zhang X, Molijn A, et al. Human papillomavirus type-distribution in cervical cancer in China: the importance of HPV 16 and 18. Cancer Causes Control, 2009, 20: 1705-1713.
56. Kahn JA. HPV vaccination for the prevention of cervical intraepithelial neoplasia. N Engl J Med, 2009, 361: 271-278. Review.
57. Pecorelli S, Zigliani L, Odicino F. Revised FIGO Staging for carcinoma of the cervix. Int J Gynecol Obstet, 2009, 105: 107-108.
58. T Kasamatsu, T Onda, M Sawada, et al. Radical hysterectomy of FIGO stage I-IIb adenocarcinoma of the uterine cercix. British Journal of cancer, 2009, 100: 1400-1405.

第 29 章 子宫颈癌与淋巴结转移

第一节 淋巴转移与预后

子宫颈癌的治愈率与临床分期、有无淋巴结转移、病理类型及生长方式、肿瘤浸润深度及治疗方案有关。淋巴结转移是影响预后的独立因素。但普遍使用的 FIGO 临床分期中，虽经多次修改仍无淋巴结转移的内容。

临床分期相同的情况下，有盆腔淋巴结转移者预后较无转移者明显差。Ⅰ期子宫颈癌 5 年生存率 80%～90%，而有淋巴结转移时 5 年生存率会降低至 50%。一组疗效差异显著的报道为子宫颈癌无淋巴结转移者 5 年生存率 93%，而有淋巴结转移者仅 15%。Yeh 等报道，临床Ⅰb 和Ⅱa 期子宫颈癌中，无淋巴结转移者 5 年生存率为 81%，有转移者为 53%。谭道彩报道：无盆腔淋巴结转移的患者，10 年生存率为Ⅰ期 96.7%，Ⅱ期 80.2%；有转移者Ⅰ期 86.9%，Ⅱ期 59.7%。另有文献报道：无转移者 5 年生存率为 88.0%，有转移者为 53.8%。

子宫颈癌预后还与淋巴结转移的个数相关。单个淋巴结转移较多个转移者生存时间长。绝大多数研究发现Ⅰ期和Ⅱ期鳞癌和腺癌阳性淋巴结数量可预示复发率和肿瘤缓解时间，阳性淋巴结数量是一个独立预后因素。Ⅰb 期和Ⅱa 期患者 5 年生存率在一个淋巴结转移和无淋巴结转移比较无差别（85%，87%），但是＞1 个淋巴结转移时明显低。在一些淋巴结阳性的Ⅰb 期患者中，证实＞4 个淋巴结阳性预后差。

子宫颈癌预后还与淋巴结转移的部位相关。子宫颈癌单侧及单部位淋巴结转移者预后好于双侧及多部位淋巴结转移者；单侧仅有闭孔淋巴结转移者 5 年生存率 67.10%，与无淋巴结转移者相近（71.10%）。Kamura（1999）发现Ⅰ～Ⅱb 期无或仅有 1 个部位淋巴结阳性的患者生存率与≥2 个部位淋巴结阳性者有明显差异。腹主动脉旁淋巴结阳性比单纯盆腔淋巴结阳性生存率更低。在Ⅰb～Ⅱb 期淋巴结无转移、盆腔淋巴结转移和腹主动脉旁淋巴结转移三组患者 3 年生存率分别为 94%、64%和 35%。Tsai（1999）发现Ⅰb～Ⅱb 期患者远处转移发生率在盆腔上部淋巴结阳性和盆腔下部淋巴结阳性分别是 50%和 16%。

第二节 子宫颈癌淋巴引流

子宫颈癌淋巴引流有一定的规律可循，认为由宫颈经输尿管前、后及宫骶路径引流至宫颈旁淋巴结→宫旁淋巴结→闭孔淋巴结→髂内、外淋巴结→髂总淋巴结→腹主动脉旁淋巴结及骶淋巴结（见图 29－1）。按照这个途径，宫颈旁淋巴结为宫颈淋巴引流最先到达的部位。Malur 等报道最可能发生的区域是闭孔淋巴区，占 86%，以后依次为髂外淋巴结 22.9%，髂内淋巴结 17.4%，髂总淋巴结 12.7%。盆腔淋巴结包括：宫旁淋巴结，闭孔淋巴结，髂内、外淋巴结，髂总淋巴结，以上均可是第一站淋巴结。近年一些研究，特别是前哨淋巴结的研究，也证实确实如此，子宫颈癌淋巴引流可是多方向的。即可不经宫旁淋巴结而向闭孔或髂内、外方向直接引流。一般认为腹主动脉旁淋巴结是第二站淋巴结。但仍有少数患者主动脉旁淋巴结转移而无盆腔淋巴结转移。

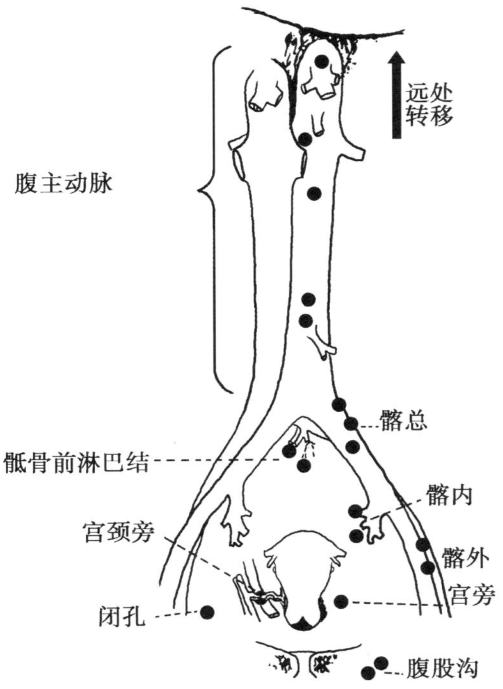

图 29－1　子宫颈癌淋巴结分布

第三节　子宫颈癌淋巴结转移的评估

一、影像学诊断

1. **CT 诊断**　计算机体层成像（computed tomography，CT）作为一种无创性影像学检查方法，已广泛应用于临床，其密度分辨率高，可显示淋巴结在横断面上的最大直径，多平面重建图像还可用于评价淋巴结的长度、形状及部位，广泛显示腹膜后、盆腔淋巴结和内脏器官。临床医生将其作为一种常用的方法应用于对妇科肿瘤病情的判定、淋巴结转移的诊断和治疗后疗效的评估。

CT 诊断淋巴结转移的标准：①淋巴结增大，孤立淋巴结横径髂腰区≥15mm，腹主动脉区≥20mm，或多个淋巴结横径≥10mm；②融合淋巴结块；③可疑肿块伴肠道、血管移位；④具有清晰脂肪界面的病例，不能分辨腹膜后结构；⑤淋巴结中心坏死可作为盆腔淋巴结阳性的诊断标准之一，其阳性预测值达 100 %。高克非等报道 60 例子宫颈癌的患者，术前行盆腔螺旋 CT 检查，并以术后病理检查为金标准进行对照，按病例数和盆腔淋巴结部位数分别计算 CT 的灵敏度分别为 33.3 %、28.6 %，特异度分别为 100 %、98.8 %，认为 CT 检查的特异度较高，具有一定的参考价值，但灵敏度偏低。戴景瑞回顾性分析了中国医学科学院肿瘤医院的 102 例子宫颈癌患者的 CT 资料，CT 对转移淋巴结的检出率为 63.6 %

(7/11)，转移淋巴结的最大径≥15mm者3例，≤10mm者4例，转移淋巴结的特征表现是肿大淋巴结伴有中心低密度或坏死、边缘环状强化，与Yang等报道一致。马莹、白萍等利用PAS系统查阅近3年275例早期子宫颈癌CT图像，结合手术探察记录，与组织病理结果进行对照分析。结论：以一侧盆腔CT影像上淋巴结清晰且最大直径分别≥10mm或有中心坏死者为CT淋巴结阳性的诊断标准时计算CT检查的灵敏度和特异度为62.0%和93.5%。国外报道CT诊断盆腔淋巴结转移的灵敏度为25%～70%，特异度为78%～97%，总准确率为65%～80%。

目前CT诊断盆腔淋巴结转移的灵敏度不高的原因可能是：(1) CT以淋巴结大小为诊断基础，对淋巴结内部结构的分辨度不高，从而对大小没有明显变化而内部确实已有转移灶的淋巴结不能很好分辨，尤其对直径在5～10mm已有癌转移的淋巴结的区分度更低，原因包括：①正常淋巴结的直径可以在此范围；②在应用造影剂进行盆腔强化时，血管和淋巴结同时得到强化，因此不能准确分辨这个直径范围的强化影是血管还是淋巴结。(2) 现在CT扫描的层距一般为5mm，每一层扫描所显示的淋巴结未必是该淋巴结的最大径，因此会有少数最大径在5 mm以上的淋巴结被漏诊。(3) CT机的质量、性能以及扫描时患者肠道蠕动伪影影响扫描结果。(4) 影像学医师的诊断水平影响诊断结果的准确性。

薄层CT扫描（层厚1～5mm）理论上可以增加该项检查的灵敏度。Pannu等认为随着多排探测器螺旋CT的发展，临床上可以获得更薄层、空间分辨率更高的图像以及高质量的三维CT图像。这些螺旋CT技术的改进将进一步提高其诊断盆腔淋巴结转移的准确性。

2. MRI诊断 磁共振成像（magnetic resonance imaging，MRI）由于其成像原理与CT不同和它的成像技术对区分淋巴结的内部结构、发现淋巴结肿大的准确率等同或要高于CT，因此MRI也有相当的应用价值。Yang等将淋巴结中心坏死作为一个影像学标准，但淋巴结中心坏死多数都出现在直径比较大的淋巴结中（CT中表现中心坏死的淋巴结平均值23mm，MRI中为19mm）。因此较小的转移淋巴结同样容易漏诊。

MRI常用的增强剂为钆螯合物，最常用者为Gd-DTPA（二乙三胺五乙酸钆）。Kim等用MRI评价136例子宫颈癌患者盆腔淋巴结的情况，测量肿大淋巴结T_1加权像横断面的最小径（minimum axial diameter，MIAD）和最大径（maximum axial diameter，MAAD），真阳性淋巴结的MAAD和MIAD平均为14.3mm和13.0mm，假阳性淋巴结的MAAD和MIAD平均为11.8mm和7.5mm。如以MAAD及MIAD达到10mm诊断为阳性，MRI的敏感性均为62.2%，有较高的预测价值，而且MIAD比MAAD准确性更高（93%比90.4%）。并且分析真阳性淋巴结与假阳性淋巴结造影后的信号改变没有统计学差异。

Rockall等使用超小顺磁性氧化铁颗粒（ultrasmall particles of iron oxide，USPIO）作为MRI造影的增强剂，用于15例子宫内膜癌和29例子宫颈癌的患者，除了观察淋巴结大小，还可以通过淋巴结对注射USPIO后信号强度降低的程度来判断有无转移，提高了敏感性，没有降低特异性。但由于其有一定副作用，需要注射USPIO 24～36小时后进行增强MRI显像，不太方便，临床应用较少，尚处于研究阶段。

Bipat等系统性回顾了1985—2002年MEDLINE EMBASE数据库中发表的影像评价子宫颈癌的57篇文章，包括CT 11篇，MRI 38篇，CT和MRI 8篇，以病理为标准，淋巴结转移的敏感性CT为43%，MRI为60%。特异性两者类似。

3. PET/PET-CT诊断 放射性核素显像中的一种正电子发射体层成像（positron emission tomography，PET）因判断淋巴结转移的准确性高而令人关注。其原理为被放射性同位素标记的葡萄糖在病灶处聚积，发出正电子，并与病灶中的正电子结合，放出很强的放射线，根据这种射线的检出可以确定病灶。常用的放射性标记药物为^{18}F－FDG（^{18}F－脱氧葡萄糖），辐射量小，是比较安全的检查剂，癌细胞比正常细胞需要更多的葡萄糖，因此能够识别出癌组织。CT 及 MRI 诊断是观察断层面的构造，即“形态影像诊断”，而 PET 是显示出葡萄糖高密度的聚积于某些组织，可以说是“功能影像诊断”。

Horowitz 等报道用 PET 探测术前子宫内膜癌的盆腔及腹主动脉旁淋巴结转移的敏感性和特异性为 60％和 98％，认为不能因为 PET 显示阴性而不做淋巴结清扫术，但是对于不能做淋巴结清扫术的患者 PET 诊断可帮助临床医生选择治疗方式。

PET 成像可与 CT 等方法联合使用，与同一病例的 CT 图像相比，PET－CT 更易于从组织活性功能情况来确定病灶，在显示新生物时比单纯 CT/MRI 有更好的敏感性和特异性。作为近年发展起来的新型检查手段，国外已有人将其用于晚期子宫颈癌主动脉旁淋巴结转移及复发子宫颈癌的诊断研究，并且认为其准确性优于 CT。Lin 等给予 50 例 CT 诊断腹主动脉旁淋巴结阴性的晚期子宫颈癌患者行 PET－CT 检查，14 例手术证实转移，PET-CT 的敏感性 85.7％，特异性 94.4％，准确性 92％，比 CT 更准确。

Bristow 等报道 CA125 升高仅局限于腹膜后淋巴结复发的卵巢癌，PET－CT 阳性预测值达 82.8％，PET-CT 也可发现小达 5mm 的淋巴结，但对于微小转移而直径仅 8～15mm 的淋巴结漏诊率高达 59.3％。当 CT 显示为阴性或模棱两可时，PET-CT 探测腹膜后淋巴结有较高的阳性预测值，可为复发性卵巢癌是否进行全面的二次减瘤术及淋巴结切除术对临床有提示意义。

4. 淋巴造影诊断 近年来在传统的淋巴造影术（lymphography，LG）基础上，又出现了核素淋巴造影术（淋巴闪烁成像术）、CT 淋巴造影术、MR 淋巴造影术和前哨淋巴结绘图等。主要采用下肢淋巴管内注射造影剂，拍摄盆腔片子来完成，不影响临床期别，但有助于淋巴结的评估及治疗方法的选择。1980 年 Musumeci 等首先报道对 295 例子宫内膜癌患者进行淋巴造影，发现淋巴结转移的阳性率Ⅰ期为 8.9％，Ⅱ期为 28.6％，Ⅲ期及Ⅳ期分别为 57.1％及 66.6％，其造影与病理符合率达 86.3％。

LG 能观察淋巴结内部结构，可以发现不增大淋巴结内的小病灶和鉴别良性反应性淋巴结肿大和淋巴结转移。但 LG 技术操作复杂，淋巴结显示范围严格受淋巴引流通路限制，高位腹膜后区淋巴结常显影不充分，转移淋巴结内小于 3～5mm 的转移灶平片显示困难，全被肿瘤取代的淋巴结亦不能显影，故可出现假阴性。任何能使正常淋巴结组织被替代的因素均可造成淋巴结内出现充盈缺损现象，如炎症引起的淋巴结内纤维组织增生、淋巴结内脂肪组织浸润以及造影技术原因造成的淋巴结内造影剂充盈不全等均可导致假阳性。此外 LG 获得最佳图像还与放射性示踪剂的配制、注射技术、相机的能量设置以及在检测部位的操作方法等有关。

淋巴造影后异常的淋巴管像 X 线表现：淋巴管增粗（直径大于 2mm），迂曲，绕行，减少或消失，中断。淋巴造影后异常的淋巴结像 X 线表现为淋巴结增大（直径大于 15mm）、充盈缺损（边缘性缺损直径大于 5mm 或缺损占该淋巴结 1/3 以上）、破坏（充盈明显不均、形状不规则呈破坏或虫蚀状）、数量明显减少或完全消失。根据上述表现，充盈缺损为病变的直接征象，其他均为间接征象。淋巴造影诊断淋巴转移的标准为：凡同时出现上述一项或一项以上淋巴管和淋巴结间接征象，或只有淋巴结充盈缺损为阳性，否则为阴性。

正是由于 CT/MRI 等横断面成像技术的临床应用，导致了 LG 的临床应用逐渐减少，但 CT/MRI 不能显示淋巴结内部结构，不能显示淋巴管像，增强扫描也仅能显示淋巴结的均匀强化或环行强化。CT 适于发现不显影的淋巴结，但对淋巴结轻微增大之早期转移瘤，

LG 较常规 CT 更为敏感。CT 淋巴造影术为 CT 和 LG 两个检查方法联合使用，可以显示直径 5～7mm 的淋巴结的充盈缺损，取长补短。淋巴造影后的正常淋巴结的 CT 表现：在正常区域分布，呈圆形或近似圆形强化光团，边界规则、清晰，内部分布均匀、无缺损，直径为 7～15mm。淋巴造影后淋巴结转移的 CT 表现：除淋巴转移的常规 CT 表现外，尚可见到充盈缺损或造影剂分布不均等。

刘风华等统计改良淋巴造影术（lymphangiography，LAG）结合 CT 诊断妇科恶性肿瘤腹膜后淋巴结转移的准确性、敏感性、特异性分别为 87.5%、84.2%、92.3%，对淋巴结轻微增大之早期转移，LAG 要优于 CT。但 Scheidler 等分析比较了 LAG、CT 及 MRI 在诊断子宫颈癌淋巴结转移中的作用，结果表明，三者无明显差异。尚需指出淋巴造影不能评估全部盆腔内的淋巴结情况。

综上所述，探测肿瘤转移的淋巴结仍是肿瘤影像学的一个挑战性课题，我们需要从淋巴结的部位、形状、大小、轮廓、内部结构、淋巴管以及代谢情况判断淋巴结是否转移。B 超由于肠气、盆腹内器官的干扰，腹膜后区域显示不清晰，很少用于淋巴结转移的判断，LG 目前临床应用较少，主要用在研究领域，CT 及 MRI 可以广泛用于探测各个部位淋巴结大小、形态、结构的改变，PET 能提供先进的组织功能活性的信息，PET-CT 的双重扫描能提供精确的病态淋巴结定位，但是价格昂贵，难以广泛应用于临床。我们需要继续发展影像技术，提高诊断的准确性，但最终确定淋巴结转移需要病理组织学证实，影像学诊断不能替代病理检查。

二、临床病理因素

大量临床研究表明子宫颈癌淋巴结转移相关的临床病理因素包括：患者年龄、临床分期、肿瘤大小、宫颈间质浸润、脉管受侵，以及肿瘤分化程度等。

1. 年龄 年龄是子宫颈癌淋巴转移的重要因素之一。梁立治报道 35 岁以下子宫颈癌Ⅰ、Ⅱ期盆腔淋巴转移率明显高于 35 岁以上者，分别为 32.13%、44% 对 11.13%、21.17%。年龄越轻，子宫颈癌盆腔淋巴结转移率越高，预后亦越差。

2. 临床分期 临床分期与淋巴结转移明显相关，Ⅰ期与Ⅱ期淋巴结转移率分别为 18.14% 和 34.17%，差异有统计学意义，与文献报道相符。

3. 宫颈肿瘤大小 宫颈肿瘤越大，淋巴结转移机会越多，宫颈肿瘤直径≥4 cm 者淋巴结转移率 45.13%，与＜4 cm 者转移率 15.16% 相比，二者差异有统计学意义。吕卫国等对 64 例（19 例转移）Ⅰb 期和Ⅱa 期子宫颈癌淋巴结转移因素分析后认为，肿瘤直径≥4cm 是盆腔淋巴结转移的最危险因素。Berek 对 102 例（52 例转移）子宫颈癌术后病例分析表明：宫颈肿瘤直径＞4cm 者 82.2% 出现淋巴结转移，＜2cm 者无转移。Patsner 等对 125 例Ⅰb 期子宫颈癌直径＜3cm 者探讨，没有发现临床可疑淋巴结，认为对病灶直径＜3cm 者勿需常规行腹主动脉旁淋巴结取样检查。

4. 肿瘤类型 肿瘤类型中结节型转移率高于其他类型，转移率 52.18%，其次为溃疡型、菜花型。

5. 宫颈间质浸润 宫颈间质浸润深浅与淋巴结转移相关。宫颈肌层浸润≥1/2 与＜1/2 之间淋巴结转移率差异有统计学意义，提示宫颈间质浸润越深，淋巴结转移率越高。资料显示宫颈肌层浸润≤1/3 与＞1/3 之间差异有显著性意义。

6. 肿瘤分化程度 肿瘤分化程度越低，淋巴结转移可能性越大，预后越差。临床资料显示，病理分化 1、2、3 级者淋巴转移率各组之间差异有统计学意义。陈亦乐报道：病理分化Ⅰ、Ⅱ级者淋巴结转移率为6.8%，Ⅲ级者转移率为27.9%。付玉兰报道高、中分化者淋巴结转移率与低分化者之间差异有显著性意义。赵映华等报道157例具有一侧盆腔淋巴结转移的子宫颈癌手术病例进行回顾性分析，发现中位生存时间高分化组18.21年、中分化组17.01年、低分化组12.22年，差异有显著性，多因素分析生存率与组织分化显著相关，（$P<0.05$）。

7. **脉管间隙受侵**（vascular space involvement） 脉管间隙受侵患者可能意味着更高的淋巴结转移率。Kim等的研究显示，在303例LVSI阴性的患者中有31例（10.2%）患者存在淋巴结转移，而在LVSI阳性的63例患者中有39例患者淋巴结转移，其比例达到了61.9%，两者间差异有统计学意义（$P<0.01$）。Rutledge等在2004年的研究也得出相似的结论。另外，Milam等的研究显示，术前活检病理脉管受侵可以预测术后淋巴结转移。在81例子宫颈癌患者的术前活检标本中有39例患者脉管受侵，其中10例（25.6%）患者有淋巴结转移；而在术前无脉管受侵患者中，仅4.8%的患者有淋巴结转移，其间差异有统计学意义（$P=0.01$）。然而，Lee等的研究提示，脉管间隙受侵与淋巴结转移之间并没有关系。这可能与Ⅰa期子宫颈癌中的淋巴结转移率及脉管间隙受侵阳性率较低有关，202例Ⅰa期患者中仅4例淋巴结转移、2例脉管间隙受侵阳性。

8. **病理类型** Derescher等对Ⅰ～Ⅳ期宫颈腺癌与鳞癌各21例进行比较，腺癌淋巴结转移率较鳞癌有显著差异。提示腺癌可能多为内生型，易于深浸宫颈间质，侵犯血管淋巴间隙有关。赵营报道208例子宫颈癌，非鳞癌（腺癌与腺鳞癌26例）淋巴结转移率为30.18%，鳞癌182例淋巴结转移率为27.15%，非鳞癌高于鳞癌，但无统计学意义，可能与非鳞癌病例数少有关。江涛381例子宫颈癌淋巴转移情况分析，鳞癌305例，淋巴结转移9.8%，非鳞癌76例，淋巴结转移19.7（$P<0.05$）。

由此可见，年龄越轻，临床分期越晚，病理分级越差，肌层浸润≥1/2，肿瘤直径≥4 cm，内生型肿瘤均为子宫颈癌盆腔淋巴结转移的高危因素，值得临床引起重视。

9. **鳞癌相关抗原**（squamous cell carcinoma-related antigen，SCC-Ag） 在肿瘤标志物与淋巴结转移相关性的研究中SCC-Ag是研究得最为深入的指标之一。一些研究表明，SCC-Ag 4 μg /L是判断淋巴结转移风险的较理想界值。在Bolger的研究中，当SCC-Ag的界值为2.4、8.6 μg/L时，其对淋巴结转移估计的灵敏度分别为58.1%、45.2%、22.6%，阳性预测价值分别为51.4%、70.0%、100%。Takeshima等指出，SCC-Ag界值设定在4 μg /L时，对淋巴结转移判断的灵敏度与特异度分别是59.1%和93.9%，阳性预测值与阴性预测值分别是65.0%和92.2%，SCC-Ag超过4μg /L时淋巴结转移的风险增加8.4倍。冯淑瑜报告，治疗前血清SCC-Ag检测阳性（≥1.5 μg /L）并不能有效地提示淋巴结转移风险的增加；而治疗前血清SCC-Ag超过4 μg /L的子宫颈癌患者，近一半可能发生淋巴结转移，淋巴结转移的风险增加4.2倍，提示了以4 μg /L为界值对判断淋巴结转移的风险有意义。

10. **血管内皮生长因子C**（vascular endothelial growth factor C，VEGF-C） 血管内皮生长因子C是血管内皮生长因子家族的一个新成员，可特异性地激活淋巴管内皮上的血管生长因子受体Flt－4，因此认为VEGF-C具有促进淋巴管生成并在肿瘤细胞淋巴转移中起主要作用。

研究中发现在子宫颈癌中，有淋巴结转移的VEGF-C、Flt－4表达明显高于无淋巴结转移的，有显著性差异。因而提示我们在子宫颈癌中，VEGF-C旁分泌作用于淋巴管内皮细胞上的Flt－4受体，发挥其生物学效应，促进肿瘤细胞淋巴结转移。国外学者也曾研究报道，

VEGF-C 通过激活改变淋巴管内皮的生物学活性，分泌某些细胞因子，对肿瘤细胞产生了趋化作用，可促进肿瘤的淋巴结转移。VEGF-C、CD44V6 表达与子宫颈癌淋巴结转移的相关性研究应用免疫组化二步（Elivision），检测血管内皮生长因子-C（VEGF-C）、CD44V6 在浸润性子宫颈癌中的表达，发现 VEGF-C、CD44V6 的阳性表达率在有淋巴结转移组中分别为 85%、80%，高于未发生淋巴结转移组的 32.4 %和 54%（$P<0.05$）。在 VEGF-C 和 CD44V6 共阳性表达组，淋巴结转移率明显增高（$P<0.01$）。提示我们 CD44V6、VEGF-C 阳性表达是影响子宫颈癌淋巴结转移的相关因子，可作为预测淋巴结转移的有用指标。

第四节　子宫颈癌前哨淋巴结

前哨淋巴结（sentinel lymph node，SLN）的概念最早于 1960 年 Gould 等在关于腮腺癌的一篇报道中首先使用 SLN 这一名词。1977 年 Cabanas 等将 SLN 概念引入阴茎癌治疗，用淋巴造影法发现一组最先蓝染的淋巴结称为 SLN，该淋巴结最先接受肿瘤部位的淋巴引流，为发生肿瘤转移的第一站淋巴结。Cabanas 将此种淋巴结命名为前哨淋巴结。根据区域淋巴结有一定的引流和转移的规律，理论上 SLN 的病理检查结果可代表整个区域淋巴结的状态，指导医生合理选择手术范围并判断预后。SLN 未发生肿瘤转移的病例，可考虑避免行大范围的淋巴结清扫手术，从而减少并发症的发生。

前哨淋巴结在黑色素瘤和乳腺癌两个领域取得明显的进展，在妇科肿瘤研究方面也作了大量的工作，如子宫颈癌、外阴癌的前哨淋巴结的研究。

盆腔内的淋巴引流有一定的规律性，适合 SLN 检测技术的引入。但是子宫颈癌淋巴道转移的具体途径不如体表肿瘤如乳腺癌、恶性黑色素瘤、外阴癌等明确，存在多途径引流和变异，为 SLN 的检测带来一定困难。

20 世纪 90 年代以来，随着新型生物活性染料的问世及核医学技术的发展，SLN 识别的临床研究有了很大的发展。前哨淋巴结阴性能否取消传统的淋巴结清扫术还不能定论。

一、子宫颈癌前哨淋巴结的识别

近年来各国先后开展了子宫颈癌 SLN 识别的研究，SLN 的主要识别方法可归纳为以下 3 种：(1) 生物活性染料示踪法；(2) 放射性核素示踪法；(3) 生物活性染料-放射性核素联合示踪法。

1. 生物活性染料示踪法　常用的生物活性染料包括异硫蓝（isosulfan blue）、专利蓝Ⅴ（patent blue Ⅴ）、亚甲蓝。通常于术前 20min 将染料注入肿瘤组织周围，使肿瘤引流的局部区域内淋巴管和淋巴结蓝染，最先着色的淋巴结即为 SLN。该方法是最早的 SLN 识别方法。Echt 等首先尝试应用亚甲蓝识别 SLN，由于注射方法不当，SLN 识别率仅为 15%。OpBoyle 等改进注射方法，术中采用加长注射针，在宫颈局部注射亚甲蓝，同时行 SLN 识别。20 例患者中 12 例（60%）成功地识别出 SLN，8 枚转移淋巴结中 3 枚（38%）为 SLN。近期国内的一项研究表明，单独应用亚甲蓝可将 SLN 识别率提高到 78%。在文献中单纯蓝染法检出率为 15%～100%。专利蓝 V 和异硫蓝与淋巴结结合的稳定性好，是比亚甲蓝更为理想的淋巴活性染料，但国内尚缺乏此两种药物供应。单独应用染料方法进行 SLN 识别方法便宜、操作简单、无放射性污染，不用特殊设备。但是，(1) 检出率与医师的操作水平和经验有关，主观性强，且检出率低；(2) 检测时间难以控制，染料可能进入下一级淋巴结；(3) 可能遗漏位于常规引流区域以外的 SLN；(4) 术中需在直视下辨认蓝染的淋巴结，手术切口较大；(5) 约3%的患者对染料过敏。

2. *放射性核素示踪法* 术前在肿瘤组织周围注射放射性核素标记物，行淋巴闪烁成像，粗略判定 SLN 的位置和数量，并做体表标记。术中应用 γ 探测仪检测组织内的高计数热点，探测到的“热”结节即为 SLN。切除 SLN，再探测术野的放射活性，确认所有 SLN 被切除。常用的核素标记物有锝［^{99m}Tc］标记的硫胶体、锑胶体、人血白蛋白和右旋糖酐等。Verheijen 等和 Lantzsh 等尝试应用放射性核素示踪法进行术中 SLN 识别。术前于宫颈部位注射硫锝胶体，并行核素淋巴显像。术中运用 C 探测仪对盆腔淋巴结进行探测，通过寻找高计数热点（hot spot），来识别 SLN。应用放射性核素示踪法显著提高了 SLN 识别率，上述两项研究中的 SLN 识别率达到 80%～93%。李斌等以^{99m}Tc 标记的右旋糖酐为示踪剂，应用 C 探测仪对手术中切除的离体淋巴结进行检测，SLN 识别率达到 100%。放射性核素示踪法需要专业的仪器及设备，术前准备复杂；肿瘤注射部位的高放射活性会干扰 γ 探头的探测；当原发肿瘤接近 SLN 时会干扰探测。

3. *生物活性染料-放射性核素联合示踪法* 生物活性染料-放射性核素联合示踪法包括术前瘤周注射放射性核素，淋巴闪烁显像初步定位，术中注射生物活性染料和术中 γ 计数器探测仪检测等几部分。为了弥补单独应用一种方法造成的弊端，Malur 等及 Levenback 等开始尝试运用生物活性染料-放射性核素联合示踪法进行 SLN 识别。Malur 等在一项包含 50 例患者的研究中用不同的方法检测 SLN，蓝染法检出率为 50%，放射性核素法为 76%，联合法为 90%。Levenback 等运用联合示踪的方法，对 39 例早期子宫颈癌患者进行 SLN 识别，识别率达到 100%。生物活性染料-放射性核素联合示踪法以其优势互补的特点，逐渐成为子宫颈癌 SLN 识别的主要方法。

二、前哨淋巴结的分布

根据盆腔淋巴结引流规律，理论上宫旁淋巴结为宫颈淋巴最先到达的淋巴结，应为子宫颈癌 SLN，但多数研究提示，子宫颈癌 SLN 多位于髂内、髂外及闭孔淋巴结。Rob 等研究了 183 例Ⅰa1～Ⅱa 子宫颈癌患者的 SLN，100 例用专利蓝染色法，83 例用专利蓝联合锝标记的胶体白蛋白法检测，联合法检出率 96.39%，单用专利蓝组检出率 80%。462 枚 SLN 中约 45%位于髂外血管区，42.6%位于闭孔上区，腹主动脉旁未发现 SLN。Di Stefano 等用亚甲蓝示踪法行淋巴绘图及 SLN 识别，50 例Ⅰa2～Ⅱa 的子宫颈癌患者中检出 86 枚 SLN，55%的 SLN 位于髂外区，38%在闭孔区。李大鹏、盛修贵报道 216 例早期子宫颈癌前哨淋巴结 74.0%集中于闭孔及髂外血管周围，5.9%的 SLN 位于髂总、骶前与腹股沟深等第二站淋巴结。宫颈淋巴引流可否不经盆腔而直接进入髂总、腹主动脉旁淋巴结，目前尚存在争议。

关于宫旁淋巴结 Levenback 认为其体积较小，且解剖位置靠近宫颈，应用染料方法进行识别时，宫旁淋巴结与宫颈同时染色，无法区分或被临床医生和病理医生忽视；应用核素方法进行识别时，宫旁淋巴结受宫颈药物注射部位高放射性的干扰往往无法识别。根据 Benedetti-Panici 等统计大部分子宫颈癌淋巴结转移发生在髂血管周围及闭孔区，而宫旁淋巴结转移仅占 29%。李斌等的研究表明，95 枚宫旁淋巴结（parametrial lymph node，PLN）中 69 枚因被亚甲蓝染色而识别可作为宫旁组织中的 SLN。

三、前哨淋巴结对早期子宫颈癌淋巴结转移的预测性

SLN 是发生肿瘤转移的最高危淋巴结，作用如同哨兵，以 SLN 可预测整个淋巴结区域

是否发生肿瘤转移。国外研究资料显示，子宫颈癌 SLN 检测技术的检出率在 90%～100% 之间，阴性预测值为 95.2%～100%。李大鹏、盛修贵报道联合应用蓝染料、^{99m}Tc-SC 两种示踪剂，216 例早期子宫颈癌前哨淋巴结总检出率为 96.8%，灵敏度为 93.6%，阴性预测值为 97.9%，符合率为 98.4%，假阴性率为 6.4%（3/47）。示踪剂注射时机的掌握、手术医师识别 SLN 的熟练程度、术野出血及局部染料渗出、周围脂肪组织覆盖均可能导致 SLN 漏检甚至误识。Roca 等总结 428 例早期子宫颈癌 SLN 的研究，SLN 检出率 93.9%，其中阳性率 15.8%，假阴性率 2%。Selman 等总结了 72 项研究 5042 例患者，SLN 的准确性是 MRI 的 20 倍，他们认为，早期、年轻、要求保留生育功能的子宫颈癌患者，可以首先考虑 SLN 活检。

在李斌等的研究中，SLN 通过离体检测取得。6 例患者发生淋巴结转移，11 枚转移淋巴结均为 SLN，敏感性及特异性达到 100%，显示出理想状态下，SLN 对子宫颈癌的淋巴结转移具有准确的预测性。但在体内识别 SLN 的研究中，假阴性结果占一定比率。假阴性是指 SLN 阴性的情况下，非 SLN 发生转移。假阴性结果可导致对病情错误的估计和不正确的治疗。有些作者认为造成假阴性的原因是由于常规病理检查遗漏了 SLN 内微小转移灶，采用超薄序列切片结合免疫组化可提高准确性。另有研究发现，癌栓阻塞淋巴管，示踪剂无法进入 SLN，却流向其他淋巴结，可导致假阴性结果。对于有明显淋巴结转移者，是否适合 SLN 活检，有待进一步探讨。

在子宫颈癌领域，SLN 的研究显示淋巴结转移是双侧、多向，难以以此作为确定手术范围的依据，仍有假阴性的存在，微转移尚是一个问题。

第五节　临床应注意的问题

一、要重视淋巴处理，不仅是淋巴结，而要重视整体淋巴引流区

前面已经谈到了子宫颈癌淋巴结转移是预后的独立因素，如何处理好淋巴结问题关系到患者能否治愈肿瘤，能否获得长期生存，所以，临床医生应高度重视淋巴的处理，这里谈到的对淋巴的处理，不仅仅是对淋巴结，同时还应该包括淋巴管，即应该重视整体淋巴引流区的处理。淋巴管被侵犯，或被肿瘤堵塞，CT、MRI、PET 是不能够显示的，淋巴造影可显示淋巴管增粗（直径大于 2mm）、迂曲、绕行、减少或消失以及中断。但是，目前临床上已经很少作淋巴造影检查，淋巴造影检查的确也存在局限性。

子宫颈癌的淋巴转移存在淋巴结和淋巴管即淋巴引流区的侵犯，以前哨淋巴结阴性或阳性来决定是否进行系统淋巴切除显然不妥，前哨淋巴结的研究显示淋巴结转移是双侧、多向性的，亦有假阴性存在，前哨淋巴结不能作为确定手术范围的依据，前哨淋巴结检测在子宫颈癌治疗中的作用受到制约。

二、淋巴处理要综合评估

淋巴切除术或称为淋巴清扫术是临床上常常选择的子宫颈癌治疗方法之一，适用于早期子宫颈癌的手术治疗，术后病理阳性者需要放疗，这种术后补充放疗与子宫颈癌单纯放疗不同，首先盆腔放疗剂量受到限制，术后放疗剂量一般给予 45～50Gy，其次，手术后子宫已切除，盆腔淋巴区不能受到来自腔内放疗的作用，使剂量没有单纯放疗大。对于不适宜手术的晚期子宫颈癌亦有学者提出对有大块转移的淋巴结可行淋巴结切除减瘤手术。提出手术是

由于盆腔的放射治疗受到小肠耐受量限制，剂量限制在 50Gy，这个剂量不能有效控制肿大转移的淋巴结，MD. Aderson 医院的系列试验，获得大块型子宫颈癌有效的放疗剂量的数据，60Gy 的剂量能控制 90%直径为 2cm 的肿瘤，若肿瘤直径 2～4cm 则仅有 75%得到控制，Dargent 2005 年 87 例盆腔淋巴结转移的放疗效果对比研究认为，放疗有效率接近 95%，但是，有盆腔淋巴结转移的子宫颈癌患者淋巴结转阴率仅为 50%。目前同步放化疗的广泛应用，可以提高肿瘤的控制率，但仍然会有 16%的淋巴结转移灶残存。但是，大块淋巴结减瘤切除手术这种观点还是存在争议的，Kupets 复习 1996—2000 年文献共 108 篇，其中认为 12 篇是适宜分析的，认为有镜下转移和 1.5cm 直径淋巴结转移生存是一样的，淋巴减瘤获益是很小的（1%～4%）。另外，晚期子宫颈癌有部分转移淋巴结是融合、固定，或侵犯血管、神经、肌肉等，手术不能切除，有几篇文章报道认为Ⅰb、Ⅱb 期淋巴结是完全可切除的，而Ⅲb 期仅有 44%的患者可成功切除大块的转移淋巴结。所以目前对大块型淋巴结的处理还要综合评估。适形调强放射治疗对肿大的转移淋巴结通过增加放疗剂量达到提高肿瘤控制率的临床研究正在进行，已取得一些疗效，肿瘤靶区放射剂量可提高到 70Gy，提高了淋巴结的控制率。

（白　萍　马　莹）

参考文献

1. 陈亦乐，贺国强. Ⅰ、Ⅱ期宫颈癌根治术后淋巴结转移与预后初探. 实用癌症杂志，1995，10：42- 43.
2. 梁立治. 35 岁以下子宫颈癌 235 例临床分析. 中国实用妇科与产科杂志，2000，16：545-546.
3. 蔡红兵. 影响子宫颈癌盆腔淋巴结转移因素. 肿瘤防治研究，2002，29：275，283.
4. 刘风华，王沂峰，王延玲，等. 改良淋巴造影术结合 CT 检查诊断妇科恶性肿瘤淋巴转移的价值. 现代妇产科进展，2003，12：182-184.
5. 高克非，刘富元，冯艳玲，等. 子宫颈癌盆腔淋巴结转移的术前 CT 评价. 临床肿瘤学杂志，2004，9：578-580.
6. 孙建衡. 子宫颈癌的前哨淋巴结问题. 中华妇产科杂志，2004，39（1）：2-3.
7. 盛修贵，李大鹏，刘乃富，等. 早期子宫颈癌前哨淋巴结检测的临床意义. 中华妇产科杂志，2004，39：10-13.
8. 李斌，章文华，刘琳，等. 前哨淋巴结检测对预测早期子宫颈癌淋巴转移的价值. 中华妇产科杂志，2004，39：4-6.
9. 冯淑瑜，张彦娜，刘建刚. 宫颈癌淋巴结转移的高危因素及预后分析. 癌症，2005，24：1261- 1266.
10. 戴景蕊，张洵，蒋玲霞，等. CT 扫描对早期宫颈癌的诊断价值. 中华肿瘤杂志，2006，28：151-154.
11. 李斌，吴令英。李晓光，等. 早期子宫颈癌宫旁淋巴结的识别及其临床意义. 中华妇产科杂志，2006，41：608-611.
12. 江涛，李隆玉，潘玫，等. 宫颈癌 381 例淋巴转移情况分析. 现代肿瘤医学杂志，2006，14：873-874.
13. 赵营，杜佩妍，黄守松. Ⅰ、Ⅱa 期宫颈癌盆腔淋巴结转移危险因素研究. 中国实用医药，2007，2：1-2.
14. 赵映华，李孟达，彭小萍，等. 具有盆腔淋巴结转移的宫颈癌预后影响因素研究. 中国现代医学杂志，2007，17：623-625.
15. 张海燕，盛修贵，钟艳，等. 早期宫颈癌盆腔淋巴结转移的分布. 中华肿瘤杂志，2008，30：452-455.
16. 张海燕，盛修贵，魏萍，等. 人子宫颈癌盆腔淋巴结转移规律. 肿瘤，2008，28：990-993.
17. 马莹，白萍，戴景蕊，等. 子宫颈癌盆腔淋巴结转移的 CT 评价. 中华妇产科杂，2009，44：422-425.

18. 贾双征，梁淑美. 前哨淋巴结检测在妇科恶性肿瘤中的研究进展. 现代妇产科进展，2010，19：311-314.
19. Cabanas RM. An approach for the treatment of penile carcinoma. Cancer，1977，39：456-466.
20. Musumeci R，Palo G，Conti U，et al. Are retroperitoneal lymph node metastasis a major problem in endometrial adenocarcinoma? Diagnostic and prognostic assessment with lymphography. Cancer，1980，46：1887-1892.
21. Berek MP. Adenocarcinoma of the uterine cervix：Histologic variables assosiated with lymphnode metastasis and survival. Obstet Gynecol，1985，65：46-49.
22. Drescher CW，Hopkins MP，Roberts JA. Comparison of the pattern of metastatic spread of squamous cell cancer and adenocarcinoma of the uterine cervix. Gynecol Oncol，1989，33：340-343.
23. Patsner B，Sedlacek TV，Lovecchio JL. Para-aortic node sampling in small（3-cm or less）stage IB invasive cervical cancer. Gynecol Oncol，1992，44：53-54.
24. Fenando IN，Moskovic E，Fryatt I，et a1. Is there still a role for lymphography in the management of early stage carcinoma of the cervix? Br J Radiol，1994，67：1052-1056.
25. Kim SH，Kim SC，Choi BI，et al. Uterine cervical carcinoma：evaluation of pelvic lymph node metastasis with MR imaging. Radiology，1994，190：807-811.
26. Ichiro Ogino，Naoyuki Okamoto，Kazuo Andoh，et al. Analysis of prognostic factors in stage Ⅱb-Ⅳa cervical carcinoma treated with radiation therapy：value of computed tomography. International Journal of Radiation Oncology & Biology & Physics，1997，37：1071-1077.
27. Scheidler J，Hricak H，Yu KK，et al. Radiological evaluation of lymph node metastases in patients with cervical cancer. JAMA，1997，278：1096-1101.
28. Bolger BS，Dabbas M，Lopes A，et al. Prognostic value of preoperative squamous cell carcinoma antigen level in patients surgically treated for cervical carcinoma. Gynecol Oncol，1997，65：309-313.
29. Takeshima N，Hirai Y，Katase K，et al. The value of squamous cell carcinoma antigen as a predictor of nodal metastasis in cervical cancer. Gynecol Oncol，1998，68：263-266.
30. Yang WT，Lam WW，Yu MY，et al. Comparison of dynamic helical CT and dynamic MR imaging in the evaluation of pelvic lymph nodes in cervical carcinoma. Am J Roentgenol，2000，175：759-766.
31. Park DH，Kim KH，Park SY，et al. Diagnosis of recurrent uterine cervical cancer：computed tomography versus positron emission tomography. Korean J Radiol，2000，1：51-55.
32. Kim SM，Choi HS，Byun JS. Overall 5-year survival rate and prognostic factors in patients with stage Ⅰb and Ⅱa cervieal cancer treated by radical hysterectomy and pelvic lymph node dissection. Int J Gynecol Cancer. 2000，10：305-312.
33. O'Boyle JD，Coleman RL，Bernstein SG，et al. Intraoperative lymphatic mapping in cervix cancer patients undergoing radical hysterectomy：a pilot study. Gynecol Oncol，2000，79：238-243.
34. Verheijen RH，Pijpers R，van Diest PJ，et al. Sentinel node detection in cervical cancer. Obestet Gynecol，2000，96：135-138.
35. Lantzsh T，Wolters M，Grimm J，et al. Sentinel node procedure in Ib cervical cancer：a preliminary series. Br J Cancer，2001，85：791-794.
36. Malur S，Krause N，Kohler C，et al. Sentinel lymph node detection in patients with cervical cancer. Gynecol Oncol，2001，80：254-257.
37. Levenback C，Coleman RL，Burke TW，et al. Lymphatic mapping and sentinel node identification in patients with cervix cancer undergoing radical hysterectomy and pelvic lymphadenectomy. J Clin Oncol，2002，20：688-693.
38. Bipat S，Glas AS，van der Velden J，et al. Computed tomography and magnetic resonance imaging in staging of uterine cervical carcinoma：a systematic review. Gynecol Oncol，2003，91：59-66.

39. Pannu HK, Fishman EK. Evaluation of cervical cancer by computed tomography: current status. Cancer, 2003, 98 (Suppl): 2039-2043.
40. Lin WC, Hung YC, Yeh LS, et al. Usefulness of ^{18}F-fluorodeoxyglucose positron emission tomography to detect para-aortic lymph nodal metastasis in advanced cervical cancer with negative computed tomography findings. Gynecol Oncol, 2003, 89: 73-76.
41. Guermazi A, Brice P, Hennequin C, et al. Lymphography: an old technique ratains its usefulness. Radiographics, 2003, 23: 1541-1558.
42. Rutledge TL, Kamelle SA, Tillmanm TD, et al. A comparison of stages Ⅰb1 and Ⅰb2 cervical cancers treated with radical hysterectomy. Is size the real difference? Gynecol Oncol, 2004, 95: 70-76.
43. Horowitz NS, Dehdashti F, Herzog TJ, et al. Prospective evaluation of FDG-PET for detecting pelvic and para-aotic lymph node metastasis in uterine corpus cancer. Gynecol Oncol, 2004, 95: 546-551.
44. Rockall AG, Sohaib SA, Harisinghani MG, et al. Diagnostic performance of nanoparticle-enhanced magnetic resonance imaging in the diagnosis of lymph node metastases in patients with endometrial and cervical cancer. J Clini Oncol, 2005, 23: 2813-2821.
45. Bristow RE, Giuntoli RL, Pannu HK, et al. Combined PET/CT for detectingt recurrent ovarian cancer limited to retroperitoneal lymph nodes. Gynecol Oncol, 2005, 99: 294-300.
46. Rob L, Strnad P, Robova H, et al. Study of lymphatic mapping and sentinel node identification in early stage cervical cancer. Gynecol Oncol, 2005, 98: 281-288.
47. Roca I, Caresia AP, Gil-Moreno A, et al. Usefulness of sentinel lymph node detection in early stages of cervical cancer. Eur J Nucl Med Mol Imaging, 2005, 32: 1210-1216.
48. Di Stefano AB, Acquaviva G, Garozzo G, et al. Lymph node mapping and sentinel node detection in patients with cervical carcinoma: a 22year experience. Gynecol Oncol, 2005, 99: 671-679.
49. Lee KB, Lee JM, Park CY, et al. Lymph node metastasis and lymph vascular space invasion in mieroinvasive squamous cell carcinoma of the uterine cervix. Int J Gynecol Cancer, 2006, 16: 1184-1187.
50. Milam MR, Fmmovitz M, Reis R, et a1. Preoperative lymphvascular space invasion is associated with nodal metastases in women with early-stage cervical cancer. Gynecol Oneol, 2007, 106: 12-15.
51. Selman TJ, Mann C, Zamora J, et al. Diagnostic accuracy of tests for lymph node status in primary cervical cancer: a systematic review and metaanalysis. CMAJ, 2008, 178: 855-862.

附：前哨淋巴结活检在妇科恶性肿瘤中的应用

淋巴结转移是在大多数早期妇科恶性肿瘤扩散转移的特点之一，临床诊断以全面的手术病理分期为主，认为对区域（局部）淋巴结的评估有助于肿瘤的分期、制定手术方案、确定预后和计划辅助治疗方案等，因此，系统的区域（局部）淋巴结清扫是全面分期手术的一部分。尽管如此，区域淋巴结清扫对作为临床分期及预后评估一直存在争议。近年来，越来越多的研究表明，系统的区域淋巴结清扫并不能改善实体瘤的生存期。如何避免过度治疗，重视生活质量，恰当地实施淋巴结清扫术，成了肿瘤治疗的突出问题。近年发展起来的前哨淋巴结活检（sentinel lymph node dissection，SLND）技术为早期妇科恶性肿瘤个体化治疗提供了全新思路。

一、前哨淋巴结的概念

为了减小手术治疗引起的并发症，引入了前哨淋巴结（SLN）的概念。Cabanas 于 1977 年在阴茎背侧行淋巴造影时发现最先接受肿瘤部位淋巴引流的淋巴结，由于其为最早发生肿瘤转移的淋巴结，故将其命名为前哨淋巴结（sentinel lymph node，SLN）。SLN 是直接接受原发肿瘤淋巴引流的淋巴结，是肿瘤最可能首先转移的部位。理论上来说 SLN 为原发肿瘤淋巴道转移必经的第一站淋巴结。前哨淋巴结不一定包含转移，它仅是肿瘤第一个淋巴引流的地方，SLN 没有转移，则提示盆腔全部的淋巴结都没有转移。若 SLN 阳性，则其后的第二站、第三站，甚至更远的淋巴结存在肿瘤转移的高度风险。因此，SLN 能预测区域淋巴结的状况，SLN 阴性，则没有必要行盆腔淋巴结清扫。

SLN 活检应用于黑色素瘤和乳腺癌的治疗并获得成功，目前 SLN 活检已成为乳腺癌的常规治疗手段。SLN 检测在妇科恶性肿瘤的应用日益受到重视，一些传统的治疗方法因此受到了挑战。国内外的临床医生正在探索用 SLN 活检术取代早期妇科肿瘤患者盆腔淋巴结清扫术的可行性，已成为当今临床研究的一个热点问题。

二、前哨淋巴结切除的原理

妇科恶性肿瘤的主要扩散方式是局部浸润和盆腔淋巴结转移，外阴的淋巴主要向腹股沟区引流，主要分为：腹股沟浅淋巴结、腹股沟深淋巴结和盆腔淋巴结。腹股沟浅淋巴结位于腹股沟区浅筋膜和脂肪组织内，沿股三角内表浅静脉（包括旋髂浅静脉和大隐静脉）周围分布。中线部位病灶常向两侧引流至腹股沟深淋巴结。腹股沟深淋巴结位于阔筋膜、筛状筋膜和股鞘深面，沿股血管分布，也叫 Cloquet’淋巴结。腹股沟深部淋巴结阴性者，一般无盆腔淋巴结转移。

子宫颈癌淋巴引流的途径主要有：宫颈间质→宫颈旁淋巴结→闭孔淋巴结→淋巴结髂内、外淋巴结→髂总淋巴结方向引流；或宫颈→闭孔淋巴结→腹股沟浅淋巴结→髂总淋巴结→腹主动脉旁淋巴结。宫旁淋巴结应为宫颈淋巴引流最先到达的淋巴结，理论上最有可能成为 SLN，但是在多项研究中，SLN 主要分布在髂内、外血管区及闭孔区，而宫旁 SLN 占很小比例。子宫颈癌淋巴最常受累的部位是髂外淋巴 45%～84%、闭孔淋巴结 43%，其次是髂总上部淋巴结、宫旁淋巴结。宫颈直接跳跃转移到腹主动脉旁淋巴结少见，不到 1%。Niikura 发现髂外淋巴结占 46%，闭孔淋巴结占 33%，宫旁淋巴结占 15%。分析原因主要有：（1）此部位淋巴结位于主韧带及膀胱子宫韧带内，体积小，手术中通常不单独分离，手术中随根治切除的子宫标本切下，很容易被临床及病理医师所忽略；（2）子宫颈癌的淋巴转移不仅具有双侧性，而非单一的“链式”引流，可能是多方向引流，同时可能有多部位转移。提示子宫颈癌的前哨淋巴结可能不是固定于某一部位的特定淋巴结，这增加了子宫颈癌前哨淋巴结检测临床应用的复杂性。

子宫内膜癌的淋巴结引流比子宫颈癌和外阴癌复杂得多，有单侧及双侧淋巴引流途径，与肿瘤生长部位有关。子宫下段经阔韧带→宫旁→宫颈旁至盆腔淋巴结；子宫上段经盆腔漏斗韧带引流至腹主动脉旁淋巴结；经圆韧带引流至腹股沟淋巴结。90%的 SLNs 位于髂外、髂内及闭孔淋巴结，而 4%位于腹主动脉旁淋巴结，6%髂总淋巴结。

前哨淋巴结活检（sentinel lymph node biopsy，SLNB）可通过开腹手术和腹腔镜手术两种手术方式实施。

三、前哨淋巴结的检测方法

目前 SLN 的检测方法主要有生物活性染料示踪法、放射性核素示踪法及生物活性染料-放射性核素联合示踪法三种。

生物活性染料示踪法是术前将蓝色染料注入肿瘤周围组织，使肿瘤周围的淋巴管和淋巴结染色，通过解剖显露蓝染的淋巴管，找出最先着色的淋巴结为 SLN，该方法是最早的 SLN 识别方法。常用的生物染料有亚甲蓝（methylthionium）、专利蓝 V（patent blue V）、异硫蓝（isosulfan blue）、淋巴蓝（lymphazurin）等，专利蓝 V 和异硫蓝与淋巴结结合的稳定性好，是比亚甲蓝更为理想的淋巴活性染料。此方法具有费用低、手术前准备较简单、无放射性污染等特点，但切口必须扩大，术中定位困难，寻找前哨淋巴结耗时多；没有术前相，检出率偏低；检测时间难以控制，染料可能很快引流至非前哨淋巴结，影响前哨淋巴结的准确性；部分患者可能对染料过敏。

放射性核素示踪法是将放射性同位素标记的胶体于术前 24h 注射到肿瘤周围组织，术前应用淋巴系闪烁造影术（lymphoscintigraphy，LSG）在体表标志 SLN 的位置及数目，术中应用 γ 探测仪探测组织内高计数热点（hotspot），可识别 SLN 的存在部位。常用的放射性胶体有锝［^{99m}Tc］标记的硫胶体、锑胶体和人血白蛋白等。此法定位准确，术前即可了解 SLN 的数目及位置，手术创伤小，检出率高，技术易于掌握；但在体内，肿瘤注射部位的高放射活性会对 γ 探头的探测造成干扰，使得 SLN 不易识别，为单独应用核素方法带来困难。对仪器设备要求高，术前准备复杂，费用较高。

为弥补单独应用一种方法造成的弊端，运用生物活性染料-放射性核素联合示踪法进行 SLN 识别，先将放射性胶体注射到肿瘤周围组织中，然后将 5ml 蓝色染料注射到瘤体四周，使用手持计数器探测仪探测，测量摄取放射性同位素的量，并解剖出蓝染的淋巴管和淋巴结。在染料法和同位素法检测结果不一致时，将所有同位素诊断阳性和被蓝染的淋巴结都作为前哨淋巴结能大大提高前哨淋巴结检出的准确率，假阴性率低，逐渐成为 SLN 活检的主要方法。

四、临床应用价值

1. *SLN 在外阴癌中的应用*　外阴癌是一种较少见的恶性肿瘤，以鳞癌为主，约占女性生殖器恶性肿瘤的 3%～4%。外阴癌的主要扩散方式包括局部浸润和腹股沟淋巴结转移，后者是外阴癌重要的预后因素。目前外阴癌的标准术式是外阴广泛切除和双侧腹股沟淋巴结清扫。这种术式的确大大提高了外阴癌患者的生存率，但由于创面大、皮肤缺损广造成的术后伤口感染、切口裂开、下肢淋巴水肿等发生率高，使患者的生存质量大为下降。研究表明，早期的外阴癌患者中仅有 25%～35%在术后常规组织病理检查中发现有淋巴结转移，而 70%～90%的患者则接受了不必要的腹股沟淋巴结清扫术。以单纯淋巴结活检代替根治性淋巴结清扫术有 5%的复发风险。因此有必要在术前准确地筛选出早期外阴癌中无淋巴结亚临床转移的患者，使其免于腹股沟淋巴结清扫术所带来的诸多并发症。

外阴癌 SLN 检测指证为：（1）组织学证实的外阴鳞状细胞癌，浸润深度＜1mm，肿瘤≤4 cm；（2）在肿瘤周围注射示踪剂技术上的可行性，因此原发肿瘤应未侵犯肛门、尿道、阴道，可在肿瘤周围进行染料或示踪剂的注射；（3）腹股沟没有固定融合的淋巴结；（4）.术前 CT 或 MRI 未发现增大的淋巴结（＞1.5cm）。

外阴癌 SLN 的研究在妇科恶性肿瘤中起步比较早，了解它在早期外阴癌治疗中的应用价值日益得到重视。Radziszewski 等报道，外阴癌前哨淋巴结检出率单独用蓝色染料是 85%，用放射性示踪方法为 99%，敏感性 73%，阴性预测值为 92%，认为放射性示踪方法优于蓝色染料。de Hullu 报道了一项包括 11 例患者的可行性研究，术中使用锝标记的微小胶体和术中使用蓝色染料相结合的方法，这些研究显示 SLN 在外阴癌有非常高的鉴定率，没有假阴性。目前倾向于使用联合技术，鉴别率几乎为 100%。Van der Zee 等进行了一项大宗的多中心的研究，选取符合条件的 T_1/T_2 外阴鳞癌患者 403 例，术前一天将^{99m}Tc标记的示踪剂注入原发肿瘤周围，对 SLNs 定位，用不褪色笔在皮肤上标记 SLNs 的位置。麻醉后在肿瘤同样的位置注入专利蓝 2ml，术中使用探针对 SLNs 进行准确定位。切除第一个 SLN 后，在腹股沟区再检测，若放射活性超过第一个 SLN 的 10%，则继续寻找其他的 SLNs。对 SLN 阴性患者可不必行区域淋巴结清扫术。术中 SLN 阳性；或常规染色 SLN 阴性，则作“超分期”病理检查出微小转移灶，则行腹股沟淋巴结清扫术。403 例患者共切除 623 枚淋巴结中，163 枚（26.2%）为 SLN 阳性。在 163 阳性的 SLN 中，常规病理检测到 95 枚（58.3%），超分期病理检查检测到 68 枚（41.7%）。在 259 例单病灶或 SLN 阴性患者中，有 6 例腹股沟区淋巴结复发，复发率为 2.3%，3 年存活率为 97%。认为，对于 SLN 阴性早期的外阴癌患者，不必行腹股沟淋巴结清扫而达到较好的治疗效果，且术后并发症少。有学者报道的 52 例外阴癌术后复发患者中，腹股沟区复发 3 例（6%），其中 1 例 SLN 和非 SLN 淋巴结病理均阴性，另 1 例未能检测到 SLN，但系统切除的腹股沟淋巴结为阴性。也有学者报道，17 例中线肿瘤的外阴癌患者，13 例有单侧 SLN 患者中的 3 例有对侧腹股沟的转移，基于这些现象，目前推荐行术前成像，以排除不适合行 SLN 检查的巨大肿瘤的患者。总之，外阴癌 SLN 活检过程中会出现各种问题，但前哨淋巴结检测仍是一项非常有前途的技术，目前虽尚未作为外阴癌标准治疗的一部分，随着这项技术的不断完善和临床研究的不断深入，早期外阴癌的治疗模式将发生革命性的变化。

2. *SLN 在子宫颈癌中的应用* 手术是治疗早期宫颈浸润癌的首选方法，Ⅰa2～Ⅱa 期子宫颈癌的标准术式是广泛性子宫切除术及盆腔淋巴结清扫术。目前的研究显示，子宫颈癌盆腔淋巴结转移率分别为Ⅰb 期 12%～22%，Ⅱa 期 10%～27%，且常规切除的淋巴结中的 90%并无肿瘤转移，可见在手术中切除了大部分患者健康的盆腔淋巴组织，除了增加术后并发症，还破坏具有阻滞癌细胞扩散的作用的淋巴结链，反而可能使患者更易发生潜在的癌细胞扩散。临床上常规术前应用超声、CT、MRI 评估淋巴结的情况，但准确性不高。目前，SLN 在子宫颈癌淋巴清扫术中的应用尚处于探索阶段，是否能用于指导手术范围尚需进一步证实。

要提高 SLN 的检出率，必须掌握好患者适应证：（1）临床分期为Ⅰa2～Ⅱa 期患者；（2）宫颈肿瘤直径≤4cm；（3）无手术禁忌证；（4）排除妊娠等影响因素；（5）术前完善必要的检查，尤其是盆腔淋巴结状态。O'Boyle 等研究发现，肿瘤≤4cm，约 73%可以检测到 SLN，当肿瘤＞4cm 时，仅 2%找到 SLN。Wydra 等研究了 100 例子宫颈癌患者，结果表明，肿瘤直径＞2cm 的 SLN 检出率为 58%，肿瘤直径≤2cm 的 SLN 检出率为 96%。用生物活性染料-放射性核素联合示踪法检测 SLN 的检出率为 97%，用生物活性染料示踪法检测 SLN 的检出率为 84%，用放射性核素示踪法检测 SLN 的检出率为 88%，联合法的检出率最高。也有研究报道，早期子宫颈癌的 SLN 的总体检出率大于 90%，对于 SLN 阴性的患者予以盆腔淋巴结清扫术，术后行淋巴结活检示假阴性率＜2%。前瞻性多中心研究分析 507 例患者显示，盆腔 SLN 的总的检出率为 88.6%，总敏感性为 77.4%。Malur 等认为术前应选择合适的早期病例，排除条件包括妊娠、局部肿瘤较大（直径＞3cm）等，术前影像学检查已明确提示有局部淋巴结转移的患者直接行淋巴结清扫，可提高检出率。

宫旁淋巴结的转移状态与患者的盆腔淋巴结转移及其预后均密切相关。Benedetti 等分析Ⅰb、Ⅱa 期子宫颈癌盆腔淋巴结转移与宫旁淋巴结转移的关系，手术切除的子宫标本通过大切片法处理后，宫旁组织在病理上得到全面的三维评价。结果表明，Ⅰb1 、Ⅰb2、Ⅱa 期患者宫旁淋巴结转移率分别是 31%、63%、58%，出现盆腔淋巴结转移的患者均有宫旁淋巴结转移。Takeda 等的研究结果显示，宫旁淋巴结转移是影响患者预后的重要因素。因此，在子宫颈癌根治术治疗中应充分重视宫旁淋巴结，结合前哨淋巴结，有利于对子宫颈癌患者临床情况及盆腔淋巴结转移情况作出准确预测。也有学者建议淋巴取样代替淋巴清扫，并根据淋巴取样的结果，制定术后合理的外照射方案，但需要大样本的研究与传统清扫术的盆腔复发及生存率进行比较。

对于早期子宫颈癌的治疗，要强调个体化原则，重视患者的生活质量，避免过度治疗。SLN 的活检主要有以下临床意义：①提高肿瘤分期的准确性：SLN 检测技术的出现及 SLN 活检术，通过使用超分期病理诊断淋巴结转移率大大提高。②发现肿瘤异常淋巴流注：肿瘤异常淋巴流注（aberrant lymphatic drainage，ALD）是指通过淋巴结定位显示 SLN 位于解剖学淋巴流注的异常位置，其通常未包含于最初手术设计范围内，ALD 可能与淋巴回流紊乱有关。在检测 SLN 时可以在术中或更早发现 ALD 的存在，以避免漏诊，提高手术效果。③发现微转移：微转移指淋巴结内微观肿瘤细胞沉积，位于淋巴结的被膜下窦，一般≤2 mm，其依赖新生血管形成而增殖。微转移的组织学意义上为 HE 染色阴性，而免疫组化检测呈阳性结果。而长期随访有微小转移的乳腺癌患者无病生存时间和（或）总体生存时间缩短。由于 SLN 为肿瘤细胞转移的第一站淋巴结，数目相对少，活检术后对 SLN 进行超分期病理检测，可使微小转移灶的发现率增高。④避免肿瘤细胞转移，缩小手术范围：根据 SLN 有无转移而开展个体化的淋巴结清扫术。Strnad 等根据肿瘤的大小将 158 例行根治性子宫切除术后的子宫颈癌患者分为两组：第一组为肿瘤小于 20mm 及宫颈间质浸润范围少于 1/2 的 91 例患者，第二组为肿瘤 20～30 mm 及宫颈间质浸润范围≤2/3 的 67 例患者。结果显示：第一组 11 例患者（12.1%）检测出阳性 SLN，其中 3 例（27.3%）存在宫旁组织浸润（parametrial involvement，PI）阳性，80 例 SLN 阴性患者均无 PI；而第二组中 14 例患者（20.9%）检测出阳性 SLN，其中 4 例（28.6%）存在 PI 阳性，53 例 SLN 阴性患者均无 PI。可见，对于早期子宫颈癌患者，仅发现约 28%的 SLN 阳性的患者中存在 PI，若 SLN 阴性则均无宫旁浸润，可见对 SLN 阴性的患者行彻底的宫旁组织切除的做法值得质疑。对于 SLN 阴性的患者仅需行 SLN 切除即可避免肿瘤细胞转移，故可以缩小不必要的手术范围，进而减少对患者的损伤，使其易于恢复。⑤保留早期子宫颈癌患者的生育功能：Rob 等对 26 例（Ⅰa 期 6 例，Ⅱb1 期 20 例）要求保留生育功能的患者进行 SLN 活检，并根据 SLN 的状态来决定手术方式，如果 SLN 为阴性，则 7 天后行宫颈扩大锥切术或经阴道单纯宫颈切除术。结果显示，15 例有生育要求的患者中有 11 例成功受孕，截至作者报道时，已有 7 例成功分娩出 8 名健康婴儿；术中快速病理及术后常规病理检测均未发现假阴性淋巴结，中位随访时间为术后 49 个月，仅 1 例患者术后 14 个月发生子宫峡部复发，予以根治放化疗后随访 36 个月无瘤生存。可见，对于 SLN 阴性的早期子宫颈癌患者，SLN 切除可缩小手术范围，使患者保留生育功能。

SLN 切除术符合微创治疗、个体化治疗的趋势和要求。由于目前关于 SLN 切除术治疗早期子宫颈癌的研究均为小样本量研究，治疗早期子宫颈癌，SLN 切除术尚不能完全代替盆腔淋巴结清扫术。

3. SLN 在子宫内膜癌中的应用 子宫内膜癌的发病率近年来有上升趋势，早期子宫内膜癌患者多数（75%患者）病变局限在子宫内，其手术治疗是全子宫切除＋双侧附件切除，若 G2 或 G3 子宫内膜腺癌以及非子宫内膜样腺癌，则还需行盆腔及主动脉旁淋巴结清扫术。但系统的盆腔及主动脉旁淋巴结清扫，有利于临床分期而无助于疗效。寻找转移的盆腔淋巴结，对术后的辅助治疗大有帮助，这样对内膜癌前哨淋巴结检测就很有意义。

由于其复杂的淋巴引流系统，注射示踪剂较困难，内膜癌前哨淋巴结检测，对妇科肿瘤专家也是一种挑战。SLN的检测率与注射位点及技术操作熟练程度有关。常见的三个注射点是选择术中在子宫浆膜下或肌层、宫颈及术前在宫腔镜下肿瘤周围注射标记物。术前在宫腔镜下肿瘤周围注射示踪剂较为直接、简便，染料的引流方向与肿瘤浸润子宫深肌层时的淋巴转移方向一致，前同位素宫腔镜瘤周围注射检出率82%，敏感率及特异性均为100%。通过宫腔镜注射示踪剂，虽然有较高的前哨淋巴结检出率，但它有将癌细胞通过输卵管扩散到腹腔的潜在危险。Li等认为，术中在子宫浆膜下注射示踪剂是一个直接和方便的技术，蓝色染料弥散可模拟子宫体自然的淋巴管引流，SLN检测率达75%。宫颈注射是最容易及方便的途径，有研究显示，宫颈注射或联合子宫浆膜下注射示踪剂，SLN检测率达80%～100%。但宫颈注射示踪剂能否准确地反映整个子宫体的解剖学淋巴引流仍有争议。最近研究表明，术前在宫颈间质注射生物染料，子宫内膜癌淋巴道显像与子宫的淋巴引流方向几乎一致。Abu-Rustum等对42例G1、病灶局限在子宫的子宫内膜癌患者进行前瞻性随机研究，术前或术前1天注入^{99m}Tc，术中在宫颈或宫颈联合子宫浆膜下注射异硫蓝或亚甲蓝示踪剂。术前淋巴系闪烁造影，在30例患者（71%）检测到SLN；术中使用探针探测组织内高计数热点对SLNs进行准确定位，36例患者（86%）检测到SLN，检测率86%。所有患者行全子宫切除双侧附件切除+盆腔及主动脉旁淋巴结清扫术，其中25例开腹、17例在腹腔镜下完成。平均检测出SLN 3枚（1～14），非SLN平均为14.5枚（4～55），90%的SLN位于髂外、髂内、闭孔淋巴结；值得注意的是，有4%的SLN位于腹主动脉旁，6%位于髂总淋巴结。36枚SLN中4枚阳性，3枚H&E染色，1枚免疫组化超分期检测到，所有的盆腔淋巴结均由SLN检测出，无假阴性，敏感性为100%。研究认为宫颈注射示踪剂联合检测准确、可行，但区域淋巴结清扫仍是治疗的金标准。目前对于早期子宫内膜癌淋巴结清扫的意义尚有争议，前哨淋巴结检测是一个很有前途的方法，前哨淋巴结将来是否成为子宫内膜癌常规手术的一部分，有待进一步的研究。

（李　力　张洁清）

参考文献

1. Cabanas RM. An approach for the treatment of penile carcinoma. Cancer，1977，39：456-466.
2. Curry SL，Wharton JT，Rutledge F. Positive lymph nodes in vulvar squamous carcinoma. Gynecol Oncol，1980，9：63-67.
3. Benedetti-Panici P，Maneschi F，Scambia G，et al. Lympkatic spread of cervical cancer：an anatomical and pathological study based on 225 radical hysterectomies with syatematic pelvic and aortic lymphadeneetomy. Gyneeol Oncol，1996，62：19-24.
4. Krag D，Weaver D，Ashikaga T，et al. The sentinel node in breast cancer-a multicenter validation study. N Engl J Med，1998，339：941-946.
5. Cote RJ，Fpeterson H，Chaiwun B，et al. Role of immunohistochemical detection of lymph-node metastases in management of breast cancer. The Lancet，1999，354：896-900.
6. O'Boyle JD，Coleman RL，Bemstein SG，et al. Intraoperative lymphatic mapping in cervix cancer patients undergoing radical hysterectomy：a pilot study. Gynecol Oncol，2000，79：238-243.
7. Malur S，Krause N，Kohler C，et al. Sentinel lymph node detection in patients with cervical cancer. Gynecol Oncol，2001，80：254-257.

8. Levenback C, Coleman RL, Burke TW, et al. Lymphatic mapping and sentinel node identification in patients with cervix cancer undergoing radical hysterectomy and pelvic lymphadenectomy. J Clin Oncol, 2002, 20: 688-693.
9. Takeda N, Sakuragi N, Takeda M, et al. Multivariate a nalysis of histopathologic prognostic factors for invasive cervical cancer treated vital radical hysterectomy and systematic retroperitoneal lymphadenectomy. Acta Obstet Gynecol Scand, 2002, 81: 1144-1151.
10. Holub Z, Jabor A, Kliment L, et al. Comparison of two procedures for sentinel lymph node detection in patients with endometrial cancer: a pilot study. Eur J Gynaecol Oncol, 2002, 23: 53-57.
11. Niikura H, Okamura C, Utsunomiya H, et al. Sentinel lymph node detection in patients with endometrial cancer. Gynecol Oncol, 2004, 92: 669-674.
12. Niikura H, Okamura C, Akahira J, et al. Sentinel lymph node detection in early cervical cacer with combination ^{99}Te pbytate and patent blue. Gylecol Oncol, 2004, 94: 528-532.
13. Torne A, Puig - Tintore LM. The use of sentinel lymph nodes in gynaecological malignancies. Curr Op in Obstet Gynecol, 2004, 16: 57-64.
14. Rob L, Strnad P, Robova H, et al. Study of lymphatic mapping and sentinel node identification in early stage cervical cancer. Gynecol Oncol, 2005, 98: 281-288.
15. Louis-Sylvestre C, Evangelista E, Leonard F, et al. Sentinel node localization should be interpreted with caution in midline vulvar cancer. Gynecol Oncol, 2005, 97: 151-154.
16. Wydra D, Sawicki S, Wojtylak S, et al. Sentinel node identification in cervical cancer patients undergoing trails peritoneal radical hysterectomy: a study of 100 cases. Int J Gynecol Cancer, 2006, 16: 649-654.
17. Hullu JA. Surgery and radiotherapy in vulvar cancer [J]. Critical Reviews in Oncology/Hematology, 2006, 60: 38-58.
18. Sakuragi N. Up-to-date management of lymph node metastasis and the role of tailored lymphadenectomy in cervical cancer. Int J Clin Oncol, 2007, 12: 165-175.
19. Gervasoni JE Jr, Sbayi S, Cady B. Role of lymphadenectomy in surgical treatment of solid tumors: an update on the clinical data. Ann Surg Oncol, 2007, 14: 2443-2462.
20. Rob L, Charvat M, Robova H, et al. Less radical fertility-sparing surgery than radical trachelectomy in early cervical cancer. International Journal of Gynecological Cancer, 2007, 17: 304-310.
21. Van de Lande J, Torrenga B, Raijmakers PG, et al. Sentinel lymph node detection in early stage uterine cervix carcinoma: a systematic review. Gynecologic oncology, 2007, 106: 604-613.
22. Hauspy J, Beiner M, Harley I, et al. Sentinel lymph nodes in early stage cervical cancer. Gynecologic oncology, 2007, 105: 285-290.
23. Li B, Li XG, Wu LY, et al. A pilot study of sentinel lymph nodes identification in patients with endometrial cancer. Bull Cancer, 2007, 94: E1-E4.
24. Van der Zee AG, Oonk MH, De Hullu JA, et al. Sentinel node dissection is safe in the treatment of early-stage vulvar cancer. J Clin Oncol, 2008, 26: 884-889.
25. Altgassen C, Hertel H, Brandstadt A, et al. Multicenter validation study of the sentinel lymph node concept in cervical cancer: AGO Study Group. Journal of Clinical Oncology, 2008, 26: 2943-2951.
26. Strnad P, Robova H, Skapa P, et al. A prospective study of sentinel lymph node status and parametrial involvement in patients with small tumour volume cervical cancer. Gynecologic oncology, 2008, 109: 280-284.
27. Kitchener H, Swart AM, Qian Q, et al. ASTEC study group. Efficacy of systematic pelvic lymphadenectomy in endometrial cancer (MRC ASTEC trial): a randomised study. Lancet, 2009, 373: 125-136.

28. Abu-Rustum NR, Khoury-Collado F, Pandit-Taskar N, et al. Sentinel lymph node mapping for grade 1 endometrial cancer: is it the answer to the surgical staging dilemma? Gynecol Oncol, 2009, 113: 163-163.

29. Abu-Rustum NR, Gomez JD, Alektiar KM, et al. The incidence of isolated paraaortic nodal metastasis in surgically staged endometrial cancer patients with negative pelvic lymph nodes. Gynecol Oncol, 2009, 115: 236-238.

30. Radziszewski J, Kowalewska M, Jedrzejczak T, et al. The accuracy of the sentinel lymph node concept in early stage squamous cell vulvar carcinoma. Int J Gynecol Cancer, 2010, 116: 473-477.

第 30 章　子宫颈癌的放射治疗

第一节　子宫颈癌的放射治疗简介及我国发展介绍

一、子宫颈癌的放射治疗简介

1898 年 Curie 夫妇发现镭，1901 年 Pierre Curie 将少量镭送于巴黎一所医院用于治疗。此后，镭在欧洲及美国临床使用发展很快，1903 年 Margaret Cleaves 报道了镭治疗子宫颈癌患者。虽然此时手术已用于治疗子宫颈癌，但是，手术死亡率、并发症高，生存率低，镭疗的效果受到注意，发展颇快。但直至 1914 年瑞典 Fossell、Heyman 等建立起子宫颈癌镭疗的斯德哥尔摩法及 1919 年 Regaud 和 Lacassagne 建立巴黎法，子宫颈癌的镭疗才从早期的、简陋的治疗有了标准疗法。1938 年又有 Tod 及 Meridith 在原巴黎法的基础上建立了曼彻斯特法。斯德哥尔摩法、巴黎法、曼彻斯特法被称为腔内镭疗的三大体系。此后，世界上有不同治疗方法，但追溯起源均与欧洲三大体系有关。

所谓治疗“体系”(system)，系指有其独立的治疗法、治疗容器、治疗剂量概念。

斯德哥尔摩法，曾被称作大剂量、短时间的分次治疗。并认为对消灭肿瘤及正常组织恢复有利。每次治疗 20～24 小时，镭分别装入不同长度的宫腔管内（含镭量 43～74mg）及不同宽度的阴道容器内（含镭量 50～75mg）。下图为斯德哥尔摩法治疗容器。

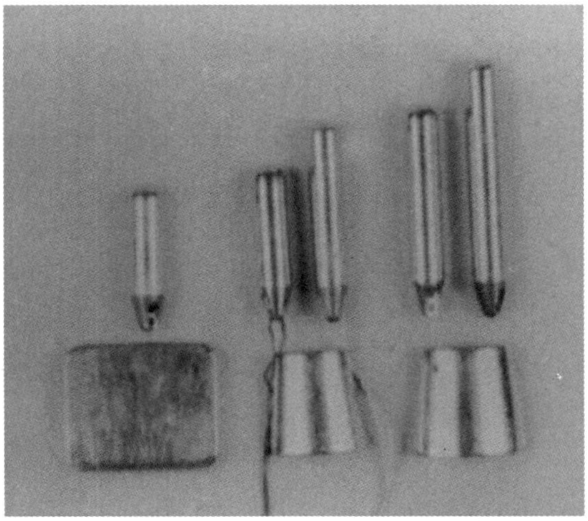

图 30－1　斯德哥尔摩镭容器

巴黎法，曾被称为低剂量、长时间的连续治疗。治疗时间可长达 120 小时。治疗容器有宫腔管和阴道容器两部分。宫腔管含镭 33.3mg。阴道容器由两个置于穹隆部的装置（各含镭 13.3mg）中间以弹簧支撑，称 Colpostat。倡导者认为此法生物效应好。下图示巴黎镭容器宫腔管及 Colpostat。

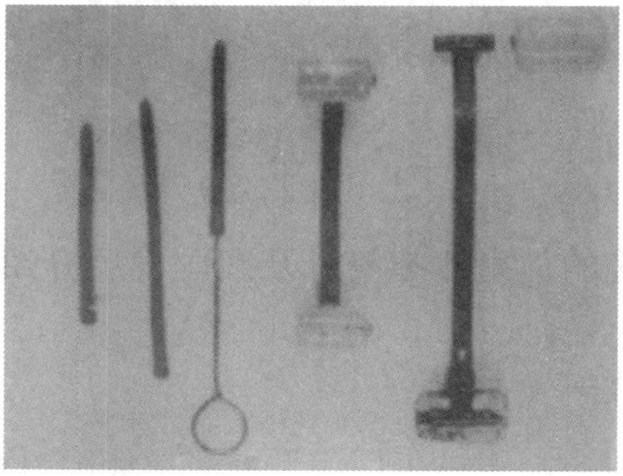

图 30－2　巴黎镭容器

两种治疗方法虽然不同，但治疗结果却相似。根据子宫颈癌放射治疗结果国际年报第 4 卷（1939），Heyman 及 Lacassagne 分别收集的瑞典 Radiumhemmet（1914—1928 年）及巴黎镭锭学院（1919—1928 年）总的相对 5 年生存率，前者为 22.2%，后者为 28.2%。Ⅰ期为 53.2%对 57.1%，Ⅱ期为 33.0%对 36.6%，Ⅲ期为 16.2%对 22.0%，Ⅳ期为 5.3%对 1.1%。

曼彻斯特法，系由巴黎法演变而来。1938 年由 Tod 及 Meredith 确立。治疗容器亦为宫腔管及阴道容器组成。阴道容器是置于穹隆部的卵圆球，有大、中、小三型，依阴道弹性选用。二球间另有隔离装置。此前的治疗剂量是以毫克小时（mghs）表示，曼彻斯特法则将当时放射剂量单位伦琴（R）概念引用到腔内镭疗中。而且提出了“A”点及“B”点作为子宫颈癌腔内放疗的剂量参照点。A 点位于子宫中轴旁开 2cm，穹隆上方 2cm。B 点与 A 点在同一水平，距 A 点 3cm（图 30－4）。阴道容器虽有大、中、小之分，但对 A 点的剂量率是一样的。本法腔内治疗分两次进行，每次 48～72 小时。A 点受量 6500～8000 伦琴。曼彻斯特法将以往建立在经验基础上的镭疗，首次提出了剂量概念（毫克小时无剂量概念），尽管伦琴被以后吸收量（拉德 rad，戈瑞 Gy）取代，但仍具有重要意义。A、B 点的概念至今仍被采用。但从图 30－4 可以看出过于模式化，临床上难能见到此等情况，如子宫颈癌侵犯

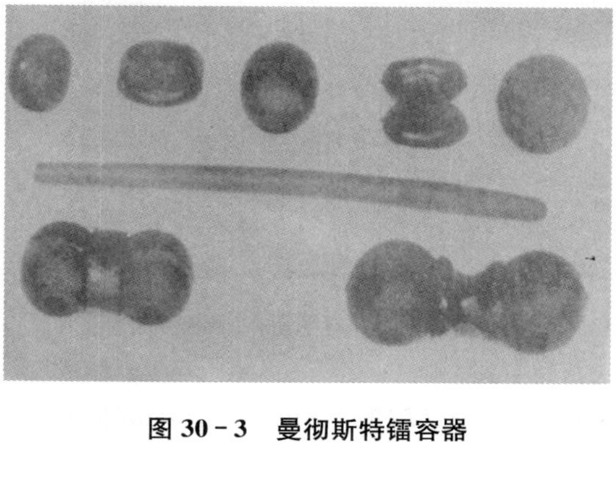

图 30－3　曼彻斯特镭容器

阴道，穹隆消失，解剖位置改变，A 点如何确定？20 世纪 50 年代曼彻斯特曾有修订，1985 年代又经 ICRU 38 号报告确认如图 30－5。A、B 点的位置易被临床定位且更为实用，即 A 点位于宫腔源末端向上 2cm，子宫中轴旁开 2cm。B 点位于 A 点同一水平，于 A 点外侧 3cm。当然原伦琴（R）概念也被戈瑞（Gy）取代。

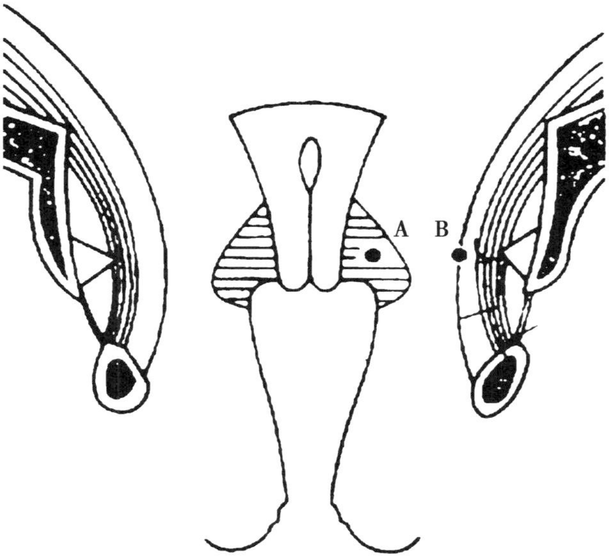

图 30－4　A 点、B 点位置

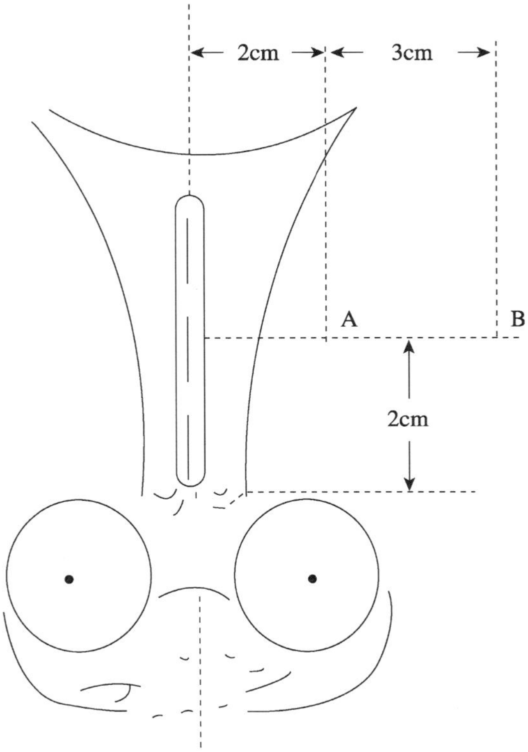

图 30－5　修订后的 A 点、B 点位置

上述镭疗体系确立之后，子宫颈癌的放疗得到"规范"，尽管仍有不同的流派，但均追随其治疗原则。加之20世纪20年代后体外照射辅助镭疗已形成子宫颈癌放疗的常规方法，疗效得到进一步的提高，确立了放疗在子宫颈癌治疗中的地位，并使手术相形见绌。1935年当国联卫生组织确定出版子宫颈癌治疗国际年报时，学者们甚至认为广泛手术要成为过去的事，当准备有关规则和统计资料时，不重视手术治疗。年报命名为子宫颈癌放射治疗结果国际年报（Annual Report on the Results of Radiotherapy in Carcinoma of the Uterine Cervix），直至1953年才更名为子宫颈癌治疗结果国际年报（Annual Report on the Results of Treatment in Carcinoma of the Uterine Cervix），才包括了手术治疗的结果。

20世纪40年代外科、麻醉、输血、抗生素的发展，子宫颈癌的手术得到复兴。50年代后，早期患者已可达到放疗相似的生存率，但中晚期患者仍以放射治疗。腔内镭疗经历了镭被其他放射源取代，体外常规X线（200～400KV）被$^{60}Co\gamma$线及加速器产生的高能X线取代，治疗效果进一步提高。我们把后装之前，由镭开始沿袭下来的腔内放疗称之为"传统的腔内放疗"。"传统的腔内放疗"的特点归结如下：

1. 起始于镭疗，尽管以后尚有其他同位素如^{137}Cs、^{60}Co，或是那种治疗方法，按现时观点，都是低剂量治疗。而且腔内治疗＋体外照射为子宫颈癌根治性放疗标准疗法。腔内治疗为主，体外照射则弥补腔内治疗对宫旁浸润区和盆腔淋巴转移区剂量不足；
2. 适应证广泛，Ⅰ～Ⅳ期均可放疗；
3. 治疗基本上是建立在经验的基础上。尽管曼彻斯特法提出了A点、B点作为子宫颈癌放疗剂量参照点的概念，但至多只能算是个别点的剂量。临床基本仍以毫克小时表示；
4. 治疗过程工作人员直接受到放射曝射（图30-6，30-7，30-8）；
5. 治疗时间长；
6. 患者需要护理；
7. 病房要有防护，建筑要求高。

20世纪50年代后，由于对职业防护重视，腔内后装治疗兴起，此期的子宫颈癌传统腔内放疗世界平均水平已达到Ⅰ～Ⅳ期总生存率46%。Ⅰ期67%，Ⅱ期54%，Ⅲ期29%，Ⅳ期9%。一些治疗中心则更高。

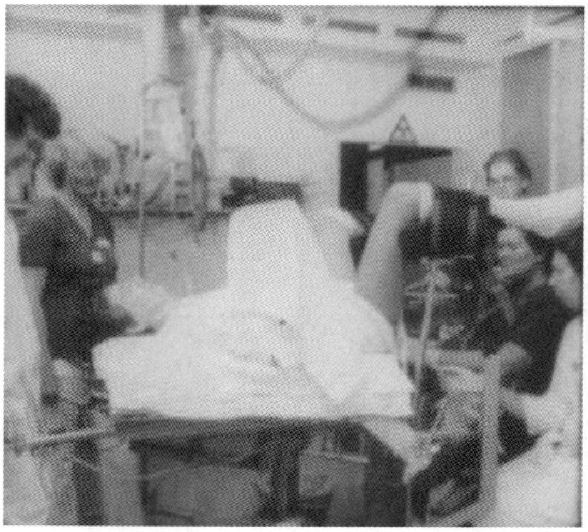

图30-6　置镭操作（无防护）

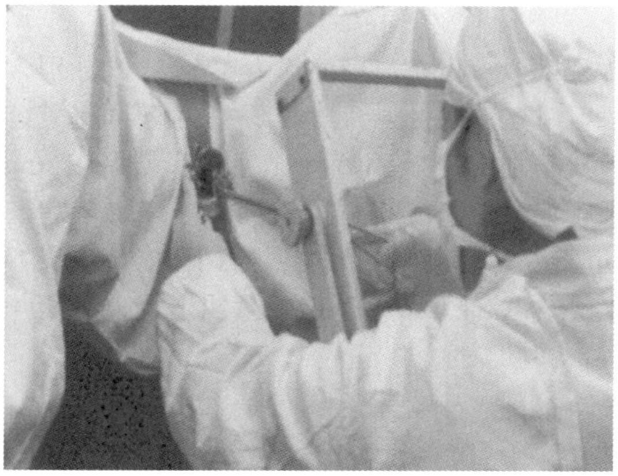

图 30-7 置镭操作（头部有铅玻璃防护）

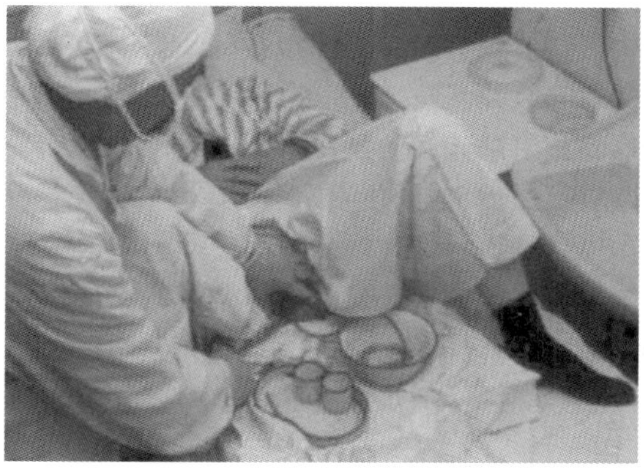

图 30-8 护士导尿（无防护）

二、我国子宫颈癌放疗发展

经过我们调研，我国子宫颈癌的腔内镭疗始于 20 世纪 20 年代中期协和医院。协和医院妇产科内有专门负责镭疗的教授。使用的是巴黎镭疗容器（colpostat），方法则是沿袭曼彻斯特法。20 年代末，上海圣心医院利用“庚款”购置镭及深部 X 线及诊断机等设备，并于 1931 年挂牌中比镭锭医院。此后国内多处医院具有少量镭设备，基本上都属妇产科。新中国成立后，1951 年中比镭锭医院更名为上海镭锭医院，并于 1954 年归属上海医学院。治疗子宫颈癌的阴道镭容器为类似斯德哥尔摩的排管式容器。1958 年中国医学科学院肿瘤医院成立，原协和医院镭转至肿瘤医院，并建成有多种治疗手段的妇瘤科，负责妇科肿瘤的放疗。建院之初，曾仍沿用原协和医院之法，后采用排管式容器。并在此基础上开始了北京型（镭）容器的研制。在此时期，由于国内镭源不多，多家医院具有由前苏联进口的用于近距离治疗的 ^{60}Co 源，主要用于子宫颈癌的治疗。医科院肿瘤医院也有少量 ^{60}Co 源用于临床。1960 年后则采用由吴桓兴院长牵头与妇瘤科刘炽明医师等研制北京型镭容器，形成具有特点的北京腔内治疗方法。20 世纪 70 年代中国医学科学院肿瘤医院又以 ^{137}Cs 取代了镭。孙建衡、祝庆林完成了以放射源在盆腔三维坐标的空间标准位置为基础，进行了剂量分布的研究，完善了治疗方法。临床实践证明，北京型（镭）容器取得了满意的疗效。吴桓兴在放疗方面的卓越贡献得到了国际的认可，于 1978 及 1985 年分别获英国皇家放射学院及美国放射学院荣誉院士称号。20 世纪 70 年代我国开始进入腔内后装治疗时期，初期主要为手工后装，80 年代后则以电机控制后装机治疗为主，90 年代进入由电脑控制的多功能后装机治疗的时期，20 世纪末又有了中子腔内后装治疗。体外照射于 20 世纪 50 年代后期开始 ^{60}Co 照射。机器由前苏联及加拿大生产，前者强度 250～1800Ci，后者主要为 3000～5100Ci。并曾有以单纯 ^{60}Co 体外照射替代腔内镭疗的尝试。80 年代前后引进加速器。至本世纪后一些新的放疗方法，如三维适形照射、调强放疗也用于妇科病人的体外照射。

第二节 北京方法及剂量体系

一、北京传统方法

是以北京型容器为治疗工具。北京型容器（Peking-type applicators）包括宫腔容器（宫腔管）及阴道容器两部分（图 30－9）。

宫腔管分长、中、短三种，长度为 60mm、40mm 及 20mm，直径均为 4.5mm，分别含镭 60mg、40mg 及 20mg。阴道容器由容器托、放射单元、防护单元组成 2～6 种不同型号容器。放射单元及防护单元既可方便安装于容器托又可方便取下。每个放射单元含镭 10mg（亦可装置其他同位素），位于单元前方，后方则为 10mm 直径的防护铅柱。治疗时依宫腔深度、阴道弹性、病变情况选择不同组合。若阴道某处需要保护，可在容器托相应部位安置防护单元。图 30－9 示北京型容器（宫腔管及阴道容器），图 30－10 示 4 号阴道容器，两侧为防护单元。

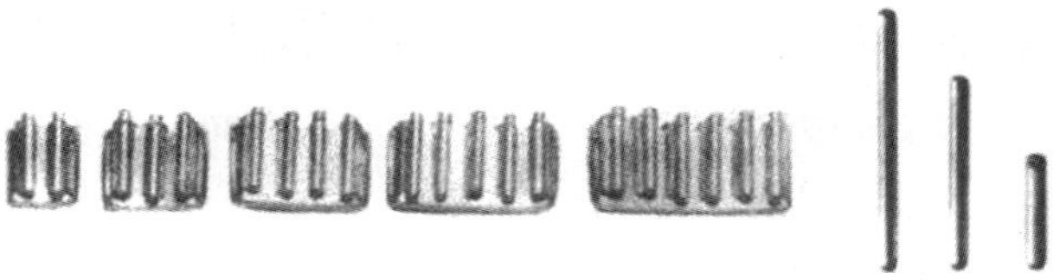

图 30－9　示北京型容器（宫腔管及阴道容器）

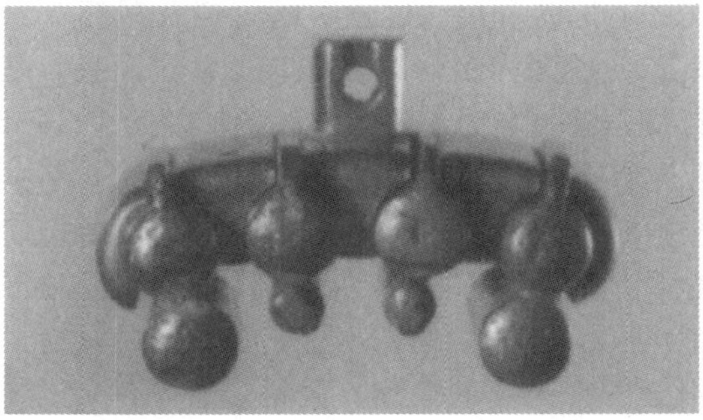

图 30－10　阴道 4 号容器（两侧为防护单元）

北京方法为分次治疗，每次治疗 20～22 小时，一疗程一般为 4～5 次。治疗更为强调个别对待，即个体化治疗原则，与其他方法的最大区别是不把剂量看成死的、固定的“教条”，而是结合临床具体情况，包括肿瘤情况及患者反应，剂量可加以调节，即临床与剂量相结合的原则。治疗方法为腔内治疗与体外照射同期进行，按其特点合理配合（图 30－11 为腔内、体外作用示意）。腔内治疗每周 1 次，宫腔管与阴道盒同时使用。宫颈肿瘤较大者，如菜花型、巨块型肿瘤可选择合适的阴道盒先行消除。在使用阴道盒时，利用阴道的弹性和填塞将阴道盒推向上方，以增加宫旁剂量，填塞又可推开膀胱、直肠，减少了它们的受量。在腔内治疗 3 次后，休息 1 周后再继续行腔内治疗。一般腔内治疗 4～5 次，A 点剂量 60～80Gy。重视临床检查及常规化验，通过检查除了解肿瘤消退情况外，尚可了解正常组织的反应，如肛指带血，血、尿常规出现多量的红细胞，可反映直肠、膀胱受量情况，有助于治疗。

北京型容器用于临床后，提高了生存率，降低了并发症。自 1958 年开院至 1981 年传统治疗子宫颈癌 5 年生存率为：Ⅰ期 91.5％，Ⅱ期 74.2％，Ⅲ期 61.1％，Ⅳ期 22.4％。总生存率 65.7％。

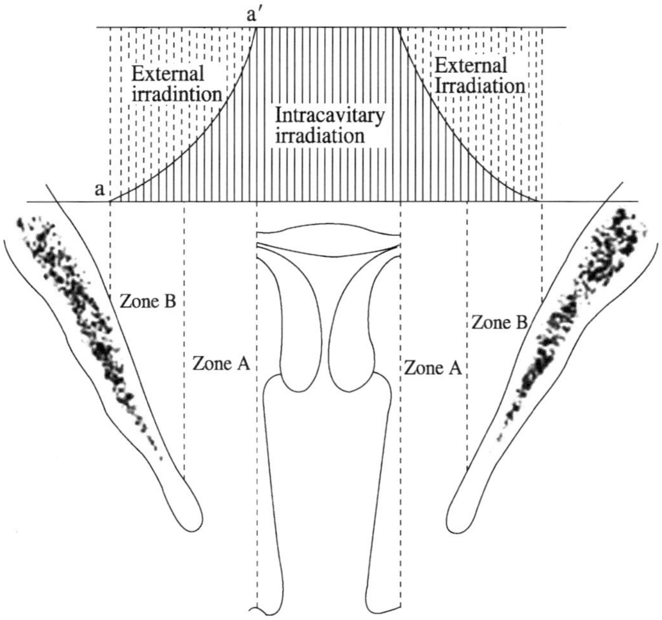

图 30－11 腔内、体外作用示意图

二、剂量体系

（一）北京剂量体系的内容

1. 以宫颈口作为三维坐标的元点，计算三个平面内各点的剂量。坐标系中 X-Y 平面为冠状面，Y-Z 平面为矢状面，X-Z 平面为通过子宫外口的横断面。治疗容器在三维坐标中的标准位置为宫腔源位于 Y 轴（相当子宫中轴），阴道源与其垂直，X-Y 平面通过宫腔源及阴道源中点。A、B 点位于 X-Y 平面内。

2. 临床上通过拍摄正、侧位 X 光片所示放射源两端距三个坐标轴的距离作为计算机输入数据进行运算，输出则以三个平面相距 5mm 各个点每小时的剂量和同等剂量分布曲线表示。图 30－12 为宫腔及阴道放射源在空间位置示意图。

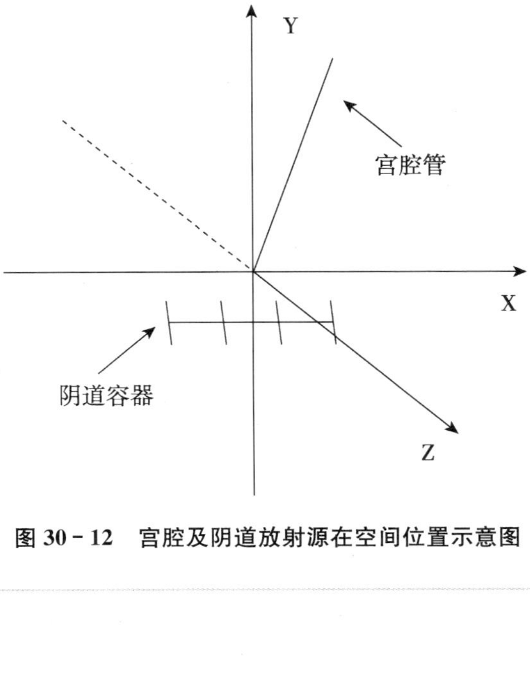

图 30－12 宫腔及阴道放射源在空间位置示意图

3. 临床使用的放射源均被看成无数点源组成的线源，其周围点的剂量率按 Sievert 积分计算，並经对容器壁、防护、吸收和散射校正，伦琴（R）与戈瑞（Gy）转换，最后以每小时的吸收剂量 cGy 表示，同等量曲线所示量纲亦为 cGy/h。图 30－13 为线源剂量计算示意图，其下为计算公式。

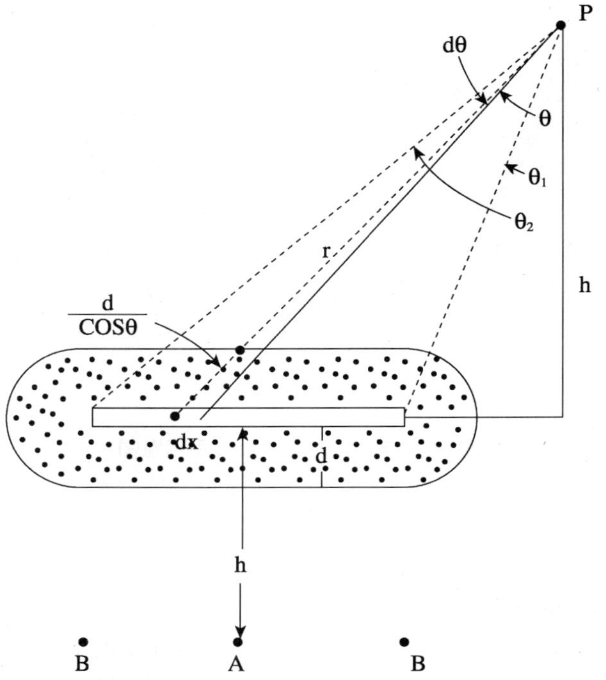

图 30－13　线源剂量计算示意图

图中 P 点剂量率为：$dI = K\rho dx \cdot \frac{1}{r^2} \cdot \in^{-\mu d/\cos\theta}$

公式中 K 为放射源的 Kγ 常数，ρ 为放射源的直线密度，dx 为放射源的长度，ρdx 为源强度，d/ cosθ 为滤过直线吸收系数 μ 衰减校正。经积分后，整个线源在 P 点的剂量率 I 为：

$$I = \frac{K\rho}{h} \int_{\theta_1}^{\theta_2} \in^{-\mu d/\cos\theta} d\theta$$

当滤过 d 的厚度薄时，角度外滤过校正影响可忽视，上述公式可写为：

$$I = \frac{K\rho}{h} (\theta_2 - \theta_1) \in^{-\mu d}$$

以上原则，通过使用 Tsy－I 型计算机计算了北京型（铯）容器各种不同的宫腔管及阴道盒及它们之间的不同组合的剂量及绘制剂量分布图。表 30－1 为临床常用的宫腔管及阴道盒对 A、B 点每小时的吸放量 cGy 数。图 30－14 ～图 30－16 为经计算机运算及绘制的几个剂量分布图实例。

表 30-1 北京型容器（^{137}Cs）A、B 点剂量率

型号	长管	中管	短管	2 号	3 号	4 号	5 号
强度（mg. Ra. eq)	60	40	20	20	30	40	50
A（cGy/h)	74	60	25	14	22	29	36
B（cGy/h)	19	11	5	5	7	10	13

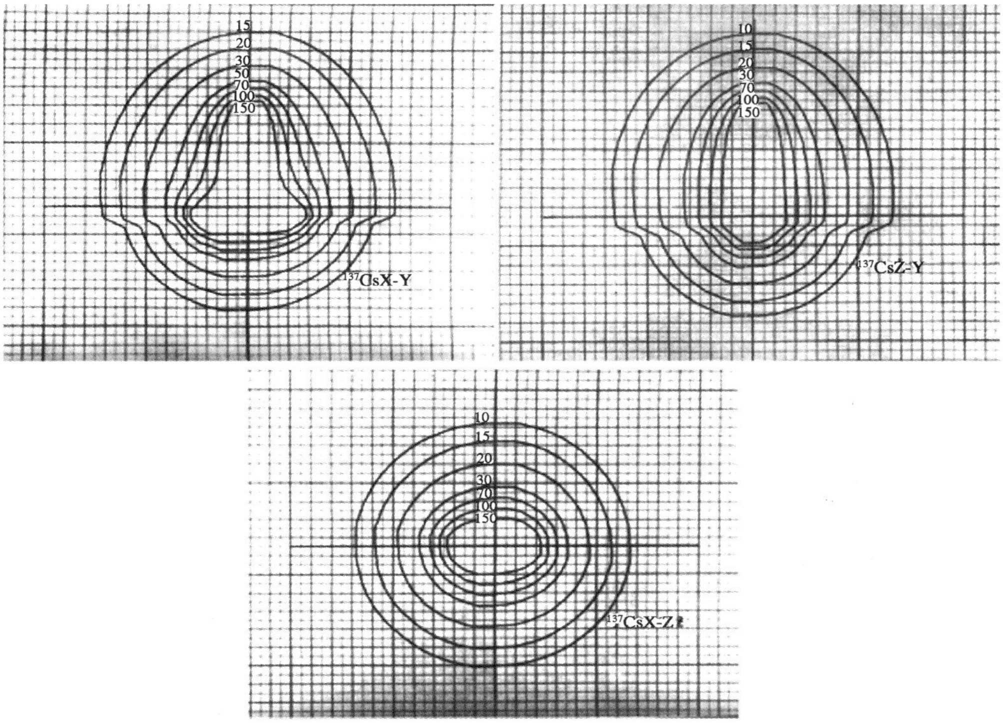

图 30-14 北京型容器 X-Y、Y-Z、X-Z 平面剂量分布图

（宫腔^{137}Cs 40mg Ra. eq 阴道^{137}Cs 40mg Ra. eq）

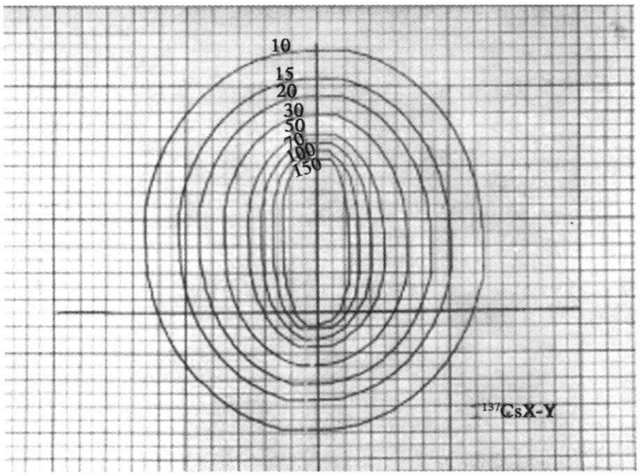

图 30-15 X-Y 及 Y-Z 平面剂量分布图宫腔^{137}Cs 60mg Ra. eq

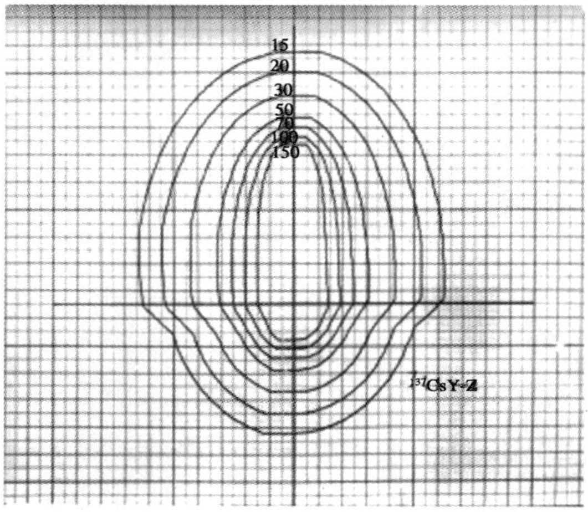

图 30－16 北京型容器 YZ 平面剂量分布图

（宫腔^{137}Cs 60mg Ra. eq，阴道^{137}Cs 20mg Ra. eq）

图 30－17 及图 30－18 为宫腔^{137}Cs 40mg Ra. eq，阴道^{137}Cs 40mg Ra. eq 时，几个有代表意义点的剂量率及全疗程（90 小时）的总剂量。

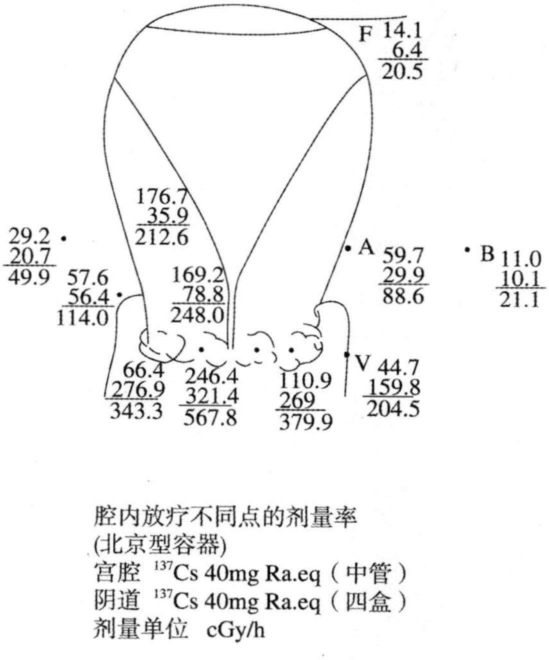

图 30－17　盆腔几个点的剂量率

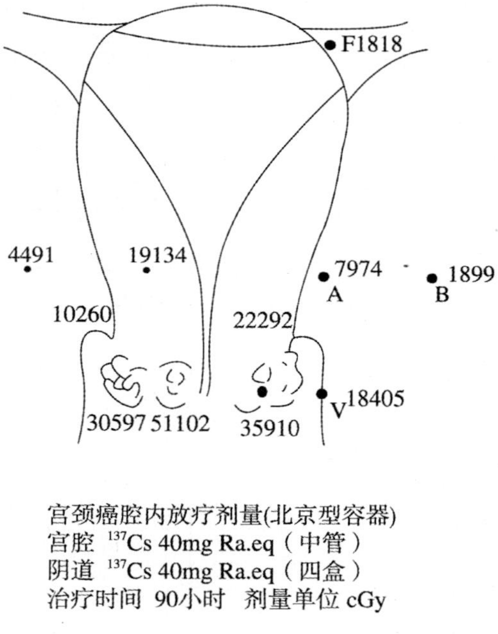

图 30－18　盆腔几个点的总剂量

从以上北京剂量体系及计算机计算后所列举的几个盆腔点的剂量率、剂量、剂量分布图可见妇科肿瘤近距离放疗的特点，即在治疗体积内，剂量分布的不均匀性，盆腔内各点的剂量各异，差异甚大，剂量梯度下降颇快。临床工作者应深入地理解、利用它的特点，设计出好的治疗方案。

三、我国子宫颈癌腔内后装放疗

在 20 世纪 60 年代中期，我国已有了子宫颈癌腔内后装放疗概念，因当时的诸多原因，一直停滞。70 年代后半期北京、上海、天津、四川、安徽等地开始了后装机的研制及临床试用。由于当时信息、交流及国内工业水平关系，国产后装机与国际差距较大。1976 年北京妇产医院引进 Brachytron，河南人民医院引进 Cervitron。此后，山西、湖南、辽宁均引进过 Genetron。除北京妇产医院有大病例、5 年生存率的报道外，在此时期临床情况未见有正式的、大病例组报道。进入 80 年代后，随着国际学术交流扩大，了解的国际信息增多，国内学术界也重视了后装技术，加之临床对后装机的需求迫切，先后进口了 Ralstron、Curietron、Buchler、Selecton 等。Buchler 最初系由天津妇产医院引进单管道后装机，1983 年中国医学科学院肿瘤医院引进三管道^{137}Cs 源后装机，特别将阴道容器（包括源的排列方式）改为类似北京型容器（见图 11-45）后，获得国内多家医院的认同，引进 20 余台。此外，Selectron 也曾被引进。80 年代后期子宫颈癌的后装治疗临床报告逐渐增多，我国主要治疗中心，均陆续发表了 5 年生存率的报告。其生存率不低于传统腔内治疗，工作人员的放射受量得以解决，后装治疗的地位得以肯定。1993 年中华妇产科杂志曾有后装治疗的重点号发表，推广了对后装治疗的认识。进入 90 年代后，在国际上新一代由电脑控制的，带有治疗计划系统的高剂量率^{192}Ir 后装机的成熟及我国改革开放政策的深入和科技的发展，开始了后装机的换代及国产化的过程。其时，广东威达公司首先在国内生产出 WD-18 有电脑控制的、多功能当代^{192}Ir 后装机，天津等地也均有生产。后装机普及很快，甚至到了颇为基层的医疗单位。实事求是地说，此时了解子宫颈癌腔内剂量学的专业人员及相应的附属设备（如模拟机）不多，导致即使有了后装机，临床医师也不会或不能很好地使用。面对这一现实，中国医学科学院肿瘤医院在以往对北京型容器剂量及其分布研究的基础上，结合了近 10 年后装治疗的经验，以合理的剂量分布为基础，制定一系列的治疗模式，并将其程序化存于计算机中，称之为 S-系列标准程序，这就是标准程序的由来。它简化了治疗过程，使之从事后装治疗的医师，即使知识不足，经验不多，使用它也不致在临床出现大问题。此后，不仅 WD-18 使用此程序，在其他机型中也出现了此程序，但用者甚，但了解的人并不多，更不能说深入地具体理解其内容了。1999 年，我国灵顿中子后装机在重庆大坪医院临床试用，2001 年中国抗癌协会妇科肿瘤专业委员会在杭州举办的后装治疗学习班上，灵顿公司唐雪飞先生已了解到 S-系列标准程序在临床使用的情况，表达了合作设计中子治疗标准程序的愿望，此后在袁丁女士的大力支持和灵顿工程人员参与下，在原有 S-系列基础上，做了一定的改进，产生了 SL（n）标准程序。其仍保持简化临床过程、方便、实用和易于普及的特点，而且在临床实践中，也作了新的补充。关于 S-系列及 SL（n）的具体情况和剂量分布，除近两年补充的新内容之外，均可在《妇科恶性肿瘤的近距离放射治疗》一书中查到。近年来 S-系列及 SL（n）标准程序均取得颇好的临床疗效。

此外，国内在后装治疗中也有模拟传统治疗方法及依后装机特点作了一定变异或沿袭国外后装机所推荐的其他方法。中国医学科学院肿瘤医院依其临床需要，在引进的 micro-Selecton 中也模拟及复制 S-系列的剂量分布用于大多数患者的治疗。

第三节　后装治疗的改进及 S-系列和 SL（n）标准程序的特点

一、中国医学科学院肿瘤医院后装治疗初期的经验

中国医学科学院肿瘤医院 1983 年正式在临床开展了后装治疗，是以三管道 Buchler^{137}Cs 源机实施。开始之初是沿袭传统腔内放疗。反映在 A 点剂量上，传统腔内放疗，宫腔源与阴道源对 A 点的剂量比为 2∶1。即若 A 点剂量为 60Gy，来自宫腔源为 40Gy，来自阴道源为 20Gy。此时，以治疗采用的管道数为据，剂量率为 10～25cGy/分，实际上是中、高剂量率的后装治疗，采用的等效应校正系数（iso-effect correction factor）为 0.625。所谓等效应转换系数是假定在保持相同临床效应的情况下，后装腔内治疗与传统腔内放疗参照点（A 点）的剂量比。即：

$$等效应校正系数=\frac{后装腔内放疗 A 点剂量}{传统腔内放疗 A 点剂量}$$

传统腔内放疗参照点（A 点）标准剂量为 80Gy，后装腔内治疗则为 50Gy。在我们总结 1983—1984 年最初病例 3 年生存率时，生存率不错（Ⅱ期 84.6%，Ⅲ期 67.9%），但便血及尿血未能降低（便血 6%，尿血 9%）。5 年生存率Ⅱ期为 77.53%，Ⅲ期 61.67%。晚期直肠反应 9.21%，膀胱反应 7.89%。以往传统腔内放疗，5 年生存率Ⅱ期为 74.2%，Ⅲ期 51.1%，直肠反应 9%，膀胱反应 2.3%。可见生存率不低，但直肠、膀胱反应也未降低，特别是膀胱反应明显增多。追溯其原因，归结为宫颈水平直肠、膀胱剂量率高之故。而此处的受量主要为阴道源所致（约 2/3 来自阴道源），所以在以后治疗中降低了阴道量给予 A 点的剂量（宫腔源与阴道源对 A 点剂比为 3∶1）。对外生型大的宫颈病变则予消除量，消除量不计入 A 点剂量内。此后，在总结 1988 年底前 512 例时晚期直肠反应降至 4.5%，膀胱反应降至 3.5%。

中国医学科学院肿瘤医院在 WD－18 多功能后装机中的 S-系列标准程序的设计中，上述的经验也是考虑的因数之一。标准程序的使用，为临床治疗提供方便、快捷，保持了好的疗效，也使并发症得以降低。

二、S-系列和 SL（n）系列标准系统的特点

从上述及第 11 章第四节中可明确了解 S-系列和 SL（n）产生过程。此处将其特点予以强调。

1. S-系列程序产生于 20 世纪 90 年代初，用于 WD－18 后装机。考虑到若按传统腔内放疗，宫腔与阴道同时治疗，则不易使容器置于标准位置，造成剂量不合理，而且为减少膀胱、直肠反应需要减少阴道量。于是，采用了阴道与宫腔分别治疗。阴道主要用于消除宫颈肿瘤和增加阴道局部剂量。宫腔治疗保证 A 点的剂量，同时要给予宫颈部高剂量，但又不能由于阴道治疗而造成局部剂量过高。于是采用了近似北京型容器宫腔 60mg Ra. eq（^{137}Cs）＋阴道 20mg Ra. eq（^{137}Cs）及 60mg Ra. eq（^{137}Cs）＋阴道 30mg Ra. eq（^{137}Cs）的 Y-Z 平面剂量分布为基本模型（见图 30－16），设计宫腔治疗的标准程序。但于宫口下方剂量降低，以适应阴道治疗。从整体剂量分布外形而言，仍系梨形剂量分布，但下方不突，以避免膀胱、直肠受量高。此种剂量分布又适应老年患者及阴道狭窄和小宫颈型宫颈癌的治疗。

2. 设计程序时，确定贮留点，找出与 A 点相同剂量点与贮留点相应参照点的距离（表

30－2，其中贮留点 4 对应点为 A 点），采用分组优化，在计算机运算，得出剂量分布。如表 30－2 中 6 个贮留点，分两组优化，1～3 点为一组，4～6 点为一组，二组剂量比 27：73，将上述条件输入计算机，进行运算（实际上就是解方程），得出最为满足输入条件的结果（优化）。贮留点多时需多组优化。图 30－19 为宫腔 5cm，源步进距离为 10mm，即宫腔 6 个贮留点时的梨形剂量分布。

表 30－2　S－系列标准程序中宫腔 6 个贮留点相对应的参照点的距离

贮留点	点 1	点 2	点 3	点 4	点 5	点 6
对应距离	11mm	14mm	17mm	20mm	20mm	18mm

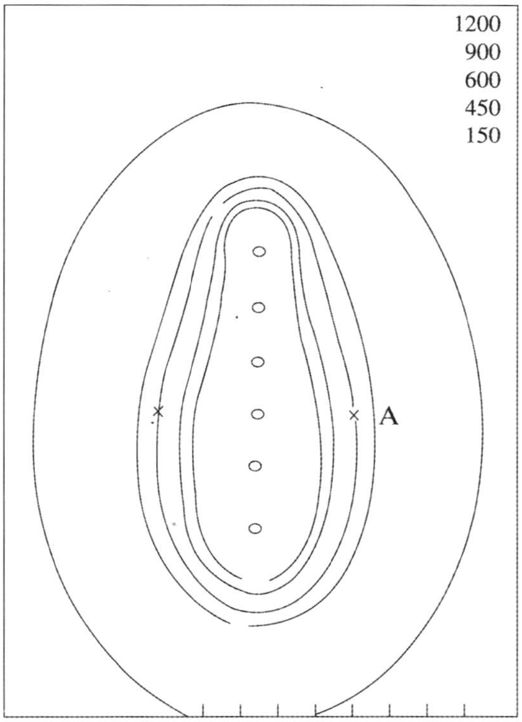

图 30－19　S－系列宫腔 5cm（6 个贮留点）时的梨形剂量分布

同样，也有柱形、梭形等剂量分布。前者常用来弥补梨形剂量分布对宫体中上段剂量欠缺。后者用来减小与阴道源合用时阴道中轴剂量偏高之虑。单管的 S－系列标准程序同样可用于其他部位肿瘤，如食管、直肠的治疗。

至于阴道源，常用作消除大宫颈病变及增加阴道剂量之用，选用的参照点是位于宫口旁 2cm。

设计 S 系列标准程序有一定缺点，在采取分组优化时，可能由于提出条件不够合理，优化不出或出现时间的负数，以满足对剂量分布的要求，在多组优化时更是如此。所以在制定 SL（n）标准程序时作了改进。

三、SL（n）标准程序是在 S－系列程序基础上作了如下改进

1. 将 S－系列程序的分组优化改为各贮留点对 A 点的权重。此处所说的权重是指各个贮留点对 A 点剂量的相对贡献。从图 30－19 可见以权重和分组优化得出剂量分布是一致的，

因其来源均来自北京型容器的剂量研究，两种方法均可互为利用，而且也可以用其他方法拷贝。梨形剂量分布有5～9个贮留点，程序成为SP5～SP9（SP为pear-shaped缩写，SP5为5个贮留点梨形分布）。此外尚有柱形剂量分布，有程序CS2～CS10（CS为cylinder-shaped的缩写）；梭形剂量分布，有程序SS5～SS9（SS为spindle-shaped的缩写）；倒梨形剂量分布，有程序IPS5～IPS9（IPS为inverse-pear-shaped的缩写）。以上均为单管治疗时的程序。IPS主要用于子宫内膜癌的治疗。DS（DS为dumb-shaped缩写）为哑铃形剂量分布，为阴道双管治疗用。两管道的阴道治疗除表示驻留点数外，尚以cm数表示两管道放射源的间距，如DS3（4cm）表示每管道有三个驻留点，两管道内放射源间距为4cm；DS2（3cm）表示每管道有2个驻留点，两管道内放射源间距为3cm。

对三管道的宫腔＋阴道的治疗，除用数字表示宫腔驻留点数外，尚用cm数表示阴道源间距，如PS U5＋V1（4cm）示宫腔驻留5点，阴道驻留1点，阴道源间距4cm。此外，对三管道的宫腔＋阴道的治疗，尚列出宫腔与阴道对A点的权重供使用者选用，即使宫腔与阴道驻留点及阴道源间距相同，权重不同（如2∶1，3∶1）剂量分布也有不同，临床选择也有区别。上述均在《妇科恶性肿瘤近距离放射治疗》一书中有详细图谱说明。

表30－3　SL（n）系列中宫腔6个贮留点对A点的权重

贮留点	1	2	3	4	5	6
权重	0.42	0.27	0.35	0.84	1.0	1.0

将此权重输入计算机内得出的剂量分布见图30－20：

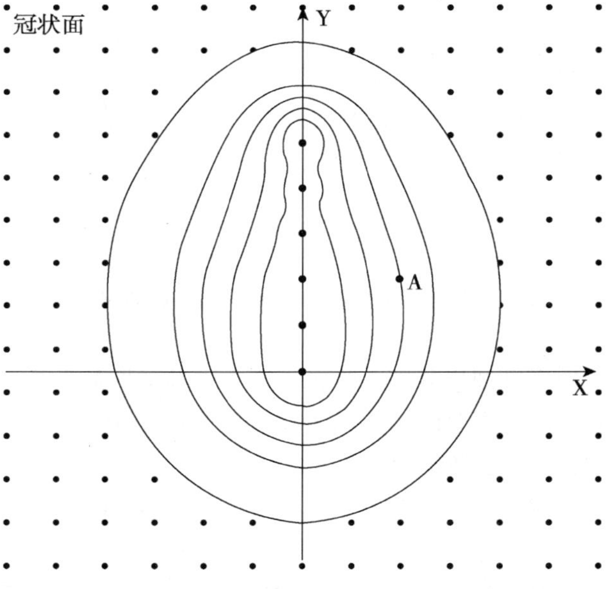

图30－20　按权重绘制的宫腔6个贮留点梨形剂量分布

2. SL（n）是为中子治疗而制定，S－系列程序用于多功能^{192}Ir源后装机。中子与γ线放射生物效应不同。SL（n）考虑了RBE因素。所以剂量单位应是Gy（i）。i即为iso-effect的缩写，以前曾用Gyeq.（equivalence）表示。

3. S－系列程序用于多功能^{192}Ir源后装机，最初考虑的是宫腔与阴道分开治疗，所以仅包括了单管治疗及双管治疗。SL（n）则使用更为广泛，可单管、双管、三管，宫腔与阴道可同时治疗，亦可分别治疗。当需宫腔与阴道同时治疗而因阴道弹性不好不能三管同时治疗时，可分为两次治疗，一次为宫腔＋阴道（左），一次为宫腔＋阴道（右），二次合成即为宫腔＋阴道三管道治疗（见彩图 30－21，彩图 30－22，彩图 30－23）。

4. 威达后装机与灵顿中子后装机所用的阴道容器不同，前者为放射源治疗位置与源传送方向成角，后者为放射源治疗位置与源传送方向一致。故采用阴道参照点的位置有所不同。前者在宫口旁 2cm，后者离宫口旁不是 2cm，是源旁 1cm，离宫口可不是 2cm。由于容器不同，剂量分布有一定差别。但对消除量来说，意义不大。

5. 现国产多功能^{192}Ir 源后装机，放射源活性区直径 0.7mm，有效长 3.5mm。源外径 1.1mm，长 6.5mm。而目前我国使用的^{252}Cf 源有效长为 5mm，直径 1.4mm，全长 10mm，外径 3mm。由于目前源较粗，不适组织间放疗。

第四节　体外照射

子宫颈癌的体外照射始于 20 世纪 20 年代。初期采用深部 X 线照射，能量在 200～400KV，称为常规 X 线照射。但此能量的 X 线深部组织量低，皮肤量高，当组织量达 30Gy 时，皮肤可出现明显的湿性反应，不得不停止照射，延误疗程。20 世纪 50 年代后^{60}Co 机逐渐普及，取代常规 X 机。^{60}Co 衰变产生两种能量的 γ 线用于治疗，分别为 1.17Mev 及 1.33Mev，平均能量 1.25Mev。提高了深度量，减少了皮肤受量，但皮下组织受量高，当深部肿瘤达 50Gy 后，皮下组织常出现严重纤维化瘢痕，而且也存在着防护问题。所以当 20 世纪 70 年代后高能加速器用于临床，解决了^{60}Co 的缺点。目前用于治疗子宫颈癌体外照射的多是加速器产生的 8Mev$^{\pm}$ X 线。有关体外的具体实施，本书多处提到，不在此赘述。

第五节　子宫颈癌的规范化与个体化放射治疗

一、子宫颈癌的规范化放射治疗

从 20 世纪 80 年代始，我国一直强调子宫颈癌的规范化治疗。为此，卫生部医政司开始组织编辑我国常见恶性肿瘤诊治规范（后改为诊治指南，并经几次修改），以使从事肿瘤诊治的工作者有章可循。子宫颈癌属首批编写规范的肿瘤之一，至今已 20 余年。对子宫颈癌放疗而言，当今规范化治疗应包括：

1. **疗前完成各项检查**　周身检查，血、尿、便常规，肝、肾功能，肿瘤标志物（SCC），影像学检查，阴拭细菌培养，特别必须有病理活检确诊。

2. **仔细进行妇科盆腔检查并将病变范围绘图**　图 30－24 上方左侧为冠状图。表示出宫颈病变大小、宫体大小及位置、阴道侧壁、两侧宫旁浸润及盆壁情况；上方右侧为阴道窥具打开显露的宫颈及阴道壁上 1/3 肿瘤情况；下方左侧为通过宫颈的横断面，显示宫旁、宫骶的浸润情况；下方右侧为通过宫体的矢状面，显示子宫位置、大小，阴道前、后壁，膀胱，直肠情况。

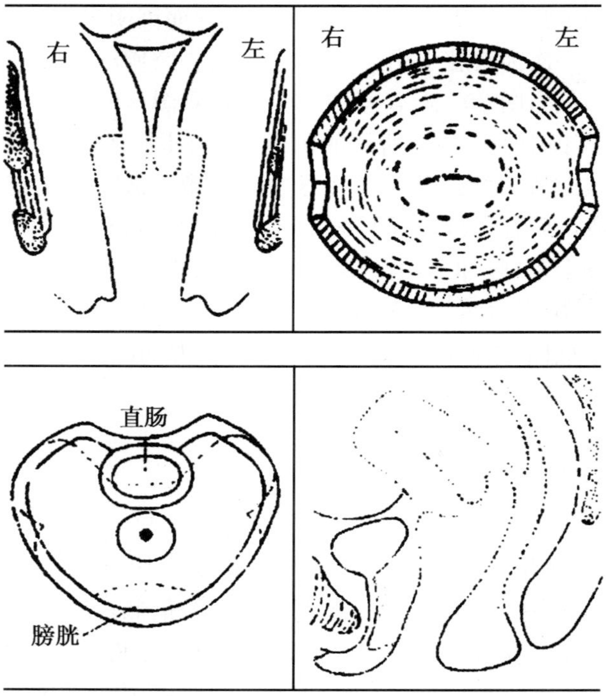

图 30-24 妇科盆腔检查图

3. 以临床检查情况，进行 FIGO 分期。2009 年 FIGO 对 1994 年子宫颈癌分期作了修改，按 2009 新分期定义分期。

4. 分期后，开始制订治疗方案。开始治疗前应与患者及家属交待病情，签署知情同意书。

5. 若有合并症者，同时治疗，并开始阴道冲洗。

6. 体外照射基本开始于全盆照射，或盆腔四野垂直照射（亦可等中心照射）。盆腔照射的范围：常规体外放疗包括盆腔淋巴区和部分髂总淋巴区。照射方式有：①盆腔前后对野全盆照射：照射范围上界位于腰 5～骶 1，下界为耻骨联合上缘下 3～5cm，侧界不超过股骨头中线；②盆腔四野照射：四野照射可于全盆照射野中间挡铅 3cm；③对于腹主动脉旁淋巴结转移，或可疑转移病例，可在盆腔野基础上沿腹主动脉走向设野，野上界最高可达 10 胸椎下缘，野宽 8cm，与盆腔野结合形成凸形。

上述野的高度可以病变情况调节，如Ⅰ、Ⅱ期野上界于腰 5～骶 1 即可，Ⅲ期或有盆腔淋巴结转移者野上界可至腰 4～5，多组盆腔淋巴结、髂总淋巴结转移、主动脉旁淋巴结转移者可设延伸野照射，其高度也可调节，并考虑放、化疗同期治疗。为减少放疗反应上述放射野可遮挡不必要部分，形成多边形野。

设野时可在临床上借助骨性或皮肤标志及影像学资料的协助，亦可在模拟机下设野。以下一些淋巴结的定位及骨性标志亦可作设野的参考。

Fletcher 用下述方法确定盆腔淋巴结位置：骶椎 S1、S2 交界处与耻骨联合中点连线，取其中点向双侧延伸 6cm，上方由腰椎 L4 椎体中点向两侧延伸 2cm，然后与下方两点连接成梯形。下方两点代表双侧髂外淋巴结部位，上方两点代表主动脉旁下方淋巴结部位，梯形侧边中点代表髂总淋巴结部位（图 30-25）。

图 30－26 为 Chassagne 盆壁定位，是以髋臼骨性标志定位远端宫旁组织及闭孔淋巴区。

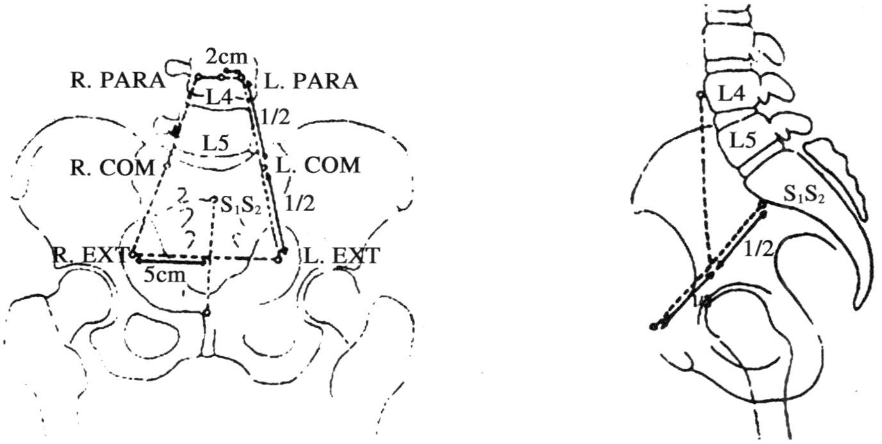

图 30－25 盆腔淋巴结梯形定位

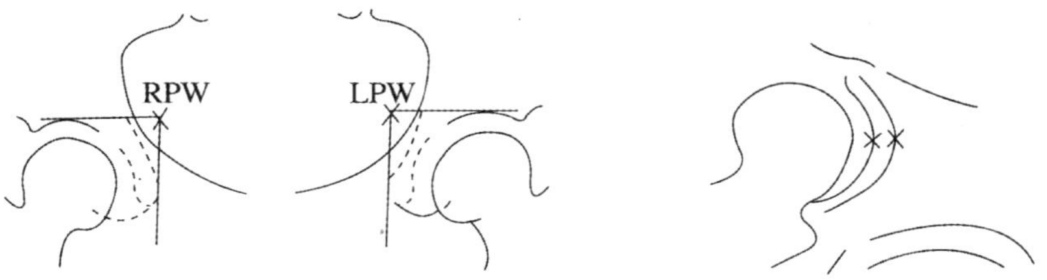

图 30－26 盆壁参照点定位

7. 一般由外照射开始，先开始于全盆照射者，2 周左右可开始腔内治疗，（但外生、大宫颈病变可尽早予以阴道消除量），开始腔内治疗前应做盆腔检查并绘图记录，宫腔有避孕环者，首次宫腔治疗应尽量取出。此后应于每次腔内治疗时将宫颈改变的情况记录，腔内治疗中期及计划中末次腔内治疗前亦需妇科盆腔检查，绘图记录。后者颇为重要，因要以此考虑是否能按原计划完成治疗或需加减剂量。结束治疗前，应血、便、尿常规及 SCC 检查，以评估治疗。

8. 结束治疗时，应向病人介绍疗后注意事项，如阴道冲洗、养生、康复、性生活问题等。

9. 疗后第一次随诊颇为重要，一般可于疗程结束 2～4 周后进行，对剂量已足或曾加量，高出常规剂量，仍有可疑者，可再观察 4 周，随诊可疑时做妇科检查、影像学检查、SCC。此时一般肿瘤控制与否多可肯定，若再加量仍属原疗程内。

10. 对治疗过程中或疗后需外院会诊者，应将病变及治疗情况（包括病理、宫颈大小、分期、腔内治疗阴道量、宫腔量、治疗使用方法、程序、剂量、体外照射机器、能量、照射野、剂量、治疗中的问题）详细介绍予会诊单位。

二、治疗方案

（一）高剂量率腔内后装照射＋全盆照射＋盆腔四野照射

本方案可先行全盆照射，其后同期进行腔内后装与盆腔四野照射。

全盆照射：每周 5 次，每次 D_T1.8～2.0Gy，盆腔中心总剂量 20～30 Gy/3 周左右。

腔内后装：每周 1～2 次，宫腔与阴道可同时进行或分别进行，每次 A 点剂量 5～7Gy，A 点总剂量 35～42Gy。

盆腔四野照射：每周 4 次，每次 2 野，前后交替，每次 D_T1.8～2.0Gy，宫旁总剂量 15～20Gy/3 周左右。

（二）中剂量率腔内后装照射＋全盆照射＋盆腔四野照射

与上述照射顺序及方法基本相同，唯 A 点总剂量略高为 40～45Gy。若不做全盆照射则体外四野照射给予宫旁组织总量为 40～50Gy。腔内后装给予 A 点总剂量为 50～55Gy。

腔内放疗采用^{252}Cf 中子治疗，因程序内考虑了 RBE 因素，仍可按上述方案，但应在 Gy 后加（i）。

三、子宫颈癌的个体化治疗

前面已提到，规范化治疗使治疗有章可循。而个体化治疗才是治疗的目的，是治疗的深化。患者本身情况及肿瘤的情况不可能完全一致。一个方案不能适用于所有病人，必须依具体情况，以规范化的原则，对方案做一定的修订或依肿瘤治疗过程出现的情况对方案做一定的调整。即个体化治疗或称个别对待。如下述情况：

1. 宫颈早期浸润癌，单纯腔内放疗即可。

2. 对宫颈外生型大肿瘤，先给予消除量。消除量是指外生型大肿瘤经治疗后恢复至正常宫颈大小或萎缩宫颈的剂量，一般参照点剂量 10～20Gy。消除剂量不应以 A 点作为参照点，常以源旁 1cm 处作为参照点。消除量以阴道腔内或组织间插植实施。应注意肿瘤消除需要时间，行消除治疗一般至少 2 周后才能看到肿瘤明显消除。消除次数不宜过多，一般 1～2次，10Gy/次。消除量可于治疗开始时进行。要注意消除量不代表阴道应受的剂量，一般也不计算在 A 点剂量之内。消除量可尽早进行，以避免延长疗程，因不进宫腔，可避免引起感染之虑。

3. 对小宫颈或萎缩性宫颈癌可适当减少腔内治疗量。

4. 阴道侵犯多且狭窄，宫颈呈空洞合并炎症，治疗从全盆照射开始，并可增加全盆照射剂量，相应减少腔内治疗剂量，或可改为以体外为主，腔内为辅的治疗。

5. 明显阴道浸润或孤立转移可用阴道塞子或模子进行治疗。

6. 注意宫腔剂量　宫腔受累虽不是分期条件，但宫腔受累常见，且影响预后，治疗中应注意宫腔受量。

7. 子宫位置可因某些原因，如肿瘤浸润、炎症、手术，造成子宫偏位，从而影响宫旁剂量，故子宫移位明显时，应考虑原因，腔内治疗时宫腔位置可行校正，将宫腔管调至盆腔中轴。通过体外照射对宫旁剂量加以调整常不现实，因不了解子宫移位原因，难以正确的决定哪侧宫旁需增加剂量。

8. 医师依病变情况，安置治疗容器，选择治疗程序或通过模拟机及其他影像学方法绘制剂量分布，经医师核对同意后，启动机器，开始治疗，并在治疗全程监视病人，若发现特殊情况，立即停止治疗并进行处理。

9. 对有或疑有主动脉旁淋巴结转移者，可行延伸野照射，即在前述全盆照射野的基础上，沿主动脉走向设野，野宽 8cm，上界最高可达第 10 胸椎下缘，剂量可 35～45Gy，照射时应注意脊髓、肾受量。对使用适形、调强照射者，局部剂量可达 60～70Gy。对常规盆腔放疗完成治疗计划，盆腔内或盆腔淋巴结未控者亦可用适形、调强增加局部剂量至总剂量

60～70Gy。

10. 宫颈残端癌 应适当增加体外剂量，腔内剂量因无宫体总量减少，具体剂量以残端宫颈管的长度、阴道弹性、病变情况及体外照射方式考虑。

11. 对病理类型恶（如浆乳癌）或宫旁极不满意，盆腔淋巴结转移或可疑转移（特别是多组淋巴结），病变超出或可疑超出盆腔者可放、化疗同步进行。

12. 合并卵巢肿瘤或炎性包块者，可考虑放疗过程中，选择恰当时机手术切除。

四、肿瘤未控的判断

疗程按常规或治疗计划完成时，判断肿瘤是否控制是既重要又不易的事，以下几点可供临床参考：

1. 宫颈萎缩不满意，一般而言，放疗结束时宫颈萎缩，否则应考虑剂量是否够，肿瘤未能控制。但应注意，较早期患者或年轻女性，宫颈萎缩出现可以较晚。
2. 宫颈局部没有白膜反应，代之为黑色坏死组织、溃疡、结节质硬，特别是在宫颈边缘、穹隆部。
3. 有恶臭的阴道排液。
4. 子宫增大。
5. 宫旁结节或肾盂积水出现。
6. 远处出现新病灶，提示可能治疗区内有活跃的肿瘤组织存在。
7. 肿瘤标志物（如 Scc）不降，升高，降后又升。
8. 复习治疗过程，疗中是否存有问题（如肿瘤敏感度差，剂量不足或不合理）。

第六节 放疗效果

近半个世纪来，子宫颈癌放疗技术的最大改革是以后装放射源腔内治疗取代了始于镭疗的传统腔内放疗。在第 1 章中我们已指出判断一项技术的临床价值是治疗效果，是长期的疗后生存率、并发症。实际上后装治疗的价值在 20 世纪 70～80 年代国际上也已肯定。我国在 20 世纪 80～90 年代发表过不少的临床报告，报告了不低于传统腔内放疗的长期疗后结果。下面将有关资料列于下：

表 30-4 国际年报 20、21 卷统计的后装治疗与传统治疗的 5 年生存率（%）

年份	1979—1981 年				合计	1982—1986 年				合计
期别	Ⅰ	Ⅱ	Ⅲ	Ⅳ		Ⅰ	Ⅱ	Ⅲ	Ⅳ	
传统法	65.5	53.2	39.2	7.2	46.3	70.5	59.7	44.9	17.8	54.2
低剂量率后装	71.6	54.4	38.4	15.2	56.9	69.4	60.8	39.0	19.2	53.9
高剂量率后装	76.9	58.1	38.1	10.0	50.6	71.0	65.9	43.4	21.2	55.7

表 30-5 国外不同作者报道的后装治疗 5 年生存率（%）

期别\生存率\作者	Arai（日）	Bates（英）	Essen（美）	Ilic（南）	Rote（德）	Usel（土）	Vahrson（德）
Ⅰ	87.0	93.0	89.0	93.0	83.3	91.0	93.0
Ⅱ	75.2	65.0	58.0	72.7	74.5	51.0	72.7
Ⅲ	49.0		33.0	53.5	36.5	37.0	53.5

表 30-6 国内不同作者报道的后装治疗 5 年生存率（%）

作者	刘延富	王香娥	陈昆田	糜若然	马德美	楼洪坤	蒋兆香	何传泰	李爱苓	张新
Ⅰ	100	92.3				90.0			2/2	
Ⅱ	64.5	71.6	82.3	60.0*	80.9	66.1	82.0	64.7*	74.5	85.9*
				73.9				61.5		
Ⅲ	46.0	57.7	68.9	63.7*	63.5	56.1	67.0	57.0*	56.5	55.6*
				58.3				52.0		
Ⅳ		20.0							28.6	

* 低剂量率后装治疗

中国医学科学院肿瘤医院传统治疗与后装治疗的结果如下表：

表 30-7 中国医学科学院肿瘤医院子宫颈癌放疗 5 年生存率（1958—1988）

期别	传统治疗（1958—1981）	后装治疗（1983—1988）	
		实验组	普通组
Ⅰ期	91.5%	1/1	2/2
Ⅱ期	74.2%	77.5%	74.5%
Ⅲ期	61.1%	61.7%	56.5%
Ⅳ期	22.4%	0/2	2/7
总计	65.7%	70.4%	65.4%

近 10 余年来，子宫颈癌单纯放疗的大病例组的 5 年生存率报告较少，可能与放、化疗同期治疗有关（不少单位把放、化疗作为子宫颈癌的治疗常规）。但我们仍可从一些资料中获得单纯放疗仍有很高 5 年生存率的信息。如妇科恶性肿瘤治疗国际年报 24 卷中 5218 例子宫颈癌单纯放疗总 5 年生存率为 62.7%，无瘤生存率 61.5%（其中 83%为Ⅱ、Ⅲ期病例）。印度 Saibishkumar 报道的 1069 例子宫颈癌总 5 年生存率为 60.7%，无瘤生存率 58.6%（其中 95.6%为Ⅱ、Ⅲ期）；各期的生存率分别为Ⅰ期 93.1%，Ⅱa 期 77.8%，Ⅱb 期 66.5%，Ⅲa 期 50%，Ⅲb 期 44.3%，Ⅳa 期 25%。国内李庆水报告 373 例Ⅱ、Ⅲ期子宫颈癌 5 年生存率分别为 69.5%及 51.8%。中国医学科学院肿瘤医院 2009 年曾报道一组 65 岁以上病人单纯放疗 5 年生存率为 61.9%。^{252}Cf 已有颇好的 5 年生存率的报告，如俄罗斯 Marjina 报道

子宫颈癌Ⅱ期 5 年生存率 76.8%，10 年生存率 70.0%，Ⅲ期 5 年生存率 70.3%，10 年生存率 64.6%。国内重庆大坪医院^{252}Cf 3 年生存率Ⅱa 期 85%（11/13），Ⅱb 期 94%（30/32），Ⅲa 期 78%（14/18），Ⅲb 期 70%（7/10），总 3 年生存率 82%（63/77）。北京武警总医院^{252}Cf 3 年生存率Ⅱ期 84.3%，Ⅲ期 53.7%，总生存率 79.2%。

关于并发症，由于标准有差别不好比较，但在后装治疗早期，肠道和膀胱并发症多较传统治疗为高，但随着经验的积累及方法改进均有明显降低。如 Inoue 在 1974—1979 年一组病例直肠出血发生率 36%，而在 1878—1982 年另一组病例中降至 7%。Essen 报道 1970—1972 年总的并发症 23%，1972—1974 年为 24%，而 1974—1976 年降至 7%。Joslin 变更治疗方案，使Ⅰ期子宫颈癌小肠并发症由 22.1%降至 9.4%，Ⅱ期由 15.8%降至 3.6%。Ⅰ期尿路并发症由 28.1%降至 6.4%，Ⅱ期由 27%降至 4.2%。

国内后装早期报道便血发生率可高达 16.6%～52.9%。蔡树模报告直肠炎为 13.4%，膀胱炎 7.1%。中国医学科学院肿瘤医院后装实验组便血发生率为 9.1%，血尿 7.78%，改进方法后，使 1983—1988 年总的便血发生率 4.5%，尿血 3.5%。1990—1992 年又分别升为 7.6%和 4.1%。

第七节　子宫颈癌的姑息性放射治疗

盆腔病变已属晚期，盆外有转移，疗后复发等无根治希望者，可采用姑息性放射治疗，以改善症状，延长生存期。

1. **止血**　腔内后装 A 点或相应部位予以 10～20Gy/2～4 次。

2. **止痛**　对腰椎、髂骨、骶骨等局部骨转移引起的疼痛，放疗可以止痛，用^{60}Co 或加速器照射，每周 3 次，每次 3～4Gy，总剂量 30Gy。

3. **改善盆腔病变**　要根据治疗单位设备条件，可采用前后对穿野全盆照射、多野或等中心照射等，一般肿瘤量不超过 60Gy/6 周。

4. 盆外孤立性转移灶可用 X 刀、γ 刀、适形、调强技术局部照射。局部剂量亦可达 60Gy。

第八节　放射治疗并发症的防治

子宫颈癌放疗引起的并发症，可分为近期和远期并发症，近期常称反应。其中以直肠、膀胱并发症最为重要。其发生的有关因素有阴道狭小、子宫过于前倾或后倾、容器使用及组合不合理、剂量分布不理想、腔内及体外放射剂量过高等。以往有盆腹腔炎症及手术史者，亦易发生放疗后并发症。此外，处理的不合理，如直肠炎患者，常因直肠部位的活检，在活检部位发展为直肠阴道瘘。治疗前充分估计，强调个体化治疗，对并发症的合理处理，尽量除去放疗并发症的诱发因素是预防并发症，特别是严重并发症发生的关键。

一、近期反应

发生在治疗中或治疗后 3 个月内，一般不严重。

（一）全身反应

主要表现为头痛、眩晕、乏力、食欲不振、恶心、呕吐等以及血象变化。其反应程度与机体的神经类型、年龄、全身情况等均有关系。一般经对症治疗，并给高蛋白、多种维生素及易消化的饮食，多能继续放疗。

（二）直肠反应

表现为里急后重、大便疼痛、黏液便、腹泻、便血等。直肠镜检查可见宫颈水平附近的直肠前壁黏膜充血、水肿。必要时暂停放疗，给予对症治疗，待症状好转后，再恢复照射。严重者应考虑发生的原因。治疗期间出现的大便次数多、肠鸣、腹泻多系肠道发生，可对症处理。

（三）膀胱反应

表现为尿急、尿频、尿痛、血尿，排尿困难等。经抗炎、止血及对症治疗，症状很快消退，必要时暂停放疗。严重者应考虑发生的原因。

（四）子宫穿孔

常由于宫腔操作穿通子宫壁。特别在放疗过程中，子宫壁充血、水肿，易于出现子宫穿孔。穿孔易引起盆腔炎、盆腔腹膜炎。应尽量避免穿孔出现。为此，宫腔操作前应弄清子宫位置，细心操作，一旦探宫腔过深和“无底”时，应立即停止操作，抗生素预防感染，患者应取半卧位。

（五）宫腔积液（脓）

近期、远期均可发生。关键在于保持宫腔通畅，必要时宫腔引流及运用抗生素。

二、远期并发症

（一）放射性直肠炎

多数发生在放疗后 9 个月至 1 年半内，按病变程度分三度。

轻度　主要表现为少量便血。临床肛查可有触血但无明显水肿。

中度　便血量较多，可有里急后重、黏液血便。肛查有明显触血、水肿、肠壁增厚。

重度　肠管有明显溃疡、狭窄、肠梗阻或直肠阴道瘘形成。

一般轻、中度放射性直肠炎以保守治疗为主，消炎、止血及对症处理，也可用药物保留灌肠。如：

思密达	6g
颠茄酊	0.5ml
庆大霉素	8 万 U
加米汤至	60ml

保留灌肠，每日 1～2 次，每次 60ml。

（如以便血为主，可每次于灌肠液内加入 1％肾上腺素 1ml。）

对于阴道直肠瘘，可采用横结肠造瘘，避免大便由阴道流出。因乙状结肠在照射野范围，不用乙状结肠造瘘。

（二）放射性膀胱炎

多数发生在放疗后 1 年以上，常可在劳累、憋尿后发生。按临床表现分为三度。

轻度　有尿急、尿频、尿痛、少量尿血等症状，也可表现为一过性血尿。膀胱镜检可见黏膜充血、水肿。

中度　膀胱黏膜充血、糜烂、毛细血管扩张甚至破裂，血尿可反复发作，有时膀胱壁可有溃疡。

重度　膀胱阴道瘘形成。

对轻、中度放射性膀胱炎，采用保守疗法，抗炎、止血及对症治疗，保持膀胱空虚（保留尿管持续开放），并可用生理盐水＋抗生素＋止血药行膀胱灌洗。亦可膀胱镜下电灼。

（三）放射性小肠炎

小肠放射性损害较直肠少见，临床表现为稀便、大便次数增多、黏血便、腹痛等，可对症处理。严重时出现小肠溃疡、梗阻、穿孔，以往有手术史，特别是大手术史者及盆腹腔炎症粘连者易发生。需手术治疗。

（四）输尿管狭窄、肾盂积水

可及早安放输尿管支架，保持输尿管通畅，解决肾盂积水，保持肾功能。输尿管支架应及早安放，以免时间过久，盆腔纤维化，安放支架失败。

（五）盆腔纤维化

特别在大剂量全盆腔放射后，可引起盆腔纤维化，处理困难。并可致输尿管梗阻。淋巴管梗阻所致水肿没有好的处理方法。

（孙建衡　李爱玲）

参考文献

1. 孙建衡，曾绵才，徐见道．单纯钴^{60}Co 体外旋转及钟摆治疗晚期宫颈癌的探讨．天津医学杂志肿瘤附刊，1966，4：17-19.
2. 张励身．1628 例晚期宫颈癌的单纯^{60}钴外照射．中国放射肿瘤学，1990，4：178-180.
3. 刘延富，郑锦芳，孙艳梅．应用遥控^{60}钴后装机治疗 616 例子宫颈癌的临床观察．中华妇产科杂志，1985，20：43-45.
4. 孙建衡，李爱玲，章文华，等．后装治疗子宫颈癌的临床报告．中华肿瘤杂志，1989，14：211-212.
5. 陈昆田，何智纯，赵充．Buchler 后装机在临床应用的评价．癌症，1991，10：412-414.
6. 糜若然，焦书竹，吕仲虹．子宫颈癌的高剂量率的后装治疗．中国肿瘤临床，1991，13：92-94.
7. 孙建衡，李爱玲，章文华，等．腔内后装放疗 5 年经验总结．中华肿瘤杂志，1992，14：225-227.
8. 王香娥，蔡树模，丁亚琴，等。子宫颈癌高剂量率^{60}Co 腔内后装治疗的远期疗效分析．中华肿瘤杂志，1993，15：114-116.
9. 孙建衡．妇科肿瘤的后装放射治疗．中华妇产科杂志，1993，28：643-645.
10. 马德美，王迎选，崔永芬，等．腔内后装放射治疗子宫颈癌 143 例的疗效和并发症．中华妇产科杂志，1993，28：646-648.
11. 蒋兆香．体外全盆照射加腔内后装放射治疗子宫颈癌．中华妇产科杂志，1993，28：451-453.
12. 楼洪坤，俞华，羊正炎．490 例子宫颈癌腔内后装放射治疗疗效观察．中华妇产科杂志，1993，28：649-651.
13. 何传泰，李秀峰，麻付卯，等．宫颈癌高、低剂量率^{137}铯腔内后装放疗的比较．中国肿瘤临床，1997，24：920-922.
14. 李爱玲，孙建衡，张蓉，等．子宫颈癌放射治疗 512 例临床报告．中华妇产科杂志，2000，35：303-305.
15. 刘邦令．上海医科大学肿瘤医院发展史//李宝荣．中国肿瘤史料研究．北京：军事医学科学院，第一卷，2000：107-200.
16. 孙建衡．妇科恶性肿瘤的放射治疗学．北京：中国协和医科大学出版社，2002：119-166.
17. 周桂霞，陈国雄，马德美．^{137}Cs 和^{192}Ir 近距离治疗宫颈癌远期疗效分析．中国肿瘤临床，2002，29：726-728.
18. 张新，王伊洵，王慧明．宫颈癌低剂量率后装腔内放疗治疗的远期疗效．中华肿瘤杂志，2002，24：294-296.
19. 孙建衡．妇科恶性肿瘤的近距离放射治疗．北京：中国协和医科大学出版社，2005.

20. 孙建衡. 子宫颈浸润癌的放射治疗//连丽娟. 林巧稚妇科肿瘤学. 第四版. 北京：人民卫生出版社，2006：356-401
21. 李庆水，张锡芹，李大鹏，等. 子宫颈癌放疗前新辅助化疗的临床研究. 中华妇产科杂志，2006，41：83-887.
22. 单锦露，雷新，王东. [252]Cf 中子腔内后装加盆腔外照射治疗宫颈癌临床分析. 中华妇产科杂志，2005，40：223-226.
23. 孙建衡. 关注子宫颈癌的放疗. 中华妇产科杂志，2007，11：721-722.
24. 程敏，吴令英，章文华，等. 215 例老年宫颈癌的临床分析. 中华肿瘤杂志，2009，31：388-391.
25. 白萍. 子宫颈癌//孙建衡. 妇科恶性肿瘤诊治纲要. 北京：北京大学出版社，2009 ：32-62.
26. 布洁，李韧，宋微，等. [252]锎中子腔内照射加体外照射治疗宫颈癌 110 例临床分析. 中华肿瘤杂志，2010，32：619-621.
27. Heyman J. Radiological or operative treatment of cancer of uterus. Acta radiol，1927，8：363-409.
28. Tod MC，Meredith WJ. A dosage system for use in the treatment of cancer of the uterine cervix. Br J Radiol，1938，11：809-818.
29. Heyman J，Renterwall O，Bemner S，et al. The radiumhemment experience with radiotherapy in cancer of the corpus of the uterus. Acta Radiol，1941，22：14-98.
30. O'Brien FW. The radium treatment of cancer of the cervix. Am J Roentgenol，1947，57：281- 297.
31. Henschke UK. "Afterloading" applicator for radiation therapy of carcinoma of uterus. Radiology，1960，74：834.
32. Henschke UK，Hilaris BS，Mahan GD. Remote afterloading with intracavitary applicator. Radiology，1964，83：344-345.
33. Fletcher GH，Rtledge FN. Extended field technique in the management of cancer of the uterine cervix. Am J Roent Rad Therap Nucl Med，1972，114：116-121.
34. Brady LW，Lewis GC，Antoniades J，et al. Evolution of radiotherapeutic technique. Gynecol Oncol，1974，314-317.
35. Bates T. High dose-rate afterloading in the treatment of cancer of the cervix ：the St Thomas' hospital technique and applicators//Mould RF，Tungsubutra K. Diagnosis ane treatment of carcinoma of the cervix in developing area. Bristal：Adam Hilger Ltd，1985：287-292.
36. ICRU. Dose and volume specification for reporting intracavitary therapy in gynecology. ICRU Report，38，1985.
37. Pettersson F（ed）. Annual report on the results of treatment in gynecological cancer. Stockholm：FIGO，1988，20：52；1992，21：48.
38. Rotte KA. Randomized clinical trial comparing a high dose-rate with a conventional dose rate technique. Br J Radiol（special report），1980，75-79.
39. Zander J，Baltzer J，Lohet KJ，et al. Carcinoma of the cervix：an attempt to individualize treatment. Am J Obstet Gynecol，1981，139：752-759.
40. Sun Jianheng，Li Ailing，Zhang Wenhua，et al. Afterloading technique for the treatment of carcinoma of the cervix//Kutzner J. Afterloading brachytherapy. München. Bern. Wein. San Francisco：W. Zuckschwerdt Verlag，1990：55-56.
41. Pecorelli S. Annual report on the results of treatment in gynecological cancer. Vol 24，2001，17：41.
42. Saibishku mar EP，Patel FD，Sharma SC. Results of radiotherapy alone in the treatment of carcinoma of uterine cervix：a retrospective analysis of 1069 patients. Int J Gynecol Cancer，2005，15：890-897.

第九节 上海肿瘤医院子宫颈癌的放射治疗简介

一、腔内治疗的发展史

上海肿瘤医院的前身为中比镭锭治疗院。建于 1931 年，是国内唯一的一所以子宫颈癌镭疗为主的专科医院。中国医学科学院肿瘤医院首任院长吴桓兴教授来京之前，曾在该院担任过院长。子宫颈癌的放射治疗包括腔内镭疗和体外放射两部分。当时体外放射采用深度 X 线。腔内镭疗按斯德哥尔摩法的改良并结合曼彻斯特 A、B 参考点的剂量计算。每周腔内放疗 1 次，每次 20～24 小时。放射源一般为 70～100 毫克镭当量，全疗程共 4～5 次，总量为 7000～8000 毫克小时，A 点总量为 70～80Gy：以外放和腔内治疗同时进行的治疗方法。1956 年我院刘泰福教授总结子宫颈癌放疗的疗效分析，为国内第一篇子宫颈癌放疗的文献，对国内同行有很好的参考价值。由于当时外放应用深度 X 线，显然“B”点剂量不足，盆腔复发率高，Ⅰ～Ⅳ期 5 年生存率分别为 66.6%、44.8%、28.2%、0，合计 40.2%。

20 世纪 50 年代末 ^{60}Co、电子加速器相继应用，提高盆腔淋巴区的剂量，提高了局控率和生存率。上海肿瘤医院于 1973 年总结 3100 例子宫颈癌（1961—1966 年）腔内镭疗和外放 ^{60}Co 的远期疗效。Ⅰ、Ⅱ、Ⅲ、Ⅳ期的 5 年生存率为 94.7%、70.7%、52.5%、30%，合计为 67.2%。

镭疗有很多缺点，如不易防护，衰变产生放射性氡污染环境且不易处理，治疗病人又多。院内贮镭量在 1.5 克镭以上，对工作人员健康影响较大。60 年代末上海肿瘤医院自制半自动送镭装置减少了工作人员放射受量。70 年代初王琪、蔡树模、王香娥等与上海医疗器械厂协作制成高剂量率手推式后装治疗机试用于临床。1980 年上海肿瘤医院引进日本 Ralstron 高剂量率后装治疗机，治疗时间由 20 多小时减少为几分钟，可以治疗更多病人，工作人员也免受了放射损伤。由于高剂量率（HDR）^{60}Co 与低剂量率（LDR）镭疗有不同的生物效应。因而进行了一系列实验和临床研究，从而建立了疗效高、反应小的高剂量率后装治疗方法。90 年代院内又引进荷兰 Selectron 多功能后装治疗机（^{192}铱，^{192}Ir 单源）。2007 年又引进荷兰带有三维治疗计划系统（treatment planning system，TPS）的多功能后装机应用于临床，治疗方法有所改进，实现病人治疗的个体化。

二、高剂量率后装治疗的研究

（一）子宫颈癌 ^{60}Co 腔内后装治疗剂量率效应的实验研究

利用裸鼠人子宫颈癌模型，比较 HDR 放射（80～100cGy/分）和 LDR 放射（1.5cGy/分）不同的生物效应。结果显示 HDR 组平均肿瘤生长延迟天数较 LDR 组之比为 1∶0.7；且在移植瘤肿瘤细胞流式细胞分析（FCM）检测中发现照射后 24 小时、48 小时，HDR 组 G2＋M%平均增高与 LDR 组二者之比，均为 1∶0.7 左右。两实验提示高、低剂量率生物效应之比约为 1∶0.7。

（二）子宫颈癌 ^{60}Co 高剂量率腔内后装方法的研究

自 1981 年 1 月—1987 年 12 月共收治子宫颈癌 1174 例应用日本 Ralstron－20B 后装治疗机，在治疗中根据疗效及放疗反应，不断改进治疗方法。体外放射采用 ^{60}Co 或 8MV 直线加速器常规放疗。治疗后定期随访。按 A 点不同的总量、分次及时间分为四组：A 组 141 例（1981 年 1 月—1982 年 7 月）A 点总量 65Gy/13 次/40 天；B 组 130 例（1982 年 8 月—1983 年 5 月）60 Gy/12 次/40 天；C 组 243 例（1983 年 6 月—1984 年 2 月）55 Gy/11 次/

40天；D组660例（1984年3月—1987年12月）50 Gy/10次/35天。

治疗结果：

1. 5年生存率　4组的5年生存率与镭疗组相仿，D组略高于我院镭疗组（Ⅰ～Ⅳ期5年生存率为67.2%）。

表30-8　A、B、C、D 4组5年生存率

分期	A组		B组		C组		D组	
	生存数	%	生存数	%	生存数	%	生存数	%
Ⅰ	3/3		2/3		2/2		6/6	100.0
Ⅱ	71/103	68.9	64/93	68.8	115/164	70.1	309/408	75.7
Ⅲ	19/34	55.8	19/34	55.8	42/74	56.8	137/233	58.9
Ⅳ	0/1		0		1/3		3/13	23.0
合计	93/141	65.9	85/130	65.4	160/243	65.8	455/660	68.9

2. 后期放射反应　D组的后期直肠膀胱反应率低于A、B、C组及我院镭疗组（直肠反应中度6.0%，重度2.2%；血尿5.2%）

表30-9　后期放射反应

反应情况		A组		B组		C组		D组	
		例数	%	例数	%	例数	%	例数	%
直肠反应	中度	16	11.3	10	7.6	10	4.1	16	2.4
	重度	3	2.1	3	2.3	3	1.2	1	0.1
血尿		30	21.2	26	20.0	31	12.7	24	3.6

以上临床研究表明^{60}Co高剂量率后装的临床疗效与上海肿瘤医院常规镭疗A点剂量70Gy/5次/5周组相仿。从而建立以高低剂量率生物效应比为1∶0.7的高剂量率腔内后装治疗方法（A点剂量50Gy/10次/5周）。

（三）子宫颈癌高剂量率^{60}钴（^{60}Co）和^{137}铯（^{137}Cs）腔内后装治疗的疗效分析

1984年3月—1989年8月共收治子宫颈癌576例，其中A组采用^{60}Co（Ralstron-20B A点剂量率80～100cGy/分）400例，B组采用^{137}Cs（Buchler A点剂量率15～20cGy/分）176例。A、B二组治疗方案完全相同，结果显示Ⅱ～Ⅲ期3年生存率A组均高于B组（Ⅱ期81.3% vs 74.4%，Ⅲ期60.7% vs 33.3%），虽无统计学意义，但A、B二组未控率0.25% vs 9%有显著差异（$P<0.01$）。

后遂于1987年3月—1989年8月另设C组共76例，腔内治疗A点总量改为60Gy/12次/6周，外放与A、B组相同，结果显示C组与A组未控率相比为1.3% vs 0.28%，无明显差异（$P>0.05$），而直肠反应则以^{137}Cs组为低。结论认为A、B两组3年生存率和未控率差异的主要原因与剂量率效应有关，因而我院采用^{137}Cs后装机当A点剂量率为15～20cGy/分时，A点总剂量改为60 Gy/12次/6周。

（四）子宫颈癌放疗中盆腔剂量均匀分布的研究

影响腔内治疗疗效的因素之一是盆腔剂量分布不均匀，而影响均匀分布的原因主要为子宫的偏移位或前后移位。自采用高剂量率腔内后装治疗后，治疗时间由20多小时缩短为几分钟，因而为纠正宫腔管偏移位提供有利的条件。从 1986 年起每次在后装治疗前在透视下利用支架杠杆原理，调整宫腔管和阴道球位置，使之尽量靠近骨盆中线及水平位，治疗后可减少两侧 A、B 点剂量差异，同时设计相应的楔形照射野，使盆腔达到基本均匀分布，通过 50 例Ⅱb、Ⅲb 子宫颈癌子宫偏移位病例的研究纠正前后两侧 A 点剂量差数的减少均有极显著意义（$P<0.01$）。1986 年 1 月—1987 年 12 月上海肿瘤医院收治 217 例采用上述优化腔内放疗配合中线部楔形照射野的外放射，与常规治疗组 307 例比较，两组其他放射条件相同，治疗后随访发现，优化腔内放疗组的宫颈及宫旁复发率低于常规放疗组，后期直肠反应相仿（无重度直肠反应），而膀胱反应则低于常规治疗组。

三、适形、调强放射在上海肿瘤医院子宫颈癌治疗中的应用

近些年来放射治疗发展很快，一些放疗新技术如三维适形放疗（3 - dimensional conformal radiation therapy，3DCRT）、调强放疗（intensity modulated radiation therapy，IMRT）、图像引导的放射治疗（image guided radiation therapy，IGRT）等用于临床治疗，使放射治疗进入了新的时期。新技术的优势在于减少小肠、直肠和膀胱的照射体积，并可适当增强靶区放射量，适用于子宫颈癌术后辅助性全盆腔照射；减少骨髓的受照射体积和剂量，更好地配合同步化疗；适用于腹主动脉旁淋巴结放疗；以及对转移灶的治疗，达到减轻痛苦延长生命。

（一）适形常规野放疗

如果我们使用一个四野箱式照射就会带来一个很好的剂量分布图。前后野，上界一般给在腰 4～5 或腰 5～骶 1 之间，下界一般包括闭孔或坐骨结节下缘，外界在真骨盆外在 2cm。侧野前界在耻骨联合前缘或根据病灶而定，后界要包括全部骶骨。侧野前边可以保护部分小肠，耻骨联合前缘可以保护一部分膀胱。后界的下缘可以保护部分肛门。用多叶准直器（multileaf collimator，MLC）技术来达到剂量均匀和适形的目的。

（二）调强放疗主要用于以下情况

1. *晚期病例*　通过调强放射治疗可以使射线的一个高剂量区分布和要照射的靶区相一致，直肠和膀胱能够得到一个较好的保护，减少膀胱和直肠反应。

2. *常规照射合并部分区域加量*　子宫颈癌放射治疗失败大多数是由于盆内、盆外淋巴转移。IMRT 可以提高转移灶的剂量，可以在常规盆腔照射之后采用 IMRT 增加局部剂量，特别是盆腔团块病灶，可望提高子宫颈癌放射治疗疗效。

3. *盆腔合并腹主动脉旁同期放疗*　IMRT 技术对腹膜后淋巴结转移的子宫颈癌的放疗为一种有效的治疗手段，不仅可以对局部肿瘤靶区达到精确放疗，提高靶区照射剂量，而且对周围敏感器官可获得有效分隔，减少临近正常组织的放射性损伤，达到更好肿瘤靶区剂量分布和显著降低危及器官（organ at risk，OAR）放射受量，而且更易同期合并化疗。我院 2007 年对 35 例子宫颈癌术后病理有髂总或腹主动脉淋巴结转移行延伸野调强同期放、化疗，Ⅱ期临床研究初步结果显示 2 年局控率、2 年无病生存率、2 年生存率分别为 100%、68.6%、82.9%。

4. *放疗对手术后复发灶疗效较好*　放疗后复发疗效差，多数只能做姑息性放疗。IMRT 技术对复发性子宫颈癌的放疗为一种有效的治疗手段，不仅可以对局部肿瘤靶区达到精确放疗，提高靶区照射剂量，而且周围敏感器官可获得有效分隔，减少临近 OAR 的放射性损伤。

四、上海肿瘤医院子宫颈癌放射治疗常规

（一）治疗前检查

1. 盆腔磁共振（magnetic resonance imaging，MRI）
2. 腹部增强电子计算机X射线断层扫描技术（computed tomography，CT）
3. 胸部CT平扫
4. 血鳞癌相关抗原（squamous cell carcinoma antigen，SCCA）、肿瘤相关抗原125（cancer antigen-125，CA125）、肿瘤相关抗原199（cancer antigen-199，CA199）
5. 肝、肾功能
6. 血常规

（二）根治性放疗

治疗采用体外放射与腔内治疗同时进行。

1. **腔内治疗（以A点剂量为基础，参考三维剂量分布）** 采用单源^{192}Ir源Selectron高剂量率后装机，每周宫腔管和阴道球各1次，在透视下纠正宫腔管和阴道球尽量靠近骨盆中线位及水平位。A点每次5Gy。阴道中下段有浸润者加用阴道膜，给予黏膜下0.5cm处30Gy/4次/2周。

2. **体外放射** 采用直线加速器（适形放疗或调强放疗），每周照射5次，每次肿瘤量为250cGy。

3. **同步化疗** 每周1次顺铂（DDP）30mg/m^2。

表30-10 治疗方法

期别	外放射		腔内放射（A点剂量）		总疗程（周）
	全盆腔	分隔野	阴道球	宫腔管	
Ⅰ、Ⅱ		45Gy	25Gy	25Gy	6
Ⅲ、Ⅳ	30Gy	20Gy	20Gy	15Gy	6

活检或影像学检查证实有髂总或腹主动脉旁淋巴结转移者加照腹主动脉旁延伸野。

在临床治疗中，根据肿瘤病理、宫颈肿瘤大小、解剖情况、治疗反应等遵循个别对待原则。参考后装三维剂量分布，调整腔内和体外放射剂量。

（三）手术后辅助性放疗

1. 术后病理有淋巴结转移，宫旁浸润，切缘阳性，肿瘤大于4cm，深肌层、脉管间隙区受累者，全盆腔照射45Gy加DDP30mg/m^2/w。

2. 盆腔淋巴结2枚以上阳性、髂总淋巴结阳性或腹主动脉旁淋巴结阳性，采用盆腔及腹主动脉旁淋巴区适形或调强放射合并同步化疗，并于放疗后给予巩固化疗。

（黄　啸　蔡树模）

参考文献

1. 刘泰福. 子宫颈癌的放射治疗（178例的分析）. 中华放射学杂志，1956：187-191.
2. 蔡树模，等. 3100例子宫颈癌放射治疗的疗效分析. 1973年上海市肿瘤防治研究资料选编，131-138.
3. 蔡树模，王香娥，王琪. 子宫颈癌的高剂量率后装治疗. 中国放射肿瘤学，1988，2：18-20.

4. 蔡树模，曹世龙，李子庭. 裸鼠人体宫颈癌移植模型的建立及放疗反应. 肿瘤，1990，10：255.
5. 蔡树模，王香娥，王琪. 子宫颈癌放疗中盆腔剂量均匀分布的研究——提高宫颈癌疗效的新方法. 肿瘤，1991，11：60-63.
6. 王香娥，丁亚琴，蔡树模. 子宫颈癌高剂量率^{60}Co 和^{137}Cs 腔内后装治疗的疗效分析. 肿瘤，1991，11：218-220.
7. 王香娥，蔡树模，丁亚琴. 子宫颈癌高剂量率^{60}Co 腔内后装治疗的远期疗效分析. 肿瘤，1993，15：114-117.
8. 蔡树模，曹世龙，李子庭. 子宫颈癌 HDR 后装治疗的实验和临床研究. 肿瘤，1994，14：125-129.
9. 柯桂好，吴小华，黄啸，等. 宫颈癌患者根治术后 3D 延伸野同步放化疗. 中华妇产科杂志，2007，42（11）：788-790.
10. Cai shu-mo，Wang xiang-e，Wang Qi. High dose-rate afterloading in the treatment of cervical cancer of the uterus. Int J Radial Oncol Biol Phys，1989，16：335-338.
11. Pötter R，Haie-Meder C，Van Limbergen E，et al. Recommendations from gynaecological（GYN）GEC ESTRO working group（II）：concepts and terms in 3D image-based treatment planning in cervix cancer brachytherapy-3D dose volume parameters and aspects of 3D image-based anatomy，radiation physics，radiobiology. Radiother Oncol，2006，78：67-77.

第十节 子宫颈癌的超分割放疗

子宫颈癌标准分割的照射方法是每周照射 5 次，每次照射 1.8～2.0cGy，每周照射剂量不超过 1000cGy。早期的放射治疗发现，单次大剂量照射疗效差且正常组织不能耐受，逐渐发展为分次放疗。实践证明，小剂量分次照射比大剂量单次照射更有效，正常组织更能耐受。但是，临床上仍有许多晚期肿瘤放疗后得不到完全控制，有些肿瘤放疗后复发，这些都促使我们对照射剂量和照射分割方法进行研究。

广义的超分割放疗包括加速分割、超分割和加速超分割放疗，它们均属于非常规分割放疗的范畴。

随着肿瘤放射生物学研究的进展，使我们对分次照射对肿瘤和正常组织的影响有了更深层次的了解。分次照射使亚致死损伤的正常组织细胞修复和增殖，乏氧的肿瘤细胞再氧合，肿瘤细胞周期再分布，使正常组织在两次放疗的间期得到修复，肿瘤组织的损伤增加，从而提高疗效，减少不良反应。这是分割照射的基础，也为我们开展超分割放疗提供理论根据。

超分割放疗最初试用于头颈部肿瘤和肺癌、食管癌，其治疗成功的报道，激发我们在妇科肿瘤领域开展超分割放疗的研究。

一、肿瘤放疗的影响因素

（一）肿瘤大小

临床放疗中发现，大肿瘤比小肿瘤难控制。从放射生物学角度分析，大肿瘤需杀灭的克隆源细胞数更多。放射治疗能达到的肿瘤细胞存活比约为 10^{-9}，可杀灭的肿瘤克隆源细胞小于 10^9，如果瘤体巨大，则其克隆源细胞可能远远超过这个数目，所以治愈困难。

（二）肿瘤致死量和正常组织耐受量

在对放射线中度敏感的肿瘤中，不同大小的肿瘤所需的照射剂量，也就是肿瘤致死量是不同的。亚临床灶照射 45～50Gy 可使 90％的肿瘤得到控制，镜下阳性的肿瘤需照射 60～65Gy，临床 T_1 期肿瘤需照射 60Gy，而 T_4 期肿瘤则需照射 75～80Gy 或以上。因此，肿瘤越大，所需照射的剂量越高。而正常组织对放射的耐受量是有限的，对中等敏感的肿瘤，正常组织耐受量已非常接近肿瘤致死量；而大肿瘤或放射不够敏感的肿瘤，其肿瘤致死量往往超过正常组织耐受量。如果肿瘤周围有重要的正常组织，对放射剂量的变化更敏感。因此常规分割放疗时，多数情况下不能通过增加照射剂量来提高肿瘤放疗的疗效。

（三）肿瘤放射敏感性

另一个影响疗效的因素是肿瘤组织对放射线的敏感性。相对于正常组织，肿瘤组织对放射线是比较敏感的，这是放疗可以治愈肿瘤的基础。不同的肿瘤有其固有的敏感性，随肿瘤病理类型和细胞分化而有所不同，高分化的肿瘤对放射线相对不敏感，而低分化肿瘤相对敏感。肿瘤组织含氧量的不同，也影响放射敏感性。多数肿瘤组织乏氧，越是大的肿瘤，乏氧就越明显，而乏氧的肿瘤细胞对放射线是不敏感的。经过放射治疗后，敏感的肿瘤细胞被杀灭，因乏氧而对放射耐受的肿瘤细胞继续生长，造成肿瘤治疗的困难。

以上几方面的原因，明显影响局部晚期肿瘤放疗的疗效，迫使我们必须设法寻找更有效的放射治疗方法来治疗肿瘤，而解决问题的途径就是：增加肿瘤和正常组织放射敏感性的差异，使肿瘤组织对放射更敏感，而正常组织对放射耐受性更好，并可适当提高照射剂量而增效。

超分割放疗的目的就是通过增加照射的分割次数来扩大肿瘤和正常组织放射敏感性的差异，提高放射线对肿瘤的杀伤力，减少正常组织的放射损伤，进而增加照射剂量来提高局部晚期肿瘤或对放射线不够敏感的肿瘤的局控率，最终治愈肿瘤。

二、分次放疗的生物学基础

放疗后肿瘤细胞的存活曲线是决定放疗疗效的关键，它受乏氧细胞再氧合、细胞亚致死损伤的修复、细胞周期的再分布、细胞再群体化和加速再群体化的影响。

（一）氧效应和乏氧细胞的再氧合

细胞对电离辐射的效应强烈依赖于氧的存在。研究发现，肿瘤直径超过 1mm，就存在乏氧，而肿瘤组织往往供氧不足。单次大剂量照射后，敏感的肿瘤细胞被杀灭，剩下的不敏感的乏氧细胞继续生长，使得肿瘤难以治愈。在分割照射时，随着敏感的肿瘤细胞被杀灭，使肿瘤体积缩小而血供改善，乏氧的肿瘤细胞可发生再氧合，使得肿瘤的放射敏感性增加。

从另一个角度分析，分次放疗时，正常组织细胞也因为含氧丰富，在照射间期内很快得到修复，能够耐受更高的剂量。因此，细胞的氧效应使得分割照射对治疗更有效。

（二）细胞放射亚致死损伤的修复

放射亚致死损伤的修复与肿瘤的放射效应和正常组织反应有关。肿瘤和正常组织，正常的早反应组织和晚反应组织，对放射引起的细胞亚致死损伤的修复能力有差异。

正常组织细胞含氧量丰富，亚致死损伤修复快，受损伤的细胞在放疗数小时后已得到修复，能够耐受再次的照射。肿瘤组织乏氧细胞比例大，对亚致死损伤修复慢，经再次放疗打击后损伤叠加，最终导致肿瘤细胞失去增殖能力而死亡。

（三）细胞周期的再分布

肿瘤细胞的周期分布和放疗的敏感性有关。细胞周期中的 M 期细胞对放射线最敏感，G2 期细胞其次，S 期细胞最不敏感。分次放疗时，处于放射相对抗拒时相的肿瘤细胞向放射敏感时相移动的细胞周期再分布现象，有助于提高放射对肿瘤的杀伤效果。因此，分次放疗中的肿瘤细胞周期再分布对治疗是有利的。

（四）细胞再群体化和加速再群体化

肿瘤或正常组织的干细胞在放射损伤后发生的增殖、分化及其增殖、分化的速度，是影响早、晚反应组织和肿瘤组织放射效应的重要因素。

常规分割放疗时，大部分早反应组织有一定程度的快速再群体化，而晚反应组织在治疗期间一般不发生再群体化。组织的再群体化有利于正常组织放射损伤的恢复，而肿瘤组织的再群体化和加速再群体化对治疗不利，抵消了部分分割照射的放射生物学效应。临床治疗中发现，放疗疗程延长对肿瘤控制和生存率有负面影响。以放射生物学的眼光看，不难发现其原因。这也就是有些学者建议在放疗后半程增加照射剂量以弥补肿瘤加速再群体化损失的剂量效应的根据。

三、超分割放疗的理论基础

利用正常组织和肿瘤组织对放射亚致死损伤的修复能力不同，超分割放疗增加了肿瘤和正常组织放射效应的差距，使得放疗更有效，放射引起的正常组织反应更轻，从而可以增加照射总剂量。同时，在与常规分割照射相同或更短的照射时间内增加照射总剂量，能提高对肿瘤细胞的杀伤作用。治疗时间的缩短，可减少肿瘤细胞加速增殖和再群体化的潜在危害。而正常组织对小剂量多次分割的照射耐受性更好，不至于受到严重的损伤而增加并发症。

四、超分割放疗的分类

（一）加速分割放疗

加速分割放疗指每天照射 2 次或多次，在 1/2 常规分割放疗总时间内给予与常规分割照射相同的总剂量。实际照射中往往因为正常组织的急性反应，必须在照射一段时间后有休息期或降低照射剂量。如每天照射 2 次，每次照射 1.8～2.0Gy，两次照射间隔 6 小时。由于在相同的照射时间内剂量增加一倍，正常组织反应必然大幅增加。所以，照射一段时间后需休息 2 周，然后再完成计划的照射。另一种方法是减少每次照射剂量，每次照射 1.4～1.6Gy，每天照射 2 次，两次照射间隔 6 小时。加速分割放疗的目的是通过缩短照射时间，减少快增殖肿瘤细胞的再群体化，使肿瘤局控率增加。它适用于增殖快、α/β 值较小的肿瘤。

（二）超分割放疗

纯粹的超分割放疗是每天照射 2 次，总治疗时间和总剂量与常规分割照射方案相同。实际的超分割放疗往往总剂量提高，总治疗时间缩短。如每次照射 1.1～1.2Gy，每天照射 2 次，两次照射间隔 6 小时。超分割放疗的目的是通过在相同或稍短的照射时间内增加照射次数和适当增加照射剂量，以提高肿瘤局控率，而正常组织的早反应相同或轻度增加，不增加组织的晚反应。适用于增殖慢、α/β 值较大的肿瘤。

（三）加速超分割放疗

每天照射 2～3 次，每次照射 1.1～1.6Gy，两次照射间隔 4～6 小时，总剂量高于常规放疗，疗程较常规放疗时间短。具体有多种照射形式，如连续加速超分割照射、分段照射、大野照射后加小野照射、同时小野加量照射等。加速超分割放疗的目的是希望通过加快照射速度和增加照射剂量来提高肿瘤局控率，而正常组织的早反应轻度增加，晚反应不明显增加。

五、超分割放疗的临床研究

RTOG 88－05Ⅱ期临床试验对 81 例局部晚期子宫颈癌采用盆腔超分割照射和腔内照射，

2次/天，1.2 Gy/次，间隔4～6小时，盆腔总剂量24～48 Gy后行1～2次低剂量率腔内照射，使A点量达85 Gy，盆腔淋巴结剂量65 Gy。该方案耐受良好，88%的患者完成计划的治疗。盆腔控制率，生存率，3、4度毒性与RTOG历史病人相似。未见疗效和正常组织反应的优势。

浙江省肿瘤医院对100例Ⅲb期子宫颈癌随机行盆腔超分割照射或常规照射及腔内照射，超分割照射2次/天，1.1Gy/次，两次照射间隔6小时，总剂量52Gy。休息1～2周后，^{192}Ir后装腔内照射A点量17～23Gy。常规照射1次/天，1.8～2.0Gy/次，全盆照射25～30Gy后，盆腔四野挡铅照射，外照射总剂量45～50Gy。^{192}Ir后装腔内照射A点量40～45Gy。两组患者的3年生存率83.7%和77.1%，局控率88.0%和80.0%，未显示有统计学差异。超分割照射组急性反应和迟发反应轻微，患者耐受良好。

以上两个超分割放疗的临床试验结果都显示患者对这种方法的治疗是可以耐受的，但未能提高肿瘤局控率和生存率。

MacLeod等对61例局部晚期子宫颈癌予以加速超分割放疗。盆腔照射1.25 Gy/次，2次/天，两次照射间隔6小时以上，盆腔总剂量57.5 Gy。半数（30例）患者发生急性毒性需治疗，1例死于治疗相关的毒性。肿瘤局控率66%，5年生存率27%，无复发生存率36%，7例患者发生8次需手术治疗的严重晚期并发症，5例需髋关节置换。该治疗未显示生存率和局控率的优势，反而明显增加严重急性反应和迟发反应。

而Ohno等报道8个亚洲国家120例Ⅱb、Ⅲb期宫颈鳞癌部分加速超分割放疗的多中心临床试验有不同的结果。全盆照射30Gy，1.5 Gy/次，2次/天，两次照射间隔6小时，然后常规分割盆腔中间挡铅照射20Gy，2Gy/次，1次/天，同时予以腔内照射。中位总治疗时间35天，5年盆腔控制率84%，总生存率70%，肿瘤≥6cm的患者5年盆腔控制率78%，总生存率69%。无治疗相关死亡，3、4度迟发毒性反应率5%。作者认为，加速超分割放疗有满意的盆腔控制率和生存率，严重毒性未增加。

北京妇产医院1998—1999年对35例Ⅲb期宫颈鳞癌随机行盆腔四野加速超分割照射或两野常规分割照射及腔内照射，患者的3年局控率分别为94.1%和77.8%，3年生存率为82.4%和72.2%。患者的近期直肠反应（35.2%和22.2%）和膀胱反应（11.8%和5.6%），远期直肠反应（5.9%和5.6%）和膀胱反应（5.9%和5.6%）发生率均相似。作者认为，该方案治疗有提高局控率和生存率的趋势，不增加近期和远期反应。

Kavanagh等对20例Ⅲ期宫颈鳞癌予以同期加量照射，盆腔照射45 Gy/25F/5周，治疗最后3周的周一、三、五全盆照射后6小时用侧野对宫旁和原发肿瘤加量照射1.6Gy，肿瘤总量59.4 Gy，并予以低剂量率腔内照射1次，使A点总量达85～90Gy。平均治疗时间46天。同期加量照射和常规照射的4年肿瘤控制率为78%和70%（$P>0.05$）。2例患者因急性毒性而中断治疗，8例发生严重迟发反应。该方案治疗疗效无明显改善，但毒性反应增加。

在加速超分割放疗的临床试验中，多数报道未见疗效的提高，但急性和迟发毒性反应明显增加。所以，临床应用需多加小心。

同步放化疗的成功报道，使另有一些作者将同步化疗用于超分割放疗，希望以此改善局部晚期子宫颈癌的疗效。Thomas等报道加拿大的一项标准分割和部分超分割放疗及5－Fu化学治疗局部晚期子宫颈癌的临床对照试验。234例患者随机行：（a）标准外照射5000 cGy/25F；（b）标准外照射5000 cGy/25F，放疗最初和最后4天5－Fu 1g/m^2；（c）部分超分割放疗5280 cGy/33F，放疗最初和最后4天照射2次/天；（d）部分超分割放疗5280

cGy/33F，放疗最初和最后 4 天 2 次/天加 5－Fu。所有患者腔内照射 40 Gy。a、c、d、b 组 5 年无瘤生存率 45%、53%、58%和 61%，无统计学意义的不同。Ⅰb/Ⅱa 期或宫旁中度侵犯的Ⅱb 期患者部分超分割放疗加 5－Fu 同步化疗 5 年 DFS 有统计学意义的增加，而标准放疗加 5－Fu 不增效。严重迟发肠道、膀胱并发症率 5.9%，显示患者对上述治疗耐受良好，但超分割放疗加同步化疗能否增效，仍无定论。

五、超分割放疗的现状

超分割放疗在局部晚期子宫颈癌的治疗中已试用多年，但治疗经验并不多，多数只是单中心、小样本、非同期对照的临床经验报道，许多研究因其治疗条件不相同而无可比性。虽然理论上增加剂量 10%～20%，可能使肿瘤局控率提高 10%～15%。加快照射速度，缩短疗程，也可能提高疗效。但在实际运用中，成功的报道并不多，疗效如何仍无定论，而这些非常规分割放疗的并发症不容忽视，尤其是短期内大幅增加剂量，有可能对正常组织造成严重损害。在有放射敏感器官的区域，需特别小心。

超分割放疗疗效不够理想，主要原因还是一个正常组织放射耐受量的问题。因此，它限制了妇科肿瘤超分割放疗的发展。

（俞　华）

参考文献

1. 楼洪坤，俞华. 超分割放射治疗//孙建衡. 妇科恶性肿瘤放射治疗学. 北京：中国协和医科大学出版社，2002：50-54.
2. 楼寒梅，楼洪坤. 超分割放射治疗Ⅲb 期宫颈癌的临床研究. 中华肿瘤杂志，2003，25：407.
3. 吴玉梅，邓小虹，徐小红，等. 全盆四野加速超分割放射治疗Ⅲb 期子宫颈鳞癌的临床研究. 中国肿瘤临床，2003，30：547-550.
4. Komaki R，Pajak TF，Marcial VA. Twice-daily fractionation of external irradiation with brachytherapy in bulkycarcinoma of the cervix. Phase Ⅰ/Ⅱ study of the Radiation Therapy Oncology Group 88-05. Cancer，1994，73：2619-2625.
5. Kavanagh BD，Gieschen HL，Schmidt-Ullrich RK，et al. A pilot study of concomitant boost accelerated superfractionated radiotherapy for stage Ⅲ cancer of the uterine cervix. Int J Radiat Oncol Biol Phys，1997，38：561-568.
6. Thomas G，Dembo A，Ackerman I，et al. A randomized trial of standard versus partially hyperfractionated radiation with or without concurrent 5-fluorouracil in locally advanced cervical cancer. Gynecol Oncol，1998，69：137-145.
7. MacLeod C，Bernshaw D，Leung S，et al. Accelerated hyperfractionated radiotherapy for locally advanced cervix cancer. Int J Radiat Oncol Biol Phys，1999，44：519-24.
8. Grigsby P，Winter K，Komaki R，et al. Long-term follow-up of RTOG 88-05：twice-daily external irradiation with brachytherapy for carcinoma of the cervix. Int J Radiat Oncol Biol Phys，2002，54：51-57.
9. Ohno T，Nakano T，Kato S，et al. Accelerated hyperfractionated radiotherapy for cervical cancer：multi-institutional prospective study of forum for nuclear cooperation in Asia among eight Asian countries. Int J Radiat Oncol Biol Phys，2008，70：1522-1529.

第31章 子宫颈癌的手术治疗（一）

第一节 子宫颈癌手术发展史

子宫颈癌手术始于1878年，德国Freunal采用经腹手术治疗子宫颈癌，当时手术死亡率高达72%。1879年Gyerny改从阴道进行手术治疗子宫颈癌，其死亡率依然较高。1898年奥地利医师Wertheim经腹行子宫颈癌根治术，成为广泛性子宫切除及盆腔淋巴结切除术的奠基人，称之Wertheim式手术（魏氏术）。当时手术死亡率高达30%，后经Wertheim对手术改进，于1911年报道500例子宫颈癌手术治疗效果，死亡率降至10%。其后有不少学者开展并不断改良子宫颈癌的手术。

1902年奥地利的Schauta开展了阴式子宫颈癌广泛切除术和1907年英国的Bonney和1914年日本的冈林氏腹式手术治疗子宫颈癌，进一步发展了子宫颈癌的手术治疗。

1898年镭的发现并应用于临床及其后又合并X线体外照射治疗妇科恶性肿瘤。子宫颈癌放射治疗的开展，使子宫颈癌手术治疗在较长时间内处于低谷。

20世纪30年代美国的Meigs以Wertheim术式（经腹根治性子宫切除术）并Taussig术式（经腹盆腔淋巴结切除术）结合，手术治疗子宫颈癌才得以复兴和推广，形成了著名的Wertheim-Meigs术式。此术特点是盆腔淋巴结和整个宫旁组织广泛切除，提高了子宫颈癌手术治疗的效果，并降低了手术并发症。1951年Meigs首次报道100例Ⅰ期子宫颈癌的5年生存率达75%，手术死亡率降至0。Wertheim和Meigs对子宫颈癌的手术治疗的研究作出了杰出贡献。

Meigs术式表达逆行整块切除子宫颈原发病灶及区域淋巴组织。逆行者：手术首先始于清除子宫颈癌可能通过淋巴系统转移的盆腔淋巴结，第一站淋巴结包括闭孔、髂内和髂外淋巴结，第二站为两侧髂总淋巴结。清除淋巴结的彻底性在于清除髂血管周围的脂肪、淋巴管、淋巴链、淋巴结和结缔组织，以上组织需整块切除。整块者：以上淋巴、脂肪、结缔组织手术分离后集结于子宫颈旁，以待最后术中分离、切断子宫旁各组韧带、宫旁组织、阴道旁组织和部分阴道，即广泛性子宫和盆腔两侧淋巴脂肪组织连接一起整块切除。

我国开始子宫颈癌根治手术于新中国成立后，虽然20世纪30年代金显宅（先在北京协和医院，后于天津肿瘤前身天津人民医院肿瘤科工作，曾任中国医学科学院肿瘤医院顾问）及40年代李月云（先于上海妇孺医院，后于上海第一医院肿瘤医院工作）由美国专攻肿瘤外科回国，均有行子宫颈癌根治术的推断，但未能找到发表的可靠资料及健在的见证人。有资料见证的上海第一人民医院林元英主任于1951年始作子宫颈癌根治术，而首先发表论文的是江西杨学志（1956）。1958年金显宅、刘炽明在中国医学科学院肿瘤医院行脏器切除（exenteration）。张志毅于2000年发表18例妇科恶性肿瘤盆腔脏器清除术的经验。

我国经腹子宫颈癌根治术，基本采取Wertheim-Meigs、Okabayashi（冈林）及前苏联Blaude等术式及改良。60年代后子宫颈癌根治术在我国逐渐普及，至今一些市县级医院也承担此类手术。山东、上海、广州、湖北等地一些医院积累了大量根治术的经验，如山东医科大学附属医院在 1953—1958 年间有 4288 例子宫颈癌手术经验总结，江森等对减少术中出血和术后并发症做了许多改良，如腹膜外淋巴结切除术。上海第一人民医院、上海医科大学附属妇产科医院等在 FIGO 分期基础上，对手术患者实行再分期（如Ⅰ期再分Ⅰ1-Ⅰ4，Ⅱ期分为Ⅱ1-Ⅱ3），并对手术范围、疗效评价、治疗选择都有自己的经验。20 世纪 80 年代末，有高永良撕剥式盆腔淋巴结清扫术的开展，并介绍了这种手术的优点。江森、李诚信、陈惠祯等依多年的临床实践对根治术进行了改良，并将子宫颈癌的手术分为 6 类，并指出每类手术的适用范围。

子宫颈癌阴式子宫切除术始于 1947 年，由上海郭泉清等人报道（1957 年）。关于阴式子宫颈癌广泛切除，张其本在他所著《子宫颈癌手术学》中，提到此术，于 1955 年始做此术，但首先发表论文是上海第二医学院附属仁济医院妇产科（1960）。

张志毅等于 80 年代报道“20 年来手术治疗子宫颈癌的经验”对 451 例子宫颈癌手术治疗进行了总结。451 例子宫颈癌Ⅰa～Ⅰb 期 5 年生存率 94.9%，10 年生存率 88.4%。1958 年后有关手术的著作陆续问世。较早的有苏应宽、江森、高学良主编的《妇科手术学》（1958），杨学志等的《子宫颈癌根治术》（1958），柯应夔、林元英的《子宫颈癌广泛性切除术》（1962）等，这些专著的出版促进了子宫颈癌手术的发展和提高。

（张志毅）

第二节　子宫颈癌手术治疗

一、根治性子宫切除

1974 年 Piver 等描述了如下五种子宫切除术的类型：

1. **筋膜外子宫切除术**（extrafascial hysterectomy）（Ⅰ型）　即单纯子宫切除，适用于Ⅰa1 子宫颈癌。

2. **改良根治性子宫切除术**（modified radical hysterectomy）（Ⅱ型）　即基本上是 Ernst Wertheim 所描述的子宫切除术。在与输尿管交汇处结扎子宫动脉，主韧带中间和宫骶韧带靠近子宫近端被切除。Piver 等还描述切除上 1/3 阴道，但这并无必要，除非是广泛阴道上皮内瘤（VAN 3）累及上阴道。在 Wertheim 所描述的手术中不是系统地切除盆腔淋巴结，而是切除增大的淋巴结。改良的根治性子宫切除术适用于Ⅰa2 子宫颈癌。

3. **根治性子宫切除术**（radical hysterectomy）（Ⅲ型）　即最常用于治疗Ⅰb 期子宫颈癌的手术，1944 年最初由 Meigs 记述，于膀胱上动脉或髂内动脉的起始部结扎子宫动脉，切除整个宽度的主韧带。Piver 等最初还描述了于骶骨附着处切除宫骶韧带，切除上半阴道。对于Ⅰb 期子宫颈癌，很少需要切除如此广泛范围的宫骶韧带和阴道。

4. **扩大的根治性子宫切除**（extended radical hysterectomy）（Ⅳ型）　与 Piver Ⅲ型相比有三个方面的不同：①输尿管自宫颈韧带中完全游离；②膀胱上动脉完全被切除；③3/4 的阴道被切除。该术式形成瘘的危险性随之增加，Piver 等选择放射治疗后小的中央性复发患者实施该术式。

5. **扩大的根治性子宫切除**（extended radical hysterectomy）（Ⅴ型）　与Ⅳ型的区别在于切除部分远端输尿管及膀胱。适于小的复发病灶及累及输尿管远端及部分膀胱者。

二、子宫颈癌各期别的手术

（一）子宫颈癌Ⅰa1 期

筋膜外子宫切除术；伴有 LVSI（脉管间隙受侵）者行改良根治性子宫切除术。

（二）子宫颈癌Ⅰa2 期

子宫颈广泛切除术＋盆腔淋巴结切除术；改良根治性子宫切除术＋盆腔淋巴结切除术。

1. 根治性子宫颈切除术＋盆腔淋巴结切除术 由于子宫颈癌发病的年轻化，48％的子宫颈癌患者诊断时的年龄小于 40 岁，如何保留这些年轻患者的生育功能成了治疗子宫颈癌的重大课题，近 10 年根治性宫颈切除术（radical trachelectomy，RT）应运而生。1994 年，法国 Daniel Dargent 教授在阴式根治性子宫切除术（Schauta 术）基础上，进行了腹腔镜下盆腔淋巴结切除术，阴式根治性宫颈切除术（radical vaginal trachelectomy，RVT）成为目前保留生育功能治疗早期子宫颈癌的主要方法，特别是在法国和加拿大。1997 年 Smith 等首次报道了经腹盆腔淋巴结切除和根治性宫颈切除术（radical abdominal trachelectomy，RAT），作为治疗早期子宫颈癌保留生育功能另一种选择。2006 年 10 月 IGCS（International Gynecological Cancer Society）年会统计，全世界已有报道 RT 治疗子宫颈癌病例中，其中采用 RVT 占 95％以上。国内的情况亦相似，主要采用 RVT 方法，而我院自 2002 年开展保留子宫颈癌患者的生育功能的手术以来，主要采用的是 RAT，已有 20 余例的临床经验。

RVT 的适应证为：①小于 40 岁；②强烈的生育愿望；③小于 4cm 肿瘤；④FIGO Ⅰa（Ⅰa1伴脉管侵犯）～Ⅰb1 期，未累及上段宫颈内膜；⑤区域淋巴结阴性。与 RVT 相比，理论上 RAT 能切除更宽的宫旁组织和阴道旁组织，因此纽约 Memorial Sloan-Kettering 癌症中心将 RAT 的适应证可放宽至肿瘤直径 2～4cm。RVT 可在一些特例中选择，如幼儿宫颈恶性病变，宫颈锥切后不便阴道手术。我们认为除能保留宫体外，RAT 能做到与 RH 完全相同的范围。Convons 曾证明 RVT 与 RH 的疗效相仿，我们相信随着更多的 RAT 开展和更长时间的随访，RAT 一定能达到 RH 同样的疗效。

2. 根治性子宫切除术＋盆腔淋巴结切除术包括 根治性子宫切除术：切除全子宫、双侧卵巢和输卵管、子宫周围的韧带、宫旁组织、部分阴道和阴道旁组织。子宫周围的韧带主要指子宫主韧带和子宫骶骨韧带切除 3cm 以上。阴道切除的长度一般 3cm 以上或 1/2 左右。盆腔淋巴结切除：切除髂总、髂外、髂内和闭孔区的各组淋巴结。上述各组是子宫颈癌淋巴转移的第Ⅰ～Ⅱ站所必经之路，所以清除盆腔淋巴结对子宫颈癌是极为重要的。我们采用整块、逆行切除方法。即从宫颈外围开始，打开髂血管和输尿管等鞘膜，并剥离其周围的脂肪淋巴组织，使以上各组淋巴结自外围向内整块切除。以利临床不能发现的淋巴管和淋巴链等，使可能已受癌浸润的组织尽量得到清除。以上组织伴有炎症时，将更紧密地附着于大血管和输尿管，以及术中经常发现各类解剖差异和不同病理情况，因而手术者必须具有丰富经验和掌握熟练的技巧，以免损伤重要的器官，达到手术的安全彻底，时间不宜过长，完美地结束手术。

（三）子宫颈癌Ⅰb1～Ⅱa 期

根治性子宫切除术＋盆腔淋巴结切除。

三、手术步骤

（本节插图来自张志毅主编《妇癌临床手术学》，1993）

1. **概治性子宫颈切除术＋盆腔淋巴结切除术** ①开腹行两侧盆腔淋巴结切除术，可疑淋巴结送快速冰冻切片；②距腹股沟内环 2cm 处切断圆韧带，切开膀胱反折腹膜，分离膀胱至子宫外口以下位置；③分离膀胱侧窝和直肠侧窝，暴露主韧带；④自髂内动脉起始端分离子宫动脉，分别切断下行支，保留宫体支，游离子宫动脉至峡部以上部位；⑤自子宫峡部切断，将宫体与宫颈分离；⑥5 号不可吸收线环扎缝合子宫下段；⑦分离切开子宫直肠反折腹膜，分离阴道直肠隔至阴道中段；⑧于输尿管外侧，切断宫颈膀胱韧带和主韧带，并游离输尿管；⑨保留盆丛神经，近骶骨切断宫骶韧带，切断阴道旁组织；⑩距穹隆 2cm 处切开阴道及阴道旁组织，取下宫颈标本送检，确定宫颈和阴道切缘距肿瘤边缘的距离；⑪2－0 号可吸收线将阴道与子宫下段吻合；⑫缝合盆腔腹膜，并置腹膜后引流管；⑬关腹。

2. **根治性子宫切除术＋盆腔淋巴结切除的手术** 包括以下主要方式：①先做淋巴清扫，再做子宫广泛切除或先做子宫广泛切除，再做淋巴清扫；②输尿管内侧切断子宫主韧带或输尿管外侧切断子宫主韧带。

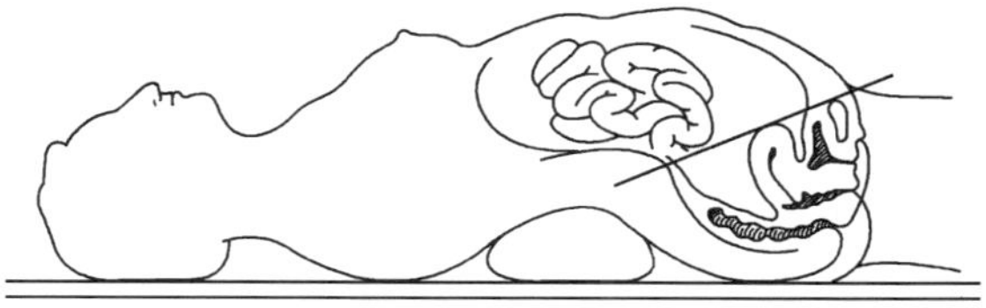

图 31－1 体位和切口

术式一：先做淋巴清扫，再做子宫广泛切除。

体位（图 31－1）：患者仰卧、头低脚高位，与平面成 30°左右，有利于暴露盆腔。

腹部切口：取下腹正中切口，上至脐左上 4cm，下达耻骨联合上缘，以利暴露髂总淋巴结和盆腔。

探查（图 31－2）：进腹后需按顺序探查回盲部、升结肠、肝、胆、肾、胃、脾，然后由网膜下探查腹主动脉旁淋巴结，确定有无肿瘤远处转移，决定手术。助手用两把中 Kelly 钳钳夹子宫两侧，提起子宫。用两块大纱布垫推垫肠管于上腹部，并用三叶拉钩固定。膀胱前腹膜与耻骨联合皮肤间断缝合，以暴露盆腔。

切断圆韧带（图 31－3）：助手继续用两把 Kelly 钳牵引子宫向左侧，术者用 Kelly 钳夹右侧圆韧带中外 1/3 交界处，予以切断、缝扎。圆韧带的远端丝线结扎，并悬吊于盆腔外侧，作为牵引之用。

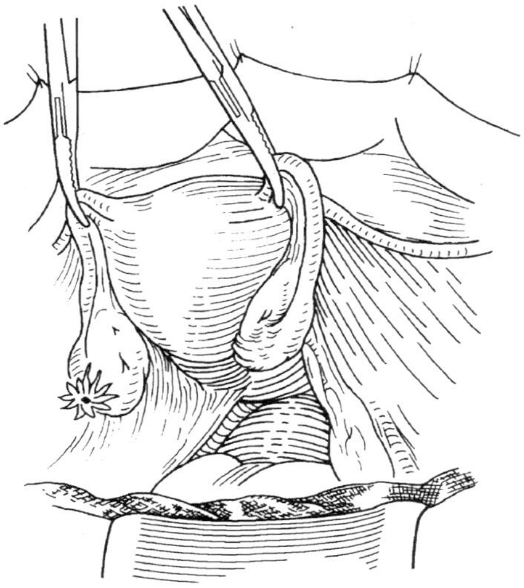

图 31－2 进腹探查和暴露盆腔

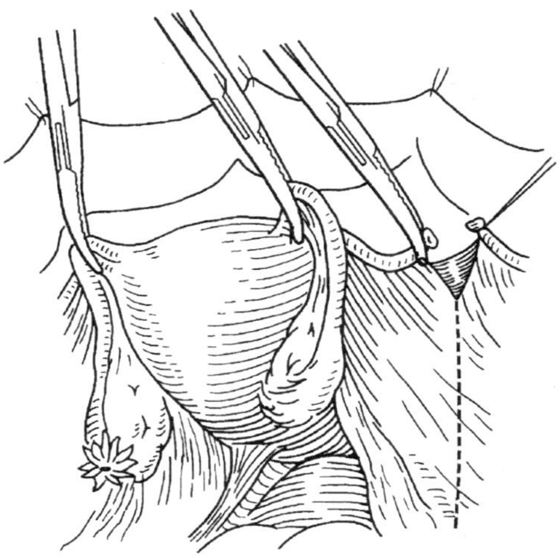

图 31－3 切断圆韧带

剪开子宫膀胱腹膜反折（图 31-4）：助手用膀胱拉钩拉开膀胱，术者左手用 Kelly 钳提起圆韧带近端，右手执剪分离，剪开阔韧带浅层，并顺序向下分离，剪开膀胱子宫腹膜反折，横行剪开直达左侧。左侧同法处理。

断子宫膀胱韧带（图 31-5）：子宫继续向患者头部牵引，术者用 Kelly 钳分离，暴露两侧子宫膀胱韧带，然后用电刀予以切断。膀胱子宫腹膜反折断端与耻骨联合皮肤间断缝数针，再次暴露盆腔。

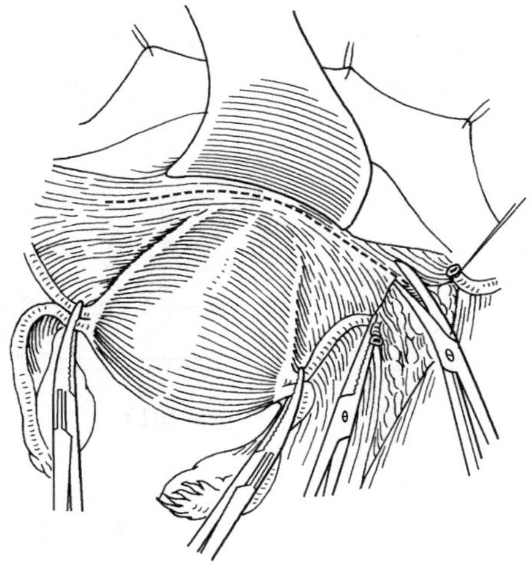

图 31-4　剪开子宫膀胱腹膜反折

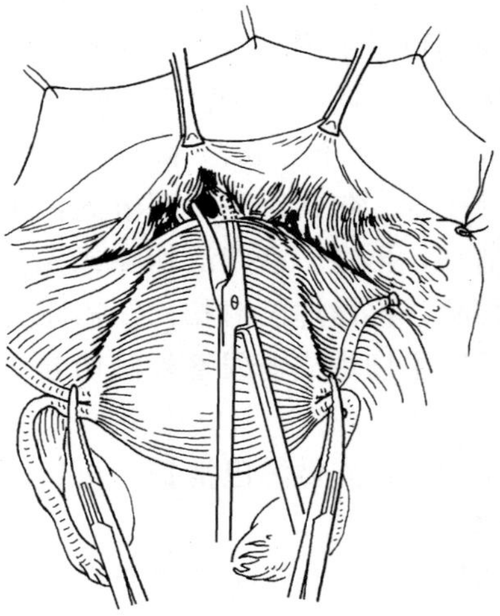

图 31-5　断子宫膀胱韧带

推离膀胱（图 31-6）：探查子宫颈，除了少数颈管型肿瘤已侵犯膀胱，术者应用手指掌面紧贴膀胱，向下推开膀胱，这样可以避免推压时手指挤压子宫颈癌灶，引起医源性播散。推离膀胱至宫颈外口水平为限。过多可引起出血，影响手术进程。

右侧盆腔淋巴结切除（图 31-7）：术者右手执 Kelly 钳提起圆韧带断端内侧，左手用剪刀向上分离剪开阔韧带，并继续剪开腹膜，直达髂内、外动脉分叉以上。

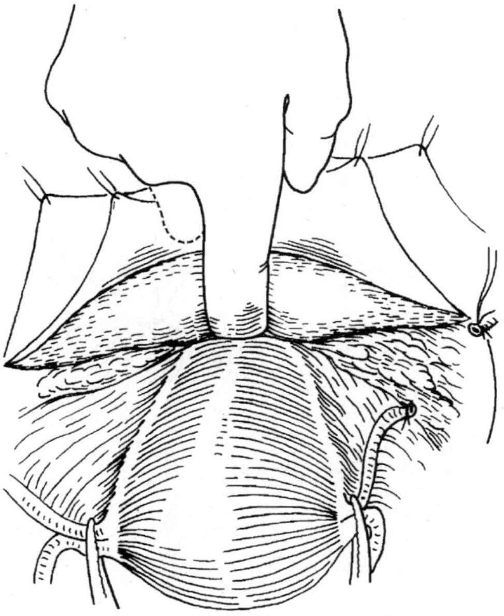

图 31-6　推离膀胱

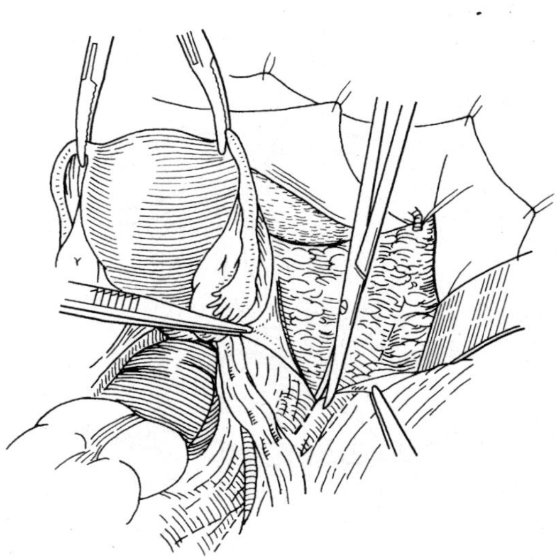

图 31-7　剪开盆腔侧腹膜

高位切断骨盆漏斗韧带（图 31－8，31－9，31－10）：术者左手示、中指在漏斗韧带上部向深部拧住漏斗韧带和深部组织，感到其中一条比圆珠笔芯略粗而有韧性的带状物，即输尿管。术者探得输尿管后即把它放下，随即用示指把漏斗韧带钩出，这样可以简易地避让输尿管。以指感输尿管的方法，使术者操作时能熟练地识别输尿管，尤其在巨大盆块不易暴露漏斗韧带时，可以依靠术者的指感，安全地处理漏斗韧带，避免术中误伤输尿管。漏斗韧带近端各缝、扎一道。

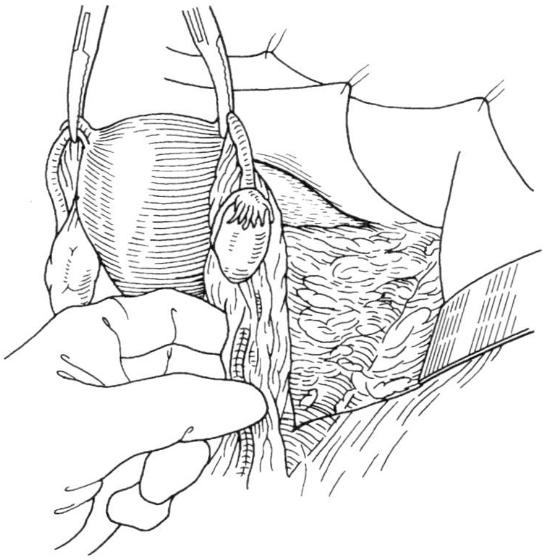

图 31－8　高位切断骨盆漏斗韧带

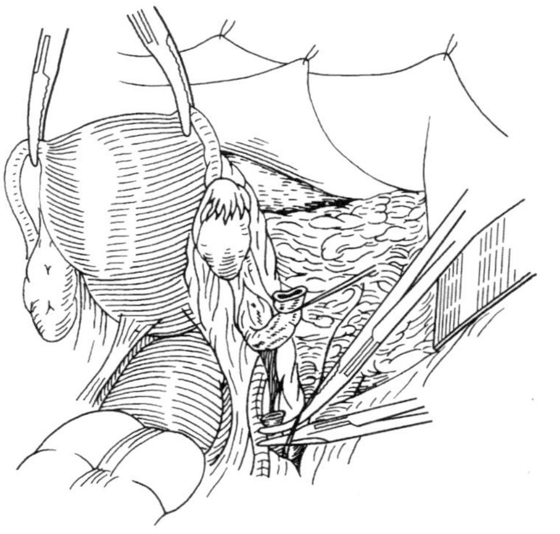

图 31－9　断右侧漏斗韧带

右侧髂总淋巴结切除（图 31－11）：助手用中号 S 拉钩牵拉髂总动脉上部，其内上方用静脉拉钩把输尿管向内上方拉开。术者右手执长 Kelly 钳提起右髂总淋巴脂肪群下部，左手用剪刀沿髂外动脉上部外侧，锐性分离其周围淋巴脂肪组织。

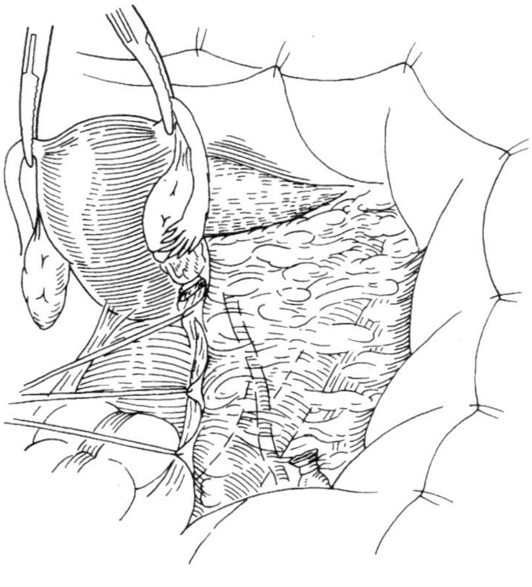

图 31－10　暴露右侧盆腔、膜腹后组织

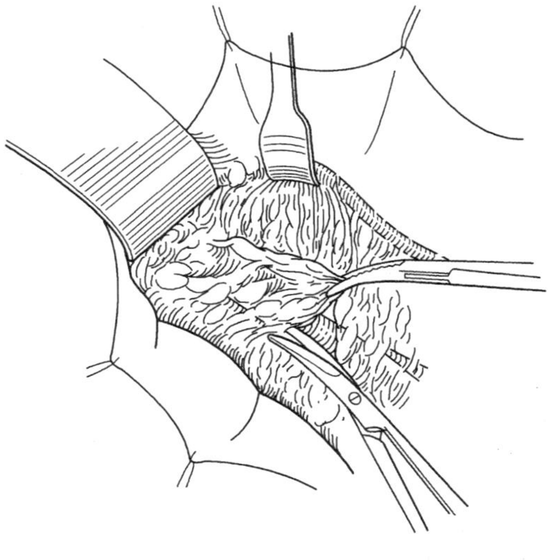

图 31－11　右侧髂总淋巴结切除

分离右髂总淋巴、脂肪组织（图 31－12）：术者继续用剪刀从髂外动脉鞘内向上行锐性分离，同时分离动脉外测的淋巴链和周围脂肪组织，达髂内、外动脉分叉以上。

分离髂总淋巴结（图 31－13）：右髂总淋巴结需从髂总动脉外侧、髂总淋巴结与髂总静脉之间分离，此间隙组织松弛，易于分离，术者用长 Kelly 钳在此间隙中轻柔向上作钝性分离。但切忌在淋巴脂肪组织中分离，这样易出血，导致损伤下面的髂总静脉。

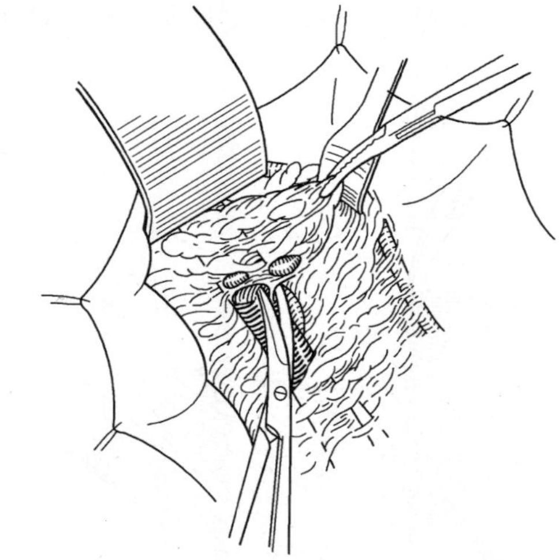

图 31－12　分离右髂总淋巴、脂肪组织

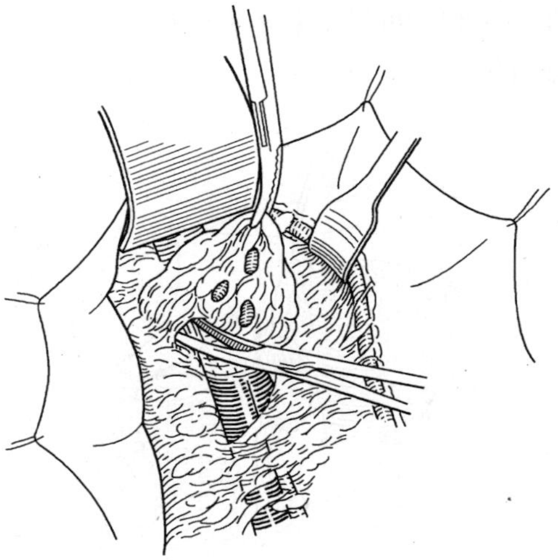

图 31－13　分离髂总淋巴结

继续分离髂总淋巴结（图 31－14）：右髂总淋巴结与髂总静脉分离后，在髂总静脉外侧，逐步上钳切断、结扎。因该处常有 1～2 支小静脉来自髂总静脉，如切断外侧淋巴脂肪组织不结扎，小静脉出血，易误伤髂总静脉。

断髂总淋巴结（图 31－15）：右髂总淋巴结外侧和髂总静脉之间游离后，整块右髂总淋巴脂肪组织向上、向内翻转，术者用 Kelly 钳在髂总淋巴结游离的最高位，横形钳夹切断、结扎髂总淋巴结。

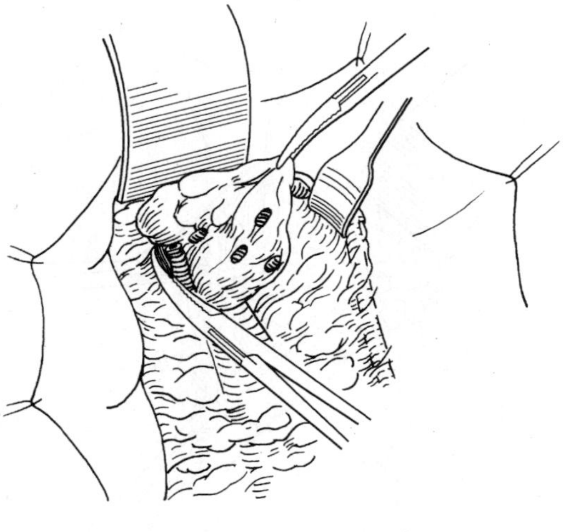

图 31－14　继续分离髂总淋巴结

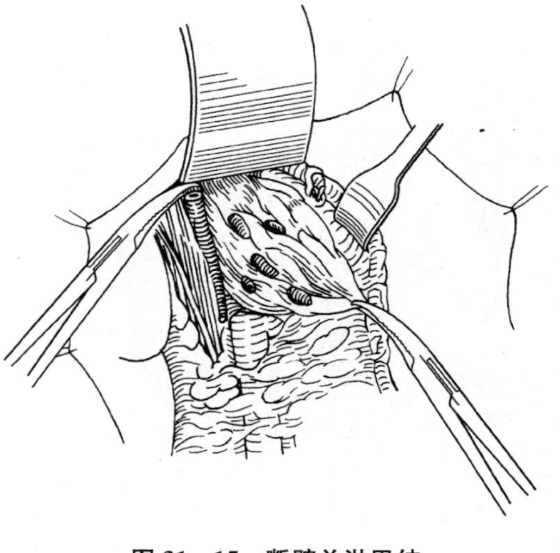

图 31－15　断髂总淋巴结

分离髂总周围脂肪群（图 31－16）：术者于髂总淋巴结断端水平的内侧，左手执 Kelly 钳提起被切断的髂总淋巴脂肪组织。右手用剪刀向下行锐性分离，剪开髂总动脉鞘膜，在其鞘膜内继续向下分离。

分离、暴露右髂总动、静脉（图 31－17）：术者通畅地向下锐性分离，暴露髂总动脉后，髂总动、静脉均充分显露下，术者用剪刀自上而下剪开动、静脉鞘，使髂总淋巴结完全与髂总动、静脉分离，并翻向内下方。

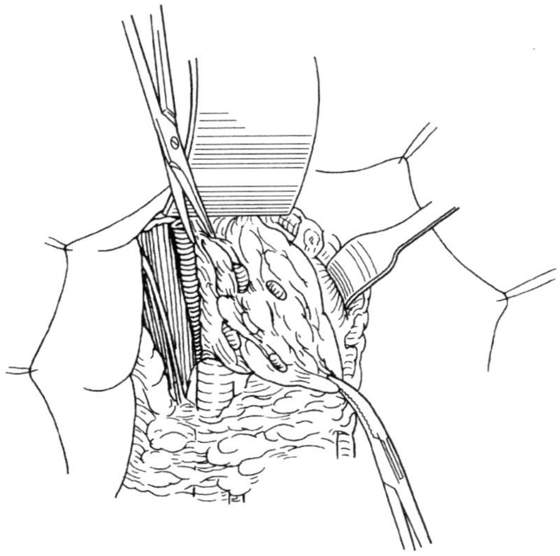

图 31－16　分离髂总周围淋巴、脂肪群

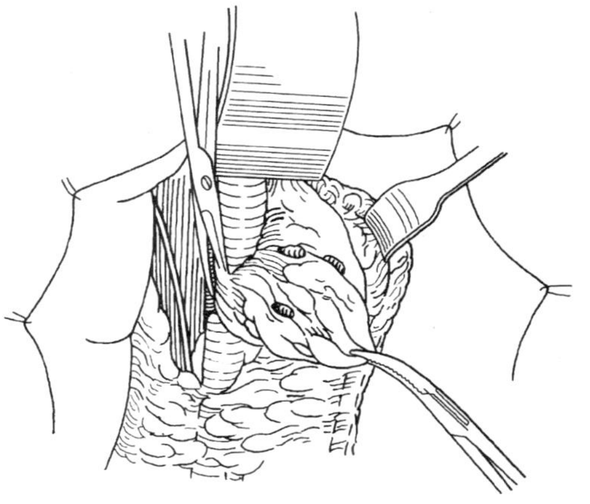

图 31－17　分离、暴露右髂总动、静脉

完成清除髂总周围淋巴脂肪组织（图 31－18）：术者用剪刀沿髂总动脉内侧与输尿管之间向下作锐性分离，其间为疏松结缔组织，从而使输尿管与髂总动脉间的结缔组织和髂总淋巴结整块向下分离。

分离切除右髂内淋巴结（图 31－19）：髂内淋巴结位于髂内、外动脉分叉以下内侧，术者自分离、暴露髂内动脉后，其外侧沿髂外动脉内侧，其内侧沿髂内动脉与输尿管之间的结缔组织，用剪刀作锐性分离，把髂内区淋巴脂肪组织连同髂总淋巴组织一起翻向下内方。

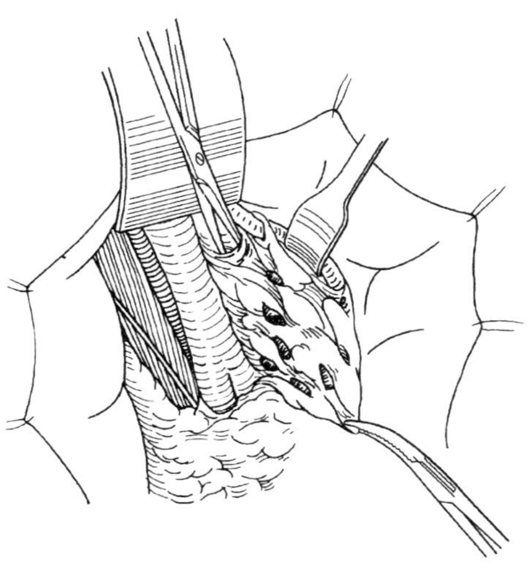

图 31－18　完成清除髂总周围淋巴脂肪组织

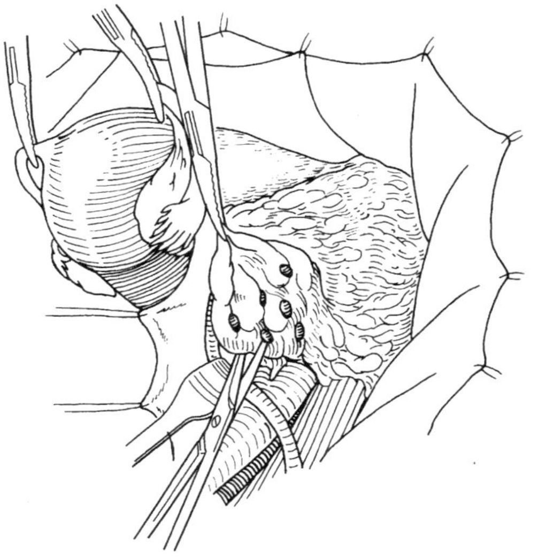

图 31－19　分离切除右髂内淋巴结

右髂外淋巴结切除（图 31－20）：起自髂内、外动脉分叉以下，髂外动脉外侧，腰大肌表面，术者左手执 Kelly 钳提起髂外动脉旁淋巴链和脂肪组织，右手用剪刀分离，剪开腰大肌表面疏松组织，直达腰大肌，生殖股神经伴行于髂外动脉外侧，勿损伤之。

分离髂外淋巴、脂肪组织（图 31－21）：用剪刀沿腰大肌表面自上而下分离，剪开髂外动脉外侧周围脂肪、结缔组织，保护生殖股神经不受损伤，同时把髂外动脉外侧淋巴链和脂肪组织向内翻，显露髂外动脉，随即剪开其鞘膜。

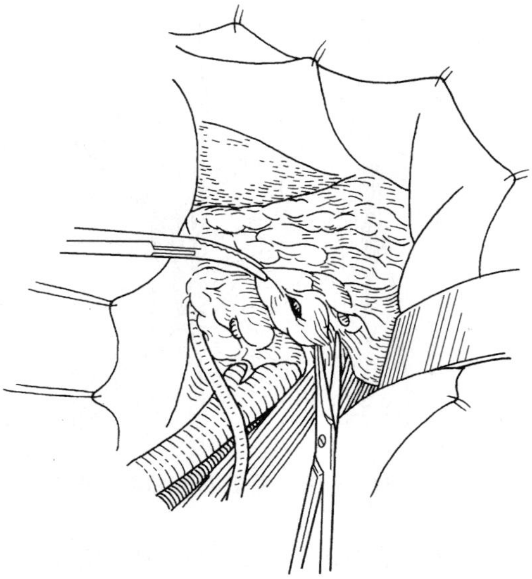

图 31－20　右髂外淋巴结切除

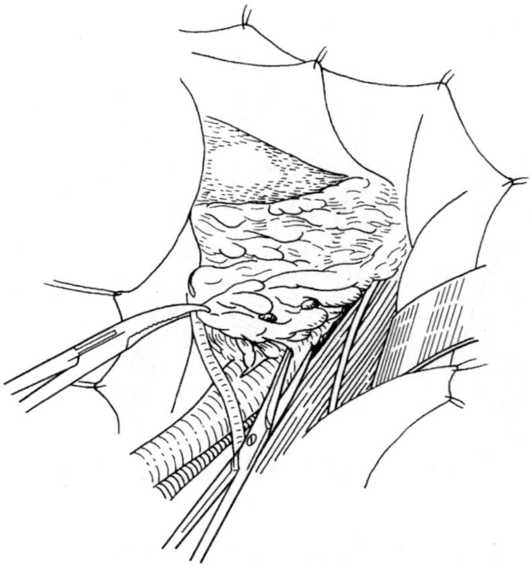

图 31－21　分离髂外淋巴、脂肪组织

分离髂外下部淋巴、脂肪组织（图 31－22）：助手用阑尾拉钩牵拉腹股沟上部软组织，显露髂外动脉下部，术者左手执 Kelly 钳提起髂外动脉周围淋巴、脂肪组织，右手用剪刀沿髂外动脉鞘膜内自上而下作锐性分离，剪开鞘膜，使髂外动脉下部充分暴露，这样可以避免切除髂外下部淋巴结时误伤血管。

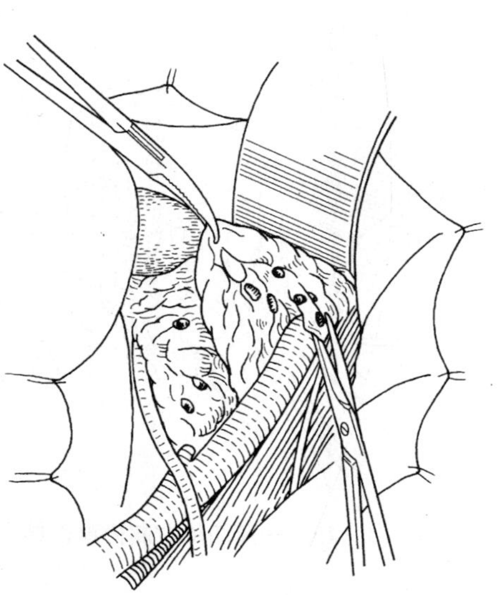

图 31－22　分离髂外下部淋巴、脂肪组织

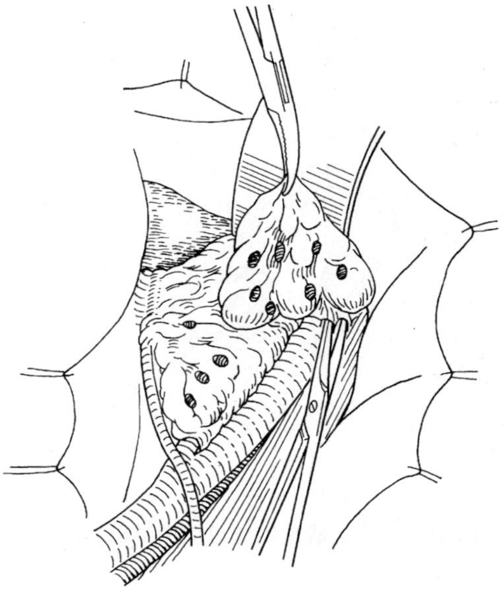

图 31－23　继续分离髂外下部组织

继续分离髂外下部组织（图 31－23）：向下分离髂外动脉至腹股沟韧带上部，同时沿髂外动脉外侧、腰大肌表面向下作钝性分离，使髂外动脉外侧的淋巴链、周围脂肪组织及髂外动脉下部的淋巴结整块分离达腹股沟上部。

分离、切断髂外下部淋巴、脂肪组织（图 31－24）：充分暴露髂外动脉下部，并显示其分支、腹壁下动脉和旋髂深动脉，术者左手执长 Kelly 钳提起髂外动脉下部淋巴群，右手用长 Kelly 钳在髂外动脉下部外侧打洞穿透，钳夹髂外淋巴、脂肪组织外侧下部的一部分，随即予以切断、结扎。

切除髂外下部淋巴结（图 31－25）：髂外动脉外侧淋巴组织切断后，术者提起髂外下部淋巴、脂肪组织，左手用长 Kelly 钳在动脉内侧、髂外静脉表面分离，打开髂外静脉鞘膜，暴露静脉，随即在动、静脉之间最下部上钳切断、结扎髂外下部淋巴群。髂外淋巴结断端必须结扎，防止和减少术后盆腔淋巴囊肿发生。

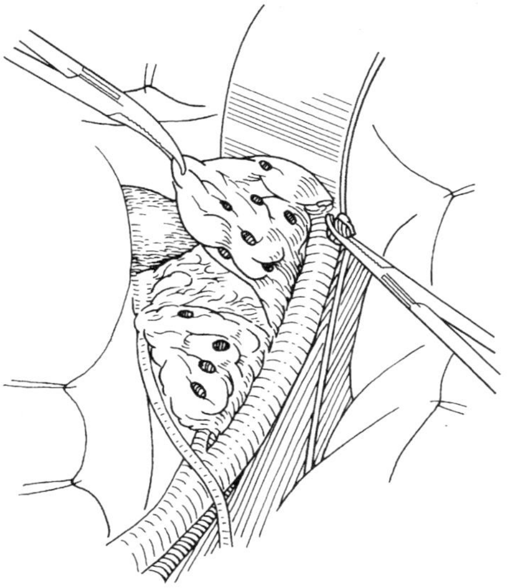

图 31－24　切断、结扎髂外下部淋巴、脂肪组织

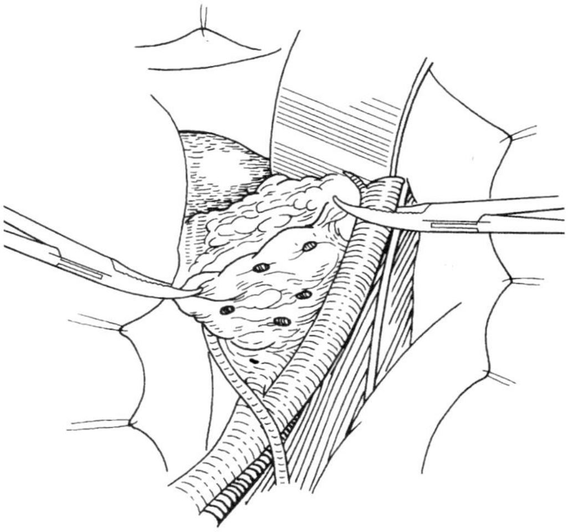

图 31－25　切除髂外下部淋巴结

分离髂外淋巴、脂肪组织（图 31－26）：术者继续提起右髂外静脉内侧疏松结缔组织，右手用剪刀沿髂外静脉内侧向下作锐性分离，在髂外静脉内侧显露闭锁脐动脉的下部，随即沿闭锁脐动脉与髂外静脉之间作锐性分离，使髂外淋巴群的内侧部分完全分离，然后切断、结扎。

分离髂外静脉（图 31－27）：右髂外动静脉下部暴露后，术者右手执长 Kelly 钳提起髂外淋巴、脂肪组织，左手用剪刀沿髂外静脉表面向下作锐性分离，剪开髂外静脉鞘膜，暴露髂外静脉。

分离切除髂外动、静脉膈淋巴组织（图 31－28）：髂外动、静脉暴露后，术者提起动、静脉膈淋巴脂肪组织，助手用静脉拉钩把动脉向外拉

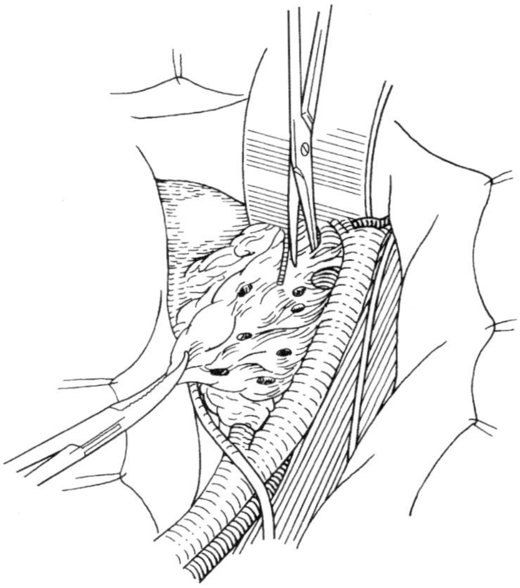

图 31－26　分离髂外淋巴、脂肪组织

开，术者右手用剪刀自下而上作锐性分离，清除动、静脉之间的淋巴组织，直达髂内、外动脉分叉，整块髂外淋巴群翻向内侧，将连同闭孔区淋巴一起清除。

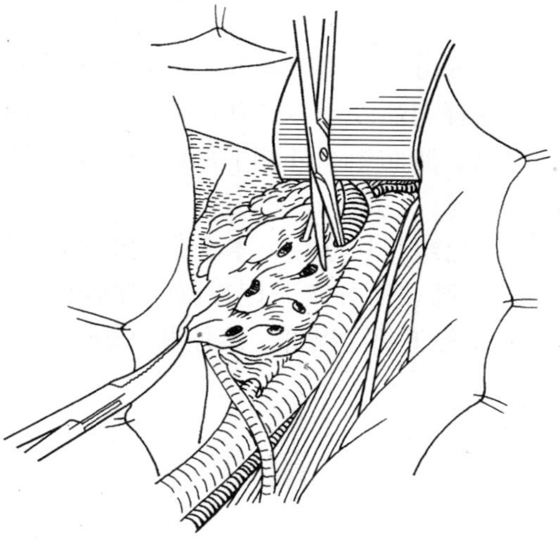

图 31 - 27　分离髂外静脉

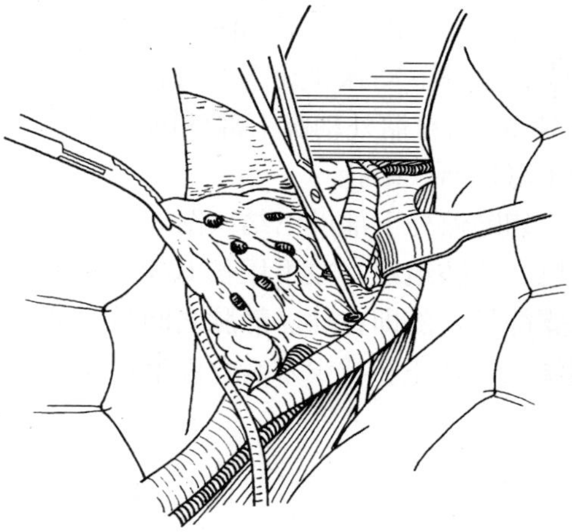

图 31 - 28　分离切除髂外动、静脉膈淋巴组织

右侧闭孔淋巴结切除（图 31 - 29）：暴露闭孔窝，术者右手示指介于髂外静脉与闭锁脐动脉之间，深入膀胱侧窝，并轻柔地用示指尖向内、向下推开膀胱，随即用中号 S 形拉钩深入其间，使闭孔窝暴露，助手用静脉拉钩把髂外静脉中部轻柔向上外方牵引，同时用阑尾拉钩拉开腹股沟上部软组织。

分离闭孔窝（图 31 - 30）：闭孔窝暴露后，术者左手执长 Kelly 钳提起髂外静脉中部下面的闭孔窝上部的疏松结缔组织，右手用剪刀沿静脉下缘剪开闭孔窝上部筋膜，直达右盆侧壁。

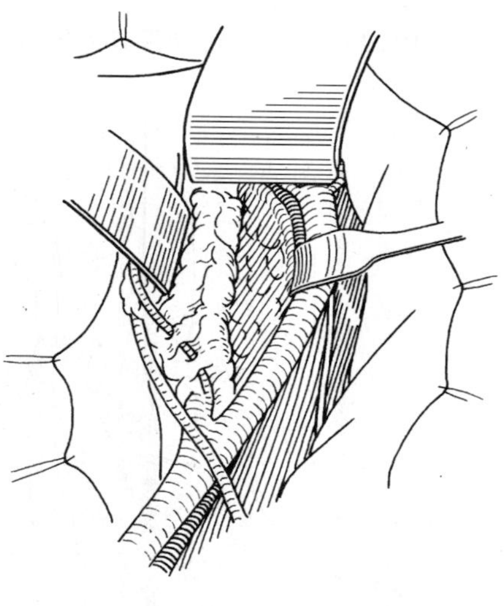

图 31 - 29　右侧闭孔淋巴结切除

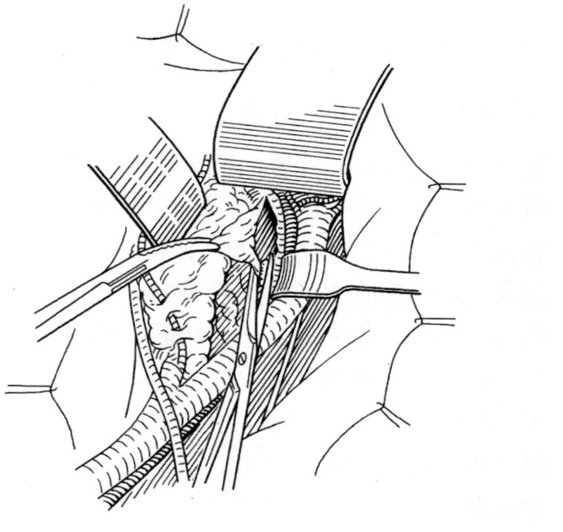

图 31 - 30　分离闭孔窝

继续分离闭孔窝淋巴、脂肪组织（图 31 - 31）：如上法沿髂外静脉下缘，逐一用剪刀分离，剪开闭孔区盆侧筋膜，使整块闭孔窝淋巴、脂肪组织完全脱离盆侧壁。分离闭孔窝时，常有 1～2 支小静脉来自髂外静脉下方，需逐一分离、切断、结扎，以免误断出血。

分离闭孔神经（图 31－32）：闭孔窝淋巴、脂肪组织自盆壁分离后，术者左手用长 Kelly 钳提起该组织，并略向内侧牵拉，右手执长 Kelly 钳深入闭孔窝外测下方，作钝性斜向内侧分离淋巴、脂肪组织，闭孔神经位于闭孔窝淋巴、脂肪组织的下部。

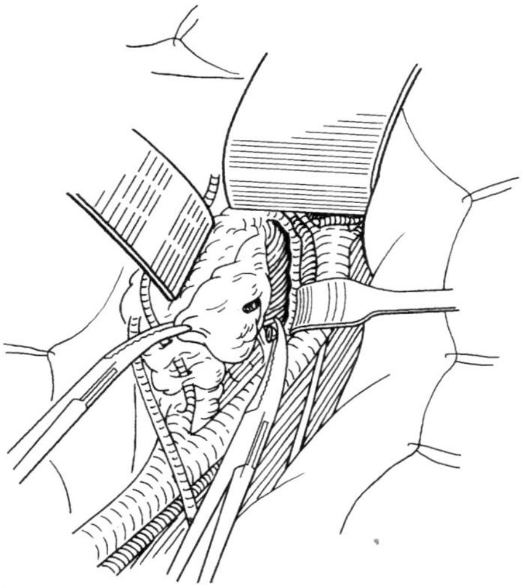

图 31－31 继续分离闭孔窝淋巴、脂肪组织

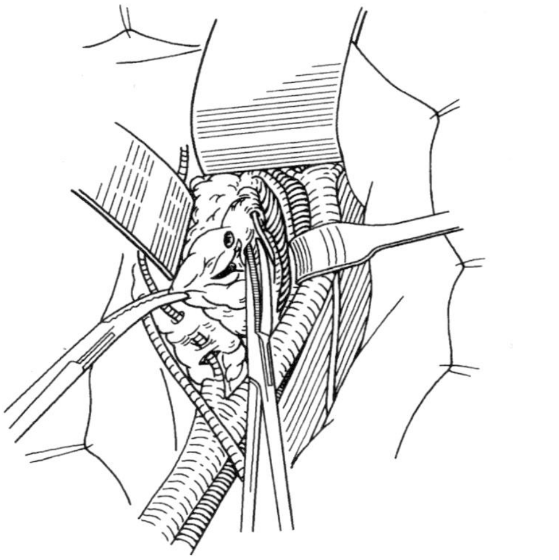

图 31－32 分离闭孔神经

断闭孔淋巴结下部（图 31－33）：暴露闭孔神经后，术者继续用长 Kelly 钳沿闭孔神经的上缘向下分离达闭孔神经出闭孔止，从而用长 Kelly 钳在闭孔神经上部最低位钳夹、切断、结扎。该处必须结扎，以防术后盆腔淋巴囊肿发生，使闭孔窝淋巴脂肪群下部整块游离。

继续分离闭孔淋巴群（图 31－34）：术者右手执长 Kelly 钳提起闭孔窝下部淋巴脂肪组织，左手执剪刀沿闭孔神经表面由下向上作锐性分离，剪开闭孔神经两侧的淋巴脂肪组织，该处一般无血管。闭孔动、静脉一般位于神经之下，少数病例在神经之上则应予以切断、结扎。

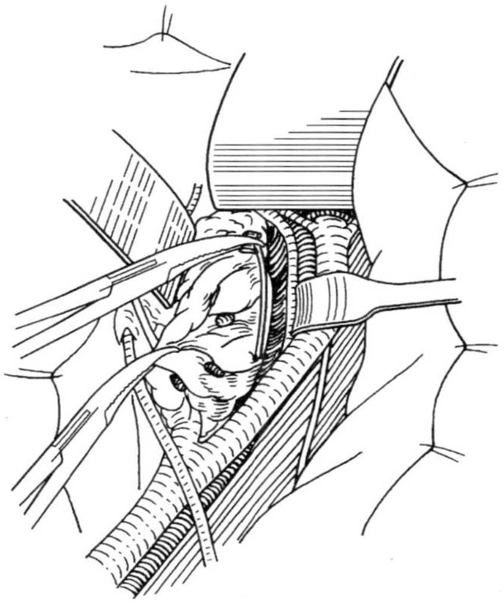

图 31－33 断闭孔淋巴结下部

分离闭孔淋巴结，充分暴露闭孔窝（图 31－35）：沿闭孔神经继续向上分离，达髂外静脉与髂内动脉交叉点，分离至此，应停止向上分离，以防深入上内方，误伤髂内静脉。术者左手继续提起闭孔窝淋巴组织下部，右手用长 Kelly 钳沿髂内动脉向下作锐性分离，从而使闭孔窝上部淋巴组织与周围血管之间界限清晰可辨。

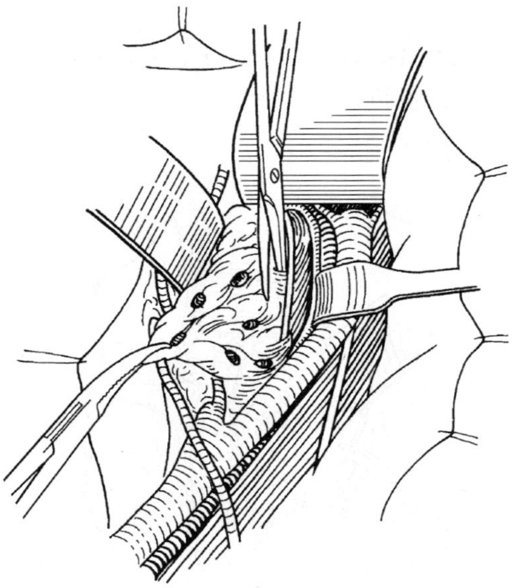

图 31-34　继续分离闭孔淋巴群

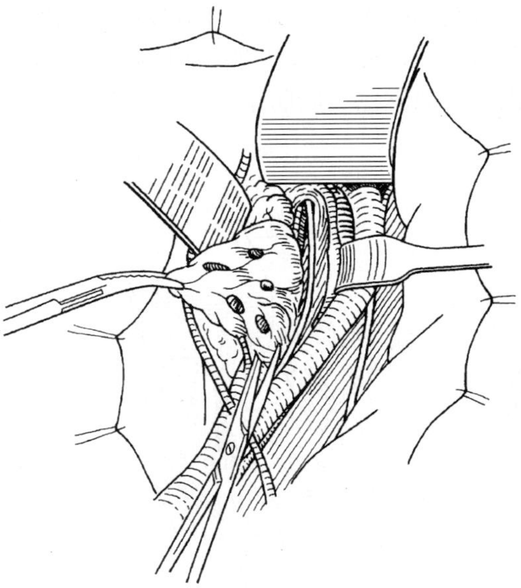

图 31-35　分离闭孔淋巴结，充分暴露闭孔窝

断闭孔淋巴、脂肪组织（图 31-36）：暴露闭孔窝上部后，助手应牵拉髂外静脉上部，术者左手执长 Kelly 钳提起闭孔窝上部淋巴群，右手用长 Kelly 钳钝性分离该窝上部组织，在其最高位，即髂外静脉下方，闭孔神经和髂内动脉上方，钳夹、切断、结扎，从而使整块闭孔窝髂内、髂外淋巴脂肪组织翻向内侧。

高位结扎子宫动脉（图 31-37）：术者右手用 Kelly 钳提起闭锁脐动脉，左手用长 Kelly 钳沿闭锁脐动脉表面自下而上钩性分离，暴露髂内动脉脏支，其下部可见马尾状数支膀胱上动脉，其上部为子宫动脉起始部，予以分离，高位结扎，切断子宫动脉，近端双重结扎。

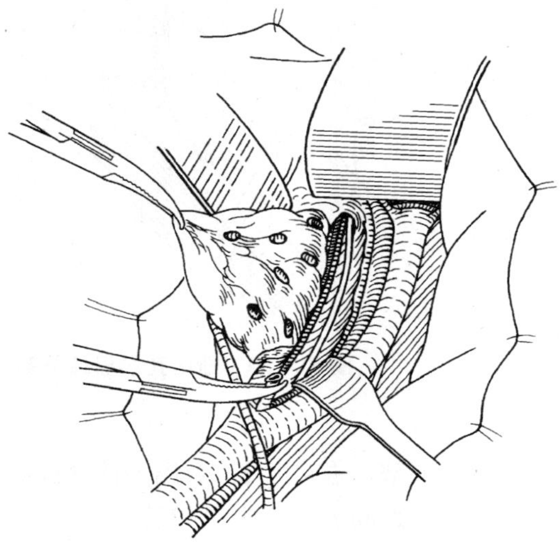

图 31-36　切除闭孔淋巴、脂肪组织

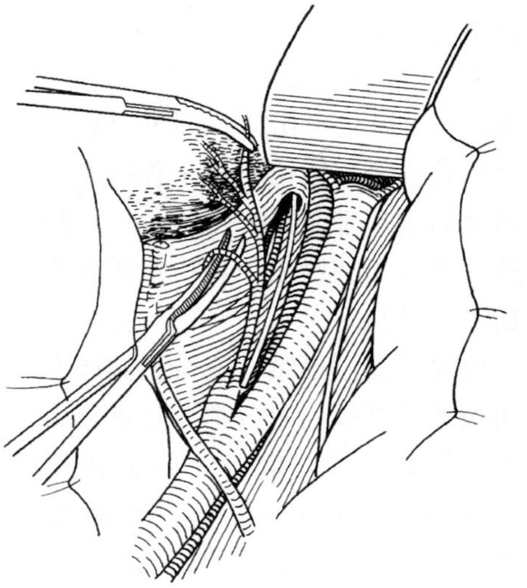

图 31-37　高位结扎子宫动脉

分离子宫动脉（图 31-38）：子宫静脉一般近端均与动脉分离，偶有伴行者，宜一并切断、结扎。子宫动脉远端的结扎线宜长，作牵引用。术者沿子宫动脉远端作钝性分离，子宫

动脉起始部以下经常有 1～2 支髂内动脉内脏支自子宫动脉分处，因此术中应予个别分离、切断结扎。然后把子宫动脉向下、向内分离，翻向输尿管内侧。

分离输尿管（图 31－39）：于输尿管盆段中部开始，该处解剖浅易于操作，助手用 Kelly 钳轻轻提起输尿管外侧的周围组织，同时术者左手执 Kelly 钳提起内侧组织，然后右手用 Kelly 钳在两把 Kelly 钳之间，在输尿管表面挑起输尿管鞘膜，并打开其鞘膜。

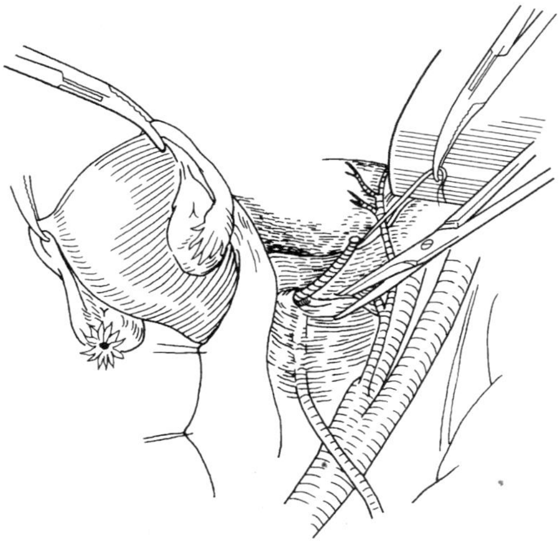

图 31－38 分离子宫动脉

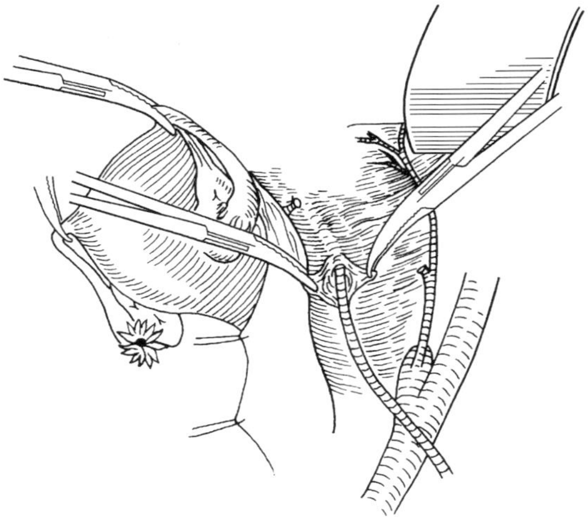

图 31－39 分离输尿管

继续分离输尿管（图 31－40）：打开输尿管鞘膜后，术者左手执长 Kelly 钳提起被剪开的输尿管内侧鞘膜，助手提起对侧鞘膜，术者右手用剪刀深入鞘膜内，自上而下，边分离边向下剪开输尿管鞘膜，达输尿管下部。采用输尿管鞘膜内分离输尿管，可以避免分离输尿管时引起出血和损伤输尿管。

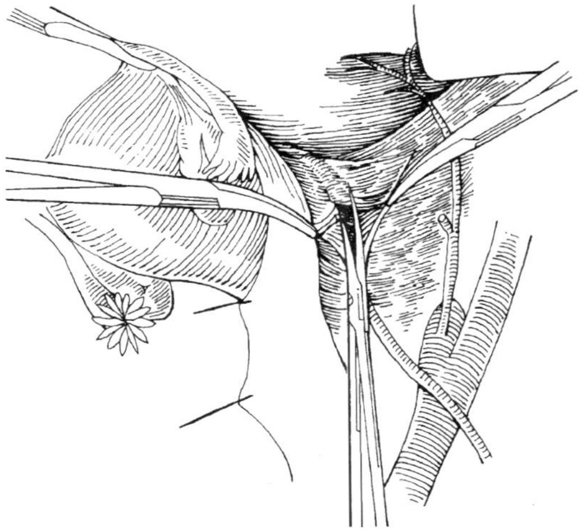

图 31－40 继续分离输尿管

继续分离输尿管（图 31－41）：分离至输尿管进入隧道时，助手把子宫向患者头侧牵拉，同时用膀胱拉钩拉开膀胱。术者用右手示指沿宫颈下缘外侧轻柔地把输尿管入膀胱处向下、向外推开输尿管下段，作游离输尿管时的准备，该处静脉丛较密，注意在间隙推移，避免操作时引起出血。

分离隧道（图 31－42）：术者左手执长 Kelly 钳提起子宫颈膀胱韧带上缘内侧，右手用长 Kelly 钳沿输尿管鞘膜内向下分离，并深入隧道，该韧带致密、坚韧并富有小血管，分离时既因组织坚韧需要适当用力，又因该处血供丰富容易出血，沿鞘膜内分离可避免以上困难，分离隧道需深而畅，充分暴露输尿管。

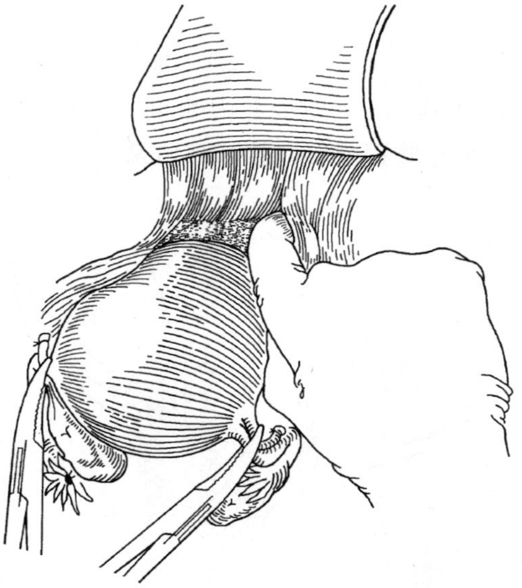

图 31－41　继续分离输尿管

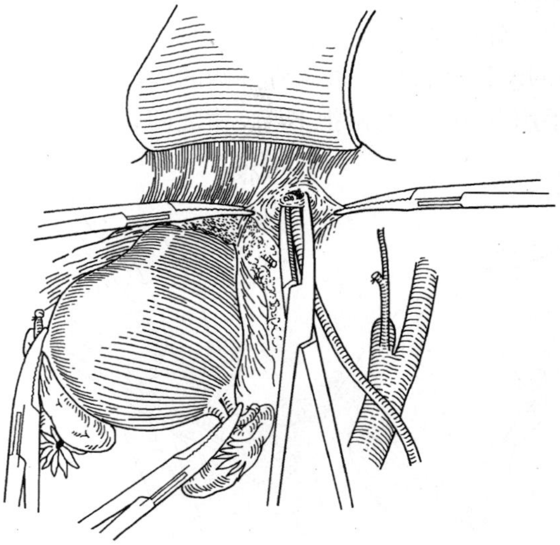

图 31－42　分离隧道

处理隧道内小血管（图 31－43）：输尿管进入隧道内经常有 1～2 支营养血管来自隧道内侧和/或隧道前壁，特别遇到隧道前壁营养支时，它紧密与输尿管前壁相连，如果分离隧道不畅，极易误伤输尿管，术时应将以上小血管个别分离、切断、结扎。

打开隧道（图 31－44）：分离输尿管隧道宜深、畅，充分暴露输尿管后，术者用两把中 Kelly 钳夹隧道两侧，切断，用 1 号细线缝扎。输尿管在隧道中往往呈 S 形，先偏向内下，然后折向外下方，术者必须熟知其行径，以免分离隧道不畅的情况下钳夹宫颈膀胱韧带前叶，而误伤输尿管。

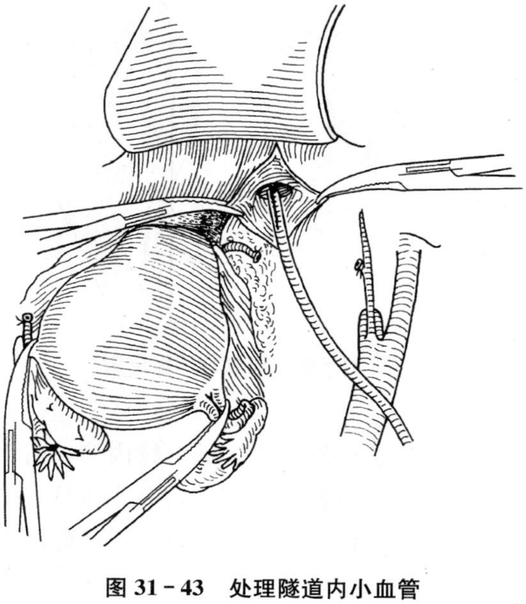

图 31－43　处理隧道内小血管

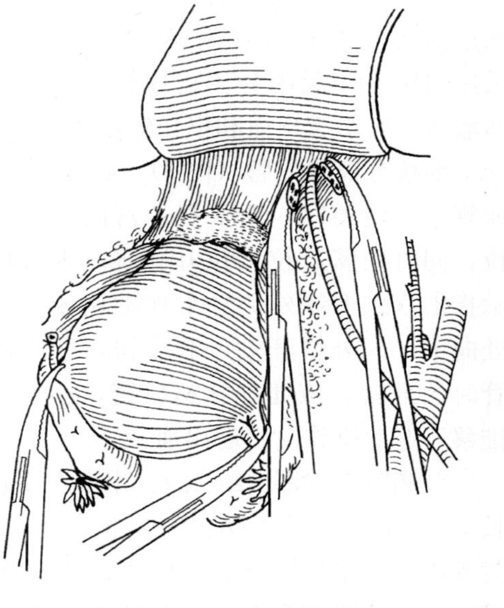

图 31－44　打开隧道

游离输尿管（图 31－45）：打开隧道直达输尿管进入膀胱，输尿管下部分离后，助手用静脉拉钩把输尿管向上、向外侧提起，术者用剪刀沿输尿管下部的背后锐性分离子宫颈膀胱韧带后叶，该处组织疏松，偶有小血管予以切断、结扎，从而完全游离输尿管下部 5～7cm，左侧同法处理。

分离子宫骶骨韧带（图 31－46）：助手把子宫向耻骨联合牵拉，术者左手执长 Kelly 钳提起阔韧带后叶，右手用剪刀剪开阔韧带后叶，并连续向下、向内分离，剪开子宫直肠腹膜反折，相当于宫颈下缘水平，横行分离，剪开至对侧相连。

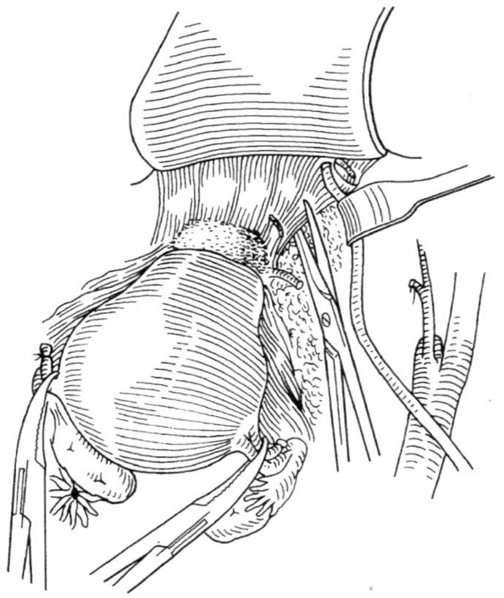

图 31－45　游离输尿管

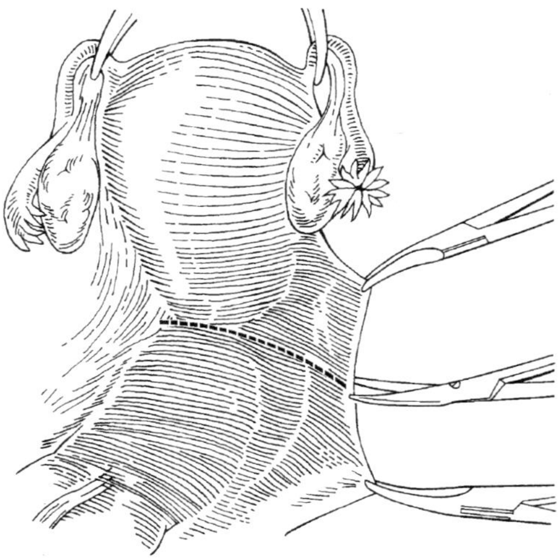

图 31－46　分离子宫骶骨韧带

分离直肠阴道间隙（图 31－47）：助手用两把 Allis 钳，提起子宫直肠腹膜反折断端的骶韧带内侧，术者先用长 Kelly 钳作钝性分离阴道直肠间隙，随后用右手示指深入阴道直肠间隙轻柔分离。

继续分离直肠阴道间隙（图 31－48）：阴道直肠间隙组织比较疏松，易于钝性分离，位于骶韧带内侧，术者用示指沿骶韧带内侧向后徐徐推压，把直肠推开，使骶韧带内侧达骶骨前，与直肠完全分离。阴道中 1/3 与直肠前壁比较贴近。推压时，示指掌面宜贴近阴道后壁，以免误伤直肠。

分离直肠侧窝（图 31－49）：术者用长 Kelly 钳先在右侧骶韧带外侧作钝性分离，分开直肠侧窝，该间隙较疏松，分离暴露侧窝后，术者右手示指深入其间，向后推压直达骶骨前，从而右侧骶韧带完全被分离。左侧同法处理。

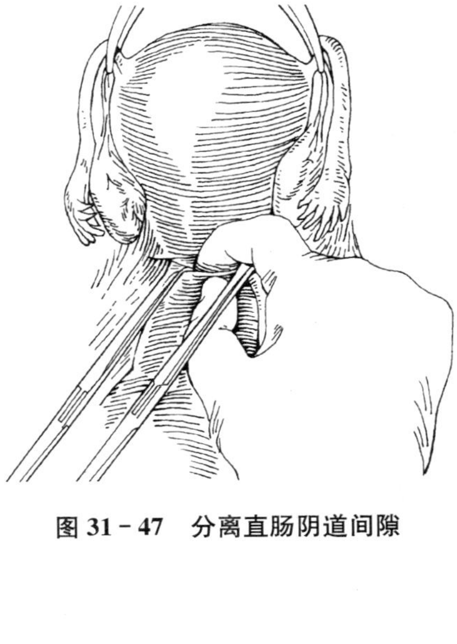

图 31－47　分离直肠阴道间隙

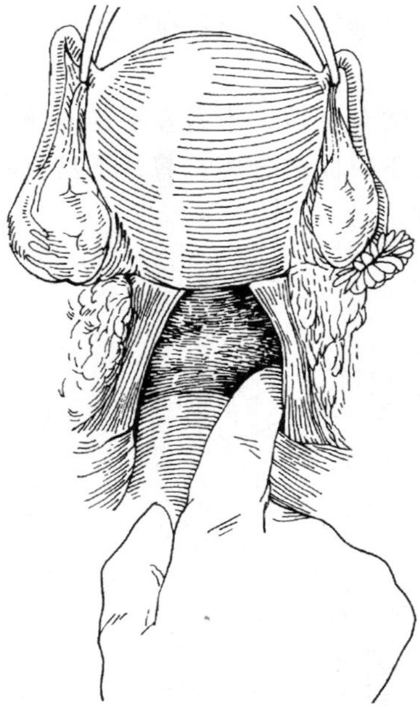

图 31－48　分离直肠骶韧带间隙

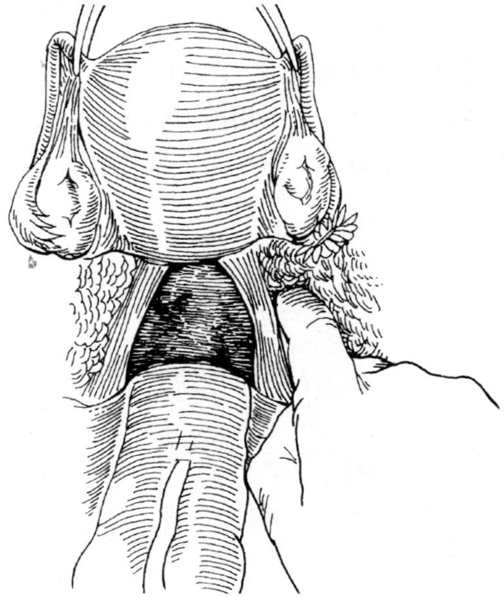

图 31－49　分离直肠侧窝

断宫骶韧带Ⅰ（图 31－50）：分浅、深两部分，切断宫骶韧带，因骶韧带呈扇形附于骶骨前，而骶骨也呈扇形，术者用 Kelly 钳沿骶骨前，距宫颈 3～4cm 钳夹其浅部，切断、缝扎。

断宫骶韧带Ⅱ（图 31－51）：切断宫骶韧带浅部后，因骶骨韧带呈扇形附于骶骨前，而骶骨也呈扇形，术者用 Kelly 钳沿骶骨前，距宫颈 3～4cm 钳夹其浅部，切断、缝扎。

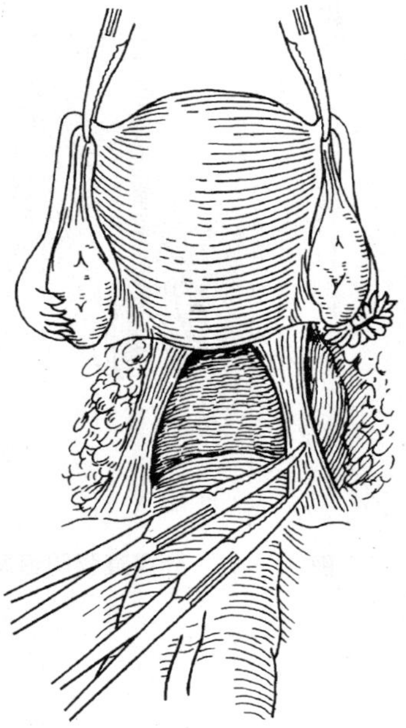

图 31－50　断宫骶骨韧带（Ⅰ）

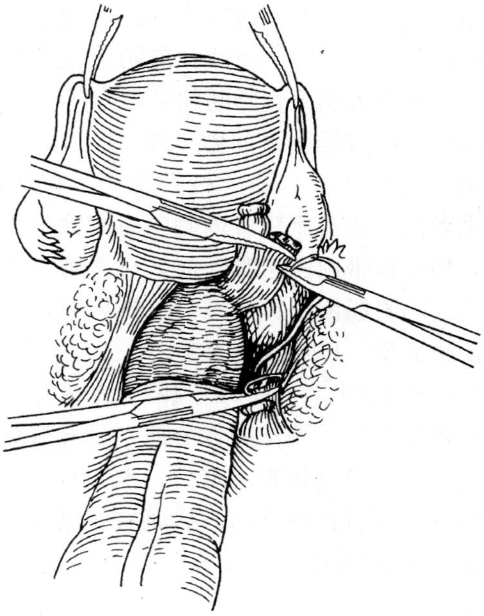

图 31－51　断宫骶骨韧带（Ⅱ）

分离主韧带（图 31－52）：为切除宫旁组织的重要步骤之一。输尿管盆段前、中部完全游离后，术者用示指紧压输尿管下部入膀胱处徐徐把输尿管向下、向外推开，助手用静脉拉钩把输尿管提起，即隐约可见膀胱侧窝。

分离膀胱侧窝（图 31－53）：膀胱侧窝界限，内侧为膀胱，外侧为闭孔内肌和肛提肌，前为脐韧带，后为主韧带组成四角形的陷窝。暴露侧窝后，术者示指轻轻插入膀胱侧窝，操作时必须轻柔，因该部血管丰富，如有阻力，需予分离、切断、结扎，以免术时过多出血。

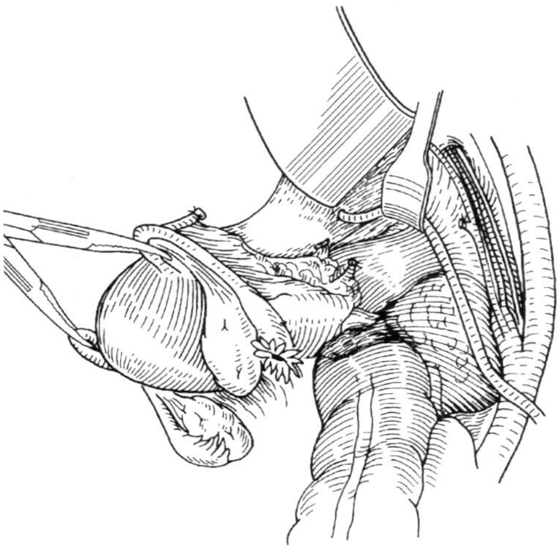

图 31－52　分离子宫主韧带

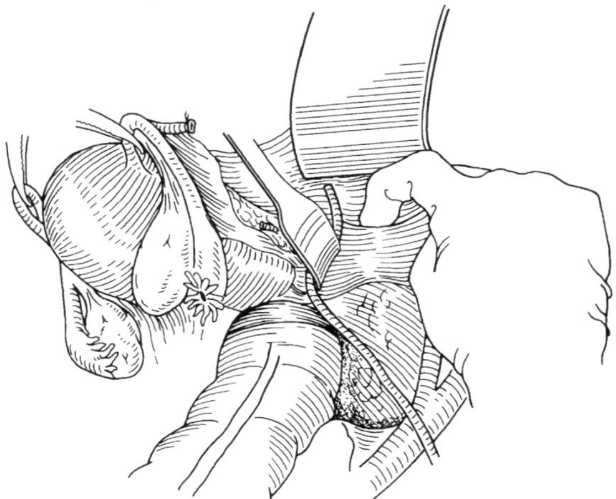

图 31－53　分离膀胱侧窝

断主韧带（图 31－54）：主韧带呈扇形分布于宫颈侧面和盆壁之间，其宫颈侧壁宽阔，盆壁狭窄，术者示指深入膀胱侧窝，然后向下、向后钩起主韧带，使主韧带完全分离，然后用 Kocker 钳距宫颈 3～4cm 近盆壁钳夹主韧带，分次切断，粗线缝扎。

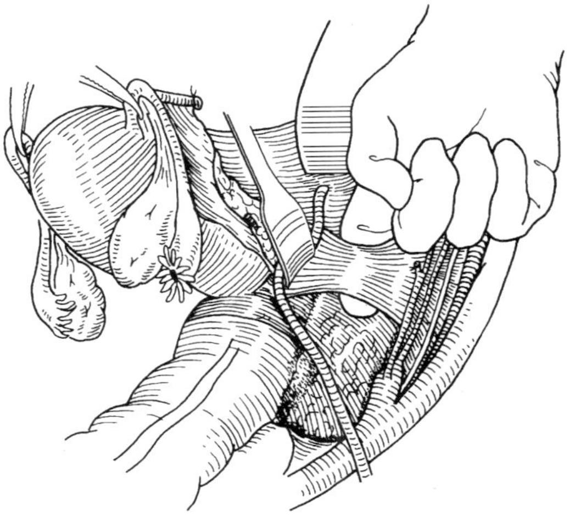

图 31－54　断主韧带

断阴道旁组织（图 31－55）：两侧主、骶韧带切断后，助手把子宫向患者头侧牵拉，用膀胱拉钩把膀胱向耻骨拉开，术者用中 Kelly 钳沿主韧带断端两侧向下、向内钳夹，切断，缝扎阴道旁组织，该处血管丰富，缝扎必须牢固。

断阴道（Ⅰ）（31－56）：两侧阴道旁组织切断，缝扎至阴道 1/2 处，用两把 Kocker 钳在阴道旁组织两侧，向内侧钳夹，其端贴近阴道边缘，然后用直角钳钳夹阴道中段。

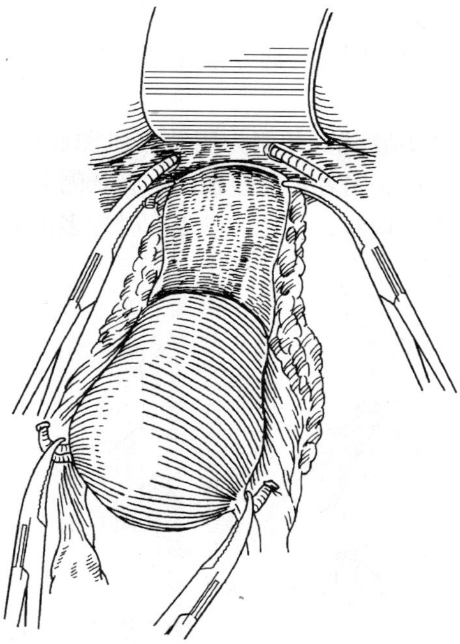

图 31－55　断阴道旁组织

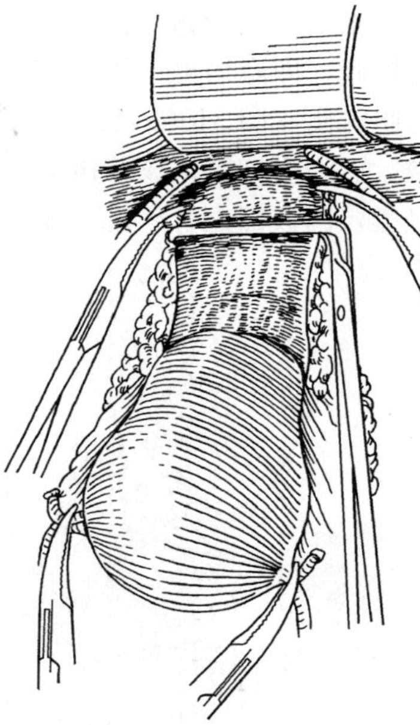

图 31－56　断阴道（Ⅰ）

断阴道（Ⅱ）（图 31－57）：切开阴道，继续由助手牵引子宫和拉开膀胱，使子宫和阴道保持一定张力，然后用两把 Allis 钳在直角钳下缘钳夹阴道中段前壁，并提起阴道，术者用刀在 Allis 钳之间切开阴道前壁，进入阴道。

断阴道（Ⅲ）（图 31－58）：切开阴道前壁后，术者先后用洁尔灭酊（苯扎氯铵）和小纱布各一块塞进阴道，待手术结束立即取出。然后用剪刀沿阴道前后壁，将标本切除。阴道旁组织两侧 Kocker 钳各用粗丝线作 8 字缝合，消除间隙。

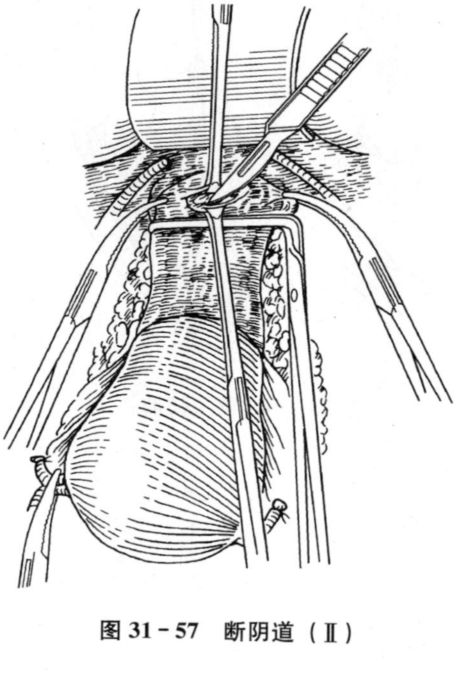

图 31－57　断阴道（Ⅱ）

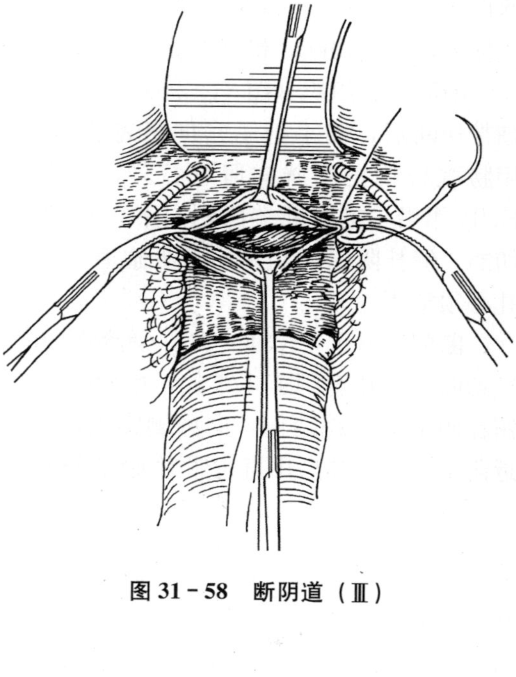

图 31－58　断阴道（Ⅲ）

关闭阴道（图 31－59）：子宫标本切除后，盆腔解剖充分暴露，阴道残端用 1－0 可吸收线连续锁边缝合，以控制阴道残端边缘出血。为补充连续缝合不足，在中间加固 8 字缝合一道，并顺序检查髂血管、闭孔窝、输尿管以及阴道残端等组织解剖和止血工作。

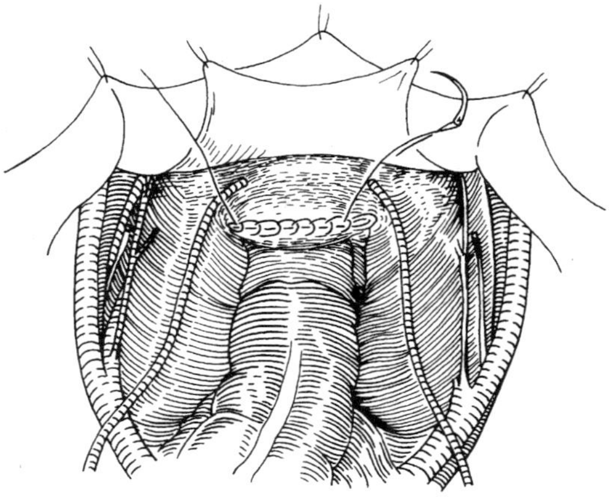

图 31－59 关闭阴道断端

术式二：先做子宫广泛切除（输尿管外侧切断子宫主韧带），再做淋巴清扫。

切口：开腹可从下腹正中切口左绕脐上延长，或者采用下腹横切口（Maylard 或 Cherney 切口）。下腹横切口需要切断腹直肌，但能提供原发肿瘤和盆壁良好的暴露空间。正中切口易于延长，更好地暴露腹主动脉旁区域，但在早期子宫颈癌是不必要的。

探查：进入腹膜腔后，全面地触诊所有的脏器，采用冰冻切片的方法，发现任何可能转移的证据。检查膀胱子宫反折腹膜和 Douglas 陷凹腹膜，以排除任何可疑肿瘤浸润，探查输卵管和卵巢以排除异常。注意任何增大的盆腔和腹主动脉旁淋巴结，并进行冰冻切片以区别淋巴结转移和炎性增大。

根治性子宫切除术：牵引子宫，通过两侧的圆韧带进入后腹膜，在入骨盆边缘处，确认输尿管，并结合锐性和钝性分离，暴露盆腔侧壁空间。

膀胱侧窝（图 31－60）：由下列分界线组成：①中间是围绕膀胱的闭锁脐动脉（膀胱上动脉的延续）；②外侧是闭孔内肌；③后方是主韧带；④前方是耻骨联合。

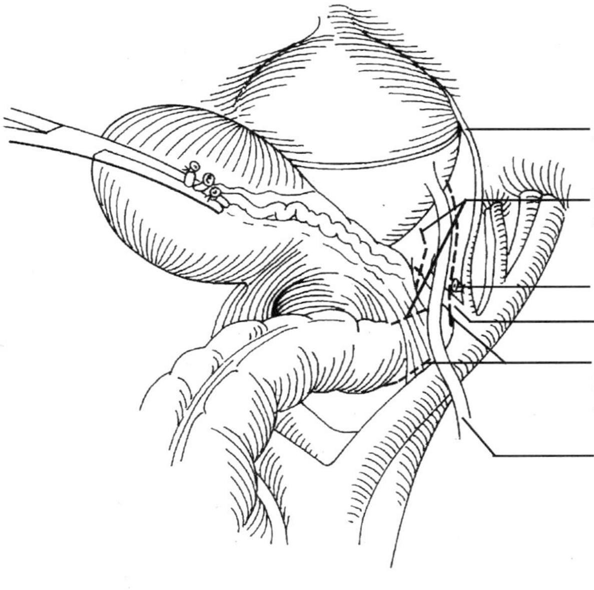

图 31－60 膀胱侧窝及各型根治术范围

直肠侧窝：由下列分界线围成：①中间是直肠；②侧方为髂内动脉；③主韧带位于前

方；④后方是骶骨。这些侧窝的底由肛提肌组成。

分离膀胱：打开子宫膀胱反折腹膜，自宫颈和阴道上端前面分离膀胱。由于有时肿瘤会浸润膀胱底部而不能行子宫切除术，故这些步骤应在所有血管未结扎前进行，在此情况下，不是切除相关的膀胱浸润部分，而通常是关腹，让患者改为放射治疗。

子宫动脉的结扎：子宫动脉通常来源于膀胱上动脉，接近于膀胱动脉于髂内动脉的起点处，在其起点结扎子宫动脉，然后在输尿管上方轻柔地牵引和分离之。子宫静脉必须确认并钳夹，否则会发生棘手的出血。

分离输尿管：输尿管隧道的顶部是膀胱宫颈韧带前部，通过薄层两侧分离的方式分离之，因此可以避免直角钳在输尿管隧道中盲性前进分离时造成的静脉出血麻烦。为了避免破坏来自腹膜输尿管的血供，每侧输尿管应在盆腔近宫骶韧带部位从附着的腹膜上游离。输尿管还要从子宫旁侧分离。这样暴露膀胱宫颈韧带的后侧，在Ⅲ型子宫切除术也要切断，但在Ⅱ型子宫切除术中则不需要切断。为了保留血供，在下一步操作过程中应将远端输尿管的前侧方附着在膀胱上。

后侧分离：切开 Douglas 陷凹的腹膜，向后牵引直肠显示直肠阴道间隙，通过锐性和钝性分离，将直肠从阴道后方和宫骶韧带分离，从中间到骶骨水平不等范围切断宫骶韧带。

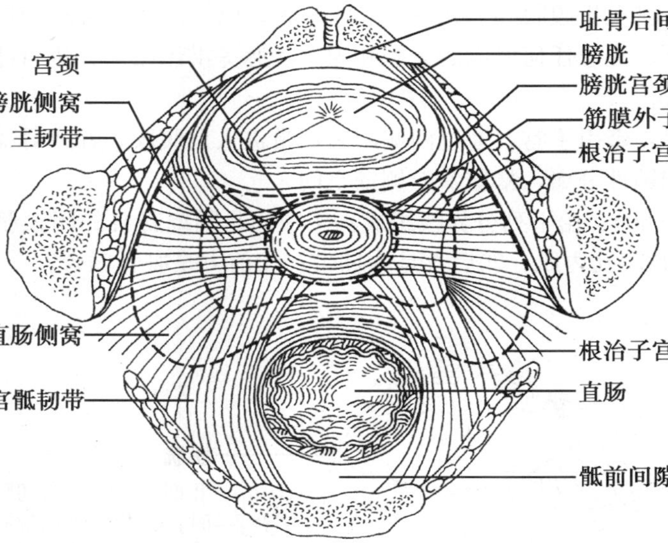

图 31-61　盆腔韧带和间隙及各型根治术范围

侧方分离：宫骶韧带切断后，在骨盆侧壁水平钳夹、切断主韧带，然后再用两把血管钳分别钳夹、切断阴道旁组织，直至阴道。如果要切除卵巢，这时切断骨盆漏斗韧带；如果要保留卵巢，则切断卵巢固有韧带和输卵管后，让卵巢从宫体上脱离。

阴道切除术：阴道切除的长度取决于原发肿瘤的类型以及阴道镜检查的结果。如果原发肿瘤局限于宫颈，而且无 VAIN 证据，仅需切除阴道上端 1.5～2.0 cm，用刀片和剪刀从阴道前壁和侧壁切除阴道上端。缝合阴道顶，确定无“狗耳”形成，阴道两角与阴道旁组织和宫骶韧带缝合。

盆腔淋巴结切除术：一旦子宫切除后，盆腔侧壁暴露良好。如发现经冰冻切片证实的增大的转移盆腔或腹主动脉旁淋巴结，我们的策略是仅切除增大的淋巴结，任何微小转移依赖外放射治疗。如果无可疑转移淋巴结，则行全盆腔淋巴结切除术。采用 Metzenbaum 剪刀锐性分离，将所有的脂肪组织从中段的髂总区域到远端旋髂深静脉的脉管上剥离，保留髂腰肌上面的生殖股神经。向内侧牵拉髂外动静脉，进人闭孔窝，从盆壁剥离脂肪组织，然后锐性分离闭孔窝的所有的脂肪组织，特别注意避免损伤闭孔神经，闭孔神经自髂总静脉分叉进入闭孔窝。在大约30%的患者中见到随同闭孔神经的静脉，如果没有分清该静脉，则易于撕破，它进人远端下方的髂外静脉。

切除术后：用温水或生理盐水冲洗腹膜腔，盆腔腹膜不必关闭，除非考虑止血，不必置引流管。当后腹膜间隙未闭合，并预防性应用抗生素，留置引流管则会增加发热病率，盆腔蜂窝组织炎，延长术后肛门排气时间。然后采用连续缝合的技术关闭腹腔。

3. ***术后常规处理*** 子宫颈癌根治术的术后处理与术时处理同样重要。术后处理得当，不但可以减少或避免各种并发症的发生和发展，而且还能使病人早日康复出院。因此各级医务人员必须通力协作，重视术后对病人的严密观察，发现问题尽早处理。

（1）术后最初 48h 处理 手术后 48 h 内，病人体内生化改变较大，易致水电解质失调，同时由于手术的影响，身体适应能力下降。这段时间的严密观察和处理甚为重要。

1）休克的预防及处理 子宫颈癌根治术的手术范围广、时间长、出血较多，术后易发生休克，必须严密观察以防发生。一般在 24 h 内，每隔 1 小时测量一次血压、脉搏、呼吸，并仔细观察病人一般情况。

手术后休克，多见术时失血过多而补给不足及失水情况等。因此，术者须重视和测量手术出血量、补给量及补液量等。如术中输血不足，术后应继续补足。对一般情况差的病人，可以逾量补充。

除输血外，还应注意失水情况。手术当日一般不进饮食，而患者每日不自觉地蒸发水分估计有 1500～2000 ml。若在比较高温的手术室里施行这类手术，水分和电解质的丧失必然很多。严重失水及外围循环不足，容易发生休克。病人失水时有口渴感、口腔黏膜及舌干燥、皮肤弹性差、尿量少等症状。但上述症状可能与术前使用阿托品所引起的现象不易鉴别。此时可做一些化验检查，如红细胞压积和血红蛋白浓度增加、尿量少及尿比重上升等情况，均表示有失水现象，必须立即补液。通常术后 1～2 天体内有钠潴留现象。所以补液应以 5%～10%葡萄糖液为主，生理盐水每日最多不应超过 500 ml。注射葡萄糖可以补充水分和热量，减少体内蛋白质的消耗。输液时应有入水量和尿量的记录，并测定尿比重。24h 内尿量达 1000 ml，尿比重在 1.020 以下，病人无口渴感，口唇和舌均湿润，皮肤弹性正常，可以认为液体补充已足。术后出入量、尿比重应视为与体温、脉搏、呼吸、血压同样重要。

术后疼痛不安也能促使休克的发生，因此要酌情应用适量的止痛剂和镇静剂，使病人安静休养、消除呕吐、减轻疼痛等，对中枢神经系统有保护性抑制作用，可预防休克的发生。

术后如果发生休克，应立即寻找休克的主要原因，并立即予以治疗。比较常见的血容量不足引起，应以输血为主，使血压在短时间内回升至正常水平。如静脉输血效果不佳，可采取动脉输血。如血压过低，应将病人头部放低、吸氧以及其他升压药物的使用。

2）预防感染 子宫颈癌根治术后预防感染非常重要，它关系到盆腔广大创面的愈合、泌尿系统感染的预防和腹部切口的愈合。同时对机体的恢复和手术的效果都有较大的影响。一般应在手术后立即开始使用抗生素。由于盆腔手术革兰阴性杆菌感染的机会较多，所以针对性应用抗菌谱，则疗效比较理想。一般应用复合抗生素以防混合感染。

3）其他处理 手术 8～12 h 后，即置半卧位。术后半卧位极为重要，因盆腔创面大，渗液多。若伴有盆腔感染，半卧位可使炎症局限于盆腔。如置盆腔腹膜后引流或持续负压吸引者，更需置半卧位。

（2）术后48h以后的处理　术后48h以后，很多病人病情都能逐渐稳定和渐趋初步恢复健康，但距全身和局部健康的完全恢复，尚有一段时期。同时对预防各种手术后并发症仍需严密观察和防治。

1）营养　术后营养对病人的康复和治疗关系极大。经过根治术后，病人体内的碳水化合物代谢、基础代谢和蛋白质代谢等方面都发生显著变化，病人的热量、蛋白质和维生素的需要量远较术前为多，必须及时补充。蛋白质不但是人体各组织的物质基础，同时也是保持血浆渗透压的平衡和人体正常代谢机制的重要因素。术后组织的修复和伤口的愈合均需要蛋白质。碳水化合物是人体代谢产生热能的主要成分，有保护肝脏作用。

维生素A与上皮组织代谢有关，缺乏维生素A，术后容易发生肺部并发症。维生素B1和复合维生素B对于保持心脏和胃肠道肌肉的张力及碳水化合物的代谢有密切关系，缺乏时容易发生虚脱和休克。维生素C对于组织愈合过程中，胶原纤维的生长有直接关系，在大手术后需要量很高，缺乏后影响伤口愈合的质量和速度。维生素K为肝脏合成凝血酶原的必需要素，缺乏时容易产生出血倾向。

综上所述，术后必须给予高热量、高蛋白及富于维生素的饮食。术后一般在48～72h后肛门排气后即进流质饮食。术后4～5日后即可进高蛋白、高热量全食。半流质膳食每日热量应达8373 J（2000 Cal），蛋白质80g；全食每日热量应达12 560 J（3000 Cal），蛋白质120 g。每日另服维生素B1 30 mg，复合维生素B 30～60 mg，维生素C 300 mg。

2）水和电解质的补充　术后3～4日内，病人若仍不能摄取足够水分和饮食，应及时补充。以静脉注射葡萄糖供应营养者，每日宜加入维生素B1 50 mg、维生素B6 300 mg和维生素C 3000 mg。术后第3日起体内氯化钠逐渐不再潴留，此时若病人仍不能进食，则每日静脉补充液体总量中应包括1000 ml生理盐水。

一般病人术后钾离子排出量增多，单纯以静脉输液来维持营养者，可能发生钾缺乏现象。尤因腹胀而进行胃肠减压者，更容易发生钾的缺乏。缺钾者常呈现疲倦、嗜睡、四肢乏力、腹胀、便秘、食欲缺乏、尿少、水肿或脸和四肢麻木症状。术后数日内应测定血浆钾浓度，或做心电图来判断钾的情况。一般病人多于术后3～4日开始缺钾。若尿量正常，可每日静脉注入10％氯化钾液20ml，或每日3次口服10％氯化钾10ml。给钾不仅有补偿钾缺乏的作用，且能加速伤口的愈合和促进恢复健康。但是在肾功能不全、心肌损害、肾上腺皮质功能不全或休克时，不宜给钾。若血钾确实过低，使用时也必须格外慎重，以免发生血钾过多，导致心脏传导阻滞的危险。

3）抗生素的应用　子宫颈癌根治术后，一般术后即开始进行抗生素治疗。术后48 h仍继续使用，一般持续1周左右，选择抗生素以抗革兰阴性菌株为主。如伴有感染体温上升时，则根据感染情况及时更换和加强抗生素治疗。这样对创面的愈合和预防并发症的发生都能起良好作用。

4）保留导尿管的处理　根治术后常持续保留开放导尿，保留导尿的护理也很重要，应由护理部每日作外阴、尿道口清洁护理，每周调换消毒导尿管和储尿瓶。一般术后2星期调换导尿管，同时测残留尿量，如果残尿少于100 ml可以停止保留导尿。如果根治术的范围扩大，子宫主、骶韧带沿盆壁切除者，一般保留导尿2周后测量残留尿量，如果残留尿量超过100ml，宜继续保留导尿管1～2周，以待膀胱排空，及早恢复功能，然后再继续测试残留尿量，以决定是否保留导尿。一般手术范围扩大的病例，保留导尿需2～4周之久，个别病例可能还要延长。因此，防治下尿路的感染更需重视。

4. 术后并发症的防治

（1）子宫颈广泛切除术＋盆腔淋巴结切除术后并发症的防治：

1）淋巴结状态的确定　与开腹行根治性子宫切除术步骤相仿，RAT 首先必须肯定盆腔淋巴结状态，即切除盆腔淋巴结，然后再行根治性宫颈切除。如发现盆腔淋巴结转移，则放弃行保留生育功能手术，故能及时准确地诊断盆腔淋巴结状态是该手术的首要关键。盆腔淋巴结切除范围包括下至旋髂深静脉的髂外淋巴结，上至髂总动脉近腹主动脉分叉髂总淋巴结，闭孔内肌内侧，闭孔神经以上，耻骨后方，髂内动脉直至闭锁脐动脉外侧的闭孔、髂内和髂间淋巴结。任何增大或可疑淋巴结立即送冰冻切片检查，常见的前哨淋巴结可以帮助病理医师提高警惕。

2）子宫体血供选择　我们的做法是切断圆韧带，近端钳夹作牵引子宫用。切开膀胱反折腹膜，分离膀胱至子宫外口下方。分离膀胱侧窝和直肠侧窝，显露主韧带，自髂内动脉起始部分离子宫动脉至宫体旁，途中切断下行分支，仔细分离上行支直至子宫峡部以上部位。亦有作者自子宫动脉起始处结扎之，或一侧或两侧结扎。亦有作者行子宫动脉吻合术。所有作者都认为今后子宫体血供的是漏斗韧带的卵巢血管，因此关键是保持卵巢血管完整性，以及保证卵巢固有韧带、输卵管与子宫角的通道完整，不能像子宫切除术在子宫角处上钳夹牵引。

3）切除病灶范围的确定　除保留宫体外，RAT 切除范围与传统的 Piver's Ⅲ型根治性子宫切除一致，包括宫颈和宫旁组织 2cm 以上的阴道和阴道旁组织、主韧带和骶韧带。处理好子宫动脉后，先切开直肠子宫反折腹膜，分离阴道直肠间隙至阴道中段。于近骶骨附着处切断骶韧带，注意保留外侧的盆丛神经。分离输尿管至膀胱入口，分别近盆壁切断主韧带和阴道旁组织。于子宫峡部，最好是子宫颈管内口下 0.5cm 处切断，分离宫体，让断离的宫体维系卵巢输卵管。要求是宫颈肿瘤距切缘至少在 0.8cm，亦有作者认为 0.5cm 以上即可。切除病灶范围的关键在于：术前 MRI 检查宫颈病灶累及范围，术中标本送冰冻切片确定切缘距离，有作者还建议行子宫腔内膜诊刮术和上切缘的活检。我们倾向于先切断子宫峡部，再行宫颈及周围韧带的切除，这样像做残端宫颈癌一样手术，较为便利，并可减少对子宫和卵巢血管的损伤，我们要求肿瘤距切缘至少 1cm。另有作者先行阴道断离后再行子宫峡部断离。阴道切断长度不是问题，但多数作者认为早期子宫颈癌切除阴道 1～2cm 即可。此外，我们会在切断时临时阻断子宫动脉以减少出血，另有术者行临时性输尿管支架以便输尿管确定和分离。

4）子宫峡部的环扎技术　RAT 手术的主要目的是保留生育功能，由于术后只留下宫体和极少的子宫峡部，妊娠时子宫峡部会扩张拉长，因此，为了避免流产或早产，需要在残留的子宫峡部环扎，采用的环扎线均采用不可吸收材料，外形有带状线（慕丝灵带）、爱惜邦不可吸收线等。我们曾使用过 TVT 吊带、带状线，目前采用 5 号线爱惜邦（MB666）不可吸收线，其特点是粗细适中，较为柔韧。也有作者认为吻合子宫下段与阴道上段的线结形成的瘢痕可能具有“环扎”效果，但标准术式应有峡部环扎术，为了避免环扎线结对膀胱的刺激，环扎线打结应置于宫颈后方。

5）安全性考虑　宫颈上切缘安全距离一般认为是 0.5cm 以上。如不保留子宫动脉 RAT，上切缘应足够宽裕。但我们在保留子宫动脉行 RAT 时却遇到一定困难，为了达到足够的安全距离，必须分离子宫动脉上行支至子宫峡部，以达到我们的要求：肿瘤距上切缘 1cm 以上。术前 MRI 检查可以初步判断宫颈病灶范围，术中冰冻切片检查确定安全距离，并在切缘宫体端行活检和峡部宫颈管的诊刮。

6）并发症　除腹部切口外，术中出血 RAT 可能比 RVT 稍多，其余的手术并发症相似，如宫颈管狭窄（影响月经排出和受孕，需要手术处理）、阴道感染、排液等。流产和早产率两者相仿。

7）妊娠　一般的，根治性宫颈切除术后 6 个月，即可考虑让患者怀孕，由于子宫峡部已环扎，所有患者需行剖宫产，因此，不孕、流产和早产是最常见的并发症。2005 年 Boss 等总结了 63 个研究中的 355 例在发展中，还存在许多争议的地方。在腹腔镜手术成熟的单位，在腹腔镜下行根治性宫颈切除和盆腔淋巴结切除术。有些局部晚期患者经新辅助化疗后行 RT，这样使得 RT 适应证更宽。

（2）根治性子宫颈切除术＋盆腔淋巴结切除术后并发症的防治

1）手术中避免重要脏器的损伤

①髂静脉　清除盆腔淋巴结，我们在手术操作时都打开髂血管鞘膜暴露血管，然后切除血管周围脂肪组织。静脉壁较薄，易损伤管壁破裂出血，犹如分离右侧髂总淋巴结，因解剖特殊，易损伤右髂总静脉。因为右髂总静脉斜行于右髂总动脉的外下方，而右髂总淋巴结则躺在右髂总静脉的表面，分离时宜在淋巴结与髂静脉之间的间隙中进行，此间隙组织疏松，很易分离和暴露髂总静脉。反之，若在髂总淋巴脂肪组织中分离，反易引起出血并可能误伤髂总静脉。

②输尿管　分离输尿管是子宫颈癌根治术中操作比较困难一环，因为只有充分游离输尿管后才能足够切除子宫主、骶韧带。分离输尿管的秘诀，在于掌握操作方法，即必须打开输尿管鞘膜，因为鞘膜并没有小血管供应，仅包裹着输尿管起润滑作用，利于输尿管通畅地在其中蠕动。如果打开鞘膜后，在鞘膜内进行分离输尿管，在术者直视下，充分暴露输尿管的情况下操作，这样可以避免损伤输尿管，又可避免术时引起出血。尤在分离隧道和输尿管盆段的前、中两部分，该处为坚韧、致密韧带并富有血管，输尿管的营养血管都环绕着输尿管筋膜层。因此分离输尿管遇有营养支均需分别切断、结扎，才使输尿管游离。但需慎防损伤输尿管筋膜而导致术后并发输尿管瘘。

③直肠　切除阴道和子宫骶骨韧带慎防损伤直肠，在打开直肠侧窝和分离阴道与直肠前壁时需注意切除较长阴道必须充分分离阴道直肠间隙，一般采用钝性分离，间隙上都比较疏松易分。至阴道中 1/3 局处与直肠前壁比较贴近，如果伴有慢性炎性粘连，很易推破直肠前壁。因此，术者必须谨慎，分离时示指掌面宜紧贴阴道后壁，推力方向是向前、向下，粘连紧密难推时，则在直视下作锐性分离。切除更多子宫骶骨韧带，除充分暴露直肠侧窝外，应先钝性分离直肠阴道间隙，然后锐性分离骶韧带直肠间隙，使直肠侧壁与骶韧带内侧分离，充分暴露骶韧带内侧直达骶骨。反之欲切除较多骶韧带，极易损伤直肠。

2）术中控制出血和分离粘连

①控制出血　术时往往因病人的凝血机制差、盆腔慢性炎症、放射治疗后等情况引起出血；或因手术操作粗暴、较多小血管被撕裂，尤以静脉为然；子宫颈癌根治术创面大、渗血多，所以术者宜操作细致，按解剖层次循序渐进，发现小血管明显出血或渗血时，均应立即予以止血。

如分离切断子宫主韧带、阴道旁组织，可发生难以控制的出血。当影响病人血压时，可以将双侧髂内动脉结扎，对止血有一定帮助，没有严重后果。山东医科大学江森教授主张手本时先作双侧髂内动脉结扎，以减少术时出血，同样取得相应效果。

髂内动脉结扎术在髂总动脉分叉以下 1.5～2cm 处，先打开动脉鞘膜，用中号血管钳子穿过动脉后方，助手把 7 号丝线送至穿出血管钳，然后血管钳钳夹丝线退回，予以结扎即可。但是操作时须注意髂内动脉与同名静脉的解剖位置，以免在急促中损伤髂内静脉招致出血。左侧髂内静脉位于动脉内侧，右侧位于动脉外侧。因此结扎左侧髂内动脉，应从动脉内侧向外分离，由动脉后方穿向外侧。结扎右侧髂内动脉，应从动脉外侧穿向内侧。这样在分离、穿出髂内动脉均可以避免损伤静脉的危险。

此外，分离膀胱侧窝，暴露主韧带和推移输尿管常可引起较大的出血。此时控制出血方法，应由助手把子宫向后紧紧提起。如左侧出血，术者左手掌面插入子宫左后侧和主韧带后部；同时掌面紧贴以上组织并向前用力鼓起，以达到压迫止血作用。由于输尿管已经完全游离，助手用静脉拉钩把输尿管提起，术者右手执钳钳夹主韧带外侧，切断、缝扎主韧带。循序向内进行，既达到止血目的，又切除宫旁组织，完成手术程序。

②慢性粘连　子宫颈癌根治术经常遇到各种不同程度的盆腔炎和慢性粘连，这些粘连临床检查时可以毫无发现，粘连可以是局限性或比较广泛，但是慢性盆腔炎不是子宫颈癌根治术的禁忌证。相反放射治疗可激发急性或亚急性盆腔炎发作，后期可导致盆腔纤维化引起极难解除的疼痛。此外，放疗可促使肠管小血管内膜炎、纤维栓塞和肠周纤维性变引起肠粘连，甚者发生梗阻，个别病例可发生肠管局部坏死、肠瘘。因此。盆腔炎病例更须手术治疗，尤其遇到比较困难的粘连，如输尿管、髂血管，特别是与静脉紧密粘着，甚者，输尿管和静脉与其鞘膜之间的间隙亦已消失。必须指出，在这种粘连情况下，要求术者耐心、细致，具有熟练的技术和丰富的临床经验，以及熟悉各器官之间的解剖关系，寻觅器官之间的自然界限，层次必须清晰，采用锐性分离术，一般不致损伤重要器官。因为慢性粘连都已纤维化，粘连虽然紧密，但血供极少，因此，锐性分离时出血或渗血较少，如果术者善于掌握解剖层次，富有临床经验，往往经过比较艰难的一段分离过程，都能解决完成手术。

3）术后泌尿系统并发症

①尿潴留　根治性子宫手术切除子宫主、骶韧带范围距宫颈旁 3 cm 以上，因此在术后最初几天膀胱排空困难和肠道不通是不可避免的，故术后至少 1 周应予耻骨上或尿道置管排尿。如行膀胱测量，则发现两种异常现象：尿道压力增高的高张膀胱最常见，而低张膀胱少见得多。高张膀胱型患者有正常的充盈感而觉得不适，这是自限性现象，一般术后 3 周内恢复正常；而低张膀胱患者则预示不良后果，甚至其中某些患者需要终身自我导尿。

由于手术损伤副交感神经而引起暂时性膀胱麻痹在所难免，所以绝大多数病人术后最初数周内不能自解小便。此外，个别病人由于排尿习惯改变而不能卧床排尿，这些患者宜术前介绍克服排尿困难的方法，练习在床上采取各种排尿姿势，以利区别术后膀胱麻痹。所以术后保留导尿使膀胱有一个适当的时间休息，以求恢复功能是完全必要的。一般术后 2 周拔除导尿管，随后超声波测试残留尿，如果残留尿＞100ml 则继续予保留导尿 1 周，在保留导尿期间加强护理，每日清洁、擦洗外阴和尿道口敷以金霉素眼药膏和每周更换导尿管一次，使膀胱在排空情况下及早恢复功能，一般术后 2～4 周恢复功能，少数病例延至 4～6 周，如伴有继发感染者，则加强抗生素、膀胱冲洗及辅以膀胱理疗等治疗。我们 451 例发生尿潴留者 58 例，占 12.9 %，其中 14 例伴有继发感染，经以上处理后均恢复功能。如果手术范围扩大，沿盆壁切除子宫主、骶韧带，通常尿潴留可延续 4～6 周或更长时间才能恢复膀胱功能。所以更需要采取抗炎、导尿、消毒等措施，控制下尿路的继发感染。

②尿失禁　少数病例，尤其年迈体弱者，由于长期安置导尿管，可能使尿道括约肌闭锁不全，导尿管拔除后易发生尿失禁，一旦发生这种情况，每日嘱患者坐热盆浴，锻炼盆底肌肉的收缩，即能促使早日恢复尿道括约肌的功能。

③肾盂肾炎　由于膀胱炎上行性感染和腹膜后感染未能及时处理和控制，是导致肾盂肾炎的主要原因之一。临床症状：高烧、寒战、肾区明显叩击痛和尿常规找到大量脓细胞。肾盂肾炎为泌尿系感染进入严重阶段，可危及患者生命，一旦被发现后应及时使用大量抗生素控制感染，同时注意尿路通畅，尽可能除去导尿管，排除膀胱内异物和上行感染源，增加水分摄入和营养等。

④肾功能受损　子宫颈癌术后并发肾盂积水或肾功能丧失者频有发生。我们 451 例术后并发肾功能受损者 3 例，1 例为一侧肾功能丧失，2 例各为一侧肾盂积水。术后肾功能受损的主要原因，往往因术时游离输尿管过长扭曲，或近输尿管处大块结扎导致输尿管扭转或受压。术时止血不彻底，如处理输尿管营养血管形成术后血肿压迫输尿管，又如术时损伤输尿管，经修补缝合或吻合术后引起输尿管吻合口狭窄等。为防止术后并发肾功能的损害，术者必须手术操作细致，避免以上情况的发生，同时在手术结束时还需检查两侧输尿管的蠕动和周围组织的关系，缝合后腹膜时，更需注意不使游离过长的输尿管扭曲，必要时予游离过长的输尿管与闭锁脐动脉间断缝几针以纠正扭曲。

子宫颈癌根治术后，随访复查肾功能，一般术后半年作静脉肾盂造影，以了解术后肾功能和输尿管有无异常，或者在术后 3 个月作肾脏超声或同位素扫描检查。发现肾盂积水等异常情况后，再进一步做静脉肾盂造影术等。

⑤输尿管瘘　子宫颈癌根治术损伤输尿管及术后发生输尿管瘘，一般发生率为 0～3%。输尿管瘘的发生，主要在于手术时不同程度的损伤输尿管，局部发生组织坏死、穿孔，结果形成瘘管。一般输尿管瘘发生在术后 3～14 天之间，偶有 30 天后发生。最早的症状之一是突然体温上升，个别患者主诉下腹部区域性胀痛，然后阴道或腹壁有尿液流出。诊断方法除以上症状体征外，可以口服或膀胱注入美蓝液，膀胱镜检查和肾盂造影等确定诊断输尿管瘘的位置。如瘘口不大，一般可以自行愈合，或需输尿管吻合术、回肠代输尿管术等，这类手术一般需术后 3 个月以后进行。为避免和减少术时损伤输尿管，术者除熟悉盆腔解剖和熟练掌握操作技术外，常因盆腔慢性炎性粘连、出血、盆腔解剖异位、放疗后以及撕脱输尿管营养血管或钳夹等情况，以致术后发生输尿管瘘。行输尿管吻合术时，为了防止术后输尿管狭窄或瘘管的发生，需要同时予以输尿管支架。膀胱前窝置烟卷引流，1 周去除，输尿管导管手术后 2 周拔除。个别病例术后输尿管导管无尿液流出，亦需保留导管至 2 周拔除，因保留导管可起引流尿液作用，同时能达到支架作用。

如果损伤输尿管超过 1/3 圈或已经被切断，则需做输尿管端端吻合术，吻合前需剪除输尿管断端损伤组织，剪成斜面以利扩大吻合口，对合方向要准确，防止内外翻转、保持吻合口无张力，一般缝合 6 针，同样必须放置输尿管导管作支架，缝合第一层用 0000 号肠线，缝合的第一针全层缝合并做导管内固定，其线结在管腔内，然后用 1 号丝线做输尿管筋膜、肌层间断加强缝合 6 针，膀胱前窝引流和拔管时间均同输尿管修补术。

壁段输尿管或近壁段输尿管损伤时，因为壁段输尿管为输尿管三狭窄处之一，其直径仅 2～3mm，因此需做输尿管膀胱植入术（端侧缝合术）。其步骤：先在膀胱前壁作一垂直切口，切开膀胱，探查和窥视膀胱三角区，然后在膀胱侧壁下部，适在输尿管断端外侧部作一小切口，然后用 0000 号羊肠线作输尿管全层、膀胱粘肌层间断缝合 6 针，第一针需做内固定输尿管导管用，如果膀胱切口的缝合口过大，则用羊肠线全层间断缝合至与输尿管缝口相应大小为度，然后在膀胱浆肌层与输尿管植入处用 1 号丝线作膀胱浆肌层与输尿管筋膜肌层间断加固缝合 4～6 针，随后用 2 号肠线间断全层缝合膀胱前壁切口，并用丝线浆肌层加固间断缝合。

以上植入术和术后的导管支架、卷烟引流和拔除输尿管导管时间等均同修补术。此外，可采用输尿管抗逆流隧道式输尿管植入术，其原理优于上述植入术。此术可增进输尿管抗逆流，其方法类似植入法，所异者，输尿管植入膀胱，在膀胱切口黏膜下距创面1.5～2cm处再穿出膀胱黏膜；然而用0000号肠线做膀胱黏膜与输尿管全层间断缝合6针，输尿管导管内固定等都同植入术。膀胱浆膜与输尿管筋膜加固间断缝合以及支架引流等都类同植入法。

根治术时避免和减少输尿管损伤和术后输尿管瘘的发生并不是不可能的，首先要求术者操作熟练，解剖清晰，方法合理。如分离输尿管盆段前部和中部、子宫颈膀胱韧带和子宫主韧带时，该处除组织坚韧外并富于血管，如果术者不慎很易损伤输尿管，此外输尿管越过髂内、外动脉和子宫血管交叉处也须重视。我们体会分离游离输尿管时，均需打开输尿管鞘膜，因为输尿管鞘膜并无血管，打开鞘膜，操作在鞘膜内进行，这样输尿管在术者直视下进行分离可以避免输尿管的损伤，更不致发生切断等严重后果。相反，输尿管筋膜营养血管丰富，交叉纵横，术时必须细致、轻柔，切勿损伤，如需结扎处理其营养支时也需避免过度牵拉，撕脱营养血管导致损伤输尿管，酿成术后输尿管瘘的发生。451例采用以上操作方法，除术时输尿管游离时误钳致伤1例外，无术后发生输尿管瘘。

4）术后胃肠道并发症

①腹胀　麻醉、手术干扰、术后伤口疼痛等均可使腹壁运动和胃肠蠕动受到抑制，胃肠道内液体和气体滞积至腹胀。腹胀不但增加病人痛苦，重者可引起肠麻痹。

预防腹胀可于术前2天进食无渣及不易产气的食物，并可口服缓泻药。手术前行清洁灌肠。术时尽量避免过度干扰肠段。填塞棉垫上推肠段前应先用塑料布包裹肠段，避免纱布与肠段直接接触。术后鼓励病人早期翻身活动。腹胀时宜先用增强胃肠道蠕动的药物，如垂体后叶素、新斯的明等。还可肛管排气或温水灌肠。上述无效而腹胀更趋严重者，应予胃肠减压。胃肠减压者应注意水和电解质的平衡，特别是钾的补充。

②肠梗阻　长时间的腹部手术，纱布压迫肠段的损伤，尤伴有腹腔内发生炎症者，更易引起术后肠梗阻。肠道通气受阻，至肠腔充满气体和液体而膨胀。病人腹胀、阵痛，伴有恶心、呕吐。肠梗阻可能为麻痹性或机械性，也可能先为机械性后转为麻痹性。触诊时满腹压痛。听诊麻痹性肠梗阻无肠鸣音和击水声；机械性则肠鸣音亢进而有击水声等。X线腹部平片示肠段明显液平出现。

治疗原则以控制炎症和恢复肠功能为主。麻痹性肠梗阻一般腹部用湿热敷，并注射垂体后叶素、新斯的明或阿托品等药物。有时亦可静脉注射高渗盐水，以促进肠道收缩。同时行胃肠减压，吸出胃肠道内容物，以解除气胀并逐渐恢复肠蠕动。机械性肠梗阻在应用补液和胃肠减压等保守疗法无效时，才需手术治疗解除机械梗阻的原因。

5）术后肺部感染　由于抗生素的普遍应用和全身麻醉的显著减少，术后肺部并发症亦明显减少。但在个别病人中仍有肺不张等并发症的发生。

肺不张：多发生于术后36～48 h。早期症状是体温增高、咳嗽有痰。叩诊：早期可无明显改变，后期呈现浊音以及心和纵隔移向患侧。听诊：早期呼吸音低或消失，后期可有啰音。X线检查：早期肺部阴影增加不明显，后期才出现典型肺不张阴影。

肺不张的预防很重要。术前气管内必须无异常分泌物。手术时保持呼吸通畅，特殊个别全身麻醉的病人，应及时吸出呼吸道的分泌物。术后第二天置半卧位。鼓励翻身和主动咳出呼吸道的分泌物。如已发生肺不张，而又因疼痛不能咳嗽时，可于2～3 min内静脉注射0.5%普鲁卡因10 ml，然后协助病人咳嗽。若咳痰不多，可再注射0.5%普鲁卡因10ml后嘱患者咳嗽。同时加用庆大霉素 80 000U 作喷雾吸入，每日 2 次。此外应用抗生素预防肺部感染也是非常必要的。

6）术后盆腔淋巴囊肿　子宫颈癌根治术后并发盆腔淋巴囊肿的发生率一般为 0.5%～4%，但其发生率随盆腔淋巴选择性和 en bloc 清除术而异。子宫颈癌根治术后往往因盆腔创面渗液和淋巴液的回流汇集形成假性囊肿，451 例术后发生盆腔囊肿 57 例占 12.6%，其中 5 例伴有继发感染。

淋巴囊肿的发生一般在术后 2～7 天最为多见，患者最初症状下腹部有疼痛，一侧或双侧可扪及椭圆形肿块，大多有边界、压痛，伴有感染时可发烧，局部疼痛加剧。术后盆腔放疗增加了淋巴囊肿的危险性。

淋巴囊肿的治疗，一般腹部外敷金黄散和预防性抗感染治疗。如果已有感染时则加强抗生素的应用，个别囊肿较大并贴近髂外部者可在严格消毒下予以穿刺吸取。

预防淋巴囊肿的发生方法有三：①手术清除髂外和闭孔区淋巴时必须一一结扎腹股沟上部髂外区和闭孔神经出闭孔上缘的脂肪淋巴组织，以上两区为下肢淋巴回流的主干。②术时盆腔腹膜后两侧放置硅胶管，留待术后持续负压吸引。中国医科大学魏永和教授等报道，术后 48～72 h，平均吸出 288 ml 盆腔渗液，根治术后很少发生淋巴囊肿。③术时盆腔腹膜后两侧各置烟卷引流一条，由阴道残端或腹壁创面引出，以利术后引流盆腔积液，术后 48～72 h 拔除引流。

7）术后腹壁伤口感染和全裂　451 例腹壁伤口继发感染 10 例，为 2.2%，其中 2 例腹壁全层裂开，部分小肠脱出。发生腹壁继发感染的因素较多，如术前皮肤准备（包括脐部清洁）、术时消毒、手术室空气污染和腹壁层彻底止血等。妇科患者多数比较肥胖，术时采用电刀切开腹壁层，常致腹壁脂肪因电刀高温液化也是引起感染因素之一。本组 2 例腹壁全层裂开病例，均因术后过度咳嗽所致。经抗生素等对症处理，创口Ⅱ期愈合。

防止腹壁伤口感染除加强以上消毒、止血等因素外，电刀的使用最好不作直接切开腹壁层，用于血管钳钳夹后电灼止血为好，这样既节省手术时间，又能防止因电刀切割脂肪造成液化之弊。此外，如脂肪层较厚的病例在缝合腹壁层时，既不使缝合太密太紧造成脂肪坏死，又不留有间隙造成死腔感染，以适度达到脂肪层的对合为好。

腹壁全层裂开，有时仅为一小裂口，局部为大网膜堵塞，临床很难发现，如发现创部敷料突然为淡黄色渗液所湿透，主管医生必须重视这个症状，应首先考虑腹壁全层裂开的可能。腹壁全层裂开病例，应立即在硬麻下进行扩创腹壁再缝合，术时常规盆腔放置烟卷引流，术后半卧位并加强抗生素应用。

凡术前患者有上呼吸道感染或慢性支气管炎的病例，术前必须得到控制，术时腹壁用张力缝线以防万一。张力缝线以全腹壁层缝合为好，如术后发生咳嗽者，除用抗生素和喷雾吸入治疗外，必须加强护理，协助咳嗽，减少和避免腹腔压力过大导致全裂发生。

此外如缩短手术时间，用塑料布先包裹肠段，避免纱布直接长时间与肠壁接触，损伤肠壁浆膜层，以利术后肠道功能恢复和减少肠粘连等并发症发生。

8）性功能障碍　术后阴道的缩短、瘢痕的刺激等，均可使性生活受到不同程度的影响，致使患者精神上遭受痛苦，甚至影响夫妻感情，因此应当引起注意。子宫切除术阴道顶端缝合应注意切缘要整齐，断端缝合用可吸收肠线，缝合时针距不应过宽，拉线松紧适宜，以免切缘在一起使瘢痕过厚。同样阴道手术时，缝合缘亦应将组织展平，缝线不可过紧，手术中注意无菌操作，止血彻底，减少感染。

在瑞典，一个大样本子宫颈癌患者性功能研究发现 55%的患者根治性子宫切除术后出现了性功能障碍，障碍包括阴道湿润不足、兴奋期张开困难、长度变短和弹性差以及性交困难。但术前腔内放射和（或）外照射不会加重性功能障碍。

这种结果与皇家妇科医院的经验明显不同，Grumann 等在较小样本病例组中进行了详尽的研究。结果表明根治性子宫切除术与性功能障碍无明显相关。

这两组病例报告的差异可能通过手术的彻底性来解释，因为我们在根治术中切除正常的阴道组织不会超过 1.5cm，所以阴道缩短的报告非常少。

为了避免肠道、膀胱和性功能障碍，保留神经的根治性子宫切除术已经由欧洲医生提出，该手术类似日本开展的方法。从位于骶胛的骶前内神经丛发出含有交感纤维的两股股下丛（盆丛），从输尿管下进入小盆腔，具有支配膀胱收缩排尿、性高潮相关的小肌肉收缩的功能。来自骶神经根 2、3、4 的盆内脏神经（盆神经，为副交感神经）融合形成盆神经丛，位于宫旁组织的背部和膀胱宫颈韧带的背部。副交感神经纤维支配阴道湿润、性兴奋期张开、逼尿肌收缩和多种直肠功能。

如 Trimbos 等所描述，保留神经的手术操作包括 3 个主要步骤：①腹下丛神经行走于输尿管下方和宫骶韧带侧方的疏松鞘内，辨认并保留之；②腹下丛神经侧移，避免与宫旁组织一道切除；③在切除膀胱宫颈韧带后侧时，保留下腹下丛的最远端。

根治术程度越小，神经保留越可能。Landoni 等报告了一个前瞻性随机研究，比较在Ⅰb～Ⅱa期子宫颈癌实施Ⅱ和Ⅲ型根治子宫切除手术结果，两种术式的复发率（Ⅱ期 24%，Ⅲ期 26%）或死亡例数（Ⅱ期 18%，Ⅲ期 20%）无明显差异，但泌尿道并发症随手术范围的缩小而明显减少（13%，28%）。

5. 阴道延长术 目前文献报道采用肠道（回肠、乙状结肠）代阴道和腹膜代阴道，来解决子宫颈癌根治术后阴道变短的问题。与肠道代阴道相比，用部分膀胱和直肠腹膜面代阴道延长术可有效延长阴道长度 3cm 左右，且不是以破坏另一脏器完整性和功能为代价。与常规子宫根治术相比，手术难度无明显增加，术中出血、手术时间、住院时间、手术并发症等方面也无差别。将膀胱腹膜切缘缝合于阴道前壁，可提供盆腔剥离面和膀胱底部及输尿管彼此之间一层额外的组织层，纠正或减轻根治术后膀胱后倾位，维护膀胱底部与尿道后段正常位置，避免形成锐角，防止膀胱和输尿管末端的二重感染，从而有效地减少膀胱阴道瘘和输尿管阴道瘘的发生。腹膜为自体组织，无排异反应，术后不易发生感染及坏死，且有利于上皮迅速生长防止瘢痕挛缩。研究结果也证实了通过腹膜代阴道延长术，可以延长阴道长度，使患者手术后的性生活未受到明显的影响。与常规根治性手术比较，阴道延长后患者性生活满意率较高。

（1）手术指征　对于接受根治性子宫切除加盆腔淋巴结清除术的早期子宫颈癌，盆腔腹膜及膀胱直肠下段的浆膜层组织无癌浸润患者均可采用此术式，适应各年龄段妇女。

（2）腹膜代部分阴道以延长阴道的手术步骤

1）广泛性子宫切除加盆腔淋巴清扫完成后；

2）用 1－0 可吸收肠线将子宫直肠反折腹膜切缘与阴道后壁连续缝合；

3）子宫膀胱反折腹膜切缘与阴道前壁切缘缝合；

4）阴道侧壁与同侧膀胱和直肠切缘一并缝合；

5）最后在阴道切缘缝合处上 3～5cm，用 1－0 丝线将膀胱腹膜与直肠腹膜间断缝合以形成阴道顶部，顶端宽约 3～4cm；

6）关闭后腹膜前于左右闭孔窝置橡皮引流管自腹腔引流。

（3）术中注意点

1）阴道断端距离肿瘤组织至少≥3cm；

2）阴道断端与膀胱后壁及直肠前壁吻合处应间断缝合，防止环行挛缩；

3）缝合人工阴道顶端时应避免贯穿膀胱及直肠黏膜层，以防形成阴道膀胱瘘或直肠阴道瘘。

（4）术后观察

1）于术后3～6个月测患者阴道深度，了解有无性交障碍、性交疼痛等；

2）至于术后是否放置阴道模型还有争议，大部分文献报道并没有术后放置阴道模型也取得很好效果，可根据患者手术中情况，对估计有可能导致术后狭窄的患者可适当放置。

（三）其他类型的子宫颈癌手术问题

1. 子宫颈腺癌　子宫颈腺癌较子宫颈鳞癌为少见，但近年来有上升趋势，占子宫颈癌的20%左右，且发病年龄年轻化，有报道35岁以下者达30%左右。可能与长期口服避孕药及HPV感染有关，预后较差。5年存活率明显低于宫颈鳞癌。

通常认为腺癌更具有放射抵抗性。在意大利的Ⅰb～Ⅱa期子宫颈癌的根治性手术和放射治疗的随机对照的研究中，13.4%（46/343）患者为腺癌，就全部患者的5年生存率和无病生存率而言，手术治疗和放射治疗效果完全相同，但对于腺癌患者，手术的效果明显较好，总生存率为79%比59%（$P=0.05$），无病生存率为66%比47%（$P=0.02$）。

荷兰的研究者指出，治疗前的CA125浓度具有腺癌的预后价值，当CA125的水平高于正常，Ⅰb期腺癌的5年生存率为52.4%，而CA125正常水平时则为95.6%（$P<0.01$）；同样地，42%的CA125升高患者有淋巴结转移，而仅4%的CA125正常患者淋巴结转移（$P=0.012$）。尽管腺癌的预后价值有些争议，但与鳞癌相比，腺癌出现淋巴结转移预后更差。

2. 腺鳞癌　腺鳞癌约占宫颈腺癌的20%～30%。由于各个研究者所采取的诊断标准不一致，文献中的解释令人费解，但大多数研究报告腺鳞癌疗效较差。主要问题为是否包括分化差的鳞状细胞癌，它的腺癌成分靠黏液染色确定。

手术分期Ⅰb期病例的最大系列中，Helm等在分期、肿瘤大小、淋巴结状态、腺癌分级和诊断时年龄等因素上将38例腺鳞癌与其他组织亚型相匹配，诊断靠HE染色而不用黏液染色，透明细胞包括在内。在比较匹配的腺鳞癌和腺癌中，总生存率（83%比90%）和无病生存率（78%比81%）无明显不同，但在腺鳞癌组平均复发时间明显较短，11比32个月（$P=0.003$）。另外，6例腺鳞癌不能匹配，5例肿瘤直径大小为2～4 cm有淋巴结转移，1例8 cm大小而淋巴结阴性。

Gallup等报道了127例Ⅰb期子宫颈癌，腺鳞癌的生存率为27%，鳞癌为91%，腺癌为83%。Fu等将宫颈腺鳞癌预后差的原因归咎于较常见的脉管侵犯（50%）、术前放疗后肿瘤持续存在（86%）和远处转移（25%）。

3. 宫颈残端癌　子宫次全切除术后发生在残留宫颈上的癌称为子宫颈残端癌。若在术后2～3年内发生的称为隐性或假性残端癌；在术后2～3年后发生的称为真性残端癌。子宫颈残端癌的发生率占子宫颈癌的1%～2%。

如今次全子宫切除比过去为少，但当肿瘤发生于残端宫颈时，治疗原则与全子宫完整者相同。经腹根治性子宫颈切除术技术与根治性子宫切除术，唯一的困难是宫颈残端的牵拉有限。有时膀胱会粘附于宫颈残端上，迫使仔细分离。对晚期患者的腔内放射剂量取决于残留宫颈腔的长度，如果宫颈腔的长度小于2 cm，则腔内放射剂量会不足。尽管5

年生存率能与子宫完整者相比，但由于以前的手术和有时折中的放疗方法，使得残端癌并发症较高。

4. **宫颈手术和放疗后复发性癌** 一般认为关于复发性子宫颈癌的定义，子宫颈癌经根治性手术或根治量放疗后，局部病灶已消失，经一定时间后在原病变范围内又出现与先前病理类型相同的肿瘤称为复发。根据首次治疗方法的不同，可分为放疗后复发和手术后复发；根据复发的时间，可分为近期复发（5 年内）和远期复发（5 年后）。复旦大学肿瘤医院曾统计 193 例浸润性子宫颈癌治疗后阴道复发的近期复发率为 52.8%，远期复发率为 47.2%。

当前有关复发性子宫颈癌治疗仍是一大难题。无论是手术后复发还是放疗后复发，其再治疗均十分困难，挽救率很低，且并发症严重。再治疗的成功率，手术后复发较放疗后复发者略高。复发性子宫颈癌的治疗取决于首次治疗的方式和复发部位。具体治疗方法如下：

（1）手术治疗

1）适应证 对放疗后中央型复发，包括宫颈、宫体、宫旁（盆壁未固定）、阴道、外阴、膀胱、直肠等处，且无手术禁忌证者。

2）禁忌证 复发灶已超过盆腔，下肢水肿，有输尿管梗阻，肥胖或年老者，有内外科并发症不能手术者。

3）放疗后中央型复发 选择患者限于复发灶≤2cm，行广泛性全子宫切除术，Rubin 报道的 5 年生存率为 62%，瘘管发生率 47.6%，手术死亡率 9.5%。中国医学科学院肿瘤医院报道的术后 5 年生存率为 64.8%。并认为对于中央型复发者单行全子宫＋双侧附件切除术即可。

4）放疗后盆腔复发 对于复发病灶限于盆腔且未累及盆壁、年轻、全身情况佳的少数患者，可考虑行盆腔脏器清除术。术式有前盆腔、后盆腔和全盆腔脏器清除术。

a）前盆腔脏器清除术 切除内生殖器及膀胱。

b）后盆腔脏器清除术 切除内生殖器、乙状结肠、直肠，保留膀胱。

c）全盆腔脏器切除术 切除全盆腔脏器。

盆腔脏器切除术后 5 年生存率大多数报道在 30%左右。手术并发症有肺栓塞、肺水肿、心血管意外、败血症及小肠梗阻等。

（2）放射治疗 适用于根治术后阴道或残端复发，术后盆腔复发，放疗后盆腔复发，放疗后阴道复发，根治性术后或放疗后腹主动脉旁淋巴结复发，盆腔外转移灶。

（3）化学治疗 化疗对复发性子宫颈癌的疗效差，其原因有：①放疗或术后盆腔组织纤维化，血管受损，化疗药物很难进入病灶；②放疗后癌灶对许多药物不敏感；③盆腔复发常伴有输尿管梗阻，而很多药物对肾脏有毒性作用，故不宜采用。近年来同步放化疗越来越得到多数学者的推崇。化疗对放疗有增敏和协同作用，对根治术后复发，同步放化疗的疗效优于单纯的放疗或化疗。但同步放化疗的方式尚无一致意见。以往有单药化疗，现多提倡联合用药。

（4）其他治疗 在设法减少正常组织损伤的前提下，为提高局部剂量和局部控制率，可采用热疗和免疫治疗等。有学者提出，可根据患者宫颈组织学和淋巴细胞的情况对其免疫功能做出判断，若子宫颈癌细胞周围有较多的单核细胞或浆细胞浸润，则对放射治疗反应好且有较高的生存率。但目前尚无疗效理想的免疫治疗方法。

5. **宫颈转移性癌** 恶性上皮癌转移到宫颈较为少见，Lemoine 和 Hall 复习了伦敦医院 1919—1984 年 65 年间的手术病理档案，仅发现 33 例转移性子宫颈癌，这些病例中已排除了由原发灶直接转移的肿瘤，如子宫内膜癌和直肠癌。他们还复习了个例和少量病例的文献，文献证明的原发灶包括胃（25 例）、卵巢（23）、结肠（21）、乳腺（15）、肾（1）、胰（1）。

转移性子宫颈癌的患者总是毫无例外地阴道出血，但宫颈活检的组织学特点迫使寻找无症状的原发灶。

6. 子宫颈黑色素瘤 宫颈恶性黑色素瘤十分罕见，所以排除转移黑色素很重要。1989 年 Mordel 等和 1990 年 Santosa 等发表了文献复习和个案报道。宫颈黑色素瘤通常见于 70～80 岁的老年人，常伴有发病时阴道出血。大体上，多数病灶为色素沉着的息肉状肿块，而且多数患者诊断时属于 FIGO Ⅰ或Ⅱ期。建议的治疗方法是根治性子宫切除或予盆腔淋巴结切除术，如果切缘靠近，辅助放疗可能改善局控率。5 年生存率较差，Ⅰ期不超过 40%，而Ⅱ期仅达 14%。

总结 451 例子宫颈癌手术治疗的效果，Ⅰa 期 50 例，Ⅰb 期 255 例，Ⅱa 期 137 例，Ⅱb 期 9 例。其中 77 例做次广泛全子宫切除和盆腔淋巴结清除术。374 例做广泛性全子宫切除和盆腔淋巴结清除术，随访率 98.9%。5 年生存率Ⅰa、Ⅰb、Ⅱa、Ⅱb 分别为 98.0%、97.3%、90.5%和 77.8%，10 年生存率分别为 94.4%、93.6%和 51.7%，Ⅱb 期仅 1 例存活。本组无手术死亡率和术后输尿管瘘发生。

术后存活率，全组均满 5 年以上，5 年随访率 98.9%，10 年随访率 98.7%。5 年存活率 94.8%，10 年存活率 88.4%。不同期别与不同手术范围的 5、10 年存活率见表 31-1。

表 31-1 子宫颈癌期别与 5 年、10 年存活率

期别	5 年			10 年		
	例数	存活数	存活率（%）	例数	存活数	存活率（%）
Ⅰa	50	49	98.0	38	36	94.7
Ⅰb	255	248	97.3	156	146	93.6
Ⅱa	137	124	90.5	29	15	51.7
Ⅱb	9	7	77.8	1	1	
合计	451	428	94.9	224	198	88.4

表 31-2 不同手术范围与 5 年存活率

期别	次广泛加盆腔淋巴结			广泛加盆腔淋巴结		
	例数	存活数	存活率（%）	例数	存活数	存活率（%）
Ⅰa	7	6	85.7	43	43	100.0
Ⅰb	60	60	100.0	198	186	95.4
Ⅱa	11	10	90.9	126	114	90.5
Ⅱb	0	0	0	9	7	77.8
合计	78	76	97.4	373	350	93.8

从表 31-2 可见Ⅰb 与Ⅱa 期两类不同手术的 5 年存活率比较，经卡方检验无统计学意义。但在广泛全子宫切除组内，Ⅱa、Ⅱb 期较Ⅰa、Ⅰb 期的存活率明显低下，差异有显著意

义（$P<0.05$）。451 例盆腔淋巴结转移共 22 例，占 4.9%，其中Ⅰ期 10 例（3.3%），Ⅱ期 12 例（8.2%）。

盆腔淋巴结阳性的Ⅰ期和Ⅱ期 5 年存活率分别为 90.0%和 50.0%。淋巴结阴性者Ⅰ期和Ⅱ期 5 年存活率各为 97.6%和 93.3%，较阳性者为高，而 10 年存活率差别更为明显，见表 31－3 及表 31－4。

表 31－3　盆腔淋巴结有、无转移与 5 年存活率

期别	淋巴结（－）			淋巴结（＋）		
	例数	存活数	存活率（%）	例数	存活数	存活率（%）
Ⅰa	49	48	98.0	1	1	/
Ⅰb	246	240	97.6	9	8	88.9
Ⅱa	127	119	93.7	10	5	50.0
Ⅱb	7	6	85.7	2	1	/
合计	429	413	96.3	22	15	68.2

表 31－4　盆腔淋巴结有、无转移与 10 年存活率

期别	淋巴结（－）			淋巴结（＋）		
	例数	存活数	存活率（%）	例数	存活数	存活率（%）
Ⅰa	37	35	94.8	1	1	/
Ⅰb	148	139	95.2	10	7	70
Ⅱa	18	14	87.5	11	1	9.1
Ⅱb	1	1	/	0	0	0
合计	200	139	94.5	22	9	40.9

（张志毅　吴小华　李子庭）

第三节　子宫颈癌腹主动脉旁淋巴结转移与切除术

腹膜后淋巴结转移是妇科恶性肿瘤主要转移途径，由于转移方式的差异，因而临床处理也各有不同。但在国内，由于各医院的习惯或经验不同，淋巴结切除术应用未能达成共识，各行其道，特别是腹主动脉旁淋巴结切除术的适应证和手术范围还存有较大争议。近 2 年来，基于循证医学证据和专家共识，NCCN 临床肿瘤诊治指南不断更新，妇科三大肿瘤淋巴结切除术适应证和范围得到相应的更新，2008 年版 NCCN 指南规定：卵巢癌腹主动脉旁淋巴结手术范围要求最好达到肾静脉水平（dissection）；Ⅰb1 期至Ⅱa 期子宫颈癌均需行腹主动脉旁淋巴结取样（sampling）；所有期别子宫内膜癌手术分期应包括腹主动脉淋巴结切除术，因此，腹主动脉旁淋巴结切除术是妇瘤科医生面临的新挑战，本文重点结合我们的经验，探讨子宫颈癌腹主动脉旁淋巴结转移及其临床处理的进展。

一、子宫颈癌淋巴结转移特征

1. 子宫颈癌以下列途径转移　（1）直接侵犯宫颈间质、宫体、阴道和宫旁组织；（2）

淋巴的扩散和转移；（3）血行播散。其中淋巴转移的特点：闭孔淋巴结最易转移，但所有的盆腔淋巴结组都能累及。在盆壁淋巴结累及前，宫旁淋巴结不一定侵犯。尽管髂总和腹主动脉旁淋巴结可能直接通过宫颈后淋巴干转移，但这种情形少见，子宫颈癌淋巴结转移顺序模式基本不变，即从盆壁淋巴结到髂总淋巴结，然后到腹主动脉淋巴结组。从腹主动脉淋巴结，偶然会通过胸导管至左锁骨上三角区淋巴结（见图 31－62）。

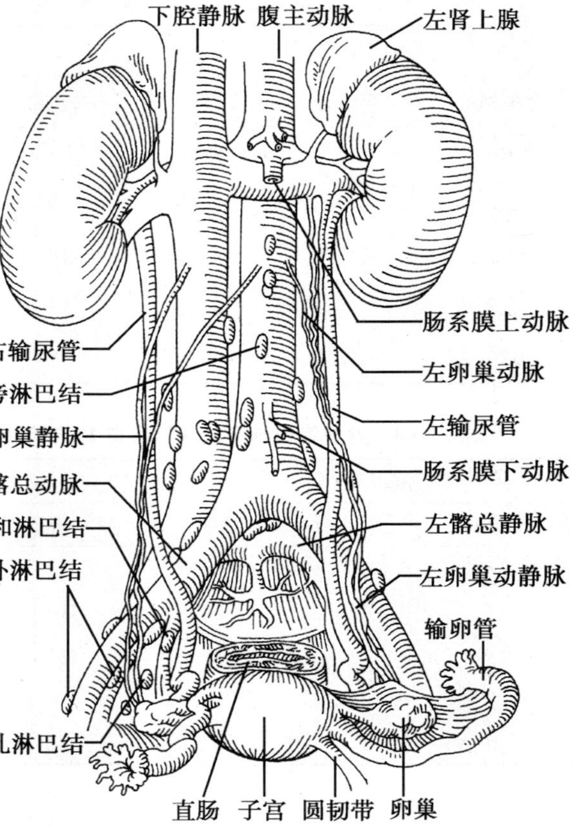

图 31－62　盆腔和腹主动脉旁淋巴结与腹膜后主要脏器的关系

2. 淋巴结转移率　微小浸润癌Ⅰa1 期和Ⅰa2 期子宫颈癌盆腔淋巴结转移率分别为 0.5％和 7.4％，Ⅰb 期子宫颈癌盆腔淋巴结转移率 17.3％。但子宫颈癌腹主动脉旁淋巴结确切转移率一直不明，既往基于影响学和活检资料，Ⅱ期和Ⅲ期腹主动脉旁淋巴结转移率分别为 16.4％和 28.6％。

我们总结了自 2007—2009 年间 250 例浸润性子宫颈癌腹主动脉旁淋巴结切除术的资料（待发表资料），盆腔淋巴结转移率 32.0％，腹主动脉旁淋巴结转移率 11.2％，FIGO 分期Ⅰb1 期转移率 3.9％，Ⅰb2 期 12.5％，Ⅱa 期 17.9％。盆腔淋巴结转移（PeLNM）阴性，而腹主动脉旁淋巴结转移（PaLNM）阳性 0.6％（1/170）；PeLNM 阳性，而 PaLNM 阳性 33.8％（27/80）。髂总淋巴结转移（ILNM）阴性，PaLNM 6.0％；ILNM 阳性，PaLNM 44.1％。宫颈肿瘤浸润全层，PaLNM 为 24.2％，未浸润全层者，PaLNM 为 3.8％（上述 4 组对比统计学均有意义）。上述说明子宫颈癌淋巴结转移是确实遵循盆腔-髂总-腹主动脉旁淋巴结转移途径。

我们最新 528 例子宫颈癌腹主动脉旁淋巴结切除术的资料表明，61 例髂总淋巴结阳性的患者中，35 例（57.4%）有腹主动脉旁淋巴结转移。在 51 例腹主动脉旁淋巴结阳性患者中，16 例（31.4%）无髂总淋巴结转移。因此，如果仅以髂总淋巴结是否转移来决定延伸野的放疗与否，将遗漏约 1/3 的 PAN 转移患者。

经多因素分析，肿瘤浸润宫颈和盆腔、髂总淋巴结转移是 PaLNM 的高危因素。术前 CT、MRI 等影像学检查，以及 SCCA 等肿瘤标志物均不能预测子宫颈癌 PaLNM。腹主动脉旁淋巴结切除术增加手术时间约 35 分钟（25～40 分钟），并无明显并发症。

3. **前哨淋巴结** 2000 年子宫颈癌诊断前哨淋巴结的概念首先由 Dargent 提出，采用特定的蓝染料和放射性标记的胶体回合物术前注入宫颈，随后数位作者肯定了这种诊断前哨淋巴结的方法。前哨淋巴结常常位于髂内、髂外，或闭孔淋巴结，然有位于髂总和腹主动脉旁区域。甚至有前哨淋巴结位于左侧腹股沟的报道。因此，前哨淋巴结在子宫颈癌的临床价值不大，目前尚处于临床试验阶段。

二、淋巴结切除术范围

盆腔淋巴结：上从髂总静脉中段，下至旋髂深静脉起点的髂外静脉，外自髂腰肌上面的生殖股神经内侧，内达髂内动脉、闭锁脐动脉，底为闭孔神经。其中的血管周围脂肪淋巴结组织整块切除。目前有些医生认为盆腔淋巴结切除包括腹股沟深淋巴结切除，其实，这是一个解剖误解，因为腹股沟深淋巴结最高的一个位于股环处，主要收集下肢深部和外阴淋巴回流，子宫颈癌也无须切除之（曾志成，全国高等医药院校教材《系统解剖学》第二版，2004 年）。

腹主动脉旁淋巴结切除术范围：自髂总至肠系膜下动脉水平，包括下腔静脉外侧和前方，下腔静脉与动脉之间，以及主动脉期前方和外侧的淋巴脂肪组织。如有可疑淋巴结转移，则腹主动脉旁淋巴结范围切除术上升至肾血管水平。

三、子宫颈癌淋巴结状态与预后相关

最重要的预后因素是淋巴结是否存在转移，淋巴结阴性患者的 5 年生存率 93%，而淋巴结阳性者仅为 71%。转移的淋巴结数目越多预后越差，有单个髂总分叉以下转移淋巴结患者的生存率与淋巴结阴性者相同。有腹主动脉旁淋巴结转移经盆腔延伸野放射治疗后 5 年生存率约为 50%。

四、子宫颈癌腹主动脉旁淋巴结转移的诊断

1. **影像学诊断**

表 31－5 淋巴结转移诊断的非损伤性诊断检查方法比较

检查方法	特点	准确率	假阳性率	假阴性率
双足淋巴管造影术	操作困难淋巴结结构变化	84.8%	32%	10%
CT	大小变化，＞ 1cm 阳性	84.4%	21%	13%
超声扫描	方便、经济	70%	—	—
MRI	肿瘤直径、间质浸润，	90%	15%	10%
PET	淋巴结不大的转移		9%	12%

2. 创伤性诊断

（1）细针吸取细胞学检查

（2）手术分期　①经腹腔的剖腹探查术；②经腹膜外探查腹主动脉旁淋巴结。

（3）腹腔镜分期

五、子宫颈癌淋巴结转移的治疗

Ⅰa1 期：淋巴结转移率 0.5%，如不伴有脉管区受累，则不需行淋巴结切除术。

Ⅰa2 期或以上则需行盆腔淋巴结切除或盆腔淋巴结外照射。

Ⅰb1 或以上行盆腔淋巴结切除和腹主动脉旁活检（sampling）（2008 年 NCCN 更新，以前为Ⅰb1 期或腹主动脉旁淋巴结活检）。

有盆腔淋巴结转移，术后予以盆腔放疗和化疗。

如 2 个或以上盆腔淋巴结转移，髂总淋巴结转移，大的盆腔淋巴结转移，腹主动脉旁淋巴结区延伸野放疗。

2009 年 NCCN 子宫颈癌临床实践指南更新：Ⅰb1～Ⅱa（≤4 cm）腹主动脉旁淋巴结取样可依具体情况选择做或不做，Ⅰb2～Ⅱa（>4 cm）必须做。前者如何选择？我们认为下列情形应行腹主动脉旁切除术：原发肿瘤>2cm，浸润深肌层；全层侵犯；盆腔 LNM；髂总 LNM；CT/MRI/ PET 示 LNM。

由此可见，无论是卵巢癌和子宫内膜癌，还是子宫颈癌，腹主动脉旁淋巴结切除术都具有适应证，这是循证医学依据和全世界的妇瘤科专家共识，作为一名合格的妇瘤科医生应掌握妇科三大恶性肿瘤的腹主动脉旁淋巴结转移的规律和临床处理方法。但在我国大多数妇产科医生对此类手术尚不熟悉，如何面对这些挑战？首先认识到腹主动脉旁淋巴结转移是妇科恶性肿瘤的常见转移途径，切除腹主动脉旁淋巴结是最准确的诊断方法，为术后治疗计划提供依据，切除腹主动脉旁淋巴结尚有治疗价值。其次，进行妇瘤手术专科培训，腹主动脉旁淋巴结术并不是高不可攀，熟能生巧，在实践中探索，在实践中进步。另外，建立妇科肿瘤多学科综合治疗模式，掌握腹主动脉旁淋巴结放疗适应证。

（吴小华）

第四节　子宫颈癌手术技巧

子宫颈癌的手术治疗，早在 1898 年 Wertheim 创建至今已一个多世纪。至今，国际和国内对妇科肿瘤手术治疗的发展神速。如 20 世纪 80 年代，子宫颈癌的手术治疗为妇科领域较大手术之一。过去手术时间约 8 小时之久，而今仅需 2 个多小时已能完成根治术要求。如卵巢癌减瘤术，要求残癌<1cm，达到这个要求也绝非易事，尤其对卵巢癌Ⅲc 期的首次手术能够手术基本切净，随后的后续治疗如腹腔化疗、全身化疗的实施，也是达到控癌和取得临床疗效的目的。

妇科恶性肿瘤领域存在比较复杂、艰难的解剖部位和疑难病例给手术带来不少困难，多见的如癌灶已侵犯盆腔和（或）腹腔脏器，特别是已经手术（多次）后复发的病例，这是每次手术对妇瘤医生的技能、智慧、经验和必胜信念的挑战。只有在手术台上经过千锤百炼，从中洞悉手术关键所在，化解术中难题，屡创奇迹，才能成为一名成熟的妇瘤医生。

妇科恶性肿瘤术中的确屡见难题，为提高手术的成功率，我谈些子宫颈癌术中体会，供同道参考，以勉共进。

一、子宫颈癌根治术的技巧

子宫颈癌的根治手术，应该是妇瘤手术中的代表作。整个手术过程都需分离盆腔血管、输尿管和膀胱，子宫颈癌根治术完全是解剖手术，这些基本功完成后，才能如意地切除需要切除的组织，如盆腔淋巴，子宫主、骶韧带和阴道旁组织。1898 年由 Wertheim 首先开创的腹式子宫颈癌根治术，他的"三把钳"切除子宫主韧带、骶韧带和阴道旁组织，至今我们还在应用。

以上"三把钳"切除主、骶韧带和阴道旁组织这两句话虽然简略，但是在手术操作过程中要求医技娴熟，解剖、分解盆腔两个侧窝、两个间隙，非得十年工夫不可。对妇瘤医生而言能否做好以上手术，还得综合考虑手术结果、术后并发症、术后复发率、生存率、生存质量等问题，这些都是日常工作的具体要求，也是对妇瘤医生医技的挑战。

子宫颈癌根治术需充分理解盆腔解剖，犹如盆腔两个侧窝和两个间隙，从理论和实践操作熟练后才能达到清除宫旁组织、盆腔血管鞘膜和输尿管鞘膜内分离术等驾轻就熟地应用，手术结果必操胜券。

（一）输尿管外侧断主韧带

手术始于解剖、分离髂内动脉前支的分支，子宫动脉和（或）膀胱上动脉予以基部结扎、切断。同时即把以上动脉远端分离牵引，越过输尿管内侧。然后解剖、分离、暴露盆腔两个侧窝和两个间隙，为手术奠下基础。由助手提起髂内动脉终末闭锁脐动脉，术者用示指在髂外静脉内侧与闭锁脐动脉之间向下向内侧伸入膀胱侧窝，并探查侧窝和确定主韧带有否受癌侵犯。膀胱侧窝的解剖：内侧为膀胱，前是闭锁脐动脉，后是主韧带，外侧是闭孔内肌和肛提肌。主韧带为三角形结缔组织，质坚韧，其宽部始于宫颈，狭部附着盆侧壁。术者探查侧窝，明确主韧带的解剖和性质后，术者用示、中指把主韧带夹在其中，按病情决定需切除主韧带的范围（图 31－63）。

（二）输尿管内侧断主韧带

输尿管内侧断主韧带的操作方法是：①分离输尿管；②分离和处理隧道问题。分离输尿管的方法：输尿管盆段开始，术者可在输尿管的两侧提起输尿管鞘膜。然后用手术钳通开或用剪刀剪开输尿管鞘膜，术者一手用钳，提起剪开输尿管的鞘膜，另用长 Kelly 伸入鞘膜内，作鞘膜内向下分离术，随即剪开输尿管鞘膜，使输尿管暴露，此法既简易，又解决操作问题，可防止因分离输尿管而引起术中损伤输尿管和发生术中出血（图 31－64）。

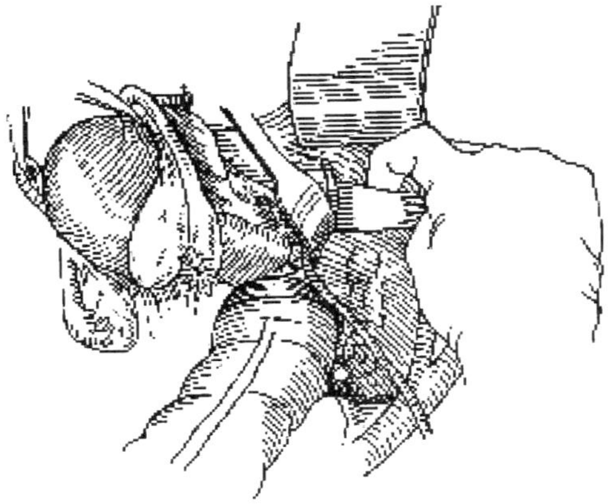

图 31－63　探查膀胱侧窝

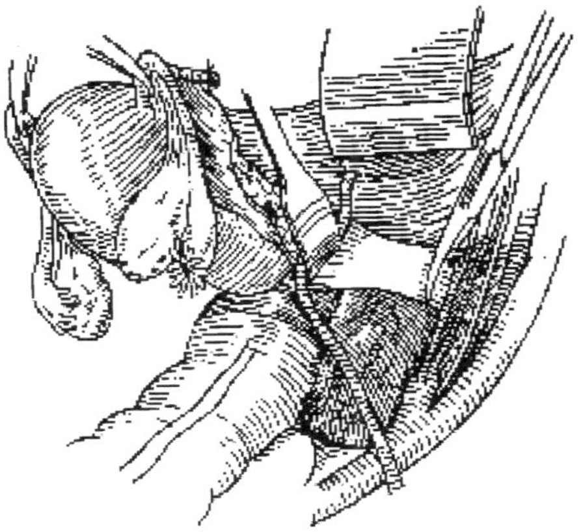

图 31－64　断主韧带（第一把钳）

处理隧道：隧道又云桥下有水，即子宫颈膀胱韧带前翼，其中夹杂子宫动、静脉。在分离输尿管达隧道时，术者用长 Kelly 继续向下分离隧道。进入隧道后，可用长 Kelly 轻柔地把隧道扩张一些，同时用两把中号 Kelly 钳夹隧道前壁两侧，最好较宽地一次性把隧道夹住，剪断、缝扎（图 31－65）。

随后可用电刀或剪刀向下作锐性分离输尿管周边组织，达狭窄的笔管输尿管。至此，术者可用拇指作钝性分离，把膀胱和外侧的笔管输尿管段向下、向外侧与阴道前壁和阴道上段的旁组织向外下方推开、分离。在输尿管被分离、推离阴道前壁和子宫旁组织后，术者可在距宫颈外侧＞3cm 外，用弯头 Kocker 钳钳夹主韧带、子宫旁组织，切断、缝扎（图 31－66）。

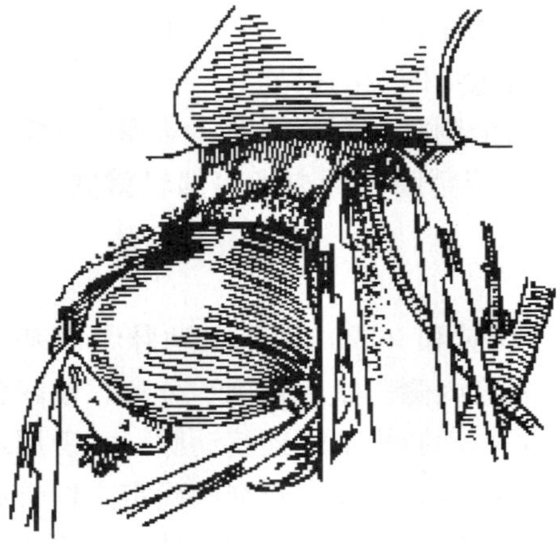

图 31－65　打开遂道

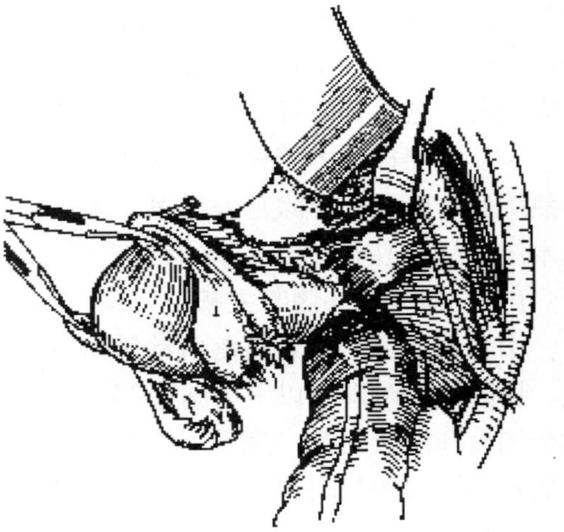

图 31－66　断主韧带

（三）分离直肠阴道间隙

助手用两把 Allis 钳提起子宫直肠腹膜反折，用剪刀剪开和分离直肠阴道腹膜，随后术者用示、中指伸入直肠阴道间隙，手指掌面贴近阴道后壁，用轻柔动作钝性分离直肠阴道间隙，手指始终贴近阴道后壁向前推进钝性分离，分离时切忌手指相反方向，掌面贴近直肠，此法可能直肠受损。在直肠阴道间隙中下 1/3 处常有小血管黏着，分离易致出血（图 31－67）。

（四）分离直肠骶骨间隙

此间隙比较疏松，易于钝性分离，术者用示指沿骶骨韧带向后徐徐推压，把直肠与骶韧带分离，使骶韧带内侧骶骨前。但是，部分骶韧带内侧尚有一薄层肌纤维结缔组织，称为宫颈直肠韧带。有此韧带，一般分离直肠骶韧带间隙不易推开直肠，术中发现宫颈直肠韧带时，应及时用电刀或剪刀断离该韧带，即易把直肠与骶韧带分开。分离以上两个间隙的操作应连贯，按顺序一气呵成（图 31－68）。

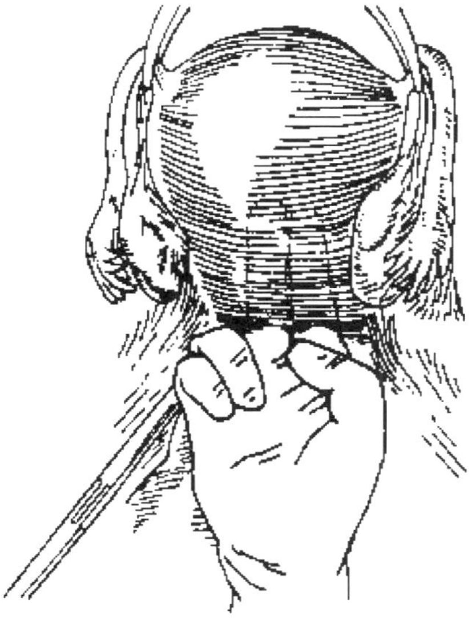

图 31－67 分离直肠阴道间隙

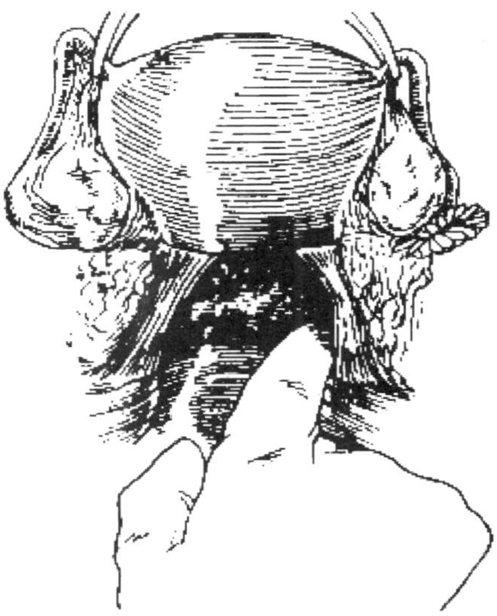

图 31－68 分离直肠骶骨间隙

（五）分离直肠侧窝，断子宫骶骨韧带

直肠侧窝的解剖：前是主韧带，后是梨状肌，内是子宫骶韧带、主韧带基底部与骨盆底疏松结合，故膀胱侧间隙和直肠侧间隙相通。切除骶韧带必须打开直肠侧窝和直肠阴道间隙，使直肠被推开，充分暴露切除子宫骶韧带，分离时用长 Kelly 钳或剪刀在输尿管内侧与骶韧带外侧分离伸入直肠侧窝，此侧窝亦为疏松结缔组织组成，术者用示指伸入侧窝，向后可直达骶骨前。此时骶韧带内外两侧均已分离、脱开，骶韧带完全暴露于手术野，骶韧带成片状附着于骶骨Ⅱ～Ⅲ之间。一般骶韧带切除＞2cm，因骶骨支配膀胱功能的自主神经夹杂在该韧带间，如果一侧骶韧带已明确受癌侵犯需近骶骨附着处切除骶韧带，另侧如果尚未发现骶韧带受癌侵犯，可仅切除＜2cm 骶韧带，以保存膀胱排尿功能（图 31－69，31－70）。

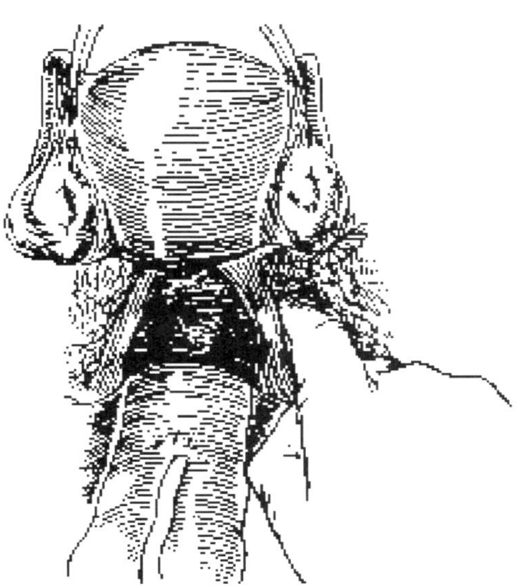

图 31－69 分离直肠侧窝

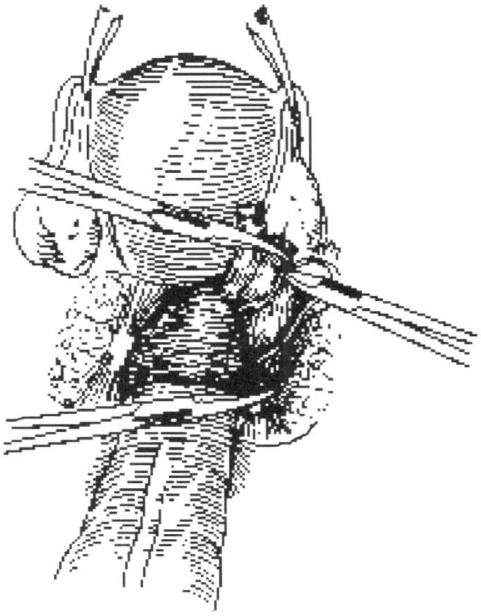

图 31－70 断子宫骶骨韧带（第二把钳）

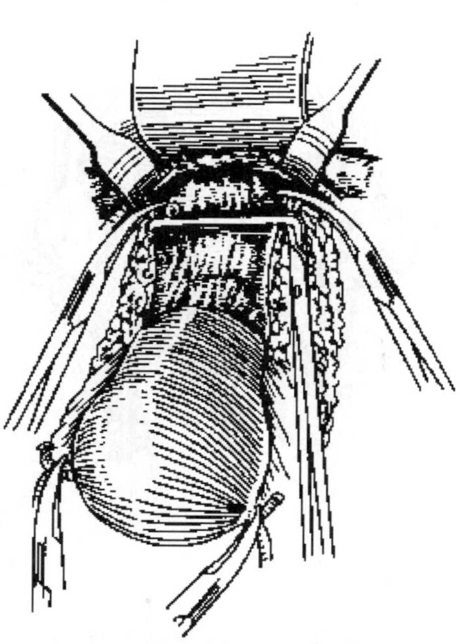

图 31－71 切除阴道旁组织（第三把钳）

（六）切除阴道旁组织

子宫颈癌的阴道旁组织切除，也须引起一般妇科医生的重视，当然我们妇瘤科医生更须重视。因为在我们日常接触中，对子宫颈癌的切除范围，一般都很重视，手术也能做得到位。大家对切除阴道的长度比较重视，但是切除足够的阴道旁组织是否都很重视，值得怀疑。尤其临床常见的子宫颈癌Ⅱa 期病例，有的侵犯阴道穹隆，有的侵犯阴道上段，这类病例，根治手术的重点，除需切除主、骶韧带和足够的阴道外，相应的阴道旁组织可能是这类患者切除范围的重点。我们已把主、骶韧带分离得很理想，切除也很足够，但是，将主韧带足够切除后并不代表阴道旁组织也同时得到足够切除，只有在主、骶韧带被切除后要继续进行切除全子宫之前，术者必须在以下操作中重视：分离输尿管至笔管输尿管段和膀胱与阴道前壁之间的钝性分离。这个钝性分离是：术者用拇指在阴道前壁与膀胱之间，输尿管、笔管输尿管与阴道之间用拇指钝性分离，用力均匀，徐徐把膀胱、输尿管向下、向外推移，尽力使阴道旁组织整片显示在将被手术切除的范围内，笔者认为Ⅱa 期病例的手术要求达到如上所述，是减少术后阴道残端复发的关键，也是提高手术治疗疗效的关键（图 31－71)。

二、盆腔淋巴结清除术

（一）髂总淋巴结

左右两侧髂总淋巴结的解剖位置各有不同。

右髂总淋巴结解剖位置特点是：位于髂总动脉分出髂内外动脉的外上方，髂总动脉外侧，该淋巴结位于髂总静脉表面。分离右髂总淋巴结应沿髂总动脉下缘剪开动脉鞘膜，向上分离达 5cm。然后沿髂外动脉淋巴链外侧与腰大肌之间作锐性分离，使髂总淋巴结的内外边缘均予解剖脱开。随即分离髂总淋巴结。此淋巴结分离须在淋巴结的下缘，起自淋巴结与髂总静脉之间，一般髂总静脉与淋巴结之间为疏松结缔组织，很容易分离。如果淋巴有转移，体大，质坚硬，常与髂总静脉粘着。术者必须重视，操作须谨慎、轻柔，因为上述情况，常有小静脉回流至髂总静脉，分离淋巴结时，应小心钳夹、剪断、结扎，否则极易引起髂总静脉出血。

（二）髂内外淋巴结

随着髂总淋巴结切除后，同时打开髂外动静脉的鞘膜，在动静脉鞘膜内作锐性分离血管周围淋巴结、淋巴链和脂肪结缔组织，包括髂外动脉外侧腰大肌表面的淋巴脂肪组织作锐性分离、撕拉，完整地把整块血管周围的淋巴脂肪组织分离达腹股沟韧带上部，通常暴露旋髂深静脉和/或腹壁下动脉，并在腹股沟下部钳夹、切断，缝扎髂外整块淋巴脂肪组织。

（三）闭孔淋巴结

清除闭孔区淋巴群时，首先应暴露闭孔区解剖。术者用示指在髂外静脉与闭锁脐动脉之间向下向内作钝性分离，打开膀胱侧窝，此侧窝为疏松结缔组织，很易分离。然后用中号 S

拉钩插入该窝。向内下方拉开，其目的为暴露外上方的闭孔窝。一般闭孔区淋巴、脂肪组织贴近盆侧壁。分离时助手用静脉拉钩把髂外静脉轻轻提起，术者用剪刀顺序分离闭孔区淋巴、脂肪群。

三、腹主动脉旁淋巴结切除

腹主动脉旁淋巴结切除，首先需关注手术野的暴露，需作以下切口，使小肠和右半结肠置于腹腔外，暴露上腹膜后腔，备做腹主动脉旁淋巴结切除。切口用电刀起自回盲下部，沿右结肠旁沟向上，上界达结肠肝曲，下缘切口绕盲肠下缘沿小肠系膜向上达小肠系膜根部、Treitz 韧带水平，使右半结肠和小肠系膜经钝性分离后置于腹腔外部。

（一）右外侧袋腹主动脉旁淋巴结切除

手术始自右髂总静脉，剪开右髂总静脉鞘膜向上分离暴露下腔静脉，分离达右肾下缘水平，能看到右卵巢静脉回流至下腔静脉，当即予分离、切断、结扎右卵巢静脉。继续向上分离至左肾静脉水平，待处理乳糜池脂肪淋巴群。

右外侧袋腹主动脉旁淋巴结是指在右肾静脉下缘，和下腔静脉右侧的脂肪、淋巴组织。沿腰椎体右侧分别予分离、钳夹、切除、结扎。右外侧袋淋巴结脂肪组织一般较少、较薄，淋巴结转移少见，如有肿大转移淋巴结一般也较易切除。但我们曾处理 1 例，右外侧袋下腔静脉前＞5cm 的淋巴结粘着，使用锐性分离法。术者一手轻提淋巴结，一手执剪刀轻柔而细巧地边剪边分离，而最终获得成功切除，下腔静脉无损伤，此情景少见。值得注意的是腰椎侧筋膜间常见椎间动静脉盘曲其间，须谨慎不作分离。

（二）左外侧袋腹主动脉旁淋巴结切除

手术起自左侧髂总动脉。同样打开动脉鞘膜沿髂动脉向上分离腹主动脉，在髂总动脉分叉以上 3～5cm 处，在腹主动脉左前方可见肠系膜下动脉由此分出，随即分离肠系膜下动脉。此动脉一般多见与周围组织粘着较密，分离有些困难，须谨慎，勿误伤。

左外侧袋淋巴结是位于腹主动脉左侧，左肾动脉下缘的淋巴脂肪组织。此处淋巴结转移较多见，尤多见腹主动脉外侧转移淋巴结成串向下延伸。术中探查也可触及坚硬、成串淋巴结。不少转移淋巴结已与腰椎固定，甚者可向下附着骶骨外侧。虽然左侧袋淋巴结的特点是较多转移、固定，但是，一般都要争取手术切除。所幸该区域内侧为腹主动脉，基部为腰椎体侧面，均可以分离，也无血管分支。其后和外侧为腰椎体，也没有重要的器官。但仍须注意勿误伤椎间血管。

（三）乳糜池淋巴干切除

乳糜池位于左肾静脉下缘，下腔静脉与腹主动脉之间，为来自盆、腹腔和下肢的淋巴汇集主干。

分离乳糜池首先打开腹主动脉鞘膜，在鞘膜内向上分离达左肾静脉下部，同样在下腔静脉下部打开其鞘膜向上分离达左肾静脉下缘。术者自腹主动脉下部两侧髂总分叉以上向内分离乳糜池。一般乳糜池的宽度因人而异，多数病例下腔静脉与腹主动脉之间的间距在 1cm 左右。少数病例其间距甚小，其间距组织就是乳糜池。分离时术者可直视看到纤细透明似发丝粗细的淋巴管，也能看到分离时这些淋巴管断裂后渗出的淋巴液。一般乳糜池周边无重要的血管分支，但笔者曾发现 1 例右肾动脉自左肾静脉下缘腹主动脉内侧分出，所以分离乳糜池时也得细微、轻柔。乳糜池底部即临腰锥体，最终应在左肾静脉下缘，整条乳糜池的上缘上钳，常规缝、结扎两道，以防术后乳糜管瘘发生。

（四）骶前淋巴结切除

骶前淋巴结位于腹主动脉分出两侧髂总动脉之间，但是必须重视。髂总动脉分叉以下乃是很粗的右髂总静脉横过骶前。术中切勿急于分离骶前淋巴而误伤该静脉。骶前淋巴位于该静脉之下骶前区，一般骶前淋巴极少有转移淋巴结发生。骶前区淋巴脂肪组织与骶前筋膜之间极易分离切除。

四、输尿管分离术

输尿管外包裹着一层薄膜：输尿管鞘膜。鞘膜本身并无血管，其功能与一般肌腱鞘膜类似，鞘膜功能仅为输尿管在其中顺滑地蠕动。1993年笔者所著《妇科恶性肿瘤临床手术学》中详细阐述输尿管鞘膜的功能，并提出分离输尿管必须打开输尿管鞘膜，术者用血管钳在鞘膜内分离输尿管，包括分离隧道，此方法既快又可防止术中出血和损伤输尿管。分离输尿管隧道亦用此法，术者用长 kelly 钳伸入并敞开隧道，暴露输尿管，然后用两把中号 kelly 钳分别钳夹隧道两侧宫颈膀胱韧带前翼，切断、结扎，完成输尿管分离术。

但是，须注意的是，切忌在钳夹宫颈膀胱韧带前翼时去挑起子宫动脉。此法极易在挑起子宫动脉损及子宫静脉，引起术中隧道内出血，很难止血，非常被动。一旦发生以上出血，亦可及时止血。方法：术者须提起子宫，一手托起出血一侧的阔韧带后方，实为压迫止血，一手仍需用 kelly 钳通入隧道，用钳夹住隧道两侧宫颈膀胱韧带前翼，包括子宫动静脉，达到顺利止血，缓解术中遇到的窘迫。

（一）术中预防输尿管损伤

手术避免损伤输尿管甚为重要，无论是全子宫切除或是子宫颈癌根治术。尤其是盆腔发生复发或转移性癌，或伴有粘连或病灶侵入，更应重视输尿管的损伤，笔者就怎样在术中避免输尿管的损伤谈些体会。

在正常手术中（指初次手术或术前没有经过盆腔放射等治疗，输尿管没有经过外来多种因素的干扰，分离输尿管技术已被成熟掌握），如子宫颈癌根治术中，常规切除宫旁组织，如主、骶韧带等，对医生而言，已游刃有余，不成难事。输尿管分离法是：在输尿管盆段上中1/3处，暴露输尿管后打开输尿管鞘膜，输尿管鞘膜本身并无血管，输尿管尤似游龙在鞘膜内游动，输尿管的血供则似蟠龙环绕于输尿管的筋膜层。术者打开输尿管鞘膜后，长 kelly 钳从输尿管鞘膜内分离输尿管可以既不损伤输尿管又可避免术中出血。此法如已娴熟掌握，在术中分离输尿管时，其爽畅的感悟会使术者倍添精力和对手术的自信。如术前已经盆腔放射治疗或几次术后输尿管已与周围组织粘着，或紧密粘连的疑难病例，如果过去没有掌握打开输尿管鞘膜分离输尿管的技巧，遇到该手术确实颇有难度，但如果经过多年临床实践积累了丰富的经验，这些问题都可能迎刃而解。

（二）术中损伤输尿管

输尿管在术中发生损伤确实是很难预防，如解剖学上的变异、盆块巨大、输尿管爬在巨块表层、管壁薄而变形，术时极易误伤，又如盆腔复发性癌、病灶侵犯、粘连、压迫、变异，操作时极易损伤输尿管。如果发生输尿管受损，又该如何处理？

1. **输尿管部分损伤**　比较多见的由于术后粘连紧密，分离输尿管时引起输尿管筋膜部分损伤，损伤面小而局限，可仅用4－0可吸收缝线作筋膜肌层间断缝合。如面积较大，大于1/2圈，且输尿管黏膜层亦已受损，需切开受损输尿管并放置输尿管支架，并局部作全层和筋肌层间断缝合。

2. **输尿管全层受损**　术中因严重粘连，难以分离或术中误伤输尿管全层者，应切除受损输尿管不规则部分，安置输尿管支架，作输尿管双重缝合。

3. **术中因钳夹等误伤输尿管**　由于术中各种因素而钳夹、误伤输尿管，对这类病例，术中应认真判断观察输尿管受伤部位以及考虑钳夹时间、钳夹上齿的程度、部分上齿或全上齿，以及发现误钳输尿管后的受伤部血供和颜色，以及输尿管的蠕动，如输尿管受伤局部稍有红肿，或已成瘀紫，蠕动有否受限等决定处理。如钳夹时间短，经观察受钳夹输尿管局部无瘀紫且输尿管蠕动正常，关腹前再查一次，情况亦无变化，这类病情可以不作处理。如果经钳夹后输尿管局部呈瘀紫，经久不退，蠕动欠佳，应作输尿管局部切除，安置支架，常规缝合断端输尿管。如伤及输尿管下段，笔管输尿管受损，则需作受损笔管输尿管切除，输尿管植入膀胱为妥。

（张志毅）

参考文献

1. 曾志成. 系统解剖学. 第二版. 北京：人民卫生出版社，2004.
2. 孙建衡，蔡树模，高永良，等. 中国妇癌防治 50 年//中国癌症研究基金会. 北京：军事医学科学出版社，2004：1-15.
3. 吴小华. 实用妇科肿瘤学. 南京：江苏科学技术出版社，2005，279.
4. 张志毅. 妇科肿瘤手术学. 上海：上海科学技术出版社，2009.
5. Delgado G, Chun B, Calgar H, Bepko F. Paraaortic lymphadenectomy in gynecologic malignancies confined to the pelvis. Obstet Gynecol, 1977, 50：418-423.
6. Piver MS, Barlow JJ. High dose irradiation to biopsy confirmed aortic node metastases from carcinoma of the uterine cervix. Cancer, 1977, 39：1243-1248.
7. Sudarsanam A, Charyulu K, Belinson J, Averette H, Goldberg M, Hintz B, et al. Influence of exploratory celiotomy on the management of carcinoma of the cervix. Cancer, 1978, 41：1049-1053.
8. Buchsbaum H. Extrapelvic lymph node metastases in cervical carcinoma. Am J Obstet Gynecol, 1979, 133：814-824.
9. Hughes RR, Brewington KC, Hanjani P, Photopulos G, Dick D, Votava C, et al. Extended field irradiation for cervical cancer based on surgical staging. Gynecol Oncol, 1980, 9：153-161.
10. Ballon SC, Berman ML, Lagasse LD, Petrilli ES, Castaldo TW. Survival after extraperitoneal pelvic and paraaortic lymphadenectomy and radiation therapy in cervical carcinoma. Obstet Gynecol, 1981, 57：90-95.
11. Welander CE, Pierce VK, Nori D, Hilaris BS, Kosloff C, Clark DCG, et al. Pretreatment laparotomy in carcinoma of the cervix. Gynecol Oncol, 1981, 12：336-347.
12. Berman ML, Keys H, Creasman WT, Di Saia P, Bundy B, Blessing J. Survival and patterns of recurrence in cervical cancer metastatic to periaortic lymph nodes：a Gynecologic Oncology Group study. Gynecol Oncol, 1984, 19：8-16.
13. Potish RA, Twiggs LB, Okagaki T, Prem KA, Adcock LL. Therapeutic implications of the natural history of advanced cervical cancer as defined by pretreatment surgical staging. Cancer, 1985, 56：956-960.
14. La Polla JP, Schlaerth JB, Gaddis O, Morrow CP. The influence of surgical staging on the evaluation and treatment of patients with cervical carcinoma. Gynecol Oncol, 1986, 24：194-199.
15. Noriaki Sakuragi. Up-to-date management of lymph node metastasis and the role of tailored lymphadenectomy in cervical cancer. Int J Clin Oncol, 2007, 12：165-175.
16. Rossi PJ, Horowitz IR, Johnstone PA, Jani AB. Lymphadenectomy for patients with cervical cancer：is it of value? J Surg Oncol, 2009, 100：404-406.

第五节　保留膀胱神经的广泛子宫切除术

广泛子宫切除术是治疗早期子宫颈癌的标准术式，与根治性放疗相比，其能最大限度地保留阴道和卵巢的功能。术后的生存率达 80%～90%。但是，传统的根治性子宫切除术会不可避免地导致一些脏器功能的障碍：如膀胱功能障碍、结直肠蠕动紊乱、性功能障碍。其中，膀胱功能障碍是最常见的。这些并发症的发生与术中盆腔神经丛的损伤密切相关。因此，如何在术中既要最大限度切除肿瘤，又尽可能保留盆腔神经丛的功能成为进一步改进这种手术的热点。

一、子宫颈癌根治手术对泌尿系统的影响

膀胱与尿道自主神经支配的最终共同通路是盆腔神经丛的前部，该神经丛由自主神经两个部分的神经节和神经组成。节前副交感神经起源于骶髓灰质的中间外侧，主要为 S3 和 S4。然后作为盆神经（内脏神经）进入盆腔神经丛。这些节前神经直接可以与一根或多根节后神经分支形成突触，也可以先到达膀胱壁内的神经节，在此再与节后神经建立突触。交感神经来自于 T11 到 L2，主动脉旁的交感神经节，它们在肠系膜上神经节形成突触，并在越过骶岬处进入骨盆，它们通过下腹下神经进入骨盆，在盆丛形成突触，并在膀胱底特定位置到达膀胱。支配下尿路的节后交感神经纤维主要来自起源于肠系膜下神经丛的下腹神经。目前以Ⅱ～Ⅲ型的广泛子宫术是治疗早期子宫颈癌的标准术式，能减少患者术后盆腔复发的风险。但是，传统的术式因切除范围广，对盆腔自主神经的损伤大，通常造成膀胱功能障碍等术后并发症。以下 3 个步骤易损伤盆腔相关的神经：游离和切断宫骶韧带时，易损伤腹下神经；横断主韧带时，易损伤盆腔内脏神经；游离和切断膀胱宫颈韧带时，易损伤下腹下丛的膀胱神经支。Seski 等人对于 10 例接受子宫颈癌根治术的患者做了术前和术后膀胱功能的预期调查：结果表明手术后观察到的高张期是由于逼尿肌的肌肉弹性增加所导致的，而这又是由于手术损伤和长期留置导尿管所导致。患者无法有效排尿是由于部分逼尿肌失去神经支配。结合膀胱内压测量法和肌电图描记法证明了正常括约肌功能的存在和逼尿肌与括约肌协同失调。Forney 和 Low 等人总结缺失交感神经控制在子宫颈癌根治术后膀胱改变中起着很大作用。Gin-Den 等人通过对于 32 例施行子宫颈癌根治术患者的术前术后尿动力参数的观察，得出术后尿路收缩功能改变是由于可能与交感和副交感神经的同时部分损伤相关。手术损伤的机理更像是神经支配分离而不是完全失去神经支配，膀胱功能障碍可能是内在性逼尿肌活动的表现，特点是缺少 β-肾上腺素能神经支配，和随之的 α-肾上腺素能神经支配亢进或持续性交感神经支配。由此膀胱功能失调是因为术中神经损伤所致，且膀胱功能失调的程度则与手术的范围程度相关。

二、保留膀胱神经功能的子宫颈癌根治术模式

目前根治性全子宫切除术保留神经方式主要可分为 4 型。Ⅰ型：完全保留盆腔自主神经；Ⅱ型：切除腹下神经丛，保留双侧盆腔神经丛；Ⅲ型：切除腹下神经丛，保留一侧盆腔神经丛；Ⅳ型：完全切除盆腔自主神经。在手术中如何分离和避免神经的损伤，成为神经保留技术的关键点。特别是腹下神经和盆腔内脏神经交汇处大约就在主韧带的下部范围，它们形成下腹下丛，再分出膀胱、直肠、子宫的神经支，调节盆腔脏器的功能。其走向较为复杂，不易辨认。冈林技术认为，子宫深静脉和膀胱下静脉可以作为手术中主韧带和膀胱宫颈

韧带的神经纤维标志。Katahira 等报道根治性全子宫切除术中电刺激盆腔内脏神经，可作为一项便捷高效的判别手段。而最近又有研究表明，腹腔镜根治性全子宫切除术中利用神经定位系统协助标识和保留副交感盆丛，使直接定位引导下分离神经组织成为可能。Trimbos 等建议保留盆腔内脏神经时，应尽量避免腹下交感神经损伤。其改良术式主要由 3 步构成：一，保留腹下神经和近端部下腹下丛神经；二，保留盆腔内脏神经和下腹下丛神经中央部；三，保留远端部下腹下神经丛。该研究数据提示：手术施行过程中出血没有明显增多，耗时仅平均延长 20min。所有施行此术式患者出院时，导尿管已撤除，无自发性尿失禁表现。Raspaglies 等建议对Ⅲ型根治性全子宫切除术改良探索中将阴道切除范围限制于宫颈下 2cmm，以取代传统切除阴道上 1/2。其目的是保护沿阴道穹隆移行于子宫侧壁的下腹下丛膀胱支。该小组最近一次回顾性分析数据表明，此保留神经根治性全子宫切除术较其他根治术，显著降低早期膀胱功能障碍及其他并发症发生率。Katahira 等认为根治性全子宫切除术中电刺激盆腔脏器神经，同时监测膀胱内压，为预测术后膀胱功能恢复提供了一项简单有效的方法。减少神经损伤，有 2 个途径：一是减小切除的范围；二是在保证足够的切除范围的基础上，分离出并保留相关神经。前者增加肿瘤残留的危险，不利于患者的治疗。后者成为妇科医师研究保留神经的根治性子宫切除术研究的重点。

三、手术的临床应用价值

国内外已有众多研究报道保留神经的子宫颈癌根治术与传统的子宫颈癌根治术相比，患者术后膀胱功能恢复时间更短，术后患者的性生活感觉及性欲的唤起均较传统的子宫颈癌根治术要好。Ju 等回顾性分析保留神经的子宫颈癌根治术与传统子宫颈癌根治术的病例，结果表示保留神经的子宫颈癌根治术有利于促进术后膀胱功能（8.7 天 VS 14.8 天，$P<0.01$）和肠道功能的恢复（2.9 天 VS 3.2 天，$P<0.01$）。两组比较手术时间(146.7 min VS 143.3 min，$P>0.05$）、术中出血量（441.7 ml VS 565.9 ml，$P>0.05$）、术后住院时间（10.21 天 VS 10.19 天，$P>0.05$）差异无统计学意义。随访 6 个月发现保留神经组患者术后性生活的满意率高（29% VS 9%，$P=0.042$）。据此认为保留神经的子宫颈癌根治术有利于患者术后盆腔自主神经生理功能的恢复。

四、保留膀胱神经功能的子宫颈癌根治术操作步骤

手术时充分地显示膀胱侧窝、直肠侧窝、闭孔窝有助于神经的分离（彩图 31－72，彩图 31－73）

清扫盆腔淋巴结后，分离出直肠侧窝、膀胱侧窝，主、骶韧带可清晰显露。沿骶韧带的外侧分离出输尿管，可直视下辨认出腹下神经，多在输尿管的内下方，锐性分离并保留腹下神经（彩图 31－74，彩图 31－75，彩图 31－76）。

在子宫动脉的下方找到子宫深静脉，有膀胱中、下两条静脉汇入。钳夹、切断、结扎子宫深静脉，掀起断端，下方便为盆丛，辨认出盆丛发出的膀胱神经支和子宫神经支。通常膀胱神经支行走于膀胱下静脉的下方（彩图 31－77）。

切断子宫神经支（彩图 31－78），沿盆丛和膀胱神经的水平将神经束推向外侧。可钳夹、切断主韧带膀胱宫颈韧带避免损伤神经。以上为我们手术的要点，余步骤同子宫颈癌根治术。NSRH 手术结束后保留的盆腔自主神经（彩图 31－79，彩图 31－80）。

（李　力　姚德生）

参考文献

1. Seski JC，Diokno AC. Bladder dysfunction after radical abdominal hysterectomy. AmJ Obstet Gyneml，1977，128：643-651.
2. Forney J. The effect of radical hysterectomy on bladder physiology. Am J Obstet Gynecol，1990，13（8）：374-382.
3. Low JA，Mauger GM，Carmichael JA，et al. The effect of wertheimhys terectomy upon bladder and urethral function. Am J Obstet Gynecol，1981，139：826-834.
4. Gin-Den Chen，Long-YL，Po- Hui Wang. Urinary tract dysfunction after radical hysterectomy for cervical cancer. Gynecologic Oncology，2002，8：292-297.
5. Katahira A，Niikura H，Kaiho Y，et al. Intraoperative electrical stimulation of the pelvic splanchnic nerves during nerve sparing radical hysterectomy. Gynecol Oncol，2005，98：462-466.
6. Trimbos JB，Maas CP，DeRuiter MC，et al. A nerve sparing radical hysterectomy：guidelines and feasibility in Western patients. Int J Gynaecol Cancer，2001，11：180-186.
7. J Raspagliesi F，Ditto A，Fontanelli R，et al. Nerve-sparing radical hysterectomy：a surgical technique for preserving the autonomic hypogastrie nerve. Gynecol Oncol，2004，93：307-314.
8. Katahira A. Nerve sparing in radical hysterecotomy. Gynecol Oncol，2005，98：462-466.
9. Ju XZ，Li ZT，Yang HJ，et al. Nerve-sparing radical hysterectomy and radical hysterectomy：a retrospective study. Zhonghua Fu Chan Ke Za Zhi，2009，44（8）：605-609.

第 32 章 子宫颈癌的手术治疗（二）

第一节 子宫颈癌手术治疗简史

子宫颈癌手术治疗已经有 100 多年的历史，直至今日，手术治疗仍然是早期子宫颈癌的主要治疗手段之一。在子宫颈癌手术治疗的早期，Czerny、Freund、Schuchardt、Schauta、Wertheim、Reigs、Taussig、冈林等及其追随者做了大量开拓性的工作。其后由于镭治疗病死率低和并发症少而十分流行，使手术一度处于低迷。不过，Meigs 在Ⅰ、Ⅱ期病人中行镭疗，其结果令人失望，他综合 Wertheim 与 Taussig 手术方法，于 1939 年开始常规的盆腔淋巴结切除和根治性子宫切除，至 1946 年做了 100 例，没有手术死亡病例，从而重新引起人们对手术的兴趣。以后有些学者对其术式进行了一些改良，使之日趋完善。

国内开展子宫颈癌根治术于 20 世纪 50 年代初，从 1954 年起杨学志、刘淑珍先后开展了广泛性子宫颈癌根治术，张其本开展了阴式广泛性子宫切除术，并出版了有关医学专著。1963 年以来，山东医科大学附属医院和山东省立医院对Ⅰb 期、Ⅱa 期及部分Ⅱb 期患者，常规行腹膜外盆腔淋巴结清扫及腹腔内广泛子宫切除术，手术视野暴露良好，操作方便，减少手术并发症。高永良的撕剥式盆腔淋巴结清扫术，其优点是：①速度快；②淋巴剥离完整、干净；③手术出血少，并发症少；④操作容易掌握。李诚信教授在子宫颈癌根治术中保留子宫动脉、输尿管与简化了某些手术操作的步骤，在保护尿路功能方面具有重要作用。陈惠祯在子宫颈癌根治术中也做了多项技术改进，降低了术后泌尿道并发症。

Wertheim 和 Meigs 对子宫颈癌的手术治疗做出了杰出的贡献。Wertheim-Meigs 根治性子宫切除，一直是早期子宫颈癌手术治疗的主要术式。Wertheim 手术与 Meigs 手术比较，技术上有些不同点。Wertheim 手术根治程度比 Meigs 手术小些，其手术范围包括全子宫及输尿管内侧的支持组织和可疑盆腔淋巴结的切除。目前这一术式称为改良性根治性子宫切除术，即Ⅱ类扩大子宫切除术。Meigs 手术包括输尿管侧方支持组织和盆腔淋巴结切除。此术式目前称为Ⅲ类扩大子宫切除术或标志性根治性子宫切除术。许多学者常将两种术式统称为 Wertheim-Meigs 根治性子宫切除。

国内外对子宫颈癌的手术分类尚不统一，类别相差很大，造成在估计手术疗效及其并发症方面的混乱。笔者认为 Piver-Rutledge 子宫颈癌手术的分类（表 32－1）有实用价值，其每类手术的范围明确具体，特别不同之处在于子宫动脉、膀胱上动脉、输尿管、主韧带和阴道的处理，是一种比较完善的分类，已为其他学者所接受。

子宫颈癌根治性手术子宫切除的手术途径尚不统一，欧洲其他地区仍然继续经阴道手术，但大多数国家已采用经腹手术，特别在美国，认为腹式方法优于根治性的阴道手术，因为前者能更好地暴露手术野，能切除足够的癌边缘。假如癌累及膀胱和直肠，可以同时切除。关于盆腔淋巴结清扫，有腹膜外和腹膜内两种。我国基本上采用腹腔内子宫广泛切除术及盆腔淋巴结清扫术，或腹腔内子宫广泛切除及腹膜外盆腔淋巴结清扫术。

表 32-1 Piver-Rutledge 子宫颈癌手术分类

类别	范围	适应证
Ⅰ类	筋膜外全子宫切除，让输尿管向旁侧偏离，切除耻骨宫颈韧带	原位癌至早期间质浸润癌
Ⅱ类	切除主韧带及骶韧带的 1/2，阴道上 1/3	微小浸润癌，放疗后小的复发灶
Ⅲ类	切除全部主韧带及骶韧带，阴道上 1/2	Ⅰb 期及Ⅱa 期
Ⅳ类	切除全部输尿管周围组织及膀胱上动脉，切除阴道 3/4	前部中心性发育有可能保留膀胱
Ⅴ类	切除部分远端输尿管及膀胱	中心复发癌累及部分远端输尿管和膀胱

近年国内外开展了子宫颈癌根治术以保留生育功能，腹腔镜手术也作为子宫颈癌手术治疗的一种手段。另有作者提议治疗前（主要是放射治疗前）行淋巴结分期手术。此外，Piver-Rutledge 子宫颈癌手术未将宫颈锥形切除术和盆腔脏器切除术包括在内，应予以介绍。

（陈惠祯　蔡红兵）

第二节　宫颈上皮内瘤变的手术治疗

宫颈上皮内瘤变（CIN）治疗方法的选择应根据 CIN 级别、病变范围、患者年龄、生育愿望和健康状况、医疗条件和技术水平以及随诊等因素综合分析，做到治疗个体化，以避免治疗不足或治疗过度。CIN 的治疗主要有两类：非手术治疗和手术治疗。非手术治疗有电烙、冷冻、激光、放射治疗等。手术治疗包括宫颈锥切术、LEEP 刀及子宫全切术。此外对部分 CIN，特别是级别低者可随访观察。

近年对 CIN 的治疗趋向于保守，绝大多数的 CIN 病变局限，保守性治疗的一次性治愈率高；无论从子宫颈癌自然发展的病理特点，还是从高生存质量的现代观点出发，目前把 CIN 看作是与宫颈浸润癌密切相关的癌前期病变，故在 CIN 的处理中应防止治疗过度。总的来说，不同级别的 CIN 可遵循如下原则：

CINⅠ级：大部分可有逆转过程，一般不予特殊处理，可随诊观察。而有资料表明阴道镜直接活检仅仅代表所取样本的病变，并不能排除存在 CINⅡ、Ⅲ的可能性。阴道镜活检诊断为 CINⅠ的患者经 LEEP 术后病检诊断为 CINⅡ、Ⅲ的达 55%之多。因此，宫颈活检诊断为 CINⅠ不一定表明个别妇女确实不存在 CINⅡ、Ⅲ。在随访研究中发现大多数的 CINⅠ的患者自发的消退，但是有 11%的进展为原位癌。因此应该定期随访。HPV 感染也有一个自愈过程。由于 HPV 无特殊有效治疗，避免重复感染颇为重要，章文华等认为对与 HPV16、HPV18 等高危型病毒有关的 CINⅠ级、病变范围大又无随诊条件或拒绝观察者应予积极治疗，采取激光治疗等物理疗法或宫颈锥切；病灶局限、宫颈管检查阴性的 CINⅠ级患者，可随诊观察；对范围小、局限的病灶可采用冷冻治疗。

CINⅡ级：应作阴道镜检查，对多点病变，合并高危 HPV 者可行宫颈锥切，不能接受宫颈锥切者可考虑用冷冻或激光或 LEEP 治疗，并定期随访。对未经上述处理者更应密切随诊，如持续存在或进展，则须行相应的治疗。

CINⅢ级：原则上都应积极处理。锥形切除为首选治疗手段，特别是年轻妇女。对年龄较大者、累腺、高危 HPV 感染，可考虑子宫切除。原位腺癌锥切后常复发，应以子宫切除为主。以下仅介绍 CIN 的手术方式、范围、适应证及并发症。

CIN 合并妊娠：75％的孕期 CIN 可在产后半年消退，故更主张保守观察。因妊娠期宫颈细胞学变化可于产后 6 周恢复正常，因此，对于 CINⅠ、Ⅱ级可在严密观察下至足月分娩，观察至产后 6 周，若仍 CINⅠ或Ⅱ，按非孕期处理。对 CINⅢ级患者，应根据妊娠周数、患者对胎儿要求的迫切程度来决定，可参照 CINⅢ级处理方法，也可先终止妊娠，行宫颈局部手术治疗。

一、宫颈锥形切除术

最初，CIN 的治疗采用全子宫切除术的方法。但是人们逐渐发现，CIN 大部分能逆转或持续存在。因此，采用全子宫切除术的方法治疗 CIN 就显得过于激进了。于是将宫颈外口部分作为圆锥底面，并将子宫颈管及子宫颈组织作锥形切除的宫颈锥切术开始在子宫颈病变的治疗中发挥重要的作用。目前，随着 CIN 的发病率逐年增多和子宫颈癌患者的年轻化，宫颈锥切术的治疗作用越来越显示出重要性，其手术方式也在不断更新和发展，如传统的宫颈锥形切除术、激光宫颈锥切术以及 20 世纪 80 年代末兴起的宫颈环形电切术（LEEP）或大环状宫颈移行带切除术（large loop excision of the transformation zone，LLETZ）。

（一）冷刀宫颈锥形切除术（cold knife cervical conization）

1. 手术范围 做多大的锥切术应因人而异。为了避免病变的残留，应根据病变的大小及累及的部位选择适当大小的锥切。锥切的范围还应综合考虑患者年龄、阴道镜检查宫颈鳞柱交界的情况、组织学类型以及术前碘试验，依年龄、生育要求、病变范围、级别及随诊条件等，做到个体化。由于鳞柱交界的柱状上皮细胞化生为鳞状上皮细胞时需从未成熟化生转为成熟化生，易受致癌因素的影响而发生癌变。所以，宫颈锥切术时要切除整个转化区、全部鳞柱交界及颈管下段，切除范围必须包括病变周围一定范围的正常组织。如患者病变部位在宫颈外口以下，锥切形状宽而浅（图 32－1A，B）；如病变部位向颈管内延伸超过阴道镜观察的限度，应行全部宫颈管切除（图 32－1C）；偶有个别细胞学检查结果阳性的病人，阴道镜检查又没有发现宫颈或下段颈管病变，且异常细胞源于鳞状上皮，此时也行全颈管切除（图 32－1D）；有些病变累及阴道上段，此时应行宫颈锥切加穹隆和部分阴道切除（图 32－

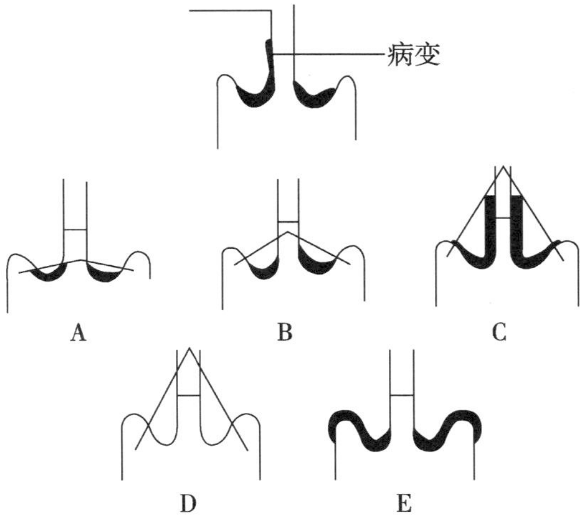

图 32－1　宫颈 CIN 的锥切范围

1E)。对CINⅢ，特别是原位癌患者，锥切时要切除一定深度的腺体和一定长度的颈管。Anderson指出，破坏腺体的最小深度至少达4mm。吴绪峰等发现25例原位癌患者累及颈管纵轴的长度为0～16.9mm不等，累及腺体的最小深度为1.77mm，最大值为4.95mm。因此锥切时破坏颈管纵轴的长度不应少于2cm，破坏腺体的深度不少于5mm。妊娠妇女的鳞柱交界外移，宫颈锥切术时可以浅些；老年妇女的鳞柱交界向宫颈管内移动，宫颈锥切术时应较深；病灶浅表局限时，切除范围不宜过深，应警惕术中或术后出血。

2. 适应证 由于冷刀宫颈锥形切除术具有诊断和治疗的双重作用，年轻妇女中CIN和早期子宫颈癌发病增多，可以推测冷刀宫颈锥形切除术在CIN的治疗中仍有一定地位。但由于锥切术后可能残存病变和复发，又有一定的并发症，因此应严格掌握锥切的指征。冷刀宫颈锥形切除术的适应证为：①细胞学多次阳性或高度可疑，阴道镜下定位活检阴性或阴道镜检病变延及颈管而颈管刮术阴性者；②宫颈活检（碘染或阴道镜下）疑有早期浸润而未获明确诊断者；③年轻妇女要求保留生育功能，特别是CINⅢ患者，但宜慎重选择，完成生育后，仍要严密随诊；④宫颈原位腺癌应慎重；⑤浸润癌为冷刀宫颈锥形切除术的禁忌证，但在初诊为CIN Ⅲ并可疑浸润癌的情况下，冷刀宫颈锥形切除术可起到诊断作用。

3. 手术并发症 冷刀宫颈锥形切除术操作较为复杂，并发症较多，文献报道累计发生率达15%～30%。术中并发症主要是出血和邻近脏器的损伤，术中仔细操作可避免并发症的发生，一旦发生，应立即修补或采取其他相应措施处理。术后并发症主要是出血（也是最严重的并发症之一），如不及时发现和处理，可引起大出血和出血性休克。因此，除要求手术中仔细缝合创面外，术后要用纱布或纱条填塞阴道，压迫宫颈残端，并注意观察，一旦发现出血，要及时更换阴道纱布或纱条，塞紧各穹隆及阴道上段多能止血。偶有48小时后至2周内出血者，多因伤口愈合不良所致，仍可填塞压迫止血或缝合止血。Luesley等报道788例锥切术患者，其中101例（12.82%）术后有不同程度的出血，其中44例（5.3%）发生于术后24小时内，55例（6.98%）发生于术后24小时至12天内。多认为术后出血与锥切底部的宽度和锥切的深度有关。为了有效地预防术中或术后出血，可于术前宫颈注射肾上腺素，手术日期应尽量避开月经期。锥切术后宫颈管狭窄约有3%～31%的发生率，Luesley等认为与患者年龄较大及锥切过深有关，如果锥切的深度≤25mm，宫颈管狭窄的发生率为12.8%，当锥切的深度>25mm时，发生率为24.2%。可采用子宫颈扩展器扩张宫颈。症状严重或者经扩管后宫颈管狭窄仍不能解除者，可用激光切除狭窄部位或者全宫切除。感染也是并发症之一，手术前后应用抗生素可防治之。

（二）激光锥形切除术

激光锥切于80年代在北美出现，利用激光对生物组织的热效应产生凝固性坏死，达到破坏病变细胞的目的。此方法具有操作简单、治疗精确、组织愈合快及并发症少等优点。

1. 适应证 ①阴道镜下全部移行和病变区充分可见；②细胞学或活检无浸润癌可疑，颈管诊刮阴性；③细胞学和阴道镜检查无异常的柱状上皮；④移行带宽度不超过2cm；⑤能保证进行细胞学和阴道镜随访；⑥希望保留生育功能的患者。激光锥切花费高（常需全身麻醉），且技术要求高，组织碳化，影响病理诊断。90年代Anderson等采用激光锥切治疗473例，随诊5年以上治愈率为96.6%，复发率仅3.4%，单次治疗的治愈率为76%～98%。Mitchell等对活组织检查证实为CIN390例患者，进行了冷冻治疗、激光治疗和LEEP的前瞻性随机试验，结果发现三种治疗之间，并发症、持续病变或复发都没有统计学差异。

2. 手术范围 根据宫颈的形状和病变部位的不同，锥形切除可深可浅（图32-2A，B），只需改变激光的角度即可。切除宫颈管距黏膜4～6mm时，为保证术后病检的准确性，可改用手术刀切除。术中如有出血，可用压迫或灼烧止血，较大的出血需缝扎止血。对残余颈管应常规诊刮，刮出物送病检，以确定病变切除是否彻底。

3. 手术并发症 激光锥切手术并发症很少。主要为出血，多发生在术后7～14天。但出血多不严重。另外，偶见宫颈狭窄、宫颈粘连等并发症。

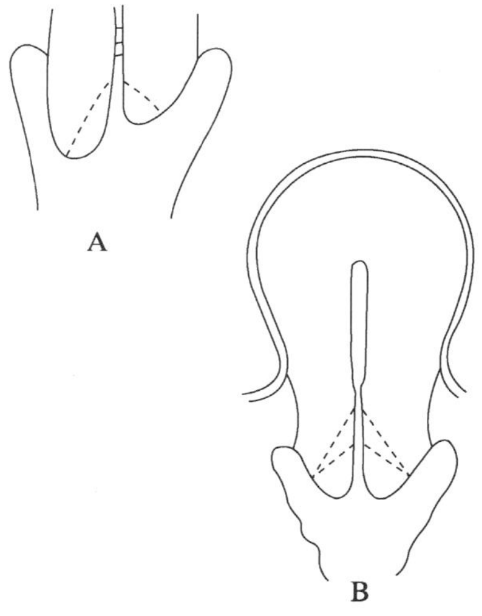

图 32-2 激光锥切深浅示意图

（三）宫颈环形电切术（loop electrosurgical excision procedure，LEEP）

由于CIN早期发现逐渐增加，以及患者日趋年轻化，所以很有必要探讨一种简单易行、疗效高，既能达到治疗目的，又不影响进一步诊断的治疗方法。1989年Prendiville等提出LEEP，采用高频、低电压交流电源控制装置，输出功率大小自由可调，输出电流由电缆与切除环的T形绝缘柄相连，开关可脚踏或手控。其切除原理类似于激光，即局部释放出大量的能量，使细胞、组织间水分快速汽化蒸发，细胞和组织焦化破坏，因而同时具有切割和电凝功能，而不影响切口边缘组织的病理学检查，术者可通过圆、方、三角等多种形状而调整所切组织的大小。

1. 适应证 ①CINⅡ、Ⅲ；②持续CINⅠ或随访不便的CINⅠ；③细胞学ASC-H，有症状的宫颈外翻；④对CINⅢ级中的宫颈原位癌是否适宜尚有争议。

LEEP操作简单，手术时间短，平均5min左右，病人无痛苦，不需要麻醉，可在门诊进行；电切同时电凝止血，不需缝合，术中出血少，平均不到10ml；术后并发症少，很少继发大出血和感染；修复后的宫颈外观漂亮，新的鳞柱交界清楚，便于细胞学及阴道镜追踪随访。LEEP术前须经细胞学、阴道镜及病理学诊断，利用宫颈管扩张暴露颈管观察，以明确病变性质，也可减少手术前后病理误差。

2. 手术范围 在阴道镜下找到病变部位，宫颈敷3%醋酸棉球和Schiller氏液（碘试验）确定病变范围，然后根据宫颈的形状和病变的大小选择不同型号的切除环。用三角形电极顺时针方向旋转切除宫颈管组织1～1.5cm，用圆形电极切除宫颈组织0.5～1cm，如病变范围较大，可再扩大切除范围，在病变范围边缘外0.5～1cm处进出电极，用圆形电极扩大切除宫颈组织。具体可根据情况和自身经验而定，可进行一次性切除，也可分次进行切除，如必须进行分次切除，规范的操作程序是首先切除含有移行带的宫颈中央和颈管部分，随后切除必须切除的残留部分，包括产后形成的宫颈裂隙。

3. 手术并发症 LEEP的常见并发症有出血、感染、宫颈管狭窄。近期并发症主要为局部出血，发生率为1%～8%，但出血量都不多，不需输液、输血等特别处理，仅需局部填塞压迫即可。术中发生的出血可通过电凝止血，且最好用点状电凝而不提倡完全烧灼创面，以免造成大片脱痂时的大出血和日后宫颈狭窄。晚期并发症主要为宫颈口狭窄、闭锁。宫颈狭窄的发生率为1%左右，与患者年龄较大和锥切偏深有关，术后感染也是造成狭窄的原因，宫颈切除也不应过深，掌握手术范围和深度是预防子宫颈管狭窄的有效措施。术后应加强抗感染，预防性应用抗生素、扩张宫颈管可防止宫颈口粘连和狭窄。一旦发生，应尽早进行多次扩宫以防止宫颈狭窄，必要时可用CO_2激光切除狭窄。

（四）宫颈锥切边缘阳性患者的处理

宫颈锥切边缘存在非典型增生病变的患者，具有长期存在非典型增生病变的高危性。如颈管诊刮也为非典型增生则罹患浸润癌的危险性明显增加。如为生育后期妇女，宫颈锥切标本边缘存在非典型增生病灶者，则应行子宫切除术。如患者存在手术禁忌证，或希望保留子宫者，也可行严密的阴道细胞学和颈管内膜细胞学监测随访。仅有 1/3 的患者非典型增生病变持续存在。颈管诊刮仍存在非典型增生病变者应重复宫颈锥切以排除肿瘤，并根据第二次锥切病理检查确定进一步治疗。重复锥切边缘阴性且无肿瘤浸润者，可予以观察随访。临床实践中，由于宫颈局部解剖学和年龄因素的限制，重复宫颈锥切并不实际。据此，50 岁以上的老年妇女可行子宫切除或次广泛性子宫切除术。个别患者亦可考虑单纯腔内放疗，但剂量应减小，一般低于常规剂量 2/3。

二、子宫切除术

子宫切除术（hysterectomy）也是 CIN Ⅲ的治疗方法。子宫切除术包括筋膜内子宫切除术（intrafascial hysterectomy）、标准性（保守性）子宫切除术（standard/conservative hysterectomy）、筋膜外子宫切除术（extrafascial hysterectomy）和阴式子宫切除术（vaginal hysterectomy）。

1. 手术范围 筋膜内子宫切除术与标准性（保守性）子宫切除术都包括全子宫和附件切除，年轻患者保留一侧附件或卵巢。两种手术方式区别不大，但前者于子宫颈峡部以下操作，在宫颈筋膜内进行，保留了子宫全部或大部分筋膜（图 32－3）；有时保留了外侧方少量肌组织，推开膀胱至宫颈中段即可，不需分离直肠。而后者仅保留宫颈旁及其邻近的部分宫颈筋膜（图 32－4），有时保留了部分肌组织，术时需推开膀胱至阴道前穹隆部，根据阴道切除长度可分离或不分离直肠。

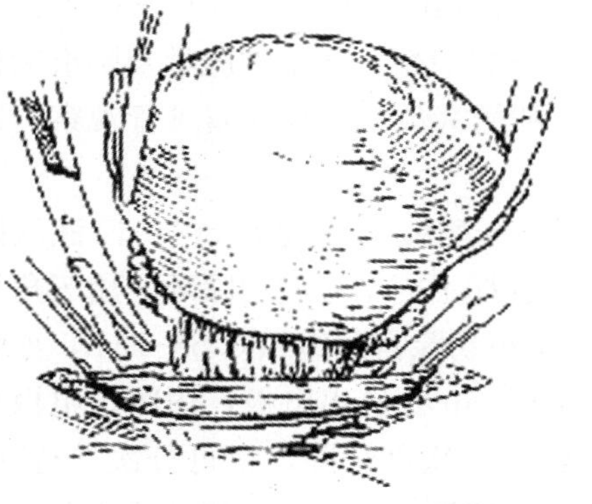

图 32－3 筋膜内子宫切除术示意图

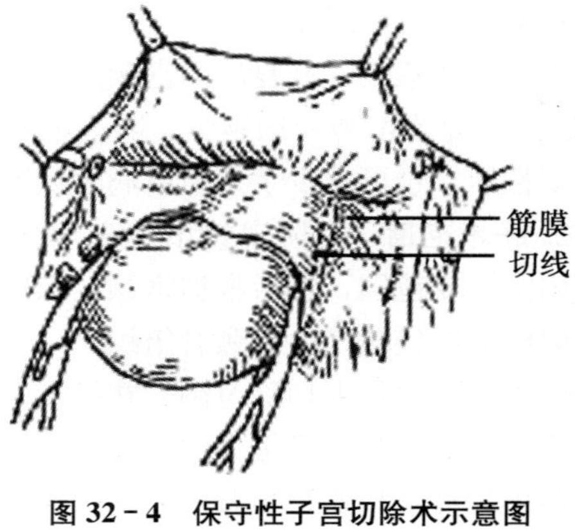

图 32－4 保守性子宫切除术示意图

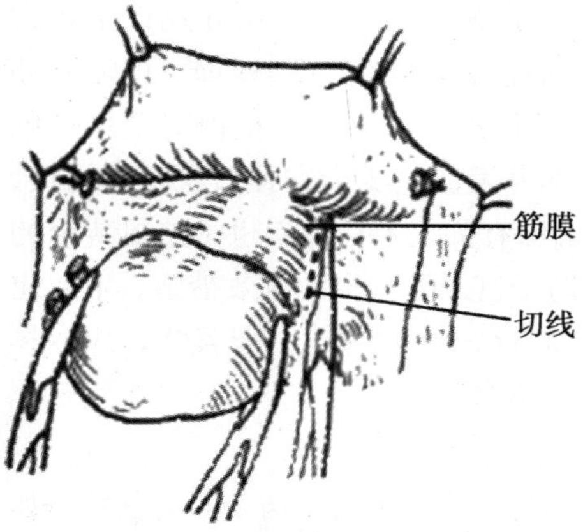

图 32－5 筋膜外子宫切除术示意图

筋膜外子宫切除术又称Ⅰ型（Ⅰ类）扩大子宫切除术（extended hysterectomy type Ⅰ，class Ⅰ），目的在于保证切除全部宫颈。筋膜外子宫切除术由 Telinde 改良，手术范围超过了保守的或标准的全宫切除范围。术时需暴露宫旁段输尿管，但不分离输尿管床，将输尿管推向侧方，让术者钳夹宫旁组织而不切及宫旁组织，在宫颈筋膜外断扎宫颈膀胱韧带、骶骨韧带、主韧带（图 32－5）。同时切除阴道 1～2cm。因该术式对膀胱三角区和输尿管的影响降低至最低限度，从而减少了泌尿系统并发症的发生。该术式优于筋膜内子宫切除术、保守性子宫切除术和阴式子宫切除术，应用较广泛。

阴式子宫切除术经阴道进行，为避免邻近器官损伤，特别是膀胱及输尿管损伤，手术较为保守。手术范围介于筋膜内子宫切除术和保守性子宫切除术之间。切除阴道上段的长短应根据阴道镜检查或碘试验所示的病变区以下 0.5～0.6cm，一般切除阴道 1～2cm 已足够。

2. 适应证 对高级别的 CIN 病例来说，子宫切除术不失为治疗 CIN 的合理方式，而对大部分低级别的 CIN，子宫切除术是一种过分的治疗。因此，其适应证为：①CIN Ⅲ、原位癌（当前已把 CIN Ⅲ与原位癌看作同类别疾病来处理）；②无生育要求或中老年 CIN Ⅲ患者；③CIN Ⅱ或Ⅲ同时累及阴道上段或合并其他妇科疾患如子宫肌瘤、卵巢囊肿、功血及子宫脱垂等；④无随访追踪条件或宫颈狭窄导致细胞学检查不能进行而使随访观察无结果的病例；⑤如阴道镜发现病变延及阴道或怀疑腺癌可能时；⑥经宫颈锥切而切缘有残留病变者；⑦锥切后宫颈狭窄导致严重痛经者也需要做子宫切除，即使原位癌已经控制也是如此。年轻患者（45 岁以下）保留一侧卵巢。

考虑到宫颈原位癌进行宫颈锥切后，有可能存在残余癌或遗漏浸润癌，很多学者认为子宫切除才是彻底治疗宫颈原位癌的方法，而宫颈锥切标本的检查结果不能作为是否彻底切除了病变的判断指标，因而主张，凡已有孩子的妇女，超过生育年龄，或不希望有小孩的妇女，都应该行子宫切除，术后复发率低，这已成为美国标准的处理方法。笔者认为，宫颈原位癌患者，凡不需要保留生育功能又无手术禁忌者，应作子宫切除术，并切除阴道壁 1～2cm，以最大限度减少复发的危险。当然，原位癌行子宫切除及部分阴道切除后，仍有产生复发性阴道原位癌的可能，甚至会发展为浸润癌，但毕竟是极少数，只要做好随访工作，仍可以及时发现复发病灶而进行治疗，效果也是好的，不可与其他复发的严重恶果相提并论，更不能因此扩大手术范围。

若 CIN Ⅲ合并阴道前后壁膨出或子宫脱垂时可采用阴式子宫切除术。

3. 手术方式 适合作子宫切除术的宫颈 CIN 患者，行保守性或筋膜外子宫切除术已足够，阴式子宫切除术也可作选择。筋膜内子宫切除术很少应用于治疗 CIN 患者。

4. 手术并发症 子宫切除术的并发症较少见，主要并发症有输尿管损伤、膀胱损伤、肠道损伤、术后阴道残端出血等。

（蔡红兵　欧阳艳琼　陈惠祯）

第三节　宫颈早期浸润癌的手术治疗

多数学者认为，宫颈早期浸润癌是一种局限性病灶，一般不会发生转移播散，淋巴结转移极少，治疗上不同于浸润癌，可以采用较为保守的治疗方法。主要治疗方法是手术治疗。以往采用根治术，但几十年临床实践证明，根治术与保守性手术效果相似。前者的并发症及手术死亡率明显高于后者，所以现在不主张做根治性手术。笔者认为，对早期浸润癌的治疗应根据间质浸润深度、病灶范围、有无脉管受累及病理类型以及全身情况来决定治疗方案。

总结有关资料，推荐子宫颈癌的处理模式如下图 32－6：

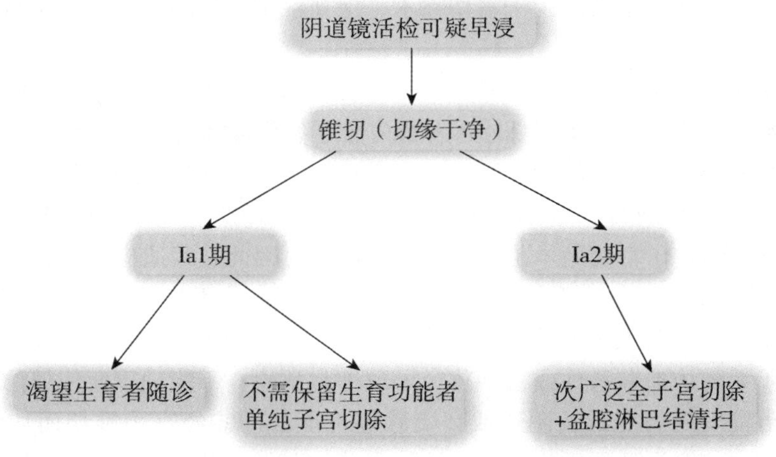

图 32－6　宫颈早期浸润癌的处理模式

关于宫颈早期浸润腺癌的治疗方案分歧较大。许多报道病例数较少，因而对其处理难以作出客观的评价，治疗方式从简单全子宫切除到子宫根治术各不相同。一般建议采取次广泛子宫切除＋盆腔淋巴结清扫术或广泛子宫切除＋盆腔淋巴结清扫术。也有学者认为对宫颈肉眼病灶不明显的Ⅰ期宫颈腺癌，可行筋膜外全子宫切除术，术后加用放疗。笔者认为宫颈腺癌对放疗敏感性较差，筋膜外全子宫切除后，加放疗不能提高疗效，因此不宜选择。近年有研究提示Ⅰa1 期宫颈腺癌施行根治性手术者，未发现有宫旁浸润和淋巴结转移，随访 76 个月无复发证据，因此建议对肯定的Ⅰa1 期宫颈腺癌可选择行保守性手术，或简单的子宫切除。但也有作者报道腺癌浸润 3mm 以内，却有盆腔淋巴结转移，根治术后亦有盆腔复发和转移的发生，再者正确诊断Ⅰa1 期宫颈腺癌困难，故笔者认为保守手术在临床的使用应慎重。

宫颈早期浸润癌可根据病情和对生育的要求选择不同的手术方式。

一、宫颈锥切（cervix conization）

1. 适应证　适用于间质浸润≤3mm，无脉管浸润的年轻需要保留生育功能者，但锥切缘阳性者仍应作子宫切除。Tseng 的资料表明，宫颈鳞状细胞癌、基质浸润深度＜3mm、无脉管浸润、锥切边缘无癌组织、宫颈内膜诊刮阴性、阴道镜检查满意、有强烈生育要求者行宫颈锥切术，疗效满意，并能成功妊娠，但由于例数较少，尚需进一步论证。Gurgel 认为，锥切可用于宫颈微小浸润癌的诊断和治疗，主要适用于年轻、肿瘤浸润间质深度＜1mm，无脉管浸润，锥切边缘无残存病灶的患者。但是，当选择保守性治疗时，细胞学和阴道镜密切随访是必不可少的。

2. 手术范围　手术范围应根据病变的大小和累及的部位决定。原则上锥形顶端达宫颈管内口水平稍下方，锥形底边视子宫阴道部病变的范围而定，应达宫颈病灶外 0.5cm，破坏腺体的深度不应小于 5mm，破坏宫颈管纵轴的长度不应小于 20mm。在保证全部完整的切除宫颈病变的前提下，应尽可能多地保留宫颈管组织，这对未生育而又有强烈生育愿望的年轻患者尤为重要。

利普刀（LEEP）锥切用于治疗宫颈早期浸润癌未见报道，从理论上讲是可行的，但需进行临床试验，积累经验，以确定是否具有可行性。

二、全子宫切除术（total hysterectomy）

包括保守性子宫切除术及筋膜外全子宫切除术两种术式，同时切除阴道 1～2cm，适用于间质浸润深度≤3mm，无脉管浸润者。筋膜内全子宫切除术不适于Ⅰa2 期患者。

1. **标准性子宫全切术** 又称保守性全子宫切除术，是目前广泛应用的一种术式，与筋膜外全子宫切除的主要不同点在于不需暴露宫旁段输尿管，而是沿子宫颈侧壁钳夹、切断宫颈旁组织及阴道旁组织，包括主韧带、骶韧带、宫颈膀胱韧带等。为避免损伤输尿管，需紧靠宫颈操作，这样有时会切及宫颈组织，而不能很完整地切除宫颈，已很少作为治疗宫颈微小浸润癌的一种术式。术时需切除阴道 1～2cm，可保留一侧卵巢。

2. **Ⅰ型（Ⅰ类）扩大子宫切除术**（extended hysterectomy type Ⅰ，class Ⅰ） 一般称筋膜外全子宫切除术（extrafascial hysterectomy）。术式由 Richard W. Te Linde 改良，手术范围超过了保守的或标准的全子宫切除范围，术时需暴露宫旁段输尿管，但不分离输尿管床，将输尿管推向侧方，让术者钳夹宫旁组织而不切及宫颈组织，目的在于保证切除全部宫颈，同时切除阴道 1～2cm。

三、Ⅱ型（Ⅱ类）扩大子宫切除术（extended hysterectomy type Ⅱ，class Ⅱ）

又称子宫次广泛切除术（subradical hysterectomy），可含或不含盆腔淋巴结切除术（pelvic lymphadenectomy）。

1. **适应证** 适用于浸润深度 3～5mm，或不论其浸润深度如何而伴有脉管侵犯者。

2. **手术范围** 子宫次广泛切除是一种中等扩大根治性全子宫切除术。除要切除全子宫及双侧附件外（45 岁以下者保留一侧卵巢），还要切除部分宫旁组织，包括切除子宫骶韧带和主韧带的 1/2（图 32－7，32－8）、阴道的 1/3（图 32－9）。暴露宫旁段输尿管，但不将其从宫颈膀胱韧带中完全解剖出来，正好在输尿管内侧断扎子宫动脉（图 32－10），以保留远端输尿管的血液供应。此类患者同时作选择性盆腔淋巴结清除，包括选择性切除髂总下段、髂外、腹股沟深、髂内、闭孔淋巴结。

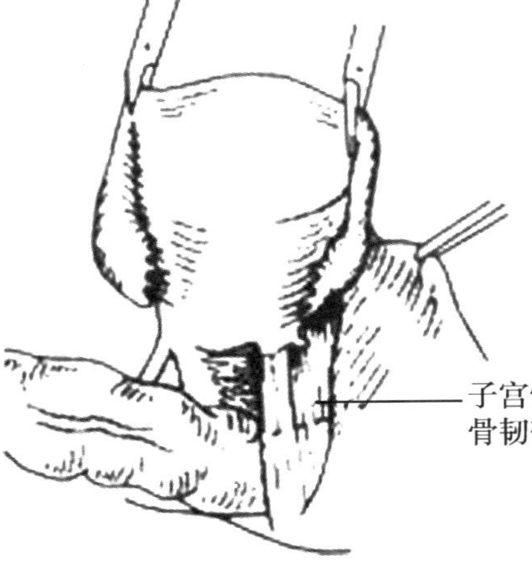

图 32－7 切除骶韧带的 1/2

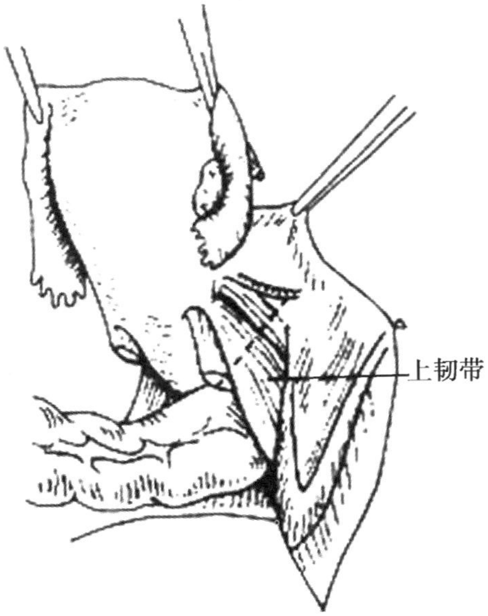

图 32－8 切除主韧带的 1/2

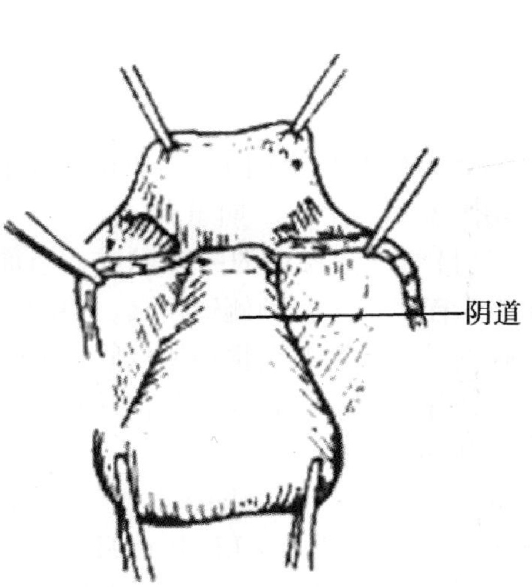

图 32－9　切除阴道的 1/3

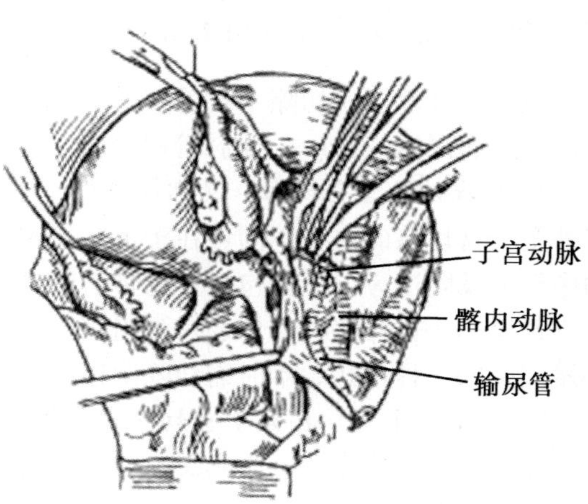

图 32－10　在输尿管内侧断扎子宫动脉

四、根治性宫颈切除术加盆腔淋巴结清扫术（radical trachelectomy，RT and pelvic lymphadenectomy，PL）

近十几年来，女性生育年龄推迟使生育前子宫颈癌的发病率增高。据统计，25～34 岁的年轻妇女患浸润性子宫颈癌的人数增加了 77%，育龄期发病率占子宫颈癌的 10%～15%。随着对生活质量要求的提高，传统根治术受到了质疑和挑战，年轻早期子宫颈癌患者生育能力的保留日益受到关注。1987 年，Dargent 等在阴式全子宫切除术（Schaute 手术）的基础上经过改良，结合腹腔镜，为年轻渴望生育的Ⅰa、Ⅰb 期子宫颈癌患者施行经阴道根治性子宫颈癌切除术（vaginal radical trachelectomy，VRT）加腹腔镜下盆腔淋巴结清扫术（laparoscopic pelvic lymphadenectomy，LPL）。这一手术的目的在于在切除原发肿瘤的同时保留患者的宫内怀孕能力。此后该术式逐渐被认可和接受并在多个中心相继开展。在有关研究报告中，尽管存在流产和早产率高的问题，术后成功妊娠分娩的病例亦相继有报道。

1. **适应证**　对于哪些患者可考虑根治性宫颈切除术仍存在争议。Roy 认为，如严格选择 RT 病例可确保远期效果，并提出 RT 如下适应证：①强烈渴望保留生育功能；②经宫颈活检或锥切证实为早期浸润性子宫颈癌且切缘无瘤区距病灶≥8mm；③肿瘤直径＜2cm，浸润深度≤5mm；④原发病灶位于宫颈阴道部，无宫旁或宫体受累的证据；⑤阴道镜估计宫颈管内浸润有限；⑥无淋巴结转移。

Dargent 等认为该手术适用于年龄小于 40 岁，希望保留生育功能，肿瘤小且为外生性的Ⅰa1～Ⅱa 期子宫颈癌患者。此外，Roy 提出腺癌是该手术的相对禁忌证。然而，两个来自美国的小样本报道中，15 例腺癌患者无一人复发，但该报道中作者并没有指出因发现不利因素而需行全子宫切除和术后放疗的 5 例患者的病理类型。

2. **手术方式**　手术包括根治性全宫颈切除加盆腔淋巴结清扫术。宫颈切除的范围相当于子宫次广泛切除。根治性宫颈切除分为经腹和经阴道两种。经腹手术由于包含复杂的显微血管技术，并发症较高而少见报道。

手术先经腹或腹腔镜下盆腔淋巴结清扫术。术中快速冰冻切片检查，如淋巴结有转移，即行根治性全子宫切除术（RH），如无淋巴结转移，则可行根治性宫颈切除术（RT）。

（蔡红兵　陈慧君　陈惠祯）

第四节 子宫颈浸润癌的手术治疗

子宫颈癌以放射治疗和手术治疗或二者综合治疗为主，化疗为辅。放疗适于各期病人，手术仅选择性地应用于Ⅰa 期、Ⅱb 期、Ⅲa 期及中心复发性患者，两者临床应用各有其优缺点，选择哪一种作为主要的治疗方法，要根据临床期别、年龄、全身情况、组织学类型及分级，以及对放射线的敏感性和是否已经过治疗等因素加以考虑。

一、手术治疗的优缺点

Ⅰb 期及Ⅱa 期子宫颈癌病人行根治性手术，是一种有效的治疗方法。与放射治疗比较有以下优缺点：

（一）优点

1. 能保留卵巢功能，而不需采用激素替代治疗。能保留更具功能的阴道，其弹性和分泌润滑作用常常得以保持，避免阴道缩小和萎缩。这对 45 岁以下的患者尤其重要。

2. 手术一个潜在的好处能够有机会进行一个完全的盆腹腔探查，鉴别病人临床和病理分期的差异，其结果可以改变其治疗计划。根据病人的病情提出一个个体化的治疗方案，包括术后是否给予辅助治疗。

3. 手术切除宫颈和宫体，能消除放射抵抗因素，避免其局部复发。

4. 避免正常组织受照射，特别是避免痛苦的晚期直肠和膀胱放射反应。

5. 伴有慢性盆腔炎或者良性盆腔病变使生殖器形状和位置改变以至妨碍放射治疗的正确应用时，手术常常更具有优越性。

（二）缺点

存在低于 1%的手术死亡率，无疑超过单纯放射治疗的死亡率；除了麻醉和手术的危险外，根治性子宫切除伴有泌尿道损伤的危险，输尿管阴道瘘或膀胱阴道瘘发生率为 2%～7%；膀胱功能障碍和泌尿道感染发生率较高。

二、手术指征

哪种方法对Ⅰb 期及Ⅱa 期子宫颈癌治疗最有效，目前尚无肯定意见，手术、放疗或二者的综合治疗均有人主张，治愈率相当，或手术治疗稍高于放疗，但无统计学意义。因此，对一个病人选择何种治疗方法，不要只强调手术或放疗的优点，而是应首先考虑哪种方法对病人更有利。凡属于Ⅰb 期及 Ⅱa 期的病人，若有如下情况，应首先考虑手术根治：①45 岁以下的病人；②有盆腔炎症史者；③病人生殖道或癌瘤影响腔内放射治疗者，如子宫脱垂、阴道狭小、宫颈残端癌、癌瘤堵塞宫颈管者；④合并妊娠者；⑤有放射抵抗者；⑥腺癌患者；⑦属内生型桶状宫颈者；⑧无放疗设备或设备不完善者。

Ⅱb 期及Ⅱb 期以上的患者，癌瘤已播散至宫旁组织，因其接近膀胱、输尿管和直肠，不易确定适当的手术边界，难以完全切除病灶，且盆腔淋巴结转移率较高，原则上行放射治疗，疗效较好。仅对少数病人选择手术、放疗及化疗综合治疗。

三、手术方式、范围及适应证

（一）Ⅱ型（Ⅱ类）扩大子宫切除术（extended hysterectomy type Ⅱ，class Ⅱ）

本术式又称子宫次广泛切除术（subradical hysterectomy），改良性根治（扩大）性子宫切除术［modified radical，（extended）hysterectomy］，同时进行盆腔淋巴结切除术。已有学者推荐，对于宫颈鳞癌Ⅰ、Ⅱ级，肿瘤直径≤2cm，无脉管浸润的患者，可行子宫次广泛切除术和盆腔淋巴结切除术。笔者认为，根据患者的自身情况和病情选择手术方式是十分合理的。子宫次广泛切除术较子宫广泛切除术的损伤小，并发症少。在不影响治疗效果的前提下，为了降低手术并发症，提高生活质量，对某些Ⅰb期病人是否可以选择Ⅱ型手术？许多文献已证实，盆腔淋巴结转移与宫颈局部病灶体积大小、脉管间质受累有明显关系。宫颈病灶≤2cm仍较局限，盆腔淋巴转移率低，一般在0～14%之间，而且几乎限于"初程"淋巴结，其中宫旁主韧带淋巴结位于该韧带起始部，在早期极少发现此处有转移。Philip对广泛子宫切除的手术标本的宫旁组织作连续切片，没有发现远端淋巴管有癌栓。Friedell报告40例，病灶小于1cm者未见盆腔淋巴结转移；病变为1.1～2cm者，转移率为14%。漆林涛等报道75例病灶≤2cm的鳞癌患者，选择Ⅱ型子宫切除术及盆腔淋巴结切除术。盆腔淋巴结转移为4%（3/75），无1例宫旁组织及宫旁淋巴结转移。5年生存率100%，10年生存率96%。Kinney报告387例Ⅰb期患者，其中83例（21.4%）肿瘤浸润深度大于3mm，但肿瘤直径≤2cm，体积小于4.19cm^3，无脉管间隙侵犯者，无1例发现宫旁组织受浸润，但有4例盆腔淋巴结转移。平均随访9.8年，均存活。该学者将此类患者划为"低危"Ⅰb期子宫颈癌，包括病理检查为Ⅰ、Ⅱ级，宫颈肿瘤直径≤2cm，无脉管间隙侵犯者，可以采用Ⅱ型手术（含盆腔淋巴结切除），而不必行子宫广泛切除（Ⅲ型手术），同样可获得长期无癌生存。笔者从1995—2003年对480例宫颈病灶直径<2cm，组织学为Ⅰ、Ⅱ级鳞癌患者进行手术治疗，其中240例行Ⅱ类根治性子宫切除术，240例行Ⅲ类根治性子宫切除术，前者5年生存率100%，无瘤生存率98.33%，后者5年生存率100%，无瘤生存率97.2%，两组无统计学差异（P=0.779），但前者手术时间、术后住院时间、术中失血量与后者比较有统计学差异（P值分别为0.0001，0.0001，0.001），前者术后并发症明显低于后者。毫无疑问，对这类病人手术保留一些宫旁组织，少切除一些阴道，必然会大大降低泌尿道并发症发生率。因此，子宫颈癌手术的广泛性应采取个体化原则。

其他Ⅰb期及Ⅱa期子宫颈癌能否做子宫广泛切除及盆腔淋巴结切除术呢？这是一个很有争议的问题。最近Landoni等根据一个前瞻性随机的研究结果，认为Ⅱ型手术同样可以应用于其他的Ⅰb期及Ⅱa期病人，其5年生存率与应用Ⅲ型手术的5年生存率无统计学差异。他们从1987年4月到1993年12月，共有243位子宫颈癌（FIGO Ⅰb～Ⅱa期）患者参加了研究。病人随机采取了两种根治术之一（piver-rutledge-smith Ⅱ型和Ⅲ型手术），其中有238例得到观察结果。结果表明，Ⅱ型子宫切除术平均手术时间显著短于Ⅲ型手术（P=0.01，135min对180min）。但两组平均失血量和需要输血的患者数相似，两组患者平均术后住院时间长短相似，其5年生存率分别为81%（Ⅱ型）和77%（Ⅲ型），无癌生存分别为75%和73%。综合分析证明，生存率与手术类型无关。晚期并发症中采用Ⅱ型手术的患者明显低于采用Ⅲ型手术者，尤其是泌尿并发症为13%对28%。他们最后的结论是：Ⅱ型和Ⅲ型根治性子宫切除术在治疗子宫颈癌（Ⅰb期、Ⅱa期）同样有效，但前者晚期并发症比后者少。但Ⅱ类和Ⅲ类根治性子宫切除术后分别有54%和55%接受了辅助治疗，手术治疗真正受益的可能仅46%和45%，同时列入研究的病例数也较少，应该进行更大型的临床试验。Stylianos等从1983—1995年对435例早期子宫颈癌患者进行改良（Ⅱ型）根治性子宫切除术（含盆腔淋巴结切除术），其中Ⅰa 14例（3.2%）（Ⅰa1 5例；Ⅰa2 9例）；Ⅰb期377例（86.7%）（Ⅰb1期322例，Ⅰb2期55例）；Ⅱa期44例（10.1%）。其中有62例（14.2%）术前接受了放疗。92例（22%）有1个或多个高危因素者术后接受了放疗。总5年生存率88.7%（386/435），其中Ⅰa期100%，Ⅰb1期95.1%，Ⅰb2期50.9%，Ⅱa期

86.3%，而有多位学者报道，早期子宫颈癌进行根治性（Ⅲ类）子宫切除术，总的 5 年生存率 85%～92%，与上述行改良根治术 5 年生存率相比无显著差异。但手术并发症低得多。显示改良根治术对Ⅰa、Ⅰb1、Ⅱa 期患者有良好的疗效。还有几位学者报道，早期宫颈鳞癌采用改良根治性子宫切除术是一种有效的方法。

子宫次广泛切除及盆腔淋巴结切除术的手术范围已在本章第三节叙述过，这里不再重复。

（二）Ⅲ型（Ⅲ类）扩大子宫切除术（extended hysterectomy type Ⅲ，class Ⅲ）

1. 手术范围 该术式又称子宫广泛切除术及盆腔淋巴结切除术（extended hysterectomy and pelvic lymphadenectomy），根治性子宫切除术及盆腔淋巴结切除术（radical hysterectomy with pelvic lymphadenectomy），Meigs 根治性子宫切除术（meigs radical hysterectomy），标准性根治性子宫切除术（standard radical hysterectomy）。

Meigs 手术包括输尿管侧方支持组织和淋巴结。其目的是要广泛根治性切除宫旁及阴道旁组织。与 Wertheim 手术主要不同点在于子宫动脉在髂内动脉起始处断扎（图 32－11），输尿管从膀胱宫颈韧带中完整地解剖出来，直至进入膀胱处，仅保留该韧带侧方自输尿管下端至膀胱上动脉的一小部分（图 32－12），以保留远端输尿管的若干血液供应，减少瘘管形成的危险；在近骶骨处切除韧带 2/3（图 32－13）；在靠盆壁处切除主韧带（图 32－14）；切除阴道 1/2（图 32－15）。同时，常规进行盆腔淋巴结切除，包括髂总、髂外、腹股沟深、闭孔、髂内、宫旁淋巴结及其周围淋巴组织（图 32－16）。对Ⅰb1 期和Ⅱa 期（≤4cm）含或不含腹主动脉淋巴结取样。对Ⅰb2 期和Ⅱa 期（＞4cm）同时行腹主动脉淋巴结取样。凡是行Ⅲ型扩大子宫切除术者应该做保留盆腔内脏神经（自主神经）手术。

笔者从 2000—2005 年对 Piver Ⅲ型子宫切除术（根治性子宫切除术及盆腔淋巴结切除术）进行改良（研究组），其手术范围及手术技巧的改良主要包括用电刀协助分离阴道膀胱间隙；用电刀切断宫骶韧带的 1/2；分离、贯穿输尿管隧道，断扎宫颈膀胱韧带前叶，同时断扎子宫动脉，保留子宫动脉输尿管支；用 S 状拉钩将输尿管拉向外侧，扩张膀胱侧窝，暴露主韧带，切除主韧带的 3/4，保留该韧带后部部分组织；断扎阴道旁组织 2cm；切断阴道 2～3cm。并与常规 Piver Ⅲ型子宫切除术进行对照（1994—1999 年）（对照组）。结果显示研究组 196 例患者术后膀胱功能障碍发生率为 23.0%（45/196），对照组为 51.1%，两组比

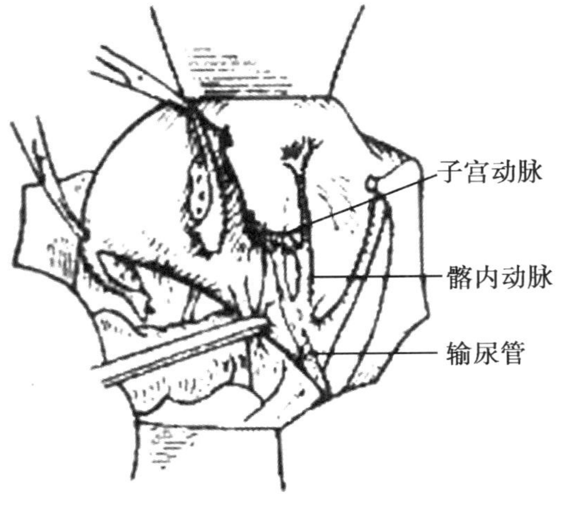

图 32－11 在髂内动脉起始处断扎子宫动脉

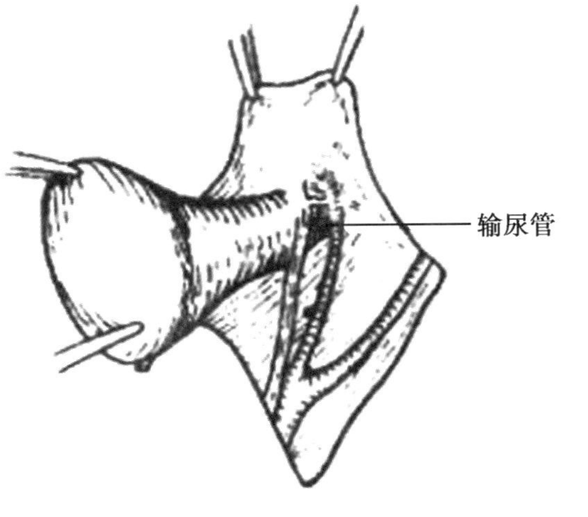

图 32－12 将输尿管从宫颈膀胱韧带中完整地解剖出来

较，差异有统计学意义（$P<0.01$）；研究组泌尿道感染率为8.2%（16/196），显著低于对照组16.5%（29/176），两组比较，差异有统计学意义（$P=0.014$）。研究组的手术时间、术中出血量和人均输血量分别为132±20min、322±100ml、154±79ml，均较对照组减少，分别比较，差异均有统计学意义（$P<0.05$）。研究组与对照组患者的5年生存率分别为87.8%（172/196）及88.6%（156/176），两组比较，差异无统计学意义（$P=0.793$）。笔名认为改良的Piver Ⅲ型子宫切除术范围及手术技巧的改进是有效的，可行的。同时也避免了进行较为复杂的保留盆腔内脏神经的手术操作。

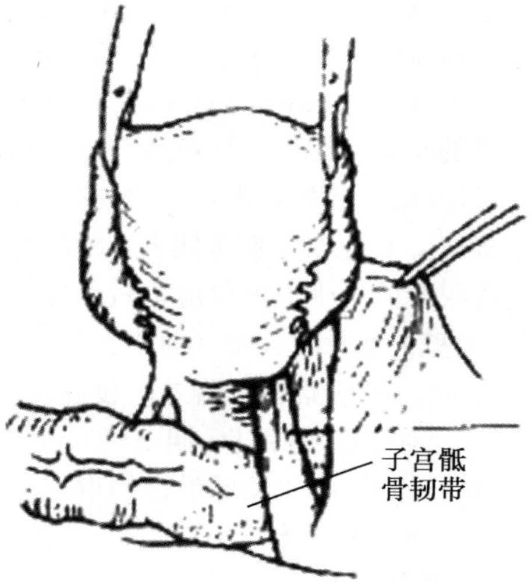

图 32－13　切除子宫骶韧带的2/3

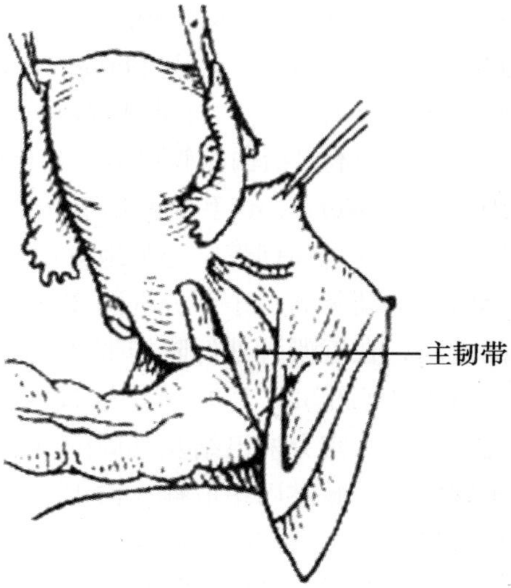

图 32－14　在近盆腔处切除主韧带

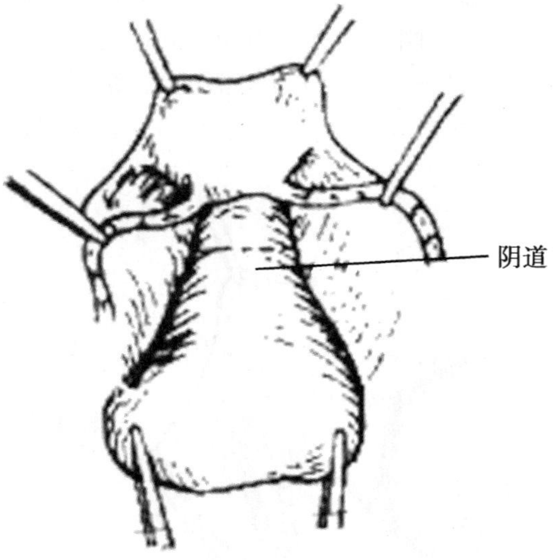

图 32－15　切除阴道的1/2

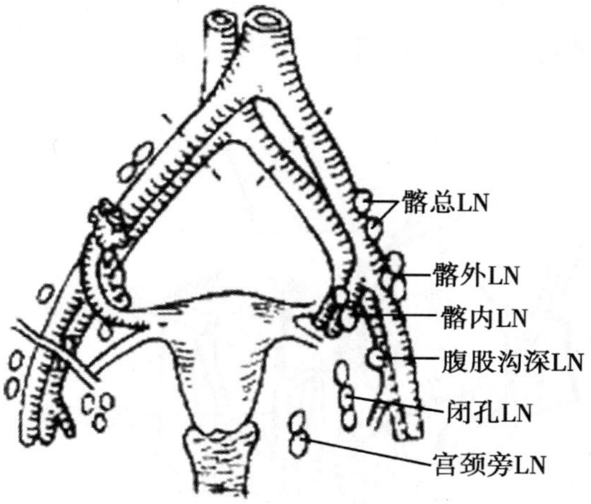

图 32－16　清除盆腔淋巴组织的范围

根治性子宫切除术（含盆腔淋巴结切除）一般经腹（腹式）进行，亦可经阴道（阴式）进行。近年也有不少学者应用腹腔镜行根治性子宫切除。

2. **适应证** 该术式主要应用于Ⅰb 期及Ⅱa 期病人。也可用于放射后中心复发没有累及膀胱直肠者，或选择性应用于经术前新辅助化疗或术前半量放疗的Ⅱb 期患者。

宫颈肿瘤直径>2cm，或≤2cm 伴脉管受侵者，以及Ⅱa 期病人，盆腔淋巴结转移率在4.3%～34%之间。Fridell 和 Graham 报道病灶直径为 1.1～2.0cm 者，盆腔淋巴结转移率为 14%，病灶>2.1cm 者为 29%。Chung 报告 98 例子宫颈癌Ⅰb～Ⅱa 期病人，原发灶≥4cm 者淋巴结转移率为 80%；原发灶<4cm 者，淋巴结转移率为 16%。肿瘤浸润宫颈深度≥70%者，淋巴结转移率为 40%，而浸润深度<70%者，则为 13%。在 31 例淋巴结转移的患者中，髂外淋巴结转移 11 例，闭孔淋巴结 6 例，髂内淋巴结 5 例，宫旁淋巴结 3 例。盆腔淋巴结转移共 25 例，而髂总淋巴结和腹主动脉旁淋巴结转移各为 3 例。Pelntyl 总结了744 例，28 例有骶前淋巴结转移。髂总淋巴结转移率为 2%～32%，宫旁淋巴结转移率为2%～35%；Burghardt 报告 150 例Ⅰ～Ⅱ期病人，计算了最大矢状平面病灶面积，分析了肿瘤淋巴结转移，宫旁组织受累与肿瘤大小的关系（表 32-2）。

表 32-2 淋巴结转移率和宫旁组织受累于肿瘤大小的关系

肿瘤大小（mm）	例数	淋巴结受累		宫旁组织受累	
		阳性数	阳性率（%）	受累数	阳性率（%）
1～99	13	0	0	0	0
100～299	25	6	20.0	1	3.6
300～599	41	7	17.5	4	9.7
600～899	24	9	37.5	7	29.2
900～1199	24	12	50.5	7	29.2
1200～1499	9	4	44.4	1	11.1
1500～1799	2	1	50.0	1	50.0
1800～2099	6	4	66.6	1	16.6
2100～2399	0	0	0	0	0
2400～2699	2	1	50.0	1	50.0
2700～2899	1	1	100.0	1	100.0

3. **手术方式** 手术方式主要有 3 种：腹膜外盆腔淋巴结切除术和腹腔内子宫广泛切除术（extraperitoneal lymphadenectomy and extensive hysterectomy）、腹腔内盆腔淋巴结组织切除和子宫广泛切除术（intraperitoneal lymphadenectomy and extensive hysterectomy）和阴式广泛子宫切除术及腹膜外淋巴结切除术（vaginal radical hysterectomy and extraperitoneal lymphadenectomy）。

（三）Ⅳ型（Ⅳ类）扩大子宫切除术（extended hysterectomy type Ⅳ，class Ⅳ）

Ⅳ型扩大子宫切除术或称扩大根治性子宫切除术（extended radical hysterectomy），其目的在于完全地切除输尿管旁组织，同时沿盆壁组织内侧切除髂内动脉（图 32-17），更广泛地切除阴道旁组织。Ⅳ型与Ⅲ型手术不同之处有三点：①输尿管被完全从耻骨膀胱韧带中解剖出来，完全切除输尿管旁组织；②不保留膀胱上动脉；③切除阴道上 3/4。

该型手术主要应用于放疗后前部中心复发有可能保留膀胱功能者。当近侧宫旁组织受累时，需要扩大旁侧解剖的范围。由于结扎支配膀胱的血管，会显著地增加瘘孔形成的危险。因此，应多保留这些血管。在多数情况下，这些患者可行盆腔脏器切除术。

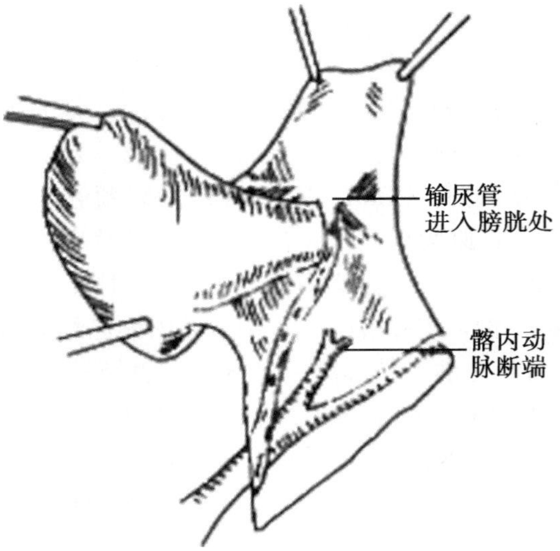

图 32－17　切除输尿管周围全部组织及髂内动脉

Ⅳ型手术比Ⅲ型手术范围有所扩大，但手术方法无大的区别。

(四) Ⅴ型（Ⅴ类）扩大子宫切除术（extended hysterectomy type Ⅴ，class Ⅴ）

1. **手术范围**　Ⅴ型扩大子宫切除术的目的在于广泛根治性子宫切除术的同时切除受累的远端输尿管及部分膀胱（图 32－18）。该型手术与Ⅳ型手术不同之处在于：由于癌瘤累及远端输尿管和（或）部分膀胱，因此，在切除病灶的同时还要切除远端输尿管和（或）部分膀胱，然后再将输尿管植于膀胱，即输尿管膀胱吻合术。

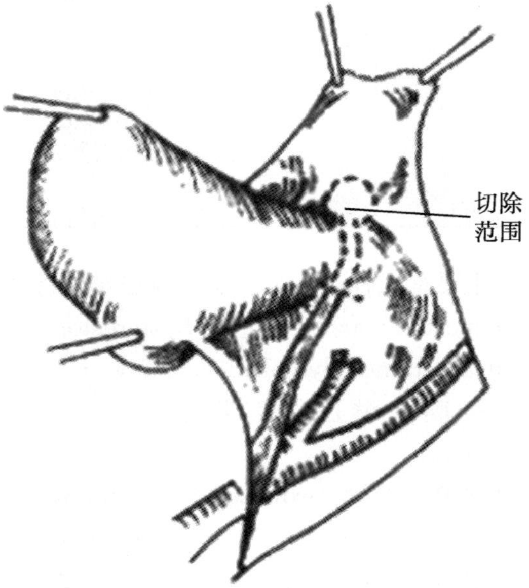

图 32－18　切除远端受累的输尿管及部分膀胱

2. **适应证**　该型手术仅适用于小范围的，特殊局部复发而不需行或不愿意行盆腔脏器切除术者，即小的复发病灶累及远端输尿管和（或）部分膀胱者，是极少应用的术式。

3. **手术方式**　根据切除范围不同，可分为 3 种术式：部分膀胱切除术（适于仅累及膀胱后壁而未侵犯膀胱三角者）、远端输尿管切除术（适于宫旁受侵犯并累及远端输尿管而未累及邻近膀胱者）和远端输尿管及部分膀胱切除术（适于宫旁受侵犯并累及远端输尿管和邻近膀胱者）。

（五）其他手术方式及适应证

1. **根治性宫颈切除术**（radical trachelectomy，RT） 近几年文献陆续报道对早期子宫颈癌的年轻妇女，要求保留生育功能者，施行宫颈根治性手术的保守治疗，为渴望生育的早期子宫颈癌患者提供了一种新的手术术式。

（1）适应证 近十几年来，由于开展子宫颈癌筛查，发现年轻妇女（25～34 岁）患者增加了 77%，育龄期发病率占子宫颈癌的 10%～15%，其中多数为早期，病灶体积小，浸润表浅，强烈要求保留生育功能。Dargent 于 1987 年设计了一种新手术，保留子宫体，切除 80%宫颈和宫旁组织及阴道上 1/3 加盆腔淋巴结切除，人们称这种手术为根治性宫颈切除术，适合治疗菜花型Ⅰa～Ⅱa 期子宫颈癌。

至今仍无统一的手术适应证，各作者报道下列条件适合于该类手术：①年轻，年龄在 40 岁以下；②强烈要求保留生育功能；③临床分期Ⅰa～Ⅱa 期；④肿瘤体积<2cm，浅表浸润或 LEEP 锥切后示宫颈肿瘤体积小；⑤临床上无影响生育的证据；⑥无脉管浸润；⑦阴道镜检查宫颈管侵犯少；⑧无盆腔淋巴结转移。

（2）辅助检查 了解患者肿瘤是否扩展到子宫内口很重要。若临床评估不正常，需要影像学辅助诊断，以保证切缘阴性。

Peppercom 等报道 30 例患者早期子宫颈癌的年轻妇女，作核磁共振（MRI）检查，其中 2 例表示没有肿瘤侵犯到子宫内口与宫体（术后病理证实）。6 例 MRI 表示侵犯到子宫肌层，其中 5 例术后病理组织检查与 MRI 一致。第 6 例肿瘤扩展到内口，但没有侵犯宫体，术后病理证实子宫峡部阴性，认为该病人不适合根治性宫颈切除术，因为如果手术治疗切缘可能阳性。MRI 发现肿瘤侵犯敏感性为 100%（5/5），特异性为 96%（24/25），阳性预测值为 83%（5/6）。上述 5 例中 1 例 MRI 表示肿瘤扩展到宫体亦有宫旁浸润，病理检查一致。作者意见 MRI 检查以矢状面更有帮助。

Burnett 等认为 MRI 用于决定病灶范围，可能成为一个决定可否施行根治性宫颈切除术的方法。

（3）手术范围 文献报道各作者手术步骤和范围不完全一致。基本手术包括切除盆腔淋巴结，80%宫颈及部分主韧带、宫骶韧带，阴道 2～3cm，切断子宫动脉（再吻合或不再吻合），或仅保留子宫动脉下行支。将阴道切缘与残留宫颈间质缝合。用吸收缝线在内口水平做预防性环形缝合（cerclage），防止怀孕时宫颈管功能不全，支持无力。

（4）手术方式 ①经腹根治性宫颈切除加盆腔淋巴结切除（abdominal radical trachelectomy and pelvic lymphadenectomy）：手术步骤与经腹根治性子宫切除相似，须切除同样范围的宫旁组织，但仅结扎子宫动脉的宫颈-阴道支，在宫颈峡部下方约 1cm，距离肿瘤上方至少 8mm 处横断宫颈，将宫颈、宫旁和阴道上 1/3 切除，保留子宫体。Shepherd 等强调应在子宫峡部处横断，尤其是宫颈腺癌。该术式比常规经腹子宫广泛切除时间较长，二者并发症相似，大多数妇瘤医师熟悉这种手术操作。②阴式根治性宫颈切除加盆腔淋巴结切除（vaginal radical trachelectomy and plevic lymphadenectomy）：其实是 Schauta 经阴道根治性子宫切除的改良，主韧带分离后结扎子宫动脉下行的宫颈。切除适量宫旁组织，在峡部下 1cm 切除宫颈，环形缝合同上，手术后并发症较多，医生需要专门培养训练，学习时间较长。

（5）疗效　Plante 复习文献，法国、加拿大、英国等治疗 130 例中，4 例复发，其中 3 例肿瘤＞2cm，1 例脉管内瘤栓。Covens 等报道（1999），根治性宫颈切除术加盆腔淋巴结清扫术治疗年轻、早期子宫颈癌 30 例，与 2 组根治性子宫切除加盆腔淋巴结清扫对照比较。一对照组 556 例，年轻、肿瘤大小、组织病理学、侵犯深度、脉管瘤栓、淋巴结转移和术后辅助放射治疗与研究组配对。另一对照组，肿瘤≤2cm，盆腔淋巴结阴性，无辅助放射治疗，与研究组无配对，结果 2 年复发率各为 95％、100％、97％，研究组在 12 个月怀孕率 37％。

Roy 等认为根治性宫颈切除术可作为早期子宫颈癌手术治疗一种术式，患者必须严格选择，早期（Ⅰa～Ⅱa 期），年龄在 35 岁以下，宫颈肿瘤＜2cm，强烈要求生育者。资料表明可以替代根治性子宫切除术。术后可能怀孕、生育，不增加复发率，是一个安全的、有效方法，可以接受。经阴道根治性宫颈切除与腹腔镜下淋巴结切除术者需经过适当训练。

2. 子宫颈癌腹腔镜根治术（laparosocopic radical surgery for cervical carcinoma）　腹腔镜子宫颈癌根治术可以兼具开腹及阴道子宫颈癌根治术的优点，至少阴道手术部分可以做类似阴式手术，再利用腹腔镜来完成盆腔及主动脉旁淋巴结摘除，既减少漏切的可能，也减少病人经开腹手术后不适和排尿困难。该手术适用于Ⅰb 及Ⅱa 期子宫颈癌患者。

腹腔镜手术基本操作的理论基础仍然基于剖腹手术，只是手术进路不同，并没有改变手术的实质。但腹腔镜手术需要特殊的设备和器械，操作技术亦有其特殊性。手术操作分为盆腔淋巴结清扫和子宫广泛切除两部分。

（1）盆腔淋巴结清扫　主要手术步骤包括：①切开盆腔腹膜，分离盆壁腹膜；②寻找闭孔神经；③游离髂外动静脉，分离髂总动脉；④切除髂总、髂外、腹股沟淋巴结；⑤切除髂内淋巴群；⑥分离闭孔神经，切除闭孔窝淋巴结；⑦取出标本，结束手术。

（2）广泛性子宫切除术　分为两部分。

1）腹腔镜下广泛性子宫切除术（腹腔镜操作步骤）　主要手术步骤包括：①剪开直肠子宫凹陷处腹膜及盆壁三角区腹膜，充分暴露膀胱旁区；②离断圆韧带及骨盆漏斗韧带；③剪开膀胱腹膜反折及阔韧带后叶；④分离结扎子宫动脉；⑤辨别、游离、牵引输尿管；⑥取出腹腔镜。

2）广泛子宫切除阴道操作部分，其主要步骤　①形成阴道袖套；②打通膀胱旁区与直肠旁区，形成膀胱-宫颈韧带（膀胱脚）；③切断子宫骶骨韧带；④游离输尿管；⑤分离切断主韧带，取出标本；⑥关闭阴道残端；⑦再次形成气腹，腹腔镜下检查盆腔，彻底止血，冲洗腹腔，放置腹腔引流管。

此外还有两种腹腔镜下广泛子宫切除术方式：其一，腹腔镜下切断主韧带、骶韧带，阴道上段之旁组织经阴道手术；其二，腹腔镜下切断主韧带、骶韧带及阴道上段之旁组织，腔镜下完成子宫切除，经阴道取出。

3. 盆腔脏器切除术（pelvic exenteration）

（1）适应证　适于因子宫颈癌中心复发和少数Ⅳa 期的患者进行盆腔脏器整块切除。在进行脏器切除前，必须明确受累脏器未固定于盆壁且疾病未扩散至骨盆外。

（2）禁忌证　①盆腔外如肺、上腹部脏器、锁骨上淋巴结、腹股沟淋巴结、腹主动脉旁淋巴结和腹腔有转移；②心肺功能不全；③外阴转移或肿瘤固定于提肛肌；④肝功能明显异常；⑤出、凝血机制异常；⑥病变累及骨质；⑦由肿瘤导致的双侧输尿管梗阻为相对禁忌证。

病人体重减轻、肾盂积水、腿部水肿及大腿疼痛的患者，几乎不能从手术中获益，从临床的角度讲，应不考虑手术。麻醉状态下检查结果的好坏，肿瘤在盆腔的固定程度与不良预后成正比。

（3）手术的类型和范围　盆腔脏器切除术有三种类型，即前盆腔脏器切除术、后盆腔脏器切除术和全盆腔脏器切除术。

前盆腔脏器切除术适于膀胱区周围的癌瘤，手术方式包括根治性膀胱切除术，根治性子宫切除术，双侧盆腔淋巴结清扫术，双侧输尿管、卵巢切除术，阴道切除术和回肠代膀胱重建术。如不采用回肠代膀胱术，可行双输尿管乙状结肠（下段）植入术和乙状结肠（上段）腹壁造瘘术，尿液经由乙状结肠、直肠吸收。

后盆腔脏器切除术适于盆腔癌瘤同时累及直肠阴道膈和直肠部位时。此手术是腹会阴联合切除术的扩大形成，包括根治性切除低位结肠和直肠，根治性子宫切除术，盆腔淋巴结清扫术，双侧输尿管卵巢切除术，阴道切除术和结肠造口术。

全盆腔脏器切除术适于癌瘤同时累及膀胱和直肠者，手术包括根治性子宫切除术，盆腔淋巴结清扫术，双侧输尿管、卵巢切除术，全膀胱切除术，直肠腹会阴联合切除术，结肠造口术和输尿管移植小肠代膀胱术。

有些类型的脏器切除术可以减少手术范围，如肛提肌上的脏器切除术，可保留盆底和肛门的功能，这种方法适宜于盆腔上部的原发性或复发性癌瘤，实质上可能是广泛根治性子宫切除术。盆腔脏器切除术适用于：Ⅳa 期子宫颈癌患者。Deckers 和他的同仁对 65 例子宫颈癌患者作为首次治疗实施了盆腔脏器切除术。5 年生存率是 18.5%。这一手术技术和指征随时间的推移而发展。技术上的提高改善了手术的并发症和 5 年生存率。5 年的生存率 20%～64%不等。由于放疗技术的改进，脏器切除术已很少实施。Million 和他的同事们报道了选择放疗的 53 例病人中的 18 例（34%）有膀胱的浸润，无瘤存活，只有 2 人在放疗后有瘘管形成。Upadhyay 和他的同事们观察了Ⅳa 期子宫颈癌放疗的患者有 43%得到局部控制，5 年生存率 18%。

4. 手术中及治疗前淋巴结分期手术（in-operation and pre-treatment node staging operation）

（1）手术中淋巴结分期手术（腹主动脉旁淋巴结切除术）　子宫颈癌不但有淋巴结播散的倾向，而且具有腹主动脉旁淋巴结播散的倾向。Averette 等报道了 978 例Ⅰb～Ⅱa 期子宫颈癌病人，盆腔淋巴结和腹主动脉旁淋巴结转移分别为 17.7%和 6.3%，而且淋巴结转移率随期别的增加而增加，Ⅱa 期转移率几乎等于Ⅰb 期的 2 倍（表 32－3）。因此，许多学者主张盆腔淋巴结切除前，先要触摸腹主动脉旁淋巴结，如有可疑转移者，则选择性取样送冰冻切片检查；若为阳性，停止手术，用银夹标记，术后辅加腹主动脉旁照射。但众所周知，约 15%的腹主动脉旁淋巴结转移是隐匿的，因此，最不受怀疑的淋巴结也应切除以估计组织学的意义。Shinleton 等认为这与 Weitheim 手术一样重要，主张切除腹主动脉分叉至肾血管间右腹主动脉旁淋巴结和双髂总淋巴结，除非可疑，左腹主动脉旁淋巴结不做常规切除。Averette 等认为，如果仅对可疑淋巴结做选择性切除，可能遗漏有腹主动脉旁微小病灶的病人，导致误诊，以致引起治疗失败。常规的腹主动脉旁淋巴结切除可发现潜在性的转移。因此，他们从 1970 年起，对所有根治性子宫切除的病人，同时行左、右侧腹主动脉旁淋巴结切除，而不对可疑淋巴结做选择性切除，作为浸润性子宫颈癌手术分期不可缺少的一部分，能帮助计划特殊治疗，如扩大放射野照射或化疗。他们的资料显示，扩大腹主动脉旁区手术野并不增加手术死亡率。而 Hackett 和 Pastner 等主张选择性腹主动脉旁淋巴结切除，即当存在盆腔淋巴结或其他部位转移，或外生型Ⅰa 期和Ⅱa 期子宫颈癌行辅助性子宫切除术时实施。而对无肠系膜下动脉淋巴结转移的子宫颈癌则无必要切除更远处淋巴结，笔者完全认同 Hackett 和 Pastner 等人的意见，可选择盆腔淋巴结有转移患者，局部晚期Ⅰb 和Ⅱa 期病人行腹主动脉旁淋巴结切除（或主动脉旁淋巴结取样），对Ⅰb1 期患者是否行腹主动脉旁淋巴结取样，意见尚不一致，但有盆腔淋巴结转移者应同时行腹主动脉旁淋巴结取样或选择性切除。

表 32-3　78 例Ⅰb1 和Ⅱa 期子宫颈癌病人子宫外病变发生率（%）

部位	Ⅰb1	Ⅱa
盆腔淋巴结	13.5	21.1
腹主动脉旁淋巴结	4.7	8.4
手术边缘	4.7	20

（2）治疗前淋巴结分期手术（诊断性而非治疗性）　为了评价子宫颈癌腹主动脉旁或盆腔淋巴结的转移情况，许多治疗中心开展腹主动脉旁淋巴结探查活检或同时做盆腔淋巴结探查活检，进行子宫颈癌手术病理分期和大射野放疗的临床研究。观察发现Ⅰb、Ⅱa 和Ⅲ期子宫颈癌腹主动脉旁淋巴结转移率分别为 10%、20%和 30%。妇科肿瘤学组（GOG）回顾性评估了 290 例子宫颈癌患者，在临床分期Ⅱb 期的 58 例患者中有 19 例（32.8%）发现有主动脉旁淋巴结转移，在Ⅲb 期的 61 例患者中也有 19 例（31.1%）。

几乎所有腹主动脉旁淋巴结的转移者均有盆腔淋巴结转移，但更广范围的转移则为少见。美国妇科肿瘤组织（GOG）就盆腔和腹主动脉旁淋巴结转移的关系进行了观察，发现Ⅰ和Ⅱa 期子宫颈癌有 1 个盆腔淋巴结转移者中，腹主动脉旁淋巴结转移率达 3%，而有 2～3个盆腔淋巴结转移者中腹主动脉旁淋巴结转移率则高达 12%。至今尚未证实有主动脉旁淋巴结转移辅以放射治疗能增加这些患者的生存率。

一项最新妇科肿瘤组研究报道对子宫颈癌腹主动脉旁淋巴结转移的Ⅰ期和Ⅱ期 25 名患者采用紫杉醇（40mg/m^2）联合顺铂（40mg/m^2）化疗 6 周，同时行延伸野盆腔和腹主动脉旁放疗（平均 8 周）比常规治疗有更高的生存率。另外 Varia 等报道了延伸野的放疗配合 5-Fu和顺铂对于子宫颈癌晚期腹主动脉旁淋巴结活检证实有转移的病人能够达到很好的控制效果。Kim 等报道对腹主动脉旁淋巴结转移复发的病人采用超分割延伸野放疗配合同步化疗取得了很好的疗效且没有太大的毒副作用。但病例较少，其结论为时过早。今后尚需大样本对照研究。

治疗前淋巴结分期包括选择性腹主动脉旁淋巴结切除和选择性盆腔淋巴结切除。经腹膜外途径切除已代替了经腹（腔）途径。经腹淋巴结切除后行腹主动脉旁放疗主要并发症（11.5%）比经腹膜外切除者（3.9%）高（$P=0.03$）。有腹主动脉旁淋巴结转移者通常要修改治疗方案，但盆腔有转移者则不需要。切除大的盆腔淋巴结理论上可能有益处，但缺乏资料。

腹主动脉旁淋巴结取样可以通过较小的创伤性手术（腹腔镜）进行，使恢复时间缩短。在 Fowler 和同事的实践中未发现有假阴性，应用腹腔镜行选择性腹主动脉旁淋巴结切除和选择性盆腔淋巴结切除也应该是可行的。

Coff 和同仁评估了 1993—1997 年接受治疗的 98 例患者中 86 例的手术分期。他们证实了以往的研究结论，手术分期比 CT 更准确，而有肉眼可见的淋巴结转移患者预后不良。在 Kupets 和他同仁的模型中提示，通过分期增加了整体的益处，但效果非常小。

虽然许多医疗中心进行了治疗前淋巴结分期，但迄今为止尚未发现此分期对预后的直接意义，也未能证实腹主动脉旁淋巴结转移辅以放射治疗能够增加这些患者生存率。由于子宫颈癌有 1 个盆腔淋巴结转移者中腹主动脉旁淋巴结转移率达 3%，而有 2～3 个盆腔淋巴结转移病例数少，其结论为时过早，今后尚需大样本对照研究。

（3）手术范围 腹主动脉旁淋巴结切除术从腹主动脉分叉开始至十二指肠第三段或肾静脉处，旁侧以肾和输尿管内侧为界。包括切除腔静脉旁、腔静脉-腹主动脉间及腹主动脉旁淋巴结。治疗前淋巴分期还包括选择性盆腔淋巴结切除（诊断性而非治疗性）。其范围包括：①切除髂外动脉顶端，髂外动脉和静脉之间淋巴结而不切除髂外血管外侧淋巴结，也不游离髂外血管；②切除范围从髂总动脉分叉远端 2/3 处开始至腹股沟韧带；③切除闭孔神经水平以上的闭孔窝脂肪淋巴组织。

治疗前淋巴结手术分期，经腹膜外淋巴结切除已广泛地取代了最初经腹腔淋巴结切除术。Berman 等描述了左肋腹部曲线切口。此切口与肾移植手术切口很相似。也可采用中线旁及垂直切口。以前，曾有人推荐经腹腔内探查及盆腔洗液检查，但这两种方法实用价值不高。

治疗前经腹腔内切除淋巴结行手术分期而后再行腹主动脉旁淋巴结照射的患者，较那些行腹膜外淋巴结切除术后再行腹主动脉旁淋巴结照射的患者更易发生主要并发症（11.5%和 3.9%，$P=0.03$）。采用四野技术，用高能量光子照射，以每日较小的剂量，将腹主动脉旁区域肿瘤照射总量控制在 45～50Gy，能明显地减少因手术分期和扩大照射范围所引发的并发症。

当发现腹主动脉旁淋巴结受累时，通常需要改变治疗方案，而盆腔淋巴结受累则不然。

腹主动脉旁淋巴结活检术可用损伤性最小的腹腔镜手术完成，其恢复期更短。在 Fowler 等经验中，尚未出现过假阴性病例。

四、根治性子宫切除术死亡率及并发症

（一）死亡率

Averette 收集全世界许多癌症中心行根治性子宫切除术 6992 例，总的手术死亡率为 0.72%（表 32－4）。Averette 等报道 978 例，手术死亡 14 例（1.4%），偏高。其中 4 例死于心肺疾病，4 例死于成人呼吸窘迫综合征，4 例死于肺栓塞，2 例死于脓毒血症。Orr 等收集 4860 例病人资料中，平均死亡率为 0.45%（0～1.4%）。

表 32－4 Ⅰb～Ⅱa 期病人行根治性子宫切除术及双侧盆腔淋巴结切除术的手术死亡率

作者	例数	死亡数	死亡率（%）
Liu 和 Meigs（1955）	473	8	1.7
Christensen 等（1964）	394	2	0.5
Brunschuig 等（1966）	438	5	1.1
Symmonds（1966）	101	0	0
Masterson（1967）	180	2	1.1
Blaiklry 等（1969）	257	5	1.95
Ketcham 等（1971）	84	2	2.7
Mickal 等（1972）	64	3	4.7

续表

作者	例数	死亡数	死亡率（%）
Park 等（1973）	150	1	0.6
Morely 等（1976）	808	3	1.44
Hoskins 等（1976）	224	2	0.89
OMikuta 等（1977）	243	2	0.82
Sall 等（1979）	349	0	0
Webb 等（1979）	610	2	0.33
Underwo 等（1979）	178	0	0
Langley 等（1979）	248	0	0
Bendet 等（1980）	241	1	0.41
Ler ner 等（1980）	108	1	0.93
Bonar 等（1980）	96	1	1.04
Mann 等（1981）	207	1	0.48
Orr 等（1982）	311	1	0.3
Powell 等（1984）	255	2	0.78
Roberts 等（1985）	100	1	1.0
Lee 等（1989）	954	4	0.4
Kenter 等（1989）	213	0	0
Ayhan 等（1991）	270	1	0.3
总数	6992	50	0.72

（二）并发症

较严重的并发症包括感染、泌尿道损伤及肺栓塞、成人呼吸窘迫综合征，其他并发症包括淋巴囊肿、膀胱功能障碍、输尿管狭窄、张力性尿失禁。

1. 感染 根治性子宫切除术后，有相当多的病人发生感染。Birminghan Alabama 大学 311 例手术病人中，有 33%发热。早期（第 1、2 天）发热通常与肺不张有关，随后发热归因于泌尿道感染、伤口感染、血栓性静脉炎、盆腔蜂窝组织炎或盆腔脓肿。后两者由于接近输尿管和膀胱，预示有发生泌尿道瘘孔的可能。预防性应用抗生素可降低术后感染的发生，特别是降低了严重的盆腔感染和脓肿，继而降低了尿瘘和肠瘘的发生。

2. 泌尿道损伤 根治性全子宫切除术并发输尿管瘘，以往发生率高达 12%～15%，而现在并不常见。Shingleton 和 Orr 收集 4860 例病人的资料中，输尿管瘘为 2.3%（0～5.6%），膀胱阴道瘘为 0.58%（0～1.4%）。Averette 收集 6169 例病人资料中，泌尿道瘘为 4.4%（表 32-5），而 Averette 及同事报道的一组病人（978 例）中，与手术有关的尿瘘 8 例（0.8%）。未经盆腔放疗的根治术后发生输尿管狭窄远少于瘘孔发生。由于应用输尿管悬吊术及腹膜后引流，降低了输尿管瘘和狭窄的发生率。

表 32－5 Ⅰb～Ⅱa 期子宫颈癌首次手术治疗泌尿瘘孔发生率

作者	病例数	瘘孔数	发生率（%）
Christensen 等（1964）	340	30	8.8
Symmonds（1966）	64	0	0
Masterson（1967）	180	8	4.4
Blaiklry 等（1969）	252	10	3.89
Ketcham 等（1971）	42	3	7.1
Mickal 等（1972）	60	1	1.6
Park 等（1973）	126	0	0
Morely 等（1976）	208	11	5.3
Macasaet 等（1976）	142	8	5.6
Hoskins 等（1976）	224	0	0
Mikuta 等（1977）	243	31	12.8
Webb 等（1979）	610	29	4.75
Underwo 等（1979）	178	14	7.86
Sall 等（1979）	349	10	2.86
Ler ner 等（1980）	108	1	0.9
Langley 等（1979）	248	20	7.04
Bendet 等（1980）	247	22	8.91
Bonar 等（1980）	96	5	5.21
Mann 等（1981）	207	2	0.97
Orr 等（1982）	311	4	1.4
Powell 等（1984）	255	6	2.35
Koberts 等（1985）	100	1	1.0
Brughardt 等（1987）	473	21	4.4
Ralph 等（1990）	320	14	4.4
Lee 等（1980）	954	23	2.4
Kenter 等（1989）	213	14	6.6
Photopulos 等（1990）	102	3	2.9
Ayhan 等（1991）	270	8	2.9
总数	6642	291	4.4

3. **膀胱功能障碍和尿失禁** 主韧带切除致部分支配膀胱的神经受损而引起排空性膀胱功能障碍，以致发生张力性尿失禁，这对于更多的病人来说，比泌尿道瘘及狭窄更为严重。Averette 报道膀胱功能障碍为 20.5%，表现为排空困难、尿潴留和尿失禁。Petri 提供的资料，张力性尿失禁发生率为 10%～52%不等。Farguharson 等报道，根治性子宫切除术后行放射治疗者，1/2 以上患者发生尿失禁，远大于单纯手术后发生的尿失禁。

小仓知治的经验认为，自尿开始的时间从术后 10～14 天者居多，20 天以后者少见。主张早日施行尿道扩张手术，积极提高排尿功能，防止术后尿路感染和慢性化。

4．其他并发症

（1）肺栓塞和急性呼吸窘迫综合征　是手术期间最有可能引起死亡的并发症。Averette 报道手术死亡的 14 例病人中，其中死于肺栓塞、死于急性呼吸窘迫综合征 4 例。应注意观察，及时处理。

（2）静脉栓塞　手术时间长、盆腔静脉过度受压、下肢静脉长时间阻滞、手术中静脉壁创伤、凝血机制障碍等导致盆腔及下肢静脉血栓形成。其发生率尚缺乏统计数字。临床实验表明，下肢静脉栓塞患者中 3%～5%有可能发展为肺栓塞。

（3）损伤　除前述的泌尿损伤外，盆腔大血管、闭孔神经及肠管损伤有发生。

（4）淋巴囊肿　术后盆底积液引流不畅可形成腹膜后淋巴囊肿，发生率 1%～20%不等。由于近年腹膜后间隙良好引流，淋巴囊肿已少见。Orr 和 Shingleton 收集 2500 例病人，淋巴囊肿发生率为 2.1%。

（5）性交障碍　根治性手术后阴道的长度和宽度短缩，容积也显著减少。原口的调查表明，术前平均长度为 8.1cm，术后短缩至平均 4.45cm，横径也短缩 1.26cm。根据长崎大学的调查，术后大多数病例有不同程度的性交障碍，其原因见表 32－6。

值得注意的是，Ⅱ型子宫根治术与Ⅲ型子宫根治术比较，前者手术并发症低得多，因此适合Ⅱ型手术的患者不必Ⅲ型手术；必须行Ⅲ型手术的患者，可同时行保留盆腔内脏神经的手术，或采用改良的 Piver Ⅲ型手术。

表 32－6　性交障碍的原因分析

原因	例数	百分数（%）
因恐惧而厌恶性交	4	10.5
丈夫嫌弃	2	5.2
因恐惧和阴道短	6	15.7
阴道短小致性感不全	26	68.4

五、子宫颈癌根治术的效果及预后因素

Ⅰb 及Ⅱa 期子宫颈癌术后 5 年生存率较高（表 32－7）。Averette 等报道 5 年生存率为 90.6%。在 Birminsham Alabama 大学中经手术治疗的Ⅰb 期子宫颈癌病人，5 年生存率达 92%，10 年生存率为 79%。

表 32－7　Ⅰb～Ⅱa 期病人行根治性子宫切除及双侧盆腔淋巴结切除术后 5 年生存率

作者	期别	病例数	5 年生存数	生存率（%）
Liu 和 Meigs（1955）	Ⅰb～Ⅱa	165	119	72.1
Christensen（1964）	Ⅰb～Ⅱa	219	168	77.0
Brunschwig（1966）	Ⅰb～Ⅱa	308	231	76.0
Masterson（1967）	Ⅰb～Ⅱa	150	124	82.5
Blaiklry（1969）	Ⅰb～Ⅱa	161	96	50.8
Before（1970）		1003	738	73.6
Park（1973）	Ⅰb	126	经保险统计	91.0
Morely（1976）	Ⅰb	156	136	87.2

续表

作者	期别	病例数	5 年生存数	生存率（%）
Hoskins（1976）	Ⅰb～Ⅱa	47	42	89.4
Sall（1979）	Ⅰb～Ⅱa	219	197	90
Lerner（1980）	Ⅰb	48	44	91.7
Powell（1984）	Ⅰb～Ⅱa	103	93	90.3
Kenter（1989）	Ⅰb～Ⅱa	213	186	87.3
Lee（1989）	Ⅰb～Ⅱa	343	299	87.2
Ayhan（1991）	Ⅰb～Ⅱa	270	218	87.7
Hopkin（1991）	Ⅰb	213	197	92.5

生存分析证实宫颈病灶大小、浸润深度、临床分期、病理分级、组织学类型和淋巴转移是影响子宫颈癌预后的主要因素。

子宫颈癌病灶大小及浸润深度是影响子宫颈癌的重要因素。Gauthier 等报道 181 例病人，病灶直径≤2cm 者，5 年生存率为 91.4%，病灶>2cm 者，5 年生存率为 63.9%。复发与病变直径和间质浸润深度有关（图 32－19）。其他作者也有类似的报告。Ⅰb 期病灶直径超过 2cm，特别是超过 4cm 者，手术治疗的生存率降低，对这样的病人推荐放射治疗作为首次治疗是正当的，不过对年轻病人（35 岁以下）通过手术分期获得有价值的信息和改变治疗计划应该是明智的。

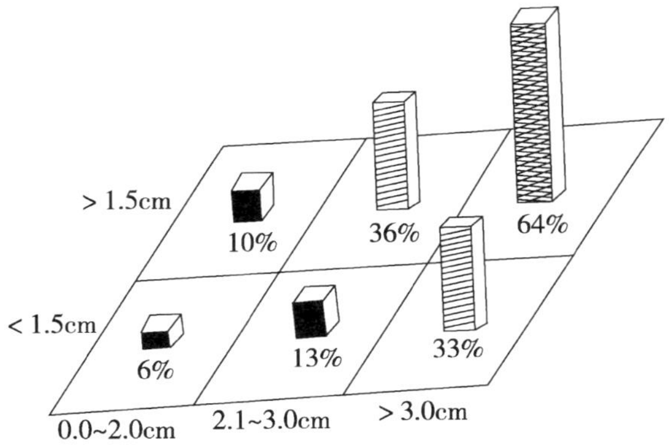

图 32－19　100 例Ⅰb 期宫颈鳞癌病人：复发率与病灶大小和间质浸润深度的关系

子宫颈癌分期是重要的预后因素。虽然Ⅰb 期及Ⅱa 期病人接受相同的手术治疗，但其生存率明显有差异，分别是 90.5%和 65.7%。Chen 等报告 1847 例行根治性子宫切除术者，有 47 例复发，复发率为 2.5%，其中Ⅰ期复发率为 1.5%（12/780），Ⅱ期为 3.2%（30/1031），Ⅲ期为 9.2%（5/54）。

已证实肿瘤分级是子宫颈癌的预后因素。Averette 等报告的资料经 χ^2 生存分析显示，分化好（Ⅰ级）和分化差（Ⅲ级）肿瘤中位数生存时间分别是 7.5 年和 3.25 年，有统计学差异（$P=0.0003$）。但分化好和中度分化肿瘤生存率比较无统计学意义（$P=0.65$）。

组织学类型对预后有一定影响。Averette 等报道，鳞癌、腺癌和腺鳞癌 5 年生存率分别为 90.7%、80.5%和 63.5%。可见腺鳞癌 5 年生存率最差。鳞癌和腺鳞癌比较有统计学显著差异（P=0.0001），腺癌和腺鳞癌之间生存率差异也有统计学意义（P=0.01）。但比较鳞癌和腺癌生存曲线，差异无统计学意义（P=0.70）。FIGO 在第 21 卷妇科恶性肿瘤治疗年度报告中，报道 1982—1986 年 30 332 例不同组织学类型子宫颈癌 5 年生存率，Ⅰ、Ⅱ期宫颈腺癌分别为 76.68%和 57.63%；鳞癌分别为 80.83%和 67.85%。多数学者认为宫颈腺癌的预后比鳞癌差，但对此尚存异议。Van Nagell 认为，如其说与组织类型有关，倒不如说与肿瘤大小有关。

许多文献报道，在单因素分析中，淋巴结转移是影响子宫颈癌生存率的最显著因素。手术标本发现淋巴结阳性的病人，5 年生存率 38%～60%（表 32-8），尤其是髂总和腹主动脉旁淋巴结受累者更差。Averette 等报道 978 例病人中，经 χ^2 检验分析，Ⅰb 期无盆腔和腹主动脉旁淋巴结转移者，中位数生存时间是 5.3 年和 5.2 年；而Ⅰb 期有盆腔和腹主动脉旁淋巴结转移者，中位数生存时间分别减至 3.2 年和 1.3 年。淋巴结阳性组和阴性组有统计学差异（P<0.01）。Ⅱa 期有淋巴结转移和无淋巴结转移者，中位数生存时间分别是 1.3 年和 3.7 年。因Ⅱa 期病例数和淋巴结转移例数减少，生存差异无统计学意义（P=0.55）。Perez 等统计分析，接受根治性子宫切除术加盆腔淋巴结清扫术的患者，淋巴结转移率为 16%～18%，这些患者的 5 年生存率（46%）仅为淋巴结阴性者（90%）的 1/2。

此外，影响预后的还有手术切缘阳性者。Averette 等报道，手术切缘有癌者 61 例，5 年生存率为 50.8%。Ⅰb 期阴道切缘阳性率为 4%，Ⅱa 期上升至 20%。此结果证实，Ⅱa 期存在有残余肿瘤的高度危险性，因此，需要行阴道断端冰冻切片分析。

表 32-8　Ⅰb 期宫颈鳞癌病人术后阴性与阳性淋巴结的 5 年生存率

作者（年代）	病人总数	阳性		阴性	
		例数	5 年生存率（%）	例数	5 年生存率（%）
Liu 和 Meigs（1955）	116	21	38.0	95	82.0
Chrittensen 等（1964）	167	28	39.3	139	92.0
Bunschwig 和 Barber（1966）	273	38	50.0	235	83.4
Masterson（1976）	105	5	42.0	100	92.0
Masubuchi 等（1969）	296	14	57.1	282	92.2
Newton（1975）	58	5	40.0	53	91.3
Morley 和 Seski（1976）	143	18	55.6	125	96.0
Underwood（1979）	178	8	50.0	170	93.3

（陈惠祯　蔡红兵）

参考文献

1. 吴绪峰，陈惠祯. 减少并发症的宫颈癌根治手术方法探索. 浙江肿瘤，1988，5 (4)：224.
2. 高永良. 撕剥式盆腔淋巴清扫术. 中华妇产科杂志，1991，26 (5)：284.
3. 苏应宽，徐增祥，江森. 新编实用妇科学. 济南：山东科学技术出版社，1995，394.
4. 李诚信，邓克华，郭华伦. 腹膜内广泛子宫切除及盆腔淋巴结切除术（子宫动脉输卵管支保留法）//陈惠祯，谭道彩，吴旭峰．现代妇科肿瘤学．武汉：湖北科学技术出版社，1998，137-145.
5. 章文华．宫颈上皮内瘤变的诊治及进展（二）．中国煤炭工业医学杂志，1999，2（2）：97-98.
6. 吴绪峰，陈惠祯．宫颈上皮内瘤Ⅲ级的病变范围．肿瘤防治研究，1999，1.
7. 石一复．子宫颈疾病．北京：人民卫生出版社，1999，119.
8. 汤春生，李继俊．妇科肿瘤手术学．沈阳：辽宁教育出版社，1999，361：383-388.
9. 卞美璐，刘晓华，孙爱萍等．高频电波刀用于子宫颈病变诊断与治疗的临床观察．中华妇产科杂志，2000，35：160-162.
10. 张广德，林从尧．盆腔脏器切除术//陈惠祯，潭道彩，吴绪峰．现代妇科肿瘤治疗学．武汉：湖北科学技术出版社，2001：399-414.
11. 沈铿，郎景和，黄惠芳，等．子宫颈锥切术在子宫颈上皮内瘤变诊断和治疗的价值．中华妇产科杂志，2001，36（5）：264-266.
12. 郎景和．子宫颈上皮内瘤变的诊断与治疗．中华妇产科杂志，2001，36（5）：261-263.
13. 钱得英，岑坚敏，黄志宏，等．子宫颈电环切除术对 203 例宫颈上皮内瘤变的疗效研究．中国实用妇科与产科杂志，2003，19（8）：473-475.
14. 李鹏．早期宫颈癌保留生育功能的根治性宫颈切除术．国外医学-妇产科学分册，2003，30：382-383.
15. 刘植华．子宫颈癌腹腔镜根治术//陈惠桢，蔡红兵，张蔚．子宫颈癌．武汉：湖北科学技术出版社，2003：174-183.
16. 张蔚，张广德，方芙蓉．盆腔脏器切除术//陈惠祯，吴绪峰，张蔚．实用妇科肿瘤手术学．北京：科学出版社，2006. 442-462.
17. 蔡红兵，陈惠祯，张帆，等．改良 Piver Ⅲ类子宫切除术的报告．中华妇产科杂志，2010，45，511-514.
18. Freund WA. Eine enue methode der exstirpation des gazen ureus. Samml Klin Vortr，1878，41：911.
19. Cerny V. Bertrage zur vaginalen uterus exsrirpation. Berlin Wgch，1882，19：693.
20. Schuchardt K. Eine enue methode der gebamurtter-exstirpation. Zentralbl Chir，1893，15：1121.
21. Reis E. Eine enue methode der uterus carcinama. Ztschr Geburt Gynak，1895，32：266.
22. Schuata F. Die operation des gebarmutterkrebs mittls schucharde's paravaginalschnittes. Monatsckr Gebure Cynak，1902，15：133.
23. Wertheim E. The extended abdominal opreration for carcinoma uteri (based on 550 operative cases). Am J Obstet Gynecol，1912，66：169.
24. Meigp JV. Radical hystcrectomy with bilateral pelvic lymph node dissection：a report of 100 patients operated on five or more years ago. Am J Obstet Gynecol，1951，62：854.
25. Taussig G F J. Ilial lymphadenctomy for group Ⅱ cancer of the cervix：technigue and five year results in 175 cases. Am J Obstet Gynecol Soc，1956，3：71.
26. Friedell GH. A small carcinoma of the cevix. Surg Cynecol Obstet，1959，108：513.
27. Derckers PJ，Ketcham AS，Sugarbaker EV，et al. Pelvic exenteration for primary carcinoma of the uterine cervix. Obstet Gynecol，1971，37：647.
28. Million RR，Rutledge F，Fletcher GH. Stage Ⅳ carcinoma of the cervix with blader invasion. AM J Obstet Gynecol，1972，13：239.
29. Piver MS，Rutledge F. Five classes extended hysterectomy for woman with cervical cancer. Obstet Gynecol，1974，44：205..
30. Gurgel MSC，Bedone AJ. Microinvasive carcinoma of the uterine cervix：histological fingdings on cone specimens related to residual neoplasia on hystereclomy. Gynecol Oncol，1977，65：437-440.
31. Burghadt E，et al. Local spread and lymphnode involvment in cevical cancer. Obstet Gynecol，1978，53：138.
32. Chung CK，et al. Analysis of factors contribution to treatment failures in stage IB and IIA carcinoma of

the cervix. Am J Obscet Gynecol, 1980, 138: 550.

33. Philip JD. Surgical aspects of cervical carcinoma. Cancer, 1981, 48: 548.
34. Wright TC. The conservative management of cervical intraepithelial neoplasia: the use of cryosurical and the carbon dioxide latser. Br J Obetet Gynecol, 1981, 88: 663.
35. Teshimas. Early stage adenocarcinoma of the uterine cervix: histopsthologic analysis with consideration of his togenesis. Cancer, 1985, 56: 167.
36. Luesley DM, et al. Complications of cone biopsy related to the dimensions of the cone and the influence of prior colposcopic assessment. Br J Obstet Gynecol, 1985, 92: 158.
37. Gao Yong-liang. Pelvic lymphadenctomy with stripping technique in 43 cases. Chinese Medical Journal, 1992, 105 (3): 251-255.
37. Meigs JV. Carcinoma of the Wertheim operation. Surg Gvnecol Obstet, 1944, 16: 195.
38. Massad LS, Halperin CJ, Bitterman P. Correlation between coloposcopically directed biopsy and cervical loop excision. Gynecol, 1996, 60: 400.
39. Mitchell MF, Tortolero-luna G, Cook T, et al. A randomized clinical trial of cryotherapy laser vaporization, and loop electrosurgical excision for treatment of squamous intraepithelial lesion of the cervix. Obstet Gynecol, 1998, 92: 737.
40. Anderson ES, Pederson B, Nielsen K. Laser conization: the results of treatment of cervical intraepithe neoplasia. Gynecol Oncol, 1994, 54 (2): 201.
41. Andersen ES, Nielsen K. Pedersen B. The relibility preconization diagnostic evaluation in patients with cervical intraepithelial neoplasia and microinvasive carcinoma. Gyneml Oncol, 1995, 59: 143-147.
42. Mitchell Mf, Tortolero-Luna G, Cook T, et al. A randomized clinical use of cryotherapy, laser vaporization, and loop electrosurgical excision for treatment of saquamous intraepithelial lesions of the cervix. Obstet Gynecol, 1998, 92: 737.
43. Cumasekera PC, Phipps JH, Lewis BV. Large loop excision of the transtormation zone (LLETZ) compared to carbon dioxide laser in the treatmeat of CIN: a superior mode of treatment. Br J Obstet Gynecol, 1990, 97: 995-998.
44. Chang DY, Cheng WF, Torng PL, et al. Prediction of residual neoplasia based on histopathology and margin status of conization specimens. Gynecol Oncol, 1996, 63: 53-56.
45. Kaku J, Kamura T, Sakai K, et al. Early adenocarcinoma of the uterine cervix. Gynecol Oncol, 1997, 65: 281-285.
46. Coppleson M, et al. Cervical squamous and glandular intraepithelial neoplasia: clinical features and review of managenmem//Coppleson M. Gynecol Oncol. 2rd ed. Thomas sprinfield, 1992, 572.
47. Tseng CJ, Horng SG. Soong YK, et al. Conservative conization for microinvasive carcinoma of the cervix. Am J Obstet Cynecol, 1977, 175 (5): 1009-1010.
48. Shepherd JH. Crawford RAF, Oram DH. Radical trachelectomy: a way to preserve fertility in the trearment of early cervical cancer. Br J Obstet Gyecol, 1998, 105: 912-916.
49. Dargent D. A new future for Schaut's operation through pre-surgical retroperitoneal pelviscopy. Eur J Gynecol Oncol, 1987, 8: 292-296.
50. Roy M, Plante M. Pregance after radical vaginal trachelectomy for early-stage cervical cancer. Am J Obstet Gynecol, 1998, 179: 1491-1496.
51. Schlaerth JB, Spirtos NM, Schlaerth AC. Radical trachelectomy and pelvic lymphadenetomy with uterine preservation in the treatment of cerical cancer. Am J Obstet Gynecol, 2003, 188: 29-34.
52. Kinney WK, Hodge DO, Egorshin EV, et al. Identificationg of a low-risk subset of patients with stage IB invasive squamous cancer of the cervix possibly suited to less radkal surgical treatment. Gynecal Oncol, 1995, 57: 3.

53. Hong-Cai, Hui-zhen C, Yun-Feng Z, et al. Class Ⅱ radical hysterectomy in low-risk IB squamous cell carcinoma of cervix. Int J Gynecological Cancer, 2009, 19 (1): 46-49.

54. Landoni F, Maneo A, Cormio G, et al. Class Ⅱ versus Ⅲ radical hysterecLomy in stage IB-IIA cervical cancer: a prospective randamomized study. Gynecol Oncol, 2001, 80: 3-12.

55. Stylianos M, Alexandros R, Zannis V, et al. Management of early-stage cervical carcinoma by modified (type Ⅱ) radical hysterectomy. Gynecology Oncology, 2002, 85: 415.

56. Peter. Type radical hysterectomy: evaluating its role in cervical cancer. Gynecol Oncol, 2001, 80: 1.

57. Covens A, Shaw P, Murphy J, et al. Is radical trachelectomy a safe alternalive to radical hysterectomy for patient with stage IA-IB carcinoma of the cercix? Cancer, 1999, 86: 2273-2279.

58. Rodriguez M, Guimares O, Rose PG. Radical abdominal trachelectomy and pelvic lymphadenectomy with urerine conservation and subseguent pregmancy in the treatment of early invasive Cevical Cancer. Am J Obstet Gynecol, 2001, 185: 370-374.

59. Burnett AF, Roman U, O'meara AT, et al. Radical vaginal trachelectomy and pelvic lymphadenectomy for preservation of fertility in early cervical carcinoma. Gynecol Oncol, 2003, 88: 419-423.

60. Schlaerth JB, Spirtos NM, schleauth AC. Radical trachelectomy and pelvic lymphadenectomy with uterine preservalion in the treatmen of cervical cancer. Am J Obstet Gynecol, 2003, 188: 29-34.

61. Dargent D, Maryin X, Sacchetoni A, et al. Larparoscopic vaginal radical trachelectony. Cancer, 2000, 88: 1882.

62. Peppercorn PD, Jeyarajah AR, Woolas R, et al. Role of MR imaging in the selection of patients with early cervical carcinoma for fertility-preserving surgery: initial experience. Radioiogy, 1999, 212: 395-399.

63. Shepherd JH, Crawford RAF, Oram DH. Radical trachelectomy: a way to preserve fertility in treament of early cercal cancer. Br J Obstet Gynaecol, 1998, 105: 912-916.

64. Upadhyay SK, Symonds RP, Haelterman M, et al. The treatment of stage IV carcinoma of cervix by radical dose radiotherapy. Radiother Oncol, 1988, 11: 15.

65. Averette HE, et al. Radical hysterectomy for invasive cervical cancer. Cancer Supplement, 1993, 71: 1422.

66. Mattingly RE. Radical hysterectomy with pelvic cervical. Cancer supplement, 1993, 71: 1422.

67. Shingleton HM, Gusberg SB. Radical Hysterectomy//Gusberg SB, et al. Female Cenital Cancer. New York: Churchill Livingstone, 1988, 538-540.

68. Hackett T, Olt G, Sorosky J, et al. Clinical predictors of paraaortic metastases on the surgical treatment of early stage cervical carcinoma, abstracted. Gynecol Oncol, 1995, 56: 139.

69. Patsner B, Sedlacel TV, Lovecchio JL. Para-aotic node sampling in small (3-cm or less) stage Ib invasive cervical cancer. Gynecol Oncol, 1992, 44: 53.

70. Lagasse LD, Greasman WT, Shingleton HM, et al. Result and complications of operative staging on cervical cancer: experience of the Gynecologic Oncology. Group Gyncol Oncol, 34: 206.

71. LaPolla JP, Schlaerth JB, Gaddis O, et al. The influence of surgical staging on evaluation and treatment of patients with cervical carcinoma. Gynecol Oncol, 1986, 24: 194.

72. Rubin SC, Brookland R, Mikutta JJ, et al. Para-aortic nodal metastases in early cervical carcinoma: long-term survival following extrended-field radiotherapy. Gynecol Oncol, 1984, 18: 213.

73. Joan L, Walker. A phase Ⅰ/Ⅱ study of extended field radiation therapy with concomitant paclitaxel and cisplatin chemotherapy in patients with cervical carcinoma metastatic to the para-aortic lymph nodes: a gynecoloic oncology group study. Gynecologic Oncology, 112, 78-84.

74. Varia MA, Bundy BN, Deppe G, et al. Cervical carcinoma metastatic to para-aortic nodes: extended filed radiation therapy with concomitant 5-fluorouracil and cisplatin chemotherapy: a Gynecologic Oncology

Group study. Int J Radiat Oncol Biol Phys, 1998, 42: 1015-1023.

75. Kim JS, Kim JS, Kim SY, et al. Hyperfractionated radiotherapy with concurrent chemotherapy for para-aortic lymph node recurrence in carcinoma of the cervix. Int J Radiat Oncol Biol Phys, 2003, 55: 1247-1253.
76. Weiser EB, Bundy BN, Hoskins WJ, et al. Extraperitoneal versus transperitoneal selective paraaortic lymphadenectomy in the prereament surgical staging of advanced cervical carcinoma (a Gynecologic Oncology Group study). Gynecol Oncol, 1989, 33: 283.
77. Querleu D. Laparoscopic paraaoilic node sampling in gynecologic oncology: a preliminary experience. Gynecol Oncol, 1993, 49: 24.
78. Fowler JM, Carter JR, Carlson JW, et al. Lymph node yield from laparoscopic lymphadenectomy in cervical cancer: a comparative study. Gynecol Oncol 1993, 51: 187.
79. Goff BA, Muntz HG, Paley PJ, et al. Impact of surgical staging in women with locally advanced cervical cancer. Gynecol Oncol, 1999, 74: 436-442.
80. Kupets R, Thonmas GM, Covens A. Is there a role for pelvic lymph node debulking in advanced cervical cancer? Gynecol Oncol, 2002, 87: 163-170.
81. Altintas A. Vardar MA, Evruke C, et al. Is it essential to persorm complete paraaortic lymph node dissection if no metastases have been shown in the lower part of the aorta? Eur J Gynecol Oncol, 1995, 16: 120.
82. Nelson JH, Macasaet MA, Lu T, et al. The incidence and xignificance of paraaortic lymph node metastases in the invasive carcinoma of the cervis. Am J Obstet Gynecol, 1974, 118: 749.
83. Betman ML, Iagasse LD, Watring WG, et al. The operative evaluation of patients with cervicalc carcinoma by extraperitoneal approach. Obstet Gynecol, 1977, 50: 658.
84. Schellhas HF. Extraperitoneal paraaortic node dissection through an upper abdominal incision. Obstet Gynecol, 1975, 46: 444.
85. Nelson JH, Boyce J, Macasaet M, et al. Incidence, significance and follow-up of paraaortic lymph node meta trases in late invasive carcinoma of the cervix. Am J Obstet Gynecol, 1977, 128: 336.
86. Stehman FB, Burdy BN, Disaia PH, et al. Carcinoma of the cervix treared with irradiation therapy: a multiva riate analysis of prognostic variables the Gynecologic Oncology Group. Cancer, 1991, 67: 2776.
87. Fowler JM, Carter JR, Carlson JW, et al. Lymph node yield form laparoscopic lymphadenectomy in cervical cancer: a comparative study. Gynecol Oncol, 1993, 51: 187.
88. Orr J W Jr, et al. Correlation of perioperative morbidiy and cunization-radical hysterectomy interval. Obstet Gynecol, 1982, 59: 726.
89. Shingleton HM, Orr J W Jr. Cancer of the cervix: its diagnosis and treatment. 2nd ed. Edinburgh: Churchill Livingstone, 1987, 10-12.
90. Petri E. Bladder ofter radical pelvic surgery // Stanton SL. Clinical Gynecologic Urology. Louis: C V Mosby, 1984, 220-222.
91. Farquharson D I M, et al. Immediate and short term effect abdominal and vaginaol hysterectomy. J Obstet Gynecol, 1987, 7: 279.
92. Dodd GD. Post-operative pelvic lympho-cyts. Am J Roentgenol, 1970, 108: 312.
93. Lagasse LD, Greasman WT, Shingleton HM, et al. Results and complications of operative staging in cervical cancer: experience of the Gynecologic Oncology Group. Gynecol Oncol, 1980, 34: 206.
94. Orr J W Jr, Shingleton HM. Choosing the best urinary diversion in gynecology patients. Contemp Obstet Gynecol, 1983, 22: 253.
95. 原口哲之. 子宫全剔除術の腟の形態的變化と性交障害. 日产妇志, 1956, 8: 64-72.
96. Gauthier P, et al. Identification of histopathologic risk groups in stage Ia squamous cell carcinoma of the

cervix. Obstet Gynecol，1985，66：569.

97. Chen NJ. Recurrent carcinoma of the vagina following Okabaysh's radical hysterectomy for cervical carcinoma. Gynecol Oncol，1982，14：1.

98. Pettersson F. Annual report on the results of treatment in gunecological. Int J Gynecol Obstet，1991，361（Suppl）1-315.

99. Van Nagell J R Jr，et al. The prognostie significance of cell type and lesion size in patient with cervical treated by radical surgery. Gynecol Oncol，1997，5：142.

100. Percz CA，et al. Principles and practice of radiation. Philadephia：Lippincott Company，1987，919-965.

第 33 章 保留生育功能的宫颈根治术

第一节 保留生育功能的宫颈根治术一般介绍

一、背景

子宫颈癌浸润主要沿韧带方向，播散可连续性或不连续性，早期浸润膀胱或直肠很少见。

近年来发现年轻妇女（25～34 岁）患者增加了 77%。其中多数为早期，病灶体积小，浸润表浅，要求保留生育功能。

临床上次根治性外科（less radical）治疗，局部大块肿瘤切除加根治性放疗加化疗治疗乳腺癌，半外阴切除或扩大局部切除治疗Ⅰ、Ⅱ期外阴癌取得良好效果。子宫颈癌Ⅰa1 期年轻妇女行宫颈锥切保留生育功能为大家接受。法国学者 Dargent 于 1986 年设计一种手术，经阴道手术保留子宫，切除 80%宫颈、宫旁和 1/3 阴道。腹腔镜下盆腔淋巴结清扫，他们称这种手术为根治性宫颈切除术（radical tracheletomy），又称 Dargent 手术，适用于要求保留生育功能的年轻、早期子宫颈癌患者，于 1994 年在 25 届美国妇科肿瘤学年会上报告。此后，各国相继采用。至 2010 年 Ottosen 收集资料已报告 900 多例，分娩 200 例婴儿。

二、选择手术病人标准

1. **通常标准** ①有强烈保留生育的愿望；②宫颈活检或锥切组织检查证实早期浸润性子宫颈癌Ⅰa2～Ⅰb1 期，且切缘无瘤区距病灶≥8mm；③肿瘤直径＜2cm，浸润深度≤5mm；④原发灶位于宫颈阴道部，无宫旁或宫体受累的证据；⑤阴道镜检估计宫颈管内浸润有限；⑥无淋巴结转移。

2. **NCCN 指南的标准** 根据临床资料总结分析结合专家意见，2009 年版 NCCN 指南标准：①年轻妇女渴望生育；②夫妇双方不存在不育的因素；③临床分期在Ⅰa2～Ⅰb1 期；④肿瘤的直径不能超过 4cm；⑤没有远处淋巴结转移。

开展该手术时间不长，累积病例少，选择手术病人标准还需长期验证，积累更多病例总结经验，不断修改完善。

三、术前检查

按子宫颈癌术前检查，除血、尿常规，心、肺、肝、肾功能检查外，尚需行盆腔、腹部 CT 或 MRI 检查。了解：①估计颈管长度；②帮助确定宫颈内口与浸润最深部位之间的距离；③排除可疑淋巴结转移。MRI 优于 CT，是评估早期子宫颈癌最有价值方法。但其对淋巴结转移的敏感性和特异性较低。

四、手术范围

各作者手术步骤和范围不完全一致。手术包括根治性宫颈切除加盆腔淋巴结清扫。盆腔淋巴结清扫可经腹腹膜外淋巴结清扫或经腹腔镜盆腔淋巴结清扫。宫颈根治性切除与传统的根治性子宫切除一样，需切除同样范围的宫旁组织，仅结扎子宫动脉的宫颈、阴道支，在宫颈峡部下方约 1cm，距离肿瘤上方至少 8mm 处横断宫颈。将宫颈、宫旁组织和阴道上 1/3 部分切除，切缘距离病灶至少 8～10mm，宫颈峡部环扎。保留宫体，宫颈峡部与阴道断端缝合。

必须强调：①手术仅适用于Ⅰa2 期或Ⅰb1 期，肿瘤≤2cm，要求保留生育功能者；②按规范程序手术，有次序进行，盆腔淋巴结、手术切缘快速病理检查应准确无误才能达到治疗目的。

五、手术术式与比较

1. *术式* ①经阴道根治性宫颈切除加腹腔镜下盆腔淋巴结清扫术（vaginal radical tracheletomy，下称 VRT）；②经腹根治性宫颈切除加盆腔淋巴结清扫术（abdominal radical tracheletomy，下称 ART）。Aburel 1932 年首先描述 ART 但未怀孕。1997 年 Smith 首先报道 ART 的经验。

2. *术式比较*

①VRT 与 RH（radical hysterectomy）比较

Beiner 报道 180 例，配对分为二组 VRT 与 RH 各 90 例，比较手术情况，见表 33-1。

表 33-1 180 例 VRT 与 RH 手术情况比较

项目	VRT（N=90）	RH（N=90）	*P* 值
中位手术时间（小时）	2.9	2.8	0.75
中位失血量（ml）	300	600	<0.001
术中并发症（%）	13	2	<0.01
术后感染	3	11	=0.08
中位住院时间（天）	1	6	<0.001

引自 Beiner，Gynecol Oncol，2008，110：168-171.

表明 VRT 组出血量少，住院时间短，术中并发症较多。

VRT 组与 RH 组各随访 51 个月与 58 个月，5 年无瘤生存率各为 95%、100%。

我国学者综合 5 组资料，VRT302 例，RH892 例，5 年生存率 VRT 组 95%、RH 组 95%；5 年无瘤生存率 VRT 组 95.5%、RH 组 94.7%，统计学上无差异。

上述资料显示 VRT 具有 RH 相同疗效。

②VRT 与 ART 比较

Einstein 报道 43 例Ⅰb1 期分别行 VRT 与 ART 手术结果见表 33-2。

表 33－2　43 例Ⅰb1 期行 VRT 与 ART 宫旁切除结果

	VRT	ART	*P* 值
大体标本中位长度（cm）	1.45（0.75－1.67）	3.93（2.7－5.34）	0.01
组织中位长度（cm）	1.07（0.89－1.25）	1.51（1.30－1.77）	≤0.001
宫旁淋巴结数	0（0%）	8（57.3%）	0.0002

引自 Einstein，Gynecol Oncol，2009，112：73－77.

除出血量和并发症外，切除宫旁组织 ART 大于 VRT。是否影响效果，切除较多宫旁组织有多大意义存在异议。反对者认为宫旁浸润在Ⅰa2 和Ⅰb1 期患者中并不常见，切除较多宫旁组织并发症会增多。赞成者则坚持切除宫旁组织不仅更大范围去除原发病灶，而且清除了肿瘤播散的潜在部位。

六、复发部位

Gien 综合 8 组病例 VRT 后复发部位，见表 33－3。

表 33－3　8 例病例 VRT 后复发部位

	中心	宫旁	盆壁	盆腔淋巴结	主动脉旁淋巴结	锁骨上淋巴结	腹腔	远处转移	未报告	总共
Shepherd，et al	1	1	2	—	—	—	—	1	1	5
Hertel，et al	3	—	1	—	—	—	—	—	—	4
Mathevet，et al	—	2	1	—	2	—	—	—	—	7
Covent，et al	—	1	1	—	3	1	1	—	—	7
Plante，et al	—	1	—	—	1	—	—	2	2	6
Sonoda，et al	1	—	—	—	—	—	—	—	—	1
Burnett，et al	—	—	—	—	—	—	—	—	—	2
Schlaerth，et al	—	—	—	—	—	—	—	—	—	0
总的	5（16）	5（16）	5（16）	1（3）	6（19）	1（3）	2（6）	3（10）	3（10）	31

引自 Gien，Gynecol Oncol，2010，117：350－357.

表明几乎 40%复发在宫旁或盆壁，可能宫旁切除不够，而 25%复发发生在盆壁、主动脉旁淋巴结或锁骨上淋巴结。

七、宫颈根治术治疗预后及影响预后的因素

人们关心 VRT 手术后肿瘤复发与死亡是否同根治性子宫颈癌术后一样。Gien 综合 8 组病例共 600 例，表明 VRT 组肿瘤复发率为 4.2～5.3%，死亡率为 2.5～3.2%，与历史上子宫颈癌根治术资料对比无差别，见表 33－4。

表 33-4 600 例 VRT 治疗后肿瘤复发情况

复发数/病人数（%）	盆腔淋巴结转移（%）		病理		肿瘤大小		脉管间隙浸润		中位复发时间（月）	死亡（%）
	+	－	鳞癌	腺癌	>2cm	<2cm	+	－		
5/123	2/7	3/116	—	—	—	—	1/39	4/84	34	4
4/108	0/4	4/104	1/75	3/33	1/1	3/107	—	—	14	2
7/118	1/5	6/113	5/90	2/28	6/27	1/91	6/43	1/75	27	5
7/93	1/2	6/91	4/40	3/50	1/8	6/85	6/31	1/62	—	4
6/82	1/5	5/77	2/42	1/30	2/8	1/64	—	—	25	4
1/43	0/2	1/41	0/24	1/19	—	—	—	—	20	0
2/21	0/1	2/20	—	—	—	—	2/3	0/18	—	0
0/12	0/0	0/12	0/4	0/6	0/2	0/10	0/1	0/11	—	0
32/600	5/26	27/574	12/275	10/166	10/46	11/357	15/117	6/250	24	19/600
（5.3%）	（19）	（5）	（4）	（6）	（22）	（3）	（13）	（2）		（3.2）

引自 Gien. Gynecol Oncol，2010，117：350－357.

影响预后因素

①分期：分期越早，预后越好。

②肿瘤大小：肿瘤直径大预后差，上表所示>2cm 46 例中 10 例复发（22%），<2cm 357 中 11 例复发（3%）。

③盆腔淋巴结转移：有淋巴结转移，预后差，上表示盆腔淋巴结阳性 26 例中 5 例复发（19%），阴性 574 例中 27 例复发（5%）。

④病理类型：存在争议，有人认为腺癌预后比鳞癌差，有人认为无差异。上表示鳞癌 275 例中 12 例复发（4%），腺癌 166 例中 10 例复发（6%）。

⑤脉管间隙（LVSI）浸润：有脉管浸润者预后差，上表示脉管浸润 117 例中 15 例复发（13%），无脉管间隙浸润 250 例中 6 例复发（2%）。

八、宫颈根治术后生育问题

宫颈根治性切除目的是治疗子宫颈癌同时保留患者生育功能。人们关注术后患者生育功能。

Rob 综合 10 组研究中心资料 VRT618 例治疗后怀孕结果显示 VRT 后 30%妇女怀孕是好的，怀孕 300 次，186 次分娩（62%），婴儿 190 例。

Gien 复习文献报告 VRT 后已有 250 多例怀孕，怀孕率 41%～79%，不足月分娩（<37 周）大约 28%，仅 12%早产（<32 周），总的大约 40%孕妇足月产（>37 周），不孕占 25%～30%。不孕原因有宫颈狭窄，宫颈黏液减少，手术粘连，亚临床输卵管炎。多数无症状，一些人可有月经不调，宫腔积血需扩宫口，故目前多采用辅助受孕技术来增加患者受孕机会。孕中期流产和早产（<32 周）同宫颈机能不全有关。由于环扎术线刺激引起或宫颈缺乏黏液栓的防御是继发亚临床绒毛膜羊膜炎或发生宫内感染，不利于胚胎的发育。

九、存在与值得探讨的问题

保留生育功能的根治性宫颈切除术临床应用已10多年，获得初步成效表明为患早期子宫颈癌年轻妇女要求生育者提供一种安全有效的治疗。但综观报道尚存在一些问题：

（1）报道病例少，VRT900多例，ART200例，随访时间短，限制了疗效与生育评估。

（2）VRT与ART缺少对比，哪一种术式更适合，各术式适应证。

（3）提高怀孕，减少不孕，减少流产和不足月产。

各单位治疗病例不多，累积总结病例需要较长时间。人们期待建立一个全国性甚至国际性协作组织，对照研究，收集样本，严密随访总结经验，改进、推广。只有经过深入研究和试验，才有可能替代传统根治术。

近几年陆续报道更保守手术如单纯宫颈切除或锥形切除加或不加新辅助化疗治疗病灶<2cm，前哨淋巴结阴性，盆腔淋巴结阴性患者，获得一定疗效。今后需进一步合作研究，探讨手术对生育功能的影响和肿瘤治疗的安全性。

（楼洪坤）

参考文献

1. Dargent DA. A new future for schauta's operation through pre-surgical retroperitoneal pelviscopy. Eur J Gynecol Oncol，1987，8：292-296.
2. Shepherd JH，Crawford RAF，Oram DH. Radical trachelectomy：a way to preserve fertility in the treatment of early cervical cancer. Br J Obstet Gynaecol，1998，105：912-916.
3. Covens A，Shaw P. Murphy J，et al. Is radical trachelectomy a sale alternative to radical hysterectomy for patient with stage Ⅰa-b carcinoma of the cervix? Cancer，1999，86：2273-2279.
4. Herod JJO，Shepherd JH. Radical trachelectomy. Curr Obstet Gynecol，2000，10：37-41.
5. Covens A，Rosem B，Murphy J，et al. How important is removal of the paramentrium at surgery for carcinoma of the cercix? Gynecol Oncol，2002，84：145-149.
6. Landoni F，Parma G，Peiretti M，et al. Chemo-conization in early cervical cancer. Gynecol Oncol，2007，107：125-126.
7. Beiner ME，Hauspy J，Rosen B，et al. Radical vaginal tracheletomy vs radical hysterectomy for small early cervical cancer：a matchel case -control study. Gynecol Oncol，2008，110：168-171.
8. Maneo A，Chiari S，Bonazzic，et al. Neoadjuvant chemotherapy and conservative surgery for stage Ⅰb1 cervical cancer. Gynecol Oncol，2008，111：438-443.
9. Nishio H，Fujii T，Kameyama K，et al. Abdominal radical trachelectomy as a fertility -sparing procedure in women with early-stage cervical cancer in a series of 61 women. Gynecol Oncol，2009，115：51-55.
10. Einstein MH，Park KJ，Sonoda Y，et al. Radical vaginal versus abdominal trachelectomy for IB1 cervical cancer：a comparison of surgical and pathologic outcomes. Gynecol Oncol，2009，112：73-77.
11. Ottosen C. Trachelectomy for cancer of the cercix：Dargent's operation. Vaginal hysterectomy for early cancer of the cervix stage Ⅰa1 and CINⅢ. Best Pract Res Clin Obstet Gynaecol，2010，20：1-9.
12. Gien LT，Covens A. Fertility-sparing options for early stage cervical cancer. Gyenecol Oncol，2010，117：350-357.
13. Rob L，Skapa P，Robova H. Fertility-sparing surgery in patients with cervical cancer. Lancet Oncol，2011，12：192-200.

第二节 保留生育功能的根治性宫颈切除术的实施

尽管宫颈细胞学筛查显著降低了子宫颈癌的发病率，子宫颈癌仍是全球妇科恶性肿瘤的主要死因。浸润性子宫颈癌传统的治疗方式为手术切除子宫和区域性淋巴结，或放射线杀灭原发灶和淋巴引流区肿瘤，但手术或放疗在治疗肿瘤的同时都将导致患者丧失生育功能。另一方面，随着子宫颈癌发病年龄的年轻化，现代社会生育年龄推迟，浸润性子宫颈癌中未完成生育的患者比例逐年上升。约 15%的子宫颈癌以及 45%可手术切除的Ⅰb 期子宫颈癌患者发病时年龄小于 40 岁。能否在治疗肿瘤的同时保留患者的生育功能呢？经过近 20 年的努力，“根治性宫颈切除术”给了这个问题一个肯定的答案，即切除宫颈以及原发灶肿瘤，保留子宫体和附件，然后将子宫体与阴道吻合达治愈肿瘤并保留生育功能的目的。目前主要有两种保留生育功能的根治性宫颈切除手术：阴式根治性宫颈切除术（radical vaginal trachelectomy，RVT）并行腹腔镜下盆腔淋巴结切除；腹式根治性宫颈切除术（radical abdominal trachelectomy，RAT）并行盆腔淋巴结清扫。查阅文献，选择单篇文献病例数大于 10 例且有肿瘤随访结果和生育结果报道，迄今有记录的 RVT 治疗病例已达到 683 例，RAT 病例近 220 例。我国开展此类保留生育功能的手术稍晚，但由于适应证患者较多，根治性宫颈切除势必成为治疗子宫颈癌新的选择，但如何选择 RT 手术方式、各式手术的优缺点成为目前关注的重点。

一、根治性宫颈切除术（RT）的关键点

法国医生 Daniel Dargent 在 Schauta-Stockel 阴式根治性子宫切除术的基础上进行改良，提出 RVT，治愈了浸润性子宫颈癌并使患者成功足月妊娠，他于 1994 年首次报到了 RVT 手术经验。RVT 手术先在腹腔镜辅助下完成盆腔淋巴结切除术，然后经阴道行根治性宫颈切除。罗马尼亚外科医生 Eugen Aburel 曾于 1932 年最早提出 RAT 术，但是他手术的所有患者无一怀孕。Ungar 以及 Smith 医生重新启用这个手术并于 1997 年发表他们的经验。RAT 切除范围几近于经典的根治性子宫切除术，只切除宫颈，将子宫峡部与阴道上端吻合。可见，RVT 需要腹腔镜技术和阴式手术基础，而 RAT 手术在解剖、手术步骤、根治程度方面更接近标准的根治性子宫切除手术（radical hysterectomy，RH）。妇瘤专科医生掌握 RAT 的技巧更加容易，对于 RAT 的手术方式也更为熟悉，不需要专门阴式手术和腹腔镜培训即可开展 RT，无需腹腔镜设备，费用相对低。随着外科技术的发展，目前也有采用全腹腔镜或是机器人手术操作的病例报道。

无论微创特点的 RVT 还是开腹手术的 RAT，以下几个步骤是任何 RT 术式的关键点：

1. 判断区域性淋巴结情况 盆腔淋巴结是子宫颈癌最先转移的区域，因此 RT 手术首先须行盆腔淋巴结全面探查，系统地切除上至腹主动脉分叉、下至旋髂深动脉；生殖股神经内侧、闭锁脐动脉外侧；闭孔神经上方范围内的髂总、髂内、髂外、闭孔淋巴结，立即送快速病理切片，如无转移，方可继续行根治性宫颈切除术。对于开展前哨淋巴结示踪技术的单位，也可将前哨淋巴结送冰冻切片。

2. 确定肿瘤安全切缘距离 FIGO Ⅰb1 期肿瘤体积较小的子宫颈癌很少向上侵犯宫体，其主要播散途径是侧方宫旁转移，或向下侵犯上段阴道。因而对于早期的子宫颈癌，切除宫颈旁组织和阴道而保留宫体和附件应当是有效的治疗方式。阴道切缘至少 1.5cm，上切缘至少 0.8cm，宫骶韧带和主韧带至少切除 1/2 以上水平。经腹 RAT 直视下选择子宫峡部作为上切缘，而经阴道 VRT 确定子宫峡部比较困难。

3. **保证子宫血液供应** RVT手术因为从阴道向上根治性切除宫颈，一般不会切断子宫动脉。而国外报道RAT如同根治性子宫切除均切断子宫动脉，由于有卵巢血管自漏斗韧带经固有韧带供应子宫体的血液，未发生过RAT术后宫体缺血坏死报道。缺乏子宫动脉供给对以后妊娠胎儿的影响尚未研究，复旦大学附属肿瘤医院RAT的经验是保留子宫动脉，自髂内动脉起始部充分游离子宫动脉至子宫峡部，切断子宫动脉下行支，保留支配宫体的上行支。

4. **环扎"宫颈"防止流产、早产** RT手术根治性切除了宫颈，留下部分子宫体下端的峡部，或者只留下子宫体下端，从而失去了宫颈机能，会导致流产或早产，因此两种RT术式均要求在子宫体下端不可吸收线环扎术，加强子宫下段的括约功能，形成"新宫颈"保证支撑妊娠胎儿。笔者常采用Mersilene带状不可吸收线行浆膜下荷包缝合环扎，将线结打在子宫后方的子宫直肠窝。当然RT术后足月妊娠后必须剖宫产，因为无子宫下段，须行古典式剖宫产。

二、RVT与RAT手术的比较

1. **手术适应证** 根治性宫颈切除术大多数的临床经验来自RVT，而患者的选择是这项手术成功的重要影响因素。目前公认的RVT手术适应证包括：①患者有强烈生育要求；②无不孕症病史；③浸润性子宫颈癌，FIGO分期Ⅰa2～Ⅰb1期或Ⅰa1期伴有淋巴脉管间隙(LVSI)侵犯；④肿瘤最大径不大于2cm；⑤年龄不大于45岁；⑥无区域淋巴结转移；⑦鳞癌，腺鳞癌或腺癌（除外某些恶性程度高的病理类型，如：神经内分泌癌）。

尽管目前RAT手术的病例数相较于RVT少得多，理论上RAT手术与Piver Ⅲ型根治性子宫一样切除了宫颈周围韧带等，事实也证明了RAT切除范围比RVT更广。Einstein等人对28例RVT手术的患者和15例RAT手术的患者进行比较研究，发现RVT组切除的宫旁组织平均长度为1.45cm，而RAT组为3.97 cm，两者有显著统计学差异（$P<0.0001$）。所有阴式根治性宫颈切除术标本的宫旁组织中均不含有淋巴结，而57%的RAT切除术标本中含有宫旁淋巴结（$P=0.0002$）。可见与RVT相比，经RAT可以切除更广的宫旁组织，包括相邻的宫旁淋巴结。因此，RAT的适应证较RVT更广，适合较大的肿瘤（肿瘤最大径可放宽至4cm），随着RAT手术经验的积累，1999年NCCN指南将子宫颈癌保留生育功能的指征从肿瘤最大径从2cm扩大到4cm。笔者以为，如果肿瘤大小2cm以下，可选用RVT，而肿瘤大小达到2～4cm，从安全考虑推荐行RAT。此外，RAT适于在阴道解剖结构改变的患者（例如已经多次阴道锥切）中进行，适于在一些特殊病例（例如不具备阴道手术条件的幼女）中开展。

2. **并发症比较** RVT手术患者的失血量和住院天数较RAT少，患者恢复快，但手术时间延长，手术并发症较多。一项研究报道137例RVT的术中并发症包括：9例膀胱损伤、1例肠管损伤、1例血管损伤和1例输尿管损伤，术中并发症发生率略高于RH手术。综合多篇文献报道，RVT术中并发症的发生率平均为4%，术后并发症发生率12%。最常见的术中并发症为输尿管、膀胱损伤，这在RVT手术最初开展阶段尤为明显。其次为血管损伤，主要发生于淋巴结清扫或腹腔镜手术时。经阴道探查定位并游离输尿管是RVT的难点，但是这一步对于安全地切除宫旁组织至关重要，某些作者报道可在术前膀胱镜下逆行置入输尿管支架以方便术中探查、定位输尿管。RVT的主要术后并发症与RH相似，为膀胱低张性恢复不良。Ungar等报道的RAT手术经验，33例患者仅有1例术中发生单侧输尿管损伤，放置输尿管支架后好转。Abu-Rustum等报道了22例RAT手术经验，术后并发症包括：4 例颈管狭窄，2 例淋巴囊肿伴感染，1 例环扎糜烂，1 例淋巴水肿以及 1 例月经失调。

RT 术后主要并发症为宫颈峡管孔狭窄粘连，文献报道其发生率为 27%。术后宫颈管孔狭窄粘连对患者的生育功能和生活质量均造成很大影响。针对这一并发症，国外有文献报道采用术中放置宫腔内导管防止粘连狭窄的形成。然而，临床实践中宫腔内放置导管防止粘连最大的问题是导管容易自行滑出脱落。复旦大学附属肿瘤医院妇科创新后对 RAT 术加以改进，在宫体和阴道残端缝合重建前，宫腔内置入带尾丝的 T 型宫内节育器，可预防颈管孔狭窄粘连的发生。自 2007 年 6 月开始预防性放置带尾丝的 T 型宫内节育器后，所有 RAT 手术病例均无宫颈管孔狭窄粘连。患者可在术后 3 个月门诊随访时诊视后取出宫内 T 型节育器。对于 T 型节育器的置入，多数患者耐受良好，少数患者有轻度下腹不适和阴道分泌物增多。

3. 术后肿瘤复发安全性比较 我们分析了近年来文献报道的 VRT 与 VAT 手术患者的肿瘤学结果，在 683 例 RVT 手术中，1.5%的病例肿瘤最大径大于 2 cm。大于 2cm 病例患者复发率为 20.8%（11/53），而小于 2cm 的肿瘤复发率为 2.9%（12/409），可见肿瘤最大径大于 2cm 的患者接受 RVT 手术的风险较大。所有接受 RVT 手术患者的复发率为 4.7%，死亡率为 3.0%，这一结果与 RH 手术相近。RVT 术后复发的病例，40%的复发灶位于宫旁或盆壁，可能与 RVT 手术宫旁切除范围有限有关，其次 25%的复发位于盆腔、腹主动脉引流区或锁骨上淋巴结。

而在 207 名计划保留生育功能 RAT 的患者中，174 例（84%）成功接受了 RAT 术，20.8%的 RAT 病例肿瘤直径大于 2cm，这部分患者中仅有 8 例（4.6%）复发，远低于 RVT 术大于 2cm 病例患者的复发率 20.8%，可见 RAT 手术对于局部肿瘤较大的患者有较好的肿瘤学安全性。复旦大学附属肿瘤医院妇科 62 例 RAT 手术中 14 例宫颈肿瘤直径在 2～4cm间，随访至今所有患者均无复发，平均随访时间 22.8 个月。RAT 较 RVT 手术的适应证广，尤其适合在局部肿瘤较大的患者中开展，因此 RAT 术后患者需要辅助治疗的潜在风险较大。术后辅助化疗能否替代辅助放化疗，进一步保留患者的生育功能，仍需进一步研究。

4. 术后的生育结果 文献报道的 621 例 VRT 患者中，平均年龄为 31 岁，有 30%术后妊娠。300 例妊娠中有 186 例分娩（62%），成功生育了 190 名婴儿。孕期有 68 例早期流产（22.7%）（包括自发流产、治疗相关流产和宫外孕），这一比例与同年龄组正常生育人群相似。而 RVT 术后中晚期流产的发生率（29 例，29%）是正常生育人群的 2 倍。中晚期流产的原因可能与早产的原因一致（如由于宫颈以及黏膜缺失导致的上行性感染和胎膜早破）。

有关 RAT 术后生育结果的文献报道有限，部分是因为这一术式不如 RVT 普及，也有一部分原因在于某些研究者建议患者术后随访 2 年再考虑生育。我们总结了文献报道的 221 名患者 RAT 术后的生育结果，共有 30 例腹腔镜辅助的 RAT 手术和 191 例 RAT 手术纳入分析。221 例患者中，33 人（14.9%）共怀孕 35 次。RAT 术后的生育比例显著低于 RVT 手术，RAT 手术相对较低的妊娠率与该术式切除宫颈和宫旁组织较多有关。我们的随访观察发现，我国患者 RAT 术后妊娠率低的原因很大程度上与社会家庭心理因素有关。此外，RT 术后辅助生育技术的运用在国外文献的报道中非常普及，而国内少有专家机构专注于这方面的研究。

总结：近 20 年的文献报道和经验积累使 RT 手术的安全性和可行性日益获得认可，RAT 与 RVT 各有所长，选择术式，应根据术者所掌握的手术技巧以及患者肿瘤大小和自身条件而定，安全性应是我们首先考虑的重要因素。

（吴小华）

参考文献

1. 吴小华. 保留生育功能根治性宫颈切除术技术要点. 肿瘤学杂志，2007，13：259-262.
2. 李琎，吴小华. 各式根治性宫颈切除术（RT）的手术关键点及优缺点. 中国实用妇科与产科杂志，2011，25：651-653.
3. Smith JR，Boyle DC，Corless DJ，et al. Abdominal radical trachelectomy：a new surgical technique for the conservative management of cervical carcinoma. Br J Obstet Gynaecol，1997，104：1196-1200.
4. Covens A，Rosen B，Murphy J，et al. Changes in the demographics and perioperative care of stage Ⅰa2/Ⅰb1 cervical cancer over the past 16 years. Gynecol Oncol，2001，81：133-137.
5. Burnett AF，Roman LD，O'Meara AT，et al. Radical vaginal trachelectomy and pelvic lymphadenectomy for preservation of fertility in early cervical carcinoma. Gynecol Oncol，2003，88：419-423.
6. Cibula D，Ungar L，Palfalvi L，et al. Laparoscopic abdominal radical trachelectomy. Gynecol Oncol，2005，97：707-709.
7. Ungar L，Palfalvi L，Hogg R，et al. Abdominal radical trachelectomy：a fertility-preserving option for women with early cervical cancer. Br J Obstet Gynecol，2005，112：366-369.
8. Abu-Rustum NR，Su W，Levine DA，et al. Pediatric radical abdominal trachelectomy for cervical clear cell carcinoma：a novel surgical approach. Gynecol Oncol，2005，97：296-300.
9. Plante M，Renaud MC，Hoskins IA，et al. Vaginal radical trachelectomy：valuable fertility-preserving option in the management of early-stage cervical cancer：a series of 50 pregnancies and review of the literature. Gynecol Oncol，2005，98：3-10.
10. Ungar L，Palfalvi L，Smith JR，et al. Update on and long term follow-up of 91 abdominal radical trachelectomies. Gynecol Oncol，2006，101：20 (Abstract 42).
11. Shepherd JH，Spencer C，Herod J，et al. A radical vaginal trachelectomy as a fertility-sparing procedure in women with early-stage cervical cancer cumulative pregnancy rate in a series of 123 women. Br J Obstet Gynaecol，2006，113：719-724.
12. Beiner ME，Covens A. Surgery insight：radical vaginal trachelectomy as a method of fertility preservation for cervical cancer. Nat Clin Pract Oncol，2007，4：353-361.
13. Beiner ME，Hauspy J，Rosen B，et al. Radical vaginal trachelectomy vs. radical hysterectomy for small early stage cervical cancer：a matched case-control study. Gynecol Oncol，2008，110：168-171.
14. Jeanne Carter，Yukio Sonoda，Dennis S. Chi，et al. Radical trachelectomy for cervical cancer：postoperative physical and emotional adjustment concerns. Gynecol Oncol，2008，111：151-157.
15. Persson J，Kannisto P，Bossmar T. Robot-assisted abdominal laparoscopic radical trachelectomy. Gynecol Oncol，2008，111：564-567.
16. Abu-Rustum NR，Neubauer N，Sonoda Y，et al. Surgical and pathologic outcomes of fertility-sparing radical abdominal trachelectomy for FIGO stage Ⅰb1 cervical cancer. Gynecol Oncol，2008，111：261-264.
17. Pareja RF，Ramirez PT，Borrero MF，et al. Abdominal radical trachelectomy for invasive cervical cancer：a case series and literature review. Gynecol Oncol，2008，111：555-560.
18. Plante M. Vaginal radical trachelectomy：an update. Gynecol Oncol，2008，111：105-110.
19. Shepherd JH，Milliken DA. Conservative surgery for carcinoma of the cervix. Clin Oncol，2008，20：395-400.
20. Olawaiye A，Del Carmen M，Tambouret R，et al. Abdominal radical trachelectomy：success and pitfalls in a general gynecologic oncology practice. Gynecol Oncol，2009，112：506-510.
21. Einstein MH，Park KJ，Sonoda Y，et al. Radical vaginal versus abdominal trachelectomy for stage Ib1

cervical cancer：a comparison of surgical and pathologic outcomes. Gynecol Oncol，2009，112：73-77.
22. Nishio H，Fujii T，Kameyama K，et al. Abdominal radical trachelectomy as a fertility-sparing procedure in women with early-stage cervical cancer in a series of 61 women. Gynecol Oncol，2009，115：51-55.
23. Cibula D，Slama J，Svarovsky J，et al. Abdominal radical trachelectomy in fertility sparing treatment of early stages cervical cancer. Int J Gynecol Cancer，2009，19：1407-1411.
24. Kim JH，Park JY，Kim DY，et al. Fertility-sparing laparoscopic radical trachelectomy for young women with early stage cervical cancer. Br J Obstet Gynaecol，2010，117：340-347.
25. Martin A，Torrent A. Laparoscopic nerve-sparing radical trachelectomy：surgical technique and outcome. J Minim Invasive Gynecol，2010，17：37-41.
26. Ramirez PT，Schmeler KM，Malpiga A，et al. Safety and feasibility of robotic radical trachelectomy in patients with early-stage cervical cancer. Gynecol Oncol，2010，116：512-515.
27. Jin Li，Ziting Li，Huaying Wang，et al. Radical abdominal trachelectomy for cervical malignancies：surgical，oncological and fertility outcomes in 62 patients. Gynecol Oncol，2011，114：569-575.

第 34 章 子宫颈癌的综合治疗

第一节 手术与放疗

放疗和手术是子宫颈癌根治性治疗的最重要的方法，两种方法都有百余年的历史，早期子宫颈癌选择手术或放疗其疗效相当，而中、晚期子宫颈癌放疗明显优于手术。虽然单纯手术或单纯放疗都有较好的疗效，但综观 5 年生存率，近 50％患者达不到理想的治疗结果。近几十年来临床工作者重视综合治疗，以期能提高疗效。

一、术前放疗

1. *术前腔内放疗* 子宫颈癌术前放疗以腔内为主，目的在于缩小肿瘤体积，利于子宫旁及阴道旁的切除，获得切除满意的无瘤边缘，同时降低肿瘤细胞活性及减少术中播散，减少局部复发，提高生存率。术前腔内放疗多采用阴道容器，亦可应用组织间插植，给予肿瘤的消除剂量，一般肿瘤边缘或穹隆黏膜给予总量 20～30Gy，分 2～3 次完成，休息 2 周后待肿瘤缩小后进行手术。章文华等报道 111 例Ⅰb 期和Ⅱa 期子宫颈癌，术前辅助腔内放疗 74 例（66.7％），Ⅰb2 期 40 例中 23 例源旁 1cm 剂量≥12Gy，其中 10 例（31.3％）剂量为 22～30GY，2 周后行广泛子宫切除＋盆腔淋巴结清扫术，Ⅰb2 期 5 年存活率为 90.7％与Ⅰb1 期 89.1％相近，认为术前辅助腔内放疗有助于存活率的提高。

国外有学者研究术前给予全量腔内放疗，达到较高的病理完全缓解率，从而获得较高的治愈率。Beskow 等报道 185 例子宫颈癌（Ⅰb 期 129 例和Ⅱa 期 56 例）术前腔内放疗，放疗后手术病理诊断无残存肿瘤率为 79％，其 5 年存活率为 95％，而有残存肿瘤的 5 年存活率仅为 46％。另外，通过术前全量局部（腔内）放疗可减小手术范围，Resbeut 等报道大部分病人仅需要做 Piver Ⅰ类手术＋淋巴结切除，即可达到满意疗效，且并发症发生率低。

2. *术前体外放疗* 单纯腔内放疗对宫颈肿瘤体积过大者，消瘤时间过长，有延误病情之虑，给予一定体外照射是有理由的。周业琴等报道 38 例Ⅰb～Ⅱb 期子宫颈癌术前盆腔体外放疗 30～40Gy，加腔内放疗 12～18Gy，休息 3～4 周后手术，3 年存活率 88.6％，较单纯手术及手术＋术后放疗（73.3％和 81.3％）有明显提高，且术前放疗组手术并发症无增加。

另外，淋巴结转移是子宫颈癌重要预后因素，早期子宫颈癌无淋巴结转移 5 年存活率 90％，有淋巴结转移下降至 50％左右，通过手术前放疗可以减少淋巴结转移率。Morton 等报道 70 例Ⅰ期子宫颈癌，手术组淋巴结转移率 23.7％，术前放疗＋手术淋巴结转移率为 12.5％。同样，Parker 等观察 111 例Ⅰ、Ⅱ期子宫颈癌，手术组淋巴结转移率分别为 16％、44％，144 例术前放疗＋手术淋巴结转移率为 8％、28％。

二、术中放疗（intraoperative radiation therapy，IORT）

始于 20 世纪 60 年代，70 年代后多用加速器产生的 β 线行术中照射。在术中将特制的限光筒置于手术野中，并推移或防护好正常组织，对所需照射部位（一般为切不净的肿瘤组织）进行一次性的直接照射。由于不同于常规照射，有关剂量、生物效应、并发症、疗效评价均存在问题。我国曾在 20 世纪后期浙江、西安、北京做过临床尝试。目前使用不多，多用于切不净肿瘤。至于近距离术中后装治疗，临床运用更少。

三、术后放疗

（一）术后放疗指证

术后辅助放疗主要用于：

1. *术后病理有高危因素者* NCCN2010 年及 FIGO 指南均指出：淋巴结转移、宫旁浸润、切缘阳性是术后辅助放疗的指证，这些是被普遍认可的。局部肿瘤直径＞4cm，浸润深度＞15mm，脉管间隙受侵（lymph vascular space1 involvement，LVSI）作为中危险因素，前二者行术后照射也是有理由的，但脉管间隙受侵存在争议。GOG 报道一项前瞻性研究结果，有中危因素的Ⅰb 期患者术后接受盆腔照射，其复发率为 15％比术后不做任何治疗的 28％降低（P＝0.008）。Samlal 等报道早期子宫颈癌有中危因素者的 5 年无瘤生存率、无复发生存率均低于（无中危因素）肿瘤局限于宫颈者，分别为 89％和 97％（P＜0.05），86％和 95％（P＜0.05）。Creasman（2004）分析了 25 项关于脉管间隙受侵与子宫颈癌预后的研究，仅有 3 项研究（12％）认为是子宫颈癌预后相关的独立因素。因此，具有 LVSI 而考虑术后放疗受到置疑。LVSI 是否为危险因素，争论颇大，而且 LVSI 的检出率也有颇大的差异，可达 6％～71％。可能与对其认识和界定不同有关。

2. *对术前未能估计到的情况* 如以子宫肌瘤或宫颈原位癌行子宫全切除术，术后病理发现为宫颈浸润癌，手术范围不够，术后应予补充放疗。又如手术发现有切不掉的肿瘤，如肿瘤与大血管粘连、中断手术或术后标本发现宫旁有肿瘤者，术后应予补充放疗。

3. *其他情况* 如切缘虽无肿瘤，但离肿瘤太近；手术医师本身的条件，手术的把握程度不大，应考虑术后放疗。

此外，对上述 1、2 点也应该具体分析，如经系统地淋巴清扫或仅有一个淋巴结转移，单纯子宫切除后为Ⅰa1 患者，特别是年轻患者可不行术后照射。

（二）术后放疗方法

1. *近距离照射* 适应于阴道残端有肿瘤或边缘离肿瘤太近。主要用腔内后装放疗（^{192}Ir、^{252}Cf）。阴道表面或离阴道容器内放射源 10mm 处的剂量，^{192}Ir 20～24Gy，^{252}Cf 20～24Gy(i)。术后腔内放疗不能以 A 点作剂量参照点。

2. *远距离照射* 主要用^{60}Co 及加速器高能 X 线完成，常规盆腔照射 40～50Gy。有髂总淋巴结转移者放射野向上延伸，包括腹主动脉旁淋巴结区，采用延伸凸形野或多边形野，总剂量 35～45Gy，若有未能切除的转移淋巴结适宜选择适形或调强放疗，这样可提高肿瘤剂量至 60～70Gy。

3. *近距离照射＋远距离照射* 术后照射依患者具体情况选用。若仅系探查手术，则按根治性放疗进行。

手术记录要求详细，手术中对可疑部位应留有标志，手术病理检查要全面、详细，要明确阳性病变的部位。如血管瘤栓是子宫壁内血管还是宫旁血管，淋巴结转移部位、数目等，均对手术后放疗的决策、方案的决定有重要意义。

（三）术后照射的优缺点

1. *优点* 可根据手术情况，有的放矢进行治疗，弥补手术的不足，多数学者认为有助于疗效提高。

2. 缺点

（1）可使手术治疗的优点丧失，如加重阴道狭窄、缩短，性交困难，卵巢功能丧失等。

（2）根治术后补加放疗并发症增加，特别是严重肠道并发症，如肠坏死、粘连、穿孔、梗阻、肠瘘，应引起大家重视；严重的膀胱出血、溃疡、瘘；输尿管狭窄、肾盂积水；盆腔纤维化；下肢水肿等。

影响并发症的因素有：手术范围、照射野的面积及部位、剂量、照射方式、以往手术史、年龄、肥胖等。

预防严重并发症方法：①严把手术指证，尽量避免广泛手术后照射。②手术范围、照射范围及剂量大小与并发症直接有关。要减少术后并发症要么减少手术范围，要么减少照射范围或剂量。一般术后盆腔照射 D_T 40～45Gy 不致出现明显并发症。子宫广泛切除＋盆腔淋巴清扫术后，剂量 45Gy 时的并发症发生率约 25％，50Gy 时则上升到 40.5％。Piver 对有主动脉旁淋巴结转移者行术后盆腔和主动脉旁区照射，60Gy/8 周，肠道的并发症有 61.9％，44～50Gy/5 周为 10％，有 16.1％死于并发症而非癌复发。③为提高治疗效果需增加剂量时可缩野，或进行 3－DCRT、IMRT。

（3）手术后解剖发生了改变、瘢痕形成、局部血供改变，这些都降低了放射敏感性。

不少报道，当不适当的手术想以术后放疗来弥补时是不能够改善患者生存的。中国医学科学院报道的一组术后照射的病例（其中 96.6％来自外院手术），3 年生存率仅 34.29％，5 年生存率不过 22.86％。而该院Ⅲ期子宫颈癌的 5 年生存率已达 56.5％。所以我们反复强调手术前的正确诊断、严格掌握手术指征，不要把由于手术不当而把改善预后的希望寄托于术后照射。

第二节　手术与化疗

一、新辅助化疗

新辅助化疗是手术前或放疗前应用全身静脉或经动脉化疗，也叫先期化疗。一般应用 1～3疗程，目的是减少肿瘤负荷和消灭微小转移灶。20 世纪 80 年代中期首次报道了术前新辅助化疗治疗局部晚期子宫颈癌，此处局部晚期子宫颈癌指Ⅰ～Ⅱ期宫颈肿瘤直径≥4cm，此类子宫颈癌局部肿瘤不易控制，容易发生淋巴结转移或远处转移，预后差，5 年生存率降至50％～60％。

Sardi 等对新辅助化疗的 102 例Ⅰb 期子宫颈癌进行 7～9 年随访，并取同期Ⅰb 期子宫颈癌作为对照，发现新辅助化疗对Ⅰb1 期患者生存率无明显影响，而Ⅰb2 期患者经新辅助化疗能明显提高手术切除率，降低病理高危因素（宫旁侵犯、脉管间隙受侵及区域淋巴转移）发生率，从而提高生存率，降低局部复发率。

新辅助化疗常采用的方案有：PVB（顺铂、长春新碱、博来霉素），IP（异环磷酰胺、顺铂），近年来 TP（紫杉醇、顺铂）应用较多，临床观察发现肿瘤消退明显，一个疗程大多数患者既可达到宫颈肿瘤缩小一半，2 个疗程后有些患者无肉眼肿瘤可见。新辅助化疗总反应率 60％～80％，甚至手术病理为阴性，肿瘤经化疗后完全消失。但是，新辅助化疗能否提高 5 年生存率还没有一致的意见。

二、手术后化疗

有研究者认为子宫颈癌手术后仅有病理高危险因素如脉管间隙受侵（LVSI）、低分化等而无淋巴结转移、宫旁浸润、切缘阳性及其他中危因素如局部肿瘤直径>4cm，肌层浸润深度>15mm 者，可考虑术后应用化疗，而不是放疗。此观点并未被妇科肿瘤医师普遍认同。一般来说，早期病变手术，术后化疗对盆腔作用存有疑虑。当今放化疗成为热点，需术后化疗者不如放化疗合并治疗获益。Kim 等报道 800 例Ⅰb～Ⅱb 期子宫颈癌脉管间隙受侵阴性和阳性患者 5 年生存率 90%和 71%（$P<0.0001$），无肿瘤生存 83%和 66%（$P<0.0001$），盆腔无复发率 92%和 90%（$P>0.05$），无远处转移率为 89%和 70%（$P<0.0001$），而且，作者认为脉管间隙受侵与治疗后肿瘤远处转移相关。同样，Ayhan 等在 393 例无淋巴结转移的Ⅰb 期子宫颈癌患者中的研究显示脉管间隙受侵的 5 年生存率和总生存率明显低于无受侵患者。还有学者报道脉管间隙受侵是影响复发的重要因素，Rushdan 根据不同危险因素将 86 例Ⅰb2 期子宫颈癌患者分为 3 组，其中中危组即：脉管间隙受侵或无受侵伴有深肌层受侵，脉管间隙受侵患者 2 年无瘤生存率为 71%，脉管间隙无受侵但伴深肌层受侵者达到了 96%。多因素分析显示脉管间隙受侵是独立预后因素。但是，脉管间隙受侵与预后的相关性仍然是有争议的，Creasman（2004）分析了 25 项关于脉管间隙受侵与子宫颈癌预后的研究，仅有 3 项研究（12%）认为是子宫颈癌预后相关的独立因素。因此，仅有脉管间隙受侵是否给予术后化疗还没有定论。

肿瘤细胞的低分化是否是预后不良因素，目前还是存在争议的。

Trimbos 2004 年报道独立预后因素危险系数（HR）比较，发现病理分级（2－3 级）危险系数（HR）为 5.11，但是 $P=0.23$ 没有统计学意义。Zander 报道了 566 例宫颈鳞癌发现肿瘤的病理级别与生存率明显相关，病理级别越高，5 年生存率越低。

三、同步放化疗后手术

Modarress 等报道 60 例Ⅰb～Ⅱb 期，肿瘤直径>4cm 子宫颈癌，术前放化疗和先期化疗疗效对比研究，术前放化疗组（体外 45Gy＋顺铂每周 50mg/m²）和先期化疗组（顺铂 50mg/m²，长春新碱 1mg/m²，7～10 天一次，共 3 次）病理完全缓解率分别为 43.3%和 10%，部分缓解率分别为 56.7%和 90%，两组统计学有明显差异，$P=0.004$。术前放化疗明显缩小了肿瘤，提高了可手术率。

第三节　放疗与化疗

一、新辅助化疗后放疗

尽管新辅助化疗有较高的近期临床疗效，但目前对新辅助化疗后行放疗有否定倾向。但国内外也均有不同的报道。常用新辅助化疗方案：PVB、IP、TP。

二、同步放化疗

由于采用单一放射治疗难以进一步提高子宫颈癌的疗效，放疗前、后化疗作用又不被看好，因此，进行放疗和化疗同期治疗的研究是近年来热门课题。1999—2000 年美国新英格兰医学杂志、美国临床肿瘤杂志连续发表 5 篇由 GOG、RTOG、SWOG 主持的大型前瞻性随机对照的同步放化疗治疗子宫颈癌的临床研究，这5篇研究虽然在不同研究单位，采用不同放疗技术、剂量，但得出相同结果，即同步放化疗使子宫颈癌的死亡风险下降30%～50%，总生存率提高9%～18%。基于这5项临床研究结果，NCI建议凡需要放射治疗的子宫颈癌患者均应同步进行含有DDP的化疗。这一消息的发布引起全世界妇科肿瘤界的普遍关注。

表34-1　5篇前瞻性随机分组同步放化疗治疗子宫颈癌的报道

作者	中位随访	无进展生存率%		总生存率%	
	（月）	对照组	研究组	对照组	研究组
Keys	36	63	79	74	85
Whitney	104	47	57	43	55
Rose	35	47	67 64	50	66 67
Morris	43	40	67	58	73
Peters	42	63	80	71	81

1981—2000年所有发表的同步放化疗随机对照研究进行荟萃分析，病例数达到4580例，其中2865～3611例可评价下列指标，同步放化疗明显提高总生存率（风险比0.71，$P<0.0001$）和肿瘤无进展生存率（风险比0.61，$P<0.0001$），显著降低局部（风险比为0.61，$P<0.0001$）和远处复发率（风险比为0.57，$P<0.0001$）。但是，国内外还有一些不同的报道，如香港大学Queen Mary医院、加拿大国家癌症研究院（NCIC）、中国医学科学院肿瘤医院等单位的研究结果报道同步放化疗未能提高生存率。

表34-2　同步放化疗未能提高生存率报道

单位	年代	例数	分期	放疗	化疗	5年生存率%	*P*值
医科院肿瘤医院	1999—2003	158	Ⅱ～Ⅲ	腔内+体外	DDP+5Fu	66.3	>0.05
（白萍）				腔内+体外	无	65.4	
医科院肿瘤医院	1999—2006	215	Ⅰ～Ⅳ	DDP/T/DF		54.1	0.488
（程敏）				腔内+体外	无	59.6	
NCIC	1991—1996	253	Ⅰb/Ⅱa～Ⅳa	XRT	DDP	62	0.42
				XRT	无	58	
QM	1982—1983	64	Ⅱb～Ⅲb	XRT	DDP	56.4	>0.05
				XRT	无	50.4	

同步放化疗毒副作用：Kirwah（2005）19组资料荟萃分析1766例同步放化疗与单纯放疗比较：Ⅲ、Ⅳ级WBC下降增加2倍（OR2.15，$P<0.001$），Ⅲ、Ⅳ级PLT下降增加3倍（OR3.14，$P\approx0.005$），胃肠道反应增加2倍（OR1.92，$P<0.001$），晚期并发症8组有记录，其中7组认为无统计学差异，多数研究认为同步放化疗提高局部控制率，减少死亡危险，提高无瘤生存率及总生存率，但是近期毒副反应增加，治疗费用增加，仍然存在一些问题，包括适应证，尚需要进一步研究。

同步放化疗的化疗方案有：(1) 单药顺铂30～50mg/m²/周×6周。(2) 氟尿嘧啶+顺铂5-Fu 600mg/m²/dl-4，DDP60～70mg/m²/dl，28天重复，2～3疗程。(3) 紫杉醇+

顺铂周疗，紫杉醇 40～60mg/m^2/周，顺铂 30～40mg/m^2/周，共 6 周；此方案骨髓抑制比较严重，常常患者 3 周后需要应用粒细胞集落刺激因子支持。目前，紫杉醇用于子宫颈癌的研究越来越多，体外实验证实紫杉醇具有明显的放射增敏作用，可使细胞中止于对放射敏感的 G2/M 期。

（白 萍）

参考文献

1. 孙建衡，俞华，楼洪坤. 术前、术中及术后放疗//孙建衡. 妇科恶性肿瘤放射治疗学. 北京：中国协和医科大学出版社，2002：47-51.
2. 章文华，吴令英，白萍，等. Ⅰb 期和Ⅱa 期宫颈癌患者的预后因素分析. 中华肿瘤杂志，2004，26：490-492.
3. 王平，彭芝兰，张家文，等. 子宫颈癌新辅助化疗中不同化疗途径的疗效比较. 中华妇产科杂志，2005，40：227-230.
4. 李庆水，张锡芹，李大鹏，等. 子宫颈癌放疗前新辅助化疗的临床研究. 中华妇产科杂志，2005，41：83-87.
5. 蔡树模. 化疗与手术及化疗与放疗//孙建衡. 妇科恶性肿瘤继续教育教程. 北京：中国协和医科大学出版社，2007：249-252.
6. 白萍，张蓉，李晓光，等. 子宫颈癌同步放化疗的疗效与副反应. 中华肿瘤杂志，2007，29：467-469.
7. 韩超、孔为民. 单纯放疗和以顺铂为主的同步放化疗治疗子宫颈癌的临床效果对比分析. 中华妇产科杂志，2007，42：723-726.
8. 楼洪坤. 子宫颈癌同步放化疗的相关问题. 中华妇产科杂志，2007，42：790-791.
9. 程敏，吴令英，章文华，等. 215 例老年宫颈癌的临床分析. 中华肿瘤杂志，2009，31：388-3391.
9. NelSon AJ，Fletcher GH，Wharton JW. Indications for adjunctive conservative extrafascial hysterectomy in Selected cases of carcinoma of the Uterine cervix. Am J Roentgenol Radium Ther Nucl Med，1975，123：91-99.
10. Rutledge S，Carey MS，Prichard H，et al. Conservative surgery for recurrent or persistent carcinoma of the cervix following irradiation：is exenteration always necessary? Gynecol Oncol，1994，52：353-359.
11. Sardi JE，Girroli A，Sananes C，et al. Long-term follow up of the first randomized trial using neoadjuvant chemotherapy in stage Ib squamous carcinoma of the cervix. Gynecol Oncol，1997，67：61-69.
12. Whitney CW，Sause W，Bundy BN，et al. Randomized comparison of fluorouracil plus cisplatin versus hydroxyurea as an adjunct to radiation therapy in stage IIB-IVA carcinoma of the cervix with negative para-aortic lymph nodes：a Gynecologic Oncology Group and Southwest Oncology Group study. Clin Oncol，1999，17：1339-1348.
13. Rose PG，Bundy BN，Watkins EB，et al. Concurrent cisplatin-based radiotherapy and chemotherapy for locally advanced cervical cancer. N Engl J Med，1999，340：1144-1153.
14. Keys HM，Bundy BN，Stehman FB，et al. Cisplatin，radiation，and adjuvant hysterectomy compared with radiation and adjuvant hysterectomy for bulky stage IB cervical carcinoma. N Engl J Med，1999，340：1154-1161.
15. Morris M，Eifel PJ，Lu J，et al. Pelvic radiation with concurrent chemotherapy compared with pelvic and para-aortic radiation for high-risk cervical cancer. N Engl J Med，1999，340：1137-1143.
16. van der Velden J，Samlal R. A limited role for adjuvant radiotherapy after the Wertheim/Okabayashi

radical hysterectomy for cervical cancer confined to the cervix. Gynecol Oncol, 1999, 75: 233-237.

17. Resbeut MR, Alzieu C, Gonzague-Casabianca L, et al. Combined brachytherapy and surgery for early carcinoma of the uterine cervix: analysis of extent of surgery on outcome. Int J Radia Oncol Biophys, 2001, 50: 873-881.
18. Green JA, Kirwan JM, Tierney JF, et al. Survival and recurrence after concomitant chemotherapy and radiotherapy for cancer of the uterine cervix: a systematic review and meta-analysis. Lancet, 2001, 8: 781-786.
19. Beskow C, Agren-Cronqvist AK, Granath F, et al. Pathologic complete remission after preoperative intracavitary radiotherapy of cervical cancer stage Ib and IIa is a strong prognostic factor for long-term survival: analysis of the radiumhemmet data 1989-1991. Int J Gynecol Cancer, 2002, 12: 158-170.
20. Ayhan A, Al RA, Baykal C, et al. Prognostic factors in F1GO stage IB cervical cancer without lymph node metastasis and the role of adjuvant radiotherapy after radical hysterectomy. Int J Gynecol Cancer, 2004, 14: 286-292.
21. Rushdan MN, Tay EH, Khoo-Tan HS, et al. Tailoring the field and indieation of adjuvant pelvic radiation for patients with stage Ⅰb lymph nodes-negative cervical carcinoma followillg radical surgery based on the GOG score: a pilot study. Ann Aead Med Singapore, 2004, 33: 467-472.
22. Creasman VI, Kohler MF. Is lymph vascular space involvement an independent prognostic factor in early cervical cancer? Gynecol Onco1, 2004, 92: 525-529.
23. KIM JH, KIM HJ, et al. Post- hysterectomy radiotherapy in FIGO stage ⅠB-ⅡB uterine cervical carcinoma. Gynecol Oncol, 2005, 96: 407- 414.
24. Green J, Kirwan J, Tierney J, et al. Concomitant chemotherapy and radiation therapy for cancer of the uterine cervix. Cochrane Database Syst Rev, 2005, 20: 2225.
25. Tzioras S, Pavlidis N, Paraskevaidis E, et al. Effects of different chemotherapy regimens on survival for advanced cervical cancer: systematic review and meta-analysis. Cancer Treat Rev, 2007, 33: 24-38.
26. Rydzewska L, Tierney J, Vale CL, et al. Neoadjuvant chemotherapy plus surgery versus surgery for cervical cancer. Cochrane Database Syst Rev, 2010, 20: CD007406.

第 35 章 子宫颈残端癌

子宫颈残端癌（carcinoma of the cervical stump）是指子宫次全切除术后残留宫颈部分发生的癌。传统习惯将宫颈残端癌又分为：①隐性（并存）宫颈残端癌：指子宫次全切除术后 2 年之内发生的子宫颈癌，这很可能是在子宫次全切除术时已存在宫颈病变，术前没有确诊，以至于术后 2 年内出现子宫颈残端癌；②真性子宫颈残端癌：子宫次全切除术 2 年后发现的子宫颈癌，当然也不能绝对排除此类病例在子宫次全切除术时也已存在宫颈病变，因为绝大部分子宫颈癌的发生发展都是一个较为缓慢的过程，但现在仍以 2 年作为诊断宫颈残端癌的条件之一。

一、发生率

子宫颈残端癌比较少见。

子宫次全切除术发生子宫颈残端癌的比例各家报道差异很大（0.11%～26%），而子宫颈残端癌占同期子宫颈癌的比例国外为 1.5%～7.8%，国内为 0.25%～1.03%。湖南省肿瘤医院 2008 年 1 月—2010 年 11 月共收治子宫颈癌 4850 例，子宫颈残端癌 21 例，为 0.43%。

二、病理类型

子宫颈残端癌的病理类型以鳞癌为主，中国医学科学院肿瘤医院报道 1959—1996 年期间宫颈残端癌 82 例，鳞癌 87.80%，腺癌 10.98%。国内近年共报道 177 例宫颈残端癌，鳞癌 149 例，占 84.18%，腺癌 25 例，占 14.12%，其他病理类型 3 例（包括腺鳞癌、小细胞癌），占 1.69%。

三、诊断

1. ***发病年龄*** 子宫颈残端癌的发病年龄 30～84 岁，中位年龄 49～58 岁。较以往文献报道的 58～64 岁提前了将近 10 年，这与近年子宫颈癌年轻化趋势相关联。

2. ***症状与体征*** 与一般子宫颈癌相同。

3. ***宫颈活体组织病理切片检查*** 是诊断子宫颈残端癌的“金标准”，对可疑又难以确诊病例，宜结合宫颈管搔刮术、宫颈冷刀锥切术，以防漏诊。

3. ***分期*** 采用国际妇产联盟（FIGO）分期标准，子宫颈残端癌各期比例为：Ⅰ期 22.6%～37.85%，Ⅱ期 35.02%～42.5%，Ⅲ期 21.80%～25.42%，Ⅳ期 1.69%～3.0%。

四、治疗

子宫颈残端癌的治疗原则与一般子宫颈癌相同，即遵循个体化的原则，把好首次治疗关，对临床早期、病理类型为腺癌或高分化鳞癌，无手术禁忌证者均尽量争取手术治疗，其余病例以放疗为主，或同步放化疗。年轻鳞癌患者特别是临床分期Ⅰ、Ⅱ期病例宜保留卵巢功能。

（一）手术治疗

子宫颈残端癌手术的主要不利因素是子宫次全切除术后导致的局部解剖变异与粘连，这对于精通子宫颈癌手术的妇瘤医师构不成太大障碍，但保留的宫颈太短或患者为疤痕体质时，实施子宫颈残端癌手术难度倍增，需特别注意防止手术损伤膀胱、输尿管。

1. **手术指征** 临床分期Ⅱa（含）期以早病例。

2. **手术切除范围** 同一般子宫颈癌。但遇保留子宫颈癌长度<3cm者，不宜选择冷刀锥切术；Ⅰa2慎重选择阴道途径筋膜外根治性子宫颈切除，如选择经阴道根治性宫颈切除术需配合腹腔镜手术；Ⅰb1～Ⅱa期，子宫广泛切除加盆腔淋巴结清扫术，可慎重选择腹腔镜手术。

3. **手术技巧** 沿输尿管走向进行分离，沿可确认的正常组织间隙进行分离、切除。

（二）术前治疗

1. 除特殊病理类型如小细胞癌等，其余无肿瘤形态者均不需术前治疗。

2. 其他需术前治疗者根据肿瘤大小、病理类型、局部情况等可选择单纯腔内放疗、化疗加腔内放疗，个别可选择化疗。腔内放疗置施源器时一定要参考宫颈管的长度、方位，结合CT等检查估计有无肠曲粘连等，个体化设计放疗计划。腔内放疗A点量18～24Gy，分3～4次，每周1～2次；肿瘤体积大于4cm可配合组织间插植，8～10Gy/次，共1～3次，插植针数目、深度、排列方式均根据肿瘤大小、部位、个体化对待，剂量不计入A点累计量。放疗结束后休息1～2周手术治疗。

（三）术后放疗或化疗

盆腔淋巴结癌转移，间质浸润深度>1/3，切缘阳性或切除范围不理想者，术后宜补充外照射治疗或配合化疗。阴道切缘阳性需补充术后阴道腔内后装放射治疗，根据阴道宽度选用不同直径的施源器，如病变仅位于某一部位如阴道前壁，腔内放疗时贴近阴道后壁的容器外层加用铅块，以减少直肠受照射的剂量。

（四）放射治疗

所有期别的子宫颈残端癌均可以选择放疗，与一般子宫颈癌比较，子宫颈癌残端的放疗具有更大的风险，主要是对肠道的损伤，尤其是小肠的损伤难以预测，其次是膀胱的损伤，理由是子宫次全切除术后肠曲与创面粘连的程度与范围难以确定。特别是保留的宫颈长度小于3cm时，膀胱常覆盖于残端。由于不能置入宫颈管，致使宫颈残端受量达不到根治剂量，而且剂量分布不均匀，所以，子宫颈残端癌的放疗以外照射为主，配合腔内放射治疗，照射剂量根据不同期别而定。

1. **传统放疗体外照射** 全盆大野D_T20～30Gy，后改为中央挡野，总量达45～50Gy，每周5次，每日1次，每次1.8～2.0Gy。如阴道浸润达中段，外照射野相应下移；腔内放疗，根据肿瘤大小、颈管长度、阴道弹性决定腔内放疗的剂量，颈管长度2.5cm以上者，颈管A点剂量可达24～30Gy，此时外照射只需半量不挡铅；颈管长度小于2cm或阴道狭窄时无法实施合理的腔内放疗，此时则以外照射为主，争取使盆腔中平面剂量腔内+外照射达55～70Gy。总之，放疗设计整个靶区剂量分布时，首先要考虑的是膀胱、直肠的耐受量，以及残端可能存在的肠曲粘连与膀胱覆盖而导致迟发性的放疗并发症。

2. **调强适形放疗** 能提高病变靶区的剂量，降低靶区四周如膀胱、直肠、小肠、股骨颈等正常组织的照射量，还能使病变区域内按其病变程度的轻重设计、计算，优化出高、中、低剂量梯度范围以利于提高治愈率，减少并发症。调强适形放疗常配合宫颈局部腔内放疗。

（五）化疗

子宫颈残端癌的化疗参照一般子宫颈癌，但动脉化疗包括介入或腹壁下动脉插管化疗能否常规采用，尚需更多探讨。理由是子宫动脉被结扎可能影响到化疗药物从髂内动脉进入宫颈残端。

1. **同步放化疗** 对局部肿瘤明显的病例，尤其是Ⅰb2、Ⅱa 期宜实施同步放化疗后手术治疗，不宜手术者或Ⅱb 期以上病例宜同步放化疗，放疗给予根治剂量。

2. **新辅助化疗** 对局部明显肿瘤形态或病理类型恶性程度较高者可以选用，但治疗时间长，费用高，远期疗效有争议。

3. **姑息化疗** 适应于晚期病例。

4. **化疗用药** 以铂类为主，常辅以 5－Fu（氟尿嘧啶）或紫杉醇类。常用方案有 BIP、BVP、TP 等。

五、预后

子宫颈残端癌的预后与一般子宫颈癌相同，国内江森（1992）、国外 Miller（1984）最先报道，近年中国医学科学院章文华、张蓉以及浙江、江苏杨勇琴、陈鲁等报道的资料均显示，5 年生存率为 60％～70％，Ⅰ期 5 年生存率＞90％。临床分期、病理类型、治疗方法为影响预后的主要因素。

六、预防

妇科肿瘤的治疗原则之一是：在保证疗效的前提下，尽可能保护患者的生活质量。以往提出的控制子宫次全切除术以达到减少子宫颈残端癌的观点已显不适，关键是在行子宫次全切除（包括全宫切除术）术前要确定宫颈的状况。合理应用包括宫颈细胞学检查、阴道镜检、宫颈管搔刮术、诊断性刮宫术甚至宫颈锥切术，以防漏诊宫颈病变。此外，子宫次全切除术后的定期防癌普查也是预防子宫颈残端癌的重要措施之一。

（廖革望　史彩霞）

参考文献

1. 曹泽毅. 中华妇产科学. 北京：人民卫生出版社，1999，1996-1997.
2. 连利娟. 林巧稚妇科肿瘤学. 第 4 版. 北京：人民卫生出版社，2006，342-393.
3. 陈惠祯. 现代妇科肿瘤学. 武汉：湖北科技出版社，2006，547-553.
4. 孙建衡. 妇科恶性肿瘤继续教育教程. 北京：中国协和医科大学出版社，2007，202-205.
5. 郎景和. 子宫颈学. 第二版. 济南：山东科技出版社，2009，517.
6. 杨勇琴. 宫颈残端癌 21 例放射治疗. 铁道医学，2000，28：418.
7. 杨丽，杜建英. 子宫次全切除两种不同术式预防宫颈残端癌效果观察. 肿瘤防治杂志，2001，8：447.
8. 陈晓端，陈建萍，赵承洛. 子宫次全切除术后宫颈残端癌 2 例报告. 现代肿瘤学杂志，2001，16：252.
9. 孙立新，韩海琼，张锦艳. 宫颈残端癌 42 例临床分析. 肿瘤学杂志，2003，9：304.
10. 章文华. 宫颈残端癌的诊治. 肿瘤学杂志，2006，12：382-384.
11. 于丽波，王晶，韩毅敏. 宫颈残端癌 36 例临床分析. 现代肿瘤医学，2008，16：1604-1605.

12. 陈鲁，夏婷，羊正炎，等. 60 例宫颈残端癌预后因素分析. 中国肿瘤临床，2009，36：192-194.
13. 卢永伟，冯梅，林肖玉. 早期巨块型宫颈残端癌 15 例术前同步放化疗的疗效分析. 福建医学杂志，2009，31：19-20.
14. 付强，王学慧，包洪丽. 宫颈残端癌的诊断与治疗. 中国临床实用医学，2009，3：104-105.
15. 田梅，施晓燕，黄彩敏. 宫颈残端癌 2 例报告及文献复习. 现代肿瘤医学，2010，18：373-374.
16. Zekam N，Oyelese Y，Goodwin K，et al. Total versus subtotal hysterectomy：a survey of gynecologists [J]. Obstet Gynecol，2003，102：301-305.
17. Silva CS，Cardoso CO，Menegaz RA，et al. Cervical stump cancer：a study of 14 cases [J]. Arch Gynecol Obstet，2004，270：126-128.
18. D'Souza WD，Ahamad AA，Iyer RB，et al. Feasibitity of dose cscalation using intensity-modulated radiotherapy in posthyste- rectomy cervical carcinoma [J]. Int J Radiat Oncol Biol Phys，2005，61：1062-1070.
19. Green J，Kirwan J，Tierney J，et al. Concomitant chemotherapy and radiation therapy for cancer of the uterine cervix [J]. Cochrane Database Syst Rev，2005，20：2225.

第 36 章 子宫颈腺癌

子宫颈癌是妇科恶性肿瘤发病之首。随着子宫颈癌病因学研究的突破、国内外细胞学筛查技术的提高使近几十年癌前病变诊断率增加，子宫颈癌的发病率则呈明显下降趋势，但这种下降主要是子宫颈癌最常见病理类型鳞癌（squamous cell carcinoma，SCC）发病率的下降，而同时期的宫颈腺癌（adenocarcinoma，AC）和腺鳞癌（adenosquamous carcinoma，AS）的发病率特别是在年轻妇女中腺癌的比例却相对或绝对增加，70 年代以前报道的宫颈浸润癌中腺癌及其他含腺癌成分的亚型占 5%，到 90 年代腺癌占 20%甚至更多。现有关于子宫颈癌的资料多数来源于鳞癌，源自腺癌的平均只占 10%的比例，但多数分析认为子宫颈鳞癌与腺癌的生物学行为并不相同，流行病学、预后因素、对治疗的反应及同种治疗后的复发情况亦不同。为此，有必要对子宫颈腺癌进行详细的分析，以强化对其全面认识并有利于对其防治策略提供参考。

一、子宫颈腺癌的流行病学

发达国家在过去的 40 年宫颈腺癌发病率相对增加，Eifel 报道从 1960—1989 年，AC 由 24%增加至 49%，而 SCC 稳定在 32%。另有研究显示，1973—1996 年间浸润性子宫颈癌减少 37%，其中 SCC 下降 42%而 AC 增加 29%。1973—1977 年间 SCC 与 AC 比例分别是 88%和 12%，而 1993—1996 年间相应比例则变为 76%和 24%。上海医科大学妇产医院曾报道 1956—1960 年间 AC 病例数占同年子宫颈癌总数的 5.7%，而 1981—1985 年间上升至 15.4%。

AC 发病增加与下列因素有关：(1) 目前的子宫颈癌筛查技术诊断 AC 的敏感性不如 SCC。子宫颈癌前病变及鳞癌病变主要位于宫颈外口，直视下可见并且取材容易而充分；腺上皮病变起源于宫颈管内膜，并常向内生长，病变深在而宫颈外观多表现正常，易被常规的宫颈涂片或阴道镜检查漏诊，宫颈涂片的阳性率 AC46%，SCC88%。(2) 细胞学的腺上皮内瘤变诊断标准不如 CIN 完善，无论是组织学还是细胞学，AC 相对于 SCC 具有更多的形态学变化。

有学者认为与 SCC 一样，高危型 HPV 感染也是 AC 的病因之一。HPV16 和 HPV18 也是其中最重要的亚型，有研究认为可以在 82%的 AC 标本中检测到这两个亚型的 HPV 病毒，亦有研究显示 HPV18 存在于 50%的 AC，而在 SCC 中仅有 15%。但 AC 与 HPV 的关系并未像与 SCC 那样证据充足和获得公认。

Castellsague 等对 167 例非鳞癌进行研究，其结果显示与宫体癌相似，肥胖与 AC 的发病有较强烈的相关性，但经产状况联系较弱。吸烟史在 SCC 与 AC 的发病中作用亦不相同。有研究显示现在及过去吸烟史与 AC 发病均无相关，而 SCC 则与开始吸烟的年龄、每天吸烟的数量均相关。口服避孕药与 AC 的关系尚存在争议，过去有研究认为 AC 与口服避孕药相关，而近期大量系统的研究证明口服避孕药在增加 AC 与 SCC 的相对危险性方面没有差别。

二、子宫颈腺癌的前驱病变

1988年，美国马里兰州的Bethesda第一届国际癌症研讨会首次提出了新的宫颈细胞学检测报告方式，即TBS，首次提及了“未明确诊断意义的非典型腺细胞”（atypical glandular cells of undetermined significance，AGCUS），即指组织学改变超过良性反应范畴，但未达到AIS诊断标准的腺细胞。1991年，第二次Bethesda会议上将AGCUS分为三类：倾向于反应性（细胞形态学为良性或炎性的病变），倾向于肿瘤性（细胞形态学特征为恶性倾向），非其他特定类型（细胞形态学特征不同于以上两类）。2001年Bethesda协作组再次对TBS系统进行修订，取消了AGCUS一词，代之以不典型腺细胞（AGC）的术语，并将腺细胞进一步分为不典型腺细胞、不典型腺细胞倾向瘤变（AGC-N）、宫颈原位腺癌（AIS）和腺癌四类。

1. **不典型腺细胞**（AGC） AGC的形态学表现多样化而缺乏特异性，目前尚没有明确而统一的诊断标准。诊断主要依靠细胞病理学家对巴氏试验结果的分析。AGC只是一个筛查性的诊断，不能单凭结果就做出治疗决定，需综合患者的年龄、病史、症状及查体行进一步的相关检查。需鉴别的良性病变有慢性宫颈炎、子宫内膜炎、微小腺体增殖、Arias-Stell反应、直接来自子宫下段的标本、放射性损伤、热损伤、妊娠以及输卵管子宫内膜异位病变等。大多数的AGC常合并鳞状上皮内病变，所以所有患者都应先行阴道镜检查和宫颈管搔刮，如果怀疑非典型腺细胞来自子宫内膜，应行子宫内膜活检。对于年龄大于35岁或年龄小于35岁但伴有异常阴道流血者必须行子宫内膜活检。AGC也可能来自其他脏器的肿瘤，但较少见，除上述检查手段外可结合盆腔CT、肠镜、钼靶成像等检查。

如果阴道镜及宫颈管搔刮均为阴性，每4～6个月行宫颈细胞学检查，连续3次正常后转入常规筛查。若任一次细胞学结果异常做阴道镜下活检，若多次细胞学检查腺细胞异常而阴道镜检查未发现病变可行诊断性锥切。

2. **不典型腺细胞倾向瘤变**（atypical glandular cells tend to neoplasia） 提示癌前病变或癌的可能性很大，必须进行彻底周密的临床评估来查找病灶，如阴道镜活检、分段诊刮、盆腔超声结果均为阴性一定要做宫颈锥切活检。

章文华等回顾分析12例宫颈腺上皮内瘤变发现：4/12例（33.3%）细胞学显示腺上皮细胞异常，6/12例（55.5%）宫颈多点活检病理显示腺上皮非典型性，2/12例（16.7%）宫颈诊刮术提示腺上皮异常。综合上述几种方法8/12例（66.7%）可发现腺体异常。认为结合细胞学、阴道镜下多点活检及颈管诊刮术病理可提高诊断率。

3. **宫颈管内膜原位腺癌或宫颈原位腺癌**（AIS） AIS是子宫颈腺癌的癌前病变，与CIN相比，原位腺癌较少见，尽管近几十年发生率有所增加，从20世纪70年代到90年代发生率大约增加6倍。但迄今为止，人们对此病的认识远不如对子宫颈鳞癌的癌前病变那样明确和透彻。

1952年Helper首先注意到子宫颈腺癌也有癌前病变，并描述了重度不典型增生细胞沿着与宫颈浸润腺癌相连接的正常宫颈腺体排列。此后不久，有学者对非典型性腺体进行了描述：它们在组织学上酷似浸润性子宫颈腺癌故又称为原位腺癌（adenocarcinoma in situ，AIS），并提出每一例宫颈浸润腺癌均来源于原位腺癌，但当时并未得到普遍的认同。与宫颈鳞状细胞癌的癌前期病变相类似，子宫颈腺癌的前驱病变也表现为一组广泛的组织学改变，Gloor建议将宫颈腺体非典型增生命名为腺上皮内瘤变（cervical intraepithelial glandular neoplasia，CIGN），并将 CIGN 分成 3 个级别即：CIGN1、CIGN2、CIGN3，AIS 被纳入于 CIGN3。也有学者为便利于与 Bethesda 系统的鳞状上皮内瘤变（SIL）相比较，提出将其分为低度腺上皮内瘤变（L-CIGN）和高度腺上皮内瘤变（H-CIGN）。Kurine 等分析 121 例病人，其中包括低度腺上皮内肿瘤 27 例，高度腺上皮内肿瘤 38 例，微浸腺癌 10 例及浸润性腺癌 46 例，其平均年龄分别为：38 岁、43 岁、43 岁及 48 岁，即低度腺上皮内瘤变病人较浸润癌病人平均年轻 10 岁，高度腺上皮内瘤变病人较浸润癌病人年轻 5 岁。同时也发现微浸癌及浸润癌常合并高度腺上皮内瘤变。上述发现说明 L-CGIN—H-CGIN—微浸腺癌—浸润腺癌是一个连续发展的过程。有关腺上皮内肿瘤、原位腺癌、微浸腺癌与浸润腺癌的关系，文献上缺少大宗材料分析。

世界卫生组织将宫颈原位腺癌的概念定义为：具有恶性细胞学特征的腺体位于正常腺体的位置。宫颈原位腺癌（或宫颈腺原位癌）（AIS）检出率低，因为病变位于鳞柱交界处靠近宫体侧，沿颈管蔓延，不沿黏膜扩散。组织及形态学特点：（1）病变的宫颈内膜表面扁平或呈绒毛状或呈乳头状，不典型增生或癌性腺体分支、出芽、背靠，周围为正常纤维平滑肌间质，无纤维组织反应；癌性腺上皮细胞为柱状，核大、深染、核分裂易见，凋亡小体增多。（2）腺体可深达 5mm，沿颈管扩散可达 25mm，15％为多灶性，50％以上与 CIN 或鳞癌并存。

Kalir 等研究 53 例诊断为子宫颈腺癌病人的既往巴氏细胞学结果、LEEP、锥切及子宫切除的标本病理结果：10 例 AIS 中 7 例病变涉及移行区，此 7 例 PAP 细胞学均可提示诊断，而 3 例病变未累及移行区，只有 1 例提示诊断；43 例浸润癌中 20 例涉及移行区，巴氏细胞学的诊断率为 47.8％（11/20），6 例（26％）3 年内有确切的阴性宫颈细胞学检查史。说明对于子宫颈鳞癌的早期发现非常行之有效的宫颈脱落细胞学，对于子宫颈腺癌的早诊因肿瘤部位、涉及范围、生长扩散方式不同，有很大的局限性。目前对于子宫颈腺癌前驱病变的早诊方法尚有待建立。辽宁省肿瘤医院于 1980—2009 年间共收治子宫颈腺癌 635 例，均为浸润癌，说明对于子宫颈腺癌的早诊早治，尚需努力。

大多数 AIS 无明显症状或体征，接触性出血是最常见的症状，但无特异性。诊断方法为宫颈细胞学、阴道镜和组织病理学检查。如果病变小，宫颈活检和颈管诊刮可能为阴性，但如果细胞学多次可疑，阴道镜检查阴性，临床检查宫颈粗大、质硬，可行诊断性宫颈锥切。

AIS 的处理与 CIN 不同，所有患者必须先行锥切除外浸润癌。Kennedy 等观察 LEEP 与冷刀锥切治疗原位腺癌，LEEP 切除标本切缘阳性者为 57.1％，而冷刀锥切切缘阳性为 27.3％。认为原位腺癌的锥切治疗应以冷刀为好。因为 AIS 病变较深入、范围难以判断，另外有多灶性特点，即使锥切边缘阴性也不说明切除干净。排除浸润癌后，根据患者年龄、生育要求、随诊条件等行个体化治疗：（1）年轻有生育要求者，可行冷刀切除性锥切，深入至少 3cm。要注意颈管及边缘取材是否有残留，如果边缘阳性，约有超过 50％的病人有残留，建议行子宫切除术，必要时重复锥切除外浸润癌。（2）无生育要求者，锥切除外浸润癌后应行子宫切除或扩大的子宫切除术。章文华治疗 12 例宫颈腺上皮内瘤变，4 例以冷刀锥切治疗，平均随访 50.4 个月，无复发，认为冷刀锥切为年轻妇女的可行治疗手段。但也有学者认为锥切不是治疗子宫颈腺上皮内瘤变的好方法，宫颈切除或子宫切除对某些患者更为有利。

目前宫颈原位癌已归于宫颈上皮内瘤变中，原位癌一词已被 CIN Ⅲ取代，FIGO2009 年子宫颈癌分期中已不再有原位癌，本文仍采用原位癌一词以便于突出原位腺癌与原位鳞癌之不同点。

三、子宫颈腺癌的组织学类型

1. **子宫颈微小浸润性腺癌** 诊断较困难，确定有无浸润主要是看腺体周围的间质有无改变。如果间质正常为腺原位癌，若间质疏松、液化或有纤维组织反应，应已有浸润。宫颈微小浸润性腺癌较少发生淋巴结转移，其预后与微小浸润鳞癌相同。

2. **腺癌** 有腺体分化的癌。大多数为外生性、息肉状或乳头状肿物，其余为结节状，宫颈也可弥漫性增大或形成溃疡，宫颈深层浸润形成桶状宫颈，约15%患者无肉眼可见病灶。

3. **腺癌特殊类型** 黏液性腺癌：定义为至少有些细胞的胞质内含有中等至大量黏液的腺癌。分为以下亚型：(1) 宫颈内膜型腺癌：占宫颈腺癌的70%。肿瘤细胞类似宫颈管上皮细胞，大多数为高分化和中分化，腺体结构复杂。乳头可深入腺腔或突出于表面，有时表现为筛状结构。40%病例合并CIN，并常见原位腺癌。生殖道其他部位可同时发生黏液性肿瘤。(2) 肠型腺癌：与大肠腺癌相似，常含有杯状细胞，有时有内分泌细胞和潘氏细胞。(3) 印戒细胞癌：常见低分化黏液腺癌和腺鳞癌的局灶有印戒细胞癌的表现。鉴别诊断有转移癌或少见的伴有印戒样细胞的鳞状细胞癌。(4) 微小偏离腺癌：少见的高分化黏液腺癌，大多数腺体与正常腺体无法区别。腺上皮无不典型性，只是腺体排列乱，伸入正常宫颈间质外达宫颈肌层，又称恶性腺瘤或微小偏离性腺癌，预后差，术前咬取活检常诊为慢性炎症或宫颈腺瘤。(5) 绒毛腺管状腺癌：类似结肠绒毛管状腺瘤，肿瘤呈树叶状结构。常合并CIN或原位腺癌。淋巴结转移少见。患者一般是年轻妇女，可能与口服避孕药有关。

子宫内膜样腺癌：约占宫颈腺癌的30%。可来自于宫颈子宫内膜异位或宫颈化生的子宫内膜上皮。活检或刮宫不能与子宫内膜腺癌鉴别，但P16免疫组化和HPV DNA检测可鉴别，因为子宫内膜腺癌很少有HPV感染。与子宫内膜癌宫颈转移的鉴别诊断为可见到非肿瘤上皮到癌的移行区。

透明细胞腺癌：来源于残存的Mullerian's上皮，年轻妇女常见。年轻女性透明细胞癌的发生常与宫内接触己烯雌酚有关，绝经后妇女的发生机制可能与基因组不稳定有关。

浆液性乳头状腺癌：特点是复杂的乳头状结构、细胞芽生，并常有砂粒体。镜下与卵巢、子宫内膜、输卵管和腹膜发生的浆乳癌相同，预后差。

中肾管型腺癌：罕见，起源于中肾管残留的宫颈深层组织，最常见的部位是宫颈侧壁和宫颈后壁，但可能累及宫颈全周。偶可见肿瘤与良性中肾管成分相移行。

表 36-1 WHO（2003）子宫颈腺癌分类（Wells, et al. 2003）

1. 腺癌（非特殊类型，NOS）
2. 黏液性腺癌
1）宫颈内膜型腺癌
2）肠型腺癌
3）印戒细胞癌
4）微小偏离腺癌（恶性腺瘤）
5）绒毛腺管状腺癌
3. 子宫内膜样腺癌
4. 透明细胞腺癌
5. 浆液性腺癌
6. 中肾管型腺癌

4. **腺鳞癌** 癌组织中有明确的腺癌及鳞癌成分，预后不良。低分化时又称毛玻璃样细胞癌，常见于年轻和妊娠的妇女。

辽宁省肿瘤医院于 1980—2009 年间共收治子宫颈癌病人 6841 例，其中各种类型的腺癌 635 例，占子宫颈癌病人的 9.28%。其中宫颈内膜腺癌 460 例（72.41%），黏液腺癌 20 例（3.15%），乳头状腺癌 48 例（7.56%），腺鳞癌 42 例（6.61%），微小偏离性腺癌 12 例（1.89%），透明细胞癌 15 例（2.36%），子宫内膜样腺癌 12 例（1.89%），中肾管腺癌 24 例（3.78%）及腺棘癌 2 例（0.31%）。

四、子宫颈腺癌的临床特点及诊断

（一）临床特点

子宫颈腺癌的临床表现与子宫颈鳞癌相似，早期可无症状。部分病人表现为接触性出血，主要临床症状为白带增多及不规则阴道流血。白带性状为水样或黏液性，量多但色白无臭。尤其是黏液腺癌的病人可有大量黏液性白带。晚期病人可有疼痛。局部体征为宫颈息肉状、菜花样、乳头样或结节状肿物，当肿瘤坏死可形成空洞。但腺癌的浸润方式不同于鳞癌，肿瘤常由宫颈内腺体发生，向深部间质浸润，形成桶状宫颈。由于肿瘤由黏膜下间质蔓延向上侵犯峡部及子宫下段，向下侵犯宫颈阴道部及阴道，有时不浸透黏膜，所以宫颈外观光滑。辽宁省肿瘤医院所治疗的病人中，1 例阴道大量排液 3 年，宫颈肥大坚硬但表面光滑，屡屡就医未能确诊，最后颈管堵塞造成大量宫腔积液，经活检病理证实为高分化腺癌。故对于不正常阴道出血或阴道分泌物异常而就诊的病人，如宫颈肥大、坚硬，即使表面光滑也应警惕子宫颈腺癌的可能。

（二）诊断方法

除病史、体检外，早期病变的筛查可借助宫颈脱落细胞学检查，但应注意检出率低于子宫颈鳞癌，如细胞学阴性不能排除诊断。其他的检查方法简述如下：

1. **阴道镜检查** 阴道镜检查评价子宫颈腺癌的有效性受限。但浸润性腺癌有些异常阴道镜所见可指导咬取活检部位并确定诊断。原位腺癌的阴道镜下特点尚不十分明确。应强调，不论是细胞学，还是阴道镜均不能确诊原位腺癌，如前所述，可疑病例应以锥切病理确定诊断。当发现下列图像时应怀疑子宫颈腺癌的可能性：（1）隆起病变；（2）宫颈表面腺体开口异常增多，扩张，不规则分布；（3）乳头样病变；（4）上皮芽形成；（5）红色斑点样病变；（6）异型血管形成；（7）高度上皮病变；（8）两个或更多鳞状上皮病变被腺样上皮分隔开来。

2. **颈管刮术** 由于子宫颈腺癌病变常深在颈管，病灶在阴道镜下不可见，颈管刮术在其诊断中起重要作用。

3. **宫颈组织学检查** 子宫颈腺癌的确诊方式为宫颈活检及病理检查。但应注意的是：有些高分化腺癌尤其是微差性腺癌，细胞及腺体结构不典型性很小，镜下很难诊断，常被误诊为慢性炎症，故取材应充分。有些临床可疑病例，病理未能证实，需重复取材行组织学检查以防漏诊。辽宁省肿瘤医院所收治的 12 例微小偏离腺癌中，2 例为外院术前并未诊断出子宫颈癌，而是以其他指征行全子宫切除术，术后病理证实为宫颈微小偏离腺癌。其余 10 例宫颈平均直径约为 4.5cm，临床可疑癌，最终经 1～4 次宫颈咬取活检后证实。活检部位均为肉眼疑肿瘤部位，但初次病理诊断 3 例为慢性炎症，1 例腺瘤样增生伴局部腺上皮异型增生 2～3 级，5 例可疑腺癌，只有 1 例确诊为腺癌，此患病程已为 3 年，取材时宫颈肿瘤呈7～8cm大结节样并浸润阴道上 1/3，临床诊断已是Ⅲb 期子宫颈癌。上述说明对于临床可疑病人充分甚至重复活检的必要性。

五、子宫颈腺癌的治疗及预后

（一）子宫颈浸润腺癌的治疗

子宫颈腺癌的治疗原则与子宫颈鳞癌的治疗原则基本相似，早期病人以手术为主，中晚期病人以同步放化疗为主。因腺癌的生物学行为与鳞癌不尽相同，常形成局部大块方被发现，届时已有子宫外的亚临床转移，故包括化疗、放疗及手术在内的综合治疗可能提高疗效。

Ⅱa 期以前的病人主要行广泛性子宫切除、盆腔淋巴结清除术和/或腹主动脉旁淋巴结取样术。由于腺癌的卵巢转移率高于鳞癌，有高达 28.6%卵巢转移率的报道，故与鳞癌相比，子宫颈腺癌术中保留卵巢需持更慎重态度。对于宫颈局部肿物直径较大者术前予以新辅助化疗或放疗有助于缩小肿瘤体积，增加手术可切除性。对于术后病理存在高危因素的病人如：低分化、淋巴结转移、宫旁浸润、血管淋巴管瘤栓以及卵巢转移者应辅加术后放疗和/或化疗。

Ⅱb 期的病人相对于同期的子宫颈鳞癌患者略有不同。因子宫颈腺癌常为内生性生长，形成桶型宫颈以及侵及子宫峡部及子宫内膜常见，常规的放疗计划常因肿瘤边缘来自于腔内放射治疗剂量不足而致使肿瘤局部有效放疗剂量减少，这也是多数学者认为子宫颈腺癌对放疗不如鳞癌敏感、子宫颈腺癌放射治疗效果不佳的原因之一。所以对于部分宫颈局部病变不重，部分放疗后宫颈肿物消退理想，具有手术可切除性的病人可以放宽手术指征而行根治性手术。对于无手术指征的病人治疗选择同步放化疗，放射治疗为腔内放疗与体外放疗相结合的综合放疗，同步配合化疗有望杀灭亚临床转移，同时达到放疗增敏的目的，改善治疗效果。

Ⅲ期以上病人主要行同步放化疗，对于全程放疗化疗后宫旁消退良好而宫颈局部效果不满意者可以根据情况给予筋膜外子宫切除，以期减少局部复发的概率。

另外生物制剂能够在基础治疗的前提下进一步增进肿瘤的全身控制；分子生物学的一些制剂对肿瘤生长、血管形成中起作用的 EGF 和 VEGF 等因子起到干预作用，但是这些治疗方法只能起到辅助治疗的作用，其确切疗效尚不肯定，有待于进一步的研究及临床试验。

表 36－2　国内有关子宫颈腺癌治疗情况的主要文献报道

单位	年代	例数	病理亚型 AC/AS	治疗			总 5 年生存率
				手术	手术+/－放+/－化	放/化	
中国医学科学院肿瘤医院	1992—2002	159	109/16	7	14	134	47.90%
浙江省肿瘤医院	1990—1994	93	46/11	21	24	48	52.70%
天津大学肿瘤医院	1980—2000	63	22/1	12	31	20	56.90%
中山大学肿瘤医院	1982—1998	184	92/41	55	91	38	54.20%

辽宁省肿瘤医院 1980—2009 年间所收治的 635 例子宫颈腺癌病人中，465 例治疗后超过 5 年。治疗超过 5 年的 465 例病人中，419 例应答随访，随访率为 90.11%。剔除未按治疗计划完成治疗的 30 例及失访病人按死亡统计则 5 年存活率为 193/389（49.61%）。死亡病人中 7 例死于与肿瘤无关的其他疾病，校正存活率为 193/382（50.52%）。Ⅰb、Ⅱ、Ⅲ、Ⅳ期的 5 年校正存活率分别为 63.06%、50.19%、31.74%及 0。此治疗结果与文献报道相

类似但远低于同期治疗的子宫颈鳞癌病人的治疗结果。随访期内因肿瘤死亡 224 例，其中 1 年内死亡 63 例（28.13%），2 年内死亡 129 例（57.59%），3 年内死亡 154 例（68.75%）。治疗失败者绝大多数死于 2 年内。Ⅱb 期病人共 120 例，其中 69 例单纯放疗或放疗与化疗结合，其 5 年存活率为 37.79%；44 例为手术与不同剂量放疗和/或化疗结合的综合治疗，其 5 年存活率为 48.27%；另有 1 例为外院治疗后复发病人给予化疗，存活 13 个月。Ⅲ期病人共 251 例，总 5 年生存率为 26.29%。其中单纯放疗配合化疗者 215 例，5 年生存率为 24.56%，放疗、化疗与手术相结合者 21 例，5 年存活率为 42.85%；经外院不规范治疗后于我院补充治疗及部分未完成全程治疗者 15 例，5 年存活率 13.33%。Ⅰb＋Ⅱa 期病人共 238 例，29 例于外院不规范手术后再来我院补充治疗，4 例存活超过 5 年，5 年存活率为 15.09%。而初始治疗于我院接受规范手术或术前后辅加放疗、化疗的病人 156 例，5 年存活率为 72.43%，单纯放疗、化疗的病人 53 例，5 年存活率为 37.73%。我们体会宫颈腺癌的总体治疗效果不佳，各期别治疗效果均低于同期别鳞癌。手术及手术与放疗相结合的综合治疗方法治疗早期病人结果明显优于单纯放射治疗。中晚期病人在先行恰当的化疗、放疗后，在有可切除性的前提下补充适当的手术，提高了治疗效果。本组经验也说明，规范的初始治疗也非常重要，不规范手术后的再治疗将十分困难。

（二）预后因素

尽管有些研究显示 AC 与 SCC 预后无区别，但多数文献报道 AC 的 5 年存活率比 SCC 低 10%～20%，约为 25%～68%不等。其中最重要的预后因素是临床分期与淋巴结状态。国内李华等回顾分析中国医学科学科院肿瘤医院治疗的 159 例子宫颈腺癌病人的结果，5 年存活率为 47.9%。并认为肿瘤直径、临床分期、血清 CA125 水平与预后相关，对于手术病人盆腔淋巴结转移及宫颈深层间质受侵情况与预后相关，多因素分析则证明临床分期及淋巴结转移为独立预后因素。

1. 临床分期在所有子宫颈癌都是不良的预后因素 Baalbergen 报导 AC 的 5 年存活率Ⅰ期：80%，Ⅱ期：37%，Ⅲ期：＜11%。Eifel 通过对 367 例 AC 的无瘤生存期（relapse-free）研究发现Ⅰ期 73%，Ⅱ期 32%，Ⅲ期/Ⅳ期 31%，从而得出类似的结论：即随着临床分期的增加，AC 与 SCC 的生存差异越来越明显。

2. 肿瘤大小是明显的预后因素 直径＜2cm 的子宫颈鳞癌和腺癌在 5 年生存率上无差异。随着肿瘤的增大，AC 相对 SCC 的生存率明显下降。Eifel 比较 1538 例Ⅰb 期 SCC 和 229 例Ⅰb 期 AC，全部病例行根治性放疗，结果肿瘤＞4cm 的总生存率为 SCC73%，AC 仅 59%（$P<0.01$），AC 的死亡风险预测是 SCC 的 1.9 倍，尽管肿瘤局部控制率两组相似，远处转移的风险 AC25%，SCC14%。

3. 淋巴结转移是 AC 特别重要的预后因素 AC 的淋巴结转移率高于 SCC。一项 225 例Ⅰb～Ⅱb 子宫颈癌行根治性子宫切除的研究显示淋巴结转移率为 AC32%，而 SCC15%。手术治疗的Ⅰb～Ⅱb AC，如果淋巴结阴性总生存率 91%；如果淋巴结阳性则总生存率降到 10%～34%。同样是淋巴结转移，AC 的生存率较 SCC 下降更明显，这即说明淋巴结转移的病例中 AC 的预后较 SCC 更差。

4. 肿瘤组织类型与预后 文献报道腺鳞癌（AS）较 AC 预后更差。Farley 将 185 例 AC 与 88 例 AS 进行对比分析，5 年生存率分别为 83%和 65%（$P<0.002$），AS 死亡风险是 SCC 的 1.8 倍，是 AC 的 2.8 倍。另有研究显示 5 年无瘤生存期（recurrence-free survival）AS81%，AC90%，（$P=0.03$）。马绍康报道的中国医学科学院肿瘤医院子宫颈腺癌 363 例分析中显示，子宫颈黏液腺癌的 5 年生存率明显低于其他类型腺癌（15.3% 对

52.4%～59.3%）。

5. 肿瘤分化差是预后的不良因素 Eifel 研究 160 例Ⅰ期肿瘤直径<4cm 的 AC，其中组织学分化 3 级（G3）34 例，5 年存活率 67%，而其他 126 例为 85%（$P<0.0018$）。

（三）复发转移方式

AC 卵巢转移率较高。Shinmada M 报道 3471 例手术治疗的Ⅰb－Ⅱb 子宫颈癌，共有 52 例（1.5%）发生卵巢转移，其中 SCC 占 23 例，转移率为 0.79%，AC 占 29 例，转移率为 5.31%，两者有显著差异（$P<0.01$）。Ⅰb 期中 AC 的转移率为 3.72%，SCC 为 0.22%，Ⅱb期中 AC 的转移率为 9.85%，SCC 为 2.17%。卵巢转移的出现与淋巴结受侵或间质浸润无相关性。AC 的卵巢转移预后更差，卵巢转移的 5 年生存率 AC18%，SCC14%。因此，对于那些 AC 年轻妇女手术中卵巢的处理要权衡利弊。

有卵巢转移的 SCC 患者其远处复发 8/9 例发生于盆腔外淋巴结及腹主动脉旁淋巴结、腹股沟淋巴结；而有卵巢转移的 AC 患者其远处复发的 9 例患者中有 7 例血行转移，另外 2 例发生于腹主动脉旁淋巴结，这个结果提示两类病人卵巢转移的途径可能不同，SCC 主要是淋巴扩散，AC 可能是血源性转移。许多研究证明 AC 与 SCC 相比远处转移率高，包括腹水、腹腔转移癌、腹主动脉旁淋巴扩散；而 AS 有更高的复发风险，死亡和远转率更高。Eifel 将 367 例 AC 与同期别 SCC 分析比较，总远处转移率Ⅱ期分别为 46%、13%，Ⅲ期分别为 38%、21%。在Ⅰb 期无论肿瘤大小，AC 的远处复发率明显高于 SCC，而盆腔复发率没有区别。由于远处转移方式的不同提示 AC 不同于 SCC，治疗应局部治疗加全身治疗，以减少远处复发。

（四）治疗的反应

一项 3 期的临床试验（GOG92）将 277 例（其中包括非鳞癌 59 例）手术治疗后淋巴结阴性但至少包含两个不良预后因素（深肌层浸润，LVSI，肿瘤直径>4cm）的Ⅰb 期子宫颈癌患者随机分为术后体外盆腔放疗组和观察组，结果发现盆腔放疗组复发的风险明显降低（18%对 31%，$P=0.007$），局部复发率下降（14%对 21%），远处转移率下降（3%对 9%）。放疗组总的死亡率偏低（20%对 29%），但没有统计学差异。进行组织学分层分析，观察组与放疗组相比，非鳞癌组即 AC+AS 有更高的复发率（44%对 9%），与鳞癌组相比差异显著，而 SCC 复发率在观察组 28%，放疗组 20%，提示辅加放疗将更有益于 AC。事实上对于有手术可切除性的 AC 即使淋巴结阴性也可能已经有盆腔的局部微转移，因此更能从术后放疗中获益。

Peter 等来自于 GOG109/SWOG8797/RTOG91－12 的研究显示对 243 例行根治性子宫切除术后有高危因素（淋巴结阳性、和/或切缘阳性、和/或镜下宫旁浸润）的患者随机分为同步放化疗与单纯放疗两组，同步化疗采用两个疗程的 DDP+5－Fu，放疗结束后追加 2 个疗程。入选病例中有 50 例 AC，结果单纯放疗组 AC、AS 预后较 SCC 更差，5 年存活率下降，局部及远转率升高；而在同步放化疗组没有差别。增加的化疗疗程数与无进展生存和总的生存率的改进有关。

Landoni 研究了Ⅰb 和Ⅱa 期 AC，随机分为手术组（172 例）和放疗组（171 例），将近 2/3 的手术组病人术后给予辅加放疗（宫旁浸润，肿瘤距切缘<3mm，淋巴结阳性），结果显示 5 年生存率和无瘤生存期手术组 83%、放疗组 74%，对于 AC（46/337，14%），手术组有明显的优势（总生存率 70%对 59%，无瘤生存 66%对 47%）。但是本研究中按大多数的标准剂量是偏低的，盆腔的平均剂量 47Gy，A 点平均 76Gy（70～90Gy），而且手术组 2/3的病人术后接受了盆腔放疗。所以，对于 AC 来说，是否放疗效果不如手术，还是放疗

没有达到合适的剂量，需要进一步的研究。也有文献报道，腺癌的放疗剂量比鳞癌要偏大。

转移复发性子宫颈癌预后很差，目前尚没有足够的资料能够对化疗治疗 AC 的效果得出具有说服力的评价结论。Curtin 报道 42 例经过标准治疗后肿瘤持续存在或复发的 AC 患者，给予 Taxol 170mg/m^2，持续 24 小时给药，每 3 周一疗程，总反应率 31%，超过了对非鳞癌的其他单药化疗的反应率，而与 GOG179 中 DDP＋topotecan 的相近（27%），因此证明了 Paclitaxel 在宫颈非鳞癌中的作用。Nagao 对无铂化疗史的 17 例进展或复发子宫颈癌患者采用 docetaxel 和 carboplatin 化疗，其中 8 例是非鳞癌。结果总反应率 76%，7/10（70%）SCC 有临床反应（2CR，5PR），6/7（86%）非鳞癌有反应（0CR，6PR），在 AC 组如此高的反应率是令人鼓舞的。在另一项对Ⅱ期或复发的子宫颈癌进行的Ⅱ期临床试验中，给予一线铂类为基础的化疗，其中 29%（58/200）为非鳞癌，总反应率非鳞癌为 60%，SCC43%，$P=0.040$。中位生存期非鳞癌 19.1 月，SCC11.6 月，$P=0.06$，这可能与病例数少有关。非鳞癌患者用含有泰素（紫杉醇）的化疗与没有泰素的相比有更高的中位生存期（20.3 vs 11.6，$P=0.167$），由此推断含有泰素的化疗对于非鳞癌可能会更有效。AC 对化疗反应的进一步评价有待于未来继续的临床研究。

总之，子宫颈腺癌的筛查方法尚未完善，病人症状体征不典型，不易引起重视，肿瘤的生物学行为有别于鳞癌，易于向深间质浸润。就医时往往期别晚，局部肿瘤块大，浸润宫颈间质深，治疗效果不佳。提高子宫颈腺癌的治愈率是妇科肿瘤专家所面临的挑战。

（张　新　汤巍巍　王伊洵）

参考文献

1. 马绍康，孙建衡. 宫颈腺癌 363 例分析. 中华肿瘤杂志，1995，17：149-151.
2. 马绍康，张宏图. 子宫颈透明细胞癌 24 例临床分析. 中华妇产科杂志，1995，30：109-121.
3. 曹泽毅. 妇科肿瘤学（下篇）. 北京：北京出版社，1998，669.
4. 黄欣，梁立治，李俊东，等. 子宫颈腺癌 184 例临床及预后分析. 中国实用妇科与产科杂志，1999，15（7）：427-428
5. 孙海燕. 子宫颈腺癌 93 例临床分析. 实用肿瘤杂志，2001，16（4）：260-261
6. 章文华，李华，李晓光，等. 宫颈腺上皮内瘤样病变的临床分析. 中国妇产科临床杂志，2004，5：408.
7. 周雷，王耕辛，曹文枫，等. 63 例宫颈腺癌临床治疗和预后分析. 中国肿瘤临床，2004，31（13）：755-757.
8. 李华，章文华，张蓉，等. 子宫颈腺癌 159 例影响预后因素分析. 中华妇产科杂志，2005，46：235-238.
9. 张华伟，王波，张向宁，等. 宫颈鳞癌与腺癌生物学行为的回顾性对比分析. 现代妇产科进展，2007，16（4）252-255.
10. 王伊洵. 子宫颈腺癌// 孙建衡. 妇科恶性肿瘤继续教育教程. 北京：中国协和医科大学出版社，2007，253-259.
11. 贾艳芳，岳天孚. 宫颈细胞学筛查中非典型腺细胞相关研究进展. 国际妇产科杂志，2008，4（2）：114-117.
12. Berek JS，Hacker NS，Fu YS，et al. Adenocarcinoma of the uterine cervix：histologic variables associated with lymph node metastasis and survival. Obstet Gynecol，1985，65：46-52.
13. Grigsby PW，Perez CA，Kuske RR，Camel HM，Kao MS，et al. Adenocarcinoma of the uterine cervix：lack of evidence for a poor prognosis. Radiother Oncol，1988，12：289-296.

14. Kleine W, Rau K, Schwoeorer D, et al. Prognosis of adenocarcinoma of the cervix uteri: a comparative study. Gynecol Oncol, 1989, 35: 145-159.
15. Eifel PJ, Morris M, Oswald ML, Wharton JT, Delclos L. Adenocarcinoma of the uterine cervix: prognosis and patterns of failure in 367 Cases. Cancer, 1990, 65: 2507-2514.
16. Hopkins MP, Morley GW. A comparison of adenocarcinoma and squamous cell carcinoma of the cervix. Obstet Gynecol, 1991, 77: 912-917.
17. Eifel PJ, Burke TW, Delclos L, et al. Early stage Ⅰ adenocarcinoma of the uterine cervix: treatment results in patients with tumors ≤4 cm in diameter. Gynecol Oncol, 1991, 41: 199-205.
18. Shingleton HM, Bell MC, Fremgen A, et al. Is there really a diggerence in survival of women with squamous cell carcinoma, adenocarcinoa, and adenosquamous cell carcinoma of the cervix? Cancer, 1995, 76: 1948-1955.
19. Eifel PJ, Burke TW, Morris M, Smith TL. Adenocarcinoma as an independent risk factor for disease recurrence in patients with stage Ⅰb cervical carcinoma. Gynecol Oncol, 1995, 59: 38-44.
20. Look KY, Brunetto VL, Clarke-Pearson DL, Averette HE, Major FJ, Alvarez RD, et al. An analysis of cell type in patients with surgically staged stage ⅠB carcinoma of the cervix: a Gynecologic Oncology Group Study. Gynecol Oncol, 1996, 63: 304-311.
21. Wolf JK, Levenback C, Malpica A, et al. Adenocarcinoma in situ of the cervix: significance of cone biopsy margins. Obstet Gynecol, 1996, 88: 82-86.
22. Howard G, Muntz MD. Can cervical adenocarcinoma in situ be safely managed by conization alone? Gynecol Oncol, 1996, 61: 301.
23. Landoni F, Maneo A, Colombo A, placa F, Milani R, Perego P, et al. Randomized study of radical surgery versus radiotherapy for stage Ib-IIa cervical cancer. Lancet, 1997, 350: 535-540.
24. Kilgore LC, Soong SJ, Gore H, et al. Analysis of prognostic features in adenocarcinoma of the cervix. Gynecol Oncol, 1998, 31: 137-148.
25. Chen RJ, Lin YH, Chen CA, et al. Influence of histologic type and age on survival rates for invasive cervical carcinoma in Taiman. Gynecol Oncol, 1999, 73: 184-190.
26. Morris M, Eifel PJ, Lu J, et al. Pelvic radiation with concurrent chemotherapy compared with pelvic and paraaortic radiation for high-risk cervical cancer. N Engl J Med, 1999, 340: 1137-1143.
27. Sedlis A, Bundy BM, Rotman MZ, Lentz SS, Muderspach LI, Zaino RJ. Arandomized trial of pelvic radiation therapy versus no further therapy in selected patients with stage Ib carcinoma of the cervix after radical hysterectomy and pelvic lymphadenectomy: a Gynecologic Oncology Group study. Gynecol Oncol, 1999, 177-183.
28. Keys HM, bundy BN, Stehman FB, et al. Cisplatin, radiation, and adjuvant hysterectomy for bulky stage IB cervical carcinoma. N Engl J Med, 1999, 340: 11545-11561.
29. Rose PG, Bundy BN, Watkins J, et al. Concurrent cisplatin-based chemotheraph and radiotherapy for locally advanced cervical cancer. N Engl J Med, 1999, 340: 1144-1153.
30. Whitney CW, Sause W, Bundy BN, et al. A randomized comparison of fluorouracil plus cisplatin versus hydroxyurea as an adjunct to radiation therapy in stages IIB-IVA carcinoma of the cervix with negative para-aortic lymph nodes: a Gynecologic Oncology Group and Southwest Oncology Group study. J Clin Oncol, 1999, 17: 1339-1348.
31. Lai CH, Hsueh S, Hong JH, Chang TC, Tseng CJ, Chou HH, et al. Are adenocarcinomas and adenosquamous carcinomas different from squamous carcinomas in stage IB and II cervical cancer patients undergoing primary radical surgery? Int J Gynecol Cancer, 1999, 9: 28-36.
32. Smith HO, Tiffany MF, Qualls CR, Key CR. The rising incidence of adenocarcinomas relative to squamous cell carcinoma of the uterine cervix in the United States: a 24-year population-based study.

Gynecol Oncol Cancer，1999，9：28-36.
33. Kurine K，Al-Nafassi A. Relation of cervical glandular intraepithelial neoplasia to microinvasion and invasive adenocarcinoma of the uterine cervix：study of 121 cases. J Clin Pathol，1999，52：112-117.
34. Peters WA，Liu PY，Barrett RJ，Stock RJ，Monk BJ，Berek JS，et al. Concurrent chemotherapy and pelvic radiation therapy compared with pelvic radiation therapy alone as adjuvant therapy after radical surgery in higy-rist early stage cancer of the cervix. J Clin Oncol，2000，18：1606-1613.
35. Alfsen GC，Kristensen GB，Skovlund E，et al. Histologic subtype has minor importance for overall survival in patients with adenocatcinoma of the uterine cervix：a population-based study of prognostic factors in 505 patients with nonsquamous cell carcinomas of the cervix. Cancer，2001，92：2471-2483.
36. Landoui F，Maneo A，Cormio G，Perego P，Milani R，Caruso O，et al. Class Ⅲ radical hysterectomy in stage Ⅰb-Ⅱa cervical cancer：a prospective randomized study. Gynecol Oncol，2001，80：3-12.
37. Grisaru D，Covens A，Chapman B，et al. Dose histology influence prognosis in patients with early-stage cervical carcinoma. Cancer，2001，92：2999-3004.
38. Curtin JP，Blessing JA，Webster KD，et al. Paclitaxel，an active agent in nonsquamous carcinoma of the uterine cervix：a Gynecologic Oncology Group study. J Clin Oncol，2001，19：1275-1278.
39. Sasieni P，Adams J. Changing rates of adenocarcinoma and adenosquamous carcinoma of the cervix in Englang. Lancet，2001，357：1490-1493.
40. Kennedy AW，Biscotti CV. Further study of the management of cervical adenocarcinoma in situ. Gynecol Oncol，2002，86（3）：361.
41. Lea JS，Coleman RL，Gamer EO，et al. Adenosquamous histology predicts poor outcome in low-risk stage Ⅰb1 cervical adenocarcinoma. Gynecol Oncol，2003，91：558-562.
42. Alfsen GC，Reed W，Abeler VM. Reproducibility of classification in non-squamous cell carcinomas of the uteterine cervix. Gynecol Oncol，2003，90：282-289.
43. Smith JS，Green J，Berrington de Gonzaleby P，Peto J，Plummer M，et al. Cervical cancer and use of hormonal contraceptives：a systematic review. Lancet，2003，361：1159-1167.
44. Farley JH，Hickey KW，Carlson JW，et al. Adenosquamous histology predicts a poor outcome for patients with advanced-stage，but not early-stage，cervical carcinoma. Cancer，2003，97：2196-2002.
45. Baalbergen A，Ewing-Graham PC，Hop WCJ，et al. Prognostic factors in adenocarcinoma of the uterine cervix. Gynecol Oncol，2004，92：262-267.
46. Wang SS，Sherman ME，Hildesheim A，Lacey JV，Devesa S. Cervical adenocarcinima and squamous cell carcinoma incidence trends among white women and black women in the United States for 1976-2000. Cancer，2004，100：1035-1044.
47. Nagao S，Fujiwara K，Oda T，et al. Combination chemotherapy of docetaxel and carboplatin in advanced or recurrent cerviex cancer：a pilot study. Gynecol Oncol，2005，96：805-809.
48. Sherman ME，Wang SS，Carreon J，Devesa SS. Mortality trends for cervical squamous and adenocarcinoma in the United States. Cancer，2005，103（6）：1258-1264.
49. Bray F，Carstensen B，Moller H，Zappa M，Zakelj MP，Lawrence G，et al. Incidence trends of adenocarcinoma of the cervix in 13 European countries. Cancer Epidemiol Biomark Prev，2005，14：2191-2199.
50. Kalir T，Simsir A，Demopoulos HB，et al. Obstacles to early detection of endocervical Adenocarcinoma. Int J Gynecol Pathology，2005，24：399-403.
51. Lee KBM，Lee JM，Park CY，et al. What is the difference between squamous cell carcinoma and adenocarcinoma of the cervix? A matched case-control study. Int J Gynecol Cancer，2006，16：1569-1573.
52. Castellsague X，Diaz M，De Sanjose S，Munoz N，Herrero R，Franceschi S，et al. Worldwide human

papillomavirus etiology of cervical adenocarcinoma and its cofactors：implications for screening and prevention. J Natl Cancer Inst，2006，98：303-315.

53. Shimada M，Kiwaga J，Nishimura R，et al. Ovarian metastasis in carcinoma of the uterine cervix. Gynecol Oncol，2006，101：234-237.

54. Wang SS，Sherman ME，Silverberg SG，Carreon JD，Lacey JV，Zaino R，et al. Pathological characteristics of cervical adenocarcinoma in a multi center U. S. -based study. Gynecol Oncol，2006，103：541-546.

55. International Collaboration of Epidemiological Studies of Cervical Cancer. Carcinoma of the cervix and tobacco smoking：collaborative reanalysis of individual data on 13 541 women with carcinoma of the cervix and 23 017 women without carcinoma of the cervix from 23 epidemiological studies. Int J Cancer，2006，118：1481-1495.

56. Thomas C. For the 2006 American Society for Colposcopy and Cervical Pathology-Spousored Consersus Conferece. American Journal of Obstetrics & Gynecology，2007，197：340-345.

第 37 章 子宫颈恶性腺瘤

子宫颈恶性腺瘤（malignant adenoma）又名微小偏离腺癌（minimal deviation adenocarcinoma），最早由 Gusserow 于 1870 年报道。该病少见，在子宫颈腺癌中占 1%～3%。由于其是细胞学异型性极轻微，易被误诊为良性，而临床表现为恶性的一种子宫颈腺癌，1975 年 Silverberg 等提出采用微小偏离腺癌，以体现此种癌组织易被误诊为良性的镜下特点。为加深人们对它的认识，提高正确诊断的能力，避免诊断的延误而能及早治疗，在此单独列出，以区别于其他子宫颈腺癌。

一、病因

病因尚不明确。目前的研究结果显示 STK11（丝-苏氨酸激酶）基因有可能在子宫颈恶性腺瘤的病因学中发挥重要作用。该基因是引起 Peutz-Jephers 综合征（皮肤黏膜黑斑息肉病，该病是一种常染色体显性遗传性疾患，以家族性发病、皮肤黏膜色素斑和胃肠道多发性息肉为特征）的一种抑癌基因，约 10%左右的子宫颈恶性腺瘤患者伴有 Peutz-Jephers 综合征，而且半数以上的子宫颈恶性腺瘤患者存在 STK11 基因突变。

高危型 HPV 感染被公认为子宫颈癌的主要危险因素，但子宫颈恶性腺瘤通常无高危型 HPV 感染和 p53 基因突变的证据。

二、病理

肉眼观宫颈早期可正常，后期宫颈肥大，可达正常宫颈的数倍，呈桶状或表现为肿块，表面光滑，切面灰白坚硬，带有囊性细小裂隙或呈筛状。镜下腺体与正常宫颈腺体相似，但腺体数目往往增多，大小不一，形态不规则，可呈小而圆、大而迂曲或呈分支状。细胞往往含有丰富黏液，核略有异型性。腺体所在深度超过宫颈壁厚 2/3 时应考虑肿瘤浸润。浸润宫颈壁腺体有特异性间质反应，即在浸润性腺体周围出现水肿性空晕或腺体周围出现明显的带状纤维组织包绕。约半数恶性腺瘤标本中可见肿瘤性腺体浸润血管、淋巴管和神经周隙。

组织化学及免疫组化检测显示，AB/PAS 黏液染色呈红色反应，腺体腺腔内中性黏液丰富，酸性黏液蛋白中唾液酸黏蛋白多于硫酸黏蛋白。而正常宫颈腺体酸性黏液多于中性黏液，并且硫酸黏液蛋白多于唾液酸黏液蛋白。肿瘤细胞具有胃黏膜上皮表型，对胃黏蛋白单抗 HIK1083 呈阳性反应。免疫染色 CEA 多为阳性，雌、孕激素受体表达阴性，CA125 表达不高。

由于此瘤的瘤细胞异型性不明显，常多次活检后仍不能确诊，直到临床恶性表现明朗化后方被复查纠正。故当活检标本中出现大而不规则的腺体，临床有与癌相似的子宫颈肥大，阴道流出大量稀黏液性白带或出现 Peutz-Jephers 综合征时，应高度警惕此瘤的可能。组织学上有下列条件之一者可诊断为恶性：（1）找到明显恶性的小灶性肿瘤腺体；（2）有血管、淋巴管及神经浸润；(3) 腺体浸入宫颈壁深达 8 mm 以上并有特殊的间质反应；(4) 免疫组化 CEA 有肯定的阳性反应。

三、临床表现

发病年龄 30～80 岁，以 40 岁左右多见。临床主要表现为大量水样或稀薄黏液样白带，其次为阴道不规则出血。晚期可出现下腹不适或下腹痛的症状。部分患者合并 Peutz-Jephers 综合征或卵巢黏液性肿瘤。宫颈通常表现为质硬，结节状，偶尔为外生息肉状病灶。少数情况下，宫颈外观无异常，经病理检查时发现肿瘤。

四、诊断

宫颈恶性腺瘤由于其组织病理特点，或是容易漏诊而延误治疗，或容易误诊而未能合理治疗，需结合多方面的检测及综合分析，以获正确诊断。

(一) 宫颈刮片细胞学检查

虽然阳性率低于宫颈鳞癌，但简单易行，在子宫颈恶性腺瘤的筛查中仍具有重要意义。一项 Meta 分析资料显示，在 113 例曾做宫颈刮片细胞学检查的子宫颈恶性腺瘤病例中，有 37 例发现癌前病变或癌细胞，阳性率为 32.7%。巴氏染色涂片见宫颈腺细胞成片或成篱状排列，核稍大。其细胞浆 HIK1083 (+) 者，巴氏染色胞浆黏液呈桔黄色。而正常腺细胞 HIK1083 (－)，巴氏染色黏液呈粉色。

(二) 阴道镜检查

由于腺癌组织的特殊生长，发源于宫颈柱状上皮的中心血管高度扩大，可见到大而分散的点状血管，有时可见呈发夹形异形血管，血管粗大且分布异常，宫颈表面腺体开口异常增大，不规则分布。腺口白色，大小不规则，使宫颈表面似蜂窝状网。

(三) 宫颈活检及颈管刮术

由于子宫颈腺癌来自宫颈管内膜，病灶有时局限在宫颈管内，且多数向内生长。活检取材较表浅，易漏诊。对可疑病例需多次活检或深部取材 (大于 5 mm) 或行宫颈管刮术活检可提高阳性率。

(四) 宫颈锥形切除术

对于可疑病例，多次宫颈活检仍不能明确病理诊断者可以实施宫颈锥形切除术或宫颈切除术。

(五) 影像学检查

包括阴道或腹部 B 超、电子计算机体层扫描 (CT) 及磁共振成像 (MRI) 检查。用于了解宫颈情况，有无浸润及深度，淋巴结有无转移，以及病灶与周围脏器的关系等。影像学多显示宫颈肥大，呈多囊状结构，与宫颈深部潴留囊肿相似，应注意区分。

五、治疗

由于病例较少，尚无规范的治疗方法。一般认为，子宫颈恶性腺瘤对放疗和化疗敏感性差。治疗原则同其他子宫颈腺癌，采用以根治性手术为主的综合治疗。

对于Ⅰa～Ⅰb 期病例选择广泛子宫切除加盆腔淋巴结清扫术，术后根据手术切除标本病理检查情况，有淋巴结转移、切缘阳性以及脉管瘤栓者可以继续给予辅助放、化疗。临床分期为Ⅰb2 期或Ⅱa 期的部分患者可以先行新辅助化疗 1～2 个疗程后 2～3 周再行广泛子宫切除加盆腔淋巴结清扫术，对盆腔淋巴结可疑阳性者可行腹主动脉旁淋巴结取样，以便确定术后加上腹主动脉照射野进行放射治疗，也有行介入疗法后再行手术者。多数认为腺癌的卵巢转移率较高，故术时对保留卵巢需持谨慎态度。

对Ⅱb 期及以上病例主要行放疗或放化疗，即体外照射加腔内放疗或再辅以化疗。由于子宫颈腺癌放疗后 40%～50%的病例发现残余病灶，根据放疗或放化疗后宫颈、宫旁的变化情况，可以考虑在放疗后 6～8 周行筋膜外子宫切除术。

术后方得以确诊的病例，手术往往欠彻底，推荐对未行规范化手术的患者术后加用放疗及化疗。

六、预后

既往文献报道预后极差，近年来的观点认为正确诊断和及时治疗，仍可取得较好效果。Kaminski 报道的 13 例子宫颈恶性腺瘤，12 例为Ⅰb 期，仅 1 例为Ⅱb 期。治疗后随诊的 10 例中，5 例已分别存活 9、10、11、11、13 年。3 例患者分别于 5、7 及 9 年后死于卵巢癌或其他病。仅有 2 例于 6 年及 14 年后死于本病。4 例行根治性子宫切除者，有 3 例存活。而 6 例行简单的子宫切除者，仅有 2 例存活。此外，李华等报道的 15 例子宫颈恶性腺瘤病例中，全子宫切除 5 例，子宫颈癌根治术 5 例。术后辅助盆腔放疗和（或）化疗 6 例。5 例Ⅱb～Ⅲb期患者采用体外照射加腔内放疗，其中 2 例辅以化疗。中位随访 51 个月，5 年生存率为 85.7%。3 例死亡患者中，1 例为Ⅱb 期患者放疗后肿瘤未控；1 例为外院行全子宫切除而病理报告为宫颈重度炎症的患者，术后 2 年盆腔复发，给予盆腔放、化疗，患者生存 5.5 年；另 1 例为肿瘤盆腔淋巴结转移，术后给予放、化疗后阴道复发。由此可见，早期诊断、临床分期、淋巴结转移和手术方式是影响预后的主要因素。如能早期发现并采用适当的治疗方式，子宫颈恶性腺瘤预后良好。

（曾四元　梁美蓉）

参考文献

1. 武忠弼，杨光华. 中华外科病理学. 北京：人民卫生出版社，2002，1229-1230.
2. 连利娟. 林巧稚妇科肿瘤学. 第四版. 北京：人民卫生出版社，2006，403-404.
3. 孙建衡. 妇科恶性肿瘤继续教育教程. 北京：中国协和医科大学出版社，2007，398-401.
4. 李华，郭红燕，韩劲松，等. 宫颈微小偏离性腺癌的诊治分析. 中华肿瘤杂志，2008，30（10）：772-774.
5. 蔡红兵，陈惠祯. 子宫颈癌. 北京：科学技术文献出版社，2010，393-395.
6. Toki T，Shiozawa T，Hosaka N，et al. Minimal deviation adenocarcinoma of the uterine cervix has abnormal expression of sex steroid receptors，CA125，and gastric mucin. Int J Gynecol Pathol，1997，16（2）：111-116.
7. Hirai Y，Takeshima N，Haga A，et al. A clinicocytopathologic study of adenoma malignum of the uterine cervix. Gynecol Oncol，1998，70（2）：219-223.
8. Toki T，Zhai YL，Park JS，et al. Infrequent occurrence of high-risk human papillomavirus and of p53 mutation in minimal deviation adenocarcinoma of the cervix. Int J Gynecol Pathol，1999，18（3）：215-219.
9. Kuragaki C，Enomoto T，Ueno Y，et al. Mutations in the STK11 gene characterize minimal deviation

adenocarcinoma of the uterine cervix. Lab Invest，2003，83（1）：35-45.

10. Mikami Y，Kiyokawa T，Hata S，et al. Gastrointestinal immunophenotype in adenocarcinomas of the uterine cervix and related glandular lesions：a possible link between lobular endocervical glandular hyperplasia/pyloric gland metaplasia and 'adenoma malignum'. Mod Pathol，2004，17（8）：962-972.

11. Li G，Jiang W，Gui S，et al. Minimal deviation adenocarcinoma of the uterine cervix. Int J Gynaecol Obstet，2010，110（2）：89-92.

第 38 章　子宫颈癌疗后复发的诊治

子宫颈复发癌是一个棘手问题，再治疗相当困难，预后差，是子宫颈癌治疗失败重要的原因。

一、定义

子宫颈复发癌是指子宫颈癌经根治性方法治疗后治疗区域内出现与原肿瘤相同病理类型的肿瘤。子宫颈浸润癌一般治疗区域在盆腔，故通常复发指盆腔内复发。根据首次治疗方法的不同分为放疗后复发和手术后复发两大类。

放疗后复发是指子宫颈癌经放射治疗后宫颈、阴道及宫旁部位的病灶消失，治疗半年后又出现肿瘤视为复发。60％以上病例复发发生在 2 年内。

手术后复发指手术后无残存肿瘤，术后又出现肿瘤称为手术后复发。复发时间据李孟达报道 1 年内复发 36.9％，2 年内 61.0％，3 年 72.8％，5 年 93％以上。

根据复发部位又分为：（1）中心性复发，包括宫颈、阴道、子宫体的复发；（2）宫旁复发，包括盆腔淋巴结复发。

二、临床表现

随复发部位及病变程度出现相应的临床症状和体征，早期复发无临床症状。

1. **中心性复发**　最常见症状为阴道不规则出血，白带增多，特别是具有恶臭的阴道排液。

2. **宫旁复发**　出现下腹不适、疼痛、腰骶部及腰部疼痛，患侧下肢水肿、疼痛，排尿、排便困难，有时可发现下腹和盆腔包块，并可伴肾盂积水、肾功能不良症状。

3. **晚期症状**　有食欲减退、体重下降、消瘦、贫血、尿毒症，甚至恶病质状态。

三、诊断

子宫颈癌治疗后应定期随诊检查，并重视病人的主诉、症状，以及早发现子宫颈癌复发。应特别强调对患者处理的全过程的了解及临床经验对诊断具有很大价值。

1. **全身检查**　一般状态，全身浅表淋巴结检查，重视锁骨上淋巴结检查，下肢水肿等及常规化验和血化学的检查。

2. **盆腔检查**　通过盆腔检查可发现宫颈、阴道残端有出血的癌灶，或阴道黏膜下增厚、僵硬的浸润性改变，或子宫增大等，结合临床症状、细胞学检查和组织学检查以确定是否中心性复发。对盆壁外突的肿块，应进一步检查以排除盆腔淋巴结转移。

3. **病理、细胞学检查**　中心性复发病例应有病理检查证实，必要时在阴道镜辅助下多点活检，或颈管刮取术，或刮取宫腔组织。可疑盆腔包块，可在 B 超引导下细针穿刺活检以明确诊断。

4. **辅助检查** 包括X片检查，静脉肾盂造影，同位素肾图，盆腔B超、CT、MRI等均有重要参考价值，CT、MRI对诊断腹膜后及盆腔淋巴结转移阳性率较高，而PET-CT作为先进的检查手段，基于肿瘤组织糖代谢增高的特点，是代谢显像，而更加敏感。最近Belhocine报道60例子宫颈癌，22例治疗前和38例治疗后病例行PET-CT检查，发现治疗前的PET-CT淋巴结诊断准确率为75%，较常规方法包括CT、MRI的52%检出率明显提高（$P=0.014$），治疗后随诊病人复发癌的诊断符合率为81%，相比常规方法仅为27%（$P<0.01$），并且指出PET-CT可显示肿瘤复发部位，为进一步治疗提供指导意义。

5. **肿瘤标志物** 鳞状细胞癌抗原（squamous cell carcinoma antigen，SCC-Ag）作为宫颈鳞癌肿瘤标志物，有助于子宫颈癌复发的临床监测和诊断。Pectasides报道肿瘤出现复发或进展时，92% SCC-Ag可上升。Drass报道47例宫颈复发癌，20例在临床诊断前1～20个月发现SCC-Ag升高，另有7例是临床过程中发现升高，其阳性预测值达97%，敏感性为70%，治疗后8周内未降至正常，92%提示有残存肿瘤，即肿瘤持续存在。CA125和CA199对诊断子宫颈腺癌的复发有一定参考价值。

四、鉴别诊断

1. **宫颈局部复发、未控和放疗反应** 子宫颈癌放疗病人当达到足量放射治疗后，临床仍有明显肿瘤持续存在称为肿瘤未控。考虑到足量放射治疗局部伤口需较长时间愈合，肿瘤病理细胞学改变仍需时间，故将疗后半年内治疗区仍有肿瘤称为未控，半年后则称为复发。而放疗后未控或复发与局部放射反应有时难以区别，因为放疗后局部伤口愈合需要相当时间，愈合时间与放射剂量相关，剂量过高时临床上可见到半年甚至更长时间伤口不愈合，在高剂量照射后肿瘤组织表面多为灰白色坏死物质，甚至形成溃疡或空洞，肿瘤组织可存在其下，细胞学及病理检查分别显示炎性细胞或坏死物质，而不能明确诊断。因此需要进行密切随诊和判断，同时重视病人主诉，是否伴有逐渐加重的疼痛症状，炎症或放射反应引起的疼痛与肿瘤未控或复发引起的疼痛，二者有程度和进程发展上的差别，需要加以鉴别。

2. **宫旁复发与宫旁纤维化、盆腔内粘连** 宫旁组织经过放射治疗后往往形成明显的纤维化及盆腔内组织器官粘连，后者在患者合并盆腔炎症时更易发生。在三合诊检查时为条索状或片状的质地相对均匀、平滑，有韧性的组织及有界限不具体的一团较软组织。而宫旁复发为结节或团块状，质地不均匀、组织弹性尽失的肿瘤组织，二者的判断区别借助于影像诊断如CT、MRI亦常无直接证据，但复发常伴有肾盂积水，肾图则常有排泄时间延长和梗阻表现。虽B超引导下宫旁及盆壁肿块细针穿刺是直接诊断的方法，但存在较多假阴性，临床实际应用不多。

五、治疗

治疗原则是放疗后中心性复发可选择手术治疗，而手术后复发一般采用放射治疗。

（一）手术治疗

子宫颈癌全量放射治疗系指常规根治性腔内放疗＋体外照射。疗后复发，一般不主张施行子宫广泛切除＋盆腔淋巴结清扫术，因放疗后盆腔粘连、纤维化、小血管闭塞等原因，使之手术困难，手术后刀口感染、裂开、不愈合，以及肠道、泌尿道并发症发生率明显增高，根据复发肿瘤情况可考虑选择筋膜外全子宫切除术或盆腔脏器切除术。

1. **选择手术应有严格手术指证** （1）筋膜外全子宫切除术手术治疗指征：子宫颈癌局部未控；子宫颈癌放射治疗后中心性复发，宫旁无肿瘤，阴道无明显肿瘤；手术基本上按一般单纯性全子宫切除进行，采取筋膜外术式。不主张扩大手术范围，尽量避免组织损伤。对可疑淋巴结可作淋巴活检或取样。(2) 盆腔脏器切除术：子宫颈癌放疗后未控或中心性复发、累及膀胱或直肠者，可考虑行前盆或后盆切除术甚至全盆切除（以往也曾用于放疗后严重盆腔并发症），文献报导 5 年生存率 30%～50%，但必须严格手术指证。否则 5 年生存率仅 3.1%。但此类手术不仅技术有一定难度，而且疗后生活质量亦存在问题。此种手术目前作的不多。国内仅少数单位做过不多病例。(3) 剖腹探查术对发现的附件肿瘤切除，转移灶及淋巴结切除等。

2. 手术并发症 盆腔放射治疗后复发肿瘤再手术其相关并发症较单纯手术者明显增高，较单纯放疗者增高 2%～14%。

(1) 主要并发症和并发症发生率 放疗后手术据文献报道比较多的是桶状子宫颈癌患者经放疗后有计划的施行筋膜外子宫切除术，Anderson 医院的早期经验认为放疗后手术使疗效有一定提高，术后瘘的并发症为 9%，比单纯放疗的 4%明显增高（$P<0.01$），但总并发症率单纯放疗与放疗＋手术二组无差别。

Menden 等报道 1964—1983 年期间 150 例对照研究，发现单纯放疗并发症为 5%，而放疗＋手术为 16%，因此提出不应常规地使用放疗后的筋膜外子宫切除。综合文献报道，如表 38－1，放疗＋手术的并发症均较单纯放疗者要高 2%～14%，主要严重并发症为瘘、小肠梗阻、盆腔感染等。

表 38－1 放疗与放疗＋手术并发症文献报道

作者	年代	例数	放疗并发症	例数	放疗＋手术并发症	主要并发症	术式	放疗剂量	
								体外	A 点 mg. hr
Menden	64－83	75	5%	75	16%	直肠乙状结肠炎、小肠梗阻、膀胱阴道瘘	TAH	40GY	5000～6000
Thoms	62－85	265	4%	82	9%	瘘	TAH	40GY	6000 左右
O'quinnt	54－69			155	11.6%	阴道瘘、肠梗阻	TAH	40GY	4500～5000
	70－76			102	3.8%	同上＋穹隆坏死			
Weems	64－82	70	6%	53	15%	穹隆坏死、放射性膀胱炎、盆腔感染	＃1	40GY	6000
Rutledge	54－67			212	14.6%	瘘	TAH	40GY	5000
Pertz	59－80	92	7%	19	21%	直肠乙状结肠炎、直肠溃疡、小肠梗阻	根治性子宫切除	20GY	6000
王伊询	95－00			40	7.5%	输尿管瘘、放射性直肠炎	＃2	50GY	30～40GY

注：TAH 为筋膜外子宫切除；＃1 TAH＋淋巴切除 13 例，开腹探查 9 例，全盆切除 1 例，前盆切除 1 例，根治子宫切除 1 例，TAH＋乙状结肠切除 1 例，TAH＋BSO27 例。＃2 TAH 15 例，次广泛子宫切除 23 例，广泛＋盆腔淋巴结清扫 2 例。

中国医学科学院肿瘤医院总结回顾49例子宫颈癌全量体外＋腔内放疗后，临床诊断病变持续存在或中心型复发施行筋膜外子宫切除术38例，次广泛或广泛子宫切除术10例，剖腹探查术1例。结果发现：筋膜外子宫切除术平均手术时间2.5小时，次广泛或广泛子宫切除术3.8小时。手术出血量：筋膜外子宫切除术平均出血225.7ml，次广泛或广泛子宫切除术622.2ml。手术并发症包括：伤口脂肪液化7例，伤口感染2例，泌尿道并发症5例，肠损伤1例，阴道残端半年未愈合1例，总并发症32.7％，术后病理证实为子宫颈残存癌或宫体受侵、肿瘤复发38例（75.5％），中位生存时间13个月，5年生存率39.6％。

（2）并发症与手术方式相关　Nelson认为放疗＋根治性手术并发症17.5％，放疗＋保守性筋膜外子宫切除并发症为7.4％，提示我们为减少并发症，根治性放疗后应避免进行根治性手术。

Rutledge报道44例子宫颈癌放疗后复发或病灶持续存在的病人行手术治疗，第一组13例为Ⅰb～Ⅱa期行根治性腹式或阴式子宫切除，并发症是31％；第二组20例为晚期病变，行根治性手术，主要并发症率50％；第三组8例行扩大的Wertheim's手术，包括侵及膀胱或宫旁，并发症为75％，其中2例死亡，瘘26％。尽管三组并发症率无差异，但认为扩大的Wertheim's手术并发症较去脏术更具危险性，且不能代替去脏术。

中国医学科学院肿瘤医院报道56例全量放疗后筋膜外全子宫切除手术并发症7例（12.3％），11例全量放疗后行广泛子宫切除并发症3例（30.0％），广泛性子宫切除术并发症率高且严重，1例输尿管阴道瘘，1例肠损伤。

（3）并发症率与术前放射治疗剂量相关　Rutledge报道6例放疗后手术发生瘘均是接受了体外放疗5000cGy以上，而当限制体外放疗剂量4000～4500cGy后，瘘的发生率减少。是否与放射线性质相关文献未见报道。肿瘤医院研究资料显示腹部刀口愈合情况，45例采用加速器，6例（13.3％）未能一期愈合，37例^{60}Co治疗中有11例（29.7％）未一期愈合，但差异未见显著性，$P>0.05$。

（二）放射治疗

子宫颈癌手术后未曾放射治疗者，复发部位无论是在阴道、盆腔还是腹膜后淋巴结，经过合理的放射治疗，可以达到一定疗效。残端及其周围复发一般采用盆腔放射治疗合并腔内放疗，使肿瘤区达到60Gy以上剂量。

放射治疗后复发不具备手术指征再放疗者，治疗困难。首先，初次放疗后组织纤维化，血运差，使复发肿瘤呈乏氧状态，增加对放射线的抗拒性。其次，放射剂量的掌握困难，放疗对正常组织的损伤概率加大。再放疗应根据以往照射方式、放射剂量、间隔时间、有无明显放射并发症、复发部位、复发灶大小等因素考虑。一般再放疗剂量不应超过以前剂量的1/2。首次放疗后5年以上复发者疗效较好。上海医大肿瘤医院，73例放疗后阴道晚期复发（5年以上），采用近距离放疗，肿瘤基底剂量60～70 Gy/6～7周，5年生存率达到40.3％。但不良反应严重，1例膀胱阴道瘘，8例直肠阴道瘘。

对宫旁、盆壁复发、盆腔腹膜后淋巴结复发，病灶局限清楚，近年放射学发展，应用三维适形放射治疗，其特点是利用先进的计算机技术对影像进行三维重建，并从三维立体方向设计照射野，进行剂量计算、优化和验证，从而实施精确放射治疗。通过剂量直方图评价计划设计方案，严格控制主要组织放疗的受照量和受照体积，肿瘤获得比常规放射治疗高得多的剂量，而肿瘤周围正常组织照射量显著减少，从而提高肿瘤的局部控制率和无严重并发症的发生率。具体讲三维适形放疗是利用三维TPS设计非共面不规则野进行分次照射，野的形状在束轴视角方向上与病变投影形状一致，即放射剂量分布与肿瘤立体形态基本保持一致。如果采用 6～8 个非共面不规则照射野后，高剂量更加集中于靶区，靶区边缘剂量梯度变化陡峭，各层面剂量适形度良好，主要应用在常规治疗后期，提升靶区剂量，以利于降低正常组织并发症发生率，提高肿瘤控制率。

调强适形放射治疗不同于三维适形放疗是它的逆向治疗计划系统，计算机由目标计算（包括靶剂量、重要脏器的限量等），反向推算出照射野个数、机架角、光栅角、转床角及每野剂量的比重等。逆向计划计算速度快、反复少，计算机自动评价和优化放射治疗计划。调强比普通三维适形放疗优势：调强适形优化配置照射野内各线束的权重，使计划靶区内的剂量分布更均匀，同时还可以在边缘形成非常陡的剂量梯度；其次，调强适形的潜在效率更高，另外可在一个计划里同时实现大野照射及小野的追加剂量照射。

医科院肿瘤医院近几年来已有近 30 例宫颈复发癌患者应用三维适形或调强放疗初现疗效。我们曾治疗过 1 例患者，子宫颈癌外院手术后一年复发，经剖腹探查，病理证实肿瘤固定并浸润左输尿管，手术未能切除肿瘤，仅行输尿管移植吻合于膀胱底部。来我院经过体外常规野放疗 40 Gy 后，针对肿瘤区采用三维适型放疗增加剂量 30 Gy，同时介入化疗二程（顺铂动脉介入，氟尿嘧啶、异环磷酰胺静脉滴注），治疗后肿瘤完全消失，已经随访 5 年余，无瘤生存，无并发症发生。若采用调强适形放射治疗，通过计算机计算调整每射野内诸点输出剂量率，这样可同时完成治疗，使正常组织受量进一步降低。

另外，无论手术后残端复发或放疗后中心复发，由于局部血供差，局部呈缺氧状态，再行放疗不敏感，但^{252}锎系中子源不同于 γ 线（^{60}Co、^{137}Cs、^{192}Ir）对氧依赖性不大，在缺氧状态下仍对肿瘤细胞有良好杀伤作用，适于腔内放疗的复发者可选用。

（三）化疗

化疗对复发癌的疗效，由于受到既往手术或放疗的影响，血管已结扎或组织纤维化，使血管闭塞，化疗对原手术区的影响受到置疑。这种化疗的客观反应期一般较短为 4～6 个月。只有少数病人存活超过 1 年，大部分完全反应（CR）见于盆腔外部位，如肺、淋巴结、皮下转移，放射区的盆腔复发化疗很少有效。

联合化疗方案有：①PB 方案 DDP 50 mg/m^2，BLM 30 mg/m^2，有效率 57%；② BIP 方案 86 例报告，BLM 30 mg 24 小时，IFO 5 g /m^2 24 小时，DDP 50 mg/m^2，有效率 69%；③PIF 方案 DDP 50 mg/m^2，IFO 1.2g/m^2，d1 – 3；5 – Fu 750 mg/m^2，d1 – 4，有效率 78%。

同步放化疗所采用的化疗方案所报道的不完全相同。一般认为含有顺铂的疗效是肯定的，方法主要有两种，一种为单药 DDP 35～45 mg/m^2/w，共 6 周。另一种是放疗中进行 2～3疗程化疗，如 Morris 报道 403 例，Ⅱb～Ⅳa 或Ⅰb、Ⅱa 期宫颈大于 5cm，随机分为两组，单纯放疗组和放疗加化疗组，5 – Fu 4 g/m^2，96 小时，d1 – 4，d22 – 26，DDP 75 mg/m^2 d1 – 4，d22 – 26。5 年生存率分别为 58%和 73%（$P<0.004$）。无瘤生存率 40%和 67%（$P<0.001$）。

近年一些新药的临床应用使复发子宫颈癌的治疗有了新的选择。健择合并顺铂，DDP 70 mg/m^2，d1，健择 1250 mg/m^2，d1，8；19 例病人中 11 例有效（57.9%）。另一作者报道，DDP 50 mg/m^2，健择 1250 mg/m^2，d1，8；总有效率 41%（7/17 例），1 例完全缓解，缓解期 14 个月，6 例部分缓解，未接受放疗者，有效率 57%，有放疗史者为 30%。紫杉醇应用于子宫颈癌近些年研究较多，Zanetta 1999 年报道 45 例复发或未控子宫颈癌，应用紫杉醇＋顺铂＋异环磷酰胺，15 例完全反应，15 例部分反应，稳定 9 例，进展 6 例，总有效率 67%。完全缓解的 10 例做了手术，其中 7 例病理证实无肿瘤。Pectasides 报道 51 例有可测量肿瘤的晚期和复发的子宫颈癌，应用紫杉醇和卡铂治疗，16%达到完全缓解，37%部分缓解，放射野内有效率为30%，放射野外为68%。

六、预后

宫颈复发癌的预后一般较差，影响复发癌预后的相关因素有复发部位、病灶大小、复发间隔时间、初治方法及再治疗方案等。

1. **复发部位及肿瘤大小** 中心性复发较宫旁或盆壁复发预后好。Coleman 报道局限于宫颈，病灶小于 2cm 直径，与病灶大于 2cm 直径比较，采用根治性子宫切除手术，其 5 年生存率有明显差异，分别为 90%和 64%。上海医大肿瘤医院报道，阴道复发癌采用近距离放疗，5 年生存率达 40.3%。

2. **复发时间间隔** 复发距离初次治疗间隔时间越长，随着组织修复、再生和侧支循环的建立，使再治疗组织的耐受性增大，药物进入肿瘤区的浓度增多，因此，有利于改善再治疗效果。张晓春等报道 2 年后复发的子宫颈癌明显好于 2 年内复发者，中位生存率 18 个月和 10 个月。

3. **初治方法** 放射治疗后或手术＋放疗后的复发，因组织纤维化血运差，或血管已结扎，使肿瘤在乏氧状态，增加对放射线的抗拒性；另一方面，正常组织的放射损伤耐受性下降，而放疗剂量难以达到肿瘤致死剂量，使再放疗预后差。同样化疗药物的反应率在放射治疗区和非放疗区明显不同。Kaern 报道放射野内外分别为 25%和 68%。

4. **再治疗方案** 放疗后中心性复发，能手术者预后好。不能手术再放疗 5 年生存率仅 10%～30%。并发症高达 20%～50%。其中瘘及器官狭窄、梗阻需再手术干预的发生率高达 1/3～1/2。中国医学科学院肿瘤医院资料显示手术者 5 年生存率 56%，而不能手术接受再放疗者 5 年生存率仅 26.6%，且并发症为 23%。国外文献报道盆腔脏器切除术 5 年生存率为 30%～50%，不能手术者仅为 3.5%。

第一次治疗的合理性是保证治疗效果减少复发的关键。要强调严格手术指征，是否选择手术治疗要根据肿瘤病变范围，原则上Ⅰb2（即宫颈病变大于 4cm），宫旁有浸润的Ⅱb 期以上患者不宜直接进行手术治疗。近年来有些经过手术前新辅助化疗及术前放疗，肿瘤缩小，使部分患者从无手术条件而转变为有手术可能，但仍然要强调医生掌握的手术技术及临床经验，切勿为某种利益或为迎合不知情的病人而盲目手术，使本来能治好的肿瘤，因我们选择治疗方案的失误而致治疗失败。

放射治疗需具备更多的条件，除必不可少的放射设备外，医务人员应掌握妇科肿瘤知识、放射物理和放射生物知识及具备临床经验和一定的技能。子宫颈癌的放射治疗强调合理治疗计划、足够放射剂量，因人而异，个别对待，保证治疗疗效的同时，减少并发症发生。放疗后复发如前所述，给治疗带来更多困难，这就要求开展放射治疗更需要科学态度及合理治疗。

（白　萍）

参考文献

1. 孙建衡. 妇科恶性肿瘤放射治疗学. 北京：中国协和医科大学出版社. 2002. 136-137.
2. 王桂香，于国瑞. 宫颈癌中心型复发的治疗. 中华放射学杂志，1992，1：34- 35.

3. 章文华. 宫颈复发癌//曹泽毅. 中华妇产科学. 北京：人民卫生出版社，2000，1789-1793.
4. 蔡树模，王香娥. 子宫颈癌// 刘泰福. 现代放射治疗学. 上海：复旦大学出版社，上海医科大学出版社，2001，257-266.
5. 张志毅，藏荣余，陈洁. 晚期妇科恶性肿瘤盆腔脏器清除术 18 例分析. 中华妇产科杂志，2000，35：288-290.
6. 白萍，李小江，俞高志，等. 妇科肿瘤全量放射治疗后手术 82 例回顾分析. 肿瘤学杂志，2006，12：366-370.
7. 白萍，马莹，李巍，张蓉. 子宫颈癌全量放疗后局部肿瘤未控或中心型复发患者的手术治疗. 中华肿瘤杂志，2010，32：52-55.
8. Kaern J, Trope C, Abeler V, et al. A phase II study of 5-fluorouracil/cisplatin in recurrent cervical cancer. ACTA Oncol, 1990, 29: 25-28.
9. Pectasides D, Economides N, Bourazanis J, et al. Squamous cell carcinoma antigen, tumor-associated trypsin inhibitor, and carcinoembryonic antigen for monitoring cervical cancer. Am J Clin Oncol, 1994, 17: 307-312.
10. Coleman RL, Keeney ED, Freedman RS, et al. Radical hysterectomy for recurrent carcinoma of the uterine cervix after radiotherapy. Gynecol Oncol, 1994, 55: 29-35.
11. Morris M, Eifel PT, Lu T, et al. Pelvic radiation with concurrent chemotherapy compared with pelvic and paraortic radiation for high-risk cervical cancer. N Engl J Med, 1999, 40: 1137-1143.
12. Burnett AF, Roman LD, Garcia AA, et al. A phase II study of Gemcitabine and cisplatin in patients with advanced, persistent or recurrent squamous cell carcinoma of the cervix. Gynecol Oncol, 2000, 76: 63-66.
13. Belhocine T, Thille A, Fridman V, et al. Contribution of whole -body ^{18}FDG PET imaging in the management of cervical cancer. Gynecol Oncol, 2002, 87: 90-97.
14. Drass E, Willemse PHB, Canrinus AA, et al. Serum squamous cell carcinoma antigen and cyfra 21-1 in cervical cancer treatment. Int J Radiat Oncol Biol Phys, 2002, 52: 23-32.
15. Pectasides D, Fountzilas G, Papaxoinis G, et al. Carboplatin and paclitaxel in metastatic or recurrent cervical cancer. Int J Gynecol Cancer, 2009, 19: 777-781.

第 39 章　子宫颈癌放射治疗后再发子宫体恶性肿瘤

放射后再发恶性肿瘤，是指发生在原放射区域内，经组织学证实，并排除了复发或转移的恶性肿瘤，一般有相当长的潜伏期，有人亦称之为“放射癌”。放射治疗广泛应用于多种恶性肿瘤的临床治疗，是子宫颈癌治疗的重要手段。近年来，由于放疗的广泛应用和治疗效果的不断提高，因而有大量长期生存的病人，得以观察到放射治疗后所出现的问题，放射治疗后再发恶性肿瘤就是其中之一，其中以子宫体恶性肿瘤最为多见，其次为直肠腺癌，还有膀胱癌、卵巢癌、外阴癌、软组织纤维肉瘤及骨肉瘤等。

有关放射治疗后再发恶性肿瘤与放射线的相关性仍然存在争议，有学者认为非盆腔放射所致，Crossen 等认为盆腔放射治疗可以减少子宫和卵巢后发恶性肿瘤的发生率。但目前多数研究表明，放射治疗与再发恶性肿瘤关系密切。文献报道子宫体恶性肿瘤特别是子宫恶性中胚叶混合瘤病人中，有盆腔放疗史的比例很高，Willims 和 Woodruff 收集的 400 例中，1/3 有放疗史，Norris 收集的 477 例中有放疗史的占 15%，于国瑞等报道的 55 例病人中，20%有放疗史。Paloucek、Polmer 及 Kleinerman 对子宫良性疾病及子宫颈癌的治疗后长期随访观察发现，行放射治疗的病人，子宫体恶性肿瘤发生率高于未行放射治疗者，Palmer 对 721 例因良性妇科疾病而行盆腔放射治疗的病人随诊 12 年以上，发现再发子宫体恶性肿瘤 29 例，占 4.02%，这远远高于子宫体恶性肿瘤的自然发生率，这些都说明盆腔放射治疗与子宫体恶性肿瘤的发生关系非常密切。

一、发病年龄

一般认为，放射治疗后再发子宫体恶性肿瘤的发病年龄要较自然发生的恶性肿瘤晚 10～15年。于国瑞等报道的 55 例后发恶性肿瘤病人的年龄为 31～81 岁，平均 62 岁；盛修贵等报道的 27 例放疗后再发子宫内膜癌病人的年龄为 47～77 岁，平均 63 岁，较文献报道的自然发生的子宫内膜癌发病年龄大 11～15 岁。Chaturvedi 等对 5 个国家 104 760 名子宫颈癌患者再发恶性肿瘤的情况进行研究，发现诊断子宫颈癌时年龄小于 50 岁的患者放疗后再发恶性肿瘤的发病累积风险度（22.2%）明显大于诊断年龄大于 50 岁的患者（16.4%）。

二、发生率

子宫颈癌放射治疗后再发恶性肿瘤最常见的部位是子宫体，其中最多见的是子宫中胚叶混合瘤、内膜腺癌及癌肉瘤，平滑肌肉瘤少见。而 Hertig 和 Sommers 认为放射治疗引起的癌肉瘤比腺癌要多。

Boice 等收集了 19 个治疗中心的 150 000 例接受放射治疗的子宫颈癌病例，发现再发恶性肿瘤 4188 例，发生率达 2.79%；Ami 等报道（1986 年）的 8419 例单纯接受放射治疗的子宫颈癌病人中，观察 5 年后照射野内发生恶性肿瘤 43 例，发生率为 0.51%（43/8419），中国医学科学院肿瘤医院报道子宫颈癌放射治疗后再发恶性肿瘤的发生率为 0.52%。

盆腔照射后发生子宫内膜腺癌的发病率，Storm 等报告的为 0.27%（54/20 160），盛修贵等报道的为 0.19%（27/14 535），而子宫内膜癌的自然发病率为 0.027%～0.04%，两者的发生率较自然发病率明显为高。

三、放射线的致癌剂量

放射线的致癌剂量是指在放射线是致癌因素的前提下，需要多少放射量才能致癌，文献报道差异很大。有学者认为中等大小的剂量（30～60Gy）导致亚致死性损伤的细胞多，这种细胞容易癌变，因此诱发恶性肿瘤的发病率高。Arsencan 等指出肿瘤发病率与照射剂量呈正相关。一般认为致癌剂量在 20Gy 以上，而且随放射剂量的增高，致癌的危险性亦随之增加。有学者报道视网膜母细胞瘤放射治疗剂量在 60Gy 以下者有 2.5%，60～109Gy 者有 5.5%，110～150Gy 以上者有 32%发生了继发癌。在 Boice 等报道的 4188 例再发恶性肿瘤中，随着剂量的增加，继发第二肿瘤的危险性也大大增加，其中膀胱癌、直肠癌、阴道癌、骨癌、子宫体癌、非霍奇金淋巴瘤发病的危险系数分别增加了 4.0、1.8、2.7、13、1.5、2.5。盆腔放射治疗后再发子宫体恶性肿瘤的放射量，Baltsich 报道的是 2000～3000 伦琴，于国瑞报道的 A 点剂量 55～120Gy。由于这种病例数较少，不可能有大量的临床统计资料，所以放射线致癌剂量是很难确定的，我们认为放射治疗后再发恶性肿瘤的部位及其他条件的不同，其致癌剂量可能有很大差异。

四、潜伏期

潜伏期是指放射治疗后到再发恶性肿瘤确诊前无症状的间隔时间。放射诱发恶性肿瘤的潜伏期较长，一般认为 7～10 年。盛修贵等报道的 27 例放疗后再发子宫内膜癌病人的潜伏期为 5～35 年，平均 15.6 年；Fehr 等观察了 13 例放疗后再发子宫内膜腺癌病例，潜伏期为 8～18 年，平均 11.6 年；于国瑞等报告的 55 例放疗后发子宫中胚叶混合瘤，其潜伏期为 5～27 年，平均 14.4 年。一般认为，子宫良性疾患和子宫颈癌放射治疗后再发子宫体恶性肿瘤的潜伏期比较，后者的潜伏期短于前者。原因在于子宫颈癌的放射治疗剂量远远高于良性子宫疾患的放射治疗剂量，因此，可能放射治疗的剂量越大，不但再发恶性肿瘤发生率高，且潜伏期亦短。近年来，由于放疗过程中化疗药物的应用，诱发癌的潜伏期有缩短趋势，这是由于细胞毒制剂的使用进一步损害全身和局部的免疫功能，降低免疫监视和激活潜在病毒，从而增加诱发癌的风险。

五、发病机理

盆腔放射治疗是子宫中胚叶混合瘤的重要发病原因，其可能的发病机理有：①由于电离辐射对 DNA 的直接作用或通过水的原发辐射产物（如 H^+、OH^-、H_2O_2 等）间接作用于 DNA 引起其电离，从而产生一系列损伤，包括单链及双链断裂、碱基丢失及碱基损伤，引起细胞内基因发生突变，超过了机体的再修复能力，导致细胞的癌变。②宿主的免疫功能降低，防御功能紊乱。年幼者对放射致癌的敏感性高于成人，放疗后皮肤软组织纤维化基础上损伤后异常增殖也可导致放射癌的发生。

一般认为，长期、过量的雌激素刺激是子宫内膜癌发生的重要因素。文献报道，多数子宫内膜腺癌中均有雌激素受体（ER）、孕激素受体（PR）的表达，而雌激素是通过 ER 而起作用的，这也间接证明了多数子宫内膜癌对雌激素的依赖作用。盛修贵等报道的 27 例放疗后再发子宫内膜癌的病例，ER、PR 测定结果显示，绝大多数系雌激素非依赖性者，故作者认为放疗后再发子宫内膜癌的发病机制可能为：双侧宫角及宫底部为子宫颈癌放疗的低剂量区，放疗后会有部分子宫内膜残留，放射线诱导残留的子宫内膜细胞发生基因突变，癌基因被激活，抑癌基因失去功能，致使细胞不断增生，最终导致恶变，直至发展为子宫内膜癌。

六、临床表现

（一）症状

文献报道的常见症状见下表：

症状	子宫出血	阴道排液	腹痛	腹部肿块	腹部增大	体重减轻	其他	无症状
发生率（%）	41.7～93.7	9.8～41.7	14.8～66.7	4.9～33.3	12.5～16.6	22.9～28.1	3.3～22.6	2.1～33.3

盛修贵等报道的27例放疗后再发子宫内膜癌病人，大部分有阴道不规则流血或阴道分泌物增多症状。于国瑞等报道的55例放疗后再发子宫恶性肿瘤中，子宫内膜腺癌24例，均有阴道排液症状。于国瑞等报道的15例放疗后再发子宫恶性中胚叶混合瘤病人中，主诉为下腹肿物者5例，阴道排液或出血者5例，无任何症状在定期随诊检查时发现者5例。综合文献资料，绝大多数学者认为，放疗后再发的子宫内膜腺癌，其症状以阴道不规则流血或阴道分泌物增多为主，而子宫中胚叶混合瘤则以腹部肿块为最多见。

（二）体征

与一般子宫体恶性肿瘤相似，最常见的是子宫增大，占45%～92%。子宫增大超过三月妊娠大小的达58.3%～64.3%，子宫最大者可达脐上。于国瑞等报道的55例放疗后再发子宫恶性肿瘤中，子宫中胚叶混合瘤检查时均有子宫增大体征；于国瑞等报道的15例放疗后再发子宫中胚叶混合瘤病人中，盆腔检查均有不同程度的子宫增大，66.7%超过三个月妊娠大小，在检查或探宫腔时发现有宫腔积液者8例，占53.3%，15例病人在治疗前取子宫内膜活检者11例，其中4例得到确诊，占36.4%，经手术后病理证实的11例；盛修贵等对27例放疗后再发子宫内膜腺癌病例的报道，结果盆腔检查均有不同程度的子宫增大，有的大如妊娠4个月子宫。

七、诊断标准

放射诱发癌没有任何组织学特征，诊断上比较困难，根据一些学者提出的放射癌的诊断原则，子宫颈癌放射治疗后再发恶性肿瘤的诊断标准应该是：①有放射治疗史，在原照射区域内发生的恶性肿瘤，并能排除转移者；②有病理组织学证实而且再发肿瘤与原发肿瘤的组织学类型不同；③经过相当长的潜伏期，一般认为至少要5年。子宫内膜活组织检查是简单、易行而又较可靠的诊断方法，文献报道治疗前经子宫内膜活体组织检查有38%～75%可以确诊。如有盆腔放射治疗史，阴道有出血或排液增多，腹部出现肿物，检查显示子宫增大或有宫腔积液者，应高度怀疑有放射治疗后发生子宫体恶性肿瘤的可能，必须进行子宫内膜活组织检查。如子宫内膜活检阴性，临床不能解释其症状和体征者，应争取剖腹探查，尽早明确诊断，以免延误治疗。

在子宫颈癌放射治疗后应坚持终生定期检查，治疗相当长时间后，如果再出现阴道排物、血尿及脓血便症状，或随诊检查发现子宫增大及其他异常情况时，要考虑到“放射癌”的可能，需做进一步的检查，以明确诊断。但要严防将放射损伤误诊为癌。

八、蔓延和转移

放射治疗后再发子宫体恶性肿瘤的生物学行为非常险恶，浸润性强，在诊断时已有子宫外扩散的占 50%～84%，而无放疗史者只占 26%。子宫外扩散的部位，根据 Chaung 报道的 22 例转移病例材料，最多的是直接扩展或转移到盆腔组织和淋巴结，其次是阴道、肺、胸膜、盆腔外淋巴结、大网膜及肠系膜等。多数学者认为盆腔、腹腔、腹膜是常见的扩散部位，淋巴结转移率在 9.5%～15.8%，Norris 报道 7.5%有淋巴管浸润。Norris 报道的尸检材料中，盆腔组织 100%有癌，90%有淋巴结转移（盆腔、腹主动脉旁、胸主动脉旁）。远处转移并不多见，只占 5.8%～31.2%，Mortel 认为原因可能是大多数病人在出现远处转移之前就已经死亡。

九、治疗

放射治疗后再发恶性肿瘤的治疗，应考虑再发恶性肿瘤对放射线的敏感性及其周围正常组织器官对再次放射的耐受性，所以，首选应是非放射疗法。

（一）手术治疗

对放疗后再发的子宫恶性中胚叶混合瘤和子宫内膜癌的治疗，多数学者主张以手术为主，由于此类病人年龄偏大，一般情况较差，又有放射治疗史，均伴有不同程度的盆腔纤维化，所以手术范围一般不宜过大，手术方式一般采用全子宫＋双附件切除术。也有的学者主张扩大手术范围，少数主张行根治性子宫切除及盆腔淋巴切除术。于国瑞等报道的 15 例放疗后再发中胚叶混合瘤，手术治疗 13 例（5 例术后辅以化疗，1 例术后辅以放疗），单纯放射治疗 1 例，未接受治疗者 1 例。于国瑞等报道的 55 例后发恶性肿瘤中 36 例接受了治疗，其中手术及其综合治疗 22 例，放射、药物及激光治疗 14 例。盛修贵等报道的 27 例放疗后发子宫内膜癌中，19 例接受手术治疗，其中全子宫＋双侧附件切除术者 17 例。

（二）放射治疗

由于肿瘤周围正常组织对再次放疗的耐受有限，所以，再次放疗时所给剂量往往不足以完全控制肿瘤。因此，对放疗后再发的子宫中胚叶混合瘤和子宫内膜癌的处理，首选应是非放射疗法。如果后发恶性肿瘤适于放射治疗者，应采取措施提高放射敏感性，保护正常组织和器官，避免未达到治疗目的，反而引起放疗并发症，增加病人的痛苦。

由于放射治疗多是为补充手术范围的不足或怀疑伴有盆腔淋巴结、盆壁转移，故照射方式多采用体外全盆腔照射或四野照射，照射技术可采取固定源皮距技术或固定源瘤距定角照射（等中心照射）。如为术后放疗，可采用体外全盆腔照射＋四野照射，所给照射剂量应充分估计组织的耐受性及首次治疗后所出现的并发症的情况，一般体外照射可给予盆腔中平面剂量 3000～3500cGy，腔内照射 A 点、F 点剂量可以给到 3000cGy。如果考虑行单纯放疗，应尽量以腔内后装治疗为主，再适当补充体外照射剂量。适形调强放疗的应用可以在减少周围组织受量的前提下给予更高的靶区剂量，对于此类肿瘤有较好的放疗效果。作者认为放射治疗后发子宫体恶性肿瘤的再次放疗，一定要根据病人的具体情况而定，如果既往放疗过程中、放疗后无急、慢性肠道及膀胱反应出现，此次放疗过程中未发生急性肠炎、膀胱炎，放射剂量可以适当加大直至根治量。加大剂量能否控制肿瘤也是放疗过程中增加剂量的重要指标，如果照射至 1/3～1/2 量时肿瘤脱落明显，子宫缩小较快，估计加大剂量使肿瘤完全控制的可能性较大，即使冒出现并发症的危险性，也可以考虑适当增加剂量，以争取最佳治疗效果；如果给予一定剂量后，肿瘤对放射线并无明显反应，估计再加大剂量也不会取得显著疗效，就应该果断停止放疗，改为化疗或其他疗法。

也有人主张采用放射治疗，如 Moltel 认为中胚叶混合瘤对放射线像癌一样敏感，Taylor 和 Webb 等认为子宫肉瘤放射治疗有效。Dockerty 报道 19 例子宫肉瘤放疗的 5 年生存率为 21%。但更多的学者认为子宫肉瘤放疗是无效的，单纯放疗无 5 年生存者。由于对子宫肉瘤的放疗效果有不同看法，所以，对术前和术后加不加放疗也必然有不同意见。Edwards 认为术前放疗可以提高生存率，另一些报道认为手术加与不加放疗从效果上看不出差别。

（三）化学药物治疗

子宫恶性中胚叶混合瘤具有早期血行转移的临床特点，因此，术后辅助化疗为主的全身治疗，对延缓复发、转移非常重要。目前认为化疗对子宫恶性中胚叶混合瘤疗效肯定。Kushner 等用单药异环磷酰胺治疗手术后低、中分化的子宫肉瘤 13 例，异环磷酰胺 1.5g/m^2 连用 3 天，28 天重复，平均用药 3 个周期，结果 2 年、3 年生存率分别为 100%和 67%，作者认为异环磷酰胺是治疗子宫肉瘤安全而有效的药物。美国 GOG 的 2 项前瞻性随机研究和 MD Anderson 癌症中心的经验均表明，单药异环磷酰胺（IFO）或顺铂（DDP）治疗子宫恶性中胚叶混合瘤有肯定疗效，其中 IFO 7.5g/m^2（每日 1.5g/m^2，5 天），临床完全缓解率（CR）为 17.9%，部分缓解率（PR）为 14.3%（Sutton，1989）。DDP 50～100mg/m^2，CR 为 8%，PR 为 11%～33%（Gershenson，1987；Thigpmen，1991）。因此，美国妇科肿瘤协会建议使用异环磷酰胺单药或异环磷酰胺和顺铂联合化疗方案治疗子宫恶性中胚叶混合瘤。

阿霉素是子宫肉瘤化疗中备受关注的药物。Omura 在一项随机研究中观察阿霉素（ADM）60mg/m^2 治疗子宫肉瘤 80 例，结果显示 CR 为 6.3%，PR 为 10%。美国 GOG 曾耗时 11 年观察阿霉素 60mg/m^2 治疗 156 例临床Ⅰ、Ⅱ期的子宫肉瘤，结果显示阿霉素虽有延缓肿瘤复发的趋势，但统计学上未达到显著性水平（Omura，1985），5 年生存率为 36%，手术加阿霉素化疗组的 5 年生存率为 63%。因此阿霉素是目前子宫肉瘤化疗中首先选用的药物之一。

Baker 等进行了一项前瞻性研究，观察用 PAD 方案（顺铂、阿霉素及氮烯咪胺）治疗转移性子宫中胚叶混合瘤 24 例，发现病人的 1、2、3 年生存率分别达到 68%、68%、51%，因此作者认为 PAD 方案治疗子宫中胚叶混合瘤效果良好，作为手术前的辅助疗法，可以增加手术切除率。

一些回顾性或随机对照研究报告了联合化疗方案治疗子宫肉瘤的结果。Lurain（1992）综合文献报告，MD Anderson 医院对 74 例复发或转移子宫肉瘤病人采用 VAC（长春新碱、阿霉素、环磷酰胺）方案化疗，有效率为 28.9%，其中 11%死于药物毒性反应。Omura 应用阿霉素（ADM）60mg/m^2，氮烯咪胺（DTIC）1.25g/m^2 治疗 66 例子宫肉瘤，结果 CR 为 10.6%，PR 为 13.6%。Piver 等回顾性分析了 15 年间采用化疗的 74 例晚期子宫肉瘤病例，分为单一用药组和联合用药组，单一用药组所用药物为阿霉素、甲氨蝶呤及顺铂，联合化疗组所用方案为 CYVADIC（环磷酰胺、长春新碱、阿霉素及氮烯咪胺）和 VAC（长春新碱、更生霉素、环磷酰胺），结果单药化疗组的有效率为 5%～11%，联合化疗组 CYVADIC 方案的有效率为 23%，VAC 方案的有效率为 18%。

十、预后

子宫肉瘤总的 5 年生存率为 0～43.17%，Mofel 1970 年综合 201 例子宫恶性混合性肿瘤的平均 5 年生存率为 12.9%。放射治疗后再发子宫肉瘤预后更差。于国瑞等报告的 15 例子宫颈癌放射治疗后发生的子宫中胚叶混合瘤，均于 5 年内死于肿瘤，除 2 例分别生存 4 年 9 个月及 2 年 11 个月外，均于治疗后 2 年内死亡，占 86%，平均生存时间为 15.7 个月。死于盆腔复发者 5 例（35.7%），死于腹腔扩散者 6 例（42.9%），死于肺转移者 3 例（21.4%）。

放射治疗后发子宫内膜腺癌由于确诊时多数病例已为晚期，所以不论采用何种治疗手段，其疗效都很差，5 年生存率小于 30%，文献报道的 5 年存活率为 0～25%。盛修贵等报道的 27 例病人中，只有 5 例生存达 5 年以上，总的 3 年、5 年生存率分别为 56.8%、37.8%；于国瑞等报告的放疗后再发子宫恶性肿瘤 55 例，其中子宫内膜腺癌 12 例，治疗后有 3 例存活 5 年以上，5 年生存率为 25.0%。而一般子宫内膜癌总的 5 年生存率为 60%～70%，放射治疗后发子宫内膜腺癌的 5 年生存率较一般子宫内膜癌明显为低。

十一、影响预后的因素

1. **病变早晚** 放射治疗后再发子宫体恶性肿瘤的病变早晚是第一位影响其预后的因素，病期越早，预后越好。但由于放疗后再发子宫体恶性肿瘤的临床分期一般都比较晚，手术达不到根治的目的，放疗不宜给太高的剂量，化疗敏感性又差，预后往往很不好。所以，肿瘤有无扩散是影响预后的主要因素，最好的预后来自早期诊断，在肿瘤扩展到子宫外以前行手术治疗。

2. **分化程度** 肿瘤的分化程度是另一影响预后的主要因素。总的来说，分化好的肿瘤，复发及远处转移的概率小，预后较好；低分化的肿瘤，容易复发和向远处转移，预后较差。

3. **年龄** 年龄也是影响放射治疗后再发子宫体恶性肿瘤的一个重要因素，由于此类肿瘤发病年龄一般偏高，对各种治疗的耐受性差，预后自然就差。

4. **淋巴结转移情况** 伴有腹膜后淋巴结转移的比无淋巴结转移的预后明显要差，这是许多临床经验及文献资料证实的。

5. **其他因素** 如子宫的大小、肿瘤浸润子宫肌层的深度、有无血管及淋巴管的瘤栓、肿瘤的大小及术后残存肿瘤的情况都与病人的预后有关。

（盛修贵）

参考文献

1. 孙建衡. 子宫肉瘤 44 例临床分析. 中华肿瘤杂志，1981，3：216-218.
2. 于国瑞，杨培云. 宫颈癌放射治疗后发恶性肿瘤 55 例. 中华放射肿瘤学杂志，1992，1：110-112.
3. 孙建衡. 后装放射治疗. 北京：北京科学技术出版社，1993，68.
4. 于国瑞. 宫颈癌放射治疗后发生的子宫中胚叶混合瘤 15 例报告. 中华放射肿瘤学杂志，1994，3：112-114.
5. 盛修贵，孙建衡，周春晓，等. 子宫颈癌放射治疗后发生子宫内膜癌的临床观察. 中华妇产科杂志，1998，33：553-555.
6. Crossen RJ，Crossen HS. Radiation therapy of uterine myoma；critical analysis of results in 500 cases，showing indications and limitations. J Am Med Assoc，1947，133：593-599.
7. Norris HJ，Taylor HB. Postirradiation sarcomas of the uterus. Obstet Gynecol，1965，26（5）：689-694.
8. Masterson JG，kassi HF，Lecit DH，et al. Mixed mesodermal tumors. Am J Obetet Gynecol，1969，

104：693.

9. Fehr PE，Weat KL，Hart HT，et al. Malignancy of the uterine corpus following irradiation therapy of squamous cell carcinoma of the cervix. AM J Obstet Gynecol，1974，119：685.
10. Perez CA，Askin F，Baglan RJ，Kao MS，Kraus FT，Perez BM，Williams CF，Weiss D. Effects of irradiation on mixed müllerian tumors of the uterus. Cancer，1979，43：1274-1284.
11. Lotocki R，Rosenshein NB，Grumbine F，Dillon M，Parmley T，Woodruff JD. Mixed Mullerian tumors of the uterus：clinical and pathologic correlations. Int J Gynaecol Obstet，1982，20：237-243.
12. Omura GA，Major FJ，Blessing JA，et al. A randomized study of adriamycin with and without dimethyl triazenoimidamle carboxamide in advanced uterine sarcoma. Cancer，1983，52：626-632.
13. Arai T，Fukuhisa K，Takeda E，et al. Radiation-induced secondary cancer in patients with uterine carcinoma. Gan To kaghku Ryoho，1986，13：1506-1513.
14. Boice JD，Engholm JR，Kleineman RA，et al. Radiation dose and second cancer risk in patients treated for cancer of the cervix. Radat Res，1988，116：3-55.
15. Piver MS，Roee PG，Sanny MW，et al. Advanced uterine sarcoma：response to chemothempy. Eur J Gynecol Oncol，1988，9：124-129.
16. Storm H. Second primary cancer after treatment for cervical cancer. Cancer，1988，61：679-688.
17. Inskip PD，Monson RR，Wagoner JK，Stovall M，Davis FG，Kleinerman RA，Boice JD Jr. Cancer mortality following radium treatment for uterine bleeding. Radiat Res，1990，123：331-344.
18. Creasmarl WT. Prognostic significance of hormone receptors in endometrial cancer. Cancer，1993，71：1467-1470.
19. Seidman JD，Kumar D，Cosin JA，Winter WE 3rd，Cargill C，Boice CR. Carcinomas of the female genital tract occurring after pelvic irradiation：a report of 15 cases. Int J Gynecol Pathol，2006，25：293-297.
20. Chaturvedi AK，Engels EA，Gilbert ES，et al. Second cancers among 104 760 survivors of cervical cancer：evaluation of long-term risk. J Natl Cancer Inst，2007，99：1634-1643.

第六篇

子宫内膜癌与子宫肉瘤

第 40 章 子宫内膜增生

子宫内膜增生（endometrial hyperplasia，FH）是指子宫内膜过度生长的异常情况，包含了多种状态，一部分是良性病变，另一部分可能具有恶性潜能。其组织病理学的特征包括子宫内膜腺体和间质结构改变、腺细胞改变，无间质浸润。目前沿用的WHO的分类方法是依据子宫内膜腺体和间质结构改变将其分为单纯性增生和复杂性增生，再依据是否存在腺细胞异型性分为单纯性增生、复杂性增生和不典型增生，后者包括单纯不典型增生和复杂不典型增生。因不典型增生常合并未被诊断的子宫内膜癌及以后可能发展为子宫内膜癌，而值得关注。近年来有学者依据分子遗传学和计算机形态分析提出了子宫内膜上皮内瘤变的概念，把机体对于高雌激素状态的生理性反应，呈弥漫性病变，为多克隆性增生，命名为子宫内膜良性反应性增生；把子宫内膜单细胞基因改变，局灶性生长，有可能发展为子宫内膜癌，命名为子宫内膜上皮内瘤变（endometrial intraepithelial neoplasia，EIN）。

一、子宫内膜增生的病因及发病机理

子宫内膜增生的发病原因尚不十分清楚，通过对子宫内膜增生患者的病史特点分析，普遍认为子宫内膜受雌激素过度刺激或缺乏孕激素的对抗是导致子宫内膜增生的主要原因，也可能是由于某一个体子宫内膜腺体对正常水平雌激素的不正常反应。任何原因导致的雌激素水平增高、缺乏孕激素对抗，都可能是子宫内膜增生的原因。

1. 青春期、绝经过渡期以及多囊卵巢综合征患者，因排卵功能障碍，子宫内膜长期受雌激素的单一持续性刺激，缺乏孕激素的对抗、缺乏子宫内膜周期性分泌转化，而长期处于增生状态。

2. 肥胖妇女其脂肪组织内芳香化酶导致雄激素外周转化为雌酮的水平增加，对下丘脑-垂体-卵巢轴的负反馈增加，导致长期排卵障碍，使子宫内膜长期受雌酮影响而呈增生状态。体重指数可用于评价肥胖妇女子宫内膜增生及子宫内膜癌的危险性。

3. 外源性雌激素的作用　绝经后激素替代治疗在治疗绝经后相关症状中有非常好的效果，但长期雌激素单一刺激可导致子宫内膜的增生，持续单一雌激素替代治疗导致子宫内膜增生及子宫内膜癌发生的危险明显增高。另外，选择性雌激素受体调节剂三苯氧胺（tamoxifen，TAM）对不同靶器官有雌激素和（或）抗雌激素样的双重作用，用于绝经后乳腺癌患者的治疗，具有使子宫内膜增生的作用，呈剂量依赖性，同用药时间有关，可以引起大约36%的患者发生子宫内膜病变，包括子宫内膜增生、子宫内膜息肉和子宫内膜癌，这种危险性在停药后仍持续存在。

4. 内分泌性功能性肿瘤　垂体泌乳素瘤因分泌垂体泌乳素导致排卵障碍，使子宫内膜受单一雌激素的刺激，导致子宫内膜增生性改变。卵巢颗粒细胞瘤及卵泡膜细胞瘤由于分泌雌激素，导致子宫内膜增生性改变。

5. 其他因素　糖尿病、结肠癌或子宫内膜癌家族史和吸烟是EH的高危因素。糖尿病患者胰岛素抵抗、高胰岛素血症，对垂体产生的反馈调节影响排卵，导致子宫内膜受到单一雌激素的影响，缺乏孕激素对抗。有文献报道，直结肠癌、子宫内膜癌和乳腺癌家族史患者发生子宫内膜增生及子宫内膜癌的危险增加，可能同所具有的遗传背景有关。

子宫内膜增生的发病机理：子宫内膜增生的发病机理尚不明确，普遍认为由于子宫内膜受雌激素过度刺激或缺乏孕激素的对抗，也可能是由于某一个体子宫内膜腺体对正常水平激素的不正常反应，导致子宫内膜增生，经过单纯性增生、复杂增生到非典型增生，可能发展为子宫内膜癌，是一种疾病连续发展阶段中的不同阶段。这一推测起源于 1963 年 Gusberg 和 Kaplan 发现 20%的子宫内膜增生患者行子宫切除术后同时存在子宫内膜癌，另 12%的患者在平均随访 5.3 年后发展为子宫内膜癌，在诊断子宫内膜增生后 10 年内发生子宫内膜癌的累积风险为 30%。因此认为存在子宫内膜增生的患者较无子宫内膜增生的患者发生子宫内膜癌的危险性明显增高。

随着分子生物学技术的发展和癌变机理研究的深入，这一理论受到挑战。研究发现一些类型的子宫内膜增生同分子水平的改变有关，不正常的细胞克隆即可以在增生的子宫内膜中出现，也可以在正常的子宫内膜中出现，这种异常细胞克隆是癌变的基础，这一理论认为子宫内膜单纯性增生、复杂性增生、不典型增生及子宫内膜癌并非形态学上的连续事件，而是基于基因突变导致组织癌变的突发事件。无孕激素拮抗的雌激素刺激导致子宫内膜良性反应性增生，呈多克隆性、弥漫性病灶，发生子宫内膜肿瘤的风险低。而子宫内膜细胞基因突变导致的遗传性改变呈单克隆性局灶性癌前病变或子宫内膜癌、非激素依赖性，具有肿瘤的高发风险。

子宫内膜增生组织中最常见的基因改变是微卫星不稳定（microsatellite instability，MSI）和 PTEN 基因突变。MSI 的发生是由于 DNA 错配基因修复障碍导致多个基因改变。主要的错配修复基因是 MLH1、MLH2 和 MSH6，在子宫内膜典型增生和不典型增生中均可见到错配修复基因 MLH1 的超甲基化现象。MSI 只在内膜癌组织旁的复杂增生组织中见到，因此认为错配修复基因异常发生在 MSI 之前。肿瘤抑制基因 PTEN 突变发生在 20%～30%的子宫内膜增生的患者及 40%以上的子宫内膜腺癌患者，PTEN 缺失可导致不可控制的细胞生长。在一些病例中，PTEN 突变和 MSI 同时存在，认为在癌变过程中，PTEN 突变发生更晚。

二、子宫内膜增生的病理分类

世界卫生组织分类系统（1994 年版和 2003 年版）是目前应用最多的分类系统，依据腺体和间质的结构改变及腺细胞的异型性分类。依据前者分类为单纯性增生（simple hyperplasia，SH）和复杂性增生（complex hyperplasia，CH）；依据腺细胞的异型性分为单纯性增生和单纯不典型增生，复杂性增生和复杂不典型增生。单纯性增生是指腺体增生、大小不一，腺体和间质比例正常，无细胞异型性。复杂性增生是指腺体不规律增加，腺体和间质比例增加，出现腺体拥挤、背靠背现象，腺上皮细胞无异型性改变。子宫内膜不典型增生是指子宫内膜腺上皮细胞出现不同程度的细胞异型性，如细胞核大深染、细胞排列的极向紊乱等，依据细胞不典型的程度分为轻、中、重度不典型增生。

但这一分类法在临床应用中存在一些问题，应用这一分类法对子宫内膜诊刮标本及随后子宫切除的标本比较，两者诊断的一致性以及诊刮标本预测有无子宫内膜癌发生的概率都不理想，在不同的病理医师之间，甚至同一病理医师自身在诊断中的重复性都较低。临床观察发现 WHO 分类法诊断子宫内膜增生的可重复性低，可能遗漏合并存在的子宫内膜癌。两个因素影响 EH 的亚分类：第一：子宫内膜活检或诊刮标本仅包括子宫内膜的一部分，尤其是当 EH 病灶小或弥散状时，可能过低诊断；第二：WHO 分类的主观性要求病理学家主观掂量两个标准。这就意味着不同的病理学家可能有不同的阈值标准，尤其非典型病灶，相同的病灶可能会有不同的解释。子宫内膜活检标本鉴别复杂不典型增生和分化良好的子宫内膜癌很困难。GOG 的临床试验显示，病理专家组对既往 12 周内因子宫内膜活检诊断子宫内膜不典型增生而行子宫切除术的 289 例患者的标本重新阅片发现：115 例（40%）活检标本再次诊断为 AH，但是其中的 45 例（39%）合并子宫内膜癌。74 例（26%）活检标本，专家组降低了 AH 的诊断，包括 CH、SH 和其他良性病变，但子宫切除标本显示其中的 14 例（19%）合并子宫内膜癌。84 例（29%）活检标本，专家组提高了 AH 诊断为癌，但其中仅 54 例（64%）子宫切除术的标本中有癌灶存在；另 16 例活检标本专家组意见不一致，其中 10 例子宫切除标本中存在子宫内膜癌，这一结果提示：1/3 的活检标本被一部分病理学家诊断为 AH，而被另一部分病理学家诊断为内膜癌，子宫内膜活检标本诊断 AH 的 289 例患者行子宫切除术的标本中共 123 例合并子宫内膜癌（43%，123/289）。WHO 分类标准中不同病理专家之间的可重复性差，而且某一专家自身的可重复性也不高。这些结果明确的提示需要改善诊断子宫内膜不典型增生的可重复性及在活检标本中诊断已经存在的子宫内膜癌。

2000 年 Mutter 及其国际子宫内膜合作组提出了一种新的分类方法，称为子宫内膜上皮内瘤变（EIN）。这一分类结合了组织形态学、计算机形态测量、分子遗传学、细胞生物学以及临床随访资料，采用 D-score 评分。诊断标准包括：腺体组织结构、细胞学改变、病变体积以及除外相似的子宫内膜病变。该诊断分类将子宫内膜病变分为三大类：第一类为良性子宫内膜增生，是由于雌激素长期作用所致功能性改变，病变呈弥漫性，孕激素治疗有效，发展成癌的危险性可忽略不计；第二类为 EIN，为真正意义上的Ⅰ型子宫内膜癌的癌前期病变，是由于单细胞基因突变、单克隆性生长，病变呈局灶性生长；第三类为子宫内膜样癌。研究显示诊断 EIN 的重复性评分（Kappa 评分）在不同病理医师之间和病理医师自身的差异不大。但这一分类尚未广泛应用于临床。因此，与 WHO 的分类标准比较，EIN 分类不只是名称上的改变，反应的是生物学基础上不同概念。

Salman 等人根据 WHO 标准对 49 例子宫内膜活检标本诊断子宫内膜增生患者行子宫切除术，术后依据 EIN 系统回顾性再评估。发现 94.1%的复杂不典型增生，41.7%的非不典型增生诊断为 EIN，9 例子宫内膜癌均诊断 CAH 或 EIN，术前诊断 CAH 合并子宫内膜癌者 26.5%，EIN 合并子宫内膜癌者 24.3%。不典型或复杂不典型增生和 EIN 在预测同时合并的子宫内膜癌中具有相似的敏感性和阴性预测值。认为这两种分类系统对于有经验的病理医师来讲都可以安全地用于子宫内膜增生的诊断。但是在缺乏有经验的病理医师的中心 EIN 系统更好。

三、子宫内膜增生的临床表现

1. 子宫内膜增生常无症状，部分患者在超声检查中发现子宫内膜增厚经子宫内膜活检或诊刮得到诊断，部分患者在常规宫颈细胞学检查中发现异常腺细胞，经子宫内膜活检或诊刮得到诊断。

2. 最常见的症状是异常阴道出血。生育年龄患者各种原因导致的月经异常包括经期延长、经量增多、月经周期紊乱等均需排除子宫内膜增生及子宫内膜癌，围绝经期患者阴道淋漓出血、经间期阴道出血、接触性阴道出血及绝经后阴道出血均需经子宫内膜活检或诊刮排除子宫内膜增生及子宫内膜癌。临床随访发现绝经后阴道出血患者行子宫内膜诊刮病理中

15%是子宫内膜癌，15%是子宫内膜增生，70%为子宫内膜良性病变，如子宫内膜息肉、萎缩性子宫内膜、激素作用后的子宫内膜、或者因组织破碎不能识别病变。

3. 肥胖患者、多囊卵巢综合征、早初潮、晚绝经、雌激素暴露史（HRT，三苯氧胺）、卵巢功能性肿瘤、肾上腺产生雄激素肿瘤患者均是子宫内膜增生的高危人群，这一部分患者子宫内膜的常规监测中发现异常行子宫内膜病理组织检查得到诊断。

4. 年龄　子宫内膜增生可发生于生育年龄的各年龄段及绝经后患者，尤其是排卵异常的患者，围绝经期更多见。不同年龄段子宫内膜增生的病理类型分布有所不同，Susan 等在加拿大的一项流行病学调查发现子宫内膜单纯增生和复杂增生的发病高峰期为 50～60 岁，子宫内膜不典型增生的高峰期为 60～70 岁。

5. 子宫内膜增生进展为子宫内膜癌的危险性　子宫内膜增生患者有发展为子宫内膜癌的危险性，但其癌变的危险因素尚不明确。Kurman 等人对 170 例诊刮标本诊断子宫内膜增生患者随访 1～13 年发现：未经治疗的子宫内膜增生患者，自然逆转率达 74%，10 年以上持续稳定达 18%，单纯性增生无非典型者癌变发生率 1%，复杂增生无不典型者癌变危险 3%，单纯不典型增生癌变率为 8%，复杂不典型增生癌变率为 29%。提示子宫内膜增生伴有细胞不典型性是癌变的危险因素。另有研究显示：诊刮标本诊断子宫内膜增生行子宫切除术前随访 1 年，2%既往无非典型增生患者发展为癌，23%的非典型子宫内膜增生患者发展为癌，无细胞非典型增生者解除雌激素的刺激后倾向于自然逆转。Chen 等人的资料也显示子宫内膜增生伴细胞不典型、体重指数（BMI）＞ 25 的患者子宫内膜癌及发展为子宫内膜癌的危险性增高。绝经后患者发生子宫内膜癌的风险较绝经前患者更大。

四、子宫内膜增生的诊断

高危人群或症状性患者的检查方法包括阴道超声检查、子宫内膜盲目活检、宫腔镜下活检、扩宫和刮宫及子宫切除标本子宫内膜病理检查。宫颈脱落细胞学检查发现异常腺细胞提示可能存在子宫内膜肿瘤，但不能作为子宫内膜病变的确定诊断和随访方法。阴道超声检查在子宫内膜病变筛查中具有一定的意义，尤其对于绝经后患者，绝经后妇女子宫内膜厚度 4mm作为切割值对于诊断子宫内膜增生或子宫内膜癌的敏感性达 90%，阴性预测值达 99%，是一个很好的排除诊断方法，但其特异性仅 48%，阳性预测值仅 9%，因此对于子宫内膜厚度＞4mm 的绝经后患者必须取得子宫内膜组织标本获得病理组织学的诊断。

子宫内膜组织病理学取材方法包括宫腔吸管取材、子宫内膜活检、负压吸宫术、子宫内膜诊刮及子宫切除术。吸管活检是一个简单、创伤较小的方法，可以用于门诊患者，筛查子宫内膜癌的敏感性达 99%，筛查子宫内膜增生的敏感性 75%，对于持续性或反复性阴道出血的患者，可通过吸管活检确定子宫内膜癌，避免子宫内膜活检或诊断性刮宫导致的肿瘤扩散及手术操作带来的痛苦，但对于吸管活检阴性的患者仍需经子宫内膜诊断性刮宫获得全面的子宫内膜组织，排除子宫内膜癌及子宫内膜增生。

子宫内膜活检只能取得少量内膜组织，可能遗漏病灶组织，可能在诊断不典型增生时掩盖了合并存在的子宫内膜癌。GOG 对子宫内膜不典型增生患者进行了大样本的前瞻性研究（GOG 167），子宫内膜活检确诊 AH 后尽快行子宫切除术，发现合并的子宫内膜癌 43%（123/289）。Hahn 等人对 122 例因子宫内膜不典型增生行子宫切除术患者的分析发现，子宫内膜活检遗漏子宫内膜癌的比率明显高于子宫内膜诊刮者。子宫内膜活检标本诊断不典型增生的可重复性很差。由于子宫内膜增生常表现为散在的或单个灶性病变，有时与子宫内膜腺癌并存，所以必须取得全部的内膜组织进行诊断。具有子宫内膜活检指征的患者应行子宫内膜诊刮，提高已经存在的子宫内膜癌的诊断率。但当活检标本高度怀疑子宫内膜癌时应禁止诊刮，以减少手术操作导致的肿瘤扩散。

子宫内膜诊断性刮宫能取得更为全面的组织，但刮匙未到之处仍有可能遗漏某些部位，特别是双侧宫角及宫底处。负压吸宫可使内膜较全面地脱落，诊断更全面可靠。因此，在几种诊断方法中，以负压吸宫的准确率最高。但若取出组织肉眼检查已可疑癌，应停止刮宫，避免手术操作导致的肿瘤扩散。

宫腔镜检查可以全面直观地检查子宫内膜，尤其是双侧宫角部子宫内膜，在宫腔镜监测下诊刮不易遗漏子宫内膜病灶。但理论上讲，在宫腔镜检查过程中，子宫内膜癌细胞有通过膨宫液经输卵管扩散到腹腔引起腹膜种植的危险，在疑诊子宫内膜癌时应停止膨宫。但目前对宫腔镜检查可能导致子宫内膜癌扩散的危险有不同的意见。

五、子宫内膜增生合并子宫内膜癌

大概有一半的子宫内膜活检诊断为 AEH 的患者在几周或几个月后行子宫切除术时发现合并子宫内膜癌。由此可见子宫内膜活检标本诊断中存在一个问题是可能低估已经存在的子宫内膜癌。子宫内膜活检及诊刮病理诊断子宫内膜增生患者行子宫切除术发现合并存在子宫内膜癌的比例文献报道不一，AEH 合并子宫内膜癌达 17%～52%，但最近的资料显示达 40%～50%。GOG 对子宫内膜不典型增生患者进行大样本的前瞻性研究（GOG 167），确诊 AEH 后尽快行子宫切除术，发现 AEH 合并的子宫内膜癌的发生率为 43%（123/289）。Pennant 等人的资料显示子宫内膜活检标本诊断子宫内膜非典型增生患者子宫切除术后标本中子宫内膜癌的发生率为 45.9%。Chen 等人的资料显示子宫内膜增生合并子宫内膜癌总的流行率是 26%，其中子宫内膜非典型增生患者合并子宫内膜癌的比率较高达 54%。Hahn 等人对 126 例诊刮标本诊断为 AEH 的患者行子宫切除术，子宫切除标本显示单纯或复杂子宫内膜增生无非典型增生者 27%，AEH 者 54.7%，增殖期内膜 7.9%，合并子宫内膜癌 10.3%。13 例合并子宫内膜癌患者中，11 例病变局限于子宫内膜，其余 2 例病变局限于子宫内膜异位病灶中，未侵及肌层，所有子宫内膜癌均合并不典型子宫内膜增生。术前诊断单纯 AEH 组中子宫切除标本中无 1 例子宫内膜癌，术前诊断复杂 AEH 者子宫切除标本中合并子宫内膜癌 12.7%。提示子宫内膜活检或诊刮标本诊断子宫内膜增生可能合并未被诊断的子宫内膜癌的危险与初期诊断的病理类型有关，也提示子宫内膜活检或诊刮标本诊断的子宫内膜不典型增生必须考虑合并存在子宫内膜癌的危险。

六、子宫内膜增生的处理

子宫内膜增生的处理要强调个体化的原则，首先要明确诊断，明确导致子宫内膜增生发生的原发疾病，依据病理分类、既往疾病史，即子宫内膜增生相关的原发疾病、患者的年龄及对生育要求，同时要依据预后因素、对孕激素治疗的反应等综合考虑。治疗选择包括药物保守治疗和手术治疗。对于年轻、有生育要求、子宫内膜增生无伴细胞不典型者，癌变危险性及复发危险低的患者，选择保守治疗。对于绝经后患者、子宫内膜不典型增生患者、癌变危险性高的患者手术切除更安全。

（一）原发疾病的治疗

如肥胖患者运动减肥，多囊卵巢综合征诱导排卵，高泌乳素血症患者降低泌乳素治疗等。

（二）孕激素治疗

孕激素对于子宫内膜增生患者的治疗同子宫内膜增生的病理分类、年龄、月经状态有关，子宫内膜增生无不典型增生患者往往对孕激素治疗反应良好，这种患者复发率低、癌变风险低，绝经前患者治疗效果更好。因此对于子宫内膜增生无不典型者、年轻有生育要求、绝经前患者，孕激素是一个很好的治疗选择，可以避免不必要的子宫切除术，但治疗期间及治疗后必须严密监测，及早诊断子宫内膜增生复发及子宫内膜癌。

Ferenczy 等人对 85 例绝经后子宫内膜增生患者应用安宫黄体酮（甲羟孕酮）10～20mg/天，连续用药 3 个月后再次子宫内膜取样，发现子宫内膜增生无不典型患者，全部病变逆转，子宫内膜不典型增生患者，病变的逆转率仅 50%，子宫内膜不典型增生患者逆转后病变复发及子宫内膜癌的危险性明显高于无不典型增生患者（50%比 6%）。提示子宫内膜不典型增生患者孕激素治疗有一定的反应率，但复发率、子宫内膜癌的危险性高，要高度关注。

孕激素治疗方式依据患者的月经状态，绝经前患者给予孕激素周期应用、绝经后患者连续服用 3 周期或 3 月后再次行子宫内膜取样了解子宫内膜对孕激素的反应。75%～90%的子宫内膜增生无不典型的患者孕激素治疗后可以逆转。病变逆转的患者可以给予序贯治疗，如希望妊娠的患者诱发排卵治疗，不要求受孕的患者，给予口服避孕药治疗。经过孕激素治疗仍持续子宫内膜增生的患者建议手术治疗。

无不典型增生的患者，逆转为正常内膜者达 90%以上，癌变发生率低，但总的复发率达 10%。存在细胞不典型增生的患者，逆转率低，病灶持续存在达 50%以上，大部分研究报道不论是否孕激素治疗均有一定的癌变率。任何子宫内膜增生的孕激素治疗都需要随访子宫内膜活检确定逆转并排除复发。

孕激素治疗包括初期大剂量治疗 3～6 月，序贯低剂量长期维持治疗直到病理确定病变逆转。孕激素选择各异，包括醋酸甲地孕酮、安宫黄体酮、左炔诺酮（levonorgestrel-releasing intrauterine system，LNG-IUS，商品名曼月乐环）和微粒化孕激素。

LNG-IUS 因为其方便、效果肯定在临床有一定的应用。Orbo 等人进行多中心、随机、对照研究 LNG-IUDS（释放左炔诺孕酮 20 mcg/day）对子宫内膜增生的治疗，治疗 6 个月后子宫内膜取样评估发现曼月乐组无 1 例疾病进展，全部病例显示疾病逆转无增生所见，对照组 50%病变逆转（$P=0.0001$），随访 58～106 月，研究组持续置入曼月乐者无 1 例疾病进展，全部逆转，对照组疾病逆转率 49%（53/107）（$P=0.0001$）。Ioannis 等人的荟萃分析口服孕激素与曼月乐对子宫内膜增生的治疗效果，结果显示：与曼月乐环比较，口服孕激素引起子宫内膜增生病变逆转率低（66% vs 92%；$P<0.01$），不典型子宫内膜增生病变的逆转率低（69% vs 90%；$P=0.03$），单纯子宫内膜增生患者无统计学差异（89% vs 96%；$P=0.41$）。但曼月乐环本身所引起手术并发症、环脱落、腹痛等并发症一定程度上限制其应用。

（三）其他药物

芳香化酶抑制剂（aromatase inhibition，Als）通过抑制芳香化酶的活性，降低雌激素水平；在绝经后妇女中，Als 几乎可完全抑制雌激素的合成；绝经前妇女单用 Als 常不能完全阻断卵巢组织雌激素的合成，短期使用甚至会使雌激素水平显著升高。Qiao 等人报道芳香化酶抑制剂阿那托唑（anatrozde），用于围绝经期子宫内膜增生患者治疗 12 个月，随访 10 个月，子宫内膜全部转变为萎缩型，无明显的药物不良反应，依从性良好。芳香化酶抑制剂在子宫内膜增生治疗中可能有一定的前景，但样本量小、缺乏对照组，尚需扩大样本量，经临床随机对照试验后方可定论。口服避孕药在子宫内膜增生不伴细胞不典型性的治疗中具有方便、经济、效果肯定的优点，可用于孕激素治疗后的持续治疗。

（四）手术治疗

吸刮宫术是子宫内膜病变诊断的必要手段，同时也是治疗手段之一。长期雌激素刺激的子宫内膜，经过吸刮宫术后，及时得到诊断及治疗。如上所述子宫内膜不典型增生患者合并子宫内膜癌的危险性为17%～52%，发展为子宫内膜癌的危险性高；合并子宫内膜癌的危险及癌变的危险同年龄有关，建议子宫内膜不典型增生、无生育要求、40岁以上患者、子宫内膜增生不伴细胞不典型性的绝经后患者经孕激素治疗后病变持续不逆转者应予手术切除，手术方式以子宫及双侧附件切除术。存在明确的手术指征，但存在手术禁忌证的患者，可予以高效孕激素治疗3个月后再评价，病变逆转者可予以小剂量孕激素治疗。

最困难的处理问题是存在不典型增生但要求保留生育功能的患者，要在高效孕激素治疗3个月后再评价，排除子宫内膜癌，并积极治疗原发病，适时促排卵治疗。

（王淑珍）

参考文献

1. Hannemann MM, Alexander HM, Cope NJ, Acheson N. Endometrial hyperplasia: a clinician's review. Obstetrics, Gynaecology & Reproductive Medicine, 2007, 17: 169-172.
2. Li H, Chen X, Qiao J. Letrozole as primary therapy for endometrial hyperplasia in young women. International Journal of Gynecology & Obstetrics, 2008, 100: 10-12.
3. Ørbo A, Arnes M, Hancke C, Vereide AB, Pettersen I, Larsen K. Treatment results of endometrial hyperplasia after prospective D-score classification: a follow-up study comparing effect of LNG-IUD and oral progestins versus observation only. Gynecologic Oncology, 2008, 111: 68-73.
4. Francz M. The premalignant disease of the endometrium: endometrial intraepithelial neoplasial. Magy Onkol, 2008, 52: 35-40.
5. Susan D. Reed, Katherine M. Newton, Walter L. Clinton, Meira Epplein, Rochelle Garcia, Kimberly Allison, Lynda F. Voigt, Noel S. Weis. Incidence of endometrial hyperplasia. American Journal of Obstetrics and Gynecology, 2009, 200: 678-678.
6. Chen YL, Cheng WF, Lin MC, Huang CY, Hsieh CY, Chen CA. Concurrent endometrial carcinoma in patients with a curettage diagnosis of endometrial hyperplasia. J Formos Med Assoc, 2009, 108: 502-507.
7. Suh-Burgmann E, Hung YY, Armstrong MA. Complex atypical endometrial hyperplasia: the risk of unrecognized adenocarcinoma and value of preoperative dilation and curettage. Obstet Gynecol, 2009, 114: 523-529.
8. Obeidat B, Mohtaseb A, Matalka I. The diagnosis of endometrial hyperplasia on curettage: how reliable is it? Arch Gynecol Obstet, 2009, 279: 489-492.
9. Lacey JV Jr, Chia VM. Endometrial hyperplasia and the risk of progression to carcinoma. Maturitas, 2009, 63: 39-44.
10. Reed SD, Voigt LF, Newton KM, Garcia RH, Allison HK, Epplein M, Jordan D, Swisher E, Weiss NS. Progestin therapy of complex endometrial hyperplasia with and without atypia. Obstet Gynecol, 2009, 113: 655-662.
11. Hahn HS, Chun YK, Kwon YI, Kim TJ, Lee KH, Shim Jae-Uk, Mok JE, Lim KT. Concurrent endometrial carcinoma following hysterectomy for atypical endometrial hyperplasia. European Journal of Obstetrics & Gynecology and Reproductive Biology, 2010, 150: 80-83.
12. Gallos ID, Shehmar M, Thangaratinam S, Papapostolou TK, Coomarasamy A, Gupta JK. Oral progestogens vs levonorgestrel-releasing intrauterine system for endometrial hyperplasia: a systematic

review and metaanalysis. American Journal of Obstetrics and Gynecology, 2010, 203: 547-547.

13. Mario M, Leitao Jr, Guangming Han, Lee LX, Nadeem R, Abu-Rustum, Brown CL, Chi DS, Sonoda Y, Levine DA, Gardner GJ, Jewell EE, Barakat RR, Soslow RA. Complex atypical hyperplasia of the uterus: characteristics and prediction of underlying carcinoma risk. American Journal of Obstetrics and Gynecology, 2010, 203: 349-349.
14. Jarboe EA, Mutter GL. Endometrial intraepithelial neoplasia. Seminars in Diagnostic Pathology, 2010, 27: 215-225.
15. Whiteman MK, Zapata LB, Tepper NK, Marchbanks PA, Curtis KM. Use of contraceptive methods among women with endometrial hyperplasia: a systematic review. Contraception, 2010, 82: 56-63.
16. Scarselli G, Bargelli G, Taddei GL, Marchionni M, Peruzzi E, Pieralli A, Mattei A, Buccoliero AM, Fambrini M. Levonorgestrel-releasing intrauterine system (LNG-IUS) as an effective treatment option for endometrial hyperplasia: a 15-year follow-up study. Fertility and Sterility, 2011, 95: 420-422.

第 41 章 子宫内膜癌概述

子宫内膜癌（carcinoma of the endometrium）是原发于子宫内膜的上皮性恶性肿瘤，由于原发于子宫体部故也称子宫体癌（carcinoma of the corpus uteri），为女性生殖器官常见的恶性肿瘤，在经济发达国家其发病占妇科恶性肿瘤的首位。在我国，近年来发生率亦显上升趋势。子宫内膜癌的发生可自生殖年龄到绝经后，高峰发病年龄为 50～69 岁。与其他妇科恶性肿瘤相比，大多数子宫内膜癌的病程发展相对较缓慢，临床症状出现较早，容易早期发现，多数病例在确诊时病灶尚局限在子宫内，因而治疗效果较好，预后较佳。这些是子宫内膜癌的有利因素。但也有一些不利的因素，如某些特殊的组织学类型其恶性程度很高，容易较早扩散到子宫以外，且子宫内膜癌所表现的症状并无特异性，某些诊断手段如阴道细胞学涂片等其诊断价值不高等。这些不利因素是部分患者预后差的重要原因。所以，只有深入了解子宫内膜癌的发生、发展、病理及临床等特点，才能做到正确及时地诊断与合理地治疗，从而提高子宫内膜癌的治愈率。

第一节 流行病学及病因学

一、发病情况

每年世界上约有 150 000 新的子宫内膜癌病例，占女性恶性肿瘤的 4.8%，居女性全身恶性肿瘤的第 5 位。中国每年新发生数约为 15 900 人，占女性恶性肿瘤的 3%。

世界不同地区的发病率有很大差别。最高的地区是美国和加拿大，在欧洲则以瑞士及德国的发生率最高，发展中国家相对较低，最低的是印度和南亚。高发国家中子宫内膜癌约占女性恶性肿瘤的 10%，而低发国家中仅占 2%～4%。据世界 18 个地区的统计资料，城市人口的子宫内膜癌发生率高于农村人口，无论是高发地区还是低发地区，城市的子宫内膜癌发生率高出农村约 20%～40%。在种族差异上，白种人的发生率约为黑人的 2 倍。在发达国家，早在 20 世纪 20～30 年代，子宫颈癌与子宫内膜癌的比例为 8∶1，以后子宫内膜癌发生率逐年增加，到了 60 年代达 2∶1，近年甚至有报道为 1.1∶1，几乎与子宫颈癌的发生率相等。在国内，根据北京、上海、四川有关资料，子宫内膜癌的收治率近 40～50 年来在不断升高，与子宫颈癌的收治比率逐年接近。中国医学科学院肿瘤医院收治的子宫内膜癌与子宫颈癌比例从 20 世纪 1960—1969 的 1∶45，1970—1979 的 1∶17.7，1980—1989 的 1∶7.7，1990—1999 的 1∶3.1 到 2000—2004 的 1∶3.5 发生明显的变化。

近年我国肿瘤防办及北京地区女工保险一些资料表明，我国东部部分发达地区子宫内膜癌的发病亦与子宫颈癌、卵巢癌发病及死亡相近（见第 1 章）。其上升的原因可能与经济、文化水平提高，妇女寿命延长有关。

二、危险因素

尽管子宫内膜癌发病的确切机制尚未明确，但根据流行病学资料分析与下述因素有一定关系。

（一）年龄

子宫内膜癌以往多认为是老年妇女的疾病，高峰发病年龄是 50～69 岁，40 岁以下较为少见。中国医学科学院肿瘤医院在 1958—1986 年收治子宫内膜癌 572 例，50～59 岁年龄组占 45%，60～69 岁组占 24.5%，40 岁以下占 8.3%。年轻子宫内膜癌病人常有明显月经不调及不孕史。

（二）月经因素

子宫内膜癌病人常有月经来潮早、绝经晚的历史。有资料显示，月经初潮超过 16 岁者，危险性降低 50%。52 岁以后绝经者较 49 岁以前绝经妇女多 4 倍。无排卵月经或月经周期过长患本病的危险性增加。

（三）妊娠和生育

从流行病学调查来看，不育是子宫内膜癌的高危因素。随着分娩次数增多，危险度下降。不孕者及未产妇与子宫内膜癌的发生关系更为密切。最近研究发现子宫内膜癌发生的危险与初产妇的年龄无关，但随着末次生产的年龄升高，危险性下降。

（四）肥胖

肥胖是发生子宫内膜癌的重要危险因素。体重≥90kg 与＜60kg 的妇女相比，其发生子宫内膜癌的相对危险度为 17.1。子宫内膜癌患者多数系较肥胖者，约有 80%超过正常平均体重的 10%。体重若超过正常体重的 15%，则患子宫内膜癌的危险度增加 3 倍。特别是在早年肥胖则更是一个危险因素。因为肥胖是内分泌不平衡的表现，机体大量的脂肪增加了雌激素的储存，并在相当长的时间内逐渐使雌激素释放出来，此外脂肪还有利于雄激素芳香化，使雄烯二酮转化为雌酮而增加血内雌激素的含量。此外，肥胖者血中性激素结合蛋白的浓度较低，这些均可导致子宫内膜增生甚至发生癌变。

（五）一些相关疾患

糖尿病妇女患子宫内膜癌的危险性增加 2.8 倍，高血压者增高 1.8 倍。糖尿病、高血压病人多见于肥胖者。糖尿病、高血压、肥胖等可能是由于长期垂体功能异常所致。有人认为遗传性垂体功能异常是子宫内膜癌的重要病因。

卵巢疾患：如卵巢性索间质瘤、多囊卵巢综合征及非典型子宫内膜增生症都与雌激素过高有关，它们与子宫内膜癌的发生关系密切。

此外，还有一些散在的报道认为关节炎、甲状腺功能亢进及胆囊疾病等，可能与子宫内膜癌相关，但均不能肯定其确切的关系。

（六）外源性雌激素

外源性雌激素，系指服用雌激素类药物。美国在 1950—1970 年间子宫内膜癌发病率稳定于 23.2/10 万水平，但在 1975 年时，发现子宫内膜癌的发病率增加为 33.2/10 万，增加了 43%。追踪其原因，在于美国妇女服用雌激素治疗更年期综合征，且未服用孕激素，此后对雌激素使用加强控制，并加用黄体酮，至 1985 年，子宫内膜癌的发病率又降低为 23.4/10 万。Person 一项前瞻性研究表明，使用雌激素 6 年以上，患子宫内膜癌的相对危险性增加 1.8 倍，且发病的危险性与使用期限、剂量及最后使用时间有关。停止使用雌激素后，发生的危险性还可持续数年。

（七）长期服用三苯氧胺（TAM）

TAM 是一种合成的非类固醇类抗雌激素制剂，现已被广泛应用于乳腺癌病人的辅助治疗。但 TAM 尚具有弱的拟雌激素作用，长期服用 TAM，可使子宫内膜增生，增加子宫内膜癌的危险性，近年来陆续有报道，在应用 TAM 后发生子宫内膜癌，特别是持续用药达 2 年以上者，发生的危险性更高，应用 3～4 年则相对危险度增加 6.4 倍。

（八）放射线

盆腔放疗后发生子宫内膜癌的病例早有报道。Storm 综合文献报告发生率为 0.27%，中国医学科学院肿瘤医院报告，子宫颈癌放疗后子宫内膜癌的发生率为 0.19%，认为可能与宫腔的低剂量区内残存的子宫内膜细胞基因改变有关。

（九）癌基因和抑癌基因

近些年来分子生物学研究显示，子宫内膜癌患者常有癌基因的激活和/或抑癌基因的失活，而且在癌发生发展的不同阶段和不同病理类型表达亦有不同。随着研究的深入，很可能在解释癌变机制上有所突破。

（十）社会经济状况

从流行病学资料看，经济条件较好、社会阶层高及受教育较高的人群发生子宫内膜癌的危险性较高。这些是否是影响子宫内膜癌的危险因素目前还不能肯定，因在早年使用雌激素替代疗法者往往是社会阶层较高及受教育程度较高的人，当然其相对危险就会增加，因此这些因素可能是间接因素。

第二节　病理形态和转移及播散途径

一、病理改变

（一）大体形态

大部分可有程度不同的子宫增大，可为饱满子宫到 8～12 周妊娠大小子宫或更大，少数老年妇女患者子宫可正常大小，甚至比正常略小。子宫表面可光滑，或结节不平。子宫内膜癌的生长方式一般有两种：

1. **弥漫型**　癌组织累及大部分子宫内膜，常呈息肉样充满宫腔，受累内膜显著增厚，色灰白，质脆，易出血、坏死，组织脱落形成溃疡，并可向肌层及颈管浸润。晚期可浸透浆膜层并累及盆腔临近器官。

2. **局限型**　癌组织局限于宫腔内某一部分，肿瘤发展成菜花状或结节样，宫腔内尚有内膜组织可见，早期癌灶局限于内膜层，癌变可向肌层及宫外组织发展。

（二）镜下表现

有普通腺癌、棘腺癌、腺鳞癌、透明细胞癌、乳头状腺癌、浆液性乳头状腺癌、黏液性腺癌、混合型腺癌及鳞癌。

1. **腺癌**　为子宫内膜癌最主要的病理类型，腺体明显增多，形态大小不一，排列不规则，由单层或复层细胞组成，可有共壁现象。癌细胞呈柱状、方形或多角形，核大小不一，染色深，核分裂象多见。细胞分化程度可有高、中、低之分。间质明显减少，其间有少量淋巴细胞浸润，常可见出血和坏死。预后好。

2. **棘腺癌**　腺癌组织中可见鳞状上皮成分或其团块，鳞状上皮可能来自细胞化生，无恶性表现，此类内膜癌恶性程度低。预后好。

3. **腺鳞癌** 有腺癌及鳞癌两种恶性成分。腺癌和鳞癌可相邻排列，亦可混合在一起，此类恶性程度较高，预后较差。

近年来对2、3型统称为伴有鳞状细胞分化的亚型，主要认为其预后与鳞状上皮分化关系不大。

4. **透明细胞癌** 细胞可呈多边形、平顶、针状或扁平状，以乳头状、管状或囊状排列成实体团块，胞浆透明，PAS染色可见红染阳性颗粒，预后差。

5. **乳头状腺癌** 呈细头状突起，癌细胞较规则，呈柱形，复层少，有人把此型归之为普通腺癌，亦有学者认为其较腺癌恶性程度高。

6. **浆液性乳头状腺癌** 乳头粗大，被覆不规则的复层浆液性细胞，核分裂象多，核仁大，类似卵巢浆液性乳头状腺癌。易向肌层浸润，并可较早发生盆、腹腔和远处转移，恶性度高，预后差。

7. **黏液性腺癌** 肿瘤以胞浆内含有黏液的腺癌细胞为主，预后较好。

8. **混合型腺癌** 包括有上述亚型成分。

9. **鳞癌** 少见，应仔细除外来自宫颈。

10. **其他** 如移行细胞癌、小细胞癌等均罕见。

（三）分级

子宫内膜癌按其结构及细胞分化程度分为三级，即G1、G2、G3。

按肿瘤的结构特征分级：

G1：高分化腺癌，非鳞状或非桑葚实体状生长形态<5%。

G2：中分化腺癌，非鳞状或非桑葚实体状生长形态在6%～50%间。

G3：低分化腺癌，非鳞状或非桑葚实体状生长形态在50%以上。

按细胞核的异型性程度分级：

G1：细胞核长圆形，染色质及核仁变化轻微，偶见核分裂。

G2：细胞核的异型性程度介于G1和G3之间。

G3：细胞核圆形，不规则增大，核仁明显，嗜酸型，核分裂多见。

对此病理分级1988年手术分期中又做了补充说明：①当腺癌G1、G2有明显核异形性，与上述分级标准不相适应时，应升高一级。如上述的G1、G2的癌细胞呈低分化表现时，应晋为G2、G3。②对浆液性腺癌、透明细胞腺癌、鳞癌则以核分化程度为主要依据。③对伴有鳞状上皮分化的腺癌，则以腺体成分进行分级。

二、扩散与转移

子宫内膜癌可通过直接蔓延、淋巴、血行转移及种植性方式侵犯临近组织及器官或转移至远处器官。

（一）直接蔓延

沿子宫内膜直接蔓延至颈管、附件、阴道及邻近器官。

（二）淋巴转移

子宫内膜癌淋巴转移主要有下述引流途径：

1. 子宫底部→阔韧带上部→输卵管、卵巢→腹主动脉旁淋巴结。
2. 子宫中、下段→髂内、外淋巴结→髂总淋巴结→主动脉旁淋巴结。
3. 子宫后壁→子宫骶骨韧带→骶前淋巴结。
4. 子宫角部→子宫圆韧带→腹股沟淋巴结。

由于子宫肌层淋巴管丰富，互相交汇，可同时出现多方向淋巴转移。

（三）血行转移

可转移至肺、肝、脾、脑、骨等处。

（四）种植转移

手术中盆腹腔冲洗液内发现的癌细胞，通常被认为是癌细胞经由输卵管种植于盆腔、腹腔所致。有些阴道残端的转移灶，也被认为是癌细胞脱落、种植的结果（图 41－1）。

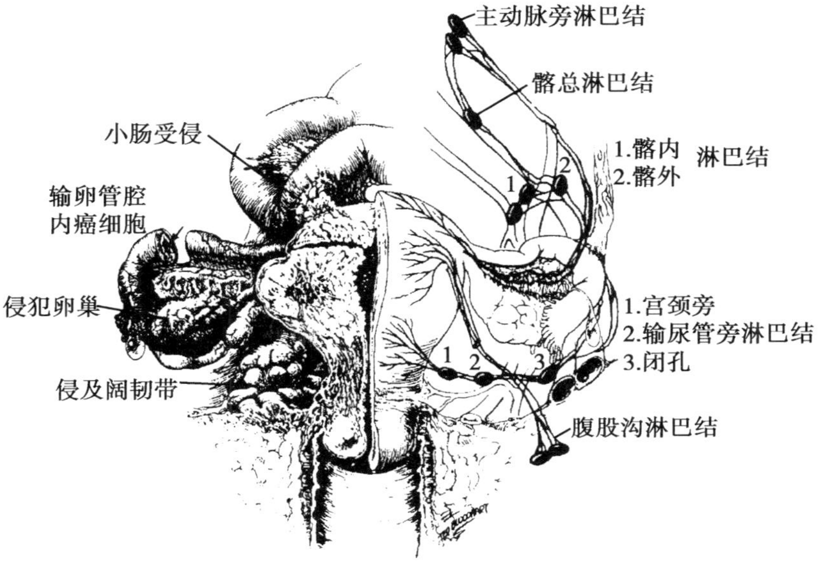

图 41－1　子宫内膜癌的扩散与转移

第三节　临床表现及诊断

一、临床表现

1. *阴道出血*　是子宫内膜癌的最主要症状，出血量一般不多，呈不规则性。绝经前可表现为经期延长或经间期出血。

2. *阴道分泌物增多*　约 1/3 病人阴道排液增多，可为血性或脓样，并可有臭味。

3. *腹部肿块*　当子宫增大超出盆腔或腹腔有较大转移灶时，患者可自行触及腹部包块。

4. *疼痛*　一般并不严重，局限于下腹及腰骶部，严重疼痛则是由肿瘤晚期压迫神经所致，可为腰、腹及下肢疼痛，并可伴有下肢水肿。

5. *大小便障碍*　为肿瘤压迫或刺激膀胱、直肠所致，可表现为尿频、排尿不畅，肛门坠胀不适、大便性状改变等。

6. *其他症状*　晚期患者可出现肺、肝、骨等处转移的症状，出血多者则可出现贫血症状，少数患者可因宫腔或宫旁感染严重而以发热等为主要表现。

7. *体征*　体检可发现许多病人是肥胖者。腹部和盆腔检查通常并无明显的子宫增大或只有轻度到中度的子宫增大。绝经后患者子宫大小往往与生育年龄妇女的子宫大小相同，而不是变小或萎缩。由于肿瘤的增大，子宫可明显增大。子宫在盆腔内粘连固定多发生在晚期或以往有盆腔炎史的患者。

二、诊断

子宫内膜癌的诊断需要对患者的病史、临床检查和病理检查进行全面的综合分析，采取正确检查方法，以免漏诊或误诊。

（一）病史

对于有上述症状，特别是具有高危因素的病人，应仔细进行有关检查。子宫内膜癌的高危因素包括：①初潮早；②绝经晚；③长期月经不调；④未婚或婚后不育；⑤肥胖；⑥糖尿病高血压；⑦雌激素替代治疗；⑧长期服用三苯氧胺；⑨有盆腔放疗史；⑩肿瘤家族史等。

（二）临床检查

应仔细进行妇科三合诊检查，同时注意子宫不大者，亦有发生子宫内膜癌的可能。

（三）辅助检查

1. **细胞学检查** 子宫内膜细胞与子宫颈上皮不同，除行经期外，平时不易脱落，一旦脱落往往发生退化、变形、溶解等一系列变化而难于辨认，因此子宫内膜脱落细胞学检查准确率较低，为提高阳性率，目前对取材工具和方法作了许多改进，如宫腔吸片、子宫内膜刷、宫腔喷水收集等，但均不够简便实用，结果也只具有辅助及参考价值，最后诊断仍需取内膜行病理组织学检查证实。

2. **病理组织学检查** 疑有子宫内膜癌者应行组织学检查来确诊。组织学检查取材方法包括有内膜活检、分段取内膜及全面刮宫，其中以分段取内膜最为常用。分段取内膜应首先估计子宫颈阴道部的长短，然后刮取颈管内膜，最后再取子宫内膜。这样可避免子宫内膜污染颈管造成颈管病理检查假阳性。只有各项检查均未能确诊，而临床仍疑癌时，才考虑全面刮宫。

3. **宫腔镜检查** 是直视下观察宫腔病变的方法，检查时对可疑内膜组织直接取活检送病理确定病变性质，可以提高诊断准确率及避免颈管假阳性。但并不是所有内膜癌病人的诊断均需采用宫腔镜检查，宫腔肿瘤较大时做此检查易于出血，且检查时膨宫剂的使用，有可能促使癌细胞进入盆腔或发生远处转移。

4. **影像学检查** 目前最常用的检查有 B 超、CT 及磁共振（MRI）检查，可根据内膜厚度及内膜线的检查情况协助诊断。MRI 对判断肌层受累有所帮助。影像学检查均能提供盆、腹腔淋巴结有价值的信息，对确定病变范围及制订治疗方案有帮助。

第四节　分期

一、临床分期法

子宫内膜癌的分期，始于 1950 年，后经国际妇产科联盟（FIGO）于 1971 年修定了临床分期（表 41－1）。1988 年 FIGO 提出手术分期，2009 年又经修订。分期的演变见第 8 章。手术分期用于首选治疗手段为手术的病例，首选治疗非手术的病例仍用 1971 年的临床分期。

表 41－1 FIGO 1971 年子宫内膜癌临床分期

分期	病变
Ⅰ期	病变局限于宫体
Ⅰa	子宫腔深度≤8cm
Ⅰb	子宫腔深度＞8cm
Ⅱ期	病变累及子宫体及子宫颈，但无子宫外扩散
Ⅲ期	病变播散于子宫体外，但限于盆腔内（阴道壁、宫旁组织可能受累，但未累及膀胱、直肠）
Ⅳ期	病变累及膀胱或直肠，或有盆腔以外的播散

此分期的缺点：①不能真实反映病变累及的范围，Ⅰ期包括的病例太多；②此分期难以对预后作出评价，很多影响预后的有关因素，如子宫肌层浸润的深度，淋巴结有无转移，腹腔冲洗液细胞学检查结果，有无子宫以外的转移癌灶等，都未能说明。这些均需在手术后经病理组织学检查证实后才能确定，对预后来说这些因素又极为重要，为解决以上问题，FIGO 于 1988 年推出子宫内膜癌手术-病理分期。但临床上仍有部分病例首选非手术治疗，而且术前仍需对病变情况作出估计，因此临床分期仍具有一定临床意义。

二、手术分期

1988 年 FIGO 推荐手术分期，用于首选治疗为手术治疗者。通过 20 年的临床实践，于 2009 年 FIGO 对 1988 年手术分期作了修订，新的分期见表 41－2。

表 41－2 FIGO 2009 年分期

Ⅰ期*：肿瘤局限于子宫体。
　Ⅰa 期*：无或＜1/2 肌层浸润。
　Ⅰb 期*：＞1/2 肌层浸润。
Ⅱ期*：肿瘤侵犯子宫颈间质，但未超出子宫**。
Ⅲ期*：肿瘤局部和/或区域扩散。
　Ⅲa 期*：肿瘤累及浆膜层和/或附件#。
　Ⅲb 期*：阴道和/或宫旁受累#。
　Ⅲc 期*：盆腔淋巴结和/或腹主动脉旁淋巴结转移#。
　　Ⅲc1*期：盆腔淋巴结阳性。
　　Ⅲc2*期：腹主动脉淋巴结阳性伴有/无盆腔淋巴结阳性。
Ⅳ期*：肿瘤侵犯膀胱和/或肠黏膜，和/或远处转移。
　Ⅳa 期*：肿瘤侵犯膀胱和/或肠黏膜。
　Ⅳb 期*：远处转移，包括腹腔内和/或腹股沟淋巴结转移。

注：*包括 G1、G2、G3。
**仅有颈管内膜腺体受累应属Ⅰ期，不再属Ⅱ期。
#细胞学阳性需另行报告，不改变分期。

2009 年子宫内膜癌分期与 1988 年分期的区别如下：将原Ⅰa、Ⅰb 合二为Ⅰa 期；Ⅱ期仅限于子宫颈间质受累；腹腔液阳性不改变分期；Ⅲc 期再分为Ⅲc1 期（盆腔淋巴结阳性）及Ⅲc2 期（主动脉旁淋巴结阳性）。

1971 年临床分期及 1988 年的病理分期均有病理分级的内容，反映了分级对预后有重要影响。初看起来，1971 年病理分级似乎更偏重细胞分化程度，而 1988 年病理分级对普通腺癌似侧重结构，对一些特殊类型腺癌及明显为未分化者侧重细胞分化，并有晋级的概念（见第 8 章及本章第二节）。

三、PTNM：代表手术后疾病检查结果的确定 TNM 分类

PT：术后病检确定的原发病灶累及范围。

PG：病理组织学分化程度为术后标本 G1、G2、G3（同前述）。

PN：术后淋巴结转移状况。

PM：远处转移状态；PM 分类标准按 M 分类标准为定，故 FIGO 手术-病理分期均可用 PTNM 系统分类表示。

第五节　子宫内膜癌的治疗

一、子宫内膜癌治疗的回顾

1900 年 Cullen 在其著作“子宫癌瘤”一文中提出，对子宫内膜癌的治疗选择为经腹子宫全切及双附件切除术。20 世纪初期镭放射治疗应用于临床，Kelly 在 1916 年报道了有关采用镭放射治疗子宫内膜癌的大量病例资料，但仍认为手术是子宫内膜癌的治疗方法中最重要的部分。1939 年 Mahle 等指出，对分化很差的癌瘤采用镭放射治疗的疗效并不比早期手术组好，并认为用镭放射治疗后再作子宫切除是治疗子宫内膜癌的最佳方案。这些早期报道均未考虑到与子宫内膜癌预后有关的各种因素。

1988 年手术分期出现以前，放疗（尤以术前腔内放疗）与手术的配合治疗是欧美一些肿瘤治疗中心的基本选择。手术分期出现后改变了这种治疗模式。首选手术是治疗的基本思维，术后放疗比重增高。单纯放疗只是不适手术患者的治疗选择。而且化疗也受到重视和发展，激素治疗的合理应用也受到关注。

二、子宫内膜癌的手术治疗

手术治疗是治疗子宫内膜癌的基本手段，长期以来，全子宫＋双附件切除是基本术式。这可能与传统认为子宫内膜癌是相对生物学行为较为温和，疾病发展缓慢，淋巴转移较少及患者多为年高、体胖、有合并症妇女有关。随着对内膜癌的认识的深入，发现部分内膜癌生物行为颇恶，可出现较早转移，即使普通腺癌，一旦出现深肌层侵犯，淋巴转移概率亦增加。手术分期的出现，手术范围增大了，无疑对一些病例是过度手术。

目前对手术争论颇多，包括手术范围、淋巴切除的范围、淋巴取样以及采用了综合治疗的方案，手术范围多大才合理，以及减瘤术的价值等。

有学者强调子宫内膜癌除按子宫颈癌手术行子宫广泛切除＋盆腔淋巴清扫外，尚需主动脉旁淋巴清扫。有学者则认为对全部病例行此手术不尽合理。子宫内膜癌淋巴转移毕竟不高，下表为妇科恶性肿瘤治疗结果国际年报 23 卷及 24 卷所收集的大宗病例材料，所示盆腔及主动脉旁淋巴转移比例，淋巴结转移与肌层侵犯关系，值得我们深思。

表 41－3 淋巴结转移与肌层侵犯（妇科恶性肿瘤治疗结果国际年报 23 卷，1998）

	P－A－(％)	P＋A－(％)	P－A＋(％)	P＋A＋(％)
M0	98.5	0.66	0.50	0.33
M＜50％	96.83	2.27	0.38	0.53
M＞50％	79.83	13.33	1.87	4.98

表 41－4 淋巴结转移与肌层侵犯（妇科恶性肿瘤治疗结果国际年报 24 卷，2001）

	P－A－(％)	P＋A－(％)	P－A＋(％)	P＋A＋(％)
M0	93.06	5.36	0.20	1.39
M＜50％	89.89	7.04	0.88	2.20
M＞50％	78.45	14.37	2.32	4.87

从表 41－3、41－4 可见子宫内膜癌超过 80％病例无盆腔及主动脉旁淋巴结转移，肌层侵犯 M＜50％者 90％～98.5％无盆腔及主动脉旁淋巴转移。淋巴转移以盆腔为主，主动脉旁少见。所以按上述手术模式对多数患者是过度手术。表中 P 表示盆腔淋巴结，A 表示主动脉旁淋巴结，M0 表示肌层未受累，M＜50％表示肌层受累小于 1/2，M＞50％表示肌层受累超过 1/2。

另有学者认为传统的全子宫加附件手术今天仍为适用，并未过时。表 41－3 亦可作为佐证，而且当今综合治疗的普遍采用，放疗、化疗的合并使用，大可不必采用如此广泛的手术，为弄清淋巴转移情况，采用淋巴取样足够了。而且国内外学者均有报道，早期子宫内膜癌行淋巴清扫意义不大；淋巴取样对预后及分期也无影响。也有学者指出，手术也有“度”。以主动脉旁淋巴清扫而言，一般切除到肠系膜下动脉水平，按一般肿瘤处理原则，若某站淋巴结阳性应处理在下一站。所以主动脉旁淋巴结活检或取样更为实际，若阳性，采用适形、调强放疗可将上界达到 T10 水平，剂量可达 60Gy。

上述的不同观点介绍提示我们对手术的范围应个别对待，要加强术前（包括影像学检查）、术中（包括剖开标本的肉眼识别、冰冻病理等）以及病理类型等的评估，实施对患者合适的手术范围。在评估手术范围时病理分级亦为重要的考虑内容，表 41－5、41－6、41－7 来自妇科恶性肿瘤治疗结果国际年报 23 卷；表 41－8、41－9、41－10 来自妇科恶性肿瘤治疗结果国际年报 24 卷，反映了分级与淋巴转移的关系。表中 P 表示盆腔淋巴结，A 表示主动脉旁淋巴结，M0 表示肌层未受累，M＜50％表示肌层受累小于 1/2，M＞50％表示肌层受累超过 1/2。

表 41－5 G1 与淋巴结转移与肌层侵犯（妇科恶性肿瘤治疗结果国际年报 23 卷，1998）

	P－A－(％)	P＋A－(％)	P－A＋(％)	P＋A＋(％)
M0	99.62	0.38	0.00	0.00
M＜50％	98.60	1.22	0.17	0.00
M＞50％	83.77	12.17	0.88	2.63

表 41-6 G2 与淋巴结转移与肌层侵犯（妇科恶性肿瘤治疗结果国际年报 23 卷，1998）

	P-A-（%）	P+A-（%）	P-A+（%）	P+A+（%）
M0	99.07	0.46	0.46	0.00
M<50%	96.60	2.65	0.38	0.38
M>50%	82.27	11.71	2.01	4.01

表 41-7 G3 与淋巴结转移与肌层侵犯（妇科恶性肿瘤治疗结果国际年报 23 卷，1998）

	P-A-（%）	P+A-（%）	P-A+（%）	P+A+（%）
M0	96.04	1.98	0.99	0.99
M<50%	93.33	4.24	1.21	1.21
M>50%	73.62	16.17	2.55	7.66

表 41-8 G1 与淋巴结转移与肌层侵犯（妇科恶性肿瘤治疗结果国际年报 24 卷，2001）

	P-A-（%）	P+A-（%）	P-A+（%）	P+A+（%）
M0	94.72	3.42	0.31	1.55
M<50%	90.14	7.44	0.80	1.61
M>50%	88.38	7.88	1.66	2.07

表 41-9 G2 与淋巴结转移与肌层侵犯（妇科恶性肿瘤治疗结果国际年报 24 卷，2001）

	P-A-（%）	P+A-（%）	P-A+（%）	P+A+（%）
M0	88.46	9.63	—	1.92
M<50%	92.47	4.97	0.71	1.88
M>50%	80.37	13.71	2.18	3.74

表 41-10 G3 与淋巴结转移与肌层侵犯（妇科恶性肿瘤治疗结果国际年报 24 卷，2001）

	P-A-（%）	P+A-（%）	P-A+（%）	P+A+（%）
M0	88.57	11.43	—	—
M<50%	82.99	10.02	0.68	6.12
M>50%	65.96	21.70	3.40	8.94

对子宫内膜癌晚期患者实施“减瘤术”也有报道。如 Barbara 等在对 47 例手术证实为Ⅳ期的子宫内膜癌患者疗效总结分析中指出：由于Ⅳ期患者临床表现差异很大，使对预后有关因素判断、治疗选择等方面均较困难。经统计学处理，年龄、组织学分级、病理类型、转移部位等因素对Ⅳ期子宫内膜癌预后均无显著性影响，唯一影响预后的因素是手术切除的彻底性，进行了细胞减灭术的Ⅳ期患者平均存活时间 19 个月，未进行或不能进行者仅存活 8 个月。对晚期内膜癌的手术治疗应根据每个病人具体情况区别对待，目前应用细胞减灭术进行治疗的文献报道病例有限，仅能确定的是能手术彻底切除者与不能手术切除或未做手术者预后有显著区别。细胞减灭术对晚期内膜癌预后的价值，尚难得出结论。而且子宫内膜癌患者的减瘤术不能与卵巢癌相提并论，因两者生物学行为、转移方式均有不同。也有学者主张，若子宫内膜癌穿过肌层侵出子宫外，不如先行全程放疗后，依具体情况行子宫切除更为合理。

还要强调首选手术的内膜癌患者，要重视“无瘤术”原则，开腹前要将宫口“8”字缝合，防止癌细胞术中脱落、种植以及阴道复发。探查前要钳夹好子宫角部及宫旁，防止手术中引起转移。

三、子宫内膜癌的放射治疗

子宫内膜癌的放射治疗多采用术前或术后的放疗，单纯放射治疗只有在伴有严重并发症，或由于病情进展以至不能手术切除的情况下才考虑。子宫内膜癌的单纯放射治疗应以体外照射和腔内照射相结合。

（一）腔内放疗

子宫内膜癌的腔内放疗，经历了传统腔内镭疗和后装放疗两个阶段。

1. **传统腔内放疗** 即沿袭传统子宫颈癌腔内放疗方法，使用容器亦为传统治疗容器，实施宫腔及阴道治疗。但随着对本病的认识及剂量学研究的深入，发现子宫内膜癌多发生于子宫上段，如子宫底部及两侧宫角部，应给予与子宫颈癌腔内放疗相反的剂量分布，即倒梨形剂量分布（图 41－2），否则，病灶部位的受量难以达到根治剂量。Gusberg 曾指出，按子宫颈癌方法所行的宫腔管腔内放疗时，子宫角部受量不足肿瘤剂量 70Gy 的 1/3，当宫腔管倾斜时，受量可能不足肿瘤量的 1/5。子宫内膜癌的放疗曾被按子宫颈癌的方法和原则进行，自然效果不好。Heyman 的宫腔填塞法提高了放疗水平，放疗也被承认为子宫内膜癌的根治疗法。

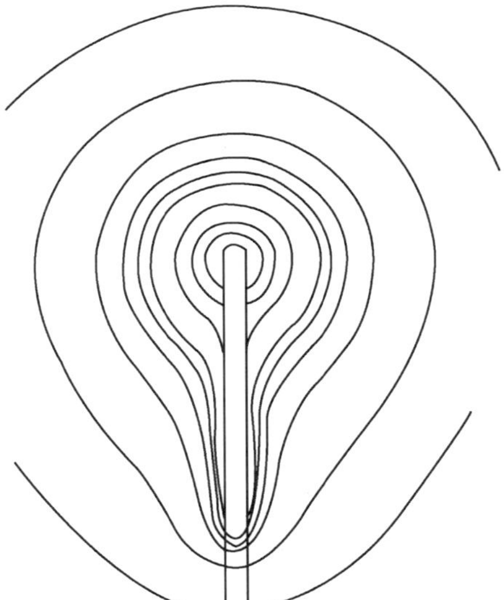

图 41－2 子宫内膜癌倒梨形剂量分布

2. **腔内后装治疗** 后装机用于临床治疗之后，特别是高剂量率后装机问世以后，很快用于治疗子宫内膜癌。不同机型治疗的方式，可概括为以下几种：

（1）有固定源辨的机型，如 Cathetron，可通过采用不同有效长度和不同强度的源辫配伍治疗，得到适合子宫内膜癌腔内放疗的剂量分布，即所谓“灯泡技术”（即其剂量分布似灯泡形状）。

（2）有程序盘（机械学称之为凸轮）控制的机型，如 Buchler，可选择“倒梨状”剂量分布的程序盘。

（3）在步进式的后装机中，如 Ralstron，可步进至宫腔底部，使其停留时间较长，获得倒梨形剂量分布。

（4）放射源按临床需要，即时进行排列组合的机型中，如 Selectron 可采用放射源珠及用于填充用的假源珠间的不同排列，获得所需剂量分布。

（5）带有治疗计划系统的多功能现代后装机型中，如 Micro-Selectron、WD-HDR、天津荣力，可先置塑料管于宫腔中，再送入定位用金属串，拍摄两张定位 X 线片（可采用正交法或等中心法），进行放射源空间坐标位置重建，经优化处理，获得所需治疗的剂量分布。

（6）沿袭 Heyman 的宫腔填塞法，将多数小囊状容器填充于宫腔，再与后装机管道连接，将放射源送入治疗。

（7）采用特殊宫腔容器，如 Y 型二管道、三管道容器治疗（见图 11－44）。

（8）采用国内的 S－系列及 SL（n）妇科腔内放疗标准程序中的适于内膜癌部分，方便、简化了治疗过程。

3. 剂量参照点 子宫内膜癌的腔内放疗，长期以来没有公认的剂量参照点。以往多数学者借助子宫颈癌腔内放疗的 A 点作为参照点，但其不能反映剂量分布是否合理，中国医学科学院肿瘤医院孙建衡等，在腔内后装放疗时，采用两个点作为剂量参照点来评估子宫内膜癌腔内放疗剂量分布的合理性：一个为 F 点，位于宫腔源的顶端，旁开子宫中轴 2cm，代表肿瘤受量；另一个点即子宫颈癌放疗中的 A 点，位于宫旁三角区内，代表着宫旁正常组织的受量（图 41－3）。临床实施过程中简单易行，从两个点所受剂量的大小，可以推断出剂量是否合理。

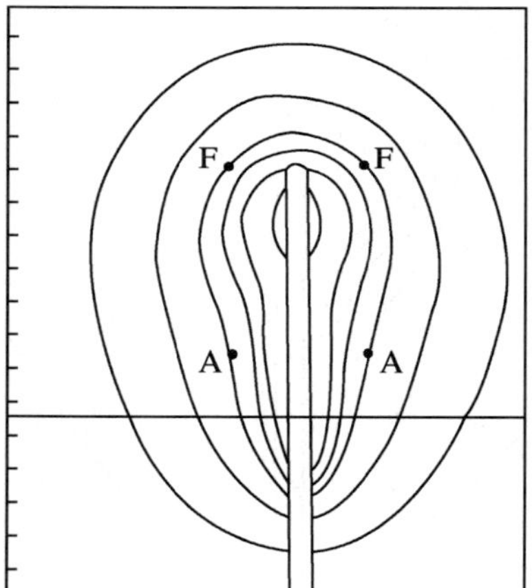

图 41－3 F 点、A 点位置示意图

（二）体外照射

子宫内膜癌的放疗，除早期可行单纯腔内放疗外，均需腔内与体外配合治疗，腔内放疗主要针对宫体肿瘤原发灶，体外照射弥补腔内治疗的不足，主要针对盆腔及主动脉旁淋巴区。体外照射方式有全盆、盆腔四野（全盆中央铅挡）、延伸野、调强放射治疗等。虽然也有以体外照射治疗长期生存的报告，但数量不多。中国医学科学院肿瘤医院曾以旋转治疗、五野等中心照射技术治疗过 8 例病人，但均辅助了腔内放疗，效果并不满意，而且发生了严重并发症。

治疗方案：

（1）高剂量率后装治疗　Ⅰ期：A 点总剂量 40～45 Gy，F 点总剂量 45～50 Gy，腔内治疗每周 1 次，6～8 次完成治疗。Ⅱ～Ⅲ期：A 点及 F 点总剂量均为 45～50Gy，腔内治疗每周 1 次，6～8 次完成治疗。

（2）中剂量率后装治疗　Ⅰ期：A 点总剂量 45～50Gy，F 点总剂量 50～55Gy，腔内治疗每周 1 次，7～8 次完成治疗。Ⅱ～Ⅲ期：A 点及 F 点总剂量均为 55～60Gy，腔内治疗 6～8次完成治疗。

上述方案的体外照射，均为四野垂直（盆腔中央铅挡）的方式给予，宫旁给予 45～50Gy，6 周左右时间完成。体外与腔内同期进行，腔内治疗当日不行体外照射。若采用全盆照射方式，则依全盆剂量大小，适当减少腔内剂量。

在治疗时，腔内治疗及体外照射方案中，剂量均可有一定变化，剂量在±10%是可行的。剂量变化的调整受子宫大小、宫腔深度、病理类型及分级、宫旁淋巴结评估及治疗反应的影响。

（三）放疗疗效

根据妇科恶性肿瘤治疗国际年报 24 期的统计，子宫内膜癌单纯放疗的 5 年生存率为 45.3%，分析此放疗结果时，应了解采用单纯放疗病例，是一些不适于手术的病例，即年老、体弱、伴有严重合并症或病期较晚者。

近年来，有不少报告，显示子宫内膜癌放疗的生存率可以和子宫颈癌放疗疗效相媲美。表 41－11 列举了部分作者报道的治疗效果。

表 41－11　子宫内膜癌单纯放疗的 5 年生存率

	期别	病例数	5 年生存率（%）	晚期并发症（%）
Kupelian	Ⅰ	120	87	
	Ⅱ	17	88	
	Ⅲ～Ⅳ	15	49	4.5
Rouanet	Ⅰ	108	63.9	
	Ⅱ	11	63.6	
	Ⅲ	59	57.2	3.3
Jones	Ⅰ	123	64.5	
	Ⅱ	23	39.7	
	Ⅲ	14	14.2	
Rustowski	Ⅰ	196	51.1	
	Ⅱ	74	50	
	Ⅲ	218	37.1	
Abayomi	Ⅰ～Ⅱ	50	78	
	Ⅱ～Ⅳ	16	37	

续表

	期别	病例数	5年生存率（%）	晚期并发症（%）
Knocke	Ⅰ～Ⅱ	272	76.6	15.2
Rotte	Ⅰ～Ⅲ	227	74	
	Ⅰ	103	79.6	5.2
	Ⅱ	109	74.3	7.0
	Ⅲ	15	33.3	
Lehoczky	Ⅰ	171	74.8	

国内有关子宫内膜癌放疗的报道很少，孟祥芝报道的80例单纯放疗的子宫内膜癌病人，Ⅰ期5年生存率为34.7%，Ⅱ期为18.7%，Ⅲ～Ⅳ期为0。中国医学科学院肿瘤医院报道1984—1999年间59例单纯放射治疗的子宫内膜癌病人，总的5年生存率达64.3%，其中Ⅰ期为79.2%，Ⅱ期为75.3%，Ⅲ期为31.4%，Ⅳ期为0。放疗后并发症：便血为13.6%，尿血为1.7%。

（四）放疗后未控的判断

子宫内膜癌放疗后，子宫应逐渐缩小，宫腔深度减小。此二项指标在判断肿瘤疗效时非常重要，疗后随诊中应做盆腔检查，以了解子宫大小，宫腔深度探查应作为疗后随诊检查的常规，颈管狭窄者应扩颈管，以保证宫内引流的通畅。子宫大小及宫腔深度的缩小，是一个渐进过程，但若治疗结束3个月后，仍无明显的变化，则应进一步处理，如刮取宫腔组织检查或在宫腔镜下取活组织检查，若病人条件允许，可考虑行单纯子宫切除。

（五）放疗与手术综合治疗

手术与放疗联合治疗目前仍占所治疗子宫内膜癌病例的50%以上，特别是术后放疗应用更为广泛。这与下述原因有关：传统治疗方法以手术治疗为主，手术又以全子宫附件切除为基本术式，近20年来虽手术范围逐渐扩大，但不少病人条件又不适合广泛手术，即便行广泛手术（如伴有肥胖、合并症、年龄等），手术医师也愿辅助放疗以弥补手术不足，而且，由于广泛手术后再增加术后放疗，生存率并未见增高，反而严重并发症发生率增加，许多医师倾向子宫切除与放疗综合治疗；放疗条件的改进，放疗疗效提高以及综合治疗的成绩（如降低阴道残端复发率）等，使此种治疗方法广泛接受；此外，手术分期的影响也是一个因素。

根据放射治疗与手术时间的不同可分为术前及术后放射治疗两种方式。术前放射治疗优点有：①可使癌瘤缩小，为手术创造条件；②使癌细胞失去活力，减少术中扩散；③减少术后阴道穹隆复发。缺点：①放射治疗后再手术有可能影响手术-病理分期；②在术前选用放射治疗缺乏手术-病理检查准确依据，存在一定的盲目性，可能扩大了放射治疗的范围；③放射治疗后尚有一些难以避免的近期和远期并发症；④放射治疗后血管闭塞、纤维化还将影响化疗的疗效。一般认为术前腔内放疗并发症低于盆腔外照射，其阴道复发率亦低于后者，加之体外照射常使子宫全切手术时间推迟或有一些延误，故除个别晚期患者外，多选用术前腔内照射。术后放射治疗的目的是补充手术治疗的不足并预防复发，对有深肌层浸润、子宫颈受累、低分化或未分化内膜癌及有子宫外转移（淋巴结、阴道、宫颈旁组织、双附件等）者，术后均应辅以放射治疗。术后放疗的优点为：①先进行手术探查及病理分期可准确地判断癌瘤播散的范围，选择对患者最适宜的术后放射或其他辅助治疗；②对放射治疗必要性及其治疗剂量作出正确的估计，减少盲目性；③避免了术前放射治疗组织纤维化、缺血再进行手术时所增加的损伤危险性；④对晚期患者来说，若能成功地切除大部肿瘤进行子宫双附件切除术后再行放射或其他综合治疗，其 5 年生存率可达 68%，明显高于未进行手术而单纯放疗者。

1. **放疗＋手术（R＋S）** 主要为术前腔内放疗。早在 20 世纪 80 年代前半期，此种治疗方式，曾为一些国家及医院治疗子宫内膜癌的主要方式，约占总治疗人数的 50%以上。但近些年来比例明显下降，据国际年报统计，1976—1978 年间，加拿大一些医院放疗＋手术占 24.49%，1982—1986 年间则下降为 9.91%。法国一些医院 1976—1978 年占 52.64%，1982—1986 年间下降至 35.56%。90 年代后虽无类似资料用以比较，但依据总的趋势分析下降应更明显。

术前腔内放疗，几乎均为全量腔内放疗。所谓全量腔内放疗，是指腔内治疗的剂量与单纯放疗的腔内治疗剂量相似。

（1）手术时机、术式及术后照射　全量腔内放疗结束后，一般 8～12 周再行手术为宜。因为经此一段时间后，肿瘤可以得以充分消除，子宫缩小，且急性放射反应基本消失，利于手术操作及患者术后恢复。

手术方式：一般行全子宫＋附件切除，术中结合探查情况，可行淋巴结活检及取样。一般不考虑行广泛子宫切除加淋巴清扫术。

术后对子宫切除标本做病理检查，评估肌层受累深度，结合淋巴探查及术前病理情况决定是否再附加体外照射。

病理为乳头状癌、浆液性乳头状癌、腺癌 G3、透明细胞癌、腺鳞癌等，术后均应辅以体外照射；腺癌 G1、G2、浅肌层受累、淋巴结阴性者可不予体外照射。

（2）疗效　妇科恶性肿瘤治疗国际年报 24 期收集的腔内放疗＋手术病例，5 年生存率为 83.6%。国内报道很少，中国医学科学院肿瘤医院的一组研究，其 3 年及 5 年生存率见表 41－12。

表 41－12　不同治疗方法的生存率比较

组别	3 年生存率（%）		5 年生存率（%）	
	Ⅰ期	Ⅱ期	Ⅰ期	Ⅱ期
手术组	95.2	91.7	83.1	82
术前腔内全量放疗组	100	97.2	96.5	90.9
术前腔内非全量放疗组	93.1	68.6	84.8	51.4
单纯放疗组	83.3	78.6	62.5	62.7
总计	95.3	88.4	86.9	79.5

2. **手术＋放疗（S＋R）** 此种治疗方法为当今多数子宫内膜癌病人的治疗方式。手术的基本术式为经腹全子宫＋双附件切除。术后放疗则有单纯体外、单纯腔内放疗、体外与腔内二者配合三种方式。

（1）术后放疗指征　原则上手术分期为Ⅰa 期病例不需术后照射。但病理为高危类型者（如腺癌 G3、浆液性乳头状腺癌、透明细胞癌、鳞腺癌等）仍以术后辅以放疗为妥。从妇科恶性肿瘤治疗国际年报 22 期收集的 5 年生存率及高危病理类型的生物学行为来看，单纯子宫附件切除有其不足之处，如Ⅰa 期 G1 期 5 年生存率达 96%，G2 91%，G3 85%，而高危病理类型又易于子宫外及腹腔转移。Ⅰb期，高、中分化腺癌，可结合其他因素考虑是否给予术后放疗，如要考虑宫腔内肿瘤体积、范围、脉管是否受累及手术范围等。

Ⅰb期G3以及Ⅰb期以晚的病例均应行术后放疗。

(2) 术后照射方法与剂量　体外照射＋腔内治疗及单纯腔内治疗可将生存率提高10%左右，阴道复发率由10%～20%降低至2%～4%。术后盆腔体外照射，一般采用前后对穿野全盆腔照射方式，中平面组织量可予45～50Gy。延伸野上界高度可以调节，最高可于T10水平，腹腔中平面剂量可40～45Gy。由于照射野面积较大，每日照射组织量1.8Gy。设计照射野时，应注意肾脏受量及肾脏受照面积。对主动脉旁淋巴区的照射可采用适形及调强技术完成。

(3) 治疗效果　术后辅助放疗与单纯手术治疗比较，客观评价较为困难。但应明确，术后辅助放疗，多为具有预后不良因素者，而单纯手术治疗，一般病期较早。

根据妇科恶性肿瘤治疗23期国际年报收集的3666例病例，手术后辅助放疗的5年生存率为81.6%（单纯手术为77.2%）；24期的2895例术后辅助放疗者为82.4%（单纯手术为84.3%）。但是，再分层结果可以看出，Ⅰc期以晚病例，术后辅助照射生存率有明显提高，如Ⅰc期单纯手术生存率为72.6%，辅助放疗则为83.1%；Ⅱa期分别为79.3%及83.0%；Ⅱb期分别为73.0%及74.9%；Ⅲa期分别为41.2%及70.2%；Ⅲb期分别为0及38.6%；Ⅲc期为7.6%及56.7%。

评价治疗手段的疗效，应与并发症联系在一起。术后放疗并发症问题，应给予十分关注，一般文献报告子宫内膜癌术后放疗严重并发症在10%左右。如Kathryn等报道为12%，Benjamin为12.7%，Bolish报告为7.8%。并发症发生率与手术范围、放疗剂量有明显关系，淋巴清扫术者甚至高达67%。剂量为51Gy者并发症可达40.5%，而42.5Gy者则为9.5%。

四、子宫内膜癌的化学药物治疗

（一）子宫内膜癌的化学药物治疗

化学药物治疗子宫内膜癌已经取得明显进展，对有远处转移的病例仍能通过药物加以控制，过去对于化学药物的应用没有得到足够的重视，缺乏必要的临床试验基础，不能客观地评价药物治疗的效果及制定更好的化疗方案。

1. **单一药物化疗**　单一药物化疗最早试用于治疗子宫内膜癌，主要用于治疗晚期不能手术或经手术及放射治疗后复发的子宫内膜癌患者，其中常用的化疗药物有塞替派(thiotepa)、顺铂（DDP）、5-氟尿嘧啶（5-Fu）、阿霉素（ADM）、环磷酰胺（CTX）、卡铂（CBP）、足叶乙甙（VP-16）、异环磷酰胺（IFO）、丝裂霉素（MMC）、长春新碱(VCR)、紫杉醇（Taxol）、放线菌素（ACTD）等。早在1979年美国妇科恶性肿瘤协作组(GOG)应用单一阿霉素治疗了49例晚期或复发子宫内膜癌，其中34例已有远处转移，药物用法为60mg/m^2，静脉注射每3周1次，在43例可以评价疗效的患者中，客观有效率达37.2%，稳定者34.2%，进展者32.6%。美国东部肿瘤协作组（EGOG）前瞻性研究阿霉素和环磷酰胺单一药物治疗晚期癌和复发癌的经验，药物用法是阿霉素为50mg/m^{2}静脉注射，每3周1次，最大累积量为550mg/m^2；环磷酰胺是660mg/m^{2}静脉注射，每3周1次；阿霉素的客观有效率为19%，环磷酰胺的客观有效率为11%。这些研究结果初步表明化疗药物在子宫内膜癌治疗中的价值。

此后，越来越多的化疗药物被用于子宫内膜癌的治疗研究，其结果也于近年纷纷问世。

GOG 采用顺铂治疗 27 例晚期或复发子宫内膜癌患者，剂量为 50mg/m²，间隔 3 周，结果只有 1 例有反应，其中 20 例以前接受过阿霉素和烷化剂药物治疗。Deppe 等报道 13 例曾经保守手术失败且未接受过放疗和其他细胞毒化疗的子宫内膜癌Ⅲ～Ⅳ期患者，应用顺铂 100～120mg/m² 4 小时静脉滴注，观察到客观有效者 8 例（61.5%）。从以上顺铂单一药物应用的经验可以认为化疗的客观有效率与以前是否接受过其他抗癌药物治疗有关，也与顺铂的剂量过于保守有一定关系。Pierga 等报道 5－Fu 单一用药对晚期子宫内膜癌总的缓解率是 23%，VP－16 对子宫内膜癌的活性低，但临床和体外的数据表明其和顺铂对不同类型的肿瘤有协同作用。Moore 等报道应用 ACTD 2mg/m² 治疗 27 例复发或顽固子宫内膜癌患者，客观有效率为 48%。VanWijk 等就卡铂治疗晚期或复发的子宫内膜癌患者进行了Ⅱ期临床研究，CBP 400 mg/m²治疗 60 例转移或复发患者，每 4 周重复，其客观有效率为 70.2%，平均生存时间是 488 天，无Ⅳ级毒性反应，Ⅲ级血液毒性 5 例，主要发生在事先予以放射治疗的患者。Ⅲ级非血液毒性反应主要为胃肠道反应，占 21%。认为无论患者是否接受过放射治疗，卡铂以其低毒性及高效性可作为晚期或复发子宫内膜患者的一线化疗药物。另外，Lincoln 等应用紫杉醇 200mg/m²、175mg/m²、135mg/m²和 110mg/m²治疗曾经接受过全盆体外放射治疗和其他药物化疗的 44 例Ⅲ～Ⅳ期子宫内膜癌，每 3 周 1 次（化疗周期为 1～4 个周期），结果 3 例患者（16.8%）获得完全缓解，9 例（20.5%）部分缓解，客观有效率为 27.3%，平均生存时间 10.3 个月，认为该药对曾经接受过化疗的子宫内膜癌患者是一种确实有效的药物。

2. 联合药物化疗 晚期、复发或有转移的患者联合药物化疗常用的方案有：

CA 方案：CTX 500mg/m²，第 1 天；ADM 50mg/m²，第 1 天。3～4 周 1 次。

CAP 方案：CTX 500mg/m²，第 1 天；ADM 40～50mg/m²，第 1 天；DDP50mg/m²，第 1 天或第 1～3 天。4 周 1 次。

CAF 方案：CTX 500mg/m²，第 1 天；ADM 40～50mg/m²，第 1 天；5－Fu 500mg/m²，第 1～3 天。4 周 1 次。

EP 方案：VP－16 80mg/m²，第 1～5 天；DDP 30mg/m²，第 1～3 天。3～4 周 1 次。

AP 方案：ADM 50mg/m²，第 1 天；DDP 30mg/m²，第 1～3 天。4 周 1 次。

EAP 方案：VP－16 70mg/m²，第 1～3 天；ADM 40mg/m²，第 1 天；DDP 20mg/m²，第 1～3 天。3～4 周 1 次。

1981 年，Anderson 肿瘤中心采用阿霉素和环磷酰胺治疗复发癌 13 例和未治疗的晚期子宫内膜癌 13 例，客观有效率为 31%。Fujimura 等报道在子宫内膜腺癌患者中应用 CAP 方案的 5 年生存率为 88.4%，应用 EP 方案的 5 年生存率为 95%，两者间无显著性差异（$P=0.3496$）。Aoki 等对 61 例Ⅲ期手术后患者均应用 DDP、ADM 及 CTX 行辅助化疗，结果 5 年无瘤生存率为 78.6%，认为新辅助化疗在控制晚期患者复发和转移方面起到了一定的作用。Hirai 等应用手术＋辅助化疗或单纯手术治疗 54 例Ⅰ期子宫内膜患者，其 5 年和 10 年生存率均存在统计学意义上的差异（$P=0.04$ 及 $P=0.02$），认为辅助化疗在治疗子宫内膜癌中的价值是可以肯定的。1991 年 Piver 等报告用 EAP 方案（VP－16 70mg/m²，第 1～5天；ADM40mg/m²，第 1 天；DDP20mg/m²，第 1～3 天。3～4 周重复）治疗 20 例转移的子宫内膜癌，其中 CR11 例（55%），PR4 例（20%），总的反应率达 75%，中位生存 15 个月，2 年存活率 42%，与 CAP 方案比较，疗效明显要好。

最近 Aapro 等对单一应用阿霉素及联合应用阿霉素和顺铂在客观有效率及近期毒性反应方面进行了前瞻性的研究。具体用药为 ADM 60mg/m² 或 ADM 60mg/m² ＋ DDP

50mg/m²，每 4 周 1 次，均应用于晚期或复发患者，结果：客观有效率为 17%对 43%（$P<0.001$）；平均生存时间为 7 个月对 9 个月（$P=0.065$）；近期毒性主要是血液毒性、脱发及胃肠道反应，其中Ⅲ～Ⅳ级者分别为 30%对 55%，65%对 72%及 12%对 36%，联合化疗组较单一用药组明显高（$P<0.001$），但绝大多数是可逆的。提示联合化疗明显优于单一药物化疗，但毒性反应较大。

随着联合化疗在临床上的广泛应用，越来越多的联合化疗应用于子宫内膜癌治疗中。目前临床应用的新方案多以铂类为基础，其中主要有 AFEP、MVAC、APV、IAP、MPA、PVP、CEP、CT、ATP 等。Pierga 等报道应用 AFEP 方案（阿霉素 35mg/m²第 1 天；氟尿嘧啶 600mg/m²第 1～3 天；VP-16 80mg/m²第 1～3 天；顺铂 35mg/m²第 1～3 天；间隔 4 周）治疗 20 例转移或复发Ⅲ～Ⅳ期患者，其客观有效率为 45%，平均生存时间是 17 个月。Long 等报道应用 MVAC 方案（甲氨蝶呤 30 mg/m²第 1、15、22 天，长春新碱 3 mg/m²第 2、15、22 天，阿霉素 30 mg/m²第 2 天，顺铂 70mg/m²第 2 天，间隔 4 周）治疗 20 例晚期或复发Ⅲ～Ⅳ期患者，其客观有效率为 67%，平均生存时间是 9.9 个月。Nishida 等报道应用 IAP 方案（IFO 1g/m²第 1～5 天，ADM 50mg/m²第 1 天，顺铂 50mg/m²第 1 天，间隔 4 周）治疗 7 例以前接受过化学药物治疗的Ⅱ～Ⅳ期子宫内膜癌患者，其客观有效率达 100%。Bafaloukos 等报道应用 MPA 方案（甲氨蝶呤 30mg/m²，卡铂 300 mg/m²，氟尿嘧啶 500mg/m²第 1 天，间隔 3 周）治疗 23 例晚期或复发患者，其客观有效率为 74%，平均生存时间是 10 个月。Price 等报道应用卡铂和泰素治疗晚期或复发或具有高危因素的 20 例子宫内膜癌患者，其客观有效率为 63%。

从上述资料可以看出，联合用药在治疗晚期、复发或转移的患者较单一用药更为有效，其中以铂类为基础的联合用药方案有较高的有效率。也正是这些研究取得的效果和经验，使化疗成为当前与手术配合治疗的一个治疗手段，目前在临床上使用也颇为广泛。但其评价尚需进一步的研究。

（二）化疗与激素联合应用

近年来联合化疗方案，更多倾向于和孕激素类药物同时应用。Krauss 等应用阿霉素、卡铂和醋酸甲羟孕酮（安宫黄体酮）治疗晚期癌和复发的子宫内膜癌 33 例，其中 21 例出现客观反应。Piver 等应用阿霉素、环磷酰胺、5-Fu 和醋酸甲羟孕酮（安宫黄体酮）治疗 13 例晚期子宫内膜癌，这一组病人中可以评价的 11 例中有 6 例获得客观效果（54.5%）。

（三）动脉化疗

又称动脉插管化疗，采用区域性动脉插管灌注化疗药物，可以提高肿瘤内的药物浓度，使肿瘤缩小，对控制子宫及盆腔肿瘤有所帮助，同时减少对全身免疫系统的影响，因而可以提高疗效。子宫内膜癌病人的动脉化疗可分为术前化疗和术后化疗。术前化疗适用于晚期子宫内膜癌，术后化疗为术后和放疗后的辅助治疗，适用于有 1 个或 1 个以上危险复发因素的临床Ⅰ、Ⅱ期或复发的子宫内膜癌患者。Harima 等曾进行一组对照性动物试验，将兔经子宫动脉种植 5×10^9 个子宫内膜癌细胞，3 周后将动物分成 2 组：A 组经动脉导管注入顺铂及明胶海绵颗粒，B 组只注入顺铂作为对照组。结果静脉血清铂浓度两组无显著差别，子宫动脉铂浓度 A 组>B 组，子宫动脉内铂清除时间 A 组较 B 组慢，子宫肿瘤药物浓度 A 组为 B 组的 4.6 倍。Ono 等对 9 例晚期子宫内膜癌患者（Ⅲ期 8 例，Ⅳ期 1 例）给予动脉插管灌注化疗药物，结果 8 例患者瘤体缩小一半以上，7 例得以行手术治疗。

（四）腹腔化疗

按照 1988 年 FIGO 的子宫内膜癌手术-病理分期，凡腹腔细胞学（PC）阳性者则定为

Ⅲ期。Machuan 等报道 PC 与临床的相互关系，在 3091 例Ⅰ期的病人中 PC 阳性率为 11.4%（2.9%～29.8%）。随临床期别增加 PC 阳性率明显升高，Ⅰ期患者随肿瘤分级的升高，PC 阳性率明显增加，Ⅱ级患者的阳性率 18.1%，几乎是Ⅰ级（9.5%）的 2 倍。许多资料表明Ⅰ期病例随肌层浸润深度的增加，PC 阳性率升高。PC 阳性还与盆腔和腹主动脉旁淋巴结转移明显相关。PC 阳性对复发及存活的影响，各家研究的结果有所不同。1981 年妇科肿瘤组的研究发现，26 例 PC 阳性的Ⅰ期病例有半数复发，10 例死于癌，平均存活期 12.6 个月，而 141 例 PC 阴性者仅 14 例复发，差异非常显著。认为 PC 阳性对复发的影响超过其他的已知危险因素，如肿瘤细胞分级、肌层浸润、宫外病灶、淋巴转移等。平井康夫等报道，Ⅰ期癌 PC 阳性 25 例中 5 年、10 年累积生存率均为 85.2%，148 例阴性者 5 年、10 年生存率则为 92.7%和 90.7%，无显著差异。在复发率方面，阴性者 148 例中复发率为 9.5%，阳性 25 例中复发率为 12.0%，两组之间无统计学差异。由于多数资料认为 PC 阳性与复发率有关，因此对于 PC 阳性病例可考虑术后行腹腔化疗作为辅助疗法之一。但 2009 年 FIGO 子宫内膜癌分期，修改了腹腔细胞学阳性对分期的影响，修改的基础也是依据一些临床报告认为腹腔细胞学阳性不具意义，说明不同意见的存在。

五、子宫内膜癌的激素治疗

（一）孕激素治疗

早在 20 世纪 50 年代就有人经动物试验证实孕激素可以阻止子宫内膜增生过长。子宫内膜癌常常是在子宫内膜增生过长的基础上发展起来的，因而很早就有人提出用孕激素治疗子宫内膜癌。但由于早年没有长效孕激素制剂，而当时的药物多作用时间短，须每天注射，且注射部位疼痛明显，因此限制了病人的长期使用。自从 1958 年长效孕激素合成以后，1960 年 Kelly 和 Baker 首次报道了孕激素治疗子宫内膜癌的临床效果，此后这类报道逐渐增多。

1. 孕激素治疗子宫内膜癌的机理 可能有两点：（1）间接作用于垂体，使 FSH、LH 受抑制；（2）对肿瘤细胞有直接作用，抑制 DNA、RNA 合成，使肿瘤细胞核分裂活动减低，向高分化方向发展，胞浆的嗜酸性增加及分泌空泡增多，最后肿瘤被增生或萎缩的内膜所替代。正常子宫具有较丰富的雌激素受体（ER）和孕激素受体（PR），能分别识别雌激素和孕激素，与其结合后发挥生物效应。子宫内膜癌组织中受体含量较正常内膜低，且肿瘤分化程度越差，临床期别越晚，受体含量就越低。而激素受体含量与预后和治疗选择有重要关系：受体含量低者，肿瘤复发率高，预后不良，对孕激素治疗反应差，对细胞毒药物治疗反应好。反之，肿瘤分化好者，受体含量高，预后好，适宜孕激素治疗。

目前临床应用的孕激素主要有三种：①醋酸甲羟孕酮（medroxyprogesterone mate），简称甲羟孕酮（MPA），商品名为安宫黄体酮（或 provera），其使用剂量为每天 500～1000mg，分 1 次或 2 次口服；②醋酸甲地孕酮（megestrol acetate），商品名为美可治（megace 或 ovarid，voldan），每天 80～320mg（通常用量 160mg/天），1 次或分次口服；③己酸孕酮（17α - hydroxyprogesterone caproate），商品名为 delalutin、proluton，每天 250～500mg，肌注。上述长效孕激素通常持续使用 2 个月以上才能产生疗效。

2. 长效孕激素的其他治疗作用 长效孕激素对于癌症恶病质及疼痛均有治疗效果，对骨髓也有保护作用。恶病质是晚期肿瘤患者的严重并发症，应用长效孕激素后约 80%以上的患者可有食欲改善，体重增加，恶病质情况明显改善。这种体重增加并不合并体内的水钠潴留。大剂量孕激素的使用还可减轻晚期肿瘤产生的疼痛。化疗合用长效孕激素可使白细胞下降减少，对骨髓有一定的保护作用。此外，曾有报道孕激素的使用可以增加放疗的敏感性。

3. *毒副反应* 孕激素治疗产生的毒副反应少，症状轻。最常见的不良反应为肥胖和肝功能损害，所以服药后短期内如果出现体重增加较快，应酌情减量。服药期间定期查肝功能很重要，一旦出现肝功能指标异常，即应减量或停药。偶发副作用有血栓性静脉炎、水肿、秃发、皮疹、过敏反应等。

4. *疗效评价* 各种长效孕激素治疗后，约有1/3患者可达到客观显效（肿瘤体积缩小50%以上，并维持3个月以上），生存期延长，同时自觉症状也明显改善，如疼痛减轻、出血减少、食欲增加、自我感觉好转等。疗效与治疗时间长短有关，若治疗持续时间超过12周则客观疗效增加，但仍有2/3患者对孕激素治疗效果不理想。

5. *适应证* 主要适用于一些晚期患者，特别是经过手术、放疗后有盆腔以外转移或复发者。一般治疗前应了解患者的病理分级及雌、孕激素受体情况，因这两个因素与孕激素治疗效果有密切关系，病理为高分化者孕激素治疗效果好，反之效果差。雌、孕激素受体阳性者激素治疗效果好，阴性则效果差，对受体阴性者最好选用化学治疗。对于初治者孕激素只能作为手术及化疗的辅助治疗。

6. *宫腔内孕激素治疗* 在宫腔内给予较大剂量的孕激素，使之直接接触肿瘤从而产生治疗作用。曾有人连续宫腔内用药6天后手术，发现11例中有9例肿瘤发生坏死，其中3例肿瘤消失，还有8例出现分泌期变化。但由于手术和放疗可获得较高治愈率，通常Ⅰ～Ⅱ期患者并不需要首先行宫腔内激素治疗，故这种宫腔内孕激素治疗仅作为晚期患者的姑息性治疗方法之一。

（二）三苯氧胺（TAM）治疗

TAM是一种非甾体类的抗雌激素药物，在细胞浆内与雌激素竞争ER，占据ER部位，从而起到抗雌激素作用。由于子宫内膜癌与体内雌激素水平持续升高有关，由此可推断TAM可能会有抗子宫内膜癌作用。Swenerton用TAM 10mg每天2次治疗7例经手术、放疗及孕激素治疗失败的子宫内膜癌患者，有4例显示出客观疗效，Kobayashi等用TAM 20mg每日口服1次治疗15例经手术、放化疗及孕激素治疗失败的Ⅲ～Ⅳ期子宫内膜癌患者，有8例显示出客观疗效。后来Carlson发现TAM有增加孕激素受体的作用，用TAM和孕激素联合治疗复发子宫内膜癌获得了33%的客观疗效，但这并不比单独使用孕激素治疗效果好。TAM对子宫内膜癌的确切疗效尚有待于积累更多的资料证实。

六、复发癌的治疗

子宫内膜癌复发最常见的部位是阴道，约占复发癌的50%，其他容易复发的部位是盆腔、肺及骨，复发以后约半数患者在16个月内死亡。对复发癌的处理应根据首次治疗的方式、复发的部位、病灶的大小及数目等因素来综合考虑。对复发癌的治疗方法仍为手术、放疗和化疗。一般而言，首次治疗已接受过放疗的复发癌若再用放疗通常不敏感，且有剂量限制性，应当多考虑手术和化疗，孤立性病灶或者数目不多病灶者，若复发部位适宜则应争取手术切除，如阴道病灶切除术，盆腔转移灶切除术，甚至肺内孤立病灶也可手术切除。对于放疗后中心性复发者，若病灶局限于子宫则可行子宫切除术，若病灶超出子宫但局限于盆腔，虽然肿瘤侵犯范围较大，但如有条件仍可行前盆腔脏器清除术（anterior exenteration）或后盆腔脏器清除术（posterior exenteration），甚至全盆腔脏器清除术（total exenteration）。对于弥漫性病灶或广泛性转移灶则不适于手术，这种病人以化疗及激素治疗为宜。对于内膜癌术后阴道残端复发者，可以考虑腔内放疗加腹、盆腔体外照射，也可行阴道病灶切除术后再追加放疗。同样，某些盆腔复发灶切除后也可再加外照射治疗。总之，复发癌的治疗并非限于单一的手术、放疗或化疗，应结合患者个体情况采取综合治疗。

第六节 预后及影响因素

一、预后

对大多数子宫内膜腺癌而言，因其恶性程度较低，其病程发展缓慢，病变能较长时间局限于子宫内，只要治疗方案合理，可有良好预后。从表 41－13 可见，从 20 世纪 60 年代后的 30 余年间，生存率呈逐年上升趋势，表 41－13 统计数字来自国际年报。

表 41－13 子宫内膜癌 5 年生存率的国际年报

国际年报（卷）期别	年代	病例数	5 年生存率（%）
16	1962—1968	14 506	63.0
17	1969—1972	10 720	65.4
18	1973—1975	11 501	66.6
19	1976—1978	13 581	67.7
20	1979—1981	14 906	65.1
21	1982—1986	19 420	69.7
22	1987—1989	13 040	72.7
23	1990—1992	7350	73.4
24	1993—1995	6260	76.5

由前文所述，子宫内膜癌易于做到早期诊断、早期治疗。以往接受治疗病例，70%以上病变尚在Ⅰ期范围，晚期病例（Ⅲ期、Ⅳ期）不足 15%。

二、预后影响因素

（一）年龄

患者年龄是影响子宫内膜癌预后的显著因素。Frick 等报告，Ⅰ期内膜癌诊断时，年龄在 59 岁以下者与 59 岁以上者比较，其 5 年生存率前者明显高于后者，59 岁以下患者 5 年生存率为 80%，而 60 岁以上者 5 年生存率低于 56%。Jones 报道了相近的结果，并指出较年轻患者生存率的提高是由于在诊断时其病变多为早期，病变分化较好，且常无肌层浸润。有报道认为，曾使用过口服避孕药，或曾妊娠过的子宫内膜癌患者可有较高的生存率。其他因素如有免疫活性的降低也可影响老年患者生存率，但上海医科大学将 40 岁以上及 40 岁以下子宫内膜癌患者各 64 例进行对比研究，并随访 5、10、15、20、25 年时的生存率，其结果基本相同，认为预后与年龄无关。

（二）期别

直接与预后有关，与预后关系反映在 5 年生存率上。见表 41－14（妇科恶性肿瘤治疗国际年报 21～24 期）。

表 41－14 期别与 5 年生存率

年代（生存率）	1976—1978	1987—1989	1990—1992		1993—1995	
	临床分期	手术＋临床分期	临床分期	手术分期	临床分期	手术分期
Ⅰ	75.10％	86％	69.30％	87.00％	53.80％	
Ⅱ	57.80％	66％	48.40％	71.90％	41.40％	87.40％
Ⅲ	30.00％	44％	31.10％	50.80％	23. 1％	76.30％
Ⅳ	10.60％	16％	12.90％	8.80％	12.00％	

每期的亚期别之间的生存率差别在 5％～10％的范围内。

（三）病理类型与分级

病理类型与分级是影响子宫内膜癌预后的重要因素，已被国内外学者所公认（表 41－15）。一般认为浆液性乳头状腺癌、腺鳞癌、透明细胞癌、未分化腺癌 5 年生存率低于腺癌和腺棘癌。高危病理类型虽仅 10％左右，但其生物学行为险恶，浸润、转移性强，易于发生盆腔及盆外转移。据多数学者报道，随癌瘤级别的增高，深肌层受累百分率增高，在 G1 与 G2 及 G3 病变间差异有显著性。淋巴结转移阳性率也与此有关（表 41－16）。

表 41－15 病理类型与 5 年生存率的关系

病理类型	例数	5 年生存率（％）
内膜腺癌	192	87.5
腺癌	501	79.8
乳头状腺癌	34	67.6
腺鳞癌	49	53.1
透明细胞癌	43	44.2

表 41－16 组织分级与盆腔及腹主动脉旁淋巴结转移的关系

组织分级	例数	盆腔淋巴结阳性		腹主动脉旁淋巴结阳性		总阳性率（％）
		例数	百分比（％）	例数	百分比（％）	
G1	180	5	3	3	2	4
G2	288	25	9	14	5	13.5
G3	153	28	18	17	11	29.4

（四）肌层侵犯深度

肌层浸润深度一直被认为是癌肿恶性度的指标，多数作者报道，随肌层受侵深度的增加，生存率从 80％下降到 60％。但亦有作者认为肌层浸润的深度不如浸润的癌肿距子宫肌壁浆膜层的距离重要。侵入肌层的癌肿距子宫浆膜层在 5mm 之内，其 5 年生存率为 65％，＞10mm 为 95％。肌层受累愈深则淋巴转移率愈高（见表 41－5→41－10）。表 41－17 示肌层受侵程度与 5 年生存率。

表 41－17 肌层受侵程度与 5 年生存率

期别	肌层受累＜1/3		肌层受累 1/3～1/2		肌层受累＞1/2	
	病例数	生存率	病例数	生存率	病例数	生存率
Ⅰ	3224	82.40％	974	78.00％	1144	66.80％
Ⅱ	344	73.80％	176	69.90％	290	50.30％
Ⅲ	93	63.40％	54	44.40％	187	23.90％
Ⅳ	17	11.80％	10	0.00％	71	21.10％
Ⅰ～Ⅳ	3678	80.80％	1214	74.70％	1692	57.25％

手术前接受放射治疗的患者，由于放射后的改变，手术时难以精确测定肌层受侵的状况。现代多采用首次手术探查的方法，故可提供更精确的有关肌层浸润深度的资料。有作者提出为更准确地了解癌肿大小，在宫腔内位置以及受累范围（包括肌层浸润的深度）应术前常规作子宫腔造影，并报道了根据术前宫腔造影发现的缺损类型可判断肌层浸润的深度，若为浅层缺损则常无确切的肌层浸润存在，若有大的缺损时则可提示有肌层受累。目前经 B 超及 MRI 检查已成为术前了解肌层有无浸润的较为简易准确的检查手段。

（五）有无淋巴结转移

因较长时间以来子宫＋双附件切除术一直是子宫内膜癌手术的主要方式，故淋巴结受累的真实发生率难以确定。近 50 年来文献对淋巴转移报道逐渐增多，多数报道指出在子宫内膜癌患者中，甚至是Ⅰ期病例中亦有相当数量的患者存在淋巴结转移，腹膜后淋巴结是子宫内膜癌转移可能性较大的部位之一，在一些医院并没有常规地包括在手术探查和治疗计划中，加上部分老年及有内科并发症患者或中晚期患者手术探查取样困难，或选用放射治疗增加了准确了解淋巴结转移率的难度。最近 GOG 报道Ⅰ期子宫内膜癌中约 11％的盆腔淋巴结转移，10％～17％的腹主动脉旁淋巴结转移。转移与子宫大小、肿瘤分化、肌层浸润深度及癌肿在宫腔中的位置有关。但此资料仅限于选择性的淋巴结切除。有无淋巴结转移是重要的预后因素。无淋巴结转移者的Ⅰ期、Ⅱ期患者，5 年生存率可达 80％以上，有淋巴转移者则仅为 30％～40％。

（六）腹水及腹腔冲洗液细胞学检查情况

阳性者多见于组织分级 G3、附件转移或淋巴结阳性病例。GOG 报道在 697 例行细胞学检查病例中，86 例阳性，其中有 25 例肿瘤复发（占 29％），在 611 例细胞学检查阴性者中，只有 10.5％肿瘤复发，而且细胞学阳性者常伴远处转移（68％）。腹水及腹腔冲洗液细胞学检查的阳性率与病理分级及肌层受累深度亦有关系，Milosevic 复习Ⅰ期病人中，G1、G2、G3 腹水细胞学阳性率分别为 5.5％、12.1％和 18.9％，浅肌层与深肌层阳性率分别为 7.6％与 17.0％。细胞学阴性病人 5 年生存率为 81.4％，阳性者则为 49.8％。

（七）脉管间隙浸润（vascular space involvement）

脉管间隙浸润与淋巴转移、肌层侵犯及病理分级均有关。文献报道在Ⅰ期子宫内膜癌中约 15.0％有脉管区受累。Hanson 等报告，内 1/3 肌层受累，脉管受累约 5％，当肌层外1/3 受累时则上升为 10.0％。在病理分级中 G1 脉管受累发生率仅 2.0％，而 G3 则为 42.0％。Abeler 报道 1974 例子宫内膜癌，无脉管浸润的 5 年生存率达 83.5％，而有脉管浸润的生存率降至 64.5％。

（八）子宫腔深度与子宫大小

1971 年的临床分期中，以宫腔深度 8cm 为界，将临床Ⅰ期分为Ⅰa、Ⅰb 两个亚期。孙建衡等报道一组放疗结果，宫腔＞8cm 的Ⅰb 的 5 年生存率低于Ⅱ期中宫腔＜8cm 者（37.5%对 51.4%）。在Ⅱ、Ⅲ期中，宫腔＞8cm 者 72.2%的病人 5 年内死亡，而宫腔＜8cm 者 5 年生存率为 81.5%。当子宫大小超过 10 孕周时，仅 11.1%的病人生存 5 年以上。

（九）子宫腔内肿瘤大小

Schink 报道肿瘤＞2cm 时，淋巴转移率为 15.0%，而＜2cm 时，淋巴转移率为 4%。当肿瘤累及全宫腔时，淋巴转移率高达 35.0%。肿瘤≤2cm 时，5 年生存率达 98.0%；肿瘤＞2cm 时，5 年生存率 84.0%；累及全宫腔则仅为 64.0%。

（十）雌激素受体（ER）与孕激素受体（PR）状态

通常认为 ER、PR 阳性者预后好于阴性者，受体阳性者在分化好的腺癌中比例高，肿瘤侵袭性较低，而且对激素治疗反应好。ER、PR 测定目前已是子宫内膜癌常规检查项目，作为选择治疗方案及判断预后的指标。

（十一）DNA 倍体

以流式细胞仪测定肿瘤组织内 DNA 倍体已成为判断子宫内膜癌预后的指标，根据测定的异倍体数量可以估计肿瘤恶性程度的高低。Friberg 对 88 例Ⅰ、Ⅱ期子宫内膜癌新鲜组织研究表明，二倍体肿瘤的 5 年生存率达 92.0%，异倍体肿瘤仅 36.0%。在组织分级为 G3 中，异倍体占 86.0%。

（十二）治疗方法

对子宫内膜癌患者的治疗必须区别对待，需在对癌变播散范围进行准确了解和对患者全身状况全面评估的基础上制订治疗方案。目前治疗方法选择是早期给予手术或手术与放疗配合治疗，晚期患者则应是合理的综合治疗（包括手术、放射、化疗、激素治疗及全身支持疗法等）。对有预后不良因素的高危患者特别应重视术后辅助治疗的选择，使患者获得充分的合理的治疗。老年及有严重内科疾患（心血管疾患、糖尿病或肝、肾功能不良等），则应对全身状况、能否承受放射治疗、放射方式及剂量、化疗药物选择等作全面考虑，制订出适合于每个患者的个体化治疗方案，方可获得最佳疗效。对有子宫外播散或其他预后不良因素未能给相应的重视，治疗不充分或治疗不当均将影响预后。

综上所述，子宫内膜癌患者预后有关的诸多因素是相互联系和相互影响的，但概括来说可分为与宿主（患者）自身状况（年龄、免疫状况、有无并发症等）、癌肿生物学行为（病理类型、组织分级、分期、淋巴转移、肌层浸润等）及治疗是否充分和适当等三个方面。在肿瘤生物学、恶性程度与宿主免疫状况相互关系和作用中组织分级、肌层浸润深度及淋巴转移状况被认为是对预后有重要影响的因素。

（盛修贵）

参考文献

1. 翁仲颖. 子宫内膜癌的治疗. 上海医学，1979，2：29-31.
2. 高永良，石一复. 妇科恶性肿瘤. 杭州：浙江科学技术出版社，1985，42-47.
3. 曹泽毅，李振英，张秀辉. 年轻妇女子宫内膜癌. 中华妇产科杂志，1990，25：73.
4. 孙建衡，李爱苓，张洵，等. 子宫内膜癌单纯放射治疗回顾性分析. 中华肿瘤学杂志，1991，13：375-377.
5. 张惜阴. 临床妇科肿瘤学. 上海：上海医科大学出版社，1993，126.
6. 孙建衡. 后装放射治疗. 北京：北京科学技术出版社，1993，66.

7. 孙晓光，石素胜，盛修贵，等. 子宫乳头状浆液性癌与子宫内膜乳头状腺癌生物学行为的临床分析. 中华妇产科杂志，1996，31：8-12.
8. 孙建衡，盛修贵，周春晓. Ⅰ期、Ⅱ期子宫内膜癌治疗方法评价. 中华妇产科杂志，1997，32：601-604.
9. 周春晓，孙建衡. 早期子宫内膜癌盆腹腔淋巴切除的临床意义. 中华妇产科杂志，1998，33：510-512.
10. 连丽娟. 林巧稚妇科肿瘤学. 第三版. 北京：人民卫生出版社，2000，373-379.
11. 孙建衡，盛修贵，周春晓. 不同方法对Ⅰ期、Ⅱ期子宫内膜癌治疗后复发、转移及并发症的影响. 中华妇产科杂志，2000，35：270-273.
12. 孔为民，孙建衡. 59 例子宫内膜癌单纯放射治疗. 中华放射肿瘤学杂志，2000，9：184-186.
13. 高永良，于爱军，陈鲁，等. 盆腔淋巴结清扫术用于子宫内膜癌的探讨. 中华妇产科杂志，2000，35：264-266.
14. 孟祥芝，程其辉，郗彦凤，等. 子宫内膜癌不同治疗方法比较. 中华妇产科杂志，2001，36：153-155.
15. 孙建衡. 妇科恶性肿瘤的放射治疗学. 北京：中国协和医科大学出版社，2002，176-196.
16. 孙建衡. 妇科恶性肿瘤的近距离放射治疗. 北京：中国协和医科大学出版社，2005，32-33.
17. 孙建衡. 妇科恶性肿瘤继续教育教程. 北京：中国协和医科大学出版社，2007，271-290.
18. 徐光炜. 临床诊疗指南肿瘤分册. 北京：人民卫生出版社，2005，490-499.
19. 白萍，程敏，李淑敏，等. 子宫内膜癌淋巴取样术的临床意义. 中国肿瘤临床，2007，34：467.
20. 孙建衡. 妇科恶性肿瘤诊治纲要. 北京：北京大学医学出版社，2008，63-84.
21. 王建六. 子宫内膜癌. 北京：北京大学医学出版社，2010，7-11.
22. Gusberg SB. Current concepts in cancer：the changing nature of endometrial cancer. N Engl J Med，1980，302：729.
23. George C，Lewis，Brian Bundy MA. Surgery for endometrial cancer. Cancer，1981，48：568.
24. Cream WT，Morrow CP，Bundy L，et al. The surgical pathologic spread pattern of endometrial cancer，a Gynecologic Oncology Group study. Cancer，1987，60：2035.
25. Malviy VK，Dppe G，Mulone JM，et al. Reliability of frozen section examination in identifying poor prognostic indicators in stage I endometrial adenocarcinoma. Gynecol Onco1，1989，34：299.
26. Parazzini F，Vecchia CA，Bocciolone L，et al. The epidemiology of endometrial cancer. Gynecol Oncol，1991，41：1.
27. Noumoff JS，Menzin A，Mikuta J，et al. The ability to evaluate prognostic variables on frozen section in hysterectomy performed for endometrial carcinoma. Gynecol Oncol，1991，42：202.
28. Matthew PB，Edgard L，Yordan JR. Prognostic factor and long term survival in endometrial adenocareinoma with cervical involvement. Gynecol Oncol，1993，51：316.
29. Barbara AG，Goodman A，Howard GM，et al. Surgical stage Ⅳ endometrial carcinoma：a study of 47 cases. Gynecol Oncol，1994，52：237.
30. Ono I，Kuwae C，Kaneko M，et al. Intra-arterial infusion chemotherapy for advanced endometrial cancer before surgical treatment. Gan To Kagaku Ryoho，1998，25：1318.
31. Santin AD，Parham GP. Routine lymph node dissection in the treatment of early stage cancer：are we doing the right thing? Gynecol Oncol，1998，68：1-3.
32. Nag S，Erickson B，Parikh S，et al. The american brachytherapy society recommendations for high-dose-rate brachytherapy for carcinoma of the endometrium. Int J Radiat Oncol Biol Phys，2000，48：779.
33. Fujimura H，Kikkawa F. Adjuvant chemotherapy including cisplatin in endometrial carcinoma. Gynecol Obstet Invest，2000，50：127.
34. Aoki Y，Kase H，Watanabe M. Stage Ⅲ endometrial cancer：analysis of prognostic factors and failure patterns after adjuvant chemotherapy. Gynecol Oncol，2001，83：1.
35. Onsrud M，Strickert I，Marthinsen AB. Late reactions after operative high-dose-rate intravaginal

brachytherapy for endometrial cancer：acomparison for standardized and individualized target volumes. Int J Radiat Oncol Biol Phys，2001，49：749.

36. Trope C，kristensen GB，Abeler UM. Clear cell and papillary serous cancer treatment options. Best Pract Res Clin Obstet Gynecol，2001，15：433-446.

37. Hirai M，Hirono M，Oosaki T. Adjuvant chemotherapy in stage Ⅰ uterine endometrial carcinoma. Int J Gynaecol Obstet，2002，78：37.

38. Lincoln S，Blessing JA，Lee RB. Activity of paclitaxel as second-line chemotherapy in endometrial carcinoma：a Gynecologic Oncology Group study. Gynecol Oncol，2003，88：277.

39. Jereczek-Fossa BA，Badzio A，Jessem J. Factors determining acute nomal tissue reactions during postoperation radiotherapy in endometrial cancer：analysis of 317 consecutive. Radiother Oncol，2003，68：33.

40. Sobotkowski J，Zielinska M，Grzelak M，et al. Preoperative high-dose brachytherapy in cancer of endometrial carcinoma-preliminary assessment of outcomes and safety. Med Wieku Rozwoj，2004，8：309.

41. Santin AD，Bellone S，O'Brien TJ，et al. Current treatment options for endometrial cancer. Expert Rev Anticancer Ther，2004，4（4）：679-689.

42. Tamm MN，LuisS，Lorraine P，et al. Long-term results of high-dosr rate brachytherapy in the primary treatment and medically inoperable stage I-II endometriama. Int J Radiat Oncol Biol Phys，2005，63：1108.

43. Markman M. Hormonal therapy of endometrial cancer. Eur J Cancer，2005，41：673-675.

44. Pecorelli S. Revised FIGO staging for carcinoma of the vulva，cervix，and endometrium. Int J Gynecol obstet，2009，105：103-104.

45. Creasman W. Revised FIGO staging for carcinoma of the endometrium. Int J Genecol Obstet，2009，105：109.

第 42 章 子宫内膜癌病理

第一节 组织学类型

子宫内膜癌并不是一个单一的肿瘤，它是由生物学和组织学各异的一组肿瘤组成，包括了不同的组织学类型，每一型都具有其独特的病理学表现以及不同的生物学行为。不同的教科书具有不同的分型，但目前采用较为广泛的是 2003 年 WHO 女性生殖道肿瘤分类所给出的子宫内膜癌的分类方案（表 42－1）：这一分类方案还给出了 ICD－O 编码。

表 42－1 2003 年 WHO 版子宫内膜癌分类

类 型	ICD－O 编码
子宫内膜样腺癌	8380/3
伴鳞状分化型	8570/3
绒毛腺型	8262/3
分泌型	8382/3
纤毛细胞型	8383/3
黏液腺癌	8480/3
浆液性腺癌	8441/3
透明细胞腺癌	8310/3
混合性腺癌	8323/3
鳞状细胞癌	8070/3
移行细胞癌	8120/3
小细胞癌	8041/3
未分化癌	8020/3

在这一分类法中第一大类型是子宫内膜样腺癌，在这一类型中又依据结构及细胞的特征分出 4 种不同的亚型；除子宫内膜样腺癌外，依次的组织类型是黏液腺癌、浆液腺癌、透明细胞等 8 个组织类型，这些组织类型主要是根据肿瘤中多数细胞的分化形态来区分的。

此外，子宫内膜癌还可依据发病机制的不同将其分为两大类：即Ⅰ型和Ⅱ型子宫内膜癌（表 42－2）。Ⅰ型子宫内膜癌是由于雌激素长期刺激所引发，属雌激素依赖性肿瘤，常伴发子宫内膜增生症，特别是出现非典型增生。在Ⅰ型子宫内膜癌中典型的组织学类型是子宫内膜样腺癌。Ⅱ型子宫内膜癌的发生与雌激素的关系较少，多见于绝经后妇女，常常伴有 p53

肿瘤抑制基因的突变，最具有代表性的组织学类型是浆液性腺癌及透明细胞癌。

表 42-2　子宫内膜癌的发病机制类型

类型	Ⅰ型	Ⅱ型
无拮抗的雌激素刺激	出现	不出现
月经状况	绝经前或绝经期	绝经后
前期病变	非典型增生或 EIN	子宫内膜上皮内癌（EIC）
肿瘤分级	低级别	高级别
肌层侵犯	不同程度，但经常较浅	不同程度，但经常较深
组织学类型	子宫内膜样腺癌	浆液性癌和透明细胞癌
生物学行为	较为惰性	进展性
遗传学改变	PTEN 突变 微卫星不稳定性 K-ras 突变	p53 突变

近年来，随着分子遗传学的发展，还特别提出了一型与家族遗传相关的子宫内膜癌，这型子宫内膜癌常伴有遗传性非息肉病性的结直肠癌（hereditary nonpolyposis colorectal cancer，HNPCC），也就是常说的 Lynch Ⅱ 综合征，组织病理学上主要表现为非子宫内膜样型的癌。

第二节　子宫内膜癌的病理学特征

一、子宫内膜样腺癌（endometrioid adenocarcinoma）

这是最常见的子宫内膜癌，约占到子宫内膜癌的 3/4 以上。病因学分类属Ⅰ型子宫内膜癌，与无拮抗的雌激素刺激有关。除此之外，它具有独特的分子遗传学改变，大约 20%～30%的病例显示有微卫星的不稳定性，有 30%～50%的病例出现 PTEN 基因的突变，但仅有极少数病例出现 p53 的突变。

（一）大体特征

子宫可以轻度或明显增大，但也可以表现为正常大小，甚至可能缩小。大部分肿瘤位于子宫体部，子宫后壁多于前壁。肿瘤可以形成单一的肿块，也可以是多个肿块。有时宫腔内并没有明确的肿块，而仅仅表现为子宫内膜的弥漫性增厚，表面粗糙不平，可形成不规则的隆起或者乳头（彩图 42-1）。有时有溃疡形成，有时形成息肉。当肿瘤浸润肌层时，切面可以观察到灰白色伸入肌层的病灶。肿瘤还可侵犯子宫下段，大约有 20%的病例可以侵犯到宫颈。

（二）组织病理学特征

典型的子宫内膜样腺癌具有腺管结构，高分化时类似于增生期的子宫内膜腺体。腺体一般中等大小，但也可以较小或增大，甚至形成囊腔，腺腔呈圆形或卵圆形，腺体常常背靠背，有时腺体结构复杂，腺腔相互吻合，有时形成筛孔或乳头（彩图 42-2）。腺上皮被覆单层或假复层柱状细胞，肿瘤细胞具有中等量轻度嗜酸性的胞浆，细胞核轻度增大变圆并具有一定的极向，核仁多少不等。核分裂象一般较增生症时明显。有时可以看到灶片状坏死。与非典型增生不同的是在肿瘤性腺体或细胞巢之间有促结缔组织增生性的纤维间质成分，在子宫切除的标本中可以看到肿瘤性腺体浸润子宫肌壁组织。

除了典型的子宫内膜样腺癌的组织学表现外，肿瘤性的腺上皮也可以呈现不同的上皮分化及结构，WHO分类中进一步将其命名为各种亚型的子宫内膜样腺癌。

1. **伴有鳞状分化的亚型**（variant with squamous differentiation） 大约20%～50%的子宫内膜样腺癌中可以出现不同数量的鳞状上皮分化，此时被称为子宫内膜样腺癌伴有鳞状分化。鳞状分化的类型并不相同：有时化生灶是由界限清楚的、孤立的、小巢状的非角化鳞状细胞团组成，称为不成熟鳞状分化或桑葚状化生，常见于低级别子宫内膜样腺癌中（彩图42-3）；另一种化生灶外形不规整，有明显的角化以及细胞核的非典型，常出现在高级别子宫内膜样腺癌中。对于子宫内膜样癌中伴有鳞状分化的临床意义有逐渐认识的过程。过去，曾将伴有良性鳞状分化成分的子宫内膜样癌称为腺棘癌，且认为其预后较好，而将伴有明显异型的鳞状上皮分化（恶性鳞状上皮成分）的子宫内膜癌称为腺鳞癌，认为预后不良。但多年的研究发现：子宫内膜样癌的预后主要与肿瘤中腺体成分的分化程度有关，而是否伴有鳞状上皮分化，且鳞状分化的好坏对于临床来说并不重要，刻意区分他们已经没有意义，因此，“腺棘癌”和“腺鳞癌”的命名已被“子宫内膜样腺癌伴有鳞状分化”所取代。之所以仍将有鳞状分化的肿瘤单独命名，主要是提醒病理医生正确识别鳞状上皮分化，以免将鳞状分化或桑葚化生误认为是肿瘤的实性成分，从而增加子宫内膜样腺癌诊断的级别。

2. **绒毛腺管亚型**（villoglandular variant） 它是另一种子宫内膜样癌的亚型，文献报告发生的从5%～30%不等，完全或大部分由绒毛管状结构组成的子宫内膜样癌较为少见，但是在子宫内膜样癌中常常可以看到局灶出现绒毛管状结构，只有肿瘤组织中大部分成分含有绒毛腺管结构才称为绒毛腺管型子宫内膜样癌，而只有少部分成分含有这种结构者不应放在这一亚型中，而使用子宫内膜样癌伴有绒毛腺管状结构更为恰当。

绒毛腺管结构表现为具有树状分支的绒毛乳头结构，绒毛乳头细长，中心含有纤细的纤维血管轴心（彩图42-4），肿瘤组织中常常含有不同比例的低级别子宫内膜样癌的腺管结构。绒毛乳头及腺管被覆的细胞与典型的子宫内膜样癌相似，一般为1～2级分化。肿瘤绝大多数是向宫腔表面生长，但有时也可看到绒毛乳头结构浸润到子宫肌壁内。

大宗样本的研究认为此型与典型的子宫内膜样癌在预后上没有差异。因此在诊断中病理医生不要将它与具有高度恶性行为的浆液性乳头状癌相混淆。

3. **分泌亚型**（secretory variant） 这一亚型较为少见，通常见于绝经后妇女，发病年龄35～76岁，平均年龄57岁。肿瘤由类似于早期或中期分泌期子宫内膜的高分化腺体组成，表现为腺上皮核下或核上出现富含糖原的空泡（彩图42-5）。肿瘤可能完全由有分泌型的腺体组成，但多数情况下，是局灶区域出现这种改变。由于这种类型的肿瘤细胞核异型性小，有可能与分泌期子宫内膜相混淆，特别是在刮宫的破碎子宫内膜组织中。但分泌型癌的腺体大小不一致，常常背靠背，或相互融合，可形成筛状或绒毛腺管状结构。肿瘤预后好。

4. **纤毛细胞亚型**（ciliated cell variant） 有时在子宫内膜样腺癌中，肿瘤腺体由类似输卵管上皮的纤毛细胞组成，当大部分（>75%）腺体呈现上述表现时则诊断为纤毛细胞亚型的子宫内膜样腺癌。这一亚型，恶性程度低，预后较好。

诊断时主要是与子宫内膜增生症鉴别，后者常常可以看到纤毛细胞化生，但缺乏明确的肌层浸润及血管淋巴管的浸润。

（三）分级

子宫内膜样腺癌的分级对于判断预后具有一定价值。1988 年 FIGO/ISGP 制定了子宫内膜样癌的分级标准，1995 年 Zaino 等又进行了修订。这一分级系统是依据肿瘤的结构及细胞核的特征来进行分级的（表 42－3）：

表 42－3　子宫内膜样腺癌的分级

分　级	描　述
Ⅰ级	肿瘤组织中的实性区＜5％
Ⅱ级	肿瘤组织中的实性区为 6％～50％
Ⅲ级	肿瘤组织中的实性区＞50％

分级描述Ⅰ级肿瘤组织中的实性区＜5％，Ⅱ级肿瘤组织中的实性区为 6％～50％，Ⅲ级肿瘤组织中的实性区＞50％。

在这一分级系统中值得注意的是鳞状上皮分化以及桑葚状化生的实性细胞巢不计算在实性区内，因此它们的出现不会增加肿瘤的级别。此外，当在Ⅰ级或Ⅱ级子宫内膜样癌中出现明显异型的细胞核时，肿瘤的级别应该提高一级，即：由Ⅰ级升为Ⅱ级或由Ⅱ级升为Ⅲ级。

也有作者采用两级分级系统：低级别和高级别，前者肿瘤组织中含有 20％或少于 20％的非鳞状的实性区，后者非鳞状的实性区＞20％。这样的分级系统较为简便，并且不同观察者之间的差异性较小。研究还发现它与三级的分级系统具有同样的预后判断价值，甚至较三级系统更好。

二、黏液腺癌（mucinous adenocarcinoma）

按照 WHO 的标准，只有当肿瘤中 90％以上的细胞为黏液细胞，才能诊断为黏液腺癌，也有些作者将这一比例定在 50％～70％。无论采用哪种标准，真正的原发于子宫内膜的黏液性腺癌较为少见，文献统计它占子宫内膜癌的 1％～9％。有报告使用合成孕激素治疗以及因乳腺癌接受他莫西酚治疗的患者发生子宫内膜黏液癌的比例增加。黏液腺癌预后相似于其他低级别子宫内膜腺癌，并且多数病例为 FIGO 分期Ⅰ～Ⅱ级，因而，总体的预后较好。

（一）大体特征

子宫内膜黏液腺癌的大体表现类似于子宫内膜样腺癌，当黏液分泌明显时，肉眼可以观察到黏液或胶冻样结构。

（二）组织病理学特征

几乎所有的子宫内膜黏液腺癌都是由类似于宫颈内膜的黏液腺体组成，肿瘤细胞富含黏液（彩图 42－6），细胞的异型一般为轻到中度，核分裂象少见。肿瘤细胞排列呈腺管状、筛状、绒毛腺管状以及绒毛乳头状，结构较为复杂，实性区域较为少见。腺腔内可以充满黏液，有时腺体可形成微囊，这时腺体变小，排列紧密，活检标本时很难与宫颈内膜的微腺体增生相区分。有人认为可能与激素治疗有关，并将其命名为微腺体癌。少数情况下子宫内膜黏液腺癌可以由肠型黏液腺体组成，这时腺上皮中可以出现杯状细胞、潘氏细胞以及神经内分泌细胞。

子宫内膜黏液腺癌的分级与子宫内膜样腺癌相同，但绝大多数病例为Ⅰ级。免疫组化染色显示子宫内膜的黏液腺癌与子宫颈黏液腺癌具有相似的表达，因而，难以通过免疫组化来区别两者。但也有作者认为雌激素受体强阳性表达和 CEA 阴性表达更多见于子宫内膜黏液腺癌，而 p16 阳性更多见于宫颈来源的腺癌。

三、浆液性腺癌（serous adenocarcinoma）

这是一种具有高度侵袭性的原发于子宫内膜的腺癌。约占子宫内膜癌的 10%。多见于绝经后妇女。发病机制分型属Ⅱ型子宫内膜癌，它不同于Ⅰ型子宫内膜样腺癌，与雌激素刺激无关，因而在癌周围的子宫内膜常呈绝经后的萎缩性表现。

（一）大体特征

大体上，浆液性腺癌常常难以与子宫内膜样腺癌相区别。有时甚至在宫腔内难以观察到明确的肿物，有时可见息肉性病变，而肿瘤只位于子宫内膜的表层或息肉的局部（彩图 42－7）。即使是在萎缩变小的子宫中，仍能看到广泛的肌层浸润。

（二）组织病理学特征

浆液性癌的组织学特征是肿瘤常常形成明显的乳头状结构，乳头一般具有粗大的纤维血管轴心，并可以形成复杂的分支结构，乳头表面被覆复层细胞，细胞常常形成簇或出芽，在腺腔及乳头间可见到明显脱落的细胞团。细胞核异型明显，可见多形和巨大的嗜酸性核仁，核分裂多见（彩图 42－8）。25%～30%的病例可见砂粒体，数量可能较多。当肿瘤呈腺型生长时，腺体结构变得复杂，形成线样裂隙状，也有称其为“迷宫样”结构。

有时，浆液腺癌仅位于子宫内膜息肉的表面层或是子宫内膜表面及其下方的腺体中，表现为在萎缩的子宫内膜背景下，明显异型的肿瘤细胞替代子宫表面上皮或浅表的子宫内膜腺体（彩图 42－9A），没有子宫肌层及间质的侵犯，这种病变被命名为浆液性子宫内膜上皮内癌（endometrial intraepithelial carcinoma，EIC）。EIC 中的肿瘤细胞与浸润性的子宫浆液性癌相类似，可以排列成单层或覆层，也可形成丛状、芽状、鞋钉状以及短的微乳头状，并且这些异型肿瘤细胞对 p53 呈强阳性表达（彩图 42－9B）。过去认为 EIC 是浆液性腺癌的癌前期病变，但越来越多研究发现，它常与浸润性浆液性腺癌共同存在，而且经常同时出现盆腔及腹膜等子宫外部位的播散。因此，现在已经不再认为 EIC 是癌前期病变，而是将其归入高度侵袭性浆液性癌的一种亚型，有人主张使用子宫表层癌（uterine surface carcinoma，USC），或微小子宫浆液性癌（minimal uterine serous carcinoma，MUSC）等名称来命名这类病变。国内妇产科病理学界正在不断介绍及推广这一观点，妇产科临床医生也逐渐认识到：“子宫浆液性癌早期病变”不同于其他部位的上皮内癌/原位癌或早期浸润癌，患者的预后并不是依据子宫内病变是否表浅以及有无间质浸润来决定的，而是取决于手术后的临床分期。因此，如果在活检、刮宫以及息肉切除标本中明确含有这类病变时，应该实行全子宫切除，双侧附件切除，同时送检盆腹腔冲洗液，病理医生也应全面检查这些送检的标本，以便于进行准确的临床分期。

子宫内膜的浆液性腺癌可以是纯粹的浆液性癌，也可以伴有其他类型的子宫内膜癌，例如：子宫内膜样癌或透明细胞癌等。临床观察，这些混合型子宫内膜癌与单纯性的浆液性癌一样，具有不良的预后，因此，无论哪一型子宫内膜癌，出现超过 10%的浆液性癌的成分，临床处理及预后均应等同于子宫浆液性癌，而对于不足 10%浆液成分的子宫内膜癌，因相关的研究较少，预后尚不明确，但从病理医生的角度应该在报告中注明，以提醒临床医生关注。

大部分浆液性癌的病例可以看到肿瘤侵犯血管及淋巴管，并且肿瘤常常侵犯到子宫壁的深肌层。肿瘤累及子宫下段及宫颈也非常常见。除子宫内浸润外，很多子宫浆液性癌在诊断时，已有广泛的子宫外播散。因此，子宫浆液性癌具有高度侵袭性，属高级别癌，因此不再进行组织学分级。

四、透明细胞腺癌（clear cell adenocarcinoma）

透明细胞腺癌在发病学分类中属于Ⅱ型子宫内膜癌，它较浆液性腺癌少见，约占所有子宫内膜癌的1%～5%。常见于老年女性。临床预后取决于临床分期，局限于子宫内膜的病变预后较好，一旦肿瘤侵犯子宫肌层，很容易出现子宫外的转移。

（一）大体特征

透明细胞腺癌大体上无明显特征，肿瘤可以在宫腔内形成明显的肿块，但也有些病例可能仅仅表现为息肉状病变，肿瘤仅局限于息肉内。

（二）组织病理学特征

肿瘤可以有4种结构：乳头状、腺管状、实性以及管囊状，最常见的是由两种或两种以上组织结构混合存在。肿瘤细胞浆透明或嗜酸性，细胞核增大、偏位，使得细胞突向腔内形成鞋钉样细胞（彩图42-10），肿瘤细胞核异型明显，常出现奇异形核和多核，核分裂象多少不等。在形成的腺腔内可以出现黏液，有时可以看到胞浆内的嗜酸性黏液滴，被称作靶样细胞。间质常常可见到玻璃样变或基底膜样物质沉积，特别是在乳头型的透明细胞腺癌中更为明显。

大约80%的透明细胞癌有肌层浸润，25%的病例出现血管淋巴管的侵犯。

在透明细胞腺癌的周边有时可以看到EIC病变，非肿瘤性的子宫内膜一般呈萎缩性表现。

免疫组织化学染色，肿瘤细胞可不同程度地表达p53，但一般表达强度不如浆液性癌。此外，透明细胞癌还可表达雌激素受体（ER），但一般不表达孕激素受体（PR），而Ki-67呈高表达率。近期，还有报告大约一半以上的透明细胞癌可表达p16。

由于子宫内膜透明细胞腺癌与浆液性腺癌同属高度恶性的肿瘤，因此不再对其分级。

五、混合型腺癌（mixed adenocarcinoma）

混合性腺癌是指由Ⅰ型（子宫内膜样腺癌，包括它的各种亚型或黏液腺癌）和Ⅱ型癌（浆液性或透明细胞性）组成的子宫内膜癌。两型子宫内膜癌的成分都应占有一定比例，肿瘤可以以某一型为主，但较少成分的肿瘤至少也要占到整个肿瘤的10%。在病理报告中应详细说明各型肿瘤成分所占的比例。一般认为Ⅱ型肿瘤成分≥25%时提示肿瘤预后差。但也有研究发现，即使浆液性肿瘤成分<10%，其预后也不佳。因此，在子宫内膜腺癌中出现浆液性癌成分，无论多少都应在病理报告中体现出来，以提醒临床医生关注。

六、鳞状细胞癌（squamous cell carcinoma）

子宫内膜原发的鳞状细胞癌极为罕见，在子宫内膜癌中所占比例<1%。多数患者为绝经后妇女，常伴有子宫颈狭窄和子宫积脓，有些病例伴有广泛的子宫内膜鳞状化生，有些有盆腔放射史。有研究显示少数子宫内膜的鳞状细胞癌中也可检测到HPV病毒但是患者并不同时伴有宫颈鳞状细胞癌，也无前期发生过宫颈鳞状细胞癌的病史。多数子宫内膜鳞状细胞瘤在诊断时已是FIGO的Ⅲ～Ⅳ期，因而总体上这一肿瘤预后差。

（一）大体特征

子宫原发的鳞状细胞癌，大体上无明显特征，但有些病例可以显示子宫内膜呈白色，并可看到类似宫颈尖锐湿疣样的表现。

（二）组织病理学特征

子宫内膜的鳞状细胞癌完全由不同分化的鳞状细胞组成，肿瘤组织中没有子宫内膜样腺癌成分。有时鳞状细胞分化非常好，类似于宫颈或外阴发生的疣状癌，以至于在诊断性刮宫标本中难以做出恶性的诊断，只有在子宫切除标本后，可以发现肿瘤向子宫肌层推挤浸润性生长。也有些肿瘤呈现中-低分化鳞状细胞癌表现（彩图 42－11）。诊断子宫内膜原发性鳞状细胞癌时，还要求鳞状细胞癌成分不能与宫颈鳞状上皮相连续。

七、移行细胞癌（transitional cell carcinoma）

肿瘤组织中≥90％的区域是由类似于尿路上皮的移行细胞组成，而只有少量移行细胞分化的肿瘤则可归入伴有移行细胞分化的混合性子宫内膜癌中。子宫内膜癌原发的移行细胞癌十分少见，文献报告的病例不足 15 例，平均年龄 61.6 岁（41～83 岁）。

（一）大体特征

肿瘤常为息肉状或乳头状，类似于在泌尿系统中看到的移行细胞癌的表现，平均大小 3.5cm，可以看到肿瘤不同程度地侵犯子宫肌层。

（二）组织病理学特征

子宫内膜移行细胞癌常为 2 级或 3 级，并常呈现乳头结构。肿瘤中可以看到其他类型的子宫内膜癌成分，最常见的是子宫内膜样腺癌，其次是透明细胞癌或浆液性癌。免疫组织化学染色，肿瘤一般呈现 CK7 阳性，但 CK20 阴性。少数病例可以检测到 HPV DNA，多数为 HPV16。

八、小细胞癌（small cell carcinoma）

子宫内膜的小细胞癌由类似于肺小细胞癌的细胞组成。原发于子宫内膜者较为少见，文献报告的发病率不足所有子宫内膜癌的 1％。发病年龄从 23～78 岁，平均为 60 岁。主要临床表现为阴道流血，个别病例可出现副肿瘤综合征。肿瘤具有进展性的恶性生物学行为，多数患者在诊断后 1 年内死于本病。少数临床Ⅰ期的病例预后较好，5 年生存率可达到 60％。

组织病理学特征：肿瘤细胞小到中等大小，呈短梭形或燕麦形，胞浆稀少，核深染，核分裂象多见，肿瘤细胞弥漫分布，伴有灶片状坏死。常可见子宫肌层及血管的侵犯。免疫组织化学染色显示肿瘤表达神经内分泌标志物，如 CgA（嗜铬素 A）、SyN（突触素）、CD56 等可呈强阳性表达，有些文献报告，肿瘤可表达 S－100 和 p16。

九、未分化癌（undifferentiated carcinoma）

未分化癌是指那些缺少任何特征性分化的子宫内膜恶性上皮性肿瘤。约占子宫内膜癌的 2％，多数患者为绝经后妇女，平均发病年龄为 59 岁。

组织学上，肿瘤由中等大小的单一型的上皮样细胞组成，细胞常常排列成实性巢片状，局灶可见条索状结构，但难以找到典型的腺腔及乳头结构，有时肿瘤中可以看到横纹肌样或多形性细胞。免疫组织化学染色，多数病例局灶表达 CK 或 EMA 等上皮标志物，同时也可以有局灶的神经内分泌表达，但不会出现弥漫阳性的神经内分泌标记表达。未分化癌为高度恶性的肿瘤，预后差。

十、其他罕见类型的子宫内膜癌

文献报告中可以看到一些以个案形式报告的罕见类型的原发于子宫内膜的癌。这些肿瘤的组织学表现以及临床特征与常见于其他器官的相应肿瘤相似。它们包括腺样囊性癌、毛玻璃样细胞癌、中肾癌、淋巴上皮样癌、巨细胞癌、肝样癌、嗜酸细胞癌、伴有滋养细胞分化的癌以及伴有卵黄囊瘤分化的癌、嗜酸细胞癌等。

（沈丹华）

参考文献

1. 陈乐真，李广太. 子宫内膜癌癌前病变的病理学研究进展. 中华妇产科杂志，2007，42：276－277.
2. 范文生，于鹤，宋磊，等. 子宫内膜浆乳癌及其癌前病变. 中国现代医学杂志，2009，19：1195－1201.
3. 姚远洋，王悦，沈丹华，等. 子宫内膜癌分子标志物与临床病理特征关系的研究 . 中国妇产科临床杂志，2009，10：189－192.
4. 郑文新，孙妍琳，笪冀平. 子宫内膜癌//陈乐真. 妇产科诊断病理学. 第二版. 北京，2010，204－218.
5. Ross JC，Eifel PJ，Cox RS，et al. Primary mucinous adenocarcinoma of the endometrium：a clinicopathologic and histochemical study. Am J Surg Pathol，1983，7：715－729.
6. Hendrickson MR，Kempson RL. Ciliated carcinoma-a variant of endometrial adenocarcinoma：a report of 10 cases. Int J Gynecol Pathol，1983，2：1－12.
7. Tobon H，Watkins GJ. Secretory adenocarcinoma of the endometrium. Int J Gynecol Pathol，1985，4：328－335.
8. Melham MF，Tobon H. Mucinous adenocarcinoma of the endometrium：a clinicopathological review of 18 cases. Int J Gynecol Pathol，1987，6：347－355.
9. AbelerVM，Kjorstad KE. Endometrial adenocarcinoma with squamous cell differetiation. Cancer，1992，69：488－495.
10. Ambros RA，Ballouk F，Malfetano JH，et al. Significance of papillary（villoglandular）differentiation in endometrioid carcinoma of the uterus. Am J Surg Pathol，1994，18：569－575.
11. Huntsman DG，Clement PB，Gilks CB，et al. Small-cell carcinoma of the endometrium：a clinicopahtological study of sixteen cases. Am J Surg Pathol，1994，18：364－375.
12. Zheng W，Yang GC，Codwin TA，et al. Mucinous adenocarcinoma of the endometrium with intestinal differentiation：a case report. Hum Pathol，1995，26：385－1388.
13. Zaino RJ，Kurman RJ，Diana KL，et al. The utility of the revised International Federation of Gynecology and Obstetrics histologic grading of endometrial adenocarcinoma using a defined nuclear grading system：a Gynecology Oncology Group study. Cancer，1995，75：81－86.
14. Dallenbach-Hellweg G，Hahn U. Mucinous and clear cell adenocarcinomas of the endometrium in patients receiving antiestrogens（tamoxifen）and gestagens. Int J Gynecol Pathol，1995，14：7－15.
15. Ambros RA，Sherman ME，Zahn CM，et al. Endometrial intraepithelial carcinoma：a distinctive lesion specificall associated with tumors displaying serous differentiation. Hum Pathol，1995，26：1260－1267.
16. Abeler VM，Vergote IB，Kjorstad KE，et al. Clear cell carcinoma of the endometrium：prognosis and metastatic pattern. Cancer，1996，78：1740－1747.
17. Goodman A，Zukerberg LR，Rice LW，et al. Squamous cell carcinoma of the endometrium：a report of eight cases and a review of the literature. Gynecol Oncol，1996，61：54－60.
18. Kataoka A，Nishida T，Sugiyama T，et al. Squamous cell carcinoma of the endometrium with human papillomavirus type 31 and without tumor suppressor gene p53 mutation. Gynecol Oncol，1997，65：180－184.
19. Zaloudek C，Hayashi GM，Ryan IP，et al. Microglandular adenocarcinoma of the endometrium ：a form of mucinous adenocarcinoma that may be confused with microglandular hyperplasia of the cervix. J Gynecol Pathol，1997，16：52－59.

20. Zheng W, Khurana R, Farahmand S, et al. p53 immunostaining as a significant adjunct test for unterine surface carcinoma: precursor of uterine papillary serous carcinoma. Am J Surg Pathol, 1998, 22: 1463 - 1473.
21. Lininger RA, Wistuba I, Gazdar A, et al. Human papillomavirus type 16 is detedted in transitional cell carcinomas and squamotransitional cell carcinomas of the cervix and endometrium. Cancer, 1998, 83: 521 - 527.
22. Lax SF, Pizer ES, Ronnett BM, et al. Clear cell carcinoma of the endometrium is characterized by a distinctive profile of p53, Ki-67, estrogen, and progesterone receptor expression. Hum Pathol, 1998, 29: 551 - 558.
23. Zaino RJ, Kurman RJ, Brunetto VL, et al. Villoglandular adenocarcinoma of the endometrium: a clinicopathologic study of 61 cases: a Gynecologic Oncology Group Study. Am J Surg Pathol, 1998, 22: 1379 - 1385.
24. Taylor RR, Zeller J, Lieberman RW, et al. An analysis of two versus three grades for endometrial carcinoma. Gtneciol Oncol, 1999, 74: 3 - 6.
25. Lim P, AI Kushi A, Gilkis B, et al. Early stage uterine papillary serous carcinoma of the endometrium. Cancer, 2001, 91: 752 - 757.
26. Sliverberg SG, Kurman RJ, Nogales F, et al. Tumours of the Uterine Corpus Epithelial tumours and related lesions//Tavassoli FA, Devilee P. World Health Organization Classification of Tumours Pathology and Genetics. Tumours of the breast and female genital organs. IARC press: Lyon, 2003, 117 - 145.
27. Part J. Prognostic parameters of endometrial carcinoma. Hum Pathol, 2004, 35: 649 - 662.
28. Alkushi A, Abdul-Rahman ZH, Lim P, et al. Description of a novel system for grading of endometrial carcinoma carcinoma and comparison with existing grading systems. Am J Surg Pathol, 2005, 29: 295 - 304.
29. Hui P, Kelly M, O'Malley DM, et al. Minimal uterine serous carcinoma: a clinicopathological study of 40 cases. Mod Pathol, 2005, 18: 75 - 82.
30. Altrabulsi B, Malpica A, Deavers MT, et al. Undifferentiated carcinoma of the endometrium. Am J Surg Pathol, 2005, 29: 1316 - 1321.
31. Arai T, Watanabe J, Kawaquchi M, et al. Clear cell adenocarcinoma of the endometrium is a biologically distinct entity from endometrioid adenocarcinoma. Int J Gynecol Cancer, 2006, 16: 391 - 395.
32. Ahluwalia M, Light AM, Surampudi K, et al. Transitional cell carcinoma of the endometrium: a case report and review of the literature. Int J Gynecol Pathol, 2006, 25: 378 - 382.
33. Katahira A, Akahira J, Niikura H, et al. Small cell carcinoma of the endometrium: report of three cases and literature. Int J Gynecol Pathol, 2006, 25: 373 - 377.
34. Melgoza F, Brewster WR, Wilczynski S, et al. p16-positive small cell neuroendocrine carcinoma of the endometrium. Int J Gynecol Pathol, 2006, 25: 252 - 256.
35. Sorosky JI. Endometrial cancer. Obstet Gynecol, 2008, 111: 436 - 447.

第 43 章 子宫内膜癌的治疗模式转变

子宫内膜癌是女性常见的恶性肿瘤之一，据统计，2010 年美国有新发子宫内膜癌43 470 例，7950 例死于该疾病。子宫内膜癌是发病率排在第 4 位的美国女性常见恶性肿瘤，前 3 位依次为乳腺癌、肺癌和大肠癌，其死亡率仅次于卵巢癌，在引起妇女癌症死亡的最常见原因中位居第 8 位。我国虽然还缺乏大规模调查和癌症登记分析，但从医院对子宫内膜癌与子宫颈癌收治比率的变化可以反映出内膜癌发病率在逐年上升，据报道子宫内膜癌和子宫颈癌的发病率比值已从 60 年代的 1∶10 变为现今的 1∶1；杨丹等回顾性分析了 35 年收治的子宫内膜癌病例，发现其正以每 10 年近似几何对数的速度增长，进入 21 世纪后每年的平均病例数是 30 年前的 40 倍之多。据 2008 年上海市疾病防治中心发布的 2006 年上海市恶性肿瘤发病数据，子宫内膜癌的粗发病率为 10.44/10 万人口，而 35～64 年龄段的发病率则更高，为 14.34/10 万人口，表明子宫内膜癌的新发病例数已经明显超过子宫颈癌（分别为子宫内膜癌 613 例，子宫颈癌 417 例），而且正在成为危害妇女生命的常见恶性肿瘤。此外，从复旦大学附属肿瘤医院 1996—2006 年的 11 年间收治的病例数，也可看出明显的增加趋势，复旦大学附属肿瘤医院 1996—2009 年间共收治的子宫内膜癌病例，从图 43－1 中可以看出，每年收治的子宫内膜癌病人呈直线上升，2009 年收治的病人数是 10 年前的 10 倍多。这可能与我国妇女平均寿命延长，进入更年期或老年期妇女增多，以及就医条件改善和诊断技术提高等有关。此外，由于肥胖已成为全球性的“流行病”，因此可以预期与之密切相关的子宫内膜癌的发病率在未来 10 年或数十年间还将持续升高。

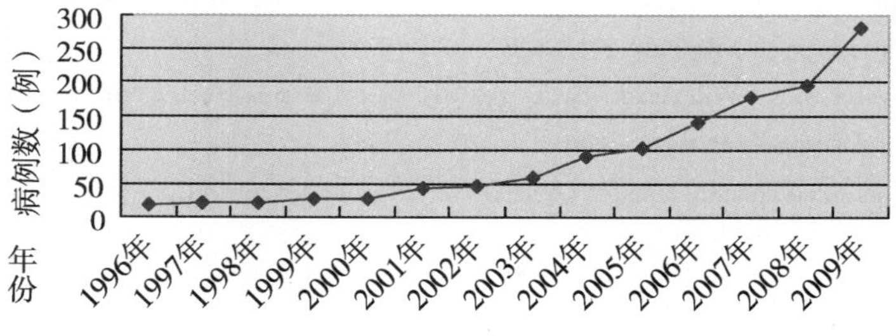

图 43－1　1996—2009 年我院子宫内膜癌收治情况

长期以来国内外妇科肿瘤学者对子宫内膜癌投入了很大的关注和研究，特别是随着对子宫内膜癌不同病理类型的深入认识、手术病理分期的实行、分子生物学研究进展等等，有关子宫内膜癌的许多观念已经发生了很大的转变，如治疗模式的转变，尤其是Ⅰ期内膜癌，从半个世纪前的首选根治性放疗到 80、90 年代的术前放疗联合手术治疗到现今的首选手术治疗＋术后有高危因素者给予辅助治疗，从中可以看出目前的治疗模式更趋合理和个体化。此外，手术分期的实施、手术方式的转变和术后辅助治疗的选择都有了很大变化，特别是化疗地位的明显提高，详述如下。

一、首选治疗模式的转变：从单纯放射治疗到首选手术治疗

放射治疗是子宫内膜癌的根治方法之一，但随着手术在子宫内膜癌治疗中的地位不断提高，单纯放疗的比例在近半个世纪来明显下降。根据中国医学科学院肿瘤医院报道，在1958—1984年间，采用单纯放射治疗者占18.7%，1984—1992年间降为12.7%。

目前，子宫内膜癌首选手术治疗，手术既可切除癌变子宫及可能转移病灶，又能进行全面地手术分期，同时明确临床和病理高危因素作为术后辅助治疗的依据。部分低危组的子宫内膜癌病人通过手术即可得到治愈。常用的手术治疗原则是早期病例行分期手术和晚期病人行积极的肿瘤细胞减灭术。手术分期以及术后有高危因素者给予辅助治疗已成为目前的标准治疗模式。而只有年老、一般情况差或有严重内科并发症不适合手术者才首选根治性放射治疗。

（一）子宫内膜癌首选手术治疗

其手术方式随着病灶部位及累及的范围不同而采用三种不同的手术方式，分别是病灶局限于宫体、肿瘤累及宫颈及已有子宫外转移三种不同程度的病变而采用下列三种不同的手术方式。

1. **病灶局限于宫体（即临床分期Ⅰ期）** 如果其病理类型为子宫内膜样腺癌则基本术式为次广泛子宫切除+双附件切除+腹腔细胞学检查+盆腔和腹主动脉旁淋巴结切除，即子宫内膜癌的全面分期手术。对于这组病人常规行盆腔淋巴结和腹主动脉旁淋巴结切除问题既往有较多争论，主要包括两种观点，一种认为后腹膜淋巴结切除有利于切尽肿瘤和淋巴结内的微转移灶，并因此提高生存率，故建议常规行后腹膜淋巴结切除；而另一种观点则认为后腹膜淋巴结切除的手术范围大且并发症多，建议仅在高危病人中选择性进行。所以，在以前的书本和文献中介绍的操作常规是术中剖视子宫标本观察肌层浸润深度和宫颈管，如剖视发现子宫深肌层侵犯或宫颈管有肿瘤累及者做腹膜后淋巴结切除术；而对于子宫内膜样腺癌没有肌层侵犯或仅有浅肌层侵犯者，且病理分化为Ⅰ、Ⅱ级者被认为淋巴转移的可能性很小，则不做后腹膜淋巴结的切除。然而，这种处理方法经过近20年的资料积累和分析发现术前评估或术中冰冻认为是低危组的患者（Stage Ⅰa，G1，G2和Ⅰb，G1）在手术后常常出现分级升级和分期升级，研究发现术前的诊刮病理与术后子宫标本病理比较，15%～20%的病例有病理分级升级；如复旦大学肿瘤医院回顾性研究了2004—2008年手术治疗的子宫内膜癌564例，其中249例术前诊刮病理为子宫内膜样腺癌Ⅰ级者，术后病理发现有99例出现分化升级，分别是87例升级为分化Ⅱ级者和12例为分化Ⅲ级。其次，对于术中肌层浸润深度的判断同样存在升级问题，研究显示术中肉眼或冰冻判断结果与术后标本病检结果比较都有较大差异，二者的符合率在不同分化程度的组织中有所不同，分别为Ⅰ级（G1）87.3%，Ⅱ级（G2）64.9%，Ⅲ级（G3）30.8%。而且，已有明确的证据显示完全手术分期的病例（行后腹膜淋巴结切除者）与未做淋巴结切除或仅行LN活检相比，生存率有统计学差异。故2007年NCCN的子宫内膜癌诊疗指南已明确推荐所有的临床分期Ⅰ期（病灶局限于宫体）病人都应常规完成分期手术的各项步骤，明确要求全部的手术病人都应该切除盆腔和腹主动脉旁淋巴结切除。

此外，对于同样是病灶局限于宫体但病理类型为UPSC、CCC和MMMT等非内膜样腺癌者，手术方式应该是次广泛子宫切除+双附件切除+腹腔细胞学检查+盆腔和腹主动脉旁淋巴结切除+大网膜切除+包括膈面在内的多点腹膜活检。

2. **明确有宫颈累及或临床怀疑有宫颈累及病例的手术治疗** 这类患者采用的标准术式

是：根治性子宫切除或者又称为广泛性子宫＋双附件＋盆腔和腹主动脉旁淋巴结切除＋腹腔细胞学检查；这类手术与第一类手术的主要区别是宫旁组织和阴道需切除 3cm 左右。现有资料显示临床有明显宫颈病灶的患者经过根治性子宫切除后已提高了生存率。此外，研究发现约有 10%的Ⅱ期患者有宫旁浸润，进一步为子宫根治术提供了理论依据。同样对这类病人也都推荐常规切除盆腔和腹主动旁淋巴结，淋巴结清扫不仅可切除已有转移或未转移的淋巴组织，也能明确手术分期。同样如果病理类型为 UPSC、CCC 和 MMMT，则手术方式应该是广泛性子宫切除＋双附件切除＋腹腔细胞学检查＋盆腔和腹主动脉旁淋巴结切除＋大网膜切除＋包括膈面在内的多点腹膜活检。

3. 已有子宫外转移病灶患者的手术治疗　子宫内膜癌常见转移部位为附件转移、阴道转移、腹膜和大网膜转移及后腹膜淋巴结转移等，其中以附件转移最常见。一般说来，子宫外转移病灶可通过术前评估得到明确，如术前妇检＋活检可明确阴道转移，而 B 超、MRI 和 CA125 检查可有助于发现子宫外其他部位的转移灶。对于子宫内膜癌患者疑有子宫外转移，尤其是伴有附件肿块的病人在实施手术治疗时必须注意下列几点：首先，术前需行适当肠道准备便于必要时行肠段切除术，这样将有利于切除全部肿瘤和切净肿瘤。其次，剖腹探查时仔细探查盆腹腔，如果仅发现卵巢肿块，必须先行卵巢肿块冰冻切片检查，若冰冻切片检查发现为良性肿瘤，则手术方式与第一类病灶局限于宫体的手术方式相同，行次广泛子宫切除＋双附件切除＋腹腔细胞学检查＋盆腔和腹主动脉旁淋巴结切除；若冰冻切片检查怀疑卵巢肿块为卵巢癌（两个都是原发肿瘤）同时伴 CA125 升高，则行次广泛子宫双附件切除＋大网膜切除＋盆腔和腹主动脉旁淋巴结切除术＋腹腔脱落细胞学检查；若探查时已发现盆腹腔内广泛转移，只要技术允许并且病人能够耐受，则需行彻底的肿瘤细胞减瘤术，这是因为子宫内膜癌对化疗不够敏感，故应该尽可能切除病灶达到镜下减瘤的目的，有助于提高生存率。现已有较多文章发现残留肿瘤大小与预后关系的报道。作者曾经分析了 1996 年 1 月至 2005 年 12 月 10 年间复旦大学附属肿瘤医院手术治疗的晚期子宫内膜癌（Ⅲ～Ⅳ期）103 例，结果发现行后腹膜淋巴结清扫术（盆腔淋巴＋/-腹主动脉旁淋巴结切除）的患者预后明显优于未行者，差别有显著性（$P=0.0\,001$）。术后残留肿瘤大小与预后明显相关，残留肿瘤≤1cm 的患者预后明显优于残留肿瘤直径＞1cm 者，差别有显著性（$P=0.0\,071$）。而病理类型为 UPSC、CCC 或 MMMT 者，则手术方式将在上述手术的基础上再加上大网膜切除和包括膈面腹膜在内的多点腹膜活检。

上述手术方式是目前子宫内膜癌的手术治疗方式，但是近年来国际上也有采用除上述治疗外的改良手术方式：如临床Ⅰ期的患者行阴式全子宫切除＋腹腔镜手术分期或机器人手术的应用，虽然这类手术操作时间较长，但并发症发生率、住院时间和费用则明显下降。此外，由于此类手术开展时间还较短，对长期生存的影响尚有待研究，是否能成为标准治疗手段也有待于大规模前瞻性对照研究。

（二）对部分有手术禁忌证的患者可选择根治性放疗

包括腔内放疗及体外照射两部分。

1. 腔内放疗

（1）传统腔内治疗　子宫内膜癌传统腔内治疗沿袭了传统子宫颈癌的腔内治疗方法。由于用于子宫颈癌的“梨形”剂量分布不适应内膜癌的病变特点，1941 年，Heyman 等提出了宫腔填充法治疗内膜癌，满足了宫腔和宫壁的治疗要求，取得了较好治疗效果。但此法有操作难度大、剂量计算困难和工作人员受量大等缺点，加之低剂量率源治疗时间较长，病人并发症较多，使其推广较为困难。

（2）后装治疗　为减少工作人员受量，20 世纪 60 年代，手工后装开始用于临床，如 Simon 等应用的人工后装技术，减少了工作人员受量，但它并不能完全克服宫腔填充法的缺点，因而限制了使用。随着高剂量率（high dose rate，HDR）近距离腔内后装放疗源的微型化，特别是计算机技术在腔内治疗中的应用，一方面解决了剂量计算问题，另一方面实现了放射源运动的准确控制，从而得到了适合宫腔病变的合理的剂量分布，使内膜癌的疗效得到普遍提高。高剂量率源使得治疗时间大大缩短，既可以减少病人并发症的发生，又可治疗更多的病人。在提高疗效的同时，减少了副作用的发生。

（3）腔内治疗的剂量优化　子宫内膜癌的腔内放疗，长期以来没有公认的剂量参照点。以往内膜癌腔内放疗多借助于子宫颈癌的 A 点，亦有采用子宫内膜受量，但因不能反映剂量分布是否合理而未能推广。Herbolsheimer 等以 MY 点作为参照点，MY 点位于放射源顶端下 2.0cm，旁开 2.0cm 处。Nguyen 等选择 M、S、W 点作为参照点，M 点同常规 A 点；S 点为宫腔放射源顶点上 1.5cm 处；W 点为宫腔放射源顶点下 2.0cm，旁开 3.0cm 处。S 点和 W 点反映了子宫肌层受量。孙建衡采用 A、F 点评估腔内剂量分布的合理性，A 点即常规 A 点，代表着宫旁组织受量；F 点位于宫腔放射源顶点旁开子宫中轴 2.0cm 处，代表着肿瘤部位的受量；对于全子宫切除术后阴道剂量的参照点，采用源旁 1.0cm 处阴道黏膜表面的剂量作为术前、术后照射阴道治疗剂量的参照点。Nori 等则建议，阴道剂量参照点应包括阴道表面和阴道表面下 0.5cm 处的深度量。以上这些参照点简单实用，为放疗剂量的合理分布提供了保证。

（4）后装治疗的应用　后装治疗主要用于子宫内膜癌原发灶的治疗，包括宫腔、宫颈及阴道，重点照射在宫腔。我国基本上采用高剂量率后装治疗，所用放射源为^{192}Ir 或^{60}Co。技术包括后装宫腔单管照射、后装 Heyman 式宫腔填塞技术、双管技术等。将宫腔容器置于宫腔内，根据宫腔深度及治疗需要决定宫腔放射源移动的长度、放射源在宫腔容器内在不同位置上停留不同时间，形成与子宫形态近似的倒梨形剂量分布曲线，剂量 50Gy 左右，同时适当补充阴道腔内放疗，以减少阴道复发。如阴道内有明显的转移灶时，局部应按阴道癌进行照射。

2. 体外照射　腔内放疗主要针对原发灶，体外照射则针对肿瘤周围浸润区及淋巴转移区进行照射，以弥补腔内治疗的不足，照射范围包括盆腔和腹主动脉旁淋巴引流区。体外照射的方式包括传统的全盆腔、盆腔四野（全盆腔中央挡铅）、腹主动脉旁延伸野，以及近几年新兴的适形调强放疗等。

（1）盆腔外照射　采用^{60}Co 远距离照射或 6～8MV 直线加速器，每周照射 5 次，每次平衡量 2～2.5Gy，总量为 45～50Gy/4～6 周。照射野范围：照射野面积一般为（16～18）cm×（13～15）cm，上界相当于第四至第五腰椎水平，下界为耻骨联合上缘下 3～4cm，外界在真骨盆最宽径外 1 cm，照射野包括髂总淋巴下组，髂内、髂外、闭孔及骶前淋巴结。

（2）腹主动脉旁延伸野放疗　照射野范围：上界相当于胸 12 椎体的下缘水平，下界距盆腔照射野上界 1cm，外界在正中线左右旁开 4cm，宽度为 8cm。剂量 30～40Gy/4～6 周，每日照射 1.5～2Gy。照射范围包括腹主动脉旁淋巴区及髂总淋巴区。

（3）三维适形放疗　近年来，随着三维适形放疗发展，通过影像学技术把肿瘤的情况以三维方式显示，通过计划系统可使肿瘤得到适于其形状的照射，而正常组织则能得到保护，在妇科肿瘤中，包括子宫内膜癌的治疗中已经开始应用，但尚需进一步积累临床经验。

二、手术分期的实施及变迁

手术病理分期是根据术中全面探查、腹腔冲洗液细胞学检查以及盆腹腔淋巴结切除、子宫＋双侧附件切除术后标本的病理检查而确定的，因此手术病理分期能较为全面准确地反映肿瘤浸润的状况，从而制订适宜的治疗方案。

1988年前，国际上采用的是国际妇产科协会（FIGO）（1971）临床分期系统。由于子宫内膜癌预后与肿瘤类型、组织分级、播散范围等因素有关，根据临床分期难以对这些因素作出准确判断。据报道，临床分期与手术分期之间有较大的误差，即临床分期为Ⅰ期的患者，术后的手术分期应为Ⅱ期或Ⅲ期者约占20%，而临床Ⅱ期的患者在术后分期发生变化的比率则更高。其原因可能与诊刮有关，一般来说，诊刮可以明确子宫内膜癌的存在、病理类型、细胞分化程度，但难免会有宫腔与宫颈管组织的混淆，或因宫腔内肿物掉入宫颈管等发生而导致分期误差。故1988年FIGO对子宫内膜癌的分期进行了新的修订，即FIGO（1988）手术-病理分期系统。目前，临床分期仅用于单纯放疗及术前放疗患者，手术分期则用于首选手术的患者。

正确的手术分期的前提是规范的操作。规范的子宫内膜癌手术分期程序应是：腹部正中直切口，打开腹腔后立即取盆、腹腔冲洗液（N. S. 200 ml冲洗，以子宫直肠陷凹为主）；然后仔细探查整个腹腔内脏器、网膜、肝脏、腹腔陷凹、附件表面均需检查和触摸任何可能存在的转移病灶，仔细触摸主动脉旁和盆腔内可疑或增大的淋巴结。开始手术前先结扎输卵管远端以防止在处理子宫及附件时有肿瘤组织溢出，标准的手术方式应是次广泛全子宫＋双附件切除术，宫旁和阴道切除2 cm左右，否则阴道顶端复发率高，附件即使外观正常也可能有微小转移灶，都应常规切除。如病理类型为UPSC，则还应切除大网膜和阑尾。

自1988年FIGO采用手术病理分期，将淋巴结转移和肌层浸润深度纳入分期依据以来，系统的淋巴结清扫术的价值一直存在争议。虽然文献报道早期高分化子宫内膜癌淋巴结转移率低，且淋巴结清扫未能提高早期患者生存期，但是Case等报道术前与术后分化程度不符合率高达42%，术前各种影像学检查手段以及术中肉眼观察在判断肌层浸润以及淋巴结转移中的价值有限。故2006年之后的NCCN子宫内膜癌治疗指南建议每例子宫内膜癌患者行系统的淋巴结清扫术，以便准确分期并指导术后辅助治疗。

随着妇科肿瘤研究的不断进展，从2006年开始，国际妇产科协会（FIGO）开始了针对子宫内膜癌、子宫颈癌和外阴癌的分期修订工作。经过多次讨论和与多个专门从事研究和治疗女性恶性肿瘤的国际科学性机构的共同努力，于2008年5月初提交到在日内瓦举办的国际抗癌联盟TNM分期核心小组会议上，得到国际抗癌联盟和美国癌症联合委员会（AJCC）的批准后，FIGO分期执行理事会于2009年5月正式公布了新分期。本次子宫内膜癌的分期改动较多：首先，删除原来肿瘤局限在子宫内膜的Ⅰa期，将其与原Ⅰb期合并为Ⅰa期，原Ⅰc期改为Ⅰb期；其次，有宫颈内膜腺体受累原分期是Ⅱa，现应当认为是Ⅰ期，而不再认为是Ⅱ期；再次，腹水或腹腔冲洗液细胞学阳性旧分期为Ⅲa期，但新分期中删去细胞学检查结果，即认为细胞学阳性结果不改变分期，但仍应单独进行报告。这基于近年多项大样本病例对照研究结果，认为腹水细胞学阳性和腹膜后淋巴结的转移无明显相关性，并且也没有足够的证据说明腹水细胞学阳性与复发风险和治疗效果相关。最后，把Ⅲc期再细分为Ⅲc1和Ⅲc2期，即盆腔淋巴结为Ⅲc1期，腹主动脉旁淋巴结转移为Ⅲc2期。

临床分期（FIGO，1971）

Ⅰ期（G1、G2、G3）　癌局限于宫体

Ⅰa期　子宫腔长度≤8 cm

Ⅰb期　子宫腔长度>8 cm

Ⅱ期　癌累及宫体与宫颈，但局限于子宫，无子宫外病变

Ⅲ期 癌扩散于子宫外，未超出真骨盆

（阴道、宫旁组织可有受累，但未累及膀胱、直肠）

Ⅳ期 癌超出真骨盆或侵犯膀胱或直肠黏膜明显受累

或有盆腔外的播散

Ⅳa 期 癌侵犯附近器官，如膀胱、直肠

Ⅳb 期 远处转移

根据组织学分类：G1 高分化腺癌；G2 中分化腺癌；G3 未分化癌。

手术-病理分期（FIGO 1988 年）

Ⅰ期 病变局限于子宫体

Ⅰa 肿瘤局限在内膜

Ⅰb 肿瘤浸润肌层不超过 1/2

Ⅰc 肿瘤浸润肌层超过 1/2

Ⅱ期 病变累及子宫颈

Ⅱa 仅宫颈腺体受累

Ⅱb 宫颈间质受累

Ⅲ期 病变区域内扩散

Ⅲa 肿瘤侵犯子宫浆膜和/或附件和/或腹腔细胞学阳性

Ⅲb 阴道转移

Ⅲc 转移至盆腔或腹主动脉旁淋巴结

Ⅳ期 肿瘤侵及膀胱和（或）直肠黏膜，和（或）远处转移

Ⅳa 肿瘤侵犯膀胱或直肠黏膜

Ⅳb 远处转移，包括腹腔内或腹股沟淋巴结转移

手术-病理分期（FIGO 2009 年）

Ⅰ期 病变局限于子宫体

Ⅰa 肿瘤浸润肌层不超过 1/2

Ⅰb 肿瘤浸润肌层超过 1/2

Ⅱ期 肿瘤侵犯宫颈间质，但无宫体外蔓延

Ⅲ期 病变区域内扩散

Ⅲa 肿瘤侵犯子宫浆膜和/或附件

Ⅲb 阴道转移

Ⅲc 转移至盆腔或腹主动脉旁淋巴结

Ⅲc1 盆腔淋巴结阳性

Ⅲc2 腹主动脉旁淋巴结阳性

Ⅳ期 肿瘤侵及膀胱和（或）直肠黏膜，和（或）远处转移

Ⅳa 肿瘤侵犯膀胱或直肠黏膜

Ⅳb 远处转移，包括腹腔内或腹股沟淋巴结转移

三、早期内膜癌术后放疗研究进展

根据国际妇产科联盟（FIGO）手术病理分期及复发的危险程度，早期子宫内膜癌分为低危、中危、高危三类。低危指癌灶局限于子宫内膜、高分化或中分化；中危指癌灶局限于子宫内膜、低分化和癌侵犯肌层小于 50%、高分化或中分化；高危指局限于宫体但肌层侵

犯超过50%、低分化或癌扩散至宫颈但未超越子宫（Ⅱ期）。除FIGO分期和细胞分化外，早期子宫内膜癌的预后还与其他多种临床病理特征如患者年龄、脉管间隙受累（LVSI）、特殊病理类型等因素相关。Lee等分析了美国国家癌症研究所数据库中1988—2002年26 923例FIGOⅠ、Ⅱ期子宫内膜癌患者的治疗结果，发现与Ⅰ、Ⅱ期患者术后辅助治疗指征相关的因素有：患者年龄、肿瘤体积、宫颈或子宫下段受累、FIGO分期、细胞分化、LVSI、特殊病理类型等，并建议将上述因素作为指导早期子宫内膜癌术后辅助治疗的选择依据。

放疗用于子宫内膜癌术后有高危因素的患者，尤其针对部分未完成全面手术分期的患者，除了部分低危组患者，如Ⅰa、G1－3和Ⅰb、G1－2（1988 FIGO分期），手术即可治愈，术后不需辅助放射治疗外，放疗仍然是其余有高危因素患者的术后标准治疗手段，包括体外放疗和后装治疗。

（一）盆腔外照射

对于术后有高危因素的患者，术后应补充盆腔外照射。采用^{60}Co远距离照射或6～8MV直线加速器，每周照射5次，每次平衡量2～2.5Gy，总量为45～50Gy/4～6周。照射野范围：照射野面积一般为（16～18）cm×（13～15）cm，上界相当于第四至第五腰椎水平，下界为耻骨联合上缘下3～4cm，外界在真骨盆最宽径外1 cm，照射野包括髂总淋巴下组，髂内、髂外、闭孔及骶前淋巴结。

（二）后装治疗

对术后病理阴道切缘阳性的患者应适当补充阴道腔内放疗，以减少阴道复发。总剂量约30Gy，分4～6次。

然而，GOG－99和PORTC－1研究都发现对早期内膜癌而言，术后盆腔外照射能明显降低阴道顶端的复发率，但并未提高生存率。为此，近年来PORTEC-2针对有高危因素的早期内膜癌开展了一项术后阴道顶端的后装治疗（VBT组）与盆腔外照射（EBRT组）的随机对照研究，研究的入组标准为：年龄≥60岁的Ⅰc、G1－2；年龄≥60岁的Ⅰb、G3；任何年龄的Ⅱa、G1－2和任何年龄的Ⅱa、G3、浅肌层浸润；结果可分析病例427例，中位随访45月。结果发现VBT组和EBRT组5年阴道复发率分别为1.8%和1.6%（P＝0.74），局部复发率分别为5.1%和2.1%（P＝0.17），远处转移率相同（8.3% vs 5.7%，P＝0.46），OS无差异（84.8% vs 79.6%，P＝0.57），但是G1－2级胃肠道反应VBT组显著低于EBRT组（12.6% vs 53.8%），二组有显著性差异，表明阴道后装治疗更适合由于早期内膜癌的术后辅助放疗。

四、内膜癌化疗的地位明显提高

子宫内膜癌的化疗起步较晚，究其原因可能有两点，一是既往常将孕激素治疗作为复发和晚期内膜癌的主要内科治疗手段；第二，可能与内膜癌病人年龄大、内科疾病多、无法耐受化疗有关。既往化疗主要用于晚期转移性病例和手术放疗失败的复发患者。然而近10余年来术后辅助化疗取得了较大进展，尤其是3个大型的随机对照研究充分肯定了辅助化疗的作用和地位，研究结果表明内膜癌术后辅助化疗与术后放疗效果相当或甚至优于放疗，故2007年NCCN子宫内膜癌的治疗指南已作了相应修订，并将化疗作为Ⅲ、Ⅳ期子宫内膜癌术后辅助治疗手段。

首先对具有高危因素的早期子宫内膜样腺癌患者以往术后多主张采用辅助性放疗，但近年来的研究显示对早期子宫内膜癌术后放疗仅能降低盆腔局部复发率，对远处转移及总生存率无明显改善，而化疗在早期子宫内膜癌治疗中的作用逐渐被认识，目前国外已开展一系列研究探讨术后辅助化疗的价值。Aoki 等分析了 170 例 FIGO Ⅰ期和Ⅱ期的子宫内膜样腺癌患者，依据患者有无高危因素（肌层侵犯>50%、LVSI、G3、宫颈受累）分为高危和低危组。高危组术后给予辅助化疗者（化疗方案环磷酰胺 500 mg/m^2，阿霉素 40 mg/m^2，顺铂 70 mg/m^2，CAP）5 年无瘤生存率（DFS）和总生存率（OS）明显高于单纯手术组（88.5% vs. 50.0%，95.2 vs. 62.5%），建议具有高危因素的早期子宫内膜癌患者术后给予 CAP 方案化疗以减少远处转移。Kodama 等报道了 167 例手术分期为Ⅰb～Ⅱ期的子宫内膜样腺癌患者术后辅助化疗与单纯手术的结果，显示术后辅助化疗者的 5 年 DFS 和 OS 均高于单纯手术组。

为探讨术后辅助放疗与化疗的疗效差别，2008 年日本妇科肿瘤学组（JGOG）对 385 例早期高危子宫内膜癌患者进行Ⅲ期随机试验（JGOG－2033），比较盆腔放疗与化疗的效果。结果显示，对于Ⅰc、Ⅱ、单纯细胞学阳性Ⅲa 的患者术后辅助化疗的 5 年 DFS 和 OS 均高于放疗组，且两组的毒副反应无明显差别。经分层分析，在 120 例高危患者中（定义为Ⅰc 期，年龄>70 岁，G3，Ⅱ期，深肌层侵犯，细胞学阳性Ⅲa 期），化疗组的 OS 和 PFS 均高于放疗组（90% vs. 74%，80% vs. 66%），而低危组两者比较无统计学意义（OS91% vs. 95%，PFS 88%vs. 95%，$P>0.05$）。而 2006 年 Maggi（意大利）等比较了高危早期和晚期子宫内膜癌标准盆腔放疗和化疗（环磷酰胺/顺铂/阿霉素）的疗效，包括了Ⅰc 期 G3 以及Ⅱ期 G3、深肌层侵犯和Ⅲ期的患者，结果显示 5 年 PFS 和 OS 无统计学意义（$P>0.05$）。由此可见，内膜癌的术后化疗取得了与标准治疗放疗一样的疗效，统计学分析显示化疗与放疗两组均无显著性差异，表明化疗疗效与放疗相当或甚至优于放疗，也正因为此 NCCN 指南推荐化疗为高危内膜癌的辅助治疗手段，但是否放化疗联合能进一步提高生存率还有待继续研究。

此外，针对晚期内膜癌和特殊病理类型（如浆乳癌和透明细胞癌等），化疗的地位和疗效也显示了明显优势，自从 2006 年美国妇科肿瘤协会（GOG）公布了 GOG122 临床试验的结果以来，化疗在晚期子宫内膜癌治疗中的地位也日益提高。GOG122 研究是针对术后接受全腹盆放疗或 AP 方案（阿霉素联合顺铂）化疗的晚期子宫内膜癌患者进行的大型Ⅲ期随机对照临床试验。经全面的手术分期，73%为Ⅲ期，27%为Ⅳ期患者，残瘤最大径<2cm。396 例患者被随机分别入组全腹放疗组（WAI 组）和化疗组（AP 组）。在 396 例患者中，202 例随机接受全腹盆放疗，其余 194 例患者接受 AP 方案化疗。WAI 组接受 30Gy/20 次全腹+15Gy 真骨盆或延伸野照射，AP 组接受阿霉素 60mg/m^2+顺铂 50mg/m^2 静脉化疗，21d 重复，共 7 个疗程，最后加用 1 疗程顺铂 50mg/m^2。结果 84%的患者完成了放疗，63%的患者完成了 8 疗程的化疗。AP 组的 5 年 PFS（无进展生存期）和两年 OS（总生存期）均优于 WAI 组（50%vs. 38%，55%vs. 42%，$P<0.01$）。与全腹放疗相比，辅助化疗对所有临床亚期和组织学亚型都有益，所有化疗病例的死亡风险降低了 30%，化疗组复发部位 35%局限于盆腔。因此，自 2007 年起，NCCN（美国国家综合癌症治疗中心网）子宫内膜癌的诊疗指南进行了更新，将化疗作为Ⅲa 期及以上患者的首选治疗。

子宫浆液性乳头状腺癌（UPSC）和透明细胞癌（CCC）是子宫内膜癌的特殊病理类型，其恶性程度高，早期即可出现远处转移及脉管侵犯，预后较差。由于 UPSC 和 CCC 易于发生宫外远处转移，因而应用全身化疗来预防和控制远处转移是很有必要的。有研究显示，Ⅰa、Ⅰb 期的 UPSC 患者术后无辅助治疗，复发率可达 43%和 77%，而给予术后化疗者均无复发，建议即使早期的 UPSC 患者仍需辅助化疗。常用的化疗药物有环磷酰胺（CTX）、阿霉素（多柔比星，ADM）、铂类（包括顺铂和卡铂）和紫杉醇（paclitaxel）等。

Zanotti 等报道用紫杉醇加顺铂或卡铂方案治疗 UPSC 24 例（Ⅰ期 8 例，Ⅱ期 1 例，Ⅲ期 7 例，Ⅳ期 8 例），作为术后辅助治疗平均缓解期为 30 个月，对复发和转移病例平均缓解期为 9 个月。亦有学者报道拓扑替康（topotecan）用于 UPSC 的治疗，平均缓解期可达 25 个月，但其效果有待于进一步的观察。

五、保留生育功能的治疗

近年来肿瘤治疗的观念发生了极大的变化，主张在提高治疗疗效的同时应极力关注患者的生活质量，保留生育功能的治疗在妇瘤领域正在得到深入研究，如Ⅰa 期卵巢癌的单侧附件切除术，Ⅰa 期子宫颈癌的宫颈根治术，孕激素治疗Ⅰa 期高分化子宫内膜样腺癌并保留生育功能等都取得较好的成效。

虽然子宫内膜癌多发生于绝经后或围绝经期妇女，但绝经前妇女的发病率也占 20%～25%，其中 1%～8%的病例为 40 岁以下的生育年龄妇女，而且近年来内膜癌的患者有明显的年轻化趋势，未婚未育患者明显增多。子宫内膜癌的标准治疗方式为全子宫＋双侧附件切除术及分期手术，术后有高危因素者予以辅助放疗。然而，年轻患者特别是尚未生育又希望保留生育功能的患者常不愿意接受这种标准治疗方式；此外，40 岁以下子宫内膜腺癌常有分化好、分期早和预后好的特征，且孕激素治疗疗效好。最常用的药物为甲地孕酮（megace），160mg/天连续服用，其间密切随访，每 3 个月进行清宫，观察病情进展。综合文献报道发现孕激素治疗年轻、高分化的子宫内膜腺癌的有效率为 57%～100%，治疗完全消退后的复发率为 24%，而部分复发患者经再次孕激素治疗后还可获得完全缓解。国内外都有孕激素治疗早期子宫内膜腺癌且获得成功分娩的报道。复旦大学附属肿瘤医院入组研究 20 余例，初步研究结果发现保留生育功能是安全的。其中有 1 例子宫内膜癌经药物治疗治愈并已成功分娩。患者，周某某，女，31 岁，已婚未育。2006 年 1 月 3 日在宫腔镜下行肿瘤切除和清宫术，术后病理提示子宫内膜呈复杂性不典型增生过长，局部癌变。MRI 检查提示子宫内膜增厚，未见明显肌层浸润，CA125 9.44U/ml；患者年轻且未生育并强烈要求保留生育功能，遂予保留生育功能的治疗，其间密切随访肝、肾功能，B 超。治疗 2 疗程后病理提示分泌期样子宫内膜，间质见较好的蜕膜样反应，部分腺体囊状扩张，未见残留癌组织。再经过 1 疗程巩固治疗后建议患者妊娠。约半年后患者自然受孕，随后顺产分娩一个体重 3.2 公斤的健康女婴，且无任何肿瘤复发的征象。然而，这种保留生育功能的治疗有一定的风险，如复发率较高、微小的子宫外病灶在治疗前评估时难以发现等等，而且除了安全性外，孕激素治疗子宫内膜腺癌尚有许多问题存在，临床医生之间在很多方面都未达成共识，如：（1）应用哪种孕激素；（2）怎么用？（3）用多大的剂量？（4）治疗多久？（5）间隔多久进行再次内膜活检？等等问题存在。

最后要强调的是，虽然孕激素治疗高分化子宫内膜癌疗效确切，但对没有保留生育功能要求的患者，还是应该首选标准治疗（即手术治疗为主的综合治疗）；对于无生育要求的老年女性，即使无法承受手术治疗，也应该选择激素治疗与放射治疗联合应用。

此外，除了孕激素用于保留生育功能的治疗外，促性腺激素释放激素（GnRH）也能用于部分难治性患者。

六、靶向治疗

近年来，随着肿瘤分子靶向治疗的研究不断深入，越来越多的分子靶向药物开始在子宫内膜癌中应用，并且显示了一定的疗效。这些药物包括激酶抑制剂、单克隆抗体以及

mTOR 信号通路的抑制剂等。

吉非替尼（gefitinib）是一种有效的 EGFR 酪氨酸激酶（EGFR-TK）的选择性抑制剂，它可与 EGFR-TK 催化区域的 ATP 结合位点竞争性结合，阻断细胞内信号的传递，达到抑制肿瘤细胞增殖，促进凋亡的目的。最近 GOG 公布了一项关于吉非替尼单药用于治疗复发性子宫内膜癌的Ⅱ期临床实验，共入组 26 例患者，既往曾接受过 1～2 种方案化疗，每日给予吉非替尼单药 50 mg 口服，直至疾病进展或不能耐受。结果显示，在 26 例患者中，1 例疾病完全缓解（CR），7 例疾病稳定（SD），16 例疾病进展（PD）。因此，认为吉非替尼单药在治疗复发性子宫内膜癌中，患者耐受性良好，但疗效一般，需探索与其他化疗药物联合应用，以进一步提高疗效。

索拉非尼（sorafenib）是一种小分子的多靶点口服激酶抑制剂，其不仅能抑制血管内皮生长因子受体（vascular endothelial growth factor receptor，VEGFR）、血小板衍生生长因子受体（platelet-derived growth factor receptor，PDGFR）、FMS 样酪氨酸激酶 3（FMS-like tyrosine kinase 3，FLT3）和 KIT 受体酪氨酸激酶活性，还是 RAF 激酶的强效抑制剂。索拉非尼既能抑制血管的形成又能直接抑制肿瘤细胞的增殖，目前美国食品及药物管理局（FDA）已批准索拉非尼用于肾癌的治疗。最近一项Ⅱ期临床实验中，索拉非尼单药被用于治疗晚期/复发性子宫内膜癌或子宫癌肉瘤，共入组 55 例患者，包括 39 例子宫内膜癌和 16 例癌肉瘤。2 个月后（1 个月为 1 个疗程），39 例子宫内膜癌患者中，2 例（5%）为 PR，19 例（50%）为 SD；16 例癌肉瘤患者中，4 例（27%）为 SD。该研究结果提示，索拉非尼可对部分子宫内膜癌患者取得一定的治疗效果。

贝伐单抗（bevacizumab）是针对血管内皮生长因子（vascular endothelial growth factor，VEGF）的重组人源化单克隆抗体，可选择性抑制 VEGF 的表达，阻止 VEGFR-1 和 VEGFR-2 介导的 VEGF 活化，通过抑制肿瘤血管生成，使其无法获得生长所需的营养物质而停止生长，从而发挥抗肿瘤作用。FDA 于 2004 年批准贝伐单抗为晚期结直肠癌的一线用药。56%～100%的子宫内膜癌中可检测到 VEGF 的表达，并且与细胞分化差、深肌层浸润、淋巴脉管浸润、淋巴结转移和预后差相关。在子宫内膜癌中的初步研究结果显示，贝伐单抗用于治疗 9 例复发子宫内膜癌和 2 例平滑肌肉瘤，其中 2 例（18%）为 PR，3 例（27%）为 SD。最近 GOG 公布了一项关于贝伐单抗单药用于治疗复发子宫内膜癌的Ⅱ期临床实验结果，共入组 53 例患者，既往接受过 1～2 种方案化疗，给予贝伐单抗单药15mg/kg 治疗，每 3 周给药 1 次，直至疾病进展或不能耐受。结果显示，共 8 例（15.3%，8/53）出现疾病缓解，其中 1 例为 CR，7 例为 PR；中位无进展生存（progression-free survival，PFS）期 4.2 个月，中位总生存（overall survival，OS）期 10.5 个月。因此，贝伐单抗单药在治疗复发子宫内膜癌中显示了一定的疗效，但尚需进一步的研究。

RAD001（everolimuas）是一种口服的雷帕霉素（西罗莫司）的衍生物，mTOR 蛋白的抑制剂。最近的一项Ⅱ期临床试验报道了 RAD001 在复发子宫内膜癌中的治疗作用。共入组 29 例患者，在可评估的 25 例患者中，11 例（44%）患者达到 CR 或 PR。同时对 PTEN 蛋白的表达情况进行检测，发现 PTEN 蛋白表达缺失预测 CR 和 PR 的敏感度为 88%，特异性为 57%，阳性预测值为 70%，阴性预测值为 80%。结果表明，RAD001 单药可用于未经其他治疗的复发子宫内膜癌，并通过检测 PTEN 蛋白表达情况预测治疗效果。

（王华英　任玉兰）

参考文献

1. 孙建衡，李爱玲，张洵，等. 子宫内膜癌单纯放射治疗回顾性分析. 中华肿瘤杂志，1991，13（5）：375－377.
2. 孔为民，孙建衡. 子宫内膜癌放射治疗的现状和进展. 中华妇产科杂志，2000，35（7）：445－446.
3. 孔为民，孙建衡. 59例子宫内膜癌单纯放射治疗. 中华放射肿瘤学杂志，2000，9（3）：184－186.
4. 孙建衡. 妇科恶性肿瘤放射治疗学. 北京：中国协和医科大学出版社，2002，1－3，24－47.
5. 任玉兰，王华英，沈磊，杨文涛. 子宫内膜浆液性乳头状癌33例临床分析. 中华妇产科杂志，2006：12：817－821.
6. 单波儿，孙织，王华英，等. 系统的淋巴结清扫术在子宫内膜癌治疗决策中的价值及可行性分析. 中国癌症杂志，2009，9（12）：915－919.
7. Heyman J，Reuterwallo，Benner S. The radiumhemmet experience with radiotherapy in cancer of the corpus of the uterus：classification，method of treatment and results. Acta Radiol，1941，11：11－14.
8. Simon N，Silverstone SM，Roach LC. Afterloading heyman applicators. Acta Radiol，1971，10：231－238.
9. Herbolsheimer M，Rotte K. Cancer of endometrium//Vahrs on HW. Radiation oncology of gynecological cancer. Berlin：S pringer，1997，241－283.
10. Nguyen TV，Petereit DG. High dose brachytherapy for medically inoperable stage Ⅰ endometrial cancer. Gynecol Oncol，1998，71：196－203.
11. Nori D，Suhrid K，Parikh. Carcinoma of the endometrium//Leibel SA，Phillips TL，Saunders WB. Textbook of radiation oncology. Philadelphia：Saunders company，1998，243－246，854－857.
12. FIGO. Classification and staging of malignant tumors in the female pelvis. Acta Obstet Gynecol Scand，1971，50：1.
13. Wolfson AH，Sightler SE，Markoe AM，et al. The prognostic significance of surgical staging for carcinoma of the endometrium. Gynecol Oncol，1992，45：142.
14. Thigpen JT，Brady MF，Awarez RD，et al. Oral medroxyprogesterone acetate in the treatment of advanced or recurrent endometrial carcinoma：a dosereponse study by the Gynecologic Oncology Group [J]. J Clin Oncol，1999，17：1736－1744.
15. Zanotti KM，Belinson JL，Kennedy AW，et al. The use of paclitaxel and platinum－based chemotherapy in uterine papillary serous carcinoma [J]. Gynecol Oncol，1999，74（2）：272－277.
16. Ramondetta L，Burke TW，Levenback CH，et al. Treatment of uterine papillary serous carcinoma with paclitaxel [J]. Gynecol Oncol，2001，82（1）：156－161.
17. Thighpen T，Bradjy MF，Homsley HD，et al. Tamoxifen in the treatment of advanced or recurrent endometrial carcinoma：a Gynecologic Oncology Group study [J]. J Clin Oncol，2001，19：364－367.
18. Chambers JT，Rutherford TJ，Schwartz PE，et al. A pilot study of topotecan in the treatment of serous carcinoma of the uterus [J]. Int J Gynel Cancer，2003，13（2）：216－222.
19. Aoki Y，Watanabe M，Amikura T，et al. Adjuvant chemotherapy as treatment of high－risk stage I and Ⅱ endometrial cancer [J]. Gynecol Oncol，2004，94：333－339.
20. Kelly MG，Omalley DM，Hui P，et al. Improved survival in surgical stage I patients with uterine papillary serous carcinoma（UPSC）treated with adjuvant platinum－based chemotherapy [J]. Gynecol Oncol，2005，98（3）：353－359.
21. Case AS，Rocconi RP，Straughn JM Jr，et al. A prospective blinded evaluation of the accuracy of frozen section for the surgical management of endometrial cancer [J]. Obstet Gynecol，2006，108（6）：1375－1379.
22. Randall ME，Filiaci VL，MussH，et al. Randomized phase Ⅲ trial of whole－abdominal irradiation versus doxorubicin and cisplatin chemotherapy in advanced endometrial carcinoma：a Gynecologic Oncology Group study [J]. J Clin Oncol，2006，24：36－44.

23. Maggi R, Lissoni A, Spina F, et al. Adjuvant chemotherapy vs radiotherapy in high - risk endometrial carcinoma: results of a randomised trial [J]. Br J Cancer, 2006, 95: 266 - 271.
24. Kodama J, Seki N, Ojima Y, et al. Efficacy and prognostic implications of administering adjuvant chemotherapy to patients with endometrial cancer that is confined to the uterus [J]. European J Obstetrics & Gynecology and Reproductive Biology, 2007, 131: 76 - 80.
25. Lee CM, Szabo A, Shrieve DC, et al. Descriptive nomograms of adjuvant radiotherapy use and patterns of care analysis for stage Ⅰ and Ⅱ endometrial adenocarcinoma: a surveillance, epidemiology, and end results population study [J]. Cancer, 2007, 110 (9): 2092 - 2100.
26. Nimeiri HS, Oza AM, Morgan RJ, et al. Sorafenib (SOR) in patients (pts) with advanced/recurrent uterine carcinoma (UCA) or carcinosarcoma (CS): a phase Ⅱ trial of the University of Chicago, PMH, and California Phase Ⅱ Consortia. 2008 ASCO Annual Meeting Proceedings (Post Meeting Edition).
27. Slomovitz BM, Lu KH, Johnston T, et al. A phase Ⅱ study of oral mammalian target of rapamycin (mTOR) inhibitor, RAD001 (everolimus), in patients with recurrent endometrial carcinoma (EC). 2008 ASCO Annual Meeting Proceedings (Clinical Science Symposium).
28. Susumu N, Sagae S, Udagawa Y, et al. Randomized phase Ⅲ trial of pelvic radiotherapy versus cisplatin - based combined chemotherapy in patients with intermediate and high - risk endometrial cancer: a Japanese Gynecologic Oncology Group study [J]. Gynecol Oncol, 2008, 108: 226 - 233.
29. Aghajanian C, Sill MW, Darcy K, et al. A phase Ⅱ evaluation of bevacizumab in the treatment of recurrent or persistent endometrial cancer: a Gynecologic Oncology Group (GOG) Study [J]. J Clin Oncol, 2009, 27 (suppl): 15s.
30. Leslie KK, Sill MW, Darcy KM, et al. Efficacy and safety of gefitinib and potential prognostic value of soluble EGFR, EGFR mutations, and tumor markers in a Gynecologic Oncology Group phase Ⅱ trial of persistent or recurrent endometrial cancer [J]. J Clin Oncol, 2009, 27, (suppl): 15s.
31. International Federation of Gynecology and Obstetrics. Annual report on the results of treatment in gynecologic cancer: corpus cancer staging. Int J Gynecol Obstet, 1989, 28: 189.
32. Pecorelli S. Revised FIGO staging for carcinoma of the vulva, cervix, and endometrium. Int J Gynaecol Obstet, 2009, 105 (2): 103 - 104.

第 44 章 子宫内膜癌手术问题

手术是子宫内膜癌最主要的治疗方法。自 1988 年 FIGO 提出了关于子宫内膜癌的手术和病理学的分期标准以来，手术治疗被强调作为评价疾病范围、评估肿瘤预后以及决定术后辅助治疗与否的首选方法，其适用于无手术绝对禁忌证的所有子宫内膜癌患者，本章主要论述子宫内膜癌手术治疗相关问题，如手术范围、各种术式操作要点和优缺点，以及手术并发症防治和术后管理等。

第一节 手术范围

关于子宫内膜癌手术范围，不同临床分期的患者，其手术范围也不同。即便是同样临床分期的患者，其手术范围在国内外也并非统一。下面分别进行简要论述。

一、Ⅰ期子宫内膜癌

一般认为，Ⅰ期子宫内膜癌患者应行筋膜外子宫切除术和双侧附件切除术，以及盆腔和腹主动脉旁淋巴结切除术。但是该术式存在两个问题，一是筋膜外子宫切除术的手术范围如何界定？具体手术操作如何实施？二是一定要行盆腔和腹主动脉旁淋巴结切除术吗？

关于筋膜外子宫切除术，首先从解剖学分析，宫颈部分有筋膜，临床上进行的筋膜内子宫切除术，即在子宫峡部下方环切宫颈筋膜 2～3mm，垂直向下切至宫颈阴道部的鳞柱状上皮移行带外侧。全子宫切除术应该在宫颈筋膜外侧切断子宫骶韧带、主韧带，分别分离膀胱和直肠，在宫颈外口下方，即阴道穹隆处环切阴道，切除子宫。那么筋膜外子宫切除术是否要比全子宫切除术的范围还有大一些？实际上，国内外均未统一或公认的标准。按照国内教科书论述，子宫内膜癌Ⅰ期应行筋膜外子宫切除术，中华医学会妇科肿瘤分会《妇科恶性肿瘤诊治指南》也建议行筋膜外子宫切除。如何进行规范的筋膜外子宫切除术，国内外均无统一的手术范围和手术步骤，临床上很难进行规范化操作，因此，是否有必要行筋膜外子宫切除，以及如何行筋膜外子宫切除，应引起思考。美国国立卫生癌症研究院（National Cancer Institution，NCI）的诊治指南认为，Ⅰ期子宫内膜癌可行全子宫＋双附件切除术以及选择性盆腔淋巴结和腹主动脉旁淋巴结切除术，子宫切除的范围是全子宫而非筋膜外子宫切除术。本人查阅相关文献及专著，多数观点是对于Ⅰ期子宫内膜癌建议行全子宫切除术。笔者认为，对于临床分期Ⅰ期的子宫内膜癌患者，子宫切除范围应为标准的全子宫切除术。如果切除范围过大，手术时间延长，围手术期并发症增加，而并不一定改善生存，反而影响生活质量，因此，临床意义有限。

关于盆腔和腹主动脉旁淋巴结切除问题，争论已久。有观点认为早期子宫内膜癌如果是中高级分化，侵入肌层＜1/2，很少发生淋巴结转移。并且发现淋巴结切除并不能改善 5 年生存率。因此，认为早期子宫内膜癌没有必要切除淋巴结。但是还有观点认为，盆腔淋巴结切除后可降低子宫内膜癌的盆腔复发，并且淋巴结切除可以明确分期，可以制定手术后的辅助治疗方案，从而有助于改善预后，因此主张切除淋巴结。那么临床上是否要切除盆腔及腹主动脉旁淋巴结？

最近有研究报道，1996—2006 年 10 年时间 514 例手术前分期Ⅰ期的子宫内膜癌患者，随机分组，盆腔淋巴结切除 264 例，未行淋巴结切除 250 例。结果显示：未行淋巴结切除和接受淋巴结切除的患者的 5 年无疾病生存率分别是 81.7%和 81%，总生存率分别是 90%和 85.9%。淋巴结切除组复发 34 例（12.9%），平均复发时间 14 个月，而未行淋巴结切除复发的 33 例（13.2%）的平均复发时间 13 个月，两组复发部位几乎一致。同时比较手术时间和住院时间，淋巴结切除组手术时间和住院时间均较长。该研究的结论是：无论总生存率还是无复发生存率。对于早期子宫内膜癌患者，盆腔淋巴结切除术没有任何有益的证据，作者建议该术式除用于临床试验外，不推荐作为以治疗为目的的早期子宫内膜癌患者的常规治疗。2010 年的文献报道也支持此观点。该研究结果对子宫内膜癌的治疗应该具有非常大的影响。应这样思考：尽管淋巴结切除术无任何治疗意义，就是说其没有治疗上的好处，但是淋巴结切除术有预测价值，可更准确地识别转移的范围和疾病的分期，帮助评估病情和判定预后。那么是否可以认为，早期子宫内膜癌可不必切除淋巴结？实际上，对具有淋巴结转移高危因素的患者，还是有较高的淋巴结转移率。文献报道，如果宫腔病灶＞2 cm，淋巴结转移率将增加 10%～15%，如果是全宫腔均有病灶，淋巴结转移率达 30%。此外肿瘤分化程度和肌层浸润深度等也与淋巴结转移密切相关。因此建议，Ⅰ期子宫内膜癌存在以下任何一项即主张行腹膜后淋巴结切除：①术前或术中评估有深肌层浸润；②肿瘤为低分化；③术中探查淋巴结可疑转移或取活检证实有淋巴结转移；④术中剖视子宫标本，病灶超过宫腔 50%；⑤特殊组织类型（浆乳癌和透明细胞癌）。总之，对于早期子宫内膜癌患者，可以有指征地进行盆腔和腹主动脉旁淋巴结切除术。

二、Ⅱ期子宫内膜癌

按照 2009 年 FIGO 子宫内膜癌新分期，子宫内膜癌宫颈间质受侵为Ⅱ期，国内多数教科书和专著主张行广泛子宫切除术和双附件切除术，以及盆腔和腹主动脉旁淋巴结切除术。但是，国外和国内均存在不同观点。关于Ⅱ期子宫内膜癌，美国 NCI 指南推荐三个治疗方案：①全子宫及双附件切除＋腹膜后淋巴结的活检，辅助术后放疗；②广泛子宫及双附件切除＋腹膜后淋巴结切除术；③放疗。Novak 妇科肿瘤学认为，以上治疗方案中，单纯手术和放疗，并不优于手术范围较小、术后辅助放疗的方案。为何不主张行广泛的子宫切除术？笔者对此分析如下：在临床工作中子宫内膜癌即便是宫颈间质受侵者，很少发生宫颈旁浸润转移，子宫主韧带和骶韧带或阴道转移发生率也很低。既然子宫内膜癌转移的途径很少向宫颈旁和阴道转移，那就没有必要切除过多的宫颈旁组织和阴道组织。子宫内膜癌扩散转移的主要途径是盆腔淋巴结和腹主动脉旁淋巴结，而不是宫颈旁和阴道，因此，子宫内膜癌Ⅱ期行广泛子宫切除手术值得慎重考虑。综合有关文献报道，建议对Ⅱ期子宫内膜癌患者，行子宫切除范围为次广泛子宫切除手术（切除宫旁组织及阴道 2cm 左右），没有必要切除过多的宫旁组织。

关于Ⅱ期子宫内膜癌患者，国内外学者多主张行盆腔和腹主动脉旁淋巴结切除术，因为宫颈间质受侵，淋巴结转移率明显增加。如果因特殊原因未行淋巴结切除术，术后应辅助盆腔和腹主动脉旁区域的放疗。

三、Ⅲ、Ⅳ期子宫内膜癌

晚期子宫内膜癌患者的手术方案应个体化，原则上应行肿瘤细胞减灭术，包括全子宫、双侧附件切除术，尽可能切除所有肉眼可见的肿瘤，如果病情许可，可以一并切除腹主动脉旁和盆腔淋巴结。减瘤的程度是该期患者最重要的预后因素。术后配合放疗、化疗，以及孕激素等综合治疗。对于特殊类型子宫内膜癌（浆乳癌和透明细胞癌），多主张按照卵巢癌的手术范围行肿瘤细胞减灭术（包括全子宫切除术＋双附件切除术＋盆腔和腹主动脉旁淋巴结切除术＋大网膜切除术）。

对累及阴道、膀胱、直肠或宫旁等的子宫外盆腔病变者，推荐放射治疗（盆腔＋腔内放疗）。对腹腔外病变，包括肝脏受累，推荐全身化疗，或姑息性全子宫加双侧附件切除术，术后辅助化疗。

对于初次手术未行全面手术分期者，建议对病理学分期为Ⅰa，分化程度为高或中分化者，可以随访观察或内分泌治疗。其他情况则建议行分期手术。

第二节　手术方式及常见并发症

一、手术途径选择

子宫内膜癌手术可以选择开腹、腹腔镜和经阴道途径。传统的手术途径是开腹手术，随着腹腔镜技术的不断普及和日臻完善，目前已经广泛用于子宫内膜癌的分期手术。选择何种手术途径，应根据患者年龄、身体状况、内科并发症、麻醉条件、患者和家属意愿以及术者的手术专长等综合考虑，无论何种途径，手术范围均应一致。

二、开腹手术

（一）切口选择

子宫内膜癌开腹手术一般推荐用下腹正中直切口，不主张采用下腹横切口。即使是对肥胖患者，也不主张横切口。因为下腹横切口很难满足手术探查和手术分期或减瘤术的要求。

（二）腹腔探查

1. 打开腹腔后立即取盆、腹腔冲洗液找癌细胞（尽管 FIGO2009 分期不再将冲洗液细胞学检查结果列入分期标准，但临床上仍建议进行该项检查，并将结果在病例中注明）；2. 仔细探查子宫、双附件情况，腹腔内脏器如大网膜、肝、腹膜子宫直肠陷凹和附件表面等；3. 触摸任何可能存在的转移病灶，仔细触摸腹主动脉旁和盆腔淋巴结。

（三）明确是否切除淋巴结

如果手术前不能确定是否行淋巴结切除术，一般采用先切除子宫，切除子宫后，根据剖视子宫情况，再决定是否需要切除腹膜后淋巴结。剖视标本应观察：(1) 肌层浸润深度与肌层厚度的比值；(2) 肿瘤位置、大小和范围；(3) 因术中肉眼对肌层浸润深度的评估准确性较低，必要时行冰冻切片协助判断侵肌程度，并再次明确肿瘤分化。如果术前有明确的淋巴结切除指征，应先行腹主动脉旁淋巴结切除术、盆腔淋巴结切除术，然后切除子宫和双附件。

（四）盆腔和腹主动脉旁淋巴结切除术

1. *淋巴结切除范围*　一般认为，腹主动脉旁淋巴结切除范围：下界与盆腔淋巴结切除时髂总淋巴结上方断端相接；上界应达肾静脉水平，至少达肠系膜下动脉水平。对于是否一定要切除到肾静脉水平，目前尚有不同观点。如果发现在肠系膜下动脉以下水平发现可以转移的淋巴结，那么应向上切除到肾静脉水平。盆腔淋巴结切除范围应包括：上界应达髂内、外动脉交叉上 3cm 以上，切除髂总血管表面的髂总淋巴结；下界达髂外静脉的分支旋髂静脉横跨髂外动脉处，此处表面为腹股沟深淋巴结；外界为腰肌表面；内界为输尿管外侧缘；底部以闭孔神经为界。在该范围内，所有淋巴脂肪组织均需全部切除。

2. 盆腔淋巴结切除方法及注意问题

（1）在阔韧带前叶、近骨盆漏斗韧带的外侧下方无血管区切开该处腹膜。向圆韧带方向继续剪开阔韧带前叶，钳夹、切断圆韧带，向膀胱腹膜反折方向继续剪开阔韧带前叶，至宫旁止。

（2）分别缝扎圆韧带远端，沿髂血管方向由上向下打开血管鞘，暴露髂总动脉和髂外动脉，分离暴露输尿管。

（3）游离骨盆漏斗韧带，在髂总动脉水平钳夹缝扎骨盆漏斗韧带，注意此韧带中血管丰富，管径也较粗，需双重结扎。在钳夹和切断骨盆漏斗韧带之前，需再次确认韧带与输尿管已完全分离。避免无意中损伤、切断输尿管。

（4）切除髂血管淋巴结：由上向下分别切除髂总、髂外和腹股沟深淋巴结，然后由髂内动脉分叉处向下沿髂内动脉走向切除髂内淋巴结。

（5）切除闭孔窝淋巴结：只从闭孔神经表面清除，闭孔神经底部有丰富的静脉丛，损伤后难止血，一旦发生出血，且没有明确的出血点，多采用压迫止血。

两侧盆腔淋巴结切除后，可按解剖顺序每一侧分髂总、髂外、髂内、闭孔、腹股沟深 5 组分别送病理检查。

3. 腹主动脉旁淋巴结切除术方法 根据不同的淋巴结切除范围，设计不同的腹膜后切口。如上界拟达肾静脉水平，一般需切开升结肠外侧的结肠旁沟的腹膜，把升结肠、横结肠和小肠均往左侧翻开，暴露腹主动脉、下腔静脉和左、右肾动脉和肾静脉。从血管表面把淋巴结切除。如上界拟达肠系膜下动脉水平，可沿切除右侧盆腔淋巴结的切口，沿髂总动脉、腹主动脉的上方继续向上切开后腹膜，至十二指肠根部，向上游离右侧输尿管和骨盆漏斗韧带，在游离输尿管的过程中，下腔静脉的右侧缘自然就显露了出来，分离下腔静脉右侧缘与腰大肌的间隙，从腹主动脉右侧分离淋巴组织间隙，再从肠系膜下动脉的上方，把腹主动脉和下腔静脉的表面的淋巴组织上端结扎切断，然后向下整块掀开，一直到两侧髂总血管表面，把腹主动脉旁淋巴结整块切除，最后切除骶前淋巴结。

（五）全子宫切除术和次广泛子宫切除方法

1. 早期子宫内膜癌可行全子宫切除术（total hysterectomy） 其手术要点是单独切除子宫骶韧带，在宫颈旁切除子宫主韧带，可不必打开输尿管隧道，在宫颈下方切除子宫，保持宫颈筋膜完整性（图 44-1）。

2. Ⅱ期子宫内膜癌行改良广泛性子宫切除术（modified radical hysterectomy） 范围相当于“次广泛子宫切除术”，切除更多的宫旁组织，但保留远端输尿管及膀胱的血供。打开输尿管隧道，保留完整的膀胱子宫韧带，切除 1/2 宫骶韧带及主韧带（图 44-1）。

次广泛性子宫切除术要点：

（1）打开直肠侧窝 先把输尿管向外侧分开，在分离直肠侧窝时，要注意把宫骶韧带外侧的腹下神经丛向外侧分开加以保护，在切除宫骶韧带时不损伤这些神经，以减少术后停留导尿管时间，减少尿潴留机会。

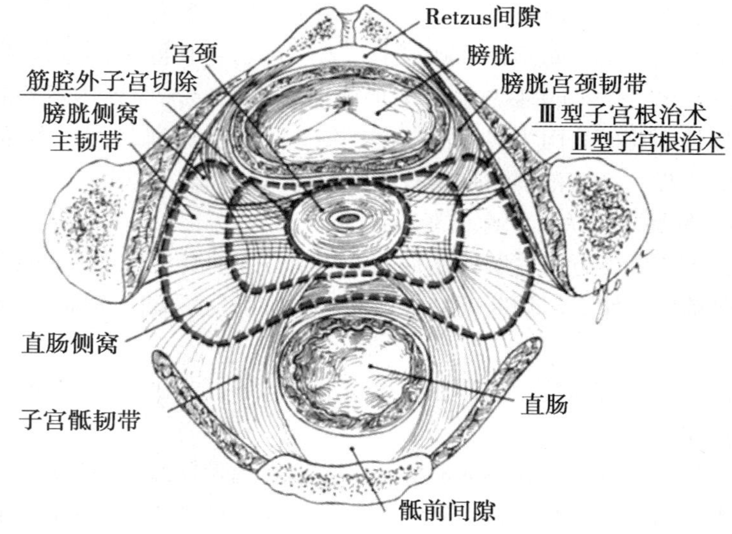

图 44-1　子宫内膜癌子宫切除术范围

图中内环为Ⅰ型子宫切除术的手术范围

中间环形为Ⅱ型改良广泛性子宫切除术的手术范围

(2) 分离直肠阴道间隙　在直肠和阴道后壁之间疏松的腹膜处，把腹膜切开，找到间隙后才用手指紧贴阴道后壁钝性把直肠推开。

(3) 处理子宫骶韧带　两侧直肠侧窝和子宫直肠窝均打开后，切除相应长度的宫骶韧带(2～3cm)。

(4) 分离膀胱间隙　在打开膀胱腹膜反折后，以锐性分离的方法，在正常的解剖间隙分离，可以减少出血或不出血。

(5) 打开输尿管隧道　一般由输尿管前方打开输尿管隧道，首先在输尿管上方将子宫动脉游离并剪断结扎，将子宫动脉游离到子宫旁，然后将输尿管隧道前叶打开，直至输尿管进入膀胱，最后分离输尿管隧道的侧叶和后叶，完全游离输尿管。

(6) 处理主韧带　分离出膀胱侧窝，暴露主韧带，为了减少出血，最好做到一次钳夹全部主韧带，因主韧带内有子宫浅静脉，如钳夹不全，容易出血。

三、子宫内膜癌腹腔镜手术

子宫内膜癌是最早采用腹腔镜行盆腔淋巴结切除、行手术病理分期的妇科恶性肿瘤，迄今的临床资料显示，其肿瘤结局良好，且获得了绝大多数肿瘤学家的认可，并在 2003 年 FIGO 制定的指南中，将腹腔镜盆腔淋巴结切除术推荐为妇科恶性肿瘤手术病理分期的主要选择和途径。

目前腹腔镜手术的适应证与开腹手术一致，腹腔镜下能完成的手术包括全子宫切除、Ⅱ型根治性子宫切除和Ⅲ型根治性子宫切除术、腹主动脉及盆腔淋巴结切除术。

(一) 腹腔镜手术穿刺孔部位的选择

通常采用 4 个穿刺孔的方法，在脐孔部穿刺气腹针注入 CO_2 气体建立气腹至腹内压达 12～14mmHg，用 10 mm 套管针（Trocar）穿刺置入腹腔镜，于左侧下腹部各置入第 2、第 3 个，分别为 5 mm 及 10 mm，第 3 个套管的入路较脐水平线高约 2cm 便于切除腹主动脉周围淋巴结，于右侧下腹部麦氏点置入第 4 个 5mm 套管针。

置入腹腔镜光学视管，对腹腔内情况的全面评估，即肝膈腹膜、侧腹膜、大网膜、胃肠道表面的检查，盆腔情况检查，确定是否有腹腔内转移病灶。然后检查子宫及双侧附件形态、大小、活动度，以及直肠陷窝有无转移病灶、积液等，再取盆腔液或冲洗液做细胞学检查，确定下一步的手术。

（二）腹腔镜下全子宫切除术

腹腔镜下全子宫切除术有两种方式，即完全腹腔镜下子宫切除术和腹腔镜辅助的经阴道子宫切除术。

1. 手术方法

（1）骨盆漏斗韧带高位结扎　先在腰大肌表面打开侧腹膜，暴露和游离卵巢动静脉，辨认清楚输尿管的走行，再用双极电凝处理卵巢血管，再用剪刀切断卵巢血管及韧带。

（2）处理圆韧带和阔韧带　于距子宫角 2cm 处或中段电凝切断圆韧带，打开阔韧带。

（3）下推膀胱　自圆韧带断端向子宫颈方向切开阔韧带至膀胱子宫腹膜反折处，下推膀胱至宫颈外口下方。

（4）处理子宫血管　于距离子宫颈体交界处旁开 2cm，子宫骶韧带上方约 1.5cm 处打开阔韧带后叶，分离结缔组织，暴露子宫动脉，采用双极电凝阻断子宫动脉，也可以直接缝合结扎。应遵以下原则以避免电热损伤输尿管：①选择子宫动脉上行支进行电凝；②尽量能缩短电凝时间，短时间、反复电凝优于长时间、持续电凝；③在游离暴露子宫动脉的过程中尽可能将子宫动脉进行充分地游离。

（5）处理主韧带及骶韧带　游离子宫直肠窝，先处理骶韧带再处理同侧主韧带，在处理子宫主和骶韧带尽量在宫颈外侧，保持宫颈筋膜完整性。同时要注意输尿管的走行，以避免不必要的损伤。

（6）切开穹隆、去除子宫　腹腔镜辅助阴式筋膜外子宫切除时，用阴道拉钩扩张阴道，暴露前后穹隆及子宫颈，用宫颈钳或组织钳钳夹子宫颈前唇并往外牵拉子宫颈，于距子宫颈口约 1～2cm 处切开前穹隆。腹腔镜下筋膜外子宫切除时用湿纱布撑开阴道穹隆，分别钳夹结扎子宫骶韧带和主韧带。用电钩或超声刀切割阴道穹隆，去除子宫。

2. 术中注意点　输尿管电热损伤：腹腔镜下完成子宫各韧带和子宫血管的处理，包括骶韧带和主韧带，以及阴道子宫颈部的游离，容易电热损伤输尿管。如何避免损伤输尿管，可以采用先游离输尿管的方法，也可以术中辨认输尿管走行，远离输尿管进行电操作。电凝后电热损伤导致输尿管缺血坏死和纤维化，一般在术后 2 周后出现，有时甚至在术后几个月出现症状。

（三）腹腔镜下次广泛子宫切除术

手术方法：该术式有以下几个特点。

1. 在子宫动脉与输尿管交叉处切断结扎子宫动脉，这样的操作可以减少对输尿管的游离和对其血供的影响，但是在处理子宫动脉时，由于未游离周围组织，创面渗血较多，在止血时，可能损伤输尿管。

2. 切除主韧带和子宫骶韧带的范围缩小，一般切除主韧带和骶韧带在 2～3cm 以内，这样基本可以保留子宫颈旁支配膀胱和直肠的神经。因此，手术后基本不会出现排尿功能障碍。

（四）腹腔镜下盆腔和腹主动脉旁淋巴结切除术

1. 手术方法

（1）腹主动脉旁淋巴结切除　将小肠及大网膜用抓钳或推杆推开，于骶前开始纵向打开后腹膜，暴露双侧髂总动脉及腹主动脉分叉，继续向上沿腹主动脉走行直达十二指肠横部下缘；再剪开动静脉鞘并游离腹主动脉和腹腔静脉，切除动静脉周围淋巴结。

(2) 盆腔淋巴结切除 用分离钳提起髂外血管表面的血管鞘，用超声刀沿髂外动脉切开血管鞘，直达腹股沟深淋巴结处，再从该处起向上打开髂总动静脉鞘，由上向下分别切除髂总、髂外和腹股沟深淋巴结。暴露髂内动脉，切除髂内淋巴结。暴露闭孔，切除闭孔窝内的淡黄色的脂肪组织，其间要先暴露闭孔血管和闭孔神经，即在脂肪组织内可见一条白色的条索状闭孔神经，手术中要注意保护，预防损伤。

2. **手术注意点** 手术中特别需要注意的是腹主动脉周围淋巴结的切除、盆腔淋巴结和骶前淋巴结切除时防止血管的损伤，同时要防止对周围及邻近器官的损伤，如遇较大血管的出血应该用双极电凝进行止血。在遇血管的分支时，需要预先脱水凝固处理，不可牵拉过度，否则容易导致血管撕裂而致手术中出血，以致止血困难。一旦发生血管损伤，切不可盲目钳夹而导致更严重的损伤，需要冷静根据情况进行腹腔镜下或中转开腹手术处理。

（五）腹腔镜下大网膜切除术

对于特殊类型的子宫内膜癌，如浆液性乳头状腺癌和透明细胞癌，则需要行大网膜切除术。

1. 在做大网膜切除术时宜采用头高臀低位，在原有穿刺器的基础上，需要在左侧腋前线肋缘下 2cm 置入 10mm 套管为主操作孔，左锁骨中线平脐上 2cm 置入 5mm 套管为牵引孔。

2. 大网膜的切除：先将横结肠向下牵引，使胃横结肠间系膜紧张，用超声刀自横结肠缘上切开网膜，从结肠中间部开始向左侧切至脾下极处及结肠脾曲，继而向右侧切开，直达横结肠肝曲。提起已切开的大网膜，从横结肠中动脉左、右两侧开始，以分离钳进行锐性和钝性解剖剥离结肠系膜前后叶间隙，在此易找到疏松结缔组织间隙，循此间隙容易清楚地剥离、清除结肠系膜前叶及其附着的所有脂肪组织。

四、常见并发症及处理

子宫内膜癌手术治疗，无论是腹腔镜途径，还是经阴道途径，以及传统的开腹方式，均会发生手术并发症。一般情况下，开腹手术方式传统经典，多数医生能够掌握，但相对腹腔镜手术而言，其腹部伤口创伤大，手术出血较多，术后恢复相对较慢。而腹腔镜手术出血少，腹部创伤小，术后恢复快，但容易出现相关并发症如电损伤、皮下气肿等。经阴道手术途径符合微创观念，但无法完成淋巴结切除术，仍需开腹或腹腔镜下完成淋巴结切除术，并且如果经阴道行次广泛子宫切除术时，要求手术技巧较高，否则，容易出现输尿管或膀胱及直肠损伤等。下面简要介绍子宫内膜癌手术常见并发症及防治。

（一）泌尿系统损伤

1. **膀胱损伤** 最容易损伤的部位是锐性分离膀胱子宫颈及阴道间隙及切断膀胱子宫颈韧带，特别有剖宫产史的患者，更易发生膀胱损伤。另外除了在间隙内进行分离外，还要分清膀胱后壁的解剖，切断膀胱子宫颈及膀胱阴道之间的组织时，应小心进行，特别遇到有粘连较紧时，不得强行剥离，否则将损伤膀胱。对于不慎撕破或切开膀胱者，可以行腹腔镜下修补术，一般用 3/0 的 Vicryl 线缝合，手术后留置尿管 7～10 天。

2. **输尿管损伤** 输尿管的直接损伤：其原因是在手术时直接损伤引起，包括剪断、误扎、电灼伤等。主要以下部位容易损伤，即在处理卵巢血管，在处理骨盆漏斗韧带，及分离子宫颈段之输尿管时。在分离输尿管隧道时，极易出血，而镜下止血又十分困难，当镜下用超声刀、电刀止血时，特别是用单极电凝止血时，往往会误伤输尿管，一旦损伤，需视具体情况行修补、吻合或输尿管移植术，并置双 J 型输尿管支架，术后保留导尿管 7～10 天。双 J 管一般于手术后 2～3 月拔除。

间接性损伤，即输尿管瘘：多为输尿管系膜的营养血管损伤或超声刀、双极电凝误灼输尿管所致，多在术后 10～20 天出现，是严重的并发症，虽然有的瘘孔可自行愈合，但大多数需要再次手术处理。因此，避免盲目钳夹，不要过度游离输尿管，以免损伤其营养血管。如在手术中发现输尿管血供不良时可以在手术结束时经膀胱镜置入双 J 管。

（二）术中血管损伤

腹腔镜下淋巴结切除多数情况直接在盆腔大血管周围手术，极易损伤血管，特别是静脉壁薄，韧性差，且静脉分支较多，稍不慎即易导致血管切割和撕裂损伤出血，一般情况下，血管最易损伤和出血的地方主要有下列部位：

1. **下腔静脉损伤** 在游离腹主动脉及下腔静脉时，由于牵拉可以导致下腔静脉的撕裂，如处理不及时可以危及病人生命，所以一般在处理下腔静脉的分支血管时一定留有一定距离，且要求双极电凝凝固彻底或超声刀止血要可靠。

2. **髂总静脉分支部位损伤** 髂总静脉的部位较深，操作较困难，而且静脉壁薄，因此，在切除该处的淋巴组织时，会将静脉剪破或撕裂，引起大出血，因此要求对于该处的淋巴结组织需要经双极电凝凝固后或超声刀缓慢切割，以求达到一次止血充分的效果，然后再切割组织。因此，腹腔镜下对该区域淋巴组织清除时，应格外小心。

3. **闭孔静脉丛损伤** 闭孔静脉丛位于闭孔区的深部，闭孔神经的下方，在清除该部位的淋巴组织时，有可能损伤闭孔静脉丛，一旦损伤不必惊慌，以前认为止血困难，但作者体会用吸引器明确出血位点，然后用双极电凝止血，效果良好，也可以用纱布压迫止血。同时认为在分离切割闭孔淋巴结时用超声刀缓慢切割，使闭孔静脉血管充分闭合，可以预防损伤血管引起的大出血。

4. **子宫、阴道静脉丛损伤** 子宫静脉在跨过输尿管后在阴道侧壁形成了子宫阴道静脉丛，位于子宫动脉的内侧，在分离输尿管上方的子宫动脉时，如血管钳插入过深即有可能伤及此静脉丛，引起出血，由于术野模糊，止血比较困难，稍有不慎即会损伤输尿管。如出血在阴道壁则可以考虑用缝扎止血，效果良好。

（三）神经损伤

1. **闭孔神经损伤** 闭孔神经损伤包括电损伤和横断，当发生电凝固伤时有两种处理方法，即切断后再吻合和期待疗法。当发生横断时需要行端-端吻合术，采用 5－0 可吸收线行吻合术。

2. **生殖股神经的损伤** 对于这类损伤多发生在切除髂外及腹股沟深淋巴结时，多数时横断，一旦发生，不需要特别处理，手术后病人多无明显症状。但在手术中，应该尽量避免损伤发生。

（四）其他并发症

1. **一过性腹腔积液** 腹腔镜手术后，部分患者出现腹腔积液，每日积液量 200～1000ml，其形成的原因目前尚不明了，可能由于手术时间过长，手术中腹膜、肠系膜及大网膜等受到物理（如手术时的热效应、电凝效应等）以及化学（如二氧化碳）刺激后毛细血管微循环发生改变导致血浆大量渗出而形成，但其发生的具体病理生理机制有待于进一步研究。这类患者出现的腹腔积液具有一定的自限性。及时彻底引流、补液，广谱抗生素预防感染，纠正电解质紊乱，根据血浆蛋白水平适当补充白蛋白，必要时应用中药辅助治疗，多数患者在数天至数周即好转而出院。

2. 视物不清 腹腔镜术头低位人工气腹时腹内压升高导致膈肌上抬，压力传导至心包膜使心脏充盈受限。影响肺通气使胸内压上升，同时 CO_2 血症引起头面部血管扩张。眼部静脉系统的特点是全程无瓣膜，头低位及胸内压的升高均导致眼静脉压升高，使静脉扩张及房水回流受阻，引起眼内压升高。眼灌注压＝平均动脉压-眼内压，当眼内压升高时压迫视网膜中央动脉使眼灌注压降低，造成视网膜缺血，引起视力损害。但随着人工气腹结束恢复平卧位，患者眼内压迅速下降，多能很快恢复。因此，术中应高度重视患者视力损害的预防，除一般的眼保护如闭合上下眼睑、避免眼部受压外，对高龄、眼部疾患、糖尿病、动脉粥样硬化、手术时间长的患者应警惕眼压上升可能发生的视力损害。

3. 皮下 CO_2 气肿 组织间 CO_2 气肿在腹腔镜手术中较常见，因腹壁腹膜穿刺孔损伤过大导致操作时套管反复进出，CO_2 自腹膜口进入腹膜外及皮下导致皮下气肿及腹膜外注气。Trocar 未完全进入腹腔即开始充气亦可能使气体进入腹直肌筋膜下，造成腹膜前气肿。局部皮下气肿可向穿刺口推挤排出，必要时进行皮下抽气。术后症状轻者无需处理，症状重者需给予止痛药物治疗。

4. 淋巴囊肿、脓肿 可采用结扎淋巴管、不关闭后腹膜、延长引流时间和使用生物胶等方法来减少术后淋巴囊肿的形成。出现淋巴囊肿后，若无症状可观察。有压迫症状者可穿刺抽液。

第三节 术后监护

术后对患者的监测和处理是手术治疗成功的基本保证。因子宫内膜癌患者年龄偏大，多合并内科疾病，手术分期范围较大，术后病情监测尤为重要。术后监护内容包括患者生命体征，包括血压、心率、呼吸、血氧饱和度等，一般状态，末端肢体的灌注情况，腹腔引流量，以及血红蛋白水平等，术后 24～48 小时内严密监护最为重要。对于患者出现的烦躁、四肢冰冷、心率加快、引流量增加等情况应高度警惕，及时处理。对手术出血多，合并较严重的心、脑、肺、肾等疾病的患者术后返回 ICU，以加强监护，及时避免严重手术并发症。

子宫内膜癌患者常合并糖尿病。由于手术应激的刺激，机体内抗胰岛素激素的分泌大量增加，血糖波动很常见。应根据血糖水平调整胰岛素用量，避免血糖过高引起患者高渗性昏迷和酮症酸中毒等严重并发症。

对术后静脉血栓性疾病（venous thrombotic disease，VTE）的预防是一个特别值得关注的问题。据统计，常规妇科手术后发生深部静脉血栓（deep thrombosis，DVT）的风险为 1.5%～38%。ACCP 在 2004 年发布的第 7 届 ACCP 抗栓和溶栓治疗会议的循证指南推荐，对所有妇产科大手术患者进行血栓预防。对于接受较大的恶性肿瘤手术患者和有其他血栓栓塞危险因素的患者推荐，常规应用普通肝素 5000 U，每天 3 次；或大剂量低分子量肝素（≥3400 U/天）。其他方法包括单独使用间歇气囊压迫装置直至出院，或应用低剂量肝素或低分子量肝素联合间歇气囊压迫装置或弹力袜。对于接受癌症手术，年龄大于 60 岁，或者既往有静脉血栓栓塞史等特别高危的患者，建议持续预防直至出院后 2～4 周。

（王建六）

参考文献

1. 梁志清. 腹腔镜在妇科恶性肿瘤治疗中的适应证和并发症及其处理. 中华妇幼临床医学杂志，2006，

5：103.

2. 潘凌亚，黄惠芳，连利娟，等. 70 岁以上患者妇科恶性肿瘤的手术治疗. 中华妇产科杂志，2001，36：614－617.
3. 王丹，梁志清，徐惠成. 腹腔镜手术治疗子宫内膜癌 18 例临床分析. 重庆医学，2002，31：573－575.
4. ASTEC. A study in the treatment of endometrial cance：a randomised trial of lymphadenectomy in the treatment of endometrial cancer. Gynecol Oncol，2006，45：101.
5. Berek JS，Hacker NF. Uterine cancer. Practical of Gynecologic Oncology. Philadephia，Lippincott Williams & Wilkins：2005，397－442.
6. Bucher P.，P. Gervaz，J. F. Egger，et al. Morphologic alterations associated with mechanical bowel preparation before elective colorectal surgery：a randomized trial. Dis Colon Rectum，2006，49：109－112.
7. Burke T. W.，Morris M. Surgery for malignant tumors of the uterine corpus. Operative gynecology. Gershenson DM，Elsevier Science，2002，532－554.
8. Cho Y. H.，Kim DY，Kim JH，et al. Laparoscopic management of early uterine cancer：10－year experience in Asan Medical Center. Gynecol Oncol，2007，106：585－590.
9. Geerts W. H.，Heit JA，Clagett GP，et al. Prevention of venous thromboembolism. Chest，2001，119（1 Suppl）：132S－175S.
10. Hertel H.，Kohler C，Michels W，et al. Laparoscopic-assisted radical vaginal hysterectomy（LARVH）：prospective evaluation of 200 patients with cervical cancer. Gynecol Oncol，2003，90：505－511.
11. Hricak H.，Rubinstein LV，Gherman GM，et al. MR imaging evaluation of endometrial carcinoma：results of an NCI cooperative study. Radiology，1991，179：829－832.
12. Hsieh C. H.，ChangChien CC，Lin H，et al. Can a preoperative CA 125 level be a criterion for full pelvic lymphadenectomy in surgical staging of endometrial cancer? Gynecol Oncol，2002，86：28－33.
13. Jhang H.，Chuang L，Visintainer P，et al. CA 125 levels in the preoperative assessment of advanced-stage uterine cancer. Am J Obstet Gynecol，2003，188：1195－1197.
14. Lambrou N. C.，Gomez-Marin O，Mirhashemi R，et al. Optimal surgical cytoreduction in patients with Stage Ⅲ and Stage Ⅳ endometrial carcinoma：a study of morbidity and survival. Gynecol Oncol，2004，93（3）：653－658.
15. Lee J. H.，Jung US，Kyung MS，et al. Laparoscopic-assisted staging surgery for Korean women with endometrial cancer. Jsls，2008，12：150－155.
16. Mahajan N. N. Laparoscopy-assisted vaginal hysterectomy compared with abdominal hysterectomy in clinical stage I endometrial cancer. Am J Obstet Gynecol，2008，198：347；author reply 347－348.
17. Malur S.，Possover M，Michels W，et al. Laparoscopic-assisted vaginal versus abdominal surgery in patients with endometrial cancer-a prospective randomized trial. Gynecol Oncol，2001，80：239－244.
18. Querleu D.，Leblanc E，Castelain B. Laparoscopic pelvic lymphadenectomy in the staging of early carcinoma of the cervix. Am J Obstet Gynecol，1991，164：579－581.
19. Seracchioli R.，Mabrouk M，Manuzzi L，et al. Role of laparoscopic hysterectomy in the management of endometrial cancer. Curr Opin Obstet Gynecol. 2008，20：337－344.
20. Sharma R.，Bailey J，Anderson R，et al. Laparoscopically assisted radical vaginal hysterectomy（Coelio-Schauta）：a comparison with open Wertheim/Meigs hysterectomy. Int J Gynecol Cancer，2006，16：1927－1932.
21. Smetana G. W.，Lawrence VA，Cornell JE. Preoperative pulmonary risk stratification for noncardiothoracic surgery：systematic review for the American College of Physicians. Ann Intern Med，2006，144：581－595.
22. Spirtos N. M.，Eisekop SM，Boike G，et al. Laparoscopic staging in patients with incompletely staged cancers of the uterus，ovary，fallopian tube，and primary peritoneum：a Gynecologic Oncology Group（GOG）study. Am J Obstet Gynecol，2005，193：1645－1649.
23. Steed H.，Rosen B，Murphy J，et al. A comparison of laparascopic-assisted radical vaginal hysterectomy and

radical abdominal hysterectomy in the treatment of cervical cancer. Gynecol Oncol，2004，93：588－593.

24. Tozzi R.，Malur S，Koehler C，et al. Laparoscopy versus laparotomy in endometrial cancer：first analysis of survival of a randomized prospective study. J Minim Invasive Gynecol，2005，12：130－156.

25. Wille-Jorgensen P.，Guenaga KF，Matos D，et al. Pre-operative mechanical bowel cleansing or not? an updated meta-analysis. Colorectal Dis，2005，7：304－310.

26. Zerbe M. J.，Bristow R，Grumbine FC，et al. Inability of preoperative computed tomography scans to accurately predict the extent of myometrial invasion and extracorporal spread in endometrial cancer. Gynecol Oncol，2000，78：67－70.

第 45 章 子宫内膜癌化疗问题

子宫内膜癌是最常见的妇科恶性肿瘤之一。手术治疗是子宫内膜癌的基本手段，长期以来手术与放疗的综合治疗一直是治疗子宫内膜癌的基本方法。自 1988 年子宫内膜癌手术病理分期问世以来，治疗格局有很大改变。本书第 41、43 章已有所介绍。长期以来子宫内膜癌化疗不被重视并一直存在争议。以往认为，子宫内膜癌对化疗不敏感。GOG122 试验报道抗癌药物治疗子宫内膜癌可取得较好的疗效，另一项 GOG 的研究报道透明细胞癌、浆乳癌等特殊病理类型的子宫内膜癌对化疗药的反应与子宫内膜样腺癌无明显差别。化疗主要用于晚期或复发子宫内膜癌，2007 年版 NCCN（美国综合癌症治疗网）子宫内膜癌的诊疗指南进行了更新，将化疗作为Ⅲa 期或以上患者的首选治疗。其作用可优于放疗，此外，化疗还用于早期子宫内膜癌术后有复发高危因素的患者。现分述如下：

一、晚期及复发内膜癌的化疗

1. 单药化疗 晚期及复发内膜癌的Ⅱ期临床试验研究证实缓解率大于 20%的化疗药有蒽环类化疗药、铂类化合物及紫杉醇。顺铂（50mg/m^{2}静滴，每 3 周重复 1 次）用于未曾化疗过的晚期或复发内膜癌的缓解率为 25%，用于曾接受过化疗的病人缓解率为 21%。一项 GOG 的研究报道了紫杉醇用于子宫内膜癌可取得较好疗效。晚期及复发内膜癌单药的疗效及毒性反应见表 45－1。由表 45－1 可见紫杉醇用于子宫内膜癌二线化疗疗效较好，托普替康周疗用于以前接受过化疗的复发内膜癌患者耐受性好。

总之，单药作为晚期或复发内膜癌的一线化疗方案疗效不理想，对于持续性或曾接受化疗的复发患者，单药化疗可考虑使用紫杉醇或拓扑替康周疗。

表 45－1 单药化疗方案疗效及毒性反应

试验报道	方案	缓解率（%）	生存时间（月）	毒性反应
GOG	顺铂 50mg/m^2（一线）	25		
GOG	顺铂 50mg/m^2（二线）	21		
GOG	紫杉醇 250 mg/m^2＋G－CSF	35.7		
GOG	脂质体阿霉素 50mg/m^2	9.5	8.2	4 级毒性反应有食管炎、血尿症和呕吐
GOG	脂质体阿霉素 40mg/m^2			体质虚弱 32/52，贫血 28/52，疼痛 27/52，皮肤病 25/52，心血管 12/25
EORTC－GCG	卡铂 400 mg/m^2（一线）	13		无 4 级毒性反应及治疗相关的死亡

续表

试验报道	方　案	缓解率（%）	生存时间（月）	毒性反应
GOG	卡铂 300 mg/m²（二线） 奥沙利铂 130 mg/m²（二线）	13.5	10.9	
ECOG	托普替康 1.0 mg/m²	20	6.5	
GOG	托普替康 0.5～1.5 mg/m²/d	7		骨髓抑制为主
Traina TA	托普替康 2.5～4.0mg/m² 周疗	13.5（1 例）		

2. ***多药联合治疗*** 联合化疗的客观缓解率好于单药，一般在 40%～60%之间，并且仅有轻度到中度毒性反应。GOG－107 试验提示阿霉素联合顺铂较阿霉素单药具有更好的缓解率，但生存时间差异无统计学意义。阿霉素单药与含阿霉素的联合化疗方案疗效及毒性比较见表 45－2。

表 45－2　阿霉素单药与联合化疗方案疗效及毒性反应比较

试验报道	方　案	缓解率（%）	生存时间（月）	毒性反应
GOG－107	阿霉素 60 mg/m²	25	9.2	3～4 级白细胞减少症 40%、血小板减少症 2%、贫血 4%、恶心呕吐 3%
	阿霉素 60 mg/m²＋顺铂 50 mg/m²	42	9.0	3～4 级白细胞减少症 62%、血小板减少症 14%、贫血 22%、恶心呕吐 13%
GOG	阿霉素 60mg/m²＋顺铂 50 mg/m²	40	12.6	4 级粒细胞减少症 54%
	阿霉素 60mg/m²＋紫杉醇 50 mg/m²＋G－CSF	43	13.6	4 级粒细胞减少症 50%

GOG－177 试验表明 TAP 方案的缓解率、总生存时间及无进展生存时间均明显好于 AP 方案。但是 TAP 方案具有毒性重叠作用，由于其毒性反应重及需要 G－CSF 支持，本方案尚未普遍应用。最近 HeCOG 的研究也报道了类似的结果。多药联合化疗方案的疗效及毒性比较见表 45－3。

表 45－3　多药联合化疗方案及毒性反应比较

试验报道	方　案	缓解率（%）	生存时间（月）	毒性反应
GOG－177	阿霉素 60 mg/m²＋顺铂 50 mg/m²	57	15.3	3～4 级血小板减少 21%，治疗相关死亡 0 例
	阿霉素 45 mg/m²（d1）＋顺铂 50 mg/m²（d1）＋紫杉醇 160 mg/m²（d2）	34	12.3	3～4 级血小板减少 21%，治疗相关死亡 5 例

续表

试验报道	方 案	缓解率（%）	生存时间（月）	毒性反应
SOG	紫杉醇 175 mg/m² +卡铂（AUC=6）+氨磷汀 740 mg/m²	40	14	3～4 级嗜中性粒细胞减少症 79%
D. Pectasides	紫杉醇 175 mg/m² +卡铂（AUC=5）	62	25	3～4 级嗜中性粒细胞减少症 36% 3 级感觉神经障碍 6%，1 例 4 级血小板减少

紫杉醇联合顺铂（TP）方案已经广泛应用于妇科恶性肿瘤。除了其神经毒性外，此方案相对毒性较小。Humber CE 等的Ⅱ期临床试验研究已经证实 TP 方案用于晚期及复发内膜癌的缓解率在 60%～70%之间。其具体用法为：紫杉醇 150～175mg/m²，静脉滴注，连续 3 个小时。后给予顺铂 70mg/m²。最近 Ito K 等报道紫杉醇周疗联合卡铂治疗子宫内膜癌病人可有更好的耐受性。

总之，对于初次化疗的晚期或复发内膜癌患者，由于较好的缓解率及可耐受的毒性，AP 方案可作为一线化疗方案。部分经济条件好的病人可考虑在严密监测心脏毒性下选用 TP 或 TAP 方案作为一线化疗方案。国内有研究显示，对于子宫内膜癌的 TAC 疗法推荐剂量为第 1 天 ADM 45 mg/m²、第 2 天 Taxol 150mg/m² 和卡铂 AUC 5，该方案具有理想的疗效及可接受的毒副作用。

对于患者不能应用铂类或肾功能不良者，有报告应用以非铂类为主的联合化疗。如应用异环磷酰胺、甲氨蝶呤、阿霉素联合治疗，患者仍有近 30%的有效率，但需注意该方案的不良反应如出血性膀胱炎和骨髓抑制等。

MVAC 方案是传统的治疗晚期子宫内膜癌的方案，应用方法为：甲氨蝶呤 30mg/m²，第 2、15、22 天静脉注射；长春新碱 1.4mg/m²，第 2 天静脉注射；阿霉素 30mg/m²，第 1、15、22 天静脉注射；顺铂 70mg/m²，第 1 天静脉注射；该方案有效率 40%，中位无进展时间 6.9 个月，不良反应包括骨髓抑制、黏膜炎等。由于患者耐受性差，尽管有效率较高，目前常常将该方案简化为 AC 方案，即阿霉素联合顺铂。简化后的方案有效率相似，但不良反应大大降低。

二、早期子宫内膜癌化疗

关于早期子宫内膜癌化疗方案及毒性反应的研究见表 45-4。一项意大利的研究报道，放疗组及化疗组的无进展生存率及总生存率无差异，但是放疗局部控制较好，而化疗远处控制较好。JGOG-2033 试验表明两组的生存率无显著差异，化疗组的严重并发症无明显增加。化疗组高中危病人的无进展生存率及总生存率好于放疗组。结果有待进一步研究证实。

NSGO-EC-9501 试验/EORTC-55991 试验表明放疗组及放化疗组对进展的影响无差异，但是放疗组有 4%放疗部位进展，而化放疗组仅有 1%。总的进展率放疗组 22%，化放疗组 12%，表明对于早期高危内膜癌患者化放疗好于单纯放疗。

表 45-4 早期子宫内膜癌化疗方案及毒性反应

试验报道	方案	5年总生存率（%）	毒性反应
Maggi R	环磷酰胺 600mg/m²，阿霉素 45mg/m²，顺铂 50mg/m²	66	3级和4级嗜中性白细胞减少症分别为 31% 和 5%，2～3级贫血 34%，2～3级血小板减少 6%，3级恶心呕吐 10%
	盆腔外照射 45～50 Gy，5～7周完成	69	肠梗阻 3%，3级放射性直肠炎 4%，3级腹泻 16%，严重的放射性膀胱炎 5%
JGOG-2033	环磷酰胺 333mg/m²，阿霉素 40mg/m²，顺铂 50mg/m²	80	主要为骨髓抑制，3～4级毒性反应发生率 5%
	盆腔前后野照射，剂量为 45～50 Gy，4～6周完成	67	主要为肠梗阻，3～4级毒性反应发生率 2%
NSGO-EC-9501 /EORTC-55991	顺铂 50mg/m²，阿霉素 50mg/m² 或表阿霉素 75mg/m² 紫杉醇 175mg/m²，表阿霉素 60mg/m²，卡铂 AUC 5 或紫杉醇 175mg/m²，卡铂 AUC5-6	82	
	放疗剂量≥44Gy，放疗前或放疗后予化疗	74	

总之，对于有高危因素的早期子宫内膜癌，术后联合化、放疗的疗效好于单独放疗，辅助单独化疗的疗效好于单独放疗。关于联合化、放疗的方式，有同步化、放疗，化疗＋放疗或放疗＋化疗等方式，均可用于子宫内膜癌的治疗，特别地，近期有两个随机对照研究显示，化、放疗序贯治疗用于治疗子宫内膜癌疗效确实，病人可较好的耐受，其临床前景值得期待。

三、同步放化疗

大量研究发现部分化疗药物具有放射增敏作用，现在临床及临床试验中与放疗联合应用的主要有铂类、紫杉碱类、嘧啶类似物（健择等）及 DNA 拓扑异构酶Ⅰ抑制剂（主要为喜树碱类）。目前仅有很少关于子宫内膜癌术后同步放化疗的临床试验研究。RTOG-9708 试验对中低分化腺癌、肌层浸润大于 50%、宫颈间质受累或局限于盆腔的宫外受累的内膜癌患者予化疗后行同步放化疗。放疗剂量为 45Gy，分 25 次完成，同时予顺铂50mg/m²，d1，28。盆腔外照射后行阴道近距离放疗。放疗后行 PT（顺铂 50mg/m²，紫杉醇 175mg/m²），间隔 4 周一个疗程，结果中位随访时间 4.3 年，所有内膜癌患者的 4 年总生存率和无病生存率分别为 85%和 81%，Ⅲ期患者的总生存率和无病生存率分别为 77%和 72%。Ⅰc、Ⅱa 及Ⅱb 期无 1 例复发。表明方案可行，其局部控制效果较好，放化疗具有叠加效应，但是仍发生远处转移，此方案的疗效尚待进一步随机试验研究证实。

Soper 等观察 10 例晚期内膜癌（5 例腹主动脉淋巴结阳性，5 例腹腔转移），术后顺铂全腹腔同步放化疗，然后再给予顺铂联合阿霉素化疗 4 疗程，结果中位无进展生存时间 11

个月，中位总生存时间 14 个月，2 例生存 5 年以上。Kelly 等观察 51 例内膜癌（浆液性乳头状腺癌），术后铂类盆腔同步放化疗，与术后传统放疗比较：Ⅲc 期以下癌，同步放化疗优于传统放疗；Ⅲc 期及以上的晚期癌，同步放化疗与传统放疗无差异，疗效都很差。

最近 GOG 的一项研究报道：对手术病理分期为Ⅲ～Ⅳ期的任何组织学类型、Ⅰ～Ⅱ期的浆乳癌和透明细胞癌和残余肿瘤最大直径≤2cm 的子宫内膜癌患者予 6 疗程顺铂 25 mg/m^{2}加紫杉醇 20 mg/m^{2}周疗，同时予全腹外照射，腹部 25Gy，盆腔 50.2Gy。结果 35 例病人中有 32 例完成了治疗，没有 4 级急性毒性反应，3～4 级慢性毒性反应 2 例，研究表明顺铂（25 mg/m^2）加紫杉醇（20 mg/m^2）周疗同时予全腹外照射方案可行，但是有中度的急性及慢性胃肠道反应。

上面所述同步放化疗均为术后具有高危因素的子宫内膜癌的治疗，对于由于有并发症不能施行手术而行单独放疗的病人，同步放化疗的临床研究也有一些初步研究报告，但尚缺少前瞻性、大样本的研究报告来证实其疗效可否通过同步化疗来得到提高，虽然实验室研究证实了其疗效有同步叠加效果。

四、早期Ⅱ型子宫内膜癌辅助化疗的价值

子宫浆液性乳头状腺癌（UPSC）和透明细胞癌（CCC）是子宫内膜癌的特殊亚型，分化低，恶性程度高，早期即可出现远处转移及脉管侵犯，预后较差。因其特殊的生物学行为，其治疗与子宫内膜样腺癌有所差异。绝大多数早期子宫浆液性乳头状腺癌术后需要辅助治疗，但尚无临床资料确定其最佳的治疗模式。Kwon 等报道了 22 例经手术分期确定为Ⅰa、Ⅰb 期的 UPSC 及 CCC 的患者，中位随访时间 25 个月，所有患者术后均未予任何辅助治疗。结果显示 2 年无瘤生存率达 95%，22 例患者中仅 1 例出现复发，为Ⅰb 期。作者认为对于Ⅰa、Ⅰb 期的 UPSC 或 CCC 患者无需进行辅助化疗或放疗。但也有研究显示，Ⅰa、Ⅰb期的 UPSC 患者术后无辅助治疗，复发率可达 43%和 77%，而给予术后化疗者均无复发，建议即使早期的 UPSC 患者仍需辅助化疗（Kelly MG，et al. 2005）。亦有研究显示对手术分期为Ⅰ～Ⅱ期的 UPSC 患者术后联合放化疗效果优于单纯化疗或放疗。因此，对于特殊组织学类型的子宫内膜癌，术后是否需要辅助治疗及选择何种治疗方式仍在探索中。考虑到Ⅱ型子宫内膜癌预后偏差的现状，我们认为还是术后辅加化疗、放疗为宜。

总之，对于晚期及复发内膜癌，单药化疗以阿霉素、顺铂或紫杉醇作为一线化疗方案疗效较好，以紫杉醇或拓扑替康作为二线化疗方案疗效较好；目前临床试验研究证实联合化疗疗效好于单药，联合化疗方案仍以 AP 方案为标准治疗方案，对于有条件者可考虑 TAP 方案，但需严密监测其毒性作用。对于早期合并高危因素的内膜癌，目前已有试验表明术后单独化疗的疗效好于单独放疗，并且联合化放疗的疗效好于单独放疗，但尚无关于联合化放疗与单独化疗疗效比较的报道。目前，关于子宫内膜癌的同步放化疗的国内外相关文献报道较少，初步研究证实具有较好疗效。化、放疗序贯治疗用于治疗子宫内膜癌已有一些文献报道，其临床前景值得期待。

（孔为民）

参考文献

1. 李小平，王建六. 子宫内膜癌化疗进展. 实用肿瘤杂志，2008，23：405.

2. 王世阆. 子宫内膜癌的化疗. 实用妇产科杂志，2008，24：271.
3. 张颖，王华庆. 肿瘤规范化、标准化诊治. 中国医刊，2009，49：22.
4. 高嵩，何爱萍，敖礼，等. 子宫内膜癌化疗药物联合应用剂量的临床研究. 山东医药，2010，50：4.
5. Fleming GF, Fowler JM, Waggoner SE, et al. Phase I trial of escalating doses of paclitaxel combined with fixed doses of cisplatin and doxorubicin in advanced endometrial cancer and other gynecologic malignancies: a Gynecologic Oncology Group study. J Clin Oncol, 2001, 19: 1021.
6. Miller DS, Blessing JA, Lentz SS, et al. A phase Ⅱ trial of topotecan in patients with advanced, persistent, or recurrent endometrial carcinoma: a Gynecologic Oncology Group study. Gynecol Oncol, 2002, 87: 247.
7. Lincoln S, Blessing JA, Lee RB, et al. Activity of paclitaxel as second-line chemotherapy in endometrial carcinoma: a Gynecologic Oncology Group study. Gynecol Oncol, 2003, 88: 277.
8. Fleming GF, Filiaci VL, Bentley RC, et al. Phase Ⅲ randomized trial of doxorubicin + cisplatin versus doxorubicin + 24 - h paclitaxel + filgrastim in endometrial carcinoma: a Gynecologic Oncology Group study. Ann Oncol, 2004, 15: 1173.
9. Fleming GF, Brunetto VL, Cella D, et al. Phase Ⅲ trial of doxorubicin plus cisplatin with or without paclitaxel plus filgrastim in advanced endometrial carcinoma: a Gynecologic Oncology Group study. J Clin Oncol, 2004, 22: 2159.
10. Kelly MG, O'Malley D, Hui P, et al. Patients with uterine papillary serous cancers may benefit from adjuvant platinum-based chemoradiation. Gynecol Oncol, 2004, 95: 469.
11. Scudder SA, Liu PY, Wilczynski SP, et al. Southwest Oncology Group. Paclitaxel and carboplatin with amifostine in advanced, recurrent, or refractory endometrial adenocarcinoma: a phase Ⅱ study of the Southwest Oncology Group. Gynecol Oncol, 2005, 96: 610.
12. Randall ME, Filiaci VL, Muss H, et al. Randomized phase Ⅲ trial of whole-abdominal irradiation versus doxorubicin and cisplatin chemotherapy in advanced endometrial carcinoma: a Gynecologic Oncology Group study. J Clin Oncol, 2006, 24: 36.
13. Maggi R, Lissoni A, Spina F, et al. Adjuvant chemotherapy vs radiotherapy in high-risk endometrial carcinoma: results of a randomized trial. Br J Cancer, 2006, 95: 266.
14. Greven K, Winter K, Underhill K, et al. Final analysis of RTOG 9708: adjuvant postoperative irradiation combined with cisplatin/paclitaxel chemotherapy following surgery for patients with high-risk endometrial cancer. Gynecol Oncol, 2006, 103: 155.
15. Sovak MA, Dupont J, Hensley ML, et al. Paclitaxel and carboplatin in the treatment of advanced or recurrent endometrial cancer: a large retrospective study. Int J Gynecol Cancer, 2007, 17: 197.
16. Humber CE, Tierney JF, Symonds RP, et al. Chemotherapy for advanced, recurrent or metastatic endometrial cancer: a systematic review of cochrane collaboration. Ann Oncol, 2007, 18: 409.
17. Hogberg T, Rosenberg P, Kristensen G, et al. A randomized phase-Ⅲ study on adjuvant treatment with radiation (RT) - chemotherapy (CT) in early stage high-risk endometrial cancer (NSGO-EC-9501/EORTC 55991). J Clin Oncol, 2007, 25: 5503.
18. Laura J. Havrileskya, Angeles Alvarez Secorda, Victoria Bae-Jumpd, et al. Outcomes in surgical stage I uterine papillary serous carcinoma. Gynecol Oncol, 2007, 105: 677.
19. McMeekin DS, Filiaci VL, Thigpen JT, et al. The relationship between histology and outcome in advanced and recurrent endometrial cancer patients participating in first-line chemotherapy trials: a Gynecologic Oncology Group study. Gynecol Oncol , 2007, 106: 16.
20. Susumu N, Sagae S, Udagawa Y, et al. Randomized phase Ⅲ trial of pelvic radiotherapy versus cisplatin-based combined chemotherapy in patients with intermediate-and high-risk endometrial cancer: a Japanese Gynecologic Oncology Group study. Gynecol Oncol, 2008, 108: 226.

21. D. Pectasides, N. Xiros, G. Papaxoinis, et al. Carboplatin and paclitaxel in advanced or metastatic endometrial cancer. Gynecol Oncol, 2008, 109: 250.
22. Christos A. Papadimitriou, Dimitrios Bafaloukos, George Bozas, et al. Paclitaxel, epirubicin, and carboplatin in advanced or recurrent endometrial carcinoma: a Hellenic Co-operative Oncology Group (HeCOG) study. Gynecol Oncol, 2008, 110: 87.
23. McMeekin DS, JL Walker, EM Hartenbach, et al. Phase I trial of the treatment of high-risk endometrial cancer with concurrent weekly paclitaxel and cisplatin and whole abdominal radiation therapy: a Gynecologic Oncology Group study. Gynecol Oncol, 2009, 112: 134.
24. Alektiar KM, Makker V, Abu-Rustum NR, et al. Concurrent carboplatin/paclitaxel and intravaginal radiation in surgical stage Ⅰ-Ⅱ serous endometrial cancer. Gynecol Oncol, 2009, 112: 142.
25. Nakayama K, Nagai Y, Ishikawa M, et al. Concomitant postoperative radiation and chemotherapy following surgery was associated with improved overall survival in patients with FIGO stages Ⅲ and Ⅳ endometrial cancer. Int J Clin Oncol, 2010, 15: 440.
26. Hogberg T. Adjuvant chemotherapy in endometrial cancer. Int J Gynecol Cancer, 2010, 20: S57.
27. Hogberg T, Signorelli M, de Oliveira CF, et al. Sequential adjuvant chemotherapy and radiotherapy in endometrial cancer-results from two randomised studies. Eur J Cancer, 2010, 46: 2422.
28. De Marzi P, Frigerio L, Cipriani S, et al. Adjuvant treatment with concomitant radiotherapy and chemotherapy in high-risk endometrial cancer: a clinical experience. Gynecol Oncol, 2010, 116: 408.
29. Amant F, Vergote I. What is the role of neoadjuvant chemotherapy in advanced endometrial cancer? Gynecol Oncol, 2010, 119: 601.
30. Ito K, Tsubamoto H, Itani Y, et al. A feasibility study of carboplatin and weekly paclitaxel combination chemotherapy in endometrial cancer: a Kansai Clinical Oncology Group study (KCOG0015 trial). Gynecol Oncol, 2011, 120: 193.

第 46 章 子宫内膜乳头状浆液性癌

子宫乳头状浆液性癌（uterine papillary serous carcinoma，UPSC），由 Novak 于 1947 年报道的一种具有乳头状结构的、恶性程度较高的特殊病理类型子宫内膜癌；1963 年子宫内膜癌首次被描述带有砂粒体；1981 年关于子宫内膜癌的不良预后的文献发表，部分文献报告已经列举出此病的临床分期不足，多样复发率以及上腹或远处转移的倾向；1982 年 Hendrick - son 等将这种类型正式命名为 UPSC，并制订了细胞病理学诊断标准。子宫内膜癌根据临床病理特征可分为两型，Ⅰ型即为常见的子宫内膜腺癌，患者相对比较年轻，具有内源性或外源性雌激素水平过高，确诊时多为早期，无或有浅肌层浸润，预后较好；Ⅱ型较为少见，与长期高雌激素状态无关，患者几乎全部为绝经后的老年妇女，通常既不肥胖也无糖尿病。易发生深肌层浸润和远处转移，预后差，包括 UPSC 和子宫内膜透明细胞癌等类型。UPSC 虽然少见，仅占子宫内膜癌总数的 1.6%～10%，但恶性程度高，是一种高度侵袭性的子宫内膜癌的亚型，它与高达 50%的治疗失败和 39%的子宫内膜癌导致的死亡有直接关系。甚至在早期的疾病中，UPSC 都有高复发率和较差的预后。早期疾病的复发率在 20%～60%，有文献报道 40%的临床Ⅰ期患者会发生腹部或远处转移并在确诊 3 年内死亡。北京协和医院的资料表明：UPSC 中 80%的病例有深肌层浸润，而普通的子宫内膜癌深肌层浸润仅为 24%；UPSC 淋巴转移率达 50%，而普通子宫内膜癌仅为 5%。Goff 等研究表明，病变局限在子宫体的 UPSC，子宫体外转移率可高达 72%，腹腔内转移可达 43%，腹腔冲洗液细胞学阳性为 50%。主要因 UPSC 早期即具有向子宫深肌层浸润、淋巴转移、脉管间隙受浸润（LVSI）及子宫外播散的倾向。而有关预后因子中，与组织学分级、子宫肌层侵袭、LVSI、肿瘤大小、疾病分期和治疗方法显著相关，尤其是早期出现的淋巴转移和脉管间隙受浸润是 UPSC 最重要的生物学行为之一。由于它具有高度侵袭性，预后差，近年来越来越多地引起了人们的关注。

一、UPSC 的临床特征

（一）病因及高危因素

UPSC 占所有子宫内膜癌发病率的 1.1%～11.6%，几乎全部为绝经后妇女，平均发病年龄为 65～68 岁，比普通的内膜腺癌大 8～10 岁。有不少作者认为肥胖、糖尿病、高血压、不孕不育、绝经迟缓等因素均为雌激素依赖性内膜癌的高危因素，有报道 48%的子宫内膜样腺癌患者合并肥胖、糖尿病、高血压，60%有绝经延迟，15%～20%有不育史。他们认为 UPSC 与普通子宫内膜样癌不同，大多数患者的 ER、PR 为阴性，是非雌激素依赖性内膜癌，UPSC 与普通的子宫内膜腺癌不同，与高血压、肥胖、糖尿病和长期高雌激素状态等因素无明显的相关性。Memarzadeh 等报道 UPSC 患者中有糖尿病史的占 11%～19%，高血压史的占 30%，肥胖的占 5%，远低于在子宫内膜腺癌中所占的比例。Kato 报道 30 例 UPSC 病例中，30%合并高血压，13%伴有糖尿病，20%有吸烟史，20%是肥胖患者。Goff 等报告的 36 例患者，39%患高血压，27%有吸烟史，11%有糖尿病，5%为肥胖者，约 17%有激素替代治疗史。此外，UPSC 患者中有个人或家族乳腺癌史分别为 12.4%～25%和 16%～44%。Biron shental 和 Lave 等发现 UPSC 患者，32%有个人乳腺癌史，23%有家族乳腺癌史。远高于子宫内膜腺癌，所以可以认为乳腺癌可能是 UPSC 的高危因素。近来有报道 UPSC 的发生与子宫颈癌术后放疗有关，但其确切的相关性有待于进一步的研究。

UPSC 可分为：（1）单纯性乳头状浆液性癌：表现为浆液乳头成分占标本的 75%～100%，单纯型 UPSC 约占子宫内膜乳头状浆液性癌的 40%～83%；（2）混合性乳头状浆液性癌：浆液性乳头成分占标本的 25%～74%。一文献报道混合性 UPSC 约为 30%（17%～57%）。一般报道认为肿瘤中浆液性乳头成分的多少与肿瘤的分期无关。UPSC 的肿瘤细胞分化很差，G3 占 47%～50%。剖腹探查时常有深肌层浸润达 40%～60%，仅 13%～28%病变局限于子宫内膜，肌层浸润深度与肿瘤分级和组织学无关。

UPSC 的前驱病变：

1. 子宫内膜腺体异型增生（endometrial glandular dyaplasia，EmGD） 目前，在 Liang SX 等研究中，子宫内膜腺体异型增生（EmGD）可能是 UPSC 发生的前驱病变。患者的年龄一般大于 55 岁，多见于绝经期妇女。EmGD 细胞学异型性程度尚不到浆液性子宫内膜上皮内癌 SEIC，但比伴或不伴化生改变的良性静止腺体异型性大。EmGD 显示 p53 免疫染色阳性，介于 UPSC 和 SEIC 之间，Ki 指数评分 4～6 分以上；光镜下 EmGD 细胞核呈圆形或椭圆形，比良性静止期内膜核增大 2～3 倍，质深，空泡状，核仁不明显，细胞极性紊乱。EmGD 可出现于内膜表面上皮或内膜腺体，可表现为内膜息肉样、非内膜息肉样，一般发生于萎缩内膜，或轻度增生期内膜，但极少伴内膜具有非典型特征的良性病变，如出血和修复性上皮以及息肉化生等。EmGD 与 UPSC 无直接的形态过渡，病灶多为灶状。

2. 浆液性子宫内膜上皮内癌（serous endometrial intraepithelial carcinoma，SEIC） Ambros 等 1995 年报道，多发生在内膜息肉内，特征为子宫表面上皮和（或）腺体被相似于浆液性癌的恶性细胞所替代，间质无侵袭。在细胞学和免疫组织化学上与 UPSC 具有同样的形态学和免疫组织化学特征，表现细胞分化差和 p53 强阳性，被认为是 UPSC 的原位癌。这一概念的提出有利于对 UPSC 进行早期诊断和早期治疗。SEIC 在形态学上等同于浸润性 UPSC 的高度恶性的肿瘤细胞取代良性内膜表面上皮或腺体，但由于其没有肌层和间质侵犯却在早期就有宫外扩散的症候，这种恶性生物学行为完全不同于其他部位的上皮内癌或者原位癌。故 SEIC 不是真正意义上的前驱病变。

（二）临床表现

UPSC 的平均发病年龄在 65～72 岁之间，比普通子宫内膜癌患者大 8～10 岁。绝经后出血为最常见的临床表现，约占 70%～80%，其次为腹部和盆部症状，如腹部疼痛、腹水、盆部包块等，约占 23%，这部分患者的症状与卵巢癌相似，但腹水量以中等多见，不似卵巢癌常为大量腹水。另外还有少数患者没有任何症状，仅表现为宫颈涂片异常。Eddy 等报道通过检查分析 112 例患者的宫颈巴氏涂片，89 例（79%）在 3 个月内诊断，另有 16 例（14%）在 6 个月才被诊断。

UPSC 具有与卵巢浆液性乳头状囊腺癌相似的临床特点。临床上以 CA125 作为评价 UPSC 治疗反应及肿瘤进展的标志物，对术前了解有无宫外转移，判断预后及肿瘤有无复发均有参考价值。CA125 在胚胎期体腔上皮来源的胸腹膜及输卵管、子宫内膜等组织有表达，其表达率受某些良性疾病及性激素水平的影响，一般以 35 U/ml 为临界值，闭经后表达可降至 16 U/ml。Niloff 等和其他一些人提出，有 3/4 的患者 CA125 升高。Fanning 和 Piver

指出，21 名临床缓解和后来复发的患者，其 CA125 水平随着肿瘤进展或复发而变化，两者存在关联。监测 CA125 水平是有用的，尤其是在有复发高危因素的患者，以及复发并有 CA125 水平升高而接受治疗的患者。Abrarnovieh 等动态检测 16 例 UPSC 患者血清 CA125 值，其中 13 例高于正常，通过 2～8 疗程化疗后，8 例（57%）明显下降或恢复正常。而在 11 例临床证实肿瘤复发者中，8 例（73%）CA125 上升，提示 CA125 浓度在 UPSC 患者治疗后可观察到水平下降，复发时则升高，因此可作为反映疾病发展和预后估计的较好指标。孙晓光等研究提示，血清 CA125 水平提高与子宫乳头状浆液性癌组宫外扩散有较高的符合率（75.0%），子宫内膜乳头状腺癌组的符合率略低（61.1%）。因此，治疗前测定两组病例的血清 CA125 水平有助于正确估计病情。

（三）UPSC 的诊断

UPSC 的组织发生可能与子宫内膜的输卵管上皮化生有关。其组织病理学特征与卵巢乳头状浆液性腺癌非常相似。由纤维血管组织结构形成乳头，其间质丰富，表面被覆高度异形性细胞。细胞核深染，核仁明显，具有明显的异型性，并存在大量的核分裂。乳头和腺体表现复杂。此类型肿瘤常与其他类型的子宫内膜癌混合同时存在，约 30%的瘤组织中含有砂粒体。主要是依靠诊断性刮宫或手术获取子宫内膜的标本行病理学检查来确诊。组织学诊断标准采用 1988 年 ISGP 认可的，由 Hendrickson 等拟定的组织学诊断及病理分级标准，即：瘤组织以复杂分支的乳头状结构为主，其表面被覆的上皮细胞有明显异型性；乳头表面上见到上皮细胞“出芽”现象和散在与成团的游离细胞，肿瘤细胞核深染，核分裂多见，有灶性坏死；约 30%病例的肿瘤组织含有砂粒体。癌周的子宫内膜往往是萎缩的，有时 UPSC 可与子宫内膜样癌和透明细胞癌共存。为了除外卵巢乳头状浆液性腺癌子宫转移，UPSC 的诊断还应具备 2 个条件：①肿瘤主要位于子宫；②卵巢无病变或病变很轻，病变必须局限在卵巢门处的淋巴管受浸润或卵巢皮质局部镜下受浸润。或当腹膜广泛播散时，卵巢皮质仅有镜下病灶。形态为乳头状结构并含有砂粒体是卵巢浆液性癌的主要特征。该特征为什么出现在子宫内膜癌中，最初不为人理解。1968 年 Lauch - lan 解释为，输卵管上皮、卵巢和子宫内膜均为体腔上皮起源，这些部位出现形态一致的肿瘤是不奇怪的。1982 年 Hendrickson 等详细描述了具有该特征的子宫内膜癌，称之为子宫乳头状浆液性癌。但 UPSC 术前诊断性刮宫的病理诊断率亦较低，常有部分患者被诊断为其他类型的癌，如分化差的腺癌、腺鳞癌或透明细胞癌。Grice 等报道 36 例 UPSC 患者行术前诊刮，仅 18 例（50%）诊断为 UPSC，另 18 例中，被误诊为分化差的腺癌 11 例（31%）、腺鳞癌 2 例、分化好的腺癌 1 例。而 Gof 等报道的 45 例 UPSC 患者术前诊刮确诊率 66%，24%误诊为分化差的腺癌、2 例分化差的腺鳞癌、1 例透明细胞癌和 1 例中分化腺癌诊断。

另有学者报道，Ⅱ型子宫内膜癌包括除 UPSC 和子宫内膜乳头状腺癌（papillaryen - dometrialcarcinoma，PEC）两种。组织学特点：子宫乳头状浆液性癌的形态学特征类似卵巢浆液性乳头状癌。肿瘤由复杂的乳头构成，其纤维血管轴心宽阔而粗糙。被覆的上皮异型性明显，核浆比例增高，不正常分裂象增多。成簇的上皮细胞“出芽”，散在或成团的游离细胞具有特征性。砂粒体见于 13.3%（2/15）的病例，脉管瘤栓为 20.0%（3/15），部分病例有鳞化现象。子宫内膜乳头状腺癌以绒毛状、细长而平滑的乳头为特点。表面覆以分化较好的子宫内膜腺癌细胞。脉管瘤栓占 9.8%（4/41）。比较两种乳头状癌的临床生物学行为：该组 15 例子宫乳头状浆液性癌显示了高度恶性的生物学特征，宫外扩散率高达 53.3%，深肌层浸润率 75.0%，未控率达 46.2%，Ⅰ、Ⅱ期 5 年生存率仅为 45.7%。子宫乳头状浆液性癌的基本扩散方式以盆腹腔扩散为主，上腹部播散率高，这与形态学一致的卵巢癌是相似的。因此认为，乳头状子宫内膜腺癌是介于子宫乳头状浆液性癌和普通子宫内膜腺癌之间的一个临床病理类型。从子宫乳头状浆液性癌、子宫内膜乳头状腺癌到普通子宫内膜腺癌，其深肌层浸润率、宫外扩散率依次降低，5 年生存率依次升高。子宫内膜乳头状腺癌临床早期的比例与普通子宫内膜腺癌几无差别，宫外扩散多限于盆腔，不像子宫乳头状浆液性癌那样易于播散至上腹部。因此，初次治疗的控制率与普通子宫内膜腺癌一样满意。子宫内膜乳头状腺癌最大特点是复发及转移率较高（31.0%），这是此类型肿瘤 5 年生存率显著低于普通子宫内膜腺癌的重要原因。

（四）分子生物学特征

近年来关于 UPSC 分子生物学方面的报道较多，从基因水平对这一疾病的病因和发展等方面进行了解释。

p53 基因在 UPSC 中的过度表达情况已被广泛报道，这一基因被认为与 UPSC 的发生和发展有很大的关系。King 等曾报道在 22 例患者中 16 例（73%）检测到 p53 基因的过度表达，而且 p53 过度表达的患者的生存率明显低于无 p53 过度表达的患者。Kovalev 等也报道 32 例 UPSC 中有 78%呈 p53 基因的过度表达，而且有 53%可检测到 p53 基因的突变，而在高分化子宫内膜腺癌中仅为 10%～20%。Mallipeddi 等还发现在 UPSC 患者中 70%以上有 p53 过度表达，且 p53 过度表达者生存率明显低于无 p53 过度表达者。Zheng 等提出 p53 改变引起 UPSC。Sherman 等因此提出子宫内膜癌起源的二元假说，认为在长期雌激素作用下的慢通路导致子宫内膜腺癌的发生，而 p53 作用下的快速通路则导致侵袭性的 UPSC 的发生。

由于 UPSC 患者合并乳腺癌的概率增加，并且可以检测到 BRCA1 和 BRCA2 基因的突变，因而有学者提出 UPSC 可能为遗传性乳腺-卵巢肿瘤综合征的一种表现形式。Hornreich 等最早在 1999 年报道了分别患有 UPSC 和卵巢乳头状浆液性癌（serouspapillary carcinoma of ovary，OSPC）的两姐妹同时被检测到 BRCA1 基因的突变，随后 Lavie 等在 2000 年和 2004 年分别报道了 UPSC 患者 BRCA1 和 BRCA2 基因 14.8%～16.7%的突变率，并且合并个人或家族乳腺癌史的概率增加（25%，44%），提示 UP－SC 的发病可能与 BRCA1 和 BRCA2 基因突变有一定的关系，UPSC 可能为遗传性乳腺-卵巢肿瘤综合征的一种表现形式。另有报道在 UPSC 患者 DNA 中可以检测到 BRCA2 和 BRCA1 的基因突变，突变率达 27%。但也有学者持不同观点，Goshen 等对 56 例 UPSC 患者进行了 BRCA1 和 BRCA2 基因检测，未发现 BRCA 基因突变，从而得出相反的结论。因此，UPSC 合并乳腺癌的概率增加可能还有其他基因突变的机制存在。p27 基因定位于人染色体 12p13 区，有 2 个外显子和 1 个 600bp 内含子，能编码分子量 27×10^3 的热稳定蛋白，即 p27 蛋白。p27 基因是在 1994 年被 Polyak 发现并克隆出来的新的细胞周期依赖性激酶抑制剂。对细胞周期起负调控作用，被称为候选的抑癌基因，研究表明 UPSC 早期 p27 表达降低。

C－erbB2 和 HER－2 蛋白 C－erbB2 扩增参与子宫内膜癌的发生，其蛋白 HER－2 表达与子宫内膜癌的组织学类型有关。在 UPSC 中，C－erbB2 高表达而 ER、PR 受体低表达，这与乳腺癌中 C－erbB2 与 ER 负相关性是一致的。C－erbB2 可能与 UPSC 的非激素依赖性肿瘤发生有关。Mallipeddi 等发现 UPSC 中 HER－2/neu 癌基因扩增及过度表达。所以其表达产物 HER－2 蛋白可能是一个 UPSC 的分子标记。另外，UPSC 患者中还可检测到癌基因蛋白 C－erbB2 的高表达，提示 C－erbB2 基因的突变可能在 UPSC 的发生和发展中起了一定的作用。

二、UPSC的治疗

UPSC恶性程度高，早期发生远处转移，而转移程度与病理分级有关，目前对于肿瘤的治疗方案虽存在一定的差异，但逐渐趋向统一。根据病人的身体情况、病理分级、临床分期及发展趋势采取综合治疗及个体化治疗原则相结合的方法。但理想的综合治疗的模式并无共识。一般认为以手术为首选，以手术治疗为主，以手术分期考虑辅助性治疗方式和卵巢上皮细胞癌治疗原则类同。术后以铂为基础的化疗，全盆腔放疗及阴道近距离放疗等均被建议使用。美国国家综合癌症网（NCCN）建议UPSC患者综合手术分期和/或最大限度减瘤。Ⅰa期的辅助治疗方案包括观察、化疗或肿瘤靶向放射治疗。Ⅰb、Ⅰc和Ⅱ期病人的辅助治疗方案包括化疗±肿瘤靶向放射治疗或者全盆放射治疗±阴道近距离放疗。由于本病临床早期即可出现子宫外甚至盆外转移，故术前化疗、放疗也被考虑。对于常见子宫内膜样腺癌，孕激素治疗的有效率可达25%，而对于子宫内膜乳头状浆液性癌却无效，此与雌孕激素受体均为阴性有关。故UPSC的治疗方案中一般不包含激素治疗。

（一）手术治疗

首选手术治疗既能最大限度地切除肿瘤，又能进行手术的分期。准确的分期对指导UPSC术后治疗十分重要。手术方式及范围既似子宫内膜癌手术又似卵巢癌手术，常常以开腹探查情况及术中剖视子宫检查：癌瘤大小、部位、肌层浸润深度，宫颈峡部决定。由于UPSC在疾病早期就可以发生宫外转移，因而临床分期常常低于手术分期。据报道，经过手术分期，约69%～87%的病例可以发现宫外转移。即使对于病变尚局限于子宫内膜的非浸润性乳头状浆液性癌（noninvasive uterine papillary serous carcinoma），进行手术分期也是很有必要的，能较为全面地了解病变的情况。据报道，高达50%～62.5%的临床Ⅰa期患者经过全面的手术分期发现了大网膜等处的远处转移，从而指导术后进行相应的辅助治疗。最佳肿瘤细胞减灭术是指使残余病灶的直径小于1 cm。行肿瘤细胞减灭术后残余病灶的大小对于患者的预后和生存期有很大的影响。据Bristow等报道，Ⅳ期患者的残余病灶≤1 cm和>1 cm的中数生存期分别为26.2个月和9.6个月，存在显著性差异（$P<0.001$）。

（二）化疗

由于UPSC复发率和转移率极高，因而应在全面的手术分期和最佳肿瘤细胞减灭术的基础上，高危组（分化差、Ⅰb以上、特殊类型）术后辅以腔内照射、外照射、化疗或者两者结合，以提高患者的生存率。术后化疗中以铂类为主，常选用与浆液性乳头状瘤相同的方案，有子宫外癌变者术后亦可采用腹腔化疗。对13名Ⅰa～Ⅳb期UPSC患者给予腹膜内注射顺铂，同时静脉给予阿霉素和环磷酰胺，3年生存率达24.1%，予静脉同时注入顺铂、阿霉素及环磷酰胺的患者生存率相当。尽管子宫乳头状浆液性癌和卵巢乳头状浆液性癌在病理学表面方面有很多相似之处，但目前的研究表明，对卵巢上皮癌有效的联合化疗对UPSC的疗效有限。以阿霉素、顺铂、环磷酰胺组成联合化疗（PAC方案）治疗UPSC的效果较卵巢浆液性乳头癌差，有效率为20%～30%，且缓解期短，平均为4～7个月，对于复发或转移性UPSC，PAC方案无效。Levenback应用顺铂、阿霉素及环磷酰胺（PAC）方案治疗UPSC，结果5年存活率为23%，平均生存期为8.9个月。Price等也应用PAC方案治疗UPSC 30例结果表明，PAC方案对无转移的UPSC患者治疗有效，对复发和转移者无效。

近年来随着对化疗药物的发展，泰素（紫杉醇注射液）广泛地用于大多数恶性肿瘤的研究。紫杉醇被认为是副作用较少的化疗药物之一，也被单独或联合用于UPSC的治疗。泰素加顺铂或卡铂方案对复发和转移病例有疗效。泰素的出现为UPSC治疗带来前景，许多文献报道了泰素与顺铂或卡铂联合用于子宫内膜乳头状浆液性癌的术后新辅助化疗和复发转移性癌的挽救治疗，有效率分别为 89%和 64%，甚至可达完全缓解。其有效率与无病生存时间高于 PAC 化疗和全盆腔放疗。Zanotti 等报道用紫杉醇加顺铂或卡铂方案治疗 UPSC24 例（Ⅰ期 8 例，Ⅱ期 1 例，Ⅲ期 7 例，Ⅳ期 8 例），作为术后辅助治疗，患者平均缓解期为 30 个月，对复发和转移病例平均缓解期为 9 个月。美国克利夫兰临床基金会 Fader 等的研究表明，Ⅰ/Ⅱ期子宫浆液性乳头状腺癌（UPSC）患者中，接受化疗（铂类/紫杉醇）±放疗者的复发率较低，而接受单纯化疗与化疗+放疗者的复发率和生存率均无显著性差异。该研究纳入 1993—2006 年的 129 例Ⅰ/Ⅱ期 UPSC，化疗采用≥3 个疗程卡铂/紫杉醇，放疗则采用阴道近距离放疗、全盆腔放疗或二者兼有。研究结果显示，接受观察、放疗、化疗和化疗+放疗者分别有 38 例（29.2%）、18 例（13.8%）、39 例（30.8%）和 34 例（26.2%）。接受放疗的 52 例患者中，63.5%接受了阴道近距离放疗±全盆腔放疗。中位随访 34 个月后发现，23 例复发均发生在 25 个月内，47.8%为盆腔外复发。化疗组复发率低于放疗组和观察组。单纯化疗组和化疗+放疗组的 5 年生存率相似，放疗组和观察组（71.1%）则较低。近来有人尝试将拓扑异构酶Ⅰ的抑制剂拓扑替康（topotecan）用于 UPSC 的治疗，平均缓解期可达 25 个月，但其效果有待于进一步的观察。另外，特异性分子靶向治疗将作为 UPSC 的一种新的治疗手段。在以往的研究中，提出 C-erbB2 扩增参与子宫内膜癌的发生，与 HER-2/neu 基因的扩增有关，因此，以 HER2 蛋白为分子靶点，使用抗 HER2 单克隆抗体（herceptin）以达到抑制肿瘤增殖的作用。

（三）放疗

联合化疗以及 RT 在 UPSC 患者中受到了相当大的关注，因仅仅接受放疗的病人腹腔内容易复发，而那些仅仅接受化疗的病人则易于发生盆腔或阴道的复发。这些都表明放疗和化疗的结合从理论上将会对 UPSC 患者有益。目前根据 NCCN 制定的规范，对于Ⅰb 期以上 UPSC 病人的规范化放疗是肿瘤靶向放疗或者全盆放射治疗±阴道近距离放疗。早先曾有多篇文献报道，包括：全腹盆腔放疗、全腹盆腔及盆腔扩大野加量放疗、全盆体外加阴道腔内放疗等。由于 UPSC 多于上腹部复发，且发生在盆腔放射野外，故认为全腹盆放疗有益于治疗。Grice 等通过分析比较 36 例 UPSC 患者经全面的手术分期后，是否行术后辅助放疗的患者复发率和生存期的差异后提出，对经全面手术分期后的Ⅰa 期患者可不行术后辅助放疗，Ⅰb～Ⅱb 期患者建议行全盆腔放疗加腹主动脉旁照射，晚期（Ⅲ期和Ⅳ期）患者建议行全腹+盆腔外照射，同时行全身静脉化疗，以控制远处转移和复发。Turner 等对 38 例Ⅰ期患者行术后腔内放疗和化疗，结果显示高剂量率后装治疗加 CAP 方案［顺铂50 mg/m^2，阿霉素（ADM）50mg/m^2，环磷酰胺（CTX）500 mg/m^2］可取得较好的治疗效果。Mehta 等也报道对Ⅰ期和Ⅱ期患者行术后辅助放疗（包括全盆腔放疗和/或阴道腔内放疗）可有效防止盆腔内复发。Fields 等报道在 30 名（60%的病人是Ⅰ～Ⅱ期患者）接受盆腔放射的妇女中，给予 6 个周期的紫杉醇/铂类化疗，97%（29/30）的病人完成了疗程。随访观察 3 年 DFS 和 OS 分别是 69%和 75%。表明放、化疗结合是治疗 UPSC 的最佳选择。Mallipeddi 等亦报道 10 例子宫内膜乳头状浆液癌行全腹盆腔放疗后使 5 年生存率达 50%，且加阴道腔内放疗后可减少阴道残端复发。加拿大 Martin 等进行的一项回顾性研究显示，UPSC 对术前放疗的反应性很低。研究纳入 62 例 1991—2003 年间，经活检证实为子宫内膜癌，且 FIGO 分期为≥Ⅱ期的患者，手术前接受放疗，随后行全子宫和双附件切除。研究者对患者的临床特征、肿瘤分期、组织学分级和类型、放疗的方法和剂量，以及手术后是否出现病理完全缓解进行了回顾分析，以明确可预测子宫内膜癌对放疗反应的因素。结果显示，62 例患者中，共24例获得了病理学完全缓解。7例UPSC患者，无1例获得病理学完全缓解；55例非UPSC患者中，24例获得病理学完全缓解，两组相比差异显著（$P=0.036$）。但患者的年龄、肿瘤分期、术前的总放疗剂量、放疗时间、放疗和手术间隔的时间等，在UPSC和非UPSC患者间均无显著差异。研究者认为，UPSC对放疗具有内在抵抗性，因而对放疗的敏感性较低。UPSC产生的基因变异可能是其对放疗不敏感的原因。

三、UPSC的预后

与卵巢浆液性乳头状囊腺癌类似，UPSC的预后较差。大多数文献报道，Ⅰ期和Ⅱ期的5年生存率为35%～50%，Ⅲ期和Ⅳ期为0～15%。出现复发和转移时，Ⅰ期和Ⅱ期几乎全部发生在盆腔，而Ⅲ期和Ⅳ期则多发生在腹部和肺等远处器官。Ⅰ期患者复发率为31%～50%，平均复发时间为术后38个月，46%的病例复发部位在腹腔。UPSC易发生转移。剖腹探查时已有子宫外转移的病例约占67%～72%。子宫外转移以腹腔扩散最高，达88%。其次为盆腔及主动脉旁淋巴经转移，占33%～59%，腹腔冲洗液阳性率约为33%～60%。手术分期通常高于临床分期，约50%～70%的临床Ⅰ期和82%的临床Ⅱ期在开腹探查时期分别上升，手术病理分期中Ⅲ期和Ⅳ期占60%～70%。有人认为肌层浸润深度、淋巴或脉管间隙受侵及肿瘤分级是影响子宫外转移及淋巴结转移的重要因素。Gallion等报道在无肌层浸润的UPSC患者中未发现复发者。但也有学者持不同意见，认为子宫外转移不受肿瘤分级及肌层浸润深度的影响，Goff等报道在无肌层浸润、肌层浸润内1/2及外1/2的病例中淋巴结转移率分别为36%、50%及40%，发现高分化和低分化的子宫肌层浸润或子宫外转移的发生率无差异；有无肌层浸润的淋巴结转移率、腹腔内转移病变率和腹腔冲洗液阳性率亦无显著性差异，因此认为分级和肌层浸润深度不能对UPSC的预后情况做出正确的判断；而有无LVSI者子宫外转移的发生率分别为85%和58%，故LVSI才是UPSC子宫外转移的预测因素。但亦有学者认为，上述结论的得出是由于没有进行全面的手术分期，Turner等报道21例经全面手术分期后的Ⅰa、Ⅰb和Ⅰc期患者的5年生存率分别为100%、71%和40%，因此认为在全面的手术分期的基础上，肌层浸润深度可作为一个重要的预后因子。北京协和医院的资料表明：UPSC中80%的病例有深肌层浸润，而普通的子宫内膜癌深肌层浸润仅为24%；UPSC淋巴转移率达50%，而普通子宫内膜癌仅为5%。子宫内膜浆液性乳头癌治疗失败的主要原因为远处转移和局部复发，以上腹部及肺转移较多，而普通子宫内膜腺癌主要为阴道残端复发。如何改善UPSC患者的预后，提高术后辅助治疗的效果是日后重要的研究课题。

（李红霞）

参考文献

1. 吴鸣，郎景和，郭丽娜. 子宫内膜癌的特殊类型——子宫乳头状浆液性癌. 中华妇产科杂志，1996，31：3－7.
2. 孙晓光，石素胜，盛修贵，等. 子宫乳头状浆液性癌与子宫内膜乳头状腺癌生物学行为的临床分析. 中华妇产科杂志，1996，31：8－11.
3. 葛霞，谢群，姚敏. 子宫乳头状浆液性癌组织中雌激素受体和C－erB2的表达及意义. 中华妇产科杂志，1999，34：186.
4. 曹斌融. 子宫体肿瘤//张惜阴 . 实用妇产科学. 第2版 . 北京：人民卫生出版社，2003：663－674.

5. Hendrickson M, Ross J, Eifel P, et al. Uterine papillary serous carcinoma: a highly malignant form of endometrial adenocarcinoma. Am J Surg Pathol, 1982, 6: 93 - 108.
6. Niloff JM, Klug TL, Schaetzl E, et al. Elevation of serum CA125 in carcinoma of fallopian tube, endometrium, and endocervix. Am J Obstet Gynecol, 1984, 148: 157.
7. Gallion HH, van Nagell Jr JR, Powell DF, et al. Stage I serous papillary carcinoma of the endometrium. Cancer, 1989, 63: 2224 - 2228.
8. Fanning J, Piver MS. CA125 level during chemotherapy for metastatic or recurrent endometrial cancer. Obstet Gynecol, 1991, 77: 278.
9. Price FV, Chambers SK, Carcangiu ML, et al. Intravenous cis-platin, doxorubinsin, and cyclophosphamide in the treatment of uterine papillary serous carcinoma (UPSC). Gynecol Oncol, 1993, 51: 383 - 389.
10. Mallipeddi P, Kapp DS, Teng NNH. Long-term survival with adjuvant whole abdominopalvic irradizfion for uterine papillary serous carcinoma. cancer, 1993, 71: 3076 - 3081.
11. Goff BA, Kato D, Schmidt RA, et al. Uterine papillary serous carcinoma: patterns of metastatic spread. Gynecol Oncol, 1994, 54: 2684 - 2688.
12. Ambros RA, Sherman ME, Zahn CM, et al. Endometrial intraepithelial carcinoma: a distinctive lesion specifically associated with displaying serous differentiation. Hum Pahthol, 1995, 26: 1260 - 1267.
13. King SA, AdasAA, Livolsi VA, et al. Expression and mutation of the p53 gene in uterine papillary serous carcinoma. Cancer, 1995, 75: 2700 - 2705.
14. Sherman ME, Bur ME, Kurman RJ. P53 in endometrial cancer and its putative precursors-evidence for diverse pathways of tumorigenesis. Hum Pathol, 1995, 26: 1268 - 1274.
15. Eddy GL, Wojtowyacz MA, Piraino PS, et al. Papanicolaou smears by the bahesda system in endomcmial malignancy: utility and prognostic importance. Obstet Gynecol, 1997, 90: 999 - 1003.
16. Grice J, Merit EK, Greer B, et al. Uterine papillary carcinoma: evaluation of long-term survival in surgically-staged patients. Gynecol Oncol, 1998, 69: 69 - 73.
17. Turner BC, Knisely JPS, Kacinski BM, et al. Effective treatment of stage Ⅰ uterine papillary serous carcinoma with high dose-rate vaginal apex radiation (^{192}Ir) and chemotherapy. Int J Radiat Oncol Biol Phys, 1998, 40: 77 - 84.
18. Kovalev S, Marchenko ND, Gugliotta BG, et al. Loss of p53 function in uterine papillary serous carcinoma. Hum Pathol, 1998, 29: 613 - 619.
19. Abramovich D, Markman M, Kennedy A, et al. Serum CA-125 as a marker of disease activity in uterine papillary serous carcinoma. J Cancer Res Clin Oncol, 1999, 125: 697 - 698.
20. Zanotti KM, Belinson JL, Kennedy AW, et al. The use of paclitaxel and platinum-based chemotherapy in uterine papillary serous carcinoma. Gynel Oncol, 1999, 74: 272 - 277.
21. Hornreich G, Beller U, Lavie O, et al. Is uterine serous papillary carcinoma a BRCA1-related disease? Case report and review of the literature. Gynecol Oncol, 1999, 75: 300 - 304.
22. Lavie O, Hornreich G, Arie AB, et al. BRCA1 germline mutations in women with uterine serous papillary carcinoma. Obstet Gynecol, 2000, 96: 28 - 32.
23. Goshen R, Chu W, Elit L, et al. Is uterine papillary serous adenocar-cinoma a manifestation of the hereditary breast-ovarian cancer syndrome? Gynecol Oncol, 2000, 79: 477 - 481.
24. Bristow RE, Duska LR, Montz FJ, et al. The role of cytoreductivesurgery in the management of stage Ⅳ uterine papillary serous carcinoma. Gynecol Oncol, 2001, 81: 92 - 99.
25. Gehrig PA, Groben PA, Fowler WC, et al. Noninvasive papillary serous carcinoma of the endometrium. Obstet Gynecol, 2001, 97: 153 - 157.
26. Turner BC, Knisely JP, Kacinski BM, et al. Noninvasive papillary serous carcinoma of the endometrium.

Obstet Gynecol，2001，97：153－157.

27. Memarzadeh S，Holschneider CH，Bristow RE，et al. FIGO stage Ⅲ and Ⅳ uterine papillary serous carcinoma：impact of residual diseaseon survival. Int J Gynecol Cancer，2002，12：454－458.
28. Behtash N，Tehranian A，Ardalan FA，et al. Uterine papillary serouscarcinoma after pelvic radiation therapy for cancer of the cervix. Obstet Gynaecol，2002，22：96－97.
29. Chan JK，Loizzi V，YoussefM，et al. Significance of comprehensive surgical staging in noninvasive papillary serous carcinoma of the endometrium. Gynecol Oncol，2003，90：181－185.
30. Chambers JT，Rutherford TJ，Schwartz PE，et al. A pilot study of topotecan in the treatment of serous carcinoma of the uterus. Int J Gynel Cancer，2003，13：216－222.
31. Zehavi S，Schneider D，Bukovsky I，et al. Pathological findings in early-stage endometrial cancer. Eur J Gyneacol Oncol，2003，24：18－20.
32. Slomovitz BM，Burke TW，Eifel PJ，et al. A single institution review of 129 cases. Gynecol Oncol，2003，91：463－469.
33. Mehta N，Yamada SD，Rotmensch J，et al. Outcome and pattern of failure in pathologic stage Ⅰ-Ⅱ papillary serous carcinoma of the endometrium：implications for adjuvant radiation therapy. Int J Radiat Oncol Biol Phys，2003，57：1004－1009.
34. Liang SX，Chong L，Chambers SK，et al. Endometrial glandular dyaplasia：a putative precursor lesion of uterine papillary serous carcinoma. Part Ⅱ：molecular features. Int J Surg Pathoh，2004，12：319－331.
35. Lavie O，Hornreich G，Arie AB，et al. BRCA germline mutations in Jewish women with uterine serous papillary carcinoma. Gynecol Oncol，2004，92：521－524.
36. Zheng W，Schwartz PE. Serous EIC as an early form of uterine papillary serous carcinoma：recent progress in understanding its pathogenesis and currant opinions regarding pathologic and clinical management. Gynecologic Oncology，2005，96：579－582.
37. Martin JD，Gilks B，Lim P. Papillary serous carcinoma－a less radiosensitive subtype of endometrial cancer. Gynecol Oncol，2005，8（98）：299－303.
38. Villella JA，Cohen S，Smith DH，et al. HER-2/neu overexpression in uterine papillary serous cancers and its possible therapeutic implications. Int J Gynecol Cancer，2006，16：1897－902.
39. Biron ST，Drueker L，Altaras M，et al. High incidence of BRCA1-2 germline mutations，previous breast cancer and familial cancer history in Jewish patients with uterine serous papilary carcinoma. Eur J Surg Oncol，2006，32：1097－1100.
40. Xie R，Shipley GL. Hypomethylation induced expression of S100A4 in endometrial carcinoma. Int J Surg Pathoh，2007，20：1045－1054.
41. Fields AL，Einstein MH，Novetsky AP，et al. Pilot phase Ⅱ trial of radiation 'sandwiched'：between combination paclitaxel/platinum chemotherapy in patients with uterine papillary serous carcinoma（UPSC）. Gynecol Oncol，2008，108：201－206.
42. Fader AN，Drake RD，O′Malley DM，et al. For the uterine papillary serous carcinoma（UPSC）consortium platinum/taxane-based chemotherapy with or without radiation therapy favorably impacts survival outcomes in stage Ⅰ uterine papillary serous carcinoma. Cancer，2009，Mar 20（Electronic publication ahead of print）.

第 47 章 子宫肉瘤

子宫肉瘤（sarcoma of the uterus）很少见，每一项研究常需很长时间和多个癌中心的合作才能完成，全世界的医务工作者对这项研究还是锲而不舍，继 2003 年 WHO 将此类肿瘤进行分类后，2009 年 FIGO 公布了子宫肉瘤的分期，改变了子宫肉瘤长期以来没有 FIGO 分期的局面。

一、发病情况及有关因素

1. 发病率 很少有关子宫肉瘤发病率的报道，George 曾提到子宫肉瘤在法国发病率为 3.3/10 万。文献报道本病占子宫恶性肿瘤的 1%～6%。中国医学科学院肿瘤医院 1958—1993 年间，共有 116 例子宫肉瘤，占收治妇科肿瘤的 0.64%，子宫恶性肿瘤的 0.7%。宫体与宫颈部均可发生，前者多，宫颈肉瘤与宫体肉瘤比为 1∶6.2。辽宁省肿瘤医院在 1985 年 2 月—2009 年 8 月间，共收治子宫肉瘤 101 例，占同期妇科恶性肿瘤的 1.4%（101/68 000），占宫体恶性肿瘤的 6.0%（101/1696）。

三种主要的子宫肉瘤发病率分别是癌肉瘤约 40%，子宫平滑肌肉瘤约 40%，子宫内膜间质肉瘤约 10%～15%。不常见的未分化的肉瘤约占 5%～10%。辽宁省肿瘤医院收治的 101 例子宫肉瘤，子宫平滑肌肉瘤 35 例（34.7%），子宫内膜间质肉瘤 42 例（41.9%），子宫癌肉瘤 24 例（23.8%），子宫内膜间质肉瘤及平滑肌肉瘤稍多。

2. 年龄 不同性质的子宫肉瘤好发年龄不同，横纹肌肉瘤（葡萄状肉瘤）好发于幼女；间质肉瘤与平滑肌肉瘤以绝经前后妇女为多，中胚叶混合瘤及癌肉瘤则多见于 60 岁以上老年妇女。辽宁省肿瘤医院子宫肉瘤的诊断年龄范围为 28～76 岁，平均年龄 52 岁。其中子宫平滑肌肉瘤诊断时的平均年龄为 55.0 岁；子宫内膜间质肉瘤为 48.3 岁，子宫癌肉瘤为 54.7 岁。说明子宫内膜间质肉瘤发病年龄较平滑肌肉瘤和癌肉瘤稍早些。

3. 婚产 婚产因素似无特殊意义，李自新报道以 5 胎多见，但未婚未育者仍占有 1/3；Marchese 报道有 30%为未产妇。

4. 放射治疗史 文献报道，子宫肉瘤部分患者有因良性疾病或恶性肿瘤而接受放射治疗的历史。在中胚叶混合瘤中约占 7%～37%，平滑肌肉瘤约 4%。国内有报道子宫颈癌放疗后，盆腔再发性肿瘤以中胚叶混合瘤为最多；1/2 中胚叶混合瘤病例，以往有放射治疗史，且大多数发生在放射治疗 10 年以后。

二、分类

2003 年 WHO 在肿瘤组织学分类“乳腺及女性生殖器官肿瘤病理学和遗传学”中，将发生在子宫体间质的恶性肿瘤和潜在恶性肿瘤作了如下分类：

（一）间叶性肿瘤

1. 子宫内膜间质相关肿瘤 子宫内膜间质肉瘤，低级别；

未分化子宫内膜肉瘤。

2. 子宫平滑肌肉瘤　　上皮样亚型；

黏液样亚型。

3. 不能确定恶性潜能的平滑肌肿瘤

（二）混合性上皮和间叶肿瘤

癌肉瘤（恶性 Mullerian 混合瘤，化生性癌）

腺肉瘤

癌纤维瘤

（三）其他少见子宫间叶恶性肿瘤其他类型

可发生恶性淋巴瘤、恶性血管内皮瘤及血管外皮瘤、横纹肌肉瘤，但均罕见。

三、病理

（一）子宫内膜间质肉瘤

子宫内膜间质肉瘤主要分为以下两种类型：

1. 高度恶性宫内膜间质肉瘤（High－Grade 间质肉瘤）

大体所见　常见于宫底内膜，质软、广基息肉状或分叶状或纽扣状、突入宫腔，表面光滑或破溃而继发感染。同时子宫肿大，75%累及肌层，甚至累及盆壁静脉或周围组织。切面外翻鱼肉样，黄色，出血坏死明显及囊状裂隙，肌层和子宫外盆腔血管内有蚯蚓样瘤栓。

镜下所见　通常有两种类型。

（1）同源型间质肉瘤（homologous type）　最常见。细胞丰富致密，均一形态的大细胞核，可见核分裂，一般 10/10HPF 以上。瘤细胞呈梭形，EM 显示似宫内膜间质细胞。免疫组化 desmin（-），Vimentin（+），细胞形态均一，也可呈丛状结构及分枝条索状，类似性索间质细胞。

（2）多形型间质肉瘤（polymorphic type）　瘤细胞明显异型性，细胞核大小、形态差异很大，常有单核或多核瘤巨细胞出现，肿瘤可有黄素化，也可有类似卵巢颗粒细胞出现。有时肿瘤中有透明细胞出现，易误诊为透明细胞癌或透明细胞平滑肌瘤，但角蛋白（-），结蛋白（-）。

2. 低度恶性子宫内膜间质肉瘤（淋巴管内间质肉瘤）

大体所见　大体所见与高度恶性子宫内膜间质肉瘤相似。

镜下所见　细胞形态与前者相同，但肿瘤扩散累及肌层淋巴管，或穿入裂隙之中，但不破坏肌层，也无坏死，细胞形态比较一致，此型预后较好，患者年龄一般比较轻，转移少。手术切除预后好。

免疫组化鉴别诊断　免疫组化检查有助于子宫肉瘤的鉴别诊断。

通常子宫内膜间质肿瘤弥漫性表达 a－平滑肌肌动蛋白（alpha-smooth muscle actin）、ER、PR，而未分化子宫内膜间质肉瘤缺少 ER 和 PR 表达，但高度表达 EGFR。这可以有助于两者的实验室鉴别诊断。

Kir 在 2005 年报道了 ki－67 和 ER/PR 在 8 例子宫内膜间质肉瘤（ESSs），7 例子宫内膜间质结节（ESNs）和 17 例富细胞性子宫肌瘤中的表达，结果 ESSs 中 ki－67 的表达显著高于 ESNs（$P<0.05$），ER 的表达通常较 ESNs 少（$P=0.08$）。结果表明 ki－67 和 ER 在 ESSs 的鉴别诊断中有着一定的作用。也有研究结果表明 CD10 是 ESSs 最重要的特异性抗体，结合特异性平滑肌肿瘤标志物肌间线蛋白（desmin）和 H－钙调蛋白结合蛋白（Hcaldesmon)，对 ESSs 和平滑肌瘤的鉴别诊断有重要作用。

(二) 子宫平滑肌肉瘤

1. 大体所见 肿瘤多数为单个，体积较大，平均直径 8～10cm。约 2/3 位于肌层内，1/5 位于黏膜下，1/10 位于浆膜下。肿瘤质地较软，边界不清，不能完整剔除。切面呈灰白色或粉红色，鱼肉样或脑髓样。可有出血、坏死或囊性变。继发性子宫平滑肌肉瘤，为子宫平滑肌瘤恶变而来。肉眼下多为结节状，且常呈多结节状。肿瘤亦可发生于黏膜下、肌层或浆膜下。切面灰白色、编织状，质地较软，呈鱼肉状，可有出血、坏死及囊性变。

2. 镜下所见 具有平滑肌细胞的某些特点，瘤细胞呈菱形，常嗜伊红，呈纵横交错的编织状结构，胞浆丰富。胞核大小不一，呈棒状，有明显的异型性。瘤细胞常浸润正常宫壁组织，并累及血管或淋巴管。

平滑肌瘤恶性变的主要诊断标准是：在平滑肌瘤的基础上，部分区域或瘤结节细胞丰富，排列致密，有明显的异型性，可有瘤巨细胞出现，核分裂象增多，通常每 10 个高倍视野有 6 个以上的核分裂，可有出血或坏死。

对于平滑肌肉瘤的诊断标准，各家见解不同。有的主张 10 个高倍视野见 10 个以上核分裂为恶性，有人主张见 5 个核分裂就可诊断恶性，有人认为 10 个高倍视野下 0～4 核分裂，并具有重度细胞异形性，也可诊断为恶性。作者认为，细胞分裂多少是诊断恶性（或恶性变）的重要标志，但不是唯一标志，不能只依靠核分裂来作为唯一的恶性诊断标准。中国医学科学院肿瘤医院以每 10 个高倍视野有 5 个以上的核分裂，同时伴有恶性细胞的其他特征，如富于细胞，异形性明显，有瘤巨细胞出现，可见出血、坏死，有浸润现象（如浸润肌间、血管或淋巴管），才能诊断为恶性（或肌瘤肉瘤变）。

文献报道，子宫平滑肌肉瘤占子宫肉瘤的 27.4%～60.7%不等，中国医学科学院肿瘤医院 154 例子宫肉瘤中，平滑肌肉瘤占 31.4%。

平滑肌肉瘤尚有两种亚型，分别为上皮样亚型和黏液样亚型。

上皮样亚型：上皮样平滑肌肉瘤具有上皮样表现及普通恶性肿瘤的特征，即高度富于细胞，胞浆非特异性，细胞坏死以及高核分裂率。细胞特征为：上皮分化的肿瘤细胞有圆形轮廓，胞浆嗜酸到透明。当全部为透明胞浆时，使用透明细胞命名。

黏液样亚型：平滑肌肉瘤为大的胶样肿瘤，在大体检查时常有界限，平滑肌细胞被黏液样物质分隔开。多数黏液性平滑肌肉瘤镜下特点是细胞数少，每 10 个高倍视野仅有很少的核分裂象。几乎所有的黏液性平滑肌肉瘤都显示有细胞的多形性和细胞核增大。常常显示肌层浸润，有时有血管的侵犯。

免疫组化鉴别诊断：近年来免疫组化在子宫肉瘤的鉴别诊断中应用增多。2005 年 Adler 报道 p16 的表达在 26 例良性平滑肌瘤为 12%，24 例恶性潜能不肯定平滑肌瘤为 21%，21 例平滑肌肉瘤中为 57%，肉瘤与肌瘤和恶性潜能不肯定平滑肌瘤的 p16 表达及强度均有显著差异，为鉴别诊断提供了参考。2007 年 O'Neill 采用免疫组化法研究观察 10 例 LMs，27 例（子宫肌瘤变性）LM－v，4 例 STUMPs 和 22 例 LMSs 中 p16、p53 及 Ki－67 的表达情况，结果 p16 在 LMSs 中表达要显著高于其他平滑肌肿瘤（$P < 0.001$），p53（$P = 0.014$）及 Ki－67（$P < 0.001$）在 LMSs 及其他组间表达亦有显著差异。说明 p16、p53 及 Ki－67 在子宫平滑肌肿瘤的鉴别诊断中有重要的作用。

Bodner2004 年报道了 26 例子宫平滑肌瘤（LMs），24 例恶性潜能不肯定平滑肌瘤（STUMPs）及 21 例子宫肉瘤（LMSs）病人的雌激素受体（ER）和孕激素受体（PR）的表达水平。结果表明，ER 及 PR 在 LMSs 和 STUMPs 及 LMSs 和 LMs 间表达差异显著（P

值均＜0.05)，然而在 STUMPs 和 LMSs 间表达无显著差异（$P>0.05$），这些免疫组化指标为平滑肌肉瘤与子宫肌瘤和恶性潜能不肯定平滑肌瘤的鉴别诊断提供了参考。

（三）不能确定恶性潜能的平滑肌肿瘤（smooth muscle tumour of malignant potential）

根据普遍应用的标准不能肯定地诊断为良性或恶性的肿瘤。上皮性平滑肌瘤具有以下两个或多于两个特征的时候，其生物学行为难以确定：

体积大（超过 6cm）；

中等程度的核分裂活动（每 10 个高倍视野 2～4 个核分裂象）；

中等到重度的细胞学非典型性；

坏死。

（四）混合型上皮和间叶肿瘤

混合型上皮和间叶肿瘤中的恶性部分包括恶性中胚叶混合瘤（癌肉瘤）、腺肉瘤、癌纤维瘤。

1. **恶性中胚层混合瘤（癌肉瘤）** 来自 mullerian 上皮，具有多潜能分化的倾向，约占子宫肉瘤的 40%，其中包括同源性复合性肿瘤及异源性复合肿瘤，来自同源的复合肿瘤约占宫体恶性肿瘤的 1.2%，多见于老年人，可发生于放射治疗后。发生在儿童的恶性中胚叶混合瘤称葡萄状肉瘤。

大体所见：肿瘤较大，多带蒂的息肉状突入宫腔，也可突向阴道，肿瘤质软，切面灰黄色，早期累及肌层或淋巴管，很快累及小骨盆内的组织及器官，发生腹膜及纵隔淋巴结转移较早，易发生肺、肝转移，预后很差。但同源性较异源性 Mullerian 管混合瘤预后好一些。

镜下所见：同源性癌肉瘤，含有管状或条索状的癌细胞，被不同分化程度的肉瘤样间质细胞所包绕。癌样腺体呈腺泡状、乳头状，有时伴有鳞化。肉瘤成分与间质肉瘤相似，主要为梭形细胞，部分细胞可呈多形性，偶尔可见向肌母细胞分化的特征。

异源性复合肿瘤（combination tumor)：肉瘤成分异形性明显，与低分化间质细胞相似，有异型的软骨母细胞、骨母细胞、横纹肌母细胞、脂肪母细胞，也可有神经节细胞。黏液变性常见，EM 可证实为原始性间叶组织的不同分化阶段，来自多潜能的 Mullerian 上皮。免疫组化显示，间叶组织成分含有上皮标志的抗原，支持间叶组织的上皮样分化特点。上皮分化呈各种形态，如乳头状、腺样或呈输卵管上皮样，甚至含有砂粒体。

偶尔恶性混合瘤的多种成分，可见息肉状肿物内和乳头状腺纤维瘤以内。而放疗后的患者，多为异源性的恶性中胚叶混合瘤，肿瘤转移较快，癌的成分转移较多，也有两种以上成分同时转移的现象。

发生在儿童的恶性苗勒混合瘤：发生在儿童的恶性苗勒混合瘤亦称葡萄状肉瘤(sarcoma botryoides)，可见于宫颈、宫内膜及阴道黏膜。它与宫内膜恶性中胚层混合瘤相似，肿瘤呈息肉状、葡萄状（grape-like clusters)，镜下肉瘤部分可呈多种形态，但主要是横纹肌母细胞，并可含有条索状或腺样的癌成分。肿瘤常有水肿或黏液变，细胞数量有时稀少。

2. **腺肉瘤**（mullerian adenosarcoma） 相似于乳腺的恶性叶状囊肉瘤或卵巢的乳头状腺纤维瘤恶性变。肿瘤由间叶成分及上皮样成分组成，但只有间叶成分显示恶性特征，上皮成分组织表现及生物学行为均显示良性。腺体成分可扩张，内含丰富的黏液，间质成分细胞丰富，含有肉瘤样成纤维细胞及轻度异型性的间质细胞，瘤细胞呈梭形，多角形或圆形，常包绕在腺体周围或血管周围呈“结节”状。细胞异型性明显，其间可混有横纹肌母细胞及软骨母细胞，为低度恶性，预后稍好。它的重要的诊断指标是无癌的成分，腺体是良性表现。

但必须与宫内膜间质肉瘤伴有残存的正常腺体区别开来。它同样也可伴有局灶性性索分化的特点，多见于绝经后妇女，术后多数复发。

3. **癌纤维瘤** 是由恶性上皮成分与良性间叶成分混合组成的肿瘤。是一种相当少见的肿瘤，仅有少量报道。上皮成分为恶性，间质成分为纤维性，因此命名为癌纤维瘤。由于病例太少还难以确定其生物学行为。

免疫组化鉴别诊断：Livasy 分析了 55 例癌肉瘤病人 EGFR 和 HER2 蛋白的表达。对免疫组化检测中 HER2 蛋白表达中等强度以上病例采用荧光原位杂交（FISH）技术检测 HER2 基因的扩增情况。结果 82%（45/55）的癌肉瘤表达 EGFR，25%（14/55）病例见 HER2 强表达，20%（11/55）病例见 HER2 基因扩增。癌肉瘤中癌成分 HER2 蛋白的表达要明显高于肉瘤成分的表达水平（25% vs. 4%，$P=0.008$），肉瘤成分的 EGFR 蛋白的表达要明显高于癌成分的表达水平（44% vs. 24%，$P=0.04$）。研究表明 EGFR 和 HER2 在癌肉瘤的发生中有重要作用，两者在癌肉瘤的两种成分表现类型的差异表明了两种成分的生物学差异。这对癌肉瘤的鉴别诊断亦有一定的作用。

四、分期

2009 年 FIGO 公布了子宫肉瘤的分期，结束了子宫肉瘤长期以来没有 FIGO 分期的状况。此次分期将肉瘤分三部分，规定如下：

1. 子宫平滑肌肉瘤的分期

Ⅰ肿瘤限于子宫

Ⅰa<5cm

Ⅰb>5cm

Ⅱ肿瘤扩展到盆腔

Ⅱa 累及附件

Ⅱb 肿瘤扩展到子宫外的盆腔组织

Ⅲ肿瘤浸润腹腔组织（并非仅仅突向腹腔）

Ⅲa 浸润一处

Ⅲb 浸润多于一处

Ⅲc 转移到盆腔和/或主动脉旁淋巴结

Ⅳa 肿瘤浸润膀胱和/或直肠

Ⅳb 远处转移

2. 子宫内膜间质肉瘤和腺肉瘤

Ⅰ肿瘤限于子宫

Ⅰa 肿瘤限于子宫内膜/宫颈内膜（没有肌层浸润）

Ⅰb≤1/2 肌层浸润

Ⅰc>1/2 肌层浸润

Ⅱ肿瘤扩展到盆腔

Ⅱa 附件受累

Ⅱb 肿瘤扩展到子宫以外的盆腔组织

Ⅲ肿瘤浸润腹腔组织（并非仅仅突向腹腔）

Ⅲa 一处受累

Ⅲb 多于一处受累

Ⅲc 转移到盆腔和/或主动脉旁淋巴结

Ⅳa 肿瘤浸润膀胱和/或直肠

Ⅳb 远处转移

3. **子宫癌肉瘤分期**

Ⅰ肿瘤局限于子宫体

Ⅰa 肿瘤浸润深度<1/2 肌层

Ⅰb 肿瘤浸润深度≥1/2 肌层

Ⅱ肿瘤浸润宫颈间质，但无宫体外蔓延

Ⅲ肿瘤局部和（或）区域扩散

Ⅲa 肿瘤累及浆膜层和（或）附件

Ⅲb 肿瘤累及阴道和（或）宫旁

Ⅲc 盆腔淋巴结和（或）主动脉旁淋巴结转移

Ⅲc1 盆腔淋巴结转移

Ⅲc2 腹主动脉旁淋巴结转移伴有（无）盆腔淋巴结转移

Ⅳ肿瘤浸及膀胱和（或）直肠黏膜，和（或）远处转移

Ⅳa　肿瘤浸及膀胱或直肠黏膜

Ⅳb　远处转移，包括腹腔内和（或）腹股沟淋巴结转移

【此次分期的特点】　借鉴了子宫内膜癌的分期的经验。考虑了子宫肉瘤中不同组织来源生物学特性，将肉瘤分为三部分。淋巴结转移作为分期中一项指标，既强调了手术病理分期的重要性也强调了手术的彻底性。

五、临床表现

（一）症状

1. **月经不规则**　表现可为周期缩短或不规则、经血过多、经期延长等，或为不规则性阴道流血。流血量多少不一，可因大量出血，导致出血性休克，可为阴道少量滴血，淋漓不净。辽宁省肿瘤医院的 101 例病例中，有 66 例（65.3%）表现为阴道异常流血。

2. **阴道分泌液增多**　为常见症状：可呈血性、黏液样、浓样、恶臭的液体。有时阴道排出烂肉样组织。子宫恶性中胚叶混合瘤和子宫内膜间质肉瘤常有此类症状。

3. **腹痛**　由于肿瘤增长较快，或合并局部及盆腔感染引起，疼痛可为隐痛、胀痛及痉挛痛，1/3 以上子宫肉瘤有此症状。

4. **肿块**　当肿物增大超出盆腔时，患者可自行触及肿块。此症状在子宫平滑肌肉瘤时可能更为突出。

5. **排便障碍**　由于肿瘤压迫或刺激膀胱、直肠所致。可表现为尿频、排尿不畅、肛门下坠、便秘等。

6. **其他症状**　如继发性贫血、肾功能不全、长期消耗所致恶病质以及由肿瘤转移至不同器官而引起的相应症状。

（二）体征

妇科检查子宫增大，增大范围由丰满状子宫到足月妊娠，子宫可活动，可固定，表面光滑或结节不平，宫旁增厚、结节或有肿块存在，并可与子宫融合成块。辽宁省肿瘤医院 101 例子宫肉瘤患者中，有 78 例术前盆腔检查发现子宫明显增大（>8cm），占 77.2%。当病理类型为子宫内膜间质肉瘤，或恶性中胚叶混合瘤时宫颈外口有时脱出烂肉样组织。当有远处

转移时出现相应器官受累的体征。

（三）辅助检查

1. 影像检查

（1）CT 扫描　在目前临床应用最广泛的影像学技术中，CT 图像缺乏特异性，能描述病灶大小形态但不能描述与子宫内膜的关系，浸润肌层深浅，肿瘤内的组织结构，因而在诊断与鉴别诊断中的作用有限。

（2）超声诊断　二维超声及彩色超声图像有下面特点：①子宫肌层内的大型占位性病变：分叶状或不规则型，内部失去平滑肌瘤典型的漩涡状结构，呈浸润性生长。此图像为平滑肌肉瘤特点。②宫腔占位性病变：结节状囊实性占位性病变，体积较大充满宫腔，常伴有肌层浸润，病灶大者甚至突出宫颈外口。此种改变常见于癌肉瘤和子宫内膜间质肉瘤。③彩色超声：彩超在诊断子宫肉瘤方面有独特优点。在血流丰富型：彩超显示肿瘤内部和周边血流信号显著增多，血管形态不规则，排列紊乱，管径粗细不均，出现彩色“镶嵌样”血流；这种情况常见于平滑肌肉瘤、癌肉瘤、高度恶性子宫内膜间质肉瘤。在血流不丰富型的肿瘤内部血流亦较多，只不过病灶周边血流少或无血流；此种情况常见于低度恶性子宫内膜间质肉瘤。

（3）MRI　MRI 诊断子宫肉瘤的研究较多，MRI 对软组织病变的分辨率优于其他影像检查。MRI 的 T_1、T_2 加权像可显示不同病理类型子宫肉瘤病灶内部的结构特点和出血坏死等特征性改变。能显示出病变发生的位置，病变的大小形态，其与子宫内膜、肌层及宫颈的关系。增强 MRI 能够显示子宫肉瘤内部血流分布特点，为确定良、恶性提供证据。

（4）PET 和 PET/CT　给病人注射同位素^{18}F-脱氧葡萄糖，由于恶性肿瘤代谢率比正常组织明显增高，吸收的^{18}F-脱氧葡萄糖比正常组织明显增多，以 PET 扫描时恶性肿瘤出现同位素浓集，与正常组织形成对比，确定肿物的位置和性质。当使用将 PET 和 CT 整合到同一机器上时，将不同的图像进行融合可提高病灶定位和测量的准确性，提高诊断率。

在影像检查中超声应当是既廉价又实用的，无创，诊断率高，可以反复进行。MRI 图像较超声更清晰、准确，不同时期的图像对比方便。PET/CT 用于鉴别良、恶性及是否复发更具优势。在比较三种影像诊断率时，PET 和 PET/CT 为 100%，MRI 为 80%，超声为 40%。

（四）宫腔组织活检及诊断性刮宫

当临床怀疑子宫肉瘤时，应采取宫内组织，以获得病理确诊。

1. 子宫平滑肌肉瘤　子宫平滑肌肉瘤发生于子宫肌层，当其未突破内膜时刮宫可能取不到肉瘤组织，手术前诊断困难。中国医学科学院肿瘤医院 56 例子宫肉瘤手术前曾行取内膜、宫颈及宫口息肉活组织检查，39 例经病理证实（69.6%），其中平滑肌肉瘤诊断率为 25%。北京大学医学院第一附属医院报道 106 例子宫肉瘤术前诊断率 65.9%，平滑肌肉瘤诊刮阳性率 42.9%。

2. 恶性中胚叶混合瘤　恶性中胚叶混合瘤发生于子宫内膜，肿物向宫腔突出，甚至脱出宫颈外口，获得组织较平滑肌肉瘤容易。中国医学科学院肿瘤医院子宫中胚叶混合瘤手术前曾施行刮取宫内组织、宫颈及宫口息肉活组织检查，术前诊断率为 91.4%。北京大学附属医院报道为 90.9%，这些数据说明中胚叶混合瘤手术前通过活检基本可以得到诊断。

3. 子宫内膜间质肉瘤　子宫内膜间质肉瘤发生于子宫内膜，浸润肌层也突向宫腔，甚至肿物脱出宫颈外口。通过宫口息肉样物、阴道脱出物以及取内膜活体组织检查可提高术前诊断率。中国医学科学院肿瘤医院 56 例子宫肉瘤手术前曾施行刮取宫腔组织、宫颈及宫口息肉活组织检查，子宫内膜间质肉瘤手术前诊断率为66.7%；北京大学附属医院报道子宫内膜间质肉瘤术前诊刮确诊率为83.3%。这些数据说明子宫内膜间质肉瘤手术前大部分患者可得到病理确诊。

六、治疗

（一）手术治疗

手术是子宫肉瘤最重要的治疗手段。在执行1988年子宫内膜癌手术病理分期时，有无腹膜后淋巴结转移是子宫肉瘤的分期指标。2009年FIGO公布了子宫肉瘤的分期，腹膜后淋巴结转移再次确定为Ⅲc期。因此早期子宫肉瘤的基本术式应为全子宫双附件切除、盆腔淋巴结清扫/主动脉旁淋巴结切除或取样，早期子宫肉瘤施行淋巴结清扫术可以准确分期、估计预后，为术后辅助治疗提供依据。晚期子宫肉瘤应为细胞减灭术。有的作者提出广泛性子宫切除可以提高生存率（Kokawa），此种主张是否恰当，有待循证医学进一步证实。

1. 术中冰冻快速病理检查的重要性 术中快速病理检查对术前未能确定性质的肿瘤尤其重要。子宫内膜间质肉瘤、癌肉瘤术前多数已经确诊，因此术中冰冻多用于子宫平滑肌瘤与子宫平滑肌肉瘤、低度恶性平滑肌瘤的鉴别。根据术中肿瘤性质、患者年龄、生育要求、保留卵巢功能的要求等确定恰当的手术方式。

2. 子宫平滑肌肉瘤保留生育功能的可能性探讨 毋庸置疑子宫平滑肌肉瘤患者应以全宫双附件切除最为安全，仅切除没有包膜、与周围肌肉组织界限不清的平滑肌肉瘤显然会增加复发转移的危险。目前也有子宫平滑肌肉瘤肿瘤切除术后妊娠的报告。Lissoni报告8个年轻妇女患平滑肌肉瘤，作了肿瘤切除，术后严密随访。平均随访42个月时，有3例妊娠，2例自然顺产，另1例剖宫产，术中发现肿瘤复发，26个月后死亡。笔者以为：术中发现小的子宫平滑肌肉瘤，如果患者强烈要求保留生育功能，肿瘤周围应切足够大，术后严密随访，产后应切除子宫。

3. 卵巢的去留 年轻患者早期平滑肌肉瘤保留卵巢对存活率的影响尚在观察中，已有报道保留卵巢不影响生存率。Giuntoli报告25例保留卵巢及其功能，与对照组未保留卵巢的25例在临床期别、细胞分化程度都相似。两组在无瘤存活与复发危险方面没有区别。Kapp报告美国1396例子宫平滑肌肉瘤关于卵巢去留的治疗结果，50岁以下Ⅰ～Ⅱ期子宫平滑肌肉瘤中240例切除了卵巢，101例未切除，5年存活率同为83.2%。因此年轻患者强烈要求可以满足保留卵巢，应临床严密观察。那些没有保留卵巢的年轻患者如果去势症状很重，可以小剂量激素替代治疗并观察对疗效的影响。辽宁省肿瘤医院的子宫平滑肌肉瘤30例，行双附件切除组与保留双附件组的5年生存率几乎无差别，分别为42.1%和40.5%。

虽然子宫内膜间质肉瘤和癌肉瘤卵巢的去留尚存争议，但子宫内膜间质对激素敏感，保留卵巢会增加复发转移的危险，因此子宫内膜间质肉瘤及癌肉瘤都不应保留卵巢。Chan报告831例回顾性的调查结果，切除卵巢5年存活率78.1%，没切除的72.9%。50岁以下Ⅰ～Ⅱ期切除卵巢5年存活率91.1%，未切除的96.2%，切除卵巢没有提高生存率，相似的报告很多。相反保留卵巢引起复发转移的严重后果也有报告，更应引起重视。Li报告53例子宫内膜间质肉瘤，9例保留卵巢全部复发，44例未保留卵巢10例复发。与复发转移相比，去势症状就显得微不足道，况且现在有良好的替代药物可试验观察。

4. 关于淋巴结切除

(1) 子宫平滑肌肉瘤的淋巴结切除　两项研究报告子宫平滑肌肉瘤淋巴结转移率为6.6%～11%。Kapp 总结 348 例子宫平滑肌肉瘤清扫淋巴结，23 例转移，其中Ⅲc 期 7 例，Ⅳ期 16 例。Giuntoli 报告的 36 例淋巴结切除中 4 例有转移，其中 3 例病灶已超出子宫，1 例病灶未超出子宫，触诊淋巴结无肿大。

可见子宫平滑肌肉瘤淋巴结转移多发生于病灶已超出子宫的晚期病例，仅有极少数早期病例发生淋巴结转移且术中触诊可能无异常。因此早期病例只有清扫了淋巴结才能排除发生隐匿转移的可能性。但由于早期子宫平滑肌肉瘤淋巴结转移率很低，势必造成为了寻找有淋巴结转移的极少数患者，使很多患者要接受清扫淋巴结的手术创伤的问题。如果为了准确分期、准确估计有转移与无转移的生存率，只有切除淋巴结才能诊断清楚。

(2) 癌肉瘤的淋巴结切除　由于子宫癌肉瘤即使早期也有较高的淋巴结转移率，因此建议在手术时将淋巴结清扫术作为常规。GOG 的一项研究发现 167 例同源早期癌肉瘤淋巴结转移率为 15%，而 134 例异源性癌肉瘤淋巴结转移率达到 21%。在美国的另一项研究为 47 例癌肉瘤，选择性地实行盆腔及主动脉旁淋巴结取样，收集的淋巴结数与复发和预后有关，收集的越多复发越少预后越好。因此早期癌肉瘤淋巴结切除术不仅能准确分期，尚能提高生存率。因此淋巴结切除应作为癌肉瘤的手术常规。

(3) 子宫内膜间质肉瘤的淋巴结切除　早期低级别子宫内膜间质肉瘤淋巴结转移率为7%～10%，高级别为 18%。有些作者报告淋巴结转移率很高，这些结果多出自晚期或复发的病例，此项研究着重于早期才有意义。切除淋巴结后对预后的影响长期以来一直存在争论，有一些研究结果显示切除淋巴结后不能减少复发率，生存率有提高但没有统计学意义。某项研究收集 384 例低级别子宫内膜间质肉瘤，100 例切除了淋巴结，7 例阳性，其余阴性。5 年存活率分别为 86% 和 95%，淋巴结阴性者存活率增加。虽然差别没有统计学意义，但经过淋巴结切除，明确了是否有转移为估计预后设计辅助治疗提供依据。随着病例的增加，随访时间的增长，切除淋巴结带来疗效提高也许就会显现出来。

但高级别子宫内膜间质肉瘤淋巴结切除术后阳性者与阴性者相比，阴性者存活率明显高于阳性。316 例高级别子宫内膜间质肉瘤，清扫淋巴结 143 例，其中 26 例转移（18%）。淋巴结阳性与阴性的中位存活率为 8 个月和 24 个月。另一项调查统计了 775 例子宫内膜间质肉瘤的治疗结果。其中 282 例切除了淋巴结，28 例有转移（9.9%）。切除组与未切除组 5 年存活率分别为 73.8% 和 77.6%（$P=0.351$）。此项研究是回顾性统计，两组在期别、分级、年龄等多项因素可比性存在问题。但在清扫组中淋巴结阳性与阴性的 5 年存活率分别为 35.3% 和 80.1%（$P<0.001$）。可见子宫内膜间质肉瘤淋巴结切除术对生存率的意义在于明确是否有淋巴结转移、明确分期、估计预后。

(4) 晚期子宫肉瘤的细胞减灭术　晚期卵巢癌满意的细胞减灭术可提高生存率已经没有人怀疑。细胞减灭术应用于晚期和复发子宫肉瘤可以提高生存率也已经有报告。将肿瘤切除干净，术后补充辅助治疗，对于提高放化疗都不是很敏感的子宫肉瘤的疗效是有益的。Park 报告 127 例子宫肉瘤治疗结果，其中Ⅲ～Ⅳ期 37 例，经细胞减灭术后仅 13 例有残留，无残留的存活率明显高于有残留者。Benoit 报告子宫内膜间质肉瘤术后脑转移，切除转移灶后存活 4 年。Levenback 的材料肺转移瘤切除术后 43%的病人存活 5 年以上，Lang 15 年切除了 34 例因子宫平滑肌肉瘤发生的肝转移，5 年存活率为 33%，平均存活 44 个月。

复发转移灶切除术后尚有较长时间存活，因此晚期子宫肉瘤施行细胞减灭术尽可能切除转移灶、受累腹膜、大网膜、受累脏器，减轻术后肿瘤负荷，将有利于提高生存率。

（二）关于放射治疗

放射治疗已经长期地应用于子宫肉瘤的辅助治疗，探讨其延长存活率的作用。比较一致的意见是放射治疗可以减少子宫肉瘤的局部复发。对于存活期的延长的作用意见不一。有些研究结果显示放射治疗虽然可以减少盆腔复发，但不能控制远处转移，因此不能提高生存率。有一些研究证明放疗可以提高存活率但与未放疗的相比存活率的提高不显著。只有少数材料证明放疗不但能减少盆腔复发，也能提高生存率。

Callister 报告 300 例Ⅰ～Ⅲ期子宫癌肉瘤。盆腔放疗与未放疗的相比，盆腔复发明显减少（$P=0.0002$），生存率虽有提高 36% vs 27%，但差异不显著（$P=0.10$）。

我国学者白萍报告以单纯手术（45 例），手术加放疗（29 例）治疗子宫肉瘤。两组盆腔复发：42.2%（19/45）vs 20.7%（6/29）（$P<0.05$），手术加放疗组有效控制局部复发。远处复发分别为：8.9%（4/45）vs 24.1%（7/29）（$P>0.05$），两组远处复发虽有差异但不显著。两组 5 年生存率相似：分别为 56.7%（手术组），58.6%（术后放疗组）。辽宁省肿瘤医院的 83 例术后可随诊子宫肉瘤病人，手术后辅助放疗 13 例，术后未放疗 70 例，两组 5 年生存率分别为（67.8% vs 52.4%）（$P>0.05$），说明放疗有效，但没能证明提高病人的总体生存率。

我国学者高永良比较了早期子宫肉瘤单纯手术与术后放疗的疗效差异。单纯手术 34 例，术后放疗组 42 例。两组 2 年存活率相似，术后放疗组盆腔复发率明显较单纯手术组低。5 年存活率：手术组 47%，术后放疗组 69%（$P<0.05$）。Gerszten 总结一组术后放疗与单纯手术的治疗结果：29 例术后进行放疗，盆腔复发为 3%（1/29），平均存活 77 个月。而单纯手术的 31 例盆腔复发为 55%，平均存活 12 个月。两组相比术后放疗组复发减少，存活率延长，差异有显著性。Brooks 统计美国 1989—1999 年 10 年 2677 例子宫肉瘤治疗结果，Ⅱ期单纯手术（82 例）5 年存活率为 31%，术后放疗组（88 例）5 年存活率 53%（$P<0.01$），Ⅲ～Ⅳ期单纯手术组（455 例）5 年存活率 25%，术后放疗组（158 例）5 年存活率 33%。术后放射治疗提高存活率，差异有显著性（$P<0.05$）。

上述材料证明子宫肉瘤对放射治疗有一定的敏感性，已经有资料证明放疗能提高生存率。积累大量病例，经过长期随访，才能显示出放射治疗的效果。因此应当提倡多中心的研究，进一步证明放射治疗改善子宫肉瘤预后的作用。

（三）关于化疗

子宫肉瘤具有早期发生血行转移的特点，即使是Ⅰ～Ⅱ期的患者也容易发生远处转移。中国医科院肿瘤医院报告 65 例复发的病例中 28 例为单纯远处转移，其中肺转移 12 例（18.5%）。化疗能否控制远处转移提高疗效长期以来备受重视。大量临床研究证明软组织肉瘤对化学药物治疗有效。因此化疗药物治疗子宫肉瘤能否提高疗效已经进行了大量的研究，证明许多化疗药对子宫肉瘤是有效的。但是报告的疗效意见不同：许多临床研究结果认为有一定疗效，但生存率并没有提高。有些研究认为生存率有提高，但与未化疗的相比差异不显著。近年来对阿霉素、异环磷酰胺、铂剂、紫杉醇、吉西他滨的研究结果显示疗效有提高，生存率有一定改善。Park 报告 127 例子宫肉瘤 60 例附加了化疗，53 例没有化疗，附加化疗的存活率明显高于没有附加化疗者。白萍报告中国医科院肿瘤医院子宫肉瘤 61 例术后即给予化疗，其中应用 VAD 方案化疗的 18 例中 5 年存活率为 72.7%。疗效明显优于单药、VAC 等方案。王珂将 128 例子宫肉瘤治疗结果分为三组：未化疗、单药化疗、联合化疗。联合化疗组存活率明显好于其他两组。辽宁省肿瘤医院的 83 例术后可随诊子宫肉瘤病人，手术后辅助化疗 63 例，化疗方案为 57 例为 VAP 方案，8 例为其他方案，术后未化疗 20

例，两组 5 年生存率分别为（56.3%vs29.5%）（$P<0.05$），说明化疗可提高病人的总体生存率。这些研究没将子宫肉瘤按病理类型、临床分期及其他相关因素分别统计，可比性较差。但确显示出难治的子宫肉瘤有用化疗改善疗效的希望。

1. 子宫平滑肌肉瘤 单药化疗有效率：阿霉素（ADM）25%，足叶乙甙（VP16）7%，顺铂（PDD）3%，泰素（Taxel）9%，拓扑替康（Topotecan）11%，吉西他滨（Gemcintabine）20%，异环磷酰胺（IFO）17%。

联合化疗有效率：吉西他滨＋多西他赛有效率为 35.8%～53%，丝裂霉素、顺铂、阿霉素联合化疗有效率为 23%，异环磷酰胺＋阿霉素联合化疗有效率为 30%。

阿霉素和异环磷酰胺、氮烯咪胺等为常用且有效的药物。单药研究中阿霉素是最广泛的，在软组织肉瘤中 $70mg/m^2$ 比 $50mg/m^2$ 更有效。Rubin1996 报道阿霉素治疗晚期及复发性子宫平滑肌肉瘤有效率为 25%。Cochrane 复习分析 14 个研究机构 1568 例肉瘤，认为化疗延长了局部复发时间、无远处转移时间和无复发时间，然而以阿霉素为基础的化疗没有改善总生存率。Piver 报告阿霉素 $75mg/m^2$ 或 $60mg/m^2$，间隔 4 周，共 6 个疗程化疗给予平滑肌肉瘤术后病人，与另组单纯手术的病人比较疗效：结果手术组 5 年生存率 36%，手术＋阿霉素化疗组 63%。因此阿霉素是子宫肉瘤的首选药物之一。

近年来对异环磷酰胺的研究不断深入，异环磷酰胺单药有效率对平滑肌肉瘤为 17.2%。Sutton 报告以阿霉素和异环磷酰胺联合化疗有效率提高到 30%。

Hensley 2005 年报告美国 GOG 的一项研究，以吉西他滨与多西他赛联合治疗一组转移性平滑肌肉瘤有效率为 35.8%。该作者 2002 年报告的以同样方案治疗子宫平滑肌肉瘤有效率达到 53%，中位存活率 17.9 个月。虽然这一结果并没有得到全世界同行们的肯定，但提示子宫平滑肌肉瘤化疗的作用值得探索。

可供参考的化疗方案：（1）DDP　$75mg/m^2$ 静点，d1
ADM　$40mg/m^2$ 静注，d1
（2）GEN　$700mg/m^2$ 静点，d1
Docetaxal　$100mg/m^2$ 静点，d1
（3）IFO　$1.2g/m^2$ 静点，d1-4
ADM　$40mg/m^2$ 静注，d1

以异环磷酰胺化疗时应以美斯钠解毒，应用顺铂化疗时应水化。

注：GEN-吉西他滨，Docetaxel-多西他塞。

2. 癌肉瘤 单药反应率：在 GOG 早期研究中，癌肉瘤对单药的有效率大致如下：VP16 6.5%，ADM 10%，DDP 17.9%，IFO 36%。

癌肉瘤对联合化疗反应如下：C＋VCR＋ADM＋DTIC 23%，C＋VCR＋ACD 29%，IFO＋ADM 36%～41%。

癌肉瘤单药化疗有效，联合化疗能提高有效率，虽有疗效但缓解期短。许多研究认为术后化疗并没有提高生存率，联合化疗也没有显示出比单药化疗明显的优越性。只有少数研究认为化疗能提高疗效。

Sutton 的一项随机分组对照研究收集了 194 例癌肉瘤，102 例以单药 IFO 化疗，92 例以 PDD 与 IFO 联合化疗。单药组用药方法为 IFO $1.5G/m^2$，5 天一疗程，间隔 21 天。联合化疗组增加 PDD $20mg/m^2 \times 5$ 天。单药化疗组有效率为 36%，联合化疗组有效率为 54%。无瘤存活期单药组为 4 个月，联合化疗组为 6 个月。中位存活期前者为 7.6 个月，后者为 9.4 个月。虽然差异不显著，但联合化疗组在无瘤存活期与存活率方面都有提高。联合化疗组化疗反应重，与化疗毒性反应相关死亡 6 例，其中超过 76 岁者 3 例。因此在设计此种化疗方案时应慎重：曾有过多疗程化疗、有放疗史、年纪大、其他并发症等都应考虑在内。

GOG 一项Ⅲ期临床试验结果令人鼓舞。214 例晚期或转移癌肉瘤进入研究，一组以异环磷酰胺化疗，另一组加紫杉醇。联合化疗组与单药化疗组疗效相比：有效率 45% vs 29%（$P=0.02$），无瘤存活 5.8 个月 vs 3.6 个月，中位存活率 13.5 个月 vs 8.4 个月。联合化疗组毒性反应重。

可供参考的化疗方案

（1）IFO（1.2mg/m^2　d1－4）＋ Taxel（135mg/m^2　d1）

（2）IFO（1.2mg/m^2　d1－4）＋ PDD（75mg/m^2　d1）

（3）IFO（2mg/m^2　d1－3）＋ PDD（25mg/m^2　d1－3）＋ADM（25mg/m^2　d1－3）

注：C－环磷酰胺，VCR－长春新碱。

3. 子宫内膜间质肉瘤　子宫内膜间质肉瘤化疗的报告很少。Sutton 报告以异环磷酰胺单药治疗复发转移性子宫内膜间质肉瘤，1.5/m^2×5 天，有效率为 33%。

（四）化疗、放疗的比较与配合

化疗与放疗的比较：最近 GOG 的一项研究比较化疗与放疗的疗效与毒性反应。207 例满意细胞减灭术后的子宫癌肉瘤进入研究。化疗组接受顺铂与异环磷酰胺化疗 DDP（20mg/m^2 d1－4）＋ IFO（1.5mg/m^2 d1－4），3 周一个疗程，共 3 个疗程。放疗组全腹照射 30GY，然后盆腔追加剂量照射。结果化疗组复发率及并发症死亡率均低，但血液学毒性、神经毒性均高。放疗组有 2 例病人死于放疗引起的肝坏死。

化疗与放疗的序贯疗法的研究：Manolitsas 报告一组以化疗配合放疗序贯治疗子宫癌肉瘤的结果：38 例Ⅰ～Ⅱ期子宫癌肉瘤，术后接受放疗与化疗（DDP＋EPIDOX）平均随访 55 个月，总生存率 74%，而完成治疗计划的 21 例存活率为 95%。Menczer 报告另一项序贯治疗的初步结果：49 例进入随机分组研究，按手术的先后顺序分别进入化疗组、放疗组、化疗＋放疗组。化疗组方案为 IFO（1.5g/m^2 d1－5）＋（PDD 60mg/m^2 d1），每 3 周一疗程，共 6 疗程。化疗＋放疗组化疗方案为 IFO（1.2mg/m^2 d1－3）＋（PDD 80mg/m^2 d1），3 周为一疗程，3 疗程化疗后完成放疗。序贯放化疗与化疗相比明显减少死亡率，与放疗相比死亡率减少但差异不显著。

化疗与放疗相配合治疗子宫肉瘤的研究较少，有待积累更多的资料。

（五）关于激素治疗

Wade 检测 90 例子宫肉瘤的雌孕激素受体，发现该组病例雌激素受体阳性率 48%，孕激素受体阳性率 30%。目前认为孕激素对子宫内膜间质肉瘤、恶性中胚叶混合瘤治疗有一定疗效。Chu 以孕激素治疗 8 例低度恶性复发子宫内膜间质肉瘤 4 例完全有效，3 例稳定，另有以促性腺激素释放激素激动剂及以芳香化酶抑制剂，治疗低度恶性子宫内膜间质肉瘤有效的报告。有些作者建议激素可以作为子宫内膜间质肉瘤、恶性中胚叶混合瘤的治疗手段之一。既可以用于初次治疗，也可以用于复发转移的患者。多种高效孕激素可以选用，用药时间可以到 2 年。

七、子宫肉瘤的预后因素

子宫肉瘤恶性度很高预后很差，不同病理类型有一定差别。由于不同医疗机构治疗的病人的病理类型、期别、治疗方法等多种因素不尽相同，因此得出的结论可能不完全一致，本章内容已作了部分说明。下面的意见可供参考。

1. 组织类型 子宫肉瘤中子宫内膜间质肉瘤预后较好，其次为子宫平滑肌肉瘤，癌肉瘤预后最差。

2. 分期 期别越早预后越好。

3. 肿瘤大小 同一期别中肿瘤小的预后好。

4. 淋巴结转移 同样限于子宫的肉瘤有淋巴结转移的预后差。

5. 脉管间隙受累 同一期别，同样病理类型，有脉管间隙受累的预后差。

6. 肿瘤浸润深度 同样病理类型，同一期别，同样大小的肿瘤浸肌层深的预后差。

7. 辅助治疗 有一些材料说明有辅助治疗的预后相对好。

（李联昆 佟晓晶）

参考文献

1. 李自新，杨惜秋. 子宫肉瘤（附 15 例临床病理分析）. 中华妇产科杂志，1979，14：169 - 171.
2. 孙建衡. 子宫肉瘤 44 例临床分析. 中华肿瘤杂志，1981，3：216 - 218.
3. 于国瑞. 宫颈癌放射治疗后发生的子宫中胚叶混合瘤 15 例报告. 中华放射肿瘤杂志，1994，3：112 -114.
4. 盛修贵. 子宫颈癌放射治疗后再发子宫体恶性肿瘤//孙建衡. 妇科恶性肿瘤继续教育教程 . 北京：中国协和医科大学出版社，2007：264 - 260.
5. 白萍，孙建衡，晁红霞，等. 子宫肉瘤 153 例临床分析. 中华妇产科杂志，1997，32：163 - 167.
6. 白萍，章文华，孙建衡. 子宫肉瘤的联合化疗. 中华肿瘤学杂志，2000，22：80 - 82.
7. 廖秦平，王建六，韩劲松. 子宫肉瘤 106 例临床及病理分析. 中华妇产科杂志，2001，36：104 - 107.
8. 白萍，孙建衡. 子宫肉瘤放射治疗的临床观察. 中华妇产科杂志，2001，36：159 - 161.
9. 刘兰芳，高永良. 早期子宫肉瘤的术后放疗临床分析. 中国癌症杂志，2004，14：274 - 276.
10. 王珂，李文录. 子宫肉瘤 128 例临床及预后因素分析. 天津医科大学学报，2006，12：250 - 252.
11. Gerszten K，Faul C，Kounelis S，et al. The impact of adjuvant radiotherapy on carcinosarcoma of the uterus. Gynecol Oncol，1998，68：8 - 13.
12. Sutton G，Brunetto VL，Kilgore L，et al. A phase Ⅲ trial of ifosfamide with or without cisplatin in carcinosarcoma of the uterus：a Gynecologic Oncology Group study. Gynecol Oncol，2000，79：147 - 153.
13. Giuntoli II RL，Metzinger DS，DiMarco CS，et al. Retrospective review of 208 patients with lieomyosarcoma of the uterus：prognostic indicators，surgical management，and adjuvant therapy. Gynecol Oncol，2003，89：460 - 469.
14. World Health Organization. Classification of tumors// Tavassoli FA，Devilee P. Pathology and genetics of tumors of the breast and female genital organs. Lyon：IARC Press，2003.
15. Chu MC，Mor G，Lim C，et al. Low-grade endometrial stromal sarcoma：hormonal aspects. Gynecol Oncol，2003，90：170 - 176.
16. Brooks SE，Zhan M，Cote T，et al. Surveillance，epidemiology，and end results analysis of 2677 cases of uterine sarcoma 1989 - 1999. Gynecol Oncol，2004，93：204 - 208.
17. Callister M，Ramondetta LM，Jhingran A，et al. Malignant mixed Mullerian tumors of the uterus：analysis of patterns of failure，prognostic factors，and treatment outcome. Int J Radiat Oncol Biol Phys，2004，58：786 - 796.
18. Bodner K，Bodner-Adler B，Kimberger O，et al. Estrogen and progesterone receptor expression in patients with uterine smooth muscle tumors. Int J Gynecol Cancer，2004，81：1062 - 1066.
19. Amant F，Steenkiste E，Schurmans K，et al. Immunohistochemical expression of CD10 antigen in uterine

adenosarcoma. Int Gynecol Cancer, 2004, 14: 1118 - 1121.

20. Kir G, Cetiner H, Karateke A, et al. Utility of MIB-1 and estrogen and progesterone receptor in distinguishing between endometrial stromal sarcomas and endometrial stromal nodules, highly cellular leiomyomas. Int J Gynecol Cancer. 2005, 15: 337 - 342.
21. Kanjeekal S, Chambers A, Fung MF, et al. Systemic therapy for advanced uterine sarcoma: a systematic review of the literature. Gynecol Oncol, 2005, 97: 624 - 637.
22. Sutton G, Kauderer J, Carson LF, et al. Adjuvant ifosfamide and cisplatin in patients with completely resected stage Ⅰ or Ⅱ carcinosarcomas (mixed mesodermal tumors) of the uterus: a Gynecologic Oncology Group study. Gynecol Oncol, 2005, 96: 630 - 634.
23. Benoit L, Arnould L, Cheynel N, et al. The role of surgery and treatment trends in uterine sarcoma. Eur J Surg Oncol, 2005, 31: 434 - 442.
24. Wu TI, Chang TC, Hsueh S, et al. Prognostic factors and impact of adjuvant chemotherapy for uterine leiomyosarcoma. Gynecol Oncol, 2006, 100: 166 - 172.
25. Kokawa K, Nishiyama K, Ikeuchi M, et al. Clinical outcomes of uterine sarcomas: results from 14 years worth of experience in the Kinki district in Japan (1990 - 2003). Int J Gynecol Cancer, 2006, 16: 1358 - 1363.
26. Livasy CA, Reading FC, Moore DT, et al. EGFR expression and HER2/neu overexpression/amplification in endometrial carcinosarcoma. Gynecol Oncol, 2006, 100: 101 - 106.
27. Juang CM, Yen MS, Horng HC, et al. Potential role of preoperative serum CA125 for the differential diagnosis between uterine leiomyoma and uterine leiomyosarcoma. Eur J Gynaecol Oncol, 2006, 27: 370 - 374.
28. O Neill CJ, McBride HA, Connolly LE, et al. Uterine leiomyosarcomas are characterized by high p16, p53 and MIB1 expression in comparison with usual leiomyomas, leiomyoma variants and smooth muscle tumours of uncertain malignant potential. Histopathology, 2007, 50: 851 - 858.
29. Farah-Klibi F, Ben Hamouda S, Ben Romdhane S, et al. Immunohistochemical study of endometrial stromal sarcoma and smooth-muscle tumors of the uterus. J Gynecol Obstet Biol Reprod (Paris), 2008, 37: 457 - 462.
30. Gadducci A, Cosio S, Romanini A, et al. The management of patients with uterine sarcoma: a debated clinical challenge. Crit Rev Oncol Hematol, 2008, 65: 129 - 142.
31. Kapp DS, Shin JY, Chan JK. Prognostic factors and survival in 1396 patients with uterine leiomyosarcomas: emphasison impact of lymphadenectomy and oophorectomy. Cancer, 2008, 112: 820 - 830.
32. Hensley ML, Blessing JA, Mannel R, et al. Fixed-dose rate gemcitabine plus docetaxel as first-line therapy for metastatic uterine leiomyosarcoma: a Gynecologic Oncology Group phase Ⅱ trial. Gynecol Oncol, 2008, 109: 329 - 334.
33. Park JY, Kim DY, Suh DS, et al. Prognostic factors and treatment outcomes of patients with uterine sarcoma: analysis of 127 patients at a single institution, 1989 - 2007. J Cancer Res Clin Oncol, 2008, 134: 1277 - 1287.
34. Chan JK, Kawar NM, Shin JY, et al. Endometrial stromal sarcoma: a population-based analysis. Br J Cancer, 2008, 99: 1210 - 1215.
35. Hoskins PJ, Le N. Preoperative tumor markers at diagnosis in women with malignant mixed müllerian tumors/carcinosarcoma of the uterus. Int J Gynecol Cancer, 2008, 18: 1200 - 1201.
36. Shah JP, Bryant CS, Kumar S, et al. Lymphadenectomy and ovarian preservation in low-grade endometrial stromal sarcoma. Obstet Gynecol, 2008, 112: 1102 - 1108.
37. Hensley ML, Ishill N, Soslow R, et al. Adjuvant gemcitabine plus docetaxel for completely resected stages Ⅰ-Ⅳ high grade uterine leiomysarcoma: results of a prospective study. Gynecol Oncol, 2009, 112: 563 - 567.

38. Lee CH, Turbin DA, Sung YC, et al. A panel of antibodies to determine site of origin and malignancy in smooth muscle tumors. Mod Pathol, 2009, 22: 1519－1531.
39. Ramondetta LM, Johnson AJ, Sun CC, et al. Phase 2 trial of mifepristone (RU－486) in advanced or recurrent endometrioid adenocarcinoma or low-grade endometrial stromal sarcoma. Cancer, 2009, 115: 1867－1874.
40. Petrovic D, Babić D, Forko JI, et al. Expression of Ki－67, P53 and progesterone receptors in uterine smooth muscle tumors. Diagnosis value. Coll Antropol, 2010, 34: 93－97.

第 48 章 特殊类型的子宫肌瘤

第一节 子宫交界性平滑肌瘤

子宫交界性平滑肌瘤（uterine borderline leiomyoma）发生率为 0.1%～0.4%，是介于良性平滑肌瘤和平滑肌肉瘤之间的一种肿瘤。

病理是交界性子宫平滑肌瘤诊断的金标准：根据镜下细胞丰富程度、细胞异型程度及核分裂象三项细胞学特征将其分为富于细胞型、奇异型、核分裂活跃型、恶性潜能未定型。其中富于细胞型是指肿瘤细胞丰富、密集，无细胞异型，核分裂少（1～5 个/10HP）；奇异型是指肿瘤细胞内有异型及形态异常的瘤巨细胞，核分裂象很少或无（0～2.8 个/10HP）（见彩图 48－1）；核分裂活跃型，细胞核分裂象为 5～9 个/10HP，细胞丰富但无异型和坏死；恶性潜能未定型平滑肌瘤，是指不能明确诊断为良性或者恶性的一种平滑肌瘤，其特点为有细胞异型并伴核分裂象（2～4 个/10HP），或是核分裂象＞15 个/10HP，但无细胞密集和异型性，或是核分裂象更少但有坏死瘤细胞。子宫肉瘤的病理特征为核分裂象≥10 个/10HP，细胞显著异型，并伴有凝固性坏死。

交界性平滑肌瘤的临床特征与良性平滑肌瘤相同，多无症状，有症状者可表现为月经量增多、腹痛、痛经、压迫症状等。术前临床特征、体格检查以及影像学检查都很难区分子宫交界性平滑肌瘤与良性平滑肌瘤，多需在术后根据病理特征作出诊断。

交界性子宫肌瘤的治疗以手术为主。手术治疗一般采用全子宫切除术。但对于年轻患者，强烈要求保留生育功能者可采取子宫肌瘤剔除术。剔除术后复发是值得关注的问题，但交界性子宫肌瘤剔除术后复发的情况，文献中罕见报道。至于术中是否需切除双侧附件，有学者认为子宫平滑肌肉瘤的早期附件转移率仅为 3.4%，交界性子宫肌瘤其恶性程度低于肉瘤，年轻患者可保留附件；关于术中是否需清扫淋巴结，未见淋巴结转移的相关报道，因此一般不建议术中行淋巴结切除术。

现有报道中的病例大多表现出良好的临床经过，预后较好。但也有多次复发，甚至恶变危及生命的报道。Bell 报道的 87 例核分裂活跃的平滑肌瘤无 1 例复发，46 例富细胞性平滑肌瘤中 1 例复发。黄志勇报道的 40 例富于细胞性平滑肌瘤 10 例复发，该 10 例均行了次全子宫切除术及一侧附件切除术，其中 6 例复发 2 次，3 例复发 3 次，1 例复发 5 次；并且，随着复发次数增多，复发的间隔时间缩短，瘤组织异型性显著，核分裂象增多，其中复发 3 次以上的 4 例最终全部肉瘤变。10 例患者首次手术至第 1 次复发的间隔为 38～49 个月，1 例患者第 4 次复发至第 5 次复发时间为 8 个月。由此可见，子宫交界性平滑肌瘤虽然临床过程为良性，但有远期复发的可能，其复发与子宫肌瘤恶变有所不同，表现为复发间隔时间长，以局部复发为主，很少有远处或血行转移，而且复发后切除肿瘤仍可长期存活。但也有个别患者复发后有去分化的改变，病变恶性程度增加，甚至发展为平滑肌肉瘤，危及生命。

因此，子宫交界性平滑肌瘤手术治疗后应加强随诊，及时发现复发，及时处理。对复发后细胞恶性程度增加者是否应采取更彻底的手术，以及术后是否加放、化疗，需根据病理类型、患者年龄及病变范围决定。

对于术后是否需应用放、化疗以及孕激素治疗，大多数学者认为该病可按良性子宫肌瘤手术原则处理，不需补充放、化疗，但需严密随访。也有一些学者认为，检测肿瘤免疫标志物 PCNA、p53 和 MIB－1 阳性，则提示肿瘤生物学行为更偏向于恶性，对于此类患者，术后补充化疗可使肿瘤复发时间延长，或使交界性子宫肌瘤逆转为普通良性肌瘤等。Resnik 等发现术后应用卡铂＋阿霉素化疗，其无瘤生存时间要高于术后未进行化疗组。化疗药物可用 DDP（顺铂）＋CTX（环磷酰胺）或 KSM（更生霉素）＋CTX（环磷酰胺），也可应用卡铂＋阿霉素。化疗方式可采用动脉插管灌注化疗或静脉化疗。但也有化疗后再次复发的报道。因子宫交界性平滑肌瘤为激素依赖性肿瘤，如肿瘤组织内雌孕激素受体表达阳性，可考虑辅助孕激素的治疗。

对于肿瘤剔除术者因复发率高，术后的严密随访很重要，有学者建议术后 1 年内，每 1～2 个月随访 1 次；术后 2 年内，每 3～4 个月随访 1 次；术后 3～5 年，至少半年随访 1 次。行子宫切除术者一般建议每年随访 1 次。

第二节　静脉内平滑肌瘤病

静脉内平滑肌瘤病（intravenous leiomyomatosis，IVL）是指生长于静脉内的一种平滑肌瘤，亦可发生于淋巴管内，故又称为脉管内平滑肌瘤病，是比较罕见的一种特殊类型子宫平滑肌瘤病。

静脉内平滑肌瘤病的发病机制仍不明确，主要有两个学说：一种认为其来源于血管外的平滑肌瘤向血管内生长；另一种认为其来源于血管壁平滑肌向管腔发展。其病变范围可局限于盆腔，亦可通过卵巢静脉、髂静脉到达下腔静脉或肝静脉，甚至长入右心房或右心室而累及心脏，危及生命。

Birslr－Hirschfeld 首次于 1896 年报道了该病，自 1959—2010 年查阅的相关文献报道不到 200 例，病变超出子宫范围者达 30%～80%，累及心脏者达 10%～40%。该病局限于子宫时多无症状，患者多因子宫肌瘤行手术治疗，术中发现静脉内平滑肌瘤病。因此，有症状就医者，病变范围多超出子宫。该病容易复发，尤其是肿瘤切除不完全者和保留卵巢者，复发时间长短不等，短者第一次手术后 6 个月，长者到术后 26 年。

静脉内平滑肌瘤病病变主要在子宫肌壁或盆腔静脉内。子宫肌壁剖面内可见多个 0.1～2cm 小结节，四周有明显的腔隙，此腔隙即为扩大的脉管。子宫外盆腔静脉内可见肿瘤呈蠕虫样、条索状及分支状（见图 48－2）。静脉切断后可将肿瘤从静脉腔内拉出来，外观灰白色，质地可以软或硬。显微镜下可见良性平滑肌细胞血管内增生，其组织学诊断为良性肿瘤，多数标本细胞性质温和，细胞不存在或存在轻度核异质，分裂指数低。镜检时应注意鉴别良恶性，核分裂象＜2 个/10HP 为静脉内平滑肌瘤；2～5 个/10HP 为脉管内平滑肌瘤具有潜在恶性；＞5 个/10HP 为平滑肌肉瘤侵入血管内。静脉内平滑肌瘤沿静脉系统蜿蜒生长，生物学上表现为恶性行为，但很少侵袭静脉壁。多数病例累及一侧血管，累及子宫静脉的概率多于卵巢静脉。其一般通过子宫静脉和卵巢静脉上行经下腔静脉至心脏，也有的不经过子宫或卵巢的静脉，直接发生于髂血管并且沿血管上行。

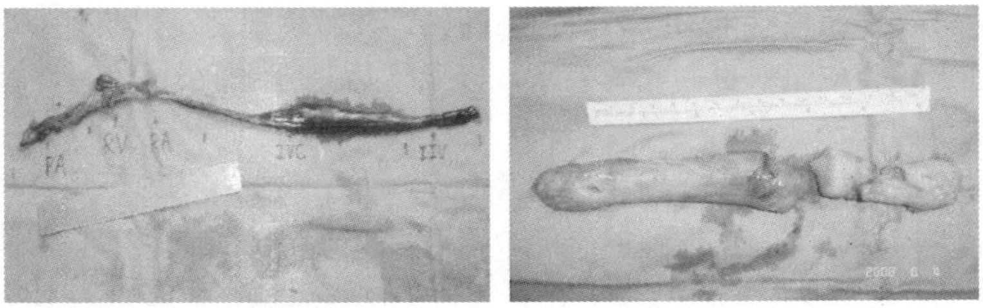

图 48－2　静脉内平滑肌瘤大体标本

临床表现主要为不规则阴道出血、月经过多和腹部肿块，部分患者有盆腔疼痛、不明原因的盆腔不适及压迫感。少数患者波及下腔静脉和右心者可有下肢水肿、突发昏厥、呼吸困难、大量腹水、猝死、栓塞综合征，亦可因心脏内肿瘤堵塞流出道导致致命性梗死。盆腔检查子宫不规则增大，可向宫旁延伸。妇科超声多无法诊断盆腔静脉内平滑肌瘤病。影像学检查包括 CT、MRI 结合超声心动可提示右心和肺脏有不同栓塞表现，多数患者因月经异常和盆腔症状就诊，亦可因子宫肌瘤就诊手术，术中发现该病。部分患者一直无症状，直到有栓塞症状或因累及心脏出现并发症才就诊。

静脉内平滑肌瘤病的治疗原则是手术彻底切除病变，如病变局限于子宫，建议行子宫切除术。由于研究证实其生长是激素依赖性的，根据患者具体病情行双附件切除术，保留卵巢增加了其复发的概率。对于病变超出子宫范围，累及盆腔血管的病例，尽量行病灶切除术，如病变累及大血管，或者病灶广泛，无法手术的患者，可先采用抗雌激素药物治疗后再行肿物廓清术。对于病变超出子宫外，达宫旁阔韧带、髂静脉、下腔静脉甚至右心者，根据具体情况决定手术方式，利用心肺分流术、低温或体外循环等技术，可一次性经胸腹同时或分次将肿瘤切除干净。约 30％的患者存在复发风险，有必要对患者进行 3～6 个月的随访观察。

第三节　转移性平滑肌瘤

良性转移性平滑肌瘤（benign metastasizing leiomyomas，BML）是指既往或现合并有子宫肌瘤病史的女性肺内出现多发的平滑肌瘤病灶。最初由 Steiner 在 1939 年提出。为发生于育龄妇女的一种生长缓慢的良性疾病，多转移至双肺，临床发病率不高，但其发病及临床表现具有一定特点。

对于该疾病的发病机制目前尚有争议，大多数学者认为肺内病灶是由子宫平滑肌瘤细胞经血行转移到肺；也有学者认为其发生是多中心性平滑肌增生的结果。最近的细胞遗传学研究发现，子宫和子宫外的肿瘤为单克隆起源，表明是转移性的。由于其良性组织形态学特征及转移的生物学特性，有学者认为它是一种低度恶性的肿瘤，但也有学者认为它是一种多中心起源的良性肿瘤，还有观点认为它是由于机械性破坏血管后造成的转移，性质未能确定。在病理形态上，良性转移性平滑肌瘤具有良性平滑肌瘤的组织形态学及免疫组化特征，表达雌激素受体及孕激素受体，也表明其来源于子宫平滑肌瘤，具有激素依赖性，这使得激素治疗有效。对此种子宫肌瘤的检查应充分取材，至少每隔 1cm 取一块组织，并计数核分裂象，每张切片至少数 40HP，子宫肌瘤与良性转移性平滑肌瘤的核分裂象需＜5 个/10HP。

病人多无明显临床症状，在常规体检或是在因其他疾病做胸片或 CT 检查时无意发现。Simoeon 等复习了国外关于良性转移性平滑肌瘤的文献，发现诊断时病人大多数无症状，少数病人可以有咳嗽、胸痛、呼吸困难，病灶多是在体检或是做其他检查时无意发现。也有极少数情况为急性发病，Krishan 等报告的 1 例 23 岁病例，是因干咳、憋喘伴全身乏力急诊就诊，临床表现为胸闷、憋气、咯血，病情迅速进展，很快发展为呼吸衰竭最终死亡。胸片检查为双肺弥漫性小结节，最终病理证实为良性转移性平滑肌瘤，该患者 5 年前因多发子宫肌瘤行子宫切除术。

治疗方法首选手术，同时也有明确诊断的意义。手术切除后的病人应随诊，密切观察肺内有无新病灶出现。

该病进展较为缓慢，预后较平滑肌肉瘤好。有报告的 10 例良性转移性平滑肌瘤在行手术切除后中位生存时间为 94 个月，而同时观察的 2 例转移性平滑肌肉瘤最长的生存期为 22 个月。术后的病人要定期随访，密切观察病情变化。因激素在其发生发展过程中发挥重要作用，故治疗可考虑降低激素水平，如卵巢切除、三苯氧胺、芳香化酶抑制剂等。但是也偶见绝经后妇女患此病的报道，也提示有其他因素参与该病的发生和进展。

第四节　子宫肌瘤恶变

子宫肌瘤恶变为子宫肌瘤的恶性转变，来源于子宫平滑肌细胞，是罕见的妇科恶性肿瘤，占子宫恶性肿瘤的 2%～5%，多见于年龄较大的妇女。肌瘤在短期内迅速长大或伴有不规则出血者应考虑肌瘤恶变。肌瘤恶变后，组织变软而且脆，切面灰黄色，似生鱼肉状，与周围组织界限不清。镜下见平滑肌细胞增生，排列紊乱，漩涡状结构消失，细胞有异型性（见彩图 48-3）。

关于子宫肌瘤恶变细胞的起源仍然存在争议。部分研究认为恶变的肉瘤细胞为新生细胞，与原有肌瘤无关。也有观点认为子宫肌瘤恶变很有可能来自原有肌瘤组织的恶性转变。

子宫肌瘤恶变的早期无明显症状和体征，随着病情迅速进展，患者可以迅速出现以下症状：异常阴道流血、盆腔肿块和腹痛。晚期患者出现食欲差、消瘦、贫血等恶病质症状；发生转移者可以出现相应症状，如肺转移可以咳嗽、咯血，脑转移可有头痛、下肢瘫痪等。

由于子宫肌瘤恶变是一种少见的并发症，而且无论是肌瘤恶变还是原发性子宫肉瘤，临床表现与子宫肌瘤相比并无明显特殊，因而术前很少能准确诊断。妇科查体常见子宫体增大，有的很难与子宫肌瘤相区别；部分可于宫颈口出现息肉或者肌瘤状肿块，可继发感染，易与息肉及黏膜下子宫肌瘤混淆。肿瘤晚期可转移至盆腔及腹腔各脏器，常伴有血性腹水。诊断主要依靠术中、术后的病理检测。肉瘤常有向肺部转移的倾向，因此患者常规行胸片检查，在子宫肉瘤的定位及定性诊断方面，可采用 B 超、CT 等辅助检查手段。彩色多普勒超声检查所提供的血管密度和血流阻力指数（RI）有一定的参考价值。

病理检查是诊断子宫肌瘤恶变的金标准，对评估患者的期别、预后和术后处理很重要。术中肌瘤剖视呈鱼肉状、包膜不完整或者呈弥漫性生长，应怀疑恶变。公认的病理诊断标准为：细胞中重度异型性、核分裂象≥10 个及肿瘤细胞的凝固性坏死，3 项中具备 2 项即可诊断平滑肌肉瘤，这一镜下标准也适用于子宫肌瘤恶变的诊断。子宫肌瘤恶变病理学特点为：镜下子宫肌瘤细胞和子宫肉瘤细胞相互融合，部分可见子宫肌瘤向子宫肉瘤过渡区域，除此之外，典型的肌瘤恶变镜下还可见包膜和肌瘤痕迹。

肌瘤恶变的临床分期和治疗原则同子宫平滑肌肉瘤，以手术治疗为主，辅助以化疗、放疗和激素等综合治疗。手术治疗方面：如确诊子宫肌瘤恶变，原则上均应考虑行全子宫加双附件切除、盆腔淋巴结及腹主动脉旁淋巴结清扫。临床Ⅰ期患者可以考虑行全子宫加双侧附件切除，而不行淋巴清扫。对于希望保留卵巢的患者，多数学者认为：绝经前期的肌瘤恶变、期别较早、卵巢无转移的患者，可以考虑保留单侧或者双侧卵巢。对于年轻希望保留生育功能的妇女，鉴于肌瘤恶变的预后相对好于原发性子宫肉瘤，因此处理可以个体化，有观点认为肿瘤直径大于5cm，则预后差。对于肿瘤体积较小、包膜完整、恶性程度较低，并在充分知情的条件下，可以考虑保留子宫和双侧附件。关于这方面治疗及预后的报道很少。

肉瘤具有早期血行转移的特点，因此，术后辅助全身化疗对于预防肉瘤的全身转移显得尤为重要。目前，对子宫恶性中胚叶混合瘤多采用以铂类为主的联合化疗，如PAD方案（顺铂、阿霉素、氮烯米胺）。对于早期子宫肉瘤的化疗，有观点认为，早期（Ⅰ、Ⅱ期）子宫肉瘤患者手术时已有相当比例存在亚临床转移，术后系统化疗可提高生存率。但也有学者不同意这种观点。因此对早期肉瘤是否需要化疗尚有待进一步探讨。对于晚期（Ⅲ、Ⅳ期）患者，全身化疗可以明显改善预后和降低肺转移。因此，对晚期患者或复发患者均应采用联合化疗。放射治疗在子宫肉瘤的作用仍然有争议，多数研究发现无论是对于晚期患者，或是早期患者，术后单纯盆腔放疗虽然能减少局部复发，但并不能改善预后。因此，盆腔放疗在子宫肉瘤中的作用有待进一步证实。有关孕激素治疗子宫肉瘤的报道较少，部分肉瘤表达雌激素和孕激素受体，对于该类患者，可以采用辅助孕激素治疗，一般采用高效孕激素，如醋酸甲羟孕酮200～600mg，每日1次，连用3～6个月。

（郭红燕）

参考文献

1. 沈铿，郎景和. 妇科肿瘤面临的问题和挑战. 北京：人民卫生出版社，2002：177.
2. 黄志勇，章宜芬，张华勇，等. 复发性细胞性子宫平滑肌瘤的临床和病理特征. 临床与实验病理学杂志，2002，18：253-256.
3. Steiner PE. Metastasizing fibroleiomyoma of the uterus. Am J Pathol，1939，15：89-110.
4. Abell MR，Littler ER. Benign metastasizing uterine leiomyoma：mutiple lymph nodal matastases. Cancer，1975，36：2206-2213.
5. Bell SW，Kempson RL，Hendrickson MR. Problematic uterine smooth muscle neoplasms：a clinicopathologic study of 213 cases. Am J Surg Pathol，1994，18：535-558.
6. Tresukosol D，Kudelka AP，Malpica A，et al. Leuprolide acetate and intravascular leiomyomatosis. Obstet Gynecol，1995，86：688-692.
7. Resnik E，Chambers SK，Carcangiu ML. Malignant uterine smooth muscle tumors：role of etoposide，cisplatin，and doxorubicin (EPA) chemotherapy. J Surg Oncol，1996，63：145-147.
8. Dgani R，Piura B，Ben-Baruch G，et al. Clinical-pathological study of uterine leiomyomas with high mitotic activity. Acta Obstet Gynecol Scand，1998，77：74-77.
9. Tietze L，Gunther K，Horbe A，et al. Benign metastasizing leiomyoma：a cytogenetically balanced but clonal disease. Hum Pathol，2000，31：126-128.
10. Abramson S，Gilkeson RC，Goldstein JD，et al. Benign metastasizing leiomyoma：clinical，imaging，and pathologic correlation. AJR Am J Roentgenol，2001，176：1409-1413.
11. Quade BJ，Dal Clin P，Neskey DM，et al. Intravenous leiomyomatosis molecular and cytogenetic analysis of a case. Mod Pathol，2002，15：351-356.
12. Bodner K，bodner-Adler B，Wierrani F，et al. Intravenous leiomyomatosis of the uterus. Anticancer Res，2002，22：1881-1884.
13. Bodner K，Bodner-Adler B，Wierrani F，et al. Intravenous leiomyomatosis of the uterus. Anticancer

Res, 2002, 22: 1881 - 1884.

14. Goyle KK, Moore DF Jr, Garrett C. Benign metastasizing leiomyomatosis: case report and review. Am J Clin Oncol, 2003, 26: 473 - 476.
15. Giuntoli RL 2nd, Metzinger DS, DiMarco CS, et al. Retrospective review of 208 patients with leiomyosarcoma of the uterus: prognostic indicators, surgical management, and adjuvant therapy. Gynecol Oncol, 2003, 89: 460 - 469.
16. Livi L, Paiar F, Shah N, et al. Malignant mixed mullerian tumors of the uterus, analysis of patterns of failurem prognostic factor, and treatment outcome. Int J Radiat Oncol Biol Phys, 2004, 58: 786 - 796.
17. Rivera JA, Christopoulos S, Small D, et al. Hormonal manipulation of benign metastasizing leiomyomas: report of two cases and review of the literature. Clin Endocrinol Metab, 2004, 89: 3183 - 3188.
18. Brinton LA, Sakoda LC, Sherman ME, et al. Relationship of benign gynecologic diseases to subsequent risk of ovarian and uterine tumors. Cancer Epidemiol Biomarkers Prev, 2005, 14: 2929 - 2935.
19. Villena-Heinsen C, Diesing D, Fischer D, et al. Carcinosarcomas-a retrospective analysis of 21 patients. Anticancer Res, 2006, 26: 4817 - 4823.
20. Villena-Heinsen C, Diesing D, Fischer D. Carcinosarcomas-a retrospective analysis of 21 patients. Anticancer Res, 2006, 26 (6C): 4817 - 4823.
21. Wu CK, Luo JL, Yang CY, et al. Intravenous leiomyomatosis with intracardiac extension. Intern Med, 2009, 48: 997 - 1001.
22. Mittal KR, Chen F, Wei JJ, et al. Molecular and immunohistochemical evidence for the origin of uterine leiomyosarcomas from associated leiomyoma and symplastic leiomyoma-like areas. GA. Mod Pathol, 2009, 22: 1303 - 1311.
23. Galajda Z, Copotoiu C, Suciu H, et al. The diagnosis, morphological particularities, and surgical technique in a case of intravascular leiomyoma extended to the right heart chambers. J Vasc Surg, 2010, 51: 1000 - 1002.

第七篇

卵巢癌与输卵管癌

第 49 章 原发性输卵管癌

原发性输卵管癌（primary fallopian tube carcinoma）是少见的恶性肿瘤，1847 年 Renaud 报道了首例输卵管腺癌，1886 年 Orthmann 真正对该病进行了完整的描述。在西方国家，原发性输卵管癌占所有妇科恶性肿瘤的 0.3%～1.6%，年发病率在 2.9/10 万～5.7/10 万，近年有略微升高趋势。通常是在剖腹探查或诊断为附件包块时偶然发现。病因学和卵巢癌相似。没有可推荐的筛查方法。

第一节 病因学

输卵管癌的病因尚不明确。以前一些学者认为输卵管慢性炎症刺激可能是诱因，但最近有研究显示衣原体或 HPV 感染并不增加发生输卵管癌的风险。肿瘤抑制基因 p53 和 BRCA 的变异可能与输卵管癌的发生有关。有报道在输卵管上皮内癌中超过一半的病例可查到 p53 基因突变。p53 的过表达在输卵管癌或输卵管异型增生的上皮中常见，而在良性输卵管上皮中则罕见。在卵巢癌、乳腺癌或已知 BRCA 基因突变的高危人群中，不少病例其输卵管上皮都具有非典型的形态学改变（输卵管上皮异型增生）。有报道 26 例因 BRCA1、BRCA2 种系变异而进行预防性卵巢输卵管切除的妇女，组织学证实卵巢没有癌变，而 22 个 BRCA1 突变的妇女中，2 个为输卵管上皮原位癌，2 个为不典型增生。输卵管癌可能是遗传性乳腺癌-卵巢癌综合征的一部分，有和卵巢癌相似的基因异常，比如 c－erbB－2、p53 和 k－ras 基因突变等。遗传因素可能在输卵管癌的病因中扮演着重要角色。

第二节 组织病理学

绝大多数原发性输卵管癌是浆液性乳头状腺癌（占 90%以上），多为中分化或低分化。形态像卵巢浆液性癌时可找到砂粒体。其他还有透明细胞癌、子宫内膜样癌、黏液性癌、鳞癌、移形细胞癌等。少见的类型有肉瘤、生殖细胞肿瘤和淋巴瘤等。原发性输卵管癌的病理学诊断标准：（1）肿瘤来源于输卵管内膜；（2）组织学结构中可见输卵管黏膜上皮；（3）有良性上皮向恶性上皮转变的移行区；（4）卵巢和子宫内膜可以正常，也可以有肿瘤，但肿瘤体积必须小于输卵管肿瘤。

第三节 诊断

原发性输卵管癌较为少见，目前临床尚缺乏可靠的诊断方法，因此术前常被忽视或被误诊为卵巢肿瘤或其他疾病。大多数患者常常在手术后才得以确诊，术前诊断正确率为

0～10%。因而重视临床症状与体征，配合一些辅助检查手段，可以使诊断正确率提高。输卵管癌的确诊必须有组织病理依据。

一、临床症状

好发于40～60岁的妇女，文献报道年龄跨度自17～88岁，60%以上的输卵管癌发生在绝经后的妇女。早期患者可无自觉症状或症状不典型，最常见的症状是异常阴道流血，阴道水样分泌物或下腹部隐痛不适、腹胀等。由于癌组织在输卵管内生长，渗出较多，加上输卵管伞端又常常阻塞封闭，因此液体向宫腔排溢，经阴道流出。这是输卵管癌的重要临床症状，输卵管癌高发于近绝经期及绝经后的妇女，故此阶段的阴道血性液体流出应引起高度警惕。约有50%以上的患者有阴道排液，排出的液体多为浆液性或浆液血性，量较多。Latzko在1915年首先描述的外溢性输卵管积水（hydrops tube profluens），指患者在阵发性阴道排液后，痉挛性下腹疼痛减轻，或双合诊挤压盆腔包块时肿块缩小。此症状被认为是输卵管癌所特有，但临床并不多见，仅占5%～10%。阴道流血、阴道流液、腹痛、盆腔包块是本病常见的“四联征”，但临床患者就诊时，同时出现“四联征”的概率较低。绝经后妇女如有阴道液体流出，即便时有时无也不要忽视就医。有时阴道流液是早期输卵管癌的报警信号。中晚期患者可出现排尿不畅、肠梗阻、消瘦、体重下降及恶病质表现等。

二、体格检查

体检时应进行全身体检及妇科三合诊检查，着重检查附件肿块情况，性质、大小、活动度及与周边脏器的关系等，特别要注意子宫直肠窝有无结节。此外，注意腹部膨胀、移动性浊音、全身浅表淋巴结情况，特别是锁骨上淋巴结及腹股沟淋巴结是否肿大等。

三、辅助检查

（一）细胞学检查

由于输卵管腔与子宫腔相通，理论上输卵管的脱落细胞可以经阴道排出。阴道细胞学检查有时可能找到癌细胞，但阳性率很低，约在10%～36%。复旦大学附属妇产科医院报道49例，宫颈涂片异常仅6例（巴氏Ⅱ级3例，Ⅲ级3例），占12.2%，且其中2例合并宫颈腺癌。Takeshima等报道20例，宫颈涂片阳性率25%（5例），而用聚乙烯吸管做宫腔吸片可提高阳性率至50%。细胞学阳性者应进行诊刮，以排除子宫内膜癌。若细胞学阳性而诊刮阴性，则要考虑为输卵管癌的可能。

后穹隆穿刺或腹腔穿刺找脱落细胞可以帮助诊断，尤其是合并腹水的患者。但应考虑穿刺可引起感染、穿破肿瘤囊壁造成囊内液外溢，以及穿刺部位的肿瘤种植等并发症。

（二）诊断性刮宫

诊断价值有限，诊刮阳性一般常考虑为子宫内膜癌或宫颈管癌，但若同时有附件包块，应想到输卵管癌可能。挪威镭锭医院报告103例输卵管癌术前诊断性刮宫，32例（31%）提示腺癌，6例（6%）提示不典型增生。复旦大学附属妇产科医院报道38例术前做诊刮，10例（27.8%）发现异常。

（三）影像学检查

由于输卵管和卵巢以及子宫的解剖位置很近，诸如阴道超声检查、计算机断层扫描（CT）、磁共振成像（MRI）等影像学检查尽管可能发现附件包块，但有时很难鉴别出是否原发病灶，尤其是晚期患者。这些检查可以提示盆腔肿块，并可区分囊性或实性，是诊断输卵管癌必不可少的工具。临床常结合一些肿瘤标志物（如 CA125）来判断是否有卵巢或输卵管癌可能。影像学检查在患者的分期及治疗后的随访中价值也很大。

1. **超声检查** 经阴道超声主要采用 5.0～7.5MHz 高频探头，直接接近盆腔的宫颈及阴道部，使图像更加清晰。输卵管癌的声像图特点为：附件区“腊肠状”的包块，可为囊性、囊实混合性或实性回声；但无法分辨附件区炎性包块及肿瘤。彩色多普勒超声则较二维超声提供了更加丰富的输卵管癌形态学和血流动力学信息，可提示肿瘤乳头内血流阻力指数（RI）降低；有时可以显示附件区卵巢形态完整，从而排除卵巢癌。浙江大学附属妇产科医院报告 14 例输卵管癌，术前彩色多普勒超声 RI 值为 0.46±0.12，6 例（42.9%）术前超声诊断为输卵管癌。庄怡等报告 22 例，超声诊断符合率仅 27.2%（6 例）。而三维超声则精确度更高，尤其三维速度能量多普勒超声可重点描绘肿物的血管几何形态，如有无动静脉瘘、肿瘤血管湖、微动脉瘤，血管有无盲端和分支等。三维超声可以精确描述输卵管壁的不规则性，如输卵管的突起和假分隔；可以确定输卵管多层面的“腊肠样”结构，有无局部癌扩散及被膜浸润等。

2. **CT 检查及 MRI 检查** CT 和 MRI 常常可以发现小的、实性的或分叶状的肿块。对判断肿瘤大小、性质、波及范围及提示盆腔或主动脉旁淋巴结是否增大有一定价值。俞琳玲等报道 10 例原发性输卵管癌，术前 CT 诊断为输卵管癌 5 例，误诊为卵巢癌 4 例，子宫内膜癌 1 例。认为 CT 发现附件小的梭形、蛇形分叶状实性或管状、腊肠形囊实性肿块，是输卵管癌较具特征的征象，特别是伴有输卵管积水和（或）宫腔积液时。对晚期输卵管癌 CT 敏感性低。而输卵管癌在 MRI 上常表现为带有乳头状突起的囊实性复合物，在 T_1 加权像上显示低信号，在 T_2 加权像上则为均一的高信号，较 CT 更好地显示肿瘤侵犯膀胱、阴道、盆侧壁、骨盆脂肪及直肠等的情况。

（四）肿瘤标志物 CA125

CA125 对诊断输卵管癌有一定参考价值，尤其是浆液性腺癌。原发性输卵管癌血清 CA125 升高的比例各家报道不一。中国医科院肿瘤医院为 47.8%（11/23 例），Baekelandt 等为 65%（26/40 例），Takeshima 等为 75%（14/20 例）。一般随着肿瘤分期增高而比例上升，在 Takeshima 等的病例组中，Ⅰ、Ⅱ、Ⅲ和Ⅳ期患者 CA125 升高者分别占 20%、75%、89%和 100%。CA125 还可以作为疗效评估及随访监测的重要指标。

第四节 分期

最常使用的输卵管癌分期是 FIGO 1991 提出的手术-病理分期（表 49-1）。这一分期主要建立在手术探查肿瘤波及腹盆腔器官范围的基础上，并经术后组织病理学的结果结合临床或影像学评价加以修正。一般输卵管癌主要通过以下方式转移：(1) 直接蔓延至邻近器官；(2) 腹膜种植转移，即便是输卵管浆膜面完整时也可发生；(3) 转移到区域淋巴结，包括盆腔及腹主动脉旁淋巴结。这一分期系统参照卵巢癌的分期系统制定，主要根据肿瘤侵犯的程度及播散的范围来确定。然而，输卵管是一个空腔器官，临床发现肿瘤对输卵管管壁浸润的深度不同，其预后也不一样。美国解剖与外科病理主任联会（Association of Directors of Anatomic and Surgical Pathology，ADASP）建议 FIGO 对输卵管癌分期加以修改，像诸如胃肠等空腔器官的肿瘤一样，将肿瘤浸润管壁的深度这一预后不良因素融入Ⅰ期输卵管癌的分期之中，但这一建议至今未被采纳。

表 49-1 输卵管癌的分期（FIGO 1991，新加坡）

0	原位癌（病变局限于输卵管黏膜）
Ⅰ	肿瘤局限于输卵管
Ⅰa	肿瘤局限于一侧输卵管，浸润黏膜下层和/或肌层，未穿至浆膜表面，无腹水
Ⅰb	肿瘤局限于双侧输卵管，浸润黏膜下层和/或肌层，未穿至浆膜表面，无腹水
Ⅰc	Ⅰa 或Ⅰb 病变，但肿瘤已达到或穿破浆膜表面，或腹水中有恶性细胞或腹腔冲洗液阳性
Ⅱ	肿瘤累及一侧或双侧输卵管，伴盆腔内扩散
Ⅱa	扩散和/或转移到子宫和/或卵巢
Ⅱb	扩散到其他盆腔组织
Ⅱc	Ⅱa 或Ⅱb，腹水中有恶性细胞或腹腔冲洗液阳性
Ⅲ	肿瘤累及一侧或双侧输卵管，伴盆腔以外腹膜种植和/或腹膜后或腹股沟淋巴结阳性；肝表面转移属Ⅲ期。肿瘤肉眼观局限在盆腔，但组织学检查证实已扩散至小肠或网膜
Ⅲa	肿瘤肉眼观局限在盆腔，淋巴结阴性，但显微镜下见腹腔腹膜种植转移
Ⅲb	组织学证实腹腔腹膜种植转移，但转移灶最大径线≤2cm，淋巴结阴性
Ⅲc	腹腔腹膜转移灶最大直径>2 cm 和/或腹膜后或腹股沟淋巴结阳性
Ⅳ	腹腔外远处转移；若有胸腔积液，必须细胞学阳性；肝实质转移属Ⅳ期

注：肝包膜转移属于Ⅲ期；肝实质转移属于Ⅳ期；出现胸水必须细胞学阳性才列为Ⅳ期。

组织病理分级：GX 无法评估，G1 高分化，G2 中度分化，G3 低分化。

第五节 治疗

由于输卵管癌的发病率低，至今文献报道也仅数千例，缺乏大数列的前瞻性随机对照研究。相关的文献报告均为回顾性分析。近年来，随着 FIGO 分期的广泛应用，逐步明确输卵管癌的发病机制、组织学类型、预后相关因素等都与卵巢癌相似。因此，输卵管癌的处理原则基本可参照卵巢癌。

一、治疗方式

（一）手术治疗

手术是治疗输卵管癌的主要手段。由于输卵管癌的病例甚少，缺乏前瞻性研究，其手术方式及范围多是参照卵巢癌。应根据患者的病变范围、分期、年龄及对生育的要求等因素综合考虑。早期患者应进行全面的手术分期，具体步骤如下：

- 采用腹正中切口；
- 详细评估整个盆、腹腔以了解肿瘤波及的范围；
- 腹盆腔冲洗并送脱落细胞；
- 经腹全子宫、双侧输卵管卵巢切除；
- 横结肠下大网膜切除；
- 盆腔、主动脉旁淋巴结取样；
- 盆腔和腹腔腹膜可疑之处均应取活检。

对于年轻、渴望生育的妇女，需仔细评估并谨慎决定。单侧的输卵管原位癌可以考虑保留生育功能，有人认为高分化的Ⅰa 期患者也可采取保守性手术。

晚期患者，应施行最大限度的肿瘤细胞减灭术，为术后辅助化疗创造条件。由于术后残留灶大于 2cm 的患者预后较差，故对首次手术不能达到理想减灭的患者，有人提出可以在 3～4个疗程化疗之后，实施再次肿瘤细胞减灭术（interval debulking)。现有的资料显示，输卵管癌的腹膜后淋巴结转移率比卵巢癌高，尤其是腹主动脉旁淋巴结。有报道在实施常规淋巴结切除的患者，42%～59%发现有淋巴结转移，且腹主动脉旁与盆腔淋巴结的转移率几乎相等。因此在手术时，盆腔及腹主动脉旁淋巴结取样切除是必不可少的。也有人更倾向于实施系统性盆腔及腹主动脉旁淋巴结清扫术。Klein 等报道 158 例输卵管癌，实施了系统性盆腔及腹主动脉旁淋巴结清扫术的患者中位生存期 43 个月，明显高于未清扫组的 21 个月（$P=0.095$)。浙江省肿瘤医院报告 64 例，腹膜后淋巴结阳性率为 40.4%，接受淋巴结清扫术患者的 3 年和 5 年生存率均高于未清扫者（分别 84.2%对 69.2%，63.1%对 53.8%)，但统计学无差异。胡元晶等回顾了天津医科大学总医院与天津市中心妇产科医院 67 例输卵管癌，分析腹膜后淋巴结清扫术对预后的影响，结果早期（Ⅰ期和Ⅱ期）患者行腹膜后淋巴结清扫者的总生存期和肿瘤无进展生存期均好于未行清扫者（$P=0.025$)，而晚期患者是否行腹膜后淋巴结清扫术并不影响患者生存。

（二）化学治疗

较早的文献报道输卵管癌的化疗药物有氮芥、苯丁酸氮芥、环磷酰胺、六甲密胺、5-氟尿嘧啶、6-巯基嘌呤、甲氨蝶呤等，以后又有多柔比星（阿霉素)、顺铂及异环磷酰胺等。近年来由于卵巢癌成功地采用紫杉醇和铂类联合化疗，很多学者认为输卵管癌化疗也应当采用卵巢癌的化疗方案。

Peters 等回顾总结 115 例输卵管癌，对于病变局限在输卵管的早期患者术后单药化疗或者盆腔放疗均不改善生存；而病变超出盆腔的患者则因含顺铂的联合化疗而使生存受益。Gadducci 等也得出了类似结论，即Ⅰ期患者术后是否接受铂类联合化疗并不影响生存，而晚期患者则因化疗受益。含顺铂的联合化疗总有效率达 53%～92%，并可使晚期患者生存期延长。其中顺铂与环磷酰胺、阿霉素三药联合（CAP 方案）及含紫杉醇的方案疗效较好。美国 Memorial Sloan-Kettering 肿瘤中心总结了 24 例输卵管癌术后用紫杉醇与铂类联合化疗，其 1 年和 3 年生存率分别达到了 96%和 90%；经理想减瘤术者 3 年肿瘤无进展生存率为 67%，而亚理想减瘤术者为 45%。显示了紫杉醇与铂类联合的非凡疗效。

（三）放射治疗

尽管放射治疗可用于输卵管癌的术后辅助治疗，但其确切价值仍不明了。Klein 等对 95 例Ⅰ、Ⅱ期输卵管癌术后采用辅助放疗或辅助化疗作了回顾比较，结果辅助化疗组中位生存期 73 个月，高于辅助放疗组的 57 个月，但统计学无差异。由于放疗出现严重并发症的概率要高于化疗，因而多数学者不推荐采用放疗。但若患者有化疗禁忌证，放疗仍可用于那些肿瘤已穿破浆膜面的早期输卵管癌，以及无残留灶或仅有微小残留灶的晚期输卵管癌。包括全盆或全腹放疗、同位素 P-32 腹腔灌注等。

（四）内分泌治疗

输卵管上皮在胚胎学和组织发生学上与子宫内膜相似，在月经周期中会随着体内激素水平变化而改变。曾有用甲羟孕酮或醋酸甲地孕酮治疗输卵管癌的报道，但都是与化疗药物同时使用的，因而不能确定其中激素是否起到作用。

二、治疗策略

（一）原位癌、Ⅰ期输卵管癌的处理

手术为基本的治疗方法。手术分期为原位癌、Ⅰa 期 G1 或Ⅰb 期 G1，术后不必辅助化疗；所有的其他患者，均应给予铂类为基础的化疗，一般给予 3～6 个疗程。既往手术范围不广的早期输卵管癌，可考虑再次手术，否则应该给予足够铂类为基础的化疗。

（二）Ⅱ、Ⅲ、Ⅳ期输卵管癌的处理

实施肿瘤细胞减灭术并辅以铂类为基础的联合化疗，一般给予 6～8 个疗程。若患者初次手术未达到理想减灭术，可在 3 个疗程化疗后再重新评估，估计残留灶可能切除，可以考虑再次肿瘤细胞减灭术，并在术后完成剩余疗程化疗。否则，继续完成剩余疗程化疗。

（三）其他少见输卵管恶性肿瘤的处理

1. **输卵管绒癌** 本病十分罕见，据报道可见于输卵管妊娠患者，也可能与体外受精有关。治疗与子宫绒癌相同。先采用手术治疗，然后根据预后因素选择化疗，这类患者有望治愈。如果肿瘤范围局限，希望保留生育功能者可以考虑保守性手术。

2. **输卵管生殖细胞肿瘤** 输卵管生殖细胞肿瘤相当罕见。可发生在有生育潜能的年轻女性，虽然治愈率高，但进展较快。因此早期诊断早期治疗十分重要。治疗采用手术治疗，然后根据相关预后因素选择化疗。如果要保留生育功能，任何期别的患者均可以行保守性手术。化疗方案与卵巢生殖细胞肿瘤相同。

3. **输卵管肉瘤** 输卵管肉瘤极为罕见。绝大多数肉瘤的组织学类型是混合性苗勒管瘤。治疗参考子宫肉瘤方案，一般先手术，再化疗。

第六节 预后及随访

大多数输卵管癌的复发是在治疗后的头 2～3 年内，由于缺乏有效的二线化疗或挽救性化疗方案，输卵管癌的预后较差。患者就诊时的肿瘤期别是影响预后最重要的因素，术后残留灶大小也是影响预后的关键。文献报道残留灶＜1cm 的Ⅲ～Ⅳ期输卵管癌 5 年生存率为 55%，而＞1cm 者仅 21%。根据美国监测、流行病和最终结果数据库（The Surveillance, Epidemiology and End Results Database）1988—2004 年 1576 例输卵管癌的统计资料显示，Ⅰ、Ⅱ、Ⅲ和Ⅳ期患者的 5 年肿瘤生存率分别为 81%、65%、54%和 36%。

目前还没有证据表明患者治疗后的密切监测有助于改善预后或提高生存质量。但对于长期无瘤生存的患者早期发现肿瘤复发，可以尽早采取补救措施。随访的目的是：（1）评价患者对治疗的近期反应；（2）及早认识、妥善处理相关并发症，包括心理紊乱；（3）早期发现持续存在的病灶或复发病灶；（4）收集有关治疗效果的资料；（5）对早期输卵管癌患者，提供乳腺癌筛查的机会；对保守性手术的患者，提供子宫颈癌筛查的机会。

随访计划：建议治疗后的第 1～2 年，每 3 个月复查 1 次；第 3～5 年，每 4～6 个月复查 1 次；5 年以后每年复查 1 次。随访内容包括详细询问病史，仔细体格检查（包括乳房、盆腔和直肠）；定期复查 CA125，特别是初次诊断时有 CA125 升高的患者；根据临床指征选择影像学检查，如 B 超、X 线、CT 和 MRI 等。特别是在肿瘤标志物升高时要密切跟踪监测。

（朱笕青）

参考文献

1. 曹斌融，张惜阴，陈梅清. 49 例原发性输卵管癌临床病理分析. 实用妇科与产科杂志，1990，6（6）：311-312.
2. 李洪君，章文华，吴令英，等. 原发性输卵管癌 54 例临床分析. 实用肿瘤杂志，2001，16（3）：185-187.
3. 俞琳玲，石一复，王吉达，等. 原发性输卵管癌的 CT 征象分析. 中华肿瘤杂志，2004，26（5）：318-319.
4. 林仲秋. FIGO IGCS 妇癌分期和临床实践指南（之六）. 中国实用妇科与产科杂志，2004，20（8）：511-512.
5. 马小卿，谢玉娴. 超声对原发性输卵管癌的诊断价值. 中华超声影像学杂志，2006，15（5）：390-391.
6. 王军梅，赵梅，宋伊丽. 原发性输卵管癌超声图像特征分析. 中华超声影像学杂志，2004，13（12）：956-958.
7. 于爱军，方素华，高永良. 输卵管癌治疗效果及影响预后的相关因素分析. 中华肿瘤杂志，2007，29（10）：789-793.
8. 庄怡，李丽蟾. 原发性输卵管癌的超声图像分析. 上海医学影像，2008，17（2）：132-133.
9. 陈新莲，张雪梅，刘珊玲，等. 原发性输卵管癌预后因素研究. 华西医学，2008，23（3）：500-501.
10. 班蕊，曲芃芃. 原发性输卵管癌 40 例临床分析. 中国肿瘤临床，2010，37（2）：108-112.
11. 胡元晶，薛凤霞. 腹膜后淋巴清扫术对原发性输卵管癌生存预后的影响. 中国实用妇科与产科杂志，2010，26（6）：443-445.
12. Schray MF，Podratz KC，Malkasian GD. Fallopian tube cancer：the role of radiation therapy. Radiother Oncol，1987，10（4）：267-275.
13. Peters WA 3rd，Andersen WA，Hopkins MP，et al. Prognostic features of carcinoma of the fallopian tube. Obstet Gynecol，1988，71（5）：757 - 762.
14. Lacy MQ，Hartmann LC，Keeney GL，et al. c-erbB-2 and p53 expression in fallopian tube carcinoma. Cancer，1995，75（12）：2891-2896.
15. Mizuuchi H，Mori Y，Sato K，et al. High incidence of point mutation in K-ras codon 12 in carcinoma of the fallopian tube. Cancer，1995，76（1）：86-90.
16. Zheng W，Sung C，Cao P，et al. Early occurrence and prognostic significance of p53 alterarion in primary carcinoma of the fallopian tube. Gynecol oncol，1997，64（1）：38-48.
17. Takeshima N，Hirai Y，Yamauchi K，et al. Clinical usefulness of endometrial aspiration cytology and CA-125 in the detection of fallopian tube carcinoma. Acta Cytol，1997，41（5）：1445-1450.
18. Klein M，Rosen AC，Lahousen M，et al. Lymphadenectomy in primary carcinoma of the fallopian tube. Cancer Lett，1999，147（1-2）：63 - 66.
19. Alvarado-Cabrero I，Young RH，Vamvakas EC，et al. Carcinoma of the fallopian tube：a clinicopathological study of 105 cases with observations on staging and prognostic factors. Gynecol Oncol，1999，72（3）：367-379.
20. Baekelandt M，Jorunn Nesbakken A，Kristensen GB，et al. Carcinoma of the fallopian tube：clinicopathologic study of 151 patients treated at the norwegian radium hospital. Cancer，2000，89（10）：2076-2084.
21. Klein M，Rosen A，Lahousen M，et al. The relevance of adjuvant therapy in primary carcinoma of the fallopian tube，stages I and II：irradiation vs. chemotherapy. Int J Radiat Oncol Biol Phys，2000，48（5）：1427-1431.
22. Benedet JL，Bender H，Jones H 3rd，et al. FIGO staging classifications and clinical practice guidelines in

the management of gynecological cancers. FIGO Committee on Gynecologic Oncology. Int J Gynaecol Obstet, 2000, 70 (2): 209-262.

23. Gadducci A, Landoni F, Sartori E, et al. Analysis of treatment failures and survival of patients with fallopian tube carcinoma: a cooperation task force (CTF) study. Gynecol Oncol, 2001, 81 (2): 150 - 159.
24. Gemignani ML, Hensley ML, Cohen R. et al. Paclitaxel-based chemotherapy in carcinoma of the fallopian tube. Gynecol Oncol, 2001, 80 (1): 16 - 20.
25. Kosary C, Trimble EL. Treatment and survival for women with Fallopian tube carcinoma: a population-based study. Gynecol Oncol, 2002, 86 (2): 190-191.
26. Colgan TJ. Challenges in the early diagnosis and staging of Fallopian-tube carcinomas associated with BRCA mutations. Int J Gynecol Pathol, 2003, 22 (2): 109-120.
27. Carcangiu ML, Radice P, Manoukian S, et al. Atypical epithelial proliferation in fallopian tubes in prophylactic salpingo-oophorectomy specimens from BRCA1 and BRCA2 germline mutation carriers. Int J Gynecol Pathol, 2004, 23 (1): 30-45.
28. Cass I, Holschneider C, Datta N, et al. BRCA-mutation-associated fallopian tube carcinoma: a distinct clinical phenotype? Obstet Gynecol, 2005, 106 (6): 1327-1334.
29. Ajithkumar TV, Minimole AL, John MM, et al. Primary fallopian tube carcinoma. Obstet Gynecol Surv, 2005, (4): 247 - 252.
30. Heintz APM, Odicino F, Maisonneuve P, et al. Carcinoma of the fallopian tube. Int J Gynecol Obstet, 2006, 95 (Suppl 1): S145-S160.
31. Pectasides D, Pectasides E, Economopoulos T. Fallopian tube carcinoma: a review. Oncologist, 2006, 11 (8): 902-912.
32. Riska A, Finne P, Alfthan H, et al. Past chlamydial infection is not associated with primary fallopian tube carcinoma. Eur J Cancer, 2006, 42 (12): 1835-1838.
33. Longacre TA, Oliva E, Soslow RA, et al. Recommendations for the reporting of fallopian tube neoplasms. Hum Pathol, 2007, 38 (8): 1160-1163.
34. Riska A, Finne P, Koskela P, et al. Human papillomavirus infection and primary fallopian tube carcinoma: a seroepidemiological study. BJOG, 2007, 114 (4): 425-429.
35. Wethington SL, Herzog TJ, et al. Improved survival for fallopian tube cancer: a comparison of clinical characteristics and outcome for primary fallopian tube and ovarian cancer. Cancer, 2008, 113 (12): 3298-3306.
36. Riska A, Leminen A. Determinants of incidence of primary fallopian tube carcinoma (PFTC). Methods Mol Biol, 2009, 472: 387-396.
37. FIGO Committee on Gynecologic Oncology. Current FIGO staging for cancer of the vagina, fallopian tube, ovary, and gestational trophoblastic neoplasia. Int J Gynaecol Obstet, 2009, 105 (1): 3-4.

第 50 章 卵巢交界瘤

卵巢交界性肿瘤（borderline ovarian tumor）又称为卵巢交界瘤，卵巢低度潜在恶性肿瘤（low malignant potential，LMP）。其病理组织学特征是介于卵巢良性与恶性肿瘤之间的一种肿瘤，临床上生长较缓慢，预后相对较好故称之交界性肿瘤。

卵巢交界肿瘤约占卵巢癌的 15％。在诊断时约 75％为Ⅰ期肿瘤。对于交界瘤必须有个清楚的认识，因为其治疗与预后与浸润性卵巢癌不同。

一、临床特点

卵巢交界瘤多发生在 20～40 岁之间的妇女，以附件肿块及 CA125 升高为主要临床特点。有些非浆液性交界瘤则 CA125 不一定升高，一小部分卵巢交界瘤可出现腹胀、腹水及腹腔内扩散，其症状类似于晚期卵巢癌的症状。

卵巢交界瘤与卵巢癌临床上不同的是其生长速度较慢，转移率较低，是以局部扩散和盆腹腔种植为主，极少远处转移，其复发的时间很迟，往往在治疗后 10～20 年以后才出现。

二、诊断

临床诊断可借助于 B 超、CT 及 MRI 等影像学手段发现卵巢的实性或囊性肿块，多数患者 CA125 升高（＞35 U/ml）。对有腹水的患者腹水中可找到癌细胞。

卵巢交界瘤的最后诊断必须依赖组织病理学诊断。从组织类型上看，浆液性和黏液性肿瘤最多见，而其他组织类型如内膜样、透明细胞及混合型交界瘤极少见。

卵巢交界瘤的大体病理特点类似于卵巢囊腺瘤，呈单房或多房性。在卵巢表面或囊内可见乳头突出，而且这种突出的乳头远较囊腺瘤茂密，通常多数卵巢表面是光滑的。交界瘤的发生多为单侧性，少数为双侧。

病理组织学有以下主要特征：（1）上皮明显增生并呈复层化，一般 2～3 层；（2）细胞排列紊乱、形态不一，有明显的异形性改变，核分裂象增多，细胞增生形成细胞芽或细胞团并脱落，（3）无间质浸润。

在以上的 3 个特征中至少应具备 2 个才能被诊断为卵巢交界瘤。

三、治疗

手术治疗是卵巢交界瘤的最主要治疗手段。在进行手术时应进行详细的手术病理分期（同卵巢癌分期），特别应认真估计对侧卵巢的情况以排除双侧性肿瘤。通过认真地手术病理分期有一小部分患者较术前估计的肿瘤期别提高。特别是浆液性交界瘤，约有 1/3 期别提高，而黏液性肿瘤者手术病理分期与术前临床分期差异不大。当有腹膜局部转移而且后腹膜淋巴结阳性者，术后复发率很高（50％），而单纯腹膜局部转移而淋巴结阴性的则复发率较低（5%）。

1. **早期交界瘤的治疗（Ⅰ期及Ⅱ期）** 手术切除患侧卵巢，无需辅加其他治疗。对Ⅱ期双侧卵巢肿瘤，年轻患者要求保留生育功能的可以施行部分卵巢切除或卵巢肿瘤剥除术。但应强调行剥除术或部分卵巢切除的主要应限于Ⅰa期肿瘤，而且应保证手术标本切缘阴性。尽管在大样本的研究报告中显示行肿瘤剥除术或卵巢部分切除术后肿瘤复发率高于行全子宫及双附件切除术者，但统计并无差异，而且各组的总生存率皆很高。因此早期保守性手术是可行的。对与进行保守性手术的患者，有人主张待完成生育功能后应切除被保留的卵巢组织以减少复发。但这一观点并未被所有医生所接受。对于已完成生育，年龄较大的患者，行双附件及全子宫切除是适宜的手术方式。

2. **晚期交界瘤的治疗** 晚期交界瘤的手术范围应包括子宫全切除、双附件切除、大网膜切除、后腹膜淋巴结活检或淋巴结切除并行最大限度的肿瘤减灭术。对Ⅱ期或Ⅲ期肿瘤若达到理想的细胞减灭术，无肉眼可见残余肿瘤者可达到很满意的长期生存率。对于非理想减瘤术的患者，残余肿瘤的大小是影响预后的重要因素。残余瘤灶＜2cm的生存率明显优于≥2cm者。DNA检测为异倍体的浸润性种植往往预后较差。至于手术后是否辅助化疗或放疗，目前尚存争议。许多研究认为晚期交界瘤术后的辅助放疗或化疗并不能改善预后，不加辅助治疗也同样可以取得较长期的生存。特别是那些术后无残余肿瘤的患者更无需化疗或放疗。

可惜对于无需术后化疗或放疗的观点，目前尚未见有对比的前瞻性研究报道。因此对一些术后有残余肿瘤者，或临床期别较晚的患者，仍有不少人主张术后辅助化疗。化疗方案应参照卵巢癌的化疗方案。对于复发的交界瘤，有明显的腹腔内病灶者仍应考虑2次减瘤术并术后辅助化疗。

四、预后

卵巢交界瘤是预后较好的恶性肿瘤，Kusman等曾复习了22篇有关文献共953例患者，平均随访7年：Ⅰ期患者生存率为99%，中晚期患者生存率也达到92%。致死多因肿瘤并发症。而因肿瘤转移或浸润瘤所造成的死亡，如腹膜广泛浸润性癌灶，仅占0.7%。Leake等对200例卵巢交界瘤患者经长期随访（平均11.2年），其5、10、15及20年的生存率分别为97%、95%、92及89%。即使转移或复发后的患者仍有较长的生存期。在Zanetta等的报告中也显示卵巢交界瘤的良好预后，Ⅰ期的无瘤生存期为99.6%，Ⅱ期95.8%，Ⅲ期89%（中数随访70个月）。虽然保留生育功能的手术复发率较高，但总生存期仍然较长。年轻患者、早期肿瘤及浆液性肿瘤预后更好。

（高永良）

参考文献

1. Kurman RJ，Trimble CL. The behavier of serous tumors of low malignant potential：are they ever Malignant? Int J Gynecol Pathol，1993，12（2）：120-127.
2. Zanetta G，Rotas，Chiaris，et al. Behavior of borderline tumors with particular interest to persistence，recurrence，and progression to invasive carcinoma：a prospective study. J Clin Oncol，2001，19（10）：2658-2664.
3. Leake JF，Currie JL，Roseushein NB，et al. long-term follow-up of serous ovarian tumors of low

malignant potential. Gynecol Oncol，1992，47（2）：150-158.

4. Casey AC，Bell DA，Lage JM，et al. Epithelial ovarian tumors of borderline malignancy：long-term follow-up. Gynecol Oncol，1993，50（3）：316-322.
5. Tamakoshi K，Kikkawa F，Nakashima N，et al. Clinical behavior of borderline ovarian tumors：a study of 150 cases. J Surg Oncol，1997，64（2）：147-152.
6. Barnhill DR，Kurman RJ，Brady MF，et al. Preliminary analysis of low malignant potential：a Gynecologic Oncology Group study. J Clin Oncol，1995，13（11）：2752-2756.
7. Seidman JD，Kurnan RJ. Ovarian serious borderline tumors：a critical review of the literature with emphasis on prognostic indicators. Hum Pathol，2000，31（5）：539-557.
8. Rice LW. Berkowitz RS，Mark SD，et al. Epithelial ovarian tumors of borderline malignancy，long-term follow-up. Gynecol Oncol，1993，50（3）：316-322.

第 51 章　卵巢恶性肿瘤

卵巢恶性肿瘤是女性生殖器三大恶性肿瘤之一，约占女性生殖器恶性肿瘤的 23%，占女性所有恶性肿瘤的 2.5%～5%，为第 9 个最常见的女性肿瘤。由于其发病隐匿，早期诊断困难，约 3/4 的患者就诊时已属晚期，而晚期患者疗效多差。虽然近 20 年来化疗的进步，使卵巢恶性生殖细胞肿瘤的治疗效果明显提高，死亡率从 90%降低到 10%，但卵巢上皮性癌的治疗效果仍未能根本改善，治疗后约 70%将再复发，能获得治愈的患者不到 40%，其 5 年生存率始终徘徊在 30%～40%，死亡率高居女性生殖器恶性肿瘤之首，成为女性恶性肿瘤第 5 位的致死原因。

近年来，卵巢恶性肿瘤发病率有上升趋势，全世界范围内估计年新发病率约为 17.1/10 万，死亡率约 12/10 万。2008 年美国有约 21 650 例的新诊断病例和约 15 520 例的死亡病例。卵巢癌随着年龄增大而上升，在 70～80 岁左右达到发病高峰，诊断时的平均年龄约为 63 岁，发病年龄特征与女性乳腺癌极其相似，同样发病率呈现双峰状态，45～59 岁形成病例绝对数值高峰。一般而言，每个妇女患浸润性卵巢癌的终生风险为 1/71，且随着年龄的增长风险增加，其死于该病的终生风险为 1/95。

卵巢恶性肿瘤发病原因迄今不明，可能的高危因素有：①肥胖，现被认为是卵巢癌发病的高危因素之一；②持续排卵，未产、不孕和应用促排卵药物是卵巢癌的危险因素，而较早年龄（25 岁或以前）怀孕和生育、多次妊娠、口服避孕药和哺乳可减低 30%～60%的卵巢癌发病危险，其机理可能是重复的排卵过程使卵巢上皮细胞发生遗传性的损伤，最终在某些卵巢癌易患体质的个体中导致癌变；③内分泌因素，过多的促性腺激素刺激和雌激素作用可促使卵巢包涵囊肿的上皮细胞增生与转化，乳腺癌或子宫内膜癌合并功能性卵巢癌的机会较一般妇女高 2 倍，说明三者都是激素依赖性肿瘤；④环境及其他因素，滑石粉、石棉等某些工业产物的接触者发病机会增加，高胆固醇饮食不利于对卵巢的保护；⑤遗传和家族因素，约有 10%卵巢癌患者具有遗传异常，如 BRCA1/2 突变的遗传性乳腺-卵巢癌综合征（HBOC)、常染色体异常的 Linch SyndromeⅡ型等，所谓家族聚集性卵巢癌是指一家数代均发病（主要是上皮性癌），BRCA1 和 BRCA2 基因突变者患卵巢癌的机会分别达 26%～54%和 10%～23%，皮-杰综合征（Peutz-Jeghers syndrome）妇女有 5%～14%发生卵巢肿瘤。

卵巢癌病因不清，预防较难，据报道一些因素如口服避孕药、哺乳、双侧输卵管结扎或子宫切除以及预防性卵巢切除可减低卵巢癌的风险。因此，积极针对高危因素、开展普查普治、及时早期诊断和加强随访监测，是其防治工作中的有效措施，对改善卵巢癌的预后有重要意义。

第一节 卵巢恶性肿瘤的组织学分类和分级

一、卵巢恶性肿瘤的组织学分类

卵巢恶性肿瘤的组织类型繁多，目前普遍采用的是世界卫生组织（WHO）制定的分类方法（见表 51-1）。其中生殖细胞肿瘤和性索间质细胞肿瘤较为少见，而以上皮性卵巢癌最常见（占 85%），故常将上皮卵巢癌泛指为卵巢恶性肿瘤。卵巢上皮性肿瘤来源于卵巢的生发上皮，有向中肾管方向分化的特性，肿瘤体积往往较大，多呈囊性，单房或多房；包括浆液性、黏液性、内膜样肿瘤、纤维上皮瘤或勃勒纳瘤、混合性上皮性肿瘤、未分化癌和不能分类的上皮性肿瘤等组织类型，各类肿瘤又有良性、交界性和恶性之分。卵巢恶性生殖细胞肿瘤（ovarian malignant germ cell tumor）是指来源于胚胎性腺的原始生殖细胞而具有不同组织学特征的一组肿瘤，占所有卵巢恶性肿瘤的 5%，卵巢无性细胞瘤为中度恶性的卵巢实质性肿瘤，卵巢非无性细胞瘤性肿瘤是除无性细胞瘤外的卵巢生殖细胞肿瘤，肿瘤常混合存在，除成熟性畸胎瘤外，均为恶性，且恶性程度较高。卵巢性索间质肿瘤来源于原始性腺中的性索组织及特殊性间叶组织，为良性或低度恶性肿瘤，多数有内分泌功能，产生类固醇类激素（如颗粒细胞瘤常产生雌激素），肿瘤多为中等大小、实质性，组织形态多样化，占卵巢恶性肿瘤的 5%～8%。支持细胞间质细胞瘤属低度恶性，通常发生在 30～40 岁妇女，多数是单侧发生。典型的支持细胞-间质细胞肿瘤会产生雄激素，70%～85%的病例会有临床男性化的表现。卵巢非特异性间质肿瘤是指由卵巢间质区的非特殊的支持组织所产生的一类肿瘤，较少见，可为良性或恶性，恶性肿瘤包括各种卵巢肉瘤（如纤维肉瘤、平滑肌肉瘤、横纹肌肉瘤、血管肉瘤、恶性中胚叶混合瘤、神经纤维肉瘤等）、原发性恶性淋巴瘤，其恶性程度高，常很快广泛转移或复发，预后极差。

身体任何部位的恶性肿瘤均可转移到卵巢，也称为继发性卵巢肿瘤，最常见的原发肿瘤部位为乳房、胃肠道，其次为生殖道、泌尿道及身体其他部位。

二、卵巢恶性肿瘤的组织学分级

WHO 分级标准主要依据组织结构并参照细胞分化程度分三级：（1）分化 1 级，为高度分化；（2）分化 2 级，为中度分化；（3）分化 3 级，为低度分化。组织学分级对预后的影响较组织学类型更重要。

三、卵巢恶性肿瘤常见类型的临床特点

（一）卵巢恶性肿瘤

1. **浆液性腺癌**（serous adenocarcinoma）　浆液性乳头状腺癌或浆液性乳头状囊腺癌是最常见的原发性卵巢恶性肿瘤，约占所有卵巢恶性肿瘤的 40%～60%，好发年龄在 40～60 岁之间。双侧性者占 1/3～1/2，肿瘤往往较大，为单房或多房性，半实质或囊性，质脆。其特点为常有大量质脆的乳头状突起充于囊内，可位于肿瘤内壁，也可穿透瘤壁，向外继续生长，呈菜花状。囊壁破溃后很容易侵犯周围器官，并形成广泛癌性种植到腹膜及脏器表面。切面可见不同程度的乳头状突起，有囊性及实性部分，并可见坏死或出血，囊内液体不透明，棕黄色，有时呈血性。镜下因细胞分化程度不同而有不同表现。囊壁上皮细胞明显增生，复层排列，一般在 4～5 层以上，瘤细胞可堆积显著，呈乳头状突起，有恶性细胞的间

质侵袭；或细胞小，分化差，核深染有分裂象；分化差者乳头状结构少或无，腺样结构少，异型性明显，间质和包膜受严重侵犯。砂粒体（约1/3可见）是此癌特点，但无特异性。可伴腹水，预后较差，5年生存率仅约20%～30%。

2. **黏液性腺癌**（mucinous adenocarcinoma）**和囊腺癌**　较浆液性腺癌发生率低，约占卵巢恶性肿瘤10%～20%，绝大多数发生于30～60岁之间，儿童也偶有发生。肿瘤往往较大，多房性者居多。可为实性或囊性，囊腔中有浑浊的黏性液体，可以是血性。囊壁破溃黏液流入腹腔可形成腹膜假黏液瘤。切面显示多数境界不清的囊腔，分布于实质块中并有出血或坏死区域。镜下上皮细胞异型性明显，腺体密集，腺上皮超过3层，间质有明显侵袭。高分化型有多数腺样结构，有少量核分裂象；中分化型不典型细胞层次多，核分裂象也更多，细胞排列不规则，腺样结构也呈不规则形，间质有多量癌细胞；低分化型上皮细胞分化不好，呈索状排列，但有少量腺样结构。黏液性囊腺癌总的5年生存率为40%～60%。

3. **子宫内膜样癌**（endometrioid adenocarcinoma）　约占卵巢恶性肿瘤10%～20%。组织形态与子宫内膜腺癌极相似。高发年龄为40～50岁。约半数为双侧性，约20%同时患有子宫内膜癌，故必须认真检查宫腔的变化。肿瘤多呈囊性，仅少数呈完全实性。肿瘤大小各异，肿瘤包膜光滑或有外生乳头，10%可见砂粒体。切面实性或部分实性，有时有内生乳头，瘤内可有清亮液体或血性，癌细胞立方形或柱状，呈腺腔、乳头或实性细胞巢排列，内衬单层或多层癌细胞，基底膜清楚。预后较好，5年生存率达40%～55%。

4. **透明细胞癌**（clear cell carcinoma）　占卵巢恶性肿瘤的5%～11%，发病年龄多在40～70岁之间。多数肿瘤直径为10～20cm，有时达30cm以上。40%为双侧性、实性或囊实性。镜下，可找到透明细胞或鞋钉样细胞，后者为球形，胞核向腺腔或囊腔内突入，几乎超过细胞浆的范围，透明细胞可成团块状或形成腺腔，偶见高分化的乳头样结构。此癌较其他肿瘤更易伴发卵巢及盆腔子宫内膜异位症（约为25%～50%），又与卵巢内膜样癌易于混淆。偶见合并高钙血症。

5. **无性细胞瘤**（dysgerminoma）　主要发生在青少年期，是卵巢恶性生殖细胞肿瘤中最常见者，约占卵巢肿瘤的1%～2%。占卵巢恶性肿瘤的3%～5%。绝大多数为单侧性，极少呈双侧性。肿瘤呈圆形或卵圆形，表面光滑分叶状，一般直径在10～20cm之间。切面多为实性质脆，少数有囊性变。单纯型可分为大细胞及小细胞两类，一般后者分化较差，可见核分裂或瘤细胞排列成索条状。多数患者月经正常，性染色体正常。但也有少数合并两性畸形及性染色体异常，并表现为闭经、第二性征发育差、阴蒂肥大及多毛等。部分患者血清乳酸脱氢酶（LDH）及绒毛膜促性腺激素（hCG）升高。无性细胞瘤对化疗及放疗皆很敏感，预后较好，5年生存率可达90%，可视为低度恶性肿瘤。

6. **内胚窦瘤**（endodermal sinus tumor）　又称卵黄囊瘤（yolk sac tumor），约占卵巢恶性肿瘤的6%～15%，占卵巢生殖细胞肿瘤的22%。在女性恶性生殖细胞瘤中，内胚窦瘤占近一半。年轻者发病率较高，中位发病年龄为19岁。肿瘤表面光滑，大小不等，多数直径大于10cm，常为单侧，呈圆形或卵圆形，实质性或囊性变，有包膜但常见自然破裂。切面灰白色，质脆，或有明显的出血坏死及大小不等的囊性区。临床表现主要是盆腔内肿块迅速增大伴腹胀、腹痛。若肿瘤破溃则产生剧烈腹痛及发热。约有80%的患者合并腹水，少数合并胸水。因有卵黄囊成分，血清甲胎蛋白（AFP）极度升高，可作为诊断及监测的肿瘤标志物。卵巢内胚窦瘤为一种高度恶性的肿瘤，生长快，转移率高，短期内复发，预后差。因对化疗较敏感，近年来由于使用合理的化疗方案，预后有很大改善。

7. **未成熟型畸胎瘤**（immature teratoma）　在卵巢畸胎瘤中多数为成熟畸胎瘤。未成熟畸胎瘤仅占所有畸胎瘤中 2%～5%，占原始生殖细胞肿瘤的 20%。多发生于青少年期。瘤体往往较大，几乎都是单侧性，实质性或囊实性，可呈分叶状，包膜不坚实，常已自行破裂，或在手术切除中破裂。常见有腹膜种植。切面多样化，因系由三种胚层不同组织组成，可找到各种成分，外胚层中，皮肤及其附属器最多见，其次为神经组织，其中又以神经胶质最多见，其他尚有脉络丛、神经节细胞团，偶见大脑皮质样组织。中胚层成分有结缔组织、脂肪、透明软骨、骨片、平滑肌等，幼稚成分有幼稚软骨、疏松网状结构，或似肉瘤样组织。内胚层有黏液柱状上皮，或多层纤毛柱状上皮形成小腔，有平滑肌或软骨、黏液腺等围绕，类似肠管或呼吸系统结构。其预后与病理分级密切相关，瘤体内不成熟的神经上皮多则恶性程度高。该肿瘤对化疗较敏感，虽然其复发和转移率较高，但其病理分级与原发灶可不完全相同，时间较长的复发灶，有自未成熟向成熟转化的趋势。

8. **颗粒细胞瘤**（granulosa cell tumors） 占卵巢恶性肿瘤的约 5%～10%。为性腺间质瘤，其中绝大多数是颗粒细胞瘤。90%的颗粒细胞瘤为单侧性的。多发生在生殖年龄阶段或绝经后，在青春期前发生的仅 5%。颗粒细胞瘤大多数具有雌激素标记，是一种高雌激素的功能性肿瘤。临床表现为绝经后出血、乳房胀痛、性早熟等症状，少数并有男性化表现。约 5% 患者合并子宫内膜癌，75%的病例与假性性早熟有关，25%～50%的中老年女性病例与子宫内膜增生过长有关 。一般认为颗粒细胞瘤属于中、低度恶性，但也有少部分恶性程度很高，可出现远期复发。可分为：（1）幼年型颗粒细胞瘤，好发生在 30 岁以前，45%发生在 10 岁以下；单侧性多，平均直径 12cm，体积较大，切面实性或囊实性；瘤细胞胞浆丰富，黄素化明显；细胞核圆、深染，缺乏成人型颗粒细胞瘤的核沟；约 5%临床表现恶性，但复发较快，约在诊断后 2 年之内。（2）成人型颗粒细胞瘤，占所有卵巢肿瘤的 1.5%～2%，占卵巢恶性肿瘤的 10%，至少是潜在恶性；1/3 发生在生殖年龄，其余发生在绝经后，发病的平均年龄是 50～53 岁之间；单侧多，大小差别很大；多为实性或囊实性，表面光滑；镜下特点可见 Call - Exner 小体，细胞圆型或卵圆型，细胞核具有典型的核沟，像咖啡豆样；复发间隔时间长，甚至于在 10 年后，且扩散主要在腹腔内。

9. **继发性癌**（secondary carcinoma） 几乎任何类型肿瘤均可转移至卵巢，约占所有卵巢恶性肿瘤的 8%，大部分来自胃肠道。来自大肠的可能实体居多，镜检与原发大肠癌相似，被覆上皮偶见杯状细胞，并常见坏死。胃转移至卵巢多为实性，很少有囊肿，也可能只有一层薄壁并充满黏液，镜检可找到印戒细胞，由 Krukenberg 首先报道并描述，故称 Krukenberg 瘤，但有时它也可来源于大肠癌、乳腺癌，或其他能分泌黏液的其他器官肿瘤；而有时来自胃的转移瘤反而不具备 Krukenberg 瘤的特征。女性其他生殖器癌，晚期可能直接转移至卵巢，但很少见来自外阴、阴道及子宫颈癌的转移。约 10%子宫内膜癌伴有卵巢内膜样癌，但大多数病例卵巢及子宫内膜均是原发，而不是继发。输卵管癌可直接扩散至同侧卵巢，甚至难以确定原发部位，即命名为输卵管卵巢癌。约 25%乳腺癌做治疗性切除的卵巢中，可见弥散性乳腺癌，而另外一些病例由于未仔细检查乳腺，通过详细检查后才找到有乳腺癌。

（二）卵巢交界性肿瘤（ovarian borderline tumor，低度恶性潜能肿瘤，low malignant potential tumor）

1973 年，WHO 将卵巢交界性肿瘤列入卵巢肿瘤分类中。但多年来对其诊断标准一直有争议，近年来渐趋于统一。WHO 对卵巢交界性肿瘤的定义为：在生长方式和细胞学特征方面介于明显良性和明显恶性的同类肿瘤之间，无损毁性间质浸润，且与同样临床分期的卵巢癌相比预后好得多的卵巢肿瘤。其 5 年生存率Ⅰ期高达 96%，其他各期平均约 92%。主要病理类型为浆液性和黏液性，也有子宫内膜样、透明细胞等的分类，但均非常少见。与过去有较大不同的是引入了微灶性浸润和非浸润性种植等概念，为交界性肿瘤的治疗提供了依据。

1. 特点 卵巢交界性瘤占卵巢上皮性瘤的 9.2%～16.3%，具有下列特点：①发病年龄较轻，易发生于生育年龄的妇女，平均 34～44 岁，小于 40 岁者约占 1/3，合并妊娠者占 9%；②常为早期，Ⅰ期为主，占 50%～80%，Ⅰ～Ⅱ期患者占 80%，Ⅰ期中主要是黏液性，而Ⅲ期中则主要是浆液性；③在临床上有一定的恶性上皮卵巢癌的组织学特征，但缺少可确认的间质浸润，恶性程度较低，预后好；④对化疗不敏感；⑤多为晚期复发，复发率随时间推移而增加；⑥复发多仍为卵巢交界瘤，再次手术仍可达到较好效果。

2. 组织学诊断标准 卵巢交界性肿瘤的基本诊断标准为：①交界性肿瘤细胞核异常及有丝分裂象介于该类型明显良性与肯定恶性之间；②有些不典型复层上皮细胞团脱离原来部位；③缺乏明显的间质浸润。

（1）浆液性交界性肿瘤的组织学诊断 一般采用 Katzenstein 等提出的标准：①上皮细胞复层及/或呈出芽状簇集；②细胞异型性；③核分裂；④无间质浸润。在无真正间质浸润的前提下，这 4 点中必须达到 2 点以上才能诊断。间质浸润有时不容易判断和识别。一部分浆液性交界性肿瘤有腹膜种植，在诊断时应以原发肿瘤的形态为准。

（2）黏液性交界性肿瘤的组织学诊断 有上皮增生，无间质浸润，并具有以下 3 项中的 2 项：①绒毛样腺状增生；②有丝分裂象或细胞不典型；③细胞不超过 4 层。

近年把黏液性交界性肿瘤分为宫颈内膜型和肠型。宫颈内膜样黏液性肿瘤，其结构类似交界性浆液性肿瘤，唯乳头含有丰富间质并有细胞出芽，可能种植于腹膜及转移至淋巴结，但不伴发腹膜假黏液瘤。其腹膜播散为散布的结节，其组成为黏液腺和纤维间质。预后好于肠型。肠型黏液性肿瘤的诊断标准：①黏液上皮呈复层及簇状，但无间质浸润；②伴微浸润者常表现腺体拥挤，呈融合性生长或背靠背，缺乏纤维间质；或呈筛状结构，可伴坏死，核分裂象＜5 个/10HPF，浸润范围＜5mm。伴腹膜假黏液瘤的多为肠型。Riopel 对肠型交界性黏液性肿瘤的间质浸润由＜3mm 放宽至＜5mm，是因二者的预后无显著性差异。

（3）腹膜种植 约 35%的卵巢浆液性交界性肿瘤在初次诊断时卵巢外已有播散，呈盆腹膜和下结肠系膜种植。传统的观点将卵巢外病灶均视为“种植”，这种分类方法有缺陷。现将腹膜种植分为非浸润性种植（non-invasive implant）和浸润性种植（invasive implant）两种预后不同的类型。非浸润性种植中上皮成分稀少，被四周反应性纤维细胞围绕，使上皮与间质细胞常常融合，难以查见；浸润性种植则上皮成分较多，显示高度复杂增生或微乳头结构及小细胞巢无规律的分布于间质中。

（4）浆液性交界性肿瘤伴微灶浸润（serous borderline tumor with microinvasion） 典型形态的浆液性交界性肿瘤间质中存在灶性或多灶性，呈现以单个细胞、不规则小巢状、乳头状或筛孔状细胞巢，细胞呈现不典型性，但对周围间质不构成破坏性并不伴有间质反应，病灶范围直径小于 3mm 或面积小于 $10mm^2$。目前，绝大多数研究认为微浸润不影响预后，仍划入交界性肿瘤的范围。

（5）淋巴结转移 卵巢交界性肿瘤存在淋巴结转移发生率约为 1%～16%不等，与临床分期无关，无临床的显著意义。非浸润性种植者淋巴结受累一般不影响预后，而浸润性种植者有较高的复发率，偶有转化为明显癌者则影响预后。

表 51－1　卵巢肿瘤组织学分类（WHO2003）

1. 表面上皮-间质肿瘤（surface epithelial-stromal turnour）	（1）浆液性肿瘤	1）恶性	①腺癌 ②表面乳头状腺癌 ③腺癌纤维瘤（恶性腺纤维瘤）	
		2）交界性	①乳头状囊性肿瘤 ② 表面乳头状肿瘤 ③ 腺纤维瘤和囊性腺纤维瘤	
		3）良性	①囊腺瘤 ②乳头状囊腺瘤 ③表面乳头状瘤〉 ④腺纤维瘤和囊腺纤维瘤	
	（2）黏液性肿瘤	1）恶性	①腺癌 ②腺癌纤维瘤（恶性腺纤维瘤）	
		2）交界性	①肠型 ②宫颈内膜样型	
		3）良性	①囊腺瘤 ②腺纤维瘤和囊腺纤维瘤	
		4）黏液性囊性肿瘤有附壁结节		
		5）黏液性囊性肿瘤有腹膜假黏液瘤		
	（3）子宫内膜样肿瘤包括有鳞状分化的变异型	1）恶性	①腺癌，非特异性 ②腺癌纤维瘤（恶性腺纤维瘤） ③恶性苗勒混合瘤（癌肉瘤） ④腺肉瘤 ⑤子宫内膜样间质肉瘤（低级别） ⑥未分化卵巢肉瘤	
		2）交界性	①囊性肿瘤 ②腺纤维瘤和囊腺纤维瘤	
		3）良性	②腺纤维瘤和囊腺纤维瘤	
	（4）透明细胞肿瘤	1）恶性	①腺瘤 ②腺癌纤维瘤（恶性腺纤维瘤）	
		2）交界性	①囊性肿瘤 ②腺纤维瘤和囊腺纤维瘤	
		3）良性	①囊腺瘤 ②腺纤维瘤和囊性腺纤维瘤	
	（5）移行细胞肿瘤	1）恶性	①移行细胞癌（非勃勒纳型） ②恶性勃勒纳瘤	
		2）交界性	交界性勃勒纳瘤	增生性变异型
		3）良性	勃勒纳瘤	化生性变异型

续表

1. 表面上皮-间质肿瘤（surface epithelial-stromal turnour）	（6）鳞状细胞肿瘤		①瘤鳞状细胞癌 ②表皮样囊肿	
	（7）混合性上皮性肿瘤（注明类型）	1）恶性 2）交界性 3）良性		
	（8）未分化癌和未分类肿瘤	①未分化癌 ②腺癌，非特异性		
2. 性索-间质肿瘤（sexcord-stromal tumors）	（1）粒层-间质细胞肿瘤	1）粒层细胞瘤组	①成人型粒层细胞瘤	
			②幼年型粒层细胞瘤	
		2）卵泡膜瘤-纤维瘤组肿瘤	①卵泡膜瘤，非特异性	Ⅰ. 典型型
				Ⅱ. 黄素化型
			② 纤维瘤	
			③ 细胞性纤维瘤	
			④ 纤维肉瘤	
			⑤ 有少量性索成分的间质肿瘤	
			⑥ 硬化性间质瘤	
			⑦ 印戒细胞间质瘤	
			⑧ 未分类（纤维卵泡膜瘤）	
	（2）支持细胞-间质细胞肿瘤	1）支持-睾丸型间质细胞肿瘤组（男母细胞瘤）	①分化好	
			②中分化	有异源成分变异型（注明类型）
			③ 分化差（肉瘤型）	有异源成分变异型（注明类型）
			④网状型	有异源成分变异型（注明类型）
		2）支持细胞肿瘤		
		3）间质-睾丸型间质细胞瘤（stromal-leydig cell tumour）		

续表

2. 性索-间质肿瘤（sexcordst-romal tumors）	（3）混合性或未分类细胞型性索-间质肿瘤	1）环小管性瘤		
		2）男女性母细胞瘤（注明成分）		
		3）性索间质肿瘤，未分类		
	（4）类固醇细胞肿瘤间质黄体瘤	1）睾丸型间质细胞肿瘤组	①门细胞瘤 ②睾丸型间质细胞瘤，非门细胞型 ③睾丸型间质细胞瘤，非特异性	
		2）类固醇细胞肿瘤，非特异性	分化好	
			恶性	
3. 生殖细胞肿瘤（germ cell tumours）	（1）原始生殖细胞肿瘤	1）无性细胞瘤		
		2）卵黄囊瘤	①多泡卵黄囊瘤 ②腺性变异型 ③肝样变异型	
		3）胚胎性癌		
		4）多胚瘤		
		5）非妊娠性绒癌		
		6）混合性生殖细胞肿瘤（注明成分）		
	（2）双相或三相性畸胎瘤	1）不成熟性畸胎瘤		
		2）成熟性畸胎瘤	①实性	
			②囊性	皮样囊肿
		3）胎儿型畸胎瘤（小人型）		
	（3）单胚层畸胎瘤和伴皮样囊肿的体细胞型肿瘤	1）甲状腺肿瘤组	卵巢甲状腺肿	良性 恶性（注明成分）
		2）类癌组（carcinoid group）	①岛状型 ②小梁型 ③黏液性 ④甲状腺肿类癌 ⑤混合性	

续表

3. 生殖细胞肿瘤（germ cell tumours）	（3）单胚层畸胎瘤和伴皮样囊肿的体细胞型肿瘤	3）神经外胚叶肿瘤组	①室管膜瘤 ②原始神经外胚叶肿瘤 ③髓上皮瘤 ④多形性胶质母细胞瘤 ⑤其他	
		4）癌组	①鳞状细胞癌 ②腺癌 ③其他	
		5）黑色素细胞组	①恶性黑色素瘤 ②黑色素细胞痣	
		6）肉瘤组（注明类型）		
		7）皮脂腺肿瘤组	①皮脂腺腺瘤 ②皮脂腺腺癌	
		8）垂体型肿瘤组		
		9）视网膜始基瘤组		
		10）其他		
4. 生殖细胞性索-间质肿瘤（germ cell sex cord-stromal tumours）	（1）性腺母细胞瘤	有恶性生殖细胞肿瘤的变异型		
	（2）混合性生殖细胞-性索-间质肿瘤	有恶性生殖细胞肿瘤的变异型		
5. 卵巢网肿瘤（tumours of the rete ovarii）	（1）腺癌 （2）腺瘤 （3）囊腺瘤 （4）囊腺纤维瘤			
6. 杂类肿瘤（miscellaneous tumours ）	（1）小细胞癌，高血钙型 （2）小细胞癌，肺型 （3）大细胞神经内分泌癌 （4）肝样癌 （5）原发性卵巢间皮瘤			

续表

6. 杂类肿瘤(miscellaneous tumours)	(6) Wilms 瘤 (7) 妊娠性绒毛膜癌 (8) 葡萄胎 (9) 腺样囊性癌 (10) 基底细胞癌 (11) 卵巢午非氏瘤 (12) 副神经节瘤 (13) 黏液瘤 (14) 非卵巢特异性软组织肿瘤 (15) 其他			
7. 瘤样病变 (tumor like conditions)	1) 妊娠黄体瘤 2) 间质泡膜细胞增生症 3) 卵巢间质增生 4) 纤维瘤样增生 5) 卵巢广泛水肿 6) 其他			
8. 淋巴及造血系统肿瘤(lymphoid and haematopoetic tumors)	1) 恶性淋巴瘤(注明类型) 2) 白血病 (注明类型) 3) 浆细胞瘤			
9. 继发肿瘤 (secondary tumors)				

第二节 卵巢恶性肿瘤的分期

FIGO 卵巢癌分期目前仍沿袭采用的 1988 年分期。分期是基于手术探查。临床评估及影像学表现可影响分期，分期也应考虑组织学及有关渗液的细胞学检查。本书第 8 章中有分期定义及演变过程。本节省略。表 51－2 为 FIGO 分期与 UICC 的 TNM 分期对照。

关于早期病变和晚期病变的定义，现在更多倾向于将Ⅰ～Ⅱa 期归为早期卵巢癌，而将Ⅱb 以上者归之为晚期卵巢癌。

表 51－2　原发性卵巢恶性肿瘤的 1988FIGO 分期和 TNM 分期

FIGO		TNM
Ⅰ期	肿瘤局限于卵巢	T_1
Ⅰa 期	病灶局限于一侧卵巢，包膜完整，表面无肿瘤，腹水或腹腔冲洗液中未见恶性细胞	$T_{1a}N_0\ M_0$
Ⅰb 期	病灶局限于双侧卵巢，包膜完整，表面无肿瘤，腹水中未见恶性细胞	$T_{1b}N_0\ M_0$
Ⅰc 期*	肿瘤Ⅰa 期或Ⅰb 期，但一侧或双侧卵巢表面有肿瘤，或囊壁已破，或有含恶性细胞的腹水存在或腹腔冲洗阳性	$T_{1c}N_0\ M_0$
Ⅱ期	肿瘤累及一侧或双侧卵巢，伴盆腔内扩散转移	T_2
Ⅱa 期	蔓延和/或转移到子宫和/或输卵管	$T_{2a}N_0\ M_0$
Ⅱb 期	侵及其他盆腔组织	$T_{2b}N_0\ M_0$
Ⅱc 期*	肿瘤Ⅰa 期或Ⅰb 期，但一侧或双侧卵巢表面有肿瘤；或囊壁已破；有含恶性细胞的腹水存在或腹腔冲洗阳性	$T_{2c}N_0\ M_0$
Ⅲ期	肿瘤累及一侧或双侧卵巢，伴组织学证实的盆腔外种植和/或腹膜后淋巴结或腹股沟淋巴结阳性；肝表面转移属Ⅲ期；肿瘤限于真骨盆，有组织学证实的小肠或大网膜转移	T_3 和/或 N_1
Ⅲa 期	肿瘤大体所见限于真骨盆，淋巴结阴性，但组织学证实腹腔腹膜面有镜下种植，或有组织学证实的小肠或系膜转移	$T_{3a}N_0\ M_0$
Ⅲb 期	肿瘤累及一侧或双侧卵巢，有组织学证实种植，直径＜2cm；淋巴结阴性	$T_{3b}N_0\ M_0$
Ⅲc 期	盆外腹膜转移直径＞2cm 和/或腹膜后淋巴结或腹股沟淋巴结阳性	$T_{3c}N_0\ M_0$ $T_{3a}\ T_3\ N_0\ M_0$ 或任何 T $N_1\ M_0$
Ⅳ期	肿瘤累及一侧或双侧卵巢伴远处转移；胸水存在，但必须有阳性的细胞学才属Ⅳ期；肝实质转移属Ⅳ期	或任何 T 任何 N M_1

注：* 为估计Ⅰc 期及Ⅱc 期预后，应注明恶性细胞来源于腹水还是腹腔冲洗液；囊壁破裂是自然破裂还是手术所致。

第三节　诊断

临床症状和体征、腹水细胞学、影像学及肿瘤标志物检查都是诊断卵巢癌不可或缺的依据。确诊前还需与子宫内膜异位症、结核性腹膜炎、生殖器官以外的肿瘤、转移性卵巢肿瘤、慢性盆腔炎等疾病鉴别诊断。当然，最后确定卵巢恶性肿瘤诊断的金标准是肿瘤的组织病理学诊断。

一、诊断步骤

（一）询问病史

应详细、完整询问病史，注意有无卵巢肿瘤的病史，是否治疗过及用何种方法。注意卵巢癌的高危因素如：年龄（＞50 岁）、未产或排卵年龄增加（12 岁前月经初潮或绝经晚于 55 岁）、未婚、未孕、不哺乳、使用促排卵药物等、高动物脂肪、高蛋白和高热量饮食者以及患子宫内膜癌、乳腺癌、结肠癌的个人史及家族史，特别是卵巢癌家族史。遗传性卵巢癌综合征（HOCS）尤其是 BRCAl 或 BRCA2 基因表达阳性者，其患病的危险率高达 50%，并随年龄增长，危险增加。

（二）临床表现

卵巢恶性肿瘤早期常无自觉症状，可在妇科检查发现。晚期可出现腹胀、腹部肿块、腹水、腹痛、阴道出血、消瘦、贫血及恶病质等。故对于不明原因的腹胀、腹水、腹内肿块及腹痛都应进行彻底的检查。卵巢癌“三联征”（年龄 40～60 岁、卵巢功能障碍、胃肠道症状）概念的引入，有助提高对卵巢癌的警惕。

1. **症状** 早期常无症状，或可有一些非特异的症状，如食欲减退、消化不良、腹胀、恶心感等。晚期主要表现为腹胀、腹部肿块及腹水。症状的轻重决定于：①肿瘤的大小、位置、侵犯邻近器官的程度；②肿瘤的组织学类型；③有无并发症。

约有 25% 的卵巢恶性肿瘤患者有不规则阴道出血，这是由于癌转移到子宫内膜或同时伴发子宫内膜癌。还可能因卵巢组织的破坏或卵巢间质受到过度刺激产生过多雌激素而导致子宫内膜增生出血，故若有异常的阴道出血也应对子宫内膜进行认真检查。晚期肿瘤患者常有消瘦、体重下降及恶病质表现。

（1）胃肠道症状 早期可有消化不良、便秘、恶心、腹泻及腹部不适，渐渐出现腹胀。

（2）下腹包块 以囊肿为主，中等大小，也有较大者，单侧或双侧。良性者表面常较光滑，恶性者表面高低不平，固定。

（3）压迫症状 因肿瘤生长较大或浸润邻近组织所致。腹水量多者可出现呼吸困难、上腹饱胀，有胸水者可出现心悸、心律改变；压迫盆腔静脉可致下肢水肿；腹痛及尿频、尿潴留、排尿困难往往是由于卵巢肿瘤对邻近器官的浸润、牵拉或压迫所致。

（4）播散及转移症状 腹膜种植引起腹水，肠道转移引起消化道症状，子宫内膜转移或侵犯卵巢、过度刺激而导致子宫内膜增生出血等症状。

（5）内分泌症状 由于某些卵巢肿瘤所分泌的雌激素、睾酮的刺激可发生性早熟、男性化、闭经、月经紊乱、不规则阴道流血及绝经后出血等。

（6）腹痛 由于肿瘤破裂、扭转等所致。当肿瘤内出血、坏死、破裂、感染时可致腹痛。发生扭转时可产生急腹痛。恶性肿瘤侵犯盆壁、累及神经时，可出现疼痛并向下肢放射。

（7）恶病质 晚期恶性肿瘤患者有贫血、消瘦等恶病质表现，甚至出现肠梗阻。

2. 体格检查

（1）全身检查 应特别注意乳腺、区域淋巴结如锁骨上淋巴结及腹股沟淋巴结是否肿大，腹部膨胀情况，腹部是否扪及肿块，有无腹水的移动性浊音，肝脾是否肿大、有无表面不平，直肠检查有无占位病变等。

（2）盆腔检查 双合诊和三合诊检查，注意附件肿块的位置、大小、形状、边界、质地、表面状况、活动度、触痛、与周围脏器的关系及子宫直肠窝有无结节等。对伴下述情况的盆腔肿块应警惕恶性卵巢肿瘤的可能：①实性；②双侧；③肿瘤不规则、表面有结节；④粘连、固定；⑤肿块生长迅速；⑥子宫直肠窝结节；⑦腹水，尤其血性腹水；⑧恶病质；⑨大网膜肿块、肝脾肿大及胃肠道梗阻表现。

（三）辅助检查

1. 影像学检查

（1）超声扫描 对于卵巢肿瘤的检查有重要意义。可探测肿物部位、大小、形态及性质等，并鉴别卵巢肿瘤、腹水和结核性包裹性积液。B 超的临床诊断符合率可＞90%，但难以发现＜1cm 的实性肿瘤，且对良恶性的判定也依操作者经验而定。通过彩色多普勒超声扫描，能测定卵巢及其新生组织血流变化，对鉴别良性与恶性有重要参考价值。交界性肿瘤的最常见的两个特征声像仍是囊内乳头结构和多房隔，但不是诊断的敏感指标。

（2）CT 及 MRI　可清晰显示肿瘤，尤其对合并肠梗阻的诊断更有价值。对判断肿瘤大小、性质、卵巢周围脏器的浸润、有无肝脾及淋巴转移和确定手术方式也有参考价值。

（3）胸部、腹部 X 线摄片　对判断有无胸腔积液、肺转移和肠梗阻有诊断意义。腹部 X 线平片还可显示卵巢畸胎瘤的牙齿、骨质和囊壁钙化。

2. 肿瘤标志物

（1）CA125　80％的卵巢上皮性癌患者 CA125 水平高于正常值，90％以上患者 CA125 水平的消长与病情缓解或恶化相一致，尤其对浆液性腺癌更有特异性，故可作为治疗及随访中的监测。但 CA125 并非绝对特异，有一部分非恶性妇科疾病如急性盆腔炎、子宫内膜异位症、腹盆腔结核、卵巢囊肿、子宫肌瘤及一些非妇科疾病的 CA125 值也时有升高，诊断时应加注意。75％浆液性交界性肿瘤患者术前 CA125 升高，平均为 156IU/ml；而黏液性仅 30％升高，平均为 28IU/ml。

（2）甲胎蛋白（AFP）　对卵巢内胚窦瘤有特异性价值，绝大多数内胚窦瘤的 AFP 升高，部分含卵黄囊成分的未成熟畸胎瘤、混合性无性细胞瘤及胚胎癌也可升高。AFP 动态变化与癌瘤病情的好转和恶化是一致的，所以可作为生殖细胞瘤治疗前后及随访的重要标志物。

（3）人绒毛膜促性腺激素（hCG）　对于原发性卵巢绒癌及含有绒癌成分的生殖细胞肿瘤有特异性。

（4）性激素　粒层细胞瘤、泡膜细胞瘤可产生较高水平的雌激素。黄素化时，亦可有睾酮分泌。浆液性、黏液性或纤维上皮瘤有时也可分泌一定的雌激素。

（5）癌胚抗原（CEA）　有些晚期卵巢恶性肿瘤，特别是黏液性囊腺癌 CEA 值常常升高，但它并非卵巢肿瘤的特异抗原。

（6）乳酸脱氢酶（LDH）　部分卵巢恶性肿瘤血清中 LDH 升高，特别是无性细胞瘤者常常升高，但这并非特异的指标。

（7）CA19－9　57％黏液性交界性肿瘤有术前 CA19－9 升高，可作为黏液性肿瘤的肿瘤标志物。

3. 腹腔镜检查　对盆腔肿块、腹水、腹胀等可疑卵巢恶性肿瘤的患者行腹腔镜检查可明确诊断。腹腔镜检查的作用：①明确诊断，作初步临床分期；②取得腹水或腹腔冲洗液进行细胞学检查；③取得活体组织进行组织学诊断；④观察腹膜、横膈膜及脏器表面的情况；⑤术前放腹水或腹腔化疗，进行术前准备；⑥手术及化疗后判断疗效，虽然它并不能完全取代二探术，但常常可以在二探术前先用腹腔镜检查，若已存在广泛转移灶无法彻底切除，可以避免二探术。若肿块过大或达脐耻中点以上、腹膜炎及肿块粘连于腹壁，则不宜进行此检查，腹腔有广泛粘连者宜慎用。

4. 细胞学检查　阴道后穹隆吸液脱落细胞学检查有时可找到癌细胞，但阳性率很低，价值不大。腹水明显者可直接从腹部穿刺，若腹水少或不明显者可从后穹隆穿刺。腹水或腹腔冲洗液找癌细胞对Ⅰ期患者确定临床分期及选择治疗方法有意义。穿刺腹水找癌细胞的阳性率较高，但穿刺引起的感染、穿破肿瘤囊壁造成囊内液体外溢甚至引起皮肤及穿刺部位的种植等并发症也应考虑。

5. 组织病理学检查　肿瘤组织标本病理检查可明确诊断。标本可通过开腹、腹腔镜手术取得。对有些病例可用细针穿刺获取标本，如固定盆底的实质性肿块，可经阴道细针穿刺；也可在 B 超指引下，经腹或经阴道用细针直接穿刺肿瘤取活体组织检查。

6. 其他检查 必要时可选择。

（1）系统胃肠摄片（GD）或乙状结肠镜观察 必要时行胃镜检查，提供是否有卵巢癌转移或胃肠道原发性癌瘤的证据。

（2）淋巴造影 可用于观察有无淋巴结转移。

（3）肾图、静脉肾盂造影 观察肾脏的分泌及排泄功能，了解泌尿系压迫或梗阻情况。

（4）肝脏扫描或 γ 照像 了解肝转移或肝脏肿物。

（5）放射免疫显像或 PET 检查 有助于对卵巢肿瘤进行定性和定位诊断，PET 还有助于发现早期复发。

第四节 治疗

一、治疗基本原则

卵巢恶性肿瘤的处理原则是采取以手术为主的综合治疗，一经发现，应行手术。手术可切除肿瘤并明确诊断，同时可手术-病理分期。手术可采取腹腔镜和（或）剖腹方式，前者多用于诊断，后者更宜于治疗。在辅助治疗中，化疗是重要治疗手段。应根据肿瘤的性质、组织学类型、手术-病理分期和患者年龄、对生育的要求以及全身情况等综合分析来决定手术和术后是否进行辅助治疗。低危型（Ⅰa/Ⅰb 期、非透明细胞癌、分化好、肿瘤较小、包膜完整、与周围无粘连，或是交界性肿瘤）的患者术后可以不加用化疗。

卵巢恶性肿瘤患者很少妊娠，合并妊娠者以无性细胞瘤及浆液性囊腺癌为多，妊娠可使恶性肿瘤扩散，故一旦诊断或疑为卵巢恶性肿瘤者，同非孕期一样，尽早手术。

对卵巢上皮癌，早期者争取治愈；晚期者控制复发以延长生存期及提高生存质量，方法采用手术加含铂类药物的联合化疗（推荐紫杉醇和铂类联合）。

对卵巢生殖细胞肿瘤，目标应是治愈，保留生育功能是其治疗原则，方法以手术和以 PEB/PVB 为主要方案的化疗。对性索间质性肿瘤，目标也是治愈，手术是主要治疗手段，对年轻的早期患者可行单侧卵巢切除术以保留生育功能，对发生转移的患者尚无最佳治疗方案。

除去Ⅰ期、1 级的卵巢癌，对于所有其他期别的卵巢癌患者，均应入初治或复发治疗的临床研究。因为 70%～80%的患者对于初次治疗有反应，但是肿瘤复发非常普遍，需要进一步的治疗控制疾病、缓解症状并维持生活质量。

复发性卵巢癌的挽救治疗选择取决于治疗无进展间期，无进展间期越长，预后越好，手术治疗的价值越大。铂类敏感者复发（从初治化疗后 6～12 个月之间复发者为铂类部分敏感，＞12 个月为铂类敏感性复发，＜6 个月为耐药），改用其他化疗方案或再度尝试一线化疗方案均能获得显著的疗效。细胞毒性药物对于铂类难治病例有一定效果，序贯单药治疗效果较好，放疗也能获得姑息性的治疗效果。

目前许多新的治疗手段正处于研究中，包括抗癌疫苗、单克隆抗体、基因疗法、抗血管生成治疗、酪氨酸激酶途径抑制剂等，高剂量化疗在卵巢癌治疗中的地位尚未确立，一些分子靶向治疗药物如贝伐单抗（bevacizumab）作为卵巢癌维持治疗的Ⅲ期临床试验正在进行中，这些研究结果值得期待。生物治疗可能有望成为卵巢癌的第四大治疗手段。

治疗的具体要求和注意事项是：

1. 术前应对疾病有充分评估，术后有明确的病理-手术分期。

2. 手术应尽量将肿瘤完全切除，减瘤术尽量达到理想或最小的残余肿瘤。

3. Ⅰ期肿瘤是否使用微创技术到目前仍有争议，不是推荐的标准方法。

4. 所有黏液性肿瘤患者均应行阑尾切除术。

5. 除早期卵巢癌低危型或交界瘤者术后可不辅助化疗（但应定期随访）外，其他中、低分化癌及晚期者应采用术后化疗。

6. 根据组织类型选择化疗方案，多采用联合化疗，通常先选择含铂类药物的联合化疗作为一线化疗。化疗要及时、规范，剂量要足、疗程要够。

7. 浸润性上皮性卵巢癌或腹膜癌患者，如细胞减灭术后残留肿瘤负荷小，应考虑行腹腔化疗。

8. 保留生育功能的手术仅限于某些明显为早期和（或）一些低危肿瘤，如肿瘤细胞分化好者、生殖细胞肿瘤、交界性巢肿瘤、早期（Ⅰa）浸润性上皮癌或性索间质肿瘤，可考虑行患侧附件切除，保留子宫和对侧卵巢。但全面手术分期仍需进行，以排除可能存在的隐匿性晚期疾病，还要有密切随访条件。待完成生育功能后视具体情况决定是否切除对侧卵巢。卵巢恶性生殖细胞肿瘤保留生育功能的手术术后应用 BEP 或 VBP 联合化疗。

9. 复发的卵巢恶性肿瘤估计可被切除时，可施二次减瘤术。若能达到较小的肿瘤残余灶（<1cm），术后配合二线化疗可延长生存期。若达不到理想的二次减瘤术则难以延长生存期。复发的卵巢恶性肿瘤对铂类耐药者可选用 Taxol、HMM、IFO 及 TPT 等作为二线化疗，脂质体阿霉素、吉西他滨和拓扑替康现也成为复发性癌治疗的常用药物。若为铂类敏感者可再用以铂类为基础的联合化疗或其他二线化疗。无性细胞瘤复发或残余病灶局限者可采用术后放疗（外照射）。

10. 当发现为浸润性黏液性卵巢肿瘤，应仔细检查上、下消化道，以排除原发于消化道的隐匿性肿瘤转移至卵巢。

二、治疗方法

（一）手术治疗

1. **全面的确定分期的剖腹手术**（comprehensive staging laparotomy）　（1）腹部足够大的纵切口；（2）全面探查；（3）腹水或腹膜冲洗液的细胞学检查通常应取 4 处即膈面、左结肠沟、右结肠侧窝及盆腔；（4）对盆腹腔所有可疑病变部位和粘连部位的活检，如盆腔侧壁、肠浆膜、肠系膜、横膈等；（5）若肉眼观无明显种植则应对膀胱反折部、子宫直肠窝、左右结肠侧窝及盆壁腹膜进行随机活检；（6）全子宫和双侧附件切除；（7）横结肠以下的大网膜切除；（8）盆腔及腹主动脉旁淋巴结清除术（至肠系膜下动脉水平）。

2. **再分期手术**（re-staging laparotomy）　首次手术未进行确定分期，但亦未用药而施行的全面探查和完成准确分期。如已用化疗，则属第二次剖腹手术（second laparotomy）。

3. **肿瘤细胞减灭术**（cytoreductive surgery）**或减瘤术**（debulking surgery）　理想手术（optimal surgery）为最大努力切除原发灶及一切转移瘤，使残余癌灶直径<1cm，亚理想手术（suboptimal surgery）为术后残存肿瘤直径≥1cm。手术要求：（1）足够大的纵切口；（2）腹水或腹腔冲洗液细胞学检查；（3）全子宫和双侧附件及盆腔肿块切除，卵巢动、静脉高位结扎；（4）横结肠下缘大网膜切除，注意肝、脾、横膈、结肠侧沟、盆壁腹膜、肠系膜及子宫直肠窝转移灶切除或多点活检，肝、脾转移处理；（5）腹主动脉旁及盆腔淋巴结清除

术；(6）阑尾切除及肠道转移处理，若肿瘤已转移到肠管的肌层或黏膜层，可同时施行肠切除并吻合或造瘘。若病灶广泛不可能完全除净，则只能施行较保守的减瘤术。

4. **再次肿瘤细胞减灭术**（re-cytoreductive surgery） 指对残余瘤或复发瘤的手术，目的是缓解症状、提高生活质量，尤用于孤立复发病灶、缓解期 1 年以上的复发患者，但关键是需要更有效的二线化疗药物配合，否则这种手术的价值很有限。

5. **“中间性”或间隔肿瘤细胞减灭术**（interval or intervening cytoreductive） 某些晚期卵巢癌病灶较大、固定、有大量腹水，估计难以切净或基本切净，或一般情况不能耐受手术者，则先用几个疗程化疗，再行肿瘤细胞减灭术。可能使腹水减少、肿块缩小或松动，使减灭术可行，提高手术质量。但亦有学者认为对术后化疗不利，应先行肿瘤细胞减灭术。

6. **二次探查术**（second look operation） 指经过初次满意的肿瘤细胞减灭术后 1 年内，又施行了至少 6 个疗程化疗，临床检查及辅助检查（包括 CA125 等肿瘤标志物和影像学）均无肿瘤复发迹象，为评估治疗效果及有否病灶继续存在而施行的剖腹探查术。目的是了解腹腔癌灶有无复发，作为日后治疗的依据，以决定是否停止化疗（或少数疗程巩固）或改变化疗方案及治疗方案。二次探查术应与初次手术分期一样，切除所见癌灶，并全面细致地探查和活检，进行盆腹腔等部位冲洗液细胞学检查，认真探查整个盆、腹腔，对上次手术部位及可疑部位的可疑结节及可疑腹膜后淋巴结等进行活检，即使肉眼观正常的腹膜也应行多处随机活检，以便达到全面估计盆、腹腔内病灶情况。手术时间一般距初次手术约 6～10 个月。

由于二探手术可发现非创伤性检查难以发现的细小肿瘤病灶（<2cm)，故有其应用价值。但二次探查术并不能改善患者的生存时间和预后，故现已较少应用。交界性肿瘤、Ⅰ期上皮性癌、恶性生殖细胞肿瘤、性索间质瘤不做二次探查术。

（二）化疗

1. **指征和应用** 化疗已是卵巢癌继手术治疗之后次要的治疗方法，包括术前及术后化疗。联合化疗优于单药化疗，目前全身化疗多采用联合化疗方案。应根据组织病理类型的不同选择不同的方案。

术前化疗适用于晚期卵巢癌、大量腹水、估计手术切除有困难者或初次手术肿瘤未能被切除者，可先行 1～3 个疗程化疗（腹腔、动脉或静脉），可使原本不能手术切除的卵巢癌达到较理想的减瘤术，此即新辅助化疗（neoadjuvant chemotherapy，先期化疗）。其目的是减少肿瘤负荷、提高手术质量。新辅助化疗需有明确的诊断并明确病变程度和范围，目前还没有确切的循证医学证据表明其能提高卵巢癌患者的生存率。

术后化疗应用于除早期卵巢恶性肿瘤低危型以外的其他患者，因前者术后应用化疗与不用化疗的长期生存率相似，单纯手术的生存率即达 90%～95%以上；但对Ⅰ期卵巢癌中具备如下 1 个以上高危因素，即应予以化疗：(1）无精确手术分期；(2）组织学上属预后不良类型，如透明细胞癌、移行细胞癌等；(3）中、低分化肿瘤；(4） Ⅰc 期（表面有乳头、破裂或包膜不完整、腹水或腹腔冲洗液细胞学阳性）；(5）肿瘤周围有粘连；(6）肿瘤细胞 DNA 倍体分析为非二倍体。

卵巢交界性肿瘤现多主张原则上不予术后化疗，但需密切追踪。因交界性肿瘤对化疗不敏感，化疗与否对生存改善无帮助甚至有害。只有在下列情况下可以考虑 3～6 个疗程正规化疗：(1）期别较晚、存在卵巢外病变，且手术后有肿瘤残留者；(2）卵巢外病变属于浸润性种植者，目前认为浸润性种植是交界性肿瘤唯一的致死原因，应该按癌处理；(3）肿瘤细胞 DNA 非整倍体的患者需要化疗，有报道交界性肿瘤非整倍体者生存率仅 15%。

化疗前应进行全身查体，除血压、脉搏、呼吸之外，应测体重及身高，有些化疗药物要根据体表面积计算。其次血生化检查了解肝肾功能、心肺功能和必要的心电图及肺片等。除血、尿、便常规包括白细胞分类及血小板外，还应查血了解电解质钾、钠、氯及镁。各种肿瘤标志物及B超等检查，能及时了解化疗前后对肿瘤的作用，必要时考虑CT或MRI，有助于了解转移部位。有条件可行单抗放射免疫显像（RII），帮助术前诊断及肿瘤定位。对Karnofsky分级在40分以下者，一般不适宜化疗。

化疗期限应根据肿瘤的类别和期别等而定。上皮性癌往往需要6～8个疗程。生殖细胞肿瘤则为3～6个疗程。疗程的多少还与采用的化疗方案、剂量及残余肿瘤的大小有关。剂量偏小的则需较多的疗程。化疗时也应考虑“个体化”，重视评估化疗的效果和毒副反应，及时调整化疗药物的剂量和方案。

化疗途径应以全身化疗为主（静脉或口服），也可配合腹腔化疗。腹腔化疗是卵巢癌常用的化疗途径，有利于药物直接与肿瘤细胞接触，全身的毒副反应较轻。腹腔化疗可用腹腔穿刺注药或腹壁皮下植入化疗泵注入腹腔药物。腹腔化疗注入腹腔的液体，应有足够的体积，一般约2000ml。当液体能很通畅输入腹腔内后再将稀释的化疗药物注入。常用于腹腔化疗的药物有5-Fu、TSPA、MMC、DDP、CBP、CLB等。

巩固化疗的目的在于加强初治效果、延缓复发以提高患者生存率。但目前尚无资料能表明巩固或维持化疗能改善卵巢癌的总生存率，考虑到普通巩固化疗疗效的非限定性及毒副作用，在缺乏循证医学证据支持的情况下，尚不能作为卵巢癌的常规治疗。

2. 常用化疗药物 许多抗癌药物对卵巢癌有效，常用的药物有苯丙氨酸氮芥（L-PAM）、环磷酰胺（CTX）、异环磷酰胺（IFO）、消瘤芥（CLB）、噻替哌（TSPA）、六甲嘧胺（HMM）、阿霉素（ADM）、甲氨蝶呤（MTX）、5-氟尿嘧啶（5-Fu）、顺铂（DDP）、卡铂（CBP）、紫杉醇（Taxol）、多西紫杉醇（Docetaxel）、更生霉素（KSM）、丝裂霉素（MMC）、博来霉素（BLM，平阳霉素）、长春新碱（VCR）、鬼臼乙叉甙（VP16）、吉西他滨（Gemcitabine，健择）及拓扑替康（TPT）等。

化疗药都有一定的毒副作用，不同的化疗药物其毒副反应不尽相同。在进行化疗时应注意不要超过限定的累积量，并根据不同的反应对症处理或特殊的解毒处理。临床上较常见的毒副反应有以下几种：

（1）骨髓抑制 大多数抗癌药物都可引起不同程度的骨髓抑制，常表现为白细胞及血小板下降。化疗期间及化疗后应经常检测白细胞及血小板。当出现较严重的骨髓抑制时应暂时停止化疗，并及时采用重组人粒细胞集落刺激因子（G-CSF）治疗，如惠尔血、格拉诺赛特、生白能及吉粒芬等。

（2）胃肠道反应 顺铂常可引起严重的胃肠道反应，如恶心、呕吐等，反应严重者往往拒绝化疗，若引起脱水和电解质紊乱，更易出现不良后果。可用各种止吐剂、镇静剂如甲氧氯普胺（灭吐灵）、氯丙嗪、维生素B6、5-羟色胺受体拮抗剂昂丹司琼（枢复宁）等，如可用昂丹司琼于化疗前15min或化疗后根据反应轻重，重复用药；如配伍用地塞米松，更能较好地预防呕吐。

（3）肾功能损害 大剂量DDP、MTX及IFO等药容易引起肾脏损害，表现为血清肌酐升高、蛋白尿、少尿甚至无尿。可用水化方法防治大剂量DDP所致肾功能损害。水化可缩短DDP血浆浓度的半衰期及增加DDP的肾脏消除率，减少与肾小管细胞结合，从而减轻肾毒性。水化的液体包括5%葡萄糖生理盐水、10%葡萄糖液及林格液等，水化液体总量一般应每日3000ml，于DDP用药前数小时至12h开始。在用药期内还应给予利尿剂如呋塞米和甘露醇等。由于水化过程中易出现电解质紊乱，应注意补充钾、镁等电解质。

（4）肝功能受损　化疗药物大多在肝脏解毒，疗程长时易引起药物性肝损害，常表现为转氨酶升高。而过去有肝病史的患者或乙肝病毒携带者或患者手术化疗时输血导致输血后肝炎，化疗又加重肝功能受损。可给予保肝药物防治，也可使用下述治疗方案来保证化疗的继续进行：①甘草甜素（强力宁，每 20ml 含甘草酸单胺 40mg），每日静注 80ml 加 5%葡萄糖液 500ml 中，2～3 日无反应，可加大至 100～200ml，持续 3 个月。此药有类似皮质激素作用，但不引起继发感染，个别患者血压略升高，或有轻度水肿。②猪苓多糖，每日肌注 2～4ml（10mg/ml），持续应用 3～6 个月，有调节免疫功能，保护肝脏及增强化疗疗效等作用。③干扰素，隔日肌注 300 万单位，肝功能正常后。可改为每周 2 次或 1 次，持续 3～6 个月；副作用可出现体温升高至 38℃左右，停药后即恢复，如反应重可适当减量。

（5）过敏反应　Taxol 引起过敏反应时有发生，表现为皮疹、支气管痉挛、喘鸣、血管性水肿和低血压。在应用 Taxol 前 6～12h 给予地塞米松 20mg 口服，用药前半小时给予苯海拉明 50mg，西咪替丁 300mg，常可预防严重过敏反应。

（6）脱发　许多化疗药物如 ADM、VCR、Taxol 等会引起脱发，不需特殊治疗，待化疗停止后，新生头发可逐渐长出。应向病入做好解释工作。

（7）低镁血症　顺铂还可引起低镁血症。由于肾小管受损，镁的重吸收障碍，以致引起镁过度从尿中排出。常见有肌无力、手足抽搐、痉挛、颤抖、眩晕或末梢感觉异常。如出现上述症状，可口服氧化镁 250～500mg，每日 4 次，或肌注 25%硫酸镁 10ml，也可静脉点滴。

（8）肺纤维化　博来霉素易诱发肺纤维化，表现憋气、胸闷或呼吸困难等症状，胸片往往可找到典型病变。此时应即停止有关化疗药物，必要时应用激素（强的松）等治疗。博来霉素总量超过 450～500mg 时，毒性明显增加。

（9）其他　心律失常、消化道黏膜炎、肺纤维化、出血性膀胱炎等也因不同的化疗药而产生。

（三）放疗

放射治疗是卵巢恶性肿瘤综合治疗的手段之一，但由于对女性生理功能的损害，大照射野及剂量问题限制了其应用，目前已不作首选的辅助疗法，仅作为手术及化疗失败的辅助治疗，而对于肿瘤病灶很大或术后盆腹腔内严重粘连者不适于放射治疗。无性细胞瘤对放疗最敏感，颗粒细胞瘤属中度敏感，而上皮性癌的放疗效果不如前者。

其主要适应证有：（1）化疗失败且对放疗敏感的生殖细胞瘤如无性细胞瘤；（2）手术及化疗失败的局限性较小病灶，或较表浅的病灶；（3）局限性复发病灶，对阴道残端复发灶可行腔内治疗。

主要方法有全腹照射、盆腹病灶的小照野照射（包括调强及适形照射）及阴道复发灶的腔内照射或插植治疗。放射源通常采用^{60}Co 或直线加速器。

由于卵巢恶性肿瘤常有上腹腔的转移，所以外照射的野往往采取全腹照射，肝脏及肾脏挡铅防护。全腹照野的剂量为 2500cGy 左右/4～5 周。由于卵巢肿瘤的主要病灶位于盆腔，需对盆腔照射时，可达到 4500cGy 左右。照野的大小及照射剂量可根据病灶大小及部位适当调整。

（四）激素治疗

内膜样癌可用孕酮类药物与化疗联合应用，甲地孕酮 160mg 每日 1 次，连服 3 月，或甲羟孕酮片 500mg 每日 1 次，连用 3～6 个月。

（五）巩固或维持治疗

对减瘤术和化疗后获得临床完全缓解（CR）的卵巢癌患者，是继续巩固或维持治疗还是停药观察待复发后再予二线化疗或其他治疗，目前仍存争议。但一般认为，卵巢癌患者手术或 6 疗程辅助化疗后任何形式的维持治疗均未能带来明显的临床益处。

三、治疗方案

（一）上皮性卵巢癌的治疗

1. 早期卵巢上皮癌的治疗 治疗采用全面的分期手术，这是其最基本、最重要的治疗手段；一些患者还需术后给予紫杉醇和铂类为基础的综合化疗。

（1）Ⅰ期低危组 包括所有 FIGO 的Ⅰa 和Ⅰb 期肿瘤分化好者，预后良好；全面的分期手术十分重要，术后大部分患者不需要进一步治疗。

（2）Ⅰ期高危组 包括所有Ⅰa 和Ⅰb 期的中分化和低分化的癌、Ⅰc 期的肿瘤和所有卵巢透明细胞癌、未能精确手术分期以及较大肿块的患者，约 30%～40%有复发的危险，25%～30%在首次手术后 5 年内死亡，所以在全面手术分期后，还需要进行术后化疗。

（3）Ⅱ期患者 应行肿瘤细胞减灭术并给予术后辅助治疗。

早期患者常用的辅助化疗方案是 TC，一般 3～6 个疗程，非浆液性者可用 3 个疗程，浆液性者可用 6 个疗程。最近有学者报道用 3 个疗程和 6 个疗程二者无明显统计学差异。

2. 晚期卵巢上皮癌的治疗 标准治疗是一开始即应行满意的肿瘤细胞减灭术，使残余肿瘤<2cm，术后首选铂类药物和紫杉醇的联合化疗，至少 6 个疗程。也可腹腔静脉联合化疗。

常用化疗方案：（1）TC：Taxol 135～175mg/m^2，iv（3h），dl；CBP AUC=5～6，iv，dl。每 3～4 周重复。（2）TP：Taxol 135～175mg/m^2，iv（3h），dl；DDP 75mg/m^2，iv，dl（需水化）。每 4 周重复。（3）CAP：CTX 600mg/m^2，iv，dl；ADM 50mg/m^2，iv，dl，（最大累积量 350mg/m^2）；DDP 50～70mg/m^2，iv，dl（需水化）。每 3～4 周重复。（4）CP：DDP 75mg/m^2（水化），CTX 700mg/m^2。每 3～4 周重复。目前认为经循证医学的研究 TC 方案优于其他方案。

对于未能行满意的肿瘤细胞减灭术后的患者也可以使用同样的化疗方案。另外，如患者在首次肿瘤细胞减灭术后残余肿瘤数量相当多，可以给予 2～3 个疗程的辅助化疗，紧接着行中间性肿瘤细胞减灭术，术后再予 3～6 个疗程的化疗。

3. 复发性上皮性卵巢癌的治疗 卵巢癌的复发（recurrence，relapse）指经过正规治疗（包括满意的肿瘤细胞减灭术和正规足量的化疗）达到临床完全缓解，停药半年后临床上再次出现肿瘤复发的证据（发现病灶或某些监测指标提示肿瘤存在），视为复发。一些病例虽然经过正规治疗，但肿瘤仍进展或稳定，二探手术发现残余灶，或停化疗半年之内发现复发证据称之为未控（persistent disease，failure of the treatment），其治疗原则与复发者相同，也可归于复发性卵巢癌。

卵巢癌复发的诊断最好有病理学支持，如出现下述情况中的两项时可考虑复发：① CA125升高；②出现胸腹水；③体检发现肿块；④影像学检查发现肿块；⑤不明原因肠梗阻。

目前复发性卵巢癌没有肯定的根治性手段，对这些复发者经过适当治疗，部分可以达到临床缓解，但缓解以后还会复发，而且每次复发后的缓解期将越来越短。治疗基本原则一般是趋于保守性姑息治疗，要个体化。治疗方法主要取决于患者初次缓解时间的长短以及患者的症状和以前用药情况，还要考虑所选择方案的预期毒副作用及其对整个生活质量的影响，同时也应尊重病人的意愿，制定较为适度的治疗方案。

临床上有下述情况时可考虑作为开始治疗的时机和指征：①有临床症状，临床或影像学检查有复发证据，伴有或不伴有 CA125 的升高；②没有临床症状，但 CA125 升高，临床或影像学检查发现>2～3cm 的复发灶；③虽然无临床和影像学检查的复发证据，但有症状和 CA125 的明显升高；④系列测定 CA125 持续升高，可排除其他原因引起的 CA125。开始治疗最好在早期 CA125 迅速攀升时进行，不宜过早，更不能过晚。

复发性的卵巢癌在手术治疗以后有 1 年以上治疗无进展间期时，可考虑再次肿瘤减灭术；但是对化疗之后短期就复发的，不主张行第二次肿瘤细胞减灭术。对孤立可切除病灶，特别首次治疗对化疗敏感的患者原则采用手术与化疗相结合的治疗方法。初始治疗后>12 个月（铂类敏感）或 6～12 个月复发者（铂类部分敏感）应行以铂类为基础的联合化疗，选 TC 或者卡铂+吉西他滨方案；铂类耐药（<6 个月复发），或是复发治疗之后又再次复发的，可考虑使用其他卵巢癌二线化疗的药物如脂质体阿霉素、吉西他滨或拓扑替康姑息化疗。

可用于卵巢癌二线治疗（挽救化疗）的药物的有效率基本相似，大约为 10%～20%，故二线化疗没有首选的药物。可考虑采取患者未用过的，尤其是作用机制不同的单药或联合化疗作为二线化疗药物。

4. 交界性卵巢肿瘤（低度恶性卵巢癌）的治疗 交界性瘤恶性程度低、预后好、复发晚，复发率随时间推移而增加。交界性瘤复发，绝大多数病理形态仍为交界性，再次手术仍可达到较好结果。所以，手术为交界性肿瘤的最重要、最基本的治疗。是否辅助治疗仍存争议，多不主张加用辅助化疗。

（1）手术 手术范围视患者年龄、生育状况及临床分期而定。由于常常在同一肿瘤中并存良性、交界性和恶性成分，如术中冰冻切片病理检查不能确定交界性或恶性时，则一般应结合探查情况（包括淋巴结活检，冰冻切片检查）考虑是否进行淋巴结清扫。

①保留生育功能手术：保守手术患者的无病生存率和总生存率与行满意分期手术的患者无区别，都接近 100%。而且保守手术后患者的生育、妊娠结局也很好。所以，早期、有生育要求者，切除患侧附件，对侧剖探，腹腔冲洗液细胞学检查及腹膜多点活检，保留生育功能。由于附件切除和囊肿剥除术后的复发率分别是 2%～3%和 20%，因此肿瘤剥除术仅限于双侧交界性卵巢肿瘤（发生率约为 38%）或已有一侧卵巢切除的患者。期别较晚者如无外生乳头结构及浸润种植也可考虑保留生育功能，但术后均应严密随访。

②晚期、年龄大或无生育要求者，行全子宫及双侧附件切除，大网膜、阑尾切除或施行肿瘤细胞减灭术。

（2）化疗 超过Ⅰ期的患者辅助化疗是否能减少复发并提高患者生存率仍争议较大，而过度化疗可引起并发症，增加患者的死亡率。不过，交界性肿瘤对化疗并非完全不敏感，术后辅助治疗仍有一定的近期疗效，特别是术后有残留病灶者，化疗可使肿瘤松动、病灶缩小，待条件许可时再次手术，可达到将肿瘤完全切除的目的。对期别较晚、有浸润性种植和 DNA 为非整倍体的卵巢交界性肿瘤，也可术后给予 3～6 个疗程正规化疗，方案同卵巢上皮癌。

交界性肿瘤术后辅助治疗应注意：①辅助化疗的目的是缩小残留病灶，为再次减瘤术成功创造条件，但不能期待利用化疗改善预后；②Ⅰ期及其他期别术后无肿瘤残留者，不必接受辅助治疗，但应严密随访；③无腹膜浸润的患者不需要辅助治疗，浆液性交界性肿瘤中只有发生浸润种植者需要化疗；④宜选用较温和的方案（如 PC 方案较为理想），疗程不宜过于集中，因交界性肿瘤的肿瘤细胞增殖速度较上皮性癌缓慢，化疗应有别于卵巢上皮癌；⑤肿瘤细胞 DNA 含量、倍体水平及有关癌基因的检测，有助于指导术后辅助化疗。

（二）卵巢恶性生殖细胞肿瘤的治疗

卵巢恶性生殖细胞肿瘤常发生于年轻的妇女及幼女，多为单侧发病，有很好的肿瘤标志物，即使复发也很少累及对侧卵巢和子宫，尤其是其对化疗敏感且有有效化疗方案，预后大为改观，5 年存活率由既往的 10%提高到 90%，所以大部分患者可行保留生殖内分泌功能及生育功能的治疗，但术后必须行足够的辅助治疗。保留生育功能是其治疗的原则，治愈是其目标。主要的治疗方式为手术和化疗。

疗效的评估主要根据肿瘤标志物和影像学检查，前者常用 hCG、AFP、LDH、CA125 和 inhibin，盆腹腔 CT 和超声检查是对术后可测量病灶进行评估的常用手段。

1. *手术*

（1）有生育要求者，早期患者，切除患侧卵巢和转移灶，保留生育功能。对Ⅱ、Ⅲ、Ⅳ期者，应向有强烈生育要求者，讲清其利弊。

（2）无生育要求者，绝经以后年龄较大的，晚期的或者是对侧卵巢已经受累的，应行全面手术分期和细胞减灭术。唯其肿瘤细胞减灭术不需要如上皮性肿瘤一样非常严格要求残存肿瘤大小。

（3）复发者，有手术可能者，仍应积极手术治疗。

2. *化疗*　根据肿瘤分期、类型和肿瘤标志物的水平，术后可采用 3～4 疗程的联合化疗，选择以铂类为基础的化疗，首选 BEP 方案，但Ⅰa 期的无性细胞瘤和Ⅰa 期 1 级未成熟畸胎瘤术后不需要进一步化疗。有肿瘤标志物升高的患者，化疗应持续至肿瘤标志物降至正常后 2 个疗程。

常用化疗方案为：①BEP：BLM 15mg～20mg/d，iv，d2，d9，d16，最大剂量 30mg/次，终生剂量 360mg；Vp16 100mg，iv，dl－5；DDP 20mg/m^2，iv，dl－5。每 3～4 周重复，共 3 疗程。必要时可增加 1～3 疗程，但在增加疗程中应除去 BLM，仅用 VP16 及 DDP。②VBP：BLM 15mg/d，iv，d2，d9，d16，单次最大剂量不可超过 30mg/次，最大累积终生剂量 360mg；VCR 1.5mg/m^2，iv，dl，d2，最大剂量 2.0mg/次；DDP 20mg/m^2，iv，dl－5。每 3～4 周重复，当其用量达总剂量后 PVB 方案可改用 PV 方案，用法同 PB。③VAC：VCR 1.5mg/m^2，iv，dl，最大剂量 2.5mg/次；KSM 0.5mg/d，iv，dl－5；CTX 5～7mg/（kg·d），iv，dl－5。每 3～4 周重复。

3. *放疗*　为手术和化疗的辅助治疗。无性细胞瘤对放疗最敏感，但由于无性细胞瘤的患者多年轻，要求保留生育功能，目前放疗已较少应用。对晚期、复发或有远处转移者，放疗仍能取得较好疗效。

（三）卵巢性索间质细胞肿瘤

性索间质肿瘤较少见，具有不可预测生物学行为的特征。多数性索间质肿瘤（如纤维瘤、泡膜细胞瘤、支持细胞瘤、硬化性间质瘤等）是良性的，应按良性卵巢肿瘤处理；少数是低度或潜在恶性的，如颗粒细胞瘤、间质细胞瘤、环管状性索间质瘤等，可按照低度卵巢恶性肿瘤处理。

低度恶性或潜在恶性的卵巢性索间质细胞肿瘤的主要治疗方式为手术和化疗，治疗目标是治愈。但这类肿瘤多数具有低度恶性、复发晚的特点，故需长期随诊，

1. *手术*　多数肿瘤是单侧，预后好，故Ⅰ期要求保留生育功能者，全面分期术后保留

生育功能手术，其他期别或不希望生育的年龄较大患者，行全子宫双附件切除（TAH-BSO）和确定分期手术，晚期肿瘤应行肿瘤细胞减灭手术。复发的卵巢性索间质细胞肿瘤患者仍应积极手术。

2. *化疗* 凡为恶性肿瘤术后均需化疗。Ⅱ期或以上期别的支持细胞-间质细胞肿瘤更有可能复发，所以术后更要行辅助化疗。以铂类为基础的一线联合化疗能有效改善其预后，尤其对晚期患者。常用化疗方案可酌情选用 BEP、PVB、PAC、VAC 方案，3～6 个疗程。BEP 为首选方案。也有选用 TC 和 TP 方案的。

大多数的性索间质肿瘤就诊时是Ⅰ期，预后很好。对Ⅰ期患者的化疗现仍存争议。对于有高危因素的如肿瘤体积>10cm、有丝分裂指数比较高的Ⅰc 患者可行以铂类为基础的辅助化疗。

3. *放疗* 价值未定，对盆腔和局限性病灶可行放疗。

4. *激素治疗* 价值还未肯定。

（四）卵巢非特异性间质肿瘤

恶性卵巢非特异性间质肿瘤包括各种卵巢肉瘤和原发性淋巴瘤，恶性程度高，可及早行全子宫及双侧附件切除术，术后辅以化疗及放疗。

（五）卵巢转移性肿瘤

大部分卵巢转移性肿瘤的治疗效果不好，预后很差。其处理取决于原发灶的部位和治疗情况，需要多学科协同诊治。处理原则以有效缓解和控制症状为目的。首要的是治疗原发肿瘤。如原发瘤已经切除且无转移复发征象，转移瘤仅局限于盆腔，可采用原发性卵巢癌的手术方式，即行全子宫双侧附件加大网膜切除，尽可能切除盆腔转移瘤，术后配合化疗，以延长患者生命；而广泛转移或恶病质者不宜手术。术后采用以 5-氟尿嘧啶为主的联合化疗，常用方案为顺铂、丝裂霉素和 5-氟尿嘧啶联合应用。

第五节 预后

卵巢恶性肿瘤的预后与组织学类型、临床分期、分级、患者年龄、治疗及复发等有关，以临床分期最重要。恶性度越低、期别越早、分化越高者疗效越好；对化疗药物敏感者、术后残余癌灶<1cm 者治疗效果较好；年老者免疫机能低下，其预后不如年轻患者；低潜在恶性的治疗效果比上皮癌为好；治疗处理不及时或不得当，对治疗效果也会产生不良影响。

低恶性度的卵巢性索间质肿瘤预后较好，如颗粒细胞肿瘤的 10 年存活率为 90%，20 年存活率为 75%，支持细胞-间质细胞肿瘤的 5 年存活率为 70%～90%。卵巢生殖细胞肿瘤虽然恶性度高，但对化疗敏感，5 年生存率Ⅰ期达 95%，Ⅱ期 70%，Ⅲ期 60%，Ⅳ期 30%。

卵巢上皮癌Ⅰ期低危者预后良好，90%以上患者可长期无瘤存活；与复发有关的高危因素是包膜破裂、肿瘤表面生长、低分化（G3）、与周围组织粘连、腹腔冲洗液阳性、透明细胞癌以及卵巢癌外转移等。晚期卵巢上皮癌高、中、低分化的 5 年生存率分别为 59%、25%、7%；浆液性癌、透明细胞癌较黏液性癌及子宫内膜样癌预后差；肿瘤细胞减灭术后 4 周的血清 CA125 水平下降不满意（不及术前的 50%）或术后 2 个月未降至正常者，预后差。

交界性瘤最重要的预后因素是卵巢外病变的性质，Ⅱ、Ⅲ期患者腹膜种植的形态学是主要的预后因素。浆液性交界性肿瘤伴微乳头型及有腹膜浸润性种植者预后较差，初次手术后有残留病灶也是预后不良的指标。

恶性卵巢非特异性间质肿瘤因恶性程度高，患者常很快广泛转移或复发，预后极差。

大部分卵巢转移性肿瘤的治疗效果不好，预后很差。

第六节　疗后随诊

卵巢恶性肿瘤易于复发，治疗以后应长期予以随访和监测，认真进行病情监测并详细记录各种症状及发现。

卵巢交界性肿瘤应像卵巢癌一样进行随访。

一、随诊及内容

1. **临床症状、体征、全身及盆腔检查**　强调每次随诊盆腔检查的重要性，要注意肝脾及腹部触诊、全身浅表淋巴结的检查（应特别注意锁骨上淋巴结及腹股沟淋巴结）。

2. **肿瘤标志物**　CA125、AFP、hCG、CA19－9、LDH 和 inhibin 等。

3. **影像检查**　定期胸部 X 线摄片、盆腹腔 B 超检查或 CT 检查，必要时可行 MRI 和 PET 检查。

4. **类固醇激素测定**　雌激素、孕激素及雄激素（对某些肿瘤）。

5. **必要时二次探查术**

二、术后随访时间

术后第一年，每 1～2 个月 1 次；术后第二年，每 3 个月 1 次；第三年以后可再适当延长。若有异常症状或发现肿块及腹水，则应随时就诊。

（李广太）

参考文献

1. 刘丽影，洪婉君，李晓江，等. 卵巢恶性肿瘤//董志伟，谷铣之. 临床肿瘤学. 北京：人民卫生出版社，2002，1244-1280.
2. 孙建衡. 妇科恶性肿瘤放射治疗学. 北京：中国协和医科大学出版社，2002：220-273.
3. 沈铿，郎景和. 卵巢上皮癌诊断和治疗中应注意的问题. 中华妇产科杂志，2003，38：65-68.
4. 徐光炜. 中华医学会. 临床诊疗指南肿瘤学分册. 北京：人民卫生出版社，2005：500-517.
5. 丰有吉，沈铿. 妇产科学. 北京：人民卫生出版社，2005：321-333.
6. 孔北华. 妇产科学. 北京：高等教育出版社，2005：305-306.
7. 孙建衡. 妇科恶性肿瘤的近距离放射治疗. 北京：中国协和医科大学出版社，2005：222-227.
8. 连丽娟. 林巧稚妇科肿瘤学. 第 4 版. 北京：人民卫生出版社，2006，543-691.
9. 殷蔚伯. 中华医学会. 临床诊疗指南放射肿瘤分册. 北京：人民卫生出版社，2006：57-61.
10. 高永良. 楼洪坤. 卵巢恶性肿瘤//孙建衡. 妇科恶性肿瘤继续教育教程. 北京：中国协和医科大学出版社，2007：307-335.
11. 中华医学会. 临床诊疗指南妇产科学分册. 北京：人民卫生出版社，2007：82-92.
12. 李广太. 妇科肿瘤标志物的一些相关问题. 中华妇产科杂志，2008，43：2-3.
13. 孙建衡. 妇科恶性肿瘤诊疗纲要. 北京：北京大学医学出版社，2009：88-126.
14. Thomas GM. Is there a role for consolidation or salvage radiotherapy after chemotherapy in advanced

epithelial ovarian cancer? Gynecol Onco，1993，51：97-103.

15. Hacker NF，Ngan HYS，Benedet L. Staging classifications and clinical practice guidelines for gynaecologic gancers. 2nd Edit. Elsevier，2000，95-117.
16. Markman M，Liu PY，Wilczynski S，et al. Phase Ⅲ randomized trial of 12 versus 3 months of maintenance paclitaxel in patients with advanced ovarian cancer after complete response toplatinum and paclitaxel-based chemotherapy：a Southwest Oncology Group and Gynecologic Oncology Group trial. J Clin Oncol，2003，21：2460-2465.
17. Sorbe B. Swedish-Norwegian Ovarian Cancer Study Group：consolidation treatment of advanced（FIGO) stage ovarian carcinoma incomplete surgical remission after induction chemotherapy：a randomized controlled clinica ltrial comparing whole abdominal radiotherapy，chemotherapy，and nof urther treatment [J]. Int J Gynecol Cancer，2003，13：278-286.
18. Ozols RF，Rubin SC，Thomas G，et al. Epithelial ovarian cancer//Hoskins WJ，Perez CA，Young RC. Principles and Practice of Gynecologic Oncology. 4th ed. Philadelphia：Lippincott Williams & Wilkins. 2005：919-922 .
19. Lm SS，Gordon AN，Buttin BM，et al. Validation of referral guidelines for women with pelvic masses. Obstet Gynecol，2005，105：35-41.
20. Markman M. Management of ovarian cancer：an impressive history of improvement in survival and quality of life. Oncology (Williston Park)，2006，20：347-354.
21. Walker JL，Armstrong DK，Huang HQ，et al. Intraperitoneal catheter outcomes in a phase III trial of intravenous versus intraperitoneal chemotherapy in optimal stage III ovarian and primary peritoneal cancer：a Gynecologic Oncology Group study. Gynecol Oncol，2006，100：27-32.
22. Gore M，du Bois A，Vergote I. Intraperitoneal chemotherapy in ovarian cancer remains experimental. J Clin Oncol，2006，24：4528- 4530.
23. Armstrong DK，Brady MF. Intraperitoneal therapy for ovarian cancer：a treatment ready for prime time. J Clin Oncol，2006，24：4531-4533.
24. Ozols RF，Bookman MA，du Bois A，et al. Intraperitoneal cisplatin therapy in ovarian cancer：comparison with standard intravenous carboplatin and paclitaxel. Gynecol Oncol，2006，103：1-6.
25. Pfisterer J，Plante M，Vergote I，et al. Gemcitabine plus carbo- platin compared with carboplatinin patients with platinum-sensitive recurrent ovarian cancer：an Intergroup Trial of the AGOOVAR，the NCICCTG，and the EORTCGCG. J Clin Oncol，2006，6：913-918.
26. Burger RA，Sill MW，Monk BJ，et al. Phase Ⅱ trial of bevacizumabin persistent or recurren epithelial ovarian cancer or primary peritoneal cancer：a Gynecologic Oncology Group study. J Clin Oncol，2007，25：5165-5171.
27. Velasco AP，Herráez AC，Ruipérez AC，et al. Treatment guidelines in ovarian cancer. Clin Transl Oncol，2007，9：308-316.
28. Jemal A，Siegel T，Ward E，et al. Cancer Statistics，2008. CA Cancer J Clin，2008，58：71-96.
29. Colombo N，Peiretti M，Castiglione M. ESMO Guidelines Working Group. Non-epithelial ovarian cancer：ESMO clinical recommendations for diagnosis，treatment and follow-up. Ann Oncol，2009，20 (Suppl 4)：24-26.
30. Colombo N，Peiretti M，Parma G，et al. ESMO Guidelines Working Group. Newly diagnosed and relapsed epithelial ovarian carcinoma：ESMO Clinical Practice Guidelines for diagnosis，treatment and follow-up. Ann Oncol，2010，21：23-30.

第 52 章　上皮性卵巢癌

上皮性卵巢癌（epithelial ovarian cancer）是妇科较常见的恶性肿瘤，其死亡率居妇科恶性肿瘤之首。手术治疗与化疗仍是卵巢癌的主要治疗方式。近年来尽管在治疗模式上并没有很大变化，但在手术方式及化疗方案的选择及新药的应用都有些进展。合理的将这些研究进展应用到临床，将提高患者的生存率和提高生存质量。

第一节　概述

卵巢恶性肿瘤的组织类型繁多，由于绝大多数卵巢恶性肿瘤为上皮性癌，亦称卵巢癌，因此人们常将卵巢癌泛指卵巢恶性肿瘤。本章将重点阐述上皮性卵巢癌的临床诊治。

一、流行病学特点

卵巢恶性肿瘤的发生在妇科恶性肿瘤中仅次于子宫颈癌及子宫内膜癌，居第 3 位，但其死亡率却为妇科肿瘤之首。卵巢癌发病率各国差异很大。最高的是瑞典为 21/10 万，最低的是日本为 3.1/10 万。根据 2009 中国肿瘤登记年报，中国肿瘤登记地区 2006 年发病死亡报告，我国卵巢癌的发病率为 8.43/10 万，城市发病率比农村高 1.5 倍。40 岁以后发病率逐渐增高，60～70 岁是发病高峰年龄。近年来卵巢癌发病似有上升之势，这可能与工业污染及化学毒物的增加有关。迄今尚未找到切实有效的方法能完全预防卵巢恶性肿瘤的发生。因此说卵巢癌仍是威胁妇女健康的重要疾病。

二、发病因素

卵巢恶性肿瘤的病因尚不明了，但许多因素显然与其发病有关。

（一）遗传因素

从患者的家谱调查及流行病学分析可见卵巢癌有明显的遗传倾向。这包括 3 种卵巢癌遗传综合征：①遗传性乳腺癌与卵巢癌综合征，即家族中这两种癌发病率较高；②遗传性非息肉性结肠直肠癌综合征，系家族中有较高的卵巢癌、结肠直肠癌及子宫内膜癌发生；③部位特异性卵巢癌综合征，即家族中的癌皆为卵巢癌者。在遗传性卵巢癌中第 1 种最多见，约占 60%～75%，第 2 种及第 3 种各占 10%～15%。

（二）基因 BRCA1 或 BRCA2 突变携带者

多数乳腺癌及卵巢癌的发生与这两种基因突变有关。在卵巢癌遗传家系的人口中也多为这两种基因突变的携带者。

（三）生殖与内分泌因素

每次排卵都使卵巢表面有个破口，需加以修复，不间断地排卵，使卵巢表面上皮不断损伤与修复，有时难免有异常修复，这是一种致癌因素。月经早发或推迟绝经使排卵及修复次数增多，从而增加危险性。而妊娠及哺乳期间停止排卵，处于暂时休息状态，避免了不间断的每月排卵，故有一定的保护作用。服避孕药也有保护作用。

（四）环境因素

卵巢癌高发于工业发达国家。石棉及滑石粉是两种可以诱发卵巢癌的化学致癌物质。环境污染可能是造成卵巢癌的重要原因。

（五）饮食因素

卵巢癌发生率高的地区往往是多食肉类及动物脂肪的地区。多食乳酪发生卵巢癌的危险相对增高。

三、上皮性卵巢癌的组织分类

上皮性卵巢癌的组织学分类复杂。就上皮性卵巢恶性肿瘤来说主要分以下几类：

1. **浆液性癌**　腺癌，表面乳头状腺癌，恶性腺纤维瘤。
2. **黏液性癌**　腺癌，恶性腺纤维瘤。
3. **子宫内膜样癌**　腺癌，恶性腺纤维瘤，恶性苗勒管混合瘤（癌肉瘤），腺肉瘤，子宫内膜样间质肉瘤。
4. **透明细胞癌**　腺癌，腺纤维瘤。
5. **移行细胞癌**　恶性勃勒氏瘤，癌肉癌，混合性上皮瘤及交界瘤等。
6. **鳞状上皮细胞癌**
7. **恶性混合上皮性肿瘤**
8. **未分化及未分类肿瘤**　未分化癌，非特异性腺癌。

第二节　临床特点

一、分期

卵巢癌的分期必须通过全面的体检及通过剖腹手术对盆、腹腔全面检查，腹腔液体或冲洗液的细胞学检查及对盆腔以外可疑部位多处活检病理检查后才能做出全面的分期。现采用的是 1988 年 FIGO 分期，标准如下：

Ⅰ期　肿瘤局限于卵巢。

Ⅰa 期　肿瘤限于一侧卵巢；无含恶性细胞的腹水。
表面无肿瘤，囊壁完好。

Ⅰb 期　肿瘤限于双卵巢；无含恶性细胞的腹水。
表面无肿瘤，囊壁完好。

Ⅰc 期*　肿瘤Ⅰa 期或Ⅰb 期，但一侧或双侧卵巢表面有肿瘤，或囊壁已破，或有含恶性细胞的腹水，或腹腔冲洗液阳性。

Ⅱ期　肿瘤累及一侧或双侧卵巢，伴盆腔扩散。

Ⅱa 期　扩散和/或转移到子宫和/或输卵管。

Ⅱb 期　扩散到其他盆腔组织。

Ⅱc* 期　肿瘤Ⅰa 期或Ⅰb 期，但一侧或双侧卵巢表面有肿瘤；或囊壁已破；有含恶性细胞的腹水存在，或腹腔冲洗液阳性。

Ⅲ期　肿瘤累及一侧或双侧卵巢，伴组织学证实的盆腔外种植和/或腹膜后淋巴结或腹股沟淋巴结阳性。肝表面转移属Ⅲ期。肿瘤限于真骨盆，有组织学证实的小肠或大网膜转移。

Ⅲa期　肿瘤大体所见限于真骨盆，淋巴结阴性，但组织学证实腹腔腹膜面有镜下种植，或有组织学证实的小肠或系膜转移。

Ⅲb期　肿瘤累及一侧或双侧卵巢，有组织学证实种植，直径<2cm；淋巴结阴性。

Ⅲc期　盆外腹膜转移直径>2cm和/或腹膜后淋巴结或腹股沟淋巴结阳性。

Ⅳ期　肿瘤累及一侧或双侧卵巢伴远处转移。胸水存在，但必须有阳性的细胞学才属Ⅳ期。肝实质转移属Ⅳ期。

* 为估计Ⅰc期及Ⅱc期预后，应注明恶性细胞来源于腹水还是腹腔冲洗液；囊壁破裂是自然破裂还是手术所致。

二、临床表现及临床特点

早期卵巢恶性肿瘤多无自觉症状。有时也可有一些非特异的症状，如食欲减退、消化不良、腹胀、恶心感等。随着肿瘤的增大或腹水的产生，腹部不适及腹胀明显，或伴腹痛。由于卵巢恶性肿瘤早期并无特定症状，容易被忽略。对于不明原因的腹胀、腹水、腹内肿块及腹痛都应进行彻底地检查。腹水量多者会出现呼吸困难。有胸水者可出现呼吸及心律改变。腹痛及尿频往往是由于卵巢肿瘤对邻近器官的牵拉或压迫所致。约有25%的卵巢恶性肿瘤患者有不规则阴道出血，这是由于癌转移到子宫内膜或同时伴发子宫内膜癌。还可能因卵巢组织的破坏或卵巢间质受到过度刺激产生过多雌激素而导致子宫内膜增生出血，故对异常的阴道出血也应进行认真检查。晚期肿瘤常有消瘦、体重下降及恶病质表现。一些较常见的卵巢恶性肿瘤具有以下特点。

（一）浆液性囊腺癌

这是一种多见的卵巢恶性肿瘤，约占全部卵巢恶性肿瘤的40%。好发年龄在40～60岁之间。双侧性的占1/3～1/2，肿瘤往往较大，为单房或多房性，半实质或囊性，质脆，常有乳头充于囊内，1/3可见砂粒体。囊内液体不透明，棕黄色，有时呈现血性。囊壁破溃后易种植于腹膜及脏器表面。有时伴腹水，预后较差，5年生存率约25%。

（二）黏液性囊腺癌

发生率占卵巢恶性肿瘤的3%～10%。绝大多数发生于30～60岁之间，平均为53岁。在儿童也偶有发生，肿瘤往往较大，多房性占多。囊性及部分实质性。囊壁破溃黏液流入腹腔可形成腹膜假黏液瘤。黏液性囊腺癌总的5年生存率为40%～64%。

（三）子宫内膜样癌

占卵巢恶性肿瘤的20%左右，高发年龄为40～50岁。约半数为双侧性。约20%同时患有子宫内膜癌，故必须认真检查宫腔的变化。肿瘤多呈囊性，仅少数呈完全实性。肿瘤大小各异，囊内可有乳头。10%可见砂粒体，有砂粒体者预后较好。子宫内膜样癌总的5年生存率为40%～55%。

（四）透明细胞癌

占卵巢恶性肿瘤的5%～11%。发病年龄多在40～70岁之间，平均54岁。多数肿瘤直径为10～20cm，大的可达30cm以上，实性或囊实性。40%为双侧性，合并有子宫内膜异位症者约为25%～50%，较其他类型卵巢癌多见。偶见合并高血钙症。一般认为透明细胞癌预后较浆液性癌好，但比子宫内膜样癌稍差。

第三节 诊断

一、早期诊断

早期卵巢肿瘤在多数情况下往往无特殊症状。附件肿块是最重要的体征。要发现附件的肿块常需通过定期的妇科双合诊检查、B 超或 CT 检查。有时还要借助一些血清的标志物检查。

当发现病人有盆腔肿块时，最好能用非损伤性的手段区别是子宫肌瘤、输卵管炎性肿块、卵巢良性囊肿等。通常采用三联诊断方法对早期诊断卵巢恶性肿瘤很有帮助，即双合诊检查、B 超及特异肿瘤标志物测定。

关于普查发现卵巢癌，目前尚无统一的模式。在大的人群中进行三联诊断方法所花费的人力与物力较大，其检出率也较低，现认为在卵巢癌高危人群中每 1～3 年检查一次是可行的。所谓高危人群即在 1 级亲属中有癌症遗传史者、BRCA1 及 BRCA2 突变基因携带者，不孕、早发月经或推迟绝经者，卵巢内分泌紊乱者及粉尘或放射性物质接触者。对这些人群应加强对卵巢癌的监测。

二、细胞学检查

阴道后穹隆吸液细胞学检查有时可以找到癌细胞，但阳性率很低。后穹隆穿刺找癌细胞的阳性率较高，但穿刺引起的感染、穿破肿瘤囊壁造成囊内液体外溢，甚至引起皮肤及穿刺部位的种植等并发症也应加以考虑。对患者大量腹水并伴明显症状的可穿刺放液，放出腹水有利于暂时减轻症状，同时可行细胞学检查及双合诊检查以明确诊断。

三、影像学检查

（一）腹部 B 超

B 超是诊断卵巢肿瘤的必须检查手段。通过超声检查可以判断肿瘤的大小、囊性或实性，与子宫的关系及有无腹水等。B 超对判断卵巢肿瘤的性质有一定参考价值。囊壁粗糙不平、有乳头生长、边界不规则、内部回声不均及光团杂乱等为恶性的特征。肿瘤直径在 2cm 以下者超声诊断较困难。

（二）阴道 B 超

将 B 超的阴道探头置入阴道穹隆，探头与卵巢及子宫等生殖器管和距离更近。它较腹部 B 超的分辨力更强，更易显示囊壁厚度及囊内乳头。阴道 B 超较腹部 B 超在诊断恶性卵巢肿瘤的敏感性及特异性皆有明显提高，图像更清晰。另外阴道 B 超不需充盈膀胱。对穿刺活检更方便与准确。

（三）彩超

即超声彩色多普勒血流显像。这是在二维灰阶图的基础上加上彩色多普勒血流显像技术，获得血流信号。它可以直接或间接反映血管的阻力和弹性，对判断卵巢肿瘤的良、恶性有一定参考价值。

恶性肿瘤在很早期就有新生血管形成。这种新生血管壁薄，缺乏平滑肌，对交感神经的反应性差，只有一层内皮细胞。与正常血管相比弹性差，对血流的阻力低，血管床扩张，总的横截面积增加，血流丰富。血管动力学频谱特点为低阻力型。卵巢恶性肿瘤的彩超检查，其脉冲指数（PI）及阻力指数（RI）皆较低。恶性肿瘤大多 PI<1，RI<0.5，而良性肿瘤大多 PI>1，RI>0.5。

（四）CT 检查及 MRI（磁共振）检查

对判断肿瘤大小、性质、转移部位及发现盆腔或主动脉旁淋巴结的增大有一定价值。但其检查价格较贵，通常并非必须的检查手段。

四、肿瘤标志物

（一）CA125

对诊断卵巢上皮性癌有重要参考价值，特别是浆液性囊腺癌。浆液性囊腺癌的检测阳性率在 80%以上。CA125 测定可以作为治疗及随访中的监测。临床上检测 CA125 以≥35U/ml 为阳性标准。虽然 CA125 已被公认为检测卵巢上皮性癌的一项重要指标，但它并非绝对特异，有一部分非恶性妇科疾病如急性盆腔炎、子宫内膜异位症、腹盆腔结核、卵巢囊肿、子宫肌瘤及一些非妇科疾病，CA125 值也时有升高，诊断时应加以注意。

（二）HE4（人类附睾蛋白 4，human epididymis protein 4）

是目前仅有的两个获美国 FDA（食品和药物管理局）批准作为卵巢癌监测的标志物之一（另一个就是 CA125）。HE4 在 93%的卵巢浆液性癌及 100%的卵巢子宫内膜样癌中呈阳性表达。HE4 在卵巢癌组织中高表达，但在正常人体组织包括卵巢组织则不表达或低表达。其对检测卵巢癌的灵敏度与 CA125 相似，但在鉴别卵巢肿瘤的良恶性质则明显优于 CA125，即特异度较高。单一 HE4 对卵巢癌诊断的灵敏度为 72.9%，特异度为 95%，而单一 CA125 对卵巢上皮性癌检测，在同样特异度（95%）下，灵敏度仅为 43.3%。若与 CA125 等其他标志物联合检测则灵敏度与特异度明显提高。

（三）甲胎蛋白（AFP）

是检测卵巢生殖细胞肿瘤的重要指标，绝大多数内胚窦瘤的 AFP 极度升高，部分未成熟畸胎瘤、混合性无性细胞瘤及胚胎癌也可升高。AFP 可作为生殖细胞瘤治疗前后及随访的重要标志物。采用放射免疫定量法测定，成年人正常值<40ng/ml。

（四）绒毛膜促性腺激素（hCG）

卵巢绒癌及含有绒癌成分的生殖细胞肿瘤患者血中 hCG 异常升高。正常非妊娠妇女血清 hCG 值<10ng/ml，β 亚单位 hCG 值<3.1ng/ml。

（五）乳酸脱氢酶（LDH）

部分卵巢恶性肿瘤血清中 LDH 升高，特别是无性细胞瘤者常常升高。但这并非特异的指标。

（六）癌胚抗原（CEA）

有些晚期卵巢恶性肿瘤，特别是黏液性囊腺癌 CEA 值常常升高，但这并非卵巢肿瘤的特异抗原。

五、腹腔镜检查

诊断不明确时，可通过腹腔镜检查了解盆腔肿块的大小与性质。还可对可疑部位做活检，吸取腹腔液体做细胞学检查，观察腹膜及脏器表面的情况及了解横膈膜的情况，以做出较正确的诊断及治疗方案。

手术及化疗以后还可用腹腔镜作为判断疗效的手段。虽然它并不能完全取代二探术但常常可以在二探术前先用腹腔镜检查，若已存在广泛转移灶无法彻底切除，可以避免二探术。

对经多次手术或腹腔有广泛粘连者慎用。

第四节 上皮性卵巢癌的治疗

一、卵巢癌的初始治疗

卵巢癌的初始治疗，即对新诊断为卵巢癌的治疗，直接关系到治疗效果。近年国际上一些重要的临床试验结果对于正确地选择初始治疗方案有重要参考价值，值得借鉴。

（一）早期卵巢癌（EOC）

EOC 的治疗效果明显优于晚期者。所谓 EOC 是指病灶局限于卵巢（Ⅰ期，Ⅱ期）的患者。近年 EOC 的治疗效果有所提高，这主要归功于准确的手术分期及辅助化疗（AC）的应用。

1. EOC 的手术

（1）手术准确分期对 EOC 以后的处理有重要意义　根据 GOG 及 EORTC 指南，准确手术分期，应包括以下步骤：①纵行切口；②腹腔细胞学检查；③完全的腹腔内器官探察；④随机腹膜活检；⑤两侧主动脉旁及盆腔淋巴结取样活检；⑥原发灶的切除；⑦子宫、输卵管及卵巢切除（行保守性手术者可以保留）；⑧大网膜切除；⑨阑尾切除（黏液性瘤者）。

（2）根据危险因素区分低危及高危 EOC　许多研究认为以下因素是影响 EOC 的独立预后因素，如 FIGO 分期（Ⅰb，Ⅰc）、低分化癌（G3）、不利的组织类型如透明细胞癌、致密粘连、大量腹水、肿瘤破裂、囊外生长及老年等。近年一个最大的回顾性研究根据加拿大及欧洲的资料分析 1545 例Ⅰ期 EOC，得出的最重要的独立预后因素依次为肿瘤低分化、术前肿瘤破裂、术中破裂、Ⅰb 期及年龄。而Ⅰb 期与Ⅰc 期的预后相似。伴有这些高危因素的属高危 EOC。

（3）EOC 的保留生育功能手术　对 EOC 手术通常应行子宫全切除、双侧附件及大网膜切除。但对年轻低危 EOC（Ⅰa 期，G1 或 G2）行患侧附件切除也是可行的，但应认真地进行手术分期及检查对侧卵巢。最近 Maltaris 等报道 282 例卵巢癌行保守性手术，结果有 113 例妊娠（40%），87 例是足月分娩（31%），33 例复发（12%），16 例因肿瘤而死亡（6%）。卵巢癌保守性手术还是有一定风险的。Poncelet 等对卵巢交界瘤行保守性手术如囊肿剥除术（cystectomy）或患侧附件切除术，其复发危险分别为 30%及 11%。保守性手术仍应慎重。

2. EOC 的化疗

（1）低危 EOC 术后不需化疗　低危 EOC 单纯手术可达到 95%的 5 年生存率。这些患者术后通常是不需要化疗的。但也有人对不化疗是否安全提出质疑。这只有通过随机对照研究才能做出答案。遗憾的是许多研究由于缺少对照，所以很难肯定 AC 的确切作用。迄今只有 2 个有对照的前瞻性研究能说明 AC 对 EOC 的意义。GOG 的研究，81 例低危 EOC（Ⅰa 期，Ⅰb 期，G1 或 G2）接受 12 疗程马法兰治疗，另 81 例无治疗。经 6 年随访（中数），治疗组与观察组的总生存率（OS）分别为 94% vs 98%；无瘤生存率（DFS）分别为 91% vs 98%，无显著差异。接受马法兰治疗的有 1 例死于再生障碍性贫血。该研究说明术后化疗是没有必要的，特别是那些 CA125＜30U/ml 的Ⅰ期患者。由于本身预后很好，可能不需要术后化疗。另一来自意大利妇科肿瘤协作组的报告，顺铂（DDP）治疗组 41 例的 DFS（无病生存）为 83%，优于无治疗组 44 例的 DFS65%，（$P=0.03$）；无治疗组在复发时，再用顺铂治疗，其5年生存率与以前接受过AC的相似（82% vs 88%）。经过120个月以上的随访，这一结果仍然是肯定的。这说明在10个AC治疗中，有8个是没有必要的，属于过度治疗。先前接受AC的显然生活质量要差。看来在无治疗组中，待复发再行解救治疗也能达到与AC组同样效果。不过由于此研究病例数偏少，仍应审慎看待此结论。

（2）高危EOC术后化疗的意义 约30%～50%高危EOC患者术后5年内复发。对高危EOC术后化疗能否降低复发及延长生存期仍有争议。Trope等报道高危EOC 20例，术后卡铂（CBP）6疗程，对照组19例术后无治疗，结果DFS分别为70%及71%；总生存率86%及85%，两组皆无显著差异。但该组病例较少，似乎也难得出肯定的结论。欧洲的一个大型协作研究（ACTION）包括9个国家1990—2000年的448例高危EOC，比较辅助化疗和不化疗两组各224例。中数随访时间5.5年。两组的总生存（OS）无差异，但DFS在AC组有改善。可惜该组仅有1/3病例是属于准确的手术分期，有2/3有微小残留病灶。该研究认为经过准确的手术分期，只有那些有微小残余灶的，AC可以改善DFS。

（3）化疗的时限与疗程 关于EOC的时限与疗程一直存有争议。多数文章由于缺少对照，很难说明问题。最近Bell等报道美国GOG的研究结果，比较高危EOC（ⅠaG3，ⅠbG3，透明细胞癌，Ⅰc及Ⅱ期）术后3疗程与6疗程紫杉醇（Taxol）和卡铂（CBP）联合方案的治疗结果，427例是属完全符合条件的，其中69%属Ⅰ期，中数随访6.8年。估计5年复发可能性6疗程为20.1%，3疗程为25.4%，两组无统计差异，OS也是相似的。3级或4级神经毒性反应两组分别为11%及3%。在接受6疗程者中有更多严重贫血及粒细胞减少者。6疗程不能改善总的预后，而并发症却明显增加。

3. 辅助放疗与辅助化疗的比较 只有少数研究比较EOC术后放疗与化疗的效果。放疗多采用^{32}P或全腹放疗。化疗多用以铂为基础的联合化疗。尽管这些报告很难看出辅助化疗优于辅助放疗，但却认为含铂类联合化疗比放疗或^{32}P腹腔灌注更可取，更优越，因毒副作用相对较低。较早的研究也认为高危EOC术后应摒弃放疗，还是化疗对病人有利。Winter-Roach等对经过完全手术分期的EOC做化疗或放疗结果的Meta分析，DFS及OS两组皆无明显差异。比较化疗与全腹放疗，或^{32}P腹腔灌注也无显著差异。

（二）晚期卵巢癌（AOC）

1. AOC的手术 晚期卵巢癌的细胞减灭术（cytoreduction）或称减瘤术，是AOC治疗的奠基石。理想的细胞减灭术（残余肿瘤＜1cm）将明显改善患者的生存，因此手术医生应不遗余力使之达到理想的减瘤术。

能否达到理想的减瘤术是取决于手术医师的水平还是肿瘤本身的生物特性所致则不得而知。若术前能判定哪些病人不能达到理想的减瘤术，则应暂时放弃手术，先行新辅助化疗（NAC）。手术医师的专业性和技术水平对能否达到理想减瘤术也是至关重要的。许多研究证明妇科肿瘤专业医师施术达到理想程度远高于普通妇科医师和一般外科医师。

术前估计能否达到理想减瘤术常用的几种方法：（1）物理检查法：有经验的医师经妇科检查，大致可以判断盆腔内肿瘤的情况。若为紧密固定的肿块，特别是累及阴道或肛提肌的，手术很难达到理想程度。（2）影像学检查：术前CT、MRI等影像检查可发现上腹、肝脏及后腹膜较大的病灶，这对决定手术有重要参考。一般认为肝实质转移灶＞2cm，或肠系膜根部大块病灶是不适宜初始手术（upfront surgery）的。（3）CA125值：有人提出用术前CA125值来估计理想减瘤术的可能性，并以500U/ml作为分界标准。大于此值者理想减瘤术可能性较小，但以后许多研究并未能肯定其意义。虽然CA125很高者达到理想减瘤术的可能性较小，但这并非完全准确。CA125值高者往往预后也较差。CA125＞500U/ml是晚期卵巢癌施行术前新辅助化疗指征之一。(4) 腹腔镜检查：有主张以腹腔镜检查来决定是否施行初始减瘤术，但腹腔镜下很难全面判断腹腔内肿瘤情况，所以这种检查并未被多数医师接受。

2. **AOC 的化疗** 近 20 年卵巢癌的治疗有较大的改善，这除了手术技术的进步外，更重要的是化疗的进展。当前铂类加紫杉类的联合化疗已成卵巢癌的一线标准化疗方案。

(1) 铂类药物及其联合用药 自 1991 年 AOCTG（晚期卵巢癌临床试验综合组）根据 45 个临床试验 8139 例病人，得出结论：①以铂类为基础的化疗优于非铂类；② 铂类联合化疗优于单一铂类药物治疗；③DDP 与 CBP 的疗效相同，但以 CBP 为基础的治疗相对生活质量较好。目前多数医师仍认同这些结论。

紫杉醇是由太平洋紫杉树皮中提取的抗肿瘤药，现已成为卵巢癌化疗常用药物之一，特别是在联合化疗中。多西紫杉醇是半合成的紫杉类药物，它与 Taxol 有相似的治疗效果，神经毒副作用低于 Taxol，但造血系统的抑制较重。目前这两种紫杉类药物也是较多应用于卵巢癌的联合治疗中的药物。

(2) 贝伐单抗（bevacizumab） 卵巢癌分泌大量血管上皮生长因子 VEGF，对病人造成免疫抑制。VEGF 与卵巢黄体功能及子宫内膜成熟密切相关。VEGF 高表达可见于各期卵巢癌中并与预后相关，高表达者预后差，易产生腹水。贝伐单抗是 VEGF 的第一个靶向药物，临床试验证明它对复发卵巢癌，不管是铂敏感或耐药的有效率为 16%～18%，而且 PFS 也较对照组延长。由于它对复发卵巢癌的治疗效果，现有人将它加入联合化疗中作为晚期卵巢癌的一线治疗。其主要毒副作用是高血压（11%～16%）和肠穿孔（1.1%～1.5%）。

(3) 新辅助化疗（NAC） 对术前估计不能做到理想减瘤术者先行 NAC，又称诱导化疗，然后再行减瘤术。研究显示 NAC 后再手术的围手术期并发症少，手术难度下降，但生存期并无明显改善，所以许多医师并不赞成普遍使用 NAC。据美国 GOG 的研究，若初次手术是由普通妇科医师或外科医师施行的开关手术，对这种病人行 NAC 是有意义的。

关于 NAC 的疗程数，各家报道不一，自 2～6 疗程。疗程太少可能起不到应有的作用，而疗程过多又可能产生抗肿瘤的细胞克隆，造成术后化疗耐药。Polcher 等比较 NAC 2 疗程与 3 疗程的结果，两组的腹水减少，术后残余肿瘤，PFS 和 OS 皆无明显差异。因此认为 2 疗程是适宜的。

(4) AOC 化疗所需疗程数与治疗强度 关于卵巢癌化疗的疗程数及需要维持多久迄今尚无定论。这固然应根据病期、残瘤大小、用药剂量及全身反应情况来综合决定。Gershrnson 等观察 116 例经过理想减瘤术的晚期卵巢癌，病理 G2 或 G3，比较顺铂＋环磷酰胺（CP）方案 12 疗程与 6 疗程的区别，虽然中数生存期并无显著差异，但无瘤生存期在 12 疗程与 6 疗程分别为 30 个月及 15 个月，差异显著。该作者认为 12 疗程优于 6 疗程。但也有截然不同的报告。Hakes 等比较环磷酰胺＋阿霉素＋顺铂方案（CAP 方案）5 个疗程与 10 个疗程区别，病人在完成化疗后皆行二探术。结果 CAP 5 疗程及 CAP 10 疗程的 CR 分别为 34%及 35%，无差异。生存期亦无差异。CAP 10 疗程的副反应明显高于 CAP 5 疗程。该作者认为一般 5 疗程就够了，不需要维持化疗。Bertelsen 等对 202 例Ⅲ、Ⅳ期卵巢癌随机分为接受 CAP 6 疗程及 CAP 12 疗程 2 组，结果 CR 分别为 23%及 25%，中数生存期为 23 个月及 27 个月，3 年生存率为 29%及 35%，经统计处理无显著差异，病理 CR 两组也相似。该研究并未能显示增多疗程（维持治疗）能提高有效率及生存率。该作者不主张巩固化疗或维持化疗。最近 Pecorelli 等的报道也显示经过 Taxol 和 DDP 化疗 6 个疗程达到缓解的，再增加疗程也不能改善 PFS 与 OS。尽管文献报道结果极不一致，但一般认为化疗通常在 6 个疗程未能取得客观疗效，再增加疗程也无济于事。6 个疗程仅达到部分缓解（PR），再继续化疗能达到完全缓解（CR）者为数极少。当前推荐卵巢癌化疗药物的剂量，DDP 75mg/m^2；CBP 为 AUC 5（或 350～500mg）；Taxol 175mg/m^2。增加剂量并不能提高疗效。尽管有报道将 Taxol 剂量提高到 250mg/m^2，它较 175mg/m^2 的疗效提高（36% vs 27%），但对 PFS 及 OS 并无不同。

（5）腹腔化疗　卵巢癌的腹腔化疗的历史已有 20 余年，最初是作为姑息治疗或控制腹水。腹腔化疗的兴起主要是因为通过腹腔内注入化疗药物，药物稀释后容积很大，可在腹腔内与肿瘤广泛接触，而且药物在腹腔内浓度远高于血浆的浓度，设想可以提高化疗的疗效。曾经有过一些报道腹腔化疗有较好的疗效。也有报道并未能显示腹腔化疗的优越，但这些报道相对病例数较少。Elit 等检索自 1966—2006 年 MEDLINE 和 EMBASE 中有比较的静脉化疗与腹腔化疗的 7 个临床研究，包括 3 个大型临床Ⅲ期试验及 4 个中小型试验。3 个大型试验结果显示腹腔化疗较静脉化疗对于病人有明显的生存优势。生存期在 3 个试验中分别提高 8、11 和 16 个月。综合这 7 个试验中的 6 个，仍然显示腹腔化疗的生存优势，所以近年腹腔化疗又渐被推崇。腹腔化疗常见的毒副反应是造血系统抑制、消化道反应及腹腔化疗导管的并发症。

二、复发卵巢癌的治疗

约有 2/3 的卵巢癌患者在发现时已属中晚期，对这些晚期患者虽经过正规治疗，能达到长期完全缓解者仅约 10%～15%，而其余的患者疾病未能完全控制（persistent disease）或缓解以后再复发（recurrence，relapse），因此对这一部分复发患者的监测与治疗已成为卵巢癌治疗的重要组成部分。

（一）卵巢癌复发的定义与监测

1. 定义　虽然目前国内外尚无非常严格与统一的关于复发卵巢癌的定义与界定，但和其他恶性肿瘤一样，复发系指经过正规治疗达到缓解以后再出现病灶，或某些监测指标提示肿瘤存在。卵巢癌患者虽经治疗，并未能达到缓解（也称未控）。对这部分患者的治疗原则与复发者相同，所以也归于复发性卵巢癌之内。

2. 监测与诊断　关于卵巢癌监测目前较实用的手段不外乎盆腔检查、影像学检查（B 超、CT、MRI）、血清 CA125 测定及 HE4 测定、正电子发射体层显像（PET）及二次探查术等。

CA125 是卵巢癌的重要血清肿瘤标志物，许多临床医生把血清中 CA125 持续升高，特别是超过 100U/ml 就定为卵巢癌复发。遗憾的是大约有 25%～50%复发卵巢癌的 CA125 呈阴性。CA125 在卵巢癌中也非全部都升高。早期卵巢癌中仅有半数升高，因此单靠 CA125 来诊断卵巢癌是远远不够的。人类附睾蛋白 4（HE4）在卵巢组织中呈高表达，而在正常组织中则不表达或低表达。HE4 来诊断卵巢癌复发有一定价值，若与 CA125 联合检测则诊断复发的准确率更高。卵巢癌患者经过手术及化疗，HE4 下降至正常，说明病情已被控制。若升高，特别是持续上升，往往是疾病复发。

卵巢癌复发较小的复发灶（<2cm）在 B 超、CT 或 MRI 都很难发现，常需用二探术来诊断。但二探术毕竟是一种创伤性的手段，二探术本身并不能改变患者的生存率，所以现在并不以它作为诊断复发的常规手段。近年用 PET 来诊断卵巢癌复发日益盛行。PET 显像诊断卵巢癌复发的敏感性与特异性都比较高。在灶性病灶可在扫描中看到示踪剂浓缩集聚，若为腹膜弥散病灶则可见散在低浓度示踪剂分布于肠、肝等脏器表面。Zimny 等报道 PET 对提示卵巢癌复发的敏感性与特异性皆为 83%（73 例/88 例及 15 例/18 例）。CA125 升高者的敏感性更高

(96%)。PET较传统的影像方法提示卵巢癌复发要早6个月。Torizuk等的研究结果也类似，其敏感性75%，特异性100%。在CA125阳性者中通过PET有86.7%可以准确提示复发灶，而用传统影像检查仅有53.3%能提示复发灶。尽管多数的研究认为PET可以早期发现卵巢癌复发，PET阴性者的缓解期较长，但也有的研究认为PET提示小的病灶并不准确。Rose等报告PET后用二探术来验证，结果PET的敏感性仅10%，特异性42%。因此对微小病灶PET的意义尚难肯定。

3. **复发卵巢癌治疗敏感性的界定** 卵巢癌治疗后停止化疗到第一次复发的期限(treatment free interval，TFI)是判断后续治疗敏感性的重要指标，可分为以下几种：①难治性(refractory)，为3个月内复发；②耐药性(resistant)，6个月内复发；③敏感性(sensitive)，复发在6个月以上；④非常敏感(very sensitive)，复发在12个月以上。除了停止治疗期限长短以外，治疗的效果还与以下因素有关：已治疗的疗程数，全身状况，肿瘤的体积，病灶的数量及胃肠道的功能等。

(二) 复发卵巢癌的合理治疗

当今，对复发卵巢癌治疗后能达到完全缓解(CR)是极少的，特别是TFI很短的难治性复发卵巢癌，能达到CR的更为罕见，甚至为零。复发以后的中数生存期为12～24个月。一般的规律是复发越晚，对生存越有利。由于复发卵巢癌完全治愈几乎是不可能，因此治疗主要是姑息。其治疗的主要目标应为：①缓解肿瘤所引起的症状；②减少治疗的副作用；③延长生命及缓解期；④改善生活质量。

1. **二次减瘤术**(secondary cytoreduction) 晚期卵巢癌(Ⅲ期、Ⅳ期)在完成手术与化疗后得到临床缓解后至少有60%最终将复发。鉴于目前尚无可靠的二线化疗药物，因此二次减瘤手术仍为复发癌治疗的重要手段。二次减瘤术大致可分为以下几种情况：①肿瘤复发；②二探术时发现病灶；③分次的减瘤术(interval debulking)，即在初次手术未能彻底减瘤，经化疗以后再次手术；④难治性卵巢癌，在一线化疗时病情未能控制需再次手术。

二次减瘤术能否提高复发患者的生存期？对患者是否有利？至今尚无定论，各家报道的效果极不一致，甚至结果完全相反。Van der Burg等(欧洲)，将卵巢癌初次非理想手术者，术后行3个疗程CP方案化疗(DDP+CTX)，然后行2次减瘤术。二次减瘤术后残余肿瘤<1cm的中数生存期41.6个月，>1cm的26.6个月，未行二次减瘤术的仅20个月。三组比较差异显著，说明二次减瘤术能达到理想程度的，对生存是有利的。而Rose等在2002年美国ASCO年会上报告美国GOG(protocol 152)的结果，在550例Ⅲc期或Ⅳ期卵巢癌初次手术为非理想减瘤术的患者，术后3个疗程TP方案化疗(Taxot+DDP)。化疗后随机分2组：第1组继续3疗程后不再手术，第2组行二次减瘤术后再行3疗程化疗。两组不同的是有否二次减瘤术。结果第1组中数生存期35个月，第2组36个月，无统计差异。肿瘤无进展生存期(PFS)也无差异(12.9个月对12.6个月)。此研究并未能显示二次减瘤术对病人有好处。Rose解释这两种不同结果是因为欧洲的研究报告中初次手术并不彻底，有33%的病人的附件肿块并未被彻底切除，而美国GOG研究报告中的病人皆经有经验的妇科肿瘤医生手术、初次手术的“有残余肿瘤”是代表肿瘤不能被切除而非技术的原因。前者再次手术是必要的，而后者则很难从手术中受益。目前多数学者认为二次减瘤术的意义有以下几点：①二次减瘤术若能达到理想的减瘤术(残余肿瘤<1cm)，可使生存期延长。Bristow等报道理想的二次减瘤术后病人的中数生存期为61.2个月，而非理想减瘤术则仅为25.5个月，差异显著。而未行二次减瘤术者中数生存期为29.9个月。二次减瘤术达到理想的程度是独立的预后因素。另有报道认为若能减瘤到显微镜下可见的残余肿瘤则对生存更有利，镜

下有残瘤者的中数生存期为29个月，肉眼可见的残余肿瘤则为9个月。②初次减瘤术后的无瘤生存期越长，对生存越有利。Eisenkop等2000年报道106例复发卵巢癌行二次减瘤术前无瘤生存期（DFI）皆>6个月，DFI为6～12个月的术后中数生存期为25.0个月；DFI 13～36个月者，44.4个月；>36个月者，56.8个月。DFI长者生存期也长。③诱导化疗有效者二次减瘤术效果好。而诱导化疗无效的难治性卵巢癌行二次手术，不但未能改善生存期限，其并发症也高。④单个复发灶者手术成功率高。协和医院行二次减瘤术时发现单个复发灶者达到理想肿瘤减灭术的为67%，而多个复发灶仅为43%，前者手术的并发症也较少。⑤二次减瘤术若达不到理想程度，特别是肿瘤侵犯重要器官，如肝实质及肝门部多个转移，肠系膜根部转移，肾静脉旁或膈下大片病灶手术难以切净者，手术弊大于利，手术范围应适可而止，以免引起严重并发症，甚至死亡。

综上述可见二次减瘤术能否使患者真正获利，主要是正确掌握适应证，根据病人不同情况采用适当的手术方式与手术范围。诚然二次减瘤术仍是一个没有完全解决的问题，仍需进一步探索。

2. 复发卵巢癌的化疗 应将中、晚期卵巢癌看作一种慢性长期的疾病，多数患者终将复发。对这些复发者经过适当治疗，不少可以达到临床缓解，缓解以后还会复发。而且每次复发后的缓解期将越来越短。

二线化疗的药物：文献报道有一定疗效的二线化疗药物也不少。对一线化疗（紫杉醇+卡铂联合化疗）失败或复发的最常用的二线药物有拓扑替康（Topotecan，TPT，商品名和美新），脂质体阿霉素（Liposomal doxorubicine，LDR，商品名楷莱）及吉西他滨（Gemcitabine，GEM，商品名健择）单药，或与其他药物联合。其他还有足叶乙甙（Etoposide，VP16），六甲密胺（Hexame thylmelaminu，HMM），异环磷酰胺（Ifostamide，IFO）等。这些二线药物对复发卵巢癌的有效率10%～30%不等。

虽然卵巢癌的治疗并无突破性进展，但对于手术、化疗及放疗的一些观念正在发生深刻的变化。许多探索已得到较多临床研究的支持，也有些探索尚需进一步证实其有效性。只有不断掌握这些临床治疗新动向，才能对治疗做出合理的选择，使卵巢癌的治疗效果不断提高。

（高永良）

参考文献

1. Vergote I，DeBrabanter J，Fyles A，et al. Prognostic importance of degree of differentiation and cyst rupture in stage I invasive epithelial ovarian carcinoma. Lancet，2001，357（9251）：176-182.
2. Morice P，Wicart-Poque F，Rey A，et al. Results of conservative treatment in epithelial ovarian carcinoma. Cancer，2001，92：2412-2418.
3. Schilder JM，Thompson AM，DePriest PD，et al. Outcome of reproductive age women with stage IA or IC invasive epithelial ovarian cancer treated with fertility-sparing therapy. Gynecol Oncol，2002，87：1-7.
4. Maltaris T，Boehm D，Dittrich R. Reproduction beyond cancer：a message of hope for yound women. Gynecol Oncol，2006，103：1109-1121.
5. Poncelet C，Fauvet R，Boecara J，et al. Recurrence after cystectomy for borderline ovarian tumors：results of a French multi-center study. Ann Surg Oncol，2006，13：565-571.
6. Obermair A，Fuller A，Lopez-Varela E，et al. A new prognostic model for FIGO stage I epithelial ovarian

cancer. Gynecol Oncol, 2007, 104607-104611.
7. Trimbo JB, Vergote I, Bolis G, et al. Impact of adjuvant chemotherapy and surgical staging in early-stage ovarian carcinoma: European Organization for Research and Treatment of Cancer-Adjuvant ChemoTherapy in Ovarian Neoplasm Trial. J Natl Cancer Inst, 2003, 95: 2909-2920.
8. Krasner C, Duska L. Management of wemen with newly diagnosed ovarian cancer. Semin Oncol, 2009, 36: 91-105.
9. Bell J, Brady MF, Young RC, et al. Randomized phase III Trial of three versus six cycles of adjuvant carboplatin and paclitaxel in early stage epithelial ovarian carcinoma: a Gynecologic Oncology Group study. Gynecol Oncol, 2006, 102: 432-439.
10. Trope C, Kaern J. Adjuvant chemotherapy for early-stage ovarian cancer: review of the literature. J Clin Oncol, 2007, 25: 2900-2920.
11. Earle CC, Schrag D, Neville BA, Yabroff KR, Topor M, Fahey A, et al. Effect of surgeon specialty on processes of care and outcomes for ovarian cancer patients. J Natl Cancer Inst, 2006, 98: 172-180.
12. Paulsen T, Kjaerheim K, Kaern J, Tretli S, Trope C. Improved short-term survival for advanced ovarian, tubal, and peritoneal cancer patients operated at teaching hospitals. Int J Gynecol Cancer, 2006, 16 (Suppl 1): 11-17.
13. Moore RG, McMeekin DS, Brown AK, et al. A novel multiple maker bioassay utilizing HE4 and CA125 for the prediction of ovarian cancer in patiens with pelvic mass. Gynecol Oncol, 2009, 112 (1): 40-46.
14. Axtell AE, Lee MH, Bristow RE, Dowdy SC, Cliby WA, Raman S, et al. Multi-institutional reciprocal validation study of computed tomography predictors of suboptimal primary cytoreduction in patients with advanced ovarian cancer. J Clin Oncol, 2007, 25: 384-389.
15. Dowdy SC, Mullany SA, Brandt KR, Huppert BJ, Cliby WA. The utility of computed tomography scans in predicting suboptimal cytoreductive surgery in women with advanced ovarian carcinoma. Cancer, 2004, 101: 346-352.
16. Chi DS, Venkatraman ES, Masson V, Hoskins WJ. The ability of preoperative serum CA-125 to predict optimal primary tumor cytoreduction in stage III epithelial ovarian carcinoma. Gynecol Oncol, 2000, 77: 227-231.
17. Gemer O, Lurian M, Gdalevich M, Kaputsian V, Piura E, Schneider D, et al. A multicenter study of CA 125 level as a predictor of non-optimal primary cytoreduction of advanced epithelial ovarian cancer. Eur J Surg Oncol, 2005, 31: 1006-1010.
18. de Jong D, Eijkemans MJ, Lie Fong S, Gerestein CG, Kooi GS, Baalbergen A, et al. Preoperative predictors for residual tumor after surgery in patients with ovarian carcinoma. Oncology, 2007, 72: 293-2301.
19. Deffieux X, Castaigne D, Pomel C. Role of laparoscopy to evaluate candidates for complete cytoreduction in advanced stages of epithelial ovarian cancer. Int J Gynecol Cancer, 2006, 16 (Suppl 1): 35-40.
20. Fagotti A, Ferrandina G, Fanfani F, Ercoli A, Lorusso D, Rossi M, et al. A laparoscopy-based score to predict surgical outcome in patients with advanced ovarian carcinoma: a pilot study. Ann Surg Oncol, 2006, 13: 1156-1161.
21. Advanced Ovarian Cancer Trialists Group. Chemotherapy in advanced ovarian cancer: an overview of randomized clinical trials. BMJ, 1991, 303: 884-893.
22. Burger RA. Experience with Bevacizumab in the management of epithelial ovarian cancer. J Clin Oncol, 2007, 25: 2902-2908.
23. Krasner C, Duska L. Management of women with newly diagnosed ovarian cancer. Semin Oncol, 2009, 36: 91-105.
24. Polcher M, Mahner S, Ortmann O, et al. Neoadjuvant chemotherapy with carboplatin and docetaxel in

advanced ovarian cancer - a prospective multicenter phase II trial (PRIMOVAR). Oncol Rep, 2009, 22: 605-613.

25. Pecorelli S, Favalli G, Gadducci A, et al. Phase III trial of observation versus six courses of paclitaxel in patients with advanced epithelial ovarian cancer in complete response after six courses of paclitaxel/platinum-based chemotherapy: Final results of the after-6 Protocol 1. J Clin Oncol, 2009, 27: 4642-4648.
26. Omura GA, Brady MF, Look KY, Averette HE, Delmore JE, Long HJ, et al. Phase III trial of paclitaxel at two dose levels, the higher dose accompanied by filgrastim at two dose levels in platinum-pretreated epithelial ovarian cancer: an intergroup study. J Clin Oncol, 2003, 21: 2843-2848.
27. Elit L, Oliver TK, Covens A, et al. Intraperitoneal chemotherapy in the first-line treatment of women with stage III epithelial ovarian cancer: a systematic review with meta analysis. Cancer, 2007, 109: 692-702.
28. Mutch DG. Surgical management of ovarian cancer. Semin Oncol, 2002, 29 (1): 3-8.
29. Markman M. Second-line treatment of ovarian cancer with single-agent gemicitabine. Semin Oncol, 2002, 29 (1): 9-10.
30. Markman M, Liu PY, Wilczynski S, et al. Phase 3 randomized trial of 12 versus 3 months of single-agent paclitaxel in patients with advanced ovarian cancer who attained a clinically defined complete response to platinum/paclitaxel-based chemnotherapy. Gynecol Oncol, 2002, 84 (3): 479.
31. Sehouli J, Stengel D, Oskay G, et al. A new therapeutical approach: topotecan plus genicitabine in the treatment of patients with relapsed ovarian cancer after failure of first-line chemotherapy with paclitaxel and platinum. J Obstet Gynecol Res, 2003, 29 (3): 123-131.
32. Gordon AN, Tonda M, Sun S, et al. Long-term survival advantage for women treated with pegylated liposomal doxorubicin compared with topotecan in a phase 3 randomized study of recurrent and refractory epithelial ovarian cancer. Gyneccol Oncol, 2004, 95 (1): 1-8.
33. Thigpen JT, Aghajanian CA, Alberts DS, et al. Role of pegylated liposomal doxorubicin in ovarian cancer. Gynecol Oncol, 2005, 96 (1): 10-18.

第 53 章 卵巢生殖细胞肿瘤

卵巢生殖细胞肿瘤（ovarian germ cell tumor）是来自胚胎性腺原始生殖细胞的一组肿瘤。由于原始性腺生殖细胞具有全能性分化潜能，在某种情况下可分化成各种生殖细胞肿瘤。原始性腺生殖细胞向胚胎外结构发展可形成内胚窦瘤和原发性绒癌，向胚胎内结构发展可形成多胚瘤及畸胎瘤，而来自胚胎发育尚未定性之前的生殖细胞肿瘤则为无性细胞瘤或胚胎癌。

卵巢生殖细胞肿瘤约占卵巢肿瘤的 20%，多数发生于年轻妇女，其治疗涉及生殖内分泌功能的问题。近年来由于化疗的进展，使生殖细胞肿瘤在治疗模式及预后上都发生了很大变化。

第一节 组织学分类

卵巢生殖细胞肿瘤在国际上通用的组织分类如下：

一、无性细胞瘤 dysgerminoma

二、内胚窦瘤 enodermal sinus tumor

三、胚胎瘤 embryonal carcinoma

四、多胚瘤 polyembryoma

五、绒毛膜癌 choriocarcinoma

六、畸胎瘤 teratoma

（一）成熟畸胎瘤 mature

1. 实性 solid

2. 囊性 cystic

（1）皮样囊肿（成熟性囊性畸胎瘤）dermoid cyst（mature cystic teratoma）

（2）皮样囊肿恶性变 dermoid cyst with malignant transformation

（二）未成熟畸胎瘤 immature

（三）向单一胚层高度分化的畸胎瘤 monodermal and highly specialized

1. 甲状腺肿 struma ovarii

2. 类癌 carcinoid

3. 甲状腺肿合并类癌 struma ovarii and carcinoid

4. 其他：如恶性神经外胚层及室管膜瘤 malignant neuroectodermal and ependymoma

七、混合型生殖细胞瘤 mixed forms

第二节　各种卵巢生殖细胞肿瘤的临床表现

一、卵巢无性细胞瘤

卵巢无性细胞瘤是一种较少见的卵巢肿瘤，约占卵巢原发性肿瘤的1%～2%及卵巢恶性肿瘤的3%～5%。一般认为单纯的卵巢无性细胞瘤预后较好，5年生存率可达90%，故可以把它看作低度恶性的肿瘤。但也有一小部分预后较差，易发生左锁骨上淋巴结转移。

（一）临床特征

卵巢无性细胞瘤可发生于任何年龄段落，自婴儿期至老年期。文献报道发病自7个月婴儿至70岁老年，但大多数发生在青春期或早成年期。卵巢无性细胞瘤并无独特的临床特征。与其他卵巢肿瘤相似，往往因腹胀而就诊。在妇科检查时发现一侧或双侧附件实性肿块或囊实性肿块。由于常常合并有性腺发育不良或性母细胞瘤，故也可发生月经异常。有时肿瘤合并有合体滋养细胞成分，所以在血清中也可测到绒毛促性腺激素（hCG）升高或乳酸脱氢酶（LDH）升高。妊娠合并卵巢无性细胞瘤也时有发生。

（二）治疗

卵巢生殖细胞肿瘤的分期与卵巢上皮性癌相同。多采用国际妇产科联盟（FIGO）及美国癌症联合会（AJCC）的手术病理分期法。根据分期不同采用不同的治疗策略。

手术治疗是一种主要的治疗手段。根据分期不同及对保留生育功能的要求采取不同的手术方式。卵巢无性细胞瘤对放射治疗及化疗皆很敏感，但前者将破坏患者的生殖功能，对于年轻及希望保留生殖功能的患者并不可取。近年大量文献显示化疗的效果良好。对年轻者术后化疗应作为首选的辅助治疗。

1. 卵巢生殖细胞的化疗方案　卵巢恶性生殖细胞肿瘤目前国内外采用较多的化疗方案主要是三种联合方案：即VAC方案、VBP方案及BEP方案见表53-1。BEP方案目前被视为治疗生殖细胞肿瘤的金方案。

表53-1　卵巢恶性生殖细胞肿瘤的联合化疗方案

方案	药物	剂量及用法
BEP方案	博莱霉素 bleomycin	$20U/m^2$（最大30U）iv，每周1次，共9次
	鬼臼乙叉甙 etoposide	$100mg/m^2$，d1-5，每3周重复，共3次
	顺铂 cisplatin	$20mg/m^2$，d1-5，每3周重复，共3次
VBP方案	长春新碱 vincrstin	$12mg/m^2$，每3周1次，共4次
	博莱霉素	$20U/m^2$（最大30U），每周1次，共7次，第8次于第10周给药。
	顺铂	$20mg/m^2$ d1-5，共3～4次
VAC方案	长春新碱	$1.5mg/m^2$（最大2.5mg），每周1次，共12次
	放线菌素D actinomycin	0.5mg iv，d1-5，每4周重复
	环磷酰胺 cyclophosphamide	5～7mg/kg，d1-5，每4周重复

2. 根据分期不同采取不同的治疗策略　Ⅰ期卵巢无性细胞瘤可行患侧卵巢切除即可。

年轻者可以保留对侧附件及子宫，对Ⅰa 期术后并不需附加任何辅助治疗。Ⅱ期的则应施行全子宫及双附件切除。但对年轻及迫切要求保留生育功能者若子宫及一侧卵巢属正常也可施单侧附件切除，术后辅以化疗。Ⅲ期者除了行全子宫及附件以外，还应施行最大限度的减瘤术，术后加用化疗或放疗。而对于年轻患者，只要是有一侧卵巢正常，子宫未受累，也可考虑行保守性手术以保留生育功能，并术后 BEP 化疗。Ⅳ期者行全子宫、双附件及减瘤术后施化疗。有一部分患者仍可取得较好效果。Ⅳ期者一般不考虑放疗。复发的患者应以化疗为主。

3. *放射治疗对卵巢无性细胞瘤作用* 卵巢无性细胞瘤是对放射治疗极敏感的一种肿瘤，但放射治疗有其局限性，一般仅适用于以下几种情况：

（1）适用于Ⅰb～Ⅲ期不要求保留生育功能的，照野自 T11～L5，照射时遮挡对侧卵巢及股骨头；

（2）通常放射治疗用于主动脉旁及盆腔淋巴结转移；

（3）对于不能手术及不能耐受化疗者可用放射治疗作为主要治疗手段。

二、卵巢内胚窦瘤

卵巢内胚窦瘤又称卵黄囊瘤，是一种高度恶性的肿瘤。因在形态上与鼠卵黄囊的内胚窦很相似，故称内胚窦瘤。卵巢内胚窦瘤并非罕见，约占卵巢生殖细胞肿瘤的 22%。

（一）病理组织学特征

卵巢内胚窦瘤的大小不一，大的直径达 40cm，外形呈圆形或卵圆形，表面光滑有包膜，质地坚实，切面呈粉白色或灰黄色，可见不同程度坏死或囊性变。显微镜下实际上是内胚窦在胚胎不同阶段的形态，表现出多种多样的形态。肿瘤细胞扁平形、立方形、多角形或呈柱状，排列成疏网状结构，内胚窦样结构或腺样结构，细胞内外还可见 PAS 阳性小滴。

（二）临床特征

内胚窦瘤患者年龄从 1～45 岁不等，平均年龄 19 岁，年轻者发病率较高。主要症状是盆腔内肿块迅速增大伴腹胀、腹痛。由于肿瘤迅速生长，瘤体内常有出血坏死。瘤体破裂则产生剧烈腹痛，出血坏死的吸收可导致发热。约有 80%患者合并有腹水，少数还合并有胸水。尽管其恶性程度很高，但卵巢功能多属正常。只有极少数有闭经或月经稀少。

由于胚胎时期卵黄囊及肝细胞产生甲胎球蛋白（AFP），卵巢内胚窦瘤系来自卵黄囊，所以也能产生大量 AFP。因此卵巢内胚窦瘤的病人血清中 AFP 升高是一个很突出的特点。这对诊断及治疗后的监护都有重要意义。AFP 的高低与内胚窦的成分多少有关。

（三）治疗

手术切除卵巢肿瘤是内胚窦瘤的主要治疗手段，一般应行双侧附件及全子宫切除。双侧性肿瘤或对侧卵巢转移的少于 10%，患者又多系年轻者，因此对渴望保留生育机能的年轻患者，若对侧卵巢属正常，可以考虑施行患侧附件切除。术后通常应辅以化疗，采用 VAC、VBP 或 BEP 方案。现采用 BEP 方案者较多。卵巢内胚窦瘤对放射治疗是不敏感的。

（四）预后

卵巢内胚窦瘤的预后较差，多数患者在 12～18 个月内死亡。在应用联合化疗以前，极少有存活超过 5 年的。联合化疗的应用对患者的预后已有明显的改善。美国 GOG（妇科肿瘤协作组）报道的 48 例Ⅰ～Ⅲ期内胚窦瘤经手术完全切除后用 VAC 联合化疗 6～9 个疗程，无瘤生存 35 例（73%），中数随访时间为 4 年。GOG 的另一项研究对Ⅲ期及Ⅳ期内胚窦瘤经手术后用 VBP 方案治疗，有 55%的患者得到长期生存。还有研究认为对已扩散的生殖细胞瘤 BEP 方案较 VBP 方案更有效，但迄今为止当未见有 VAC 与 BEP 方案比较的报道。

三、卵巢胚胎癌

卵巢胚胎癌是较少见的恶性肿瘤，占卵巢恶性生殖肿瘤的 4%。过去常与卵巢绒癌及内胚瘤混淆，现已证明卵巢胚胎癌与这两者是完全不同的肿瘤。胚胎性癌来自原始的生殖细胞，这种细胞具有全能的分化能力，可以分化成各种肿瘤。在组织学上类似于睾丸的胚胎癌。

（一）病理特征

卵巢胚胎癌多为单侧性，很少双侧性。在发现时肿瘤多呈中等大小，10～25cm 直径。表面光滑，有时呈分叶状，可有出血坏死，肿瘤细胞类似无性细胞瘤细胞。但细胞较大，呈片状或管状，有时呈现为乳头或腺样结构。细胞核分裂象多并有核异形。许多多核巨细胞类似于合体细胞。

（二）临床特征

卵巢胚胎癌好发于儿童及青年期，平均发病年龄为 15 岁，约有半数患者表现有性腺内分泌异常，如性早熟、不规则阴道出血、闭经或多毛症及男性化。由于肿瘤分泌 hCG 或 AFP，所以有的患者 hCG 阳性或 AFP 升高。

（三）治疗

治疗的基本原则与内胚窦瘤相同。

（四）预后

在应用联合化疗以前卵巢胚胎癌的总生存率约 30%，Ⅰ期者为 50%。预后略好于内胚窦瘤。自从应用联合化疗以来，预后明显改善。

四、卵巢多胚瘤

卵巢多胚瘤是一种罕见的肿瘤，是由许多胚样小体组成。胚样小体在形态上类似于正常的胚芽。肿瘤内不但含有未能分化的胚盘，也含有羊膜、卵黄囊、胚外中胚层及滋养叶组织。有时还可见散在的畸胎瘤样灶。由于胚样小体中有合体滋养细胞成分，所以患者可有内分泌的表现，如 hCG 升高或性早熟等。多数患者的肿瘤同时有其他生殖细胞肿瘤成分，主要是未成熟畸胎瘤成分。

多胚瘤是一种高度恶性的生殖细胞肿瘤。许多患者有周围器官的侵犯及广泛的转移，但主要限于腹腔内。多数于 1 年内死亡。该瘤对于放疗不敏感，对化疗的效果如何尚无成熟的经验。

五、卵巢绒毛膜癌

原发性卵巢绒毛膜癌是一种罕见高度恶性的肿瘤。卵巢绒毛膜癌的发生有 3 种情况：①伴有卵巢妊娠的原发性妊娠绒癌；②其他生殖系统的妊娠绒癌转移至卵巢的转移癌；③生殖细胞肿瘤向滋养叶结构分化的卵巢绒癌。前二者属妊娠绒癌，而后者属原发性非妊娠卵巢绒癌。本节主要讨论非妊娠卵巢绒癌。

（一）临床特征

约有半数卵巢绒癌发生于青春前期及儿童期。患者常伴有性早熟、乳房发育、阴毛增加、腋毛增多及子宫出血等。在成年人由于肿瘤分泌 hCG 所以常易被误诊为异位妊娠。hCG 的测定有助于诊断。部分患者 AFP 也是阳性。卵巢原发性绒癌预后较差，但由于化疗的应用，预后已有所改善。

（二）治疗

治疗原则与妊娠滋养叶肿瘤相同，除手术以外，积极进行化疗。甲氨蝶呤（MTX）及放射菌素 D（Act D）应是主要的化疗药物。

六、卵巢畸胎瘤

卵巢畸胎瘤是一种常见的卵巢肿瘤，来源于多能性生殖细胞。它可分成两个主要类型，即成熟畸胎瘤与未成熟畸胎瘤，前者属良性肿瘤而后者属恶性肿瘤。

卵巢畸胎瘤约占全部卵巢原发性肿瘤的 15%。在卵巢畸胎瘤中 95%～98%为成熟性，只有 2%～5%为未成熟性。

（一）成熟性畸胎瘤

又可分为囊性及实性两种成熟性畸胎瘤。高发于生殖年龄，特别多见于 20～40 岁间，几乎所有畸胎瘤皆可见有外胚层的组织，能见到有中胚层组织的约占 79%，有内胚层组织的占 40%。

囊性畸胎瘤又称皮样囊肿。瘤体有完整的包膜，肿瘤大小不一，囊内充满皮脂样物及毛发、牙齿或骨、软骨组织等。由于皮脂样物在体内的温度下为液态，若将肿瘤取到体外则脂肪凝固成半固体状。囊性畸胎瘤的囊内可见到一个较突出的实质部分，毛发及牙齿等多由此长出，此称为“头节”。显微镜下囊性畸胎瘤的囊内主要被覆鳞状上皮，有丰富的皮脂腺、汗腺及毛囊等。在“头节”的部位还可见中胚层及内胚层衍化而来的组织，如骨及软骨组织、呼吸道上皮或消化道上皮。成熟实体畸胎瘤是很罕见的卵巢肿瘤，肿瘤中所含的成分类似于未成熟畸胎瘤，但全为成熟的组织。若为未成熟组织则应属未成熟畸胎瘤。成熟实性畸胎瘤通常系单侧性，有的也可见到成熟的神经胶质组织的腹膜种植，尽管有广泛的种植预后仍然良好。

1. *临床特征* 成熟畸胎瘤往往是生长很慢的疾病，许多临床症状与肿瘤的大小、压迫或扭转、破裂有关。在肿瘤很小的时候可毫无症状，仅在影像学检查时偶尔发现，但当瘤体增大则常感腹胀及腹部不适，当发生扭转时则产生剧烈腹痛及瘤体增大。若包膜破裂则囊内的胆固醇及脂肪碎片散于腹腔内，并引起化学性腹膜炎，日后发生广泛性致密的粘连。巨大的肿瘤是很容易破裂的。妊娠合并成熟性畸胎瘤也时常可见。囊肿扭转常见于儿童及年轻患者。成熟性畸胎瘤在影像学上有独有的特征，可作为诊断上的重要参考。在 X 光摄片上可见高度钙化的牙齿及骨骼影像。在超声图上常可见面团征、壁立乳头征及脂液分层等图像。B 超能较准确地诊断卵巢成熟畸胎瘤的存在。

2. *治疗* 成熟性畸胎瘤经手术切除患侧卵巢即可治愈。由于双侧性畸胎瘤的发生率高达 12%，术时应认真检查对侧的卵巢，最好作卵巢剖检以排除微小肿瘤。有时卵巢外观正常，但剖检发现小点状脂肪滴或毛发等组织，对这种细小的肿瘤亦应切除。对年龄较轻的患者避免切去双卵巢所致内分泌失调，可考虑行肿瘤剥除术。在卵巢包膜较薄处梭形切开卵巢被膜，勿切过深以免切破瘤体，将畸胎瘤的包囊暴露，沿其四周钝性剥离，将整个瘤体剥出，再缝合卵巢组织。这种保守性手术的复发率并不高。

（二）未成熟性畸胎瘤

卵巢未成熟性畸胎瘤曾有许多命名，如实性畸胎瘤、恶性畸胎瘤、畸胎母细胞瘤、畸胎癌及胚胎癌。现一般统称未成熟性畸胎瘤。未成熟畸胎瘤系含有三个胚层衍化的幼稚组织或胚胎成分的组织。占大多数的未成熟组织系外胚层组织，包括神经胶质组织及神经管上皮。

根据未成熟组织的多少及未成熟的程度将之分为3级：Ⅰ级为成熟畸胎瘤中仅含少量未成熟灶；Ⅲ级则含有大量胚胎样组织伴有异形及核分裂，通常年纪大的患者肿瘤分化程度好于年轻患者；Ⅱ级则介于Ⅰ级与Ⅲ级之间。

病理分化程度对预后影响很大，Ⅰ级5年存活率为82%；Ⅱ级，63%；Ⅲ级，30%。

1. **临床特点** 未成熟性畸胎瘤极少有双侧性的。尽管有时在对侧可见成熟畸胎瘤，术中有时可见多处腹膜种植，但这些种植灶往往较原发肿瘤的病理分化程度好。未成熟畸胎瘤多发生于20岁之前，极少发生于50岁以后。

2. **治疗** 应根据临床分期及病理分级来决定治疗原则。鉴于肿瘤极少双侧性，所以，一般行患侧附件切除即可。子宫是否切除并不影响预后。现代对生殖细胞肿瘤进行保守性手术几乎成为多数人的选择，即使较晚期的疾病也可考虑施行单侧附件切除，并详细手术分期，保留子宫及对侧附件。放射治疗对本病的治疗价值不大。若肿瘤为晚期则应施行减瘤术，尽可能切除肿瘤，并辅以术后化疗。对有腹膜种植的或病理Ⅱ级或Ⅲ级者术后也应施行化疗。BEP、VBP及VAC为常用的化疗方案。

（三）向单一胚层高度分化的畸胎瘤

这一类肿瘤包括各种形式的类似于神经上皮瘤或神经母细胞瘤的原始神经肿瘤、始基网膜及其有关的黑色素瘤及脂瘤等。其中最常见的是卵巢甲状腺瘤。

1. **卵巢甲状腺瘤** 也称卵巢甲状腺肿。在成熟性畸胎瘤中约有20%患者的肿瘤中可见到甲状腺成分，但所谓卵巢甲状腺瘤则甲状腺组织应为其主要组织成分。当肿瘤完全由甲状腺组织组成，称为单纯性甲状腺瘤；以甲状腺组织为主要成分同时又混有其他成分则称为混合性甲状腺瘤。该瘤可发生于任何年龄，在生育年龄较多见。肿瘤多为单侧性，瘤体不大，很少有直径超过10cm的。表面光滑。剖面呈黄褐色或琥珀色多房结构，房内充满胶状物。显微镜下见瘤内有甲状腺组织，有大小不一的滤泡样结构并有成团的甲状腺上皮细胞，类似于正常的甲状腺组织，或胚胎性小滤泡，或大滤泡甲状腺瘤。

绝大多数卵巢甲状腺瘤为良性，极少扩展到卵巢以外，若发生扩散可种植到腹膜。种植灶为成熟的甲状腺组织，就像异位甲状腺那样。患者并无严重症状，并可生存很长时间。若种植的肿瘤组织类似于胚胎性甲状腺瘤或乳头状甲状腺癌，则容易转移到全身各个器官如肺、肝及骨等。尽管有人报道卵巢甲状腺瘤能分泌甲状腺素，但多数患者并不伴甲状腺功能亢进的症状。有甲状腺功能亢进病状的患者约占15%。少数患者伴发胸水或腹水。

治疗原则，以手术切除肿瘤为主。除了少数扩散或转移者，一般预后较好。

2. **卵巢类癌** 虽然卵巢类癌多由小肠肿瘤或其他器官转移而来，但原发性卵巢类癌也确有发生。多数是来自生殖细胞，极少数来自卵巢支持-间质细胞瘤中的嗜银细胞。卵巢类癌为实质性肿瘤，大小不等，最大的直径20cm。剖面呈白色或黄色，多为单侧性。显微镜下可见形态多样，有高分化及低分化类癌。细胞呈圆形或多角形，核圆居中，胞浆有空泡。低分化类癌的细胞甚小，似肺癌的燕麦细胞，胞浆嗜银染色阳性。肿瘤组织往往被纤维组织分隔成为许多小巢，有时肿瘤细胞围绕血管排列成菊花状。

卵巢类癌多发于绝经后妇女。临床症状除了盆腔块的一些症状以外，有一部分患者由于瘤细胞产生5-羟色胺，故可引起类癌综合征，表现为面部潮红、外周血管功能紊乱、腹痛、腹泻、气管痉挛等症状，重者可发生心力衰竭。5-羟色胺分泌的多少与肿瘤大小有关，肿瘤大者分泌多，小者分泌少。

对卵巢类癌的治疗，行肿瘤切除即可。年轻患者可以保留对侧正常的卵巢。手术以后5年存活率达95%以上。

七、混合型生殖细胞瘤

混合型生殖细胞瘤至少由两种生殖细胞肿瘤成分组成，无性细胞瘤是常见的组织成分。含有 3 种或 4 种生殖细胞瘤成分的也非少见。较多见的混合类型是无性细胞瘤与内胚窦瘤的混合。而其他成分的混合如畸胎瘤、绒毛膜癌、胚胎癌和多胚瘤等的混合相对较少见。由于肿瘤内含有某些特殊的成分，有的患者可以 hCG 升高或 AFP 升高。含有内胚窦瘤、未成熟畸胎瘤、绒癌及低分化肿瘤组织的混合型生殖细胞瘤预后较差，特别是这些成分在肿瘤中占较大比例的预后更差。

治疗可按卵巢恶性肿瘤的处理原则，行全子宫及双附件切除并大网膜切除术。术后根据病理类型的不同加用各种化疗。美国 MD Anderson 医院治疗的 42 例中 9 例单纯手术及 6 例放射治疗的全部复发。而 17 例术后接受 VAC 化疗的有 9 例得到缓解。美国 GOG 报道的 10 例手术完全切除后接受 VAC 方案治疗，有 7 例获长期生存，另有报导采用 PVB 及 BEP 者也取得较好效果。

（高永良）

参考文献

1. Low JJ，Perin LC，Crendon AJ，et al. Conservative surgery to preserve ovarian function in patients with malignant ovarian germ cell tumors：a review of 74 cases. Cancer，2000，89：391-398.
2. Tangir J，Zelterman D，Ma W，et al. Reproductive function after conservative surgery and chemotherapy for malignant germ cell tumors of the ovary. Obstet Gynecol，2003，101：251-257.
3. Zanetta G，Bonazzi C，Cantu G，et al. Survival and reproductive function after treatment of malignant germ cell ovarian tumors. J Clin Oncol，2001，19：1015-1020.
4. Lai CH，Chang TC，Hsueh S，et al. Outcome and prognostic factors in ovarian germ cell malignancies. Gynecol Oncol，2005，96784-96791.
5. Dimopoulos MA，Papadimitriou C，Hamilos G，et al. Treatment of ovarian germ cell tumors with a 3-day bleomycin，etoposide，and cisplatin regimen：a prospective multicenter study. Gynecol Oncol，2004，95：695-700.
6. Smith HO，Berwick M，Verschraegen CF，et al. Incidence and survival rates for female malignant germ cell tumors. Obstet Gynecol，2006，107：1075-1085.
7. Pectasides D，Pectasides E，Kassanos D. Germ cell tumors of the ovary. Cancer Treat Rev，2008，34：427-441.

第 54 章 性索间质细胞瘤

一、概述

卵巢恶性肿瘤中 90%为卵巢上皮癌，仅 10%为其他类肿瘤，卵巢性索间质肿瘤相对少见。

（一）发病率

1. **发病率** 占卵巢肿瘤 0.8%～9%，卵巢恶性肿瘤 5%～7%左右。

2. **各类型发病率及比例**

（1）颗粒细胞瘤 发病率 1/10 万，占卵巢肿瘤 2%～5%，占卵巢恶性肿瘤 4.3%。

（2）泡膜细胞瘤 为颗粒细胞瘤 1/5～1/3，占卵巢肿瘤 0.5%～1%。

（3）纤维瘤 占卵巢肿瘤 2%～5%，占卵巢性索间质肿瘤 75%左右。

（4）支持-间质细胞肿瘤 占卵巢肿瘤 0.2%～0.5%。

（5）两性母细胞瘤 少见。

（6）环管状性索肿瘤 少见。

（7）未分类 少见。

（二）分类

1. **颗粒-间质细胞肿瘤** 此类肿瘤分泌雌激素为主，少数可分泌雄激素。

（1）颗粒细胞

成人型

幼年型

（2）泡膜细胞瘤-纤维瘤

泡膜细胞瘤

纤维瘤-纤维肉瘤

纤维泡膜细胞瘤

（3）硬化性间质瘤

2. **支持-间质细胞肿瘤（男性母细胞瘤）** 此类肿瘤主要分泌雄性激素。

（1）支持细胞肿瘤

（2）间质细胞肿瘤

（3）支持-间质细胞肿瘤——高分化、中分化、低分化、网状亚型

3. **两性母细胞瘤**

4. **环管状性索肿瘤**

5. **未分类**

（三）组织发生

性腺由体腔上皮向下生长而成，发育中原始性索细胞向皮质分化成颗粒-泡膜细胞、向间质细胞分化成支持-间质细胞，在形成肿瘤时即成颗粒细胞瘤、泡膜细胞瘤、颗粒-泡膜细胞瘤、支持细胞瘤、间质细胞瘤、支持-间质细胞瘤。

（四）发病年龄及危险因素

1. **发病年龄** 各年龄段均可发病，平均年龄 40～54 岁。

2. **危险因素** 与月经、妊产、口服避孕药等无关，无遗传倾向。

3. **发病原因** 性索-间质肿瘤的发病原因不明。

（五）临床表现

1. **激素刺激相关症状** 60%～70%的患者出现与激素刺激相关症状。雌激素相关症状：因肿瘤分泌雌激素，引起子宫内膜增生，导致闭经，而肿瘤坏死、破裂引起激素水平的波动造成子宫内膜不规则脱落，发生绝经后阴道流血，不规则阴道流血。激素刺激引发青春期前患者出现性早熟，表现为初潮提前，乳房增大，外阴丰满，阴毛、腋毛生长。雄激素相关症状：卵泡及间质黄素化，肿瘤将孕激素转变为睾酮、雄烯二酮，血液中雄激素水平高于正常水平，以致声音嘶哑、体重增加、多毛、月经稀发、闭经、乳房不发育或萎缩、阴蒂肥大。

2. **腹块** 60%左右可扪及腹块，少数病人以腹块就诊。腹块首诊者肿瘤较大。

3. **腹痛、腹胀** 约 22%～59%肿瘤破裂、扭转引起腹痛。腹块、腹水引起腹胀，一般腹水不多见，文献报道原发及复发患者没有腹水大于 500ml。纤维瘤可发生 Meigs 综合征，出现腹水、胸水。

（六）诊断

1. **临床及体征** 出现与激素刺激相关症状，应该想到此肿瘤之可能。妇科检查：发现实性肿瘤、中等大小、光滑、活动。B 超、CT 检查多为实性肿物，或囊实性肿瘤。

2. **实验室检查** 监测激素水平，部分患者血清中雌激素水平可升高，临床上有男性化表现的患者血清睾酮及雄烯二酮水平可升高，甚至高达 10 倍。文献报道监测腹水、患侧卵巢静脉血中激素水平可高于外周血中激素水平。

3. **子宫内膜检查** 诊段性刮宫，病理诊断除外雌激素水平升高引起的相关疾病如内膜增生-单纯增生、不典型增生，宫内膜癌。

4. **抑制素** 由非黄素化粒层细胞产生，分子质量 32 000U 的糖蛋白，正常生育期妇女卵泡期抑制素＜250U/L，绝经后或双附件切除后妇女抑制素＜50U/L，卵巢颗粒细胞瘤患者血清中抑制素水平可高达 6650U/L，而随着肿瘤的消退或生长降低至正常或升高，可用来检测卵巢颗粒细胞瘤病情的变化。文献报道血清中抑制素水平升高，一般 1 年内复发肿瘤出现，检测抑制素水平可作为随诊检测肿瘤复发的肿瘤标志物。Fotopoulou 报道除 1 例外，所有复发患者抑制素水平升高，中位水平 214.2U/ml（分布 3～1082U/ml）。检测抑制素水平可用于鉴别诊断卵巢非性索间质肿瘤。

5. **鉴别诊断** 一些卵巢上皮性肿瘤具有分泌激素的功能，临床表现也有绝经后阴道流血，如黏液瘤分泌功能较明显，另有卵巢转移瘤有分泌雌激素、雄激素功能，临床可表现为女性化或男性化，需相鉴别。支持-间质细胞肿瘤低分化需与卵巢类癌，合并异源成分需与卵巢未成熟畸胎瘤相鉴别。检测抑制素水平，免疫组织化学分析钙网膜蛋白可助于鉴别诊断卵巢性索间质肿瘤与非性索间质肿瘤。

（七）肿瘤性质

性索间质肿瘤为一大类肿瘤，包括良性和恶性。

1. **良性** 泡膜细胞瘤，纤维瘤，泡膜纤维细胞瘤，高分化支持间质瘤，支持细胞瘤，两性母细胞瘤，硬化间质瘤。

2. **恶性** 颗粒细胞瘤，恶性泡膜细胞瘤，纤维肉瘤，中、低分化支持间质瘤。

3. **常见恶性肿瘤** 颗粒细胞瘤。颗粒细胞瘤分为成人型、幼年型。

成人型：低度恶性肿瘤，早期多见，预后较好，远期复发。

幼年型：少见，大多发生于青少年女性，Ⅰ期预后好，Ⅱ期以上预后差。

（八）期别

1. **分期标准** 按FIGO上皮癌分期标准

Ⅰ 病变局限于卵巢

Ⅰa 病变局限于一侧卵巢，包膜完整，表面无肿瘤，无腹水

Ⅰb 病变局限于双侧卵巢，包膜完整，表面无肿瘤，无腹水

Ⅰc Ⅰa或Ⅰb期病变，肿瘤已穿出卵巢表面；或包膜破裂；或在腹水或腹腔冲洗液中找到恶性细胞

Ⅱ 病变累及一侧或双侧卵巢，伴盆腔内转移

Ⅱa 病变扩展或转移至子宫或卵巢

Ⅱb 病变扩展至其他盆腔组织

Ⅱc Ⅱa或Ⅱb期病变，肿瘤已穿出卵巢表面；或包膜破裂；或在腹水或腹腔冲洗液中找到恶性细胞

Ⅲ 病变累及一侧或双侧卵巢，伴盆腔以外种植或腹膜后淋巴结或腹股沟淋巴结转移，肝表面转移属Ⅲ期

Ⅲa 病变大体局限盆腔，淋巴结阴性，腹腔腹膜面有镜下种植

Ⅲb 腹腔腹膜种植瘤＜2cm，淋巴结阴性

Ⅲc 腹腔腹膜种植瘤＞2cm，或伴有腹膜后淋巴结或腹股沟淋巴结转移

Ⅳ 远处转移，胸水存在时需找到恶性细胞；肝转移需累及肝实质

2. **分期状况** 文献报道的分期状况以早期多见。Ⅰ期：61%～91%；Ⅱ期：10%～10.4%；Ⅲ期：10%～12%；Ⅳ期：4%～8.5%。

二、成人型颗粒细胞瘤

成人颗粒细胞瘤是性索间质肿瘤中最为常见的类型，好发年龄40～50岁。临床表现以分泌雌激素为主的症状，肿瘤中等大小，大多数为实性或囊实性。但部分患者无分泌雌激素为主的症状，仅以肿块就诊。

（一）病理特点

肿瘤大体为圆形、卵圆形或分叶状，实性或囊实性，切面灰白略带黄色，常有小灶出血坏死。细胞为圆形、卵圆形或角形，细胞排列成巢、小梁、弥漫状。巢中细胞松散分布，围成菊形团样的Call-Exner小体。细胞的异型性小，核分裂少。

（二）初次治疗

1. **手术治疗** 该病以手术治疗为主，化学治疗、放射治疗为辅。对诊断腹盆腔实性或囊实性肿瘤，能手术切除者首选手术。需行全面的手术分期：首次手术时分期应该按照卵巢上皮癌的原则。行足够长的纵行切口，充分暴露腹盆腔，取腹水或行盆腔和两侧结肠旁沟等部位冲洗液行细胞学检查。仔细探查整个腹盆腔及各脏器，对任何可疑区取活检，仔细探查主动脉旁和盆腔淋巴结，如有肿大则应切除活检，行大网膜切除，腹膜多点活检，行标准手

术分期。

（1）全宫双附件大网膜阑尾切除　Ⅱ期以上颗粒细胞瘤，绝经后、无生育要求者，行全宫双附件大网膜阑尾切除及减瘤术。

（2）单附件大网膜阑尾切除　年轻、有生育要求、Ⅰ期。术前需诊断性刮宫除外宫内膜癌行单附件大网膜阑尾切除及腹膜多点活检。

淋巴结清扫或取样一直存在不统一的看法，Brown 报道性索间质肿瘤 111 例分期者中 58 例有淋巴结切除作为标准分期一部分，无 1 例淋巴结转移。而复发患者中仅 1 例单纯腹膜后淋巴结转移，其余为盆腹腔和/或脏器多处转移合并有淋巴结。Fotopoulou 报道切除腹膜后肿大淋巴结来评价淋巴结情况，Ranganath 报道手术范围为单附件或全宫双附件加大网膜阑尾切除及腹膜多点活检。NCCN2010 年卵巢性索间质肿瘤指南明确指出初次手术时可不常规行淋巴结清扫。

2. *术后辅助化疗*　Ⅰ期术后可无辅助治疗，文献报道：Ⅰ期特别是年龄小于 50 岁的患者 5 年、10 年存活率达 97%、94%。Evanset 报道Ⅰa 期有约 9%的复发率，因此认为对Ⅰ期、肿瘤大、有丝分裂多、术前肿瘤破者需接受化疗。一般Ⅱ期以上中晚期患者、复发转移患者，术后接受辅助化疗。但文献报道也存在差异，Fotopoulou 报道 18 例Ⅰ～Ⅲ期患者中初次治疗时手术后仅 1 例接受化疗。Ranganath 报道 34 例患者中，Ⅰa 期 17 例，Ⅰc～Ⅳ期 17 例，手术后 21 例进行了化疗包括 4 例Ⅰa。具体化疗方案多种多样，但一般采用卵巢上皮癌的化疗方案：（1）CAP 方案（4 周重复）：CTX 400～500mg/m^2，d1；ADM 40～50mg/m^2，d1；DDP 40～50mg/m^2，d1。（2）TP 方案（3 周重复）：Taxol 135～175mg/m^2，d1；PDD75mg/m^2 分 2 天或 CBP ACU4－5 d2。也可采用卵巢生殖细胞肿瘤的化疗方案：（1）PVB方案（3 周重复）：BLM20mg/m^2，d1－3；VCR1.5mg/m^2，d1－2；DDP20mg/m^2，d1－5。（2）BEP 方案（3 周重复）：BLM 20 mg /m^2，d1－3；VP16 75mg/m^2，d1－5；DDP 20mg/m^2，d1－5。NCCN 2010 指南提出Ⅰ期肿瘤大，术前肿瘤破，有丝分裂多，Ⅰc 期和Ⅱ期以上期别需化疗，化疗方案是 BEP 和 TP。

3. *术后辅助化疗疗程*　无残存肿瘤，一般 4～6 疗程，有残存肿瘤治疗至肿瘤消失后巩固 2～3 疗程，或化疗 2～3 疗程，肿瘤缩小后再次手术，术后再巩固 2～3 疗程。

4. *术后放疗*　颗粒细胞瘤对放疗较敏感，80 年代前术后常规采用放疗。早期盆腔野，晚期腹部移动条形野＋盆腔野放疗。颗粒细胞瘤对化疗也敏感，Ⅱ期以上患者术后常规给予化疗，目前放疗多用于化疗后腹盆腔内残存肿瘤或复发转移患者。

5. *激素治疗*　一些颗粒细胞瘤患者分泌雌激素，并发现颗粒细胞瘤中存在孕激素受体，Hardy 报道检测 18 例颗粒细胞瘤患者，全部孕激素受体阳性。因此一些作者对晚期、复发患者采用孕激素治疗。Hardy 报道 1 例多次复发，多次手术后肿瘤再复发的患者接受甲地孕酮治疗 18 个月，肿瘤消失，治疗后存活 5 年。

6. *存活率*　见表 54－1，早期预后好，中晚期预后仍不满意。Zhang 报道Ⅰ～Ⅱ期 5 年、10 年存活率 95%、84%，晚期 5 年、10 年存活率 59%、57%，差异具有统计学意义。中国医学科学院肿瘤医院收治的 100 例颗粒细胞瘤，总的 5 年、10 年存活率为 80%、72%，其中Ⅰ期 5 年、10 年存活率为 98%、96%，Ⅱ期为 70%、60%，Ⅲ～Ⅳ期 0，复发 58%、40%。

表 54－1　成人颗粒细胞瘤存活率

	5 年存活率	10 年存活率
Ⅰ期	90%～100%	84%～95%
Ⅱ期	55%～86%	50%～65%
Ⅲ期	22%～50%	17%～33%
Ⅳ期	<22%	

7. *影响预后因素*　有利于预后因素：期别早特别是Ⅰa 期患者预后好，年龄<50 岁，未绝经，肿瘤直径小于 10cm、未破，满意减瘤无残存肿瘤。不利于预后因素：肿瘤直径大于 10cm、破裂，DNA 非整倍体比例高，有核分裂高者，细胞非典型性明显，p53 阳性表达，不满意减瘤有残存肿瘤。Zhang 报道年龄<50 岁与>50 岁 5 年存活率 93%比 84%，差异具有统计学意义。1～2 级与 3 级 5 年存活率分别为 96%和 64%，差异具有显著性。标准分期与保留生育功能之间存活率无差异 97%比 98%。Zhang 报道肿瘤>10cm 与<10cm 相比 5 年存活率无差异，Chan 报道 83 例中肿瘤>10cm 患者存活率降低。吴令英报道 47 例行核分裂象检测者中，核分裂象<5/10HP，5 年、10 年存活率均为 96%，而与≥5/10HP 比较分别为 58%和 36%，差异有统计学意义，核分裂象高者近期复发率高。

（三）复发

颗粒细胞瘤属低度恶性，一般预后较好，总的存活率较高。但颗粒细胞瘤有远期复发的特点，文献报道颗粒细胞瘤复发率 2%～52%不等。第一次复发中位时间 38 个月（12～120 个月），17%的复发发生在 10 年后，报道最长复发出现在初次治疗 37 年后。第二次、第三次复发中位时间 20 个月（10～51 个月）、18 个月（2～45 个月）。复发部位盆腔内转移约占 30%～45%，55%～70%转移超出盆腔到腹腔，远处转移少见。

复发后的治疗：目前颗粒细胞瘤复发后的治疗并无标准，腹盆腔内单个或多个肿瘤能手术切除，首选手术切除，手术的目的是最大限度切除全部肉眼所见肿瘤。Fotopoulou 报道复发患者中 85.3%能到达满意减瘤，术后 89.5%的患者接受化疗。Gerhenson 报道 PAC 方案化疗总反应率 63%，BEP 方案 83%。其他文献报道 PVB 方案化疗反应率 57%～82%，Homesley 报道 GOG 采用 BEP 方案化疗的结果，56 例患者中 69%初治晚期患者、51%复发患者获 3 年无瘤存活。

三、幼年型颗粒细胞瘤

幼年型颗粒细胞瘤罕见，约占全部颗粒细胞瘤的 5%，97%发生在 30 岁之前。绝大多数为单侧，体积较大，实性或囊实性。镜下肿瘤细胞弥漫性、结节状、管状、条索状或排列成大小不规则的滤泡结构，滤泡间或间质内富含酸性多糖的液体，罕见 Call-Exner 小体，颗粒细胞或/和卵泡膜细胞常常黄素化，核染色质深，异型性相对明显，核分裂常见，有时可见异常核分裂。

青春期前发病的患者常常伴有性早熟，临床表现为乳房增大、阴道流血、阴蒂增大等第二性征及生殖器官发育。年龄大者出现月经混乱。非特异症状有腹胀、腹痛、盆块。

大部分患者临床表现为Ⅰ期，晚期少见，Ⅰ期患者可保留生育功能，行单附件切除和标准的分期手术。Ⅰa 期患者预后好，术后可以不用化疗，长期存活率可达 90%以上。Ⅱ期以上的患者应同卵巢上皮癌一样行肿瘤细胞减灭术，尽可能切除肿瘤。Ⅰa 期肿瘤大，异型性明显，核分裂多和Ⅰc 期以上的患者需术后化疗。晚期患者预后差易复发，一般复发出现在诊断后 1 年内，复发后病情发展快一般 13～16 个月内死亡。

目前仍无明确有效的化疗方案，一般参考成人颗粒细胞瘤的化疗方案。Vassal 报道一组 15 例幼年型颗粒细胞瘤，除 1 例复发外，Ⅰ期 6 例，Ⅱ期 1 例，Ⅲ期 6 例，Ⅳ期 1 例，术后化疗、放疗后 14 例中 11 例长期存活（2～18 年）。Hirakawa 报道 1 例幼年型颗粒细胞瘤行全宫双附件大网膜切除，淋巴结取样，术后 3 个疗程 BEP 方案化疗，无效腹盆腔肿瘤复发，出现腹水，改 TP 方案化疗仍无效，后行放疗腹水控制，肿瘤缩小。但 5 个月后仍死于肿瘤。

幼年型颗粒细胞瘤的预后与期别明确相关，Ⅰ期患者预后好，约 90%的患者可长期存活，单纯手术，术后无辅助治疗仍有很好的预后，但晚期预后差。邹雪梅报道 10 例幼年型颗粒细胞瘤，8 例为Ⅰ期，随诊 2～18 年，均存活，而 2 例Ⅲ期均在 1 年内死亡。

四、卵巢支持-间质细胞瘤

卵巢支持-间质细胞瘤又称男性母细胞瘤，来源于原始或未分化的性腺间质，组织形态上反映睾丸组织不同发育时期。该肿瘤含支持细胞和间质细胞两种成分。好发年龄 11～45 岁，平均年龄 25 岁。98%为单侧，肿瘤大小不一，大的肿瘤可达很大，小的肿瘤可小到显微镜下病灶。按分化程度可分为高分化、中分化、低分化，高分化一般为良性，中、低分化为恶性。可分为两亚型：网状型支持-间质细胞瘤，含异源性成分的支持-间质细胞瘤。网状型：肿瘤大呈囊性，由不规则形的小管、空间或裂隙构成，大部分属中、低分化。异源型：异源成分最常见是胃肠型上皮，其次为横纹肌或软骨，偶有肝细胞样细胞或神经外胚层成分，可为高分化-良性或恶性。

（一）临床表现

卵巢支持-间质细胞瘤最常见临床表现是雄激素水平升高所引起的去女性化或男性化征。但仍有 50%的患者无激素升高引起的症状仅为盆腔肿物或腹胀。卵巢支持-间质细胞瘤绝大多数为单侧，双侧少见，1985 年 Young 和 Scully 报道 207 例中仅 3 例为双侧。

（二）临床期别

97.5%为Ⅰ期，2.5%超出卵巢，但肿瘤常常位于盆腔内，罕见肿瘤转移到上腹部。高分化者均为Ⅰ期，低分化可表现为晚期或术中易破裂。

（三）诊断

结合临床症状、体征，血清雄激素水平升高，或测定腹水、患侧卵巢静脉血睾酮浓度明显高于外周血而诊断。对仅有腹胀、腹部肿瘤者可通过 B 超、CT 检查。

（四）治疗

1. *手术*　年轻，Ⅰ期行单附件切除可保瘤对侧附件子宫；晚期，无生育要求，所有低分化、中分化但术中破裂或含异源型需行全宫双附件切除，有文献报道加盆腔淋巴结切除。但盆腔淋巴结切除是否有助于预后的改善，尚无定论。Brown 报道 376 例卵巢性索间质肿瘤，其中 31 例支持-间质细胞瘤，初次手术时 5 例淋巴结切除，无 1 例淋巴结转移，9 例复发中无 1 例淋巴结转移。NCCN2010 年卵巢性索间质肿瘤指南明确指出初次手术时可不常规行淋巴结清扫。

2. *化疗*　因卵巢支持-间质细胞瘤少见，晚期、复发者更少见，化疗的经验很少。目前文献报道对复发、晚期、中分化、低分化、合并异源型者采用 BEP、CAP 及 Taxol＋铂类化疗方案化疗，一般 3～6 疗程。

（五）预后

卵巢支持-间质细胞瘤中高分化属良性预后好，无复发。11%的中分化、58%的低分化、19%的异源型表现为临床恶性行为，因属低度恶性总的预后好。1984 年 Zaloudek 报道 64 例中、低分化患者，5 年、10 年存活率均为 92%，预后好。中国医学科学院肿瘤医院 20 年间收治了 11 例卵巢支持莱狄细胞肿瘤，Ⅰa～Ⅲc 期，Ⅰa 期、高分化无术后化疗，中低分化、Ⅱc 期以后均行化疗。除 1 例 7 年后死于乳腺癌外均存活。影响卵巢支持-间质细胞瘤预后的因素是临床期别、分化程度、肿瘤破裂、网状型、肿瘤大小。因肿瘤大小与分化有关，肿瘤平均 5cm 多为高分化，而＞15cm 多为低分化。如出现复发，一般出现比较早，2/3 发生在 1 年内，而仅 6%～7%超过 5 年。腹腔和腹膜后是局部复发或转移的好发部位，也可侵及对侧卵巢、肺、肝和骨。

（张　蓉）

参考文献

1. 吴令英，章文华，李凌，等. 卵巢颗粒细胞瘤预后影响因素的分析. 中华妇产科杂志，2000，35：673-676.
2. 邹雪梅，吴鸣. 卵巢幼年型颗粒细胞瘤 10 例临床分析. 现代医学，2002，30：118-120.
3. 李斌，吴令英，章文华，等. 卵巢支持莱狄细胞瘤 11 例临床分析. 中华妇产科杂志，2004，39：334-337.
4. Zaloudek C，Norris HJ. Sertol-leydig tumors of the ovary：a clinicopathologic study of 64 intermediate and poorly differentiated neoplasms. Am J Sury Pathol，1984，8：405-418.
5. Young RH，Scully RE. Ovarian sertoli-leidyg cell tumors：a clinicophatological analysis of 207 cases. Am J Sury Pathol，1985，9：543-546.
6. Gershenson DM，Copeland LJ，Kavanagh JJ，et al. Treatment of metastatic stromal tumors of the ovary with cisplatin，doxorubicin，and cyclophosphamide. Obstet Gynecol，1987，70：765-769.
7. Vassal G，Flamant F，Caillaud JM，et al. Juvenile granulose-cell tumor of the ovary in children：a clinical study of 15 cases. J Clin Oncol，1988，6：990-995.
8. Gershenson DM，Morris M，Burke TW，et al. Treatment of poor-prognosis sex cord-stromal tumors of the ovary with the combination of bleomycin，etoposide，and cisplan. Obstet Gynecol，1996，87：527-531.
9. Homesley HD，Bundy BN，Hurteau JA，et al. Bleomycin，etoposide，and ciplatin combination therary of ovarian granulose cell tumors，and other stromal malignancies：a gynecologic oncology group study. Gynecologic Oncology，1999，72：131-137.
10. Chan JK，Zhang M，Kaleb V，et al. Prognostic factors responsible for survival in sex cord stromal tumors of the ovary：a multivariate analysis. Gynecologic Oncology，2005，96：204-209.
11. Hardy RD，Bell JG，Nicely CJ，et al. Homonal treatment of a recurrent granulosa cell tumor of the ovary：case report and review of the literature. Gynecol Oncol，2005，96：865-869.
12. Zhang M，Cheung MK，Shin JK，et al. Prognostic factors responsible for survival in sex cord stromal tumor of the ovary：an analysis of 376 women. Gynecologic Oncology，2007，104：396-400.
13. Ranganath R，Sridevi V，Shirley SS，et al. Clincal and pathologic prognostic factors in adult granulosa cell tumors of the ovary. Int J Gynecol Cancer，2008，18：929-933.
14. Hirakawa M，Nagai Y，Yagi C，et al. Recurrent juvenile granulose cell tumor of the ovary managed by palliative radiotherapy. Int J Gynecol Cancer，2008，18：913-915.
15. Brown J，Sood AK，Deavers MT，et al. Pattern of metastasis in sex cord- stromal tumors of the ovary：can routine staging hymphadenedomy be omitted? Gynecologic Oncology，2009，113：86-90.
16. Fotopoulou C，Sawatis K，Braicu E-I，et al. Aduit granulosa cell tumors of the ovary：tumor dissemination pattern at primary and recurrent situation surgical. Gynecologic Oncology，2010，119：285-290.

第 55 章 卵巢癌的手术治疗

卵巢癌是严重威胁妇女健康的恶性肿瘤之一，死亡率居妇科恶性肿瘤的首位，一些城市中女性中卵巢癌发病率已居妇科肿瘤首位。早期卵巢癌治愈率在 90%左右，约 80%的晚期卵巢癌首次治疗可以获得满意的效果。但人们对卵巢癌生物学行为的认识还非常有限，20%的晚期卵巢癌虽然经过积极的手术和化疗，但肿瘤仍然迅速发展，匮乏有效的治疗手段；约 80%的晚期卵巢癌首次治疗后出现肿瘤复发，目前的巩固治疗不足以延缓肿瘤复发，致使其死亡率居高不下。

通常意义上的卵巢癌主要指卵巢上皮癌，约占卵巢恶性肿瘤的 90%，本章将重点介绍与上皮性卵巢癌手术治疗有关的一些问题。

一、临床表现

多数卵巢癌没有特异症状，不容易引起警觉。卵巢癌主要因盆腔肿块、腹水或胸水产生一些不典型的症状：(1) 下腹部不适或盆腔下坠感、食欲缺乏、恶心、胃部不适等症状。(2) 腹部膨胀感：肿瘤性腹水引起腹胀，或肿瘤生长超出盆腔在腹部可以摸到肿块。(3) 压迫症状：由于增大的肿瘤或腹水，可使横膈抬高，导致呼吸困难，不能平卧，心悸；并由于腹腔内压力增加，影响下肢静脉回流，可引起腹壁或下肢水肿，如压迫膀胱、直肠，可有排尿困难、肛门坠胀或便秘；压迫输尿管引起输尿管梗阻，产生腰痛等；压迫髂血管，引起下肢水肿或疼痛。(4) 疼痛：卵巢癌很少引起疼痛，少数患者因肿瘤破裂、出血、坏死或感染，可产生腹痛、腰痛等。(5) 月经紊乱及内分泌失调症状：能产生激素的卵巢肿瘤可导致月经紊乱或持续阴道流血，还常伴有子宫内膜病变，如子宫内膜增生过长或子宫内膜癌。(6) 因转移产生的相应症状：如胸膜转移产生胸水，引起呼吸困难；肺转移产生干咳、咯血；肠道转移可以产生便秘或肠梗阻症状，甚至恶病质表现；骨转移产生转移局部剧烈疼痛，局部有明显的压痛点。体征主要包括盆腔肿块和腹水，或两者兼有。实质不规则的盆腔肿块需要高度怀疑卵巢癌。但仍然有少数患者没有任何体征。

二、诊断

卵巢癌诊断主要靠妇科检查、术前辅助检查、术中探查，最终通过病理确诊。

妇科检查需行三合诊；三合诊检查肿块呈囊性，边界清楚，直径不超过 5cm，通常可以 2 个月后随诊，肿块增大者，手术治疗。绝经后的妇女，任何附件肿块应注意进一步检查，<5cm 肿块中约 3%为恶性。肿块超过 5cm 必须认真对待，Berek 认为超过 8cm，需要手术治疗。阴道超声检查是卵巢癌诊断的基本措施。彩色多普勒通过血流成像，判断瘤内血供分布，诊断恶性肿瘤有特异性。肿块为混合性或实质性，无论大小，应注意检查子宫直肠凹，有无结节感，作胃肠道钡餐检查，排除胃肠道肿瘤后，超声检查发现肿块内回声不均、边界

不清、多个分隔，恶性肿瘤可能性大。上述情况应注意排除内膜囊肿和盆腔炎性包块。因此，未绝经妇女，有怀疑病灶，如肿块较大、实质、较固定或不规则，以及绝经后任何大小的混合性肿块应剖腹探查。CA125 诊断上皮性卵巢癌的阳性率超过 80%。其敏感性较高，但特异性不强。

术前诊断存在非常大的困难，而有高度怀疑恶性肿瘤者，需要剖腹探查或腹腔镜探查手术。探查术前，行胸片、胃肠道检查、盆腹腔 CT 或 MRI 检查，血 CA125、CA19 - 9、CEA 等检测，判断是否肿瘤为卵巢原发，有无其他脏器转移病灶存在。

卵巢癌仍采用 1988 年分期，本书已在有关章节中介绍，本章不再赘述。

三、手术治疗

手术是卵巢癌诊断和治疗的基础和关键。

（一）一般原则

早期卵巢癌手术主要针对Ⅰ～Ⅱb 患者，但目前严格意义上的早期仅指Ⅰ期卵巢癌。早期卵巢癌的治疗必须建立在严格手术分期的基础上，手术范围包括全子宫及双附件切除、大网膜切除基础上的全面的手术。黏液性癌均需做阑尾切除。

要求保留生育功能的早期卵巢癌患者，可行保留生育功能手术。保存子宫和对侧附件的卵巢癌手术在卵巢上皮癌中，大约 15%“正常表现”的对侧卵巢常有镜下腺癌，因此，务必需要活检对侧卵巢。早期卵巢癌保留生育功能的指证：（1）正确分期手术后Ⅰa、Ⅰc 期病例；（2）有生育要求和保留生育功能希望者；（3）术后有条件随访；（4）对于后面提到的黏液性囊腺癌，需除外继发可能。美国一项多中心研究报道，Ⅰa 和Ⅰc 期 EOC，保留生育功能患者的 5 年和 10 年生存率分别是 98%和 93%。

临床Ⅲb 期以下者（含Ⅲb 期）的患者均需行手术分期，要求：（1）切口：正中或旁正中，以充分暴露腹腔。如果是低位横切口，可以将腹直肌分开或从耻骨联合处离断。如果不够，切口可以在一侧延长成 J 形切口，或改为 T 形切口。（2）卵巢肿瘤尽可能完整切除，并送冰冻切片检查。恶性肿瘤确立后，有游离液体送细胞学检查；没有游离液体者，腹腔洗液送细胞学检查。（3）全面检查：腹腔表面和内脏依次检查，可按顺时针方向从阑尾、回盲部沿结肠旁沟、升结肠、右肾、肝胆、右侧横膈、大网膜、网膜囊、胃及大小弯、横结肠、胰腺、左结肠旁沟、脾脏、左肾、降结肠、乙状结肠、直肠、小肠、腹主动脉和盆腔淋巴结。（4）如果没有病灶，应做腹膜多点活检，子宫直肠凹腹膜、两侧结肠旁沟、膀胱表面腹膜、肠系膜。横膈可以借助腹腔镜器械活检。（5）横结肠下大网膜切除：沿横结肠根部切断大网膜。（6）打开腹膜后间隙，条状可疑淋巴结活检。范围上自左肾静脉，下至髂外和闭孔。

（二）初次肿瘤细胞减灭术

肿瘤细胞减灭术对象是Ⅱc 期以上的卵巢癌，要求尽可能最大限度地切除原发和转移肿瘤，使最大的残留病灶不超过 1cm，甚至达到无肉眼残留病灶。手术过程要求手术医生有信心、细致和耐心。尽管单纯手术治愈的病例只占少数，但手术仍然是晚期卵巢上皮癌最重要的治疗手段，辅助化疗只有在满意的细胞减灭术基础上才能最大地发挥其治疗作用。细胞减灭术理论基础是，人类实体肿瘤增长符合 Gompeertzian 模型，由于血供和养料的相对缺乏，肿瘤增长速度随着体积增大而减缓；较大体积肿瘤包含较高比例的非增殖周期或休止期细胞，细胞毒性药物很难发挥作用。Griffiths 总结了卵巢癌细胞减灭术意义：（1）降低肿瘤的倍增时间，加速瘤细胞的再增殖。大块肿瘤含有大量未分裂或处于“休止”期即 G0 期细胞。肿瘤细胞减灭术后使更多的肿瘤细胞进入增殖周期，利于药物的高效杀伤。（2）清除乏氧细胞，改善血供利于化学药物到达肿瘤内，更好地发挥化疗的功效。(3) 自发性耐药性来自肿瘤细胞对化疗药物耐药自发性突变，因为肿瘤体积和细胞数目增加，则细胞突变和耐药的机会增加。瘤细胞增殖到一定程度，自发产生大量的耐药克隆，使化疗不能发挥作用。继发性耐药来自化疗药物长期使用，药物敏感细胞克隆被清除，耐药克隆细胞凸现；或原先敏感的细胞克隆基因突变后，产生耐药性。满意的细胞减灭术后，需要化疗药物治疗周期缩短，减少了产生耐药的机会。(4) 细胞减灭术后，解除了肿瘤对机体免疫功能的抑制。大块肿瘤产生大量的肿瘤抗原，阻碍、消耗体内细胞毒淋巴细胞，自身免疫系统对肿瘤细胞无法识别，也阻碍了细胞毒药物的进入。(5) 清除大部分肿瘤，缓解了胃肠道的压迫或梗阻，减少了肿瘤负代谢，营养代谢失衡得到纠正，能够耐受化疗，创造对抗肿瘤的主客观条件。

手术步骤如下：

1. 选择腹部正中切口，自耻骨联合向上，左侧绕脐直达其上 10cm 左右；根据需要切口可延长至剑突下。

2. 手术分期

(1) 腹水或腹腔洗液脱落细胞检查　有腹水者进腹后抽取腹水约 200ml 送脱落细胞检查；无腹水者腹腔洗液 200ml 送细胞学检查。

(2) 腹膜活检　盆腔底部和腹腔任何癌疑部位腹膜活检；结肠肝曲、脾曲和盆底腹膜随机活检。

(3) 沿横结肠切除大网膜　术者右手提起大网膜，左手持电刀沿横结肠根部游离大网膜无血管区域，分别至肝曲和脾曲，横结肠水平离断大网膜血管区域，血管逐把结扎。

(4) 条状切除腹膜后淋巴结（腹主动脉旁和盆腔）　术者首先应熟悉不同部位卵巢癌转移路径。其次，有肿大淋巴结者则切除肿大淋巴结，否则随机活检。于腹部正中，扪及腹主动脉搏动后，打开小肠系膜，术者游离腹主动脉鞘膜，电刀缓慢前行，在其右外侧钝性分离下腔静脉，沿血管走行打开其鞘膜。条状切除淋巴脂肪组织。盆腔淋巴结方法相同。

(5) 临床Ⅰa 期需要保留生育功能者应剖视对侧卵巢，快速切片病理检查。

完成上述步骤后，尚有以下情况，需术者考虑：

①输尿管游离基础上的子宫、双附件加盆腔肿块切除术：如果盆腔肿块较小，与周围组织界限清楚，不需要游离输尿管。但晚期卵巢癌常伴有广泛的种植和转移，手术常涉及肠道和泌尿道，需要游离输尿管，解剖子宫和膀胱、子宫和直肠间隙。

②盆腔腹膜切除术（“卷地毯”手术）：盆腔腹膜切除的范围，以肿瘤病灶范围而定。手术先打开两侧侧腹膜，暴露输尿管并予游离，然后沿输尿管内侧分离切除直肠子宫腹膜反折，达直肠并分离直肠前腹膜，包括直肠陷凹的腹膜。膀胱子宫腹膜反折同样视所侵范围切除。个别可自腹部下部的腹膜切口始，分离整片受侵腹膜，直达宫颈前缘。

③网膜切除术：大网膜切除的范围一般在横结肠下缘，但当结肠肝曲、脾曲部网膜有转移性团块，或整个网膜浸润成饼状时，网膜的切除范围应向上延伸，尽量切除转移灶，包括切除胃网膜。

④肠管切除术：肿瘤可能侵犯小肠或大肠表面，为了切除全部或大部分腹部病灶，则需要行肠管切除术。详见本章复发性卵巢癌二次细胞减灭术。

（三）腹膜后淋巴清扫

淋巴结转移是卵巢癌主要的播散途径之一，当肿瘤局限于盆腔（Ⅰ～Ⅱ期）时，有 10%～20%的患者发生淋巴结转移，当超出盆腔范围（Ⅲ～Ⅳ期）时，淋巴结转移率可达 50%～70%，出现淋巴结转移提示预后差，故 1986 年 FIGO 将淋巴结转移作为Ⅲ期分期标准。淋巴清扫可准确地证实腹膜后淋巴结状态，能为早期患者提供预后资料。已经有 RCT 结果显示，晚期卵巢癌腹膜后淋巴清扫不能提高生存率。有意义的是近年来文献报道，首次治疗后存在孤立的腹膜后淋巴转移，淋巴清扫能够提高生存率。另外，文献中虽未见手术致死的报道，但作者都认为腹膜后淋巴清扫存在一定风险和术后病率；最近 Santin 从肿瘤免疫学角度又提出无转移的区域性淋巴结不应作为常规切除。目前临床上面临的问题是：（1）早期卵巢癌淋巴结转移仅 10%，是否都要行腹膜后淋巴清扫。90%患者不能从该手术获益，为什么要承受手术的痛苦？（2）无残留灶的晚期患者，该不该行腹膜后淋巴清扫？（3）首次手术时存在腹膜后淋巴结转移，淋巴清扫范围应多大？

卵巢癌腹膜后淋巴结转移率较高，因而手术时尤其晚期卵巢癌的手术要求最大限度地争取做细胞减灭术，如果Ⅲ期以上卵巢癌患者的病灶广泛播散至盆腔，完全切除这些癌灶一般都有难度，手术创面大、时间长、失血多。而腹膜后淋巴清扫更是一个非常细致艰难的手术操作，须分离下腔静脉、腹主动脉和盆腔髂血管，手术创面涉及整个后腹膜腔，目的要尽量切除肿瘤，又要同时清除腹膜后淋巴结，这在一般晚期病例不能忍受如此大的手术创伤。晚期卵巢癌腹膜后淋巴结转移率为 50%以上，然而还有半数的患者腹膜后可能没有淋巴结转移，这些病人如果同时清除腹膜后淋巴结，治疗价值不确切。复旦大学附属肿瘤医院总结 50 例卵巢癌二次探查术中行腹膜后淋巴清扫，术后病理证实：Ⅰ期无淋巴结转移，Ⅱ期淋巴结转移 20%，Ⅲ期 54%，Ⅳ期 1 例有腹主动脉旁淋巴结转移。5 年生存率，Ⅰ期 100%，Ⅱ期 60%，Ⅲ期 42.9%。

早期卵巢癌是否行腹膜后淋巴清扫，或者何时做此手术为宜？国内外学者报道早期卵巢癌腹主动脉旁淋巴结转移率为 20%左右，但以低分化癌为主。因而早期卵巢低分化癌，可考虑做腹膜后淋巴清扫。所有早期病例，无论肿瘤细胞分化如何，出于分期需要，必须做淋巴活检，原则是如果存在增大的淋巴结，取包括增大淋巴结在内整条淋巴结；无增大淋巴结则随机分离、条状切取淋巴结。我们 50 例中Ⅰ期卵巢癌二次探查术中行腹膜后淋巴清扫，术后病理均无腹膜后淋巴结转移，但其中无低分化病例。

复旦大学附属肿瘤医院自 80 年代初即开展了卵巢癌腹膜后淋巴清扫，Ⅰ、Ⅱ和Ⅲ（Ⅳ）期病例淋巴结转移率分别为 10.5 %、20.7%和 70%，向腹主动脉旁淋巴结引流区及盆腔淋巴引流区转移的机会相仿，与淋巴结转移相关的危险因素是首次术后残留灶大小、临床分期和组织分化程度。因此，我们认为在早期患者中选择具有淋巴结转移危险因素者较合理，如分化差（G3）或未分化腺癌，或术中探查腹膜后淋巴结异常者。鉴于患者的耐受力和术者的体力精力，在首次细胞减灭术中同时行淋巴结清扫有些不切实际，故我们对于晚期患者的淋巴结清扫，除残癌小于 1cm 外，均选择在二次探查术或再次细胞减灭术中行淋巴结清扫。淋巴清扫的范围应包括左肾静脉下缘的乳糜池及腹主动脉旁和盆腔各组淋巴结。我们曾在 30 例患者中行腹主动脉旁淋巴结切除术时切除肾门淋巴结，但均未发现有淋巴结转移，故在行淋巴结切除术时不必切除肾门淋巴结。

左肾静脉位腹膜后淋巴清扫，手术指征：（1）早期卵巢癌术中探查发现淋巴结增大，活检提示腹膜后淋巴结转移；（2）晚期卵巢癌满意肿瘤细胞减灭术基础上；（3）二次细胞减灭术时。

（四）手术并发症的处理

晚期卵巢癌肿瘤范围广，涉及的手术技术复杂，要达到满意的细胞减灭效果，要求手术者需要多学科综合外科技术，良好的品德和耐心，并且注意以下的技术错误及副损伤。

1. 术中出血 晚期卵巢癌膀胱面和直肠面操作时，渗血较多，应注意止血。初次手术盆腔肿块比较固定或界限不清时，首先离断卵巢和子宫血管可以显著减少出血。复发肿块与直肠关系密切时，先离断直肠系膜血管，可以减少直肠面的出血。上腹部操作面止血需更加严密。术后需要留置 1～2 根引流管，盆腔渗血可以通过压迫和止血药控制。

2. **肠道损伤** 卵巢癌肠道损伤比较常见。浆肌层损伤可不需缝合，肌层完全破损黏膜层外露时应及时修补，浆肌层间断缝合即可；黏膜破损者按肠管端端吻合术修补；黏膜面损伤较广者，宜行肠段切除端端吻合；特别注意的是应避免肠管的电损伤，该情况术中不宜发现，术后发生肠瘘，处理将变得复杂。

3. **血管损伤** 腹膜后淋巴清扫时容易损伤静脉，其次是动脉分支。小静脉分支或营养血管损伤出血是该手术常出现的现象，预防的办法是解剖结构应充分暴露，手术操作一定轻柔、仔细。遇到损伤出血时，不可慌乱钳夹，这样往往事与愿违，不易奏效，我们的做法是：一旦有静脉损伤出血时，可以无损伤血管钳钳夹后缝扎或钛夹结扎，如损伤稍大时，可缝合 2～3 针，无一不奏效。

4. **膀胱损伤** 初学者手术操作时比较常见。预防的措施是注意解剖层次，特别是仔细寻找膀胱子宫间隙。一旦出现膀胱损伤，多数发生在膀胱底部，2－0 或 4－0 可吸收线连续缝合即可。肿块较大时应避免损伤膀胱三角区。

输尿管损伤：因输尿管走行于需清除的结缔组织中，故稍不注意，则易造成损伤。本院 1990 年以前卵巢癌手术操作时损伤率在 1%；1990 年以来基本没有发生，归功于大量的子宫颈手术操作时输尿管游离技术的娴熟。我们的经验是盆腔肿块与盆壁关系密切时，常规游离输尿管隧道，不要图省事采用简单的钝性分离。过去有人认为游离盆段输尿管隧道会使其缺血坏死，事实证明这一看法是没有任何依据的，我们操作了数千例，没有发现因此而发生输尿管瘘的。

5. **脾脏损伤** 多数发生于大网膜的过度牵拉。及时发现不会产生任何后果，如果漏诊将导致患者生命危险。预防的措施是在切除大网膜脾曲时操作应避免暴力。脾脏损伤很少能够修补成功，小的破损可用生物胶喷涂后棉胶海绵压迫；大的破损或非常活跃的出血情况需要切除脾脏。

四、卵巢癌肿瘤细胞减灭的外科技术及其进展

1. **腹膜外盆块切除术** 晚期卵巢癌常伴有广泛的种植和转移，手术常涉及肠道和泌尿道，手术难度大。一般主要肿瘤位于盆腔，按常规腹膜腔内操作欲切除盆腔内已被广泛转移的肿瘤常较困难，不能达到肿瘤减灭的目的。于是，许多妇科肿瘤专家设法采用新的手术途径，以解决容易导致损伤输尿管和髂血管等重要腹膜后脏器而腹膜腔内手术难以切除的肿瘤问题。1973 年 Hudson 采用逆行子宫切除，此手术方式有利于子宫直肠凹的癌瘤组织同直肠分离。Rutledge 提出经腹膜外手术的方法，这样能充分暴露骼血管和输尿管，能整块切除盆腔广泛而不规则的癌瘤。我们深有同感，每在手术治疗晚期卵巢癌盆腔转移已形成团块时，如果从腹膜腔内进行操作往往无入门之路，唯有从左或右结肠旁沟进入腹膜后腔进行操作充分暴露输尿管和髂血管，才能争取切除完整切除盆块。

事物总有其对立面。腹膜外途径破坏了腹膜的完整性，也为肿瘤种植提供了良好的土壤。肿瘤复发后的二次手术难度增加，缺少正常的解剖间隙；而且因肿瘤缺少腹膜屏障，即使肉眼完整切除复发病灶，但肿瘤细胞残留隐患仍然存在。因此，我们的建议初次手术应根据肿瘤范围，采用合适的腹膜外途径，避免产生不必要的腹膜破坏创面。

2. **盆腔腹膜切除术（“卷地毯”手术）** 卵巢癌生物学特点之一是地图样播散，最为常

见的如Ⅱ～Ⅲ期病例的播散，以盆腹腔浆膜为主，尤为多见的如膀胱或直肠子宫腹膜的反折，可为散在性粟粒状，或形成片状或结节状的转移，对上述腹膜面的转移灶，理想的治疗方法是采用盆腔腹膜切除术，即所谓“卷地毯”手术，盆腔腹膜切除的范围，以病灶所侵范围而定。手术先打开两侧侧腹膜，暴露输尿管并予游离，然后沿输尿管内侧分离切除直肠子宫反折，达直肠并分离直肠前腹膜，包括直肠陷凹的腹膜。膀胱子宫腹膜反折同样视所侵范围切除。个别可自腹部下部的腹膜切口始，分离整片受侵腹膜，直达宫颈前缘。

盆腔腹膜切除术的指征如上所述腹膜受癌灶侵蚀。主要系粟粒状的手术操作极易，但若已形成片状，甚至达 1cm 厚度者，我们也做此术式；如果已侵犯膀胱或直肠肌层，则须慎重行之。如果仅为局限已浸入肌层或深肌层者，亦可考虑在做腹膜切除术的同时，行部分膀胱或（和）直肠切除术。据我们的经验，当此术进程中，由于癌灶的侵蚀，组织水肿充血，与膀胱或直肠分离时层次分明，出血少，操作基本没有困难。

3. **大网膜切除术** 网膜是卵巢癌极易扩散的器官，转移率达 37%～71%，早期转移灶小而分散，临床不易发现，晚期转移灶多呈团块状，故无论肉眼有无转移均应切除。部分网膜切除较为简单，但全部网膜切除则困难得多。大网膜切除的范围一般在横结肠下缘，但当结肠肝、脾曲部网膜有转移性团块，或整个网膜浸润成饼状时，网膜的切除范围应向上延伸，尽量切除转移灶，包括切除胃网膜血管。值得注意的是：（1）手术切口必须为腹部正中一切口，自耻骨联合至脐上 4cm 以上，才能充分切除大网膜，相应的麻醉平面应较高。（2）分期手术时沿横结肠根部切除大网膜即可。但需仔细探查大网膜表面和隐匿病灶，怀疑病灶处应作标记以便病理取材。大网膜有明显病灶时，沿胃大弯离断，应保留网膜左右血管，但如果该部位有肿瘤侵犯时，可断其一支。（3）结肠脾曲、肝曲大网膜是肿瘤易转移而难切净的地方，应在充分暴露下切除之，必要时连同部分肠管切除。（4）胃短动脉需仔细止血，手术后胃部常常扩张，会导致胃短动脉结扎处出血，胃短动脉结扎后应常规留置胃管。（5）打开网膜囊后如果发现网膜囊内有病灶，切除病灶时应注意避开结肠中动脉，确实有肿瘤侵犯该部位时可考虑横结肠部分切除。（6）牵拉大网膜脾曲时转移避免撕破脾包膜。

4. **肠管切除术** 确诊为卵巢癌需行手术的病例，术前均需做肠道准备，因为卵巢癌的肠道转移比较多见，某些病例肠管虽已被侵犯 1/3 或 1/2 圈，但临床可毫无症状出现。因此，肿瘤妇科医生应掌握肠管手术技巧，重视切除肠道相关的转移灶。对于多数肠管病灶属表浅转移，尽量切除后予以肠壁修补；对于侵及浆肌层的转移灶，要考虑行一段小肠或结肠的切除及吻合术；对于回盲部或结肠肝曲较广泛转移可行右半结肠切除。术中充分考虑肠道吻合口瘘的危险因素，第一危险因素是吻合口血供差，肠吻合后注意观察肠管颜色和蠕动情况，及时处理隐患；其次的危险因素是吻合口有张力，特别是低位直肠吻合时，吻合口距肛门太近，适当的减张加固，并放置好双套管是防治的主要方法；第三术后引流不充分，吻合口周围感染，继发吻合口漏，术后及时注意引流情况及时进行冲洗，加强抗感染治疗，完全可以控制。我们的经验，低位直肠吻合采用手工缝合，经济实用，不受场地和环境等各种限制，但需注意缝合需平整，避免高低错落；吻合器操作简便，时间短，但膀胱截石位不利于盆腔肿块切除，助手台上空间不能充分施展，肿块暴露困难较平卧位大。

5. 腹主动脉旁淋巴清扫时，遇下腔静脉出血，一定不要慌乱，先以纱布压迫，分析破损血管范围和血管走行，细致解剖出血点周围组织，吸引器引导下暴露出血点。盲目血管钳钳夹于事无补，反而添乱。用无损伤 ALLIS 钳夹后，缝合结扎或钛夹夹闭可快速见效。

6. **肿瘤细胞减灭技术进展** 从掌握一门手术技术来讲，腹主动脉旁淋巴清扫肯定比较重要，然而晚期卵巢癌细胞减灭手术同时是否需要做淋巴结清扫，有大样本随机临床试验表明没有任何意义；单纯做盆腔淋巴清扫更是缺乏理论依据。完成理想细胞减灭手术基础上，活检提示淋巴结转移，做系统腹膜后淋巴结清扫有积极的治疗价值。

Chi 等提出晚期卵巢癌根治性手术（radical surgical procedures）概念，有没有必要专门提出这样一个新词汇这里不作讨论。他们提出的根治性手术主要针对手术有难度的腹部广泛转移病灶的切除 extensive upper abdominal procedure(s)，包括肠段切除、膈肌切除、脾切除、胰体尾切除、肝叶切除、肝门肿块切除和胆囊切除等。他们结果显示Ⅲc 和Ⅳ期卵巢癌的手术切除率从 50%提高到 76%。但手术时间和失血量明显增加。经过训练，妇瘤科医生完全可以做这些上腹部手术，由于认识上的差异，过度依赖普外科医生，并不能给病人带来多少益处。事实上，不少普外科医生技术还不能胜任如此广泛的手术。

肝表面转移灶切除：晚期卵巢癌肝表面转移比较常见，因二维成像关系，CT 等影像学检查发现的所谓肝转移病灶，绝大多数是表面转移，只要手术切口充分，肿瘤病灶多数能够理想切除。

膈肌转移灶的切除：膈肌病灶切除过去重视不够，近年来国外文献认为，切除方式主要有两种，一是肿瘤表浅者，可以完整保存膈肌，片状表面切除；二是肿块较广泛者，膈肌部分切除补片修补，并发症较少。术中仔细检查有无膈肌较小的缺损，较小缺损可以直接缝合。

脾脏和脾曲转移灶的处理：近年来大家对脾膈面和脾曲转移病灶切除比较关注。我们在二次手术时发现，脾曲大网膜经常有复发病灶，主要是因为第一次手术时切除不够彻底，脾门血供丰富，第一次手术时一旦有肿瘤细胞残留，该处成为肿瘤培养基。有作者提出，脾曲有较大的病灶，估计保守手术难以达到理想的细胞减灭效果，或脾门脾实质转移，可以做脾脏切除。解剖脾脏周围关系时，注意胰腺解剖结构，胰体尾损伤或病灶切除后，应仔细修补缝合，放置引流，避免术后胰瘘。

五、复发性卵巢癌的手术治疗

（一）二次手术理论基础

二次肿瘤细胞减灭手术（secondary cytoreductive surgery，SCR）是恶性肿瘤治疗领域一个特殊问题，也是目前晚期卵巢癌复发后挽救治疗（salvage therapies）的重要组成部分，并且认为能够延长生存时间，提高复发后生活质量的一种治疗手段。卵巢癌二次手术情形比较复杂，许多同行对此非常困惑，实际上，二次细胞减灭主要针对存在肿瘤复发病灶，铂类化疗敏感的卵巢癌。复发后挽救治疗，行之有效的方法非常有限，二次细胞减灭手术是可以选择的手段之一，其理论依据：(1) 除了手术化疗中继续发展的病例，多数患者在首次化疗停药一段时间后，肿瘤复发，可以通过手术，切除耐药细胞克隆和乏氧的肿瘤细胞，剩下 1cm 以内，镜下残留肿瘤细胞可以通过挽救化疗，再次被杀灭。相比之下，单纯靠化疗完全消灭 1cm 以上的肿瘤要困难得多；或者为了达到一定时间的连续缓解，将需要更多的化疗疗程。另外，挽救化疗在肿瘤结节缩小到一定程度后，剩余的部分容易产生耐药。(2) 二次细胞减灭术切除荷瘤，可以给剩下的肿瘤细胞再充氧，药物容易进入残存肿瘤部位和肿瘤结节内部。(3) 肿瘤细胞数量急剧减少后，残留的肿瘤细胞进入增殖周期，更高比例的卵巢癌细胞对化疗敏感，利于提高抗癌药的杀伤效应，减少化疗疗程数。(4) 避免无休止的化疗，利于肌体自身免疫功能的恢复。虽然肿瘤对化疗敏感，但杀灭 1cm 以内肿瘤细胞和杀灭大块肿瘤细胞需要化疗药物的疗程数完全不同，后者可能需要终身化疗，免疫功能抑制有加剧肿瘤发展的危险。

（二）二次手术的病例选择与治疗效果

复发性卵巢癌的再治疗是目前卵巢癌治疗中最为棘手的难题之一。尽管不断有新的化学药物问世，但二线治疗仍未取得突破性进展。不少学者对 SCR 做了有益的探索，较早见于 Berek 等的一份报道，他们对 32 例中位缓解期 12 个月的患者进行了 SCR，成功率 38%。残癌≤1.5cm 组与>1.5cm 组的中位生存期分别是 20 个月和 5 个月（$P<0.01$）。

二次细胞减灭术的目的是理想切除肿瘤，首选对象：①孤立或局限性病灶。Salani 等对影像学检查不超过 5 个复发病灶的患者行二次细胞减灭术，手术完全切除率 74.5%，发现 1～2个病灶患者二次术后的中位生存期 50 个月，而 3～5 个病灶患者只有 12 个月（$P<0.03$）。复旦大学肿瘤医院结果显示，单个复发灶 SCR 术后，5 年生存率达到 49.8%，术后如果没有肉眼残留病灶，生存率可以达到 61%。孤立的腹膜后淋巴结转移也是合适的选择对象，Santillan 等报道切除孤立的腹膜后淋巴结中位生存期 37 个月，手术切除率 100%。Uzan 报道术后 5 年生存率 71%，只是病例数较少（12 例）。次选对象：②首次治疗停药 6 月以上复发者。多数作者持有的观点是，首次化疗停药 12 个月以上复发患者。但是，我们首次提出 3 个月以上的患者也可以进行 SCR 手术。此外，③缓解症状。肿瘤复发出现肠梗阻，或肠瘘者，需要手术解除症状，术后短期生活质量可以获得明显改善。复发存在腹水者，预示腹腔广泛肿瘤病灶的存在，不宜接受 SCR，手术切除肿瘤机会很少。

（臧荣余）

参考文献

1. 吴小华，张志毅，唐美琴，等. 卵巢恶性肿瘤腹膜后淋巴结转移率及危险因素的临床研究. 中华妇产科杂志，1996，31：543-547.
2. 连丽娟. 林巧稚妇科肿瘤学. 第 4 版 . 北京：人民卫生出版社，2006：573-579.
3. 张志毅. 妇科肿瘤手术学. 上海：上海科学技术出版社，2009.
4. 吴小华. 实用妇科肿瘤学//Jonathan S. Berek，Neville F. Hacker. Practical Gynecological Oncology. 南京：江苏科学技术出版社，2005：357-434.
5. Griffiths CT. Surgical resection of tumor bulk in the primary treatmentof ovarian carcinoma. J Natl Cancer Inst Monogr，1975，42：101-104.
6. Hacker NF，Berek JS，lagasse LD，et al. Primary cytoreductive surgery for epithelial ovarian cancer. Obstet Gynecol，1983，61：413-420.
7. Janich F. Radical surgical procedure improves survival time in patients with recurrent ovarian cancer. Cancer，1993，70：2129.
8. Potter ME. Secondary cytoreduction in ovarian cancer. Pro，or con? Gynecol Oncol，1993，51：131-135.

第 56 章 卵巢癌的放射治疗

第一节 放射治疗在卵巢癌治疗中的地位

一、放疗在卵巢恶性肿瘤治疗中作用的演变

放射治疗卵巢恶性肿瘤已有几十年历史。20 世纪 60 年代以前，早期卵巢恶性肿瘤，特别是上皮性癌，术后常规行体外盆腔放疗，与单纯手术比较，疗效不明显。但对一些性索间质细胞肿瘤（如颗粒细胞瘤）及生殖细胞肿瘤（如无性细胞瘤）等，对放射较为敏感，疗效肯定。

随着化学药物治疗的发展，尤其以 DDP 及 Taxol 联合化疗在临床上对上皮性癌及 BEP、PVB 对生殖细胞肿瘤的运用，疗效明显提高，放疗已很少作为首选的辅助治疗。日后人们对卵巢肿瘤生物特性认识不断深入，经验不断累积，抗药、复发，长期生存效果不理想。与此同时放射设备更新，新技术应用，不断完善，放射治疗又作为多种治疗方法中的一部分，对术后无残留或仅有镜下病灶者行全腹加盆腔照射有较好疗效，能挽救病人，延长生命。

近几年来由于化学药物治疗的发展，新药不断涌现，疗效提高。全腹加盆腔放射治疗毒副反应，放射线对女性生理功能损害，致使放射治疗在卵巢恶性肿瘤治疗中应用范围明显缩小，目前已不作首选的辅助疗法，但仍是卵巢恶性肿瘤综合治疗手段之一。

二、制约放射治疗卵巢恶性肿瘤的一些因素

多数卵巢恶性肿瘤对放射线不够敏感，一些较为放射敏感的肿瘤，又多为年轻女性或少女，加之卵巢癌早期不易发现，肿瘤转移范围常不清楚，多数情况下肿瘤负荷大，卵巢癌突破卵巢表面，癌细胞脱落在盆腔，随着器官运动可以自由流动至盆腹腔、膈下。因此，放射治疗必须包括整个腹、盆腔，照射面积大。照射野内又有肝、肾、小肠等高危器官（the organs at risk），照射剂量受到限制，无法控制大病灶。常规剂量对术后肉眼可见残存病灶（macroscopic）放射治疗效果有限。增加剂量又使部分病人发生严重肠道并发症。另外大面积照射会增加骨髓的损害，白细胞下降，导致不能及时化疗，影响疗效。诸多因素制约了放疗在治疗卵巢肿瘤中的应用。尽管如此，放射治疗仍有独特的特点：治疗范围局限，针对性强，手术及化疗失败的局限性病灶或表浅性病灶能被放射所控制，治疗恰当，确能提高疗效。产生的并发症多数作者认为一般可耐受。因此，也可用于姑息治疗，减轻病人痛苦，延长生命，提高生活质量。随着影像学与放射物理学发展，放射设备更新，新技术三维适形放疗、调强照射在临床中应用，增加病变区剂量提高疗效。减少周围正常组织和器官剂量，少受不必要照射，减少并发症。但它毕竟是一种局限性的治疗，当今以手术和化疗为主的综合治疗的卵巢恶性肿瘤，在下述情况下，仍可考虑放疗。

1. **卵巢上皮癌**　(1) 术后化疗后失败的局限性病灶；(2) 术后化疗后失败的浅表病灶或复发、未控局部小病灶如锁骨上淋巴结转移、骨转移、脑转移。

但卵巢上皮癌术后化疗后复发者曾接受盆腔、腹腔或盆腹腔手术，故有下列情况者不宜盆腹腔放疗：(1) 复发或残存肿瘤大者 (>5cm)；(2) 有盆、腹腔肠粘连者；(3) 有肠梗阻史；(4) 急性盆 (腹) 腔炎；(5) 急性肠炎。

2. **敏感的生殖细胞瘤**　多为年轻者，已有敏感的化疗药物，很少再考虑放疗，但对复发、抗药或残余病灶局限者或远路转移者，放疗能取得较好疗效。

3. **少数性索细胞瘤**　如颗粒细胞瘤、间质细胞瘤具有低度恶性、复发晚的特点，复发者可考虑局限性放疗及酌情盆腔外放疗。

第二节　放射治疗在卵巢癌治疗中的实施

一、放射治疗方法与剂量

(一) 体外照射

体外照射是卵巢上皮癌综合治疗手段之一。

1. **盆腔照射**　照射野的大小以病人体型而定，通常照射范围上至脐孔水平，下至闭孔窝下缘，外缘为骨盆外 1～2cm，约 15cm×15cm 或 20cm×15cm 大小，可方形、菱形或长方形。前后两野对称垂直照射。盆腔正中平面肿瘤剂量 40～50Gy。

2. **全腹照射**　全腹固定野范围为上自横膈上 1～2 cm，下至闭孔窝下缘，两侧缘包括两侧腹膜，全腹面积约 24～30cm×10cm，前后平行对称照射。照射剂量为 20～28Gy/6～7 周，每天 100～120cGy。为减少肝肾损伤，从后方挡肾，剂量限于 15～18Gy。前方挡肝，剂量限于 22～25Gy。

3. **全腹加盆腔照射**　这种照射方法即在全腹照射的基础上加上盆腔补充照射，使盆腔的总剂量达到 40～50Gy。

(二) 腔内放射治疗

主要用于全子宫切除术后阴道断端或阴道直肠膈有残存肿瘤或转移肿瘤病人。但只限于腔内放射可以照射到的范围内。一般仅作为辅助治疗，可与体外照射或化疗配合。病人术后往往有肠管粘连于阴道断端，治疗时应注意勿使肠管受到过量照射，根据病人具体情况决定剂量，个别对待。

(三) 放射性核素腹腔内治疗

目前应用的放射性核素为^{32}P。其特点为腹膜表面剂量高，照射深度浅，适合治疗腹腔表浅种植的癌组织，对器官损伤小，治疗时间短，使用方便。治疗剂量通常为 15mci。由于化疗的发展，已被腹腔化疗替代，目前临床已很少应用。

(四) 全盆及腹盆病灶小野照射

定位后前后对称垂直照射。亦可采用适形放射或调强照射。放疗的目的是最大限度地将放射治疗剂量集中到病变区 (靶区)，杀灭肿瘤细胞，而使周围正常组织和器官少受或免受不必要的照射。因此，理想的放疗技术应按肿瘤形状给靶区很高的致死剂量，靶区周围的正常组织不受到照射。调强照射比三维适形放疗有更多优点，计划靶区剂量分布更均匀，能提高肿瘤的局部控制率和生存率，明显减少正常组织的放射损伤。

Fujiwara 报道日本 Kawasaki 医学院经验，复发或未控卵巢上皮癌 20 例，中位年龄

53±10.3岁。化疗与放疗间隔 4.5 个月，肿瘤最大径 3.6±1.8cm，全部病例接受体外照射，剂量 52.3±8.3Gy。照射 44 个部位，包括淋巴结、阴道残端、盆腔、腹部、皮下及脑。30 个部位照射前无症状。50%病人症状获得缓解。小病灶（$P=0.0145$）、无症状者或单纯淋巴结转移疗效较好。作者认为局部放疗是复发或未控局限性卵巢上皮癌可选择方法之一。特别对那些小病灶或局限于淋巴结、无症状者更好。

（五）姑息性放射治疗

尽管有效的多种药物联合治疗卵巢上皮癌的发展，但仍有三分之二病人发生复发。对复发病人不能手术切除病灶者没有很好治愈挽救的方法。而化疗因肿瘤细胞耐药难以奏效，只能姑息性放疗。

病人有各种各样的症状，为缓解症状、减轻痛苦、延长生命、提高生活质量，人们施行了各种不同放射治疗，剂量从几百个 cGy 到几千个 cGy，有常规分割、低分割、超分割，照射野大小各异，疗效仍不理想。

1. **Choan 报道加拿大多伦多医院放射治疗复发或未控卵巢癌的经验** 53 例因出血、疼痛或其他症状（头痛、下肢水肿、呼吸道症状）行姑息性放疗，共 62 疗程。剂量与分割：5～10Gy/1 次，16～20Gy/2～3 次，22～30Gy/7～20 次，40～52Gy/15～25 次。照射盆腔，腹部。总有效率 100%，完全有效率（CR）67%。出血、疼痛、其他症状完全有效率各为 88%、65%、36%。有效时间 1～71 个月，中位有效时间 4.8 个月。最常见毒副反应为Ⅰ、Ⅱ级恶心、呕吐。作者认为放射治疗复发或未控卵巢癌有效，缓解疼痛、止血疗效较好，对其他症状要给较高剂量。

2. **Tinger 报道放射治疗晚期和复发卵巢癌结果** 全部病例均行手术、术后化疗，平均 6 疗程。姑息放疗原因：疼痛、腹块、输尿管梗阻、二探阳性、腹水、阴道或肠道出血、下肢淋巴性水肿。64 例全腹或盆腔照射，全腹照射，常规分割 4～40Gy，盆腔照射 42Gy。总的缓解率达 73%，完全缓解率 28%，部分缓解率 45%。16%病例病变稳定，11%病人病情进展恶化，中断治疗。肿块、疼痛、梗阻缓解率 74%～77%，阴道出血、皮肤转移缓解率 100%，腹水缓解率 25%。10 例放疗后 1～21 个月复发，其余病人缓解无变化至死亡。患者 5 年存活率 10%。作者认为放射治疗病人对化疗耐药病人缓解症状有帮助。

3. **Faul 报道 Pittsburgh 大学经验** Ⅰ/Ⅱ期放射治疗化疗耐药复发或进展期卵巢上皮癌。患者有疼痛、阴道流血、腹水而行低分割全腹照射（hypofractionated radiation）。14 例给全腹照射 1 次，700cGy，4 例给 1 次 300cGy，一天 2 次，中间间隔 6 小时，共 2 次。结果疼痛缓解（完全缓解 5 例，部分缓解 7 例），出血减少（完全缓解 2 例），20%病人腹水减少，31%病人肿块缩小，缓解时间 22 周。两种治疗方法疗效相同。13 例完成生活质量随访，Karnofsky 评分 90～100，生活质量提高。评分＜90 者生活质量无提高，中位生存 3 个月。作者认为低分割全腹照射对晚期卵巢癌是一个有效的姑息治疗。

综观报道，姑息性放疗对止血、缓解疼痛较好，而对下肢淋巴性水肿效果最差。1987—2001年 6 篇文献报告止血效果 71%～100%，缓解疼痛 55%～100%。病灶＜1.5cm 或无症状者放疗效果好。肿瘤分化、以前化疗、年龄不影响疗效。Corn 报告至少要给生物有效剂量（biologically effective dose）44Gy，相当于 35Gy/14 次。超过该剂量可获得 68% 完全有效（CR），低于该剂量完全有效（CR）35%。多数作者主张要较高剂量。单次剂量不宜太大，Hodson 和 Adelson 各报告 1 月照射 3 次，每次 1000 cGy，结果 27 例中 2 例发生直肠阴道瘘或肠梗阻。42 例中 6 例产生严重放射性膀胱炎或直肠炎。

（六）其他部位转移灶放疗

锁骨上淋巴结、骨、腹主动脉旁淋巴结、纵隔淋巴结、肺、脑转移，局部照射配合化疗能达到明显姑息疗效。

脑转移，多数作者采用综合治疗。手术一般适用于单发孤立脑转移病灶者。脑放疗可控制颅内多发转移灶和小病灶。放疗联合化疗，肿瘤局部控制率可达90%以上。

1. Chohen 报道 1975—2001 年间收治 8225 例卵巢上皮癌，其中 72 例发生脑转移。采用单纯脑转移瘤切除和手术后联合放疗。平均存活时间 6.27 个月。单纯手术者存活 6.9 个月，单纯全脑放疗者 5.33 个月，手术后放疗者 23.0 个月。认为手术后放疗者效果优于前二者，对晚期卵巢上皮癌有姑息疗效。

2. Anupol 总结分析 Georgia 医学院 1042 例卵巢上皮癌，其中 15 例发生脑转移。同时与文献报道 124 例一起综合分析。结果伴有其他远处转移者平均生存 3 个月。患者接受手术放疗加或不加化疗者效果最好，平均存活 20 个月。卵巢癌脑转移者宜手术后放疗或加化疗。

二、放射治疗并发症

放疗近期有乏力、食欲不良、恶心甚至呕吐、腹泻等胃肠道反应。白细胞、血小板减少、骨髓抑制常见于多疗程化疗者。肠梗阻与肠穿孔少见，与肠粘连、剂量有关。皮肤常呈干性反应、干燥、脱屑、色素沉着。

后期有放射性直肠炎、肛门下坠、里急后重甚至便血，放射性膀胱炎尿路刺激症状、血尿，小肠、结肠狭窄，长期慢性腹泻少见。

放疗毒副反应给予对症治疗，随着放疗炎症消退能够慢慢缓解、消退。

根据病变范围，选择适合放射能量、合适的照射方法与剂量，可避免或减少并发症。

（楼洪坤）

参考文献

1. 孙建衡. 妇科恶性肿瘤诊疗纲要. 北京：北京大学医学出版社，2009，69-126.
2. 中华医学会. 临床诊疗指南-妇产科分册. 北京：人民卫生出版社，2007，82-92.
3. 高永良，楼洪坤. 卵巢恶性肿瘤//孙建衡. 妇科恶性肿瘤继续教育教程. 北京：中国协和医科大学出版社，2007，307-335.
4. Otols. RF，Rubin SC，thomas G，et al. Epithelial Ovarian Cancer // Hoskins WJ，Perez CA，Young RC. Principles and practice of gynecologic oncology. 4th ed. Philadelphia：Lippincott Williams & Wilkins USA，2005，953-966.
5. NCCN. Clincal Practice in Oncology. Ovari cancer，2008（1）：1-39.
6. Velasco AP，Herroer AC，Ruiperet AC，et al. Treatment guidelines in ovarian cancer. Clin Transl Oncol，2007，9：308-316.
7. Gershenson DM，Mcguire WP，Gori M. Gynecologic Cancer. Controversies in management. Elsevier Ltd，Churchhl Livengstone，2004，417-419.
8. Rochent N，Sterting F，Jensen A，et al. Intensity-modulated whole abdominal radiotherapy after surgery and Carboplatin taxane chemotherapy for advanced ovarian cancer：phase Ⅰ Study. Int J Radiat Oncol Biol Phys，2010，76：1382-1389.
9. Choan E，Quon M，Gallan TV，et al. Effective pallative radiotherapy for symptomatic recurrent or sidual. Ovarian Cancer. Gynecol Oneol，2006，102：204-209.
10. Fujiwara K，Sutuki S，Yoden H，et al. Local radiation therapy for localized relapsed or refractory ovarian cancer patients with or without symptoms after chemotherapy. Int J Gynecol cancer，2002，12：250-256.

11. Tinger A, Waldron T, Peluson N, et al. Effective palliative radiation therapy in advanced and recurrent ovarian carcinoma. Int J Radiat Oncol Biol Phys, 2001, 51: 1256-1263.

12. Faul G, Gerstten K, Edward R, et al. A pase Ⅰ/Ⅱ study of hypofractionated whole abdominal radiation therapy in patient with chemoresistane ovarian carcinoma, Karnofsky secore determinas treatment outcome. Int J Radiat Oncol Biol Phys, 2000, 47: 744-475.

13. Chohen ER, Suki D, Weinberg JS, et al. Brain metastases in patient with ovarian carcinoma prognostic factors and outcome. J Neurooncol, 2004, 66: 315-323.

14. Anupol N, Ghamande S, Odunsi K, et al. Evalluation of prognostic factors and treatment modalities in ovarian cancer patient brain metastases. Gynecol Oneol, 2002, 85: 487-492.

15. Corn BW, Lanciano RM, Boente M, et al. Recurrent ovarian cancer effective radiotherapeutic patliation after chemotherapy failure. Cancer, 1994, 74: 2979-2983.

第八篇

妊娠滋养细胞肿瘤

第 57 章 妊娠滋养细胞肿瘤的病理

第一节 概述

滋养细胞来自胚外滋养层，最初只有一层扁平或矮立方形细胞。这些滋养层细胞与游离在胚囊中的一组胚外中胚层细胞共同迅速发展，在胎囊表面形成许多毛状突起，被称作绒毛。绒毛形成之前的滋养细胞被称作前绒毛滋养细胞（previllous trophoblast），是滋养细胞的干细胞。大约是在妊娠 2 周后绒毛开始形成，此时的滋养细胞按其分部不同被称作“绒毛滋养细胞”（villous trophoblast）和“绒毛外滋养细胞”（extravillous trophoblast）。

形态学上，“绒毛滋养细胞”是由绒毛表面的细胞滋养细胞（villous cytotrophoblast，CT）、合体滋养细胞（villous syncytiotrophoblast，ST）和位于绒毛侧缘的滋养细胞柱中间滋养细胞（intermediate trophoblast at trophoblastic column，IT-TC）共同构成。细胞滋养细胞排列在绒毛表面一层，是未分化状态，进一步分化、融合而形成成熟的、失去增殖能力但具有内分泌功能的合体滋养细胞；而中间型滋养细胞则位于绒毛侧缘的滋养细胞柱，是二者的过渡状态（彩图 57－1）。胚胎发育的前 3 个月是细胞滋养细胞发育的旺盛时期，铺在绒毛表面形成完整的一层细胞；以后逐渐退化，至第 6 个月时仅剩零星细胞，直至妊娠末期仍然不完全消失。细胞滋养细胞体积小、多角形、胞浆透明，排列于绒毛表面和绒毛周的滋养细胞簇内，位于合体细胞下方，免疫组化 AE1/AE3、CK18 和 p63 阳性，但不表达 hCG 和 hPL，是合体和中间型滋养细胞的前体细胞。合体滋养细胞是分化成熟和有功能的滋养细胞，具有多个小细胞核，胞浆常呈空泡状，覆盖细胞滋养细胞表面；免疫组化 AE1/AE3 和 CK18 阳性，p63 阴性，妊娠早期 hCG 和 hPL 强阳性而妊娠晚期 hPL 阴性。增生的或不成熟的合体滋养细胞是完全性和部分性葡萄胎的主体成分。中间型滋养细胞仅见于成熟的胎盘，很少形成肿瘤。

所谓“绒毛外滋养细胞”主要是由中间滋养细胞（intermediate trophoblast，IT）构成，这些细胞从光镜、电镜的形态和免疫组化表达都是介于细胞滋养细胞与合体滋养细胞二者之间的状态。中间滋养细胞是早期胎盘阶段从滋养细胞柱（trophoblastic columns）游入子宫蜕膜和肌层的，这些细胞由细胞滋养细胞分化而来，随着细胞的分化，增值指数逐渐下降。其中游入胎盘床的中间滋养细胞称作“胎盘床中间滋养细胞”（intermediate trophoblastic cells at implantation site，IT-PS），浸润并取代基底板（胎盘床）的螺旋动脉，从而建立母体-胚胎循环。游入平滑绒毛膜的中间滋养细胞称作“绒毛中间膜滋养细胞”（intermediate trophoblastic cells at chorionic-type，IT-CH）。这些细胞的形态依部位而不同，位于滋养细胞柱的细胞和细胞核均较细胞滋养细胞略大而且呈多角形，胞浆透明；游入胎盘床的呈多角形，胞浆嗜酸性，很像与之混合存在的蜕膜细胞；游入肌层的常为梭形，很像平滑肌；游入平滑绒毛膜的混有胞浆嗜酸和透明的两种细胞。这些细胞多数是单个细胞核，位于胎盘床的有的呈双核或多核（胎盘床巨细胞），有时可见核内包涵体。这 2 种细胞免疫组化表达除了 AE1/AE3 和 CK18 均阳性外，HLA-G、p63 和 EMA 绒毛膜中间滋养细胞阳性而胎盘床中间滋养细胞阴性，hPL、CD146 绒毛膜中间滋养细胞阴性或弱阳性而胎盘床中间滋养细胞强阳性，β-hCG 胎盘床中间滋养细胞中的个别多核细胞弱阳性，绒毛膜中间滋养细胞阴性。

因为合体滋养细胞和中间滋养细胞是相对分化和具有内分泌功能的细胞，组织形态上可以通过免疫组化染色（β-hCG 和 hPL）得到证实。

在整个孕卵种植和胎盘形成过程中，滋养细胞具有代谢、内分泌和浸润等重要功能，当绒毛和绒毛外的各型滋养细胞分化异常时，可以形成不同类型（或以某种类型为主的）的滋养细胞肿瘤。所谓妊娠滋养细胞疾病（gestational trophoblastic disease，GTD）是主要包括妊娠滋养细胞肿瘤、异常胎盘（葡萄胎）和非肿瘤性的良性滋养细胞病变。这组滋养细胞疾病是发生于上述胎盘分化过程中的不同阶段和不同的滋养细胞亚型，其具体组织学分型见表57－1。

表 57－1　妊娠滋养细胞疾病的组织学分型（Shih IM，et al. 2010）

滋养细胞肿瘤（肿瘤性疾病）
绒毛膜上皮癌
胎盘床滋养细胞肿瘤
上皮样滋养细胞肿瘤
葡萄胎（异常胎盘）
完全性
部分性
侵蚀性
滋养细胞瘤样病变（良性病变）
胎盘床超常/反应
胎盘床结节或斑块

第二节　滋养细胞肿瘤

滋养细胞肿瘤（trophoblastic neoplasms）包括妊娠绒癌、胎盘床滋养细胞瘤和上皮样滋养细胞瘤。其分类反映了早期胎盘发育不同阶段的状态，如绒癌（choriocarcinoma）是由不同比例的肿瘤性细胞滋养细胞包括细胞滋养细胞、中间滋养细胞和合体滋养细胞混合构成，类似于前绒毛滋养细胞伴有不同程度的绒毛滋养细胞分化；胎盘床滋养细胞肿瘤（placental site trophoblastic tumour，PSTT）主要是由胎盘床的中间滋养细胞构成，而上皮样滋养细胞肿瘤（epithelioid trophoblastic tumour，ETT）则是以平滑绒毛膜的绒毛膜中间滋养细胞为主要成分。按照这种模式，绒癌是最为原始的滋养细胞肿瘤，而 PSTT 和 ETT 是相对分化的中间型滋养细胞肿瘤。这些不同类型的肿瘤也可以同时并存，病理诊断时区分滋养细胞肿瘤的各亚型对临床的治疗和估价预后有重要意义。

一、妊娠绒癌（gestational choriocarcinoma）

是由滋养细胞干细胞（细胞滋养细胞）发生的恶性转化而形成的高度恶性肿瘤。肿瘤重复了早期胎盘阶段细胞滋养细胞的分化即具有分化形成合体滋养细胞和中间滋养细胞的能力，由不同比例混合的细胞滋养细胞、中间型滋养细胞和合体细胞构成。近年的免疫组化研究证实，绒癌中的单核滋养细胞主要是中间型滋养细胞，相当于早期妊娠阶段滋养细胞柱和胎盘床的中间型滋养细胞，仅有少量是细胞滋养细胞（Mao TL，et al. 2007）。提示绒癌中的单核滋养细胞成分相当于前绒毛阶段的原始的细胞滋养细胞和中间型滋养细胞。

临床发病高峰年龄为 35～40 岁，大约 50%患者有葡萄胎史，也可以源于未发生葡萄胎的妊娠者，如继发于流产（25%）、异位妊娠（2.5%）或正常妊娠（22.5%）等。病变的子宫可以无症状自行消退而以转移瘤为临床首发症状，也有的病变可隐匿多年后发病。少数绒癌与妊娠无关，称为非妊娠性或原发性绒癌，归类为生殖细胞肿瘤，多见于性腺及纵隔等部位。

1. **大体** 肿瘤常见于子宫不同部位，偶见于胎盘内。有的肿瘤发生转移后，子宫的原发灶消失。肿瘤的特点是明显出血坏死的结节，常为多发，似血肿样或呈海绵状血管瘤样（彩图 57-2）；结节的界限清楚或不清，无包膜。

位于胎盘的绒癌病灶常常很小，有时为多发性，位于母体面，就像普通的梗死灶（彩图 57-3），取材时很容易被忽略而漏诊。文献报告的病例多是由于母体或新生儿发现有转移瘤后，再仔细观察胎盘才找到病变（Liu JP，Guo LN. 2006）。肿瘤结节大小、数量与转移状况及恶性度无关。

2. **镜下** 肿瘤由不同比例的合体滋养细胞、细胞滋养细胞和中间型滋养细胞混合构成，有突出的出血坏死和血管浸润，常见血管内癌栓。癌细胞聚集成团或索状，细胞混杂或有极向排列即外层为合体细胞覆盖（彩图 57-4，彩图 57-5），具有双向分化和双层分布的特点；子宫绒癌无绒毛结构。细胞团索之间充常满血块或被浸润组织，无肿瘤性间质；有时肿瘤几乎全部为出血坏死（常见于化疗后），癌细胞只残存于肿瘤边缘部。少数分化差的绒癌需要充分取材才能找到双向分化图像，诊断时注意不要误认为分化差的子宫内膜癌。这种病例免疫组化染色 hCG、HSD3B1、CD10、CD146、HLA-G 阳性表达可以与子宫内膜癌鉴别。

与子宫体的绒癌不同，发生在胎盘的绒癌病灶是在绒毛间隙呈片状生长（子宫绒癌无绒毛结构），而且绒毛的结构正常，通常不伴随水肿，是绒毛表面的滋养细胞增生、融合成片形成肿瘤，有时还能观察到肿瘤细胞侵入绒毛的间质（彩图 57-6）；就是这些浸润的肿瘤细胞，可以通过绒毛间质的血管转移至胎儿（Liu JP，Guo LN. 2006）。

3. **鉴别诊断** 根据刮宫材料确诊绒癌较困难，因为片状有一定异型性的滋养细胞不一定都是绒癌，早期妊娠的滋养细胞很活跃，但通常可见绒毛结构，而且临床 hCG 水平不及绒癌；即使刮宫物中没有绒毛也不一定确诊绒癌，如葡萄胎二次刮宫时可以无绒毛，但滋养细胞增生很活跃。刮宫绒癌的诊断必须根据以下几点综合判断：（1）临床资料显示血或尿中 hCG 水平高；（2）肿瘤细胞呈大片状，具有明显异型性的两种以上滋养细胞；（3）肿瘤明显出血坏死或有血管浸润；（4）无绒毛结构；（5）肺等有转移瘤结节；（6）肿瘤无明显血管及结缔组织间质。

与早期妊娠滋养细胞增生的鉴别：在妊娠早期的刮宫组织中有时可见片状增生的滋养细胞，但与绒癌相比这种组织量较少，滋养细胞呈小灶状，细胞体积较小，异型性及出血坏死相对较小以及临床 hCG 水平较绒癌低。妊娠葡萄胎有水肿的绒毛结构而无明显出血坏死可与绒癌鉴别。

在子宫摘除标本中，虽然有结节性病灶，组织学上没有混杂的异型滋养细胞，而且血管浸润不突出或滋养细胞主要侵及于子宫壁肌肉间呈小片状或单个存在，则需注意与滋养细胞的其他良性或潜在恶性病变以及其他类型的滋养细胞肿瘤鉴别（表 57－2）；也有时，上述不同病变可以同时混合存在，表现出绒癌的原始滋养细胞向各型滋养细胞分化过程，使得病变很不典型又称“不典型绒癌”。

表 57－2 妊娠滋养细胞肿瘤的临床病理特点比较（Shih IM，et al. 2010）

	PSTT	ETT	CC
临床表现	忽略的流产	异常阴道出血	葡萄胎后持续 GTD
末次妊娠	不一，可很久远	不一，可很久远	数月内或 GTD
葡萄胎史	5%～8%	14%	50%
血 β－hCG	低（＜2000mIU/ml）	低（＜2000mIU/ml）	高（＞10000mIU/ml）
临床行为	自限，持续或侵袭	自限，持续或侵袭	侵袭
化疗反应	不肯定	不肯定	好
初始治疗	切宫或局部切除	切宫或局部切除	化疗
瘤细胞类型	胎盘床中间滋养细胞	绒毛膜型中间滋养细胞	原始的绒毛前滋养细胞
细胞大小形态	大，多形	稍小，圆而一致	不规则，多样
胞浆	丰富嗜酸	嗜酸或透明	嗜酸到紫色
生长图像	融合成片、块或单个细胞浸润	上皮样巢、索或实性成块	双向的单核和多核滋养细胞
边缘	浸润性	膨胀性	膨胀性
出血	灶性或任意的	灶性，不明显	成片和中心性
坏死	一般无	广泛	广泛
钙化	无	常有	无
血管侵入	从周围至宫腔	无	从宫腔至周围
纤维素样变	有	有	无
核分裂 /10HPF	0～6	1～10	2～22
绒毛	无	无	无

注：PSTT，胎盘床滋养细胞肿瘤；ETT，上皮样滋养细胞肿瘤；CC，绒癌；GTD，妊娠滋养细胞疾病。

胎盘内绒癌很容易被忽略，与葡萄胎的区别主要是前者没有葡萄状水肿的绒毛结构，肿瘤的成分是异型增生的滋养细胞。

在转移性绒癌中，有时病灶较小又无明显出血坏死，易将合体细胞误认为角化性鳞癌细胞，将细胞滋养细胞误认为低分化鳞癌细胞。但转移性绒癌有以下几点可与之鉴别：①子宫或其他部位有原发性绒癌；②血或尿中 hCG 水平较高（其他癌可有异位激素，但一般水平较低）；③肿瘤细胞无细胞间桥；④免疫组化显示 hCG 等滋养细胞免疫表型强阳性；⑤临床资料提示有葡萄胎或妊娠病史。

发生在卵巢的绒癌需要与非妊娠绒癌鉴别，后者常伴有其他生殖细胞肿瘤成分，单纯绒癌很少；若伴有卵黄囊瘤和畸胎瘤常有 AFP 增高，而滋养细胞肿瘤无此特点。

需要提出的是不仅绒癌可分泌促性腺激素（hCG），其他肿瘤诸如卵巢及睾丸一些生殖细胞肿瘤，恶性黑色素瘤，恶性淋巴瘤，食管、胃、胰腺、膀胱、肾、肺、肾上腺以及乳腺的一些肿瘤也可表达 hCG，不能将含有 hCG 的肿瘤均诊断为绒癌。

因为滋养细胞具有极强的浸润破坏血管的能力，这类细胞发生的肿瘤具有较强的局部浸润、破坏及侵入血管发生早期血行转移的能力。虽然它恶性度高，但又是化疗效果较好的肿瘤，故若及时诊断并正确治疗，通常预后较好。

二、胎盘床滋养细胞肿瘤（placental site trophoblastic tumour，PSTT）

少见，约为妊娠滋养细胞疾病的 3%（Tsui-Lien Mao，Ie-Ming Shih. 2009）。多数为生育年龄妇女产后数年或数月表现为阴道不规则出血。肿瘤复发的概率约为 1/3 以上，转移的概率约为 1/3，常见的转移部位为肺、盆腔和淋巴结，少见的部位为脑、肾和肝。

1. 大体 肿瘤的大体表现多样，可以弥漫浸润肌壁，也可呈结节状；多为宫腔或肌壁内结节，界限清楚或不清楚，有的呈息肉状突入宫腔，有的呈内生性位于肌壁内。切面棕黄色，有时伴有坏死，但出血通常不如绒癌明显（彩图 57－7）。

2. 镜下 瘤细胞的分布似早期妊娠胎盘床的滋养细胞样浸润子宫肌壁，没有片状上皮样的生长图像，但也有的肿瘤细胞弥漫成片状分布。瘤细胞的形态相对一致，其中有散在大的异型核细胞，也有个别可以很像合体细胞。免疫组化染色 hPL 弥漫阳性而 hCG 和 PLAP 很少或灶性阳性（彩图 57－8）。除以上细胞成分和分布图像的特点外，肿瘤周边的瘤细胞穿插深入子宫肌壁内的平滑肌束之间并向血管壁侵入，以及具特征性的、似胎盘床血管样的纤维素沉积，这一特点可与上皮样绒癌区别（彩图 57－9）。肿瘤的出血坏死通常不如绒癌突出，瘤细胞自血管周围向血管壁侵入（彩图 57－10），这些特点与绒癌不同。有的 PSTT 还可与绒癌或上皮样滋养细胞肿瘤分别或同时存在，诊断需注意斟酌（张雅贤. 2002）。

罕见的情况下，刮宫物中有较多的中间型滋养细胞需要警惕 PSTT。PSTT 患者通常之前有数月的孕产史和产后持续 β－hCG 低度增高，也有的患者是疑为再次妊娠就诊；与宫内孕的鉴别是刮宫物中没有绒毛和底蜕膜，而且镜下的中间型滋养细胞增生活跃。

PSTT 需要与胎盘床超常鉴别，后者不但伴有胚胎或绒毛和蜕膜结构，而且肿瘤细胞通常不融合呈片或肉眼可见的肿块。Ki－67 指数有鉴别意义，胎盘床超常的中间型滋养细胞的 Ki－67 指数几乎为 0，若超过 5%需注意 PSTT 的可能性。

PSTT 的生物学行为很难预测，良性的肿瘤体积较小、出血坏死和核分裂少（＜2/10HPF）；病变限于子宫的病例通常手术可以治愈。而恶性病变体积大、细胞异型性明显、核分裂多（＞5/HPF）、出血坏死增多；临床Ⅱ、Ⅲ期的病例一般预后较差。

三、上皮样滋养细胞瘤（epithelioid trophoblastic tumour，ETT）

很少见，是 PSTT 的亚型。临床常表现为阴道不规则出血，也有的患者是查体疑为“子宫肌瘤”而被偶然发现的。由类似于平滑绒毛膜（chorion leave）的中间型滋养细胞构成，此类瘤细胞免疫组化染色 PLAP、p63 弥漫阳性而 hPL 仅灶性阳性或阴性。

1. 大体 肿瘤多位于宫底、子宫下段或宫颈，形成孤立的、出血性、囊实性结节状病灶。

2. 镜下 尽管周围浸润肌壁，肿瘤的主体是呈膨胀性生长。瘤细胞由单核的中间型滋养细胞组成，形态相对一致，呈结节状或膨胀性生长及巢、索或片块状分布，常有广泛出血坏死或钙化（彩图 57－11）；但没有绒癌的双向混杂结构和 PSTT 的散在浸润性生长方式，也很少有血管浸润，而且肿瘤与周围肌壁的关系相对清楚（彩图 57－12，彩图 57－13）。当肿瘤取代宫颈内膜上皮时，形态上很像鳞癌（彩图 57－14）。

免疫组化染色可以协助鉴别诊断（图 57－15；Shih I-M，et al. 2010）。此型肿瘤 p63 和 PLAP 弥漫阳性，hPL 阴性或灶性阳性；Cyclin E、E-cadherin 和 EGFR 强阳性表达。若肿瘤位于宫颈，CK18、α－inhibin 弥漫阳性和相对较低的 Ki－67 增值指数可用于与鳞癌鉴别（Shih IM，et al. 1998）。

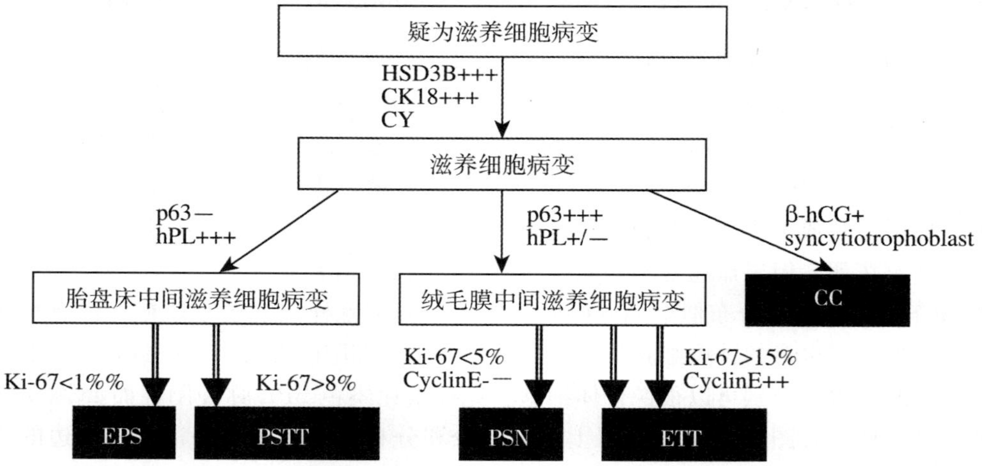

图 57－15　各型滋养细胞疾病的免疫组化表达（Shih I M，et al. 2010）

注：EPS，胎盘床超常；PSTT，胎盘床滋养细胞肿瘤；PSN，胎盘床结节；ETT，上皮样滋养细胞肿瘤；CC，绒癌。

生物学行为较绒癌侵袭性低，与 PSTT 接近。目前认为核分裂数增多、末次妊娠间隔时间＞2 年和临床已有转移扩散等均提示预后不良。

第三节　葡萄胎

葡萄胎（molar pregnancies）是一种以绒毛间质水肿导其致体积增大为特征的异常胎盘。按绒毛水肿和滋养细胞增生的程度和浸润的程度不同分为完全性、部分性、侵蚀性和转移性 4 型。

一、完全性葡萄胎（complete hydatidiform mole）

1. **大体**　绒毛体积增大呈水泡样（彩图 57－16）。

2. **镜下**　多数绒毛水肿，水肿的绒毛间质内有中央池形成，表面环绕以增生的滋养细胞，不见胚胎成分，通常为二倍体核型。增生的滋养细胞主要包括合体滋养细胞和中间滋养细胞，以合体细胞为主，呈岛状、片状或环绕在水肿的绒毛表面，其分布特点与正常绒毛不同。这些典型形态多见于妊娠中期（14 周左右），而早期妊娠（8～12 周）的葡萄胎的形态常不典型，易被忽略或与部分性葡萄胎混淆（彩图 57－17）。早期葡萄胎时，绒毛间质细胞较丰富，呈软骨黏液样，通常不能形成很好的中央池，多数绒毛的轮廓呈趾状和球样突起，滋养细胞有灶性增生（彩图 57－18）；除了上述滋养增生和软骨样间质外，也有的病变滋养细胞增生并不明显，但可见绒毛间质的不成熟血管和核碎可与绒毛水肿鉴别（彩图 57- 19）；免疫组化 CD31 染色显示，在早期葡萄胎时，能够形成具有明确管腔的成熟小血管减少。上述的形态改变说明葡萄胎不仅是滋养细胞的病变，还应包括来自胚外中胚层的绒毛间质成分

(Kim KR, et al. 2009)。除了绒毛的变化以外，葡萄胎还同时伴有胎盘床滋养细胞的增生（彩图 57－20），增生的程度大于不伴有葡萄胎的病例，这一点对于早期葡萄胎的诊断很有意义。

免疫组化 p57 染色表达于任何类型妊娠时的蜕膜细胞和绒毛外滋养细胞，在正常妊娠时，同时还可见绒毛间质细胞和绒毛表面的细胞滋养细胞核阳性表达，表达率＞25％（彩图 57－21）；在完全性葡萄胎时，则绒毛的间质细胞和细胞滋养细胞的细胞核阴性或基本阴性，此时，周围的蜕膜和绒毛外滋养细胞阳性可以用作染色的内参照（彩图 57－22）。仅极少数携带保留的母系染色体 11 的完全性葡萄胎 p57 阳性。

二、部分性葡萄胎（partial hydatidiform mole）

发生率占葡萄胎的 15％～35％。

1. **大体** 由不同比例的正常绒毛和水肿并伴有增生滋养细胞的绒毛构成，通常可辨认出胚胎成分，为三倍体核型。

2. **镜下** 由水肿和“正常”的绒毛构成。由于水肿绒毛的轮廓不规则，呈贝扇样轮廓，间质常可见内陷的滋养细胞；中央池的发育不良呈迷宫样；表面滋养细胞主要是合体滋养细胞的增生呈多小灶性、轻微（彩图 57－23）。胚胎成分分化的证据为镜下可见胎囊、胚胎组织及绒毛间质的有核红细胞。免疫组化 p57 阳性可与完全性葡萄胎鉴别（彩图 57－24）。与完全性葡萄胎的临床病理比较见表 57－3。

表 57－3 完全性与部分性葡萄胎的比较

	完全性	部分性
术前诊断		
葡萄胎	＋＋＋	＋/－
自发流产	＋＋	＋＋
忽略流产	＋/－	＋＋＋
出血量	＋＋＋	＋
毒血症	＋＋	＋/－
子宫大于预期	＋＋	＋/－
子宫小于预期	＋/－	＋/－
含胚胎组织	－	＋
血 hCG 水平	＋＋＋	＋/＋＋
细胞遗传学	二倍体，父系（XX 或 XY）	三倍体，父：母系，2：1（XXY 或 XXX）
持续性 GTD％	10％～30％	0.5％～5.6％

注：GTD，滋养细胞疾病

流产物中的绒毛退变水肿，送检物体积更少，绒毛的体积增大不明显，也不伴有多灶或全周的滋养细胞增生，可与部分性葡萄胎区别，但免疫组化 p57 染色表达与其相同。若仅为镜下证实的绒毛水肿一般不诊断葡萄胎。另外，早期妊娠时绒毛表面的滋养细胞增生明显，但保留有正常极向。

三、侵蚀性葡萄胎（invasive hydatidiform mole）

指水肿的绒毛位于肌层或血管腔内。多数继发于完全性葡萄胎，常见于子宫肌层、阔韧带、阴道、外阴和肺等部位。

第四节 滋养细胞瘤样病变

滋养细胞瘤样病变（trophoblastic tumor-like lesions）是良性病变，包括胎盘床超常和胎盘床结节或斑块。

一、胎盘床超常（exaggerated placental site/reaction）

过去被称作“合体细胞性子宫内膜炎”，是胎盘床生理反应的超常表现，与正常妊娠、流产或葡萄胎有关。镜下有胚胎、绒毛或蜕膜，虽然有广泛的滋养细胞浸润，但无结构的破坏，无出血坏死或融合的包块，核分裂罕见。

二、胎盘床结节或斑块（placental site nodule or plaque）

发生在生育年龄妇女，因月经过多或不规则出血，或在清宫术中意外发现。病变单发或多发，位于绒毛膜或胎膜，界限清楚，由丰富的玻璃样变间质和散在浸润的中间型滋养细胞构成（彩图 57－25）。

少数形态上介于典型的胎盘床结节与上皮样滋养细胞肿瘤之间者，被称作“不典型胎盘床结节”，代表二者间的过渡阶段。

（郭丽娜）

参考文献

1. 张雅贤．妊娠滋养叶疾病//陈乐真．妇产科诊断病理学．北京：人民军医出版社，2002，455-462.
2. Soslow RA，Isacson C，Zaloudek C. Immunohistology of the female genital tract//David J. Dabbs. Diagnostic immunohistochemistry. Elsevier Inc，2006，637-685.
3. Shih IM，Mazur MT，Kurman RJ. Gestational trophoblastic disease//Mills SE. Sternberg's diagnostic surgical pathology. Wolters Kluwer：Lippincott Williams & Wilkins，2010，2049-2070.
4. Mao TL，Kurman RJ，Huang CC，et al. Immunohistochemistry of choriocarcinoma：an aid in differential diagnosis and in elucidating pathogenesis. Am J Surg Pathol，2007，31：1726-1732.
5. Liu JP，Guo LN. Intraplacental choriocarcinoma in a term placenta with both mathernal and infantile metastases：a case report and review of the literature. Gynecol Oncol，2006，103：1147-1151.
6. Shih IM，Kurman RJ. Epithelioid trophoblastic tumor：a neoplasm distinct from choriocarcinoma and placental site triphoblastic tumor simulating carcinoma. Am J Surg Pathol，1998，22：1393-1403.
7. Kim KR，Park BH，Hong YO，et al. The villous stromal constituents of complete hydatidiform mole differ histologically in very early pregnancy from the normally developing placenta. Am J Surg Pathol，2009，33（2）：176-185.
8. Tsui-Lien Mao，Ie-Ming Shih. Advances in the diagnosis of gestational trophoblastic tumors and tumor-like lesions. Expert Opin Med Diagn，2009，3（4）：371-380.

第 58 章 妊娠滋养细胞肿瘤

妊娠滋养细胞肿瘤（gestational trophoblastic neoplasia，GTN），又称妊娠滋养细胞疾病（getational trophoblastic disease，GTD），是指胚胎的滋养细胞发生恶性变而形成的肿瘤。滋养细胞肿瘤包括：葡萄胎，侵蚀性葡萄胎，绒毛膜癌及胎盘部位滋养细胞肿瘤等。

滋养细胞肿瘤区别于其他肿瘤的特点如下：

1. **组织来源** 滋养细胞系来源于受精卵发育至囊胚期细胞分化所形成的滋养层，属胚外层细胞，而其他肿瘤多来自胚胎外胚层、中胚层和内胚层所发育而成的各器官。

2. **细胞成分** 具有男性成分，属半异体细胞，滋养细胞肿瘤在体内生长具有同种异体移植的性能。

3. **免疫原性** 异体细胞入侵应具有较强的抗原性。但至今为止未找到特异性抗原，滋养细胞也不受母体排斥。

4. **临床表现** 这类肿瘤生长极快，具有较强的亲血管性生物学特征，很早即可通过血液转移，病情进展快。

5. **病程较清楚** 几乎均继发于妊娠之后，发病时间可以追溯，容易观察病程变化的前过程。

6. **病理特点** 病理有大量的细胞分裂象，肿瘤细胞增殖周期短。

7. **产生激素** 特异而敏感的肿瘤标志物——人绒毛膜促性腺激素（hCG）。

8. **对化疗极敏感** 滋养细胞肿瘤是肿瘤中对化疗最敏感者。

第一节 滋养细胞疾病研究历史

国内外很早就有滋养细胞肿瘤的相关记载，相传在三千多年前，我国历史上就有妇女生子六百之说，当时称之为“奇胎”或“水泡状鬼胎”。在国外，希波克拉底于公元前 400 年将葡萄胎称为“uterine hydrops”。

由于该类肿瘤在临床、病理以及病理生理和免疫学上均具有其相对独特的特征，因此受到了国内外学者的重视，目前主要的研究成果集中在以下三个方面：第一，明确了该类肿瘤的组织学来源；第二，证实了该类肿瘤能特异性分泌绒毛膜促性腺激素，从而为早期诊断和疗效观察提供了指标；第三，有效化疗药物的使用，为根治创造了条件。

直到公元后 500 年，Amida 首先使用 hydatid（水泡样）形容葡萄胎的绒毛。1827 年提出，葡萄胎的组织来源于绒毛膜，当时认为是绒毛膜基质黏液变性所致，故又称之为绒毛膜黏液瘤（myxoma chorii）。1877 年，Chiari 根据三例所见，认为是年轻妇女新近妊娠后发生的一种不寻常的“子宫上皮癌”。1889 年，Sanger 发现该类肿瘤中有种细胞在形态上类似子宫蜕膜细胞，故认为是由子宫蜕膜细胞恶变而来，称之为“恶性子宫蜕膜瘤”（deciduoma maligum），属于肉瘤的一种。1893 年，Gottschalk 认为滋养细胞是该类肿瘤的基本组成部分，它们同时也可引起蜕膜细胞发生恶性转化，故称之为“混合瘤”（mixed tumor）或“混合肉瘤”（mixed sarcoma）。1895 年，Hubrech 使用了单词 trophoblast（tropho -滋养，blast -生长）形容滋养细胞在早孕期的重要作用；同年，Marchand 准确的识别了绒癌，认为其是一种如 Sanger 提出的滋养细胞来源的上皮肿瘤而非肉瘤，并同时指出，葡萄胎的形成主要是绒毛上皮滋养细胞（合体滋养细胞和郎格汉斯细胞）增生所致。1911 年，Memorial Hospital 的 Ewing 描述了各种滋养细胞肿瘤的形态学特征，并制定了沿用至今的专业术语：葡萄胎（hydatidiform mole，HM），侵蚀性葡萄胎（chorioadnoma desturens，invasive mole）和绒癌（choriocarcinoma）。1977 年，NIH 的 Kajii 和 Ohama 的工作带来了滋养细胞疾病遗传学研究的重大突破，他们发现了完全性葡萄胎的染色体均为父源；次年，Szulman 和 Surti 报道了部分性葡萄胎的形态学及遗传学特征。1978 年，Scully 和 Young 对胎盘部位滋养细胞肿瘤（placental site trophoblastic tumor，PSTT）进行了形态学描述，PSTT 原来被认为是一种相对无害的绒癌，但现已证实：与更具侵蚀性的两种细胞组成的绒癌相比，PSTT 是一种独特的单细胞组成的肿瘤。现将之归类为胎盘部位病变，后者包括：胎盘部位过度反应（exaggerated placental site reaction，EPSR），胎盘部位滋养细胞结节（placental site trophoblastic nodule，PSN），PSTT 和上皮样滋养细胞肿瘤（epithelioid trophoblastic tumor，ETT）以及恶性 PSN。

在 20 世纪中叶，对滋养细胞肿瘤没有较好的治疗方法，国内外死亡率居高不下。因此，国外曾经有一位著名的病理学家 Ewing 曾声称“凡是绒癌无一例能活，能活的都不是绒癌”，一致认为其是一种不治之症。但是，自从有效化疗药物的发现后，滋养细胞肿瘤成了人类最早可以完全治愈的实体瘤之一。从而在恶性肿瘤治疗史上开辟了新的篇章。

现代 GTN 化疗开始于 1950 年 Memorial Hospital 病理学家 M. C. Li 的偶然发现：一名尿 hCG 升高的男性肝细胞瘤病人在 MTX 治疗后肿瘤消退。这提示了 Roy Hertz 领导下的 NIH 内分泌小组进行 MTX 对绒癌转移病人治疗作用的研究。他们的第一篇报道在 1957 年发表于 Mil Med，1965 年，其 5 年研究结果发表于 AJOG，报道了 MTX 对转移绒癌病人 47%的治愈率。这项报道促使约翰逊政府在全美投资建立了大量临床肿瘤研究中心，并使医学肿瘤学成为法定的亚专科。1963 年，MTX 被证实对未转移的 GTN 患者有效并可保留生育功能。1965 年，放线菌素 D 被证实对转移性及非转移性 GTN 均有良好疗效，尤其对 MTX 治疗失败的患者有效。1973 年，Hammond 首次推荐，对“预后不良”的病人，即高危 GTN 患者，使用联合化疗；在中国，以北京协和医院宋鸿钊院士为主的研究中心，早在 20 世纪 50 年代后期，使用大剂量 6 - MP 和 5 - Fu 化疗治疗 GTN 中取得突破性成就，经过反复摸索找到药物有效治疗剂量窗口，大大增加了 GTN 患者的治愈率。

1959 年，第一次国际学术会议在纽约科学院举办。国际抗癌协会（IUCC）会议于 1964 年在菲律宾的 Baguio City 举办；1967 年起举办了罗切斯特滋养细胞会议（Rochester Trophoblast Conferences），该会议较 GTN 而言更多讨论了胎盘相关的问题。1975 年，伦敦举办的会议获得广泛参与并具有很高学术重要性，IUCC 在香港发起了另一会议，由 Ho Kei Ma 主办。WHO 最终认识到我们工作的重要性，于 1982 年在日内瓦召开会议，会议修正了 Ken Bagshawe's 预后评分系统并沿用至今。鉴于国际会议作为学术论坛在学术领域发展上的重要性，ISSTD（International Society on Study of Trophoblastic Disease）获得建立，并在 JK Mati 资助下，于内罗毕召开第一次会议，之后，会议每 2 年一次，在全世界的不同城市召开。会议记录通过合作，发表于生殖医学杂志（The Journal of Reproductive Medicine）。另外，学会现在出版自己的杂志：“Trophoblastic Disease Update”。1990 年，

FIGO 癌症委员会接受了我学会将 GTN 作为一种新肿瘤纳入妇科肿瘤的建议。现行的分期系统基于宋鸿钊 1988 年于北京发表的先驱性的尸检相关研究报道。

第二节 葡萄胎

葡萄胎是一种良性滋养细胞肿瘤，故又称良性葡萄胎（hydatidiform mole），是绒毛滋养细胞不规则增生所致。葡萄胎的特点是病变局限于子宫腔内，不侵入肌层，亦不发生远处转移。葡萄胎妊娠的发生率不同的国家与地区差异较大，葡萄胎在欧美各国均较少见，而在亚洲，尤其是东南亚国家则较多见。在北美洲，葡萄胎妊娠的发生率约为每 1000 次妊娠中有 0.6～1.1 次葡萄胎，而在东南亚国家及犹太人种族，葡萄胎妊娠的发生率约 7～10 倍于北美及欧洲的发生率。英国的一项调查认为，25～29 岁的妇女葡萄胎妊娠的发生率最低，15 岁以下妊娠者葡萄胎发生的风险增加 6 倍，40～45 岁妊娠者发病风险增加 3 倍，45～49 岁则增加至 26 倍，年龄超过 50 岁时其风险可增加 400 倍。我国流行病学调查表明，葡萄胎妊娠发生率以千次妊娠计算为 0.81‰，如以多次妊娠中一次葡萄胎计算为 1∶1238。根据肉眼标本及显微镜下特点、染色体核型分析及临床表现，可将葡萄胎妊娠分为完全性葡萄胎及部分性葡萄胎两种类型。

一、病因学说

1. **种族因素** 由于葡萄胎多见于亚洲各国，有人认为可能与种族有关。McCorristor 曾对住在同一地区不同种族妇女中滋养细胞疾病进行了调查，发现滋养细胞疾病患者中，东方人占 72%，白种人仅占 14%，因而认为滋养细胞疾病的发生存在着种族倾向性。

2. **营养因素** 研究表明，叶酸及组胺酸的摄入不足以及饮食中胡萝卜素及动物脂肪的缺乏将导致葡萄胎的发生率增加，故对于葡萄胎高发地区的妇女可采用饮食补充胡萝卜素及维生素 A 等方法来预防葡萄胎的发生。

3. **感染因素** 有研究报道从葡萄胎及绒癌组织中可分离出一种滤过性病毒，又称亲绒毛病毒。

4. **内分泌失调** 葡萄胎的发生可能与卵巢功能衰退有关，认为雌激素不足可能是引起葡萄胎的原因之一。

5. **遗传因素** 近年来对遗传学方面的研究较多，细胞遗传学研究表明，在葡萄胎的发生中，染色体异常起着主要作用，其中较为公认的是双精子受精学说和空卵受精学说。

早在 1978 年，Szulman A. E. 和 Surti U 就根据大体标本、镜下结构、染色体核型及临床表现，将葡萄胎分为部分性葡萄胎（partial hydatidiform mole，PHM）和完全性葡萄胎（complete hydatidiform mole，CHM）两种类型。PHM（约占所有葡萄胎的 20%）的特点为：正常绒毛与水肿的绒毛相混杂、局灶性滋养细胞增生，可以见到胚胎组织，通常为正常卵子与双精子受精（或正常卵子与单精子受精后该精子复制，或正常卵子与一个减数分裂失败的二倍体精子受精）导致的三倍体，一组染色体（23 条）来自于母亲，另两组染色体（46 条）来自于父亲，故称为双雄三倍体；CHM（约占所有葡萄胎的 80%）的特点是绒毛水肿、滋养细胞增生、缺乏胎儿及羊膜组织，通常为空卵与单精子受精后自身复制（约占 CHM 的 75%）或空卵与双精子（或减数分裂失败的二倍体精子）受精（约占 CHM 的 25%）导致的二倍体，46 条染色体均来自于父亲，而缺乏母亲的染色体，故称为孤雄二倍体或称为孤雄完全性葡萄胎（androgenetic CHM，AnCHM）。

绝大多数葡萄胎的根本性遗传学缺陷在于父源性基因组过多，在PHM和AnCHM中均能看到滋养细胞的过度增生，这是父源性基因过度转录表达的结果。而双雌三倍体（即：遗传物质中仅一组染色体来自于父亲，另外两组染色体均来自于母亲）则与葡萄胎的发生无关，常常表现为异常的小胎盘和胎儿生长受限。畸胎瘤是孤雌来源的二倍体，常常被看作是AnCHM的对应物，其胚胎组织的发育十分常见，而缺乏胚胎外组织的分化。Barton等及Surani等用小鼠动物模型研究双亲遗传物质在受精卵发育中的作用，结果发现：孤雄受精卵在胚胎的早期即死亡，而胚胎外滋养细胞增生明显；雌核来源的受精卵则表现出相当正常的胚胎发育，而胚胎外组织发育不良。因此推测母源性遗传物质主要促进胚胎组织的发生，而父源性遗传物质则主要促进胚胎外组织的发生，失去母源性转录基因可能是导致AnCHM中无胚胎发育的原因。

研究表明，在基因组中存在某些特殊的基因位点，父源性与母源性等位基因呈现不同程度的表达，即：仅源自父亲或母亲的单等位基因具有转录活性而表达，而另一个等位基因则处于转录沉默状态（即不表达），这种现象称为基因印记（imprinting），而这些基因则称为印记基因（imprinted gene），两个等位基因甲基化状态的不同是印记基因的标志。在人类基因组中共有约30 000～40 000个基因，其中仅少数被发现为印记基因。据Marisa S等报道，目前在哺乳动物基因组中发现的印记基因为19个，而其中仅有9个印记基因在人类基因组中有类似物的报道。印记基因的父源性和母源性转录比率的失衡会导致各种异常，从而引起人类的各种疾病。

有研究发现$p57^{KIP2}$蛋白的异常表达可能在葡萄胎的发生中也起一定作用。$p57^{KIP2}$蛋白是CDKN1C基因的表达产物，是一种循环依赖性激酶抑制剂（cyclin-dependent kinase inhibitor），可能在先兆子痫患者的胎儿生长中起负性调节作用。CDKN1C基因位于人类染色体11p15.5，是一个由母源表达的印迹基因。CDKN1C基因突变时，$p57^{KIP2}$蛋白的表达缺失，使胚胎及其附属物出现过度生长现象。CDKN1C基因缺陷的小鼠表现为细胞的异常增殖，证明$p57^{KIP2}$蛋白在调节小鼠的滋养细胞生长中起一定作用。在人类，CDNK1C基因突变或$p57^{KIP2}$蛋白表达缺失时，胎盘有一些葡萄胎的病理特征，如绒毛水肿等，提示CDNK1C基因在葡萄胎的发生中可能起一定作用。

二、病理特点

1. 大体所见 完全性葡萄胎宫腔内全部为大小不等之水泡所填充，水泡小的如米粒大小，大的可达1～2cm，水泡间有细蒂相连，形如葡萄样外观。充满液体的囊泡代表水肿的胎盘绒毛。而部分性葡萄胎除不等量的水泡之外，尚可见正常绒毛，此外尚可见胚胎组织，如脐带、羊膜囊等。

2. 镜下所见 完全性葡萄胎有以下特征：①绒毛不同程度的水肿扩张；②间质血管稀少或消失；③滋养细胞不同程度增生。

部分性葡萄胎一般与胎儿存在有关。当胎儿死亡并发生退化时，胎儿结构的确认是困难的，在这种情况下，含有有核红细胞的绒毛毛细血管的存在是胎儿发育的象征。

大多数病例在清宫之前依据临床表现常常误诊为不完全性流产或稽留流产，早期清除的完全性葡萄胎常可表现为不典型形态学改变，而易将其误诊为部分性葡萄胎或自然流产。部分性葡萄胎较为少见，大多数部分性葡萄胎患者亦表现为阴道流血，其特征是多种绒毛形态共存，一些绒毛与完全性葡萄胎中所见的水肿性绒毛相同，但这些变化不如完全性葡萄胎中所见的变化那样显著，中心池也不太明显，滋养细胞增生呈局灶性表现，一般同时有胎儿存在，但当胎儿死亡并发生退化时，胎儿结构的确认有时较为困难。在这种情况下，绒毛毛细血管内有核红细胞的存在是确认部分性葡萄胎的主要指征。同时，染色体核型分析亦可作为鉴别诊断的有效手段。自然流产，尤其是那些与卵子萎缩相关者，可以存在无血管的水肿绒毛，并有滋养细胞增生，但非葡萄胎流产的绒毛水肿一般不明显，无液池，肉眼无法看到；滋养细胞增生通常为轻度，没有细胞异型性。此外，葡萄胎的滋养细胞增生还需要与妊娠极早期的滋养细胞正常增生状态相区别。在后一种情况，滋养细胞的增生呈极性形式，即按照植入的方向生长，而在葡萄胎中则见到杂乱的周边增生。

当完全性和部分性葡萄胎的区分较为困难时，细胞遗传学研究、流式细胞检查及免疫细胞化学技术有助于鉴别。在完全性葡萄胎中，hCG 染色均匀一致，呈强阳性，而胎盘碱性磷酸酶仅为局灶阳性，部分性葡萄胎则显示出与之相反的染色特征（详见表 58－1）。

表 58－1　完全性葡萄胎和部分性葡萄胎的主要特点

	完全性葡萄胎	部分性葡萄胎
阴道流血	＋＋＋＋	＋＋＋＋
妊娠高血压综合征	＋＋	＋＋
甲状腺功能亢进	＋	少见
β－hCG＞100 000mIU/ml	＋＋＋	＋
子宫增大	＋＋	＋
黄素囊肿	＋＋	－
囊泡	普遍	局限
胎儿或胎膜	无	有
显微镜检	绒毛普遍水肿肿胀，滋养细胞增生、间变，无胎儿血管	绒毛局限性水肿肿胀，局灶性滋养细胞增生，存在胎儿血管、绒毛扇状皱褶及滋养层包涵体
免疫组化染色（$p57^{KIP2}$）	－	＋
核型	46，XX/46，XY	69，XXY/69，XXX/69，XYY
潜在恶性	有	有

三、临床表现

阴道流血是葡萄胎患者最常见的症状，常发生于闭经 1～2 个月，迟至 2～3 个月反复阴道流血。妊娠剧吐和妊娠高血压综合征也是较常见的表现。极少数病例可出现甲亢症状，可能与葡萄胎组织产生游离促甲状腺激素有关，也有人认为是极高水平的 hCG 的结果。葡萄胎妊娠随着诊断水平的不断提高，其临床常见症状亦发生了很大变化。在 20 世纪 60～70 年代，葡萄胎妊娠诊断时子宫明显增大、贫血、妊娠剧吐以及先兆子痫的发生率分别为 51％、54％、26％及 27％。随着阴道超声的应用及血 hCG 的精确测定使葡萄胎妊娠的早期诊断成为可能。由于诊断时间的提前，典型的症状和体征并不多见，上述症状和体征的发生率仅分别为 28％、5％、8％及 1％。

部分性葡萄胎较为少见。大多数部分性葡萄胎患者亦表现出阴道流血。在清宫之前，很少能作出部分性葡萄胎的诊断。大多数病例清宫前的临床诊断为不完全性或过期流产。

四、辅助检查诊断及临床意义

1. **hCG 测定** 血或尿内 hCG 的含量和体内滋养细胞活动情况有关。正常妊娠血清 hCG 测定呈双峰曲线，至妊娠 70～80 天达到高峰，中位数多在 10 万 mIU/ml 以下，最高值可达 20 万 mIU/ml。葡萄胎患者血清 hCG 测定值常远高于正常妊娠，且持续不降，临床可疑葡萄胎时，应连续测定血清 hCG，结合临床表现及其他诊断方法，才能及时诊断。近年来应用与 LH 无交叉的 hCG-β 亚单位作为指标，更为敏感与专一。

2. **超声波检查** B 型超声是诊断葡萄胎的重要手段之一，B 超下可见子宫内充满无数小的低回声及无回声区，形如雪花纷飞，又称之为“雪花征”。无胎体和胎盘反射。自采用灰阶超声后，可以看到有细小水泡结构，使葡萄胎的诊断提早到孕 11～12 周，近年来阴道探头的应用，可使葡萄胎的诊断提早到妊娠 8 周左右。

五、临床处理及治疗原则

随着葡萄胎的诊断，应进一步进行血清 hCG 定量测定和胸片检查。后者是为了排除转移和为将来随访建立一个基础。如在 X 线胸片上已发现转移，则应按转移性妊娠滋养细胞肿瘤进行处理。葡萄胎一经诊断，应尽快予以清除。

1. **葡萄胎妊娠的清除**

（1）术前准备

1）详细了解患者一般情况及生命体征　合并重度妊高征或心力衰竭者，应积极对症治疗，待病情平稳后予以清宫。

2）配血　保持静脉通路开放。

3）阴拭子培养　以便一旦发生感染可选择有效抗生素。

（2）术中注意

1）充分扩张宫颈管　从小号依次扩至 8 号以上，以免宫颈管过紧操作，并可减少创伤。

2）尽量选用大号吸管　以免葡萄胎组织堵塞吸管而影响操作，如遇葡萄胎组织堵塞吸头，可迅速用卵圆钳钳夹，等基本吸静后再用刮匙沿宫壁轻刮 2～3 周。

3）出血多时可予催产素静脉点滴（10U，加至 5%葡萄糖液 500ml 中），但应在宫口已扩大，开始吸宫后使用，以免宫口未开，子宫收缩，将葡萄胎组织挤入血管。

4）由于葡萄胎子宫极软，易发生穿孔，故第 1 次吸宫时，如果子宫较大，并不要求一次彻底吸净，常在第一次清宫后 1 周左右行第 2 次刮宫术。一般不主张进行第 3 次刮宫，除非高度疑有残存葡萄胎必须再次刮宫。目前主张对子宫大小小于妊娠 12 周者，应争取一次清宫干净。

（3）术后处理

1）仔细检查清出物的数量、出血量、葡萄粒的大小，观察术后阴道出血情况。

2）将宫腔内吸出物与宫壁刮出物分别送病理检查，以了解滋养细胞增生程度。

2. **黄素化囊肿的处理** 葡萄胎清除后，大多数黄素化囊肿均能自然消退，无需处理。但如发生卵巢黄素化囊肿扭转，则需及时手术探查。如术中见卵巢外观无明显变化，血运尚未发生障碍，可将各房囊内液穿刺吸出，使囊肿缩小自然复位，不需手术切除。如血运已发生障碍，卵巢已有变色坏死，则应切除病侧卵巢而保留健侧卵巢。

3. **子宫穿孔的处理** 如吸宫开始不久即发现穿孔，应立即停止阴道操作，剖腹探查，并根据患者的年龄及对生育的要求，决定剖宫取胎子宫修补或切除子宫。如在葡萄胎块已基本吸净后发现穿孔，则应停止操作，严密观察。如无活动性子宫出血，也无腹腔内出血征象，可等待 1～2 周后再决定是否再次刮宫，如疑有内出血则应进行超选择性子宫动脉栓塞术或及早开腹探查。

4. 预防性化疗 大多数葡萄胎可经清宫治愈，但仍有部分病例可发展为侵蚀性葡萄胎。完全性葡萄胎恶变率约 20%，然而当存在某些高危因素时，恶变率将明显增加。如当血 hCG>10^6mIU/ml、子宫体积明显大于停经月份或并发黄素化囊肿（直径>6cm）时，恶变率可高达 40%～50%；随着年龄的增加，恶变率也将增加。研究表明，当患者年龄大于 40 岁时，恶变率可达 37%，而大于 50 岁时，56%的患者将发展为侵蚀性葡萄胎。重复性葡萄胎患者，其恶变机会也将增加 3～4 倍。我们认为对有恶变高危因素的葡萄胎患者进行预防性化疗是很必要的。预防性化疗以单药方案为宜，可选用 5-氟尿嘧啶、更生霉素或甲氨蝶呤，用药剂量和方法与正规化疗相同（具体化疗方案见附录）。化疗尽可能在清宫前 2～3 天开始。如 1 疗程后 hCG 尚未恢复正常，应重复至完全正常为止。

六、葡萄胎恶变的早期诊断

葡萄胎妊娠属于良性滋养细胞疾病，但部分病例可以发生恶性变。而恶变的早期诊断与及时化疗是治疗成功的关键。

1. hCG 监测 葡萄胎清除后，血 hCG 滴度呈对数下降，正常情况下在清宫后 12 周以内恢复正常。如葡萄胎完全清除后 12 周血 hCG 仍未达正常值，或血 hCG 滴度呈一平台状或升高，均应考虑到恶变的可能，而予及时治疗。

2. 影像学监测 自 20 世纪 50 年代开始即有学者应用盆腔动脉造影术对滋养细胞肿瘤盆腔病灶进行评估，该技术可清楚地了解病灶部位及侵蚀程度，有利于侵蚀性葡萄胎的早期诊断，但因其具有一定的创伤性及技术难度，其临床应用受到一定限制。80 年代开始超声显像开始用于滋养细胞肿瘤子宫病灶的诊断，特别是近些年来阴道超声的介入及彩色多普勒血流显像（CDFI）与脉冲多普勒（PD）的应用与发展，对早期确定滋养细胞疾病的性质、判断化疗效果及预测疾病转归均有十分重要价值。滋养细胞肿瘤具有亲血管性特点，一旦病灶侵蚀子宫肌层，超声检查常可发现广泛的肌层内肿瘤血管浸润及低阻性血流频谱，故虽然葡萄胎清宫术后未到 12 周，而超声检查已出现特征性子宫肌层病变时，即可早期作出恶变的诊断以便及时治疗。

3. 分子生物学监测

（1）端粒酶活性测定 端粒是位于染色体末端的一段富含 G 的重复 DNA 序列，它在维持染色体的稳定、调节细胞衰老和死亡中起重要作用。正常情况下人类体细胞中测不到端粒酶活性。研究表明，侵蚀性葡萄胎及绒癌组织的端粒酶 RNA 基因表达及端粒酶活性显著高于正常妊娠绒毛及葡萄胎组织。从而被认为是葡萄胎恶变早期诊断的重要生物参数。

（2）金属蛋白酶测定 金属蛋白酶（matrix metalloproteinase，MMP）及其抑制物（tissue inhibitor of metalloproteinase，TIMP）对肿瘤的发生与转移起重要作用。滋养细胞肿瘤有很强的亲血管性，葡萄胎转变为侵蚀性葡萄胎，进而转变为绒癌的过程中，必须多次溶解血管内皮基底膜，MMP 能降解基底膜的 IV 型胶原，促进恶变及转移的发生。正常情况下 MMP 以酶原的形式与 TIMP 结合，TIMP 活性受到抑制，故 MMP 的过度表达可作为预测葡萄胎恶变及早期诊断的重要指标之一。

七、随诊

葡萄胎清除后，血清 β-hCG 滴度呈对数下降，正常情况下 8～12 周恢复正常。患者应每周进行定量血清β-hCG监测，直至获得3～4次正常滴度。在大多数临床实验室正常血清β-hCG滴度报告为<3～5mIU/ml。然而，体外实验显示100 000个滋养细胞才能产生1mIU/ml β-hCG。因而，当得到第1次正常血清β-hCG时，还可能有许多残留的滋养细胞存在。在得到至少3次正常值以后，应每月监测1次血β-hCG至少6个月。此后一段时间内，患者应采取可靠的避孕措施。如果在β-hCG持续正常后，又发现β-hCG滴度上升，应作盆腔超声检查以除外再次妊娠。据报道，反复葡萄胎的发生占2%左右，而有2次葡萄胎妊娠的患者发生第3次葡萄胎妊娠的机会则可达28%。

八、葡萄胎中的特殊类型

（一）异位葡萄胎

和正常妊娠一样，葡萄胎妊娠也可以发生于子宫腔内膜以外的其他部位，称为异位葡萄胎，发生率极低，文献中仅见个案报道，因其临床表现与宫外孕类似，术前常常误诊为宫外孕，根据术中所见及术后病理方可明确诊断，但有几点值得注意：（1）通常情况下，宫外孕由于着床部位供血不足，滋养细胞发育较差，因而hCG值一般低于正常部位妊娠，而异位葡萄胎的hCG值可以高于正常妊娠，因此，如果根据临床表现诊断为宫外孕而血hCG值又异常升高者，应考虑到异位葡萄胎的可能；（2）宫外孕手术中应仔细检查绒毛，若发现绒毛呈葡萄状，应考虑到葡萄胎，因输卵管黏膜层菲薄，滋养细胞易于植入输卵管基层，不易完全清除，故不宜行保守性手术，而以患侧输卵管切除为宜；（3）输卵管葡萄胎妊娠极易并发穿孔和出血，较易发展为绒癌，应长期随访。

（二）双胎妊娠完全性葡萄胎与正常胎儿共存

正常宫内妊娠和妊娠性滋养细胞疾病并存非常罕见，存在一系列诊断和治疗上的难题，其中以完全性葡萄胎与正常胎儿共存的双胎妊娠为多。胎儿和葡萄胎并存的发生率为1/22 000～100 000，文献中已有200多例病例报道，发生率可能将随着诱导排卵和辅助生育技术应用的增加而升高。仅仅依靠影像学检查很难将这种完全性葡萄胎与正常妊娠并存的情况与部分性葡萄胎进行鉴别，甚至在终止妊娠后的病理学诊断也不一定准确。完全性葡萄胎与正常胎儿共存属于双胎妊娠，而部分性葡萄胎为单胎妊娠，后者由于胚胎染色体核型异常，虽然有胎儿胎盘发育，但胎儿几乎不可能存活到妊娠的中晚期。而前者胎儿核型多为正常二倍体，常能维持其正常宫内发育。因此，宫内正确的鉴别诊断对于决定临床处理十分重要。由于两种情况存在明显的遗传学差异，故染色体核型分析可作为鉴别诊断的有效手段。近年来已成功应用的产前诊断技术包括：染色体倍体分析，短阵重复序列DNA多态性分析，应用X、Y染色体以及常染色体探针在绒毛滋养细胞中进行荧光原位杂交（FISH）等。

在正常妊娠与葡萄胎并存的情况下，胎儿的可存活性有赖于孕妇和胎儿等多重因素。对正常妊娠与葡萄胎并存的患者是否继续妊娠还必须充分考虑到患者的意愿、医疗条件以及胎儿存活的可能性，应强调遵循个体化处理的原则。对同意继续妊娠的患者，应进行详细的产前咨询，以得到患者的理解与配合。研究表明，继续妊娠者发生产科并发症及持续性滋养细胞疾病的风险增加。一些严重的并发症如出血、妊娠高血压综合征、胎膜早破等将使得妊娠被迫终止。最近一篇出自英国Charing Cross医院最大样本的报道对77例正常妊娠与葡萄胎并存患者进行分析，其中24例患者选择终止妊娠，在53例继续妊娠的患者中，2例（4%）因在孕16～18周发生严重的妊娠高血压综合征而终止妊娠，23例（46%）于孕15～23周发生自然流产，28例（36%）存活到孕24周以后，这28例平均孕龄为35周（25～41周）。来自约翰霍普金森大学的Bristow等的一项回顾性研究中，对27例正常妊娠与葡萄胎并存的患者在胎儿有存活力之前即进行了清宫术，另外有 7 例继续妊娠者获得存活胎儿。在平均年龄、孕产次、临床症状、超声诊断葡萄胎的准确性、清宫时子宫的大小、是否存在先兆子痫和黄素化囊肿方面，有存活力胎儿组和无存活力胎儿组之间不存在差异。有趣的是，持续性滋养细胞疾病在无存活力胎儿组的发生率是 68.4%，而在有存活力胎儿组中只有 28.6%（$P=0.09$）。大部分研究认为，正常妊娠与葡萄胎并存的患者发展为持续性滋养细胞疾病的概率较高，可高达 50%以上。但有学者对此持不同意见，Sebire 等对 77 例患者临床结局的分析表明，无论是在早孕期终止妊娠，还是继续妊娠者发展为持续性滋养细胞疾病的风险均为 15%～20%，与单纯的完全性葡萄胎恶变概率相似。分娩正常胎儿的最大障碍就是孕妇发生了例如肿瘤旁分泌导致的内分泌紊乱［例如：妊娠高血压综合征；ARDS；溶血、转氨酶升高和血小板降低（HELLP 综合征）］、阴道出血以及罕见的妊娠期间妊娠滋养细胞肿瘤的转移。实际上，很大一部分葡萄胎和正常的健康胎儿并存者可以获得胎儿存活的良好结局，有作者认为双胎之一完全性葡萄胎在妊娠过程中如果葡萄胎的体积明显增加以及血清 β-hCG水平上升，则葡萄胎恶变的概率较大，应考虑终止妊娠。如果胎儿核型与发育均正常，妊娠过程中监测葡萄胎的体积变化不大，血清 β-hCG 水平无上升趋势，产科并发症控制满意的情况下，多可获得较好的妊娠结局。总之，对胎儿与葡萄胎共存的孕妇，应采用有效的产前诊断方法，对正常妊娠与葡萄胎共存和部分性葡萄胎进行鉴别。对双胎之一完全性葡萄胎患者是否继续妊娠应采取个体化处理原则，应强调对继续妊娠者加强孕期产科并发症的监测，同时由于该类患者发展为持续性滋养细胞疾病的风险较高，因此在妊娠终止之后还应密切随访血 β-hCG 水平，及时发现恶变患者并及早治疗。

（三）家族性复发性葡萄胎

家族性复发性葡萄胎（familial recurrent moles，FRM）是指在一个家系中两个或以上的家族成员反复发生（两次或以上）葡萄胎，其最显著的特征是家族中的患者反复发生葡萄胎或自然流产，而几乎没有正常后代。到目前为止文献报道的仅有 20 个家系报道，因此很难估计其真正的发生率。研究表明，尽管绝大多数完全性葡萄胎（CHM）为孤雄起源（androgenetic complete hydatidiform mole，AnCHM），但偶尔也可见到二倍体 CHM 的基因组中既有母源性遗传物质，又有父源性遗传物质，因此，将其称为双亲来源的完全性葡萄胎（biparental complete hydatidiform mole，BiCHM）。BiCHM 也是二倍体核型，与AnCHM 不同的是仅一套染色体来自父亲，另一套来自母亲（与正常妊娠类似），但却具有所有经典 AnCHM 的组织病理学特征，包括：滋养细胞不同程度增生及异常绒毛间质，缺乏胚胎发育等，从组织学上无法区分 BiCHM 和 AnCHM，需要 DNA 分析方可对二者进行鉴别。由于 BiCHM 与 AnCHM 在所有表型上（包括组织病理学和临床表现）有着惊人的相似性，因此认为正常印记的失调、母源性遗传物质的表达沉默、父系转录基因的过度表达很可能是 BiCHM 发生的原因。在临床表现方面，BiCHM 多表现为反复发生葡萄胎，很少有正常的妊娠结局，发生持续性滋养细胞疾病的概率明显高于 AnCHM。

除了起源不同外，AnCHM 常见于散发病例，而 BiCHM 常与家族性复发性葡萄胎相关。Moglabey YB 等对多个姐妹发生一或多次葡萄胎的两个家系进行研究，发现所有的葡萄胎组织均为 BiCHM，故认为家族性复发性葡萄胎为 BiCHM。Fisher R. A. 等对同一妇女的两次 BiCHM 组织的 22 对常染色体进行微卫星多态性的测定，结果未发现一对常染色体为孤雄来源，这提示葡萄胎的病理改变是由一个很小区域的孤雄来源所致，还有一种可能是正常情况下因印迹而不转录的母系基因表达，导致该等位基因的双重表达。由于该妇女与两个不同的性伴均发生 BiCHM，故考虑 BiCHM 的根本性的发病原因可能并不是葡萄胎组织中的基因缺陷，而是孕妇体内的某些基因缺陷，这种缺陷可能与卵子正常印迹的建立和维持有关，使卵子中的母源基因印迹无法建立和维持。尽管目前 FRHM 的发病机制尚不清楚，从家系近亲婚配情况和遗传模式综合分析，提示 FRHM 可能为常染色体隐性遗传病。而通过核型分析检查却发现，这些家系中患病的妇女并没有染色体核型的异常。Moglabey 等对一个近亲婚配的 FRHM 家系进行连锁分析，首次将该病的致病基因定位于 19q13.4 上一个 15.2cM 的区域内，并认为这些家系中的患者都是由于一个母系印迹基因的破坏，在胚胎形成的早期调节 19qter 上数个印迹基因的表达，他们对另一个非近亲婚配的家系进行相同研究，也发现患病的妇女在一个相似的 19q13.4 区域内为纯合性，这就说明了 FRHM 非常罕见，即使在非近亲婚配家系中，患病的个体仍然可能通过遗传而成为纯合体。更多的研究已经将致病基因的范围进一步缩小至从 D19S418 到 AAAT11138 之间的一个 1.1Mb 的富含基因的区域内。更精确的定位有待于对更多病例的研究，从而最终找到该病特异性的致病基因。

（四）复发性葡萄胎的预防

有研究曾提出，对于复发性葡萄胎的妇女可以考虑通过卵母细胞胞浆内单精子注射（intracytoplasmic sperm injection，ICSI）、着床前胚胎遗传学诊断（preimplantation genetic diagnosis，PGD）的方法预防再次发生葡萄胎，其机理为：先采用单精子注射，从而排除了双精子受精的可能，能预防双亲三体的 PHM 和双精子与空卵受精导致的 AnCHM；然后，在孕卵植入前进行遗传学诊断，选择男性胚胎，就能预防空卵与单精子受精后自身复制导致的 AnCHM。但是当 CHM 为双亲来源时，卵子本身的缺陷在行体外受精（in-vitro fertilizaton，IVF）前就已经存在，因此，该方法仅适用于复发性 PHM 及 AnCHM 的患者，而对复发性 BiCHM 者并无益处。

第三节　侵蚀性葡萄胎

侵蚀性葡萄胎（invasive mole）又称恶性葡萄胎（malignant mole）。它和良性葡萄胎不同之处是：良性葡萄胎的病变局限于子宫腔内，而恶性葡萄胎的病变则已侵入肌层或转移至近处或远处器官。肌层内的葡萄组织继续发展，可以穿破子宫壁，引起腹腔内大出血，也可侵入阔韧带内形成宫旁肿物。经血运可转移至阴道、肺、甚至脑部而造成不良预后。

一、病因学说

侵蚀性葡萄胎理论上讲均应继发于良性葡萄胎，但临床上亦可因病史不详，或流产标本未作详细检查，而未发现葡萄胎。侵蚀性葡萄胎多发生于良性葡萄胎排出后一年以内，故其发病年龄与良性葡萄胎相似。葡萄胎转变为侵蚀性葡萄胎可能与以下两方面的因素有关。

1. **免疫力降低**　免疫力低下的患者排斥异体细胞的能力减弱。患者年龄较大易出现免疫力的下降。

2. **葡萄胎滋养细胞的侵蚀能力增强**　如子宫明显大于停经月份，血 β-hCG 滴度过高以及病理以小葡萄为主者等均提示葡萄胎滋养细胞侵蚀力的增强。

二、病理特点

侵蚀性葡萄胎的病理特点为葡萄胎组织侵蚀子宫肌层或其他部位。葡萄胎组织的肌层侵蚀可以是浅表的，也可以蔓延到子宫壁，导致穿孔并累及韧带和附件。由于这种病变的破坏性较强且绒毛较小，肉眼观察并不总能看到葡萄状囊泡。

当绒毛和滋养细胞造成子宫肌层和子宫外组织器官的破坏性侵犯时，侵蚀性葡萄胎的组织病理学诊断即可成立。侵蚀性葡萄胎的水肿性绒毛比非侵蚀性葡萄胎小，其直径为2～4mm。侵蚀性葡萄胎可累及子宫外器官，以阴道、外阴和肺最为常见。如果在任何被检查的部位（子宫或子宫外）不能确切辨认绒毛，则诊断绒毛膜癌才是恰当的，但是为了避免病变错误归类，应用连续切片方法采取标本以尽可能确认绒毛。

三、临床表现

1. *阴道流血* 为侵蚀性葡萄胎最常见的症状。葡萄胎清宫后持续不规则流血时应高度警惕侵蚀性葡萄胎的可能。

2. *腹痛及腹部包块* 子宫病灶增大明显时，可出现下腹疼痛及腹部包块。若病灶穿出子宫浆膜层时可引起腹痛加重，甚至穿孔后内出血休克。

3. *其他症状* 血 hCG 过高者，可伴有妊娠高血压综合征；若出现痰中带血或咯血，应警惕肺转移的发生；脑转移患者可有剧烈头痛、恶心呕吐，甚至偏瘫等神经系统症状；膀胱转移者可出现血尿。

四、诊断措施及临床意义

典型的侵蚀性葡萄胎，诊断一般不太困难。如葡萄胎排出后，阴道不规则出血持续不断，血 hCG 持续 8～12 周仍不能恢复至正常值，或一度正常后又转阳性，在除外残余葡萄胎后，即可诊为侵蚀性葡萄胎。如 X 线胸片已出现肺内转移结节或阴道出现转移结节，则诊断更加明确。侵蚀性葡萄胎的病理诊断标准为肉眼或镜下可见到葡萄胎组织侵入子宫肌层或血管，或转移灶中见到葡萄胎组织。

1. *血 hCG 测定* 葡萄胎完全清除后，血 hCG 水平将逐渐下降。正常情况下，血 hCG 水平一般在葡萄胎清除术后 8～12 周降至正常范围，如超过 8～12 周血 hCG 未降至正常，或下降后又上升，此时在除外残余葡萄胎的情况下，即应考虑到发生恶变的可能。研究还表明，不同成分 hCG 的含量高低亦可作为预后判断的指标。葡萄胎患者中，如果血清游离β-hCG/hCG比值较高，恶变的可能性较明显增加。

2. *超声波检查* 侵蚀性葡萄胎具有亲血管性特点，一旦病灶侵蚀子宫肌层，超声检查常可发现广泛的肌层内肿瘤血管浸润及低阻性血流频谱，故虽然葡萄胎清宫术后未到 2 个月，而超声检查已出现特征性子宫肌层病变时，即可早期作出恶变的诊断以便及时治疗。

3. *盆腔动脉造影* 侵蚀性葡萄胎的病理特征多表现为葡萄胎组织侵入子宫肌层，破坏血管，并在肌壁间形成较大的血窦，故盆腔动脉造影时常可表现为其特殊的征象，该技术可清楚地了解病灶部位及侵蚀程度，不仅有利于疾病的早期诊断，而且对判断化疗效果及预测病变转归均有十分重要的价值。

五、鉴别诊断

侵蚀性葡萄胎应与胎盘植入异常如植入胎盘、超常胎盘部位反应，残余葡萄胎以及绒毛膜癌相区别，胎盘植入的主要特征是缺乏底蜕膜，绒毛直接粘附于子宫肌层，且绒毛没有侵蚀性葡萄胎特有的水肿性变化特征；超常胎盘部位反应与侵蚀性葡萄胎有时难以区别，尤其是当侵蚀性葡萄胎绒毛很少时不易识别，超常胎盘部位反应的特征为由中间型滋养细胞和合体滋养细胞对子宫内膜和子宫肌层形成的广泛的滋养层侵蚀。葡萄胎清宫不全可导致子宫复旧不好及持续不规则出血，超声检查及再次刮宫有助于鉴别早期葡萄胎及残余葡萄胎。

六、治疗

见绒毛膜癌。

七、预后

在发现有效化疗药物之前，侵蚀性葡萄胎的死亡率可达25%，自50年代后期证实大剂量甲氨蝶呤能有效治疗该肿瘤以及随后发现了一系列有效化疗药物之后，侵蚀性葡萄胎已基本无死亡。研究表明，患者年龄、发病潜伏期、血hCG滴度以及临床期别均是影响其预后的重要因素。

第四节　绒毛膜癌

绒毛膜癌（choriocarcinoma），简称绒癌，是一种高度恶性的滋养细胞肿瘤。其特点是滋养细胞失去了原来绒毛或葡萄胎的结构，散在地侵入子宫肌层，不仅造成局部严重破坏，并可转移至身体其他部位。绝大多数绒癌继发于正常或不正常的妊娠之后，称为“妊娠性绒癌”，主要发生于育龄妇女，是由妊娠滋养细胞恶变所致。少数绒癌发生于未婚或绝经后妇女，甚至男性，此类常和卵巢或睾丸恶性肿瘤（如内胚窦瘤、未成熟畸胎瘤等）同时存在，称为“非妊娠性绒癌”或“原发绒癌”。本节主要叙述妊娠性绒癌。

一、流行病学及发病机制

绒癌在欧美发病率极为罕见，一般认为每15万次分娩中有1次发病。而在我国及东南亚国家发病率较高，大多数妊娠性绒癌继发于葡萄胎妊娠之后，研究报道，其先行妊娠为葡萄胎者占57%，继发于流产者占17%，发生于正常妊娠之后者占26%，亦有极个别绒癌与异位妊娠有关。

绒癌的发病机制尚不十分清楚。因为恶性细胞常有染色体变异的存在，所以绒癌的核型分析也多有变异。这些异常包括染色体数目变化、染色体结构部分缺失、插入或重排等。应用限制性片段长度多态性（RFLP）DNA分析有助于阐明绒癌的发病机制，同时也能区别妊娠性与非妊娠性绒癌。应用RFLP技术，来源于葡萄胎的绒癌仅含有父源性DNA，而来源于正常妊娠的绒癌则含有父源和母源两者的DNA，当只含有母源性DNA时，则可认为是非妊娠性绒癌或原发绒癌。

二、病理特点

绒癌为滋养细胞高度增生并大片侵犯子宫肌层和血管，伴有明显和广泛的出血坏死，常伴有远处转移。显微镜下见不到绒毛结构或阴影。

三、临床表现

1. **前次妊娠史**　绒癌可继发于正常或不正常妊娠之后，故前次妊娠史可认为葡萄胎，也可认为流产、足月产或异位妊娠，前次妊娠后至发病，其间隔时间不定，有的妊娠开始即可发生绒癌。中间无间隔期，也有报道间隔可长达18年者。

2. **临床症状和体征**　常见症状为葡萄胎、流产或足月产后出现阴道持续不规则出血，有时也可出现一段时间正常月经之后再闭经，然后发生阴道出血。绒癌出现远处转移后，则因转移部位不同而发生不同的症状，如阴道转移瘤破裂可发生阴道大出血；发生肺转移者，可出现咯血、胸痛及憋气等症状；发生脑转移后可表现出头痛、呕吐、抽搐、偏瘫甚至昏迷等。长期阴道出血者可发生严重贫血，肿瘤在体内破坏及大量消耗，也可使患者极度衰弱，出现恶病质。

妇科检查时可发现阴道有暗红色分泌物，子宫增大，柔软，形状不规则，有时可发现宫旁两侧子宫动脉有明显搏动，并可触到像猫喘样的血流漩涡感觉，这一征象是因为宫旁组织内有转移瘤或动静脉瘘的形成。

四、诊断要点

1. 凡是产后、流产后，尤其是葡萄胎后阴道持续性不规则出血，子宫复旧不好，且血 hCG 持续异常，就应想到绒癌的可能。

2. 血 hCG 测定　一般足月产或流产后血 hCG 在 1 个月内转为阴性，葡萄胎完全排出后 2 个月 hCG 亦应转阴。如超过上述时间，血 hCG 仍未正常，或一度正常后又转为阳性，在除外胎盘残留、不全流产或残余葡萄胎的情况下，应考虑是否有绒癌的可能。

3. 上述临床病史的情况下，胸部 X 线检查发现肺部转移阴影或出现其他脏器转移者。

4. 盆腔动脉造影有异常表现者　绒癌患者盆腔动脉造影常见的表现有：①子宫动脉扩张、扭曲，子宫肌壁血管丰富，病灶部位出现多血管区；②子宫肌层动静脉瘘出现；③造影剂大量溢出血管外，形成边缘整齐均匀的“肿瘤湖”征象；④造影剂滞留，呈头发团样充盈，又称肿瘤着色。

5. 彩色多普勒超声显像　由于滋养细胞肿瘤具有极强的亲血管特点，一旦病灶侵蚀子宫肌层，彩超检查常可发现广泛的肌层内肿瘤血管浸润及低阻性血流频谱。该技术不仅对早期确定滋养细胞疾病的性质，而且对判断化疗效果及预测病变转归均有十分重要的意义。

6. 绒癌的病理诊断标准　在子宫肌层或其他切除的器官可见有大片坏死和出血，在其周围可见大片生长活跃的滋养细胞，并且肉眼及镜下均找不到绒毛结构，并以此作为鉴别绒癌与侵蚀性葡萄胎的标准。

7. 在得不到子宫或其他转移器官的标本供病理检查时，临床上可根据以下两点初步鉴别绒癌和侵蚀性葡萄胎：

（1）根据末次妊娠性质　凡是继发于流产或足月产后发生恶变的，临床诊断为绒癌。

（2）根据葡萄胎排出的时间　凡葡萄胎排出后在 1 年之内者诊断为侵蚀性葡萄胎，超过 1 年者，均诊断为绒癌。

五、临床分期及预后评分标准

我国宋鸿钊教授根据该肿瘤的发展过程，于 1962 年即提出了解剖临床分期法（表 58－2），并于 1985 年由 WHO 推荐给国际妇产科联盟（FIGO），经修改后于 1992 年正式采用为国际统一临床分期标准（表 58－3）。目前国内大多采用宋鸿钊教授提出的临床分期标准，该标准基本能反映疾病的发展规律和预后。1976 年 Bagshawe 首先提出了主要与肿瘤负荷有关的预后评价指标，随后 WHO 对 Bagshawe 的评分标准进行修改后，于 1983 年提出了一个改良预后评分系统（表 58－4）。并根据累加总分将患者归为低、中或高危 3 组，依次指导化疗方案的选择及进行预后判断。但由于 FIGO 分期（1992 年）与 WHO 预后评分系统（1983 年）在临床实际应用过程中存在一定程度的脱节，临床医生常不能有机地将其结合起来。故国际滋养细胞肿瘤学会（ISSTD）于 1998 年即提出了新的 GTT 分期与预后评分修改意见，并提交FIGO讨论，FIGO于2000年审定并通过了新的分期及预后评分标准（表58-5与表58-6）。新的分期标准其基本框架仍按宋鸿钊教授提出的解剖分期标准，分为Ⅰ、Ⅱ、Ⅲ、Ⅳ期，删除了原有的a、b、c亚期，但以修改后的FIGO评分替代。修改后的评分标准与原WHO评分系统的区别为：ABO血型作为危险因素被去掉，肝转移的记分由原来的2分上升至4分。总记分＜6分者为低危患者，≥7分者为高危患者，删除了原来WHO评分系统中的中危记分，因为中危患者亦需进行联合化疗，故中危因素不再单独列出。临床诊断时应结合解剖分期与预后记分，如一患者为绒癌脑转移，预后评分为16分，则诊断时应标注为绒癌Ⅳ：16。该分期与评分系统更加客观地反映了GTT患者的实际情况，在疾病诊断的同时更加简明地指出了患者除分期之外的病情轻重及预后危险因素。一些期别较早的患者可能存在较高的高危因素，而一些期别较晚的患者可能仍属于低危组。诊断时新的分期与评分系统的结合，更有利于患者治疗方案的选择及对预后的评估。

表58-2　宋鸿钊教授提出的GTN临床解剖分期

期别	定义
Ⅰ	病变局限于子宫
Ⅱ	病变超出子宫但局限于生殖器官
	Ⅱa 转移至宫旁组织或附件
	Ⅱb 转移至阴道
Ⅲ	病变转移至肺伴或不伴生殖道转移
	Ⅲa 转移瘤直径小于3cm或片状阴影不超过一侧肺之半
	Ⅲb 转移灶超过上述范围
Ⅳ	病变转移至脑、肝、肠、肾等其他器官

表58-3　妊娠滋养细胞肿瘤FIGO临床分期（1992）

期别	定义
Ⅰ	病变局限于子宫
	Ⅰa 无高危因素
	Ⅰb 一个高危因素
	Ⅰc 两个高危因素
Ⅱ	病变超出子宫但局限于生殖器官（宫旁、阴道）
	Ⅱa 无高危因素
	Ⅱb 一个高危因素
	Ⅱc 两个高危因素
Ⅲ	病变转移至肺伴或不伴生殖道转移
	Ⅲa 无高危因素
	Ⅲb 一个高危因素
	Ⅲc 两个高危因素
Ⅳ	病变转移至脑、肝、肠、肾等其他器官
	Ⅳa 无高危因素
	Ⅳb 一个高危因素
	Ⅳc 两个高危因素

注　高危因素：1. hCG＞100 000mIU/ml

2. 妊娠中止至化疗开始间隔大于6月

表 58－4　滋养细胞肿瘤预后评分标准（WHO，1983）

预后因素	计分			
	0	1	2	4
年龄（岁）	<39	>39		
末次妊娠	葡萄胎	流产	足月产	
妊娠中止至化疗开始的间隔（月）	<4	4～6	7～12	>12
hCG（IU/L）	$<10^3$	$<10^4$	$<10^5$	$>10^5$
ABO 血型		O 或 A	B 或 AB	
肿瘤最大直径（cm）	<3	3～5	>5	
转移部位		脾、肾、胃	肠道、肝	脑
转移瘤数目		1～3	4～8	>8
曾否化疗			单药化疗	多药化疗
总计分：0～4 低危；5～7 中危；≥8 高危				

表 58－5　滋养细胞肿瘤 FIGO 解剖分期标准（2000）

期别	定义
Ⅰ	病变局限于子宫
Ⅱ	病变超出子宫但局限于生殖器官（宫旁、附件及阴道）
Ⅲ	病变转移至肺伴或不伴有生殖道转移
Ⅳ	病变转移至脑、肝、肠、肾等其他器官

表 58－6　滋养细胞肿瘤 FIGO 预后评分标准（2000）

预后因素	计　分			
	0	1	2	4
年龄（岁）	<39	>39		
末次妊娠	葡萄胎	流产	足月产	
妊娠终止至化疗开始的间隔（月）	<4	4～6	7～12	>12
hCG（IU/L）	$<10^3$	$10^3～10^4$	$10^4～10^5$	$>10^5$
肿瘤最大直径（cm）		3～4	>5	
转移部位		脾、肾	胃肠道	脑、肝
转移瘤数目*		1～4	4～8	>8
曾否化疗			单药化疗	多药化疗
总计分：　0～6 低危；　≥7 高危				

* 肺内转移瘤超过 3cm 者予以记数。

六、治疗方案及原理

在发现有效化疗药物之前，一旦诊断为绒癌均采用子宫切除的方法治疗，但疗效极差，除少数病变局限于子宫的患者能存活外，凡有转移者几乎全部难以治愈。自 50 年代首先证实大剂量甲氨蝶呤能有效治疗恶性滋养细胞肿瘤以及随后发现了一系列有效化疗药物后，其治愈率得到明显提高，并开创了以化疗为主，手术及放疗为辅治疗绒癌的新纪元。

1. ***化学药物治疗*** 绒癌曾被认为是人类恶性程度最高的实体瘤之一，在应用有效化疗药物之前，死亡率高达90%以上。直到50年代后期，世界上有3个医疗中心分别不约而同地对恶性滋养细胞肿瘤开展大剂量的药物化疗，并先后获得突破性成果，使得绒癌成为人类第一个通过化疗获得根治的肿瘤。我国的北京协和医院就是这3个医疗中心之一，该院宋鸿钊教授等经过大量的科学研究和艰苦探索，终于找到了有效的化疗药物和科学的给药方法，这就是目前所广泛应用的大剂量化疗方案。

（1）常用化疗药物 自50年代后期，找到几种有效的化疗药物后，绒癌的治疗效果才有了明显的提高。国外最早试用成功的是甲氨蝶呤（methotrexate，MTX），我国最早试用成功的是6-巯基嘌呤（6-mercaptopurine，6-MP）。为解决药物过量的毒副反应及耐药问题，又随后找到了5-氟尿嘧啶（5-fluorouracil，5-Fu）、更生霉素（kengshengmycin，KSM）、消瘤芥（nitrocaphane，AT-1258）等一系列化疗药物。单药或联合应用均可取得明显疗效。用于治疗恶性滋养细胞肿瘤常用化疗药物的作用机制及主要毒副反应见表58-7。

表58-7 常用化疗药物及主要毒副作用

类型	药名		作用机理	主要毒副反应
烷化剂	环磷酰胺	(CTX)	通过与细胞内大分子呈共价结合而发挥作用，属于细胞周期非特异性药物（CCNSA）	骨髓抑制 出血性膀胱炎
	消瘤芥	(AT1258)		骨髓抑制
	异环磷酰胺	(IFO)		出血性膀胱炎
抗代谢药物	6-巯基嘌呤	(6-MP)	为生理代谢物（嘌呤、嘧啶、叶酸等）的结构类似物，其作用是通过干扰正常代谢物的功能，影响核酸合成，作用机制是抑制与正常代谢物合成有关的酶类，属于细胞周期特异性药物（CCSA）	骨髓抑制
	5-氟尿嘧啶	(5-Fu)		骨髓抑制 胃肠道反应
	甲氨蝶呤	(MTX)		骨髓抑制 肝、肾毒性
抗癌抗生素	更生霉素	(KSM)	作用于DNA-RNA-蛋白质合成过程的不同环节而起作用，为CCNSA	骨髓抑制尤以血小板为甚
	博莱霉素	(BLM)		肺纤维化
植物碱类	长春新碱	(VCR)	作用于微管蛋白，破坏纺锤体的形成，干扰核分裂，为CCSA	神经毒性
	鬼臼乙叉甙	(VP16)		骨髓抑制
铂类化合物	顺铂	(DDP)	与DNA产生链间交联与链内交联，破坏DNA的模板信息复制，抑制DNA合成，大剂量时也可抑制RNA及蛋白质的合成，为CCNSA	肾及神经系统毒性 骨髓抑制
紫杉醇	(paclitaxel)		与细胞微管蛋白结合，促进微管聚合，抑制解聚，阻断有丝分裂，抑制肿瘤生长	骨髓抑制 过敏反应 心血管反应

（2）单药化疗　主要用于病灶局限于子宫及低危转移性滋养细胞肿瘤患者。常用的方案如下：①5-氟尿嘧啶：按每天每公斤体重 28～30mg，溶于 5%葡萄糖 500ml，均速静脉点滴 8 小时，8～10 天为 1 疗程，疗程间隔为 2 周；②更生霉素：按每天每公斤体重 10～13μg，溶于 5%葡萄糖 500ml，静脉滴注，5 天为 1 疗程，疗程间隔为 12～14 天；③甲氨蝶呤-四氢叶酸方案：按每天每公斤体重 1.0～2.0mg，深部肌内注射，第 1、3、5、7 天隔日用药 1 次。在 MTX 给药后 24 小时，第 2、4、6、8 天按每天每公斤体重 0.1～0.2mg 肌内注射四氢叶酸，8 天为 1 个疗程，疗程间隔为 12～14 天。

（3）联合化疗　对肿瘤出现多处转移或 FIGO 预后评分为高危患者，应采用两种或两种以上的药物联合化疗。以 5-氟尿嘧啶为主的联合化疗方案可作为首选联合方案。研究表明，5-氟尿嘧啶联合更生霉素或消瘤芥治疗高危患者，完全缓解率可达 80%。1984 年 Bagshawe 首先提出了 EMA/CO 方案（鬼臼乙叉甙、甲氨蝶呤、放线菌素 D、环磷酰胺及长春新碱）用于治疗高危及耐药的滋养细胞肿瘤患者，对于高危及耐药患者，采用 EMA/CO 治疗的完全缓解率可达 60%～80%。如果患者对以 5-Fu 为主的联合化疗或 EMA/CO 发生耐药，亦可采用以顺铂等联合化疗方案治疗，以提高缓解率。近年来临床医师也在不断寻找一些新的化疗药物及方案治疗耐药性滋养细胞肿瘤患者，Van Besien 等报道采用超大剂量联合化疗方案（异环磷酰胺、卡铂、足叶乙甙）及自体造血干细胞移植治疗耐药患者取得满意效果。紫杉醇作为新一代植物碱类抗肿瘤药，对耐药性 GTN 患者的治疗也有成功的报道，但多为个案或少数病例，其确切疗效尚有待进一步临床验证。

2. *手术治疗*　在进行有效化疗之前，恶性滋养细胞肿瘤的治疗主要为手术切除子宫，但效果极差。自证明大剂量化疗能有效的治疗该肿瘤后，手术就逐步居于治疗的次要地位。然而，在某些情况下，手术治疗仍有十分重要的价值。主要适应证如下：

（1）当原发病灶或转移瘤大出血（如子宫穿孔、肝脾转移瘤破裂出血等），如其他措施无效，常需立即手术切除出血器官，以挽救患者生命。

（2）对年龄较大且无生育要求的患者，为缩短治疗时间，经几个疗程化疗，病情稳定后，可考虑进行子宫切除术。

（3）对于子宫或肺部病灶较大，经多疗程化疗后，血 hCG 已正常，而病变消退不满意者，亦可考虑手术切除。

（4）对于一些耐药病灶，如果病灶局限（如局限于子宫或局限于一叶肺内），亦可考虑在化疗的同时辅以手术切除。

3. *放射治疗*　在应用有效化疗药物之前，放射治疗也常用来治疗绒癌的肺或阴道转移。然而随着化疗药物治疗的长足进展，放射治疗对该肿瘤的应用价值已日渐局限。但在某些情况下，放射治疗仍有一定的作用，特别是对顽固性耐药病灶的治疗、预防转移灶出血及减轻疼痛等方面效果尚可。有文献报道，对脑转移及肝转移患者，采用全脑或全肝照射，约有 50%的患者可获痊愈。

4. *选择性动脉插管介入治疗*　随着介入性放射技术的不断发展，选择性动脉插管灌注化疗或动脉栓塞治疗已开始应用于滋养细胞肿瘤的治疗。

由动脉内注入化疗药物，药物直接进入肿瘤供血动脉，肿瘤内药物浓度比一般周围静脉给药高得多，从而可明显提高疗效，尤其是对于肿瘤细胞增殖周期较快的滋养细胞肿瘤，采用保留动脉插管持续灌注的方法，能有效提高时间依从性抗代谢药物的疗效。特别是对于需要保留生育功能的患者疗效显著。

选择性动脉栓塞术可用于治疗滋养细胞肿瘤导致的腹腔内出血或子宫出血。动脉造影能很快明确出血部位，选择性动脉栓塞术可准确地阻断出血部位血供达到止血目的。该手术操作时间短，创伤小，对绒癌子宫出血患者在保守疗法无效时，可考虑进行子宫动脉栓塞术而达到保留生育功能的目的。对肝脾转移瘤破裂大出血患者也是一种有效的应急措施，使某些无法承受手术的患者可能获得治疗机会。北京协和医院近10年来对30例滋养细胞肿瘤原发灶或转移灶破裂大出血的患者进行了急诊超选择性肿瘤供血动脉栓塞术，术后联合全身化疗，所有患者的出血均得到了及时和有效的控制，4例患者治愈后再次妊娠并足月分娩。上述经验表明，选择性动脉栓塞术治疗滋养细胞肿瘤原发灶及转移灶大出血是安全有效的方法，尤其是对有生育要求的妇女，既可达到保留子宫的目的，同时也有利于随后化学药物的治疗。

七、预后

自有效化学药物治疗开始后绒癌的预后发生了根本性改变，其死亡率由过去的90%以上逐步下降到不足10%，从而使其最早成为可治愈的癌瘤之一。虽然绒癌的治疗效果得到了极大的改善，但以下因素仍对其预后起到十分重要的影响：

1. **患者年龄** 年龄对预后有一定的影响，年龄大于40岁者，其预后比小于40岁的患者差。

2. **末次妊娠** 性质来自于葡萄胎者，其预后好于来自于流产及足月产的患者。

3. **发病至诊断明确的间隔时间** 诊断越早，治疗开始越及时，其预后越好。反之则预后较差。

4. **血绒毛膜促性腺激素水平** 该激素水平越高，说明肿瘤细胞增殖分裂越活跃，侵蚀能力越强，恶性程度越高。

5. **肿瘤病灶大小** 无论原发灶还是转移灶，直径越大，预后越差。

6. **转移瘤部位及数目** 发生脑、肝转移者预后最差，其次是胃肠道及脾、肾的转移者，预后也较差。转移瘤数目越多，治疗效果越不令人满意。

7. **是否曾经进行过化疗** 接受过化疗者，发生耐药的可能性较大，对病人的预后也将产生不良影响。

总之，为进一步提高恶性滋养细胞肿瘤的治疗效果，改善患者预后，就应做到对该疾病的早期诊断与及时正规的化疗。

第五节 胎盘部位滋养细胞肿瘤

胎盘部位滋养细胞肿瘤（placental site trophoblastic tumor，PSTT）又称胎盘原位绒癌，是一种罕见的滋养细胞肿瘤。1981年Scully等首先对这一肿瘤进行了报道并予以命名。

一、病因学说

这种罕见的滋养细胞肿瘤发病机制不是很清楚。它是主要由中间型滋养细胞构成的肿瘤，通常跟随着一个良性过程，但有成为高度恶性的潜在可能。

在胚胎早期，随着绒毛形成，原先均匀分布的绒毛前滋养层分化成覆盖于绒毛表面的绒毛滋养层和位于绒毛以外的绒毛外滋养层两部分。在绒毛外滋养层中，细胞滋养细胞先经中间型滋养细胞再分化为合体滋养细胞，但大多数中间型滋养细胞常中止于此阶段而不再继续分化。在正常妊娠时，这类中间型滋养细胞可侵入底蜕膜或浅肌层。但发生恶性转化时，则向深肌层侵犯，甚至子宫外转移，形成 PSTT。

二、病理特点

1. **大体标本** PSTT 的大体表现多种多样，一般可分为息肉型和包块型两类。前者多突向子宫内膜腔，呈黄褐色、质软的息肉样团块。在这种情况下，子宫内膜诊刮术可获得有诊断价值的组织。后者主要局限于子宫肌层，诊刮多无诊断意义，肿瘤可以有边界或分界不清，通常有区域性出血和坏死，有的可穿透子宫肌层达浆膜层。当肿瘤造成深肌层浸润时，刮宫易导致穿孔发生。肿瘤很少侵及附件结构。

2. **镜下检查** 肿瘤多融合成索状或片状，且有单个单核细胞浸润子宫肌层或血管。PSTT 中的主要细胞是中间型滋养细胞。这些细胞通常为单核，形态上从多面体到纺锤形。有位于中心的、中等大小的圆形或卵圆形核，有不规则的核膜。胞浆呈嗜酸性或异染性，有细小颗粒。细胞滋养细胞和合体滋养细胞组成肿瘤的少数成分。肿瘤细胞弥散于子宫平滑肌细胞之间，虽可发生血管侵蚀，但程度远小于典型绒癌的血管侵蚀，且血管壁结构大多完整。在 PSTT 中不存在绒毛结构。

3. **免疫组化** 免疫细胞化学检测时，PSTT 的中间滋养细胞 hPL 呈强阳性，有时细胞显示 hCG 弱阳性到中等阳性。说明 hPL 是 PSTT 更为敏感的肿瘤标志。

三、临床特点

1. **发病年龄及孕产次** 一般均发生于生育年龄，但有报道最小年龄为 18 岁，最大年龄为 56 岁。多数为经产妇。

2. **前次妊娠性质** PSTT 可继发于流产、足月产或葡萄胎之后，文献报道，60%继发于足月产，25%继发于流产，约 13.6%继发于葡萄胎妊娠。

3. **症状和体征** 主要表现为闭经和不规则阴道出血，多数发生于前次妊娠终止月经恢复正常之后，闭经时间从 1 个月至 1 年不等。阴道出血多为少量连续出血，少数出血较多。盆腔检查一些患者可有子宫增大，如发生血行远处转移，则可出现转移灶相应的症状与体征。该类肿瘤血 β-hCG 测定可为阳性，但大多滴度不高，少数患者甚至为阴性。

四、诊断与鉴别诊断

由于 PSTT 起源于中间型滋养细胞，大多数病例血 hCG 水平不高或表现出轻度升高，故依赖于 hCG 诊断 PSTT 常易导致误诊。如果临床上继发于流产、足月产或葡萄胎之后出现不规则阴道出血，而 hCG 水平不高，如 B 超提示子宫有局灶性病变，应考虑到 PSTT 的可能。

PSTT 的确诊常需依据病理诊断，其病理特征如下：(1) 无绒毛结构，主要为中间型滋养细胞组成；(2) 常见不到典型的细胞滋养细胞和合体细胞；(3) 病理切片免疫组化染色大多数瘤细胞 hPL 呈阳性，仅少数细胞 hCG 阳性。某些情况下，PSTT 可通过刮宫标本作出诊断，但要全面、准确判断 PSTT 侵蚀子宫肌层的深度和范围则需依靠子宫切除标本。

PSTT 通常容易与绒毛膜癌相区别。前者主要由中间型滋养细胞组成，只有极少散在的合体滋养细胞。后者病理特点有典型的细胞滋养细胞和合体滋养细胞及大量的出血坏死，血 hCG 水平较高，且极易经血运发生远处转移。在一些较为困难的病例，采用免疫细胞生化技术分析 hPL 和 hCG 分布可以有助于鉴别。

PSTT 还需与合体细胞子宫内膜炎相区别。后者可发生于足月产、流产及葡萄胎妊娠之后，亦可表现为产后阴道淋漓出血。病理特征为胎盘部位浅肌层有合体滋养细胞浸润，并混有不等量的炎性细胞，过去曾被认为是绒癌的一种早期表现，实际上仅是一种局部组织反应，不属于滋养细胞肿瘤的范畴。

五、治疗

1. *手术治疗* 子宫切除是 PSTT 首选的治疗方法。对于年龄较轻的妇女，如术中未见卵巢转移，手术范围选择全子宫及双输卵管切除即可。亦有作者建议术中获取腹膜冲洗液和盆腔及主动脉旁淋巴结标本以尽量更好地了解这种病变的行为。曾经有观点认为，刮宫可作为治疗 PSTT 的方法，但目前认为这一方法并不可取。即使病灶呈息肉状突向宫腔者，虽可通过刮宫去除部分病灶组织，但大多数 PSTT 均有中间型细胞在肌纤维索间侵蚀生长，甚至达子宫浆膜层，而这些均非通过刮宫而可治愈的。

2. *化疗* 组织学结果证明，化疗对 hCG 阳性的肿瘤细胞有效，而对 hPL 阳性的细胞影响小，所以 PSTT 对化疗远不如绒癌和侵蚀性葡萄胎敏感。但随着 EMA/CO（VP－16、甲氨蝶呤、更生霉素/环磷酰胺、长春新碱）和 EMA/EP（VP－16、甲氨蝶呤、更生霉素/VP－16、顺铂）方案的应用，对 PSTT 的化疗出现了一些转机。现多做为术后辅助治疗，在术后有残余瘤、术后复发、或已有远处转移者起着十分重要的作用，尤其对肺转移，化疗可获得完全缓解，目前肿瘤细胞减灭术＋联合化疗已成为治疗转移性 PSTT 的标准治疗方案。1999 年 W. Janni 总结了用 EMA/CO 方案治疗的 9 例 PSTT，总反应率为 75%，完全有效反应率为 38%。但与 EMA/EP 方案相比，EMA/CO 对 PSTT 的疗效并不理想。E. S Newlands 分析用 EMA/EP 方案化疗的 8 例转移性 PSTT，结果在 PSTT 发病潜伏期＞2 年者，化疗完全缓解率仅为 20%；而潜伏期＜2 年者，缓解率为 100%；总完全缓解率为 50%。Thomas C 报道 EMA/CO 化疗后复发的 PSTT 用 EMA/EP 治疗的病人可获长期完全缓解。因此应强调顺铂对 PSTT 的重要作用，多数学者认为 EMA/EP 对 EMA/CO 耐药或化疗后复发及转移性的 PSTT 有明确作用，应作为 PSTT 首选的化疗方案。EMA/EP 肾脏毒性及累积性骨髓抑制作用明显，常使化疗难以坚持进行，粒细胞集落刺激因子（G－CSF）及自体骨髓干细胞移植在支持化疗中能起一定作用。尽管如此，还应强调手术切除病灶在支持化疗取得完全缓解中起关键性作用。由于 EMA/EP 对潜伏期＞2 年者效果差，且副作用明显，因此还有待于开发更为有效的化疗方案。二线方案可选择其他以顺铂为中心的化疗如：BEP（顺铂、VP－16、博来霉素）或 VIP（VP－16、异环磷酰胺、顺铂）等，但其效果尚未确定。

3. *放疗* 一般认为 PSTT 对放疗不敏感。W. Janni 回顾性分析了 6 例行放疗的 PSTT 患者取得不同程度的疗效，有 2 例行盆腔外照射的患者获得缓解。因此认为放疗在控制耐药残余病灶及控制局部症状中能起一定作用。PSTT 对化疗远不如绒癌和侵蚀性葡萄胎敏感，但仍应作为手术治疗后的辅助治疗，特别是对于已发生远处转移的患者，化疗仍起着十分重要的作用。

六、预后

PSTT 通常呈良性临床经过，绝大多数预后良好，仅少数死于子宫外转移。与其他类型滋养细胞肿瘤一样，治疗前后应密切监测病情，定期随访。曾有作者报道，转移可以迟至原始诊断后 10 年再发生，由于肿瘤分泌少量 hCG，因而当发现血清 β－hCG 首次升高时，就可能已存在一个大的肿瘤负荷。而转移病灶多对化疗耐药，放疗也只能用于局部控制和缓解症状。在积极化疗后手术切除局部转移病灶可取得满意疗效。

第六节 耐药与复发性滋养细胞肿瘤

化疗对恶性程度很高、病情凶险的滋养细胞肿瘤可以取得根治性的效果。然而对于晚期多脏器转移以及耐药与复发性 GTN 的治疗仍很棘手，并已成为治疗失败的主要原因。对于 GTN 这个可治愈性肿瘤，如何正确处理高危与耐药病例就成了亟待解决的问题。因此在临床实践中应该强调诊断与化疗的规范化实施与管理，进一步改善高危及耐药性滋养细胞肿瘤的预后。

一、耐药及复发性 GTN 的诊断

因 GTN 并不是一种常见疾病，且对化疗又高度敏感，再加上涉及耐药性 GTN 的文献报道中多数指的是针对某一种具体化疗方案的耐药患者，故目前国内外尚缺乏耐药性 GTN 的统一诊断标准。通常情况下，耐药性 GTN 是指化疗过程中血清人绒毛膜促性腺激素（β 亚单位（β-hCG）下降不满意或下降呈平台或甚至上升，影像学检查提示病灶不缩小或增大，甚至出现新病灶者。若经过 2 个疗程化疗后，血清 β-hCG 的下降仍未达到一个对数，则称为耐药。

对于治疗后血清 β-hCG 连续 3 周正常，又经适当疗程的巩固治疗后而停止治疗的患者，在停止治疗后，再次发生血清 β-hCG 水平的升高，且排除了再次妊娠的，目前多数文献常常根据血清 β-hCG 水平再次升高距停止治疗的时间间隔来定义是耐药或是复发。多数文献把停止治疗后 3 个月内发生血清 β-hCG 水平再次升高的患者诊断为耐药，停止治疗 3 个月以上的诊断为复发。但近 3 年来北京协和医院收治的因在外院治疗失败而转入的 81 例 GTN 患者的资料分析显示，由于血清 β-hCG 水平正常而停止治疗的患者中，停止治疗 3 个月以内以及停止治疗 3 个月以上血清 β-hCG 水平再次升高的近期与远期缓解率相似，均高于血清 β-hCG 水平从未达到过正常水平的患者。英国滋养细胞疾病中心 71 例患者的资料分析也支持该结果。因此，把因血清 β-hCG 水平正常而停止治疗随后又发生血清 β-hCG水平再次升高、且排除再次妊娠的患者都诊断为复发，似乎更为合适。尽管该两篇报道的病例绝对数不大，但对于一个少见疾病而言，由这样的病例数量分析而得出的结论，已足以可供制定或修改诊断标准所用。

二、耐药及复发性 GTN 的治疗

1. *治疗前的评估* 不论是耐药还是复发的患者，在诊断之后，接受进一步的治疗之前，需要先进行疾病程度的全面评估。评估包括：详细的既往治疗史，体格检查，血清 β-hCG 水平，全血细胞计数，肝、肾功能检测，辅助的影像学检查等。

2. *治疗原则* 由于 GTN 是一种可治愈肿瘤，即使发生耐药或复发，其总的治疗原则也是为了治愈而不是仅仅为了延长生存时间。治疗方案的选择和制定应根据患者既往的治疗方法及反应、疾病的程度综合考虑，制定个体化的治疗方案。

3. *化疗* 对于经过 2 个疗程的初始化疗后，血清 β-hCG 水平仍未能下降一个对数的患者，应该诊断为对初始化疗方案耐药，需要及时更改化疗方案，以免延误治疗。但在更改化疗方案时，应该掌握药物非交叉耐药的含意，即对某药物耐药而不导致对第 2 种药物耐药，GTN 耐药基本上属于非交叉耐药，如对甲氨蝶呤（MTX）耐药的患者，可用更生霉素

（KSM）治愈，对氟尿嘧啶（或氟尿苷）为主联合化疗耐药的患者，可用 MTX 为主联合化疗方案治愈。氟尿嘧啶（5－Fu）、氟尿苷（FUDR）、鬼臼乙叉甙（VP－16）、KSM、MTX 一般不发生交叉耐药。单药耐药后，多应用多药联合化疗作为二线化疗；多药耐药后，多改用其他的多药联合化疗方案。尽管有多种多药联合化疗方案可供使用，但最常使用的二线化疗方案为 EMA－CO 或 FAEV，如对该两种方案再发生耐药，则所用的三线化疗方案基本上都是以铂类为主的多药联合化疗方案。

文献报道，在应用 EMA－CO 治疗的高危 GTN 患者以及应用 MTX 治疗的低危患者后因单药耐药而接受 EMA－CO 治疗的患者中，分别有 14％和 1％的患者会发生 EMA－CO 耐药，需要进一步的治疗。进一步的化疗方案有多种，包括 EMA－EP（VP－16＋顺铂 DDP）、FAEV、ICE（异环磷酰胺 IFO＋卡铂＋VP－16）等，其中以 EMA－EP 使用的最多，有效率约 75％。但在应用 EMA－EP 治疗的患者中，由于 40％的患者会经受 3 级或 4 级的毒副反应，因此限制了它的应用，需要进一步发掘毒副反应轻又有效的补救化疗方案。近期，英国学者报道了高危或耐药性 GTN 的另一个新的化疗方案 TE/TP，总计有 24 例患者接受治疗，其中耐药患者 16 例，有效率 44％，如果排除以前用过铂类化疗的患者，则有效率约为 70％。北京协和医院对 EMA－CO 或 FAV 耐药的 GTN 患者应用 FAEV 治疗，有效率为 65％。另外，也有采用超大剂量化疗伴自体骨髓移植治疗耐药性 GTN 获得成功的个案报道，但其可能的作用价值尚需进一步研究。分析目前的资料，耐药性 GTN 的有效率徘徊在 50％～75％左右，为提高患者的治愈率，尚需要发掘并评价新的有效的化疗药物，包括拓扑替康、新的抗代谢药吉西他滨、铂类衍生物如奥沙利铂以及生长因子拮抗剂等。

对于复发的患者，治疗通常较困难，且再次复发率明显增加。多药多途径联合化疗，仍是复发后治疗的首选治疗方法。复发后的化疗方案选择，多依据既往的治疗情况。可选用既往用过的有效化疗方案，但最好选择与既往化疗方案无交叉耐药的药物，因为复发很有可能是隐匿性的耐药病灶继续增大的结果。基本上 EMA－CO 或 FAEV 治疗后的补救方案都是以铂类为主的，包括 EMA－EP、ICE、TE/TP 等。

4. **手术**　随着多药联合化疗方案的不断改进，虽然手术切除原发灶及转移瘤已非首选治疗方法，但对于耐药或复发的 GTN 患者，联合手术治疗具有十分重要的作用。对于子宫或（和）其他部位病灶持续存在的患者，在给予积极化疗的同时，联合子宫手术（子宫切除或子宫病灶切除术）或肺、脑以及肝内孤立性耐药病灶的转移灶切除术，可以进一步改善患者的预后。北京协和医院分析了化疗联合手术治疗耐药性 GTN 患者的临床资料，结果发现完全缓解率为 76.2％。影响手术治疗效果的因素有：年龄、末次妊娠性质、术前血 β－hCG 水平以及疾病的转移部位等。对于年龄≥35 岁、末次妊娠性质为非葡萄胎、有生殖道和肺脏以外的转移、术前血 β－hCG 水平＞10U/L 的患者，通常预示治疗效果不良，对这些患者应谨慎选择联合手术治疗。另外，手术治疗失败与手术时存在非手术部位的隐匿性转移灶有关，因此，准备手术治疗时，应进行全面的评估，尤其是初始治疗时存在非手术部位的转移灶患者。

另外，有学者关于复发性 GTN 患者的临床资料分析表明，单纯化疗者获得完全缓解后的再次复发率显著高于化疗联合手术治疗者（50％和 17.4％），且治愈率也显著低于化疗联合手术治疗者（64.3％和 81.8％）。因此，在应用多药联合化疗的同时，对有手术指征的患者联合手术治疗，不仅可以提高复发后患者的治愈率，同时也能降低再次复发率，使患者达到持续缓解的最终目的。

值得注意的是，手术时机的选择至关重要，只有在血 β－hCG 水平正常或接近正常时进行，才能获得满意的治疗效果。这是由于β-hCG水平越高，体内的活性滋养细胞越多，发生远处迁徙、种植与转移的机会越大，再加上这些患者又都是耐药或复发患者，术后辅助化疗可能已经无能力控制病情进展，从而导致手术后疾病进展。因此为获得较好的治疗效果，手术时机最好选择在β-hCG水平≤10U/L时进行。

总之，目前耐药和复发性GTN的处理策略还不够完善，预防GTN发生耐药和复发仍是提高治愈率的关键。对这些患者的治疗应强调两点：一是应根据患者的疾病程度以及既往的治疗情况，遵循个体化原则，制定治疗方案；二是应强调手术治疗的重要性，对其进行全面的评估，在积极化疗的同时，争取手术机会，尽最大可能切除耐药或复发的病灶，以达到持续缓解的最终目的。

（向阳）

参考文献

1. 宋鸿钊. 绒毛膜癌//连丽娟. 林巧稚妇科肿瘤学. 北京：人民卫生出版社，2000，639.
2. 向阳，杨秀玉，杨宁，等. 阴道超声与盆腔动脉造影诊断滋养细胞肿瘤的对比观察. 中华医学杂志，1997，77：396.
3. 宋鸿钊. 绒毛膜癌和侵蚀性葡萄胎的化学药物治疗//连丽娟. 林巧稚妇科肿瘤学. 北京：人民卫生出版社，2000，648.
4. 杨秀玉，宋鸿钊，杨宁，等. 超选择性动脉插管持续灌注化疗绒癌耐药患者的分析. 中华妇产科杂志，1996，31：199.
5. 向阳，杨秀玉. 滋养细胞肿瘤的研究进展. 中华妇产科杂志，2002，37：440.
6. 万希润，向阳，杨秀玉，等. 超选择动脉栓塞治疗恶性滋养细胞肿瘤大出血的疗效观察. 中华妇产科杂志，2002，37：5.
7. 向阳，杨秀玉，韩世愈，等. 甲氨蝶呤等药物及手术治疗耐药性滋养细胞肿瘤疗效分析. 中华妇产科杂志，1999，34：97.
8. 向阳，杨秀玉，宋鸿钊. 恶性滋养细胞肿瘤急诊手术的评价. 中国医学科学院学报，1997，19：169.
9. 向阳，杨秀玉，杜景云，等. 子宫切除对治疗滋养细胞肿瘤价值的探讨. 中华肿瘤杂志，1999，21：139.
10. 雷呈志，向阳，等. 足月产后绒毛膜癌患者的临床特征与预后分析. 中华妇产科杂志，2006，41：752-755.
11. 杨隽钧，向阳，等. 妊娠滋养细胞肿瘤Ⅳ期患者的治疗与预后分析. 中华妇产科杂志，2006，41：693-696.
12. 杨隽钧，向阳，万希润，等. 妊娠滋养细胞肿瘤患者的死亡原因及相关因素分析. 中华妇产科杂志，2006，41：403-407.
13. 孙鋆，向阳，万希润，等. 绒毛膜癌复发的影响因素分析. 中华妇产科杂志，2006，41：329-332.
14. 万希润，向阳，杨秀玉，等. FAEV化疗方案治疗高危型耐药性妊娠滋养细胞肿瘤的疗效分析. 中华妇产科杂志，2006，41（2）：88-90.
15. 杨隽钧，向阳，万希润，等. 妊娠滋养细胞肿瘤复发的相关因素分析和治疗. 中华医学杂志，2006，86（1）：52-55.
16. 杨隽钧，向阳，万希润，等. 恶性滋养细胞肿瘤的疗效和预后因素分析. 现代妇产科进展，2006，15：816-821.
17. 冯凤芝，向阳，万希润，等. 50岁以上妇女妊娠滋养细胞疾病的临床分析. 中华妇产科杂志，2005，40（9）：605-608.

18. 杨隽钧，向阳，杨秀玉，等. 绒毛膜癌脑转移急诊行开颅手术的临床分析. 中华妇产科杂志，2005，40（5）：335-338.

19. 张颖，向阳，任彤，等. 恶性滋养细胞肿瘤肺转移患者肺叶切除术指征的探讨. 中华妇产科杂志，2005，40（2）：83-86.

20. 向阳，万希润，孙智晶，等. EMA/EP方案治疗耐药性滋养细胞肿瘤疗效的初步分析. 中华妇产科杂志，2005，40（2）：79-82.

21. 戚庆炜，向阳，郝娜，等. 双胎之一完全性葡萄胎的产前诊断及处理. 中华妇产科杂志，2003，38（10）：595-598.

22. 徐维才，李春秀. 家族性并重复性葡萄胎1例. 中华妇产科杂志，1996，31：99.

23. 赵峻，向阳，等. 家族性复发性葡萄胎的临床特征及遗传学分析. 中华妇产科杂志，2006，41：177-181.

24. Yang J，Xiang Y，Wan X，et al. Recurrent gestational trophoblastic tumor：management and risk factors for recurrence. Gynecol Oncol，2006，103：587-590.

25. Fisher RA，Hodges MD，Rees HC，et al. The maternally transcribed gene $p57^{KIP2}$ （CDNK1C）is abnormally expressed in both androgenetic and biparental complete hydatidiform moles. Hun Mol Gent，2002，11（26）：3267-3272.

26. Yang JJ，Xiang Y，Yang XY，et al. Emergency craniotomy in patients with intracranial metastatic gestational trophoblastic tumor. Int J Gynaecol Obstet，2005，89（1）：35-38.

27. Xiang Y，Sun Z，Wan X，et al. EMA/EP chemotherapy for chemorefractory gestational trophoblastic tumor. J Reprod Med，2004，49（6）：443-446.

28. Song YN，Xiang Y，Yang XY，et al. Clinical characteristics and treatment of gestational trophoblastic tumor with vaginal metastasis. Gynecol Oncol，2002，84：416-419.

29. Soto-Wright V，Bernstein M，Goldstein DP，et al. The changing clinical presentation of complete molar pregnancy. Obstet Gynecol，1995，86：775-779.

30. Cole LA，Butler S. Detection of hCG in trophoblastic disease. The USA hCG reference service experience. J Reprod Med，2002，47：433.

31. Sebire NJ，Rees H，Paradinas F，et al. The diagnostic implications of routine ultrasound examination in histologically confirmed early molar pregnancies. Ultrasound Obstet Gynecol，2001，18：662.

32. Berkowitz RS，Goldstein DP. Recent advances in the management of gestational trophoblastic disease：a symposium. J Reprod Med，2002，47：335.

33. Kohorn EI，Goldstein DP，Hancock BW，et al. Combining the staging system of the International Federation of Gynecology and Obstetrics with the scoring system of the World Health Organization for trophoblastic neoplasia. Report of the working committee of the International society for the study of trophoblastic disease and the International Gynecologic Cancer Society. Int J Gynecol Cancer，2000，10：84.

34. Kohorn EI. The new FIGO 2000 staging and risk factor scoring system for gestational trophoblastic disease：description and critical assessment. Int J Gynecol Cancer，2001，11：73.

35. Lurain JR. Advances in management of high-risk gestational trophoblastic tumors. J Reprod Med，2002，47：451.

36. McNeish IA，Strickland S，Holden L，et al. Low-risk persistent gestational trophoblastic disease：outcome after initial treatment with low-dose methotrexate and folinic acid from 1992 to 2000. J Clin Oncol，2002，20：1838.

37. Newlands ES，Holden L，Seckl MJ，et al. Management of brain metastases in patients with high-risk gestational trophoblastic tumors. J Reprod Med，2002，47：465.

38. Pisal N，North C，Tidy J，et al. Role of hysterectomy in management of gestational trophoblastic disease. Gynecol Oncol，2002，87：190.

39. W. Janni, P. Hantschmann, Rehbock, et al. Successful treatment of maglignant placental site trophoblastic tumor with combined cytostatic-surgical approach: case report and review of literature. Gynecol Oncology, 1999, 75: 164.
40. E. S. Newlands, P. J. Mulholland, L. Holden, et al. Etoposide and ciplatin/etoposide, methotrexate, and actinomycin D (EMA) chemotherapy for patients with high-risk, gestational trophoblastic tumors refractory to EMA/cyclophosphamide and vincristine chemotherapy and patients presenting with metastatic placental site trophoblastic tumors. J Clin Oncol, 2000, 18: 854.
41. Thomas C, Randall, George, et al. Case report, prolonged remission of recurrent, metastatic placental site trophoblastic tumor after chemotherapy. Gynecol Oncol, 2000, 76: 115.
42. Cao Y, Xiang Y, Feng F, Wan X, Yang X. Surgical resection in the management of pulmonary metastatic disease of gestational trophoblastic neoplasia. Int J Gynecol Cancer, 2009, 19: 798-801.
43. EL-Helw LM, Hancock BW. Treatment of metastic gestational trophoblastic neoplasia. Lancet Oncol, 2007, 8: 715-724.
44. Feng F, Xiang Y, Li L, Wan X, Yang X. Clinical parameters predicting therapeutic response to surgical management in patients with chemotherapy-resistant gestational trophoblastic neoplasia. Gynecol Oncol, 2009, 113: 312-315.

第九篇

子宫内膜异位症与肿瘤

第 59 章 子宫内膜异位症与肿瘤

第一节 子宫内膜异位症

子宫内膜异位症（内异症）是指具有增生功能的子宫内膜出现在子宫腔被覆黏膜以外，是日益增多的生育年龄妇女的常见病。病因不清，易于浸润和复发。临床表现主要为疼痛（包括痛经、下腹痛、性交痛）、不孕和月经失调等。盆腔子宫内膜异位症发生于70%～80%有慢性盆腔痛或不育的妇女，无任何临床症状的妇女中也有2%～8%患此病。所报道的发病率高低主要取决于对轻微病变的重视和认识程度，真实的发病率较报道为高。

内异症具有临床病变广泛和疾病表现多样性的特点。其虽属于良性疾病，但其浸润及复发等临床表现与恶性肿瘤的生物学行为类似，且有1%的子宫内膜异位症会发生恶变。

一、内异症病因的经典理论

子宫内膜异位症病因不清，较为经典的理论是经血逆流种植学说和体腔上皮化生学说。

在1998年6月召开的第6届世界子宫内膜异位症研讨会上学者们提出内异症是个遗传性疾病、免疫性疾病、炎症性疾病、由出血引起的疾病、器官依赖性疾病和激素依赖性疾病。这些正表明内异症的发病机制不清，或是多因素形成的疾病。

内异症患者的体液免疫及细胞免疫功能均有所改变，多种细胞因子在其发病中起作用。已有研究证明内异症患者在位内膜细胞外基质MMP、TIMP、E－cad（E－cadherin）、integrin、ICAM（intercelular adhesion molecular）等表达异常，这些改变提示了内异症发生的子宫内膜脱落-黏附-侵袭-血管形成过程，提示异常微环境可能是参与致病的重要因素。

二、内异症病因研究的新进展

最近临床基础研究提示，在位子宫内膜干细胞可能是内异症发生的重要因素：在位子宫内膜基底层的干/祖细胞异常脱落进而逆流入盆腔，在局部微环境的刺激诱导下进入增殖、分化程序最终发展为子宫内膜异位病灶，即内异症根本上起源于在位内膜干细胞。

（一）子宫内膜异位症病灶与在位内膜基底层的相似之处

1. *子宫内膜异位病灶与子宫内膜基底层的组织学构成近似* 子宫内膜异位病灶与内膜基底层在组织学上有令人惊讶的联系。1989年Cunha等发现，位于子宫内膜与肌层交界的基底层细胞可以向上皮、间质或平滑肌细胞分化；2000年Anaf等证明，无论是盆腔腹膜异位灶、卵巢异位囊肿、深部异位结节或子宫腺肌症，都包含腺体、间质和平滑肌细胞。尽管不同异位病灶包含各组织成分的比例及其排列方式不同，但这些异位生长的内膜细胞如基底层细胞一样，表现出重建与内膜-肌层交界处组织类似结构的能力，强烈提示EM与基底层内膜之间的联系。

2. 子宫内膜异位病灶与子宫内膜基底层 ER、PR、P450A 表达方式一致 在分泌晚期和月经期，只有子宫内膜的基底层存在有丝分裂和增殖能力，功能层和海绵层则表现为细胞分裂静止，这种差异可能与功能层和基底层内膜雌孕激素受体水平的差异有关。Leyendecker 等发现功能层 ER、PR 和 P450A 在增殖期表达，分泌期进行性下降，至分泌晚期呈阴性，腺体和间质细胞 ER 和 P450A 表达趋势基本一致，PR 在分泌期主要在间质表达；而在基底层 ER、PR 和 P450A 持续阳性表达，无明显周期性变化，异位症和子宫腺肌症（adenomyosis，AM）病灶的腺体和间质细胞亦呈持续阳性表达。其对正常女性和 EM 患者经血内膜碎片的形态学和免疫组化特性研究发现，前者经血中内膜碎片的 ER、PR 和 P450A 表达情况与分泌晚期功能层内膜相同，而 EM 患者经血内膜碎片 ER、PR 和 P450A 的表达类型及组织形态学特征与基底层内膜更一致，故正常情况下不随经血剥脱的基底层内膜很可能是内异症的真正“祸首”。

3. 子宫内膜异位病灶与子宫内膜腺体的单克隆起源学说 多篇报道证明子宫内膜异位症的单克隆性。最早人们用 X-染色体连锁基因缺失技术研究卵巢子宫内膜异位症时发现，单个异位囊肿表现为单克隆，更有文献报道一侧卵巢的多个异位囊肿均来源于同一个克隆；其后又有报道证明盆腔腹膜异位症的单个病灶为单克隆，但不同异位结节源于不同克隆。新近也有实验证明子宫内膜腺体是单克隆起源。

以上结果提示：某些具有克隆形成能力的“干细胞样”内膜细胞逆流入盆腔，在局部环境诱导下呈单克隆增殖而形成异位病灶。

（二）子宫内膜组织存在干细胞且定位于基底层

1. 子宫内膜中少数细胞具有增殖潜能和克隆形成能力 众所周知，子宫内膜是具有高度更新能力的组织，在每个月经周期中都能由 0.5～1mm 增厚到 5～7mm；绝经后萎缩的子宫内膜仍具完整的激素反应能力和增生活力，且内膜腺体密度并不下降；子宫内膜切除术后的少数患者内膜能完全再生而且再次妊娠。根据这些临床现象，很早人们就认为子宫内膜存在干/祖细胞驱动它进行不可思议地快速增生和重建工作，但直到近几年，才有验证子宫内膜干细胞的实验报道。Chan 等将纯化的子宫内膜单个上皮或间质细胞进行体外培养，0.22±0.07%的上皮细胞和 1.25±0.18%的间质细胞能形成＞50 个细胞的克隆，其中少数细胞能形成含 4000 个细胞以上的大克隆；Gargett 等报道分别有 0.09%和 0.02%上皮和间质细胞能形成大克隆，这些细胞进行 30～32 次群体倍增后才静止或向成熟细胞分化；Schwab 等随后又证明增生期、分泌期和非活动性（萎缩、发育不良或孕激素治疗后）子宫内膜细胞的克隆形成比率无显著性差异。以上实验结果提示，子宫内膜组织中确有极少数细胞拥有强大的增殖潜能。

2. 子宫内膜中少数细胞能分化成多种成熟组织细胞 Chan 等在子宫内膜细胞克隆形成实验中发现，大克隆细胞体积小、排列紧密、核/浆比例大；与之对应的小克隆细胞体积较大、排列松散、核/浆比例较小。在形态学上大克隆细胞更倾向于未分化的早期干/祖细胞，而小克隆细胞则类似于它的子代 TA 细胞（transit amplifying cell）；两种细胞克隆在表型上也有差别，通过观察上皮细胞标志物 BerEP4、EMA、CK 和 CD49f，成纤维母细胞标志物 5B5、间质细胞标志物 CD90 和 I 型胶原蛋白在上皮和间质细胞克隆的表达，以及细胞因子 EGF、PDGF-BB、TGF 诱导间质细胞克隆表达平滑肌细胞标志物 SMA 的情况发现，上皮细胞大克隆在表型上更原始，而小克隆则有更多分化细胞的标志物表达；间质细胞克隆能被生长因子诱导向成熟细胞分化。Kato 等的研究也支持以上结论，从子宫内膜组织中分离 SP（side population）细胞（一类具有 Heochst33342 染料泵出特征的组织干细胞亚群，经荧光活化细胞分选技术获得），体外培养形成克隆的 SP 细胞在特殊介质中被诱导分化，一类聚集形成腺体样结构，并出现成熟上皮细胞表型，如 $CD9^+$/E－$cadherin^+$；另一类则簇集呈梭形，出现成熟间质细胞表型，如 $CD13^+$/$vimentin^+$；表明子宫内膜中的原始细胞具有向成熟组织细胞分化的潜质。

随后 Schwab 等在体外不同培养介质中，成功地将分选的 $CD146^+$/PDGF－R 子宫内膜间质细胞诱导成具有脂肪细胞、平滑肌细胞、软骨细胞或成骨细胞形态学特点、并表达组织特异标志物的分化成熟细胞，表现出类似于骨髓干细胞的多能分化能力。重新审视临床上一种罕见的内膜变性——子宫内膜骨化现象，早期学者提出病灶中的软骨或骨组织可能系由子宫内膜间质细胞化生而来，现在看来，似乎恰好契合了子宫内膜间质干细胞的多能分化现象。

上述实验结果表明，子宫内膜中存在表型原始、具有增殖潜能的细胞，并能分化为多种成熟组织细胞，这些特征提示子宫内膜干细胞的存在以及它在子宫内膜重建中的作用。

3. 子宫内膜干细胞位于基底层的临床基础依据 基于子宫内膜的生理特点和诸多临床基础研究结果，基底层可能是内膜干细胞的主要处所。迄今为止为数不多的子宫内膜干细胞研究中，作者们都强调取材应包括内膜-肌层交界及黏膜下 5～10mm 肌层组织，以保证获得内膜基底层组织细胞。尽管子宫内膜干细胞的定位还缺乏直接依据，但已有一些实验结果间接支持以上推论。

至此，对“子宫在位内膜干细胞起源”模型的描述已初现轮廓。尽管还有很多细节尚待探讨，还有很多推论尚待验证，但从这一全新的视角审视以往的传统理论，则可发现二者并不矛盾。

（三）子宫内膜异位症发病机制——经典与现代

2002 年 Fertility and Sterility 有一篇文章题为“Was Sampson wrong?”，作者回顾了大量文献说明异位内膜和在位内膜的性激素受体、组织形态学、生化特性等方面都存在差异，故认为 Sampson 的经血逆流学说无法得到循证医学的支持。分析部分文献发现，大部分研究中在位内膜源于经血、诊刮或简单刮除切除子宫标本的内膜，实验取材本身遗漏了基底层内膜，或者分析结果时对基底层表达情况未予重视；此外，Leyendecker 等对子宫内膜下浅肌层蠕动功能的研究发现，EM 患者子宫蠕动强度增加、节律紊乱、宫腔压力增大，其结果一方面可能促进脱落内膜逆行进入输卵管，另一方面更可能导致内膜-肌层交界处组织形成微损伤，促使基底层细胞异常脱落或侵入深肌层。由此看来，Sampson 学说中的“逆流”部分是有依据的，关键在于经血中是否含“有活力”的内膜细胞。

既往人们认为，盆腔腹膜异位病灶、卵巢异位囊肿、深部异位结节是三种不同病变，因为它们表现出不同的组织结构，如腹膜内异症主要由腺体、间质和少量平滑肌细胞组成，卵巢异位囊肿则罕见平滑肌组织，深部异位结节由大量平滑肌包绕腺体而少见间质成分；它们对激素的反应、分子生物学表型不尽相同；发病机制也分别被归入经血逆流学说、体腔上皮化生学说、苗勒管残迹学说。但 Leyendecker 认为 EM 是具有多种表现形式的同一种疾病，很贴近子宫内膜异位症干细胞概念。事实上，后者与传统理论并不矛盾，而像是它们互相融通和整合的结果。

研究发现，干细胞被黏附分子及支持细胞锚定在其周的特殊微环境中受其调控，保持其“永生性”和相对分裂静止；若脱离原有微环境，将启动增殖并进入分化程序，而不同环境中不同因素的诱导下，干细胞的分化程度和方向可能不尽相同。但各类异位病灶所含组织成分相似说明它们可能起源相同。

子宫内膜异位症相同起源—不同环境—差异表现的发生发展路线似乎与干细胞理论不谋

而合。

异位症患者有别于正常人群而致病的根本原因，从干细胞起源的角度主要有以下几种可能：

1. 类似于肿瘤干细胞，内异症患者的在位内膜干细胞本身异常，但异位症的良性表型和自限性方面与肿瘤有根本差别。

2. 在位内膜干细胞微环境异常导致它容易脱落，离开既定微环境后被迫进入增殖分化程序。

3. 盆腔局部微环境异常，免疫是主要因素之一。研究发现，患者盆腔局部免疫系统不能清除异位内膜反而助其生长，但它究竟是因是果说法不一，但有证据证明异位的子宫内膜能削弱 NK 细胞杀伤力、降低巨噬细胞毒性、诱导巨噬细胞介导 T 淋巴细胞凋亡。它不仅能逃逸免疫监视，更能主动削弱局部免疫系统功能，故异位内膜细胞似乎具有主动改造周围环境以利其自身生长的能力。

综上所述，内异症可能是一种受局部微环境影响，来源于子宫内膜基底层干细胞的类肿瘤疾病，易于复发并具有恶变潜质。

北京协和医院郎景和等首次提出了内异症病因新假说-在位内膜决定论。

第二节　内异症与肿瘤

一、内异症的遗传性及其与肿瘤的关系

（一）内异症的遗传倾向

越来越多的研究证据表明内异症发病有遗传倾向。内异症的发病在人类和恒河猴中均呈家族聚集现象；单卵双胎的发病有一致性；非双胎姐妹中，内异症首次出现症状的年龄相近；内异症患者一级亲属的发病率是正常人群的 6～9 倍；运用磁共振成像进行疾病流行病学分析发现，重度内异症患者的姐妹之间内异症的发病率高达 15%。这些提示内异症的发病可能有遗传因素作用或与卵巢癌相似，是由多位点基因和环境因素相互作用导致的一种多因素遗传性疾病。

（二）内异症的发生与肿瘤

1. 内异症与其他肿瘤的关系　研究发现内异症患者及亲属患乳腺癌、卵巢癌、黑色素瘤及淋巴瘤的风险增加，内异症患者其患恶性肿瘤的相对风险为 1∶18。Rossing MA 等报告有内异症病史的妇女患子宫内膜样癌及透明细胞癌的风险增加 3 倍。2007 年 Melin A 发现内异症使内分泌肿瘤、卵巢癌、肾癌、甲状腺癌、脑肿瘤、恶性黑色素瘤及乳腺癌的风险增加，而患子宫颈癌的风险下降。内异症患者患恶性肿瘤风险增加同样提示内异症和某些恶性肿瘤可能有共同的病因。

2. 内异症恶变

（1）不典型子宫内膜异位症　1988 年 La Grenade 和 Silverberg 首先提出了卵巢不典型子宫内膜异位症的概念，其形态上以子宫内膜样腺体的异型性为主要特征。其病理形态特点具体为：细胞核深染或淡染、苍白，伴有中-重度异型性；核/浆比例增大；细胞密集、复层或簇状突；可伴有腺体形状不典型。具有上述三项或三项以上者可以诊断。可以在卵巢内异症恶变中看到不典型内异症与癌的直接连续或不连续。不典型内异症有 DNA 非整倍体群且与卵巢癌有共同的基因异常，这些均提示不典型内异症可能是癌前病变或类似于“交界性”

或“过渡状态”。临床资料也可证实不典型内异症是癌前潜在的危险病变。其最常见的转化是卵巢透明细胞癌和子宫内膜样癌。不典型内异症的恶变机会明显高于典型内异症。

（2）内异症恶变的机制 不典型子宫内膜增生并非为内异症恶变的唯一途径。研究发现内膜化生可见于恶变为卵巢癌的内异症和子宫内膜癌中。Stewart CJ 等报道内异症相关的卵巢子宫内膜样癌中 WT1 阴性，提示卵巢子宫内膜样癌来源于卵巢的表面上皮。Akahane T 等研究发现，30.8%内异症相关的卵巢透明细胞癌有 p53 基因的突变，而在单独的内异症或内异症合并卵巢子宫内膜样癌组织中未检测到其突变。提示 p53 基因突变可能使内异症向卵巢透明细胞癌转化。

正常的子宫内膜无杂合性丢失（LOH），内异症患者的 LOH 频率增加，微卫星不稳定性表现及某些候选基因的表达等提示内异症的发病可能有遗传因素或与恶性肿瘤相似。而内异症染色体 9p、11q、22qLOH 分别为 18%～21%、18%～22%、15%。不典型内异症染色体 6q 及 10q 的 LOH 率高达 60.0%及 40.0%。LOH 意味着 DNA 的缺失，可为等位基因的缺失或染色体的缺失。在内异症的恶变中，抑癌基因的失活可能起一定的作用。抑癌基因的 PTEN、MMAC1 基因在子宫内膜癌、子宫内膜增生及卵巢子宫内膜癌中的突变率分别为 34%～35%、20%及 20.6%。而不典型内异症未发现 PTEN、MMAC1 基因突变，推测子宫内膜样癌可能是内异症逐渐过渡形成的，而不典型内异症与子宫内膜样癌的基因表现是不同的。

二、子宫内膜异位症恶变的诊断

Sampson 首先描述了内异症的恶变并提出诊断标准：（1）在同一卵巢中，内异症与癌组织并存；（2）二者共存的卵巢为原发灶，除外转移；（3）内异症与癌组织学关系相类似。1953 年，Scott 认为应在上述基础上加上；（4）有良性子宫内膜异位症向恶性组织过渡的组织形态。该诊断标准近年无新的改变。

三、子宫内膜异位症恶变的发病率和部位

随着对内异症恶变的认识的增加，其相关文献也逐渐增加。一般文献报告的0.7%～1%的恶变率可能是个保守的数字。

著名妇科病理学家 Mostoufizadeh 和 Scully 复习 1925 年至 80 年代文献显示恶变的部位主要在卵巢，卵巢外癌以腺癌为主，包括阴道直肠膈、阴道及膀胱等。至今的文献分析结果亦是如此。李丹等报道伴有内异症的卵巢癌病灶位于左侧卵巢者（28/48 例）多于右侧（6/48例）。

有关卵巢外内异症恶变的临床病例资料多为个案报道。腹壁子宫内膜异位症恶变的病例报告日渐增多。剖宫产术后腹壁内膜异位症恶变的病例偶有报告。Rust M 等报告了全子宫切除术后 5 年腹壁疤痕子宫内膜异位症恶变为透明细胞癌。Harry VN 等报告了 1 例输卵管绝育术后疤痕子宫内膜异位症恶变为透明细胞癌的病例。Kwon YS 等报告了侧切伤口内异症恶变为透明细胞癌的病例。

2009 年日本 Hiromura T 等报道了 1 例宫颈内异症恶变为宫颈透明细胞腺癌的病例。

Motohara K 等报告 1 例来源于子宫腺肌瘤的子宫内膜样腺癌。该名患者 41 岁，在诊断肌腺瘤后每 6 个月复查 1 次，51 岁绝经，52 岁时盆腔 MRI 与以往 MRI 比较提示病变界限不清，手术病理证实为来源于腺肌瘤上皮的子宫内膜样腺癌（G3），Ⅰc 期。台湾 Hsu MI 也有子宫肌腺瘤恶变为早期腺癌的报告。

Milam MR 等报告 1 例 47 岁患者，16 年前因内异症行全子宫双附件切除，术后雌激素替代治疗，现发现腹股沟肿物持续存在并渐增大，病理提示为源于内异症的腺肉瘤。

Shah C 等 2006 年报告了阴道内异症恶变为透明细胞癌的病例，提示无对抗的雌激素治疗和肥胖可能为危险因素。

Noel JC 等报告 1 例来源于内异症的输尿管苗勒管癌肉瘤患者，该患者 75 岁，30 年前因内异症行全子宫双附件切除，近 5 年有口服高浓度的大豆异黄酮的历史。随着对内异症恶变的重视增加，此类报道也逐渐增加。

盆腹腔外的内异症如纵隔内异症等罕有恶变的报道。

四、子宫内膜异位症恶变的病理类型

多数卵巢子宫内膜异位症恶变的病理类型为透明细胞癌和子宫内膜样癌。偶有肉瘤或多种类型肿瘤共存的报道。

北京协和医院病例资料提示在合并内异症的卵巢癌中，内膜样癌和透明细胞癌所占比例明显高于其他类型。而且，二者合并内异症时细胞分化较好，5 年生存率高。2008 年日本 Kawaguchi R 总结 18 例卵巢内异症恶变病例，结果显示，其恶变平均年龄为 45.2 岁，左侧多见，组织学类型 61%为透明细胞癌，子宫内膜异位症相关的恶变预后较同期别卵巢透明细胞癌好。Orezzoli JP 等报告了卵巢内异症相关的透明细胞癌的预后分析，结果显示，自 1975—2002 年间 84 例透明细胞癌患者，合并内异症者 41 例，其中 15 例证实肿瘤来源于内异症。来源于内异症的透明细胞癌患者比其他透明细胞癌患者年轻 10 岁。合并内异症者多数肿瘤为早期（66% vs 42%）。合并有内异症的透明细胞癌患者平均生存时间明显长于无内异症的患者（196 个月 vs 34 个月）。确诊时肿瘤的期别高和不合并内异症是不良结局的重要预后因素。

Manipadam MT 等报告了 1 例来源于卵巢子宫内膜异位症的卵巢腺肉瘤，表现为广泛的蜕膜样变。Froio E 等报告了 1 例与子宫内膜异位症、子宫肌腺症和子宫内膜不典型增生相关的多中心血管周围上皮样细胞瘤（PEComa）。

五、子宫内膜异位症恶变的临床特点及高危因素

Kondi-Pafiti A 等报告了其实验室 15 年间共 7 例同时发生的卵巢和子宫内膜癌，5 例表现为阴道出血，5 例为绝经后，7 例均为Ⅰ期卵巢癌和子宫内膜癌患者，7 例均有子宫内膜异位囊肿病史并在卵巢癌组织中看到子宫内膜异位囊肿，其中 4 例有不典型子宫内膜异位症。所有患者在研究结束时均存活且无疾病复发。李丹等分析 1997—2003 年 286 例原发卵巢癌患者，结果表明，伴有内异症组的卵巢癌以下腹痛和月经改变为主诉比例高，伴有内异症组 5 年生存率高于无内异症组（58.4% vs 35.6%），差异有统计学意义。

日本 Kabayashi H 总结 1985—1995 年 10 年间 6398 名患有卵巢子宫内膜异位囊肿的妇女，46 例发生卵巢癌，提示卵巢子宫内膜异位症妇女患卵巢癌风险增加，该风险随确诊卵巢内异症时年龄的增加而增加。泰国 Surprasert P 总结 1995—2005 年 10 年间 1076 名卵巢癌患者，37 名（3.4%）同时合并有盆腔内异症，平均年龄 44 岁，主要症状和体征依次为盆腔包块、盆腔疼痛、腹胀和异常子宫出血。24 例为Ⅰ期患者，Ⅱ期、Ⅲ期和Ⅳ期患者分别为 4 名、4 名和 1 名。4 名患者为双原发癌。37 名患者中 17 例为透明细胞癌、11 例子宫内膜样癌。5 年无瘤存活率为 55.4%。

前述的病例资料可见，内异症恶变的临床表现可以为盆腔疼痛、盆腔包块、腹胀和异常

子宫出血等。其诊断依靠手术病理诊断。治疗同相应恶性肿瘤之治疗原则。合并内异症的卵巢恶性肿瘤患者预后较不合并内异症者好。

内异症恶变的高危因素：文献综合分析提示，内异症恶变的临床因素包括：发病年龄，异位囊肿直径＞10cm 或明显增大趋势，绝经后复发或疼痛节律改变，影像学检查提示卵巢囊肿内有实性或乳头状结构或病灶血流丰富，血清 CA125＞200U/L。无对抗的雌激素治疗可能增加内异症的恶变的风险。

综上所述，内异症临床表现与恶性肿瘤相似，并有恶变可能。其恶变多位于卵巢，卵巢外者可见于阴道直肠膈、阴道、宫颈、腹壁疤痕及膀胱等，也有子宫肌腺瘤恶变的报告。内异症恶变的病理类型主要为透明细胞癌和子宫内膜样癌。偶有肉瘤或多种类型肿瘤共存的报道。内异症恶变有相应的临床高危因素，应予重视。内异症患者总的患恶性肿瘤的相对风险也增加。不典型内异症可能是一种癌前病变。

第三节　内异症恶变的处理

内异症有恶变潜能，内异症恶变不是一个罕见问题。内异症恶变及不典型内异症的术前诊断困难，所以应强调对内异症明确诊断前，要慎用“试验性治疗”。要对手术标本认真检查。对内异症早诊断、早治疗是防治恶变的最好策略。

内异症恶变治疗同相应恶性肿瘤之治疗原则。合并内异症的卵巢恶性肿瘤患者预后较不合并内异症者好。

（郎景和　付晨薇）

参考文献

1. 郎景和. 子宫内膜异位症研究进展. 引进国外医药技术与设备，1999，5：16-19.
2. 郭丽娜，刘彤华，郎景和. 卵巢不典型子宫内膜异位症的恶变潜能研究 . 中华病理学杂志，2001，30：169-172.
3. 冷金华，郎景和. 子宫内膜异位症恶变的研究进展. 中华妇产科杂志，2002，37：437-439.
4. 李亚里. 不典型子宫内膜异位症的恶性潜能. 中国实用妇科及产科杂志，2003，8：462-464.
5. 冷金华，郎景和，郭丽娜. 子宫内膜异位症恶变问题，子宫内膜异位症的基础与临床研究// 郎景和. 北京：中国协和医科大学出版社，2003：271-276.
6. 王姝，郎景和. 子宫内膜异位症——一种干细胞疾病？现代妇产科进展，2008，17：721-724.
7. 李丹，张虹. 卵巢癌伴发子宫内膜异位症临床病理分析. 天津医药，2008，36：926-928.
8. Mostoubizadeh M，Scully RE. Malignant tumors arising endometriosis. Clin Obstet Gynecol，1980，23：951-963.
9. Padykula HA，Coles LG，McCracken JA，et al. A zonal pattern of cell proliferation and differentiation in the rhesus endometrium during the estrogen surge. Biol Reprod，1984，31：1103-1118.
10. Coppens MT，Dhont MA，De Boever JG，et al. The distributionof oestrogen and progesterone receptors in the human endometrial basal and functional layer during the normal menstrual cycle. Histochemistry，1993，99：121-126.
11. Wood C，Rogers PAW. Pregnancy after planned partial endometrial resection. Aust NZ J Obstet Gynecol，1993，33：316-318.
12. Nilbert M，Pejovic T，Mandahl N，et al. Monclonal origin of endometriotic cysts. Int J Gynecol Cancer，

1995，5：61-63.

13. Toki T，Horiuchi A，Li SF，et al. Proliferative activity of postmenopausal endometriosis：a histopathologic and immunocytochemical study. Int J Gynecol Pathol，1996，15：45-53.
14. Leyendecker G，Kunz G，Wildt L，et al. Uterine hyperperistalsis and dysperistalsis as dysfunctions of the mechanism of rapid sperm transport in patients with endometriosis and infertility. Hum Reprod，1996，11：1542-1551.
15. Singer CF，Marbaix E，Kokorine I，et al. Cytokines regulate matrix metalloproteinases in human uterine endometrial fibroblast cells through a mechanism that does not involve increases in extracellular matrix metalloproteinase inducer. Proc Natl Acad Sci U S A，1997，16（94）：10 341-10 345.
16. Jimbo H，Hitomi Y，Yjoshikawa H，et al. Evidence for monoclonal expansion of epithelial cells in ovarian endometrial cysts. Am J Pathol，1997，150：1173-1178.
17. Okulicz WC，Ace CI，Scarrell R. Zonal changes in proliferation in the rhesus endometrium during the late secretory phase and menses. Proc Soc Exp Biol Med，1997，214：132-138.
18. Brinton LA，Gridley G，Person I，et al. Cancer risk after hospital discharge diagnosis of endometriosis. Am J Obstet Gynecol，1997，176：572-579.
19. Nisolle M，Donnez J. Peritoneal endometriosis，ovarian endometriosis and adenomyotic nodules of the rectovaginal septum are three different entities. Fertil Steril，1997，68：585-596.
20. Tamura M，Fukaya T，Murakami T，et al. Analysis of clonality in human endometriotic cysts based on evaluation of X chromosome inactivation in archival formalin-fixed，paraffin-embedded tissue. Lab Invest，1998，78：213-218.
21. Leyendecker G，Kunz G，Noe M，et al. Endometriosis：a dysfunction and disease of the archimetra. Hum Reprod，1998，4：752-762.
22. Yano T，Jimbo H，Yoshikawa H，et al. Molecular analysis of clonality in ovarian endometrial cysts. Gynecol Obstet Invest，1999，47（S1）：41-51.
23. Noe M，Kunz G，Herbertz M，et al. The cyclic pattern of the immunocytochemical expression of oestrogen and progesterone receptors in human myometrial and endometrial layers：characterization of the endometrial-subendometrial unit. Hum Reprod，1999，14：190-197.
24. Anaf V，Simon P，Fayt I，Noel J. Smooth muscles are frequent components of endometriotic lesions. Hum Reprod，2000，15：767-771.
25. Leyendecker G. Endometriosis is an entity with extreme pleiomorphism. Hum Reprod，2000，15：4-7.
26. Leyendecker G，Herbertz M，Kunz G，et al. Endometriosis results from the dislocation of basal endometrium. Hum Reprod，2002，17：2725-2736.
27. Kathryn MC，Susan DH，Polly AM，et al. Disruption of theendometrial-myometrial border during pregnancy as a risk factor for adenomyosis. Am J Obstet Gynecol，2002，187：543-544.
28. Yan W，Zainab B，Andre KB，et al. Resolution of clonal origins for endometriotic lesions using laser capture microdissection and thehuman androgen receptor（HUMARA）assay. Fertil Steril，2003，79（S1）：710-717.
29. Padykula HA. Regeneration of primate uterus：the role of stem cells. Ann N Y Acad Sci，2004，622：47-56.
30. Chan RW，Schwab KE，Gargett CE. Clonogenicity of human endometrial epithelial and stromal cells. Biol Reprod，2004，70：1738-1750.
31. Biervliet FP，Maguiness SD，Robinson J，et al. A successful cycle of IVF-ET after treatment of endometrial ossification：case report and review. J Obstet Gynecol，2004，24：472-473.
32. Cho NH，Park YK，Kim YT，et al. Lifetime expression of stem cell markers in theuterine endometrium. Fertil Steril，2004，70：403-407.

33. Schwab KE, Chan RW, Gargett CE. Putative stem cell activity of human endometrial epithelial and stromal cells during the menstrual cycle. Fertil Steril, 2005, 84 (S2): 1124-1130.

34. Gargett CE. Identification and characterizationof human endometrial stem/progenitor cell. Aust NZ J Obstet Gynecol, 2006, 46: 250-253.

35. Milam MR, Atkinson JB, Currie JL. Adenosarcoma arising in inguinal endometriosis. Obstet Gynecol, 2006, 108 (3 Pt 2): 753-755.

36. Kyama CM, Overbergh L, Debrock S, et al. Increased peritoneal and endometrial gene expression of biologically relevant cytokines and growth factors during the menstrual phase in women with endometriosis. Fertil Steril, 2006, 85: 1667-1675.

37. Chan RW, Gargett CE. Identification of label-retaining cells in mouse endometrium. Stem Cells, 2006, 24: 1529-1538.

38. Hsu MI, Chou SY, Lin SE, et al. Very early stage adenocarcinoma arising from adenomyosis in the uterus. Taiwan J Obstet Gynecol, 2006, 45: 346-349.

39. Shah C, Pizer E, Veljovich DS, et al. Clear cell adenocarcinoma of the vagina in a patient with vaginal endometriosis. Gynecol Oncol, 2006, 103: 1130-1132.

40. Noel JC, Anaf V, Fayt I, Wespes E. Ureteral mullerian carcinosarcoma (mixed mullerian tumor) associated with endometriosis occurring in a patient with a concentrated soy isoflavones supplementation. Arch Gynecol Obstet, 2006, 274: 389-392.

41. Surprasert P, Khunamornpong S, Srisomboon J. Clinicopathological features and prognosis of Thai women with endometrioisis-associated ovarian carcinoma. Asian Pac J Cancer Prev, 2006, 7: 638-640.

42. Yuge A, Nasu K, Matsumoto H, et al. Collagen gel contractility is enhanced in human endometriotic stromal cells: a possible mechanism underlying the pathogenesis of endometriosis-associated fibrosis. Hum Reprod, 2007, 22: 938-944.

43. Kato K, Yoshimoto M, Kato K, et al. Characterization of side-population cells in human normal endometrium. Hum Reprod, 2007, 22: 1214-1223.

44. Schwab KE, Gargett CE. Co-expression of two perivascular cell markers isolates mesenchymal stem-like cells from human endometrium. Hum Reprod, 2007, 22: 2903-2911.

45. Szotek PP, Chang HL, Zhang L, et al. Adult mouse myometrial label-retaining cells divide in response to gonadotropin stimulation. Stem Cells, 2007, 25: 1317-1325.

46. Cervelló I, Martínez-Conejero JA, Horcajadas JA, et al. Identification, characterization and co-localization of label-retaining cell population in mouse endometrium with typical undifferentiated markers. Hum Reprod, 2007, 22: 45-51.

47. Harry VN, Shanbhag S, Lyall M, et al. Isolated clear cell adenocarcinoma in scar endometriosis mimicking an incisional hernia. Obstet Gynecol, 2007, 110 (2 Pt 2): 469-471.

48. Melin A, Sparén P, Bergqvist A. The risk of cancer and the role of parity among women with endometriosis. Hum Reprod, 2007, 22: 3021-3026.

49. Akahane T, Sekizawa A, Purwosunu Y, et al. The role of p53 mutation in the carcinomas arising from endometriosis. Int J Gynecol Pathol, 2007, 26: 345-351.

50. Rossing MA, Cushing-Haugen KL, Wicklund KG, et al. Risk of epithelial ovarian cancer in relation to benign ovarian conditions and ovarian surgery. Cancer Causes Control, 2008, 19: 1357-1364.

51. Rust MM, Susa J, Naylor R, Cavuoti D.. Clear cell carcinoma in a background of endometriosis: case report of a finding in a midline abdominal scar 5 years after a total abdominal hysterectomy. Acta Cytol, 2008, 52: 475-480.

52. Kwon YS, Nam JH, Choi G. Clear cell adenocarcinoma arising in endometriosis of a previous episiotomy site. Obstet Gynecol, 2008 Aug, 112 (2 Pt 2): 475-477.

53. Motohara K, Tashiro H, Ohtake H, et al. Endometrioid adenocarcinoma arising in adenomyosis: elucidation by periodic magnetic resonance imaging evaluations. Int J Clin Oncol, 2008, 6 (13): 266-270.

54. Boruban MC, Jaishuen A, Sirisabya N, Li Y, et al. Ovarian endometriosis associated with carcinoma and sarcoma: case report. Eur J Gynaecol Oncol, 2008, 29: 393-396.

55. Kawaguchi R, Tsuji Y, Haruta S, Kanayama S, Sakata M, Yamada Y, Fujita H, Saito H, Tsuneto K, Kobayashi H. Clinicopathologic features of ovarian cancer in patients with ovarian endometrioma. J Obstet Gynaecol Res, 2008, 34: 872-887.

56. Orezzoli JP, Russell AH, Oliva E, Del Carmen MG, Eichhorn J, Fuller AF. Prognostic implication of endometriosis in clear cell carcinoma of the ovary. Gynecol Oncol, 2008, 110: 336-344.

57. Manipadam MT, Munemane A, Emmanuel P, McCluggage WG. Ovarian adenosarcoma with extensive deciduoid morphology arising in endometriosis: a case report. Int J Gynecol Pathol, 2008, 7 (27): 398-401.

58. Froio E, Piana S, Cavazza A, Valli R, Abrate M, Gardini G. Multifocal PEComa (PEComatosis) of the female genital tract associated with endometriosis, diffuse adenomyosis, and endometrial atypical hyperplasia. Int J Surg Pathol, 2008, 16: 443-446.

59. Kondi-Pafiti A, Grapsa D, Liapis A, Papadias K, Kairi-Vassilatou E, Hasiakos D. Synchronous ovarian and endometrial carcinoma: a strong link to endometriosis? Eur J Gynaecol Oncol, 2008, 29: 256-259.

60 . Kobayashi H, Sumimoto K, Kitanaka T, et al. Ovarian endometrioma-risks factors of ovarian cancer development. Eur J Obstet Gynecol Reprod Biol, 2008, 6 (138): 187-193.

61. Stewart CJ, Leung YC, Mathew R, McCartney AL. Extrauterine adenomyoma with atypical (symplastic) smooth muscle cells: a report of 2 cases. Int J Gynecol Pathol, 2009, 28: 23-28.

62. Hiromura T, Tanaka YO, Nishioka T, et al. Clear cell adenocarcinoma of the uterine cervix arising from a background of cervical endometriosis. Br J Radiol, 2009, 82 (973): 20-22.

第十篇

其他特殊类型妇科恶性肿瘤

第 60 章 女性生殖器官黑色素瘤

恶性黑色素瘤（malignant melanoma）为生长在皮肤黏膜来源于神经外胚层组织的肿瘤，即胚胎在发育过程中神经外胚层细胞迁徙停留于各组织，在长期静止后恶变，是极少见的恶性肿瘤，其特征是产生黑色素。

当然也有不产生黑色素的黑色素瘤，即原发女性生殖道无色素性黑色素瘤（amelanotic melanoma in the female genital tract，AMFGT），是黑色素瘤的特殊类型，甚为罕见。缺乏色素沉着是无色素性黑色素瘤的突出特点。组织学形态上，本病也不易与其他恶性肿瘤区分，从而易造成临床误诊，使预后更差。采用正确的方法活检并结合 S－100、Vimentin 及 HMB－45 等免疫组织化学指标检测是确诊本病的关键。

女性生殖道黑色素瘤约占女性全身黑色素瘤的 3%，其恶性程度高，易发生远处转移，预后较差。文献报道恶性黑色素瘤可发生在女性生殖器官的外阴、阴道、子宫颈、子宫体及卵巢等处。其中原发于子宫体及卵巢等处的恶性黑色素瘤极为罕见，且常在开腹探查术中发现而诊断，治疗原则为手术尽量广泛切除病灶，术后辅以化、放疗和生物治疗。本章不再赘述这部分内容。

第一节 外阴恶性黑色素瘤

外阴恶性黑色素瘤与其他部位的黑色素瘤生物学行为方面显著不同，预后也显著差于后者。外阴黑色素细胞主要位于皮肤表皮，镶嵌于基底细胞之间，因此恶性黑色素瘤好发于皮肤及近皮肤的黏膜。外阴恶性黑色素瘤（malignant melanoma of the vulva）常来源于结合痣或复合痣。尽管有一些外阴恶性黑色素瘤家族史的报道，但有关家族性外阴黑色素瘤的材料几乎缺如，有皮肤黑色素瘤家族史者患外阴恶性黑色素瘤的年龄早于无家族史者，二者相对应的年龄为 44.8 岁和 49.7 岁。有家族史者可能有多发病灶和良好预后倾向。与妊娠有关的证据存在有怀疑，尚未定论。其他因素如性伙伴、激素影响等也未显示出与外阴黑色素瘤发病有关。外阴黑色素瘤占外阴恶性肿瘤的 2%～3%。其危险因素有：成年人、原有色素病灶、先天性黑痣者、白种人、对日光敏感者及过度阳光暴晒、外阴炎症刺激、外伤等，部分患者有家族史。扁平无毛发的交界痣最易恶变。

一、临床特点

1. 多见于 50 岁以上妇女。

2. 常有多年的外阴黑痣史，恶变时外阴瘙痒、疼痛、色素增加，黑痣扩大，出现溃疡及卫星病灶等。

3. 肿瘤多发生于小阴唇及阴蒂，形似外阴癌，表面常出现溃疡或发生肿块，有出血或浆液性渗出。呈黑色或蓝黑色，10%左右患者病灶无色称无色素恶性黑色素瘤。

4. 肿瘤易扩散至阴道和尿道。即使病灶很小，也可有血行及淋巴转移。约1/3～1/2患者有腹股沟淋巴结转移，远处转移占2.6%。

二、诊断

（一）大体表现

黑色素瘤的临床病理生长形式：按照色素瘤的生长发展方式，一般皮肤黑色素瘤可分为3种类型：浅表蔓延型、结节型和雀斑型。

1. **浅表蔓延型** 尖锐，边缘呈弧形，表面隆起不平，可出现结节。外观呈杂色，有褐、棕、灰、黑、粉红和白色混合组成。在侵犯基质以前有一个范围相对较大放射状生长阶段，一旦进入向基质垂直生长浸润阶段，临床疾病进展相当快。浅表蔓延型约占皮肤黑色素瘤的70%，1/2～2/3的外阴黑色素瘤表现为浅表蔓延型生长。

2. **结节型** 有黑色和蓝黑色两种，表面光滑或不平。此型仅存在垂直浸润生长阶段，病史短暂，在诊断时具有较深的基质浸润。此型占皮肤黑色素瘤的10%～15%，占外阴黑色素瘤的25%～50%。

3. **雀斑型** 覆盖面积大而边沿不齐，颜色为深浅程度不同的棕色，其特点为放射状生长，向深部浸润发展，确诊时一般属晚期。该型占外阴黑色素瘤的0～10%。

外阴黑色素瘤的大体观：常见于无毛发分布区，65%～70%起自于或累及外阴的黏膜面，25%仅累及一侧大阴唇，10%累及阴蒂，约有20%的患者就诊时呈广泛病变。临床经常可见到局部皮肤或黏膜呈蓝黑色、黑褐色或无色素不等，病变界限不清，病灶为扁平、凸起或息肉状，可有溃疡、肿胀或皮肤卫星状转移结节形成等改变。病变范围小者数毫米，大者十几厘米。10%的黑色素瘤为无色素的黑色素瘤。

（二）组织学特点

外阴黑色素瘤的光镜下特点：黑色素瘤由上皮细胞、痣细胞和梭状细胞组成，这3种细胞的黑色素程度不同。组织形态变化很大，可类似于上皮或间叶来源的肿瘤，也可类似于未分化癌。细胞大小差异明显，呈圆形、多角形、梭形或多形性。核异型性明显，亦可见多核或巨核细胞。常有明显的核仁，核分裂象多见。瘤细胞多呈巢状或弥漫分布，少数浅表型瘤细胞仅在表皮内浸润。

外阴黑色素瘤的免疫组织化学染色：黑色素瘤细胞Keratin、Vimentin、S-100、HMB-45等抗原的联合组化染色有助于黑色素瘤的诊断和鉴别诊断。一般Keratin呈阴性染色，Vimentin及S-100全部阳性反应。HMB-45为恶性黑色素瘤的特异性抗体，但有些恶性黑色素瘤不表达色素抗原，文献报道HMB-45在恶性黑色素瘤中表达率为90.6%。

根据临床病史及临床表现，结合病理学检查可确诊。但切记，恶性黑色素瘤活检取材时，千万不能切取部分肿瘤或于病灶上钳取组织，以免引起肿瘤迅速扩散。正确的方法是在做好手术准备的前提下，行病灶切除，切除范围应包括病灶周围正常组织2～3cm以上。如果病灶较大，应楔形切除，切除标本行冰冻切片检查，病理证实为恶性黑色素瘤时则扩大手术范围。近来，也有美国学者认为扩大活检范围并不能改善预后，提示在诊断不明的情况下扩大活检切除范围是不必要的。

三、分期

一般可按外阴癌的FIGO分期方法。也可按照Breslow于1970年提出的目镜测微器直接测量肿瘤的厚度分级法（即将肿瘤厚度分为Ⅰ级≤0.75mm、Ⅱ级0.76～1.5mm和

Ⅲ级>1.5mm 3 个级别）或美国癌症协会（AJCC）2003 年新修订的黑色素瘤 TNM 分期方法进行分期。

四、治疗

本病少见，手术是治疗早、中期病人首选的方法。目前对该病手术范围尚有争议。一般以外阴广泛切除术及双侧腹股沟淋巴结清除为主。White 及 Polk（1986 年）提出，外阴病灶切除应该包括 3～5cm 的正常组织。约 1/3～1/2 的患者可有腹股沟淋巴结转移，因此，双侧腹股沟淋巴结切除也作为常规。有人认为，原发灶多位于外阴中心区域，可直接经淋巴管转移至盆腔淋巴结，故主张行常规盆腔淋巴结清扫术。但 Davison 等（1987 年）报道，32 例外阴恶性黑色素瘤患者，虽然腹股沟淋巴结转移率高达 50%，但无 1 例合并盆腔淋巴结转移，故常规行盆腔淋巴结清扫似乎并无必要。根治术切口方式以外阴病灶与腹股沟淋巴结同时整块切除为宜，不主张分开切口。

对于早期外阴恶性黑色素瘤，近年来有缩小手术范围的趋势。White、Davidson 等认为，选择适当早期病例行局部广泛切除术，也能达到良好的效果。Chung（1975 年）、Clark（1969 年）、Breslow（1970 年）及 Podratz（1983 年）注意到间质浸润深度与预后的关系，对于浸润 1mm 者因预后良好，可考虑保守性手术。Scheistren 总结了 43 例Ⅰ期患者不同手术范围的治疗效果发现，无论行局部广泛切除，外阴单纯切除或外阴广泛切除，5 年生存率无明显差异。虽局部广泛切除有局部复发，但复发者可再次手术，因此主张对Ⅰ期患者采用广泛的局部切除或单纯外阴切除，此值得进一步探讨。

晚期患者则强调以手术为主的综合治疗，如辅助全身性化疗、局部放疗和免疫治疗，扩大手术范围并不能改善预后。化疗可采用子宫肉瘤常用的联合化疗方案，如 CyVADic（长春新碱 VCR、阿霉素 ADM、氮烯咪胺 DTIC 和环磷酰胺 CTX）、卡巴嗪＋顺铂＋长春碱类药物、AP（阿霉素 ADM、顺铂 PDD）方案等。

针对原发病灶和区域淋巴结的放射治疗用于外阴恶性黑色素瘤的治疗也必不可少，尤其是中晚期患者。

生物治疗也可作为综合治疗中的手段之一。如干扰素（尤其是重组干扰素 α，IFNα）和白细胞介素-2（IL-2）联合治疗。近来，多种靶向治疗治疗药物用于黑色素瘤治疗的研究，有可能改善外阴黑色素瘤的预后。

五、预后

恶性度极高，5 年生存率仅 14%～50%。腹股沟淋巴结转移者，5 年生存率不足 14%。表浅扩散型肿瘤较结节型预后要好，后者常有深部浸润和转移。除此之外，肿瘤大小及厚度也是影响预后的主要因素之一。累及尿道及有卫星病灶者预后也差。最常见复发部位是外阴局部和腹股沟淋巴结。

第二节 阴道恶性黑色素瘤

阴道恶性黑色素瘤（malignant melanoma of the vagina）是一恶性程度较高的肿瘤，极为少见，比外阴黑色素瘤更少见。Norris 及 Taylor（1966）报告占原发性阴道癌的 3%，0.3%皮肤黑色素瘤在阴道。该病生长快、容易血行扩散，早期远处转移。其病因不清，据报道，其发病与患者种族、遗传及免疫状态有关。该病多发生在 40～50 岁之间，最小的 22

岁，最大的为 83 岁。不规则阴道出血（65%）和阴道分泌物（30%），自觉有包块者占 20%，肿瘤坏死，排出黑色素瘤样组织，可误认为是凝固的陈旧黑血块。也可有疼痛、排尿困难、性感不快、下腹坠胀感等症状。出现症状至明确诊断一般为期 2～3 个月。检查可见阴道壁有蓝黑色或棕黑色肿物突起，呈乳头或结节状，形不规则，表面凹凸不平。有时病变为多发性，表面发生溃疡。肿瘤生长迅速，向外直接蔓延可突出于阴道口，向上扩散到子宫颈和主韧带，向内侵蚀阴道旁、直肠和膀胱。晚期病人经血行播散，可发生肝、肺、脑等远处器官转移。

一、临床特点

1. 多发生于 40～60 岁妇女。

2. 多表现为阴道流血和血性分泌物。部分患者自述疼痛、排尿困难等。

3. 妇科检查：可见阴道壁肿物，肿物多位于阴道壁下 1/3，外观形态多样，可呈结节状、乳头状肿物，黑色或棕黑色，大小不等，多少不一，常在病灶周围出现卫星病灶。腹股沟区可触及肿大的淋巴结。

4. 易出现直肠、膀胱及远处器官转移。

二、转移途径

1. **局部蔓延**　侵蚀性强，易直接侵犯子宫颈、主韧带、直肠、膀胱、尿道等。

2. **淋巴转移**　淋巴转移率 17%～60%，首先累及腹股沟和盆腔淋巴结。

3. **血行转移**　易发生远处转移，转移部位常为肺、肝、脑等。

三、诊断

1. **病理特点**　瘤细胞似鳞状上皮细胞，胞浆较透明，内含黑色素颗粒，核呈圆形、卵圆形或肾形，核仁大，有核分裂象。少数患者瘤细胞内无色素颗粒，较容易误诊。免疫组化标志抗黑色素瘤特异性抗体（HMB－45）、S－100、NSE 等可协助诊断。

2. **临床诊断**　根据症状及盆腔检查，可初步做出诊断。钳取活体组织时范围应超出肿物外 0.5cm 以上，应避免反复活检，以免引起肿瘤迅速扩散。

本病全身转移多见，应仔细进行体格检查。

四、分期

一般按阴道癌 FIGO 分期。也可按照 Breslow 于 1970 年提出的目镜测微器直接测量肿瘤的厚度分级法（即将肿瘤厚度分为Ⅰ级≤0.75mm、Ⅱ级 0.76～1.5mm 和Ⅲ级>1.5mm 3 个级别）或美国癌症协会（AJCC）2003 年修订的黑色素瘤 TNM 分期方法进行分期。

五、治疗

早期患者以手术治疗为主，晚期应用化疗、放疗、生物治疗等。

1. **手术治疗**　临床分期为Ⅰ～Ⅱ期者，若肿瘤位于阴道上 2/3，则行广泛性子宫、阴道切除术及盆腔淋巴结清扫术；肿瘤位于下 1/3 者，则行外阴、阴道广泛性切除术及腹股沟淋巴结清扫术。肿瘤晚期，应采取以下治疗方案，不赞成盲目扩大手术范围，因这种手术创伤大，并发症多，病人不易接受，且不能提高生存率。笔者曾参与了 3 例Ⅰ期阴道黑色素瘤的全阴道切除和区域淋巴结的清扫手术，出血量均在 2000ml 以上，3 例均在 2 年内死亡，而

2002 年和 2003 年治疗的 1 例Ⅰ期阴道黑色素瘤，均予化疗＋放疗＋免疫治疗，无瘤生存均达 5 年多（王晨，2011 年），提示阴道黑色素瘤的治疗不能仅仅寄希望于扩大范围的手术。

2. *化学药物治疗* 作为早期肿瘤手术治疗的辅助治疗或晚期患者的姑息治疗方法。化疗方案多采用子宫肉瘤常用的联合化疗方案，如 CyVADic、卡巴嗪＋顺铂＋长春碱类药物、大剂量 AP 方案等。

3. *放射治疗* 黑色素瘤对放射线不敏感。对于中、晚期肿瘤，放疗作为综合治疗的一种方法可起到一定作用。放疗手段包括腔内后装治疗和体外照射。前者主要针对原发病灶，后者则针对区域淋巴结，并作为腔内治疗的补充。

4. *生物治疗* 可作为综合治疗中的手段之一。以往常用卡介苗划痕法或瘤内注射，有一定疗效，目前常用干扰素和白细胞介素-2（IL-2）联合治疗。瘤苗也可试用于阴道黑色素瘤的治疗，但疗效尚不能肯定。近来，多种靶向治疗药物用于黑色素瘤治疗的研究，有可能改善阴道黑色素瘤的预后。

六、预后

因恶性度极高，转移发生早，预后差。多数于治疗后 1 年死亡，生存 5 年较为少见。Kirkwood 等报道，5 年生存率仅为 14.5%～21%。

第三节　宫颈恶性黑色素瘤

宫颈恶性黑色素瘤（malignant melanoma of the cervix）常与阴道、外阴恶性黑色素瘤并存，也有单独发生于子宫者，但极为罕见。肿瘤来源于宫颈上皮内的黑色素细胞或宫颈间质，通常由交界痣恶变而来，也可以一开始即为恶性。临床上以高龄患者居多。一般发现时已为晚期。该病预后差，死亡率高，容易被妇科医师和病理科医师忽视而常常误诊。

本病常见的症状是不规则阴道出血或接触性出血，伴分泌物增多和血性分泌物。当肿瘤坏死排出黑色素瘤样组织时，易误认为陈旧性血块。妇科检查时可见子宫颈上有呈棕、黑或蓝色的结节、息肉或斑块，数毫米至数厘米不等，有时肿瘤表面形成溃疡。阴道穹隆常受侵犯，也是常见的复发区。组织学形态与皮肤的恶性黑色素相同，瘤细胞所含黑色素颗粒的多少不等，无色素者称为无色素恶性黑色素瘤。无色素性恶性黑色素瘤的诊断比较困难，需要与子宫颈透明细胞癌、小细胞癌等相鉴别。免疫组化标志抗黑色素瘤特异性抗体（HMB-45）、S-100、Vimentin 及 NSE 等可协助诊断。

本病很容易发生血行转移，在诊断时需要取活检者，应尽量完整切除病灶，切忌反复活检促使肿瘤扩散。同时应注意评价肺、肝、脑等远处器官的情况。诊断时应首先排除转移的可能才能确诊为原发。

宫颈恶性黑色素瘤分期多采用 FIGO 的子宫颈癌临床分期标准。也可按照 Breslow 于 1970 年提出的目镜测微器直接测量肿瘤的厚度分级法（即将肿瘤厚度分为Ⅰ级≤0.75mm、Ⅱ级 0.76～1.5mm 和Ⅲ级＞1.5mm 3 个级别）或美国癌症协会（AJCC）2003 年修订的黑色素瘤 TNM 分期方法进行分期。

宫颈恶性黑色素瘤的治疗以综合治疗为主，早期患者可采用手术加化、放疗治疗，晚期患者则多联合放疗、化疗和生物治疗。手术仍是宫颈恶性黑色素瘤的主要治疗方法，宜行广泛子宫切除、盆腔淋巴结清扫及大部阴道切除术，术后辅以全身化疗和免疫治疗。化疗多采用 CyVADic、卡巴嗪＋顺铂＋长春碱类药物、DTIC＋CCNU＋铂类药物、DTIC＋CCNU＋

VCR＋铂类药物、大剂量 AP 等联合化疗方案。

生物治疗是治疗宫颈恶性黑色素瘤的一项重要辅助性手段，可采用白细胞介素Ⅱ（IL－2）和干扰素（IFN）等。IL－2，100 万单位皮下注射（qod），干扰素（IFN）300 万单位皮下注射（qod），共 6～8 周。近来，多种靶向治疗治疗药物用于黑色素瘤治疗的研究，有可能改善宫颈黑色素瘤的预后。有研究发现，抗雌激素受体制剂 TAM 和芦丁可抑制恶性黑色素瘤细胞的生长，TAM 和芦丁联合高温治疗可治疗复发和转移性恶性黑色素瘤。

子宫颈恶性黑色素瘤由于发病率极低，尚无 5 年生存率的报道。文献报道，60％的子宫颈恶性黑色素瘤在诊断后 2 年内死亡。

（孔为民）

参考文献

1. 高永良. 女性生殖道黑色素瘤的诊疗进展. 国外医学产科学分册，1997，24：195-198.
2. 曹品江. 瑞典 25 年间 219 例外阴恶性黑色素瘤妇女的研究. 国外医学妇产科学分册，2000，27：184-185.
3. 李洪君，吴令英，张蓉，等. 原发性女性生殖器恶性黑色素瘤 30 例临床分析. 临床肿瘤学杂志，2004，9：1-4.
4. 应晔. 原发性阴道恶性黑色素瘤 26 例临床分析. 中华肿瘤杂志，2004，26：253-254.
5. 朱壮彦，糜若然. 女性生殖道恶性黑色素瘤的早期诊断及合理治疗. 国外医学妇产科学分册，2005，32：57-59.
6. 梁峰冰，胡燕军，邵温群，等. 原发性子宫颈恶性黑色素瘤二例. 中华妇产科杂志，2005，40：144.
7. 马水清，白春梅，于晓红，等. 原发性子宫颈恶性黑色素瘤四例临床分析. 中华妇产科杂志，2005，40：183-184.
8. 张小玲，陈真云，盛修贵. 外阴阴道黑色素瘤研究进展. 实用癌症杂志，2006，21：110-112.
9. 杨晓霞，陈红敏，成慧君. 原发性阴道恶性黑色素瘤的综合治疗. 山东医药，2006，46：58-59.
10. 贺豪杰，潘凌亚，黄惠芳. 原发女性生殖道恶性黑色素瘤 21 例临床分析. 生殖医学杂志，2007，16：250-254.
11. 安菊生，吴令英，李宁，等. 生殖系统原发性恶性黑色素瘤 42 例临床分析. 中华妇产科杂志，2007，42：320-324.
12. 胡小青，喻晓洁，朱奕融，等. 外阴阴道恶性黑色素瘤 20 例临床分析. 现代肿瘤医学，2008，16：641-643.
13. 庞得全，王慧，王佩国，等. 原发阴道、外阴恶性黑色素瘤的临床特征分析. 中国煤炭工业医学杂志，2008，11：1484-1486.
14. 安菊生，吴令英，李斌，等. 6 例女性生殖道无色素性黑色素瘤临床分析. 中国肿瘤临床，2008，35：555-558 .
15. 武秀菊，曹雅静. 原发性阴道恶性黑色素瘤的临床病例分析. 天津医药，2008，36：829-830.
16. 郝明. 警惕外阴、宫颈恶性黑色素瘤. 临床误诊误治，2008，21：50.
17. 綦小蓉，潘小玲，赵霞，等. 外阴与阴道恶性黑色素瘤预后相关因素分析. 西部医学，2009，21：54-55.
18. 王丽华，高志安. 宫颈原发性恶性黑色素瘤临床病理观察. 辽宁医学院学报，2009，30：308-309.
19. 孙阳春，李斌，吴令英，等. 前哨淋巴结活检在外阴恶性黑色素瘤治疗中的初步研究. 中国肿瘤临床，2009，36：253-255.
20. 陈春玲，张永岗，金伟新，等. 子宫广泛性切除加阴道全切除术中行子宫浆膜代阴道成形术治疗阴道黑色素瘤二例分析. 中华妇产科杂志，2009，44：701-702.
21. 刘晓霞，王岩，方媛，等. 子宫体恶性黑色素瘤 1 例及文献复习. 临床与实验病理学杂志，2010，26：751-754.
22. 王晨，孔为民. 阴道恶性黑色素瘤保守治疗 2 例报告. 中华妇产科杂志，2011，46：236.
23. Rosenberg SA，Lotze MT，Yang JC，et al. Combination therapy with interleukin-2 and alpha-interferon for the treatment of patients with advanced cancer. J Clin Oncol，1989，7：1863-1874.
24. Kirkwood JM，Strawderman MH，Ernstoff MS，et al. Interferonalfa-2b adjuvant therapy of high-risk resected cutaneous melanoma：the Eastern cooperative Oncology Group Trial EST 1684. J Clin Oncol，1996，14：7-17.
25. Boldt C，Lehmann R，Osmers R，et al. Primary malignant melanoma of the uterine cervix：report of two cases and review of the literature. Pathology，2003，24：226-235.
26. Schmidt M，Honig A，Schwab M，et al. Primary vaginal melanoma：a case report and literature review. Eur J Gynaecol Oncol，2008，29：285-288.
27. Terzakis E，Androutsopoulos G，Adonakis G，et al. Vaginal primary malignant melanoma：report of four cases and review of the literature. Eur J Gynaecol Oncol，2011，32：122-124.

第 61 章 女性生殖器官淋巴系统肿瘤

第一节 概述

淋巴系统的恶性肿瘤是指原发于淋巴结或淋巴结外器官或组织的一组表现形式多样、有时很让人们混淆的疾病，它由B细胞、T细胞和NK细胞（自然杀伤细胞）的非正常克隆性增殖演化而来，不同的病理亚型有独特的临床表现，即使是同一病理亚型由于原发部位不同，其表现形式、临床过程和治疗的反应也有很大不同。由美国癌症研究联合会（AJCC）和国际抗癌联盟（UICC）的TNM委员会联手通力合作制定的规范的癌症分期手册（《AJCC癌症分期手册》第六版2002年）已成为全世界各国通行的诊断标准。

淋巴系统肿瘤包括霍奇金淋巴瘤（Hodgkin's lymphma，HL）、非霍奇金淋巴瘤（non-Hodgkin's lymphoma，NHL）和淋巴细胞白血病。B细胞肿瘤、T细胞肿瘤和NK细胞共同组成NHL。对以往传统观念分类即淋巴瘤和白血病进行了区分，淋巴瘤是在淋巴结或淋巴结外器官或组织有明显肿瘤或肿块，而白血病侵犯骨髓和外周血，没有瘤性肿块。NK细胞肿瘤可以表现为组织肿块，又可表现为循环血中有肿瘤细胞，可同时发生在同一患者或先后发生在同一患者。因此只是人为称它们是不同的疾病，事实上它们仅仅是同一疾病的不同病期或阶段，基于这个原因，将这类疾病统称为淋巴系统肿瘤，而非单独诊断“淋巴瘤”或“白血病”，那些既有实体瘤又有循环血中肿瘤细胞的阶段常称为淋巴瘤/白血病。AJCC第六版2002年把B细胞系的浆细胞瘤归于淋巴系统肿瘤，而多发性骨髓瘤基本上不再被看做淋巴瘤。

原发于女性生殖器官的淋巴系统肿瘤很罕见，据国内外文献报道至今不足200例，仅占女性生殖系统恶性肿瘤的0.13%，中国医学科学院肿瘤医院自1958年建院，至1981年尚未发现1例，而1982年至2009年12月间在求诊的NHL5399中诊断出原发于女性生殖器官淋巴系统肿瘤的淋巴系统肿瘤共38例，占本院求诊的0.185%。原发于女性生殖器官的淋巴系统肿瘤其发生占第一位的是卵巢（49%），此外，依次为子宫（包括宫颈）（29%）、输卵管（11%）、阴道（7%）、外阴（4%）。近年来由于病理学家诊断水平提高及广泛应用免疫组化，确诊率有升高趋势，另外其发病率也可能在上升。

由于女性生殖系统解剖部位的特殊性，临床分期一直借用FIGO分期，与以往沿用的淋巴系统肿瘤国际分期Ann Arbor分期系统及1989年后的Cotswolds的临床分期，均有一定差别。

WHO 2001年淋巴系统肿瘤病理分类见表61－1及61－2，表61－3及61－4则为Ann Arbor分期系统和Cotswolds分期。

表 61－1 霍奇金淋巴瘤（HL）病理分类 WHO 2001 年

1. 结节性淋巴细胞为主型霍奇金淋巴瘤
2. 经典型霍奇金淋巴瘤 淋巴细胞为主型（LP） 结节硬化型（NS） 混合细胞型（MC） 淋巴细胞消减型（LD）

表 61－2 非霍奇金淋巴瘤病理分类 WHO 2001 年

B 细胞肿瘤	T/NK 细胞淋巴瘤
1. 前驱 B 淋巴母细胞白血病/淋巴瘤（ALL/LBL）	1. 前驱 T 淋巴母细胞白血病/淋巴瘤（T－ALL/T－LBL）
2. B-慢性淋巴细胞白血病/小淋巴细胞淋巴瘤（CLL/SLL）	2. 母细胞性 NK 细胞淋巴瘤
3. B-前淋巴细胞白血病（B－PLL）	3. 慢性前淋巴细胞白血病/淋巴瘤（T－CLL/T－PLL）
4. 淋巴浆细胞淋巴瘤（LPL）	4. 颗粒淋巴细胞白血病（T－LGL）
5. 脾边缘区 B 细胞淋巴瘤，＋/－绒毛状淋巴细胞（SMZL）	5. 侵袭性 NK 细胞白血病（ANKCL）
6. 毛细胞白血病（HCL）	6. 成人 T 细胞淋巴瘤/白血病（ATCL/L）
7. 浆细胞骨髓瘤/浆细胞瘤（PCM/PCL）	7. 节外 NK/T 细胞淋巴瘤，鼻型（NK/TCL）
8. MALT 型节外边缘区 B 细胞淋巴瘤（MALT－MZL）	8. 肠病型 T 细胞淋巴瘤（ITCL）
9. 淋巴结边缘区 B 细胞淋巴瘤，＋/－单核细胞样 B 细胞（MZL）	9. 肝脾 γ/δ T 细胞淋巴瘤
10. 滤泡淋巴瘤（FL）	10. 皮下脂膜炎样 T 细胞淋巴瘤
11. 套细胞淋巴瘤（MCL）	11. 菌样霉菌病/赛塞里（Sezary）综合征（MF/SS）
12. 弥漫性大细胞淋巴瘤（DLBCL）	12. 间变性大细胞淋巴瘤（ALCL），T 和非 T 非 B 细胞，原发性皮肤型
13. 伯基特淋巴瘤（BL）	13. 周围 T 细胞淋巴瘤（PTL）
	14. 血管免疫母细胞 T 细胞淋巴瘤（AITCL）
	15. 间变性大细胞淋巴瘤（ALCL），T 和非 T 非 B 细胞，原发性全身型

表 61－3 Ann Arbor 分期

分期	描述
Ⅰ期	一个淋巴结区域或淋巴样结构（如脾、胸腺或韦氏环）受侵（I 期）；或一个淋巴结外器官和部位受侵（$Ⅰ_E$ 期）
Ⅱ期	横膈一侧两个或两个以上淋巴结区域受侵（Ⅱ期）；或一个淋巴结外器官/部位局部延续性受侵合并横膈同侧一个或多个区域淋巴结受侵（$Ⅱ_E$）
Ⅲ期	横膈两侧的淋巴结区域受侵（III 期）；合并局部结外器官或部位受侵（$Ⅲ_E$）；或合并脾受侵（$Ⅲ_S$）；或结外器官和脾受侵（$Ⅲ_{S+E}$）
Ⅳ期	同时伴有远处一个或多个结外器官广泛受侵
下面的定义适用于各期	
A	无全身症状
B	有全身症状
E	连续性的结外部位受侵，或淋巴结侵及邻近器官或组织
S	脾受侵
CS	临床分期
PS	病理分期

表 61－4 Cotswolds 分期（1989 年）

分期	描述
Ⅰ期	一个淋巴结区域或淋巴样结构（如脾、胸腺或韦氏环）受侵（Ⅰ期）；或一个淋巴结外器官或部位受侵（$Ⅰ_E$）
Ⅱ期	横膈一侧两个或两个以上淋巴结区域受侵（Ⅱ期）；或者一个淋巴结外器官/部位局部延续性受侵合并横膈同侧一个或多个区域淋巴结受侵（$Ⅱ_E$）；淋巴结受累区域的数目用下标注明（如$Ⅱ_S$）
Ⅲ期	横膈两侧的淋巴结区域受侵（Ⅲ期）；可合并局部结外器官或部位受侵（$Ⅲ_E$）；或合并脾受侵（$Ⅲ_S$）；或结外器官和脾受侵（$ⅢE_{S+E}$）
$Ⅲ_1$期	有脾门、脾、腹腔、肝门淋巴结受侵
$Ⅲ_2$期	伴有腹主动脉旁淋巴结、盆腔淋巴结和肠系膜淋巴结受侵
Ⅳ期	同时伴有远处一个或多个结外器官内广泛受侵
下面的定义适用于各期	
A	无全身症状
B	有全身症状
X	有大肿块（包括大纵隔或淋巴结大肿块＞10cm）
E	连续性结外部位受侵，或淋巴结侵及邻近器官或组织
CS	临床分期
PS	病理分期

1989 年英国 Cotswolds 会议对 Ann Arbor 的分期做了修改，主要修改：

1. 肝脾受侵定义：肝脾肋下可触及或两种影像诊断证明肝脾有局灶缺损，即可诊断为临床肝脾受侵，肝功能可以正常。

2. 大肿块或大纵隔定义：大肿块定义为肿瘤最大直径＞10cm，用下标 X 表示，大纵隔为纵隔肿块直径＞T_{5-6}水平胸廓内径的 1/3。

3. 新的治疗反应分类：用完全缓解未定（CRu）表示在治疗后疗效评估困难时的持续性影像学异常。

4. 对Ⅱ期病人用下标表示受侵犯淋巴结部位数目。

女性生殖系统淋巴系统肿瘤治疗：临床医师认识到淋巴系统肿瘤是一组全身性疾病，并与机体免疫功能异常密切相关，因此它不同于其他实体恶性肿瘤，也不同于血液肿瘤。HD：播散规律是邻近的淋巴结区，较少侵犯淋巴结外器官和组织，早期采用放射治疗疗效较好，可达根治。NHL：早期沿邻近淋巴结区播散，放疗也能取得满意的疗效，但侵袭性 NHL 无论早期或早中期其播散有邻近淋巴结，也有“跳跃”到远处不同部位的淋巴结或结外器官，应采用综合治疗原则，即放疗、化疗、手术加/不加生物反应调节剂或中草药。放疗对 NHL 局部控制率达 90％以上，5 年生存率为 50％～60％，但无病生存率仅 40％～50％，多项随机对照研究显示综合治疗和单一放疗比较，生存率和无病生存率提高约 10％～20％，因此化疗后加受累野照射已成为早中期侵袭性 NHL 的标准治疗原则。

原发于胸、腹、盆腔的淋巴系统肿瘤应争取做减瘤术，术后明确病理，按病期做相应治疗，这可减少肠梗阻、穿孔、出血或瘤体扭转。

临床医师采用综合治疗执行个别对待的原则，最大限度杀伤肿瘤而保护机体的免疫功能，提高疗效，改善生存质量。

NHL 化疗常用药方案是 CHOP＋R（利妥昔）或 BACOP＋R，放疗靶区目前均采用精确放疗三维适形放疗（3DCRT）或调强放疗（IMRT），可减少正常组织的损伤，特别是小肠的损伤。靶区剂量 36～40Gy/20～22 次。

NHL 预后因素分析，自 1993 年 Shipp 等分析 2031 例 NHL，应用多因素回归分析证明：年龄、乳酸脱氢酶（LDH）、一般情况、分期和结外受侵等 5 项指标和预后明显相关，年龄＞60 岁、LDH 高于正常、一般情况 2～4 级、Ⅲ/Ⅳ期和＞1 个结外器官受侵是预后不良因素，称国际预后指数（IPI）。年龄调整后，在≤60 岁的病人中，仅临床分期、LDH 和一般情况与预后有关，每一个预后不良因素计算为 1 分，根据得分数将其划分为低危（0～1 分）、低中危（2 分）、中高危（3 分）和高危（4～5 分）4 组，在治疗前临床医师应了解患者的预后情况。

最近 10 年非霍奇金淋巴瘤治疗进展主要体现在剂量密度/剂量强度，以及化疗和利妥昔单抗（美罗华）等单克隆抗体用于一线治疗，使患者生存率有了进一步提高。

德国淋巴瘤研究组报道，随机分为 CHOP－21 天和 CHOP－14 天组，结果对于老年患者 CHOP－14 治疗相对标准 CHOP－21 方案 PFS 和 OS 显著延长。

法国成人淋巴瘤协作研究组随机 8 周美罗华（R）－CHOP 或 CHOP 治疗老年非霍奇金淋巴瘤，结果显示加用利妥昔单抗美罗华后 ORR、PFS、OS 都显著提高，完全缓解率为 76％和 63％（$P=0.005$），5 年随访无瘤生存率为 54％和 30％，$P<0.00031$，总生存率为 58％和 45％（$P<0.073$）。

第二节 卵巢恶性淋巴瘤

一、发病情况

卵巢恶性淋巴瘤（malignant lymphomas of the ovary）发病不多。Chorlton 等报道 9500 例患淋巴瘤的妇女中，原发于卵巢的仅 19 例，占 0.2％，Freeman 总结了 1467 例结外淋巴瘤，卵巢仅占 2 例（0.14％）。颜笑健统计 1552 例卵巢恶性肿瘤，淋巴瘤 8 例，占 0.51％，符合 Fox 标准的原发病例仅 3 例，占 0.19％。

对卵巢组织中有无淋巴组织尚存在争议，故对原发性卵巢恶性淋巴瘤的组织发生尚有争议，有人曾臆测卵巢病损来源于畸胎瘤内淋巴样成分；有人提出正常卵巢内并无淋巴细胞作为一种原有成分，仅在卵巢输卵管炎症或临近盆腔炎症时方见淋巴细胞侵犯，进展为淋巴增生性疾患；还有人认为卵巢淋巴瘤系由其组织中原始网状细胞演变而来，因而也能解释对称器官双侧受侵犯。似乎支持后一种说法多见。

二、病理

半数以上病例为双侧卵巢受累，肿瘤均为实性，瘤体直径 10～15cm 或更大，表面光泽，结节状或分叶状，质韧，剖面灰白或灰黄，呈鱼肉或脑组织状，常见点状出血和坏死，可伴有宫旁、输卵管、大网膜浸润、髂淋巴结及腹主动脉旁淋巴结受累。镜下：首发于卵巢的恶性淋巴瘤，组织分型大多为弥漫型非霍奇金淋巴瘤，也可见滤泡性淋巴瘤、Burkitt 淋巴瘤。淋巴细胞以原始及幼稚细胞为主，胞浆量少，核较大，呈圆形或椭圆形，常有凹陷、切迹、扭曲折叠，可见核仁。免疫组化弥漫大 B 细胞型淋巴瘤 bcl－2 阳性，滤泡型淋巴瘤 bcl－2 阳性，而雌孕激素受体则为阴性。

三、临床表现

本病好发于中年女性，常为腹痛、腹胀、腹部肿块，部分有腹水，有的患者有闭经、子宫出血等，肿瘤较大常引起胃肠及泌尿系统等症状，如尿频、尿急及大便有里急后重感等，晚期患者常有消瘦、体重减轻，可播散至远处的淋巴结、肝、脾、骨髓等。查体发现双侧盆腔肿物多见，占 41%～71%，且均为实性。Woodruff 等报道 1 例卵巢淋巴瘤为 5.28 公斤。

四、诊断

由于卵巢原发性恶性淋巴瘤少见，起病隐蔽，其临床表现又与其他卵巢原发性良、恶性肿瘤相似，临床及病理诊断困难，单凭组织学方法很难与其他小圆形细胞肿瘤鉴别，免疫组化标记有重要价值。另外，需仔细排除血液、骨髓、淋巴结处的病灶的存在。诊断根据 Fox 提出的标准：临床病变局限于卵巢，排除邻近淋巴结或器官的恶性淋巴瘤扩散或浸润至卵巢，外周血及骨髓无任何异常细胞；若远处出现继发性淋巴瘤，必须与卵巢相隔数月，以往无淋巴瘤病史。

五、鉴别诊断

1. **伯基特（Burkitt）淋巴瘤** 好发于中非儿童。镜下病理呈典型“满天星”结构（由于含有核碎片的吞噬细胞所致）。免疫组化检查为 CD20 及 CD19 阳性，分子生物学检查 EBV 阳性，8、14 染色体易位及 C－mgc 基因易位。Burkitt 淋巴瘤发生急性肾衰竭者以肿瘤溶解综合征为最常见。

注：肿瘤溶解综合征是对化疗敏感的肿瘤或体积较大的肿瘤经治疗后，大量肿瘤细胞破坏，释放其内容物所致的一组代谢异常症候群。肿瘤溶解综合征发生的机理目前尚未完全阐明，认为可能与化疗药物、放射治疗（放疗）及细胞因子释放等诱导肿瘤细胞凋亡有关。肿瘤溶解综合征常发生在肿瘤细胞生长迅速的恶性肿瘤中，尤多见于急性淋巴细胞性白血病、淋巴瘤。其主要临床表现为高尿酸血症、高钾血症、高磷血症和低钙血症。肿瘤溶解综合征的诊断标准为，任何恶性肿瘤患者尤其是淋巴细胞增殖性疾病，且肿瘤负荷重者治疗期间有下列两项实验室指标异常者可作为诊断的依据，即血尿酸、钾、磷、尿素氮较化疗前增高，血钙降低。本病与顺铂所致的肾毒性和腹泻所致的电解质紊乱的鉴别，主要在于后两者往往仅表现为低钾血症。肿瘤溶解综合征的预防与治疗主要包括别嘌呤醇和碱化尿液、利尿。

2. **卵巢小细胞癌** 侵袭性强，伴有高血钙，多见年轻患者。镜下见瘤细胞体积小，圆形或梭形，核深染，核分裂象常见，还可见大细胞，胞质丰富，嗜酸性，核大染色淡或呈空泡状；呈弥漫性，巢状，小梁状排列，其间有纤维组织分隔，大多可形成滤泡样结构，滤泡内充满嗜伊红液体。

3. **无性细胞瘤** 生殖细胞起源，多发生在青春期和早成年期，可有性腺发育不全表现；切面呈分叶状、黄棕色，瘤细胞圆形、卵圆形或多边形，体积大，胞质丰富，嗜伊红或透亮，核大、圆，居中，核仁明显，核分裂象多见，间质可见淋巴细胞浸润，偶见淋巴滤泡。

六、肿瘤标志物

LDH：是一种糖酵解酶，广泛存在于人体组织内，肿瘤组织及正常人血清内均可检出，尤以 NHL 患者血清 LDH 升高明显。王梅等总结了 6 例患者中 3 例偏高（41～82U/ml），而 5 例 CA19－9、CA153、SCC、CEA 及 6 例检测 AFP 均为阴性。颜笑健总结了 6 例中 4 例 LDH 增高（436～1723U/ml），正常参考值为（109～245U/ml），3 例 LDH 随疾病进展呈显著增高，另报道 1 例患者术前血清 LDH 正常，术后逐渐升高至 911～1832U/ml，当再次出现盆腔肿块时已升至 6679U/ml，表明血清 LDH 水平可作为推测肿瘤负荷、评估肿瘤转归的主要参考指标，LDH 进行性升高提示淋巴瘤复发。

CA125：颜笑健总结了 8 例，5 例查 CA125，结果均增高（44～3692U/ml），而 CA153、CA19－9、CEA、AFP 均无异常。

七、治疗及预后

原发性卵巢恶性淋巴瘤较其他淋巴结外恶性淋巴肿瘤更具有侵蚀性，易较早累及全身其他组织，预后极差。胡毅、冯奉仪等研究，卵巢的较之发生于女性生殖系统其他部位的 NHL 恶性程度高，并总结发生于卵巢的预后最差，其次为宫颈，发生于阴道者预后较好。尧名方等报道 1 例孕 7 个月合并此病者，腹水不能控制，术后 7 天即死亡。治疗原则是以手术为主，结合化疗、放射治疗的综合治疗。(1) 手术治疗：行全子宫加双侧附件及大网膜切除术，应尽可能行肿瘤细胞减灭术，彻底切除原发病灶及转移灶，使残存肿瘤细胞减少到最低程度，有利于提高以后的化疗或放疗的疗效。(2) 化疗：卵巢恶性淋巴瘤对化疗的敏感性远比卵巢癌高。因此，应及时行充分化疗。(3) 放疗：此病对放疗也较敏感。对于病变发展迅速或范围广泛的病例，应先行化疗，再对局部行放疗，以控制肿块及巩固疗效。对淋巴结或邻近组织有浸润或腹水先行化疗，化疗后仍有肿瘤残留或复发的病例，可考虑放疗。

影响预后的因素有临床分期、病理类型、原发还是继发、治疗方法等。Stroh 等认为国际预后指数是最重要的预后指标，比 Ann Arbor 分期和 FIGO 分期要佳。

第三节　宫颈恶性淋巴瘤

一、发病情况

原发宫颈恶性淋巴瘤（malignant lymphomas of the uterine cervix.）是罕见的，约占宫颈恶性肿瘤的 0.4%。张国玲报道 10 例原发宫颈恶性淋巴瘤，占宫颈恶性肿瘤的 0.9%。原发宫颈恶性淋巴瘤占女性结外型淋巴瘤 16.7%。我院 1958—1994 年共收治 1032 例结外型恶性淋巴瘤，其中 7 例（0.7%）发生于宫颈。1995—2001 年又收治 6 例宫颈淋巴瘤。近年来国内个案报道增多。至今中外文献报道原发宫颈恶性淋巴瘤共约 80 余例。

二、病理

宫颈淋巴瘤大多数为非霍奇金淋巴瘤，霍奇金少见。大体所见宫颈肿瘤呈均质、灰白色、鱼肉状。镜下形态与子宫外淋巴瘤相同。与其他小细胞肉瘤或未分化癌的鉴别困难，主要依靠免疫组织化学检查。CD20（＋＋）、CD45RO（＋）、EMA（－）、CK（－）、嗜铬索 A（－）、Myoglobin（－）、LCA（＋）。特殊染色 AB/PAS（－）。

淋巴瘤病理长期以来较为混乱，20 世纪 80 年代后经几次修改，目前用 WHO 2001 年病理分类（见表 61－1，表 61－2）。近年对恶性淋巴瘤免疫学方面的认识逐渐深入，免疫分型受到重视，来源于 T 细胞的淋巴瘤其恶性程度一般高于来源于 B 细胞的淋巴瘤。

三、临床表现

综合中外文献，宫颈恶性淋巴瘤平均发病年龄为 40 岁。临床表现与一般宫颈鳞癌相似，有不规则阴道出血，白带增多或阴道排液，可伴腹痛、腰痛。一般无低热、体重减轻、盗汗、贫血、疼痛、淋巴结肿大等症状。

妇科检查：宫颈外观表现多样性，局部肿瘤可呈结节、糜烂，偶有息肉状或菜花状，质地硬且韧，检查时肿瘤出血不多，肿瘤可向阴道、宫颈旁浸润。

四、诊断

原发宫颈恶性淋巴瘤少见，临床表现缺乏特征，诊断比较困难。确诊宫颈淋巴瘤的唯一方法仍是宫颈活组织检查，有时需多次乃至在阴道镜下或深切取活检。宫颈肿物为息肉时，应常规摘除并送活检。除了病理以外，有时需要免疫组化及抗原受体基因重组的结果。

细胞学检查：病变早期宫颈细胞学检查阳性率低，可能因为病变来自于宫颈间质，表面以鳞状上皮覆盖不宜获得肿瘤脱落细胞。

五、临床分期

多数作者采用FIGO有关子宫颈癌分期原则，同时也参照淋巴瘤的Ann Arbor分期系统。Ann Arbor分期为：$Ⅰ_E$期：肿瘤累及宫颈、阴道、子宫和宫旁组织；$Ⅱ_E$期：肿瘤侵犯盆腔和腹腔淋巴结；$Ⅲ_E$期：脾或膈上转移；$Ⅳ_E$期：卵巢、骨髓转移。

六、治疗

治疗原则是综合治疗。淋巴瘤是全身性疾病，尽管对放射治疗、化学治疗均敏感。但是，单纯放疗或化疗或手术治疗均不如综合治疗。

1. ***放射治疗*** 淋巴瘤对放射治疗敏感，以往文献报道放疗者占76%，本院曾报道2例原发宫颈恶性淋巴瘤，当给予常规子宫颈癌放疗剂量1/2时，宫颈肿瘤基本消退。但是，放疗后即使局部肿瘤控制满意，仍有发生远处转移可能。放射治疗方法参照子宫颈癌放疗，剂量可适当减少1/3。

2. ***化学治疗*** 常用化疗方案有：(1) CHOP方案 环磷酰胺750mg/m^2，第1天；阿霉素45mg/m^2，第1天；长春新碱1.4mg/m^2，第1，8天；强的松40mg/m^2，第1～10天。(2) BACOP方案 平阳霉素10mg/m^2肌内注射，第15，22天；阿霉素25mg/m^2，第1，8天；或表阿霉素40mg/m^2，第1，8天；环磷酰胺650mg/m^2，第1，8天；长春新碱1.4mg/m^2，第1，8天；强的松60mg/m^2，第15～28天。目前，化疗的长期无瘤生存与放疗结果一致，已成为本病的基本疗法之一。

3. ***手术治疗*** 手术适于早期病变，手术切除局限的肿瘤可提高生存率，并且可明确分期，但是多数作者不主张行根治术。

4. ***综合治疗*** 根据肿瘤情况采用综合治疗：(1) 病灶局限、肿瘤体积较小可先手术，术后加用化疗或生物治疗；(2) 宫颈周围有浸润，FIGO分期Ⅱb～Ⅲ期者，先化疗2～3周期，使播散趋向得到一定控制后行放疗，放疗中及后再巩固化疗2～3周期；(3) 第一次治疗失败或复发的病人考虑采用强化治疗加骨髓或外周造血干细胞移植；(4) 生物治疗在恶性淋巴瘤治疗中有一定地位，加用干扰素后明显提高5年生存率。

七、预后

宫颈恶性淋巴瘤因例数少，经验少，临床观察发现有的预后好，有的则很差，主要与病理类型和临床分期有关。小淋巴细胞型为低度恶性，弥漫性大细胞型为中度恶性，大细胞免疫母细胞型、浆细胞型等为高度恶性。后者预后很差。近年来免疫分型被认为是主要预后决定因素，来源于T细胞淋巴瘤恶性程度一般高于来源于B细胞。临床分期中FIGO分期或

Ann Arbor 分期均与预后密切相关，后者更明显。有人认为血浆乳酸脱氢酶可作为预后指标。伴全身症状如发热、体重减轻、盗汗者预后差。

中国医学科学院肿瘤医院采用综合治疗宫颈恶性淋巴瘤 13 例，平均年龄 39.2 岁，以阴道出血症状来诊者 10 例，查体发现宫颈息肉者 3 例。宫颈细胞学检查 9 例，阴性 8 例，1 例为中度非典型增生。宫颈结节型 7 例，息肉型 3 例，糜烂型 2 例，不详 1 例。FIGO 分期Ⅰb 期 7 例，Ⅲb 期 3 例，Ⅳ期 3 例。Ann Arbor 分期 $Ⅰ_E$ 期 9 例，$Ⅱ_E$ 期 1 例，$Ⅲ_E$ 期 0 例，$Ⅳ_E$ 期 3 例。治疗方法：放疗＋化疗 7 例，手术＋放疗＋化疗 1 例，手术＋化疗 3 例。治疗结果：4 例获长期生存（11 年、10 年、7 年、6 年），3 例疗后随诊 24 个月无复发，1 例因广泛转移 6 个月死亡，失随 3 例，2 例治疗后不足 1 年。

第四节　原发子宫内膜、阴道、外阴恶性淋巴瘤

原发性子宫内膜、阴道、外阴恶性淋巴瘤（malignant lymphomas of the endometrium，vagina，vulva）临床罕见。其病因和发病机制尚不清楚，由于缺乏特征性临床表现，术前确诊很困难。子宫内膜活组织检查、诊断性刮宫是早期诊断子宫内膜恶性淋巴瘤的有效方法，尤其是对有子宫排液或月经异常的绝经前后的妇女。

病理学特征：大多数为 B 细胞来源，瘤组织多由未成熟型淋巴细胞构成，呈弥漫性分布，免疫学检查以 B 细胞来源为主。

有学者提出诊断子宫恶性淋巴瘤的标准是：(1) 临床上肿瘤限于子宫，无白血病依据；(2) 如出现继发肿瘤，必须在原发子宫恶性淋巴瘤之后有较长时间间隔，如果病变局限于子宫或虽有其他部位受累及，但子宫病变显著者，仍可视为原发。

本病恶性程度高，预后差。陆春艳等报道 1 例子宫体非霍奇金淋巴瘤为 T 细胞型，同时伴有子宫内膜浆液性腺癌，随访 1 年后死于肿瘤复发。白萍报道 1 例子宫内膜、1 例外阴、2 例阴道恶性淋巴瘤。子宫内膜恶性淋巴瘤为Ⅰa 期，经综合治疗后随访 2 年生存。外阴恶性淋巴瘤为Ⅳ期伴双侧腹股沟淋巴结转移，化疗＋放疗后 2 个月出现鼻腔、眼眶内转移，再次化疗 5 程后完全缓解，无瘤生存 4 年。2 例阴道恶性淋巴瘤，1 例生存 6 年复发，1 例生存 7 个月。Vang 报道 14 例阴道恶性淋巴瘤，8 例为原发，分期为 I_E～II_E期，治疗采用全身化疗和局部放疗，疗效良好，随访 2.8～21 年，1 例 9 年死于不相关疾病，1 例 1.8 年死于淋巴瘤，其余均无瘤生存，所以认为原发阴道恶性淋巴瘤预后较好。Agaoglu 报道了 1 例，唯一的临床表现是 3 个月内体重减轻 13 公斤，给予综合治疗，于 1 年后患右乳腺浸润性导管癌，又给予手术和放疗，已无瘤生存 4 年。Stroh 等报道了 16 例宫体和宫颈淋巴瘤，12 例接受了化疗和体外照射，4 例仅化疗，5 年生存率和无瘤生存率分别为 77%和 67%。国际预后指数（IPI）低到中（0～2 分）5 年生存率为 90%，中到高（3～5 分）平均 66 个月后死于进展。

治疗方法为综合治疗。手术中应尽量切除原发病灶及转移病灶，术后化疗和放疗相结合。化疗采用 CEOP 方案，放疗为 40GY。

（白萍　马莹）

参考文献

1. 顾大中. 非何杰金淋巴瘤的放射治疗//谷铣之，等. 肿瘤放射治疗学. 北京：北京医科大学中国协和医

科大学联合出版社，1993：560-575.

2. 白萍，孙建衡．女性生殖系统原发性恶性淋巴瘤15例临床分析．中华妇产科杂志，1995，30：614-617.
3. 孙敏，曹军宁，张国玲，等．10例原发性宫颈淋巴瘤临床分析．中华肿瘤杂志，1997，19：206-208.
4. 刘泰福．现代放射肿瘤学．上海：复旦大学出版社，上海医科大学出版社，2001：423.
5. 颜笑健，梁立治，熊樱．8例卵巢非霍奇金淋巴瘤临床分析．肿瘤学杂志，2001，7：236-238.
6. 孙燕．恶性淋巴瘤//孙燕．内科肿瘤学．北京：人民卫生出版社，2001：815-851.
7. 胡毅，冯奉仪，张频．原发于女性生殖系统的非霍奇金淋巴瘤28例临床研究．中华肿瘤杂志，2003，25：486-489.
8. 王梅，熊樱．女性生殖系统的非霍奇金淋巴瘤11例临床分析．中华妇产科临床杂志，2005，6：118-120.
9. 毛伟征，苏东明，李雪萍，等．AJCC癌症分期手册．第2版．沈阳：辽宁科学技术出版社，2005，395-426，429.
10. 殷蔚伯．肿瘤放射治疗学．第4版．北京：中国协和医科大学出版社，2008：667.
11. Harris NL, Scully RE. Malignant lymphoma and granulocytic sarcoma of the uterus and vagina a clinicopathologic analysis of 27 case. Cancer, 1984, 53: 2530-2545.
12. Mann R, Robekts WS, Gunasareran S. Primary lymphoma of the uterine cervix. Gynecol Oncol, 1987, 26: 127-134.
13. Muntz HG, Ferry JA, Flynn D, et al. Stage IE primary malignant lymphomas of the uterine cervix. Cancer, 1991, 68: 2023-2203.
14. Herren T, Frrant W, Mccarthy K, et al. Lymphomas of the cervix and upper vagina: a report of fivecases and a review of the literature. Gynecol Oncol, 1992, 44: 87-95.
15. Shipp MA, Harrington DP, Anderson JR, et al. Apredictive model for aggressive non-Hodgkin's lymphoma. N Engl J Med, 1993, 329: 987-994.
16. Harris NL, Jaffe ES, Diebold J, et al. The World Health Organization classification of neoplastic diseases of the hematopoietic and lymphoid tissues. Report of the Clinical Advisory Committee meeting, Airlie House, Virginia, November, 1997. Histopathology, 2000, 36: 69-86.
17. Nanda S, Singhal SR, Marwah N, et al. Non-Hodgkin lymphoma presenting as an ovarian tumor. Acta Obstet Gynecol Scand, 2009, 88: 1417-1418.

第 62 章 女性生殖系统小细胞癌

小细胞癌最常见发生在肺，但亦可发生在消化道（胰腺）、泌尿道（膀胱）、乳腺。女性生殖系统主要发生在宫颈，依次为卵巢、子宫内膜、阴道、外阴等部位。女性生殖道各器官小细胞癌病理形态、生物行为、治疗方法有许多相似或相近特征：

1. 组织来源不清楚。

2. 恶性程度高，趋向早期发生转移，很快复发，远处转移。

3. 病理形态与免疫组化反应基本一致。

（1）光镜显示　小的、圆的细胞或梭形细胞，呈簇排列。拥挤、间质丰富，细胞浆少，核大，核染色深，多为圆形，亦有长形和不规则形，核仁少见，有丝分裂多见。

（2）电镜显示　细胞拥挤，核形态不一，有圆或卵圆形，偶尔见核裂缝，细胞浆少，与细胞核呈高比例，核染质颗粒状，细胞浆含空泡、线粒体、包涵体，胞质内可见神经内分泌颗粒。

（3）免疫组化反应　细胞角蛋白（cytokeratin）阳性，以此与淋巴瘤和肉瘤区别。上皮膜抗原（epithelial membrane antigen，EMA）、神经元特异性烯醇酶（neuron-specific enclase，NSE）、突触素（synaptophy）阳性。

各器官病理形态与免疫组化反应不完全一样。同一器官的表现亦有差异，大同小异。

4. 由于本病少见，积累病例少，无成熟治疗经验，临床常借鉴于肺小细胞癌的研究与经验。

5. 预后差，疗后生存时间短。

关于女性生殖器官小细胞癌的分期，一般报道习惯于用 FIGO 或 TNM 所规定的女性生殖器官癌的临床分期。

第一节　子宫颈小细胞癌

子宫颈小细胞癌（small cell carcinoma of the cervix，SCCC）是一种很少见的原发性子宫颈恶性肿瘤。与普通的子宫颈癌比较，其恶性程度高，早期发生远处转移，预后差，治疗方法亦不同于普通类型子宫颈癌，为一种特殊组织类型的子宫颈癌。

一、命名

子宫颈小细胞癌由于组织来源不清，命名混乱，故名称繁多。如类癌、小细胞癌、分化差类癌、嗜银细胞癌、小细胞肿瘤、神经内分泌癌、小细胞未分化癌、内分泌癌中间细胞型等 15 个以上名称。美国病理学会癌症委员会和美国癌症研究会发起的专题讨论会推荐统一名词：1. 典型类癌；2. 不典型类癌；3. 大细胞神经内分泌癌；4. 小细胞癌。SCCC 虽然少见有时可误诊为腺癌或鳞癌，影响治疗。因此认识这种特殊类型小细胞癌的特征有重要的临床意义。

二、发生率

美国 SEER（The Surveillance，Epidemiology and End-Results）资料，1977—2003 年，宫颈小细胞癌 290 例，宫颈鳞状细胞癌 27 527 例，宫颈腺癌 5231 例。宫颈小细胞癌每年发生率为 0.02～0.12/10 万。日本 Kitasato 大学医院发生率为 0.8%，国内三家医院报告为 0.6%～0.7%。文献报告占所有子宫颈癌 1%或低于 1%。各家不一致主要原因为应用诊断方法与诊断标准不统一，如光镜检查、电镜检查、免疫组化检测。

三、组织起源

SCCC 起源仍不清楚，主要有下列几种观点：

（一）来自宫颈嗜银细胞

在正常宫颈内膜上皮内可见到少量嗜银细胞，属于弥漫内分泌系统的一部分，这些细胞具有分泌多肽激素的潜能，可恶变成具有内分泌功能的小细胞癌。

（二）来自储备细胞

新近研究显示小细胞癌常合并存在鳞癌或腺癌。在胃肠道也有混合性神经内分泌癌（起源于内胚层干细胞）的报道。故认为可能起源于宫颈柱状上皮下的储备细胞。

（三）与 HPV18 和 HPV16 型的关系

HPV18 型与子宫颈癌关系密切，HPV（人类乳头状病毒）有引起宫颈储备细胞形成肿瘤的倾向。Masumoto 等研究发现 10 例宫颈小细胞癌标本中 HPV 全阳性，其中 9 例为 HPV18 型，1 例为 HPV16 型。Schmidt 等发现宫颈小细胞癌与 HPV 感染密切，HPV18 型比 HPV16 型更常见。

四、病理特征

（一）大体形态

与其他类型子宫颈癌一样，SCCC 宫颈正常大小或增大至 5～6cm，糜烂状，菜花样，溃疡结节样生长。

（二）光镜检查

肿瘤主要由小细胞和中间型细胞（燕麦细胞）组成，细胞呈卵圆形或梭形，胞质少，核深染，染色质细，无明显核仁。中间型细胞圆或多角形，中等大小，胞质稍多，嗜银性，边界不清，核圆或卵圆形，浆色质粗，核仁较清楚。两种细胞可同时存在，且往往以其中一种为主。癌细胞多排列呈浆状、岛状或弥漫分布，亦可形成菊花状，圆形结构，易见核分裂，有时合并腺癌或鳞癌。

（三）电镜检查

细胞核形态不一，许多细胞核是圆形或卵圆形，有的很不规则，核染色明显成块状，可见散在核仁。大多数肿瘤细胞浆少，为线粒体充满，细胞间拥挤，细胞膜紧并列，留有很少间隙，有时细胞膜交错。如肿瘤横断切面，树枝状突起形成圆形或卵圆形。有些癌细胞内是致密核心神经内分泌颗粒，各肿瘤内甚至同一肿瘤内数目不等，颗粒 120～330nm 直径，一致为圆形或卵圆形。神经内分泌颗粒位于细胞边缘或紧靠 Golgi 体。

（四）免疫组织化学

1. **上皮性细胞标志物**　有一种或一种以上的上皮性细胞标志物如 CEA（癌胚抗原）、

CK（细胞角蛋白）、EMA（上皮膜抗原）阳性，AE/AE3（低分子量蛋白）阳性率为80%～100%。

2. **神经内分泌细胞相关的标志物** 有一种或几种神经内分泌细胞相关的标志物阳性如NSE（神经元特异性烯醇化酶）阳性率 90%～100%，嗜铬粒蛋白（chromogranin）、嗜铬素阳性率 20%～25%，突触素（synaptophydin）阳性。ACTH（促肾上腺皮质激素），神经丝（neurofiarnent），铃蟾肽（bombesin）。

五、临床特征

（一）年龄与婚姻

SCCC 可发生在已婚或未婚妇女。美国 SEER（The Surveillance Epidemiology and End-Results）1977—2003 年收集子宫颈小细胞癌 290 例，其中未婚占 20%，已婚占 53%，离婚或丧偶 27%。<45 岁占 20%，45～64 岁占 34%，>65 岁占 23%。而国内三家医院发病年龄为 25～53 岁，平均年龄 40 岁比文献报告年轻。

（二）临床症状与体征

最常见症状是阴道出血或流液。有时大量出血或大量排液。合并感染、发热，肿瘤表面覆盖大量坏死和脓性分泌物而造成误诊。晚期有下腹疼痛。部分患者可毫无症状而常规体格检查发现，亦有因妇科其他症状如腹块就诊而发现。体征与好发部位多数与鳞癌相同。但常缺少典型的先驱病变，宫颈上皮内瘤样病变。

（三）早期发生淋巴结和血液远处转移

SCCC 另一种特点是早期发生盆腔淋巴结转移和经血道转移，复发率高。国内四家医院报道Ⅰa～Ⅱa 期 25 例，其中 21 例施行子宫广泛切除加盆腔淋巴结清扫术，术后病理检查 10 例有盆腔淋巴结转移，占 48%。美国 SEER（The Surveillance，Eidemiology and End-Results），1977—2003 年收集子宫颈小细胞癌 290 例，宫颈鳞状细胞癌 27 527 例。盆腔淋巴结转移情况见表 62－1。

表 62－1 分期与盆腔淋巴结转移的关系

	病人数	盆腔淋巴结阳性	淋巴结阳性率（%）
宫颈小细胞癌			
Ⅰ	91	20	27.5
Ⅱ	33	7	24.2
Ⅲ	24	11	66.7
Ⅳ	3	1	66.7
宫颈鳞状细胞癌			
Ⅰ	11 099	1053	10.9
Ⅱ	4101	618	21.3
Ⅲ	2184	437	34.8
Ⅳ	502	101	46.8

引自 Chen Obstet Gynect，2008，111：1394-1940.

美国资料与我国相近，表明 SCCC 早期发生淋巴结转移。SCCC 可经淋巴或血性广泛转移，转移部位依次为肺、骨骼、肝、脑、肾、乳房、锁骨上淋巴结转移。患者多死于癌转移。

六、诊断与鉴别诊断

(一) 诊断

与其他类型子宫颈癌不同，由于一般不侵犯表面上皮，细胞学检查常阴性，认为宫颈脱落细胞检查诊断SCCC敏感性差，近几年有所改善。

1. 宫颈涂片细胞学检查 (1) 巴氏细胞学检查，Kim发现巴氏细胞学涂片特征：肿瘤细胞胞浆极少，染色质点彩状，显著核挤压，细胞多形成大小不一的聚集体；(2) 液基薄层细胞涂片，肿瘤细胞小而圆，单个存在或形成疏松的小聚集体（<10个细胞，鳞癌和腺癌可见典型较大的片状聚集体)，细胞核质比大，核圆或卵圆形，染色质深染，核膜不规则或皱缩，核仁不明显，胞浆少或几乎见不到胞浆，细胞核相互挤压。

2. 宫颈活检病理检查 最后确诊根据病理组织形态决定。

3. 免疫组织化学检查 (1) 有1种或1种以上上皮组织标志物阳性，如CEA（癌胚抗原)、CK（细胞角蛋白)、EMA（上皮膜抗原)；(2) 有2种或2种以上神经内分泌相关的标志物阳性，如NSE（神经元特异性烯醇化酶)、嗜铬粒蛋白、突触素。具备以上2项标准可确诊为SCCC。

4. 电镜检查 它与免疫组化标记以提高诊断的准确性。

(二) 鉴别诊断

本病需与下列疾病相鉴别：小细胞低分化鳞状细胞癌，恶性淋巴瘤，间质肉瘤，非霍奇金淋巴瘤，转移性小细胞癌。

七、治疗

SCCC发病率低，病例数少，早期发生淋巴和血性转移。目前尚无统一治疗方案，强调采用手术、放疗和化疗相结合的综合治疗。

(一) 手术治疗

Ⅰ期、Ⅱa期行子宫广泛切除加盆腔淋巴结清扫术，术后化疗或辅助放疗。盆腔外照射加或不加阴道腔内放疗。有人认为术后放疗对患者有益。但Sevin认为SCCC对放疗不敏感，5例术后放疗中4例盆腔复发、死亡。

(二) 放射治疗

Ⅱb～Ⅳ期行放射治疗，治疗方法与普通子宫颈癌照射方法相同即体外照射加腔内治疗。放疗是局部治疗，要辅加化疗，消灭转移灶。

(三) 化学治疗

SCCC组织形态及生物行为与肺小细胞癌相似，故借鉴肺小细胞癌治疗的经验，采用化疗联合手术和/或放疗综合治疗。手术与放疗去除局部病灶，化疗控制远处转移。治疗时化疗应列为常规。化疗方案较多，常用方案为VAC（长春新碱、阿霉素、环磷酰胺)、EP（足叶乙甙、顺铂）或VAC/EP二者交替使用。EP方案＋手术治疗或放射治疗被认为是SCCC标准治疗。Eivanovic报道早期SCCC术后辅加DDP（顺铂）＋VP16（足叶乙甙）化疗有保护远处转移作用。5例早期SCCC术后未加化疗，全部病例2年内发生远处转移，而6例术后辅加EP方案化疗，仅1例发生远处转移。

1. 新辅助化疗 Hoskins报道新辅助化疗（EP方案或紫杉醇加卡铂)，用于宫颈肿瘤大于4cm者，能提高手术切除率，但不能提高生存率。Bermadet报道Ⅰb2期以上18例，术前 BEP（博来霉素、足叶乙甙、顺铂）方案新辅助化疗，其中 13 例进展期 SCCC 成功实施了手术切除，并且术后化疗敏感也提高到 84.7%，认为肿瘤体积>4cm 或<4cm，但有淋巴结转移或脉管浸润倾向的应行新辅助化疗以增加手术切除率。

2. 同步放、化疗 使用于局部晚期 SCCC，同步放、化疗方案：EP 方案，EIP 方案（足叶乙甙、异环磷酰胺、顺铂），TP 方案（紫杉醇、顺铂）。Lee 比较同步放化疗与辅助化疗，两组情况相近，5 年生存率辅助化疗组与同步放化疗组各为 52.5%和 45.5%（$P=0.37$），表示同步放、化疗未能提高生存率。国内学者报道同步放、化疗亦未能提高生存率。

八、存活情况

美国 SEER（Surveillance，Epidemiology and End-Results）资料显示见表 62-2。

表 62-2 美国 1977—2003 年 SCCC 生存情况

诊断年份	5 年生存率（%）		
	小细胞癌	鳞癌	腺癌
1977—1986 年	43.8	60.2	66.6
1987—1996 年	34.1	60.6	71.2
1997—2003 年	32.5	64.6	74.3
P 值	0.719	< 0.001	<0.001

引自 Chen. Obstet Gynecol，2008，111：1394

SCCC 总生存率：2 年、5 年、10 年各为 46.8%、35.7%、28.3%。

Lee 报道 68 例Ⅰ～Ⅱa 期 SCCC，2 年、5 年生存率为 64.6%和 46.6%。国内殷氏报告 20 例Ⅰ、Ⅱa 期 SCCC，3 年、5 年生存率为 61%、30%和 57%、0。

九、影响疗效的因素

美国 SEER（Surveillance，Epidemiology and End-Results）资料，290 例 SCCC 多因素分析与预后关系见表 62-3。

表 62-3 影响子宫颈 SCCC 疗效多因素分析

项目	病人数	危险率比	95%CL	*P*
分期				
Ⅰ	91			
Ⅱ	36	1.18	0.61-2.28	0.631
Ⅲ	29	2.41	1.17-4.96	0.017
Ⅳ	60	4.62	2.55-8.36	<0.001
淋巴结阳性				
盆腔	39	1.06	0.59-1.90	0.849
盆腔外	22	1.16	0.59-2.25	0.671
不清	63	1.11	0.67-1.83	0.680

续表

项目	病人数	危险率比	95%CL	P
肿瘤大小				
>2cm	87	1.38	0.54－3.50	0.503
不清	109	200	0.79－5.07	0.143
年龄				
65岁～74岁	25	0.34	0.14－0.78	0.01
55岁～64岁	33	0.52	0.23－1.17	0.112
45岁～54岁	40	0.40	0.18－0.91	0.29
35岁～44岁	54	0.59	0.27－1.28	0.183
<35岁	45	0.73	0.31－1.69	0.939
治疗方法				
单纯体外照射	41	0.99	0.59－1.85	0.978
单纯子宫切除	46	0.46	0.22－0.96	0.035
子宫切除＋放疗	50	0.73	0.37－1.44	0.364
体外照外	33	1.04	0.55－1.96	0.895

引自 Chen. Obstet Gynecol，2008，111：1394-1940.

表示诊断时年龄、分期、单纯子宫切除是影响疗效的因素，$P<0.05$。而淋巴结转移不影响疗效原因不清，可能与早期发生远处转移有关。

（楼洪坤）

参考文献

1. 楼洪坤，王兰兰，吴道芹．子宫颈小细胞癌//陈惠祯，蔡红兵，毛永荣．现代妇科肿瘤学．武汉：湖北科学技术出版，2006：543-547.
2. 殷卓敏，于爱军，吴梅娟，等．早期宫颈小细胞癌 20 例临床分析．肿瘤学杂志，2009，15（8）：756-758.
3. Albores-Saavedra J，Gersell D，Gilks，et al. Terminology of endocrine tumors of the uterine cervix. Arch Pathol Lab Med，1997，121：34-39.
4. Chen J，Macdonald K，David K，et al. Incidence，martality，and prognostic factors of small cell carcinoma of the cervix. Obstet Gynecol，2008，111：1394-1402.
5. Tsuno S，Jobo T，Arai M，et al. Small cell carcinoma of the uterine cervix：a clinico pathologic study of 11 cases. Int J Gynecol Cancer，2005，15（2）：295-300.
6. Crowder S，Tuller E. Small cell carcinoma of the female genital tract. Semin Oncol，2007，34：57-63.
7. Bermudet A，Vighi S，Carcia A，et al. Neuroendocrine cervical carcinoma diagnostic and therapeutic challenge. Gynecol Oncol，2001，82（1）：32-39.
8. Ishida GM，Kato N，Hayasaka T，et al. Small cell neuroendocrine carcinoma of the uterine cervix a histological immunohistochemical and molecular genetic study. Int J Gynecol Pathol，2004，23（4）：366-372.

9. Masumoto N, Fujii T, Ishikawa M, et al. P16 overexpression and human papillomavirus infection in small cell carcinoma of the uterine cercix. Hum Pathol, 2003, 34: 778-783.
10. Eivanovic O, Leitao Jr M, Park KJ, et al. Small cell neuroendocrine carcinoma of the cervix: analysis of outcome, recurrence pattern and the impact of platinum-based combination chemotherapy. Gynecol Oncol, 2009, 112: 590-593.
11. Bifulco G, Mandato VD, GiamPaolino P, et al. Small cell neuroendocrine cervical carcinoma with 1-year follow-up: case report and review. Anticancer Research, 2009, 29: 477-484.
12. Buruta DM, Schorge JO, Duska LA, et al. Multimodality therapy in early stage neuroendocrine carcinoma of the uterine cercix. Gynecol Oncol, 2001, 8: 82-87.
13. Sevin Bu, Method MW, Nadji M, et al. Efficacy of radical hysterectomy as treatment for patients with small cell carcinoma of the cervix. Cancer, 1996, 77: 1489-1493.
14. Boruta DM, Schorge JO, Duska LA, et al. Multimodality therapy in early neuroendocrine carcinoma of the uterine cercix. Gynecol Oncol, 2001, 81: 82-87.
15. Hoskins PJ, Swenerton KD, Pkike JA, et al. Small cell carcinoma of the cercix: fourteen years of experience at a single institution using a combined modality regimen of involved-field irradiation and platinum-based combination Chemotherapy. J Clin Oncol, 2003, 21: 3495-3501.
16. Lee JM, Lee KB, Nam JH, et al. Prognostic factors in FIGO stage Ⅰb～Ⅱa small cell neuroendocrine carcinoma of the uterine cervix treated surgicae: results of a multi-center retrospective Korean study. Annals of Oncology, 2008, 19: 321-326.
17. Kim Y, Ha HJ, Kim JS, et al. Significance of cytologic smears in the diagnosis of small cell carcinoma of the uterine cervix. Acta Cytol, 2002, 46: 637-644.
18. Ng WK, Cheung LK, Li AS, et al. Thin-layer cytology findings of small cell carcinoma of the lower femal gentital tract: review of three cases with molecular analysis. Acta Cytol, 2003, 47: 56-64.

第二节 原发性卵巢小细胞癌

小细胞癌最常见发生在肺，但亦可发生在消化道（胰腺）、泌尿道（膀胱）、乳腺。在女性生殖系统主要发生在宫颈，其次为卵巢。

一、组织起源

原发性卵巢小细胞癌（small cell carcinoma of ovary，SCCO），组织来源不清楚，文献报道各学者意见不一致。

1. **生殖细胞肿瘤** Ulbright 一组病例，10～24 岁，全部病例肿瘤单侧性，光镜和电镜检查与 Dickersin 病例相似。组织学上似精原细胞和畸胎瘤混合的睾丸肿瘤，表示 SCCO 最可能起源于生殖细胞，与卵黄囊肿瘤有关但与典型的卵黄囊肿瘤有区别。Rowell 采用治疗生殖细胞肿瘤有效方案 VAC（长春新碱、放线菌素 D、环磷酰胺）或 BEP（顺铂、鬼臼乙叉、平阳霉素）治疗有效，提示二者相同组织来源。McMahou 电镜检查显示出细胞团外围有断续基膜（basal lamina）外，未发现基底膜物质（basement menbranelike material），怀疑 SCCO 与卵黄囊肿瘤或另外生殖细胞肿瘤有关。

生殖细胞肿瘤 hCG（绒毛膜促性腺激素）与 AFP（甲胎蛋白）阳性，而 SCCO 却阴性。

2. **上皮性肿瘤** Memahou 一组病例，电镜检查显示上皮性肿瘤特征，常见细胞间有桥粒样连接（desmosome-like junction），细胞外围有断续的基膜。SCCO 形态相似分化不良的上皮肿瘤。上皮肿瘤 EMA（上皮膜抗原）阳性，而 SCCO1/3 病例 EMA 阴性。但 SCCO 发病年龄≤39 岁，上皮肿瘤发病年龄>40 岁。

3. *性索间质肿瘤*　Hlite 等根据 SCCO 的发病年龄，镜下形态滤泡形成，Calretinin 染色阳性，认为起源于原始或未分化的性索间质肿瘤。Eichor 流式细胞学检查 25 例高钙血症型 SCCO 的 DNA（脱氧核糖核酸），其中 23 例为二倍体（diploid），成人型颗粒细胞瘤 20%为非整倍体，无性细胞瘤 100%为非整倍体（aneuploid），怀疑起源与生殖细胞有关，倾向支持来源于性索间质肿瘤。免疫组化 WTI（wills 蛋白）和 EMA 阳性，α-抑制素阴性，性索间质肿瘤少见，支持上皮性来源。此外，二者区别为 SCCO 有高钙血症，恶性程度高，预后差；而性索间质肿瘤无高钙血症，预后好。

综观 SCCO 与性索间质肿瘤区别较多，而与上皮性肿瘤或生殖细胞肿瘤区别少，SCCO 来源仍不肯定，需要继续研究、观察。

二、病理形态

形态学上 SCCO 可分高钙血症型和肺型两种病理类型，以前者常见。

肿瘤肉眼观：高钙血症型以实性为主，伴少量囊性变。肺型肿瘤以实性为主，内可含黏液。

光镜检查：高钙血症型肿瘤由于大量弥散性条束状或簇状排列的小细胞组成，核呈圆形或卵圆形，常伴有不明显的小核仁，40%肿瘤内出现大细胞，直径 10～40μm，胞浆较丰富。80%肿瘤内存在数量不等的泡样间隙。肺型镜下所见类同高钙血症型，唯滤泡样结构和大细胞少见。

电镜检查：高钙血症型细胞浆内含有粗面内质网扩大形成的大囊，其内含有电子密度不等的细颗粒物质，具有一定的诊断特征，胞浆中无神经内分泌颗粒物，可以区别其他组织小细胞癌的卵巢转移。肺型细胞中无大量的粗面内质网。

三、临床表现

原发性卵巢小细胞癌根据临床表现、病理形态、免疫组化染色特征可分肺型和高钙血症型。

肺型患者比高钙血症型患者少见，常为中老年女性，发病年龄 28～85 岁，血清钙正常水平。

高钙血症型患者多见于年轻妇女，发病年龄 9～45 岁，平均年龄 23 岁。60%～75%病例术前血清钙升高，血清磷一般正常或降低。血清钙增加一般认为是肿瘤细胞本身分泌产生。高钙血症患者临床表现有：恶心、呕吐、体重下降。偶有报告高钙血症所致的急性胰腺炎和精神错乱等症状。肿瘤切除后血清钙短期内恢复，肿瘤复发血清钙又升高。因此，血清钙检查可作为诊断和治疗随访参考指标。

两种类型原发性卵巢小细胞癌主要症状为腹胀、腹块或盆腔肿块、腹痛、阴道流血，偶有急腹症系由于肿瘤扭转或破裂所致。晚期伴腹水。高钙血症型 99%患者，单侧卵巢累及，左右两侧概率相仿。而肺型 45%患者双侧卵巢受累。

流式细胞学检测 DNA，肺型 63%为非整倍体，高钙血症型为二倍体。

四、诊断与鉴别诊断

（一）诊断

本病罕见，临床缺乏经验，患者很少有典型临床表现，故术前难以正确诊断。Young 报道 150 例，全部病例术后明确诊断。国内陈氏报告 4 例，术前误诊其他卵巢恶性肿瘤而手术，术后病理检查才确诊。但对年轻妇女，单侧附件肿块，血清钙升高者，除外甲状旁腺及骨疾病之外要高度怀疑本病。最后依靠病理与免疫组化染色辅助检查才能确定。

（二）鉴别诊断

本病常误诊为其他卵巢肿瘤而手术，需要同下列肿瘤区别：

1. **颗粒细胞癌** 病理形态与发病年龄均同 SCCO 相似，但二者免疫组化染色不同。SCCO EMA（上皮膜抗原）阳性，而抑制素 α（α－inhibin）阴性。相反，颗粒细胞癌 EMA 阴性，而抑制素 α 阳性。

2. **生殖细胞肿瘤（卵黄囊瘤与胚胎癌）** SCCO 年轻，组织形态相似卵巢黄囊瘤或胚胎癌。但后者放射免疫测定 AFP 与 hCG 呈阳性，SCCO 呈阴性。

3. **转移性小细胞癌** 肺与女性生殖器官 SCC（小细胞癌），都可能转移到卵巢，上述器官转移来小细胞癌光镜下细胞浆内有嗜银颗粒，而 SCCO 中除个别例外不存在神经内分泌颗粒。

4. **卵巢淋巴瘤** 本病具有特有淋巴细胞标记抗体，而且检测细胞角蛋白二者不同可以区别。

尚需鉴别原始神经内分泌瘤、黑色素瘤、转移性圆细胞肉瘤。

五、治疗

多数学者主张采用手术、化疗、放疗等综合治疗。

（一）手术治疗

手术范围与卵巢上皮癌相同。早期行全宫加双侧附件切除加大网膜切除加盆腔淋巴结切除加或不加腹主动脉旁淋巴结切除。晚期不能行根治术者接受肿瘤细胞减灭术。

高钙血症型 SCCO 单侧卵巢患病率高达 90%以上，患者年轻，要求保留生育功能，愿承担二次手术风险，子宫与对侧卵巢外观正常者行病侧附件切除术，术后化疗。Pana 和 Powll 各报道 1 例 SCCOⅢ期，年轻患者行病侧附件切除，术后联合化疗，两例存活 2 年以上。

（二）化学药物治疗

本病少见，积累病例困难，无成熟化疗方案。常常借鉴治疗卵巢恶性生殖细胞肿瘤、上皮性卵巢恶性肿瘤和肺小细胞癌方案。所用药物 DDP（顺铂）、VCR（长春新碱）、BLM（博来霉素）、ADM（阿霉素）、VP16（足叶乙甙）、Tax（紫杉醇）、CBP（卡铂）、CTX（环磷酰胺）。近几年有文献报道采用 6 药联合方案（VCR＋DDP＋CTX＋VP16＋ADM＋BLM）治疗取得良好效果。

（三）放射治疗

术后全盆腔照射加或不加主动脉旁淋巴结照射或全腹加盆腔照射。全盆腔照射 45～50Gy，全腹照射 25 Gy，腹主动脉旁照射 45Gy。GCIG（Gynaecological Cancer Intergrunp）（国际妇科癌瘤协作组）经验，SCCOⅠ期 10 例，其中 6 例术后辅加放疗，6 例中 5 例存活 50 个月以上，4 例手术后未加放疗，仅 1 例长期生存，提倡术后辅加放疗。Young 报道 5 例长期存活中 4 例接受盆腔或全腹照射。Dickersin 报道 5 年存活者均接受全腹照射，提示放射治疗对提高生存率有帮助。

六、预后

（一）生存情况

尽管手术、放疗、化疗等综合治疗，效果多数不佳，总的生存率大约 10%，Ⅰa 期

30%。Young分析150例，Ⅰa期42例（占33%）中14例，随访1～13年，存活良好。余23例在2年内死于癌瘤。Ⅰa期以上病人，除1例Ⅱb期外，余病例均死于癌瘤。Ⅰa期，>30岁，术前血钙正常，肿瘤<10cm、没有大细胞者，预后好。杭州学者报道4例，Ⅰa期1例存活3年，Ⅱ期1例存活11个月，Ⅲ期2例存活6个月。

（二）影响疗效因素

Young分析150例，结果年龄、分期、肿瘤大小、血清钙水平等影响疗效。年龄小、肿瘤大、分期晚、血清钙高者预后差。

（楼洪坤）

参考文献

1. 陈雅卿，楼洪坤，方铣华．原发性卵巢小细胞癌4例报告及文献复习．中华肿瘤杂志，2005，12：758-759.
2. 程玺，杨文涛，吴小华，等．肺型原发性卵巢小细胞癌三例及文献复习．中华妇产科杂志，2006，41（7）：481-483.
3. Harrison ML，Hoskins P，Bois A，et al. Small cell of the ovary，hypercalcem type analysis of combined experience and recommendation for management：a GCIG study. Gynecol Oncol，2006，100：233-238.
4. Young KH，Olivea E，Scully KE. Small cell carcinoma of the ovary hypercalcemi type a clinical-pathological analysis of 150 cases. Am J Surg Pathol，1994，18：1102-1116.
5. Rana S，Warren BK，Yamada D. Stage Ⅲc small cell carcinoma of the ovary：survival with conservative surgery and chemotherapy. Obstet Gynecol，2004，103：1120-1123.
6. Dickersin GR，Kline IW，Scully RE. Small cell carcinoma of the ovary with hypercalcemia：a report of 11 cases cancer. Cancer，1982，49：188-197.
7. Powell JI，McAfee RD，McCoy. Uterine and ovarian conservation in advanced small cell carcinoma of the ovary. Obstet Gynecol，1998，91（5）：846-848.
8. Ulbright TM，Roth LM，Stehman FB，et al. Poorly differentiated（small cell）carcinoma of the ovary in young women. Hum Pathol，1987，18：175-184.
9. Memahou JT，Hart WR. Ultrastructural analysis of small cell carcinoma of the ovary. Am J Clin Pathol，1998，90：523-529.
10. Wynn D，Everett GD，Boothby RA. Small cell carcinoma of the ovary with hypercalcemia causes severe pancreatitis and altered mental status. Gynecol Oncol，2004，95：716-718.

第三节　原发性子宫内膜小细胞癌

小细胞癌是一种具有神经内分泌功能的恶性肿瘤，常见于肺。在女性生殖系统中，小细胞癌多发生于宫颈，其次为卵巢，子宫内膜居第三位。上海学者查阅1982—2007年文献，收集到子宫内膜小细胞癌（small cell carcinoma of endometrium，SCCE）48例，加上本人报告1例，共49例。

一、组织起源

组织起源仍不清楚，Olson认为小细胞癌来源于正常内膜的神经内分泌系统。Campo等认为子宫内膜腺癌和非肿瘤内膜中存在嗜银颗粒和神经内分泌颗粒，提示神经内分泌起源于苗勒管具有多向分化潜能的细胞，在一定条件下向各向转化，可向神经内分泌分化，亦可向腺分化。因此 SCCE 源于子宫内膜上皮。SCCE 与鳞癌或腺鳞癌同时存在形态支持这种观点。

二、病理形态与免疫组化

光镜检查是由分化差的小细胞至中间型细胞组成，呈片状、条索状或巢状分布。胞浆少，核深染，呈圆形、卵圆形、梭形或不规则形。核内染色质弥散呈颗粒状，核仁不明显，核分裂多。有时同时伴有腺癌、腺鳞癌、其他中胚叶肿瘤。

电镜检查，肿瘤细胞可表现为由细胞桥粒连接，胞浆中有典型的神经内分泌颗粒（100～200nm）。

免疫组化染色，一种或多种神经内分泌标志物呈阳性，如神经元特异性烯醇化酶（NSE）、突触素（SY）、嗜铬素（CgA）、细胞角蛋白（CK）。

三、临床表现

发病年龄为 23～78 岁，平均年龄为 57 岁（有报告为 64 岁）。临床表现为月经不规则，不规则阴道流血，绝经后流血。有时出现转移性肿瘤引起的腹痛，少见有盆腔炎表现。亦有癌旁综合征（paraneoplastic syndromes）报告，出现视力功能障碍、进行性视力下降、视野狭窄、失明而来就诊。检查可扪及盆腔肿块，阴道转移性病灶。

四、诊断与鉴别诊断

1. **诊断** 对不规则阴道流血或绝经后妇女除外月经疾病外要做诊断性刮宫，标本送检病理检查，免疫组化染色决定。Van Han Hoeven 提出诊断标准：（1）肿瘤由单一的小型至中间型肿瘤细胞组成，致密，成片生长，可合并或不合并其他肿瘤亚型成分；（2）免疫组化在此单一细胞成分中必须有至少一种神经内分泌标志阳性；（3）须有明确的原发子宫内膜的证据，如部位局限于子宫内膜或子宫内膜出现与小细胞癌有关的不同形态的原发性肿瘤。

妇科恶性肿瘤患者伴原因不明视力障碍要怀疑本病可能。

2. **鉴别诊断** 需要与下列疾病鉴别：子宫内膜其他恶性肿瘤如腺癌，子宫内膜间质肉瘤，小细胞低分化鳞癌，宫颈扩张或转移性小细胞癌，恶性淋巴瘤。免疫组织化学检测有助于鉴别。

五、治疗

本病少见，无统一治疗方案。多数主张以手术为主综合治疗。手术范围参照子宫内膜癌分期相应手术。全子宫切除加双侧附件切除，术后辅助化疗加放疗或不加体外照射。全盆腔照射，肿瘤量 45～50Gy。偶有报道采用单纯化疗缓解症状与体征。

化疗方案借鉴肺小细胞癌治疗经验，EP 方案（DDP＋VP16）（顺铂＋足叶乙甙）。

六、生存与预后

预后差，上海学者收集 49 例子宫内膜小细胞癌中 5 例失访，20 例存活不到 1 年。最短一例生存 8 天，最长一例生存 9 年。

（楼洪坤）

参考文献

1. Olson N, Twigg L, Sibley R, et al. Small cell carcinoma of endometrium: light microscopic and ultrastruetural study of a case. Cancer, 1982, 60: 760-765.
2. Campo E, Brunier M, Merino MJ. Small cell carcinoma of the endometrium with associated ocular paraneoplastic syndrone. Cancer, 1992, 69: 2283-2288.
3. Woong Ju, Park IA, Kim SH, et al. Small cell carcinoma of the uterine corpus manifesting with visual dysfunction. Gynecol Oncol, 2005, 99: 504-506.
4. Van Hoeven KH, Hudock JA, Woodruff JM, et al. Small cell neuroendocrine carcinoma of the endometrium. Int J Gynecol Pathol, 1995, 14: 21-29.
5. Huntsman DG, Clement PB, Gilks CB, et al. Small cell carcinoma of the endometrium: a clincopathological study of sixteen cases. Am J Surg Pathol, 1994, 18: 364-375.
6. Chuang J, Chu CC, HWang H, et al. Small cell carcinoma of the endometrium with concomitat pelvic inflammatory disease. Arch Gynecol Obstet, 2002, 266: 178-180.

第四节　原发性阴道小细胞癌

女性生殖系统发生小细胞癌少见，恶性程度高，易早期发生血液播散和淋巴结转移，预后差。其发生率依次为宫颈、卵巢、子宫内膜，阴道居第 4 位。Colemon 收集 1984—2006 年资料，英文文献报道共 25 例。

一、临床表现

原发性阴道小细胞癌（primary small cell carcinoma of the vagina，SCCV），罕见，其起源不清楚。

Kamink 收集至 2003 年英文文献报道 SCCV22 例。其中 20 例有临床资料，年龄32～78 岁，平均年龄 59 岁。绝大多数为中老年妇女，60 岁以上妇女 9 例。

常见症状有阴道接触性出血，绝经后阴道流血，阴道滴点状流血，分泌物增多，阴道疼痛。有报告合并库欣（Cushing's）综合征和抗利尿激素异常分泌引起症状。妇科检查可见阴道内外生性包块。肿瘤可发生在阴道任何部位，多见于阴道后壁上 1/3 或下 1/3，而中 1/3较少见。肿块呈菜花样、结节样、团块状向外突出生长，触之易出血。晚期向阴道周围或宫旁浸润。

二、病理形态

光镜表示小的圆的细胞或燕麦细胞，呈簇排列、拥挤，被丰富间质分开。染色过深的核，核大多数为圆形，但有长方形和不规则形，核仁少见。细胞浆少，有丝分裂多见，可见脉管受侵，嗜银颗粒染色阳性。

电镜表示细胞拥挤，形态不一，有圆或卵圆形。偶尔见核裂缝。细胞浆少与细胞核呈高比例，核染质颗粒状，核缘致密，细胞浆含空泡、线粒体。有细胞浆包涵物，偶尔可见神经内分泌颗粒，无胞桥小体。

三、诊断与鉴别诊断

妇科检查发现阴道有新生物要取活检，组织送病理检查。怀疑小细胞癌者要加免疫组化染色检测才能确诊。有条件单位可做电镜检查。检查时要注意是否并存阴道鳞癌或腺癌。排除肺和生殖道转移性小细胞癌。

尚需与下列肿瘤鉴别：低分化间质肉瘤，原发性神经外胚层肿瘤，颗粒细胞瘤，非霍奇金淋巴瘤。

常规检查之外，需做盆腔、腹部、肝、肺、骨 CT 扫描。评估肿瘤范围，了解是否有区域或远处转移，决定治疗方法。

四、治疗

本病少见，无统一治疗方案，常借鉴肺小细胞癌治疗经验。应根据临床期别选择适宜的治疗方案。

1. **手术治疗** 常用于早期病人，病灶小，位于阴道上 1/3 者。行子宫广泛切除加盆腔淋巴结切除。肿瘤位于阴道下 1/3 者行阴道部分切除加双侧腹股沟淋巴结清扫，术后辅助化疗加或不加放疗。肿瘤位于中 1/3 者行放疗和化疗。放疗后如局部未控或复发，阴道旁组织软，无远处转移，酌情可行前或后半盆腔脏器切除术。

2. **放射治疗** 放射治疗方法与原发性阴道鳞癌相同，体外照射加腔内治疗。

借鉴新辅助化疗后照射或同步放、化疗治疗子宫颈癌经验。有人采用 DDP＋VP16（顺铂＋足叶乙甙）化疗后放射治疗或同步放、化疗。Mirhashemi 报道 DDP＋VP16 化疗 2～3 疗程后全盆腔外照射。

3. **化学药物治疗** 多数采用联合化疗，常用方案为 DDP＋VP16 或加 5－Fu（5－氟尿嘧啶）。Hayash 报告一例采用联合化疗 5 疗程后肿瘤完全消退，存活 41 个月。

五、预后

预后差，Kaminaki 收集原发性阴道小细胞癌 22 例，除 2 例无生存时间记录外，余病例存活 5～41 个月。最长一例生存 41 个月，16 例（80％）2 年内死亡，生存 2 年以上 4 例（20％）。大多数死于肺、肝、骨骼转移。

（楼洪坤）

参考文献

1. Coleman NM, Smith-tagone MJ, Tanyi J, et al. Primary neuroendocrine carcinoma of the vagina with merkel cell carcinoma phenotype. Am j surg Pathol, 2006, 30：405-410.
2. Kaminski JM, Anderson PR, Han AC, et al. Primary small cell carcinoma of the vagina. Gynecol Oncol, 2003, 88：451-455.
3. Colleron KM, Barge MR, Crook LA, et al. Small cell carcinoma of the vagina causing Cushing's syndrome by ectopic production and secretion of ACTH：a case report. Gyneco Oncol, 1997, 65：526-529.
4. Mirhashemi R, Krat A, Weir MM, et al. Vaginal small cell carcinoma mimicking a Bartholin's gland abscess：a case report. Gynecol Oncol, 1998, 68：297-300.
5. Hayashi M, Mori Y, TaKag Y, et al. Primary small cell neuroendocrine carcinoma of the vagina, marked effect of combination chemotherapy：a case report. Oncology, 2000, 58：300-304.
6. Elsaleh H, Bydder S, Cassidy B, et al. Small cell carcinoma of the vagina. Australasian Radiology, 2000, 44：336-337.
7. Crowder S, Tuller E. Small cell carcinoma of the female genital tract. Semin Oncol, 2007, 34：57-63.

8. Chase W. Neuroepithelial small cell carcinoma of the vagina. Cancer，1989，64：1948-1951.

第五节　原发性外阴小细胞癌

原发性外阴小细胞癌（primary small cell carcinoma of the vulva，SCCV）十分少见。女性生殖系统小细胞癌发生率外阴最低，而且容易误诊为 Merkel 细胞癌。Gil-Moreno（1997）收集文献加本人 1 例，共报道 9 例。浙江省肿瘤医院建院 40 多年，收治 1 例，见表 62－4。

表 62－4　10 例原发性外阴小细胞癌临床资料

作者	年龄	部位与大小	治疗	复发	结果
Tang 等（1982）	67 岁	左小阴唇 1.5cm	局部广泛切除	2 年腹股沟淋巴结转移，2 个月宫颈、肝、股骨转移	存活 2.5 年
Bottles 等（1984）	73 岁	左大阴唇 3cm	根治性外阴切除，左腹股沟淋巴结切除	初期腹股沟淋巴结转移	术后 11 天心肌梗死
Copelang 等（1988）	59 岁	左小阴唇 4cm	左半外阴切除，腹股沟淋巴结切除	左腹股沟淋巴结、外阴、肺转移	12 个月死亡
Hussentadeh 等（1988）	47 岁	右小阴唇 4cm	根治性外阴切除，腹股沟淋巴结切除	腹股沟淋巴结、肺、大腿皮肤转移	6 个月后死亡
Chandeying 等（1989）	28 岁	右大阴唇 4cm	根治性外阴切除，双侧腹股沟淋巴结切除	初期腹股沟淋巴结转移	失访
Walbel 等（1990）	33 岁	左小阴唇 2cm	局部切除	术后 1 个月耻骨联合皮肤、膀胱转移	23.5 个月转移死亡
Loretde Mole（1993）	49 岁	左后联合 2cm	局部广泛、左腹股沟淋巴结切除	17 个月肝多个转移	12 个月死亡
Chen 等（1994）	68 岁	左外阴 3cm	局部广泛切除	9 个月后腹股沟淋巴结转移	17 个月死亡
Gil 等（1997）	74 岁	右大阴唇 9cm	局部广泛切除	13 个月时无瘤	报告时无瘤生存
以上资料引自 Gil-Moren，Gynecol Oncol，1997					
楼洪坤（2005）	37 岁	右大阴唇 2cm	外阴广泛切除，双侧腹股沟淋巴结切除	阴道、耻骨、肺、肝转移	生存 3 年 6 个月

西班牙巴塞罗那 Universitario Materno-infantile Vall dHebron 医院，1972—1994 年，

治疗外阴癌 176 例，其中 1 例小细胞癌，病理类型分布见表 62－5。

表 62－5　176 例外阴癌病理类型分布

病理类型	病例数（%）
鳞癌	162（92.05）
黑色素瘤	6（3.41）
Basocellular 瘤	5（2.84）
腺癌	2（1.14）
小细胞癌	1（0.57）
总计	176（100）

引自 Chen，Cancer，1994

一、组织起源

外阴小细胞癌 1972 年 Toker 首先报告，其组织起源有争论，有些作者认为起源于皮肤的 Merkel 细胞，有人认为可能起源于具有神经内分泌分化的原始干细胞。

二、病理组织与免疫组化

病理组织具有小细胞癌共同具有形态，如细胞小，圆或立方形或梭形。细胞排列呈细长小柱状，有些玫瑰形态。核圆或卵圆形，细胞核大，胞浆少，有丝分裂多，表皮与真皮交界处无活性（activity）。免疫组化 HBM45（黑色素瘤抗体）和 Vimentil（波状蛋白）阴性，NSE（神经元特异性烯醇化酶）阳性，Leu7（CD57）阳性，细胞角蛋白（CK）阳性率低，TTF1（thyroid transcription factor 1，甲状腺转录因子 1）阳性。

三、临床表现

多发生在老年妇女，文献报道 10 例，28～74 岁，平均 55 岁。症状与体征与常见外阴癌相似，外阴发生结节或肿块，大小不等，渐渐增大，可溃烂继发感染、流液、流血、疼痛。肿瘤可发生左、右小阴唇，两侧发病概率似乎相等。早期发生局部浸润、区域淋巴结转移、腹股沟淋巴结肿大，晚期可浸润周围尿道和阴道。

四、诊断与鉴别诊断

必须根据病理组织形态与免疫组化确诊。

外阴 Merkel 细胞癌与外阴小细胞癌临床表现相似，恶性程度高，病情发展快，预后差。超微结构显示二者镜下细胞内可见神经内分泌颗粒，诊断上二者易混淆。免疫组化检测有助鉴别。外阴 Merkel 细胞癌，90%以上 CK20 阳性，而外阴小细胞癌 CK20 阳性率低。外阴小细胞 TTF1（thyroid transcription factor 1）阳性，而外阴 Merkel 细胞癌阴性。

哥伦比亚学者认为文献报告外阴小细胞癌病例，多数为外阴 Merkel 细胞癌，误诊为外阴小细胞癌。有的病例，组织形态与免疫组化资料很少，难以肯定。

五、治疗

本病恶性程度高，早期转移，治疗前要做盆腔、腹部、胸部与骨骼 CT 扫描检查，评估肿瘤范围，决定治疗方案，采用手术、化疗、放疗综合治疗。

1. **手术治疗** 外阴或外阴根治性切除加双侧或病侧腹股沟淋巴结清扫术，有人主张病灶<2cm者，可做局部扩大切除。

2. **化学治疗** 早期发生淋巴结转移，术后拟加化学治疗提高疗效，治疗方案常借鉴肺小细胞癌经验，目前常用方案为VP16+DDP（足叶乙甙+顺铂）。

3. **放射治疗** 对腹股沟淋巴结有转移或局部复发者，施行放疗可以提高疗效。

六、预后

本病恶性程度高，已报告病例，随访至死亡均有远处转移，全部病例存活11天至3年6个月，因广泛转移而死亡。

预后有关因素有：肿瘤大小、浸润深度、组织分化程度、淋巴结转移。这些因素不仅影响预后，而且是选择治疗方法的参数。

病例介绍

患者37岁，工人，已婚，因外阴结节诊断为外阴癌，于1995年10月在外院行外阴广泛切除加双侧腹股沟淋巴结切除。术后病理诊断为外阴未分化癌。给5-Fu+CTX化疗3疗程。1996年3月因左阴道壁上1/3结节，盆腔CT检查示阴道转移瘤收入院，行阴道结节切除，术后病理诊断为未分化癌，给盆腔外照射D_T48Gy。1996年6月，因耻骨处转移结节，切除结节病理诊断为小细胞癌。免疫组化检测神经元特异性烯醇化酶（NSE）阳性，EMA（上皮膜抗原）阳性，细胞角蛋白（CK）阳性。给局部放疗加VBP方案（西艾克+博来霉素+顺铂）化疗3疗程。1997年2月右腹股沟又出现肿块，行肿块局部切除，术后病理诊断为小细胞癌转移，给局部放疗+化疗（异环磷酰胺+卡铂）2疗程。1998年11月因左肺与左肺门淋巴结转移住院，给肺局部放疗D_T50Gy。1999年2月，耻骨结节活检为转移性小细胞癌，给EP方案（顺铂+足叶乙甙）化疗3疗程，出院时带瘤生存，后肝转移死亡，生存3年6个月。

（楼洪坤）

参考文献

1. Gil-Moreno A，Garcia-Jimenet A，Gontalet-Bosguet J，et al. Merkel cell carcinoma of the vulva. Gynecol Oncol，1997，64：526-532.
2. Chen K. J. K. Merkel's cell（neuroendo cancer）carcinoma of the vulva. Cancer，1997，73：2180-2191.
3. Cliby W，Soisson AP，Berchuck S，et al. Stage I small cell carcinoma of the vulva treated with vulvectomy，lymphadenectomy and adjuvant chemotherapy. Cancer，1991，67：2415-2417.
4. Crower S，Tuller E. Small cell carcinoma of the female genital tract. Semin Oncol，2007，34：57-63.
5. Finan MA，Barre G. Bartholin's gland carcinoma，malignant melanomu and other rare tumous of the vulva. Best Pract Kes Clin Obstet Gyneal，2003，17：609-633.

第 63 章 外阴、阴道及卵巢肉瘤

外阴、阴道与卵巢肉瘤均为女性生殖器官少见的来源于中胚叶成分的恶性肿瘤，下面分述之。

第一节 外阴肉瘤

外阴肉瘤（sarcoma of vulva）为来源于外阴中胚叶成分的恶性肿瘤，仅占外阴恶性肿瘤的 1%～3%。外阴肉瘤种类较多，常见组织学类型有平滑肌肉瘤（leiomyosarcoma）、恶性纤维组织细胞瘤（malignant fibrous histocytoma）、横纹肌肉瘤（rhabdomyosarcoma）、皮肤纤维肉瘤（dermatofibrosarcoma）等，一般均为个例报道而无大宗文献复习。

一、临床特点

1. 发病年龄依不同组织学类型而不同，如平滑肌肉瘤多发生于 40～60 岁，中位年龄 54 岁；横纹肌肉瘤多发生于幼女，中位发病年龄 12 岁；皮肤纤维肉瘤 28～40 岁多见，中位年龄 31 岁。

2. 早期症状不明显，或仅主诉皮下硬结。病情发展，患者可有外阴疼痛，肿瘤破溃可出血。出现转移者会有相应部位的症状。

3. 外阴局部检查以皮下结节多见，少数为外生型赘生物，晚期肿瘤可固定于筋膜上。

4. 恶性纤维组织细胞瘤侵蚀力强，易侵犯皮下脂肪、筋膜及盆底肌肉；横纹肌肉瘤恶性度高，即使局部病灶很小，也可由淋巴及血行转移；皮肤纤维肉瘤为低度恶性，可局部侵犯及复发，一般无转移。

二、病理检查

各种类型外阴肉瘤的镜下所见同身体其他部位相应的肉瘤一致。病理诊断常较为困难，需结合临床，排除转移性可能，同时借助光镜、电镜及各项免疫组化指标检测或特殊染色才能做出诊断，必要时还要结合分子遗传学结果做出诊断。

三、诊断

由于本类疾病极为罕见，临床上怀疑本类疾病时应早做活检，做病理学检查。本类疾病确诊均需要组织病理学检查。鉴别诊断主要是除外转移性病灶。

四、治疗

以手术治疗为主，晚期强调综合治疗。

1. *手术治疗* 根据病理类型及局部肿瘤扩散范围，决定手术范围。手术应切除肿瘤及周围可能被浸润的组织，达到根治的目的。

外阴广泛切除及双侧腹股沟淋巴结清扫术，适用于多数肉瘤者；广泛局部切除术适用于年轻患者、病理类型为皮肤纤维肉瘤等低度恶性肉瘤患者，术后应严密随访。

2. **化疗** 常采用长春新碱、环磷酰胺、阿霉素、氮烯咪胺的联合化疗方案，即CYVADIC方案，近年来选择含铂类药物的方案如AD、CAD等方案也常应用。化疗作为术后的辅助疗法，还常用于晚期及转移患者的治疗。近年来，为减小手术范围，保护年轻病人的器官功能，术前新辅助化疗也可应用于外阴肉瘤的治疗。

3. **放疗** 可作为综合治疗的一种治疗方法使用。可用于术后外阴局部照射和区域淋巴结的照射。外阴照射一般剂量在40～50Gy左右，腹股沟照射剂量可达50～70Gy。

五、预后

外阴肉瘤的预后与病变范围、组织学分化程度、治疗方式特别是组织类型有关。低度恶性肉瘤若手术彻底，复发少，预后好，即使复发也多为局部复发，可再次手术。其他类型肿瘤预后差，血行转移常见，绝大多数于诊断后3～5年内死亡，其中又以横纹肌肉瘤、平滑肌肉瘤预后最差。

第二节 阴道肉瘤

阴道肉瘤（sarcoma of vagina）为来源于阴道中胚叶成分的恶性肿瘤，临床罕见，仅占阴道恶性肿瘤的2%以下，常见的有阴道平滑肌肉瘤、纤维肉瘤、横纹肌肉瘤等。前两者多发生于成年人，目前认为，既往盆腔放疗史可使其发病率增加。后者横纹肌肉瘤，多发生于幼女。以下分述之。

一、阴道平滑肌肉瘤、阴道纤维肉瘤

这类肿瘤可发生于阴道任何部位，但常见于阴道后壁。肿瘤的性状与身体其他部位的平滑肌肉瘤相似，开始为小的黏膜下硬结，表面黏膜完整，随病情发展，可穿透黏膜，呈乳头状、菜花状，也可形成溃疡。平滑肌肉瘤恶性度高，生长快，可较迅速地直接浸润邻近脏器，还可通过淋巴及血行转移至区域引流淋巴结及远处器官。本病可发生于任何年龄，但40～60岁者多见。

1. **病理检查** 肿瘤大小不一，直径3～10厘米，瘤体质地较硬，切面呈灰红色，可有出血。显微镜检查可见圆形细胞、梭形细胞及混合性3种类型，其中以梭形细胞肉瘤最常见。核异型明显，分裂象多，一般认为分裂象大于5个/10高倍视野，可考虑为平滑肌肉瘤。

2. **临床特点** 本类疾病多发生于成年人，好发于40～60岁女性。约1/3患者有盆腔放射治疗史。早期无临床症状，随着病情发展可出现白带增多、阴道不规则出血、阴道胀痛、阴道下坠感及性生活不适等。如肿瘤压迫或侵犯膀胱、直肠可致排尿、排便困难。

妇科检查可见阴道壁肿物，多位于阴道上1/3，肿物呈结节状或浸润状硬块，阴道壁坚硬、狭窄，表面可有溃疡、坏死。晚期可有肺、肝等处转移。

3. **诊断** 出现以上症状、体征时，及早活体组织检查可明确诊断。鉴别诊断主要与良性间叶性肿瘤如平滑肌瘤、纤维瘤和神经纤维瘤等相鉴别。

4. **治疗** 由于阴道平滑肌肉瘤和纤维肉瘤恶性度较高，单纯手术、放疗或化疗疗效均

较差，一般主张综合治疗。早期患者可选择手术治疗，手术前后辅以放疗和化疗；晚期患者则给予放疗和化疗，起姑息治疗的作用。化疗方案同外阴肉瘤。一些学者认为，对于可手术病例，盆腔脏器清除术可延长患者生存期。

5. **预后** 本类疾病的预后极差，多数在治疗后 5 年内死亡。

二、阴道横纹肌肉瘤（葡萄状肉瘤）

横纹肌肉瘤为起源于苗勒管上皮间质中的原始间叶细胞的恶性肿瘤，恶性度极高。其好发部位与年龄有关，婴幼儿多见于阴道，中青年多发生于宫颈，老年则多发生于子宫体。因此，阴道横纹肌肉瘤（葡萄状肉瘤）多发生于婴幼儿，2/3 的病例小于 2 岁，90%的病例小于 5 岁。

1. **病理检查** 肿瘤好发于阴道前壁下 2/3 处，呈有蒂或无蒂的息肉样组织，远端膨大为圆形水泡状物，形如一串葡萄突向阴道，甚至突出于阴道口外，因此也称之为葡萄状肉瘤。肿瘤呈淡红色或紫红色，质软，切面呈灰白或半透明黏液状，可有出血及坏死。

显微镜检查可见肿瘤表面被覆正常阴道上皮，肿瘤由横纹肌细胞、星形或梭形细胞组成，核异型明显。常可见横纹肌母细胞。间质为黏液性组织。

2. **临床表现** 婴幼儿女性出现阴道分泌增多和阴道出血，且常在婴儿哭闹时出现。当阴道口有组织物脱出时，才被患儿父母发现而就诊。如肿瘤侵犯膀胱或尿道可出现尿急、尿频、排尿困难或血尿。

由于此病多发生于婴幼儿，阴道检查困难，可行一指检查，必要时可行轻度麻醉，用气管镜、尿道镜等做阴道检查，可见肿瘤呈息肉状物突向阴道，或达阴道口外，肿瘤状如葡萄，表面光滑、淡红色、质软。直肠指检可了解阴道情况及阴道周围浸润情况。晚期患者，可有肺和其他部位的远处转移。

3. **诊断** 根据发病年龄及临床特点，应考虑本病。为达到早期诊断目的，凡遇婴幼儿阴道出血，尤其伴有息肉样肿物脱出于阴道口者，应在麻醉下仔细检查，并做活体组织检查以明确诊断。鉴别诊断主要与阴道炎性息肉、黏液瘤等相鉴别。

4. **治疗** 胚胎性横纹肌肉瘤的恶性程度高，多数在出现症状后数月内死亡，本病的治疗原则，手术治疗为主。手术前后辅以放疗或化疗。

手术治疗切除范围意见不一，有的主张行广泛性子宫、阴道切除术和盆腔、腹股沟淋巴结清扫术，术后辅以化疗及放疗。有的主张术前给予化疗、放疗使病变局限，再行切除范围稍小的手术。因疗效不理想，也有主张行盆腔脏器清除术者。由于肿瘤的转移以局部浸润、淋巴转移为主，很少累及卵巢，为提高患儿的生存质量，手术可保留卵巢。如术后需放疗，术中也可将卵巢移植，躲开放射区。

由于本病对放疗敏感，因此在综合治疗中，应辅助应用放疗。放疗方案同阴道癌的治疗。化疗对该病也有一定疗效，可用于手术前、后或晚期患者的治疗。化疗方案首选 VA 或 VAC 方案。

5. **预后** 本病预后差，若不治疗，患者多在数月内死亡。治疗后总的 5 年生存率仅约 15%左右，患者多在治疗后 2 年内死亡。可发生血行及淋巴管转移，最常见的死亡原因是肿瘤的直接扩散。其预后与发病年龄、肿瘤大小、生长部位、组织学类型、侵犯程度、局部淋巴结有无转移及治疗方案等因素有关。发病年龄 1～9 岁预后较好，1 岁以内或超过 10 岁者预后较差。肿瘤直径≥5cm，预后明显差。

第三节　卵巢肉瘤

卵巢肉瘤有原发性和转移性两种。原发性卵巢肉瘤（primary ovarian sarcoma）是一种高度恶性的卵巢间叶肿瘤，具有病理类型复杂、侵袭性强、进展快、预后差的特点。临床较为罕见，发病率仅占所有卵巢肿瘤的0.16%～2.84%，占女性生殖系统肉瘤的10%。按80年代后期WHO卵巢肿瘤组织学分类，属于第8类"非卵巢特异性软组织肿瘤"。原发性卵巢肉瘤包括卵巢纯肉瘤和恶性中胚叶混合性管瘤（malignant mixed mesodermal tumors）两类。临床上卵巢恶性混合性苗勒管瘤比卵巢纯肉瘤更为常见。由于该病极少见，临床缺乏大规模病例研究，目前对其诊断和治疗仍处于探索阶段。

一、病理检查

原发性卵巢肉瘤起源于卵巢间质，是非特异性间质细胞肿瘤中的一类，包括卵巢纯肉瘤（ovarian pure sarcoma）和恶性混合性苗勒管瘤（malignant mixed mesodermal tumor, MMMTs）。卵巢纯肉瘤是由卵巢单一的恶性间质成分构成，包括卵巢平滑肌肉瘤、横纹肌肉瘤、纤维肉瘤、软骨或骨肉瘤、血管肉瘤、神经纤维肉瘤、滑膜肉瘤及脂肪肉瘤等；卵巢恶性混合性苗勒管瘤中既有恶性的上皮成分（即癌成分），又有恶性间质成分（即肉瘤成分），根据组织成分的差异将恶性混合性苗勒管瘤分为同源性和异源性，因命名不统一，包括临床常说的癌肉瘤、间叶肉瘤、腺肉瘤、恶性中胚叶混合瘤、子宫内膜样间质肉瘤等。

原发性卵巢平滑肌肉瘤是相对多见的卵巢肉瘤，通常发生在绝经后妇女，占所有卵巢恶性肿瘤的0.1%左右。其组织发生还不清楚，可能来源于午非管残余组织及血管壁处平滑肌。Lerwill等以卵巢平滑肌瘤中存在以下至少两项诊断平滑肌肉瘤：中度或重度细胞不典型，每10个高倍视野大于或等于10个分裂象，肿瘤细胞坏死。免疫组化实验可以助诊卵巢肉瘤，如卵巢平滑肌肉瘤以α-平滑肌肌动蛋白（α-SMA）的表达为特征，而卵巢纤维肉瘤波形蛋白常呈阳性反应。

卵巢肉瘤的分级法：根据光学显微镜下肿瘤细胞分化程度的不同，可将卵巢肉瘤分为低分级和高分级两大类，前者包括腺肉瘤和卵巢淋巴管内间质肉瘤，后者包括混合性中胚叶肿瘤（同源性或异源性，后者又称癌肉瘤）、平滑肌肉瘤、子宫内膜样间质肉瘤、畸胎样肉瘤和原发性卵巢淋巴瘤。据此可初步估计患者的预后，低分级者预后好于高分级者。

二、临床特点

1. 该病发病年龄　卵巢纯肉瘤可发生在任何年龄，而苗勒管来源的则好发于老年，多系绝经后妇女，平均发病年龄为59岁。

2. 卵巢肉瘤患者早期常无明显症状，中晚期大多出现腹胀、腹痛、食欲缺乏等消化道症状，腹部肿块以及恶病质、直肠或膀胱受压表现等一系列症状，部分出现腹水。盆腔检查可触及实性肿块。

3. 绝大多数原发性卵巢肉瘤患者血清CA125升高。

4. 其恶性程度较高，常短期内出现转移。转移途径与卵巢上皮性癌相似，包括盆腹腔直接播散、淋巴结转移，本病血性转移不少见。

三、诊断

由于与卵巢癌并无特征性的表现，因此本病的诊断常在开腹探查时冰冻切片快速病理检查时才能做出，不少病理甚至等术后石蜡切片病理回报后才能做出。有学者提出其可能与妇科手术史和盆腹腔放疗史有关。因此基本的临床病史、体格检查及妇科检查仍很重要，在此基础上用现代影像学检查及肿物穿刺活组织检查，可较早做出判断。术前影像学检查可协助诊断卵巢肉瘤。超声对卵巢肉瘤的诊断有一定的参考价值。由于超声检查很难发现体积较小的肿瘤，对一些临床可疑病例可行 CT 和 MRI 检查。CA125 是卵巢上皮性癌的相关抗原，但大多数患者卵巢肉瘤患者 CA125 术前均升高，因此它也可用于助诊。

卵巢肉瘤的临床分期采用国际妇产科联盟（FIGO）上皮性卵巢癌的分期标准。患者就诊时多为Ⅲ～Ⅳ期。

四、治疗

由于本病少见，尚无成熟的治疗方案。但一般借鉴卵巢上皮性癌的治疗原则，即彻底的肿瘤细胞减灭术，包括全子宫、双附件、大网膜、阑尾、盆腹腔转移病灶等切除术，术后辅以化、放疗。

卵巢肉瘤最重要的治疗方法是手术治疗，手术应尽量缩减肿瘤负荷。力争使残留肿瘤小于 1cm。理想的肿瘤细胞减灭术是获得理想疗效的基础。术中留盆腔冲洗液做细胞学检查，全面探查并行手术分期。目前其手术范围和手术的益处还在争论中。但是由于患者就诊时大多已是Ⅲ～Ⅳ期，因此我们认为肿瘤细胞减灭术势在必行。

由于一些病例诊断时较为年轻，有学者提出对于高分化Ⅰa 期未生育的年轻患者可行保留生育功能手术。并有一些成功个案的报道，我们认为除低度恶性卵巢肉瘤外，其他类型的卵巢肉瘤采用此术式应慎重。

对于化、放疗在该病治疗中的地位，一些学者提否定意见，但多数学者认为放疗加化疗可提高卵巢肉瘤的疗效，尤其对术后盆腹腔有残余肿瘤或出现了较局限的复发灶更适合。本病的化疗常采用多种药物联合化疗，一般选择含铂类药物的联合化疗方案，如 AP（阿霉素＋顺铂）方案，其化疗有效率可达 50%～80%。也可选择 CAP 方案或 VAC 方案。激素也有治疗卵巢肉瘤成功的报道，因此治疗中可以试用。

术后辅助应用放疗也可提高卵巢肉瘤的疗效，但是单独应用放疗效果较差，常需与化疗联合应用方可能提高疗效。联合放、化疗对于术后盆腹腔残留病灶和盆腹腔复发病灶有一定的效果。因此美国 GOG 推荐化疗与全腹放疗相结合，常规用于卵巢肉瘤术后的辅助治疗。

五、预后

卵巢肉瘤预后较差，平均生存 6～12 个月，多在 1 年内死亡。其 5 年生存率 33.5%～38.8% 左右。与预后有关的因素有：分期、病理类型、手术的彻底性和术后辅助治疗的方法等。

总之，卵巢肉瘤罕见，病理类型复杂，术前诊断率低，预后差。迄今尚无大规模的病例研究，故仍遵循卵巢癌的治疗模式，临床医生在借鉴前人经验的基础上，应该摸索新的个体化的治疗方案，以改善卵巢肉瘤患者的预后。

（孔为民）

参考文献

1. 盛修贵，孙建衡. 外阴肉瘤 10 例临床分析. 中华妇产科杂志，1995，30：483.

2. 宋俊芬，贾金华，程建新，等. 卵巢肉瘤 8 例临床分析. 浙江肿瘤，1996，2：135.
3. 张土伟. 外阴肉瘤的诊治. 中国实用妇科与产科杂志，1996，12：139.
4. 刘少扬，朱云庆. 原发性卵巢肉瘤：附 3 例报告. 湖北医科大学学报，1997，18：357.
5. 臧荣余，张志毅，张仁元. 外阴肉瘤 12 例临床病理分析. 现代妇产科进展，1998，7：49.
6. 李洪君，石素胜，章文华. 卵巢恶性中胚叶混合瘤 12 例临床分析. 中华肿瘤杂志，1998，20：460.
7. 彭素蓉，张彤. 原发性卵巢肉瘤 8 例临床分析. 江苏医药，1998，24：343.
8. 徐晖. 阴道肉瘤（附 3 例病例报告）. 青海医药杂志，1998，28：54.
9. 张蓉，孙建衡. 阴道肉瘤六例临床分析. 中华妇产科杂志，1999，34：159.
10. 余健. 原发性卵巢肉瘤. 四川肿瘤防治，2000，13：62.
11. 周雷. 阴道肉瘤 7 例临床治疗分析. 天津医药，2000，28：436.
12. 孟红，吴宁，蔡丛芳. 外阴平滑肌肉瘤 1 例. 四川肿瘤防治，2001，14：65.
13. 田扬顺. 妇科肿瘤临床病理学. 北京：人民卫生出版社，2001，44：69，355.
14. 周莉，黄萍，莫美陆，等. 原发性卵巢平滑肌肉瘤临床分析. 国际医药卫生导报，2004，10：79.
15. 王世阆. 卵巢疾病. 北京：人民卫生出版社，2004，201.
16. 赵平宗. 外阴平滑肌肉瘤 1 例. 肿瘤，2005，25：131.
17. 石一复. 外阴阴道疾病. 北京：人民卫生出版社，2005，104：245.
18. Fattaneh AT，Peter D，程虹，等. 乳腺及女性生殖器官肿瘤病理学和遗传学. 北京：人民卫生出版社，2006：164.
19. 袁碧波，任亚娟，糜若然. 卵巢肉瘤的诊治现状. 国外医学计划生育/生殖健康分册，2007，26：162.
20. 夏晓艾，何成章，吕蓓，等. 女性盆腔肉瘤 4 例临床分析. 郑州大学学报（医学版），2007，42：384.
21. 粟安刚. 儿童阴道葡萄状肉瘤 1 例. 实用儿科临床杂志，2008，23：1729.
22. 周慧梅，郎景和，朱兰，等. 非上皮来源外阴肿瘤的临床病理分析. 中华妇产科杂志，2008，43：490.
23. 张璐芳，刘从容. 卵巢原发纤维肉瘤 1 例. 中国肿瘤临床，2008，35：477.
24. 罗恋梅，黄惠芳，潘凌亚，等. 42 例原发性阴道恶性肿瘤临床分析. 中华妇产科杂志，2008，43：923.
25. 阮志兵. 低度恶性阴道平滑肌肉瘤一例报告并文献复习. 实用临床医学，2009，10：76.
26. 王海萍，郑曙民. 原发性卵巢肉瘤. 中国当代医药，2009，16：25.
27. 张鸿瑞，何春年. 卵巢原发性未分化肉瘤 1 例及文献复习. 临床与实验病理学杂志，2009，25：428.
28. 蔡莉，胡小青. 阴道胚胎性横纹肌肉瘤一例报道. 医学信息，2010，23：140.
29. 汤桂英，陈欣. 左卵巢平滑肌肉瘤 1 例报告. 四川医学，2010，31：1384.
30. DiSaia PJ，Pecorelli S. Gynecological sarcomas. Semin Surg Oncol，1994，10：369.
31. Nirenberg A，Ostor AG，Slavin J，et al. Primary vulvar sarcomas. Int J Gynecol Pathol，1995，14：55.
32. Curtin JP，Saigo P，Slucher B，et al. Soft-tissue sarcoma of the vagina and vulva：a clinicopathologic study. Obstet Gynecol，1995，86：269.
33. Ulutin HC，Zellars RC，Frassica D. Soft tissue sarcoma of the vulva：a clinical study. Int J Gynecol Cancer，2003，13：528.
34. Lerwill MF，Sung R，Oliva E，et a1. Smooth muscle tumors of the ovary：a clinicopathologic study of 54 cases emphasizing prognostic criteria，histologic variants，and differential diagnosis. Am J Surq Pathol，2004，28：1436.
35. Billings SD，Giblen G，Fanburg-Smith JC. et al. Superficial low-grade fibromyxoid sarcoma（Evans tumor）：a clinicopathologic analysis of 19 cases with a unique observation in the pediatric population. Am J Surg Pathol，2005，29：204.
36. Rutledqe TL，Gold MA，McMeekin DS，et al. Carcinosarcoma of the ovary-a case series. Gynecol Oncol，2006，100：128.
37. Cetiner H，Kir G，Gelmann EP，et al. Primary vulvar Ewing sarcoma/primitive neuroectodermal tumor：a

report of 2 cases and review of the literature. Int J Gynecol Cancer, 2009, 19: 1131.

38. Abir R, Feinmesser M, Yaniv I, et al. Occasional involvement of the ovary in Ewing sarcoma. Hum Reprod, 2010, 25: 1708.

39. Sumathi VP, Fisher C, Williams A, et al. Synovial sarcoma of the vulva and vagina: a clinicopathologic and molecular genetic study of 4 cases. Int J Gynecol Pathol, 2011, 30: 84.

第 64 章 外阴佩吉特病

外阴佩吉特病（vulvar Paget's disease）是一种少见的外阴上皮肿瘤性病变，多发生于绝经后老年女性，以外阴孤立的、环形、湿疹样红色斑片为特征，手术切除是主要治疗方法。

一、发生率

1901 年 Dubrenilh 首次描述了乳腺外的外阴佩吉特病。外阴 Paget's 病是发生于外阴皮肤的一种特殊类型的瘤性病变，占外阴肿瘤的 1%～2%。其特征性的肿瘤细胞—Paget's 细胞来源于皮肤胚胎生发层的多潜能基底细胞。

二、临床表现

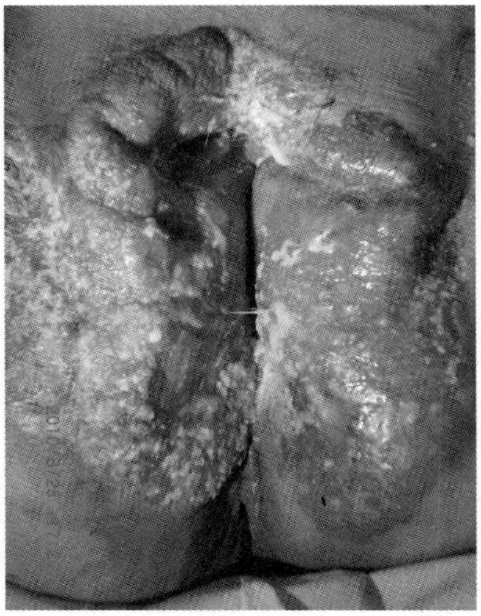

图 64-1 外阴 Paget's 病的湿疹样病变伴有脱屑

1. **症状** 本病病程长，发展缓慢，可经久不愈。通常发生在 53～75 岁的绝经后妇女，中位年龄 64～70 岁。最常见的症状为持续性外阴瘙痒，文献报道最长持续时间可达 16 年，中位时间 2 年。其次是外阴疼痛或灼痛，少数病人表现为排尿困难和阴道排液。

2. **体征** 外阴病变呈湿疹样的红色斑片，边界清晰，表面有渗出结痂或角化脱屑，多发生于大小阴唇和会阴（见图 64-1），也可累及阴蒂和肛周皮肤。病变范差异较大，从 2cm 到累及整个外阴和会阴，甚至累及肛周皮肤，病变范围大者（直径≥10cm）常有浸润性 Paget's 病或合并外阴腺癌。绝大多数外阴 Paget's 病为表皮内癌，但 10%的患者可能有浸润，还有4%～8%的患者合并（同时或先后）外阴和全身其他部位的腺癌，包括：外阴汗腺癌、皮肤基底细胞癌、乳腺癌、甲状腺癌、胰腺癌、肺癌、胃癌、子宫内膜腺癌等。既往文献报告 20%～30%的患者合并腺癌，可能将浸润性 Paget's 病与伴有腺癌者综合在一起。浸润性 Paget's 病和合并外阴腺癌的患者可发生腹股沟淋巴结转移。

三、诊断

该病以外阴瘙痒为主，没有外阴结节或包块等体征，常按皮炎给予激素类药物治疗，导致延误诊断，中位延诊时间 2 年。该病确诊需组织活检，病理学证实。外阴 Paget's 病可分为三型：(1) 上皮内（或原位）的 Paget's 病：指 Paget's 细胞局限在表皮内，没有穿透基底膜。(2) 浸润性 Paget's 病：指 Paget's 细胞穿透基底膜，浸入真皮层内或皮下脂肪组织内。(3) 伴随外阴腺癌的 Paget's 病：指 Paget's 细胞位于表皮内，且合并腺癌存在。腺癌通常来自真皮或皮下脂肪中的汗腺。

大约 20%的外阴 Paget's 病患者合并/或伴随外阴或全身其他部位的恶性肿瘤。因此，当诊断外阴 Paget's 病时，还应注意检查其他相关脏器，除外其他脏器的肿瘤，如：乳房的X线片、盆腔 B 超、妇科检查、宫颈细胞学检查，甚至子宫内膜活检等；若病变累及肛周时，还应做肠镜和膀胱镜检查，明确有无潜在的直肠-肛门腺癌或尿道癌。

四、治疗

1. *手术治疗* 外阴 Paget's 病以手术治疗为主，手术类型多样，包括：外阴切除术、局部扩大切除、根治性或改良根治性外阴切除术等。由于真皮层潜在的组织学改变常超过临床可见病变的范围，一般需行浅表性的外阴皮肤切除，故手术切口距病灶边缘应有一定的距离，切缘距病变至少 2cm，并切除浅层的皮下脂肪，确保病变切净，减少局部复发。必要时，术中需冰冻病理明确切缘情况，若切缘阳性，则应再切除 1cm 的切缘组织；若临床术前怀疑有皮下浸润或合并浸润性腺癌时，术中也应送冰冻病理检查，证实后应按外阴浸润癌处理，行外阴根治性切除及腹股沟淋巴结清扫。但冰冻病理与术后的石蜡包埋的病理结果常有出入，术中冰冻报告切缘阴性的患者中，术后病理仍有近半数患者的切缘报告为阳性。近年多篇文献报道外阴 Paget's 病手术切缘的镜下阳性率高达 60%（主要原因可能是病变为多中心性），且切缘状态与病变复发无显著相关性。

2. *非手术治疗* 用于有严重并发症或晚期广泛转移不能耐受手术，或术后复发的病人，有放疗、激光消融治疗、光动力学治疗和化疗等（丝裂霉素、VP16、顺铂、5－Fu 等），因治疗的病例数太少，尚无疗效评价报告。

五、预后

外阴 Paget's 病的病程延缓，除非合并腺癌，一般不危及生命健康。但 Paget's 病术后易复发，复发率为 15%～62%，多数文献报道的复发率在 30%～40%（见表 64－1），术后复发的中位时间为 3 年，所以该病术后应长期随诊。主要是局部复发，少数复发病变可累及臀部、大腿内侧和下腹部。复发时绝大多数患者仍为上皮内的 Paget's 病，仅少数患者进展为腺癌。20 世纪 90 年代后的回顾性研究相继发现：手术类型（根治性外阴切除或改良根治性半外阴切除与扩大切除术）、病变类型（上皮内、浸润性与伴有外阴腺癌）和手术后切缘的状态对术后病变的复发均无显著影响。Fanning 等报告根治性外阴切除患者的复发率 31%（18/58），与扩大切除患者的 43%（14/32）无显著差异（$P=0.3$）；而上皮内Paget's病的复发率 35%（30/84），与浸润性 Paget's 病的 33%（3/12）和同时伴有外阴腺癌患者的 25%（1/4）也无显著性差异（$P=0.7$）。Tebes 和 Black 等发现虽然手术切缘（＋)者的复发率（37.%和70%）高于切缘（－）者的 28.6%和 38%，但均无统计学意义（$P=0.53$ 和 $P=0.2$）。

表 64－1 Paget's 病的术后复发情况

作者	病例数（例）	复发率（%）
Tebes 等	23	35
Fanning 等	100	34
Fishman 等	14	35.7
Baehrendtz 等	28	32.1
Bakalianou 等	11	18.2
Black 等	28	60.7

复发后，大多数患者经再次手术治疗后，仍可获得长期的无复发生存。

（李淑敏）

参考文献

1. 白萍，孙建衡．外阴Paget病三例．中华妇产科杂志，1995，30：49.
2. 王桂香，孙建衡．外阴汗腺癌7例分析．中华妇产科杂志，1997，32：90-93.
3. Baehrendtz H，Einhorn N，Pettersson F，et al. Paget's disease of the vulva：the Radiumhemmet series 1975-1990. Int J Gynecol Cancer，1994，4：1-6.
4. Fishman DA，Chambers SK，Schwartz PE，et al. Extramammary Paget's disease of the vulva. Gynecol Oncol，1995，56：266-270.
5. Fanning J，Lambert HL，Hale TM，et al. Paget's disease of the vulva：prevelence of vulvar adenocarcinoma，invasive Paget's disease，and recurrence after surgical excision. Am J Obstet Gynecol，1999，180：24-27.
6. Tabes S，Cardosi R，Hoffman M，et al. Paget's disease of the vulva. Am J Obstet Gynecol，2002，187：281-284.
7. Maclean AB，Makwana M，Ellis PE，et al. The management of Paget's disease of the vulva. J of Obstetrics and Gynecology，2004，24：124-128.
8. Black D，Tornos C，Soslow RA，et al. The outcomes of patients with positive margins after excision for intraepithelial Paget's disease of the vulva. Gynecol Oncol，2007，104：547-550
9. Bakalianou K，Salakos N，Iavazzo C，et al. Paget's disease of the vulva. a ten-year experience. Eur J Gynaec Oncol，2008，29：368-370.

第 65 章 女性原发腹膜腺癌

第一节 概述

腹腔内播散的肿瘤，既可发生在男性，也可发生在女性。其肿瘤多来源于消化道、肺、乳腺及生殖系统，组织学类型为浆液性、黏液性、小细胞型、透明细胞型及子宫内膜样。女性腹腔中出现大量腹水，并含有腺癌细胞转移至腹腔内，80%～90%为Ⅲ～Ⅳ期卵巢上皮性癌所致，10%～15%患者卵巢无病灶或小病灶，则诊断为腹膜原发腺癌。

女性腹膜可以发生多种类型的肿瘤，特别是原发肿瘤明显多于男性，这是因为许多女性腹膜的病变中仍保持腹膜或间皮的外观和细胞表型，另一些则显示了明确的苗勒（Mullerian）系统的分化。

由于女性腹膜与苗勒管均起源于体腔上皮，并可以发生苗勒上皮多样分化的良性和恶性病变，经对体腔及苗勒管的发育过程研究证实，体腔上皮衍化的腹膜不仅与女性的苗勒管上皮有共同的胚胎来源，而且具有向苗勒管上皮及间质分化的倾向，因此认为女性腹膜及其间叶组织保留了分化的潜能，而且女性腹腔的开放性使腹膜及卵巢暴露于外界的致病因素中，当某种因素引起腹膜病变时，引发 Mulerian 系统的分化和化生，由于发生学及肿瘤组织结构与苗勒管的类似，产生了第二 Mulerian 系统的概念，认为女性腹膜原发的肿瘤，是起源于“第二 Mulerian 系统”的肿瘤。

腹膜是由中胚层衍化而来，壁层衬于腹腔，脏层衬于脏器表面，封闭形成腹腔。男性腹腔为一完整的封闭腔，女性腹腔通过输卵管开口，经输卵管腔、宫腔及阴道与外界相通，常为外界感染的途径。由于女性生殖器官多为腹膜内器官，覆盖在它们表面的腹膜曲折迂回，形成多处隆起和凹陷，有利于感染的炎性渗出聚集和粘连形成，特别是肿瘤细胞的种植。以上组织学及解剖学的特点为腹膜发生肿瘤提供了条件。

一、命名

Swerdlow 在 1959 年首先描述报道了卵巢外腹膜浆液性乳头状癌（extraovarian peritoneal serous papillary carcinoma，EPSPC），从此就不断有本疾病的报道，1977 年 Kannerstein 首先将本疾病命名为原发腹膜乳头状浆液性癌，详细叙述了肿瘤的组织学特征，指出间皮瘤和卵巢外上皮性肿瘤的区别。随着病理学研究及临床实践活动的增加，逐渐认识到它的存在，性质类似于卵巢癌，而本性不明显，所以称谓众多，可以见到如下的命名：卵巢外腹膜浆液性乳头状癌（extra-ovarian peritoneal serous papillary carcinoma，EPSPC），原发腹膜浆液性乳头状癌（primary peritoneal serous papillary carcinoma，PPSPC），卵巢正常大小癌综合征（normal-sized ovary carcinoma syndrome，NOCS），多灶性卵巢外浆液性癌（multiple focal extraovarian serous carcinoma），腹膜浆液性乳头状癌（serous peritoneal papillary carcinoma，SPPC)，而文献上经常用到的是前三种名称。

二、有关腹膜肿瘤的分类

WHO 曾对腹膜肿瘤的组织学进行了分类：

间皮肿瘤：弥漫性恶性间皮瘤，分化好的乳头状间皮瘤，多发性囊性间皮瘤及腺瘤样瘤。

平滑肌瘤：腹膜播散性平滑肌瘤病。

不能确定来源的肿瘤：促纤维结缔组织增生性小圆细胞肿瘤。

上皮性肿瘤：原发腹膜浆液性腺癌及交界性肿瘤。

常见于第二 Mulerian 系统的病变有，如表 65－1：

表 65－1　常见的 Mulerian 系统的病变

浆液性上皮性病变	输卵管内膜异位（endosalpingiosis）
	腹膜浆液性交界性肿瘤（peritoneal serous borderline tumors）
	浆液性砂粒体癌（serous psammocarcinoma）
	腹膜浆液性乳头状腺癌（peritoneal serous papillary carcinoma）
黏液上皮病变	子宫颈内膜异位（endocervicosis）
	黏液性肿瘤（mucinous neoplasms）
移行上皮性病变	Walthard 细胞巢（Walthard nest）
	移行上皮肿瘤（transitional cell neoplasms）
鳞状上皮病变	
透明细胞性病变	
异位蜕膜	
播散性腹膜平滑肌病（Leiomyomatosis peritonealis disseminata，LPD）	
良性可转移性平滑肌病（benign metastasizing teiomyoma）	

腹膜浆液性乳头状癌（EPSPC）只是众多腹膜病变中的一种，由于在女性腹膜原发性苗勒管类肿瘤中，以腹膜浆液性腺癌报道最多，发生率占女性腹膜原发肿瘤的绝大部分，所以有关诊断、治疗及预后基本上围绕 EPSPC 进行描述。

第二节　诊断

一、诊断标准

当 1959 年 Swerdlow 首次报道以来，就逐渐有小量病例不断出现于各医学杂志，1990 年以前文献共报道了 250 例，由于它的起病隐匿，临床特征不明确，并且往往以消化道为首发症状，使患者经常延转于多个科室，甚至只有在开腹探查时方能诊断，只有在比较晚期时才能接触到妇科肿瘤医生，所以患者难于集中，目前尚未见到大宗的病例报道，最多的是 2003 年在 Gynecologic Oncology 上由美国 GOG 对 36 例 EPSPC 与Ⅲ～Ⅳ期上皮性卵巢癌的临床观察比较，由于 EPSPC 广泛腹膜的种植性与晚期卵巢癌的临床相似，所以经常以Ⅲ～Ⅳ期上皮性卵巢癌为基础对 EPSPC 进行基础和临床的研究。

目前采用的诊断标准为美国妇科肿瘤学组（GOG）制定的 EPSPC 诊断标准：

1. 卵巢正常大小或呈良性增大。

2. 卵巢外病变大于卵巢表面被侵及的病变。

3. 显微镜下需具备以下一项：

（1）卵巢无病变存在；

（2）肿瘤仅侵及卵巢表面上皮，无间质浸润；

（3）肿瘤侵及卵巢表面上皮及其皮质间质，但是肿瘤小于 5mm×5mm；

（4）无论有无卵巢表面浸润，卵巢实质内病灶小于 5mm×5mm。

4. 无论肿瘤的分化程度如何，其组织学类型及细胞学特征必须与卵巢浆液性乳头状囊腺癌类似或一致。

二、病理学特征

1. 大体表现 广泛累及腹膜，而卵巢无或轻微受累，腹膜上弥漫受累，难以见到正常腹膜。其上有众多小结节或疣样突起，也可形成大的包块，包膜糟脆易出血。病变分布在腹膜腔及盆腔内，主要表现在大网膜呈饼状，粘连于肝脾结肠曲、结肠、胃、盆底腹膜结肠沟、膈、阑尾及膀胱等脏器广为分布，肠管及膀胱僵硬纠结成团。大多数卵巢大小及形态正常，仅表面有散在的种植，子宫正常大小或萎缩。

2. 显微镜下表现 EPSPC 组织学表现与卵巢癌相似，细胞呈低柱状上皮，排列为大小、形态不规则的乳头，细胞核大而深染，呈多形性，核分裂活跃，核分裂象 20～60 个/10HPF。肿瘤的实质和间质部分呈小灶性浸润，多见砂粒体。以浆液型为主，与卵巢乳头状浆液性腺癌相似，分化程度不限。卵巢组织内癌灶最大 5mm×5mm，肿瘤浸润及卵巢表面上皮及其间质。

3. 免疫组化 与卵巢浆液性乳头状癌相似，与间皮瘤有明显的不同。如下是不同作者有关免疫组化的研究，如表 65－2。

表 65－2 腹膜原发腺癌与Ⅲ～Ⅳ期上皮性卵巢癌免疫组化蛋白表达的研究

作者	腹膜原发腺癌例数	卵巢上皮性癌例数	结果
Wick，et al.	13	31	PLAP（38% vs. 61%） Amylase（15% vs. 31%） CEA（8% vs. 16%） CK、EMA、CA125、LeuM1、B72.3 相同表达
Moll，et al.	26	-	p53 超表达为 81%
Kowalski，et al.	44	44	p53（48% vs. 59%）*P*=NS HER2（59% vs. 36%）*P*=0.05
Schorge，et al.	35	34	WT1（49% vs. 47%）*P*=NS
Halperin，et al	26	22	ER（31% vs. 7%）*P*=0.003 PR（46% vs. 91%）*P*=0.001 Ki67（38% vs. 28%）*P*=0.039 HER2（38% vs. 9%）*P*=0.019 p53（31% vs. 45%）*P*=NS
Chen，et al.	32	18	BCL2（9.4% vs. 5.6%）*P*=NS Nm23－H1（>90% vs. >90%）*P*=NS

表中表明两者之间在免疫组化表达方面没有特异的区别。

三、与上皮性卵巢癌的关系

由于对本疾病的认识问题，病例分散，发病率多与卵巢癌为基础，有资料显示 EPSPC 占卵巢浆液性癌的 7%～26%，平均发病年龄 55～65 岁，比卵巢癌发病年轻 3～7 岁，临床症状与卵巢癌基本相同，由于它发病在腹腔内，一旦发病就广泛分布在盆腹腔内，即相当于Ⅲ～Ⅳ期上皮性卵巢癌。因此，妇科肿瘤系列的治疗指南中将卵巢上皮性癌、输卵管癌及腹膜原发腺癌均列为同种疾病进行治疗。根据目前的诊断，仍然显示两者可能同源。

第三节　临床表现

一、发病及发病年龄

EPSPC 的发病年龄 55～65 岁，确切病因不明，有人认为其高危因素与上皮性卵巢癌相似，如不育及高促性腺激素水平等，但资料表明患 EPSPC 妇女的生育情况并无明显的区别，可能与不育无关。文献报道，因某种原因或由于对家族性卵巢癌的忧患，进行了双侧卵巢的切除，之后发生腹膜癌的病例甚多，这表明 EPSPC 与上皮性卵巢癌似乎是两种疾病同类而不同源或不同因果。所以，因为其他原因特别是家族性卵巢癌切除双侧卵巢的妇女，仍然需要每年一次的体检，以及早发现 EPSPC，当然由于发病过程不确定，有些人即使是一年一次的体检也很难早期发现。

二、症状与体征

本病起病隐袭，从感觉不适到住院时间长短不一，可以从几天至一年。腹胀腹坠、腹围增大、腹痛最为明显，腹痛程度以隐痛不适及胀痛为主；伴有明显的消化道症状，乏力、食欲下降，体重明显减轻；上腹部可以触及肿块，体积巨大可以至几十厘米，一般考虑是巨大的网膜饼，或全腹部触及大小不等的小包块，有如晚期卵巢癌体征，如贫血、不明原因的肠梗阻等，腹部压痛、高度腹水，腹水量在 3000～10 000ml 甚至更多，血性或黄色透明。部分病人合并胸腔积液，在胸腹水中肿瘤细胞可以阳性或阴性。

妇科检查：子宫萎缩，光滑，一般不易触及子宫直肠窝的肿块，即使触及，也与Ⅲ～Ⅳ期卵巢癌的后陷凹有明显的不同，卵巢癌者组织更为厚实，面积广泛，而 EPSPC 一般后陷凹有散在的种植，组织较少，在附件区内触不到明显的附件肿块。高度腹水时妇科检查很难达到满意的程度，需要引流腹水后方可以进行妇科检查，当伴有腹水时上腹部包块可以非常明显。

EPSPC 基本的症状与体征与卵巢癌相同，非常明显的区别是有卵巢癌的症状和体征而卵巢正常大小或稍大，主要包块出现在网膜，这也是容易引起误诊的原因之一。

三、辅助检查

1. **影像学检查**　在临床中经常应用的影像学设备如 B 超、CT 及 MRI，均可以体现出本疾病的特点，高度的腹水、盆腹腔内多发占位性病变的肿块，而附件区无明显肿块。

2. **标志物**　CA125 是诊断和治疗上皮性卵巢癌的标志物，虽然部分卵巢癌患者的 CA125变化水平并不明显，但是已经在临床中广为应用，在本疾病中它的升高也作为一个明确的指标在临床中应用。有作者对 EPSPC、腹膜间皮瘤及卵巢浆液性乳头状癌进行多项肿瘤标志物的检测，认为 CEA、CA125、CA19－9、S100、B72.3 及 BerEP4 对鉴别 EPSPC 与其他肿瘤，如转移性卵巢癌，无明显意义。另外，有病例显示 CA125 水平升高并不明显，所以应该结合其他检查综合考虑。

3. **消化道检查** 由于网膜巨大结节及瘤体本身、腹水及不全肠梗阻的原因，胃肠道常为患者的主要症状，为了鉴别消化道肿瘤，除影像学检查外，在适当的时机应该考虑胃镜及肠镜的检查。

第四节 治疗

由于本疾病的临床表现与组织类型与Ⅲ～Ⅳ期卵巢癌的相似性，到目前为止，对于它的治疗采用治疗卵巢癌的方法，即肿瘤细胞减灭术和以铂为基础的全身和/或腹腔化疗。

目前，有两个观点治疗本疾病，见如下的治疗流程：腹腔镜探查，新辅助化疗 2 次或至认为可以手术时止，肿瘤细胞减灭术，全身和/或腹腔化疗 6 次；另一治疗流程：肿瘤细胞减灭术，全身和或腹腔化疗 6 次。第一种治疗的特点是：肿瘤细胞减灭术相对容易，手术损伤小，术中出血少，术后围手术期并发症少，但是，需要经历两次手术，需要更多的经济支持，特别适用于体弱及一般状况差的患者；第二种治疗的特点是：肿瘤细胞减灭术的难度大，需要很好的手术技巧及患者良好的一般状况，化疗负荷小，不易引起耐药。有资料表明，两种的治疗方法在远期的无疾病进展生存相同。另外，在患者极度虚弱的情况下，不可能完成任何手术甚至腹腔镜探查时，在患者及家属的充分知情的条件下，根据腹水细胞学阳性的依据谨慎开始以铂为基础的全身化疗。究竟是否可以根据细胞学作为诊断依据中、外妇科肿瘤诊治指南说法不一，要根据医者及患者的具体情况而定，当然，组织学仍然是诊断的金标准。

一、肿瘤细胞减灭术

大部分患者在进行初次肿瘤细胞减灭术时很难达到满意的程度，或者是如果达到了满意的肿瘤细胞减灭，则手术创面巨大。理想的减瘤使肿瘤减至残余病灶≤2cm，现在更多的采用的是残余病灶≤1cm。

手术方式：取腹部旁正中切口，由于手术范围包括大网膜的切除，所以切口必须够大，以利充分显露，一般下起耻骨联合，上至脐与剑突之间。或根据手术要求依切除肿物的需要延长切口。

进入腹腔后行术前探查，应该留取腹水进行细胞学检查，无腹水时需行腹腔冲洗，收集冲洗液，行细胞学检查。当然全腹盆腔已经充满种植结节，留取腹水就意义不大了。全腹腔探查自上而下，以了解肿瘤浸润的范围和各器官组织受累的程度，全面估计手术切除的难度和可能付出的代价，并制订计划切除的内容和切除的顺序。探查应包括消化道器官如胃、小肠、结肠和肠系膜。腹膜检查应特别注意两侧之结肠侧沟。腹膜后探查，主要沿腹主动脉及髂血管走行详细触摸，以发现有无肿大的淋巴结。上腹探查除针对网膜受累情况外，应仔细了解肝、脾和横膈有无转移或种植。一般情况下，EPSPC 的腹腔表现为一派转移的景象，以广泛的种植为特点，网膜固定，似盔甲镶嵌于肝脏及结肠表面，脾结肠韧带固定，将左侧上腹腔封闭，所以探查时应该动作轻柔，避免牵动深埋于肿瘤组织中的血管而引起难以制止的出血。

经过探查后，一般已初步与卵巢癌区别，并开始进行肿块的切除。手术的顺序以网膜切除为先，网膜是EPSPC最常见浸润的部位，肿物最大，为减少腹腔内之肿瘤负荷，防止腹水产生，故应切除。切除时一般多从横结肠下缘根部离断，如网膜受累较轻，手术时只需耐心止血，不会遇到困难。但如整个网膜被肿瘤浸润，缩成一块厚达数厘米之网膜饼，则需仔细锐性分离将网膜从横结肠上松解下来，然后切断。当结肠肝曲和脾曲部位之网膜严重受累时，几乎很难全部将病变之网膜切下，但仍应努力将其大部切除，甚至在必要时要切除脾脏，以缩小腹内残存肿瘤之体积，但是操作应该十分注意，当分离位置较高时，为了尽量保护脾脏，注意保护脾脏血管，否则脾门血管撕裂后可能引起难以制止的出血。

盆腔肿块切除在多数情况下，在整个手术过程中并不是难度最大的，情况允许的条件下，可以行子宫及双侧附件的切除。但在大多数情况下，肿瘤分布广泛，巨大的肿块往往充满整个腹盆腔。肿瘤穿透被膜，在邻近组织间浸润，以至子宫、附件、直肠、膀胱和盆腔腹膜，粘成不规则的大块，无法辨认正常解剖关系，不得不切除肠管，如按常规步骤切除，无法操作，而强行将肿物剥离，则可造成大面积渗血。此时，可以考虑仅行双侧附件的切除后，准备第二次肿瘤细胞减灭术。

肝、脾及横膈表面转移一般不需切除。横膈转移多数为小于1～2cm之微型结节，一般不需手术。如发现个别较大的转移病变、且位置不太高，亦可考虑切除，但需注意有无膈肌损伤并及时修补，以免引起气胸。

肠转移在EPSPC中的发生率很高，但是以浆膜表面浸润为主，虽然肿瘤细胞减灭术的价值肯定，一次彻底或比较彻底的转移癌切除可以显著改善患者的生存率，但是往往除肠外的其他部位仍残留有难以切除的肿块，应根据情况适时终止手术操作，充分估计完全切除的可能性。首选的手术方式是尽量将肿物切除而不损害肠管的完整性。如果肠转移至黏膜层，继续下去可能引起肠梗阻，则应该尽量切除或造瘘，为以下的化疗争取时间。

腹膜后淋巴结清扫，在EPSPC中很难进行，因为术中显示肿瘤已表现为广泛的大块种植，且无资料显示EPSPC的转移与后腹膜淋巴结有明确的关系，清除淋巴结势必增加手术难度及损伤，对预后又无明确的意义，所以除极早期的病例，对淋巴结的清扫应该谨慎地根据当时手术情况和患者状态决定。

腹腔化疗管留置是EPSPC经常采用的方法，由于广泛的腹腔种植，右膈下方、肝表面以及盆腔往往是残留癌组织聚集之部位，腹腔化疗管可以起到治疗作用。在手术结束时可放置一或两根导管：一根经右上腹达膈下，另一根经左下腹达盆腔，以备术后腹腔内化疗之用。

术后伤口的处理上应该时刻注意伤口裂开的可能，由于消化道症状，营养缺乏，腹水致腹部张力增大，伤口愈合困难，所以建议预防性应用张力线缝合伤口，待术后化疗结束后，即术后两周可以拆线，尽量保证伤口的一期愈合。

复发EPSPC的手术治疗，复发时癌组织常广泛累及肠道、肠系膜、肝脾表面或腹膜后淋巴结等，又由于有手术历史，合并粘连较多，手术操作一般较困难，脏器损伤机会也多，创伤也较大，要使肿瘤减至残余病灶≤2cm或≤1cm是非常困难的。即使能完成肿瘤细胞减灭术，预后也较差，所以，往往是姑息手术为主，如造瘘术等。

有关术中给药：为了进一步减少残余病灶，在手术结束后在腹腔中放置药物，如顺铂，应该注意药物的副作用，仍然需要保护肾脏，进行水化，但是因为手术前的禁食和术中的体液丢失，一般的给液量都不能达到水化的目的而易出现急性肾衰竭，应该引起高度的重视。另外，术中给药应该警惕药物过敏的发生，特别是复发的病例，既往曾使用过铂类，由于患者在全麻状态下，出现过敏不能及时判断，与麻醉意外混淆而延误治疗时机。

术后处理：原则上与一般盆腔大型手术相同。曾行肠道手术者，术后应予禁食及胃肠减压，胃肠外高营养可促进术后恢复，结肠造瘘术后减压至瘘口开放；肠吻合后之减压应持续至肠蠕动和排气正常，一般需 5～7 天。术后 48～72 小时，引流液明显减少后，可将引流管拔出 3～4cm，如仍无液体引出即可拔掉。当减压管及引流管全部取走时，即应鼓励其早期离床活动。由于肿瘤细胞减灭术后为化学治疗创造最有利之条件，这一时机稍纵即逝，故应尽早用药。静脉化疗可在术后第 2～7 天开始，但是由于需要明确的病理诊断，所以真正的化疗往往在 7～10 天才能开始。腹腔化疗则应在拔除引流管后或手术中，部分患者大量的腹水，若不能迅速控制可能引起伤口裂开，立即经腹腔导管给药。如患者曾行肠吻合术，则最好推迟在肠功能恢复后用药，以免影响愈合。

二、化疗

1. **全身和腹腔化疗** 国内、外的妇科肿瘤治疗指南均将 EPSPC 与卵巢上皮性癌归为一类疾病，所以一般采用卵巢上皮性癌多药联合化疗的方案，复发亦采用与卵巢癌相同的方案。肿瘤细胞减灭术和多疗程化学治疗不仅是卵巢上皮癌化疗的基本治疗原则，也是 EPSPC 的治疗方针。另外，EPSPC 常常在盆腹腔广泛种植转移，特别是细小颗粒状癌灶，而且还有肉眼未能发现的转移故需要化疗。如果患者一般情况差，年龄大或心肺功能不佳，有麻醉禁忌证，难以胜任或不能施行满意的手术，则化疗几乎是唯一的治疗方法。

方案：对于 EPSPC 的治疗联合化疗已是主流，特别是多以顺铂为主的联合化疗。GOG 曾推荐采用 PC 方案，但是常用的如 CAP 方案：顺铂 50～60mg/m^2（腹腔或静脉），表阿霉素 50～60mg/m^2（静脉），环磷酰胺 600mg/m^2（静脉）；或 PC 方案：顺铂 50～60mg/m^2（腹腔或静脉），环磷酰胺 600mg/m^2（静脉）。目前更多采用紫杉醇与卡铂或顺铂联合方案，紫杉醇 135～175mg/m^2，卡铂 AUC=5 或顺铂 60～75mg/m^2（腹腔或静脉），第 1 天用紫杉醇，持续静点 3 小时后应用卡铂或顺铂，并水化，注意紫杉醇的过敏反应。以上方案均每 3 周重复 1 次。骨髓抑制较重时，需要使用粒细胞集落细胞刺激因子支持。另外，目前也推荐使用紫杉醇周疗或剂量式密集周疗的给药方式，即紫杉醇 60～80mg/m^2，每周给药连续 3 周后休息 1 周，或连续 18 周不间断给药，铂类用药同前者。周疗或剂量式密集周疗的给药方式需要注意骨髓抑制，但是循证医学证明有比较好的疗效。

化疗的途径：化疗的途径中除静脉外，EPSPC 的腹腔化疗是非常重要的。腹腔化疗是采用腹腔内给药，因为 EPSPC 在盆腹腔内发病，即使经过了细胞减灭术，但细小颗粒癌灶仍可能有较多的残留，或根本没有达到满意的杀灭程度，直接的化学药物腹腔内灌注，可达到杀灭作用；腹腔化疗，可使局部药物浓度明显增加，并减轻腹水，全身反应较轻，故对于一般情况差，难以耐受系统用药及有明显腹水者更为合适。给药方式可采用单次穿刺和留置导管，前者减少感染机会，但是每次均需要进行操作，后者因为长期留置导管，患者生活不方便，可能增加感染机会，但是每次无操作，且对于盆腹腔内情况复杂者，术中直视放置导管后将比较安全。

可单一腹腔给药、静脉-腹腔交替给药及静脉-腹腔联合化疗。单次穿刺：系每次腹腔给药均行穿刺，方法简单、安全，反复进行。有研制腹壁皮下植入泵装置，该装置可长期、反复穿刺给药，不给患者带来痛苦，且可活动、沐浴，保持较高的生活质量。导管给药：是在手术完成后即放置两根塑料管，一根放置于肝表面横膈下，另一根放置于盆腔，从腹壁引出固定。术后肠道功能恢复后（3～5 天）即可从导管灌注化疗药物。腹腔化疗已被循证医学证实是一有效的给药方式，只是要求考虑就医条件和患者承受痛苦的情况下决定。

二线化疗主要用于复发或难治性患者，复发目前采用卵巢癌的标准，指经积极手术与化疗，肿瘤得以控制，达到完全缓解（CR）或部分缓解（PR），且持续时间超过6个月，之后病情进展者，肿瘤对铂类仍然保持一定敏感性。难治性肿瘤是指虽经积极治疗但肿瘤持续进展或虽一度达到CR或PR，但持续时间不足6个月肿瘤再次进展者，由于肿瘤细胞多药耐药性的产生，对铂类抗药，则需要选择二线化疗方案，但是必须明确一线化疗药物的累积量、疗效及毒性如何，反应持续时间及停药时间，患者一线治疗中对铂类敏感性对选择二线化疗具重要参考价值。一般采用如下的原则用药：无铂类应用史的，可用铂类药物联合化疗，如CAP或腹腔化疗；而铂类化疗后复发的，仍可选用一铂类为主的联合化疗，或可以更换铂，如二代或三代铂；难治性患者不应再选用以铂类为主的化学治疗，而应选用与铂类无交叉耐药的药物，如紫杉醇、异环磷酰胺、六甲密胺、拓扑喜树碱的单药治疗。复发EPSPC与复发性卵巢癌的治疗是非常复杂的问题，长期以来没有得到根本的解决，所以，个体化治疗尤显突出。

2. ***新辅助化疗*** 新辅助化疗作为开始于20世纪80年代的治疗方法广泛用于妇科肿瘤临床，如子宫颈癌及卵巢癌的治疗上，即在术前进行的以铂类为基础的全身化疗，疗程在2次或直到认为可以进行满意肿瘤细胞减灭术后。对于新辅助化疗的认识观点不一，有观点认为新辅助化疗可以有效地降低围手术期并发症，保证肿瘤细胞减灭术的满意进行，另有观点认为新辅助化疗增加了治疗费用，没有给治疗带来真正意义的好处。循证医学证明卵巢肿瘤细胞减灭术之前无论是否进行新辅助化疗疾病的无进展生存没有区别。

第五节　预后

目前对于EPSPC的观察，均将其与Ⅲ～Ⅳ卵巢癌进行比较，一般很难从临床症状、体征、手术范围、CA125水平及对一线化疗的反应，找出两种疾病的明显区别。手术后选择有效的联合化疗，并在化疗期间（3个疗程后）密切观察CA125水平及通过影像学监测盆腹腔内变化，及时调整方案。当出现耐药或复发时CA125水平和或影像学出现改变。部分学者认为治疗效果与卵巢癌相同，另一部分学者则认为大相径庭。有作者认为，EPSPC的病程发展慢于卵巢癌，对于化疗的敏感性好于卵巢癌，有作者对28例EPSPC和35例OPSC进行比较发现，EPSPC比OPSC更易出现腹胀、腹腔包块、腹水及盆腔微小病灶（P=0.017-0.000001），在BRCA2细胞系的变异频率无明显差异，在3年生存率方面EPSPC比卵巢癌更低，且有发病升高的倾向。又有人认为EPSPC与卵巢癌之间似乎有必然的联系，指出当BRCA1和BRCA2基因OPSC高危人群，预防性切除双侧卵巢后，体腔上皮性癌和乳腺癌的发病明显减少。GOG2003年对36例EPSPC与130例OPSC进行了临床治疗的比较，在进行肿瘤细胞减灭术后，以CP方案化疗（环磷酰胺750mg/m^2，顺铂75mg/m^2）6个疗程后发现，它们对于CP方案的敏感性及生存时间相同。

EPSPC是一已引起广大医务工作者注意的疾病，大部分作者认为是一独立的疾病。由于它的病因及发病仍不清楚，治疗也相对困难，但是，当绝经后女性高度腹水（少数人腹水量可以不多），腹水细胞学可以阳性或阴性；影像学显示异常增大的大网膜，呈饼状，在临床中也可以在上腹部触及；消化系统无异常；双附件未见到或触及明确的肿物，有时影像学可以显示卵巢表面有不规则的小肿物（这项最为主要）；或有人首发症状为肠梗阻，又同时有以上情况时，应该想到EPSPC，避免周转于多个科室延误治疗。有关它的基础及临床问题需要进一步的研究与探讨。

参考文献

1. 曹泽毅. 中华妇产科学. 北京：人民卫生出版社，1996，1882-1883.
2. 连利娟. 林巧稚妇科肿瘤学. 第三版. 北京：人民卫生出版社，2000，460-461.
3. 陈乐真. 妇产科诊断病理学. 北京：人民军医出版社，2002，395-401.
4. Swerdlow M. Mesothelioma of the pelvic peritoneum resembling papillary cystadenocarcinoma of the ovary: case report. Am J Obstet Gynecol, 1959, 77: 197-200.
5. Moll UM, Valea F, Chumas J. Role of p53 alteration in primary peritoneal carcinoma. Int J Gynecol Pathol, 1997, 16: 156-162.
6. Eltabbakh GH, Piver MS, Natarajan N, et al. Epidemiololgic differences between women with extraovarian primary peritoneal carcinoma and women with epithelial ovarian cancer. Obstetrics and Gynecology, 1998, 91: 254-259.
7. Piura B, Meirovitz M, Bartfeld M, et al. Peritoneal papillary serous carcinoma: study of 15 cases and comparison with stage III-IV ovarian papillary serous carcinoma. Journal of Surgical Oncology, 1998, 68: 173-178.
8. Halperin R, Zehavi S, Langer R, et al. Primary peritoneal serous papillary carcinoma: a new epidemiologic trend: a matched-case comparison with ovarian serous papillary cancer. Int J Gynecol Cancer, 2001, 11 (5): 403-408.
9. Halperin R, Zehavi S, Hadas E, Habler L, Bukovsky I, Schneider D. Immunohistochemical comparison of primary peritoneal and primary ovarian serous papillary carcinoma. Int J Gynecol Pathol, 2001, 20: 341-345.
10. Rebbeck TR, Lynch HT, Neuhausen SL, et al. Prophylactic oophorectomy in carriers of BRCA1 or BRCA2 mutations. N Engl J Med, 2002, 346 (21): 1616-1622.
11. Chen LM, Yamada SD, Fu YS, Baldwin RL, Karlan BY. Molecular similarities between primary peritoneal and primary ovarian carcinomas. Int J Gynecol Cancer, 2003, 13: 749-55.
12. Bloss JD, Brady MF, Liao SY, et al. Extraovarian peritoneal serous papillary carcinoma: a phase II trial of cisplatin and cyclophosphamide with comparison to a cohort with papillary serous ovarian carcinoma—a Gynecologic Oncology Group Study. Gynecologic Oncology, 2003, 89: 148-154.
13. Pentheroudakis G, Pavlidis N. Serous papillary peritoneal carcinoma: unknown primary tumor, ovarian cancer counterpart or a distinct entity: a systematic review. Critical Reviews in Oncology /Hematology, 2010, 75: 27-42.
14. Noriyuki Katsumata, et al. For the Japanese Gynecologic Oncology Group Dose-dense paclitaxel once a week in combination with carboplatin every 3 weeks for advanced ovarian cancer: a phase 3, open-label, randomised controlled trial. Lancet, 2009, 374: 1331-1338.
15. Ignace V, Claes GT, Fré déric A, et al. Neoadjuvant chemotherapy or primary surgery in stage IIIC or IV ovarian cancer. The New England Journal of Medicine, 2010, 363: 943-953.

第 66 章　放射治疗后再发肿瘤

1895 年伦琴发现 X 线后不久，X 线和放射性同位素镭就被用于医学实践，随后人们逐渐发现照射后再发生了白血病及其他恶性肿瘤；对原子弹爆炸后幸存者的研究使人们认识到辐射（照射）的危险性，并对照射致癌的机制有越来越深的认识。在妇科肿瘤治疗中，特别是在子宫颈癌的治疗中，放射治疗是重要的治疗手段之一。放射治疗特别是化放疗已经是中晚期（Ⅱb 及以上期别）子宫颈癌的标准治疗方法，其他还有子宫内膜癌术后辅助放疗或不适合手术患者的根治放疗，以及阴道癌、外阴癌等肿瘤的放射治疗。

子宫颈癌是女性最常见的恶性肿瘤之一，在世界范围内，约 65％的浸润性子宫颈癌患者接受了放射治疗，而且有很大部分患者可长期存活。因此，关注放疗后长期生存患者发生第二个肿瘤的危险性十分重要，不少研究发现长期生存的子宫颈癌患者随访超过 30 年，其发生第二个肿瘤的危险性明显增加，并随着存活时间的继续延长，其危险性进一步增加。子宫颈癌放射治疗患者是研究放射后再发肿瘤最佳人群之一，因为：(1) 子宫颈癌患者放疗效果比较好，多数患者可长期存活；(2) 可精确确定照射剂量及剂量效应；(3) 放射治疗已开展了很长时间，已有大量长期存活的患者可进行放疗后再发肿瘤危险性的评价；(4) 过去初次治疗时很少给予化疗作为辅助治疗；(5) 子宫颈癌手术而未接受放疗的患者可以作为对照的人群；(6) 长期存活的放疗后患者的资料较仅靠死亡后尸解结果估计再发肿瘤的发生率的研究资料能提供更多的信息；(7) 可以评价距离盆腔较远、接受不同剂量照射的器官。目前化放疗是局部晚期子宫颈癌的标准治疗方式，使评估治疗后再发肿瘤变得更为复杂。不少研究发现，化疗特别是放化疗也增加再发肿瘤的危险性。

一、放射治疗后再发恶性肿瘤的危险性及发生率

Kleinerman 等分析了 49 828 例接受放射治疗的子宫颈癌患者及 16 713 例未接受放射治疗的患者发生第二种肿瘤的情况，发现放疗是导致再次出现肿瘤的重要原因。Arai 等发现子宫颈癌放射治疗后的患者，再次发生直肠癌、膀胱癌、肺癌及白细胞等恶性肿瘤的危险性明显增加。Anil 等研究丹麦、芬兰、挪威、瑞典及美国 13 个肿瘤登记中心登记的 104 760 例存活 1 年以上的子宫颈癌患者，这些患者再次发生肿瘤的机会较普通人群发生肿瘤的危险高，接受放疗的患者再次发生肿瘤的机会较未接受放疗的患者再次出现肿瘤的危险性大，照射野内再次发生肿瘤的机会高于其他部位发生肿瘤的概率，而且初次放射治疗时年轻者发生第二种肿瘤的危险性高于初次放射治疗时年龄大的患者发生第二肿瘤的危险性。Boice 等研究发现，与放疗有关的再发肿瘤其相对危险性大于 2 倍的有白血病（除外慢性淋巴细胞白血病）、非霍奇金淋巴瘤、膀胱癌、阴道癌、胃癌、甲状腺癌；相对危险度在 1.3～2.0 的肿瘤有直肠癌、胰腺癌、盲肠癌；相对危险度在 1.1～1.3 的肿瘤有宫体癌、肾癌、骨肿瘤；相对危险度小于 1.1 的肿瘤有慢性淋巴细胞白血病、多发骨髓瘤、霍奇金淋巴瘤、乳腺癌、卵巢癌、小肠癌、结肠癌、其他生殖道肿瘤、结缔组织肿瘤。Boice 等在一项多国资料研究中

发现：（1）总体上讲，接受照射剂量在 100cGy 的器官发生治疗后再发肿瘤可能与照射有关；（2）膀胱癌、直肠癌、骨肿瘤、宫体癌、结缔组织肿瘤等可能与照射有关；（3）年龄在 30 岁以下或老年患者重度照射的器官（照射野内）的相对危险度最大；（4）发生胃癌、结肠癌、肝癌、胆囊癌、皮肤癌的危险性未明显增加；（5）白血病未明显增加，可能是大剂量盆腔照射破坏了骨髓细胞而非导致细胞发生转化；（6）照射使卵巢丧失功能，从而降低了发生乳腺癌的危险性；（7）肺癌的升高可能与照射关系不大（剂量很低），而可能是部分转移瘤误认为是再发肿瘤以及子宫颈癌患者吸烟的比例高等。而 Kapp 等研究发现，总体上讲子宫颈癌放疗后再发生第二种恶性肿瘤的危险性并不大于观察组，但是发生肺癌、外阴阴道癌的危险性明显增加而发生乳腺癌的危险性明显下降。Lee 等的研究也发现照射并不增加照射野内或其他部位发生第二种恶性肿瘤的危险性。

文献报道的研究多以比较接受照射与未接受照射患者发生再发肿瘤的相对危险度为指标，放疗后再发肿瘤发生率的报道并不多。Ota 等报道子宫颈癌放疗后再发肿瘤的发生率为 0.87%。Lee 等报道子宫颈癌放疗发生第二种恶性肿瘤的发生率为 5.49‰人年。文献报道的发生率在 0.12%～2.75%，我院 1992 年报道的子宫颈癌放射后再发子宫体肿瘤的发生率为 0.52%。Gallion 等报道 316 例子宫颈癌放疗后存活至少 5 年的患者子宫内膜癌的发生率为 0.6%。Anil 等报道 104 760 例子宫颈癌患者治疗后再发生第二种恶性肿瘤的情况，在诊断子宫颈癌时年龄小于 50 岁的患者中，随访 10 年、20 年、30 年、40 年的累积发生率分别为 3%、7%、15%、22%，均显著高于普通人群的 1%、5%、10%、15%。Tatsuya 等报道 2167 例子宫颈癌放射治疗后随访时间与第二种各种肿瘤的累积发生率分别为 10 年 6.7%、20 年 15.6%、30 年 23.8%。表 66－1列出部分文献报道子宫颈癌治疗后再发生第二种恶性肿瘤的发生率。

表 66－1　宫颈治疗后第二种原发肿瘤的发生率

作者	病例数	第二原发肿瘤例数	人年数	发生率（每 1000 人年）
Lee，et al	1048	32	5834	5.49
Arneson & Schellhas	874	36	6142	5.86
Spratt & Hoag	1853	36	6264	5.74
Bailar	3008	91	14 461	6.29
Schottenfeld & Berg	2529	56	8273	6.77
Newell & Krementz*	1491（W）	102	10 203	10.00
	3380（B）	128	21 129	6.06
Kapp，et al.**	763	44	5555	7.92

* W＝白种人；B＝黑种人。

** 除外皮肤癌的第二原发肿瘤。

二、放射治疗与再发恶性肿瘤的关系

有关放射治疗后再发恶性肿瘤的报道不少，但对放射线是否致癌还有不同的看法。多数学者认为放射治疗与再发恶性肿瘤的关系是肯定的。我院即有 1 例子宫颈癌放射治疗形成照射野内皮肤经久不愈的溃疡，22 年后在放射性溃疡边缘活检证实为纤维肉瘤。一般认为，肉瘤与放疗病史有密切关系，接受治疗的儿童肿瘤患者发生新的恶性肿瘤的累积发生率达 12%，其中 17%的患者接受了放射治疗，发生在照射野内的肿瘤有 42%为肉瘤。Travis 等通过文献复习，认为很多实体肿瘤均可能与放射治疗有关。照射是人类白血病病因之一，原子弹爆炸幸存者中白血病明显增加，其他还有放射工作人员、接受照射的患者发生白血病的危险也增加。

放射导致的DNA损伤以双链断裂多见，当正常的DNA修复机制受损后，可导致基因突变，抑癌基因失去功能，癌基因被激活，但很多因素可导致DNA损伤，即使与放射有关也是十分复杂的，目前尚缺乏直接的证据。Travis等对照射引起的基因及系列变化导致肿瘤的可能机制进行了文献综述。另外，放射治疗的恶性肿瘤患者常有HPV感染、吸烟等历史，这些高危因素可能对放射后再发肿瘤的发生也有关系。Tatsuya研究发现有吸烟史的子宫颈癌放疗患者发生第二种肿瘤的相对危险度是普通人群的1.6倍，而无吸烟史的子宫颈癌放疗患者发生第二肿瘤的相对危险度是普通人群的1.4倍。有研究显示放射治疗与吸烟发生相互作用增加了霍奇金淋巴瘤长期存活患者发生肺癌的危险性。照射、HPV感染及吸烟之间可能存在相互作用，如通过p53肿瘤抑制基因的途径影响细胞增生等。肿瘤患者治疗后再发生第二种恶性肿瘤原因很复杂，可能与如下因素均有关系：（1）患者的生活方式如吸烟、饮酒、饮食习惯及其他；（2）患者自身因素如基因方面、免疫功能、激素水平等；（3）环境方面如污染、职业等；（4）多因素综合作用如放疗、化疗、放化疗及基因、环境因素等相互作用等。

综上所述，放射诱发恶性肿瘤的可能机制为：（1）射线直接作用于细胞，导致细胞内DNA损伤、修复过程紊乱及错误；（2）射线直接或间接导致癌基因激活和抑癌基因的失活，如ras基因家族及C－myc基因的激活，Rb基因、p53基因突变或丢失；（3）射线损伤机体免疫功能，免疫监视功能下降，有研究发现放疗患者外周血中淋巴细胞，特别是T细胞减少，Tn/T5比例下降；（4）遗传易感性的差异，即在相同照射条件下，个体的易感性不同；（5）多因素综合作用。

三、影响放射后再发肿瘤发生率的因素

（一）照射剂量

放射线致癌剂量很难确定，子宫颈癌的放射治疗多为体外与腔内照射相结合，不同组织受到照射的剂量很难确定。Boice等采用了模拟人体照射，用计量仪测定膀胱、直肠、子宫、卵巢、骨等组织器官的剂量。小到几个Gy，高至100Gy以上都有致癌的报道，放射后再发肿瘤的部位及其他条件的不同，其致癌剂量可能存在差异，但一般认为致癌剂量在40Gy以上。而且随照射剂量的增加，发生再发肿瘤的危险性增加；也有学者认为，中等剂量（30～60Gy）诱发肿瘤的概率更大，因为中等剂量照射时产生亚致死损伤的细胞多，修复后的这种细胞易发生癌变，而大剂量照射使肿瘤细胞和正常组织细胞杀灭较多，亚致死损伤修复存活下来的细胞少，同时照射所致的纤维化明显，血供差，影响肿瘤细胞的生长。Robert等报道视网膜母细胞瘤放疗患者发生放疗后再发肿瘤的情况，照射60Gy以下者再发肿瘤的发生率为2.5%，60～109Gy者为5.5%，110～150Gy者发生率为32%。Kapp的研究发现照射剂量大于3000cGy的患者发生治疗后再发肿瘤的危险性至少是照射剂量低于3000cGy的患者发生再发肿瘤危险性的2.5倍。有学者认为，随着照射剂量的增加，发生照射后再发肉瘤的危险性随之增大。照射剂量低于10Gy者引起肉瘤的危险可以忽略，照射引起骨肉瘤的平均剂量及中位剂量在43～64Gy之间，导致软组织肉瘤的剂量为37Gy，总的剂量范围在36～49Gy。Boice等认为，照射导致直肠、阴道、骨、结缔组织等癌变的剂量有一定的阈值，仅在照射剂量超过10Gy时，发生肿瘤的危险性才显著增加。Anil等的研究发现，在接受放射治疗的子宫颈癌患者中，重度照射（平均照射剂量＞3Gy）部位第二种恶性肿瘤的标化发生率为1.59（相对危险度），中度照射（平均照射剂量1～3Gy）部位者为1.30，轻度照射（平均照射剂量＜1Gy）部位者1.21；而未接受放疗的患者在这些相同的部位第二种恶性肿瘤的标

化发生率无差异。Boice 等的研究发现，很多器官如直肠、膀胱、阴道及其他生殖道等发生治疗后再发肿瘤可能与照射剂量有关系，而小肠、结肠、外阴、骨髓等照射效应不明显。

对原子弹爆炸幸存者的研究发现，受照射剂量在 4Gy 以下者，随着照射剂量的增加，发生白血病的危险性呈线性增加，而照射剂量在 4Gy 以上者，剂量效应消失甚至危险性反而降低。不少研究发现，肿瘤患者照射治疗后再发白血病的危险性并未增加，这可能是因为骨髓受到高剂量照射时，骨髓细胞发生死亡坏死等而非细胞分裂转化形成血液系统肿瘤。Curtis 等对宫体癌接受照射的患者的骨髓受到照射的剂量进行推算，总体上讲，体外联合腔内照射者骨髓受照射平均权重剂量为 5.2Gy，腔内照射者 1.7Gy，体外照射者 9.7Gy；单纯腔内治疗者 90% 的骨髓平均剂量在 0.7～2.7Gy，单纯体外照射者平均剂量为 6.4～14.0Gy。Boice 等在分析结肠受照射后再发生肿瘤的危险并不增加的原因时认为，与骨髓、乳腺、甲状腺一样，结肠有很多细胞分裂增殖活跃，高剂量照射直接导致细胞死亡从而降低了发生肿瘤的危险性。

（二）放射后再发肿瘤的潜伏期（随访时间）

多数与照射有关的肿瘤，危险最大者是在接受照射后 20 年及以上的时间。联合国科学效应委员会（UNSCEAR）1986 年报告推荐辐射诱发肿瘤的潜伏期平均为 20～30 年，实体瘤最少 10 年，骨肉瘤平均 20 年，白血病的潜伏期至少 2 年，平均 8 年。不少研究发现，子宫颈癌放疗后存活时间越长（随访时间越长），发生第二种恶性肿瘤的危险越大。Anil 等的研究显示，治疗后随访 10～19 年的相对危险度为 1.27，随访 40 年则相对危险度为 1.83，差异显著。特别是重度照射部位的再发肿瘤如直肠/肛门、膀胱、卵巢、女性生殖道等发生肿瘤的危险度随访时间越长，危险越大，随访 40 年发生结肠癌的危险增加 2 倍，发生阴道癌、外阴癌等生殖道肿瘤的危险增加 9 倍，Tatsuya 等的研究也有类似的结果，具体情况见表 66－2、表 66－3。Kleinerman 等的研究发现，第一种肿瘤放疗后随访 20 年，其发生第二种恶性肿瘤的相对危险度持续增加。另一研究发现，接受照射后 10 年，某些器官如膀胱、肾、卵巢、子宫等发生第二种恶性肿瘤的相对危险度及绝对危险性均增加，照射后 15 年及以上者危险性明显增加。而白血病的发生有所不同，危险性最大是在受照射后 1～4 年；另一项则研究发现，子宫颈癌放射治疗的患者，放疗后 4～8 年发生白血病的危险最大，而照射 9 年后再发生白血病的危险减少。由于目前临床上多采用放化疗（同步），诱发肿瘤的潜伏期可能缩短，因为细胞毒制剂的使用进一步损害了患者的免疫力，降低了机体的免疫监视功能，并激活体内的潜在致癌因素。

表 66－2 子宫颈癌放疗后再发生第二种原发肿瘤的例数、标化发生率（SIR）、潜伏期

第二种恶性肿瘤	1～9 年		10～19 年		20～29 年		30～39 年		≥40 年	
	例数	SIR	例数	SIR	例数	SIR	例数	SIR	例数	SIR
所有肿瘤	2399	1.31	1977	1.27	1480	1.37	737	1.50	203	1.83
所有实体瘤	2258	1.32	1859	1.28	1386	1.38	697	1.53	197	1.93
结肠癌	225	1.25	184	1.13	155	1.23	78	1.19	28	1.67
直肠/肛管癌	81	0.93	154	2.01	127	2.23	84	3.09	36	5.79
膀胱癌	63	0.48	113	1.06	87	1.27	38	1.40	7	1.39
卵巢、输卵管癌	66	0.61	86	0.98	68	1.22	38	1.73	11	2.72
其他女性生殖道肿瘤	82	4.00	70	4.01	70	5.54	41	6.33	15	8.66
骨肿瘤	8	2.86	7	3.63	4	3.59	0	0.00	0	0.00

续表

第二种恶性肿瘤	1～9年		10～19年		20～29年		30～39年		≥40年	
	例数	SIR	例数	SIR	例数	SIR	例数	SIR	例数	SIR
软组织肿瘤	20	2.41	23	3.63	9	2.24	7	4.05	0	0.00
急性非淋巴细胞性白血病	36	2.74	12	1.01	11	1.26	5	1.24	1	1.05
慢性淋巴细胞性白血病	9	0.56	11	0.74	13	1.11	10	1.62	1	0.59

SIR (standardized incidence ratio): The ratio of observed to expected number of patients diagnosed with cancer.

摘自 Anil，et al. J Natl Cancer Inst，2007，99：1634-1643.

表 66－3　放射治疗后随访时间与第二种原发肿瘤的危险性

肿瘤部位	随访时间＜5年			5年≤随访时间＜15年			随访时间≥15年		
	实际例数	估计例数	RR	实际例数	估计例数	RR	实际例数	估计例数	RR
所有部位	49	40.8	1.2	90	68.5	1.3	71	60.3	1.2
直肠	5	1.9	2.6	2	3.5	0.6	5	3.3	1.5
膀胱	0	0.5	0.0	1	1.1	0.9	4	1.2	3.5
子宫体	1	0.5	2.2	2	0.9	2.2	4	0.9	4.7
骨及软组织	3	0.2	17.6	6	0.3	22.2	4	0.2	19.0
卵巢	0	0.8	0.0	3	1.4	2.1	1	1.3	0.8
胃	15	11.3	1.3	21	17.1	1.2	18	12.6	1.4
肺	2	2.8	0.7	17	5.5	3.1	4	5.6	0.7
肝	1	1.9	0.5	6	3.6	1.7	5	3.7	1.3
乳腺	9	3.9	2.3	7	6.2	1.1	6	5.2	1.2
血液（白血病）	1	0.5	1.9	5	0.9	5.8	0	0.8	0.0

摘自 Ohno，et al. Int J Radiation Oncology Biol Phys，2007，69：740-745.

（三）第一肿瘤诊断时的年龄

部分放射后再发肿瘤发生的危险与第一肿瘤诊断时患者的年龄有关。Anil 等的研究显示，部分与子宫颈癌放射治疗有关的第二种恶性肿瘤如直肠/肛门癌、生殖道肿瘤、膀胱癌等，与子宫颈癌诊断时患者的年龄有关，子宫颈癌诊断时年龄小于 40 岁的患者，发生上述放射治疗后再发肿瘤的危险性明显高于诊断时年龄大于 59 岁的患者发生第二种恶性肿瘤的危险性。Ohno 等的研究也有类似的发现，第一肿瘤（子宫颈癌）诊断时患者年龄小于 60 岁者，放疗后再发生第二种恶性肿瘤的相对危险度为 1.3，其中发生膀胱癌、白血病、骨及软组织肿瘤、肺癌的危险性明显升高，相对危险度分别为 3.9、3.8、26.7、2.1，高于诊断时年龄大于等于 60 岁的患者；而年龄大于等于 60 岁者的相对危险度为 1.1，其中发生子宫体恶性肿瘤、卵巢癌及乳腺癌的危险性明显增加，相对危险度分别为 10.0、2.2、2.1，高于诊断年龄小于 60 岁的患者。Boice 等报道，子宫颈癌诊断时年龄小于 30 岁或大于 50 岁的患者放疗后再发生第二种恶性肿瘤的危险性最大。Kleinerman 等的研究显示，在放疗后存活 10 年的患者中，在照射野中器官发生第二种恶性肿瘤的相对危险对分别为：第一种肿瘤诊断时年龄小于 40 岁者为 2.1，40～49 岁者为 1.6，50～59 岁者为 1.4，大于 60 岁者为 1.2。Boice 等的研究发现照射后随访 10 年及以上的患者，在照射野或邻近照射野部位发生治疗后再发肿瘤的相对危险度增加，特别是接受照射是年龄小于 30 岁者，在绝对危险性方面，接受照射时年龄小于 30 岁或大于 50 岁者发生治疗后肿瘤的危险性最大。以上均说明第一种肿瘤诊断时患者的年龄对放疗后再发肿瘤有影响。

表 66-4 摘录 Boice 等对子宫颈癌治疗后再发生第二种恶性肿瘤的研究结果之一，说明照射剂量、初次治疗时的年龄、治疗后的随访时间（潜伏期）对第二种恶性肿瘤的影响。

表 66-4 子宫颈癌放疗后再发生膀胱癌与治疗时年龄、随访时间、照射剂量的关系

因素	例数*		膀胱受照射剂量（Gy）	相对危险度（RR）
	观察组病例数	对照病例数		
全部例数	273	520	30～60	4.05
随访时间				
10-（年）	65	123	30～60	2.36
15-	69	138	30～60	5.60
≥20	139	259	30～60	8.72
治疗时年龄				
<55	194	374	30～60	16.0
≥55	79	146	30～60	1.67
存活 10 年患者照射剂量				
0	6	41	0	1.00
低	32	97	>0～29.9	2.13
中	190	310	30～59.9	5.65
高	28	45	≥60	7.14

* 总观察例数＝4173；总对照例数＝6857。

摘自 Boice JD，et al. Radia Res，1988，116：3-55.

（四）其他因素

调强放疗已广泛应用于临床，使低剂量照射区域大大增加即“剂量分摊”现象，大体积小剂量照射的随机效应可能增加照射致癌的概率增加。Hall 等认为，对于存活 10 年以上的患者，与常规放疗相比，调强治疗放射致癌的概率增加了几乎两倍。放射诱发肿瘤的发生与放射线的种类有关，一般认为高 LET 射线诱发肿瘤较低 LET 射线诱发肿瘤的概率高；普通射线较高能射线诱发骨肿瘤的概率更高，因为骨组织对普通射线的吸收明显高于对高能射线的吸收。另外，放疗与化疗联合应用可能增加诱发肿瘤的概率，并使潜伏期缩短。

四、放射治疗后再发恶性肿瘤的诊断

放射后再发肿瘤没有任何组织学特异性，诊断比较困难。首先，要注意与初次肿瘤治后肿瘤复发或转移相鉴别；其次，要完全排除与治疗无关的重复癌也很困难，如子宫颈癌患者合并 HPV 感染、吸烟、环境因素等导致外阴、阴道等发生重复癌的危险性增加而非照射所致的再发肿瘤等。因此，需要有一定的潜伏期（随诊时间），一般选择治疗后 5 年，因为初次肿瘤治疗后复发多在 5 年内，同时应尽量获得组织学病理诊断，如果是不同病理类型，则可排除原肿瘤复发或转移；但照射所致的不同肿瘤有不同的潜伏期，如照射所致的白血病多在照射后 1～4 年，而照射所致的肉瘤潜伏期多在 10 年以上。

Cahan 首先提出放射治疗后再发恶性肿瘤的诊断标准。一般认为在照射野内发生放射后再发实体肿瘤的诊断标准为：(1) 有放射治疗病史；(2) 恶性肿瘤必须在原放疗区，并排除复发或转移；(3) 组织学证实与原发肿瘤不同；(4) 有较长的潜伏期，一般至少 5 年。这个诊断标准也有一定的不足，例如照射野区域的划分问题，如果以照射野（50%等剂量曲线所包括的范围）来界定，研究已经发现，骨髓受照剂量在 4～6Gy 时发生白血病的危险最大，而子宫颈癌放射治疗者 50%等剂量曲线包括的范围内照射剂量远远超过这个剂量，而且常规照射野包括骨组织很少，另外，目前已广泛采用的适形或调强照射常常以靶区为中心进行多方向多野照射，照射区域的确定更为复杂和困难。因此，有学者把照射区域规定为 5%等剂量曲线所包括的范围。

五、放射治疗后再发恶性肿瘤的类型

Anil 等研究发现 104 760 例子宫颈癌患者在不同部位发生第二种恶性肿瘤的标化发生率 SIR（相对危险度 RR）有明显的不同，最高者为女性生殖道（除外宫颈），其标化发生率为 4.81；其次为膀胱，3.44；再次为骨，2.7。表 66－5 列出该研究显示的部分发生第二种恶性肿瘤的情况（相对危险度>1）。Ohno 等报道 2167 例子宫颈癌放疗后再发生第二种恶性肿瘤以骨及软组织肿瘤（RR 22.0）、子宫恶性肿瘤（RR 4.0）、白血病（RR 3.1）、膀胱恶性肿瘤（RR 2.2）风险大。具体情况见表 66－6。Brown 等报道了 69739 例子宫内膜癌患者治疗后再发生第二种恶性肿瘤的情况，发现接受放射治疗的患者发生膀胱癌、阴道癌、结肠癌及软组织肿瘤的危险性增加，具体情况见表 66－7。

表 66－5　子宫颈癌治疗后再发生第二原发肿瘤的情况

部位	所有患者 N=104 760		接受放疗的患者 N=52 613		未接受放疗的患者 N=27 382	
	例数	SIR	例数	SIR	例数	SIR
全部肿瘤	12 496	1.30	6796	1.34	2244	1.06
全部实体肿瘤	11 720	1.31	6397	1.36	2102	1.06
小肠	63	1.80	31	1.84	7	1.05
结肠	1168	1.22	670	1.22	178	0.93
直肠、肛管	817	1.84	482	1.90	108	1.28
膀胱	949	3.44	536	3.51	109	1.93
其他女性生殖道	497	4.81	278	4.73	102	5.00
骨	32	2.70	19	3.00	3	1.18
软组织	114	2.53	59	2.84	10	1.13
胃	492	1.30	317	1.31	48	0.96
肝	84	1.10	45	1.10	18	1.31

续表

部位	所有患者 N=104760		接受放疗的患者 N=52613		未接受放疗的患者 N=27382	
	例数	SIR	例数	SIR	例数	SIR
胰腺	447	1.37	256	1.35	75	1.26
胆囊胆管	178	1.14	97	1.19	21	0.94
肾	342	1.35	182	1.34	61	1.26
唇	31	1.66	23	2.17	5	1.61
舌	32	1.18	20	1.36	4	0.61
口腔	66	1.48	32	1.30	21	1.98
咽	52	1.83	23	1.57	15	2.28
食管	101	1.42	68	1.55	12	0.90
气管、支气管、肺	1912	2.57	1119	2.74	422	1.93
非霍奇金淋巴瘤	333	1.27	157	1.20	68	1.11
急性非淋巴细胞白血病	122	1.72	65	1.68	18	1.12

表 66-6 子宫颈癌放射治疗后再发生第二种原发肿瘤危险的部位

肿瘤部位	观察例数	期待（估计例数）	RR	95%CI
所有部位	210	169.6	1.2	1.1-1.4
直肠	7	6.8	1.0	0.4-2.1
膀胱	5	2.3	2.2	0.7-5.2
血液（白血病）	6	1.9	3.1	1.1-6.8
子宫体	7	1.8	4.0	1.6-8.1
骨及软组织	13	0.6	22.0	11.7-37.7
卵巢	4	2.7	1.5	0.4-3.8
胃	54	41.0	1.3	1.0-1.7
肺	23	13.8	1.7	1.1-2.5
肝	11	9.2	1.2	0.6-2.1
乳腺	22	15.3	1.4	0.9-2.2

摘自 Ohno，et al. Int J Radiation Oncology Biol Phys，2007，69：740-745.

表 66-7 接受放疗的子宫内膜癌患者发生第二原发肿瘤危险的部位

第二原发肿瘤部位	未接受放疗 N=43 170 458 061 人年 O/E（SIR）	近距离照射 N=6642 93 095 人年 O/E（SIR）	外照射 N=11 587 123 308 人年 O/E（SIR）	腔内+外照射 N=6358 61 507 人年 O/E（SIR）	任何形式的照射 N=25 310 287 431 人年 O/E（SIR）
所有部位	0.92	0.97	1.10	1.22	1.09
小肠	1.43	1.05	1.63	2.13	1.57
结肠	1.00	1.14	1.44	1.75	1.40
升结肠	1.01	1.48	1.69	2.33	1.72
降结肠	0.99	0.75	1.37	2.37	1.33
乙状结肠	0.89	1.24	1.38	1.40	1.34
直肠	0.91	1.07	1.25	1.82	1.35
膀胱	0.97	1.62	2.19	2.41	2.03
阴道	1.85	2.33	3.68	6.49	4.09
乳腺	1.05	0.96	1.00	0.94	0.97
软组织	1.03	0.55	3.00	1.61	1.83
骨及关节	0.87	1.66	6.17	0.00	3.21
白血病	0.79	0.84	1.14	1.33	1.12
淋巴瘤	0.86	1.11	0.86	1.56	1.11

（一）白血病

约 34%的活性骨髓（红髓）在盆骨，外照射时骨髓接受的平均剂量在 9～45Gy 之间，全部活性骨髓的平均剂量为 3～15Gy；腔内镭疗时骨髓受照平均剂量在 0.5～2.5 之间。而骨髓是对辐射致癌最敏感的组织之一，全身照射 3～15Gy，就可导致白血病。对日本原子弹爆炸幸存者的研究发现，受照射剂量在 4Gy 以下者，随着照射剂量的增加，发生白血病的危险性呈线性增加。在 Inskip 等对盆腔良性病变照射后的患者研究中，由于是良性病变，照射剂量为：体外放射剂量分 3 种：单次照射 600cGy，前野（25cm×20cm）；前后野第 1、第 6 天各照射 600cGy；左右侧野（13cm×20cm），每天 1 野轮流照射 600cGy 共 4 天。腔内镭疗几个 cGy/小时，连续 10～24 小时。估计骨髓受照射的平均剂量为 119cGy，其中大多数单纯腔内镭疗的患者骨髓平均受照剂量小于 100cGy。发现急性髓细胞白血病及单核细胞性白血病较对照人群明显升高 70%（SMR1.7），在照射后 2～5 年内危险最大，而且照射时年龄大于 50 岁者危险性大，潜伏期短。骨髓平均照射剂量在 400cGy 以下者，相对危险度在 2～3。子宫颈癌放射治疗的患者，由于照射总剂量大，骨髓受照射的剂量相对也高，其治疗后再发生白血病的危险性是否增加还有争论，Boice 等的研究发现，慢性淋巴细胞性白血病与照射无关（RR=1.03），发生其他类型的白血病总体上危险性增加 2 倍，在治疗后 1～4 年危险最大，平均骨髓受照射剂量在 4Gy 以下者危险性随剂量的增大而增加，超过

4Gy 危险性逐渐降低；在淋巴瘤方面，骨髓受照射平均剂量在 7.1Gy，发生非霍奇金淋巴瘤的危险性是对照组的 2.5 倍，照射时年龄小于 55 岁及照射后 5～14 年危险性最高，霍奇金淋巴瘤与照射关系不大；多发骨髓瘤与照射的关系不确切。Boice 等在另一项研究中也发现在子宫颈癌放疗后的患者发生急性非淋巴细胞白血病的危险性增加（RR＝1.3），而慢性淋巴细胞性白血病、霍奇金淋巴瘤、非霍奇金淋巴瘤、多发骨髓瘤与照射关系不大。Curtis 等对宫体癌放疗后患者的研究也有类似的结果。但一项国际间研究的确发现子宫颈癌放疗后的患者发生白血病的危险性并未增加，可能是骨髓受剂量较大，导致对骨髓细胞的杀灭作用而非导致细胞转化导致癌。Kleinerman 等的研究也发现子宫颈癌放疗后患者发生非霍奇金淋巴瘤的危险性增加，而白血病、霍奇金淋巴瘤与放疗的关系不大。

（二）肉瘤

1957 年 Cade 首次报道子宫颈癌放疗后导致软组织肉瘤，Boice 等的研究发现，子宫颈癌放疗后再发生软组织肉瘤的危险持续增加，特别是照射时患者的年龄大于 50 岁的患者；放射后再发生肉瘤的危险性与照射剂量有关系，存活时间超过 10 年接受照射剂量大于 10Gy 的患者发生肉瘤的相对危险度为 2.8，而照射剂量小于 10Gy 者相对危险度仅为 0.5。Kleinerman 等的研究也有类似的结果。但也有研究发现照射并不增加发病的危险性，Lee 等研究 1048 例接受放疗的子宫颈癌患者，随访 1～16 年，未发现放疗后再发肿瘤的危险性明显增加。Kapp 等研究 763 例以放射为主的子宫颈癌患者，随访 5～25 年，未发现放射后再发肿瘤的危险性增加。照射后肉瘤常发生于照射野内或边缘，Puka 等研究发现后野（臀及骶前）较前野发生照射后再发肉瘤更多见。总体上讲，照射后肉瘤的发生率小于 1%，Mark 等通过研究及文献复习，认为照射后肉瘤的发生率在 0.03%～0.8%。文献报道发生照射后肉瘤器官的平均及中位剂量差异很大，骨组织 43～64Gy（14～290Gy）、软组织 37Gy（9～132Gy），所以发生肉瘤的组织总体上接受照射 36～49Gy（25～124Gy）。Sheppard 等研究 63 例照射后肉瘤，发现最常见的肉瘤为骨肉瘤和恶性纤维组织肉瘤。Mark 等研究 13 例妇科生殖道照射后再发肉瘤，最常见的是恶性混合性苗勒瘤（6 例），其次为平滑肌肉瘤（4 例），子宫内膜间质肉瘤、纤维肉瘤、血管肉瘤各 1 例。Murray 等分析 20 例照射后再发肉瘤，发现骨肉瘤及恶性混合性苗勒瘤多见。另一研究发现，纤维肉瘤及血管肉瘤多见，而且常有皮肤浸润或溃疡形成。

（三）子宫体恶性肿瘤

于国瑞等报道的发生于盆腔的 55 例子宫颈癌放射后再发肿瘤的构成比以子宫恶性肿瘤及直肠腺癌多见，具体见表 66－8 所示。Palmer 等对 721 例良性妇科疾病行全盆腔照射，随诊 12 年，发生子宫体恶性肿瘤 29 例，发生率达 4.02%。马绍康等报道 47 例子宫颈癌放射后再发子宫体恶性肿瘤中，以子宫内膜腺癌最多见，共 30 例，其中内膜样腺癌 27 例，浆乳癌 3 例；子宫恶性中胚叶混合瘤 17 例。盛修贵等分析了 27 例子宫颈癌放疗后再发生子宫内膜癌的临床特征，发现 5 例Ⅰ期患者肿瘤均位于宫角或宫底部，并认为可能是在子宫颈癌放射治疗（腔内）时双侧宫角及宫底部受照射剂量低，有部分内膜组织残存并发生癌变。Pothuri 等报道的 23 例子宫颈癌放疗后再发子宫体恶性肿瘤中，癌肉瘤的比例也仅为 30%（7/23）。在 Boice 等的研究中，子宫体照射后再发肿瘤中腺癌占 77%，而肉瘤仅占 17%。Hagiwara 等报道 5 例子宫颈癌放疗后再发生子宫恶性肿瘤中，内膜癌占 60%（3/5）。范建玄等报道 44 例子宫颈癌放疗后继发盆腔恶性肿瘤中，子宫内膜癌 18 例，子宫恶性中胚叶混合瘤仅 10 例。而过去的报道均认为子宫体放射后再发肿瘤中以恶性中胚叶混合瘤（癌肉瘤）多见，应该引起注意。

表 66-8 子宫颈癌放疗后再发恶性肿瘤 55 例的类型

再发恶性肿瘤类型	例数	再发肿瘤区受照射剂量（Gy）	平均潜伏期（年）
子宫中胚叶混合瘤	13	155～120 以上	12.1（5～19）
子宫内膜腺癌	13	55～120 以上	15.3（5～26）
直肠腺癌	16	55～80	14.9（5～25）
膀胱移行细胞癌	6	55～80	17.8（13～27）
卵巢癌	4	45～60	12.3（7～24）
臀部纤维肉瘤	2	45～110 以上	14（6～22）
髂骨肉瘤	1	45 以上	14

摘自于国瑞. 中华放射肿瘤学杂志，1992，1：110-112.

（四）其他实体肿瘤

很多研究都显示子宫颈癌放射治疗后照射野发生再发肿瘤包括直肠癌、膀胱癌、其他生殖道肿瘤的危险性增加，而发生结肠癌、小肠癌、卵巢癌等的危险仅轻度增加或不增加。赵静等报道的 8 例放射治疗诱发恶性肿瘤中就有 3 例为子宫颈癌放疗后再发生直肠腺癌，1 例为子宫颈癌放疗后再发生膀胱移行细胞癌，其中位照射剂量 66Gy，中位潜伏期 8 年。另有 1 例子宫内膜癌放疗后 10 年发生腹股沟横纹肌肉瘤。范永田也报道了 3 例子宫颈癌放疗后再发生直肠癌的情况。在范建玄报道的 44 例子宫颈癌放疗后再发盆腔恶性肿瘤中，有大肠癌 15 例，膀胱移行细胞癌 1 例。Shirouzu 等报道子宫颈癌放疗后再发生直肠癌的情况，发现 75%为黏液腺癌，同时存在慢性肠炎、肠壁纤维化、动脉内膜炎等放射性损害的证据。Seidman 等报道了 15 例盆腔照射后再发生女性生殖道肿瘤的情况，放射后再发肿瘤除了 3 例内膜癌、1 例恶性子宫中胚叶混合瘤外，还包括卵巢癌、阴道癌、外阴癌、尿道（远端）癌等。Brown 等分析 69 739 例子宫内膜癌治疗后再发生第二种恶性肿瘤的情况，接受照射的患者较不接受放疗者危险性增加，其中接受放疗的患者发生结肠癌、直肠癌、膀胱癌、阴道癌及软组织肿瘤的危险性高于未接受放疗的患者。

六、放射治疗后再发恶性肿瘤的治疗及预后

照射野外出现的第二种恶性肿瘤的治疗与初次放疗的关系不大，可遵照初次原发肿瘤的治疗原则进行，但应考虑放疗及化疗对骨髓功能的影响。而照射野内发生的后再发肿瘤，由于放射后再发肿瘤的患者其肿瘤周围正常组织对再次照射的耐受性差，能耐受的照射剂量不能彻底控制肿瘤，同时还应该考虑再发肿瘤本身对放射线的敏感性，如肉瘤本身对照射就十分抗拒。Jones 等在研究复发或未控子宫颈癌患者再次照射时指出，放射治疗后再次照射有如下不利因素：（1）初次放疗后对正常组织的血管结缔组织的损伤，再次照射可导致坏死甚至穿孔；（2）初次放疗对血管的损伤可能导致肿瘤缺氧，影响再次照射时的敏感性；（3）正常组织耐受性差，影响照射剂量的给予；（4）肿瘤自身的放射敏感性差。这些因素在选择放射后再发肿瘤的治疗方式时也应该充分考虑，因此多考虑非放射治疗。能手术者首选手术，包括肿瘤扩大切除、根治性手术或盆腔脏器去除术等多种方式，但应该注意放疗后盆腔纤维化严重，手术难度大，术后组织细胞活性弱、生长能力差，伤口往往难以愈合，术前应充分评估。如果考虑选择再次放疗，治疗前对患者进行充分评估，包括肿瘤周围正常组织的情况，必要时行膀胱镜、结肠镜及全消化道造影，了解膀胱、直结肠、小肠等器官初次放疗后

放射损伤的程度，如果已存在较严重的放射损伤如放射性膀胱炎、放射性直肠炎，则应放弃再次放疗；应该尽量避免选择体外照射，可考虑腔内照射或组织间插置照射；同时告知患者及家属，预期的放射并发症明显升高的危险性。Jones 等认为初次放疗后选择再次照射应距初次放疗 5 年以后的患者才可以考虑，同时应该对直肠、膀胱、小肠等进行仔细的评估，初次放疗后直肠膀胱有较严重的反应者应该放弃再次放疗。Russell 等报道对 25 例初次放疗后肿瘤复发或发生第二种恶性肿瘤的患者再次照射的情况，随访 10～61 个月，14 例患者无瘤生存，其中 50%的患者出现严重并发症需要手术处理，具体情况见表 66－9。作者认为，肿瘤体积小、位于盆腔中心、能够进行腔内或组织间插植照射的再发肿瘤患者，选择再次照射可能获得较好的结果；而肿瘤位于盆壁、肿瘤体积大需要采用外照射、初次放射后有明显放疗损伤者不适合选择再次照射治疗。随着治疗技术的发展进步，适形调强照射、术中照射、盆腔脏器去除术、放化疗结合等为治疗提供了更多的选择。

表 66－9　再次放疗的治疗方式的肿瘤控制及并发症

再次照射的方式	肿瘤控制	并发症*
单纯外照射	4/7（57%）	4/4（100%）
外照射＋腔内照射	4/9（44%）	3/4（75%）
单纯腔内照射	6/9（67%）	0/6（0%）

* 仅为肿瘤控制的患者发生的并发症

摘自 Russell，et al. Gynecol Oncol，1987，27：226-232.

总体上讲，放射治疗后再发肿瘤的预后差，由于放射导致第二种原发肿瘤周围组织毛细血管闭塞、血供差，对再次放疗、化疗的敏感性差，手术治疗的效果最好。放射后再发肿瘤的预后较初次原发同类型的肿瘤的预后要差，范建玄等报道 44 例子宫颈癌放疗后继发盆腔恶性肿瘤的 5 年生存率仅为 17.5%，并发现消化道再发肿瘤的预后要好于生殖道再发肿瘤。以子宫颈癌放疗后再发子宫恶性肿瘤为例：盛修贵等报道的 27 例子宫颈癌放疗后再发子宫内膜癌的 3 年、5 年生存率仅为 56.8%、37.8%。马绍康等报道的 47 例子宫颈癌放疗后再发子宫体恶性肿瘤中，子宫内膜癌的 3 年、5 年生存率为 60%、38%，子宫肉瘤的 3 年生存率仅为 12%，无存活超过 5 年的患者。Pothuri 等报道的 23 例子宫颈癌放疗后再发生子宫内膜恶性肿瘤的 2 年、5 年生存率仅为 50%及 21%。这些结果均较原发子宫内膜癌的预后要差很多。

（马绍康）

参考文献

1. 于国瑞．宫颈癌放射治疗后发子宫恶性肿瘤 12 例报告及文献复习．中华肿瘤杂志，1985，7：361-363.
2. 于国瑞，杨培云，王振玲．宫颈癌放射治疗后发恶性肿瘤 55 例．中华放射肿瘤学杂志，1992，1：110-112.
3. 汤钊猷．现代肿瘤学．上海，上海医科大学出版社，1993，523.
4. 寿江，吴德昌．辐射致癌分子机理研究．国外医学放射医学核医学分册，1995，19：129-132.
5. 范建玄，蔡树模，莫善兢，等．44 例宫颈癌放疗后继发盆腔肿瘤．肿瘤，1995，15：345-347.

6. 张家钰．放射治疗诱发恶性肿瘤．中华放射医学与防护杂志，1998，18：138-139.
7. 盛修贵，孙建衡，周春晓，等．子宫颈癌放射治疗后发生子宫内膜癌的临床观察．中华妇产科杂志，1998，33：553-555.
8. 马缠过，杨克强．放射治疗诱发恶性肿瘤 32 例分析．中华放射肿瘤学杂志，2000，9：108-109.
9. 范永田．放射性直肠癌三例报道．中国癌症杂志，2000，10：577.
10. 张幸平，戴晓波，刘宇，等．头颈部肿瘤放射治疗后发生第二恶性肿瘤（附 18 例报道）．重庆医科大学学报，2003，28：628-630.
11. 伍国号，陈福世，曾宗渊，等．放射诱发的第二原发肿瘤的临床治疗．中华肿瘤杂志，2003，25：275-277.
12. 周卫兵，冯炎．放疗的致癌作用．中华放射肿瘤学杂志，2005，14：370-372.
13. 韩大力，罗小瑾，陈延条，等．肿瘤放疗后诱发第二恶性肿瘤危险因子研究进展．国际肿瘤学杂志，2006，33：351-353.
14. 马绍康，吴令英．子宫颈癌放疗后子宫体恶性肿瘤 47 例临床分析．中华放射肿瘤学杂志，2007，16：121-124.
15. 马绍康，高菊珍，吴令英．子宫颈癌放疗后子宫腔积液 151 例临床分析．中华放射肿瘤学杂志，2007，16：451-454.
16. 殷蔚伯，余子豪，徐国镇，等．肿瘤放射治疗学．北京，中国协和医科大学出版社，2008，22-27.
17. 赵静，刘刚，韩淑华，等．放射治疗诱发恶性肿瘤 8 例临床分析及文献复习．现代肿瘤学，2009，17：1780-1782.
18. Cahan WG，WoodardHQ，Higibotham NL，et al. Sarcoma arising in irradiated bone：report of eleven cases. Cancer，1948，1：3-29.
19. Cade S. Radiation induced cancer in man. Br J Radiol，1957，30：393-402.
20. Robert HS，Cassady R，Tretter P，et al. Radiation induced neoplasia following external beam therapy for children with retinoblastoma. Am J Roent，1969，105：529-535.
21. Jones TK，Levitt SH，King RE. Retreatment of persistent and recurrent carcinoma of the cervix with irradiation. Radiology，1970，95：167-174.
22. Fehr PE，Prem KA. Malignancy of the uterine corpus following irradiation therapy for squamous cell carcinoma of the cervix. Am J Obstet Gynecol，1974，119：685-692.
23. Li FP，Cassady JR，Jaffe N. Risk of second tumors in survivors of childhood cancer. Cancer，1975，35：1230-1235.
24. Boice JD，Hutchison GB. Leukemia in women following radiotherapyfor cervical cancer：ten-year follow-up of an international study. J N C I，1980，65：115-129.
25. Kleinerman RA，Curtis RE，Boice JD，et al. Second cancer following radiotherapy for cervical cancer. J Natl Cancer Inst，1982，69：1027-1033.
26. Kapp DS，Fischer D，Grady KJ，et al. Subsequent malignancies associated with carcinoma of the uterine cervix：including an analysis of the effect of patient and treatment parameters on incidence and sites of metachronous malignancies. Int J Radia Oncol Biol Phys，1982，8：197-205.
27. Lee JY，Perez CA，Ettinger N，et al. The risk of second primaries subsequent to irradiation for cervix cancer. Int J Radia Oncol Biol Phys，1982，8：207-211.
28. Boice JD，Day NE，Andersen A，et al. Second cancer following radiation treatment for cervical cancer：an international collaboration among cancer registries. J N C I，1985，74：955-975.
29. Gallion HH，Nagell JR，Donaldson ES，et al. Endometrial cancer following radiation therapy for cervical cancer. Gynecol Oncol，1987，27：76-83.
30. Russell AH，Kon WJ，Markette K，et al. Radical reirradiation for recurrent or second primary carcinoma of the female reproductive tract. Gynecol Oncol，1987，27：226-232.

31. Boice JD, Engholm C, Kileinerman R, et al. Radiation dose and second cancer risk in patients treated for cancer of the cervix. Radiat Res, 1988, 116: 3-55.
32. Storm HH. Second primary cancer after treatment for cervical cancer. Late effects after radiotherapy. Cancer, 1988: 679-688.
33. Arai T, Nakano T, Fukuhisa K, et al. Second cancer after radiation therapy for cancer of the uterine cervix. Cancer, 1991, 67: 398-405.
34. Ruka W, Sikorowa L, Iwanowska J, et al. Induced soft tissue sarcomas following radiation treatment for uterine carcinomas. Eur J Sur Oncol, 1991, 17: 585-593.
35. Inskip PD, Kleiner RA, Stovall M, et al. Leukemia, lymphoma, and multiple myeloma after pelvic radiotherapy for benign disease. Radia Res, 1993, 135: 108-124.
36. Curtis RE, Boice JD, Stovall M, et al. Relationship of leukemia risk to radiation dose following cancer of the uterine corpus. Natl Cancer Inst, 1994, 86: 1315-1324.
37. Shirouzu K, Isonoto H, Morodoni T, et al. Clinicopathologic characteristics of large bowel cancer developing after radiotherapy for uterine cervical cancer. Dis Colon Rectum, 1994, 37: 1245-1249.
38. Kleinerman RA, Boice JD, Storm HH, et al. Second primary cancer after treatment for cervical cancer: an international cancer registries study. Cancer, 1995, 76: 442-452.
39. Bloechle C, Peiper M, Schwarz R, et al. Post-irradiation soft tissue sarcoma. Eur J Cancer, 1995, 31: 31-34.
40. Mark RJ, Poen J, Tran LM, et al. Postirradiation sarcoma of the gynecologic tract. Am J Clin Oncol, 1996, 19: 59-64.
41. Fisher G, Harlow SD, Schottenfeld D. Cumulative risk of second primary cancers in women with index primary cancers of uterine cervix and incidence of lower anogenital tract cancers, Michigan, 1985-1992. Gynecol Oncol, 1997, 64: 213-223.
42. Murray EM, Werner D, Greeff EA, et al. Postradiation sarcomas: 20 cases and a literature review. In J Radia Oncol Biol Phys, 1999, 45: 951-961.
43. Verellen D, Vanhavere F. Risk assessment of radiation-induced malignancies based on whole-body equivalent dose estimates for IMRT treatmentin the head and neck region. Radiother Oncol, 1999, 53: 199-203.
44. Travis LB, Holowaty EJ, Bergfeldt K, et al. Risk of leukemia after platinum-based chemotherapy for ovarian cancer. N Engl J Med, 1999, 340: 351-357.
45. Sheppard DG, Libshitz HI. Post-radiation sarcomas: a review of the clinical and imaging features in 63 cases. Clin Radio, 2001, 56: 22-29.
46. Travis LB. Therapy-associated solid tumors. Acta Oncol, 2002, 41: 323-333.
47. Pothuri B, Ramondetta L, Martino M, et al. Development of endometrial cancer after radiation treatment for cervical carcinoma. Obstet Gynecol, 2003, 101: 941-945.
48. Hall E, Wuu CS. Ridiation-induced second cancers: the impact of 3D-CRT and IMRT. Int J Radiat Oncol Biol Phys, 2003, 56: 83-88.
49. Allan JM, Travis LB. Mechanisms of the therapy-related carcinogenesis. Nat Rev Cancer, 2005, 5: 943-955.
50. Kay SF, Salehpour M, Follonill DS, et al. The calculated risk of fatal secondary malignancies from intensity-modulated therapy. Int J Radiat Oncol Biol Phys, 2005, 62: 1195-1203.
51. Schneider U, Zwahlen D, Ross D, et al. Estimation of radiation-induced cancer from three-dimensional dose distributions, concept of organ equivalent dose. Int J Radiat Oncol Biol Phys, 2005, 62: 1510-1515.
52. Hagiwara T, Mori T, Kaku T. Development of endometrial cancer following radiation therapy for cervical carcinoma. Eur J Gynaec Oncol, 2005, 26: 191-195.

53. Seidman JD, Kumar D, Cosin JA, et al. Carcinomas of the female genital tract occurring after pelvic irradiation: a report of 15 cases. Int J Gynecol Pathol, 2006, 25: 293-297.

54. Chatuvedi AK, Engels EA, Gilbert ES, et al. Second canceramong 104 760 survivors of cervical cancer: Evaluation of long-term risk. J Natl Cancer Inst, 2007, 99: 1634-1643.

55. Ohno T, Kato S, Sato S, et al. Long-term survival and risk of second cancers after radiotherapy for cervical cancer. Int J Radiation Oncol Biol Phys, 2007, 69: 740-745.

56. Ota T, Takeshima N, Tabata T, et al. Treatment of squamous cell carcinoma of the uterine cervix with radiation therapy alone: long-term survival, late complications, and incidence of second cancers. Br J Cancer, 2007, 97: 1058-1062.

57. Brown AP, Neeley ES, Werner T, et al. A population-based study of subsequent primary malignancies after endometrial cancer: genetic, environmental, and treatment-related associations. Int J Radiat Oncol Biol Phys, 2010, 78: 127-135.

第十一篇

妇科肿瘤与妊娠

第 67 章 妊娠合并子宫颈癌

第一节 妊娠合并宫颈上皮内瘤变

子宫颈癌是妊娠期最常见的妇科恶性肿瘤。随着子宫颈癌筛查技术的普及，浸润性子宫颈癌的发生有下降的趋势，但年轻子宫颈癌的发生呈增加趋势。孕期宫颈细胞学筛查的常规化，使妊娠合并宫颈病变的患者有机会得到早期诊断，妊娠合并宫颈上皮内瘤变（CIN in pregnancy）逐渐成为一个重要的临床问题。妊娠期宫颈细胞学异常患者的自然转归及合理的处理引起众多国内外学者的关注，是妇科肿瘤医师、病理科医师、产科医生及儿科医生所要共同面对的问题。

一、妊娠期宫颈细胞学检查的特点

妊娠期是否行宫颈细胞学检查曾存在争议。因为妊娠早期宫颈充血、肥大、正常转化区外移、激素刺激使颈管腺体分泌黏液增加、颈管内膜蜕膜样变，均可影响宫颈脱落细胞的读片结果，宫颈细胞学涂片不满意率较高，一部分蜕膜细胞，受孕激素影响，子宫内膜腺体呈高度分泌反应（A-S征）常被误诊为不典型细胞，导致不必要的干预及孕妇不必要的焦虑。另一方面孕期特殊的免疫状态导致生殖道感染及阴道湿疣的发生率明显升高，由此导致脱落细胞形态的改变，增加细胞学诊断的难度。既往资料显示孕期宫颈细胞学检查异常患者中浸润癌罕见，大部分宫颈病变在产后可以自行逆转，因此有些学者不主张妊娠期常规宫颈细胞学检查。

随着宫颈细胞学检查在一些国家的普及，发现孕期宫颈细胞学检查与非孕期宫颈细胞学检查的准确性相近。宫颈黏膜蜕膜样变明显时，肉眼观察与子宫颈癌鉴别困难，宫颈细胞学检查具有一定的排除诊断的意义。研究发现妊娠期生殖道 HPV 感染率高、范围广、感染的 HPV 亚型多，可能导致孕期宫颈病变发生的危险性增高。孕晚期及产后诊断的宫颈高度病变及宫颈浸润癌可能是由于孕期诊断的延误，均提示孕期宫颈细胞学检查的必要性。Lee 等人对 40 例妊娠合并子宫颈癌的分析发现，其中 22 例孕中期以后才得到诊断的患者中，18 例因孕早期未按产前监护的规范行宫颈细胞学检查而延误诊断；另 3 例早孕期行宫颈细胞学检查，但低估了宫颈病变的程度；另一例宫颈多点活检遗漏病灶，提示宫颈细胞学检查应在早孕期实施。

二、孕期宫颈上皮内瘤变的流行特征及自然转归

流行病学资料显示孕期宫颈细胞学异常率 2%～7%。孕期宫颈细胞学异常的流行情况与非孕期无明显不同。宫颈细胞学检查对孕期宫颈高度病变的敏感性达 70%～80%。宫颈细胞学异常中大多数为低度病变（LSIL），但仍应注意宫颈高度病变及浸润癌。Broderick

等对 198 例细胞学报告 ASCUS 孕妇及非孕妇的随访、宫颈活检发现：两组宫颈细胞学 ASCUS 中宫颈病变率无显著性差异，均以低度病变为主，但孕期 ASCUS 组 1 例宫颈浸润癌，小样本的资料显示孕期 ASCUS 中浸润癌的危险性达 2.2%，建议对孕期宫颈细胞学 ASCUS 患者要认真评估。

目前尚缺乏大样本、前瞻性、随机对照研究的资料描述孕期宫颈病变自然转归。已报道的资料大多数为小样本、回顾性资料，各资料之间诊断标准不一致，随访间隔不同，活检位点不同，同一位点缺乏连续随访等原因，不能综合评价。这些小样本、回顾性资料均表明孕期宫颈上皮内瘤变发展为浸润癌是非常罕见的。表 67－1 列举部分作者对孕期宫颈病变产后随访结果分析孕期宫颈病变的自然转归。孕期随访间隔 4～10 周，产后 4～6 周随访，复查宫颈细胞学、阴道镜检查。

表 67－1　孕期宫颈病变产后自然转归

作者	例数/病变	病变逆转	病变稳定	病变进展
Coppola 等	25	3（12%）	20（80%）	2（8%）
Vlashos 等	78	48（62%）	30（38.4%）	0
Yost 等	CIN 2	68%	25%	7%
	CIN 3	70%	30%	0
Serrat 等	36 例 HSIL	17（48%）	19（52%）	0
	42 例 LSIL	29（69%）	7（16.67）	6（14.28%）

可见大部分资料显示孕期宫颈病变患者产后均有一定比率的病变逆转率，逆转率与非孕期宫颈病变的逆转率接近，即使高度病变仍有一定比率病变发生逆转。仍应注意即使低度病变也有一定比率的病变进展。Fader 等人对 1078 例孕期宫颈细胞学异常患者产后随访发现病变逆转率达 61%。

三、孕期宫颈病变的监测

大部分孕期宫颈细胞学检查结果正常，异常率仅 2%～7%。目前无随机对照实验的循证医学证据指导产后宫颈细胞学筛查的常规。美国癌症协会（ACS）和美国妇科产科协会（ACOG）的指南建议：既往 3 次或 3 次以上宫颈细胞学结果正常者，既往无宫颈细胞学异常、无 HIV、30 岁以上女性孕期宫颈细胞学正常者，孕期及产后不需复查宫颈细胞学，间隔 3 年检查 1 次即可。一项随机实验评估产后第 4、6、8 周行宫颈细胞学检查，发现随着产后间隔期的延长，生殖道感染率下降后，宫颈细胞学阳性率下降。

生殖道高危型人乳头瘤病毒（Hr－HPV）的检测对非孕女性宫颈病变的随访有一定的意义。但由于孕期特殊的免疫状态，使 Hr－HPV 在监测宫颈病变中的意义受到质疑，孕期 Hr－HPV 一过性感染较非孕期更为多见，因此孕期更易出现宫颈细胞学阴性、Hr－HPV 阳性的状态。流行病学资料显示孕期 HPV－DNA 的流行率（88.6%）很高，与同年龄组非孕期 ASC 患者 HPV－DNA 的流行率（83.8%）相近，而且大部分病例为高危型 HPV 感染，提示孕期 HPV 检测对监测宫颈病变的价值极其有限。Clavel 等随访一组宫颈细胞学正常、Hr－HPV 阳性的孕妇发现，其中 4%发展为 CIN 2。孕期 ASCUS 伴 HPV 阳性者，孕期或产后宫颈活检发现浸润癌<1%，但高度宫颈病变可达 20%左右。美国阴道镜和宫颈病

变协会（ASCCP）及 ACS 均建议对于孕期宫颈细胞学正常、Hr－HPV 阳性的孕妇，产后复查宫颈细胞学和 Hr－HPV；孕期 ASCUS 的患者行 HPV 检测，ASC－H 的孕妇建议行阴道镜检查。宫颈细胞学与 Hr－HPV 均阴性者，产后不需复查，复查间隔 3 年以上。

指南建议孕期阴道镜检查的指征同非孕期。妊娠期由于宫颈充血，使阴道镜检查的困难增加。阴道镜检查可能导致流产、阴道出血，可能混淆先兆流产和宫颈病变，由于宫颈血供增加、宫颈血流丰富、血管密集，阴道镜检查有可能高估宫颈病变的程度。但是回顾性资料显示：612 例孕期宫颈细胞学异常者中 449 例接受阴道镜下活检，发现阴道镜诊断与组织学符合率达 95%。另一资料显示 867 例孕期阴道镜检查结果和活检组织相比较，仅 1 例阴道镜疑诊 CIN 3，组织学为早浸癌，其余符合性良好。孕期阴道镜检查的目的是排除宫颈浸润癌。由于顾虑阴道镜下宫颈活检导致的出血、流产和感染，孕期阴道镜检查的活检率（6%）明显低于非孕期，由此造成阴道镜诊断的确定性降低。有资料显示孕期阴道镜下宫颈组织活检后发生阴道出血、生殖道感染、流产的发生率与同孕龄孕妇无显著性差异，提示孕期阴道镜下宫颈活检是安全的。Fader 等人总结 4 个研究中心 1078 例孕期宫颈细胞学异常的患者发现，阴道镜诊断 CIN 1 者其组织学诊断相似或病变更轻者占 83%，阴道镜诊断 CIN 2、CIN 3者组织学结果相似或更轻者 56%，其中 57%随访至产后，其中的 61%恢复正常；表明孕期阴道镜检查不易漏诊严重宫颈病变，建议孕期宫颈细胞学异常，阴道镜不怀疑浸润癌的情况下，可以不予宫颈活检，产后阴道镜下活检排除高度病变及浸润癌。

孕期宫颈病变监测频率取决于病变的程度，对于阴道镜检查满意的低度病变患者，晚孕早期及产后 8 周必须复查细胞学、阴道镜。疑诊高度病变者晚孕早期、孕 32 周、产后均需复查细胞学和阴道镜，密切随访以减少宫颈浸润癌的发生。对于阴道镜检查不满意、疑诊高度病变和早期浸润癌者，需行宫颈锥切。从技术上讲，由于妊娠期鳞柱交界区外移，选择性宫颈锥切术比较容易进行。文献报道在早孕及中孕期行宫颈锥切是安全可行的，即起到诊断作用又对微小病灶起到治疗作用，严重并发症的发生率低。但仍有发生出血、流产等并发症，手术仍应谨慎进行。随着孕周的增加，出血的危险性增加；晚孕期极易发生手术创面的大出血，孕 24 周以后，宫颈锥切发生并发症的危险性明显增加，因此大多数学者建议孕 24 周以后存在宫颈锥切的指征时应延期处理至产后再行手术治疗。妊娠期行宫颈锥切其孕妇的主要并发症是手术创面的出血，偶尔发生宫颈感染、狭窄、产时宫颈裂伤，对胎儿的主要危险是流产、早产、死产等。Berman 等人建议采用更加浅表的宫颈“硬币”锥切活检取代锥切，以减少并发症的发生；也有人建议行部分宫颈锥切活检，只切除阴道镜下鳞柱交界暴露不全的部分。与非孕期不同，孕期宫颈锥切后不能认为是治愈，因为孕期锥切活检常存在边缘不净、产后复查发现残留病灶者，术后残留病灶的发生率可达 40%左右。孕期锥切实施越接近孕晚期，发生残留病灶的可能性越大，因此孕期宫颈锥切患者，产后必须复查细胞学、阴道镜下活检，以早期诊断残留病灶。

不典型腺细胞（AGS）及原位腺癌（AIS）：由于孕期 A－S 征出现常表现为不典型腺细胞，发现 A－S 征出现在 9%子宫切除的标本中。Kim 等发现 21 例孕妇 AGS 中仅 1 例原位癌。Chhieng 等人对 30 例孕期、5 例产后 AGS 的患者行阴道镜＋活检，发现 18%高度病变、12%低度病变，无 1 例腺癌及原位癌。ASCCP 指南建议：孕期 AGS 及 AIS 的处理同非孕期，但不建议行颈管内膜刮取活检（ECC）、冷刀锥切、子宫内膜活检。

尽管无随访资料评估孕期 ECC 的危险性，大部分学者认为孕期 ECC 是不恰当的。但一项回顾性资料显示 33 例孕期行 ECC 诊断为宫颈原位癌患者，97%患者达足月妊娠，与正常孕妇比较，早产率、低出生体重儿的发生率均无显著性差异。

图 67－1 总结美国 ACS 及 ACOG 孕期宫颈细胞学异常患者的监测及处理示意图。

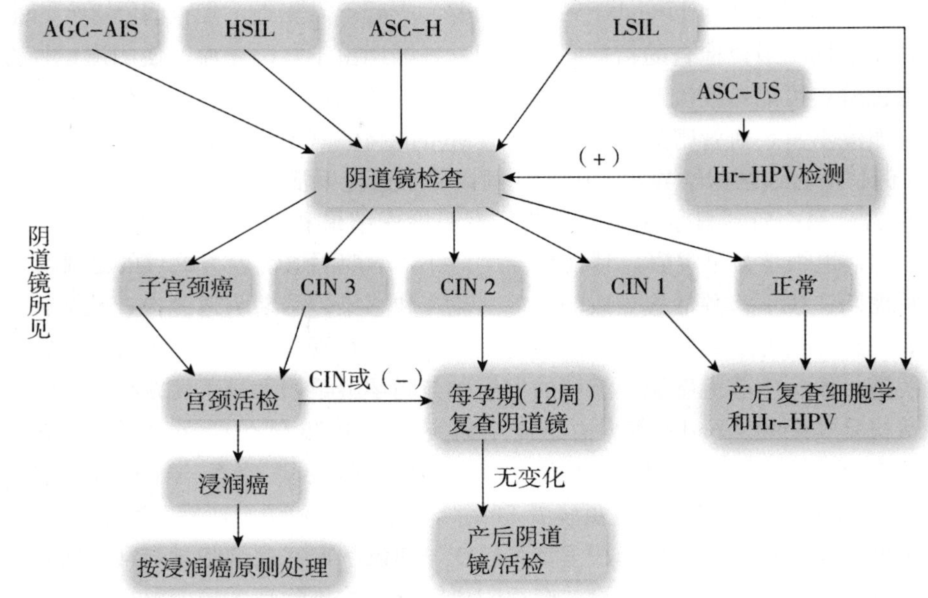

图 67－1　孕期宫颈细胞学异常和 CIN 的处理建议

AGS：不典型腺细胞；AIS：原位腺癌；ASC－H：倾向于高度病变的不典型鳞状细胞；ASC－US：不典型鳞状细胞性质未定；CIN：宫颈上皮内瘤变；Hr－HPV：高危型 HPV；HSIL：高度鳞状上皮内病变；LSIL：低度鳞状上皮内病变。

第二节　妊娠合并子宫颈癌

子宫颈癌合并妊娠的确切定义，目前尚不统一。因为产后 6 个月内发现的宫颈浸润癌可能在分娩前已经存在，所以大部分学者主张将妊娠期及产后 6 个月内诊断的子宫颈癌定义为子宫颈癌合并妊娠。随着子宫颈癌筛查技术的普及，浸润性子宫颈癌的发生率呈下降趋势，早期子宫颈癌及年轻子宫颈癌的比率呈升高趋势，使妊娠合并子宫颈癌成为一个越来越重要的临床问题。妊娠合并子宫颈癌的筛查、监测和处理需要妇科肿瘤医师、病理学医师、母儿科医师共同讨论，制定有利于母儿双方的治疗方案。

一、妊娠合并子宫颈癌的临床特征

（一）妊娠合并子宫颈癌（cervical carcinoma associated with pregnancy）的症状和体征

大多数（60%）妊娠合并子宫颈癌患者在产前常规宫颈细胞学筛查中发现，约 20%的患者以接触性阴道出血就诊，晚期或转移癌出现各种症状如盆腔痛、贫血、肠梗阻、呼吸困难等少见。

妊娠期盆腔充血、子宫体积增大变软，均可妨碍妇科双合诊检查和三合诊检查的可靠性，因此妇科双合诊及三合诊检查所进行的临床分期的可靠性得到质疑。因此有学者建议，组织学诊断宫颈浸润癌后，肿瘤的临床分期应该结合妇科检查、盆腔 MRI，综合判断做出临床分期。

（二）妊娠合并子宫颈癌的病理特征

与非孕子宫颈癌比较，妊娠合并子宫颈癌患者的病理类型同非孕期子宫颈癌，临床诊断早期癌患者淋巴转移率达 20%左右，高于非孕子宫颈癌，可能同孕期子宫增大、盆腔充血，影响临床分期的判断，其中可能包括一部分晚期癌。Lee 等人对 40 例妊娠合并子宫颈癌与非孕子宫颈癌的病例对照研究发现非孕子宫颈癌宫颈肌层浸润深度与淋巴脉管间隙受侵有关，与淋巴转移有关，但妊娠合并子宫颈癌肌层受侵深度与淋巴脉管间隙受侵及淋巴转移无关。

（三）妊娠合并子宫颈癌患者的临床分期的分布特征

妊娠合并子宫颈癌患者临床分期的分布同非孕子宫颈癌不同。统计表明，妊娠期子宫颈癌中Ⅰ期癌的比率是非孕子宫颈癌的 3.1 倍，76%的妊娠期子宫颈癌为Ⅰb 以内的早期癌。综合文献发现与非孕子宫颈癌比较，妊娠期子宫颈癌患者中早期癌的比例增大，晚期癌的比例下降。这同围产医学监护完善有关，由于妊娠的原因，给患者及医生均提供更多的机会及早发现已经存在的子宫颈癌。但由于妊娠期盆腔充血、软化，对临床分期的准确性产生影响。由于存在妊娠，异常阴道出血更多的考虑为妊娠因素，而忽视宫颈病变的存在，导致延误诊断。

对妊娠期及产后 6 个月内确诊子宫颈癌的临床分期与诊断时妊娠期的相关分析发现：确诊子宫颈癌时的妊娠期与子宫颈癌的临床分期有关，确诊时孕期越晚，晚期子宫颈癌的比例越高，孕晚期及产后确诊的晚期子宫颈癌的比例明显高于早、中孕确诊者（见表 67－3）。表 67－2 总结了 1022 例确定宫颈浸润癌的诊断时妊娠时期的分布情况，可见半数以上患者子宫颈癌的诊断在产后 6 个月内。

表 67－2　宫颈浸润癌合并妊娠不同妊娠时期的分布

妊娠期	例数	百分率（%）
早孕期	197	19.3
中孕期	145	14.2
晚孕期	152	14.9
产后 6 个月内	528	51.6
总计	1022	100.0

表 67－3　子宫颈癌的临床分期与妊娠时期的分布情况

妊娠时期	Ⅰb 期		Ⅱ期		Ⅲ/Ⅳ		总计	
	例数	%	例数	%	例数	%	例数	%
早孕期	92	62.4	40	28.0	11	7.7	143	100.0
中孕期	63	60.6	32	30.8	9	8.6	104	100.0
晚孕期	58	50.0	24	20.7	34	29.3	116	100.0
产后 6 个月内	141	46.5	89	29.4	73	24.1	303	100.0

二、妊娠合并子宫颈癌患者的预后

国外作者报道，妊娠对于子宫颈癌病变的发展、临床特征及生存情况无明显影响，但缺乏大样本的资料。妊娠合并子宫颈癌患者总的5年生存率及Ⅰ期癌的5年生存率同非孕期子宫颈癌无显著性差异，但晚期子宫颈癌的5年生存率较非孕期低。妊娠期总的5年生存率同非孕期无显著性差异，同妊娠合并子宫颈癌患者早期癌比例高有关。由于妊娠子宫增大，宫腔容积扩大，子宫及宫腔的几何结构改变，影响腔内治疗中剂量的合理分布，导致晚期子宫颈癌生存率降低，也同妊娠妇女生殖道反复感染需中断治疗有关。中国医学科学院肿瘤医院1958—1978年216例子宫颈癌合并妊娠患者与同期10 641例非孕期宫颈癌的比较发现各期妊娠合并子宫颈癌的5年生存率均明显低于非孕组（表67-4）。

表67-4　中国医学科学院肿瘤医院子宫颈癌合并妊娠的5年生存率

临床分期	治疗例数	5年生存率数	百分率	同期非孕子宫颈癌5年生存率（%）
Ⅰ	13	11	84.6	94.1
Ⅱ	71	54	76.1	82.1
Ⅲ-Ⅳ	132	48	36.36	62.02
总数	216	113	52.3	69.40

对子宫颈癌合并妊娠患者5年生存率同确诊子宫颈癌时的妊娠期的分析发现：产前诊断者的5年生存率明显高于产后诊断者，随着孕龄的增加，5年生存率逐渐下降（见表67-5）。产后6月内诊断的子宫颈癌的5年生存率显著低于产前诊断者。不同时期生存率的不同，同不同时期子宫颈癌临床分期的分布不同有关（见表67-5）。

表67-5　不同孕期诊断子宫颈癌的5年生存率

妊娠期	治疗例数	5年存活数	百分率（%）
早孕期	137	94	68.6
中孕期	51	32	62.7
晚孕期	87	45	51.7
产后	621	289	46.3
总数	896	460	51.3

对回顾性资料的单因素分析发现子宫颈癌合并妊娠患者阴道分娩与剖宫产两种分娩方式的疗后5年生存率无显著性差异。但是这一结论忽略了分娩时肿瘤病灶的大小、临床分期等因素。宫颈病变小、分期早的病人多选择阴道分娩；而大块型病变及晚期子宫颈癌多选择剖宫产，这一单因素分析的结果缺乏可靠性。从理论上讲，妊娠合并子宫颈癌由于宫颈病变的存在，阴道分娩过程中可能发生不能控制的阴道出血，尤其是大宫颈型病变，在分娩过程中由于挤压造成肿瘤的脉管扩散转移、淋巴转移及外阴伤口的种植转移、感染并发症等。Rose的结果发现剖宫产组生存率明显高于阴道分娩组。Sood等人的资料显示，妊娠合并子宫颈癌患者阴道分娩后肿瘤复发率明显高于剖宫产组。提示分娩方式同预后有关，对于妊娠合并子宫颈癌，大部分学者主张行剖宫产结束分娩，但对于早期病变、宫颈锥切术后无残留病灶者可选择阴道分娩。

三、妊娠合并子宫颈癌的处理

妊娠合并子宫颈癌患者，由于妊娠因素的存在，机体内部发生变化，使子宫颈癌的治疗策略及预后因素都发生改变，对子宫颈癌的这一特殊状态的监测及处理，既要考虑子宫颈癌的临床分期、肿瘤分级、患者年龄及一般状态，还要考虑妊娠因素，如孕龄、胎儿存活能力、家庭对妊娠的渴望程度等，强调个别对待。对其治疗需要多学科的共同参与，包括妇科肿瘤科、母儿医学、儿科学；孕妇担心疾病对胎儿影响，担心疾病对于其健康的影响，因此孕妇需要心理医生的帮助。

妊娠合并子宫颈癌的治疗原则同非孕期子宫颈癌，早期癌首选手术治疗，≥Ⅱb 期患者放射治疗为主，晚期癌、远处转移者放化疗。与非孕期不同，在选择治疗方案时要考虑胎儿的存活状态，依据肿瘤临床分期、孕龄、胎儿状态，综合评估孕妇和胎儿双方的危险和收益，经多学科讨论治疗时间及治疗方式。等待胎儿成熟、延期子宫颈癌的治疗必须在严密监护子宫颈癌的情况下实施。有报道显示子宫颈癌合并妊娠患者在严密监测子宫颈癌的情况下适当延长孕周、延期子宫颈癌的治疗对于孕妇是安全的。延长期间的监护主张采用肉眼观察、阴道镜检查及妇科检查，但由于妊娠子宫增大，妇科检查的准确性降低，因此建议延期治疗期间结合盆腔 MRI 监测宫颈病灶体积和盆腔淋巴结，决定延期时间。Dnggan 等人对 8 例Ⅰa、Ⅰb 妊娠合并子宫颈癌延期治疗 53～122 天，至胎儿肺成熟后终止妊娠，产后平均随访 23 个月，新生儿无异常，肿瘤无复发征象。Sorosky 等对 8 例Ⅰ期患者延期治疗 21～282 天，疗后随访 13～68 个月，肿瘤无复发征象。Favero 等对妊娠合并早期子宫颈癌患者确诊后行腹腔镜下盆腔淋巴结清扫术，术后依据盆腔淋巴结转移情况，决定是否延期治疗，存在盆腔淋巴结转移者，立即开始肿瘤的治疗，对于盆腔淋巴结阴性病例，可以综合分析决定是否延期治疗。文献报道，宫颈浸润癌的早期病变、宫颈直径＜3.5cm 的患者，适当地延期子宫颈癌的治疗，延长孕周，等待胎儿成熟或近成熟，延期过程中严密监测宫颈病变，大部分病变无进展，对这一部分病人的随访发现，疗后生存率及复发率与对照组比较，均无显著性差异。目前尚未发现延期治疗对胎儿的影响。延期过程中，如发现有病变进展的迹象时，应停止延期，立即终止妊娠，开始子宫颈癌的治疗。

图 67－2、67－3、67－4、67－5 为 ACS 和 ACOG 建议妊娠合并子宫颈癌的治疗计划。

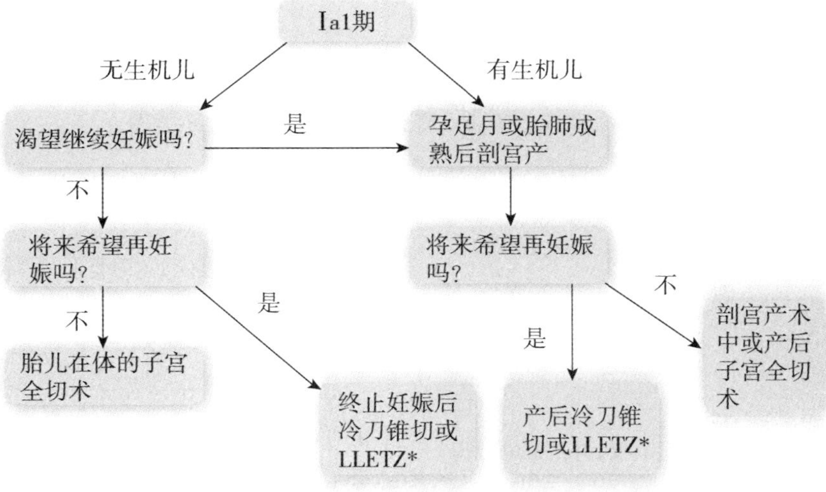

图 67－2 临床Ⅰa1 期妊娠合并子宫颈癌的处理流程图

* LLETZ 指宫颈转化区大环切

临床Ⅰa1 期患者不论孕龄如何，均可考虑继续妊娠，保留胎儿和子宫。对于无妊娠计划

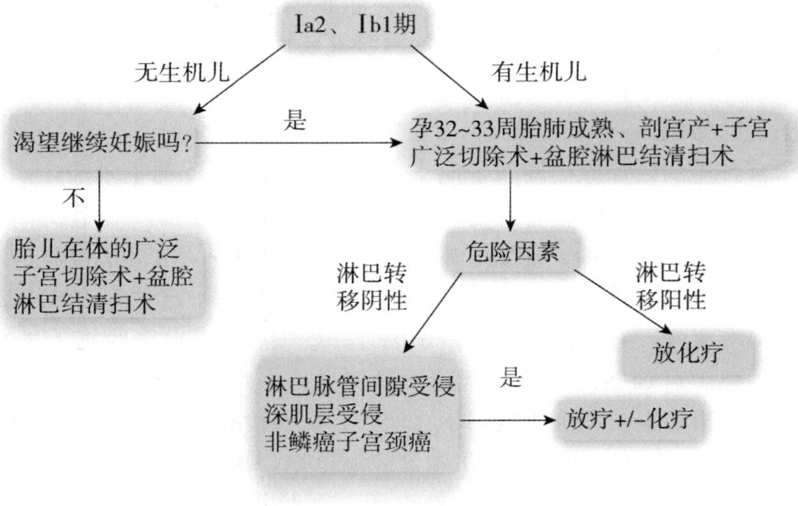

图 67－3　临床Ⅰa2、Ⅰb1 期子宫颈癌的治疗计划流程图

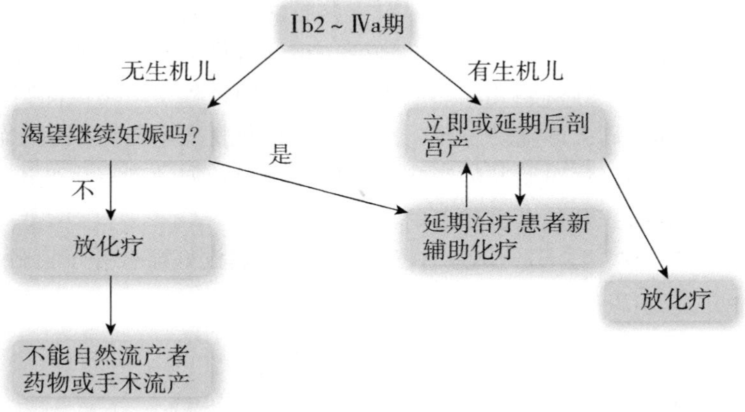

图 67－4　临床Ⅰb2－Ⅳa 期子宫颈癌的治疗计划流程图

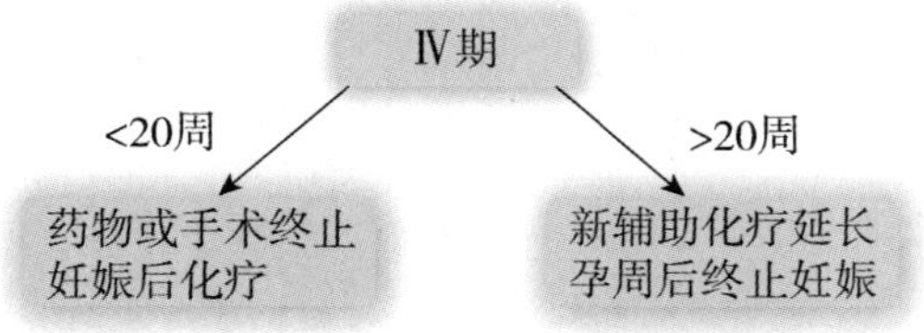

图 67－5　临床Ⅳ期子宫颈癌合并妊娠的处理

的孕妇建议行子宫全切除术，对于早孕期可行胎儿在体的子宫切除术。对于渴望胎儿的早孕期患者，继续妊娠至胎儿肺成熟后终止妊娠。文献报道早浸癌孕期病变进展缓慢，延期治疗对肿瘤预后无不良影响。

孕期广泛子宫切除术＋盆腔淋巴结清扫术的手术时间、术中输血量率、并发症及死亡率、住院时间、入住 ICU 率、术后发热率、淋巴囊肿发生率、深部血栓及生殖道瘘的发生均同非孕期子宫颈癌。术后膀胱恢复时间、平均住院日、伤口感染率、盆腔脓肿发生率同非孕组无显著性差异；术中的平均出血量较非孕妇明显增高。同非孕组比较，妊娠组手术危险性无明显增加。

子宫颈癌放射治疗的适应证广泛，无绝对禁忌证，是中、晚期子宫颈癌首选治疗。但妊娠期盆腔组织血液供应丰富，组织供氧增多，组织对射线的敏感性增加，从理论上讲，与非孕期比较，放射治疗更易造成正常组织的放射性损伤。综合文献早孕合并宫颈浸润癌，体外照射过程中全部发生自然流产，流产的时间发生在体外治疗开始 27～50 天，平均 33 天。多数学者主张对于早孕合并宫颈浸润癌患者可先行全盆体外照射，使肿瘤体积缩小，降低自然流产及腔内治疗过程中肿瘤栓塞的发生率。流产后继续完成体外照射及腔内治疗。局部肿瘤较大，可先给予消除量。中期妊娠的胎儿对放射线的敏感性降低，体外照射后发生自然流产所需的时间长，发生在体外治疗开始的 33～66 天，平均 43.9 天。自然流产率 70%左右。中孕早期患者先行体外照射，等待自然流产后，继续完成体外照射与腔内治疗。中孕晚期患者可先行剖宫取胎术＋盆腔淋巴结活检术，术后 7 天开始全盆照射及腔内治疗。晚孕患者先行古典式剖宫产术＋盆腔淋巴结活检术，术前给予糖皮质激素促胎儿肺成熟。术后 7 天开始全盆照射，相继完成盆腔四野照射，治疗剂量同非孕子宫颈癌。

Ⅳ期子宫颈癌患者有强烈的保留胎儿的意愿时，可以予以全身化疗的同时，延长孕龄。有学者对妊娠合并子宫颈癌行孕期新辅助化疗，化疗方案以铂类为主的联合化疗，观察发现肿瘤控制满意，随访发现胎儿畸形发生率同一般孕妇无差异，但是远期影响尚不明。化疗可以在控制肿瘤细胞生长的同时，给胎儿生长提供时间，等待胎儿成熟。

总之，妊娠合并子宫颈癌的治疗需要多学科参与，在权衡母儿利益与危险的评估中，动态监测宫颈病变进展，随着新生儿重症监护医学、母胎医学的发展，为妊娠合并子宫颈癌的治疗提供更为便利的条件。随着相关学科的发展，妊娠合并子宫颈癌的治疗策略将逐渐变化，更能贴近母儿双方的利益。

（王淑珍）

参考文献

1. 高菊珍. 宫颈癌合并妊娠 458 例分析. 中华肿瘤杂志，1985，7：366-369.
2. Sorosky JI, Squatrtto R, Ndubist BU, et al. Stage I squamous cell cervical carcinoma in pregnancy: planned delay in therapy awaiting fetal maturity. Gynecol Oncol, 1989, 34: 61-65.
3. Sood AK, Sorosky JI, Krogman S, et al. Surgical management of cervical cancer complication pregnancy: a case-control study. Gynecol Oncol, 1996, 63: 294-298.
4. Coppola A, Sorosky JI, Caspeer R, et al. The clinical course of cervical carcinoma in situ diagnosed during pregnancy. Gynecol Oncol, 1997, 67: 162-165.
5. Sood AK, Sorosky JI, Mayr N, et al. Radiotherapeutic management of cervical carcinoma that complicates pregnancy. Cancer, 1997, 80: 1073-1078.
6. Cook-Glenn CL, Keyhani-rofagha S. Adenocarcinoma of the uterine cervix associated with pregnancy: a retrospective 10-year investigative study. Diagn Cytopathol, 1998, 18: 393-397.
7. Van Vliet W, Van Loon AJ, Ten Hoor KA, et al. Cervical carcinoma during pregnancy: outcome of planned delay in treatment. Eur J Obstet Reprod Biol, 1998, 79: 153-157.
8. El-Bastawissi AY, Becker TM, Daling JR. Effect of cervical carcinoma in situ and its management on pregnancy outcome. Obstet Gynecol, 1999, 93: 207-212.
9. Sood AK, Sorosky JI, Mayr N, et al. Cervical cancer diagnosed shortly after pregnancy: prognostic variables and delivery routes. Obstet Gynecol, 2000, 95: 832-838.
10. Rose PG. Chemotherapy in the treatment of locally advanced cervical cancer during pregnancy. Gynecol Oncol, 2001, 82: 409-410.

11. Marana HRC, Andrade JM, Mathes AC, et al. Chemotherapy in the treatment of locally advanced cervical cancer and pregnancy. Gynecol Oncol, 2001, 80: 272-274.
12. Lu DW, Pirog EC, Zhu X, et al. Prevalence and typing of HPV DNA in atypical squamous cells in pregnant women. Acta Cytol, 2003, 47: 1008-1016.
13. Sivanesaratnam V. Gynecological malignancies in pregnancy. Reviews in Gynecological Practice, 2004, 4: 162-168.
14. McIntyre-Seltman K, Jamie L, Lesnock. Cervical cancer screening in pregnancy. Obstet Gynecol Clin Nor Am, 2008, 35: 645-658.
15. Hunter MI, Monk BJ, Krishnansu ST. Cervical neoplasia in pregnancy. Part 1: screening and management of preinvasive disease. Am J Obstet Gynecol, 2008, 199: 3-9.
16. Mark I. Hunter, Tewari K, Bradley J. Monk. Cervical neoplasia in pregnancy. Part 2: current treatment of invasive disease. Am J Obstet Gynecol, 2008, 199: 10-18.
17. Favero G, Lanowska M, Schneider A, Marnitz S, Köhler C. Laparoscopic pelvic lymphadenectomy in a patient with cervical cancer stage Ib1 complicated by a twin pregnancy. J Minimally Invasive Gynecology, 2010, 17: 118-120.
18. Flannelly G. The management of women with abnormal cervical cytology in pregnancy. Best Practice & Research Clinical Obstetrics & Gynaecology, 2010, 24: 51-60.
19. Favero G, Lanowska M, Schneider A, Marnitz S, Köhle C. Laparoscopic pelvic lymphadenectomy in a patient with cervical cancer stage Ib1 complicated by a twin pregnancy. J Minimally Invasive Gynecology, 2010, 17: 118-120.
20. Favero G, Chiantera V, Oleszczuk A, Gallotta V, Hertel H, Joerg H, Marnitz S, Köhler C, Schneider A. Invasive cervical cancer during pregnancy: laparoscopic nodal evaluation before oncologic treatment delay. Gynecol Oncol, 2010, 118: 123-127.
21. Fader AN, Alward EK, Niederhauser A, et al. Cervical dysplasia in pregnancy: a multi-institutional evaluation. Am J Obstet Gynecol, 2010, 203: 113. e1-6.

第 68 章 妊娠合并卵巢肿物

文献报道妊娠合并附件肿物（adnexal masses in pregnancy）的发生率为 0.19%～8.8%，主要指妊娠合并卵巢肿物（pregnancy associated with ovarian masses）。卵巢恶性肿瘤、交界性肿瘤占其中的 0～6.8%。卵巢恶性肿瘤是仅次于子宫颈癌后的妊娠期第 2 位常见的生殖道恶性肿瘤。随着人们生活方式的改变，高龄孕妇的比例增多，助孕技术的不断发展，孕前促排卵治疗导致卵巢持续性滤泡囊肿的存在，同时随着产前监护的逐渐规范，使更多的孕期附件肿物得到及时诊断，妊娠合并卵巢肿物的发生率有逐渐增加的趋势。尽管妊娠合并附件肿物的发生率较低，但由于其容易发生各种并发症导致急腹症状态，有一定比率的恶性肿瘤，对母儿构成威胁，对妊娠的影响很大，因此需要得到产科医生和妇科肿瘤医生的共同关注，以达到早期诊断、合理治疗，获得良好的妊娠结局和预后。

一、妊娠合并附件肿物的流行病学特征

妊娠合并附件肿物的发生率文献报道不一，综合文献其发生率在 0.19%～8.8%。发生率报道范围如此之大的原因同不同资料的研究对象入选不同、诊断方法不同、确定诊断时孕龄不同有关。随着产前监护的规范，孕期常规超声检查的实施，附件包块的检出率逐渐增加，相反未实施孕期监护的患者的附件肿物得不到及时诊断，也是文献报道发生率不一致的原因之一。大样本资料显示：早孕期附件囊肿的发生率最高，随着妊娠进展，合并附件囊肿率逐渐下降，同妊娠期生理性附件囊肿自行消失有关，另一种可能的原因是随着妊娠子宫增大，附件肿物的检出率下降。Condous 等人对 3000 名孕 14 周前的孕妇行盆腔超声检查发现附件囊肿的发生率 6.2%，经孕期动态监测发现其中的 71%的肿物于孕 16 周以前自行消失。持续存在的附件肿物是需要关注和处理的，其发生率文献报道不一，占妊娠期附件肿物的 20%～30%。

妊娠期附件肿物的组织学特征：最常见的妊娠期附件肿物是卵巢的生理性囊肿，占妊娠期附件肿物 70%～80%，包括卵巢滤泡囊肿、妊娠黄体囊肿，其中最常见的是妊娠黄体囊肿，大多数黄体囊肿在孕 16 周前自行消失，多为单房性，直径<5cm，囊性。排除生理性囊肿后妊娠合并持续性附件囊肿是病理状态肿物，包括卵巢瘤样囊肿和卵巢肿瘤，后者包括良性卵巢肿瘤和恶性卵巢肿瘤，其中卵巢瘤样囊肿占 25%～30%，良性肿瘤占 60%～70%，卵巢恶性肿瘤占 2%～6%。Ueda 等人总结 106 例在妊娠期手术治疗的妊娠合并卵巢肿瘤患者，卵巢瘤样囊肿占 29.2%，良性卵巢肿瘤占 66%，恶性肿瘤占 4.7%。Bernhard 等对孕期附件包块直径≥5cm 的单纯性囊肿、多房性或混合型囊肿手术治疗发现良性皮样囊肿占 39%，囊腺瘤占 26%，卵巢甲状腺肿 3%，瘤样病变 19%（子宫内膜异位囊肿 16%，黄体血肿 3%），交界性肿瘤 3%。除生理性囊肿外，依据发生比例依次为：成熟囊性畸胎瘤、浆液性囊腺瘤、卵巢周围囊肿（如卵巢冠囊肿）、黏液性囊腺瘤、子宫内膜异位囊肿、低度恶性卵巢肿瘤、卵巢恶性肿瘤。

低度恶性卵巢肿瘤（low malignant potential，LMP）、恶性卵巢肿瘤合并妊娠少见，综合文献其发生率1/10 000～32 000次妊娠，占妊娠期卵巢肿瘤的0～6.8%，大多数文献报道恶性卵巢肿瘤占妊娠期持续存在的附件肿物的2%～3%。目前为止最大的一项前瞻性研究的结果显示妊娠期附件肿物的发生率0.19%，其中恶性及低度恶性肿瘤占2.15%。各报道恶性肿瘤的比例不同是由于附件肿物的基数不同，有些研究包括功能性囊肿，有些研究只包括持续性附件包块。大量的流行病学资料显示妊娠合并卵巢恶性肿瘤的组织学分布同非孕期明显不同，低度恶性肿瘤及生殖细胞肿瘤所占比例明显高于非孕期，而上皮癌的比例明显低于非孕期。最近在美国加利福尼亚进行的一项以人群为基础的流行病学调查发现，妊娠合并卵巢恶性肿瘤中低度恶性肿瘤占其中的56%，排除低度恶性肿瘤后，上皮性恶性肿瘤占51%，其次为生殖细胞肿瘤占39%，9%腹膜假黏液瘤，颗粒细胞仅1例，同大多数流行病学观察所见相似。

二、妊娠合并附件肿物的临床表现

妊娠合并卵巢肿物患者的年龄分布18～43岁，大部分病例在25～29岁之间，是妊娠的高峰年龄。大多数妊娠期附件肿物的患者无自觉症状，在产前检查中偶然发现并得到诊断，这些附件肿物中的大多数是生理性囊肿，尤其是孕前促排卵治疗的患者，卵巢生理性肿物的可能性更大，有些肿物的直径可达5cm以上，多数在妊娠16～18周之前自然消失。孕期超声随访发现孕早期诊断的卵巢囊肿71.9%在孕中期自然消退，如持续存在者，为卵巢的瘤性病变、卵巢周围肿物或卵巢良性肿物，少部分为卵巢恶性或低度恶性肿瘤。Bernhard等人对18391例孕妇的研究发现，附件包块的发生率2.3%，其中76%的附件包块是直径<5cm的单纯性囊肿，直径≥5cm的单纯性囊肿、多房性或混合型囊肿未行手术治疗者，孕期囊肿持续存在，不能自然消退。Zanetta等人对孕期附件包块的动态超声观察也发现，单纯性囊肿孕期绝大部分自然消失或体积减小，大部分子宫内膜异位囊肿孕期可缩小，皮样囊肿和疑诊交界性肿瘤者无1例肿瘤自然消失或缩小。肿物的大小同肿物的自然转归呈密切关系，肿物越小，自然消失或缩小的可能性越大，但子宫内膜异位囊肿的转归与大小无关。

少部分患者因并发症而出现明显的临床症状得到诊断，常见的首发症状为腹痛、腹胀，症状持续存在不能缓解者可伴发恶心、呕吐等症状，继发感染后伴发热。导致疼痛最常见的原因是肿物蒂扭转，妊娠合并卵巢肿瘤蒂扭转发生率是非孕期的3倍，以囊性畸胎瘤多见。非孕期蒂扭转的发生率为2%左右，孕期发生率文献报道不一，1%～22%。Ueda的资料显示良性卵巢肿瘤合并妊娠患者蒂扭转的发生率为21.8%，蒂扭转多发生于妊娠前半期或产后。因中期妊娠卵巢肿瘤随子宫体增大位置升高，较孕前在盆腔之活动余地大，尤其是经产妇腹壁松弛，卵巢肿瘤的活动余地更大，故易发生蒂扭转。妊娠期发生卵巢囊肿蒂扭转与肿瘤大小、瘤内各部位比重不同、肿物的活动度及孕妇的体位改变，尤其是运动过度有关，发生蒂扭转的肿瘤类型以畸胎瘤及浆液性囊腺瘤多见。蒂扭转的临床表现与非孕期不同。非孕期卵巢肿物蒂扭转以中等大小、瘤内质地不均匀者多见，但孕期由于子宫增大，占据盆腹腔，扭转可以发生在直径较小的肿瘤。Zanetta等人报道79例妊娠合并卵巢包块患者，3例发生扭转，2例为直径<5cm的囊肿，多见于孕中期。Lin等人对213例妊娠合并附件肿物患者的随访发现，肿物蒂扭转的发生率14.84%，6～8cm之间者更容易发生蒂扭转，60%的扭转发生在孕10～17周，20周以后发生率明显降低，仅5.9%，产后子宫复旧过程中仍有部分发生蒂扭转。卵巢肿物蒂扭转后的临床表现与非孕期相似，但因妊娠存在，对疼痛原

因的分析存在困难。蒂扭转不能及时诊断可继发感染，较非孕期更容易出现腹膜炎、麻痹性肠梗阻等严重并发症，危及母儿的安危。

妊娠期附件肿物破裂较肿物蒂扭转发生率低，文献报道为 0～9%，发生破裂的危险因素尚不明确，可能同肿物受压、肿物包膜自发性破裂有关。卵巢的良性肿瘤发生破裂而需要急诊手术者并不多见，最多见的孕期卵巢肿物破裂为生理性囊肿如黄体囊肿破裂，其次是卵巢子宫内膜异位囊肿破裂，生理性囊肿破裂多发生在孕早期及中孕早期，双合诊检查过程中导致破裂。良性卵巢肿瘤发生破裂多发生在孕晚期，是由于胎儿先露部的压迫所致。未成熟畸胎瘤最易发生自发性破裂，由于生长过快，囊壁的局部血液供应不足，增量的囊液自囊壁的薄弱部破出，溢入腹腔。外伤性破裂较少，可发生于较大的囊腺瘤患者腹部受重伤之后，偶有卵巢囊腺瘤嵌顿于子宫直肠窝，在分娩过程中被胎儿先露部挤压破裂。不同的瘤内容在腹腔内可形成不同的后果，产生不同的临床表现，如畸胎瘤破裂后，由于大量脂肪液对腹膜的刺激，短期内出现化学性腹膜炎、肠粘连甚至肠梗阻，多表现为突发性腹痛，继之出现腹胀、恶心、呕吐，逐渐出现麻痹性肠梗阻、电解质紊乱等全身性表现，与非孕期比较，更易发生危及生命的电解质紊乱、肠梗阻、急性肺损伤等多器官受损的表现。

妊娠合并卵巢恶性或低度恶性肿瘤的患者大多数无临床症状，大多数在产前检查中偶然发现。文献报道妊娠合并卵巢恶性及低度恶性肿瘤中以产前检查发现或剖宫产术中发现者占 80%以上，仅 10%～15%的患者以自觉症状得到诊断。同非孕期相似，腹胀、腹痛为主要的首发症状。

三、妊娠合并卵巢肿物的诊断及鉴别诊断

大多数妊娠合并附件肿物的患者无自觉症状，多数在产前检查中得到诊断，及时诊断的前提是规范产前检查，尤其是早孕检查，早孕期诊断率远高于中、晚孕期。少部分患者出现并发症时以并发症导致的自觉症状得到诊断，孕期附件肿物相关的并发症的临床表现与非孕期有所不同，如肿物蒂扭转可发生于较小的肿物、更易出现危及全身多器官的并发症等。由于妊娠因素的存在使腹痛、腹胀的原因分析容易产生混淆。

早孕期体格检查可以诊断一部分附件肿物，在妊娠子宫的一侧或双侧触及肿物，无并发症时常无压痛。但中期妊娠以后体格检查很难发现附件肿物，由于妊娠子宫增大，占据大部分盆腔及腹腔，附件肿物因妊娠子宫底的高度不同发生位置的改变，腹部触诊很难触及，发生蒂扭转时出现相应的体征，如腹壁压痛、反跳痛、腹肌紧张、腹部移动性浊音阳性等。少部分患者早中孕期未得到诊断者而在孕足月剖宫产术中探查发现。

由于妊娠期盆腔检查对诊断可信性的影响，超声检查成为诊断妊娠合并附件肿物的主要手段，由于妊娠因素，使患者有机会得到超声检查，有利于附件肿物的早期诊断。如 Zanetta 等报道妊娠合并附件肿物 79 例，仅 4 例通过妇科检查确诊，其余均为超声诊断确诊。Machado 等对 15 例妊娠合并卵巢恶性肿瘤的分析发现无症状者占 66.6%，15 例中的 86.6%是常规超声检查中发现的。超声检查可以确定肿瘤的起源、部位、大小和内部结构(内生物和分隔)，一般分类为 5 类：单房囊性、单一实性、多房囊性、多房实性和实性，彩色多普勒可以获得卵巢肿物的血管图谱。生理性囊肿超声下表现为单一囊性，壁薄，囊内无回声，<5cm。附件良性肿物及瘤样囊肿的超声特点同非孕期。超声下附件恶性肿物特征包括：囊性肿物内有实性成分，乳头状突起大于 6mm，乳头状突起内见到血流信号；恶性肿瘤的血流特点：血管丰富，血流速度快，血流阻力低（高排低阻型血流），实性瘤组织内

“彩色湖”存在。但是超声检查诊断妊娠期附件包块有一定的局限性，尤其是鉴别附件恶性肿物中存在一定的困难：因妊娠子宫的影响，孕 20 周后很难得到满意的附件肿物的超声图像，诊断的准确性明显下降；由于卵巢的皮样囊肿在超声影像下类似肠管回声，超声检查不能确诊，可能造成一定的漏诊率。妊娠期盆腔血流的特征发生改变，子宫周围血流表现为高排低阻型，类似卵巢恶性肿瘤的血流特征，根据多普勒超声血流图鉴别卵巢良、恶性肿瘤造成一定的困难，其假阳性率达 50%。另外 B 超不能完全鉴别卵巢的瘤样囊肿和卵巢肿瘤，不能鉴别良性卵巢囊肿和交界性卵巢肿瘤。

超声诊断困难的情况下可以行 MRI 检查，孕期应用 MRI 检查是安全的，其主要的优势是更好判断瘤组织内成分，如脂肪、血液等，在判断肿物与周围组织的关系中较超声检查更直观，但远不如超声检查便利和经济，可以作为肿物形态学检查的手段之一。在可疑附件恶性肿瘤或者在超声检查信息不确定的情况下建议行盆腔 MRI 检查。

肿瘤标志物在妊娠期附件肿物鉴别诊断中的价值远不如非孕期。妊娠可以改变某些肿瘤标志物的表达，使鉴别肿瘤性质更加困难。CA125 不仅在 80%以上的上皮性卵巢癌患者血清水平升高，妊娠期血清水平也明显升高，早孕期升高最明显，之后随着妊娠进展逐渐降至正常水平，使孕期 CA125 鉴别卵巢良、恶性肿瘤的特异性、敏感性明显下降，但对其动态监测仍有一定的诊断和鉴别诊断意义。AFP、hCG 在卵巢恶性生殖细胞肿瘤中的诊断和随访价值极大，但由于妊娠期血 AFP、hCG 值的改变，使其对卵巢恶性肿瘤诊断和鉴别诊断中的价值明显受到影响，但动态监测及绝对值的检测仍有一定的意义。无性细胞瘤患者乳酸脱氢酶（LDH）明显升高，妊娠期血 LDH 无生理性升高，可作为无性细胞瘤的诊断依据。

Lin 等人对 213 例妊娠期附件肿物的超声影像下形态学特征及动态变化与肿瘤性质的分析发现：孕期附件肿物＞10cm、肿瘤的生长速度＞3.5cm/周是卵巢恶性肿瘤的高危因素，尽管非孕期肿瘤的大小不是恶性肿瘤的特征，但孕期可能因未能及时诊断使肿物增大到一定程度才得到诊断，因此孕期肿瘤性质的鉴别诊断需要动态观察。

法国妊娠合并妇科恶性肿瘤工作组制定的指南提出对于超声检查疑诊妊娠合并卵巢恶性或交界性肿瘤时，在不引起肿瘤扩散、不危及母儿的情况下获得组织学的诊断证据，可行 Mini-腹腔镜探查术或腹腔镜探查术，包膜完整的肿物行附件切除术，浸润性病灶行病灶活检，盆腹腔全面探查，盆腹腔冲洗液检查，获得病理学诊断。

四、妊娠合并卵巢肿瘤的病理学特征

妊娠早期及中孕早期诊断的附件肿物分为三大类，即生理性囊肿、瘤样囊肿和卵巢肿瘤。生理性囊肿多自然消退，卵巢瘤样囊肿及卵巢肿瘤为妊娠期持续性附件肿物，前者包括卵巢子宫内膜异位囊肿、卵巢冠囊肿，后者包括卵巢良性肿瘤和恶性及低度恶性肿瘤。生理性囊肿以妊娠黄体囊肿最多见，其次为卵巢滤泡囊肿。

良性肿瘤中以成熟畸胎瘤最多见，其次为上皮性肿瘤，依据发生比例依次为成熟性畸胎瘤、浆液性囊腺瘤、黏液性囊腺瘤；妊娠期卵巢恶性肿瘤的病理类型分布与非孕期不同，表现为低度恶性肿瘤的比例明显增高；恶性生殖细胞肿瘤的比例明显增高，上皮性肿瘤比例明显降低，性索间质肿瘤相对少见。表 68-1 总结近年发表的妊娠期卵巢恶性肿瘤的组织学分布特征。可见低度恶性肿瘤占全部恶性及低度恶性肿瘤的 21.7%～56.4%，恶性生殖细胞肿瘤占全部恶性肿瘤的 25%～61.1%，与非孕期卵巢恶性肿瘤的组织学分布截然不同。

表 68-1 妊娠期卵巢恶性肿瘤的病理学分布特征*

作者	N	上皮性癌 N（%）	低度恶性肿瘤 N（%）	恶性生殖细胞肿瘤 N（%）	性索间质肿瘤 N（%）	转移癌 N（%）
Machado 等	15	6（54.5%）	4（26.6%）	3（27.3%）	0	2
Yen 等	7	1（1/4）	3（3/7）	3（3/4）	0	0
Behtash 等	23	4（22.2%）	5（21.7%）	11（61.1%）	3	0
Leriserowtz 等	202	53（60.9%）	114（56.4%）	34（39.0%）	1	0
Soon Kwon 等	27	7（58.33%）	15（55.6%）	3（25%）	0	0
Shen 等	38	9（36%）	13（34.2%）	11（44%）	3	2

注：低度恶性肿瘤的构成比率是低度恶性肿瘤占全部恶性及低度恶性肿瘤的比率。各病理类型恶性卵巢肿瘤的构成比率为不包括低度恶性肿瘤在内的恶性卵巢肿瘤的构成比。

五、妊娠合并卵巢恶性肿瘤的临床特征

（一）临床分期的特点

大量的文献显示妊娠合并卵巢恶性肿瘤的临床分期分布与非孕期卵巢恶性肿瘤不同，早期肿瘤比例明显高于非孕期，晚期肿瘤的比例明显低于非孕期，以 FIGO Ⅰ期肿瘤占大多数，晚期肿瘤比例很低，表 68-2 总结近年发表的妊娠合并卵巢恶性肿瘤患者的临床分期的分布，显示Ⅰ期恶性肿瘤达 60%以上，晚期肿瘤不足 20%。

表 68-2 妊娠合并卵巢恶性肿瘤患者临床分期的分布特征

作者	总例数	Ⅰ	Ⅱ	Ⅲ	Ⅳ
Machado 等	15	9（59.9%）	2（13.3）	2（13.3%）	0
Yen 等	7	6（6/7）	0	1（1/7）	0
Behtash 等	23	17（73.9%）	2（8.7%）	3（13%）	1（4.3%）
Raham 等	9	7（7/9）	1（1/9）	1（1/9）	0
Shen 等	38	27（71.1%）			
Leiserowitz 等*	37	31（83.8%）	2（5.4%）	4（10.8%）	0

* 不包括低度恶性肿瘤，其余作者的资料包括低度恶性肿瘤。

（二）妊娠期卵巢恶性肿瘤的诊断

由于妊娠的存在，使大多数无自觉症状的妊娠合并附件肿物的患者在早孕期及中孕早期有机会接受妇科双合诊检查及超声检查而得到初步诊断；由于妊娠因素使附件肿物蒂扭转的危险性增加、肿物破裂的机会增加，使附件肿物合并急腹症的患者得到急诊诊断的机会。但由于妊娠的影响导致诊断困难，部分患者整个孕期都未能得到诊断，在足月妊娠剖宫产术探查中得到诊断；阴道分娩的患者在产后复查时得到诊断。因此妊娠合并附件肿物的诊断要贯穿于整个妊娠期、分娩期及产褥期。2/3 以上的妊娠合并卵巢恶性肿瘤的患者无症状，在产科检查中偶然发现得到诊断，有症状的妊娠期卵巢恶性肿瘤患者能够得到及时诊断。表 68-3 总结近年发表的妊娠期卵巢恶性肿瘤诊断，显示妊娠合并卵巢恶性肿瘤的诊断分布在早、中、晚孕期，剖宫产术中及产褥期，大样本的资料显示孕期诊断的卵巢恶性肿瘤不足 50%，

大约 1/4 患者在剖宫产术中诊断，大约 1/3 患者在产褥期得到诊断。妊娠合并卵巢恶性肿瘤的临床分期与诊断时的妊娠期的关系尚不明确，Leiserowitz 等人报道 191 例妊娠合并卵巢恶性肿瘤患者随访中 9 例因卵巢恶性肿瘤死亡，死亡率 4.7%，死亡构成比显示产褥期诊断的卵巢恶性肿瘤的死亡占 2/3 以上，孕期诊断者死亡构成比最小，诊断时间越晚，死亡构成比越高，但由于缺乏详细资料，尚不明确诊断时间与临床分期的关系及不同诊断时间死亡率的比较。

表 68-3　妊娠合并卵巢恶性肿瘤诊断的时间分布

作者	N	早孕诊断	中孕诊断	剖宫产术中诊断	产褥期诊断
Machado 等	15	4（26.6%）	7（46.6%）	2（13.3%）	2（13.3%）
Behtash 等	23	6（26.0%）	10（43.5%）	6（26.0%）*	1（4.3%）
Kwon 等	27	20（74.0%）	4（14.8%）	2（7.4%）	1（3.7%）
Leriserowtz 等	202	孕期确诊 90 例	（44.5%）	48（23.76%）	64（31.68%）

* 其中 2 例在孕晚期得到诊断，另 4 例在剖宫产术中诊断。

（三）妊娠合并卵巢恶性肿瘤患者的产科结局

大样本前瞻性研究资料显示：与无卵巢肿物的孕妇比较，合并卵巢恶性肿瘤的孕妇，剖宫产率明显增高（45.54% vs 21.65%），分娩期输血率明显增高（4.93% vs 0.39%），子宫切除率明显增加，住院时间明显延长。但与无卵巢恶性肿物的孕妇比较，妊娠合并卵巢恶性肿瘤患者的围产儿结局良好，低出生体重儿、极低出生体重儿、早产率、出生 28 天内再次入院比例、出生后转院率、胎死宫内及新生儿死亡率均无显著性差异。综合回顾性资料显示妊娠合并卵巢恶性肿瘤患者的新生儿结局良好，新生儿畸形率无明显增高，至今未见新生儿及胎盘转移的报道。

六、妊娠合并卵巢肿瘤的处理

对于良性卵巢肿瘤合并妊娠的处理，主张在妊娠中期 16～18 周胎盘完全形成后行手术治疗，一方面可以避免妊娠期卵巢生理性囊肿的过度治疗，另一方面孕中期以后手术可以减少流产发生率、避免延误恶性肿瘤的诊断。研究表明：妊娠合并卵巢囊肿择期手术治疗与急诊手术治疗围产儿预后显著不同，急腹症状态下手术，不良妊娠结局发生率明显增高，妊娠合并卵巢肿物孕期并发症的发生率明显高于非孕期，均显示妊娠合并卵巢肿瘤患者孕中期以后择期手术治疗的必要性。Lee 等人对 89 例妊娠合并卵巢肿物的患者分两组分别采取肿瘤扭转后急诊手术和孕中期择期手术，发现急诊手术组早产（<37 周）发生率明显增高。择期手术组无 1 例恶性肿瘤，急诊手术组有 2 例恶性肿瘤。认为孕期择期手术治疗卵巢肿物，不增加胎儿和孕妇手术并发症的风险，避免急诊状态下手术治疗导致的并发症，及时诊断卵巢恶性肿瘤。但另一部分学者持不同的观点，认为大部分妊娠合并卵巢良性肿物可以安全地度过妊娠期，建议对于稳定的、无症状的卵巢肿物可以在严密监视下等待剖宫产术中或产后行肿物切除术。Platek 等对妊娠合并持续性附件肿物采取保守性处理或手术干预，发现两种处理的妊娠结局没有差异。Ueda 等以为妊娠合并持续存在或进行性增大的卵巢肿物孕期手术治疗，获得正确诊断、排除恶性是非常重要的，但是手术的干扰明显增加了对孕妇身体和情绪的影响，增加了早产的风险。Caspi 等观察发现妊娠合并卵巢皮样囊肿在妊娠期不继续增大，不增加孕期和产程中并发症的发生率。前瞻性大样本资料显示（400/9375）：孕期附

件良性肿物手术干预（患侧附件或肿物剥除术）者不良围产儿结局发生率明显增高，低出生体重儿、早产儿发生率明显增高。建议对于妊娠期盆腔肿物保守治疗的前提是临床及影像学检查排除恶性可能的情况下严密监测，出现并发症时积极手术治疗，不能排除恶性或交界性肿瘤者应尽量在孕 18～23 周进行手术治疗。

妊娠合并卵巢肿物择期手术方式为剖腹探查术。近年来也有腹腔镜手术的报道。腹腔镜下附件切除术、囊肿剥除术等，在技术上是可行的，由于其术后疼痛轻微、住院时间短、术后恢复快，被部分医生和患者接受，但是必须重视腹腔镜手术本身对妊娠存在风险。

七、妊娠合并卵巢交界性或恶性卵巢肿瘤的处理

法国妊娠合并妇科恶性肿瘤工作组制定妊娠合并卵巢交界性或恶性肿瘤的指南指出：处理原则同非孕期卵巢肿物，但必须评估妊娠对肿瘤治疗产生的约束，如治疗开始的时间、化疗对胎儿的影响等，平衡治疗计划对母体和胎儿的危险及受益。在给孕妇提供合理的治疗的同时尽量不带给胎儿危险及各种不利影响。主张多学科共同讨论制定出对合理的、不影响胎儿生长及发育的肿瘤治疗计划，包括母胎医学、妇科肿瘤、儿科以及影像学和病理学，依据孕龄讨论在合理的妊娠时间段内制定出适合卵巢肿瘤的处理方案。

（一）手术治疗

1. 妊娠合并交界性卵巢肿瘤的手术治疗 Zanatta 的临床观察发现妊娠合并卵巢交界性肿瘤常常表现为稳定状态，孕期无明显进展，孕期行肿瘤手术分期由于盆腔充血及增大子宫的影响，有一定的困难，而且术中多点活检、腹膜后淋巴结取样可能增加流产、出血和早产的危险，建议孕期行肿物切除术、腹腔冲洗液细胞学检查和全面探查，不建议行手术分期。法国妊娠合并妇科恶性肿瘤工作组制定妊娠合并卵巢交界性肿瘤的指南提出确定为低度恶性潜能肿瘤时可以采取保守性手术，即附件切除术、腹水细胞学检查及探查活检，建议行对侧卵巢的活检，这种手术方式对妊娠是安全的，术中要绝对避免手术操作导致的肿瘤破裂。开腹探查术是理想的手术方式。超保守性治疗（囊肿剥除术）仅应用在只有一侧卵巢或双侧交界性肿瘤的患者。分娩结束后要重新考虑治疗，依据肿瘤的组织学类型、肿瘤细胞 DNA 倍体等决定分娩后 3～6 周是否再行手术及手术分期。

2. 妊娠合并卵巢癌的手术治疗 妊娠合并卵巢恶性肿瘤的治疗原则同非孕卵巢癌相同。对于超声可疑Ⅰ期卵巢肿瘤的患者，术中确定肿瘤未破裂为Ⅰa 时，推荐实施患者附件切除术，应进行快速冰冻病理检查。而对于Ⅰb 期建议行双侧附件切除术，Ⅰa 和Ⅰb 均行腹水细胞学和盆腹腔探查。根据肿瘤的播散和组织学类型决定是否行辅助化疗，同非孕期治疗原则相同。是否实施以铂类为基础的联合化疗，要由多学科医生结合孕龄共同决定，包括儿科、产科、病理科。分娩方式由产科因素决定。产后分期手术的指征同非孕期。

对于妊娠合并晚期卵巢癌（Ⅱ～Ⅳ），孕 24 周前建议终止妊娠，产后尽快实施规范的手术治疗序贯联合化疗。孕 24 周以后，可在腹腔镜下或小切口开腹探查术获得组织学标本，得到肿瘤组织学诊断、临床分期后，根据肿瘤分期及孕龄，选择治疗，包括孕期手术治疗和新辅助化疗，治疗选择的目的是在不延期卵巢肿瘤治疗的情况下尽量避免过早产和对胎儿毒性，依据末次化疗的时间选择分娩时间，以剖宫产分娩更合适。治疗间隔 4 周，剖宫产时机的选择要考虑到治疗对母儿产生的不利影响，如等待骨髓抑制恢复后手术治疗。孕 32～36 周考虑胎儿可以存活的情况下终止妊娠，在剖宫产中由肿瘤科医生实施分期手术。

3. 妊娠合并卵巢恶性生殖细胞肿瘤的手术治疗 妊娠合并卵巢恶性生殖细胞肿瘤是妊娠期卵巢恶性肿瘤的主要病理类型，其中Ⅰ期肿瘤占大多数。根据孕期和肿瘤大小，建议

Ⅰa期肿瘤可以在开腹探查术中实施一侧附件切除术，对于Ⅰb期肿瘤实施双侧附件切除术，术中行肿物快速病理检查，对某些化疗敏感的肿瘤组织类型在妊娠晚期可以选择一侧附件切除术，产后尽快化疗，以保留患者的内分泌功能，孕期手术治疗大网膜切除不是必须的，不考虑行腹主动脉旁淋巴结和盆腔淋巴结切除术。产后是否实施手术分期要根据肿瘤的组织类型决定，原则同非孕期肿瘤。对于晚期恶性生殖细胞肿瘤而言，应实施化疗。治疗方式依据组织学类型、肿瘤扩散程度及孕龄综合考虑，终止妊娠的时间根据是否需要化疗、末次化疗时间来决定。孕32周以后得到诊断的患者，在促胎儿肺成熟后尽快终止妊娠，产后开始实施卵巢恶性肿瘤的治疗。

（二）化学治疗

卵巢恶性肿瘤的化疗占据肿瘤治疗中的重要地位已是不争的事实，妊娠合并卵巢恶性肿瘤的治疗原则同非孕期相同，化疗同样具有非常重要的意义。但是考虑到化疗对胎儿可能的影响，限制了孕期化疗的应用。孕期化疗的目的是在保留胎儿和子宫的情况下实施卵巢恶性肿瘤的治疗。化疗时机选择在肿瘤大块切除术后，肿瘤负荷较小的情况下实施，化疗剂量、方案同非孕期。孕期化疗要考虑的问题是终止妊娠的时机、化疗药物对胎儿可能的影响。孕中期以后确诊者，按非孕期卵巢肿瘤的治疗原则，实施手术＋化疗，尽量等待孕32周促胎肺成熟后，在分析化疗对母儿不利影响如骨髓抑制后决定终止妊娠的时间，产后继续卵巢肿瘤的治疗。对肿瘤随访发现孕期化疗对肿瘤有良好的治疗作用，只要接受合理的治疗，妊娠合并卵巢恶性肿瘤患者并不比非孕期卵巢恶性肿瘤患者预后差。

化学治疗对于胎儿的影响目前尚缺乏大样本、前瞻性、对照研究的资料进行评价。个案报道及小样本的资料未发现孕中期以后联合化疗导致胎儿畸形的报道，但是未评价非胎儿畸形的其他影响如胎儿宫内生长受限、代谢异常及神经系统影响等。恶性生殖细胞肿瘤孕期化疗的资料显示，孕中期以后PEB（顺铂、足叶乙甙、博来霉素）方案化疗2～6个疗程，产后随访1.5～6年未发现新生儿发育畸形及器官功能障碍的报道。孕期紫杉醇联合铂类2～4个疗程治疗卵巢上皮癌的随访未发现胎儿畸形的报道，没有证据表明联合化疗较单一化疗药增加胎儿畸形的发生率。这些资料都提示孕中期以后联合化疗在不增加胎儿畸形的情况下，继续完成卵巢恶性肿瘤的治疗是可行的，但对胎儿的远期影响，如代谢影响、恶性肿瘤的易感性、神经系统的影响均未做评价。

Berveiller等人荟萃分析43例孕中期以后接受顺铂（DDP）和卡铂（CBD）患者的围产儿结局。36例接受DDP的患者中2例胎儿畸形，但无确凿证据表明胎儿畸形与DDP有关，而且在孕晚期接受DDP孕妇的新生儿体内可以检测到DDP，提示孕晚期胎盘具有转运DDP的功能，胎儿期接受DDP后对其生长发育、器官功能、代谢及神经系统的影响尚不明确。接受卡铂的6例患者中未发现1例胎儿畸形。

总之，对于妊娠合并卵巢恶性肿瘤的治疗，依据肿瘤治疗的基本原则，根据诊断时的孕周、肿瘤分期、病理分级、患者对妊娠的渴望程度等综合考虑，强调个别对待。治疗方案由多学科共同讨论，包括母胎医学、妇科肿瘤、儿科、影像学和病理学专家。治疗选择需评估母体和胎儿的危险和益处，在给孕妇提供合理的治疗时不带给胎儿严重危险。

八、妊娠合并卵巢恶性肿瘤患者的预后

妊娠合并卵巢恶性肿瘤患者的预后同非孕期不同，与非孕期卵巢恶性肿瘤比较，5年生存率明显升高，上皮性卵巢癌5年生存率达65.5%，Ⅰa的5年存活率达100%，总的5年生存率在60%～80%。主要的预后因素是临床分期和肿瘤的组织类型。妊娠期卵巢恶性肿

瘤或 LMP 患者良好的预后是因为早期肿瘤比例高、生殖细胞肿瘤比例高、患者年轻，而非妊娠本身的原因。但由于妊娠存在使患者有机会得到监测，妊娠提供了早期诊断的机会。

（王淑珍）

参考文献

1. 曹冬焱，沈铿，杨佳欣，等. 妊娠合并卵巢恶性肿瘤的治疗和预后. 中国医学科学院学报，2010，32：493-496.
2. Krzystof D，Zbyszko M，Barbara B，Grzegorz G，Grzegorz B，Zbigniew S. The incidence of ovarian tumors in the third trimester of pregnancy. Ginekologia Polska，2002，73：337-341.
3. Jan D，Tomasz K，Dariusz G，Maciej C. Ovarian tumors in pregnancy. Ginekologia Polska，2002，73：342-345 .
4. Hanna M，Jaroslaw O，Beata K，Beata B，Janusz E. Coexistence of ovarian carcinoma with pregnancy-case report. Ginekologia Polska，2002，73：350-353.
5. Piotr S，Jacek S，Leszek G，Agata K-B. The diagnostic value of ultrasound examination in detection of ovarian tumors during pregnancy. Ginekologia Polska，2002，73：376-378.
6. Lin YH，Wang，JL，Huang LW，Seow KM. Successful laparoscopic management of a huge ovarian tumor in the 27th week of pregnancy：a case report. The Journal Of Reproductive Medicine，2003，48：834-836
7. Sherard GB，Hodson CA，WilliamsHJ，SemerDA，HadiHA，Tait DL. Adnexal masses and pregnancy：a 12-year experience. American Journal of obstetrics and Gynecology，2003，189：358-362.
8. Hermans RH，Fischer M DC，van der Putten，H W H M，van de Putte G，Einzmann T，Vos MC，Kieback DG. Adnexal masses in pregnancy. Onkologie，2003，26：167-172.
9. Yoshihiko S，Shin-ichi K，Toru K，Kouichi N，Toshihiko I. Successful management of endodermal sinus tumor of the ovary associated with pregnancy. Gynecologic Oncology，2003，88：447-450
10. Tjalma W A A，Tjalma A A W. Ovarian tumour：ovarian pregnancy diagnosis and management. Clinical and Experimental Obstetrics & Gynecology，2003，68：122-124.
11. Antoniou N，Varras M，Akrivis Ch，Demou A，Bellou A，Stefanaki S. Mucinous cystadenoma of the ovary with functioning stroma and virilization in pregnancy：a case report and review of the literature. Clinical and Experimental Obstetrics & Gynecology，2003：248-252.
12. Marek N，Marian S，Jacek Radoslaw W. Ovarian tumors in pregnancy-proposals of diagnosis and treatment. Ginekologia Polska，2004，7：242-249.
13. Annelie JE，Vermes VI，Kuijper P，ten Cate LN，Schutter EMJ. Steroid cell tumour not otherwise specified during pregnancy：a case report and diagnostic work-up for virilisation in a pregnant patient. European Journal of Obstetrics & Gynecology and Reproductive Biology，2004，112：221-227.
14. Gojnic M，Pervulov M，Petkovic S，Papic M. Diagnosis of borderline ovarian cancers in pregnancy. Clinical and Experimental Obstetrics & Gynecology，2004，31：45-46.
15. Hamid S，Lhomme C，Verschraegen CF. Malignant adnexal masses in pregnancy. Obstetrics and Gynecology Clinics of North America，2005，32：569-593.
16. Lee G S R，Hur SY，Shin JC，Kim SP，Kim SJ. Elective vs. conservative management of ovarian tumors in pregnancy. Obstetrical & Gynecological Survey，2005，60：8-10.
17. Sayar H，Lhomme C，Verschraegen CF. Malignant adnexal masses in pregnancy. Obstetrics and Gynecology Clinics of North America，2005，32：569-593.
18. Han JY，Nava-Ocampo AA，Kim TJ，Shim JU，Park CT. Pregnancy outcome after prenatal exposure to bleomycin，etoposide and cisplatin for malignant ovarian germ cell tumors：report of 2 cases. Reproductive

Toxicology, 2005, 19: 557-561.

19. Leiserowitz GS, Xing G, Cress R, Brahmbhatt B, Dalrymple JL, Smith LI H. Adnexal masses in pregnancy: how often are they malignant? Gynecol oncol, 2006, 101: 315-321.
20. Machado F, Vegas C, Leon J, Perez A, Sanchez R, Parrilla JJ, Abad L. Ovarian cancer during pregnancy: analysis of 15 cases. Gynecologic Oncology, 2007, 105: 446-450.
21. Behtash N, Karimi Zarchi M, Modares Gilani M, Ghaemmaghami F, Mousavi A, Ghotbizadeh F. Ovarian carcinoma associated with pregnancy: a clinicopathologic analysis of 23 cases and review of the literature. BMC Pregnancy Childbirth, 2008, 8: 3-8.
22. Mir OP, Ropert S, Goffinet F, Goldwasser F. Use of platinum derivatives during pregnancy. Cancer, 2008, 113: 3069-3074.
23. Bignardi T, Condous G. The management of ovarian pathology in pregnancy. Best Practice & Research Clinical Obstetrics & Gynaecology, 2009, 23: 539-548.
24. Yen CF, Lin SL, Murk W, Wang CJ, Lee CL, Soong YK, Arici A. Risk analysis of torsion and malignancy for adnexal masses during pregnancy. Fertility and Sterility, 2009, 91: 1895-1902.
25. Singhal SR, Nanda S, Chaudhry P, Sen J, Singhal SK. Metastatic bilateral malignant ovarian tumors associated with pregnancy. Taiwanese Journal of Obstetrics and Gynecology, 2009, 48: 167-168.
26. MarretH, Lhommé C, Lecuru F, Canis M, Lévèque J, Golfier F, Morice P. Guidelines for the management of ovarian cancer during pregnancy. European Journal of Obstetrics & Gynecology and Reproductive Biology, 2010, 149: 18-21.
27. Kwon YS, Mok JE, Lim KT, Lee In-Ho, Kim TJ, Lee Ki-Heon, Shim Jae-Uk. Ovarian cancer during pregnancy: clinical and pregnancy outcome. J Korean Med Sci, 2010, 25: 230-234.

第 69 章 妊娠合并子宫肌瘤

子宫肌瘤是常见的女性良性肿瘤，多发生于生育年龄女性，妊娠合并子宫肌瘤（uterine myoma associated with pregnancy）是比较常见的妊娠合并症。随着生活方式的改变、工作生活压力的增加、高龄孕妇的增加，妊娠合并子宫肌瘤的发病率似有增高的趋势；随着产前规范管理的实施、产前超声技术在产科领域的广泛应用，使妊娠合并子宫肌瘤的诊断率逐渐提高。近年来随着微创技术在妇科领域的广泛应用，子宫肌瘤经过手术治疗后再妊娠导致相关的产科问题也逐渐引起关注。因此妊娠合并子宫肌瘤是值得产科医生和妇科医生共同关注的问题，改善妊娠合并子宫肌瘤患者的妊娠结局需要妇科医生理性地孕前处理、产科医生孕期密切监测和分娩期合理的决策。

一、妊娠合并子宫肌瘤的临床表现

1. 妊娠合并子宫肌瘤是较为常见的妊娠并发症之一，其发生率占妊娠总数的0.1%～3.9%，占子宫肌瘤患者的0.5%～1%。文献报道其发生率的差异较大，同各研究人群不同、研究的妊娠期不同及研究方法不同有关。

2. 症状　大多数妊娠合并子宫肌瘤患者无明显的自觉症状，多数在孕前检查或产前超声检查时偶被发现。有无症状与肌瘤的生长部位、生长速度、有无变性及有无并发症有关。

（1）流产　黏膜下子宫肌瘤及巨大肌壁间肌瘤可引起宫腔变形，妨碍孕囊着床及胚胎生长发育，导致阴道出血、流产。妊娠合并子宫肌瘤患者的自然流产率明显高于正常人，文献报道为正常人的4倍。

（2）疼痛　多数子宫肌瘤不引起疼痛，但妊娠期由于肌瘤周围肌肉收缩引起疼痛。当浆膜下肌瘤发生蒂扭转或子宫肌瘤发生红色变性时可产生急性腹痛，伴恶心、呕吐。

（3）压迫症状　由于浆膜下肌瘤、肌壁间肌瘤压迫膀胱导致尿频、排尿困难，子宫后壁肌瘤特别是峡部或宫颈后唇肌瘤可压迫直肠，引起排便不畅、排便后不适感，巨大阔韧带肌瘤可压迫输尿管，甚至引起肾盂积水，导致一侧腰痛不适。

3. 体征　小的浆膜下子宫肌瘤或肌壁间肌瘤、黏膜下肌瘤合并妊娠患者，腹部触诊无明显的阳性体征，早孕妇科双合诊检查可触及子宫增大，与停经时间不符。孕中期以后腹部可触及与子宫关系密切的实性包块，或子宫呈不对称性增大、子宫增大与停经月份不符等，但妊娠期子宫肌瘤软化可影响腹部触诊的满意度。

二、妊娠对子宫肌瘤的影响

妊娠期子宫肌瘤体积变化：理论上讲妊娠期子宫的血供明显增加，孕早期妊娠黄体及孕中晚期胎盘产生大量的雌、孕激素，可能对子宫肌瘤产生促生长作用，同时平滑肌细胞肥大，肌瘤常相应增大。产后哺乳期抑制卵巢功能，雌孕激素维持在绝经期状态，肌瘤体积逐渐缩小。但临床观察发现并非所有的子宫肌瘤妊娠期均增大。Ahmad 等人对 107 例妊娠合并子宫肌瘤患者于孕19周之前、20～30周及妊娠最后10周超声监测肌瘤结节的大小，结果显示孕30周前肌瘤体积缩小者55.1%，平均缩小35%± 4%；增大者44.9%，平均增大69%± 11%；在孕20周后肌瘤体积缩小者75%，平均缩小30%± 3%；增大者25%，平均增大102%± 62%，随着妊娠的进展，多数患者肌瘤体积逐渐缩小，但肌瘤体积增大者妊娠期明显增大。Shannon等人对171例妊娠合并子宫肌瘤患者孕早期开始超声监测子宫肌瘤的体积、直径，产后复查发现肌瘤直径为<1.0cm、1～3cm、≥3cm三个组肌瘤消失率分别为44%、36%、33%，产后仍可监测到的肌瘤中79%的肌瘤体积较前缩小。

子宫肌瘤变性：妊娠期肌瘤体积增大的患者，由于肌瘤生长速度过快，造成肌瘤的中心部位血供不足、组织缺血、坏死、变性，表现为肌瘤组织中心坏死、液化，形成囊性组织，称为子宫肌瘤透明变性或囊性变，多发生在直径大于6cm以上的肌瘤，常见于妊娠中、晚期或产后，妊娠期一般无明显的症状。分娩期依其对胎儿先露部的压迫程度，对子宫肌层的影响不同，呈现不同的临床表现。妊娠期子宫肌瘤体积迅速增大过程中，肌瘤中心血管破裂、出血，血液弥漫于肌瘤组织内，临床上表现为急性腹痛、体温升高，肌瘤体积明显增大，局部压痛及血白细胞增高，严重时发生流产、早产。肌瘤组织大体观切面呈红色，似生牛肉状，失去原漩涡状结构，镜下见假包膜内大静脉及瘤体小静脉内血栓栓塞、溶血，肌细胞减少，有较多脂肪小球沉积，称为子宫肌瘤红色变性，是一种严重的妊娠期急腹症。

子宫肌瘤蒂扭转：妊娠合并浆膜下子宫肌瘤，随着子宫体积逐步增大，有蒂的浆膜下肌瘤，易发生蒂扭转，往往发生在妊娠3个月以后，表现为妊娠期突然一侧腹痛，呈持续性剧烈腹痛、间断性绞痛伴恶心、呕吐，未能得到及时诊断及治疗时扭转的肌瘤因缺血、坏死，继发感染，表现出急腹症症状。

腹膜播散性平滑肌瘤病（leiomyomatosis peritonealis disseminata）：多见于妊娠期，于卵巢、圆韧带、内生殖器浆膜面、大网膜、肠系膜及胃肠壁等处多发结节，酷似恶性肿瘤的种植及转移，结节大体形态与子宫肌瘤一样呈结节状、质地坚硬、表面光滑。组织学上为良性平滑肌瘤，很少有核分裂象，无浸润性生长，其组织发生不明，有人认为是腹膜下的间叶组织具有化生为平滑肌组织的能力，妊娠期雌孕激素具有促进其增生成结节状生长，也有学者认为是同源多中心性平滑肌瘤的发展。妊娠期腹膜播散性平滑肌瘤在妊娠结束后亦可部分或完全自然消退。

三、子宫肌瘤对妊娠的影响

子宫肌瘤对妊娠的影响视其在子宫的部位、大小、数量及生长速度而异。小肌瘤、浆膜下肌瘤或近浆膜面的肌瘤对妊娠影响较小或无影响，但宫颈肌瘤、多发性肌瘤、向宫腔内突出的肌壁间肌瘤和黏膜下肌瘤对受孕、妊娠期、分娩期和产褥期均可造成一系列不良影响。黏膜下子宫肌瘤、巨大子宫肌瘤可引起宫腔变形、妨碍孕囊着床，宫颈肌瘤影响精子进入宫腔，影响受孕，两侧宫角部肌瘤压迫输卵管可导致输卵管管腔不通畅，引起不孕及异位妊娠。

对胚胎及胎儿的影响：妊娠早期肌瘤的存在不利于受精卵的着床和生长发育，流产的发生率是非肌瘤孕妇的2～3倍，且常为不全流产，以致出血较多。肌壁间肌瘤突出于宫腔，黏膜下肌瘤占据宫腔，使宫腔变形，宫腔压力增加易造成流产、早产、胎儿宫内发育迟缓，妨碍胎儿在宫内活动而造成胎位不正，臀位和横位的发生率增加，由此导致手术率及围产儿患病率的增加。文献报道妊娠合并子宫肌瘤患者胎位异常的发生率达10%～30%。

对产科结局的影响：肌壁间肌瘤及黏膜下肌瘤突出或占据宫腔，使宫腔变形，妨碍孕囊在正常部位着床，导致胎盘低置、前置胎盘的发生率增高，后者是孕晚期危及母儿生命的严重产科并发症。分娩过程中，由于肌瘤影响子宫的正常收缩，引起子宫收缩乏力，使产程延长、相关分娩并发症发生率增加，如产程停滞、胎儿宫内窘迫等；嵌顿在盆腔内的肌瘤如宫颈肌瘤、巨大的子宫下段肌瘤等，可以阻塞产道，导致梗阻性难产；子宫肌瘤影响子宫正常的极性导致宫缩不协调，剖宫产率增加。子宫肌瘤可影响产后子宫收缩，引起产后出血、子宫复旧不良，恶露引流不畅，易导致宫内感染及晚期子宫出血。

子宫肌瘤治疗对妊娠的影响：随着公众健康意识的增强、孕前保健的加强，很多子宫肌瘤患者在计划妊娠前得到诊断。随着妇科手术学的进展，微创技术的普及，越来越多的子宫肌瘤患者受孕前接受过子宫肌瘤的手术治疗或保守性治疗，由于子宫受创史，孕期可能影响子宫供血，子宫瘢痕破裂导致不良妊娠结局发生的风险增加，使这部分患者成为高危妊娠患者。目前被临床医生和患者共同接受的保守治疗方式包括子宫动脉介入栓塞治疗、子宫肌瘤的剔除术、子宫动脉结扎术等。有学者报道腹腔镜下子宫肌瘤的冷冻治疗。子宫动脉介入栓塞治疗子宫肌瘤可使肌瘤体积缩小，为妊娠提供机会，但由于子宫动脉栓塞后子宫血供的影响，有妊娠高血压疾病发生风险增高之虑。Pisco 等人报道 74 例接受子宫动脉栓塞治疗、希望妊娠的子宫肌瘤患者，术后妊娠率 59.5%（44/74），胎儿丢失率 11.4%（5/44），84.6% 成功出生，剖宫产率 66.6%，早产率 2/33，低出生体重儿 5/33，无其他妊娠并发症发生。Holub 等人对 153 例症状性子宫肌瘤患者计划妊娠前至少 6 个月行腹腔镜下子宫动脉阻断术，术后妊娠率 10/21，妊娠期胎儿生长和脐血流正常，但是存在早产风险和剖宫产风险。提示子宫动脉阻断治疗后妊娠是相对安全的，仍应注意胎儿宫内发育受限和早产的风险。

腹腔镜下子宫肌瘤剔除术后再妊娠后的孕期安全问题，一直都是很多学者关注的问题，术后妊娠率低、腹腔镜下子宫肌瘤剔除术后瘢痕部位妊娠及分娩期破裂、子宫内膜受损患者胎盘附着部位异常等是这类患者的潜在危险。Kumakiri 等人对 108 例有生育要求的子宫肌瘤患者行腹腔镜下子宫肌瘤剔除术，47 次成功妊娠，术后妊娠相关因素分析显示：妊娠率同最大肌瘤的直径正相关、同患者的年龄及切除肌瘤的数量呈负相关，无 1 例孕期及阴道分娩期子宫破裂。Seracchioli 等人回顾性分析 514 例生育年龄患者腹腔镜下子宫肌瘤剔除术后的妊娠期安全性，术中子宫肌层纵切口、不使用电技术，术后妊娠患者自然流产率 27.2%，异位妊娠率 2.6%，阴道分娩率 25.5%，剖宫产率 74.5%，无 1 例孕期及阴道分娩中子宫破裂发生。但 William 等报道 1 例带蒂子宫浆膜下肌瘤腹腔镜下子宫肌瘤单极电凝切除术后 7 年受孕，早中孕期顺利，孕 34 周子宫破裂，急诊手术后母子平安，子宫破裂部位为肌瘤蒂部位，破裂原因同单极电凝局部作用对周围子宫肌组织的辐射破坏导致孕期子宫破裂，提示子宫肌瘤剔除术中切口的正确选择、减少电能源的应用、孕期严密监测者可以获得良好的妊娠结局。

由于黏膜下子宫肌瘤占据宫腔，妨碍受精卵着床，导致不孕及早孕流产，宫腔镜下黏膜下子宫肌瘤剔除术后妊娠率提高，Shokeir 等人对 215 例子宫肌瘤、不孕患者经宫腔镜下子宫肌瘤切除术后观察发现妊娠率明显高于对照组，但黏膜下子宫肌瘤切除导致的子宫基底层受损可能导致妊娠期胎盘植入的风险。

四、妊娠合并子宫肌瘤的诊断

1. ***病史*** 妊娠前有子宫肌瘤和（或）不孕病史、月经改变的病史。

2. ***症状*** 大部分患者无明显的症状，部分患者表现为压迫症状，尿频、排尿不畅、排便后不适感等，出现肌瘤变性时出现相应的症状，如发热、腹痛、恶心、呕吐等。肌瘤蒂扭转时呈急性持续性腹痛。阴道出血、流产、早产。

3. **体征** 肌瘤较大者腹部可及质硬的结节，与子宫关系密切。妇科检查子宫大小与停经时间不符，较同孕期子宫明显增大，可触及较硬的结节状突起。

4. **辅助检查** 超声检查是妊娠合并子宫肌瘤诊断的主要手段，超声检查可以明确肌瘤部位、大小、数量，与妊娠囊及胎盘的关系，及肌瘤的内部结构。但是超声检查存在一定的局限性，小的肌瘤可能不能探及，子宫后壁肌瘤存在一定的漏诊率，由于妊娠子宫的增大，很难得到满意的子宫肌瘤的超声图像。

5. 剖宫产术中探查双侧附件及子宫，可以发现孕前及孕期未能诊断的子宫肌瘤。

五、妊娠合并子宫肌瘤的鉴别诊断

病史和体征典型者其诊断不困难。但对既往无子宫肌瘤病史或孕前未行妇科检查的孕妇，需与以下疾病相鉴别。

1. **畸形子宫** 双子宫：当一侧子宫妊娠，另一侧子宫被误认为子宫肌瘤，超声下通过另一侧子宫内膜线的显示确诊双子宫以鉴别子宫肌瘤。残角子宫：当一侧单角子宫受孕，另一侧残角子宫可能误诊为子宫肌瘤，通过超声下显示子宫血流信号、残角子宫内膜及残角子宫肌层回声与子宫肌瘤鉴别。

2. **妊娠合并卵巢肿瘤** 子宫肌瘤囊性变合并妊娠时，妇科检查常常误诊为妊娠合并卵巢囊肿，根据肿物与子宫的关系、肿物的质地及超声检查可以鉴别子宫肌瘤囊性变和卵巢囊肿。实性或囊实性卵巢肿瘤易误诊为子宫肌瘤，通过肿物与子宫的关系、肿物内血流分布及血流特征鉴别实性卵巢肿物与子宫肌瘤。

3. **葡萄胎** 葡萄胎患者子宫大于停经月份、早孕反应重、阴道出血，需与子宫肌瘤合并妊娠患者先兆流产或难免流产鉴别，葡萄胎子宫均匀性增大、质地软，超声下宫腔内无妊娠囊、充满大小不等的液性暗区，阴道排出葡萄状组织可以明确诊断。

六、妊娠合并子宫肌瘤的处理

（一）妊娠前处理

计划妊娠前常规孕前妇科检查和超声检查，依据子宫肌瘤的大小、部位、数量，评估妊娠风险。孕前子宫肌瘤小，无症状，一般不需特别处理，需要生育者，计划妊娠。但黏膜下肌瘤，可能影响受精卵着床，流产发生率高，建议行宫腔镜下子宫肌瘤切除术后计划妊娠。生长在两侧宫角部肌瘤可能压迫输卵管，妨碍受精卵及精子的通过，建议行肌瘤剔除术后计划妊娠。肌壁间靠近黏膜下、宫颈肌瘤影响受精卵着床，行子宫肌瘤剔除术后计划妊娠。单个肌壁间肌瘤＞5cm 者手术治疗后计划妊娠。多发性子宫肌瘤要依据患者的年龄、最大肌瘤的直径、肌瘤的数量综合考虑，多发性肌瘤剔除术后子宫肌层创伤较大、术后复发率高，在等待子宫肌层愈合的过程中，肌瘤复发可能发生，影响到术后计划妊娠。

（二）妊娠期处理

妊娠合并子宫肌瘤列为高危妊娠，常规产前检查，定期超声检查，以动态了解肌瘤的生长情况。

1. **妊娠早期的处理** 预防流产，妊娠合并子宫肌瘤可因子宫压力增大而诱发子宫收缩，尤其是子宫肌瘤周围的子宫肌层收缩，而致流产。症状出现后，应立即卧床休息，解除精神负担，保持心情舒畅。必要时给孕激素松弛子宫。孕早期对子宫肌瘤不宜任何干预。但肌瘤直径＞6cm 既往因子宫肌瘤出现自然流产者，估计对日后的继续妊娠影响较大，可先行人工流产后行子宫肌瘤剔除术。

2. 妊娠中期、晚期的处理 肌瘤直径<6cm，且无症状者可定期产前检查，绝大多数不需特殊处理。肌瘤直径>6cm，发生肌瘤红色变性及流产、早产的风险大，密切监测肌瘤大小和质地，出现肌瘤红色变性的症状时及时予以卧床休息、保守治疗、抗感染治疗。预防早产；若早产不可避免，应即终止妊娠。

3. 妊娠合并子宫肌瘤红色变性的处理 大多数妊娠期子宫肌瘤红色变性的患者经过保守治疗，可以安全地度过妊娠期至孕足月。保守治疗包括卧床休息、纠正水电解质失调、支持治疗，适当应用镇静剂和止痛药，减轻疼痛刺激。适当应用宫缩抑制剂如静滴硫酸镁，口服沙丁胺醇（舒喘灵）；抗感染治疗，虽然肌瘤红色变性并非感染所致，但由于变性部位血供障碍而致坏死，易感染，故主张抗感染治疗。经以上处理，绝大多数临床症状在短期内可获缓解，妊娠可维持至足月。如保守治疗无效、临床症状加重、高热不退、剧痛，应考虑手术治疗。妊娠早期，原则上行人工流产。妊娠中期行子宫肌瘤剔除术。尽量减少术中出血，不要剪去肌瘤周围的子宫壁肌层组织，保留富余的组织，以避免在剔除肌瘤后，因组织回缩而增加剔除伤口的张力，影响伤口愈合。术后应用子宫收缩抑制剂，预防早产，一般术后可继续妊娠。

4. 妊娠期带蒂浆膜下肌瘤扭转的处理 疑诊肌瘤蒂扭转，应立即行剖腹探查术，术中行肌瘤切除术。术后给予镇静剂、预防流产和早产，同时给予抗生素预防感染。

（三）分娩期处理

妊娠合并子宫肌瘤，不阻塞产道时，可经阴道分娩，产程中由于子宫肌瘤影响子宫收缩，可影响产程的进展，发生产程停滞及各种头位难产，如持续性枕横位、持续性枕后位等，产程延长可继发胎儿宫内窘迫。产程中要注意子宫收缩、补充热量，严密监测胎儿宫内情况。阴道分娩后容易发生子宫收缩乏力性产后出血，产后适时宫缩剂应用，预防产后出血。

子宫肌瘤阻塞产道时需择期剖宫产术，剖宫产时是否同时行子宫肌瘤剔除术，仍是一个有争议的问题。大多数学者不主张剖宫产术中行肌瘤剔除术，认为妊娠时子宫肌壁血供丰富，术中易出血，妊娠期肌瘤充血变软，加之胎儿娩出后子宫收缩变形，肌瘤周界不清，手术难度较大，且哺乳期肌瘤可明显变小，剖宫产时可先不予处理。但如果肌瘤位于子宫下段切口，或是大部分位于浆膜下，亦可将肌瘤切除。另一部分学者认为足月妊娠时子宫肌瘤的边界清晰，容易分离，子宫对催产素较敏感。术中合理的应用宫缩剂可以有效止血，与非妊娠期子宫肌瘤切除术相比，手术难度无明显增加，故认为剖宫产时切除肌瘤是可行的，但应严格选择病例、充分术前准备，如术前备血、适时宫缩剂。对于子宫下段后壁的肌瘤，若肌瘤大、位置深，权衡利弊再作决定。对于靠近子宫动静脉、输尿管及输卵管间质部的大肌瘤应谨慎对待，以免造成大血管破裂及输尿管、输卵管损伤。认为剖宫产术后将肌瘤留在子宫上，可影响子宫收缩及复旧，易继发感染。

（四）产褥期的处理

产褥期应用足量宫缩剂和抗生素，预防产后出血及感染。一般不主张在产褥期行肌瘤剔除术或子宫切除术，因产褥期盆腔充血，手术并发症相对增加，且子宫肌瘤可随子宫复旧而缩小，是否手术治疗需等待产后月经复潮后再评价。

（王淑珍）

参考文献

1. 乐杰. 妇产科学. 第七版. 北京：人民卫生出版社，2008，269.
2. Hammoud AO，Asaad R，Berman J，Treadwell MC，Blackwell S，Diamond MP. Volume change of uterine myomas during pregnancy：do myomas really grow? Journal of Minimally Invasive Gynecology，2006，13：386-390.
3. Kumakiri J，Takeuchi H，Kitade M，Kikuchi I，Shimanuki H，Itoh S，Kinoshita K. Pregnancy and delivery after laparoscopic myomectomy. Journal of Minimally Invasive Gynecology，2005，12：241-246.
4. Holub Z，Lukac J，Kliment L，Urbanek S. Pregnancy outcomes and deliveries following laparoscopic transsection of uterine vessels：a pilot study. European Journal of Obstetrics & Gynecology and Reproductive Biology，2006，125：165-170.
5. Laughlin SK，Herring AH，Savitz DA，Olshan AF，Fielding JR，Hartmann KE.，Baird DD. Pregnancy-related fibroid reduction. Fertility and Sterility，2010，94：2421-2423.
6. Seracchioli R，Manuzzi L，Vianello F，Gualerzi B，Savelli L，Paradisi R，Venturoli S. Obstetric and delivery outcome of pregnancies achieved after laparoscopic myomectomy. Fertility and Sterility，2006，86：159-165.
7. Pisco JM，Duarte M，Bilhim T，Cirurgião F，Oliveira AG. Pregnancy after uterine fibroid embolization Fertility and Sterility，2011，95：1121. e5-1121. e8.
8. Ciavattini A，Tsiroglou D，Litta P，Vichi M，Tranquilli AL. Pregnancy outcome after laparoscopic cryomyolysis of uterine myomas：report of nine cases. Journal of Minimally Invasive Gynecology，2006，13：141-144.
9. Parker WH，Iacampo K，Long T. Uterine rupture after laparoscopic removal of a pedunculated myoma. Journal of Minimally Invasive G ynecology，2007，14：362-364.

第十二篇

个案病例介绍及点评

第 70 章 个案病例介绍及点评

本章所介绍的病例均系作者所处理或会诊过的，希望能有助于读者的临床工作。

病例一、41 岁。因接触性阴道流血 1 年行妇科检查发现子宫颈病变，经活检病理证实为宫颈腺癌Ⅱ级。临床检查：宫颈结节样病变，最大径 4.5cm，粗糙。宫体前位、稍丰满。宫旁双侧增厚达中线，弹性中等。左侧附件部有一团增厚组织与周围似有粘连。临床诊断为宫颈腺癌Ⅱ期，宫旁，结节型；左侧附件慢性炎。由 1984 年 5 月 7 日至 7 月 19 日接受放射治疗：腔内后装（^{137}Cs、中高剂量率）治疗 A 点剂量 58.03Gy，体外 8MV 直线加速器盆腔四野垂直照射，D_T40Gy。疗后 7 月曾出现便血，诊断放射性直肠炎，经处理后治愈。疗后每年均随诊，直至疗后 19 年 4 个月，盆腔均为放疗后改变，无肿瘤情况。但于 2003 年 7 月出现便血，发现直肠后壁，肛门口上 4cm 处有 3cm×2cm 肿物，诊断为直肠癌，并于 2003 年 10 月行直肠癌腹会阴切除术及乙状结肠造瘘术。2009 年 10 月来院随诊，未见肿瘤复发。宫颈腺癌放疗治愈已 25 年。

点评：本例为宫颈腺癌Ⅱ期，经放射治疗治愈已 25 年，说明腺癌可被放射疗法治愈。中国医学科学院肿瘤医院几个时期报道宫颈腺癌的 5 年生存率分别为：Ⅱ期 64.9%、Ⅲ期 40.0%、Ⅳ期 4.2%（1995）和Ⅱ期 56.4%、Ⅲ期 36.0%、Ⅳ期 0（2005）。放疗成功的重要之点在于剂量掌握。一般腺癌腔内剂量高于鳞癌，所以放疗并发症发生概率也会高。

放疗多年之后，有再发第二种肿瘤的可能，不仅可在原器官，而且可在周围器官，本例就是子宫颈癌放疗 19 年后发生了直肠后壁的癌，此时应积极治疗再发的第二种肿瘤，治疗得当仍有良好预后。切不可误为肿瘤复发或消极对待。

病例二、60 岁。因阴道流血于 1984 年 5 月诊断为宫颈腺癌Ⅱ期，宫旁，结节型，接受放射治疗。腔内后装（^{137}Cs、中高剂量率）57.34Gy，体外 8MV 直线加速器盆腔四野垂直照射照射，D_T40Gy。疗后 4 年 7 个月，出现大便次数增多，便血及黏液，于门诊曾作肛门镜检查，于前壁行活检，病理为黏膜慢性炎，炎细胞浸润，未见癌。1989 年 3 月出现阴道流出大便，直肠活检处有溃疡，相应阴道壁有坏死及瘘口。1989 年 9 月准备行横结肠造瘘，因患者严重贫血，电解质失衡，一般情况太差，不愿接受治疗，此时已放疗后 5 年 4 个月无肿瘤情况，1991 年 9 月曾见不全信息，此后失随。

点评：子宫颈癌放疗之后放射性直肠炎常见。轻者可不特别治疗，中度可对症处理后，经一时期亦可恢复。放射性直肠炎临床表现有里急后重，黏液血便；直肠黏膜可充血、水肿、糜烂、白膜甚至溃疡。此时且不可盲目进行直肠壁活检，往往活检处伤口不愈，并发展成阴道直肠瘘。作者曾反复强调这点，并藉此病例再次提醒注意。

放射性并发症要处理好，轻度不经特别处理也可自行恢复，但有的情况，特别是重者，要处理好，否则严重影响生活质量，甚至于生命。

病例三、52 岁。因绝经后阴道流血淋漓不断 3 个月，经外院分段刮宫，确诊为子宫内膜高分化腺癌临床Ⅱ期。因高血压、冠心病不予手术转肿瘤医院放疗。盆腔检查：阴道光，有弹性；宫颈 2.5cm 直径；宫体丰满，有不平感；右宫旁厚。1998 年 6 月 24 日至 1998 年 8 月 8 日接受^{192}Ir（HDR）腔内后装 F 点 56.6Gy、A 点 51Gy，体外 8MV 直线加速器盆腔四野垂直照射，D_T45Gy 照射。治疗过程宫腔深度 7cm→8cm，余无特殊异常。疗后子宫萎缩较慢，曾于 1998 年 9 月 29 日探宫腔 7cm，取宫腔组织，病理为坏死组织及炎性渗出物。1998 年 11 月曾行宫腔镜检查，宫壁光滑，未见特殊。此后子宫渐小。疗后 9 月随诊曾患放射性直肠炎，外院外科准备直肠活检，被阻止，不久自愈。末次随诊于 2005 年 3 月，妇科检查为萎缩性盆腔。此时已为疗后 6 年 11 个月。

病例四、57 岁，系病例三的姐姐，因绝经 4 年后阴道流血 9 月妇科检查见子宫增大，宫腔 8^+ cm，内膜活检为子宫内膜高分化腺癌，临床Ⅰb 期伴高血压、糖尿病。1991 年 1 月 7 日行手术治疗，手术先取膀胱截石位，将宫口 8 字缝合，开腹后将宫旁及宫角钳夹，后探查盆腹腔及主动脉、盆腔淋巴结，均阴性，故行子宫次广泛切除＋盆腔双髂内、髂外、闭孔淋巴取样。术后病理为子宫内膜分化差腺癌，侵犯浅肌层。手术分期Ⅰb。因病理为高危型，故给予术后 45Gy 盆腔照射。疗中及疗后无特殊，末次随诊于 2004 年 10 月。于 2005 年 3 月由其妹处得知，患者情况满意，其时已为疗后 4 年 2 个月。

点评：病例三及病例四为同胞姐妹，除此家族史外尚有高血压、糖尿病等情况。二者虽均为子宫内膜癌，但治疗方法不同，而且均获得治愈，长期生存。

病例三因心血管并发症采用了单纯放射疗法，以二个参照点来评估剂量，疗后经病理、宫腔镜、临床检查均证明得以治愈。实际上，放射治疗也是子宫内膜癌的根治方法。中国医学科学院肿瘤医院子宫内膜癌的Ⅰ、Ⅱ期单纯放疗的 5 年生存率已达 62.5%～79.2%及 62.7%～75.3%。国外亦有很高的生存率，中子腔内治疗效果更好。子宫内膜癌的单纯放疗已可以与子宫颈癌的放疗效果媲美。但子宫内膜癌放疗较子宫颈癌放疗难度较大，宫腔内的治疗有一定的盲目之处，更强调知识、经验和技术。疗后要注意子宫大小、宫腔深度，保持颈管通畅。

病例四术前临床分期为Ⅰb 期，具有手术指征。手术时缝闭宫口，钳夹宫角及宫旁后再探查盆腹腔，然后决定行子宫次广泛切除＋淋巴取样，以避免手术范围过大。术后病理为分化差的癌，故追加体外照射。因手术时缝闭宫口，未行术后阴道照射。病人亦无瘤长期生存。

病例五、38 岁。因月经不调 2 年，近 1 个月出现多量流血于 1991 年 5 月来院，拟诊为子宫癌收入院。既往史、家族史无特殊，G3P3。常规体检无特殊发现。盆腔检查见外阴、阴道无特殊，宫颈直径 3cm，宫口处可见宫腔内 1cm×1cm 范围肿物影。B 超见子宫内膜消失，宫内见 2.9cm×2.3cm 强回声，不均匀，左盆腔内见到有小节结，B 超诊断为子宫内膜癌，不除外转移。MRI 检查见子宫大小 7cm×5cm×3.3cm，子宫下缘、峡部颈管内膜增厚，子宫深肌层受累。MRI 诊断为子宫内膜癌Ⅱ期。住院后经分段取内膜，子宫内膜及颈管内膜为高分化腺癌。临床诊断为子宫内膜癌Ⅱ期（G1）。于 1991 年 6 月 20 日至 1991 年 8 月7 日采用 WD－18 后装机，^{192}Ir 源放疗 7 次。F 点受量 48.5GY，A 点受量 42.5GY。腔内放疗结束后出院。2 个月后再次住院准备手术。术前盆腔检查见阴道前穹隆部增厚，宫颈 2.5cm，子宫中位，不大，宫旁少许增厚。MRI 检查见子宫稍大，内膜信号带宽，不均匀，边缘不光，病变似有改善。1991 年 10 月 21 日行筋膜外子宫切除，探查盆腹腔及淋巴区均无阳性发现，膀胱子宫腹膜反褶粘连紧。手术过程顺利，唯推下膀胱因纤维化较为费力。术后病理：子宫前后壁及颈管内膜部大量坏死，呈严重放射反应。宫底及宫角部有少量残存内膜腺体呈轻度蜕变。上述部位均有炎细胞浸润及纤维化物，无肿瘤存在。术后未再体外照射。疗后无直肠及膀胱并发症出现。疗后末次随诊于 1998 年 10 月，仍在正常工作。近期联系于 2010 年 6 月，健在，疗后已 19 年。

点评：患者系Ⅱ期子宫内膜癌，若按手术治疗应行广泛子宫切除加盆腔淋巴清扫术，术后可能留下手术并发症。本例采用先于术前全量腔内放疗，2 个月后行剖腹探查并行筋膜外子宫附件切除，手术后标本检查子宫内除放射反应外，无肿瘤存在。依探查及病理所见，未予体外照射。患者无并发症出现，已健在 19 年，足见此法的优点。当前内膜癌的治疗虽首选手术治疗，但此传统子宫内膜癌的方法仍有借鉴之处。

另外，本例治疗过程中，影像学诊断提供了一些信息，但仅能做临床参考，与临床的实际情况上有差别。

从病理检查看，子宫底部及角部有残存、少量轻度蜕变腺细胞存在，提示我们此部是腔内剂量易偏低之处，若此处有癌，可能会由于剂量偏低，残留下癌细胞，所以我们强调过全量腔内放疗之后，应行子宫切除，除将原发肿瘤部位切除，也可探查盆腹腔情况，以决定是否需手术后体外照射。此项工作也已报告，有颇高生存率，并发症和复发率均低。

病例六、37 岁。因 2 年前接触性阴道出血在某院诊断为子宫颈癌Ⅱb 期，准备放射治疗。放疗前将右侧卵巢移至左腋下，以期避免盆腔放疗影响卵巢功能。于 1992 年 3 月 9 日至 5 月 8 日接受^{60}Co 后装治疗，A 点剂量 40Gy，^{60}Co 体外照射 DT40Gy。1993 年 3 月随诊发现，子宫颈局部结节不平，逐行全宫及左附件右输卵管切除。但同年 8 月发现阴道顶端粗糙，活检为破碎鳞癌细胞，后转医科院肿瘤医院进行治疗。此时，阴道上端已严重狭窄。只能行组织间单针插置放疗，1993 年 11 月 18 日首次插置尚顺利（源旁 1cm 处 10Gy），为避免损伤膀胱，第二次治疗改行小号阴道塞子放疗，但不满意。1993 年 12 月 9 日第三次治疗时只得再行组织间单针插置放疗（源旁 1cm 处 10Gy），2 日后患者感阴道排液时多时少，但小便无特殊。其后返家休息，1 周后返院诉阴道排液多，盆腔检查阴道未见可疑瘘口，故阴道内放置纱布一块，静脉注射美蓝，见纱布蓝染，证明有小的膀胱阴道瘘存在，插置尿管持续开放。1994 年 2 月 22 日经膀胱镜检查及膀胱内注美蓝实验，瘘口愈合。阴道经多次细胞学检查无异常后出院随诊。患者曾于1993年12月9日（卵巢移植术后1年10月）至1995年5月多次检查E_2，一直处于偏低状态，4～5pg/ml→33pg/ml（正常为30→400pg/ml）。事隔3年之后，再查E_2已为0值。患者随诊联系至2005年初，2年前阴道已狭窄容一指，深不过2.5cm。

点评：疗后生活质量是当今评价治疗方法优劣的重要方面。年轻妇科肿瘤患者疗后保持卵巢功能及性功能受到重视。早期子宫颈癌手术保留卵巢。对有可能术后放射的患者行卵巢悬吊或卵巢移位就是为此目的。国外早有报道，行此种手术病例有卵巢“早衰”（即卵巢功能持续不久，达不到正常生理时间）及其他并发症，如卵巢囊肿、腹痛等。国内近期也开始注意到此问题。但还要想到，子宫颈癌手术阴道切除应有一定长度，否则阴道残端易复发，切除多，加之术后照射的直接作用，致所余生殖道纤维化、狭窄、缩短实所难免。像本例所经历的过程发人深思。医师好心未能如愿。此病人现无瘤生存已11年，依盆腔检查情况所见，无正常性生活可能，但病人仍乐观。

本例值得庆幸的是：膀胱阴道瘘得以愈合。一般放疗后出现的膀胱阴道瘘或直肠阴道瘘无法愈合。可能此例是由于直径不足2mm的插置针创伤较小之故，但亦经历了2个月之久。

病例七、48岁。因接触性阴道出血3个月，当地妇科检查发现阴道后穹隆部有溃疡，活检为腺癌，CT扫描右侧盆壁淋巴结转移，于1998年12月7日转肿瘤医院治疗。患者妊5产2。6年前曾因月经量多、贫血、子宫增大行次全子宫＋左侧附件切除术。术后病理为子宫多发性平滑肌瘤，子宫内膜腺瘤性增生过长。治疗前检查见：阴道后穹隆6点处有5cm直径溃疡，宫颈肥大、直径4.0cm，颈管粗大，后壁节结不平，右宫旁增厚达盆，弹性可。临床拟诊为宫颈管腺癌。外院阴道病理切片会诊为：分化较好腺癌，部分有乳头状结构，有浆液分化特征。患者1998年12月7日至12月22日接受^{137}Cs后装治疗2次，穹隆20Gy，体外8MVX线照射14.6Gy。考虑临床及病理情况决定尽早手术。1998年12月28日在硬膜外麻醉下行开腹手术。术中探查无腹水，冲洗液细胞学检查（－），直肠前壁腹膜与宫颈粘连紧，有结节，右髂内、外有0.5cm×0.3cm淋巴结可及。故行残存宫颈、部分阴道、右附件切除＋右髂内、外淋巴结活检术。术后病理为：宫颈间质内见大量乳头状腺癌浸润；宫颈外口及阴道黏膜未见明确肿瘤；直肠前瘢痕可见腺癌浸润；右髂内、外未见肿瘤。术后恢复顺利。术后17天复行体外照射至40Gy出院。此后于1999年3月2日至3月5日及4月1日至3日行PDD、VP16、EADM化疗2次，化疗中白细胞曾降至3×10^9/L，经处理后恢复。疗后于当地随诊，除有明显更年期症状外，无其他疗后并发症。末次来院随诊于2005年8月30日，其时已疗后6年8个月，临床检查满意。3年前又因胃癌手术，2010年9月，有通讯联系，无特殊情况。至今已疗后11年9个月。

点评：此例患者出院诊断为颈管腺癌。已穿破颈管至后穹隆及直肠前壁腹膜瘢痕中。疗前CT片有盆壁淋巴转移。因做过部分子宫切除，放疗有缺点，盆腔难以达到满意剂量。病理性质不好，为乳头状腺癌，且有浆液性分化。所以给予适量的术前放射之后，经盆腔检查，宫旁情况改善，抓紧了手术时机，适时进行手术。手术后继续完成体外照射计划，并予适当化疗。疗后长期生存。本例成功经验在于依患者具体情况采用了合理的综合治疗。

病例八、24 岁，已婚。因阴道接触性出血 3 个月及外院 B 超发现盆腔肿物 3 个月来院检查就诊。妇科检查发现阴道上 1/3 黏膜受侵，宫颈 6cm 大菜花样外生肿物。宫体正常大小，右偏。右宫旁达盆。弹性不好，左宫旁近盆，弹性差。宫颈病理为透明细胞癌。临床诊断为子宫颈癌Ⅲb 期，菜花型。1999 年 7 月 28 日至 1999 年 9 月 30 日接受 8MV 直线加速器 X 线全盆照射 D_T30Gy，四野照射 D_T20Gy。阴道腔内 MDR^{137}Cs 消除量 30Gy，菜花内^{192}Ir（HDR）二针插置 34Gy，并用顺铂 30mg/周增敏四程。菜花消除不满意，且无法入宫腔放疗。认为系放射不敏感，决定休息 2 个月后手术。患者于 1999 年 11 月 29 日手术。术前检查宫颈仍有 4cm 菜花。术中探查主动脉旁及盆腔淋巴结阴性，行子宫次广泛切除。术后病理为宫颈残存癌细胞及大片坏死，肿瘤累及宫颈壁 3/5，宫内膜大片坏死，阴道断端及宫旁未见癌，并符合放射反应。术后曾高烧达 40° 2 日，术后半月出院。1 年后随诊时诉有潮热、出汗。阴道有明显的狭窄、弹性差。已离异。此后给予少量利维爱（1.25mg/日），2 年后阴道已有分泌物，阴道仍较短，但口处可容二指，阴道已有一定弹性。潮热、出汗症状好转，患者末次随诊于 2005 年 8 月，无瘤生存已 6 年。其后曾患肝炎并失去联系。

点评：20 世纪 70 年代即有学者倡导，对大宫颈、桶状子宫颈癌全量放疗之后行子宫切除能提高此类患者的生存率。国内近年亦有报道。此例的放疗处理，腔内主要是消除剂量，但局部剂量已颇高（^{137}Cs 39Gy，^{192}Ir 34Gy），体外达到全量，肿瘤消除不好，继续腔内放疗已不适宜，故休息 2 个月后行手术治疗。

放疗后的手术有一定的特殊性及困难。放疗后近期手术，盆腔内充血水肿，手术过程易出血。解剖宫旁出血、止血，破坏了血供，易出现输尿管瘘。放疗后远期手术，由于纤维化、粘连增加了手术分离、解剖困难，若强行解剖，易损伤输尿管，且破坏了已形成的血供，往往造成输尿管瘘。所以放疗后手术多以筋膜外子宫切除为基本术式，手术不至有多大问题。困难处在于推下膀胱，放疗后近期手术易出血；放疗后远期手术，由于粘连紧，推走膀胱费力，且往往误认为进入了膀胱。

回顾本例治疗过程，有可信的开腹探查和随诊依据，治疗并未过分。肿瘤得以治愈，无与治疗有关的直接并发症，少量利维爱运用，有助于改善生活质量，颇有参考之处。

病例九、45 岁。因 40 余天前阴道内疼痛并于左侧阴道壁近阴道口处触及指盖大小结节，活检病理诊断为鳞癌转来诊治。妇科检查见：阴道左下 2/3 黏膜粗糙、片状增厚、表面浅溃疡，触痛明显；右侧阴道壁近外口处可见 2cm×3cm 溃疡面，触血（++）。子宫颈直径 3cm，Ⅱ度糜烂，颈管较粗。子宫体饱满，约 6 周妊娠子宫大小。宫旁无特殊。疑子宫内膜癌阴道转移。给予分段取内膜及阴道壁活检。病理结果为：宫腔左壁、颈管、宫颈、左右阴道壁均为中、低分化腺鳞癌。临床诊断为子宫内膜癌Ⅲ期。1996 年 10 月 30 日至 1997 年 1 月 28 日先后给予 8MV 直线加速器 X 线照射，全盆 D_T30Gy，盆腔四野 D_T15Gy；宫腔后装^{192}Ir（HDR）F 点 53Gy，A 点 48GY，阴道盒一次，穹隆黏膜 10Gy，并予阴道组织间、阴道塞子治疗，阴道肿瘤基底部 12Gy。放疗期间曾用顺铂、5-氟尿嘧啶、表阿霉素介入治疗一次。盆腔放疗近结束时出现耻骨部疼痛，经骨扫描、MRI 检查证实为耻骨转移。再予 8MV 加速器 X 线，以 13.5cm×8cm 野给予 DM30Gy，并以顺铂、博莱霉素、表阿霉素静脉化疗一次。治疗末期，部分外阴阴唇及腹股沟有轻度湿反应，对症处理后仍顺利完成治疗。出院前曾做宫腔镜检查，宫腔内系放疗反应，刮取少许组织为渗出物。随诊曾行盆腹 CT、骨扫描、X片均无异常。妇科检查：阴道狭窄，宫颈、宫体萎缩。末次随诊为2004年11月2日，无妇科肿瘤问题，但半月前因乳腺癌在当地做了手术。此时宫体癌治疗已7年。

点评：本例是为颇晚的子宫内膜癌患者，治疗期间又发现骨转移，但癌症得以治愈，长期生存。此类病例无一定的治疗模式，治疗成功在于“个别对待”。原发灶给予高剂量放疗，针对阴道转移灶又予组织间及阴道塞子治疗。考虑到盆腔可能有“播散”，曾予介入治疗。但发现耻骨转移，仍予积极治疗，耻骨部追加放射，虽出现轻度湿性皮肤反应，对症处理仍完成放疗。骨转移多由血性转移，曾给予全身化疗。出院前及随诊过程作过宫腔镜、骨扫描、MRI、CT、X光片，均无肿瘤证据，考虑肿瘤系盆腔内扩散，盆腔治疗已充分，未再反复化疗，使患者保持着疗后良好的精神和体力状态。此例的治疗决策需依临床的细致工作（包括有关检查）和对病情的分析，当然经验颇为重要。作者认为，肿瘤治疗要有根据，不应盲目地“过度”治疗。

病例十、48岁。因阴道多量流血经宫颈活检病理证实为中分化鳞癌，临床诊断为Ⅱb期。曾会诊建议放射治疗，但病人在外院选择了术前介入化疗及手术治疗。经PDD第二次介入治疗后4周开腹手术。探查见：宫颈肥大，直径4.5cm，左宫旁结节，达左输尿管内侧，直肠表面见散在结节。行全子宫附件切除。术后病理为宫颈中-低分化鳞癌，累及全层，双卵巢、直肠表面、阴道壁鳞癌转移。术后行三周期BIP化疗。其后发现阴道左上方肿块。术后3个月开始放疗。全盆8MVX线照射40Gy，阴道腔内予残端^{252}Cf 16Gy（i）。放疗结束后阴道左上方肿块一度消失，但不久肿块再度出现，原计划予调强放疗姑息，但因出现肠梗阻无法放疗。

点评：子宫颈癌手术指征是Ⅱa以早已被大家所承认。Ⅱb期不适手术，肿瘤浸出子宫，肿瘤是难以切净的，而且放疗有很高的治愈率。不要期待手术切不净的病例以术后放疗能改善预后。子宫没有了，腔内标准放疗无法进行，单靠体外放射，盆腔剂量不够，而且由于手术粘连，放疗的并发症，特别是肠道并发症增高了。这也是有的医师当开腹后发现子宫外有肿瘤时，关腹，保留子宫，改行放疗的原因。本例也说明了，以往经验和强调的观点是要记取的。

关于术前化疗是否有助于Ⅱb期手术的预后要慎之又慎，要有长期随诊，要和已有的治疗方法的生存率比较。

病例十一、30岁。2003年妊娠期间曾有接触性阴道流血，妊娠足月行剖宫产。产后4月又见房事后出血，其后白带增多，并见血性排液。2004年3月曾在其他医院诊治，妇科检查见子宫颈有肉样新生组织，活检为宫颈低分化鳞癌，临床分期不详，并在全麻下行广泛子宫切除＋盆腔淋巴清扫＋双侧卵巢悬吊术。术后病理为：子宫颈后唇有3.5cm×3.0cm×1.7cm中分化鳞癌组织，浸及浅肌层，脉管内有瘤栓，其他部位包括淋巴结均无转移。术后曾予盆腔介入化疗。但于术后4个月余复查中见有阴道残端肿物，病理活检为鳞癌。患者复又至其他医院治疗。2004年8月后，曾接受8MV直线加速器照射，D_T46Gy/

23f/35 天，阴道^{252}Cf 后装 V 点 22Gy（i）/4f/25 天。此后不久又感左腰部及左下肢疼痛，经 CT、PET 等检查，有左盆壁阴影、肝多发转移、右髂血管区淋巴转移，肾盂积水。虽又经化疗、适形放疗、γ 刀治疗，病情仍进展，不治出院。

点评：这是子宫颈癌合并妊娠患者，妊娠期间即有症状，但产后 4 个月方诊断为子宫颈癌。首次治疗期别，未有资料可据，但从手术病理描述来看，宫颈局部不是较早病灶。除肿瘤累及浅肌层及脉管瘤栓外，未发现其他部位有转移。可能考虑到活检病理报道过未分化癌及术后病理脉管瘤栓，术后予以盆腔介入化疗。但是，根治术后，盆腔血管结扎，盆腔介入作用有多大？术中曾行卵巢悬吊，目的是为术后放疗，看不出不及时术后放疗的原因。当然，根治术后放疗也有其缺点，就血管结扎，血供差而言，会影响放射敏感性。但放射尚有直接杀伤作用。所以，回顾本例首次治疗颇有值得反思之处。而且对子宫颈癌根治术标本的检查应仔细、全面，避免漏掉癌组织，这是很大的工作量。有时病理学家对淋巴结检查很重视，但忽略了原发灶周围的浸润灶的寻找。本例疗后出现的阴道、盆腔、淋巴结及盆外转移应考虑其可能原因。

老一辈肿瘤学家经常告诫我们，肿瘤首次治疗是成败的关键。一旦首次治疗欠妥，难得到好的后果。而且经验告诉我们，有的手术后的复发，病情进展之快，疗效之差，使人出乎意料。

子宫颈癌有年轻化的趋势，合并妊娠值得重视。产前检查应常规作宫颈细胞学检查，异常时作阴道镜检查，并在阴道镜下活检，不难早期发现。合理的治疗，有良好的预后。处理好子宫颈癌合并妊娠，母子得以平安，皆大欢喜；处理不好，母子均失，成为悲剧；处理欠妥，母生子丧或子生母丧，留下终生遗憾，我们应牢记。

病例十二、55 岁。因无明显诱因气短，上楼时加重 1 月，2003 年 11 月胸片发现左胸腔内大量积液，抽出血性水，细胞学检查有腺癌细胞求治。为寻找原发灶曾行 B 超，胸、腹 CT，胃、肠镜均无异常。妇科检查：外阴正常，宫颈萎缩，子宫前位、正常大小，右卵巢稍大，左附件无异常。后经 PET 检查见：膀胱右后上方有圆形高代谢灶，考虑恶性病变。再查 CT 见：右侧附件区囊实性占位。查 CA125＞500U/ml。临床考虑卵巢癌，胸腔转移。患者曾接受胸腔内顺铂 40mg 治疗 2 次及紫杉醇＋顺铂化疗 2 周期，胸水控制满意，于 2004 年 3 月开腹手术。探查见：腹腔无腹水，腹腔冲洗液未见癌细胞；腹腔脏器及大网膜正常，盆、腹淋巴结未及；子宫前位、萎缩；右侧卵巢 3cm×3cm，表面光，似可扪及其内有实性肿物；左侧卵巢正常大小，表面有 1cm 大小肿物；双输尿管无特殊。探查后行全子宫附件切除。术后病理：右卵巢囊腺癌，左卵巢囊腺瘤。术后继续化疗，紫杉醇＋顺铂 4 周期。CA125 逐渐降至正常。末次化疗结束后 1.5 个月，CA125 再次上升，＞500U/ml，其后出现腹水，拟改变化疗方案再行化疗，及依具体情况进而处理，但未被接受。

点评：卵巢癌是目前妇科肿瘤的难题，预后差。困难之处在于，70％患者就诊时已是晚期。通常播散方式为盆、腹播散，腹水为常见。此例卵巢原发灶很小，难被临床疑为恶性肿瘤，而且腹腔未见播散竟出现胸腔转移，较为少见。探查时腹、盆内无可疑之处，治疗反应也好，但很快出现腹水，腹水从何而来？令人费解。本例为凶险程度高，而原发病灶小的囊腺癌。此患者被怀疑原发灶在卵巢应归功于 PET 检查，其异常之处，与临床其他情况分析方考虑卵巢癌的存在。若本例处理到底，也许会得到更多经验。

病例十三、38 岁。于 2003 年 10 月因子宫颈癌Ⅰb1 期于外院行子宫广泛切除及盆腔淋巴清扫术。术后病理子宫颈浆液性乳头状癌，盆腔内髂血管及髂总血管多个淋巴结转移。术后曾予盆腔 40Gy 及主动脉旁区 35Gy 高能 X 线照射，并予顺铂＋5－氟尿嘧啶同步化疗 1 疗程。CA125 术前 167U/ml，术后降至 37U/ml。放化疗过程中白细胞曾降至 3×10^9/L 以下。随诊中，自疗后 6 个月始，CA125 高于正常，持续于 100U/ml，但临床检查未见特殊，一直于临床密切观察中。2004 年 9 月，CA125 更升达 287U/ml，临床检查及包括 B 超、CT 等影像学检查均无异常发现。临床疑存在小隐匿性病灶，故建议作 PET 检查。PET 示左锁骨上区有点状阳性区。再行锁骨上区 B 超检查时发现左锁骨上区可疑淋巴结，建议穿刺。由于临床检查可疑部位界限不清，不易穿刺，故行左锁骨上可疑部位活检，活检病理为浆液性乳头状癌。随即开始泰素＋顺铂全身化疗及左锁骨上区加速器 Dm60Gy 照射，完成后 CA125 降至正常。后因白细胞低下一度停药 2 个月，因 CA125 检查高出正常（52U/ml），在升白细胞药保护下再用泰素＋顺铂方案，2005 年 7 月 CA125 检查复降至 29U/ml，再次化疗。至 10 月已化疗 5 程，CA125 为 8U/ml，体检无特殊。

点评：子宫（子宫颈及子宫体）浆液性乳头状癌发病不多，宫颈更少，被认为是生物行为很恶的肿瘤。说其生物行为很恶在于早期即可出现转移，而且常是盆外转移。基本治疗方法是手术及放疗，手术限早期。由于上述生物行为特点，应与化疗综合治疗，多用卵巢浆乳癌相似方案，但往往反应差。

本例为Ⅰb1 期，局部病灶小，具有手术指征，但手术时已有较广泛盆腔髂血管及髂总淋巴结转移。术后采用主动脉旁淋巴引流区照射及顺铂＋5－Fu，是有理由的。可惜由于白细胞低下，未再继续化疗，且在 CA125 偏高的情况下继续观察，当 CA125 明显升高时（亦不过 287U/ml），采用 PET 发现锁骨上区小的阳性病灶，经活检证实为转移，很可能已有较长时间的隐匿小病灶存在，并立即采用放化疗（放疗系照射锁骨上区，Dm60Gy），CA125 得以降低。但其后又因白细胞低下延迟治疗，当 CA125 升高，再开始化疗。至 2005 年 10 月，化疗已 5 疗程，CA125 正常，体检无特殊。

本例反映了子宫颈浆液性乳头状癌典型的特点及临床寻找其转移灶的过程，值得临床参考。从手术后病理结果提示其不良预后的结局，术后一系列治疗的价值，可能从不同的角度有不同的看法，但从确诊锁骨上淋巴结转移后，治疗已逾 1 年。

病例十四、52 岁。因阴道流血，于 2003 年 9 月经活检证实为宫颈鳞癌，临床Ⅲb 期。2003 年 9 月始曾在某医院以顺铂＋博莱霉素子宫动脉介入 3 次，未见好转而作放射治疗。放疗前妇科检查见：阴道上 1/3 黏膜下受累、硬；宫颈直径 5cm，结节溃疡状；双侧宫旁达盆，固定，弹性不好。

患者于 2004 年 1～2 月曾接受 6MV－X 线体外照射 50Gy；^{137}Cs 阴道后装消除量 20Gy，^{192}Ir（HDR）后装 A 点 42Gy。放疗后 3 个月出现腰痛，左侧为剧，并伴有下腹部坠胀疼痛，阴道多量恶臭排液。妇科检查见：阴道上段不平，表被大量污秽渗出物，子宫增大。SCC 7.0ng/ml，临床怀疑未控，但阴道内可疑处多次活检均为坏死组织及渗出物，但此时

CT 未见肯定异常，PET 检查阴性，建议试用中子局部治疗，未行，继续化疗，病情进一步恶化，疼痛加剧，发热，子宫增大似 3 个月妊娠，宫旁结节不平。此时采用调强放疗，靶区包括宫体、宫颈（阴道）、宫旁。A、B 点 30Gy/10f/14 天，中子腔内一次 6Gy（i）。治疗结束后 1 周，患者突发胸闷、气促，心电图显示窦性心动过速、ST 段抬高，心脏彩超有占位病变，患者死亡，考虑瘤栓所致。

点评：本例有以下几点值得注意。首先，患者是 1 例Ⅲb 期子宫颈癌患者，以往治疗均采用放射治疗。近年来，化疗用于子宫颈癌的治疗，但还不是一个独立的根治方法，多作为综合治疗的一部分临床试用。其中新辅助化疗，包括放疗前的介入化疗及术前介入化疗多有使用。经过一段临床实践，看来放疗前的化疗，基本上是持否定态度；术前化疗也有其使用范围。而且Ⅲb 期以子宫动脉插管介入，对于肿瘤浸润已达盆壁的病变，“介入”范围可能不够。其次，本例临床怀疑局部未控，多次活检阴性，对进而处理产生犹豫。PET 的阴性的结果更会引起对诊断的疑问。实际上，CT、PET 等影像学诊断均存在假阴性、假阳性问题。特别本例局部有大量的坏死，PET 未出现高代谢区是可解释的。对子宫颈癌的未控或复发的诊断，临床经验很重要，像本例，依临床症状及妇科检查所见，已足以诊断其未控了。

病例十五、56 岁。因阴道不规则出血 2 个月于 2006 年 4 月入院。妇科检查，见宫颈菜花状肿物，直径约 5 厘米，侵及前穹隆、阴道侧壁上 1/3，双侧主韧带增厚达盆、固定，子宫丰满。经宫颈肿物活检，病理诊断为黏液腺癌并腺鳞癌，中-低分化，临床 FIGO 分期为Ⅲb 期。于 06 年 4 月 18 日行子宫动脉介入化疗 1 次，顺铂 80mg＋博莱霉素 45mg，术后第 1、2 天给予顺铂 30mg 静脉滴注，22 天后肿瘤无明显缩小，于 5 月 11 日开始行放疗，疗前血常规：WBC 3.38×10^9/L，Hb 75G/L，给予升白及纠正贫血治疗，于 5 月 31 日行全身化疗，顺铂 60mgD1、2，5－Fu5g 持续泵入 D1－5，胃肠道反应Ⅱ度，骨髓抑制Ⅱ度，放疗剂量：盆腔累积剂量 D_T45Gy/25f/53d，^{252}Cf 中子腔内治疗 A 点剂量 47Gy（i）/8f/56d。放疗后 2 个月复查，宫颈萎缩，局部黏膜苍白，肿瘤完全消失，但子宫增大，如 8 周妊娠子宫，宫旁组织增厚。盆腔 MRI 显示子宫饱满、增大。此后随诊中，宫体大小未见明显缩小，故于 2006 年 12 月 28 日于中国医学科学院肿瘤医院拟行手术治疗。术前妇科检查见穹隆消失，宫颈萎缩，宫体前位，6^+ 周妊娠大小，活动。左宫旁组织增厚。2006 年 12 月 30 日在全麻下开腹探查。盆腹腔内未及可疑淋巴结及转移灶，子宫如妊娠 7 周大小，双宫旁及宫骶韧带增厚。故行筋膜外子宫＋双侧附件切除＋部分阴道切除，切除阴道长 1cm。术后病理示：子宫颈管内可见少许退变的黏液腺体残存，符合放疗后改变，子宫肌壁间小型平滑肌瘤，萎缩性子宫内膜，宫颈及颈管内膜组织慢性炎，双侧卵巢及输卵管组织、左右宫旁、阴道未见癌组织残存。术后恢复满意。疗后一直于当地医院随诊，末次联系于 2010 年 11 月，已疗后 4 年 7 个月。

点评：黏液腺癌对放疗不敏感，对 γ 线及 X 线不敏感，单纯放疗的效果较差。国内文献报道，病期较晚或不宜手术治疗者采用放射治疗，其 5 年生存率为 14%，在治疗后 2～18个月（中位时间 10 个月）出现复发或转移。本例Ⅲb 期病期较晚，失去手术机会，曾用化疗未见病变改善，后采用外照射与^{252}Cf 中子腔内治疗，放疗后宫颈肿瘤消失，但宫体未见萎缩，故进行了手术治疗。经手术后病理证实，黏液腺癌已完全消失。作为高 LET

的^{252}Cf中子源，有独特的放射生物学特性，在莫斯科癌症研究中心以^{252}Cf治疗的宫颈腺癌的5年生存率84.6%，明显高于鳞癌的63.3%。采用^{252}Cf中子腔内治疗结合外照射，经手术证实治愈了黏液腺癌，并得到长期生存。

病例十六、63岁。因绝经10年，阴道不规则出血4个月于2003年2月9日收入院。孕5产3，人流2次，末次妊娠32年前。既往高血压史10年，冠心病史10年。入院查体：体温、血压正常，心肺正常，肝脾肋下未触及，腹部无压痛、反跳痛。妇科检查：外阴经产式，阴道通畅，黏膜光滑，宫颈直径3厘米，外形不规则，局部凹陷、溃疡，质硬，触之易出血，子宫前位，正常大小，活动，双侧宫旁片状增厚，未固定。辅助检查：血常规、肝肾功能正常。盆腔CT：子宫颈部增大，直径3.3cm×5.2cm，有较明显的强化，浆膜粗糙，子宫体密度尚均匀。阴道镜检查：宫颈形态消失，局部凹陷、溃疡，质脆，表面见大血管。病理：（宫颈）腺鳞癌。诊断：宫颈腺鳞癌Ⅱb期。

治疗：在2003年2月11日至4月3日间行全盆外照射+^{252}Cf腔内照射，外照射与腔内照射同期进行，每周4次外照射，1次腔内照射。盆腔野：上界腰4椎体下缘，下界闭孔下缘，侧界真骨盆外1cm，8MV-X线两野对穿照射，盆腔中平面D_T3000cGy/17f/29d，四野照射宫旁中平面D_T1500cGy/8f/11d，^{252}Cf腔内照射7次，其中阴道1次，宫腔管4次，三管道2次，每次剂量D_T600-700cGy（i），A点累积剂量5100cGy（i）。放疗中无明显不良反应。治疗后妇科检查见宫颈变浅，2～3点处黏膜欠规则。治疗后每3个月复查逐渐宫颈萎缩，黏膜渐光，疗后8个月出现大便带血，给予十六角蒙脱石（思密达）灌肠，症状消失，治疗后随诊临床满意。2010年11月通讯联系，健在，疗后已7年9个月。

病例十七、61岁。因白带增多、腰酸5个月于2003年10月20日收入院。绝经11年，孕3产3，末次妊娠35年前。入院查体：体温、血压正常，心肺正常，肝脾肋下未触及，腹部无压痛、反跳痛。妇科检查：外阴经产式，阴道通畅，黏膜光滑，少量白色分泌物，宫颈凹陷，直径3.5cm，外口1cm范围大小空洞，肿瘤侵及全周，质硬，触之易出血，子宫中位，正常大小，活动，左侧附件增厚达盆壁，未固定，右侧附件阴性。辅助检查：血常规、肝肾功能正常。盆腔CT：子宫颈部增大，其内见密度减低区，肿块与直肠分界不清，与膀胱界限较模糊，未见肿大淋巴结。病理：（宫颈）腺癌，中低分化。诊断：宫颈腺癌Ⅱb期（空洞型）。

治疗：在2003年10月23日至12月4日间行全盆外照射+^{252}Cf腔内照射，外照射与腔内照射同期进行，每周4次外照射，1次腔内照射。盆腔野：上界腰4椎体下缘，下界闭孔下缘，侧界真骨盆外1厘米，野大小14.5cm×17.5cm，8MV-X线两野对穿照射，盆腔中平面D_T3000cGy/17f/29d，四野照射宫旁中平面D_T1500cGy/8f/11d，^{252}Cf腔内照射8次，其中阴道2次，宫腔管6次，每次剂量D_T600-700cGy（i），A点累积剂量4260cGy（i）。无明显不良反应。治疗后妇科检查见宫颈空洞消失，萎缩，见有白膜。治疗后6个月复查局部放射反应好转，临床满意。至今已疗后7年4个月，健在。

病例十八、49岁，因月经淋漓不尽1年半，阴道不规则出血4月于2003年7月15

日收入院。月经周期正常，孕 5 产 3，人流 2 次，未绝经。入院查体：体温、血压正常，心肺正常，肝脾肋下未触及，腹部无压痛、反跳痛。妇科检查：外阴经产式，阴道通畅，黏膜光滑，宫颈直径 3cm，表面光，子宫中前位，增大如孕 12 周左右大小，活动差，右侧宫旁增厚。辅助检查：血常规、肝肾功能正常。盆腔 MRI：（1）子宫内膜癌，癌变主要向上、向右生长，侵及浆膜外；（2）宫颈管囊肿。子宫内膜诊刮病理：（子宫内膜）高分化腺癌。诊断：子宫内膜高分化腺癌，临床分期Ⅰb 期。

治疗：在 2003 年 7 月 15 日至 8 月 26 日间行全盆外照射＋^{252}Cf 腔内照射，外照射与腔内照射同期进行，每周 4 次外照射，1 次腔内照射。盆腔野：上界腰 4 椎体下缘，下界闭孔下缘，侧界真骨盆外 1cm，野大小 15cm×18cm，8MV－X 线两野对穿照射，盆腔中平面 D_T 2000cGy/11f/20d，^{252}Cf 腔内照射 9 次，均为宫腔管照射，宫腔深度 8～9cm，前 3 次，每周 1 次，每次剂量 F 点 D_T700cGy（i），外照射结束后，每周 2 次内照射，每次剂量 F 点 D_T 400cGy（i），F 点累积剂量 4600cGy（i）。放疗结束后 1 个月，在全麻下子宫及双侧附件切除术＋盆腔淋巴结取样。术后病理示：子宫内膜重度放射反应，未见肿瘤细胞，淋巴结未见转移。术后恢复满意。疗后 5 年每年来院随诊，至今仍保持联系，已 7 年 4 个月。

点评：病例十六、十七、十八分别为子宫颈腺鳞癌Ⅱb 期、子宫颈腺癌Ⅱb 期、子宫内膜腺癌Ⅰb 期。均采用了^{252}Cf 腔内照射得到了疗后长期生存。结合病例十五，黏液腺癌Ⅲ期^{252}Cf 腔内照射后手术（病例十八亦为^{252}Cf 腔内照射后手术），标本病理检查肿瘤消失。无论临床还是手术均说明中子的疗效。文献报道中子对腺癌及大宫颈病变有治疗优势，我们的治疗经验确实如此。近几年的经验，除病理检查局部放射反应较为明显外，盆腔内组织反应及术后恢复与 γ 线源腔内治疗后并无明显不同。

病例十九、39 岁，“肾移植”术后 8 年，口服免疫抑制剂及激素类药物，肌酐和尿酸轻度升高。因阴道不规则出血于 2006 年 7 月临床诊断为宫颈鳞癌Ⅰb2 期，术前后装放疗 1 次，阴道二盒，12Gy。2006 年 7 月 24 日全麻下行广泛全宫左附件切除术＋右侧盆腔淋巴结清扫术＋右附件移位。术后病理：宫颈中分化鳞状细胞癌，累及宫颈管，未累及阴道及宫内膜，侵达肌壁外 1/3，阴道切缘及双宫旁净，肿瘤伴轻度治疗改变。淋巴结 0/6。术后未行治疗，2007 年 7 月 CT 提示左侧盆腔淋巴结转移，给予 5 野调强放疗，腹主动脉旁淋巴结区及左盆腔淋巴结区 D_T 70Gy，右盆腔淋巴结 D_T 45Gy。放疗期间肾功能轻度改变，与治疗前相仿。定期随访至今，疗后已 4 年 3 个月，复发放疗后 3 年 3 个月。

点评：本例为肾移植多年患者，因患子宫颈癌Ⅰb2，先行后装阴道 12Gy 消除剂量后行子宫广泛切除＋右侧盆腔淋巴结清扫＋右附件移位。术后未行其他治疗，但术后 1 年发现对侧盆腔淋巴结转移，复又给盆腔及主动脉旁淋巴区照射，病人照射后已 3 年。回顾此例患者初始治疗考虑了有肾移植史，手术及术后均未给予较充分的治疗，肿瘤得以复发

病例二十、38 岁。因半年前出现接触性出血，继之白带增多及不规则阴道流血去妇科检查见有宫颈肿物，经活检病理证实为宫颈高分化鳞癌。妇科检查见：外阴阴性，阴道无异

常，宫颈有菜花样肿物，直径 6cm，宫体前位、大小正常；右宫旁增厚达盆，左宫旁无特殊。B超检查见双肾缺如，移植肾位于右下腹。SCC2.9ng/ml，血化验尿素为 9.24mmol/L。患者13 年前曾行肾移植术，现仍服用抗免疫药。

考虑到患者的具体情况，治疗保护肾及输尿管非常重要，故采用了盆腔调强放疗，避开了肾及输尿管（输尿管开口移于膀胱顶）。A 点予 48Gy/24f/33 天，B 点予 44 Gy/24f/33 天。腔内 ^{252}Cf 后装放疗，A 点 33.96Gy（i）/7f/42 天。放疗期间骨髓抑制Ⅱ度，余无明显反应，疗后 2 个月复查：宫颈萎缩几平穹隆，宫体较小，宫旁稍厚、有弹性。B 超子宫萎缩，PET 盆腔未见核素浓聚阳性区。SCC 正常。尿素仍高，9mmol/L。疗后半年，随诊时 SCC 升至 3ng/ml，盆腔检查满意，予以拍摄胸片，见肺内有结节影，是为转移。

点评：本例是一位特殊患者，仅有一移植肾，且尿素已高于正常水平。子宫颈癌放疗后，输尿管狭窄、肾盂积水，失败于肾功能者颇为多见。所以保护肾及输尿管成为关键问题。近年来在影像学帮助下的调强治疗解决了此问题，避开了此例肾及输尿管，而盆腔靶区也得到高量照射。同时，也降低腔内的剂量。治疗后盆腔肿瘤得到控制。但本例长期处于低免疫状态，仍出现肺转移。此例也说明，肿瘤的治疗，患者免疫状态的重要性。

在此提一下，调强技术尚难取代腔内治疗，因宫颈局部剂量达不到近距离放疗水平。而且无论放射物理或放射生物尚有一些问题及有不同意见。但它的优点也是明显的，此例就是例证。

结合病例十九，肾移植后子宫颈癌的治疗，需多方面考虑。适当的综合治疗是需要的。文献有报道肾移植后发生妇科恶性肿瘤，有采用化疗的。我们则常考虑病人长期使用抗免疫药，而不愿用化疗药品。此方面的经验，我们尚不足，值得注意。

病例二十一，50 岁。2008 年 9 月因“子宫肌瘤”于外院行“腹腔镜下全子宫双附件切除术”。术后病理为：不典型子宫平滑肌瘤，我院会诊提示：子宫多发性平滑肌瘤；其中较大肌瘤结节细胞及核分裂象均提示潜在恶性可能，但未见到明确坏死。2010 年 1 月自己扪及下腹部包块，外院 CT 我院会诊提示肝后缘及腹膜面可见大小不等软组织肿物，轮廓完整。最大者 9.5cm×7cm，分叶状，压迫膀胱。2010 年 2 月 10 日我院行剖腹探查术，大网膜切除术，肝部分切除术＋膀胱修补术，减瘤术。术中探查腹腔见：无腹水，肝脏表面触及 3 个转移结节，最大者直径约 2cm。大网膜表面、乙状结肠系膜、结肠表面可见多个肿瘤，最大者直径约 8cm。盆底巨大瘤块，直径约 20cm，呈分叶状，浸润膀胱肌层。无肉眼残存肿瘤。术后病理回报：平滑肌肉瘤。腹腔多发（盆底、大网膜、乙状结肠系膜、结肠表面、肝）转移。2010 年 2 月 25 日行 EADM40mg d1－2＋PDD 30mg d1－3＋IFO 2.0 d1－3 化疗 1 个疗程，3 度骨髓抑制。病程中饮食睡眠可，诉有下腹部不适。

点评：本例系具有潜在恶性的子宫肌瘤，在腹腔镜下行了全子宫附件切除。术后仅过 3 个月病人即触及下腹部包块，经检查发现盆腹内有多发肿瘤存在。后经剖腹探查，见为子宫平滑肌肉瘤腹内广泛转移。一个不过具有恶性潜能的平滑肌瘤，在术后 3 个月即出现多发性转移的肉瘤结节，不能不引起注意，探讨其原因。

近年来腹腔镜开展给临床微创治疗提供新途径和不少的临床经验。但我们也看到在处理恶性肿瘤存在着问题，如：卵巢癌、子宫肌瘤等病例，特别是大的肿瘤，常出现术中破裂、肿瘤囊液外溢，甚至将大的肿瘤剪碎取出。这是不符合肿瘤治疗中的“无瘤术”原则的，应切实注意。而且，腹腔镜手术也像其他手术一样也有适应证。

子宫平滑肌肉瘤病理诊断有时亦较为困难，临床大夫要认识病理的特点结合临床表现，仔细考虑处理问题。在临床上子宫平滑肌肉瘤诊断为良性肌瘤或具有恶性潜能的患者常可见到。

病例二十二、41 岁，因阴道流血于 2010 年 3 月 17 日在某医院诊断为 CIN 2，子宫肌瘤行全子宫附件切除，术中冰冻病理为鳞癌，术后病理见宫颈管内组织糟烂，角化性鳞癌，侵犯全颈管，部分累及宫腔，阴道断端仍见肿瘤。肌腺病，左附件成熟畸胎瘤伴输卵管炎，积水。右附件（—）。术后于 3 月 31 日至 5 月 11 日给予盆腔调强放疗，D_T60Gy。疗后 3 个月随诊，阴道残端瘢痕感，左侧盆腔有模糊肿物，脐周围切口下有 4cm 腹壁肿物。CT 明显肿瘤种植，B 超疑盆腔肿瘤。

点评：本例术前未能诊断出癌颇为遗憾。关键在于当诊断为 CIN 2 时应进而行阴道镜检查及颈管搔刮。未经仔细的检查而行手术，术中冰冻确定为鳞癌，不知何故又没及时扩大手术范围，术中无瘤术概念不强，切口保护不好，导致种植。术后虽作放疗，但未及时发现腹壁问题，又给以后处理增加困难。

病例二十三、38 岁。于 2005 年 10 月因不规则阴道出血 6 个月就诊于在当地医院，发现宫颈病变，取活检。病理诊断：中分化鳞状细胞癌。诊断：宫颈鳞癌Ⅲb 期。行介入治疗一次，具体不详。于 2005 年 10～12 月在某医院行放疗。全盆 D_T50Gy/25F，上界腰 4、5 之间，下界闭孔下缘，侧界真骨盆外 1.5cm。宫体、宫颈给予调强放疗，GTV 20 Gy/10F。放疗中骨髓抑制Ⅱ度。于 2006 年 4 月、5 月行 2 周期化疗。2007 年 3 月出现阴道出血，5 月行阴道镜检查，病理：（宫颈 3、6、9、12 处）浸润性中分化鳞状细胞癌。妇检：阴道窄，宫颈直径 2cm，见结节状肿物，侵及前后唇，双侧宫旁增厚。

于 2007 年 4 月至 6 月在另家医院行腔内治疗 5 次，A 点 D_T20Gy。

点评：我们反复强调，子宫颈癌的放射治疗的基本疗法是腔内放疗与体外照射的合理配合。单纯的体外照射达不到腔内与体外配合的结果，包括近年来的一些体外照射的新技术。本例全盆＋调强治疗盆腔已达 70GY 并与化疗配合，局部仍未控制。另外，肿瘤的治疗应在有条件的、设备齐全的医院进行，本例体外照射在一家医院进行，腔内治疗在另一医院进行，给治疗带来一定的困难和盲目性，应避免这种情况。

病例二十四、48 岁。2008 年 7 月因阴道排液多就诊于医院，诊断子宫颈癌Ⅰb 期，并合并骨髓增生异常综合征。于 2008 年 07 月 10 日至 2008 年 08 月 05 日在某市人民医院行三维适形放疗，D_T30.60Gy/17F，因血小板降至 1.5 万/ml，暂停放疗。于 2008 年 12 月至 2009 年 1 月，继续放疗 D_T48.00 Gy/24f/32d。症状好转。2009 年 9 月再次出现阴道排液，行 TCT 检查，涂片中找到鳞癌细胞，于 2009 年 11 月在北京某医院就诊，见宫颈萎缩，局部黏膜不整，11 点处取活检，病理示：中分化鳞状细胞癌。SCC：2.6ng/ml。血常规：白细胞：3000/ml，血小板 5.2 万/ml。于 2009 年 11 月 5 日至 12 月 4 日行腔内中子治疗 4 次，前 2 次，驻留点 3 个，源旁 1cm 14 Gy（i）/2f，后 2 次进宫腔 6 个点，A 点 12 Gy（i）/2f。疗中血小板最低 3.8 万/mlL。疗后 1 年随诊肿瘤控制满意，目前仍在临床观察中。

点评：本例有与病例二十三相似之处，单纯体外照射治疗子宫颈癌不理想，关键是宫颈局部达不到腔内治疗给予宫颈部的剂量。另外，本例合并严重的血液病，体外照射的范围，尽管用了新的放疗技术，仍较大，腔内治疗范围较为局限，对血液系统影响较少，特别对早期病例。本例初治时若采用腔内治疗似更为合理。

病例二十五、38 岁。2005 年 10 月因不规则阴道出血 6 个月就诊于在当地医院，发现宫颈病变，取活检，病理诊断：中分化鳞状细胞癌。诊断：宫颈鳞癌Ⅲb 期。行介入治疗一次，具体不详。于 2005 年 10～12 月在某医院行放疗。全盆 D_T50Gy/25F，上界腰 4、5 之间，下界闭孔下缘，侧界真骨盆外 1.5cm。而后宫体、宫颈给予调强放疗，GTV 20 Gy/10F。放疗中骨髓抑制Ⅱ度。于 2006 年 4 月、5 月行 2 周期化疗。2007 年 3 月出现阴道出血，5 月行阴道镜检查，病理：（宫颈 3、6、9、12 处）浸润性中分化鳞状细胞癌。妇检：阴道窄，宫颈直径 2cm，见结节状肿物，侵及前后唇，双侧宫旁增厚。

于 2007 年 4 月至 6 月患者去另一医院行中子腔内治疗 5 次，A 点 D_T20Gy（i）。疗后半年，曾联系一次，以后失随。

点评：我们多次强调，子宫颈癌的放疗的基本原则之一是腔内放疗与体外照射的合理配合。单纯体外照射达不到腔内放疗与体外照射的效果。主要问题是宫颈局部剂量不够，由于不能很好地避开直肠、膀胱（包括调强治疗），难能再提高宫颈剂量。尽管体外结束，局部肿瘤有一定的控制，但一定时间后会重新出现。本例在高剂量的体外照射半年左右之后，肿瘤复发。肿瘤首选治疗最为重要，第一次治疗没选择合理治疗预后可想而知。

病例二十六、53 岁。患者主因盆腔包块、右侧卵巢囊肿于 2009 年 03 月 16 日在全麻下行腹腔镜右附件切除术，术中见子宫正常大小，右卵巢囊肿约 5cm×6cm，表面光滑，左侧附件外观未见异常。术中冰冻病理：交界性透明细胞肿瘤，倾向于癌。术后石蜡病理：右卵巢透明细胞癌（囊泡型），输卵管未见病变。于 2009 年 03 月 23 日全麻下行次广泛子宫加左附件、阑尾、大网膜切除术及盆腔淋巴结清扫术。术后病理：淋巴结未见转移。术后行 3 周期化疗，紫杉醇 240mg，卡铂 450mg，21 天一周期。术后定期随访。于 2010 年 6 月触及脐下腹壁切口下肿物，缓慢生长，质硬。于 2010 年 11 月 17 日行腹壁下肿物切除术，术中见肿物体积较大，约 6cm×5cm×5cm。基地宽，深及腹膜外脂肪层，穿越肌层至皮下，灰白色，呈分叶状，有完整包膜。术后病理：（腹部皮下肿物）肌肉组织内可见透明细胞癌结构。于 2010 年 12 月行 PET－CT 检查示：双侧腹股沟、腹膜后淋巴结、腹壁核素浓聚，考虑转移。于 2010 年 12 月 30 日行双侧腹股沟淋巴结切除，术后病理：（左侧）腹股沟未见转移（0/2）；（右侧腹股沟）淋巴结可见透明细胞癌转移（1/4）。建议放化疗继续处理。患者此后经 PT 方案 3 疗程，其后临床及 CT 均见左腹股沟转移淋巴结增大 1.5cm，主动脉淋巴结 1.0cm×1.5cm，种植手术部位有 15～20mm 肿块于腹壁。故采用调强放疗与 PDD 与 5－Fu联合治疗。

点评：本例是为一例早期的卵巢癌患者，腹腔镜手术后见病理为卵巢透明细胞癌又开腹行二次手术。此后又发现腹壁种植及淋巴转移。卵巢透明细胞癌是恶性度很高的肿瘤，对放化疗均不敏感，预后可想而知。此例的教训，应吸取。腹腔镜下对卵巢癌手术一直受到质疑。术后肿瘤种植、扩散临床常可见到。腹腔镜手术一定重视无瘤术，实施者一定掌握技术，一定要有指征。一旦出现问题，临床处理十分棘手。

（孙建衡、白萍、布洁）

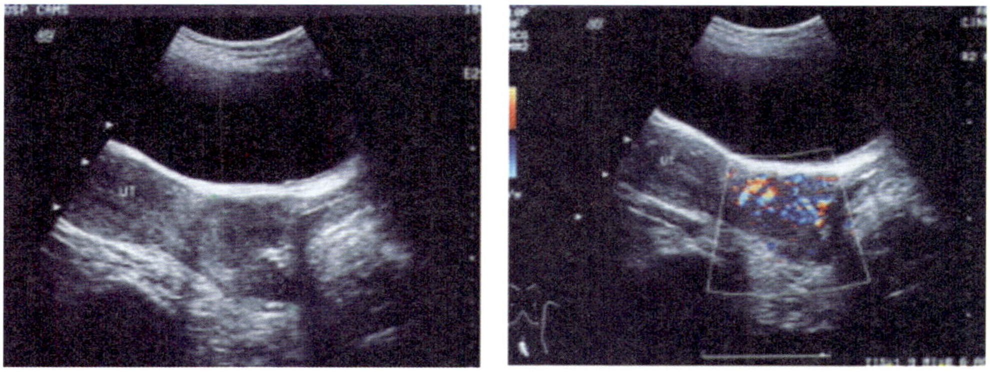

彩图 6-1　宫颈增大，回声不均匀，可见宫颈等回声肿物，边界清楚。CDFI：宫颈肿物内见丰富血流信号。病理：子宫颈癌。

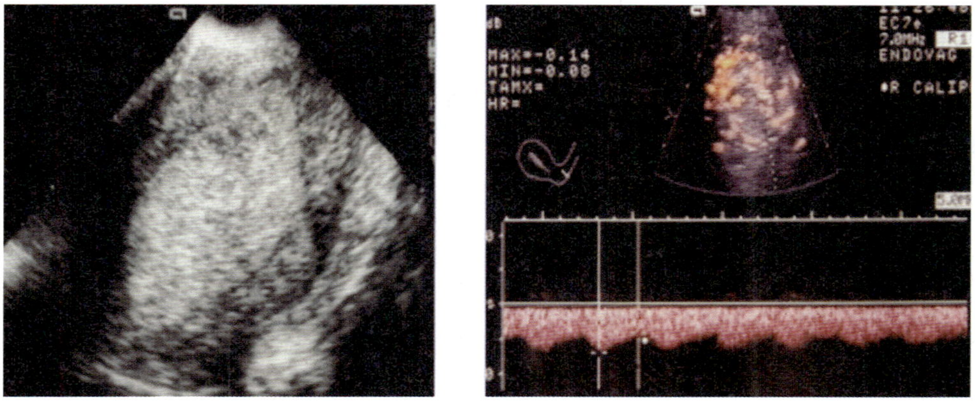

彩图 6-2　子宫内膜弥漫性增厚，呈高回声肿物，内部回声不均匀，侵及子宫肌层。频谱多普勒显示子宫内膜内血流丰富，呈低阻力指数表现。病理：子宫内膜癌。

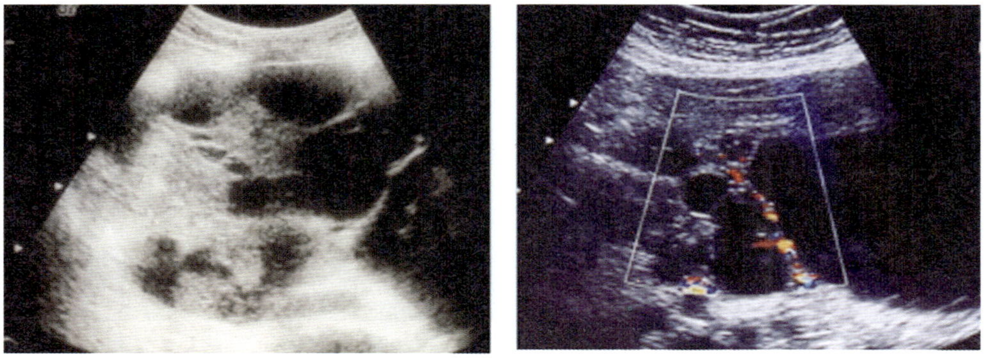

彩图 6-3　盆腔见囊实性肿物，肿物边界尚清晰，内部回声不均匀，可见较厚的分隔及不规则实性区。CDFI：可见分隔上丰富血流信号。病理：浆液性乳头状囊腺癌。

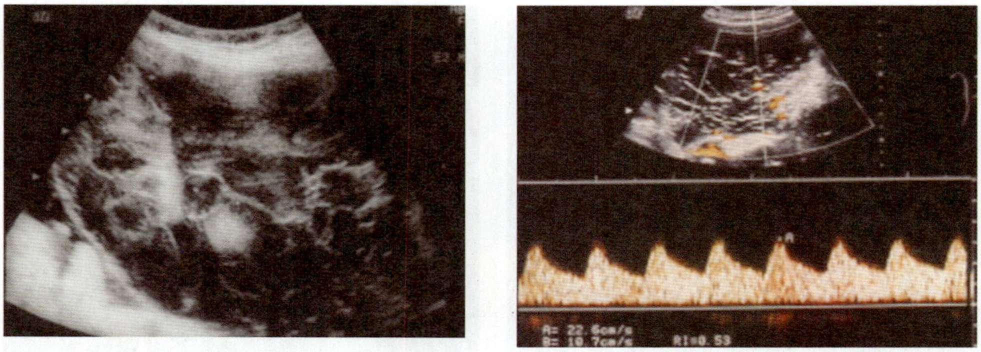

彩图 6-4　盆腹腔巨大囊实性肿物，边界清晰，肿物内部回声杂乱不均匀，可见不规则分隔，分隔厚薄不均匀，频谱多普勒显示肿物内部血流丰富，呈低阻力指数表现。病理：黏液性囊腺癌。

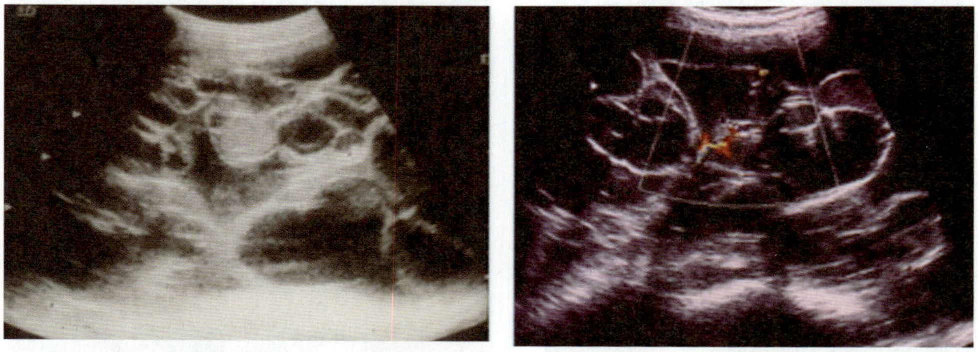

彩图 6-5　盆腹腔见巨大囊实性肿物，内部见乳头状结节及较厚分隔。CDFI：可见分隔上少量血流信号。病理：交界性黏液性囊腺瘤。

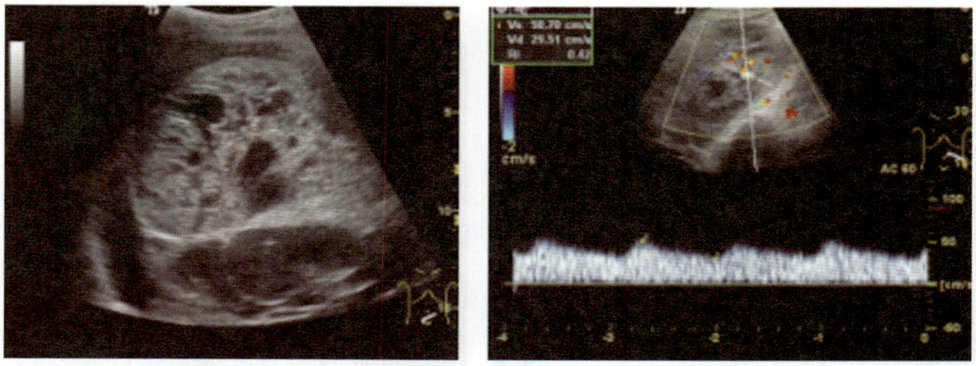

彩图 6-6　盆腹腔囊实性肿物，边界清晰，内部回声不均匀，见较多增厚的分隔，频谱多普勒显示肿物内部血流较丰富，呈低阻力指数表现。病理：颗粒细胞瘤。

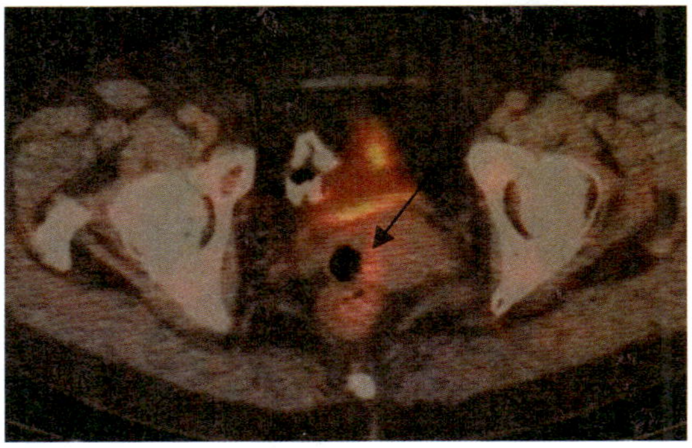

彩图 6－45

子宫颈腺癌，盆腔淋巴结清扫后无淋巴结转移。PET－CT 横断面融合图像示子宫颈略增大，伴轻度代谢增高灶（黑箭），最大 SUV2.6。手术后病理为子宫颈高-中分化腺癌。

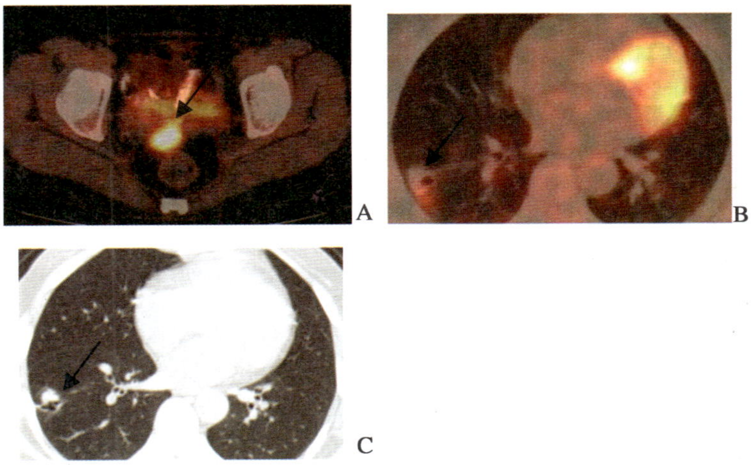

彩图 6－46（A－C）

子宫颈鳞癌。图 A PET-CT 横断面融合示宫颈增大，伴代谢增高灶（黑箭），最大 SUV10.0。图 B PET-CT 横断面和图 C 屏气胸部 CT 示右肺下叶背段不规则结节（黑箭），大小约 1.7cm，牵拉邻近胸膜，伴轻度代谢增高，最大 SUV4.1。子宫活检浸润性鳞癌。手术切除为右肺下叶腺癌，为第二原发癌。

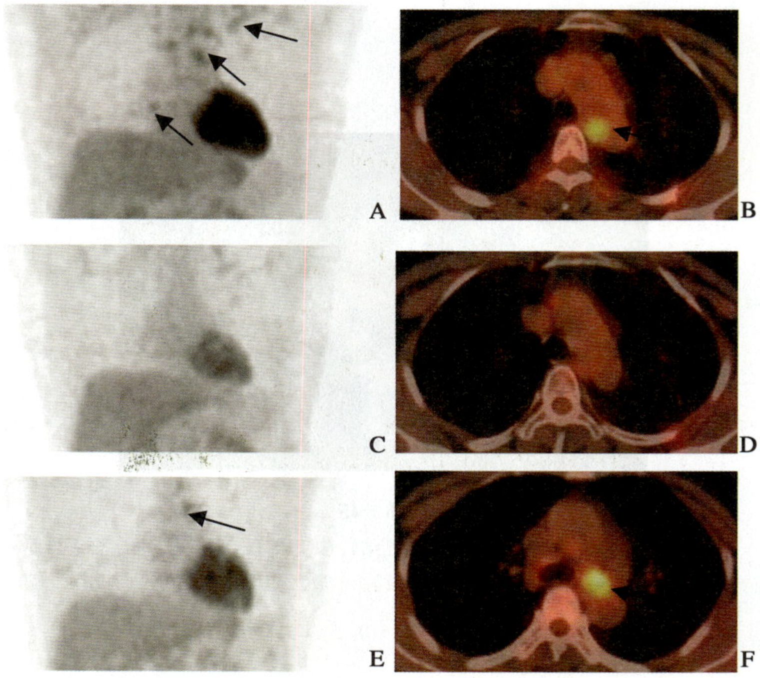

彩图 6-47（A-F）

子宫颈鳞癌行术前放疗和手术切除后10年，左肺上叶转移瘤放疗后9年，近期肿瘤标志物SCC持续升高（3.8ug/ml），PET-CT发现左侧锁骨上及纵隔淋巴结转移。图A PET MIP和图B横断面融合图像（2008-11-13）示左侧锁骨上及纵隔（黑箭）多发高代谢淋巴结，最大SUV3.3。后行化疗和双侧锁骨上区放射治疗，于化疗结束1月和放疗结束3月后行PET-CT检查，同期肿瘤标志物SCC降至正常，图C PET-CT MIP和图D横断面融合图像（2009-4-14）示左侧锁骨上及纵隔淋巴结代谢明显减低。1年后，肿瘤标志物SCC再次升高（5.9ug/ml），图E PET-CT MIP和图F横断面融合图像（2010-4-13）纵隔淋巴结再次增大，伴代谢增高（黑箭），最大SUV3.1。

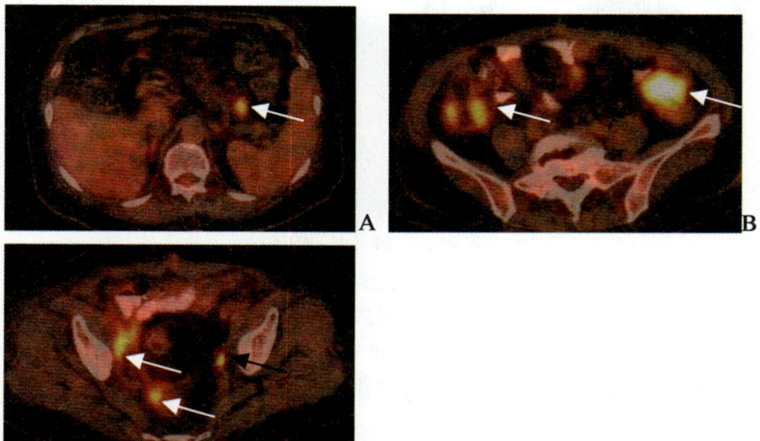

彩图 6-48（A-C）

子宫内膜癌术后腹盆腔多发种植转移。子宫内膜癌术后8个月，发现肿瘤标志物CA 125升高（81.59U/ml）。图A、B、C融合图像示腹盆腔腹膜和肠系膜增厚及结节，为多发转移灶（白箭），伴代谢增高，大者4.1cm×3.2cm，最大SUV7.4。左侧髂血管旁摄取增高影，为输尿管生理性摄取（黑箭）。

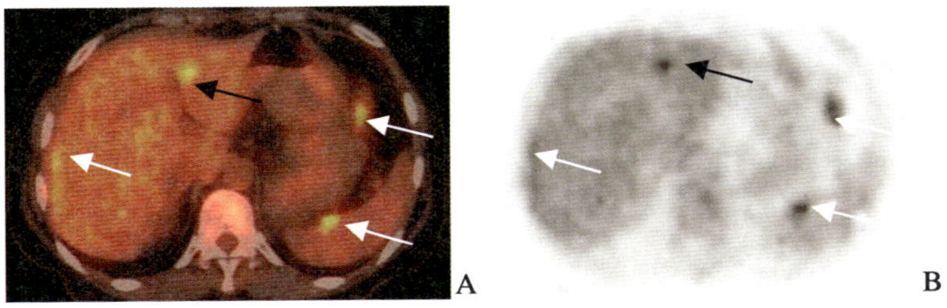

彩图 6－49（A－B）

卵巢癌术后化疗后肝转移、腹膜及腹腔多发转移。卵巢癌术后 10 个月，化疗结束后 5 月余，肿瘤标志物 CA 125 升高（99 U/ml）。图 A、B PET-CT 融合图像示肝周腹膜增厚，腹膜及腹腔多发高代谢结节（黑箭），最大 SUV5.9，位于左上腹部。肝左叶外侧段代谢增高灶（白箭），最大 SUV4.1，考虑为转移。

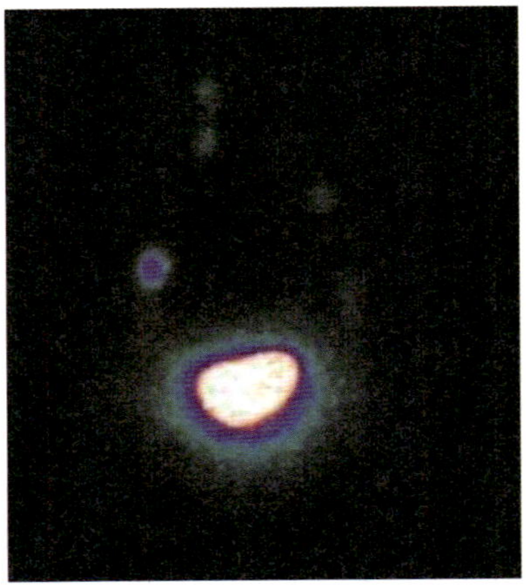

彩图 7－1　患者女，36 岁，子宫颈癌，注射$^{99}Tc^{m}$－DX 于 60min 前位淋巴显像。图中可见倒 Y 形的盆腔淋巴链，下方大的近椭圆形放射性浓聚区，为宫颈注射部位的放射性。在大的近椭圆形放射性浓聚区的上方，左、右可见数个近椭圆形小圆点，即为前哨淋巴结（SLN）。

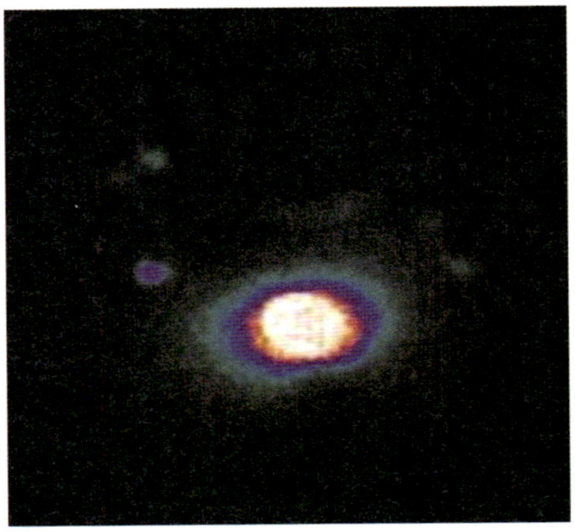

彩图 7－2　患者，女，66 岁，外阴癌。注射$^{99}Tc^{m}$－DX 于 60min 前位淋巴显像。图正中大的近椭圆形放射性浓聚区，即为外阴的注射部位的放射性。在大的圆形放射性浓聚区的两侧，可见数个小圆点，即为前哨淋巴结（SLN）。

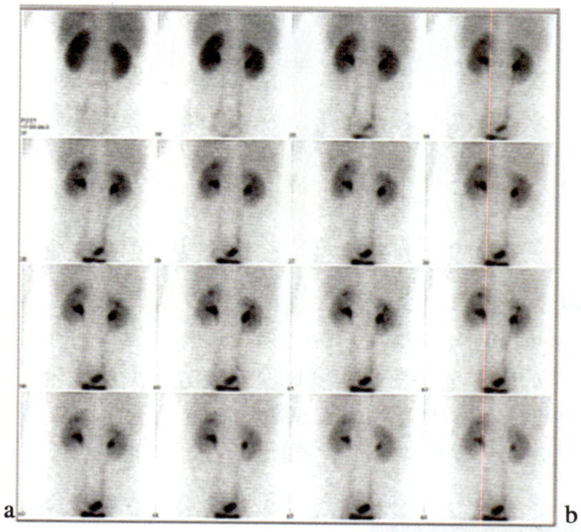

彩图 7－3　患者，女，42 岁，宫颈癌术后阴道排液增加，a. 肾动态显像显示随时间延长左侧输尿管下端外靠近膀胱有异常放射性浓聚区示左输尿管下端尿漏；b. 肾功能显像示双肾功能正常，在膀胱上方有异常放射性增高区示左输尿管下端尿漏（箭头所指）

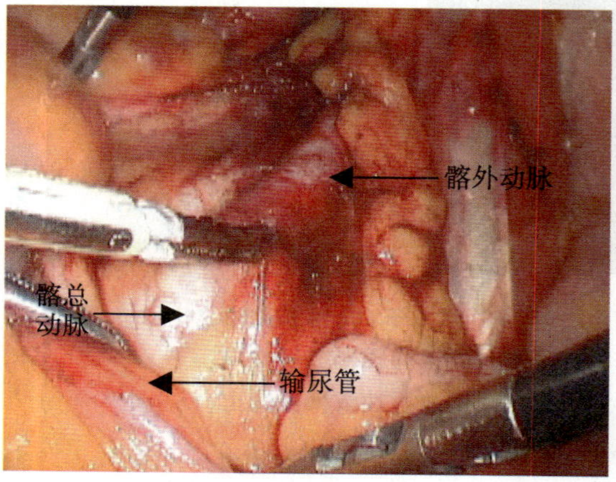

彩图 10－1

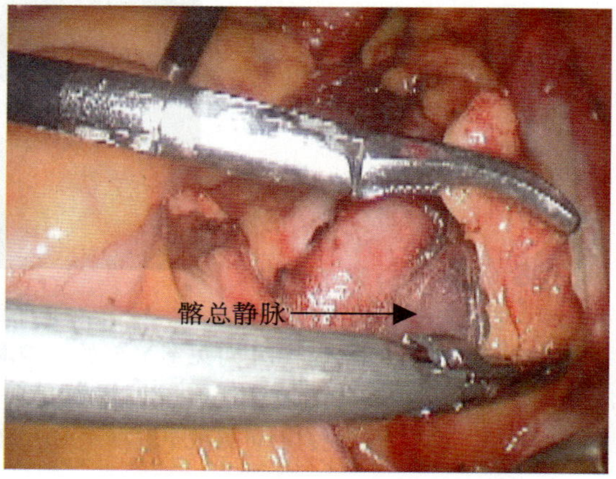

彩图 10－2

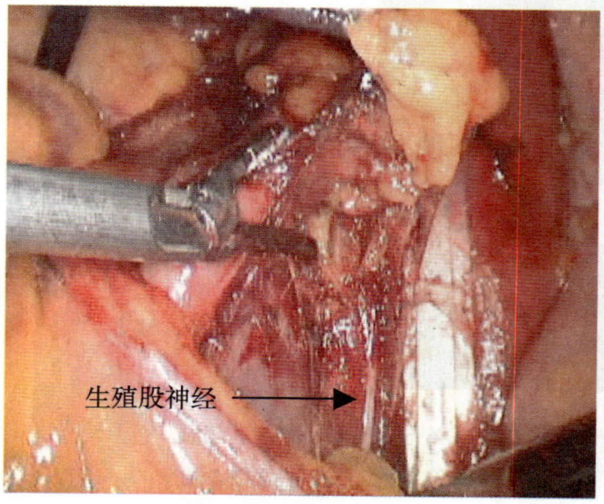

彩图 10－3

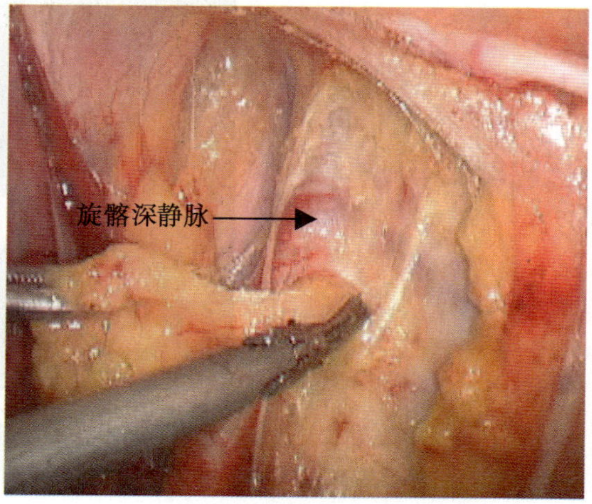

彩图 10－4

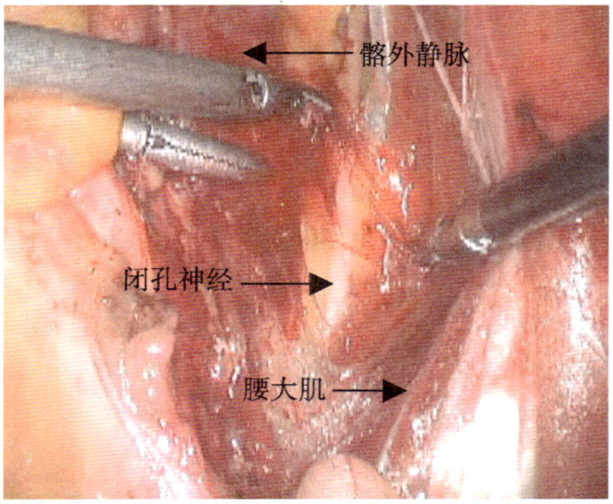

彩图 10－5

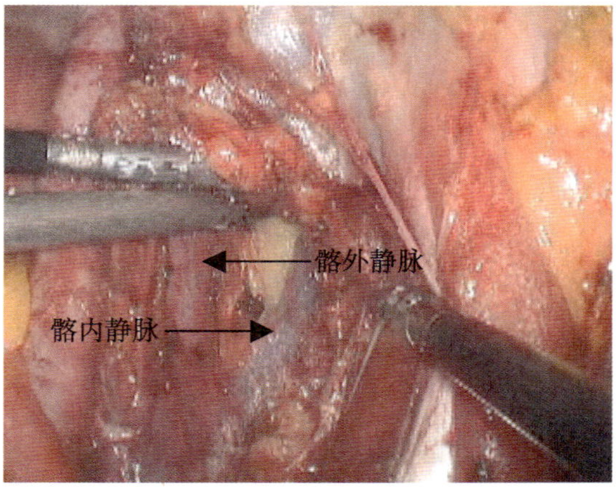

彩图 10－6

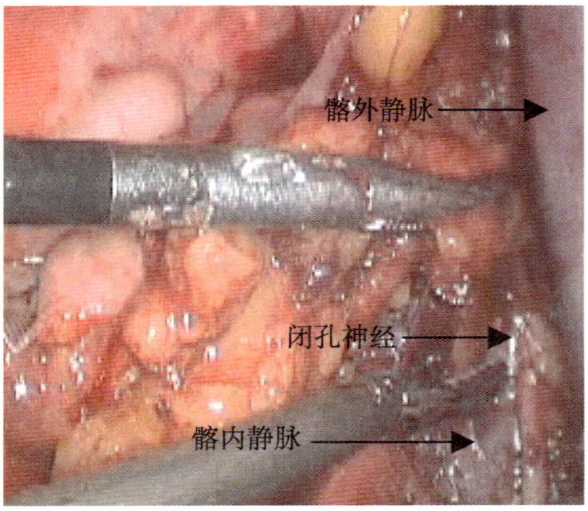

彩图 10－7

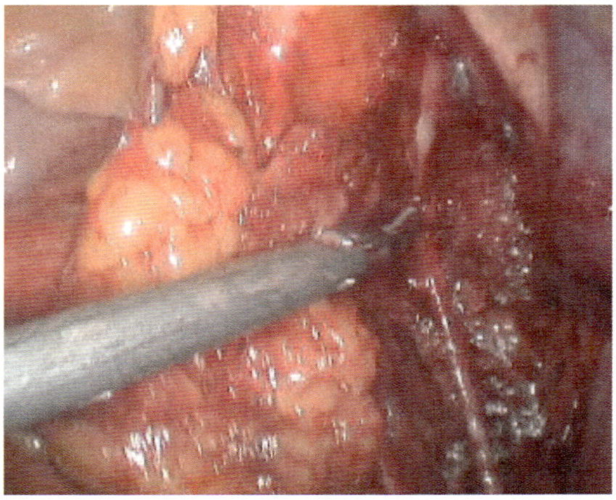

彩图 10－8

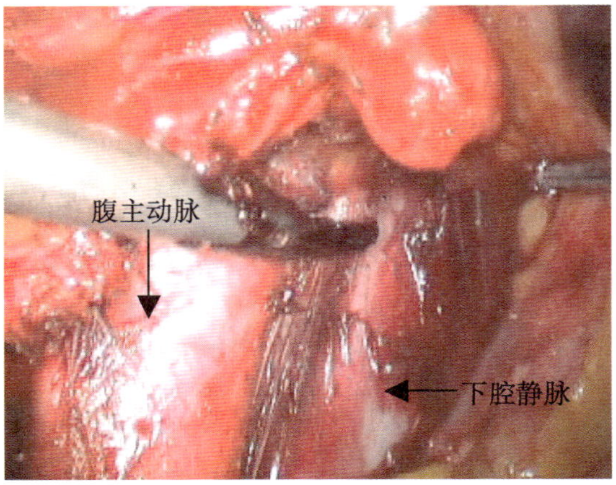

彩图 10－9

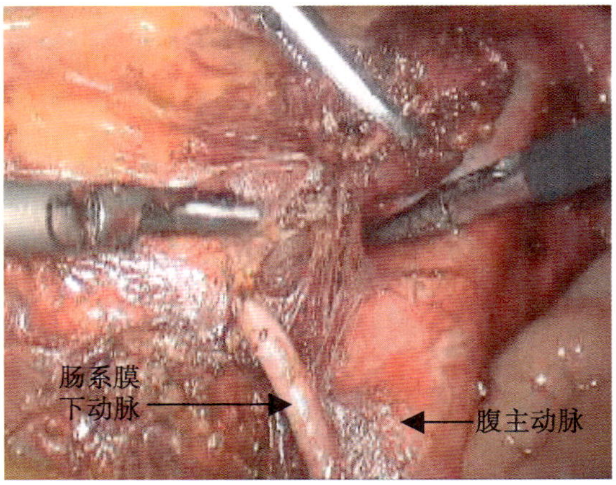

彩图 10－10

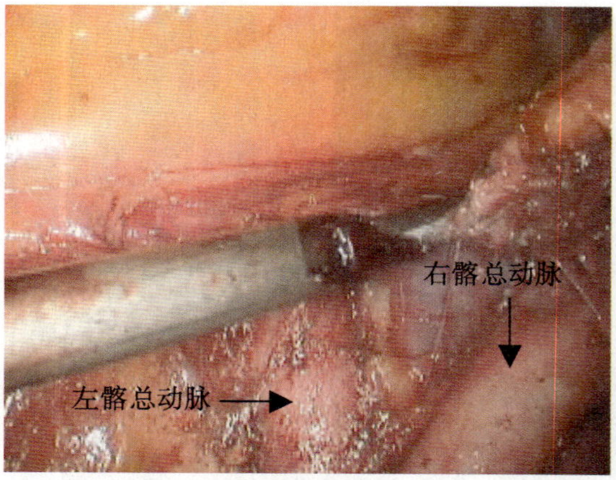

彩图 10－11

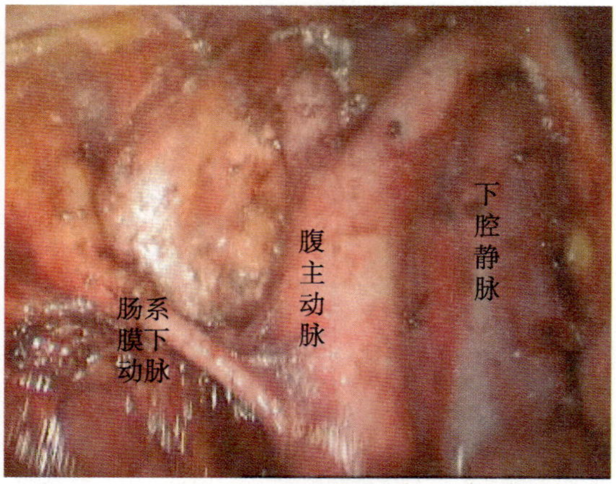

彩图 10－12

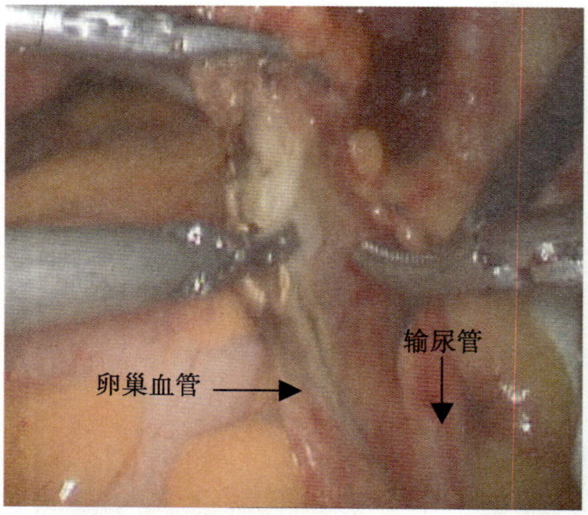

彩图 10－13

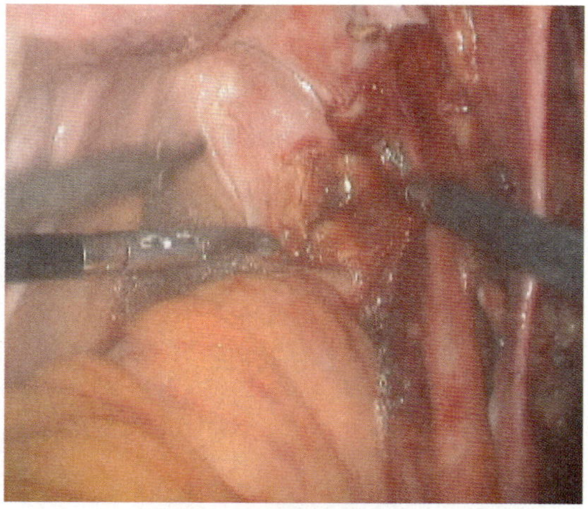
彩图 10－14

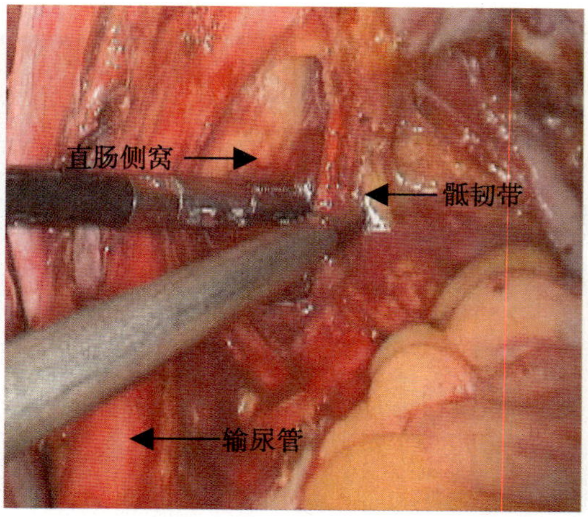

彩图 10－15

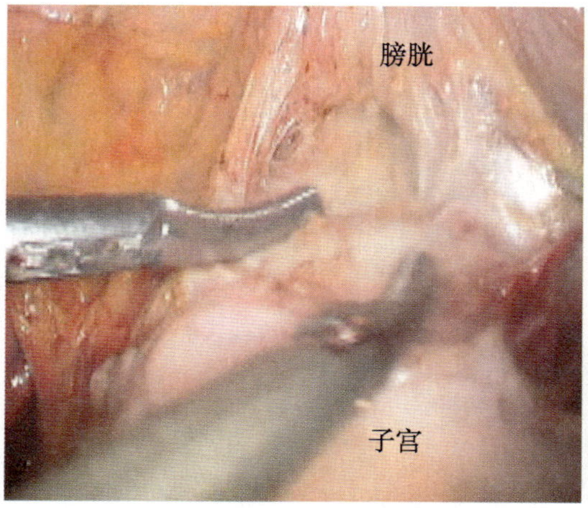

彩图 10－16

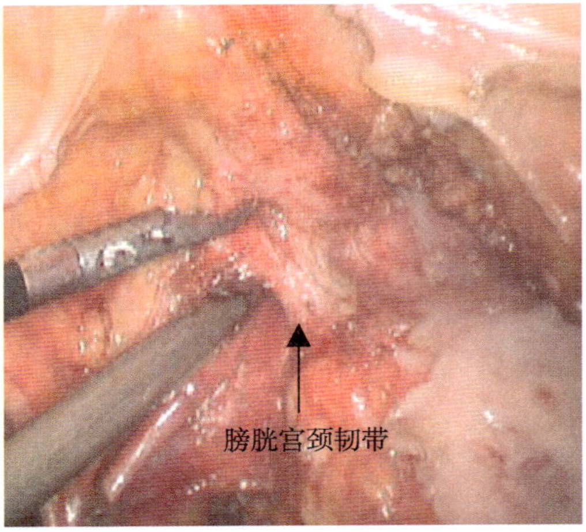

彩图 10－17

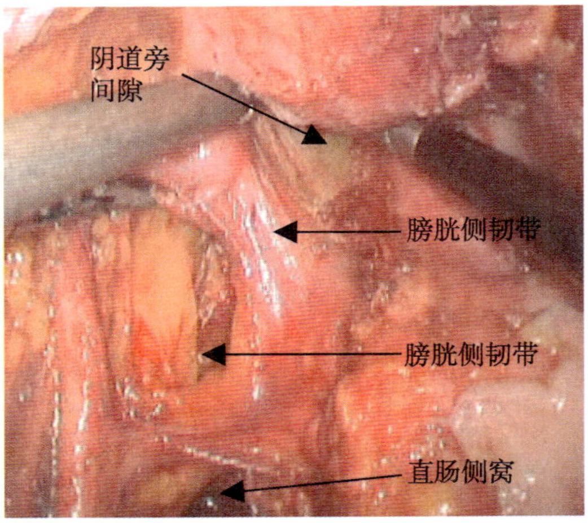

彩图 10－18

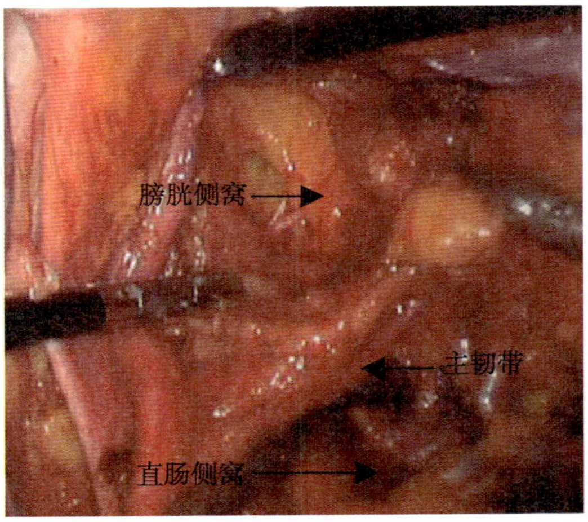

彩图 10－19

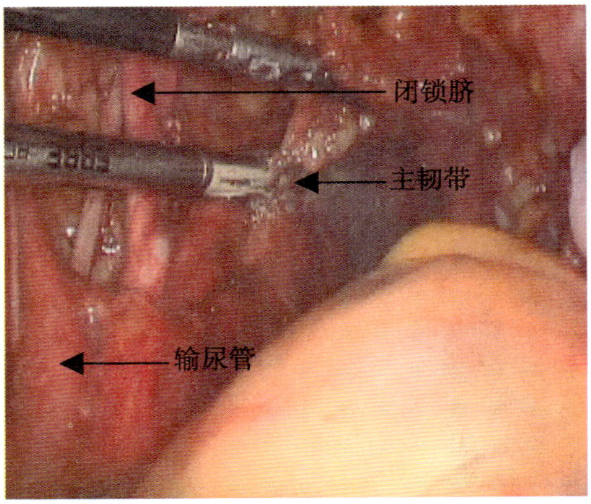

彩图 10－20

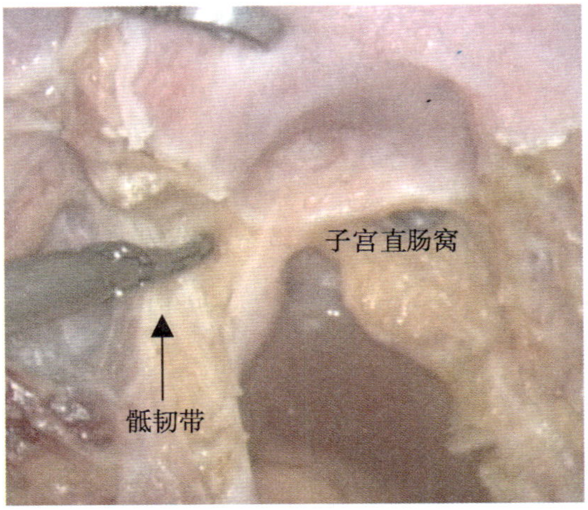

彩图 10－21

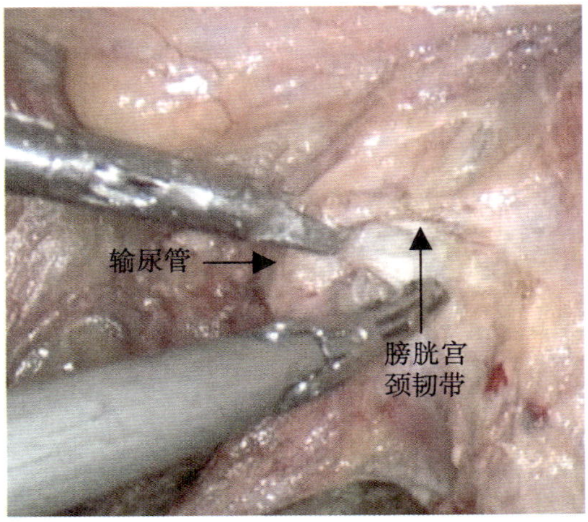

彩图 10－22

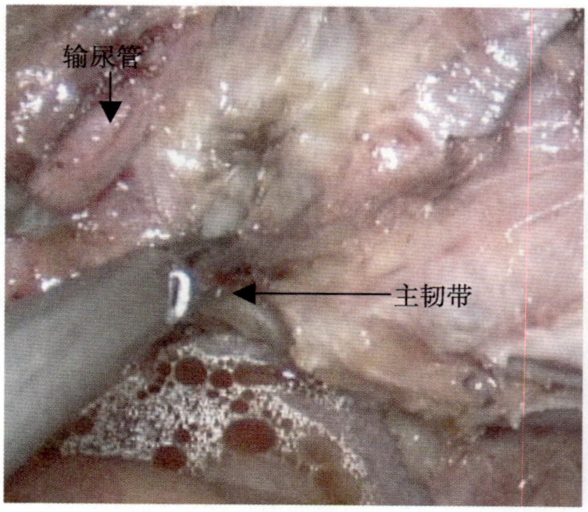

彩图 10－23

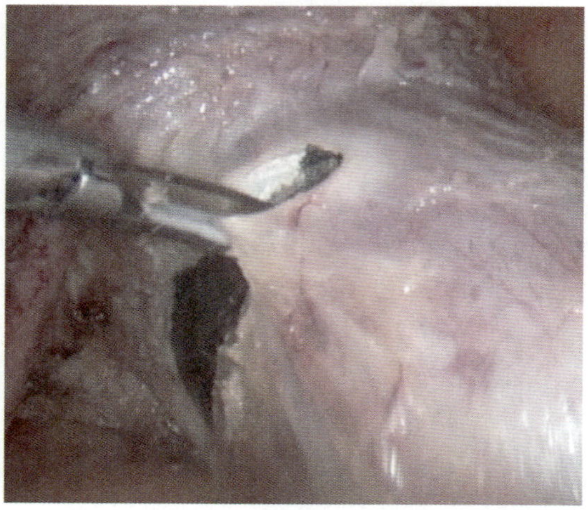
彩图 10－24

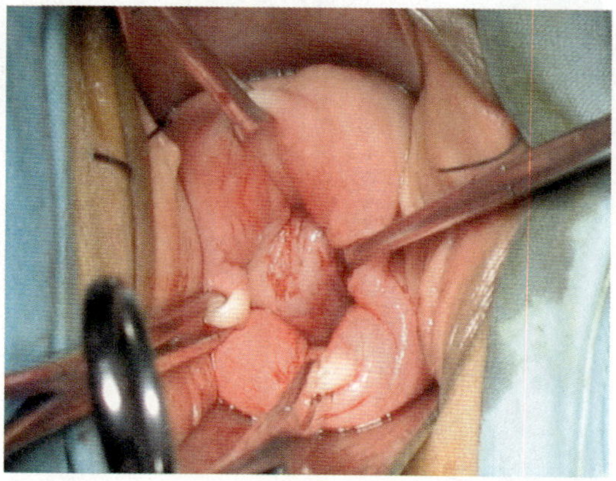
彩图 10－25

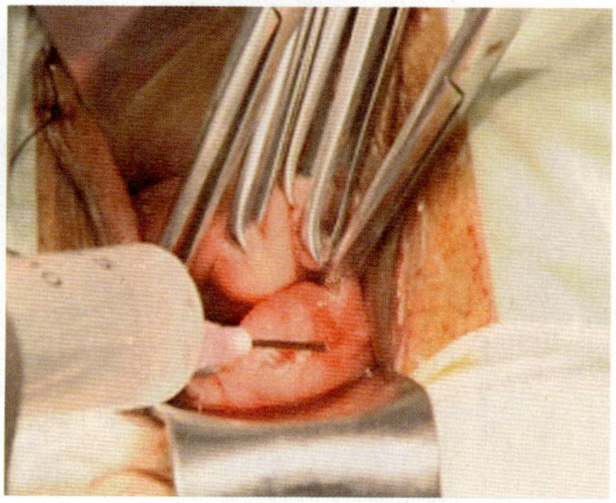
彩图 10－26

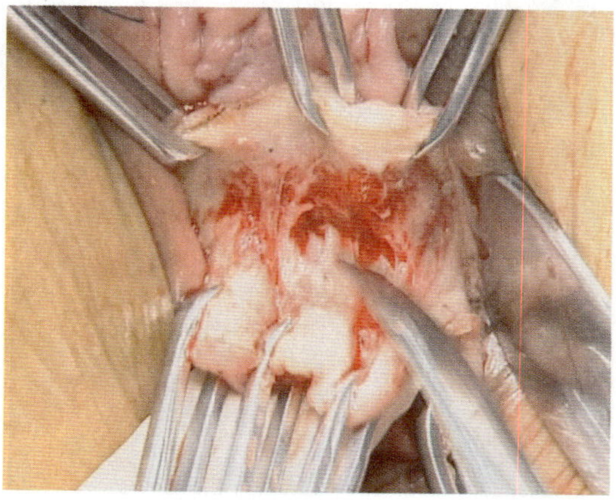
彩图 10－27

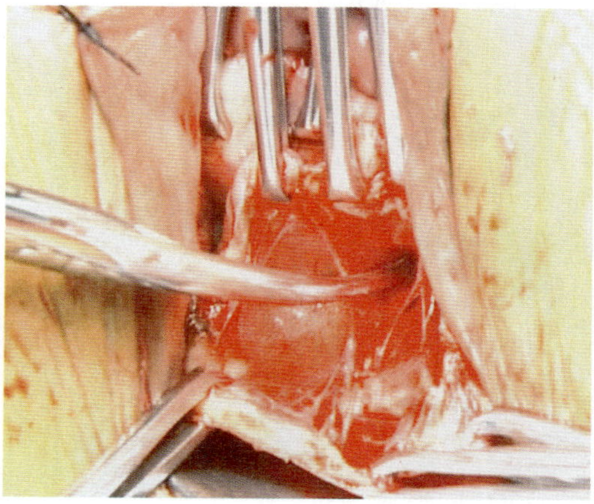
彩图 10－28

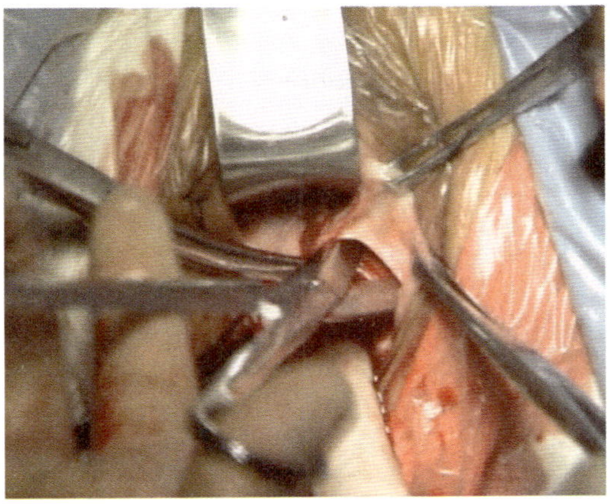

彩图 10－29

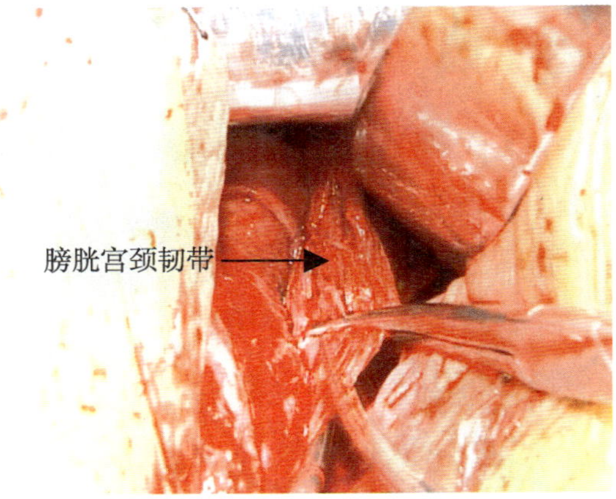

彩图 10－30

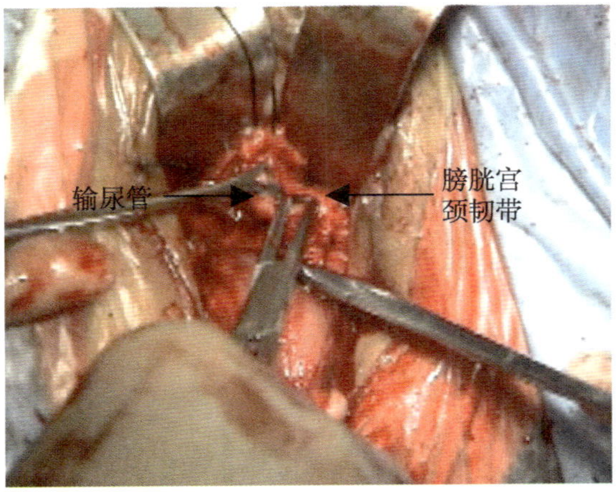

彩图 10－31

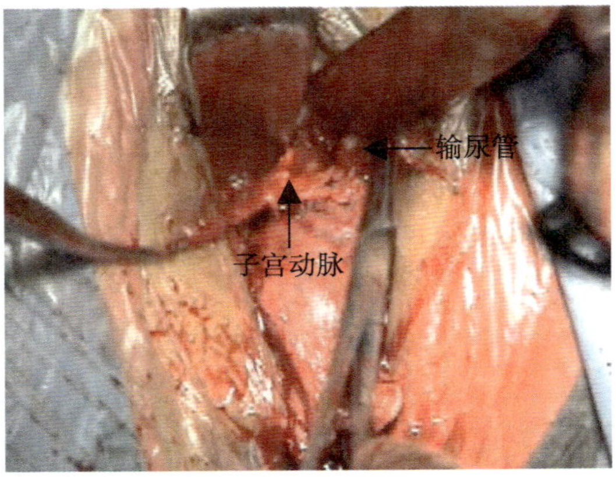

彩图 10－32

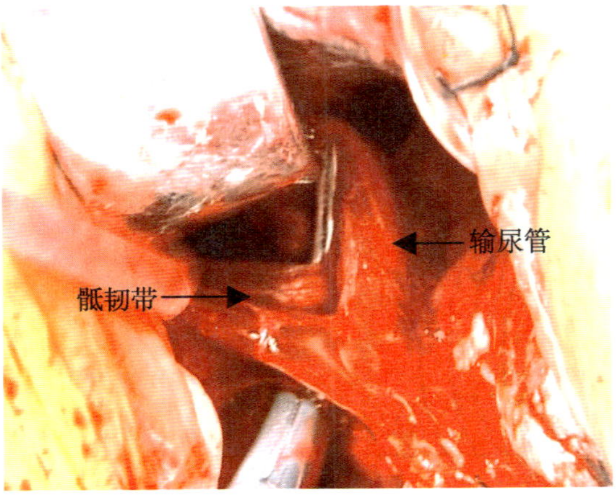

彩图 10－33

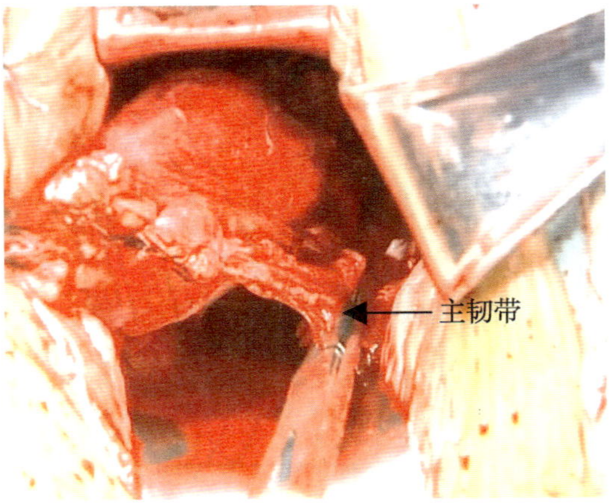

彩图 10－34

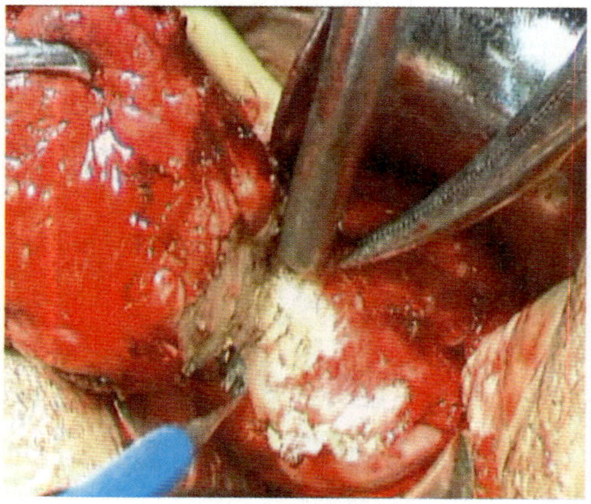

彩图 10－35

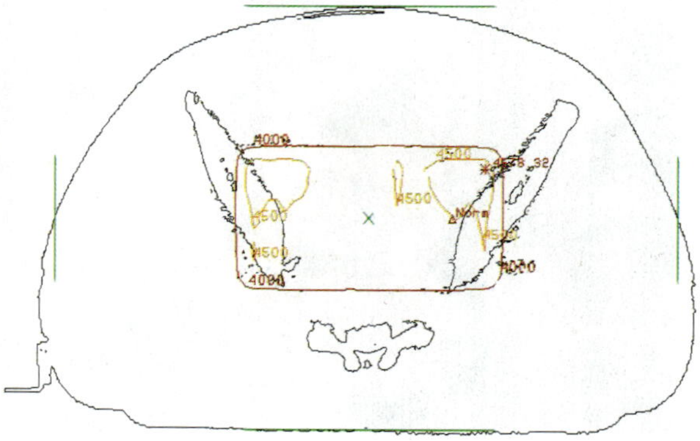

彩图 11－10　盒式照射野（Box 野）剂量分布

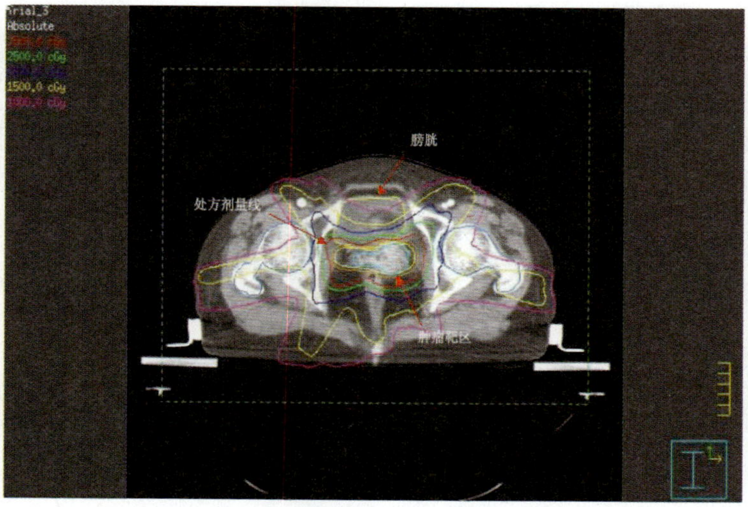

彩图 11－14　宫颈癌调强剂量分布

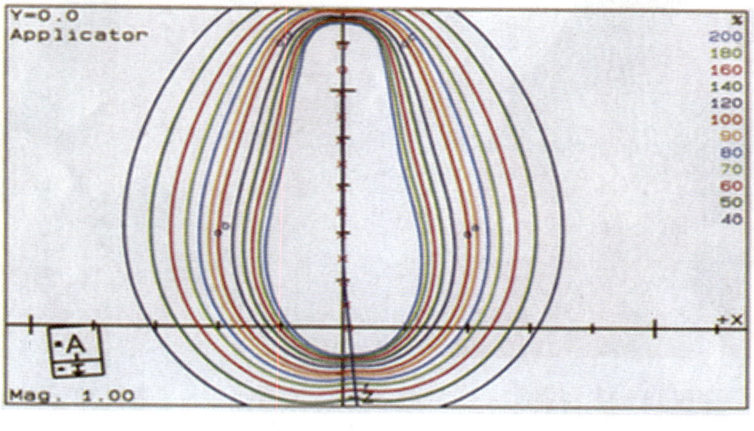

彩图 11－50　microSelectron 模拟 WD－18 机宫腔 5cm 时的剂量分布

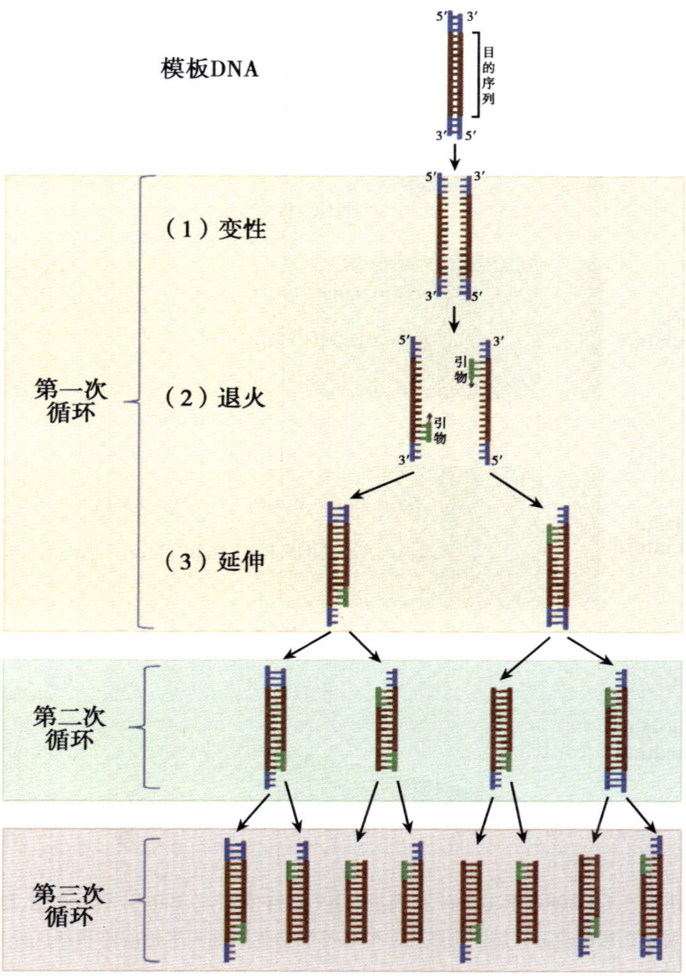

彩图 17-8　PCR 反应的基本原理

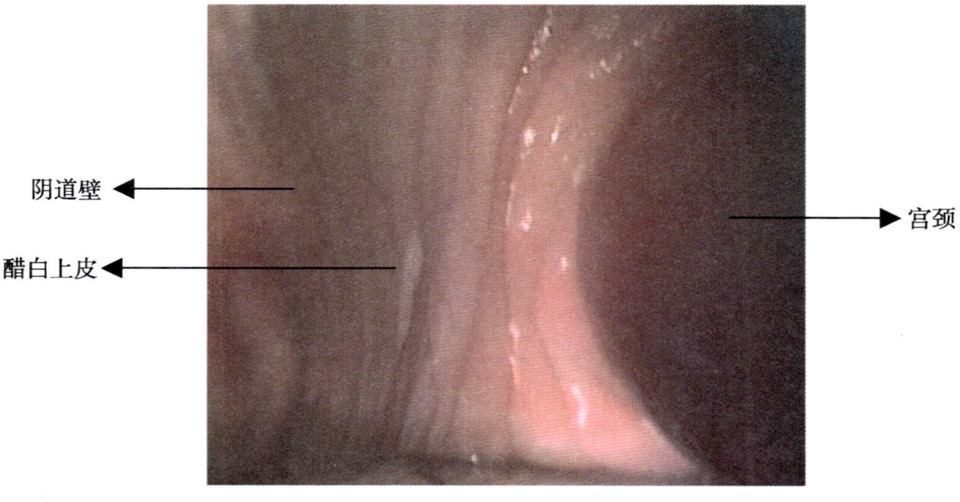

彩图 21-1　VAIN Ⅱ

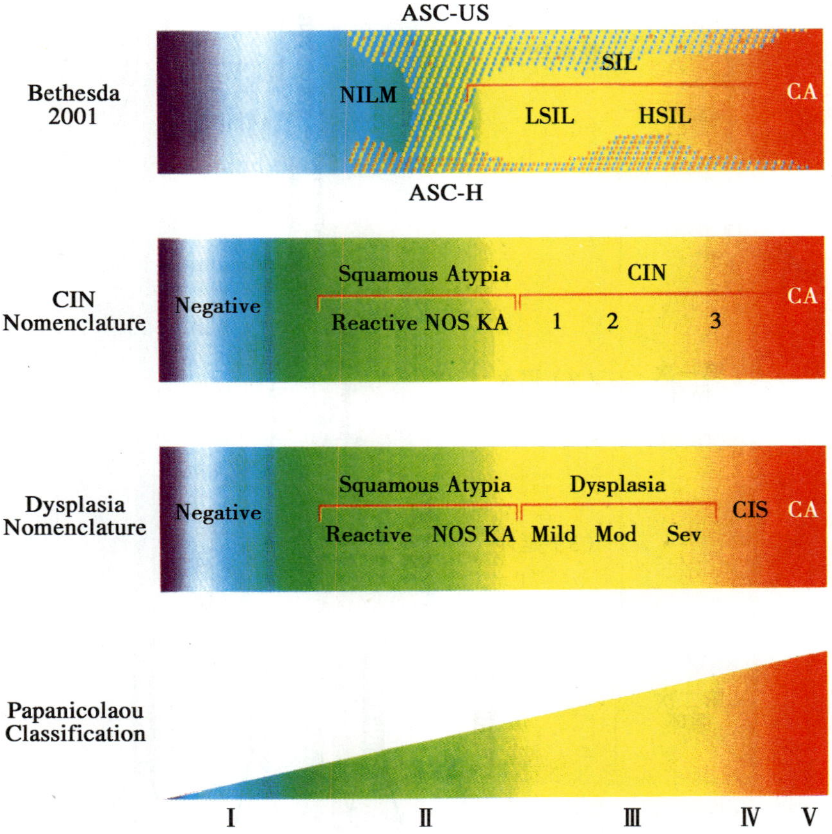

彩图 25-1　2004 年 Diane 发表的 TBS 报告术语与 Pap 分级比较示意图

注：● 彩色图影代表的区域强调细胞学形态特征的连续性和术语间难截然区分的移行状态。

● 巴氏五级分类以楔形图代表体内潜伏癌的危险性增加。

● 图中把几种报告方式展示并非意味纵向对比的合理性。

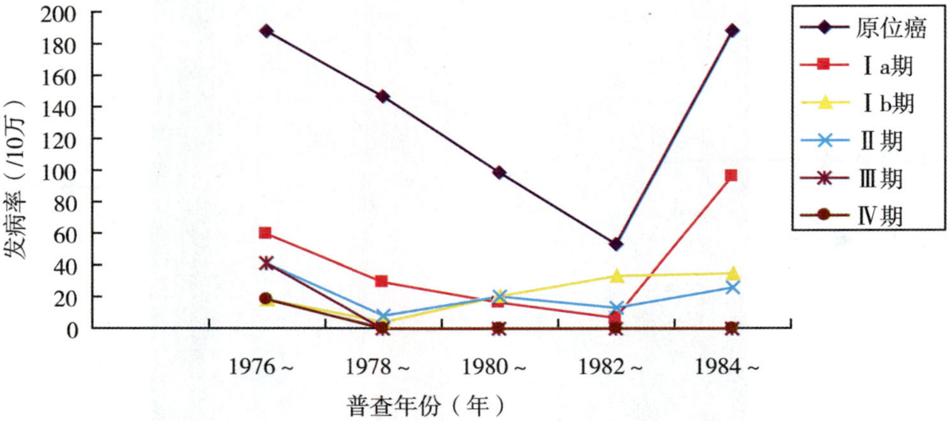

彩图 26-5　1976—1985 年不同临床期别宫颈癌发病率的变化趋势

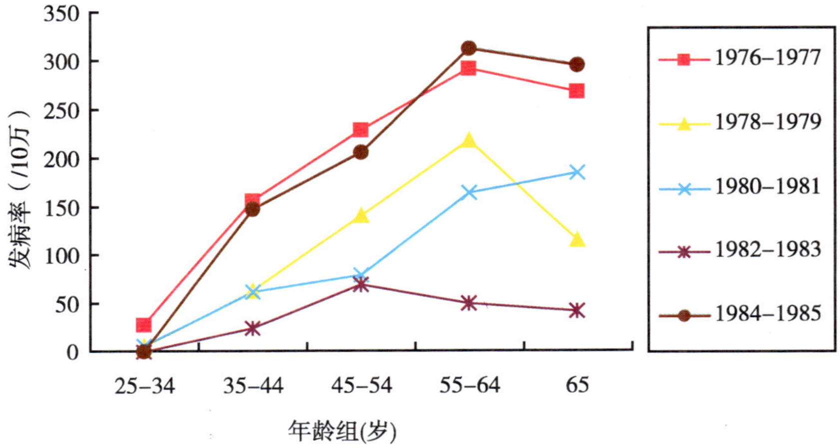

彩图 26－6　第 2～6 轮普查各年龄组宫颈癌发病率

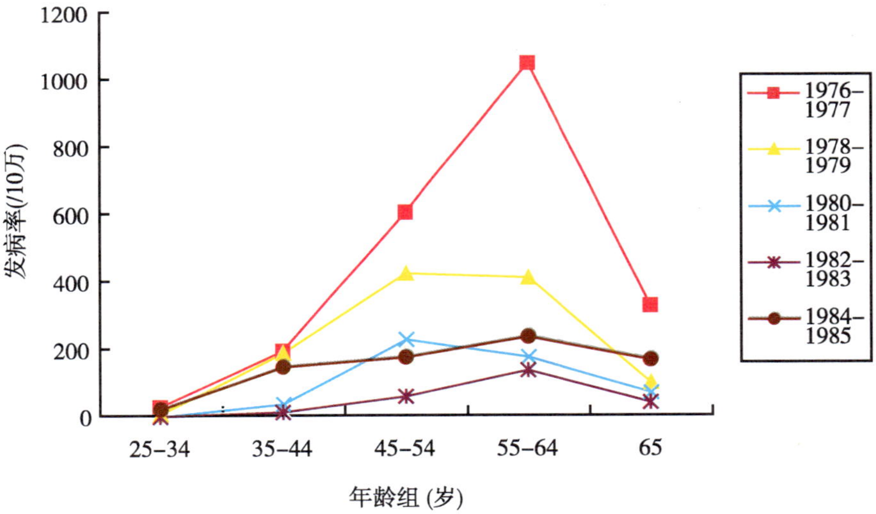

彩图 26－7　1976—1985 年各轮各年龄组宫颈间变发病率（/10 万）

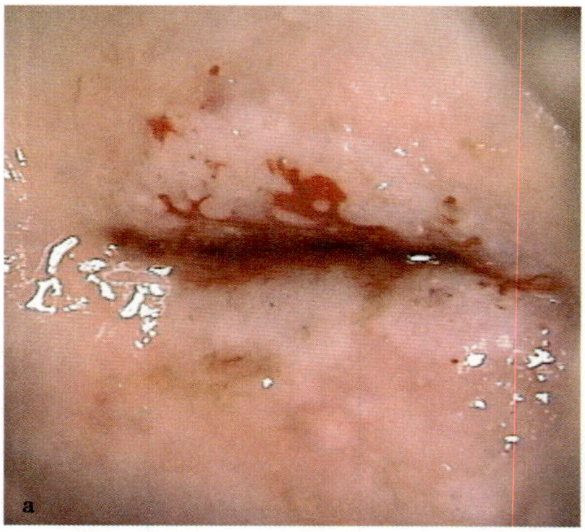

彩图 27－2　CIN Ⅰ合并 HPV 感染

薄层醋白上皮，半透明，边界尚不清楚

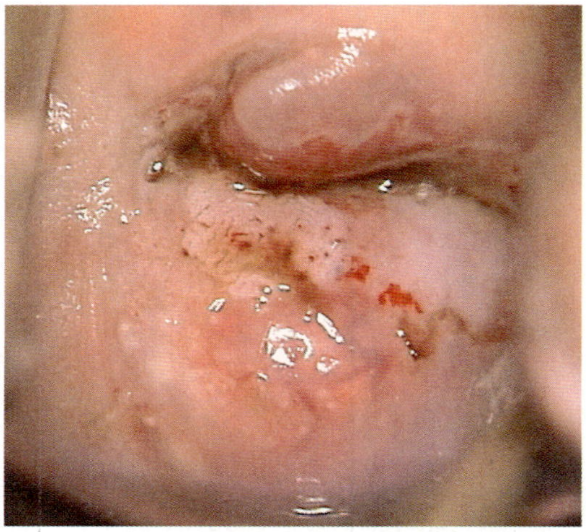

彩图 27－3　CIN Ⅱ

后唇醋白上皮较厚，边界清楚，点状血管粗大，少许镶嵌

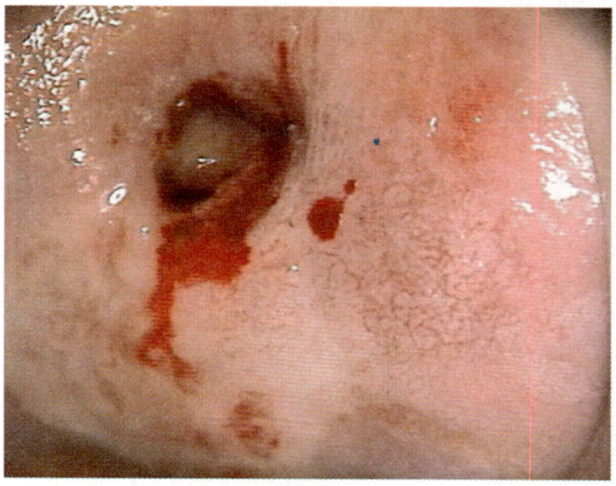

彩图 27－4　CIN Ⅲ

醋白上皮部分较厚，粗大不规则点状血管

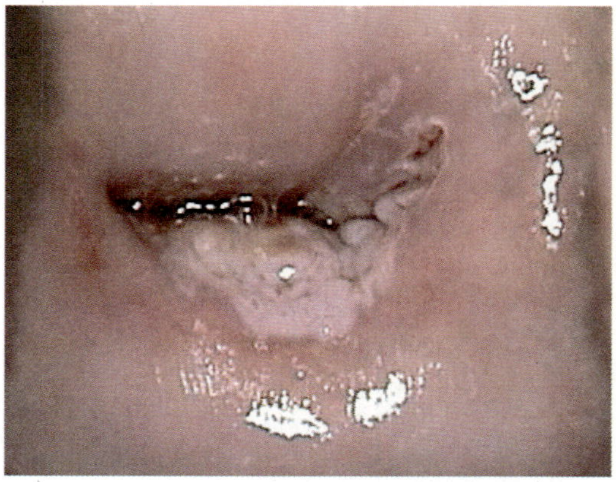

彩图 27－5　原位癌（CIN Ⅲ）

后唇醋白上皮厚，边界清晰，向宫颈管内延伸，粗大点状血管和镶嵌

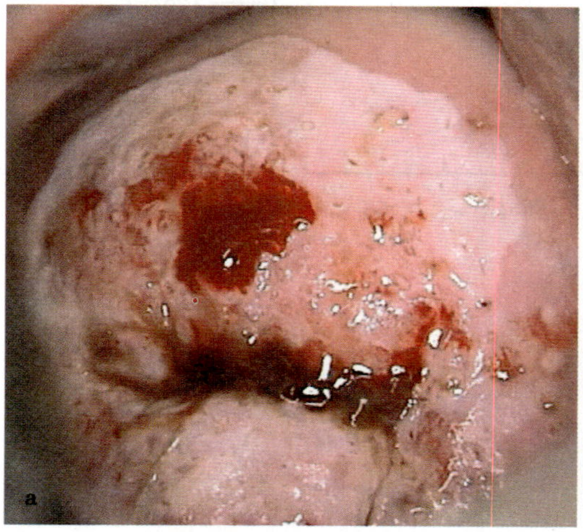

彩图 27－6　早期浸润癌

致密、浓厚醋白上皮，混浊，病变广泛，可见大小不等、形态不一的镶嵌及点状血管

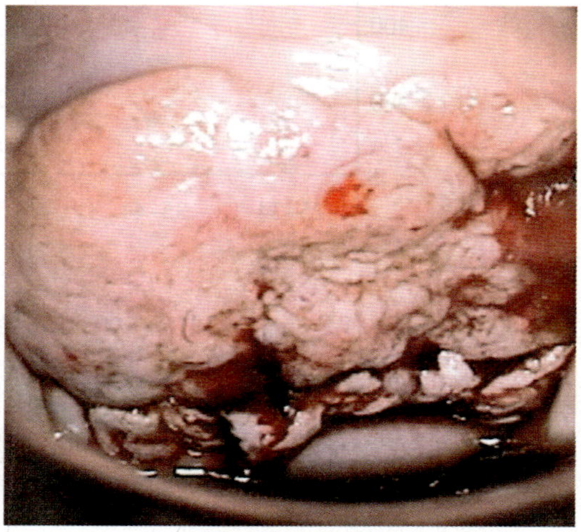

彩图 27－7　宫颈鳞癌Ⅰb2 期　结节型

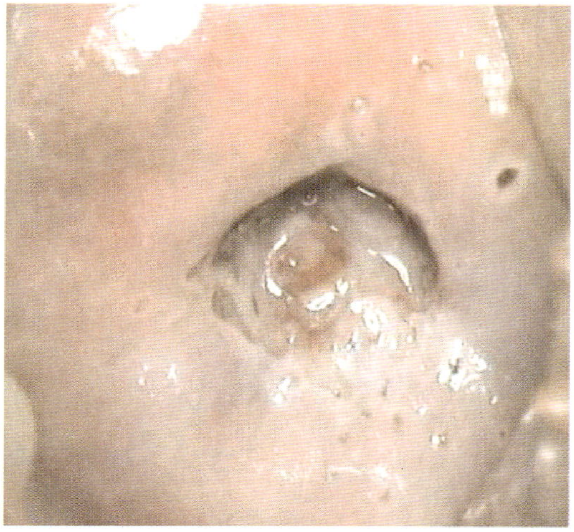

彩图 27-8　腺上皮异常

颈管内轻度醋白，后唇可见转化区样表现，腺开口增多增大

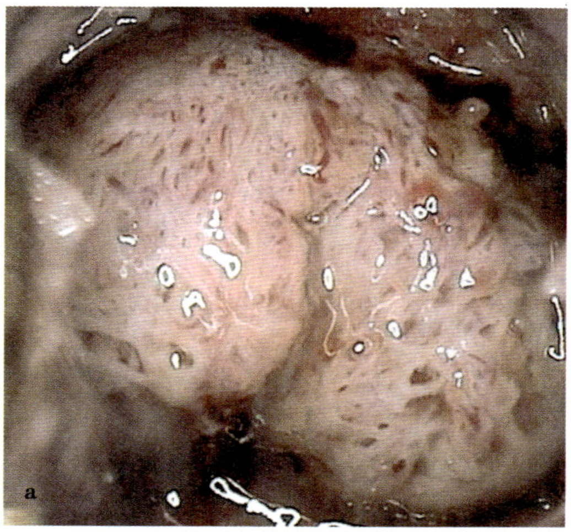

彩图 27-9　宫颈黏液腺癌

结节状肿瘤，厚醋白上皮，异型血管粗大，间距增宽，腺开口异常增多，呈网状

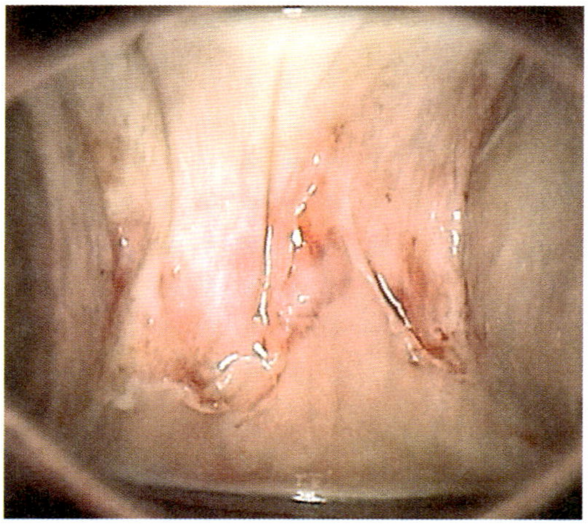

彩图 27-10　子宫切除术后阴道残端放疗后

黏膜斑片状充血，部分黏膜苍白

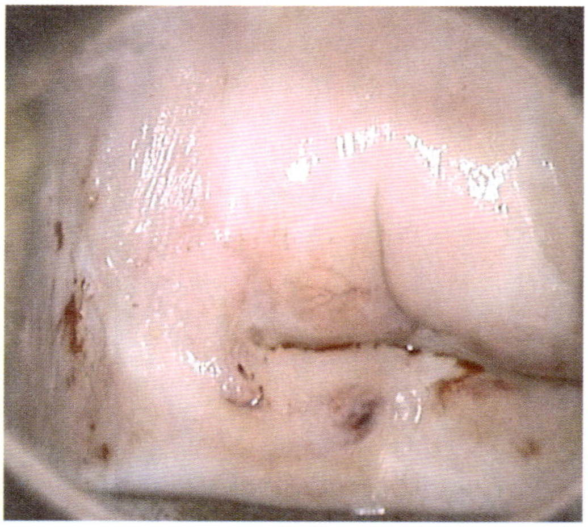

彩图 27-11　宫颈癌放疗后

宫颈黏膜苍白，点状血管，未见 SCJ 为不满意阴道镜图像

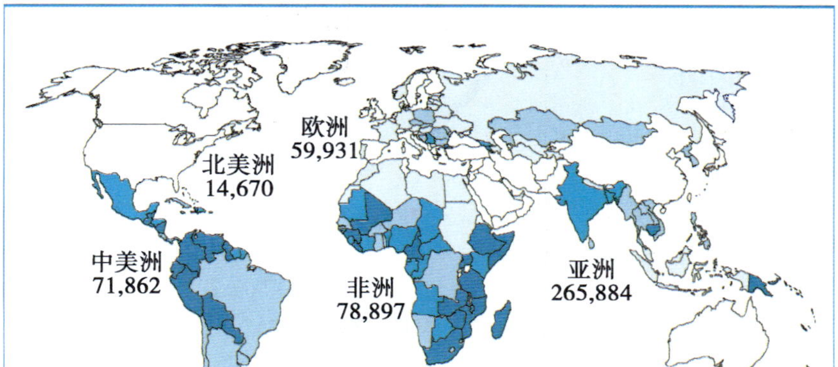

彩图 28-1　子宫颈癌病例估计数和发病率

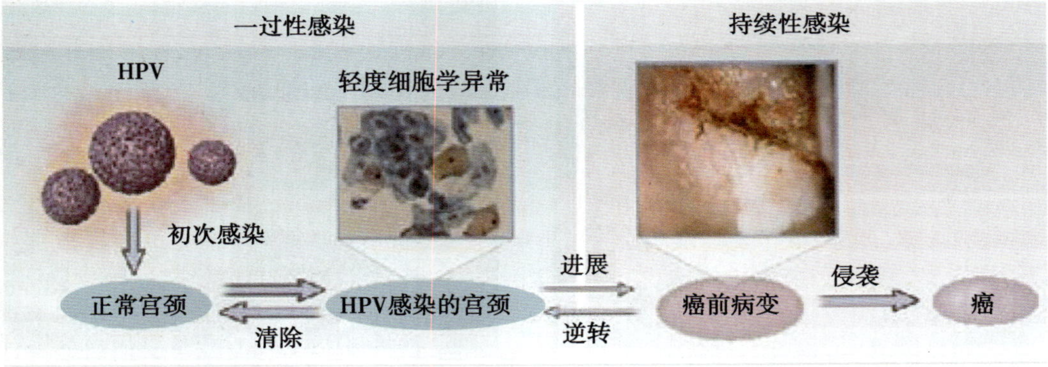

彩图 28－3　HPV 感染的致癌机理（图片源自 N Engl J Med，2003，348：490）

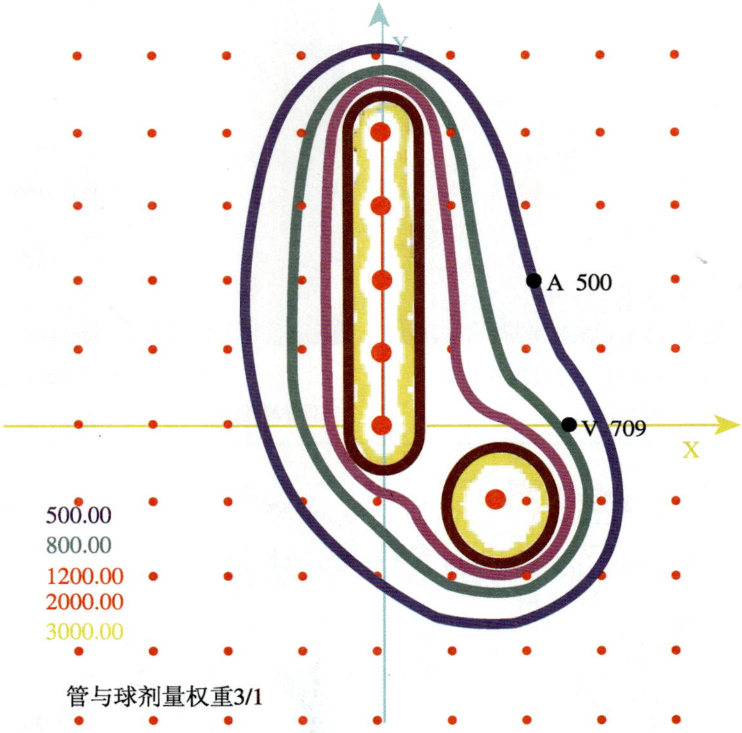

彩图 30－21　宫腔＋阴道（左）

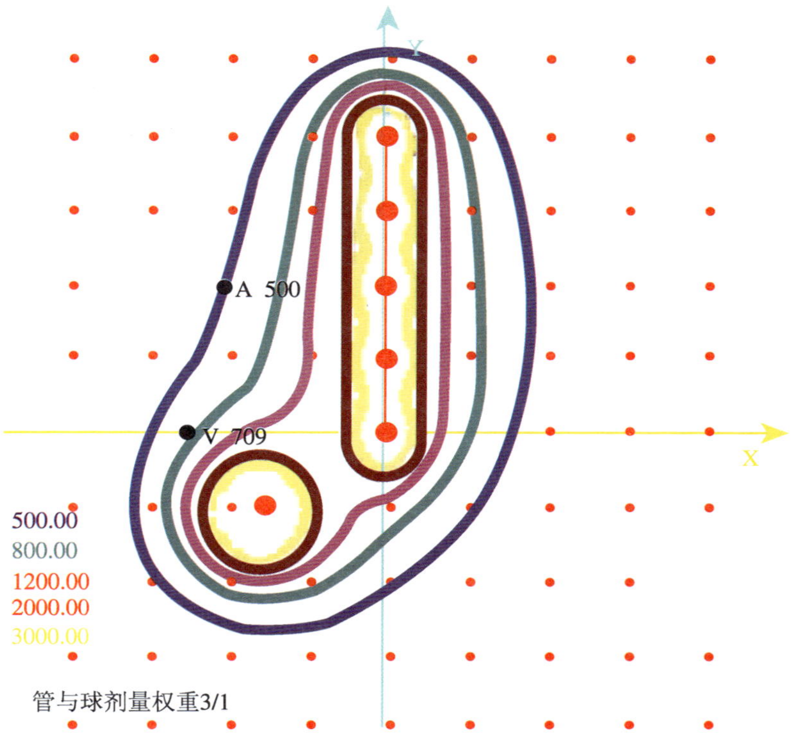

彩图 30－22　宫腔＋阴道（右）

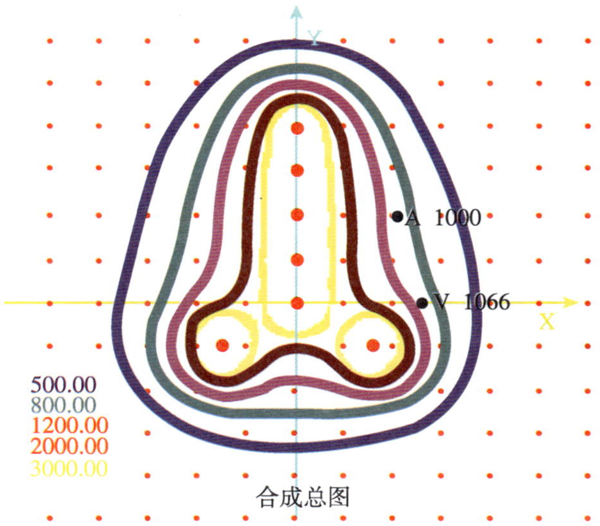

彩图 30－23　彩图 30－21 及 30－22 二次合成的剂量分布

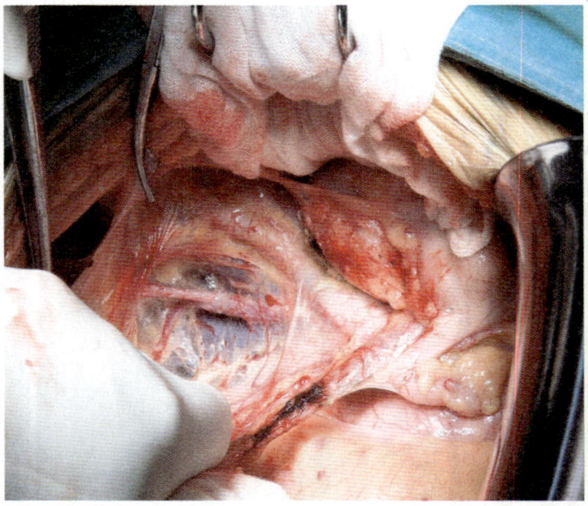

彩图 31－72

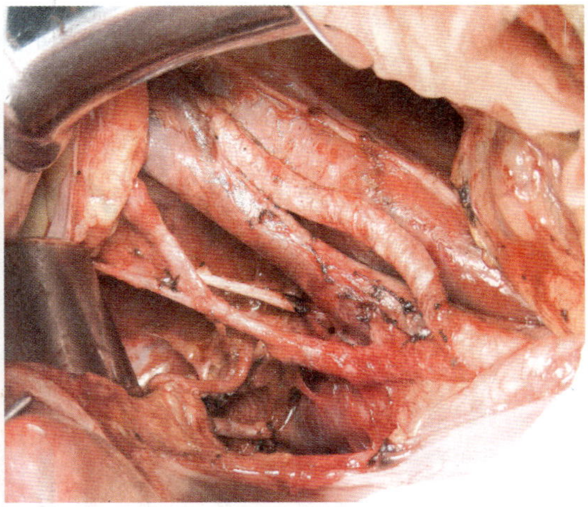

彩图 31－73

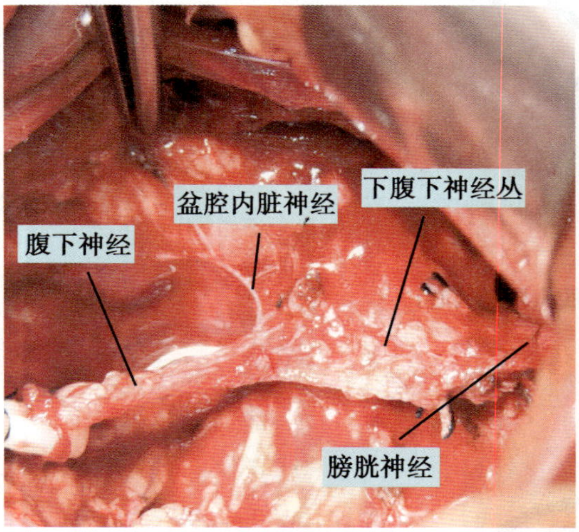

彩图 31－74

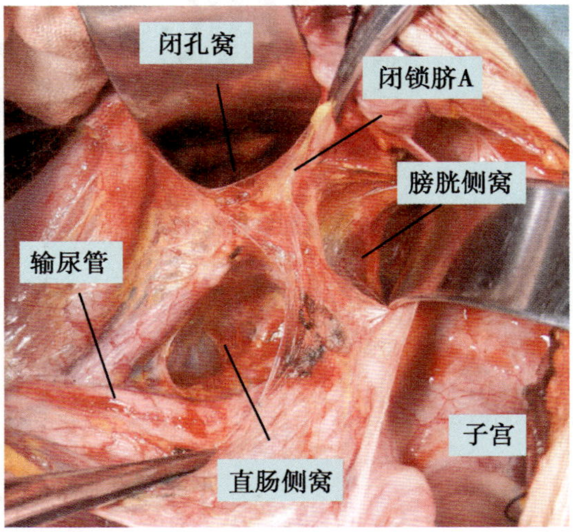

彩图 31－75

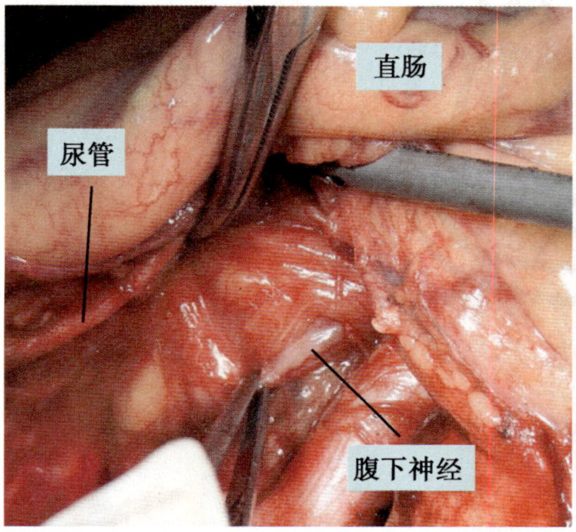

彩图 31－76

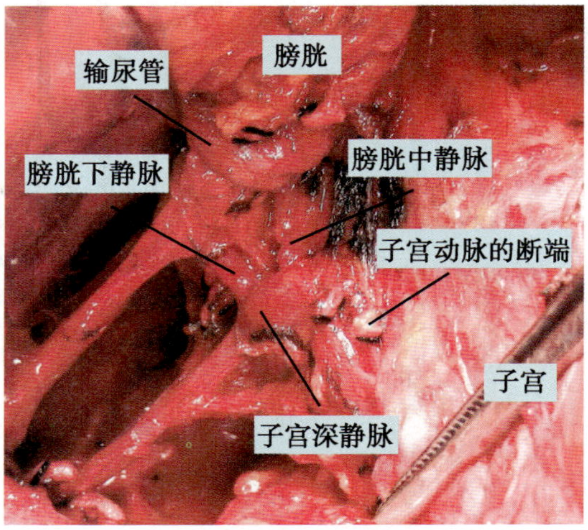

彩图 31－77

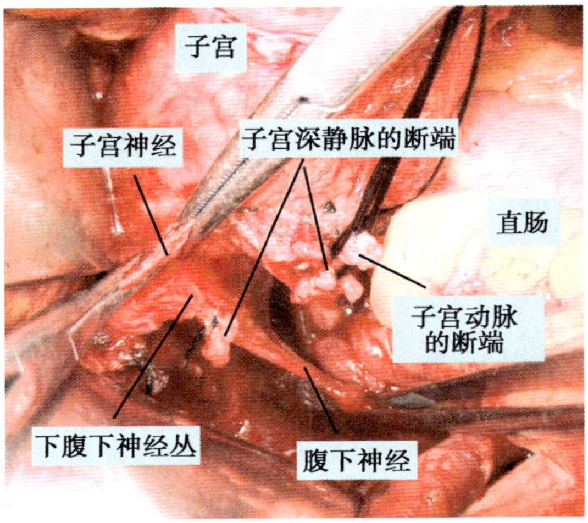

彩图 31－78

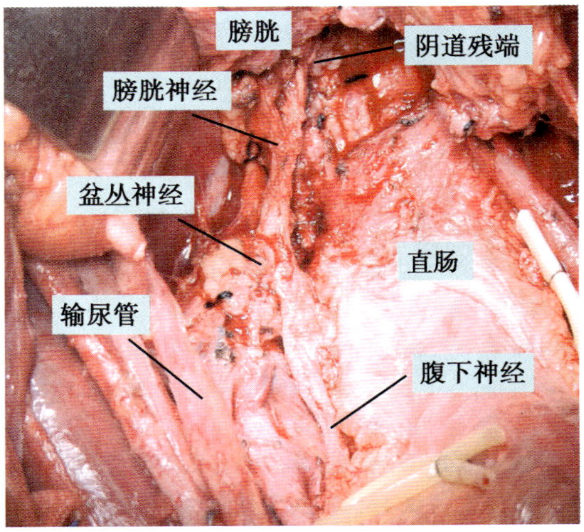

彩图 31－79

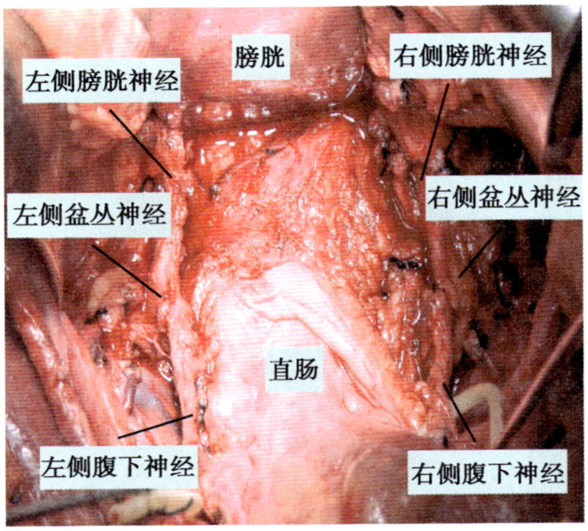

彩图 31－80

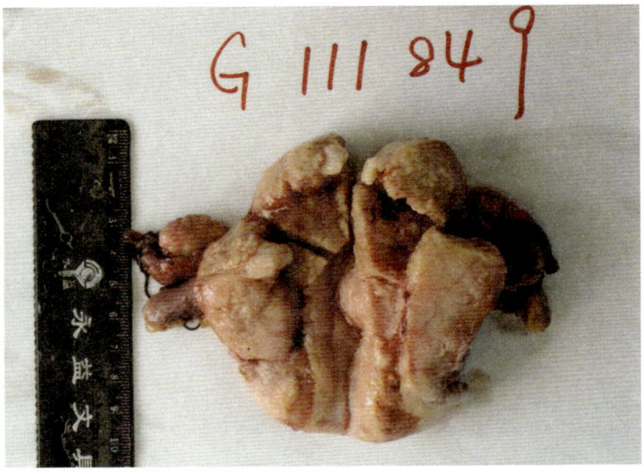

彩图 42－1　子宫内膜样腺癌大体标本：子宫底及子宫体后壁内膜粗糙不平，可见黄白色颗粒状肿瘤，肿瘤侵犯子宫肌壁全层。

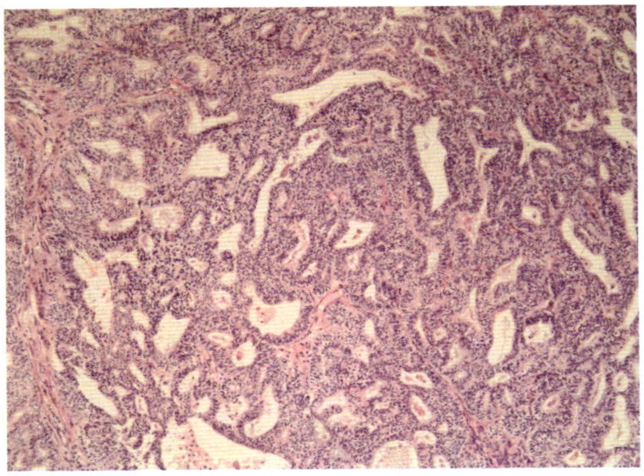

彩图 42－2　子宫内膜样腺癌镜下表现：可见大小不等的腺体，腺体排列紧密，结构复杂，腺体之间有促结缔组织增生性的纤维间质成分。

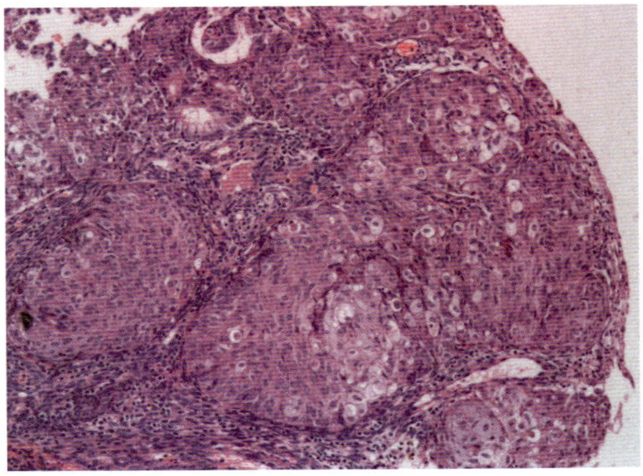

彩图 42－3　子宫内膜样腺癌伴有鳞状分化。在子宫内膜样腺癌中可见界限清楚的、巢状的非角化鳞状细胞团。

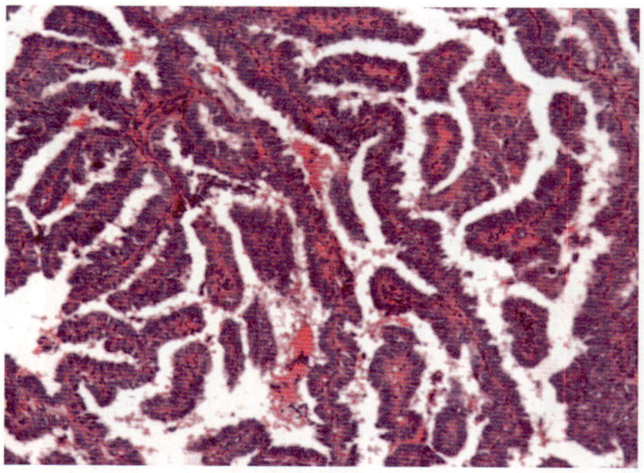

彩图 42-4　子宫内膜样腺癌，绒毛腺管型。肿瘤由分支的绒毛状乳头组成，绒毛乳头纤细，中心含有纤维血管轴心，乳头表面被覆的细胞分化较好，与子宫内膜样腺癌的细胞相似。

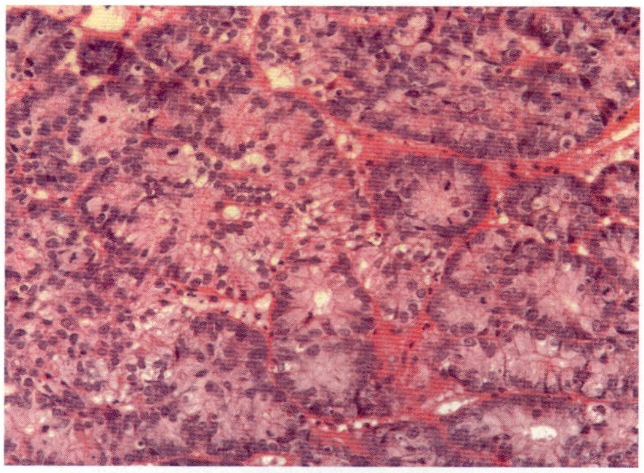

彩图 42-5　子宫内膜样腺癌，分泌亚型。肿瘤由类似于分泌期子宫内膜的高分化腺体组成，细胞高柱状，富含糖原的空泡。

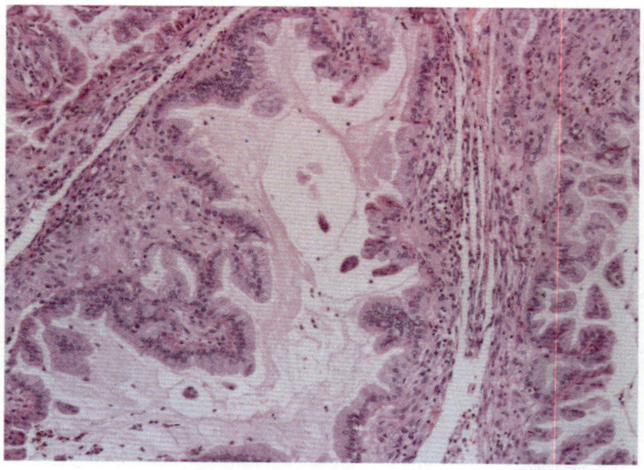

彩图 42-6　子宫内膜黏液腺癌。腺体不规则，可见乳头形成，腺腔被覆富于黏液的高柱状细胞，其间可见杯状细胞，细胞核有轻度异型。

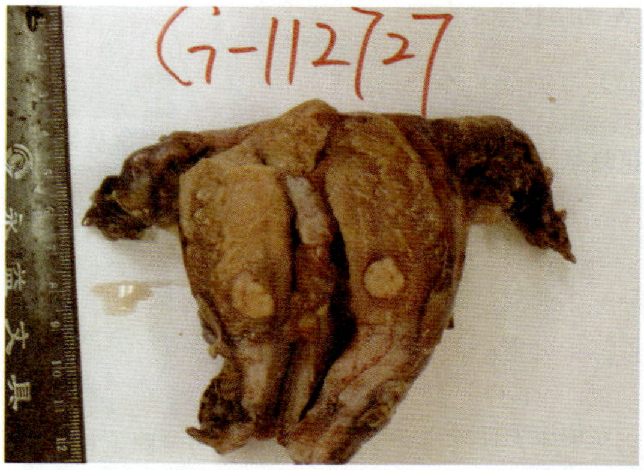

彩图 42-7　子宫浆液性癌大体所见，子宫腔内可见息肉状肿物，息肉组织表面伴有浆液性癌成分。

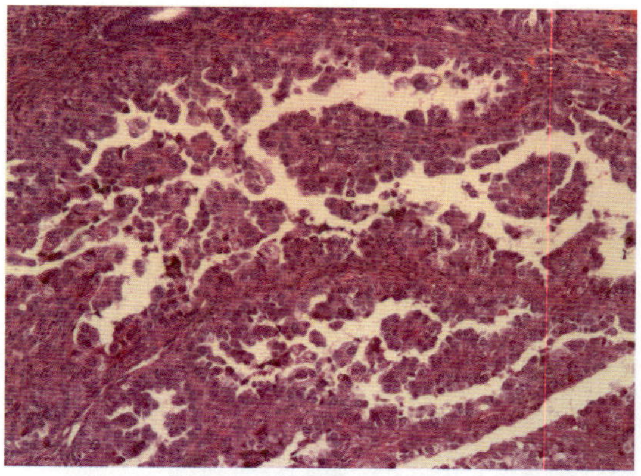

彩图 42-8　子宫内膜浆液性癌。肿瘤形成乳头状结构，乳头被覆复层细胞，细胞核异型明显，可见多形和巨大的嗜酸性核仁。

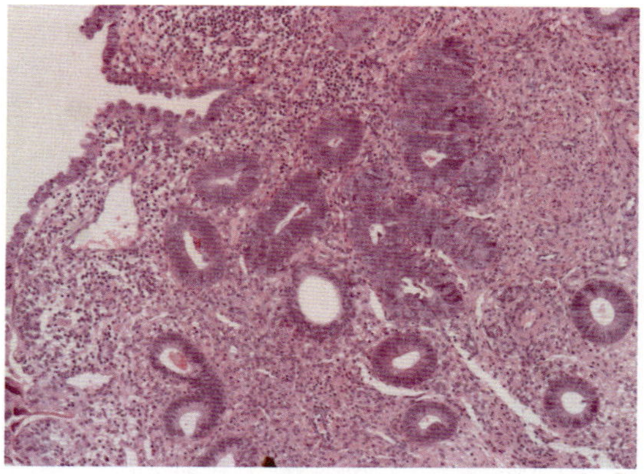

彩图 42-9　子宫内膜上皮内癌。彩图 42-9A，显示明显异型的肿瘤细胞替代子宫表面上皮及浅表的子宫内膜腺体。

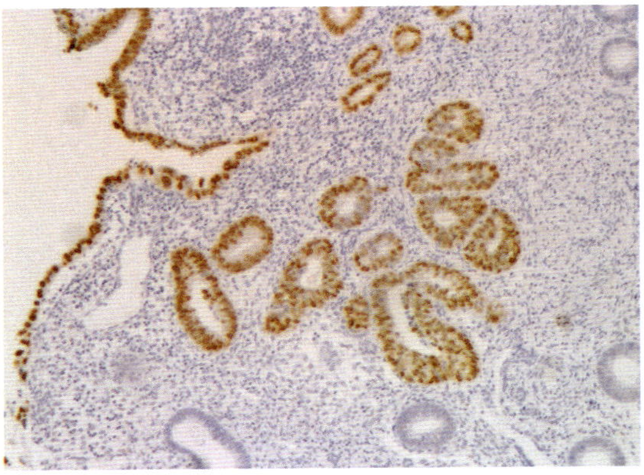

彩图 42-9B　免疫组织化学染色显示被异型细胞替代的黏膜上皮及腺体 p53 阳性。

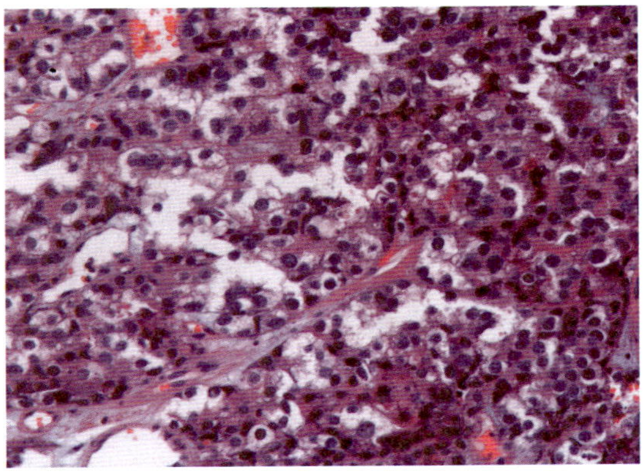

彩图 42-10　子宫内膜透明细胞癌。肿瘤形成乳头状及腺管状结构，肿瘤细胞浆透明或嗜酸性，细胞核增大、偏位，细胞突向腔内形成鞋钉样细胞。

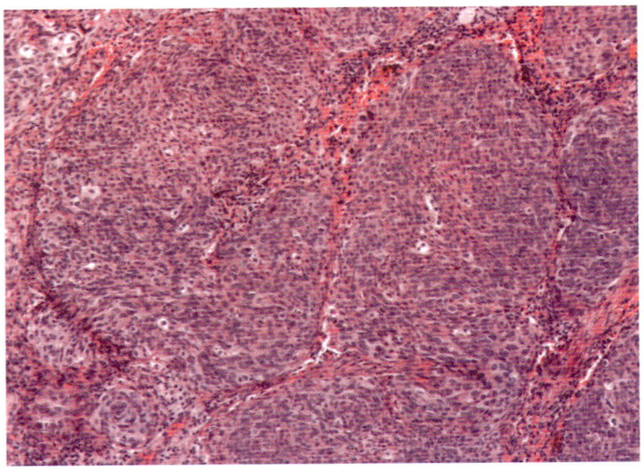

彩图 42-11　子宫内膜低分化鳞状细胞癌，肿瘤由多角形及梭形细胞组成巢片状结构。

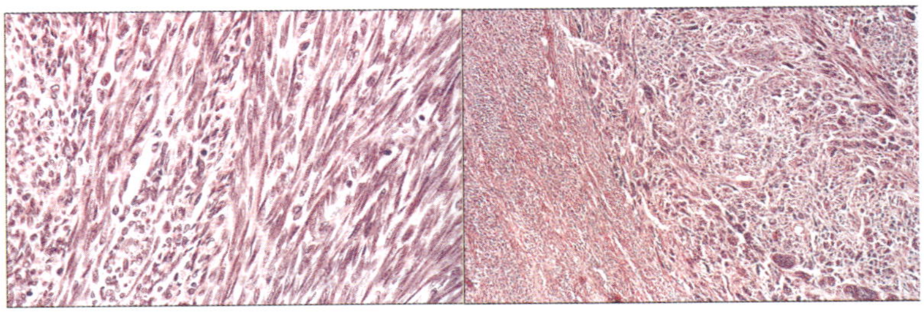

富于细胞型　　奇异型

彩图 48-1　图片来自 Robboy's Pathology of the Female Reproductive Tract：交界性子宫平滑肌瘤。

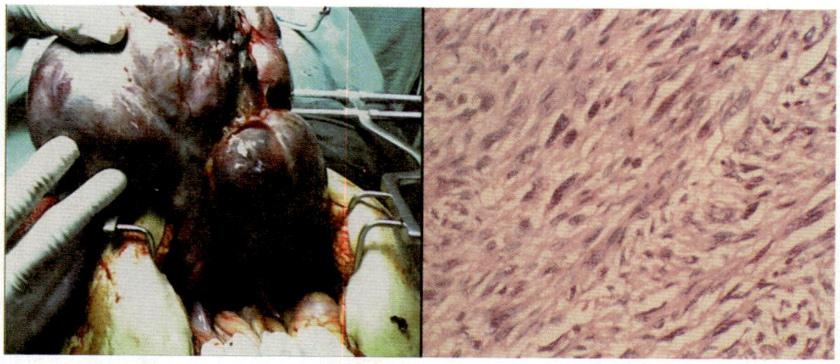

彩图 48－3　子宫肌瘤恶变

图片来源于 Vellanki VS，Rao M，Sunkavalli CB，et al. A rare case of uterine leiomyosarcoma：a case report. J Med Case Reports，2010，Jul 22，4：222.

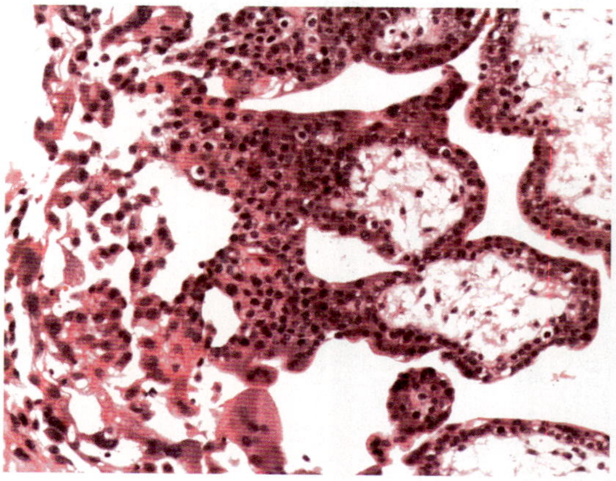

彩图 57－1　早期妊娠绒表面的细胞滋养细胞和合体细胞，以及位于绒毛一侧滋养细胞柱的中间型滋养细胞（HE）。

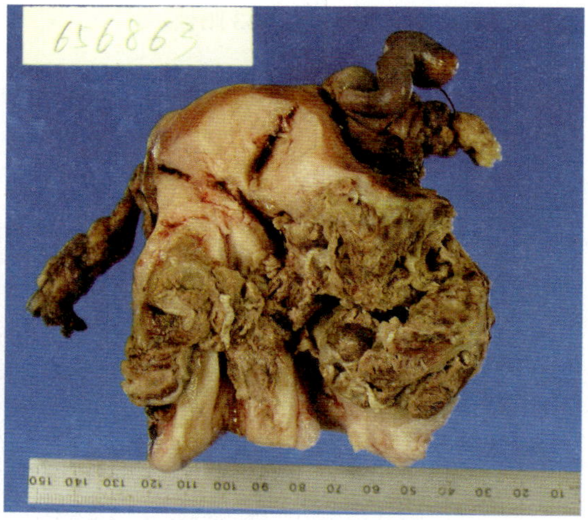

彩图 57－2　子宫绒癌，肿瘤出血坏死明显，似血管瘤样。

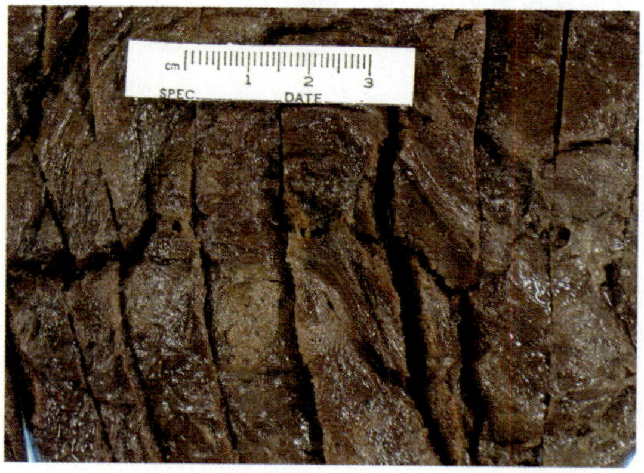

彩图 57－3　胎盘绒癌的病灶，很像梗死结节。患者顺产后 51 天阴道大出血刮宫见成片的滋养细胞；同时在新生儿出生 13 天时无诱因出现黑便，检查发现空肠肿物，经肿物切除证实为绒癌。之后重新检查患者的胎盘母面发现病灶，此病灶侵入母体子宫壁同时转移至胎儿。

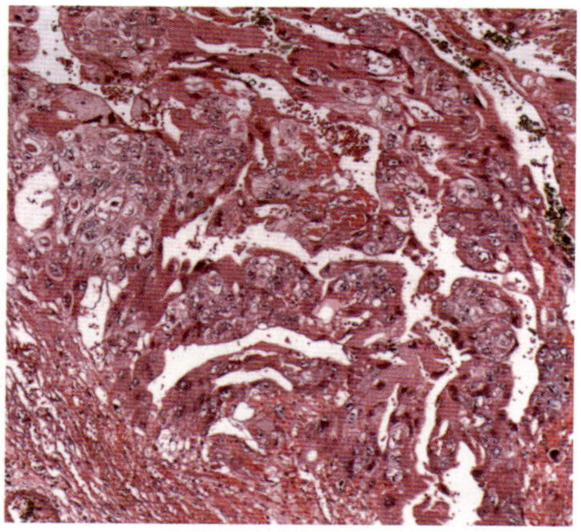

彩图 57－4　子宫绒癌，滋养细胞保留极向排列，即细胞滋养细胞表面有合体细胞覆盖（HE）。

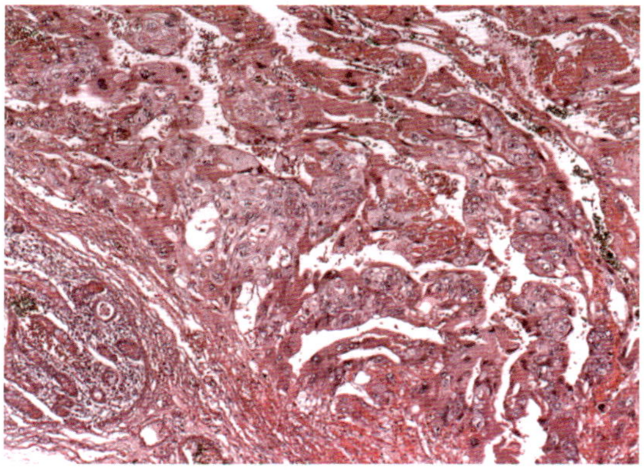

彩图 57－5　绒癌从胎盘（彩图 57－3）转移至新生儿的空肠，患儿生后第 24 天手术切除病灶。图左下为正常小肠黏膜组织（HE）。

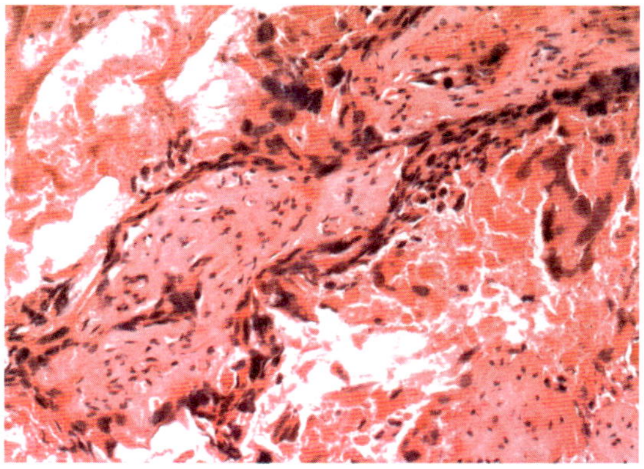

彩图 57－6　胎盘绒癌（彩图 57－5）的镜下可见肿瘤细胞侵入绒毛间质（HE）。

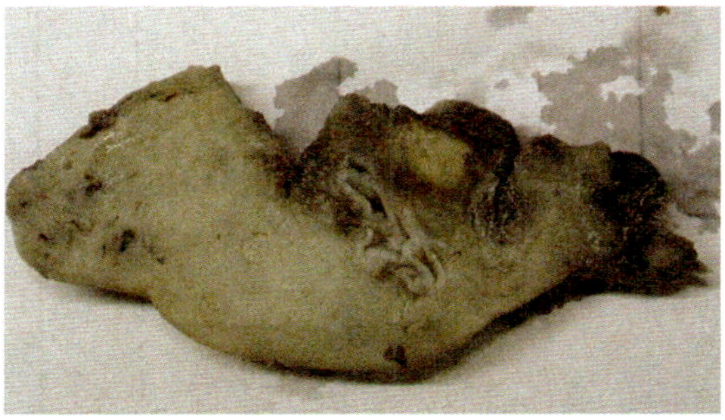

彩图 57－7　子宫胎盘床滋养细胞肿瘤，患者 30 岁，G2P1，2007 年 11 月自然正常分娩一活婴。产后 7 个月阴道流血月余，不治自愈。产后 20 个月再次阴道出血，血 hCG 阴性，自愈。2009 年 8 月 7 日因再次阴道出血来我院，查血 hCG17. 10mol/ml；盆腔 BUS 示：子宫左侧宫底占位，符合滋养细胞肿瘤表现。9 月 11 日刮宫示：分泌期子宫内膜，未见绒毛及滋养细胞。之后化疗一程，切除子宫。图示手术切除的大体标本见子宫左侧、内膜下方肌层有一边界欠清楚的灰黄色结节，周围呈灰褐色，一侧可见高度扩张的血管；肿瘤的出血远不及绒癌明显。

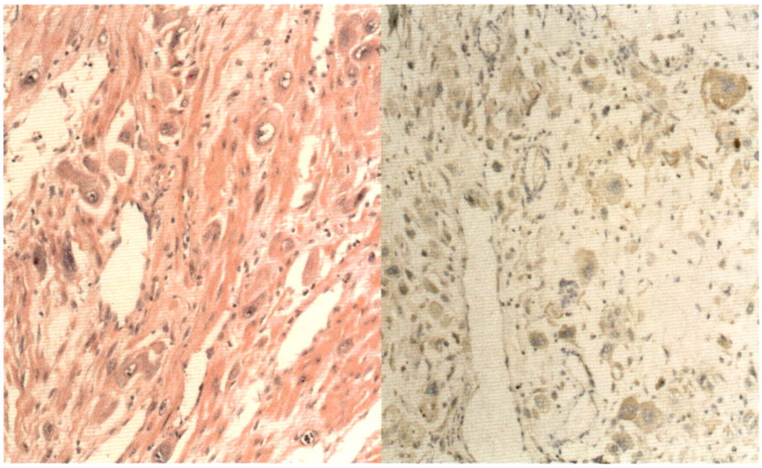

彩图 57－8　（左）胎盘床滋养细胞肿瘤由较为单一的滋养细胞构成（HE）（右）免疫组化染色证实为中间型滋养细胞（hPL）

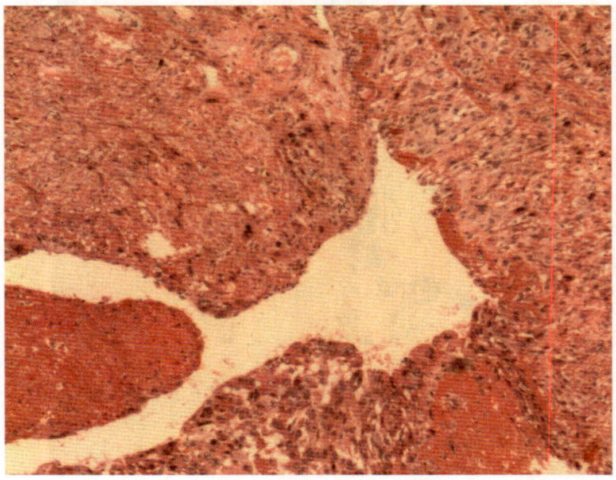

彩图 57－9　胎盘床滋养细胞肿瘤侵入血管壁，管腔缘右上方有纤维素样坏死（HE）。

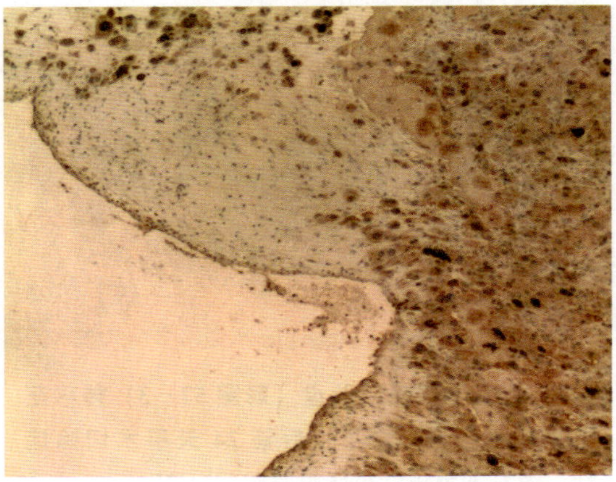

彩图 57－10　上述中间型滋养细胞浸润血管，特点是瘤细胞自血管周围侵入血管壁（hPL）。

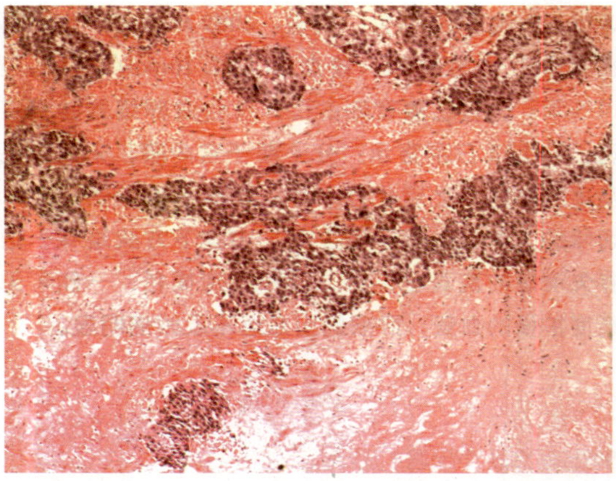

彩图 57－11　上皮样滋养细胞肿瘤，瘤细胞形态相对一致，呈巢或片块状分布（HE）。

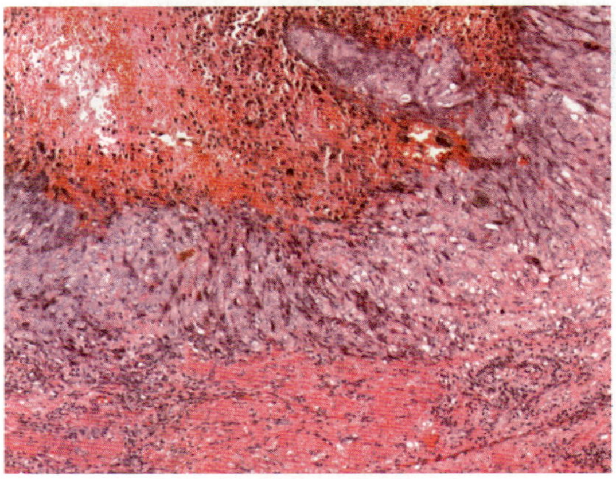

彩图 57－12　子宫上皮样滋养细胞肿瘤，以边缘清楚的片状上皮细胞为特征，很像分化差的子宫内膜癌（HE）。患者 42 岁，2006 年 7 月阴道出血伴 hCG 略增高，刮宫诊断为绒癌。经化疗后 2007 年 4 月切除子宫。大体标本见子宫底深肌层灰黄褐色结节并突入宫腔，直径约 4cm，边界清楚；图示为镜下所见。切宫术后 1 年复发，又伴有 hCG 增高，再次手术见肿瘤侵入肠壁。术后再次化疗，患者 1 年后死于肿瘤。

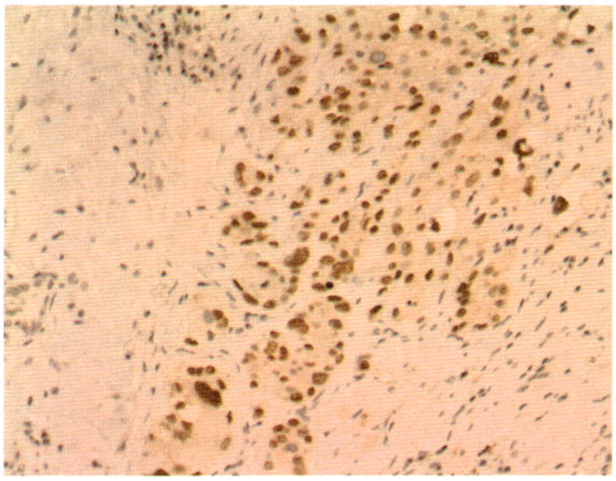

彩图 57－13　肿瘤细胞核免疫组化 p63 弥漫阳性表达。

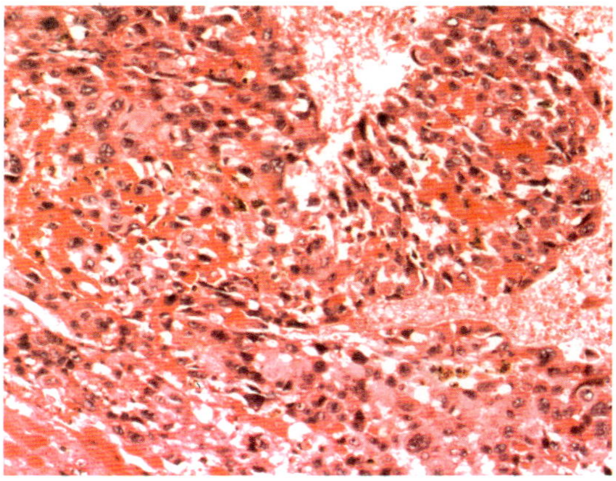

彩图 57－14　上皮样滋养细胞肿瘤形态上可以很像鳞癌（HE）。

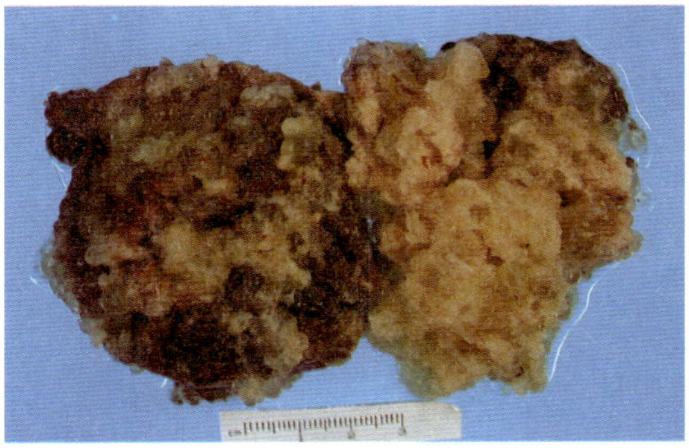

彩图 57－16　葡萄胎的水肿绒毛。

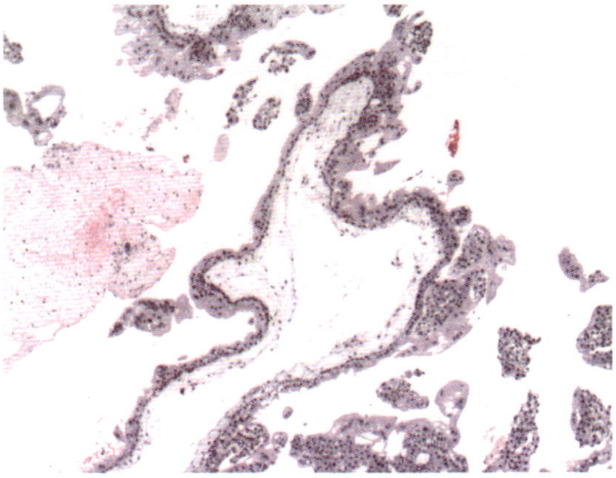

彩图 57－17　早孕葡萄胎。患者 29 岁，停经 55 天，阴道出血，刮宫物仅有个别绒毛间质形成中央池，呈典型的葡萄胎图像（HE）。

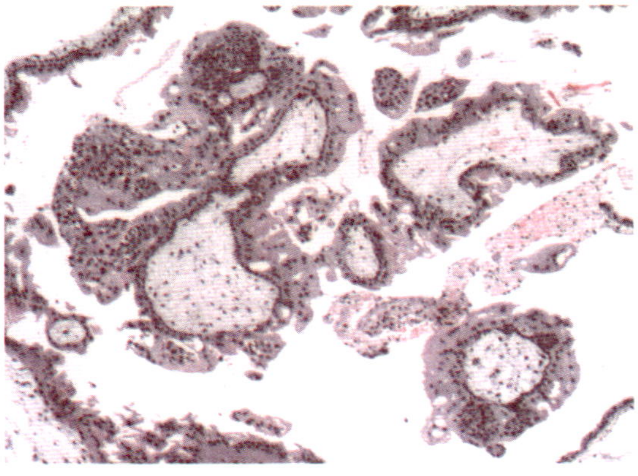

图 57－18　患者刮宫物中尽管多数绒毛没有中央池形成，但这些绒毛间质呈软骨样，细胞较丰富；滋养细胞呈环状增生（HE）。

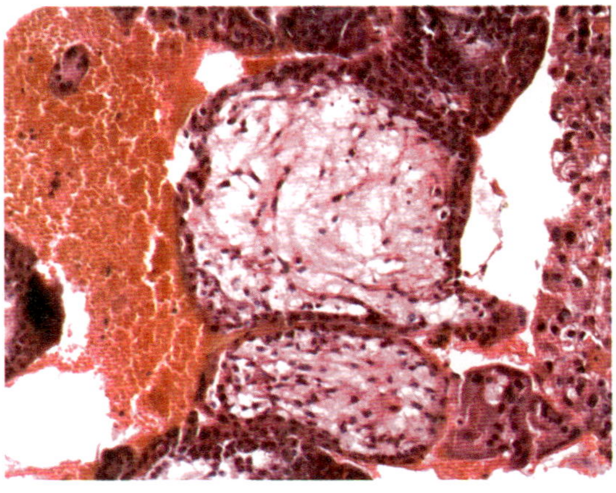

图 57－19　高倍镜下绒毛间质内有散在不成熟血管芽，并可见个别核碎（HE）。

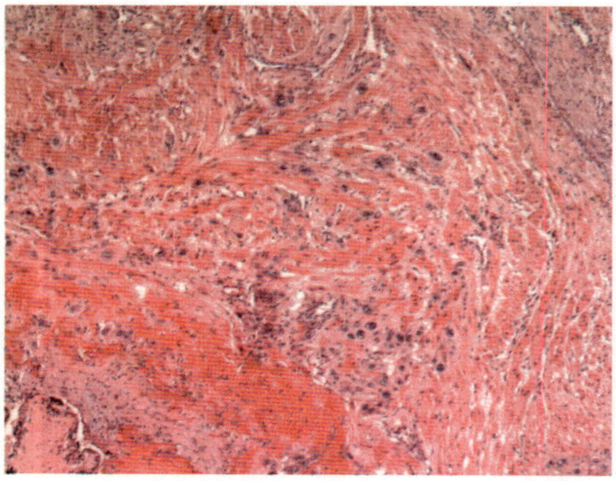

图 57 - 20　葡萄胎时的胎盘床滋养细胞增生，左下方有个别绒毛（HE）。

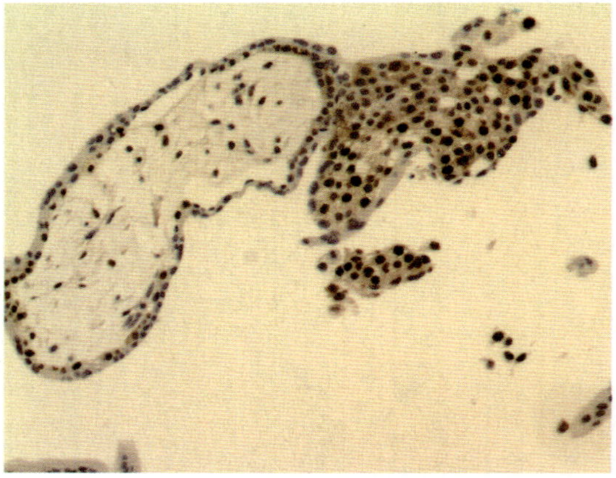

彩图 57 - 21　正常绒毛的 p57 表达状态。

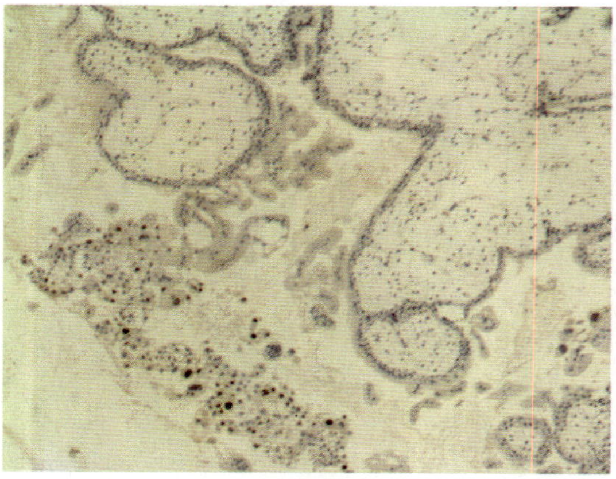

彩图 57 - 22　完全性葡萄胎的 p57 表达状态。

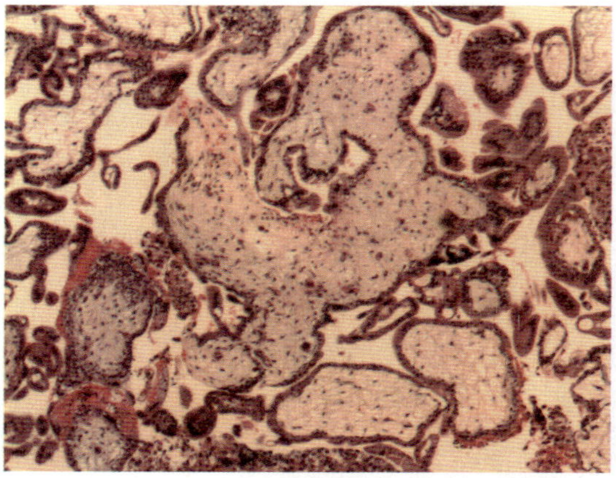

彩图 57 - 23　部分性葡萄胎。轮廓不规则的绒毛，被覆的滋养细胞轻度增生，间质内有内陷的滋养细胞（HE）。

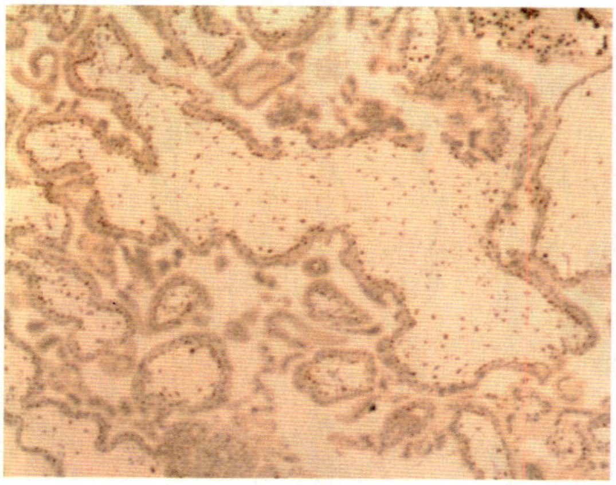

彩图 57 - 24　上图免疫组化 p57 染色，绒毛的细胞滋养细胞和间质细胞，以及绒毛外滋养细胞（右上）均为阳性表达。

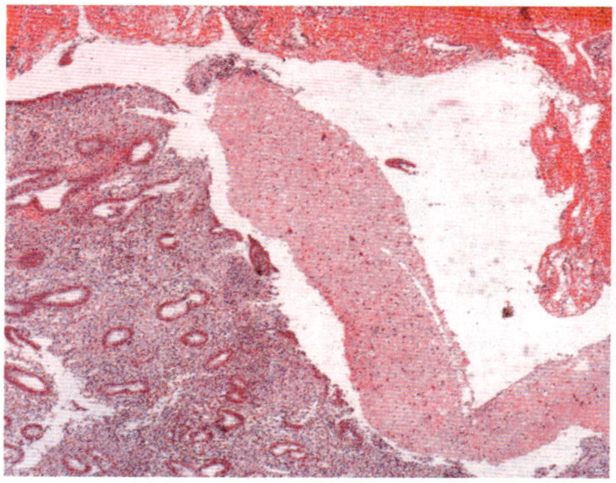

彩图 57 - 25　流产后不明原因的不规则阴道出血，刮宫物中见有退化的蜕膜结节（HE）。